W0255982

HANDBUCH DER ALLGEMEINEN PATHOLOGIE

HERAUSGEGEBEN VON

F. BÜCHNER E. LETTERER F. ROULET

SIEBENTER BAND

REAKTIONEN

ERSTER TEIL

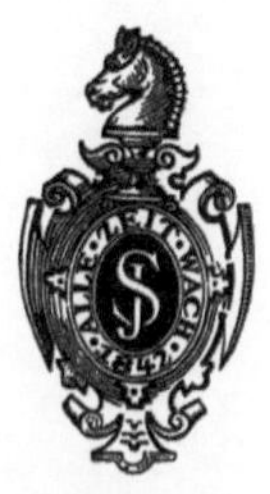

SPRINGER-VERLAG BERLIN HEIDELBERG GMBH 1956

ENTZÜNDUNG UND IMMUNITÄT

BEARBEITET VON

R. BIELING · W. EHRICH · E. LETTERER · F. ROULET

REDIGIERT VON

F. ROULET

MIT 164 ABBILDUNGEN

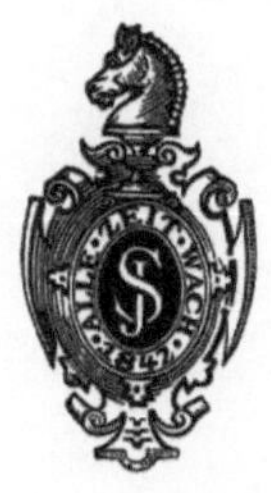

SPRINGER-VERLAG BERLIN HEIDELBERG GMBH 1956

ISBN 978-3-662-23573-7 ISBN 978-3-662-25650-3 (eBook)
DOI 10.1007/978-3-662-25650-3

URSPRÜNGLICH ERSCHIENEN BEI SPRINGER-VERLAG
OHG. BERLIN • GÖTTINGEN • HEIDELBERG 1956
SOFTCOVER REPRINT OF THE HARDCOVER 1ST EDITION 1956

ROBERT RÖSSLE

ZUM 80. GEBURTSTAG GEWIDMET

Inhaltsverzeichnis.

Die Entzündung[1].

Von

WILLIAM E. EHRICH, M. D., Philadelphia[2].

Mit 41 Abbildungen.

Einleitung.

Unsere Vorstellungen von der Entzündung sind von jeher ein Abbild unserer biologischen Kenntnisse gewesen. Während im Altertum und Mittelalter das der äußeren Betrachtung zugängliche Syndrom der mit Erwärmung und Schmerzhaftigkeit verbundenen Rötung und Schwellung (rubor et tumor cum calore et dolore)[3] für das Wesen der Entzündung gehalten wurde und man in der Neuzeit ihren Kernpunkt zunächst noch in der den Kardinalsymptomen zugrunde liegenden örtlichen Kreislaufstörung suchte, ist es in den letzten hundert Jahren mit der Zunahme unseres Wissens immer deutlicher geworden, daß es bei der Entzündung überhaupt kein „Hauptcharakteristikum"[4] gibt. Vielmehr handelt es sich um eine Kette bestimmt charakterisierter Vorgänge, deren einzelne Glieder durch verschieden starkes Hervortreten der Entzündung ihr jeweiliges Gepräge geben. Im Anfang dieser Kette steht eine durch eine Entzündungsursache bedingte Störung des physiologischen Gleichgewichts, am Ende eine Wiederherstellung dieses Gleichgewichts. Dazwischen liegen Reaktionen des Bindegewebsapparates, der darin enthaltenen Gefäße und Nerven und des in den Gefäßen befindlichen Blutes. Auch ist es immer deutlicher geworden, daß dieser Ausgleichsvorgang in vielen Fällen mit der Bildung von Antikörpern einhergeht, die Entzündung also ähnlich wie die als Stressreaktion[5] bekannte Gleichgewichtsstörung häufig mit Anpassung verbunden ist. Auch hat sich gezeigt, daß hierbei neben örtlichen Vorgängen auf dem Entzündungsfelde Reaktionen der regionären Lymphknoten und selbst entfernter Strukturen eine erhebliche Rolle spielen. Eine moderne Lehre von der Entzündung darf sich daher nicht auf die örtliche, durch die Entzündungsursache bedingte Störung und ihre Ausgleichung beschränken, sondern muß auch die damit verbundenen Anpassungsvorgänge und die entfernten Reaktionen mit in Betracht ziehen.

Während im vorigen Jahrhundert die morphologische Betrachtungsweise das ärztliche Denken beherrschte, sind wir jetzt weitgehend auf die Funktionsänderungen konzentriert. Diese Entwicklung ist stellenweise so weit gegangen, daß man der Morphologie alle wissenschaftliche Bedeutung abgesprochen hat. Nun ist es aber wohl bekannt, daß alle biologischen Funktionen an Strukturen gebunden sind und humorale Reaktionen oder eine Entstehung der daran beteiligten Stoffe ohne Zelltätigkeit nicht vorkommen. Eine rein funktionelle Betrachtungsweise ist daher ebenso unvollständig wie die „trockene Solidarpathologie der Paraffinschnitte"[6]. Auch sollte nicht übersehen werden, daß die Physik und Chemie, ebenso wie die Morphologie, im Grunde nur Methoden sind.

[1] Abgeschlossen im Juli 1953.

[2] Professor of Pathology, and Chairman of the Department of Pathology, of the Graduate School of Medicine of the University of Pennsylvania, and Chief of the Division of Pathology of the Philadelphia General Hospital, Philadelphia, Pa.

[3] HUECK 1948. [4] SCHADE 1923. [5] SELYE 1950. [6] RÖSSLE 1923.

Für die Erforschung biologischer Vorgänge kann aber, wie Büchner (1950) treffend bemerkt hat, „nicht die Methode die Absteckung der Grenzen und die Prinzipien der Darstellung bestimmen, sondern allein der Gegenstand".

Wenn davon Abstand genommen werden mußte, die Literatur der Entzündung so eingehend darzustellen, wie es Marchand (1924) getan hat, so liegt das vor allem daran, daß die Zahl der Schriften über die vielen Einzelvorgänge, welche hierbei eine Rolle spielen, wie sich schon Vogel (1842) beklagt hat, eine unendliche ist und ihre kritische Sichtung Spezialkenntnisse verlangt, die ein einzelner heute kaum noch haben kann. Wenn gewisse Forschungsergebnisse stärker betont wurden als andere, so ist das darauf zurückzuführen, daß selbst eine wissenschaftliche Darstellung „nicht nur von der persönlichen Schulung und Erfahrung, sondern von der gesamten geistigen Struktur des Beteiligten"[1] abhängig ist. Wohl aber wurde der Versuch gemacht, alle wesentlichen Ergebnisse der allgemeinen Entzündungsforschung kritisch zu sichten und das so gewonnene Tatsachenmaterial einheitlich und übersichtlich darzustellen.

I. Geschichtliche Vorbemerkungen[1].

Humorale Lehre. Wie bei Marchand (1924) zu lesen ist, wurde im Altertum und Mittelalter den damaligen biologischen Anschauungen entsprechend die mit Erwärmung und Schmerzhaftigkeit verbundene Rötung und Schwellung entzündeter Gewebe auf örtliche Ansammlung vom Herzen stammender Wärme und auf nachfolgenden Zufluß von Blut, Schleim und Galle zurückgeführt. Da diese Vorstellung heute nur noch historisches Interesse hat, braucht sie hier nicht weiter besprochen zu werden.

Vasculäre Lehre. Die Entwicklung der vasculären Theorie der Entzündung war eine Folge der Entdeckung des Blutkreislaufs durch Harvey (1628). Die allgemein-biologische Bedeutung dieser Entdeckung ist durch Cohn (1929) meisterhaft gewürdigt worden. Auf dem Gebiete der Entzündung hat sie sich dahin ausgewirkt, daß man die Kardinalsymptome der Entzündung zunächst durch eine örtliche Kreislaufstörung erklärte und diese für das Wesen der Entzündung hielt.

Wie bei Marchand (1924) zu lesen ist, wurden die entzündlichen Zeichen im Anfang dieser Entwicklung durch örtliche Blutstockung (Stase) erklärt. Daß die Entzündungsröte durch vermehrte Durchblutung erweiterter Gefäße bedingt ist, wurde erst durch Hunter (1794) nachgewiesen, der auch der erste war, welcher erkannte, daß dieser Vorgang mit Austritt von Plasma (Exsudation) vergesellschaftet ist, und daß Eiterung auf Extravasation kleiner Kügelchen beruht. In der Mitte des 19. Jahrhunderts lehrte Vogel (1842), daß die Entzündung mit Verengerung der Capillaren und mit beschleunigter Strömung des darin enthaltenen Blutes beginne und diese von Erweiterung der Gefäße mit Verlangsamung der Strömung (Kongestion) und schließlich ihrem Stillstand (Stase) gefolgt sei. Austritt von Blutplasma (Exsudation) sollte erst im Stadium der Stase stattfinden.

Als Ursache der entzündlichen Kreislaufstörung wurde im 18. Jahrhundert zunächst noch, ähnlich wie im Altertum und Mittelalter, eine primäre Änderung des in den Gefäßen kreisenden Blutes angesehen. Später lehrten van Gorter (1749), v. Haller (1753) und Gaub (1771), daß es sich dabei um eine örtliche Reizwirkung handele, nämlich um die Wirkung von Stimulantia auf reizbare Gefäße. Gaub, welcher zwischen einer Gewebsschädigung und einer Reaktion der Gefäße auf diese Schädigung unterschied, wollte nur die letztere als Entzündung aufgefaßt wissen. Ähnlich meinte Hunter (1794), daß die Entzündung eine physiologische, der Beseitigung der entzündlichen Schädlichkeit und der Wiederherstellung des Gleichgewichts dienende Gegenwirkung darstelle, während Müller (1844) von einer Ausgleichung der durch den Entzündungsreiz verursachten materiellen Veränderung sprach.

Im Anfang des 19. Jahrhunderts wurde die entzündliche Gefäßreaktion meistens durch eine neurogene Lehre erklärt. Während Henle (1846) eine durch Erregung sensibler Nerven verursachte reflektorische Erweiterung der kleinen Gefäße annahm, führte Brücke (1849)

[1] Literatur bei Marchand (1924), Neuburger (1926), Sigerist (1927), Bier (1933), Schwartz (1953).

sie auf reflektorische Verengerung der zuführenden Arterien zurück. Die entzündliche Exsudation wurde um diese Zeit wohl meistens entsprechend der Auffassung von HUNTER (1794) als gesteigerte Sekretionstätigkeit der kleinen Gefäße gedeutet.

Moderne Lehre. Wie sich die vasculäre Lehre erst entwickeln konnte, nachdem der Blutkreislauf entdeckt war, ist die moderne Lehre eine Folge der Entdeckung der Zellen durch SCHLEIDEN (1838) und SCHWANN (1839). Im Anfang dieser Entwicklung stand die Erkenntnis VIRCHOWs (1852—1858), daß die Entzündung mit einer durch eine Entzündungsursache bedingten örtlichen Gewebsstörung beginnt, die entzündliche Reaktion der Gefäße also nicht auf geheimnisvoller Reizwirkung, sondern auf einer örtlichen Änderung der „Elementartheile" beruht (Attraktionstheorie). „Solange ein Reiz nur funktionelle Störungen verursacht, spricht man von Reizung; werden neben den funktionellen Veränderungen nutritive bemerkbar, spricht man von Entzündung." „Ein vermehrter Zustrom von Blut (Fluxion, Kongestion, Hyperämie), welcher mit starker Steigerung der Temperatur und entsprechender Rötung verbunden ist, so groß, wie wir sie irgend in Entzündungen antreffen", kann wochenlang bestehen bleiben, ohne daß entzündliche Veränderungen auftreten. „Wenn man nicht das Gewebe selbst reizt, die Irritation in die Theile selbst einbringt, sei es, daß man die reizenden Stoffe von außen oder von dem Blute aus wirken läßt, so kann man nicht auf den Eintritt dieser Veränderungen rechnen. Das ist der wesentliche Grund, aus welchem ich folgere, daß diese unzweifelhaft aktiven Vorgänge in der besonderen Thätigkeit der Elementartheile begründet sind, — einer Thätigkeit, welche nicht an vermehrten Zustrom von Blut gebunden ist, welche freilich dadurch begünstigt wird, aber auch vollständig unabhängig davon vor sich gehen kann, und welche sich ebenso deutlich an gefäßlosen Theilen darstellt."

Wenn dieser bedeutende Beitrag zum Entzündungsproblem zunächst wenig Beachtung fand, und selbst von MARCHAND (1924) noch als Irrtum abgetan wurde, so ist das nur ein weiteres Zeichen der überragenden Größe VIRCHOWs. Daß dieser große Forscher völlig recht hatte, wenn er den durch die Entzündungsursache erzeugten Gewebsveränderungen eine ausschlaggebende Bedeutung zuschrieb, ist später besonders durch SCHADE (1920—1935), LEWIS (1927) und MENKIN (1940, 1950) erwiesen worden.

SCHADE, welcher die physikalische Chemie des Entzündungsfeldes eingehend untersucht hat, kam zu dem Schluß, daß nicht nur die „trübe Schwellung", sondern auch die Hyperämie, Stase und Exsudation weitgehend durch eine örtliche H-Ionenvermehrung (Säuerung) und Hyperosmie (Steigerung des osmotischen Gewebsdrucks) bedingt seien (molekular-pathologische Lehre). „Mit einer osmotischen Saugkraft von physiologisch nie vorkommender Stärke holt sich der hypertonische Entzündungsherd die Flüssigkeit aus den Capillaren heraus." „Die entzündliche Stoffwechselstörung steht zeitlich am Anfang des ganzen Geschehens." Sie unterscheidet sich von physiologischen Funktionszuständen dadurch, „daß sie zufolge ihrer ungleich größeren Höhe sehr bald zu einer Insuffizienz des Ausgleichsvermögens im Gewebe führt, so daß die osmotische Hypertonie und die H-Hyperionie dann ihrerseits als gefahrbringende Störung weiter zu wirken vermögen". SCHADE drückte sich somit ähnlich aus wie VIRCHOW (1854), welcher sagte: „Es ist nicht die Aktion des Herzens — der Blutdruck — welche das Exsudat heraustreibt, sondern die Aktion der Gewebselemente, welche es herauszieht."

Während SCHADE sich darauf beschränkte, die physikalische Chemie der Entzündung zu erforschen, haben LEWIS und MENKIN der Chemie der durch die Entzündungsursache erzeugten Gewebsveränderungen besondere Beachtung geschenkt. Nachdem bereits EBBECKE (1917, 1923), HERXHEIMER (1919)[1], KUCZYNSKI (1923) und RÖSSLE (1923) nachgewiesen hatten, daß bei Entzündung entstehende Abbauprodukte wie Albumosen, Peptone, Alanin, Tryptophan, Tyramin und Histamin stark entzündungserregend wirken, ging LEWIS so weit, daß er die entzündliche Gefäßreaktion ausschließlich auf örtliche Entstehung von Histamin oder einer ähnlichen H-Substanz zurückführte. Demgegenüber hat MENKIN aus entzündlichen Exsudaten verschiedene chemische Substanzen extrahiert, welche nach seiner Meinung für gewisse Einzelvorgänge der Entzündung verantwortlich sein sollen. So soll die vermehrte Durchlässigkeit der Capillaren und die Auswanderung der Leukocyten durch eine stickstoffhaltige Substanz (Leukotaxin) bedingt sein. Ähnlich sollen die entzündliche Leukocytose und das Fieber Folgen der Wirkung gewisser in der Pseudo- und Euglobulinfraktion enthaltener thermolabiler und -stabiler Substanzen darstellen (vgl. S. 88ff.).

Wenn es heute auch nicht mehr bezweifelt werden kann, daß bei der Entzündung eine „Stoffwechselsteigerung" oder ein „Stoffwechselbrand" vorliegt, so ist es doch keineswegs sicher, daß dieser Veränderung die Bedeutung zukommt, welche ihr von VIRCHOW und SCHADE zugeschrieben wurde. Wie später (Abschnitt III und IV) ausführlich dargelegt werden soll, lassen sich bei den entzündungseinleitenden Gewebsveränderungen mittelbare, durch die Entzündungsursache sekundär im Gewebe entstehende, und unmittelbare, durch die Chemie der Ursache selbst bedingte Alterationen unterscheiden. Wenn die letzteren bisher auch nur von den Mikrobiologen genauer untersucht worden sind, bei den Pathologen jedenfalls verhältnismäßig wenig Beachtung gefunden haben, so geht ihre pathogenetische Bedeutung doch schon daraus hervor, daß die Form und der Verlauf einer Entzündung weitgehend von der Natur der sie erzeugenden Ursache abhängig sind. Die sekundären Gewebsveränderungen können daher kaum als das „Hauptcharakteristikum" des Entzündungsvorganges angesehen werden. Sie sind vielmehr nur ein Glied in der Kette der entzündlichen Einzelvorgänge.

Nachdem VIRCHOW zum erstenmal die Bedeutung der einleitenden Gewebsveränderungen ins rechte Licht gerückt hatte, wandte sich die Entzündungsforschung zunächst wieder der Reaktion der Blutgefäße zu. Die Auswanderung der von MÜLLER (1835) entdeckten Leukocyten aus den Blutgefäßen war zwar schon durch ADDISON (1840—1849) und WALLER (1846) beobachtet worden. Doch blieb es HERING (1867) und vor allem VIRCHOWs Schüler COHNHEIM (1867 bis 1882) überlassen, die mikroskopisch sichtbaren Gefäßveränderungen und die Auswanderung der Leukocyten in ihrem ganzen Umfang zu erfassen und erschöpfend darzustellen.

Indem er sich der seit dem 18. Jahrhundert geübten Lebendbeobachtung bediente, stellte COHNHEIM fest, daß in der von ihren Papillen befreiten Froschzunge und in anderen Geweben die kleinen Venen und Capillaren bei der Entzündung zunächst mit Erweiterung und beschleunigter Durchströmung reagieren, und daß die Beschleunigung später in eine Verlangsamung und bei stärkeren Reizen schließlich in Stase übergeht. Während sich die Strömung verlangsamt, füllt sich die plasmatische Randzone in den Venen mit zahllosen am Endothel festklebenden Leukocyten. In den Capillaren bleiben ebenfalls zahlreiche Leukocyten an den Wänden haften, doch unterscheidet sich diese Störung von der in den Venen dadurch, daß eine Randzone fehlt und die Leukocyten mit Erythrocyten vermischt sind. Die Arterien sind an diesem Vorgang nicht beteiligt.

COHNHEIM beschrieb sodann die noch nicht allgemein bekannte Emigration der Leukocyten. „Gewöhnlich zuerst in einer Vene mit typischer Randstellung der farblosen Zellen, mitunter noch früher an einer Capillare, sieht man am äußeren Contour der Gefäßwand eine Spitze hervortreten, sie schiebt sich weiter nach außen, verdickt sich, aus der Spitze wird ein farbloser runder Buckel, dieser wächst in Länge und Dicke, treibt neue Spitzen

[1] Zitiert bei RÖSSLE 1923.

nach außen und zieht sich allmählich von der Gefäßwand fort, mit der er schließlich nur noch durch einen dünnen langen Stiel zusammenhängt. Endlich löst auch dieser sich ab, und was nun draußen sitzt, ist ein farbloses, mattglänzendes, contractiles Körperchen, mit einigen kurzen und einem langen Ausläufer, von der Größe der weißen Blutzellen, mit einem oder mehreren Kernen, mit einem Wort, ein farbloses Blutkörperchen." Nach mehreren Stunden sind sämtliche Venen und Capillaren von mehrfachen Reihen von Leukocyten eingefaßt. Die Capillaren unterscheiden sich von den Venen dadurch, daß aus ihnen auch zahlreiche Erythrocyten austreten.

Schließlich beschrieb Cohnheim auch das Vorkommen von Zonen gradueller Reizung um eine zentrale, durch Höllenstein verursachte Ätzstelle. Er fand „ganz zu äußerst eine völlig normale Zirkulation, dann eine Zone erweiterter Gefäße mit Stromverlangsamung, aber glattem Contour, noch weiter nach innen eine Zone von gleichfalls erweiterten Gefäßen, aus denen eine reichliche Extravasation statt hat, und zwar, wie immer, farbloser Blutkörperchen aus Capillaren und Venen, doch gleichzeitig aus den Capillaren auch roter; dann folgt eine fernere Zone, wo die Blutbewegung hochgradig verlangsamt und die Capillaren vollgepfropft sind mit nahezu stagnierenden roten Blutkörperchen: hier treffen Sie auf die reichlichste Diapedesis roter Körperchen. An diese schließt sich weiter nach innen, unmittelbar um den Ätzschorf selber, eine Zone absoluter Stase, in der die Blutgefäße mortifiziert und das Blut in ihnen coaguliert ist — womit natürlich alle Extravasation von selbst ausgeschlossen ist. Das letzte, der Mittelpunkt des Ganzen, ist selbstverständlich der Ätzschorf."

Da diese Vorgänge auch bei völliger Lähmung zu beobachten sind, kam Cohnheim zu dem Schluß, daß die neurogene Lehre Henles und Brückes abgelehnt werden müsse, die Entstehung der entzündlichen Kreislaufstörung vielmehr auf eine durch direkte Einwirkung der Entzündungsursache bedingte, mit Permeabilitätsvermehrung verbundene molekulare Änderung der Gefäßwand zurückzuführen sei (Alterationstheorie). Zwar ist Ricker (1905—1924) später wieder für die neurogene Lehre eingetreten, indem er die Mehrdurchblutung entzündeter Gewebe durch Erregung der Vasodilatoren der Arteriolen und die schließliche Verlangsamung der Durchblutung und die nachfolgende Stase durch Lähmung der Vasomotoren der Arteriolen bei fortbestehender Erregung ihrer Dilatatoren, wie durch Erregung der Vasomotoren der vorgelagerten Arterien erklärte. Wie später genauer ausgeführt werden soll (Abschnitt V), hat diese Lehre trotz der vielen ausgezeichneten Einzelbeobachtungen, auf welcher sie beruht, jedoch keinen Anklang gefunden, während sich Cohnheims Theorie immer mehr durchgesetzt hat.

Während Cohnheim die örtliche Durchblutungsstörung wieder als den Angelpunkt des Entzündungsvorganges erklärte — eine Vorstellung, die auch v. Recklinghausen (1883) und Ricker (1924) teilten —, wurde später durch vergleichend-naturhistorische Untersuchungen besonders durch Metschnikoff (1883, 1892) und Rössle (1923) erwiesen, daß die Gefäße und das darin enthaltene Blut erst verhältnismäßig spät in der Phylogenese in den Dienst der Entzündung treten. So reagieren Schwämme lediglich mit Phagocytose durch mesenchymale Zellen. Würmer, welche bereits Gefäße besitzen, zeigen zwar zum erstenmal eine Art Abkapselung des Entzündungsfeldes durch streifige Bindegewebssubstanz, Exsudation von Leukocyten wird jedoch erst bei Mollusken und Tintenfischen beobachtet, welche auch die ersten sind, die mit einem vollständigen, aus Arterien, Venen und Capillaren bestehenden Kreislauf ausgestattet sind. Antikörperbildung soll schließlich erst bei niederen Wirbeltieren auftreten.

Rössle kam daher zu dem Schluß, daß die Reaktion der Gefäße bei der Entzündung als ein unterstützendes Phänomen aufzufassen ist, durch welches es ermöglicht wird, daß große Mengen von Phagocyten, Antikörpern und anderen Blutbestandteilen „in kurzer Zeit durch das Einbahnsystem der Blutbahnen am Orte des Angriffs versammelt werden, herbeigerufen durch chemische Boten aus der Wunde und hingeleitet durch nervöse Erregung der Blutgefäßwände".

Wenn man wohl auch MARCHAND (1924) zustimmen muß, wenn er hervorhob, daß die Phagocytose nur eine Teilerscheinung der verschiedenen Vorgänge bei der Entzündung darstellt, und daß es fraglich ist, ob sie dort, wo sie ohne diese, also selbständig auftritt, als entzündlich bezeichnet werden kann, so läßt sich doch kaum bezweifeln, daß die „Entzündungsfähigkeit aus der Urfunktion des Bindegewebes, der Verdauung" hervorgeht, die Reaktion der Gefäße also nur als eine Teilerscheinung des Entzündungsvorganges aufgefaßt werden darf.

Wenn aber BIER (1933) schrieb, daß „der ungeheure Einfluß, den COHNHEIM infolge der großen Überschätzung der Bedeutung seiner Entdeckung und Erklärung der Auswanderung der weißen Blutkörperchen aus den Gefäßen auf die Ärztewelt seinerzeit ausübte, es mit sich brachte, daß seine ganz einseitige Lehre einen gewaltigen Anklang fand", so ist das weit über das Ziel geschossen. Wenn die Kreislaufstörung auch kaum als das Wesen der Entzündung angesprochen werden kann, so steht sie doch so sehr im Vordergrund besonders der klinischen Erscheinungen, daß man sie schon deshalb als eines der wichtigsten Glieder in der Kette der entzündlichen Einzelvorgänge betrachten muß.

Nachdem somit die auf die einleitenden Gewebsveränderungen folgende Kreislaufstörung neu beleuchtet und die damit verbundene Leukocytenauswanderung in ihren Einzelheiten genau beschrieben war, wandte sich die Entzündungsforschung der Tätigkeit der Zellen auf dem Entzündungsfelde zu. Am Anfang dieser neuen Entwicklung stand die Entdeckung der Phagocytose durch METSCHNIKOFF (1882—1913), durch welche, wie ROUX (1921) treffend gesagt hat, ein Licht angezündet wurde, welches weit in die Ferne strahlte.

Die METSCHNIKOFFsche Lehre stieß zunächst auf starken Widerstand. Wie FRIED (1938) eindrucksvoll geschildert hat, hielt man die Beobachtungen und Schlußfolgerungen dieses großen Forschers im Anfang für phantastisch und grotesk. ZIEGLER (1881)[1] bezweifelte zunächst die Kompetenz METSCHNIKOFFs. Später äußerte er, daß man die Entdeckung der Phagocytose, soweit sie die Pathologie beträfe, kaum als einen neuen Beitrag ansehen könne. FRAENKEL[1] bemerkte, daß diese Theorie den Leukocyten Gefühle, Gedanken und Taten zuschreibe, während SANDERSON (1891) vom Gewissen der Phagocyten sprach. Auch KOCH[1] lehnte die neue Lehre ab. Sein großer Zeitgenosse PASTEUR[1] hielt sie jedoch von Anfang an für richtunggebend, und LISTER (1896) war so beeindruckt, daß er schrieb, daß, wenn es ein romantisches Kapitel in der Pathologie gäbe, es die Geschichte der Phagocytose sei.

METSCHNIKOFF ließ sich jedoch nicht beirren. Alle Einwände gegen seine Lehre wurden mit Experimenten beantwortet. Er zeigte, daß es zwei Arten von Phagocyten gibt, die polymorphkernigen Leukocyten, welche er als Mikrophagen bezeichnete, und die von ihm so benannten Makrophagen. Er beobachtete, daß einige Bakterien hauptsächlich von Mikrophagen, andere von Makrophagen, oder beiden, Mikrophagen und Makrophagen, aufgenommen werden. Tuberkelbacillen werden zuerst von polymorphkernigen Leukocyten gefressen, und diese werden dann mitsamt den Bacillen von Makrophagen phagocytiert. METSCHNIKOFF erkannte auch, daß die Epitheloid- und Riesenzellen der Tuberkel von den Makrophagen abstammen und diese teils hämatogener und teils bindegewebiger Natur sind. Die Makrophagen sind Teile eines „nahrungsaufnehmenden Zellenkomplexes" oder „Makrophagensystems", eine Vorstellung, wie wir sie später (1913—1925) in ASCHOFFs reticuloendothelialem System wiederfinden.

Wie VIRCHOW die einleitenden Gewebsveränderungen und COHNHEIM die Reaktion der Blutgefäße für den Kernpunkt der Entzündung hielten, kam METSCHNIKOFF zu dem Schluß, daß ihr Wesen in der Aufnahme und Verdauung der Bakterien und anderer Entzündungserreger zu suchen sei (phagocytäre Theorie). Wenn es auch nicht mehr bezweifelt werden kann, daß dieser Vorgang bei der Ausgleichung der durch die Entzündungsursache bedingten Gewebsstörung eine

[1] Zitiert bei FRIED 1938.

Hauptrolle spielt, so ist es doch heute ebenso klar, daß man ihn nicht mit der Entzündung identifizieren kann. Dennoch bleibt es das große Verdienst METSCHNIKOFFs, die parenterale Verdauung als einen Angelpunkt des entzündlichen Geschehens erkannt und die alte, im wesentlichen morphologische Vorstellung durch eine neue, in der Hauptsache chemische Auffassung ersetzt zu haben.

Der letzte große Meilenstein in der Entwicklung der modernen Entzündungslehre ist die Erkenntnis, daß neben abbauenden, der Ausgleichung der entzündlichen Gewebsstörung dienenden, auch synthetische, mit Anpassung verbundene Vorgänge eine wichtige Rolle spielen. Nachdem schon MARCHAND (1882—1924) in zahlreichen Arbeiten die „kleinzellige Infiltration" und CAJAL (1890) und UNNA (1891) die Plasmazellen genau beschrieben hatten, hat RÖSSLE (1923), wohl als erster, die Frage aufgeworfen, ob nicht etwa die Antikörper zu den „Werkzeugen" der entzündlichen Verdauung gerechnet werden müßten. „Es würden also von diesem Standpunkt aus die Immunkörper, abgestimmte und unabgestimmte, als Sonderfälle des großen Geschehens anzusehen sein, welches als entzündliche parenterale Verdauung bezeichnet werden darf." Auch hat er ausgeführt, daß es physiologische Entzündungen gäbe, „die der Organismus zu Dauereinrichtungen, ja zu Organen umgestaltet hat". Dazu gehörten die lymphatischen Organe. „Sie sind Entzündungsorgane und organisierte Entzündung." Später hat auch ASCHOFF (1936) darauf hingewiesen, daß die Entzündung nicht örtlich begrenzt ist, „wie wir es vor allem von der Bildung der Schutzkörper und in der Erwerbung eines Schutzzustandes erblicken können". Wie im folgenden gezeigt werden soll, haben sich diese Vermutungen als richtig erwiesen. Nicht nur hat sich herausgestellt, daß eine örtliche Entzündung ohne Reaktion der regionären Lymphknoten nicht vorkommt und diese Reaktion, bei den durch Antigene erzeugten Entzündungen, mit der Bildung von Antikörpern einhergeht, sondern wir wissen heute auch, daß die Funktion der Plasmazellen bei der Entzündung in der Bildung von Antikörpern besteht.

II. Das Entzündungsfeld.

Wie wohl zuerst RÖSSLE (1923) und FISCHER-WASELS (1923, 1924) überzeugend dargestellt haben, spielt sich die Entzündung hauptsächlich im Bindegewebe und an den darin enthaltenen Gefäßen ab. Daß auch die peripheren Nerven betroffen sind, bedarf keiner besonderen Erwähnung.

Da wir eine krankhafte Veränderung nur verstehen können, wenn wir mit den normalen Verhältnissen vertraut sind, ist es angezeigt, zunächst die Orthologie des Bindegewebes und der darin enthaltenen Gefäße und Nerven kurz zu besprechen.

1. Das Bindegewebe.

Unter Bindegewebe verstehen wir das ungeformte mesenchymale Gewebe, welches die geformten Elemente des Körpers miteinander verbindet. Dieses auch als Mesenchym bekannte Gewebe besteht grundsätzlich aus Fibrocyten, Grundsubstanz und Fasern. Wo es an geformte Strukturen grenzt, ist es, wie schon MALL (1896) bekannt war und später besonders durch MERKEL (1909) hervorgehoben wurde, mit einer Grenzmembran (Membrana terminans) versehen.

ROBB-SMITH (1954) hat das Bindegewebe kürzlich als den „kontinuierlichen Mutterboden (Matrix)" der Gewebe definiert, dessen Konsistenz von der des „durchsichtigen Gallerts der Nabelschnur" zu der Härte der Knochen variiert, und in welchem ein „verflochtenes Gefüge verschiedenartiger Fasern" gelegen ist. Wenn man dieser Definition folgen wollte, müßte man wohl zwischen Bindegewebe in engerem und weiterem Sinne unterscheiden.

Normales Bindegewebe enthält gewöhnlich auch wechselnde Mengen von Lymphocyten, Makrophagen und Mastzellen. Da diese mit entsprechenden Blutzellen nahe verwandt oder identisch sind und mit der eigentlichen Funktion des Bindegewebes wenig zu tun haben, brauchen wir sie hier noch nicht zu besprechen (vgl. Abschnitt VII und VIII).

a) Morphologie des Bindegewebes.

Fibrocyten. Die als Fibrocyten oder Fibroblasten bekannten Elemente werden heute allgemein als die eigentlichen Zellen des Bindegewebes angesehen. Während ruhende Fibrocyten keine besondere Färbbarkeit aufweisen, sind aktive Fibrocyten wegen ihres größeren Ribonucleinsäuregehalts durch starke Affinität für basische Farben ausgezeichnet. Bei Lebendbeobachtung erweisen sich die Fibrocyten als große, glatt-konturierte Körper mit dünnen Fortsätzen, aber ohne Pseudopodien. Während ruhende Fibrocyten bei Vitalfärbung im allgemeinen ungefärbt bleiben, nehmen stoffwechselaktive Fibrocyten reichlich Neutralrot und selbst saure Farben auf[1]. Da die Anzahl der Neutralrotgranula während des Absterbens der Fibrocyten gleichbleibt und sich mit Neutralrot beladene Fibrocyten ebensogut teilen wie ungefärbte, darf ihre Speichertätigkeit nicht als Degenerationserscheinung aufgefaßt werden. Sie ist vielmehr Ausdruck einer Stoffwechselleistung des von Evans und Scott (1919, 1921) so benannten Segregationsapparates[2].

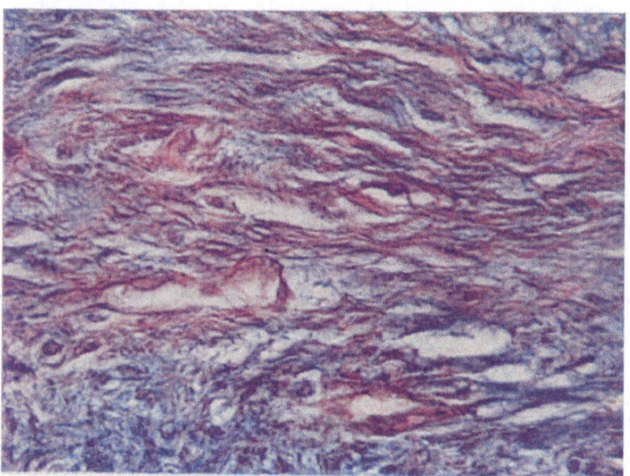

Abb. 1. Bindegewebe in der menschlichen Brust. Kollagene Fasern rot, Grundsubstanz blau. Färbung nach Ritter und Oleson (1950).

Grundsubstanz. Die zwischen den Zellen und Fasern gelegene Grundsubstanz besteht aus einem plastischen Material, das sich für gewöhnlich offenbar im Gelzustand befindet. Färberisch ist sie dadurch charakterisiert, daß sie metachromatisch ist und sich mit der von McManus (1946—1948), Lillie (1947—1951) und Hotchkiss (1948) angegebenen Färbung mit Perjodsäure und Leukofuchsin rot färbt, bei der von Hale (1946) beschriebenen Färbung und bei der von Ritter und Oleson (1950) eingeführten Kombination der Färbungen von Hale und McManus aber blau ausfällt (Abb. 1). Auch ist sie dadurch gekennzeichnet, daß sie sich bei Vitalfärbung mit Evans-Blau mit dieser Farbe belädt.

Die Metachromasie der Grundsubstanz ist offenbar an die in ihr enthaltene Hyaluronsäure gebunden. Doch während man früher annahm, daß sie durch die chemische Zusammensetzung dieser Säure bedingt sei, hat sich in den letzten Jahren gezeigt, daß Hyaluronsäure, im Gegensatz zu Chondroitinschwefelsäure, im Solzustand, nach Depolymerisierung oder

[1] Evans und Scott 1921, v. Gaza 1924, Carrel und Ebeling 1926, Lemmel und Loewenstaedt 1927, Levi und Bucciante 1928/29, Glasunow 1929, Lewis 1929, Seemann 1930, Chlopin 1931 u. a.

[2] Ehrich 1934.

an Eiweiß gebunden überhaupt keine Metachromasie aufweist, es sich hierbei also um eine physikalisch-chemische Reaktion handelt[1 2].

Die PAS-Färbung nach McMANUS, welche darauf zurückgeführt wird, daß Leukofuchsin durch Perjodsäure freigesetzte Aldehyde anfärbt, soll hingegen mit Hyaluronsäure nur dann eine positive Reaktion geben, wenn diese depolymerisiert ist[2]. Auch ist sie mit Hyaluronsäure-Eiweißmischungen stark positiv. Chondroitinschwefelsäure, auf der anderen Seite, reagiert mit PAS auch, wenn diese hochpolymerisiert ist[2].

Die Färbung nach HALE, welche auf Bindung von Eisen durch die in den Mucopolysacchariden enthaltenen Säuregruppen (Carboxylgruppen) beruht, ist offenbar vom Polymerisierungszustand der Polysaccharide wie von ihrer Bindung an Eiweiß unabhängig. Sie fällt positiv aus, auch wenn sich keine Metachromasie nachweisen läßt[2].

Bei der von RITTER und OLESON angegebenen Kombination der HALE- und McMANUS-Färbungen fällt die Hyaluronsäure enthaltende Grundsubstanz, wie bereits erwähnt, blau aus, während Fasern und Grenzmembranen, welche, wie unten (S. 12) ausgeführt ist, offenbar Chondroitinschwefelsäure enthalten, eine rote Farbe annehmen. Glykogen färbt sich hierbei ebenfalls rot, während die heparin- und offenbar histaminhaltigen Mastzellen (vgl. S. 208f.) blau ausfallen. Aus diesen Befunden geht hervor, daß gewisse Mucopolysaccharid-Eiweißkomplexe die HALE-Färbung vorziehen, während andere die McMANUS-Färbung bevorzugen. Dieses Verhalten mag, wie PERSSON (1953) vermutet hat, durch Unterschiede in der Konfiguration der Mucopolysaccharidmoleküle bedingt sein. Es kann aber vielleicht auch darauf zurückgeführt werden, daß der Ausfall dieser Färbungen von der Stärke der Eiweißbindung dieser Saccharide abhängt. Die letztere Erklärung paßt gut zu der Beobachtung, daß alle diese Saccharide, wenn man sie mit Serum mischt, sehr viel stärker mit PAS reagieren als im isolierten Zustand[2].

Die Morphologie der Grundsubstanz wie ihre Rolle bei der embryonalen Entwicklung ist bereits um die Jahrhundertwende stark diskutiert worden[3]. Wie DURAN-REYNALS und McCREA (1953) betont haben, war auch ihre Rolle bei der Faser- und Grenzmembranbildung schon damals bekannt. Nach BENSLEY (1934) enthält junges, undifferenziertes Bindegewebe im allgemeinen reichlich Grundsubstanz, während sie später hauptsächlich um die Fasern herum angehäuft ist. Erhebliche Mengen dieses Materials werden bei Erwachsenen hauptsächlich im Glaskörper, in der Gelenkschmiere, in den Zwischenwirbelscheiben, in Synovia und Serosa, in den Nerven und im Nierenmark angetroffen.

Da sich Grundsubstanz gewöhnlich im Gelzustand befindet, funktioniert sie als eine Barriere gegen Stoffwechselprodukte und Fremdsubstanzen (Entzündungserreger[4], Medikamente[5]). Diese wichtige Funktion läßt sich morphologisch mittels der Ausbreitungsreaktion (spreading reaction) (vgl. S. 21) direkt beobachten.

Grundsubstanz ist stark wasserbindend[6]. Diese Funktion ist offenbar an die darin enthaltene Hyaluronsäure gebunden. Schwefelsäurehaltige Mucopolysaccharide, wie Chondroitinschwefelsäure und ihre Eiweißverbindungen sollen hieran nicht beteiligt sein[7]. Nach McMASTER und PARSONS (1939, 1950) ist anzunehmen, daß normales Bindegewebe keine freie Flüssigkeit enthält. Nach dieser heute weit verbreiteten Vorstellung bewegen sich die Elektrolyte in dem vom Bindegewebe gebundenen Wasser. Bei Ödem und Entzündung wird jedoch auch freie Flüssigkeit im Bindegewebe angetroffen.

Fasern. Die im Bindegewebe vorkommenden Fasern werden allgemein in reticuläre, kollagene und elastische Fasern eingeteilt. Die von MAXIMOW (1902) und MALLORY (1903) entdeckten und von WOLBACH (1933) deutlich dargestellten Fibrogliafasern (Tonofibrillen) sind, wie wir heute wissen, strukturelle

---

1 BANK und BUNGENBERG DE JONG 1939, SYLVEN und MALMGREN 1952.
2 PERSSON 1953. 3 BAITSELL 1925, BARCROFT, DANIELLI, HARPER und MITCHELL 1944.
4 DURAN-REYNALS 1928, 1942, LURIE 1950, SPRUNT 1950.
5 SANELLA 1940, DURAN-REYNALS 1942, BURKET und GYÖRGY 1950.
6 DAY 1949, OPIE und ROTHBARD 1953. 7 MEYER 1947, MEYER und RAPPORT 1951.

Bestandteile der Fibrocyten[1]. Elektronenmikroskopische Untersuchungen haben ergeben, daß Bindegewebe sehr viel mehr Fasern enthält, als man früher annahm. Die am häufigsten vorkommenden Fasern haben einen Durchmesser von weniger als 500 Å und sind somit unter dem Bereich lichtmikroskopischer Sichtbarkeit gelegen[2].

Kollagene Fasern bestehen, wie lange bekannt ist, aus Bündeln feiner, durch eine amorphe Grundsubstanz zusammengehaltener Fibrillen. Ob sie von einer Scheide umgeben sind, läßt sich heute noch nicht sagen.

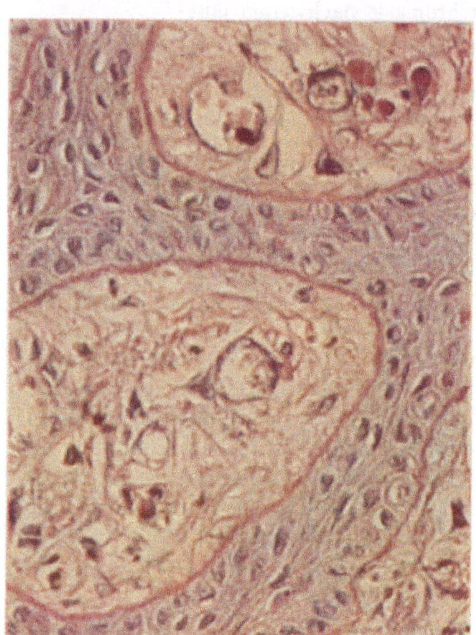

a

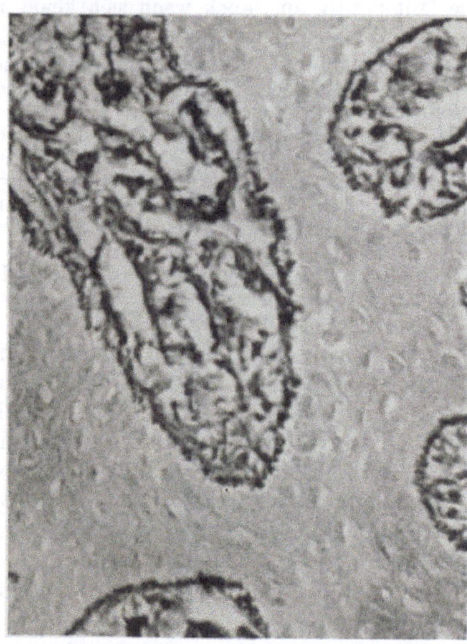

b

Abb. 2a u. b. Bindegewebige Grenzmembran im menschlichen Zahnfleisch. Beachte, daß die bei Mucopolysaccharidfärbung (RITTER und OLESON 1950) rot gefärbte Membran (a) zahlreiche Silberfibrillen (b) enthält.

Reticulumfasern (Gitterfasern) bestehen aus einem Netzwerk unregelmäßig angeordneter, innerhalb einer amorphen Membran gelegener Fibrillen mit einem Durchmesser von etwa 100 Å[3]. Sie unterscheiden sich von kollagenen Fasern durch ihre Färbbarkeit mit Silber. Zwar lassen sich unreife Kollagenfasern und Fibrillen reifer Fasern ebenfalls mit Silber färben[4], doch soll sich das Silber bei den kollagenen Fibrillen in ihrem Innern ablagern, während es sich bei den Reticulumfasern an ihrer Oberfläche niederschlagen soll[5]. Nach v. HERRATH und DETTMER (1951) sprechen Übergänge zwischen diesen Färbungsmechanismen dafür, daß die Reticulumfibrillen präkollagener Natur sind.

Chemische Untersuchungen reticulärer und kollagener Fasern haben keine nachweisbaren Unterschiede ergeben[6]. In Übereinstimmung damit haben elektronenmikroskopische Untersuchungen gezeigt, daß beide Fasern gleich quergestreift sind und ihre 640 Å messende Streifung bei starker Vergrößerung in

[1] COWDRY 1944, MAXIMOW und BLOOM 1948, PORTER 1952.
[2] PORTER und VANAMEE 1949.
[3] KRAMER und LITTLE 1952, ROBB-SMITH 1952/53.
[4] RÖSSLE und YOSHIDA 1909, KRAUSPE 1922, NAGEOTTE 1922, DOLJANSKI und ROULET 1933, KLINGE 1933, WOLBACH 1933, ROULET 1937 u. a.
[5] v. HERRATH und DETTMER 1954.
[6] LOWRY, GILLIGAN und KATERSK 1941, GROSS 1953.

drei durch Querstreifen getrennte Unterabschnitte zerfällt[1]. Die letzteren sind offenbar die gleichen, welche für die 220 Å messende Querstreifung der jüngsten Fasern verantwortlich sind[2]. Aus diesen und anderen Gründen wird heute allgemein angenommen, daß die Reticulumfasern Vorstufen der kollagenen Fasern oder mit ihnen identisch sind.

Elastische Fasern unterscheiden sich von Reticulum- und Kollagenfasern durch ihre besondere Färbbarkeit, durch ihre Elastizität und dadurch, daß sie im Elektronenmikroskop schneckenförmig gewunden erscheinen[3]. Nach neueren Untersuchungen bestehen sie aus undeutlichen, wohl verzweigten Fibrillen, welche von einer amorphen Substanz umgeben sind[4].

Grenzmembranen. Während die an der Oberfläche des Bindegewebes gelegenen Grenzmembranen früher für verfilzte Reticulumfasern gehalten wurden[5], nimmt man heute an, daß sie aus einem dichten, homogenen, Reticulumfasern enthaltenden, einem Verdichtungshäutchen vergleichbaren gelhaltigen Material bestehen[6]. Färberisch sind sie dadurch ausgezeichnet, daß sie sich mit Perjodsäure und Leukofuchsin rot färben, während die in ihnen enthaltenen Fasern sich mit Silber schwärzen (Abb. 2). Wie LILLIE (1951) gezeigt hat, färben sich Grenzmembranen mit Perjodsäure, Eisenhämatoxylin und Pikromethylblau tief rot, während die jenseits dieser Membran gelegenen Reticulumfasern eine tiefblaue Farbe annehmen. Nach GERSH (1952) sind Unterschiede dieser Art vielleicht dadurch zu erklären, daß sich bei chemischer Fixierung in Grenzmembranen Mucopolysaccharide auf den Reticulumfasern niederschlagen und diese für ihre abweichende Färbbarkeit verantwortlich sind.

b) Chemie des Bindegewebes.

Grundsubstanz, Fasern und Grenzmembranen sind chemisch dadurch ausgezeichnet, daß sie Mucopolysaccharide, insbesondere Hyaluronsäure und Chondroitinschwefelsäure enthalten. Hyaluronsäure ist ein aus N-Acetyl-Glucosamin und Glucuronsäure zusammengesetztes Polymer, Chondroitinschwefelsäure enthält equimolare Konzentrationen von N-Acetyl-Galactosamin, Glucuronsäure und Schwefelsäure[7]. Native Hyaluronsäure soll Ketten von ungefähr 70 Disaccharideinheiten bilden[8]. Das Molekulargewicht jeder Einheit wird mit 60000 angenommen[9]. Offenbar handelt es sich bei den nativen Mucopolysacchariden um Moleküle, welche die der Plasmaeiweißkörper an Größe weit übertreffen. Die ursprüngliche Annahme MEYERS (1945, 1947), daß sich Hyaluronsäure von Chondroitinschwefelsäure dadurch unterscheidet, daß sie nicht an Eiweiß gebunden ist, hat sich nicht bestätigen lassen, sondern es scheint, daß Hyaluronsäure ebenfalls in der Form von Eiweißkomplexen vorkommt. Doch sind diese Verbindungen im Gegensatz zu den Chondroitinschwefelsäurekomplexen verhältnismäßig unstabil[10].

---

[1] WOLPERS und RUSKA 1939, RUSKA und WOLPERS 1940, SCHMITT, HALL und JAKUS 1942, HAWN und PORTER 1947, 1952, GROSS und SCHMITT 1948, PORTER und HAWN 1949, PORTER und VANAMEE 1949, WYCKOFF 1949, 1952, GROSS 1950, 1953, PRATT und WYCKOFF 1950, BAIRATI, MOSSARI und MORSICA 1952, BEAR 1952.

[2] PORTER 1952, WYCKOFF 1952.

[3] WOLPERS 1944, GROSS 1949, 1950, FRANCHI und DE ROBERTIS 1951.

[4] HALL, REED und TURNBRIDGE 1952, LANSING, ROSENTHAL, ALEX und DEMPSEY 1952.

[5] MALL 1896, RUEHLE 1897, PLENK 1927.

[6] GERSH und CATCHPOLE 1949, ROBB-SMITH 1952.

[7] MEYER, PALMER und SMYTH 1937, MEYER 1945—1950, STACEY 1946. [8] BLIX 1951.

[9] SYLVEN und MALMGREN 1952. [10] MEYER 1948, 1950.

Meyer und Rapport (1951) haben kürzlich im Bindegewebe das Vorkommen von fünf verschiedenen Mucopolysacchariden nachgewiesen, nämlich 1. schwefelfreie Hyaluronsäure mit einer spezifischen Drehung von —70 bis —80°, welche sowohl von Hoden- als auch Pneumokokkenhyaluronidasen abgebaut wird, 2. schwefelhaltiges Hyaluronsulfat mit einer spezifischen Drehung von —50°, welches ebenfalls von Hoden- und Pneumokokkenhyaluronidasen degradiert wird, 3. Chondroitinsulfat A mit einer spezifischen Drehung von —30°, welches von Hoden-, aber nicht von Pneumokokkenhyaluronidase abgebaut wird, 4. Chondroitinsulfat B, welches sich von A dadurch unterscheidet, daß es eine Drehung von —50° besitzt und weder von Hoden- noch von Pneumokokkenhyaluronidasen angegriffen wird, und schließlich 5. Chondroitinsulfat C, welches sich von A dadurch unterscheidet, daß es eine Drehung von —20° besitzt und schneller von Hodenhyaluronidase hydrolysiert wird.

Hyaluronsäure findet sich beim Menschen am reichlichsten im Glaskörper, in der Gelenkschmiere und in der Nabelschnur. Hyaluronsulfat ist bisher nur in der Cornea und Chondroitinsulfat A in hyalinem Knorpel gefunden worden[1]. Chondroitinsulfat B und C sind Bestandteile der Herzklappen und der Sehnen[1].

Gelenkschmiere enthält weder Kollagen noch Chondroitinschwefelsäure, während Haut reichlich Kollagen und ungefähr gleiche Mengen von Hyaluronsäure und Chondroitinsulfat B aufweist[2]. Bei Myxödem ist die Bildung kollagener Fasern mit einer Verschiebung im Gehalt von Hyaluronsäure zu Chondroitinschwefelsäure vergesellschaftet[3]. Diese und ähnliche Beobachtungen scheinen zu zeigen, daß Hyaluronsäure hauptsächlich in der Grundsubstanz und Chondroitinschwefelsäure in kollagenen Fasern und hyalinem Knorpel vorkommt. Da kollagene Fasern aus Eiweißfibrillen bestehen, die durch Zementsubstanz zusammengekittet sind, dürfen wir annehmen, daß Chondroitinschwefelsäure nicht in den Fibrillen, sondern in der sie zusammenhaltenden Zementsubstanz enthalten ist. Diese Annahme ist kürzlich durch elektronenmikroskopische Untersuchungen bestärkt worden[4].

Kollagen besteht chemisch aus einem Polypeptid, dessen Rückstand zu einem Drittel aus den Aminosäuren Prolin und Hydroxyprolin und zu einem anderen Drittel aus Glycin und einer kleinen Menge Kohlenhydrat zusammengesetzt ist. Elastin ist ein Polypeptid, welches reichlich Glycin, Alanin und Valin enthält[5].

Die Chemie der Grenzmembranen ist bisher noch ungeklärt. Zwar besteht wenig Zweifel, daß die darin enthaltenen Fasern sich mit Silber färben und durch Kollagenase aufgelöst werden, und sie daher wahrscheinlich kollagener Natur sind[5]. Ihre Mucopolysaccharide sind jedoch noch nicht identifiziert worden. Färbungsversuche mit Perjodsäure und Leukofuchsin vor und nach Behandlung mit proteolytischen Fermenten (Pepsin, Trypsin) und mit Hyaluronidase schienen zu zeigen, daß sie mit der Hyaluronsäure eng verwandt sind[6]. Mit der neuen, von Ritter und Oleson (1950) eingeführten kombinierten Mucopolysaccharidfärbungsmethode nehmen Grenzmembranen jedoch eine rote Farbe an, während sich Grundsubstanz blau färbt[7]. Ähnlich fand McManus (1950), daß die Grenzmembran des Glomerulus durch Pektinase abgebaut wird, während Hyaluronsäure und Chondroitinschwefelsäure von diesem Ferment nicht angegriffen werden[8]. Auch haben Stoughton und Wells (1950) und Robb-Smith (1952) angegeben, daß die Grenzmembranen im Gegensatz zur Hyaluronsäure gegen Hodenhyal-

[1] Meyer und Rapport 1951.
[2] Pearce und Watson 1949, Watson und Pearce 1949, 1950, Meyer und Rapport 1951.
[3] Watson und Pearce 1949, 1950. [4] Gross 1950. [5] Robb-Smith 1952/53, 1954.
[6] Gersh und Catchpole 1949. [7] Ehrich, Forman und Seifter 1952, Ehrich 1952.
[8] Meyer 1950.

uronidase resistent sind. Diese und andere Beobachtungen scheinen zu zeigen, daß die in den Grenzmembranen und in Grundsubstanz und Fasern enthaltenen Mucopolysaccharide nicht dieselben sind.

c) Entstehung des Bindegewebes.

Bildung der Fibrocyten. Wie lange bekannt ist, können sich Fibrocyten durch Teilung neu bilden. Nach ihrem Verhalten im Granulationsgewebe ist anzunehmen, daß sie weiter aus undifferenzierten Mesenchymzellen hervorgehen können. Schließlich ist auch an ihre Entstehung aus dem reticuloendothelialen System und aus Reticulumzellen zu denken.

Die *undifferenzierten Mesenchymzellen* sind von MARCHAND (1889—1924) entdeckt und von ihm als Adventitiazellen bezeichnet worden. Doch war wohl HERZOG (1914—1925) der erste, welcher sie genauer charakterisiert und auf ihr weitverbreitetes Vorkommen hingewiesen hat. Wie MARCHAND fand er sie in der Hauptsache in der Wand der kleinsten Blutgefäße in unmittelbarer Nähe des Endothels gelagert. Sie sind „spindelige und sternförmige Zellen, die netzartig das Gefäßrohr umgreifen können und zu sehr verschiedener Weiterentwicklung fähig sind“. Im Netz entstehen aus ihnen „reticuläre Bindegewebselemente“, welche sich zu Makrophagen weiterentwickeln können. In den Lymphknoten werden sie zum „reticulären Gewebe“. Im Jahre 1926 sind diese Zellen auch von MAXIMOW anerkannt worden. Wie HERZOG betonte er, daß sie weder mit den gewöhnlichen Fibrocyten noch mit den fixen Makrophagen verwechselt werden dürfen. Auch meinte er, daß sie nicht mit den gewöhnlichen Reticulumzellen identisch seien, sondern zwischen ihnen lägen.

Morphologisch sehen die undifferenzierten Mesenchymzellen wie ganz unscheinbare Fibrocyten aus. Bei Neutralrotspeicherung nehmen sie zunächst überhaupt keinen Farbstoff auf. Bei längerer Farbeinwirkung können jedoch einige wenige Granula in ihrem Cytoplasma auftreten[1]. Saure Farben werden von ihnen selbst bei hochgetriebener Vitalfärbung überhaupt nicht oder nur in sehr geringem Grade gespeichert[2].

Ob die undifferenzierten Mesenchymzellen nur als fixe Zellen vorkommen, oder ob sie, wie schon MARCHAND (1889—1924) meinte und später besonders von PAPPENHEIM (1899—1919), MAXIMOW (1902—1928) und FERRATA (1912 bis 1918) angenommen wurde, auch als freie Elemente anzutreffen sind, läßt sich heute noch nicht sicher entscheiden. Wie weiter unten ausführlich dargestellt werden soll, läßt zwar die zuerst von AWROROW und TIMOFEJEWSKY (1914) mitgeteilte und seither häufig bestätigte Beobachtung, daß sich im Blute kreisende Rundzellen in Gewebskulturen in Fibroblasten verwandeln können, keinen Zweifel daran, daß es freie undifferenzierte Mesenchymzellen gibt, doch ist es nicht sicher, ob diese den völlig undifferenzierten Mesenchymzellen des Bindegewebes entsprechen oder mit unvollständig differenzierten Hämocytoblasten, Monoblasten oder Lymphocyten zu vergleichen sind (vgl. S. 15ff.).

Der Begriff des *reticuloendothelialen Systems* ist durch ASCHOFF (1913—1926) eingeführt worden. Wie in seiner im Jahre 1924 veröffentlichten Abhandlung zu lesen ist, verstand er darunter eine Gefüge von Bindegewebszellen, welche sich durch „die Intensität, die Häufigkeit der Phagocytose“ von anderen Zellen unterscheiden. „Wenn wir hier eine solche Zusammenfassung vornehmen“, schrieb ASCHOFF im Jahre 1925, „so soll damit nicht gesagt sein, daß etwa die KUPFFERschen Sternzellen und die Sinusendothelien der Milz völlig gleiche

---

[1] SUGIYAMA 1926, MASUGI 1927, LEWIS 1929, CHLOPIN 1931, HERZOG 1931.
[2] v. GAZA 1924, MAXIMOW 1926, PFUHL 1932.

Elemente wären. Schon die Gestalt, die Anordnung, die verschieden schnelle Speicherung spricht dagegen. Es handelt sich nur um eine gewisse grundsätzliche Ähnlichkeit in bezug auf Phagocytose und Speicherung. Aber das sind Ähnlichkeiten und keine Gleichheiten. Wenn man so in das Einzelne geht, wären überhaupt keine Möglichkeiten gegeben, von einem System oder auch nur von einem Teilsystem zu sprechen. Das ist sicher".

Wenn ROHR (1949, 1954) kürzlich vorgeschlagen hat, die Bezeichnung „reticuloendotheliales System" durch die von der FERRATA-Schule eingeführte Bezeichnung „reticulohistiocytäres System" zu ersetzen, so kann man ihm schon deshalb nicht folgen, weil er in sein System die Fibrocyten, Plasmazellen, Gewebsmastzellen und selbst die Fettzellen mit eingeschlossen, die zirkulierenden Monocyten aber außer acht gelassen hat. Wohl aber könnte man von einem „Makrophagensystem" sprechen, nicht nur weil dieser Begriff bereits durch METSCHNIKOFF eingeführt wurde, sondern vor allem auch deswegen, weil damit vielleicht der Verwechslung von Reticulumzellen mit Reticuloendothelien ein Ende bereitet würde. Daß diese beiden Zellarten nicht identisch sind, hat schon RIBBERT (1907) betont. Nach ASCHOFF (1926) soll zwar feststehen, daß sie beide Fasern bilden können[1], doch lösten sich Reticulumzellen im Gegensatz zu den Reticuloendothelien nicht so leicht zu selbständigen Elementen aus dem Verbande heraus. Sie seien verwandte aber nicht gleiche Elemente.

Die Frage der *undifferenzierten Mesenchymzellen und ihrer Beziehung zum reticuloendothelialen System* ist von ASCHOFF nicht besprochen worden. Wie Verf. an anderer Stelle (1934) ausgeführt hat, kann jedoch nicht bezweifelt werden, daß überall dort, wo viele Zellen verbraucht werden, auch eine starke Neubildung stattfindet, also neben den ausgereiften Zellen unreife Vorstufen und selbst völlig undifferenzierte Elemente vorkommen. Schon aus diesem Grunde ist anzunehmen, daß, ähnlich wie im myeloischen Gewebe, auch im reticuloendothelialen System neben reifen Elementen unreife Vorstufen und undifferenzierte Mesenchymzellen anzutreffen sind.

Wie wohl bekannt ist, zeigt ein beträchtlicher Prozentsatz der im reticuloendothelialen Gewebe eingeschlossenen Zellen selbst bei starkem Angebot wenig oder gar keine Speicherung oder Phagocytose[2]. Wie an anderer Stelle ausgeführt wurde[3], besteht kein Grund zu der Annahme, daß es sich bei diesen Zellen um „ruhende" Makrophagen[4] handelt. Vielmehr spricht alles dafür, daß die mangelnde Phagocytosefähigkeit auf fehlender Differenzierung beruht. Speicherungsvermögen und die Fähigkeit zur Phagocytose werden erst mit zunehmender Reife erworben, um dann bis zum Tode der Zelle erhalten zu bleiben. „Zwischen Differenzierungsgrad und Funktionszustand dürften sich nur insofern Beziehungen finden, als der Funktionszustand vom Differenzierungsgrad abhängig ist und vermehrte funktionelle Ansprüche auch eine vermehrte Differenzierung und Neubildung funktionierender Reticuloendothelien zur Folge hat. Identisch sind diese beiden Begriffe jedoch nicht." Die Lehre von den ruhenden und aktiven Reticuloendothelien ist ein gutes Beispiel dafür, „wie gefährlich es ist, die funktionelle Betrachtungsweise so weit in den Vordergrund zu stellen, daß die ontogenetischen Grundlagen darüber in Vergessenheit geraten"[3].

Die Anschauung, daß die Zellen des reticuloendothelialen Systems nicht gleichartig sind und auch undifferenzierte Mesenchymzellen unter sich einschließen, scheint sich langsam durchzusetzen. Jedenfalls haben HUECK (1948) und ROHR (1949) kürzlich einen ähnlichen Standpunkt vertreten.

Die Frage, ob die das reticuloendotheliale System begleitenden *Reticulumzellen* bereits einseitig ausdifferenziert sind, oder ob sie, wie vielfach angenommen wird, mit den undifferenzierten Mesenchymzellen übereinstimmen, läßt sich heute noch

[1] RÖSSLE und YOSHIDA 1909, ORSOS 1926.
[2] MAXIMOW 1902—1927, RIBBERT 1904, GOLDMANN 1909, ASCHOFF und KIYONO 1913, KIYONO 1914, HERZOG 1914—1931, MCJUNKIN 1925, MASUGI 1927.
[3] EHRICH 1934. [4] MAXIMOW 1902—1927.

nicht sicher entscheiden. Die bereits erwähnte Beobachtung, daß Reticulumzellen Silberfasern bilden, spricht zwar dafür, daß es sich hierbei um besondere Zellen handelt, die der Plastizität der blutbildenden Gewebe dadurch angepaßt sind, daß sie für gewöhnlich nur reticuläre, aber keine kollagenen Fasern bilden. Doch wissen wir nicht, ob nicht auch die undifferenzierten Mesenchymzellen Fasern bilden können.

Nach FRESEN (1954) sollen auch die Makrophagen und Plasmazellen, und nach HECKNER und VOTH (1954) selbst die Fettzellen Silberfasern erzeugen. Doch enthalten aktive Keimzentren, wie lange bekannt ist, keine oder nur sehr spärliche Fasern. Dieses Verhalten könnte dahin ausgelegt werden, daß sich undifferenzierte Mesenchymzellen von Reticulumzellen dadurch unterscheiden, daß sie keine Silberfasern bilden.

Wenn aber viele Forscher annehmen, daß selbst die *differenzierten Reticuloendothelien* (Makrophagen) als undifferenzierte Mesenchymzellen anzusehen sind, so sind dagegen schwere Bedenken zu erheben. Da die Reticuloendothelien durch „die Intensität, die Häufigkeit der Phagocytose" gekennzeichnet sind, kann man sie doch wohl nur als hochdifferenzierte Zellen auffassen. Nun ist es aber wohl bekannt, daß die prospektiven Potenzen von Zellen mit zunehmender Differenzierung verloren gehen. Da nicht einzusehen ist, warum die Makrophagen hiervon ausgenommen sein sollten, besteht auch kein Grund zu der Annahme, daß sie außer zu Histiocyten noch zu irgendwelchen anderen Bindegewebszellen werden können. Wenn man den reifen Reticuloendothelien hämatopoetische Fähigkeiten zusprechen würde, widerspräche man damit allen Erfahrungen der embryologischen Forschung.

Die *Beziehungen der Fibrocyten zum reticuloendothelialen System* sind zwar häufig untersucht worden; eine Lösung dieser Frage liegt jedoch noch nicht vor. Nach v. MÖLLENDORFF und v. MÖLLENDORFF (1926—1932) und ihren Schülern[1] sollen die Fibrocyten des lockeren Bindegewebes jederzeit zu Granulocyten, Makrophagen oder Lymphocyten werden können. Nach DE HAAN (1927—1929) sollen Fibrocyten, Makrophagen und Lymphocyten sogar unbeschränkt und reversibel ineinander übergehen können.

Schlußfolgerungen dieser Art haben zuerst durch MAXIMOW (1927) eine scharfe Ablehnung erfahren. Später sind dann besonders FISCHER-WASELS (1928) und seine Schüler[2] dagegen zu Felde gezogen. Wie TANNENBERG (1929—1931) zeigen konnte, beruhten die Schlüsse v. MÖLLENDORFFs und v. MÖLLENDORFFs auf Fehldeutungen.

Gewebskulturversuche mit Bindegewebe haben im allgemeinen keine Anhaltspunkte dafür ergeben, daß Fibrocyten prospektive Potenzen besitzen. Noch ist durch sie erwiesen worden, daß sich ausgereifte Makrophagen (Reticuloendothelien) in Fibrocyten umwandeln können. Wohl aber hat sich, wie bereits erwähnt, herausgestellt, daß sich freie Rundzellen zu Zellen entwickeln können, welche Fibrocyten sehr ähnlich sind oder ihnen völlig gleichen.

Wie zuerst durch AWROROW und TIMOFEJEWSKY (1914) gezeigt wurde, können sich gewisse mononucleare Blutzellen in Gewebskulturen in weit verzweigte Ausläuferzellen und fibrocytenartige Spindelzellen umwandeln. Während AWROROW und TIMOFEJEWSKY (1914), CARREL und EBELING (1922), FISCHER (1925), LEWIS und LEWIS (1925, 1926), RHOADS und PARKER (1928), HERZOG (1931) u. a. diese Zellen von Monocyten und Histiocyten ableiteten, meinten MAXIMOW (1925, 1926/27, 1928), HAAGEN (1927), BLOOM (1928), HIGGINS und PALMER (1929), HIGGINS und MURPHY (1930) u. a., daß sie außerdem von den Lymphocyten abstammten.

[1] KNAKE 1927, KOLL 1927, KRAFT 1928, STOCKINGER 1928, 1933, KUROSAWA 1929.
[2] BÜNGELER 1927, FUCHS 1928, CHASSEL 1928.

Eine sorgfältige Analyse der Literatur und eigene Versuche (1934) ergaben keine Anhaltspunkte für die lymphocytäre Theorie. Während Kulturen von Blut und Lymphe mit zahlreichen Lymphocyten übereinstimmend nur verhältnismäßig wenige Ausläufer- und Spindelzellen ergaben, wurde bei Versuchen mit Bauchhöhlenmonocyten eine geradezu „massale"[1] Umwandlung von Monocyten in „Fibrocyten" beobachtet[2]. In eigenen Versuchen mit Bauchhöhlenmonocyten ließen sich zwei Arten von „Fibrocyten" unterscheiden, nämlich 1. solche, welche durch reichliche Pseudopodien und starke Speicherung und Phagocytose ausgezeichnet waren, und 2. solche, welche eine glatte Kontur besaßen und weder Speicherung noch Phagocytose zeigten. Die ersteren traten in sehr kurzer Zeit, oft schon während der ersten Beobachtungsperiode, in Erscheinung, während die letzteren erst nach 5—6 Std oder später auftraten. Wenn diese beiden Zellarten in der Literatur auch oft nicht auseinandergehalten werden, so kann doch wohl nur die zweite Art gemeint sein, wenn in diesem Zusammenhang von Fibrocyten oder fibrocytenartigen Zellen gesprochen wird.

Die von DE HAAN (1927) beschriebene massale Umwandlung betraf in eigenen Versuchen (1934) nur die erstere, durch große Speicherungs- und Phagocytosefähigkeit ausgezeichnete Zellart. Da es sich hierbei zunächst um Ausbreitung von Monocyten auf einer festen Unterlage handelte und ihre Größenzunahme, wie schon von CARREL und EBELING (1926) beobachtet wurde, mit zunehmender Speicherung und Phagocytose einherging, wurde dieser Vorgang als Umwandlung von Monocyten in Histiocyten gedeutet (1934).

Handelte es sich bei der ersten Art um eine leicht eintretende, offenbar häufig vorkommende Verwandlung, so lag bei der zweiten Art, nämlich der Umwandlung in fibrocytenartige Zellen, eine weniger häufige und offenbar tiefer greifende Zelländerung vor. Bezüglich der Herkunft dieser Zellen fehlte es schon damals nicht an Stimmen, welche ihnen eine besondere Genese zuschrieben.

Wenn diese Zellen auch meistens von fertigen Monocyten oder Makrophagen abgeleitet wurden[3], so drückte sich doch schon HERZOG (1931) etwas vorsichtiger aus, wenn er angab, daß diese Umwandlung nur den sog. Mononuclearen bzw. den ASCHOFFschen Histiocyten, oder ihnen wenigstens nahestehenden Formen (sog. Monocytoide SEEMANNS) zugeschrieben werden könne. Ähnlich hat SCHOPPER (1932) von Entwicklungspotenzen gesprochen, „die nur bestimmten, morphologisch aber vorher sich nicht besonders verhaltenden Makrophagen innewohnen". LOEWENTHAL (1927) und YAMAGUCHI (1931) auf der anderen Seite haben überhaupt keine Umwandlung von Histiocyten in Fibrocyten beobachten können.

Bei eigenen Versuchen (1934) waren es stets die Bauchhöhlenmonoblasten und -prämonocyten, aber nicht die fertigen Monocyten oder Histiocyten, welche alle Übergänge zu den fibrocytenartigen Ausläuferzellen erkennen ließen. Ebenso ließ sich in Neutralrotversuchen immer wieder beobachten, daß es besonders neutralrotfreie, große Rundzellen waren, aus denen die ebenfalls neutralrotfreien Spindelzellen hervorgingen. Auch konnte festgestellt werden, daß diese Umwandlung mit offenbar ziemlich plötzlichem Aussprossen von 1—2 plumpen sägezahnartigen Fortsätzen begann, die schnell eine glatte Kontur annahmen. Da hierbei im Gegensatz zur Histiocytenbildung Mitosen eine Rolle spielten und Entwicklungsänderungen bekanntlich an Zellteilungen gebunden sind, ist anzunehmen, daß die grundsätzliche Änderung in diesen unreifen Zellen durch im Kulturmedium enthaltene Organisatoren bedingt war.

[1] DE HAAN 1927.
[2] WJERESZINSKY 1924, HIRSCHFELD 1927, MAXIMOW 1927, DE HAAN, KOLK und GERRITSMA 1928/29, KARMALLY 1929.
[3] CARREL und EBELING 1922, 1926, MAXIMOW 1922—1928, CHLOPIN und CHLOPIN 1925, 1927, DE HAAN 1927, 1928, 1929, HIRSCHFELD 1927, BLOOM 1928, 1929, 1931, SCHILLING 1928 u. a.

Wenn bei diesen Versuchen fibrocytenartige Zellen nur von großen basophilen Rundzellen abgeleitet werden konnten, eine Entstehung aus kleinen Lymphocyten aber nicht nachweisbar war, so schließt das nicht aus, daß die fibrocytenartigen Zellen nicht letzten Endes aus kleinen Lymphocyten hervorgingen. Doch müßte in diesem Falle zunächst eine Umwandlung kleiner Lymphocyten in große basophile Rundzellen stattgefunden haben — ein Vorgang, der bei der Annahme prospektiver Potenzen der kleinen Lymphocyten offenbar vorausgesetzt werden muß (vgl. Abschnitt VIII).

Neben Histiocyten und fibrocytenartigen Zellen werden in Gewebskulturen häufig Epitheloidzellen angetroffen. Wie MAXIMOW (1925) gezeigt hat, läßt sich ihre Bildung besonders gut in mit Tuberkelbacillen infizierten Leukocytenkulturen verfolgen. Während auch hier die meisten Autoren eine Entstehung aus den Monocyten und Histiocyten annahmen[1], haben sich einige aber auch vorsichtiger geäußert.

So haben PARKER und RHOADS (1928) und RHOADS und PARKER (1928) eine Entstehung aus den primitiven Blutzellen SABINS (Hämocytoblasten) in Erwägung gezogen, während HERZOG (1931) gemeint hat, daß manches „für einen genetischen Zusammenhang und für gemeinsame Vorstufen" mit den fibrocytenartigen Zellen spräche.

Daß die fibrocytenartigen Zellen und Epitheloidzellen sich ineinander umwandeln können, wurde auch von LEWIS und WEBSTER (1921), CARREL und EBELING (1922, 1926), CARREL (1928), MAXIMOW (1922—1928), CHLOPIN und CHLOPIN (1925, 1927), TIMOFEJEWSKY und BENEWOLENSKAJA (1925, 1927), DE HAAN (1927, 1928, 1929), BLOOM (1928, 1929, 1931) u. a. angenommen. Nach HAAGEN (1927) soll dabei die Wasserstoffionenkonzentration eine Rolle spielen. Nach BARTA (1931) läßt sich Fibrocytenbildung am besten bei p_H 7,8—8,0 beobachten.

In eigenen Versuchen (1934) unterschieden sich die Epitheloidzellen von Monocyten und Histiocyten besonders dadurch, daß sie, ähnlich wie die fibrocytenartigen Zellen, fast stets frei von phagocytierten Einschlüssen waren, und häufig mehrere runde oder ovale Kerne enthielten. Auch ließen sich alle Übergänge zwischen Epitheloidzellen und fibrocytenartigen Zellen beobachten. Ob diese verschiedenen Befunde aber dahin gedeutet werden dürfen, daß diese Zellen reversibel ineinander übergehen können, ließ sich auf Grund dieser Untersuchungen nicht sicher entscheiden. „Zwar spricht alles dafür, daß die jungen Fibrocyten (Fibroblasten), wie die Monoblasten und Prämonocyten zu Epitheloidzellen werden können. Auch können sich junge Fibrocyten unter Einwirkung irgendeines Reizes zu einer epitheloidzellenartigen Form abrunden, ohne daß eine tiefgreifende Änderung in der Differenzierungsrichtung erfolgt, und diese abgerundeten Zellen können sich nach Aufhören des Reizes wieder in fibrocytenartige Spindelzellen zurückverwandeln. Ob aber fertig differenzierte Epitheloidzellen noch die Fähigkeit haben, sich in Fibrocyten umzuwandeln, scheint mir zweifelhaft"[2].

Die Frage, ob es sich bei den fibrocytenartigen Zellen um echte Fibrocyten handelt, oder ob diese vielleicht als Reticulumzellen oder undifferenzierte Mesenchymzellen aufzufassen sind, ist schwer zu beurteilen. Daß es sich nicht um Reticuloendothelien handelt, geht schon daraus hervor, daß sie keine nennenswerte Speicherungs- oder Phagocytosefähigkeit besitzen. Da sie, wie schon MAXIMOW (1929) gezeigt hat, durch Tonofibrillen ausgezeichnet sind und zur Bildung von Reticulum- und Kollagenfasern Veranlassung geben können, steht nichts im Wege, sie den echten Fibrocyten oder Reticulumzellen zuzurechnen.

---

[1] MAXIMOW 1922—1928, CHLOPIN und CHLOPIN 1925, 1927, CUNNINGHAM, SABIN und DOAN 1925, LEWIS und LEWIS 1925, 1926, 1928, DE HAAN 1927, 1928, 1928/29, BLOOM 1928, 1929, 1931.

[2] EHRICH 1934.

Bildung von Grundsubstanz[1]. Die meisten Forscher teilen offenbar die Annahme MERKELS (1909), daß die Mucopolysaccharide von den Fibrocyten sezerniert werden. KLEMPERER (1950) hat jedoch gewarnt, daß bei der dynamischen Interpretation mikroskopischer Bilder größte Vorsicht am Platze ist. Er hält es für durchaus möglich, daß die Bildung der Grundsubstanz durch eine kombinierte Funktion des Blutes und der Fibrocyten zustande kommt.

Die Ansicht, daß die Grundsubstanz von den Fibrocyten sezerniert wird, stimmt damit überein, daß ihre Vermehrung bei der Geschlechtshautschwellung der Affen mit starker Vergrößerung der Fibrocyten vergesellschaftet ist[2], und daß die durch männliche Geschlechtshormone verursachte, durch Grundsubstanzvermehrung bedingte Schwellung des Hahnenkammes von starker Vermehrung der im Cytoplasma der Fibrocyten enthaltenen Ribonucleinsäure und von anderen Zeichen vermehrter Stoffwechseltätigkeit begleitet ist[3]. Der kürzlich gemachten Beobachtung, daß während der Bildung von Grundsubstanz perjodsäure- und leukofuchsinpositive, offenbar sekretorische Granula im Cytoplasma der Fibrocyten sichtbar werden[4], kommt jedoch keine Beweiskraft zu, da wir nicht genau wissen, ob es sich hierbei tatsächlich um Mucopolysaccharide gehandelt hat.

ASBOE-HANSEN (1950) hat kürzlich die Meinung vertreten, daß die Hyaluronsäure nicht von den Fibrocyten, sondern von den Mastzellen sezerniert wird. Zur Bekräftigung seiner Ansicht führte er an, daß im Bindegewebe von Patienten mit Myxödem eine Zunahme der Hyaluronsäure mit einer Vermehrung der Mastzellen vergesellschaftet ist. Nun fanden sich aber in einem wegen Elephantiasis amputierten Scrotum nicht nur die Mastzellen, sondern auch das Heparin stark vermehrt[5]. Die Befunde ASBOE-HANSENS sind daher nicht geeignet, die Fibrocytentheorie zu erschüttern.

Faserbildung[6]. Während einige Forscher früher annahmen, daß die reticulären oder kollagenen Fasern im Cytoplasma der Reticulumzellen oder Fibrocyten entstehen[7], glaubten andere, daß sie extracellulär, aber mit Hilfe dieser Zellen in der Grundsubstanz gebildet werden[8]. Wenn sich auch gezeigt hat, daß die letztere Angabe für die im Lichtmikroskop sichtbaren Fasern zutrifft, haben Untersuchungen der letzten Jahre jedoch ergeben, daß die ersten, nur elektronenmikroskopisch sichtbaren Fasern der Fibrocyten in dem gewöhnlich im Gelzustand befindlichen Ektoplasma entstehen[9]. Offenbar produzieren diese Zellen Retikulin- oder Kollagenmoleküle, welche sich entweder innerhalb des Cytoplasmas oder nach Austritt durch die Zellmembran an ihrer Oberfläche in Fasern polymerisieren. Da die außerhalb der Zellen gelegenen Fasern später dadurch an Dicke zunehmen, daß sich seitlich neugebildete Fibrillen anlagern und durch Mucopolysaccharide mit der ersteren verklebt werden[10], ist der Schluß berechtigt, daß die Bildung lichtmikroskopisch sichtbarer Fasern aus ihren nur elektronenmikroskopisch erkennbaren Vorstufen erst außerhalb der Zellen erfolgt, und daß Retikulin- und Kollagenmoleküle sich auch extracellulär zu Fasern polymerisieren können, also neben intracellulärer auch extracelluläre Faserbildung stattfindet. Dieser

[1] Literatur bei KLEMPERER 1950. [2] DURAN-REYNALS, BUNTING und VAN WAGENEN 1950.
[3] LUDWIG und BOAS 1950. [4] TEILUM 1946, GERSH und CATCHPOLE 1949.
[5] EHRICH, SEIFTER, ALBURN und BEGANY 1949.
[6] Literatur bei PLENK 1927, ROULET 1937, FISCHER 1946, STUDNICKA 1952.
[7] BOLL 1872, LWOFF 1889, FLEMMING 1897, MALL 1902, LAGUESSE 1904, DANTSCHAKOFF 1909, FERGUSON 1912, STUDNICKA 1919—1952, LEWIS 1917, ORSOS 1926, 1927, LUDWIG 1930, PFUHL 1932 u. a.
[8] HENLE 1841, KOELLIKER 1855—1889, VIRCHOW 1858, RANVIER 1875, MERKEL 1895, 1909, EBNER 1897, SCHAFFER 1901, BAITSELL 1915—1925, NAGEOTTE 1922, PLENK 1927, MAXIMOW und BLOOM 1929, NAGEOTTE und GUYON 1931, MOMIGLIANO-LEVI 1930—1932, HUZELLA 1931, CHLOPIN 1932, DOLJANSKI und ROULET 1933, ROULET 1935, LEVI-MONTALCINI und SACERDOTE 1938, HASS und MCDONALD 1940, STEARNS 1940 u. a.
[9] PORTER 1952, WYCKOFF 1952. [10] PORTER und VANAMEE 1949.

Schluß steht im Einklang mit der Tatsache, daß chemisch aufgelöste Reticulum- und Kollagenfasern im Reagensglas in Fasern zurückverwandelt werden können[1].

Reticulumzellen unterscheiden sich von Fibrocyten offenbar dadurch, daß sie Gitterfasern, aber keine Kollagenfasern bilden können (vgl. S. 15). Diesen Unterschied hat man damit erklärt, daß die Gitterfasern intracellulär liegenbleiben, ihre Umwandlung in kollagene Fasern jedoch nur extracellulär stattfinden kann[2]. Doch ist es möglich, daß ihre Bildung in reticulären Geweben deswegen ausbleibt, weil es diesen Geweben an den für die Verklebung von Retikulinfibrillen zu Kollagenfasern nötigen Mucopolysacchariden fehlt.

Während BAITSELL (1915—1925), NAGEOTTE und GUYON (1931) und DOLJANSKI und ROULET (1933) glaubten, daß die Reticulum- und Kollagenfasern aus Fibrin oder Fibrinogen entstehen können, meinten MAXIMOW und BLOOM (1929), LEVI-MONTALCINI und SACERDOTI (1938) und HASS und MCDONALD (1940), daß sie zwar aus gelösten, in der Grundsubstanz enthaltenen Eiweißkörpern gebildet werden, mit Fibrin aber nichts zu tun haben. Die letztere Angabe paßt gut zu der späteren Beobachtung, daß Fibrin- und Bindegewebsfasern im Elektronenmikroskop verschieden große Querstreifen aufweisen[3]. STEARNS (1940), welche die Bildung von Fasern mittels der Ohrkammer bei Kaninchen untersuchte, kam zu dem Schluß, daß die Fasern aus den von Fibrocyten sezernierten Eiweißkörpern gebildet werden. Diese Anschauung stimmt damit überein, daß die Entstehung reticulärer und kollagener Fasern in vivo und in Gewebskulturen der Mitwirkung lebender Zellen bedarf[4] und auch in Gewebskulturen vor sich geht, die überhaupt keine Plasmaeiweißkörper enthalten[5]. Sie paßt auch gut zu der alten Beobachtung von LAGUESSE (1903), v. EBNER (1906) und WOLBACH (1933), daß während der Bildung von kollagenen Fasern zunächst ein sich wie Kollagen färbendes Präkollagen um die Fibrocyten herum abgelagert wird und sich die ersten Fibrillen in diesem Material bilden, ein Befund, welcher elektronenmikroskopisch bestätigt werden konnte[6]. Da Zusatz von Serum zu Gewebskulturen die Faserbildung stark erhöht, ist jedoch anzunehmen, daß die Eiweißkörper des Blutes vielleicht indirekt durch bessere Ernährung der Fibrocyten an der Faserbildung beteiligt sind[7].

Die Chemie der Faserbildung ist noch nicht geklärt worden. Nach NAGEOTTE (1916—1931)[8] sollte es sich um eine fermentative Umwandlung eines albuminoiden Substrats in ein Kollagensol handeln, das dann durch Neutralsalze in Fasern überführt würde. Nach MEYER (1946, 1947) soll die Faserbildung chemisch auf Denaturierung und Präcipitierung des von den Fibrocyten sezernierten nativen, löslichen Kollageneiweißes durch die ebenfalls von den Fibrocyten sezernierten sauren Mucopolysaccharide beruhen. Während die labile Hyaluronsäure später fermentativ abgebaut wird, sollen die mehr stabilen Chondroitinschwefelsäure-Eiweißkomplexe als Zementsubstanz erhalten bleiben. Elektronenmikroskopische Untersuchungen scheinen zu zeigen, daß die Fasern durch Aneinanderreihen (Polymerisierung) von den Zellen synthetisierter Kollagenmoleküle entstehen[7]. Diese Beobachtung paßt gut zu der alten Vorstellung, daß Fasern nach Art von Kristallisationsvorgängen gebildet werden[9].

---

[1] WYCKOFF 1952. [2] HERRATH 1954.

[3] WOLPERS und RUSKA 1939, RUSKA und WOLPERS 1940, HAWN und PORTER 1947, PORTER und HAWN 1949, GROSS 1950.

[4] HASS und MCDONALD 1940, STEARNS 1940, BERMAN, AXELROD, GOODMAN und MCCLAUGHRY 1950.

[5] PORTER 1952, WYCKOFF 1952.

[6] HIGHBERGER, GROSS und SCHMITT 1951, ROBB-SMITH 1952/53.

[7] PORTER 1952. [8] Zitiert bei DOLJANSKI und ROULET 1933.

[9] HENLE 1859, KOELLIKER 1889, RANVIER 1889, MERKEL 1909 u. a.

Es ist möglich, daß auch die Lymphocyten etwas mit der Kollagenbildung zu tun haben. Hass und McDonald (1940) fanden, daß die Entstehung kollagener Fasern in Gewebskulturen mit dem Zerfall von Lymphocyten in inniger Beziehung stand. Wie später gezeigt werden soll (S. 207), stimmt auch diese Beobachtung mit gegenwärtigen Anschauungen überein.

d) Steuerung des Bindegewebes.

Die Bildung und Unterhaltung des Bindegewebes hängt nicht nur von der eingeborenen Tätigkeit der Fibrocyten und den aus dem Blute importierten Bausteinen ab, sondern auch von steuernden Kräften, insbesondere von Fermenten, Vitaminen und Hormonen.

Fermente. Zu den Fermenten, welche die Mucopolysaccharide verarbeiten, gehören besonders die offenbar aus mehreren depolymerisierenden und hydrolysierenden Einzelfermenten bestehenden Hyaluronidasen[1]. Auf ihr Vorkommen in Bakterien soll später eingegangen werden (S. 50ff.). Beim Menschen sind sie im Hoden, in der vorderen Augenkammer und in der Haut nachgewiesen worden. Hyaluronidasen verschiedener Herkunft unterscheiden sich sowohl durch ihre immunologische als auch durch ihre enzymatische Wirkung[2].

Wie heute als feststehend angesehen werden kann, beschränkt sich die Wirkung der eigentlichen Hyaluronidasen auf Depolymerisierung der Hyaluronsäurekomplexe zu ihren Disaccharideinheiten. Wenn viele dieser Hyaluronidasepräparate diese Einheiten in N-Acetyl-glucosamin und Glucuronsäure zerlegen, so ist das auf das Vorkommen von Glucuronidasen in diesen Präparaten zurückzuführen[3].

Nach Lillie, Emmart und Laskey (1951) enthalten Hodenhyaluronidasepräparate auch ein Chondroitinschwefelsäure abbauendes, als Chondroitinase zu bezeichnendes Enzym. Während Hyaluronidase wohl nur auf Hyaluronsäure wirkt, beschränkt sich die Tätigkeit der Chondroitinase offenbar auf Degradierung von Chondroitinschwefelsäure.

Wie Seifter (1952) vor der Schweizer Akademie der Medizinischen Wissenschaften ausgeführt hat, verursacht intravenöse Injektion von Hyaluronidase bei Kaninchen das Auftreten mit der Methode von Ritter und Oleson rot gefärbter, offenbar mit aktiven Carboxylgruppen versehener Substanzen in der normalerweise blau gefärbten Grundsubstanz. Die Bedeutung dieser Wirkung ist bisher noch nicht klargestellt worden.

Die Hyaluronidasen dürfen nicht mit den bei Bakterien vorkommenden Kollagenasen verwechselt werden (vgl. S. 49). Während die ersteren Bindegewebe und seine Grenzmembranen zwar auflockern, die mit Perjodsäure und Leukofuchsin gefärbten Silberfasern aber unverändert lassen, verursacht Kollagenase Auflösung sowohl der Reticulum- als auch der Kollagenfasern[4].

Die Tätigkeit der Hyaluronidasen im Gewebe steht unter dem Einfluß von spezifischen und unspezifischen Antihyaluronidasen. Während die spezifischen Antihyaluronidasen Antikörper sind[5], ist der unspezifische Hyaluronidaseinhibitor bisher noch nicht identifiziert worden. Da an Mastzellen und Inhibitor reiche Gewebe, im Gegensatz zu anderen Geweben, beträchtliche Mengen von Heparin enthalten[6], da Protamin den Inhibitor, wie die in den nativen, labilen Heparinkomplexen enthaltenen Mucopolysaccharide niederschlägt[7] und Peptonschock beim Kaninchen und Röntgenbestrahlung beim Menschen zu einer Erhöhung des Inhibitors wie des Heparingehalts des Serums[8] führt, liegt es nahe anzunehmen, daß diese Antihyaluronidase mit Heparin identisch ist. Daß isolierte Mucopoly-

[1] Hahn 1945, Meyer 1947, 1950, Dorfman 1950.
[2] Meyer, Chaffee, Hobby und Dawson 1941, Meyer 1950, 1952, Dorfman 1950.
[3] Hahn 1945, Meyer 1947, 1953, Rapport, Meyer und Linker 1951.
[4] Robb-Smith 1952. 1953/54. [5] Duran-Reynals 1942. [6] Glich und Sylven 1951.
[7] Snellman, Sylven und Tulen 1952.
[8] Allen und Jacobsen 1947, Glick und Sylven 1951.

saccharide der Heparinkomplexe Hyaluronidasen stark hemmen, ist wohl bekannt[1]. Auch besteeht guter Grund zu der Annahme, daß native Heparinkomplexe Hyaluronidasen neutralisieren können[2]. Es ist vorstellbar, daß Heparin mit dem eigentlichen Substrat des Enzyms in Konkurrenz tritt.

Die Wirkung der Hyaluronidasen auf das Bindegewebe äußert sich örtlich in beschleunigter Ausbreitung in dieses Gewebe eingeführter Substanzen (Ausbreitungsreaktion, spreading reaction)[3] (vgl. S. 50ff.) und in beschleunigter Resorption und Ausscheidung in gewisse Körperhöhlen (Gelenke) eingespritzter Farblösungen[4]. Diese Funktion beruht offenbar auf ihrer depolymerisierenden Wirkung auf Hyaluronsäurekomplexe und einer dadurch bedingten Konversion der Grundsubstanz vom Gel- in den Solzustand. Im Reagensglas äußert sich diese Wirkung, wie schon CHAIN und DUTHIE (1940) bekannt war, in rapidem Viscositätsverlust dieser Substanz. Wie besonders DURAN-REYNALS seit 1942 immer wieder betont hat, gibt es neben den Hyaluronidasen viele andere Ausbreitungsfaktoren. Einer der interessantesten dieser Stoffe ist teilweise depolymerisierte Hyaluronsäure, welche, wie SEIFTER und BAEDER (1954) gezeigt haben, in bestimmten Konzentrationen stark ausbreitend wirkt. Wie später (S. 51) genauer angeführt werden soll, spielen hierbei physikalische Kräfte eine nicht unwichtige Rolle.

Eng verwandt mit der ausbreitenden Funktion der Hyaluronidasen ist ihre kürzlich entdeckte dispersierende Wirkung auf die Kristalloide des Harns[5] und auf die Fetteiweißkörper des Blutes[6]. Diese Funktion ist offenbar darauf zurückzuführen, daß diese Enzyme nach ihrer Einspritzung in den Körper depolymerisierte Mucopolysaccharide, insbesondere Hyaluronsäureeinheiten oder ihre Spaltprodukte, zur Verfügung stellen, und diese als Schutzkolloide wirken.

Vitamine. Unter den das Bindegewebe steuernden Vitaminen steht, wie durch die Untersuchungen WOLBACHs und seiner Schüler (1926—1942) wohl bekannt ist, Vitamin C (Ascorbinsäure) obenan. Bei Mangel dieses Vitamins zeigen die Fibrocyten Anzeichen von Degeneration wie Fettinfiltration[7] und verminderte Phosphatasetätigkeit[8]. Die Bildung von Grundsubstanz ist entweder völlig unterbrochen[7] oder durch vermehrte Bildung schlecht polymerisierter Mucopolysaccharide ersetzt[9]. Die Bildung von kollagenen Fasern soll nach HASS und McDONALD (1940) ungestört verlaufen, doch haben die meisten Untersucher Aufhören der Faserbildung beobachtet[10]. Die Wirkungsweise von Vitamin C ist nicht bekannt. Während einige annehmen, daß es möglicherweise ein notwendiger Bestandteil der Chondroitinschwefelsäure sein mag[11], glauben andere, daß es vielleicht durch Hemmung der Hyaluronidasen wirksam ist[12]. In den letzten Jahren hat es sich gezeigt, daß Vitamin C mit den Hormonen der Nebennierenrinde in naher Beziehung steht[13]. Die Bedeutung dieser Beziehung ist jedoch noch nicht geklärt.

Hormone. Zu den Hormonen, welche das Bindegewebe steuern, gehören das Wachstumshormon (STH) und die thyreo-, gonado- und adrenotropen Hormone der Hypophyse, Thyroxin, die Geschlechtshormone und die Hormone der Nebennierenrinde. Wie besonders SELYE (1951) gezeigt hat, wird das Bindegewebe durch STH stark stimuliert (vgl. Abschnitt XI). Nach TAUBENHAUS (1953) kann diese Stimulierung zur Bildung von Riesen-

1 McCLEAN 1942, ROGERS 1946, MEYER 1947. 2 JULEN, SNELLMAN und SYLVEN 1950.
3 DURAN-REYNALS 1928, 1942, McCLEAN 1930, 1936.
4 SEIFTER, BAEDER und BEGANY 1949, SEIFTER, EHRICH, BAEDER, BUTT und HAUSER 1953.
5 BUTT 1951, BUTT und HAUSER 1952, BUTT, HAUSER und SEIFTER 1952, WOLZOGEN 1952, PRIEN 1954, PUNTRIANO 1954, SEIFTER 1954.
6 SEIFTER, BAEDER, BECKFIELD, SHARMA und EHRICH 1953, SEIFTER und BAEDER 1954.
7 PENNEY und BALFOUR 1949, KLEMPERER 1950. 8 DANIELLI, FELL und KODICEK 1945.
9 GERSH und CATCHPOLE 1949. BUNTING und WHITE 1950, OPSAHL, WHITE und DURAN-REYNALS 1950, PERSSON 1953.
10 WOLBACH und HOWE 1926, WOLBACH 1933, JENEY und TÖRÖ 1936/37, WOLBACH und BESSEY 1942. PERSSON 1953.
11 WOLBACH und BESSEY 1942, MEYER 1946. 12 REPPART, DONEGAN und HINES 1951.
13 LONG 1947, SAYERS, SAYERS und WOODBURY 1948, SCHAFFENBURG, MASSON und CORCORAN 1950, SELYE 1950, BECK, BROWNE und MACKENZIE 1951, RAGAN 1951 u. a.

fibroblasten führen. Thyreotropin fördert die Bildung von Grundsubstanz und kollagenen Fasern (Myxödem)[1]. In schilddrüsenlosen Meerschweinchen bedingt es durch retrobulbäre Vermehrung von Grundsubstanz Exophthalmus, wie eine Vermehrung des Hexosamingehalts der Gewebe und des Blutes[2]. Die gegenteilige Wirkung des Thyroxins[3] geht aus seiner therapeutischen Wirkung beim Myxödem deutlich hervor. Gewisse Gonadotropine verursachen Depolymerisierung der Hyaluronsäure[4], während Testosteron und die oestrogenen Hormone zwar die Bildung von Grundsubstanz fördern[5], das Wachstum von Granulationsgewebe aber hemmen[6] (vgl. Abschnitt XI). In Übereinstimmung damit bedingen Prolan B eine Vermehrung und die oestrogenen Hormone eine Verminderung der Ausbreitung in die Haut eingespritzter Partikel[7]. Der Mechanismus dieser Wirkung ist unbekannt. Nach DURAN-REYNALS (1950) wirken die oestrogenen Hormone wahrscheinlich dadurch, daß sie direkt oder durch andere Hormone die Synthese der Mucopolysaccharide fördern, während die Gonadotropine vielleicht, wie die Hyaluronidasen, durch enzymatischen Abbau der Mucopolysaccharide wirksam sind.

Die bindegewebssteuernde Wirkung der Nebennierenrindenhormone ist wegen ihrer kürzlich entdeckten therapeutischen Wirkung[8] von besonderem Interesse. Wie SEIFTER und seine Mitarbeiter (1949, 1953) nachgewiesen haben, besitzen die Desoxycorticosteroide, wie die Hyaluronidasen, eine stark fördernde Wirkung auf die Osmose der Synovia und anderer Bindegewebsmembranen, während die 11-Oxy- und Hydroxycorticosteroide sie stark unterdrücken. Nach SEIFTER und EHRICH (1952) verursachen ACTH und Cortison eine Verminderung der Durchlässigkeit dieser Membranen um das 20fache, während Desoxycorticosteron (DCA) und Hyaluronidase sie verdoppeln. Auch ließ sich nachweisen, daß die Unterdrückung der Permeabilität durch Cortison durch eine 5fache Dosis von DCA oder durch eine 10000fache Dosis von Hyaluronidase neutralisiert werden kann. Diese Beobachtungen stimmen damit überein, daß Nebennierenrindenextrakte, welche vorwiegend 11-Oxy- und Hydroxycorticosteroide enthalten, die Ausbreitung in die Haut eingebrachter Partikel hemmen, während Nebennierenexstirpation eine gegenteilige Wirkung hat[9]. Nach SEIFTER und EHRICH (1952) ist die Wirkung der 11-Oxy- und Hydroxycorticosteroide vielleicht dadurch zu erklären, daß sie die Grundsubstanz so verändern, daß Hyaluronidase sie nicht länger angreifen kann.

Wie kürzlich gezeigt worden ist, beeinflussen die Nebennierenrindenhormone auch die Fibrocyten und die Bildung von Grundsubstanz und kollagenen Fasern. Während die Desoxycorticosteroide die Wucherung von Fibrocyten und die Grundsubstanz- und Faserbildung anregen, haben die 11-Oxy- und Hydroxycorticosteroide eine gegenteilige Wirkung (vgl. Abschnitt XI)[10]. Die Fibrocyten mit Cortison behandelter Tiere sind klein und schmal, und ihr Kernnetz ist auffallend dicht[11]. Die Grundsubstanz ist vermindert, aber hoch polymerisiert[12]. Die Fasern sind kürzer als gewöhnlich; ihre Zahl ist vermindert[11]. Da die axielle Länge ihrer elektronenmikroskopischen Einheiten unverändert ist, sie aber ver-

[1] WATSON und PEARCE 1950, ASBOE-HANSEN und WERSEN 1951.
[2] LUDWIG, BOAS und SOFFER 1950, ASBOE-HANSEN, IVERSEN und WICHMANN 1952.
[3] TAUBENHAUS und AMROMIN 1950, TAUBENHAUS, TAYLOR und MORTON 1952.
[4] CATCHPOLE 1950.
[5] CHAMPY und KRITCH 1925, ALLEN 1927, HARDESTY 1931, HAM und CURTIS 1938, ZUCKERMAN, VAN WAGENEN und GARDINER 1938, DURAN-REYNALS, BUNTING und VAN WAGENEN 1950, LUDWIG und BOAS 1950.
[6] TAUBENHAUS und AMROMIN 1949, 1950, LICHTWITZ 1951, PORTUGAL 1951.
[7] LURIE 1950, SPRUNT 1950, DURAN-REYNALS 1954.
[8] HENCH, KENDALL, SLOCUMB und POLLEY 1949.
[9] MENKIN 1940, WEINSTEIN 1940, OPSAHL 1949, CASTOR und BAKER 1950, COLE, SHAW und FRASER 1950, OPSAHL, WHITE und DURAN-REYNALS 1950, WINTER und FLATAKER 1950, ANDERSON, WIESEL, HILLMAN und STUMPE 1951, CERESA und RUBINO 1951, DUCOMMUN, TIMIRAS und DORDONI 1951.
[10] Literatur bei SELYE (Stress) 1950 und SELYE und HORAVA (Annual Reports on Stress) 1951—1953.
[11] TAUBENHAUS 1953. [12] PERSSON 1953.

breitert sind, schloß TAUBENHAUS (1953), daß es sich hierbei um eine Hemmung der Apposition neuer Fasereinheiten handele.

Dicke Kollagenfasern sollen durch Cortison aufgelockert werden, vielleicht infolge Herabsetzung der Kohäsion ihrer Fibrillen. Jedenfalls fanden sich keine Anhaltspunkte dafür, daß die interfibrilläre Zementsubstanz hieran beteiligt ist[1].

Diese verschiedenen Beobachtungen stimmen damit überein, daß Stress, Nebennierenextrakte, welche vorwiegend 11-Oxy- und Hydroxycorticosteroide enthalten, und Cortison und Hydrocortison die Ausbreitung in die Haut eingeführter Partikel oder die Wirkung von Hyaluronidasen auf ihre Ausbreitung hemmen, während Nebennierenexstirpation und DCA eine gegenteilige Wirkung haben[2].

Über die Chemie der Cortisonwirkung auf das Bindegewebe ist wenig bekannt. Nach LAYTON (1951) soll hierbei die Chondroitinschwefelsäuresynthese gestört sein. Nach ROBERTS, KARNOFSKY und FRANKEL (1951) ist die Bildung freien Hydroxyprolins gesteigert. Auch ist offenbar die Phosphatasetätigkeit herabgesetzt[1]. Wie TAUBENHAUS (1953) betont hat, haben sich die hier beschriebenen Veränderungen bisher nur in vivo nachweisen lassen. Ihr Ausbleiben in Gewebskulturen[3] deutet darauf hin, daß bei ihrer Entstehung, ähnlich wie bei der durch Cortison verursachten Lymphocytolyse (vgl. S. 200ff.), Cofaktoren eine wichtige Rolle spielen.

2. Die terminale Blutbahn.

Da es in der Hauptsache die als terminale Blut- oder Strombahn bekannten Capillaren und die an sie angeschlossenen Abschnitte der Arterien und Venen sind, welche auf dem Entzündungsfelde eine Rolle spielen, kann hier von einer Darstellung der größeren Gefäße abgesehen werden. Die Verhältnisse, welche hier kurz berücksichtigt werden müssen, sind außer der Struktur der kleinen Gefäße und ihrer Innervierung vor allem die terminale Durchblutung und ihre Steuerung.

Struktur der terminalen Blutbahn. Während man früher annahm, daß die kleinsten Blutgefäße aus einheitlichen, zwischen Arteriolen und kleine Venen eingeschalteten Capillaren bestehen, wissen wir heute, daß dieses einfache Schema nur für gewisse Gewebe, wie für den Flügel der Fledermaus und die Schwimmhaut des Frosches, zutreffend ist[4]. Nachdem bereits JACOBJ (1920), HILL (1921), KLEMENSIEWICZ (1921) und WOLLHEIM (1927) gezeigt hatten, daß man zwischen „*Stromcapillaren*“ und „*Netzcapillaren*“ unterscheiden muß, und daß die Stromcapillaren an ihren Abgangsstellen durch „Schleusenmuskel“ und die Netzcapillaren durch „Pförtnerzellen“[5] ausgezeichnet sind, haben CHAMBERS und ZWEIFACH (1937—1947) u. a.[6] nachgewiesen, daß dieses Verhalten offenbar die Regel darstellt. Nach dieser Vorstellung entspringen aus den mit einer kontinuierlichen Muskelschicht versehenen Endarteriolen von CHAMBERS und ZWEIFACH als zentrales Flußbett oder thoroughfares bezeichnete Stromcapillaren, welche sich in die kleinen Venen fortsetzen und mit aus ihnen entspringenden und zu ihnen zurückkehrenden echten oder Netzcapillaren versehen sind (Abb. 3). An den Stromcapillaren lassen sich mehrere Abschnitte unterscheiden, nämlich 1. die Metarteriolen, welche noch vereinzelte wohl ausgebildete Muskelzellen besitzen, 2. die proximalen Segmente, welche mit vereinzelten atypischen muskulären Elementen versehen sind, und 3. die distalen Abschnitte, bei welchen Muskeln

[1] TAUBENHAUS 1953. [2] Siehe Fußnote [9], S. 22.

[3] DOUGHERTY und SCHNEEBELI 1950, BALDRIDGE 1951, CORUMAN 1951, GOMORI 1951, MEIER und Mitarbeiter 1952.

[4] NICOLL und WEBB 1946, ZWEIFACH 1946.

[5] TANNENBERG 1926, FULTON und LUTZ 1940.

[6] HUERLIMANN und BUCHER 1950, SCHROEDER und ANSCHUETZ 1950.

fehlen. Die echten oder Netzcapillaren entspringen von den Metarteriolen und proximalen Segmenten entweder mittels präcapillärer muskelhaltiger Verbindungsstücke oder ohne solche. Sie münden mittels muskelloser Verbindungsstücke in die distalen Segmente der Stromcapillaren. Die letzteren gehen durch muskelfreie Venchen schließlich in muskelhaltige Venen über.

Es besteht Übereinstimmung in der Anschauung, daß die eigentlichen Capillaren innen von einer zusammenhängenden *Endothelschicht* ausgekleidet sind. Auch wird allgemein angenommen, daß die Endothelien durch eine plastische, durch Silber färbbare Substanz zusammengekittet sind[1]. Wie schon Arnold (1875, 1878) ausgeführt hat, kann die Kittsubstanz unter pathologischen Bedingungen so porös werden, daß sie ganze Leukocyten durchtreten läßt. Doch

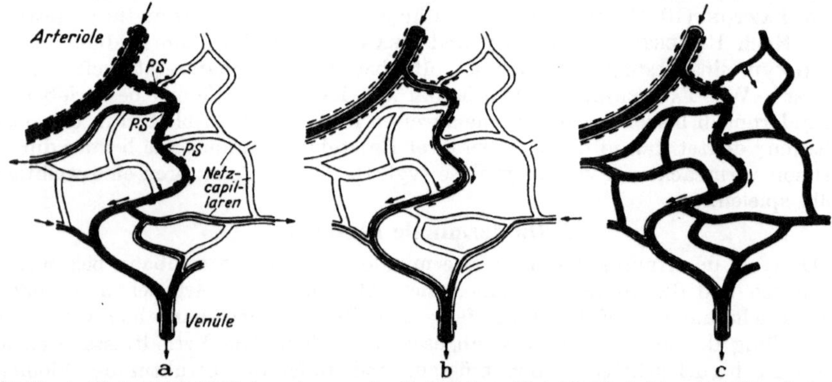

Abb. 3a—c. Die terminale Blutbahn unter normalen Verhältnissen (a), bei Ischämie (b) und bei Hyperämie (c). Beachte die kontinuierliche Durchblutung der Arteriole und Venchen verbindenden Stromcapillare und die präcapillaren Sphincter (*PS*) an den Abgangsstellen der Netzcapillaren. (Shorr 1950.)

lassen sich weder vorher noch nachher Stigmata oder Stomata in ihr nachweisen. Wirkliche Öffnungen sind nur bei durch Stauung oder Stase bedingtem Durchtritt von Erythrocyten beobachtet worden[2]. Offenbar handelt es sich in solchen Fällen um mechanische Zerreißung der Kittsubstanz.

Über die chemische Zusammensetzung des interendothelialen Zements ist wenig bekannt. Die Tatsache, daß es sich mit Silber schwärzt, spricht, wie schon Rabl (1893)[3] ausgeführt hat, dafür, daß es sich um ein Proteinat handelt. Da Hyaluronidase die Permeabilität der Endothelschicht nicht verändert[4], ist anzunehmen, daß die Kittsubstanz nicht aus Hyaluronsäure besteht. Die Beobachtung, daß Trypsin die Permeabilität der Capillaren stark erhöht[5], und daß mit Salzlösung durchströmte Capillaren stark lecken, nachfolgende Perfusion mit Serum die normale Durchlässigkeit aber wiederherstellt, spricht dafür, daß die Endothelzellen und die sie verbindende Kittsubstanz innen von einem Eiweißfilm überzogen sind[6]. Die Tatsache, daß örtlich appliziertes oder intravenös eingespritztes Heparin sowohl Austritt von Evans-Blau wie auch petechiale Blutungen verursacht[5], scheint zu zeigen, daß bei der Bildung dieses Eiweißes Gerinnungsvorgänge eine Rolle spielen. Wie Chambers und Zweifach (1947) betont haben, besteht guter Grund zu der Annahme, daß die Zementsubstanz von den Endothelien sezerniert wird. Da mit Silber geschwärzte Kittsubstanz in vivo

[1] Arnold 1875, 1878, Schaffer 1922, Chambers und Zweifach 1940—1947.
[2] Engelmann 1893, Marchand 1924. [3] Zitiert bei Chambers und Zweifach 1947.
[4] Chambers und Zweifach 1947. Zweifach und Chambers 1950. [5] Zweifach 1953.
[6] Danielli 1940, Chambers und Zweifach 1947.

ständig fortgewaschen wird, ohne daß eine Änderung in ihrer Durchlässigkeit eintritt, nehmen diese Autoren an, daß diese Substanz dauernd neugebildet wird.

An ihrer Außenseite sind die Capillaren, wie schon LEGROS (1868) bekannt war, von einer aus einer gelartigen Substanz und darin eingebetteten Reticulumfasern bestehenden Gefäßscheide *(Grundhaut)* umgeben[1]. Da diese Scheide im Gegensatz zum interendothelialen Zement durch Hyaluronidase stark aufgelockert wird[2], kann sie als Grenzmembran des umgebenden Bindegewebes aufgefaßt werden. Wie ZWEIFACH (1953) ausgeführt hat, läßt sich die Auflockerung der Grenzmembran durch Hyaluronidase mittels Mikromanipulation direkt nachweisen. Wenn diese Wirkung nur bei Einführung dieses Enzyms ins Gewebe auftritt, bei intravenöser Einspritzung aber ausbleibt[3], so ist das nur ein weiterer Beweis dafür, daß Hyaluronidase den interendothelialen Zement nicht angreift und daher normalerweise nicht aus den Gefäßen austreten kann.

Wie seit langem bekannt ist, sind den Capillaren außen verschiedene Zellen angelagert. Diese schon von EBERTH (1871) als Perithel beschriebenen und später besonders durch FRANÇOIS (1895) eingehend untersuchten Zellen wurden von RANVIER (1899) als Clasmatocyten und von RENAUT (1907) als rhagiokrine Zellen (Phagocyten) gedeutet. Weitere Untersuchungen haben jedoch ergeben, daß diese Deutung unvollständig ist.

Die nach ihrem Entdecker so benannten und von ZIMMERMANN (1923) als Pericyten bezeichneten *Rouget-Zellen* sind früher vielfach als contractile „Vertreter" der glatten Muskelzellen angesehen worden[4], während sie neuerdings meistens für Adventitiazellen oder Makrophagen gehalten werden[5]. Wie bei MARCHAND (1924) zu lesen ist, hat ROUGET (1873) angegeben, daß diese Zellen nur an den „Übergangsgefäßen" KOELLIKERs, aber nicht an den eigentlichen Capillaren anzutreffen sind, während ZIMMERMANN bemerkt hat, daß diese in der Längsrichtung der Capillaren angeordneten Zellen „in beiden Richtungen nach den Arterien und den Venen hin durch Zwischenformen allmählich in die glatten Muskelfasern übergehen". Diese Unterschiede in der Darstellung scheinen darauf hinzudeuten, daß die von ROUGET beobachteten Zellen möglicherweise den vereinzelten Muskelzellen der Metarteriolen und proximalen Abschnitte der Stromcapillaren entsprechen, während die von ZIMMERMANN beschriebenen Zellen wenigstens zum Teil den Makrophagen zuzurechnen sind. Jedenfalls kann heute kaum noch bezweifelt werden, daß die mittleren Abschnitte der Stromcapillaren und die Netzcapillaren keine Muskelzellen besitzen.

Die von MARCHAND (1898) entdeckten und von ihm als *Adventitiazellen* bezeichneten, ebenfalls dem Perithel angehörigen Zellen sind, wie die Rouget-Zellen, in der Längsrichtung der Gefäße angeordnet. Sie sind so eng mit den Endothelien verbunden, daß er, wie später HERZOG (1921), zu der Ansicht kam, daß sie durch Abspaltung aus dem Endothel entstehen. Da sie nur wenig Farbstoff aufnehmen, bei ihrer Ablösung aber zunehmend speichern und sich offenbar in Makrophagen, Granulocyten und andere Zellen umwandeln können, werden sie heute mit MARCHAND und HERZOG als undifferenzierte Mesenchymzellen angesehen (vgl. S. 13 ff.). Ihre enge räumliche Verbindung mit den Endothelien scheint zu zeigen, daß sie zwischen diesen Zellen und der sie umgebenden Grenzmembran gelagert sind. Man muß daher die Frage aufwerfen, ob es sich bei diesen Zellen nicht vielleicht um aus den Gefäßen auswandernde, zwischen

[1] VOLTERRA 1925—1934, CHAMBERS und ZWEIFACH 1946, 1947.

[2] CHAMBERS und ZWEIFACH 1946, 1947, ZWEIFACH und CHAMBERS 1950. [3] SEIFTER 1950.

[4] ZIMMERMANN 1923, ROUGET 1873, KROGH 1922, 1929, VIMTRUP 1922, SCHALY 1926, KROGH und VIMTRUP 1932, BENSLEY und VIMTRUP 1928, FIELD 1935, BEECHER 1936 u. a.

[5] CLARK und CLARK 1932, 1935, SANDISON 1932, ZWEIFACH und KOSSMANN 1937, CHAMBERS und ZWEIFACH 1940—1947, NICOLL und WEBB 1946 u. a.

Endothel und Grenzmembran hindurchkriechende lymphoide Zellen handelt. Wie später gezeigt werden soll (S. 198), besteht Grund zu der Annahme, daß die schon unter normalen Umständen in der peripheren Lymphe enthaltenen Lymphocyten nicht örtlich entstehen, sondern aus den Capillaren stammen. Auch sehen die von MARCHAND als abgelöste Adventitiazellen (einkernige Wanderzellen) bezeichneten, auf Abb. 4 dargestellten Zellen teils wie Lymphocyten aus. Wahrscheinlich handelt es sich bei den Adventitiazellen um verschiedenartige Elemente, nämlich um fixe undifferenzierte Mesenchymzellen, freie Lymphocyten und andere mononucleäre Zellen. Jedenfalls kann heute kaum noch bezweifelt werden, daß einige dieser dem Endothel eng angelagerten Zellen undifferenzierte Mesenchymzellen sind.

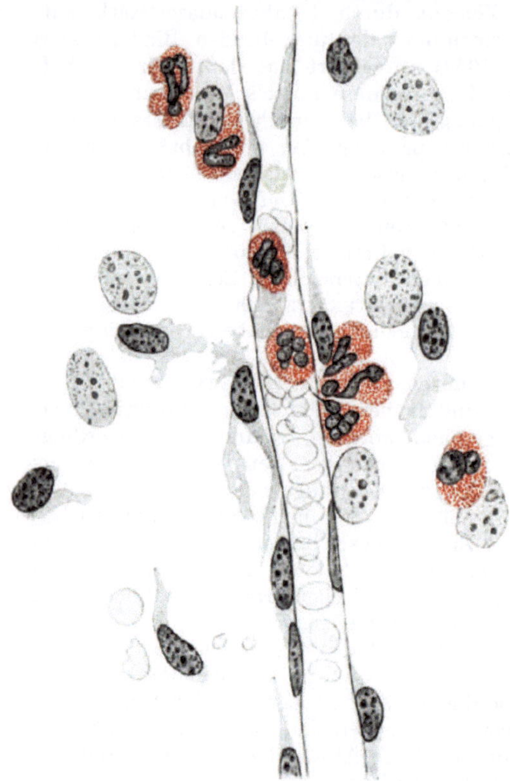

Abb. 4. Capillare im Netz eines Meerschweinchens 2—2½ Std nach Einspritzung einer Stärkeemulsion in die Bauchhöhle. Die von MARCHAND als fixe und in Ablösung begriffene Adventitiazellen angesehenen Zellen können auch als auswandernde Lymphocyten und Monocyten gedeutet werden. (MARCHAND 1924.)

Außerhalb der das Endothel umgebenden Grenzmembran lassen sich den begleitenden Nerven angehörige SCHWANNsche Zellen nachweisen[1]. Fibrocyten, Lymphocyten, Makrophagen und Mastzellen sind ebenfalls vorhanden, doch sind diese Angehörige des Bindegewebes und daher nicht auf die Umgebung der Capillaren beschränkt.

Innervierung der terminalen Blutbahn[2]. Die Frage, ob die Netzcapillaren mit Nerven versorgt sind, oder die Innervierung der terminalen Blutbahn auf ihre muskelhaltigen Abschnitte beschränkt ist, konnte bis heute nicht zu allgemeiner Befriedigung gelöst werden. Nach STÖHR (1938) soll mit größter Wahrscheinlichkeit jede einzelne Zelle des gesamten Gefäßapparates unter nervösem Einfluß stehen. Da freie oder knöpfchenähnliche Nervenenden fehlen, meinte er, daß hierbei als Endorgane ein nervöses Terminalreticulum in Betracht komme. Gegen diese schon von REISER (1933) vertretene Anschauung hat jedoch bereits BOEKE (1933—1936) gewichtige Einwände erhoben. Offenbar läßt sich mit der von STÖHR angewandten rein morphologischen, an Schnittpräparaten ausgeführten Silberfärbungsmethode nicht entscheiden, ob die hierdurch darstellbaren Fasern, selbst wenn sie alle Nerven wären, nur zufällig an den Capillaren entlang laufen oder sie aktiv innervieren. Doch selbst wenn es richtig wäre,

[1] JONES 1936, MICHELS 1936, NICOLL und WEBB 1946.
[2] Literatur bei MARCHAND 1924, STÖHR 1938.

daß jede Gefäßzelle innerviert ist, so wüßten wir doch noch nicht, ob ihre Wirkung auf die Endothelien eine sekretorische oder vasomotorische ist.

Untersuchungen mit vitaler Methylenblaufärbung haben in Übereinstimmung mit MICHAILOW (1908), KREIBICH (1913), HAGEN (1921) u. a. ergeben, daß die Capillaren zwar von zwei mühelos darstellbaren Nervennetzen begleitet sind, und daß das umgebende Bindegewebe zahllose dort frei endende marklose Fasern enthält; die nachweisliche Innervation der terminalen Blutbahn war jedoch auf die muskelhaltigen Abschnitte der Stromcapillaren und auf die Sphincter der Netzcapillaren beschränkt[1]. Die letztere Beobachtung paßt gut zu den Ergebnissen der physiologischen Kreislaufforschung, nämlich daß Nervenreizung zwar Bewegung der Sphincter verursacht, die eigentlichen Capillaren aber unbeeinflußt läßt[2].

Durchströmung der terminalen Blutbahn. Während man früher vielfach annahm, daß die Capillaren ihre eigene, auf die Rougetzellen zurückzuführende Kontraktionsfähigkeit besitzen[3], haben spätere Untersuchungen gezeigt, daß MAGENDIE (1836, 1839)[4], KLEMENSIEWICZ (1908), MARCHAND (1924) u. a. recht hatten, wenn sie annahmen, daß die eigentlichen Capillaren unbeweglich sind und ihre oft beobachteten Kaliberschwankungen ihre Ursache in schwankender Durchblutung haben[5]. Auch ist es immer deutlicher geworden, daß diese Autoren mit Recht die Meinung vertraten, daß die terminale Durchblutung außer von der Herzaktion in der Hauptsache von der Tätigkeit der den Capillaren vorgelagerten muskelhaltigen Gefäßabschnitte abhängt[6]. Zusammenziehung der Muskeln verursacht Verminderung der eintretenden Blutmenge und somit Verengerung der Capillaren; Erschlaffung der Muskeln führt zu Vermehrung der Blutmenge und Erweiterung der Capillaren. Wie CHAMBERS und ZWEIFACH (1946, 1947) gezeigt haben, ist die Bewegung der Metarteriolen von der Tätigkeit der präcapillaren Sphincter unabhängig.

Während die Durchblutung der Netzcapillaren, wie lange bekannt ist[7], intermittierend verläuft, sind die Stromcapillaren für gewöhnlich kontinuierlich durchblutet[8]. Die intermittierende Verengerung und Erweiterung der Netzcapillaren und der ihnen vorgelagerten Abschnitte wird als *Vasomotion* bezeichnet. Doch während einige nur die Bewegung muskelhaltiger Gefäßabschnitte damit meinen, brauchen andere diese Bezeichnung für jede Veränderung der Lichtungsweite einschließlich der muskellosen Abschnitte. NICOLL und WEBB (1946) haben daher vorgeschlagen, von aktiver und passiver Vasomotion zu sprechen.

Wie CHAMBERS und ZWEIFACH (1947) ausgeführt haben, ist verringerte Vasomotion durch verminderte Tätigkeit und vermehrte Vasomotion durch stärkere Tätigkeit der muskulären Abschnitte bedingt. Während bei verminderter Vasomotion die präcapillaren Abschnitte offenbleiben und sich die Netzcapillaren mit langsam strömenden Blut füllen, fließt bei gesteigerter Vasomotion das Blut rasch und in verminderter Menge hauptsächlich durch die Stromcapillaren. Verminderte Vasomotion wurde bei Erhöhung oder Herabsetzung der Temperatur, bei Trauma

[1] GLASER 1914, WOLLARD 1926, NICOLL und WEBB 1946. [2] FULTON und LUTZ 1940.
[3] KROGH 1922, 1929, VIMTRUP 1922, ZIMMERMANN 1923, SCHALY 1926, BENSLEY und VIMTRUP 1928, KROGH und VIMTRUP 1932, FIELD 1935, BEECHER 1936 u. a.
[4] Zitiert bei MARCHAND 1924. [5] CHAMBERS und ZWEIFACH 1940—1947.
[6] NESTEROW 1925, LEWIS 1927, CLARK und CLARK 1932, SANDISON 1932, CHAMBERS und ZWEIFACH 1940—1947 u. a.
[7] HAGEN 1921, KROGH 1922, 1929, RICHARDS und SCHMIDT 1924/25, GRANT 1929—1931, ZWEIFACH 1934—1940, KNISELY 1936, ZWEIFACH und KOSSMANN 1937, CHAMBERS und ZWEIFACH 1944 u. a.
[8] CHAMBERS und ZWEIFACH 1946, 1947.

und bei gesteigerter Tätigkeit der Parenchyme beobachtet. Vermehrte Vasomotion fand sich bei akutem Blutverlust und nach intravenöser Einspritzung von Adrenalin, Angiotonin oder Nebennierenextrakten.

Während bei verringerter Vasomotion alle Capillaren mit Blut gefüllt sind, fanden CHAMBERS und ZWEIFACH (1946, 1947) in Übereinstimmung mit KROGH (1929) bei vermehrter Vasomotion oft zwar Plasma, aber keine Erythrocyten in den Netzcapillaren.

Steuerung der terminalen Durchblutung. Die Kräfte, welche die terminale Durchblutung steuern, sind oft untersucht worden. Wie schon durch MARCHAND (1924) ausführlich dargestellt wurde, kann zwar nicht bezweifelt werden, daß

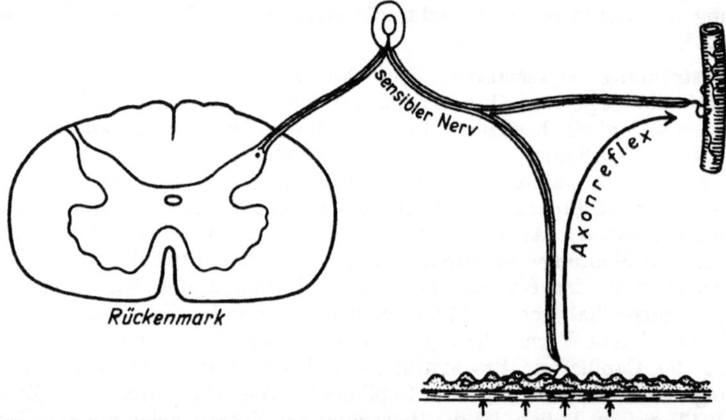

Abb. 5. Schema des Axonreflexes. Reizung einer sensiblen Nervenfaser (↑) verursacht einen Impuls, welcher zentripetal bis zur Aufzweigungsstelle des Nerven verläuft, um dann mit einer anderen Faser zur Peripherie zurückzukehren. Bei Durchschneidung des Nerven zwischen Aufzweigungsstelle und Ganglion bleibt dieser Reflex erhalten, bis die abgeschnittenen Nervenenden der Degeneration anheimfallen. (FLOREY 1954.)

die muskelhaltigen Gefäßabschnitte mit vasoconstrictorischen und vasodilatatorischen Nerven versorgt sind; doch während man vor VIRCHOW hauptsächlich an eine nervöse Steuerung dachte, ist es seither immer deutlicher geworden, daß die terminale Durchblutung weniger durch die Nerven als durch örtlich gebildete humorale Stoffe gesteuert wird.

Nach den Ergebnissen der physiologischen Forschung[1] ist anzunehmen, daß die Vasoconstrictornerven marklos sind und offenbar dadurch funktionieren, daß sie örtlich an ihren Enden eine adrenalinartige Substanz bilden. Die Vasodilatatornerven sind markhaltig und vermitteln sensorische Impulse von den Gefäßen, wie auch offenbar durch örtliche Bildung von Acetylcholin bedingte gefäßerweiternde Impulse. Der bei der Entzündung eine Rolle spielende „Axonreflex“ erfolgt durch die Gabel einer sich verzweigenden sensorischen Nervenfaser[1]. (Abb. 5).

Wie CHAMBERS und ZWEIFACH (1944) gezeigt haben, unterscheiden sich die Metarteriolen von den präcapillären Sphincteren durch geringere Ansprechbarkeit. Während sich die letzteren bei Zusatz von Adrenalin bereits in einer Verdünnung von 1:5—10 Millionen kontrahieren, ziehen sich die Metarteriolen erst bei einer Verdünnung von 1:3—4 Millionen zusammen. Daß die Nerven bei der physiologischen Vasomotion eine Rolle spielen, geht auch daraus hervor, daß tiefe Anaesthesie, wie Nervendurchschneidung, Dilatation und Stillstand der Capillaren verursacht[2].

[1] BEST und TAYLOR 1950.
[2] CHAMBERS und ZWEIFACH 1944.

Bezüglich der *humoralen* Steuerung ist zu bemerken, daß heute kaum noch bezweifelt werden kann, daß die schon von VIRCHOW vertretene und später besonders durch BIER (1897, 1898), POPIELSKI (1909) und WOOLEY (1915) geförderte Anschauung, daß die terminale Durchblutung weitgehend von örtlich gebildeten chemischen Substanzen abhängig sei, zu Recht besteht, wenn auch „die nahen Beziehungen zwischen den sensiblen Nerven und der Gefäßerweiterung, sei es durch Lähmung der Vasomotoren oder Steigerung der Dilatatoren, nicht einfach in Abrede zu stellen" sind[1].

Die örtlich gebildeten Stoffe, welche Gefäßerweiterung bewirken, sind von POPIELSKI (1909) als *Vasodilatine* bezeichnet worden. Nach DALE und RICHARDS (1918), DALE und LAIDLAW (1918/19), RICE (1921), KROGH (1922, 1929) und besonders LEWIS und seinen Schülern (1924, 1927) sollen hierbei Histamin und ähnliche Eiweißzerfallsprodukte (H-Substanzen) eine wichtige Rolle spielen. Doch denken andere an die Wirkung örtlich entstehender Nucleinsäurespaltprodukte und an Milchsäure und Kohlensäure[2] (vgl. S. 78ff.). Wie CHAMBERS und ZWEIFACH (1946) betont haben, sind die Muskelzellen der terminalen Strombahn so angeordnet, daß sie chemischen Veränderungen der Umgebung voll ausgesetzt sind.

Wie in den letzten Jahren gezeigt worden ist, hängt die terminale Durchblutung jedoch nicht nur von örtlichen Einflüssen ab, sondern auch von *im Blute kreisenden Substanzen*. Nachdem bereits TIGERSTEDT und BERGMANN (1898) gezeigt hatten, daß schlecht durchblutete Nieren eine von ihnen als Renin bezeichnete blutdrucksteigernde Substanz produzieren, haben besonders GOLDBLATT (1938), HOUSSAY (1938), PAGE (1943) und BRAUN-MENENDEZ (1947) in zahlreichen Versuchen klargestellt, daß diese Substanz ein proteolytisches Ferment ist, welches dadurch wirkt, daß es ein offenbar in der Pseudoglobulinfraktion des Serums enthaltenes, von ihnen als Angiotoninvorläufer oder Hypertensinogen bezeichnetes Material in die eigentliche, von ihnen als Angiotonin oder Hypertensin bezeichnete blutdrucksteigernde Substanz verwandelt. Dieses offenbar ein Polypeptid darstellende Material wirkt entweder direkt auf die Muskulatur der peripheren Gefäße oder durch Vermittlung endokriner Organe. Wie GOLDBLATT gezeigt hat, hängt die Bildung von Angiotonin von der Tätigkeit der Nebennierenrinde ab. Offenbar wird ohne Nebennieren zwar Renin, aber kein Angiotoninvorläufer gebildet. Zuletzt sind im Plasma auch Angiotonin oder Hypertensin neutralisierende Antistoffe nachgewiesen worden. Diese werden als Angiotonase oder Hypertensinase bezeichnet.

Wie SHORR und seine Schüler[3] in den letzten Jahren gezeigt haben, finden sich im kreisenden Blute neben Angiotonin oder Hypertensin von ihm als VEM und VDM bezeichnete Vasoexcitor- und Vasodepressorsubstanzen, welche offenbar auf die Muskeln der Metarteriolen und die präcapillären Sphinctere direkt einwirken. VEM verursacht verminderte und VDM vermehrte Durchblutung der Capillaren. VEM wird von den Nieren und VDM von Leber, Milz und Skeletmuskeln gebildet, und zwar nur unter anaeroben Bedingungen. Unter aeroben Verhältnissen wird VEM von den Nieren und VDM von der Leber zerstört. VDM soll mit Ferritin oder Apoferritin identisch sein. VEM unterscheidet sich von Renin dadurch, daß seine Bildung durch Nebennierenexstirpation verhindert und durch nachfolgende Verabreichung von Desoxycorticosteronacetat wiederhergestellt wird, während die Erzeugung von Renin, im Gegensatz zum Angiotoninvorläufer, dadurch nicht beeinflußt wird. Die biologische Bedeutung dieser von SHORR entdeckten Stoffe wird zur Zeit eingehend untersucht.

[1] MARCHAND 1924. [2] BEST und TAYLOR 1950.
[3] SHORR, ZWEIFACH und FURCHGOTT 1945, MAZUR und SHORR 1948, SHORR 1948, 1950, SHORR, ZWEIFACH und FURCHGOTT 1948, ZWEIFACH, SHORR und BLACK 1953.

Schließlich kann die terminale Durchblutung auch durch die *Nebennierenrindenhormone* stark beeinflußt werden. Da Exstirpation der Nebennieren zu vasculärem Kollaps führt, schlossen bereits Swingle und Mitarbeiter[1], daß diese Hormone an der Aufrechterhaltung des Gefäßtonus beteiligt sind. Daß dieser Schluß richtig war, ist später durch Lebendbeobachtungen direkt nachgewiesen worden.

So fanden Chambers und Zweifach (1947) u. a.[2], daß Nebennierenexstirpation bei Ratten die Vasomotion und den Tonus der Mesenterialgefäße herabsetzt, und daß die muskulären Abschnitte dieser Gefäße ihre Ansprechbarkeit auf Adrenalin und andere vasoconstrictorische Drogen langsam verlieren. Während sich die Arteriolen und Venolen erweiterten, blieben die Capillaren zunächst unverändert. Bei vasculärem Kollaps erweiterten sich aber auch die Capillaren, ihre Durchströmung verlangsamte sich und ihre Endothelien wurden ungewöhnlich brüchig. Im Endstadium kam es häufig zu petechialen Blutungen offenbar infolge Ruptur erweiterter Venolen. Nach Zweifach, Shorr und Black (1953) werden diese Veränderungen durch Cortison, Desoxycorticosteron oder Salzlösung völlig verhindert, doch wird die größere Empfindlichkeit solcher Tiere für Stress zwar durch Desoxycorticosteron, aber nicht durch Cortison oder Salzlösung nennenswert beeinflußt.

Bei intakten Ratten verursachte ACTH vermehrte Vasomotion, Verengerung der Arteriolen und Metarteriolen und vermehrte Ansprechbarkeit der muskulären Abschnitte auf Adrenalin. Das Blut floß schnell durch die Stromcapillaren. Verhältnismäßig große Dosen von Cortison hatten eine ähnliche Wirkung, während Desoxycorticosteron keinen Einfluß hatte.

Wyman, Fulton und Shulman (1953), welche die Wirkung von Nebennierenexstirpation und von Cortison und Desoxycorticosteron auf die terminale Durchblutung der Backenschleimhaut bei Hamstern genauer untersucht haben, fanden, wie Zweifach und Mitarbeiter, während der letzten 24 Std starke Verlangsamung oder Stillstand der Strömung. Doch waren die Arteriolen kontrahiert und ihr Tonus normal. Ihre Ansprechbarkeit auf Adrenalin war herabgesetzt, doch war ihre Reizbarkeit durch elektrische Ströme unverändert. Außerdem wurde häufig eine „rapide Vasomotion" beobachtet. Die Neigung zu petechialen Blutungen war zunächst vermehrt, im Endstadium aber herabgesetzt. Diese Unterschiede erklären sich nach Wyman und Mitarbeitern dadurch, daß es sich bei ihren Versuchen um oberflächliche Gefäße, bei den Versuchen von Zweifach und Mitarbeitern aber um tiefe Gefäße handelte.

Die Wirkung von Cortison auf die Gefäße der Backenschleimhaut intakter Hamster bestand ähnlich wie bei den Mesenterialgefäßen intakter Ratten in Kontraktion der Arteriolen und präcapillaren Sphincter und in gelegentlicher rapider Vasomotion. Ihre Ansprechbarkeit auf Adrenalin war etwas verringert, auf elektrische Reize etwas vermehrt. Auch fanden sich weniger petechiale Blutungen. Wurde die Cortisonbehandlung auf 15—20 Tage ausgedehnt, blieben wohl infolge Schädigung des Endothels zahlreiche Leukocyten an der Innenfläche der Venolen kleben. Auch zeigte der Blutstrom deutliche Granulierung. Im Gegensatz zu Cortison hatte Desoxycorticosteron keinen deutlichen Einfluß.

Die schon von Zweifach und seinen Mitarbeitern beobachtete und von Robson und Duthie (1950, 1952) bestätigte größere Brüchigkeit der Capillaren bei nebennierenlosen Ratten und ihre Verhinderung durch Cortison ist zuletzt durch Kramar (1953, 1954) genauer untersucht worden. Versuche mittels verschiedener durch eine Saugpumpe erzeugter negativer Drucke erwiesen, daß die „capilläre Resistenz" bei der Stressreaktion nach kurzem Anstieg stark absinkt, um erst nach einem Monat zur Norm zurückzukehren. Da das Absinken im Anfang mit negativem Thorn-Test vergesellschaftet war und durch Cortison verhindert werden konnte, schloß Kramar, daß es durch Cortisonmangel verursacht war, Cortison also die capilläre Resistenz fördert[3]. Während Desoxycorticosteron und die Geschlechtshormone wirkungslos waren, hatte das Wachstumshormon (STH) einen gegenteiligen Einfluß. Es scheint daher, daß die Resistenz oder die Brüchigkeit der Capillaren durch das Wechselspiel von Cortison und Wachstumshormon gesteuert wird.

3. Der Flüssigkeitsaustausch zwischen Blut und Bindegewebe.

Unsere Vorstellungen vom Flüssigkeitsaustausch zwischen Blut und Bindegewebe gehen auf Starling (1894—1896) zurück. Nach der Theorie dieses bedeutenden Physiologen sollte die Capillarwand wie eine semipermeable Membran

[1] Swingle, Parkins und Taylor 1938, Swingle und Remington 1944.
[2] Fritz und Levine 1951, Zweifach, Shorr und Black 1953.
[3] Siehe auch Robson und Duthie 1950.

funktionieren und der Austausch von Flüssigkeit durch die im Capillarlumen vorherrschenden hydrostatischen und osmotischen Druckverhältnisse zu erklären sein. Im arteriellen Schenkel, wo der hydrostatische Druck den osmotischen Druck übertrifft, werde Flüssigkeit ins Gewebe ausgepreßt (Filtration), während im venösen Schenkel durch den größeren osmotischen Druck Flüssigkeit rückresorbiert werde (Rückresorption). Wie wir heute wissen, liegen die Dinge jedoch nicht so einfach, sondern es spielen hierbei, wie schon COHNSTEIN (1897) bekannt war, auch die Druckverhältnisse im Gewebe und andere Faktoren eine wichtige Rolle.

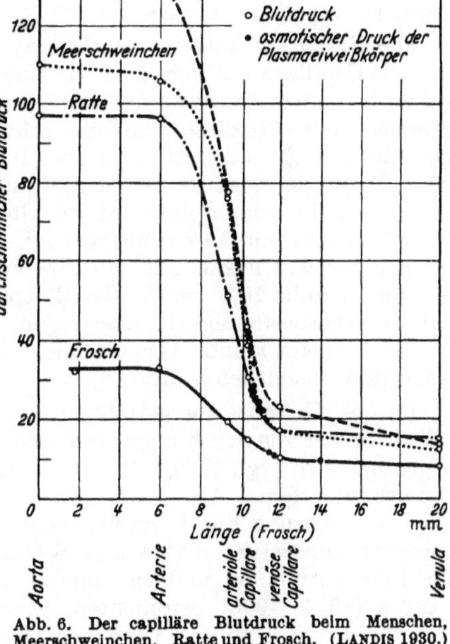

Abb. 6. Der capilläre Blutdruck beim Menschen, Meerschweinchen, Ratte und Frosch. (LANDIS 1930.)

Der osmotische Blutdruck. Der osmotische Druck von Flüssigkeiten ist eine Funktion der wasseranziehenden Kräfte der in ihnen gelösten Elektrolyte und Nichtelektrolyte. Der durch Kolloide bedingte osmotische Druck ist auch als kolloidosmotischer Druck bekannt. Die physiologische Einhaltung des osmotischen Gleichgewichts wird als Isotonie bezeichnet.

Der kolloidosmotische Druck des Blutplasmas beträgt bei Fröschen gewöhnlich 10—12 cm Wasser, bei Ratten 22—26 cm, bei Meerschweinchen 22—27 cm und bei Hunden im Durchschnitt 30 cm[1]. Beim Menschen wird er gewöhnlich mit 36 cm Wasser oder 26 mm Hg angegeben[2]. Wie aus einem Vergleich dieses Druckes mit dem hydrostatischen Blutdruck hervorgeht, ist er stark genug, um im venösen Schenkel Flüssigkeit aus dem Gewebe rückzuresorbieren.

Der hydrostatische Blutdruck. Messungen des hydrostatischen Capillardrucks haben entsprechend den angewandten Methoden zu sehr unterschiedlichen Ergebnissen geführt. Während die älteren indirekten Meßmethoden meistens Werte von 6—30 mm Hg ergaben[3], führten die zuerst von CARRIER und REHBERG (1923) eingeführten und von LANDIS (1926) brauchbar gemachten direkten Meßmethoden zu den auf Abb. 6 wiedergegebenen Befunden[4]. Wie dort zu sehen ist, fällt der hydrostatische Blutdruck in den Arteriolen und Capillaren stark ab. Im arteriellen Schenkel beträgt der Capillardruck beim Frosch durchschnittlich 14,5 cm Wasser, bei der Ratte 30 cm, beim Meerschweinchen 38,5 cm und beim Menschen 45 cm. Im venösen Schenkel wurden bei Fröschen Werte von durchschnittlich 10 cm, bei Ratten und Meerschweinchen 17 cm und beim Menschen 22 cm gefunden[5].

Während der kolloidosmotische Druck des in den Capillaren enthaltenen Blutplasmas, von Fällen von Hypoproteinämie abgesehen, ziemlich konstant bleibt, ist der hydrostatische Druck erheblichen Schwankungen unterworfen. So beobachtete LANDIS (1934) beim Frosch im arteriellen Schenkel normalerweise Werte von 5—22 cm Wasser, im venösen Schenkel Werte von 6,7—18,0 cm. Ähnlich fand er beim Menschen im arteriellen Schenkel Werte von 28,6—65,0 cm, im venösen Schenkel von 8,1—24,4 cm. Da Reizung des Axonreflexes bei Fröschen den Druck im arteriellen Schenkel von durchschnittlich 14,9 cm auf 19,7 bis 20,1 cm und im venösen Schenkel von 9,5 cm auf 16,0—16,5 cm steigert[6] und Obstruktion der abführenden Vene den Capillardruck erhöht, bis er dem erhöhten Venendruck gleicht[7],

[1] KROGH 1922, CHURCHILL, NAKAZAWA und DRINKER 1927, LANDIS 1930—1946, DRINKER und YOFFEY 1941.
[2] WHITE 1924, LANDIS 1927, 1934, DRINKER und YOFFEY 1941, BEST und TAYLOR 1950.
[3] STRAX und DE GRAFF 1931.
[4] LANDIS 1927—1931.
[5] LANDIS 1930, 1934.
[6] LANDIS 1931.
[7] DANZER und HOOKER 1920, CARRIER und REHBERG 1923, LEWIS und HAYNAL 1928, LANDIS 1926, 1930.

ist anzunehmen, daß die Ursache dieser Schwankungen außer in dem wechselnden Kontraktionszustand der Arteriolen und Sphincter wohl auch in den wechselnden Druckverhältnissen in den Venen zu suchen ist[1]. Die Beobachtungen Landis sind später besonders durch Gordon-Koeniges und Otto (1937) bestätigt worden.

Die große Bedeutung des hydrostatischen Capillardrucks für den Flüssigkeitsaustausch zwischen Blut und Bindegewebe ist wiederholt direkt nachgewiesen worden. Wie Landis (1927) gezeigt hat, führt beim Frosche Vermehrung des hydrostatischen Capillardrucks um 5 cm Wasser zu einer Zunahme der Filtrationsrate um 0,03 mm³ je mm² Oberfläche je Sekunde. Ähnlich haben Krogh, Landis und Turner (1932) berechnet, daß beim Menschen Erhöhung des venösen Druckes um 1 cm Wasser die Filtrationsrate um 0,0023—0,0033 cm³ je Minute je 100 cm³ Armgewebe erhöht, während bei Erhöhung des kolloidosmotischen Druckes um 1 cm diese Rate um 0,0027—0,0045 cm³ absank. Nach Landis (1927) befinden sich beim Frosche Filtration und Rückresorption im Gleichgewicht, wenn der hydrostatische Capillardruck 11,5 cm Wasser beträgt.

Die Durchlässigkeit der Capillarwand. Während zuerst angenommen wurde, daß die Capillarwand sich ganz wie eine semipermeable Membran verhält, haben später besonders Drinker und seine Schüler (1931—1946) immer wieder hervorgehoben, daß sich diese Annahme schwer mit der Tatsache vereinen läßt, daß Lymphe eiweiß- und fetthaltig ist. In Froschlymphe findet sich 0,29—2,17% Eiweiß[2], in der Halslymphe des Hundes 2,2—3,7%[3]. Der kolloid-osmotische Druck der Froschlymphe wird im Durchschnitt mit 4,2 cm Wasser, der des Froschplasmas mit 7,1 cm angegeben[4]. Der kolloid-osmotische Druck der Halslymphe der von Field und Mitarbeitern (1934/35) untersuchten Hunde betrug im Durchschnitt 16,0 cm, der des Blutplasmas 30,6 cm. Würde man diese Werte auf die Gewebsflüssigkeit übertragen, wäre der wirksame kolloid-osmotische Blutdruck beim Hunde 14,6 cm und beim Frosch 2,9 cm, was kaum zur Rückresorption ausreichen würde.

Da ins Gewebe übergetretenes Wasser stark rückresorbiert, Eiweiß aber offenbar nicht von den Blutgefäßen wieder aufgenommen, sondern mit der Lymphe abgeführt wird (vgl. S. 38ff.), ist anzunehmen, daß das letztere im Gewebe eine Eindickung erfährt. Wenn wir weiter bedenken, daß Verlegung der abführenden Vene Vermehrung der Lymphströmung und Verminderung der Lympheiweißkonzentration verursacht[4], während Obstruktion der Lymphgefäße zu Stillstand der Lymphströmung und zu abnorm hohen Eiweißwerten führt[5], müssen wir Landis (1934, 1936) beipflichten, wenn er meint, daß der Eiweißgehalt der Lymphe wenig über den Grad der Durchlässigkeit der Blutcapillaren aussagt.

Was hier über die Lymphe gesagt ist, trifft offenbar auch für die Flüssigkeit der serösen Höhlen zu. In normaler Perikardflüssigkeit sind bei Hunden durchschnittlich 1,7% und bei Kaninchen 2,2% Eiweiß gefunden worden. In normaler Peritonealflüssigkeit fanden sich bei Hunden 2,6% und bei Kaninchen 1,5% Eiweiß[6]. Da diese Werte weitgehend mit dem Eiweißgehalt aus diesen Gebieten stammender Lymphe übereinstimmen, müssen wir zugeben, daß die Eiweißkonzentration der Lymphe zwar mit der Eiweißkonzentration der Gewebsflüssigkeit übereinstimmen mag. Über den Grad der Gefäßdurchlässigkeit sagt sie aber wenig aus.

Wie besonders Landis (1934) betont hat, enthält Ödemflüssigkeit gewöhnlich nur 0,1—0,25% Eiweiß, d. h. $^1/_{20}$ der in diesen Fällen im Plasma enthaltenen Konzentration. Bei Plasmaphorese fanden Weech und Mitarbeiter (1934) ähnlich wie Greene und Mitarbeiter (1931) in Ascitesflüssigkeit 0,01—0,03%, in Ödem-

[1] Landis 1930, 1931. [2] Churchill, Nakazawa und Drinker 1927.
[3] Drinker und Yoffey 1941.
[4] Landis, Jonas, Angevine und Erb 1932, White, Field und Drinker 1933, Maurer 1940, 1941.
[5] Drinker und Field 1933, Drinker, Field und Homans 1934, Drinker und Yoffey 1941.
[6] Maurer, Warren und Drinker 1940.

flüssigkeit 0,04—0,09% und in Lymphe 0,01—0,38% Eiweiß. Ähnlich niedrige Werte wurden auch bei Stauungsödem gefunden[1]. Auf Grund dieser Befunde kamen LANDIS und seine Mitarbeiter[2] zu dem Schluß, daß normale Capillarwände nicht mehr als 5—10% des im Blutplasma enthaltenen Eiweißes durchtreten lassen und das Filtrat infolgedessen gewöhnlich nicht mehr als 0,2—0,5% Eiweiß enthält. Gewisse Gefäße, wie die der Leber, lassen jedoch größere Mengen durchtreten. Wie seit STARLING (1909) bekannt ist, enthält Leberfiltrat fast ebensoviel Eiweiß wie Blut[3].

Während zunächst angenommen wurde, daß die Capillarwand überall gleich durchlässig ist und der Austritt flüssiger Blutbestandteile hauptsächlich im arteriellen Schenkel stattfindet, zeigte sich später, daß die Permeabilität der Wand nach der venösen Seite zunimmt. Daß kolloidale Farben durch die Venen austreten können, war schon von FROEHLICH und ZACK (1924), LANDIS (1927) und RUNGE (1927) beobachtet worden. Es blieb jedoch ROUS, GILDING und SMITH (1930) überlassen, den Nachweis zu erbringen, daß kolloidale Farben hauptsächlich im *venösen Schenkel der Capillaren* austreten, während der arterielle Schenkel dafür ziemlich undurchlässig ist. Schlecht diffusible Farben traten zuerst und am stärksten im venösen Schenkel aus. Farben mittlerer Diffusibilität traten überall durch, doch im venösen Schenkel stärker als im arteriellen. Hochdiffusible Farben schließlich diffundierten überall ziemlich gleichmäßig. Die letzteren traten oft so schnell durch die Capillarwand aus, daß das Gewebe bereits gefärbt war, bevor das farbhaltige Blut den venösen Schenkel erreichte. Die Frage, ob auch die Eiweißkolloide im venösen Schenkel austreten, blieb jedoch ungeklärt[4].

Das Problem der Durchlässigkeit der Capillarwände bedarf offenbar noch weiterer Untersuchung. Nach CHAMBERS und ZWEIFACH (1940, 1947) sind die Endothelzellen wahrscheinlich ziemlich undurchlässig. Es sei zwar möglich, daß Wasser und gelöste Gase wie O_2 und CO_2 sie zu durchdringen vermögen, Elektrolyte und Kolloide könnten aber normalerweise wahrscheinlich nur durch die wohl aus Calciumproteinat bestehende, die Endothelzellen verbindende Zementsubstanz hindurchpassieren (vgl. S. 24f.). Diese Vorstellung stimmt mit der schon von MARCHAND (1924) festgestellten Tatsache überein, daß bei der fibrinösen Auflagerung seröser Häute die feinen, aus der Unterlage kommenden Fibrinfäden stets zwischen den endothelähnlichen Mesothelzellen, aber nicht durch diese selbst hindurchtreten. Sie paßt auch gut zu der Berechnung von LANDIS (1934) und WILBRANDT (1946), daß die Durchlässigkeit der Capillarmembran die Permeabilität von Zellmembranen etwa um das 100fache übertrifft, ein Befund, der mit der Annahme übereinstimmt, daß Flüssigkeit durch die Zementsubstanz, aber nicht durch die Endothelzellen ins Gewebe übertritt.

Die Tatsache, daß Lymphe neben Albumin auch Globulin und selbst etwas Fibrinogen enthält[5], die Globulin- und Fibrinogenmoleküle mit ihren Molekulargewichten von über 150000 aber sehr viel größer sind als das Albuminmolekül mit seinem Gewicht von ungefähr 70000, ist durch COHN (1945) damit erklärt worden, daß diese Eiweißkörper zwar verschieden lang, aber alle ziemlich gleich dick sind (33—38 Å) (Abb. 7). Da Eiweißmoleküle die normale Capillarwand nur langsam passieren, während Gelatine- und Fischleimmoleküle, welche eine Dicke von 16—18 Å besitzen, ziemlich rasch austreten (50% in $^1/_2$ Std)[6], wird angenommen, daß die Porengröße im allgemeinen zwischen 7 und 20 Å schwankt, daß aber gewisse Poren bis zu 38 Å messen[7].

---

[1] LANDIS 1934, BRAMKAMP 1935, STEAD und WARREN 1944.
[2] LANDIS, JONAS, ANGEVINE und ERB 1932, LANDIS und TURNER 1932, LANDIS 1934.
[3] FIELD, LEIGH, HEIM und DRINKER 1934/35, DRINKER und YOFFEY 1941, MCCARRELL, THAYER und DRINKER 1941, LANDIS 1946.
[4] SMITH und ROUS 1931. [5] CONKLIN 1930, DRINKER und YOFFEY 1941.
[6] LITTLE und DAMERON 1943. [7] LANDIS 1946.

Die Frage, ob der Austausch der in der Blut- und Gewebsflüssigkeit enthaltenen Moleküle durch die Capillarwand ein Diffusionsvorgang ist, wie ROUS, GILDING und SMITH (1930) angenommen haben, oder ob er hauptsächlich durch Filtration bedingt ist, wie LANDIS (1946) behauptet hat, ist nach den vorliegenden Ergebnissen wohl mit COHNSTEIN (1897) dahin zu beantworten, daß es sich hierbei um ein Ineinandergreifen beider Vorgänge handelt. Daß der Durchtritt kleiner Moleküle hauptsächlich durch Diffusion erfolgt, geht schon aus der großen Geschwindigkeit dieses Vorganges hervor. Da LANDIS (1927) intravenös eingespritztes Vitalrot beim Frosch nur dann aus den Gefäßen austreten sah, wenn der hydrostatische Capillardruck über 11 cm Wasser stieg, ist anzunehmen, daß der Durchtritt großer Moleküle durch Filtration erfolgt. Da die letztere nicht nur vom hydrostatischen Capillardruck, sondern auch von der Beschaffenheit der Poren abhängig ist, ist leicht einzusehen, daß Sauerstoffmangel wegen seiner endothelschädigenden Wirkung den Durchtritt von Eiweiß und kolloiden Farben fördern muß[1]. Wie KNISELY (1946) ausgeführt hat, kann man daher den physiologischen Eiweißaustritt auch dadurch erklären, daß die intermittierende Durchblutung der Capillaren zu periodischem Sauerstoffmangel führt und dieser intermittierende Permeabilitätserhöhung zur Folge hat. Wie KNISELY betont hat, wird der Theorie STARLINGs durch diese Vorstellung kein Abbruch getan.

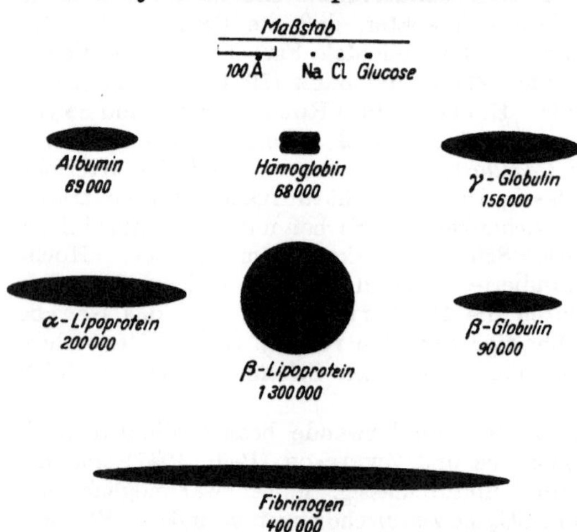

Abb. 7. Größe und Form der Eiweißmoleküle des Blutplasmas verglichen mit der Größe und Form von Natrium-, Chlor- und Glucosemolekülen. Bemerke, daß der Querdurchmesser der meisten Eiweißmoleküle annähernd gleich groß ist (COHN 1947).

Der osmotische Gewebsdruck. Wie im Blute müssen wir auch im Gewebe mit verschiedenen Drucken rechnen, nämlich einem osmotischen Druck und einem durch die Bindegewebsfasern und andere Elemente bedingten mechanischen Druck. Der osmotische Druck des Bindegewebes ist wie der des Blutes eine Funktion der in ihm enthaltenen wasseranziehenden Moleküle. Da die Konzentration der Elektrolyte im Blut und Bindegewebe annähernd gleich groß ist, liegt der osmotische Druck der im Bindegewebe enthaltenen Flüssigkeit wegen ihres geringeren Eiweißgehalts mit etwa 15 mm Hg ungefähr 40% unter dem des Blutplasmas.

Der mechanische Gewebsdruck. Der mechanische Druck des Bindegewebes ist bereits von LANDERER (1884) gemessen worden. Nach neueren Untersuchungen soll dieser Druck in der Haut normalerweise 7 cm und im Unterhautzellgewebe 2—4 cm Wasser betragen[2]. McMASTER (1946), welcher den mechanischen Gewebsdruck (interstitiellen Druck) in der Haut durch Bestimmung des niedrigsten Druckes, welcher in die Haut eingespritzte Indicatorenflüssigkeit in Bewegung setzte (interstitielle Resistenz), indirekt, und bei Vorliegen von Ödem direkt gemessen hat, fand, daß der interstitielle Druck in der Haut um weniger als 0,5 cm Wasser kleiner ist als die interstitielle Resistenz. Der interstitielle Druck betrug in der Haut der Maus 0,5—5,0 (durchschnittlich 1,7) cm Wasser; in der Haut des Menschen belief er sich auf 2,1—5,1 (durchschnittlich 3,1) cm Wasser. Nach diesen Ergebnissen ist

[1] McMASTER, HUDACK und ROUS 1932, MAURER 1940/41. [2] MEYER und HOLLAND 1932.

anzunehmen, daß der interstitielle Gewebsdruck in der Haut des Menschen 42 cm Wasser unter dem arteriellen hydrostatischen Capillardruck und auch erheblich unter dem venösen Blutdruck gelegen ist.

Die Bedeutung des mechanischen Gewebsdrucks für den Flüssigkeitsaustausch zwischen Blut und Bindegewebe geht aus der bekannten Beobachtung hervor, daß bei Stauungsödem die Filtrationsrate mit steigendem Gewebsdruck rasch abnimmt[1]. Wie LANDIS (1946) ausgeführt hat, verursacht der durch Stauungsödem gesteigerte Gewebsdruck sowohl vermehrte Rückresorption, als auch vermehrte Lymphbildung.

Die Rolle der Strom- und Netzcapillaren beim Flüssigkeitsaustausch zwischen Blut und Bindegewebe. Die hier entwickelten Vorstellungen vom Flüssigkeitsaustausch zwischen Blut und Bindegewebe beruhen im wesentlichen auf der

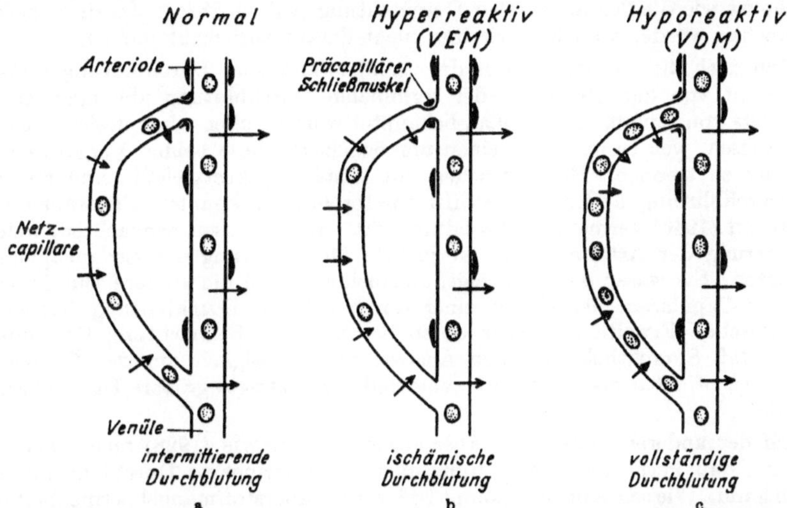

Abb. 8a—c. Flüssigkeitsaustausch zwischen Blut und Bindegewebe in einer Strom- und Netzcapillare unter normalen Verhältnissen (a), bei Ischämie (b) und Hyperämie (c). Beachte, daß die Netzcapillare bei a und b fast ausschließlich der Rückresorption dient, bei Hyperämie in ihrem proximalen Abschnitt aber Filtration überwiegt. (SHORR 1950.)

alten Anschauung von der Struktur der terminalen Strombahn. Wie CHAMBERS und ZWEIFACH (1946, 1947) ausgeführt haben, bedürfen diese Vorstellungen wegen der Entdeckung der Strom- und Netzcapillaren einer gewissen Revision. Da die Stromcapillaren konstant durchblutet sind, müsse man schließen, daß in ihnen im allgemeinen ein konstantes Druckgefälle herrsche, während in den periodisch durchbluteten Netzcapillaren ein niedrigerer Druck anzunehmen sei. Die Stromcapillaren seien daher als die Hauptorte der Filtration anzusprechen, während Rückresorption ausschließlich in den Netzcapillaren stattfände (Abb. 8). Da die Druckverhältnisse in den Netzcapillaren von ihrem Durchblutungszustand abhängen, sei anzunehmen, daß bei schwacher Durchblutung (oder niedrigem hydrostatischem Druck) in diesen Capillaren Rückresorption vorherrsche, während bei starker Durchblutung (oder hohem hydrostatischem Druck) die Rückresorption auf ihre distalen Abschnitte beschränkt sei. Daß die Netzcapillaren Flüssigkeit sowohl ausscheiden als auch resorbieren können, ist von ZWEIFACH (1936/37 bis 1940) mittels Farben direkt nachgewiesen worden. In Übereinstimmung damit hat McMASTER (1946) feststellen können, daß auch die Rückresprotion intermittierend verläuft.

[1] DRURY und JONES 1927, KROGH, LANDIS und TURNER 1932, LANDIS und GIBBON 1933.

Die Steuerung des Flüssigkeitsaustausches zwischen Blut und Bindegewebe. Da der osmotische Blut- und Bindegewebsdruck und wohl auch der mechanische Bindegewebsdruck unter physiologischen Bedingungen ziemlich konstant bleiben, ist anzunehmen, daß sie bei der Steuerung des Flüssigkeitsaustausches zwischen Blut und Bindegewebe wenig beteiligt sind, diese Steuerung vielmehr hauptsächlich durch Veränderung des hydrostatischen Capillardrucks und der Durchlässigkeit der Capillarwand erwirkt wird.

Da der hydrostatische Capillardruck von der Durchblutung der terminalen Blutbahn abhängt und diese durch den Kontraktionszustand ihrer muskulären Abschnitte bedingt ist, ist zu folgern, daß die Steuerung dieses Faktors die gleiche ist wie die der terminalen Durchblutung (vgl. S. 28ff.). Da diese bereits besprochen wurde, brauchen wir hier nicht darauf zurückzukommen.

Daß auch die Durchlässigkeit der Capillarwand vom Durchblutungszustand und somit von der Steuerung der terminalen Durchblutung abhängig ist, ist besonders von Krogh (1922, 1929) behauptet worden, aber schon deshalb schwer zu beweisen, weil es im allgemeinen unmöglich ist, diese beiden Vorgänge voneinander zu trennen. Bei Versuchen mit Histamin, Acetylcholin und anderen die Durchblutung ändernden Stoffwechselprodukten konnten Chambers und Zweifach (1946) vermehrten Farbdurchtritt nur bei Dosen beobachten, welche Erweiterung der Arteriolen und vermehrte Durchblutung der Stromcapillaren bedingten. Sie waren daher geneigt, anzunehmen, daß die größere Durchlässigkeit der Capillaren hierbei auf einer durch größere Durchblutung bedingten mechanischen Erweiterung ihrer Poren beruht. Die Beobachtung Gellhorns (1929), daß Sympathektomie den Austritt von Flüssigkeit aus den Capillaren fördert, ist offenbar ebenfalls durch eine dadurch bedingte größere Durchblutung erklärt[1].

Auf der anderen Seite hatte aber sicher auch Lewis (1928) recht, wenn er annahm, daß Permeabilitätserhöhung auch ohne vermehrte Durchblutung auftreten kann. Wie seit langem bekannt ist[2], wirkt Sauerstoffmangel permeabilitätserhöhend, während die Kohlensäurekonzentration keinen meßbaren Einfluß haben soll[3]. Nach Landis (1928) führt eine 3 min dauernde Anoxie zu einer Vermehrung der Filtrationsrate um das 4fache. Nach Maurer (1940/41) genügt Herabsetzung der Sauerstoffsättigung des Blutes auf 75%, um den Eiweißgehalt der Hals- und Herzlymphe meßbar zu steigern.

Die permeabilitätserhöhende Wirkung zunehmender Säuerung oder abnehmender Calciumkonzentration des Blutes oder des Bindegewebes ist ebenfalls lange bekannt[4]. Die abweichenden Befunde Heinleins (1943) haben schon deshalb wenig Bedeutung, da ins Gewebe eingespritzte Säurelösungen schnell resorbiert oder neutralisiert werden.

Nach Schade (1923) sollte Säuerung dadurch permeabilitätserhöhend wirken, daß sie die Gefäßwand zur Quellung bringt. Nach Chambers und Zweifach (1940, 1947) führt zunehmende Säuerung wie abnehmende Calciumkonzentration nicht nur zu einer Zusammenziehung der Endothelien, sondern auch zum Steckenbleiben im Blute kreisender Tuscheteilchen an der sie verbindenden Zementsubstanz. Sie glaubten daher, daß diese Permeabilitätserhöhung durch Auflockerung der Zementsubstanz, aber nicht durch größere Durchlässigkeit der Endothelien zu erklären ist.

Die Frage, ob die Durchlässigkeit der Capillaren auch von Fermenten, Vitaminen oder Hormonen gesteuert wird, läßt sich heute noch nicht sicher beantworten. Die permeabilitäts-

[1] Chambers und Zweifach 1947. [2] Landis 1928, Saslow 1938, Büchner 1950 u. a. [3] Landis 1946. [4] Schade 1923, Chambers und Zweifach 1940, 1947, Landis 1946.

erhöhende Wirkung nach älteren Methoden hergestellter Hyaluronidasen[1] beruhte möglicherweise auf Verunreinigungen. Jedenfalls haben neuere Untersuchungen mit rein dargestellten Hyaluronidasen[2] in Übereinstimmung mit den älteren Angaben von ROCHA E SILVA und DRAGSTEDT (1941), DANIELLI und STOCK (1944) und CHAMBERS und ZWEIFACH (1946) zu negativen Resultaten geführt. Hyaluronidasen lockern offenbar die pericapilläre Gefäßscheide (vgl. S. 25). Da sie die Klebrigkeit der Zementlinien für Tusche nicht verändern, nehmen ZWEIFACH und CHAMBERS (1950) an, daß das Endothelrohr von ihnen nicht angegriffen wird.

Über die Wirkung von Vitamin C auf die Durchlässigkeit der Capillarwand liegen genauere Untersuchungen nicht vor. Wenn auch nicht bezweifelt werden kann, daß bei Skorbut sogar Erythrocyten in vermehrter Menge ins Gewebe übertreten können, so wissen wir doch nicht, ob diese Permeabilitätserhöhung eine Funktion der Endothelien und ihrer Zementsubstanz ist, oder ob sie auf Veränderung des pericapillären Bindegewebes beruht.

Vitamin D soll in großen Dosen die Durchlässigkeit der Capillaren herabsetzen[3]. Diese Wirkung beruht offenbar auf Änderung der Calciumionenkonzentration.

Die hormonale Steuerung der Capillardurchlässigkeit ist kaum untersucht worden. Die Angabe BENDITTS und seiner Mitarbeiter (1950), daß ACTH und Cortison die Permeabilität herabsetzen, paßt gut zu den älteren, mit Rindenextrakten und Adrenalektomie erhobenen Befunden[4]. Nach CHAMBERS und ZWEIFACH (1947) ist diese Wirkung wohl durch den bereits erwähnten Einfluß dieser Hormone auf den Tonus der terminalen Strombahn zu erklären (vgl. S. 30).

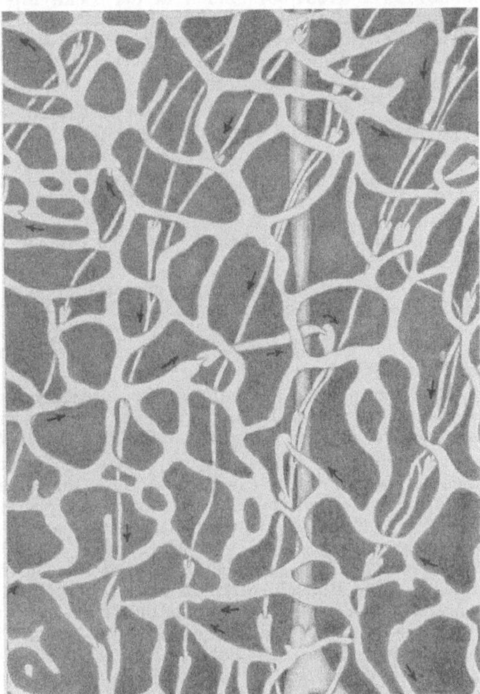

Abb. 9. Diagrammatische Darstellung der peripheren Lymphcapillaren. (DRINKER und YOFFEY 1941.)

4. Die Lymphbildung.

Da wir die Vorgänge auf dem Entzündungsfelde nur verstehen können, wenn wir alle für den Flüssigkeitsaustausch im Bindegewebe verantwortlichen Vorgänge mit in Rechnung stellen, läßt es sich nicht umgehen, hier kurz auf die Lymphbildung und die daran beteiligten Faktoren einzugehen. Die in der Lymphe enthaltenen Zellen sollen später im Zusammenhang besprochen werden (vgl. S. 196ff.).

Die Struktur der Lymphgefäße. Das Lymphgefäßsystem entspringt aus einem dichten, mit zahlreichen Anastomosen versehenen, allgemein für geschlossen gehaltenen Netz von Lymphcapillaren[5] (Abb. 9). Die Wände dieser Gefäße bestehen aus dünnen, durch reticuläre oder kollagene Fasern im umgebenden Bindegewebe verankerten Endothelien[6]. Den Pericyten

[1] DURAN-REYNALS 1939, MENKIN 1940, AYLWARD 1942, ELSTER, FREEMAN und DORFMAN 1949, BENDITT, SCHILLER, WONG und DORFMAN 1950.
[2] ELSTER, FREEMAN und ANDERSON 1949, BENDITT, SCHILLER, MATHEWS und DORFMAN 1951.
[3] SILVER, STECH und REED 1944.
[4] SWINGLE, PARKINS und TAYLOR 1938, MENKIN 1940, 1951, FREED und LINDNER 1941, COPE, BRENIZER und POLDERMAN 1942, SHLESER und FREED 1942, GRAHAM 1943, HYMAN und CHAMBERS 1943.
[5] TEICHMANN 1861, SABIN 1911, SCHAFFER 1922, MARCHAND 1924, DRINKER und FIELD 1931, DRINKER und YOFFEY 1941.
[6] GASKELL 1876, HEIMBERGER 1927, PULLINGER und FLOREY 1935, 1937.

der Blutcapillaren entsprechende pericapilläre Begleitzellen werden nicht beobachtet. Nach DRINKER und YOFFEY (1941) sollen alle Gewebe, mit Ausnahme der Lungenalveolen, der Leberläppchen, der roten Milzpulpa und des Knochenmarks, mit Capillarnetzen dieser Art versehen sein.

Die Durchlässigkeit der Lymphgefäße. Daß Lymphe Eiweiß enthält, ist bereits erwähnt worden (S. 32). Wie aus den Zusammenstellungen von DRINKER und FIELD (1931) und DRINKER und YOFFEY (1941) hervorgeht, hängt die Menge des in der Lymphe enthaltenen Eiweißes außer von der Species erheblich von der Körpergegend ab, in welcher sie gebildet wird. In der Beinlymphe des Hundes fanden DRINKER und FIELD (1931) 0,70—5,71% Eiweiß, in der Halslymphe 1,06—4,35% und in der Brustganglymphe 2,68—4,82%; die Serumeiweißkonzentration betrug bei diesen Hunden 6,34—8,84%. FIELD, LEIGH, HEIM und DRINKER (1934/35) fanden in der Beinlymphe des Hundes durchschnittlich 1,91% Eiweiß, in der Halslymphe 3,63%, in der Brustgangslymphe 4,00% und in der Leberlymphe 5,32%; die Serumeiweißkonzentration belief sich bei diesen Tieren auf durchschnittlich 6,25—6,45%. Beim Menschen fanden DRINKER und Mitarbeiter (1934) in den tiefen Lymphgefäßen des Beckens eine Eiweißkonzentration von 5,5%.

Da die Blutcapillaren normalerweise Eiweiß nur in beschränktem Maße durchtreten lassen (vgl. S. 32ff.), ist es nicht verwunderlich, daß Lymphe für gewöhnlich weniger Globulin enthält als dem Albumin-Globulinverhältnis im Blute entspricht[1]. Daß Fibrinogen nur in sehr kleinen Mengen in die Lymphe übertritt, geht schon daraus hervor, daß normale Lymphe trotz ihres beträchtlichen Prothrombingehalts nur sehr langsam gerinnt[2].

Daß mit den Eiweißkörpern Enzyme in die Lymphe übertreten, ist wiederholt nachgewiesen worden[2]. Wie lange bekannt ist[3], dringen auch die Antikörper leicht in die Lymphgefäße ein.

Die Durchlässigkeit der mesenterialen Lymphgefäße für Fette geht aus ihrem Verhalten bei der Fettverdauung hervor. Da MARBLE, FIELD, DRINKER und SMITH (1934) bei den von ihnen untersuchten Hunden in der Halslymphe durchschnittlich 56 mg-% Cholesterol und im Blut 137 mg-% vorfanden, ist anzunehmen, daß auch andere Lymphgefäße für Fette durchlässig sind.

Daß Lymphe Zucker enthält, ist ebenfalls wohlbekannt. Die alte Vorstellung, daß der Zuckergehalt der Lymphe den des Blutes weit übertrifft, läßt sich nach den Untersuchungen von HEIM, THOMSON und BARTTER (1935) jedoch nicht länger aufrechterhalten.

Von den Elektrolyten sind, wie HEIM (1933) gezeigt hat, Calcium und Phosphor, wahrscheinlich wegen ihrer teilweisen Bindung an Eiweiß, in der Lymphe in geringerer Konzentration, und Chloride und Bicarbonat in größerer Konzentration enthalten als im Blute. Diese Unterschiede in der Verteilung sind nach DRINKER und YOFFEY (1941) durch das Gibbs-Donnan-Gleichgewicht erklärt.

Experimentelle Untersuchungen über die Durchlässigkeit der Lymphgefäße haben ergeben, daß ins Blut eingespritzte Substanzen schon nach wenigen Minuten in der Lymphe nachweisbar sind. Bromphenolblau mit einem Molekulargewicht von 670 wurde von HAYNES (1932) nach 2,5—2,7 min in der Hals- und Mesenteriallymphe wiedergefunden; in der Beinlymphe trat es nach 6,3—6,5 min auf. Vitalrot mit einem Molekulargewicht von 1000 erschien in der Halslymphe in 2,2 min und in der Beinlymphe in 7,8 min. Eiereiweiß (Ovalbumin) mit einem Gewicht von 34500 ließ sich in diesen beiden Lymphgefäßen nach 12 und 13 min und Hämoglobin mit einem Gewicht von 67000 nach 32 und 44 min nachweisen. Ins Blut eingespritzte Pneumokokken konnten von DRINKER, ENDERS, SHAFFER und LEIGH (1935) bei Kaninchen innerhalb 1 Std aus Ductus thoracicus-Lymphe kultiviert werden.

Über die Resorption von Substanzen aus den Körperhöhlen liegen ebenfalls verschiedene Angaben vor. In den Rachen eingeführtes Albumin oder kolloidale Farben werden leicht resorbiert, während größere Partikel offenbar durch das Schleimhautepithel zurückgehalten werden[2]. In den Darm eingeführtes Trypanblau ließ sich schon nach 30 min in den mesenterialen Lymphgefäßen nachweisen[4]. Eiereiweiß wurde ebenfalls rasch resorbiert[5]. Ins Gelenk eingespritztes Eiereiweiß oder Pferdeserumalbumin trat gleichfalls leicht in die Lymphe über, während Pferdeserumglobulin nur langsam resorbiert wurde[6]. Nach SIPERSTEIN und SANSBY (1923) soll bei Kaninchen sogar Eigenblut aus der Bauchhöhle in die abführenden Lymphgefäße übertreten. Nach 4 Std fanden sie $^1/_5$ der eingespritzten Menge resorbiert. Nach FLOREY und WITTS (1928) läßt sich diese Resorption auch bei Hunden beobachten. Doch wurden in 6 Std nur $^1/_{16}$ der eingespritzten Blutmenge durch die Lymph gefäße abgeführt.

---

[1] WELLS 1932. [2] DRINKER und YOFFEY 1941.
[3] HUGHES und CARLSON 1908, BECHT und LUCKHARDT 1916, FREUND und WHITNEY 1929.
[4] VERZAR und DOUGALL 1936. [5] SHIRLEY und ALLEN 1936.
[6] BAUER, SHORT und BENNETT 1933.

Wenn die hier mitgeteilten Befunde auch keinen Zweifel daran lassen, daß die Lymphgefäße nicht nur für echtgelöste Substanzen, sondern auch für Kolloide und offenbar selbst für Erythrocyten durchlässig sind, so sagen sie über den Grad der Durchlässigkeit jedoch schon deshalb wenig aus, weil aus ihnen nicht hervorgeht, ob nicht in den Lymphgefäßen ähnlich wie im Bindegewebe eine Eindickung stattfindet (vgl. S. 32). Auch darf nicht übersehen werden, daß die diesen Werten zugrunde liegende Lymphe meistens durch Massage oder Bewegung der Teile gewonnen wurde. Zwar haben YOFFEY und DRINKER (1939) angegeben, daß Manipulationen dieser Art Blut- und Lymphcapillaren nicht verändern. Doch haben besonders MCMASTER und HUDACK (1932) gezeigt, daß selbst leichter Druck oder sanftes Bestreichen der Haut die Durchlässigkeit der Lymphgefäße stark erhöht.

Der Lymphdruck. Bei den Druckverhältnissen in den Lymphgefäßen ist wie bei den Blutgefäßen ein osmotischer und hydrostatischer Druck zu unterscheiden. Der *osmotische Druck* schwankt, wie bereits erwähnt wurde (S. 32), mit der wechselnden Eiweißkonzentration der Lymphe. FIELD und Mitarbeiter (1934/35) fanden in der Beinlymphe des Hundes einen kolloidosmotischen Druck von durchschnittlich 10 cm Wasser. In der Halslymphe betrug dieser Druck 16 cm und in der Brustganglymphe 19,1 cm.

Der *hydrostatische Lymphdruck* ist ebenfalls großen Schwankungen unterworfen. In den Lymphcapillaren der Haut schwankte dieser Druck bei den von MCMASTER (1946) untersuchten Menschen zwischen 0 und 2,7 cm Wasser; doch war er meistens zwischen 0,8 und 1,5 cm gelegen. Er war somit etwas niedriger als der interstitielle Gewebsdruck (vgl. S. 34f.). In den größeren Lymphgefäßen des Beines fanden DRINKER und FIELD (1931) bei Hunden Schwankungen von 0 (bei Ruhe) bis zu 68 cm (beim Laufen). In den Halslymphgefäßen wurden bei dieser Species Werte von 0,1—1,4 cm[1] und im Brustgang ein Durchschnittsdruck von 15 cm gefunden[2]. Der letztere stieg bei zunehmender Atmung bis zu durchschnittlich 35 cm. In den Lymphgefäßen der Darmzotten fanden GORDON-KOENIGES und OTTO (1937) bei den von ihnen untersuchten Katzen einen Durchschnittsdruck von 33,3 cm.

Es ist für die Entzündung von Interesse, daß Pepton, Histamin und Acetylcholin, intravenös eingespritzt, den Lymphdruck steigern und somit zu den sog. Lymphagoga gehören[3].

Die Steuerung der Lymphbildung. Wenn auch nicht bezweifelt werden kann, daß die Bildung der Lymphe von der Permeabilität der Lymphcapillaren und dem in ihnen herrschenden Lymphdruck abhängig ist, so ist doch wohl CHAMBERS und ZWEIFACH (1947) recht zu geben, wenn sie der Tätigkeit der Blutcapillaren hierbei eine überragende Rolle zuschreiben. Da Zunahme der Vasomotion und die durch sie bedingte Ischämie der Netzcapillaren den Lymphabfluß verringern, und da Abnahme der Vasomotion und die dadurch bedingte Hyperämie mit vermehrtem Lymphabfluß einhergehen, schlossen sie, daß die Lymphbildung hauptsächlich von der Vasomotion abhängig ist. Daß man sie nicht einfach als eine Funktion des in den Blutcapillaren herrschenden Druckes ansehen kann, geht daraus hervor, daß HAYNES (1932) bei Steigerung des arteriellen Druckes von 110 auf 230 mm Hg bei Hunden den Lymphabfluß nur wenig vermehrt fand, dieser aber rasch anstieg, wenn der Druck auf 290 mm erhöht wurde. Offenbar führt starke Erhöhung des arteriellen Druckes zu verminderter Tätigkeit der Vasomotoren.

Zu den Faktoren, welche die Bildung oder den Abfluß der Lymphe fördern, gehört weiter, wie PARSONS und MCMASTER (1938) gezeigt haben, die Pulsation der Blutgefäße. Doch ist dieser Einfluß offenbar nicht sehr wirksam, da es bei Mäusen 25—35 min dauerte, bis ins Ohr eingespritzte Farblösungen in den Lymphgefäßen der Ohrwurzel in Erscheinung traten[4].

Einen stärkeren Einfluß auf die Bildung oder den Abfluß der Lymphe hat die passive Bewegung oder aktive Tätigkeit der Körperteile. Passive Bewegung des Kopfes führte beim Hunde zu einem durchschnittlichen Lymphabfluß aus den Halsgefäßen von 36,5 mm^3 je Minute[5]. Der Eiweißgehalt dieser Lymphe betrug im Durchschnitt 3,73%. Bei einem langsam gehenden Hunde stieg der Lymphabfluß aus den Beingefäßen zunächst von 0 auf 120 mm^3 je Minute, um danach auf 40 mm^3 abzusinken[6]. Der Eiweißgehalt sank dabei von ungefähr 2% auf 1,5%. Bei einem schnell laufenden Hunde stieg der Lymphabfluß zunächst auf 70 mm^3, um dann auf 50 mm^3 abzusinken. Der Eiweißgehalt fiel dabei auf ungefähr 1,4%. Wie HAYNES und FIELD (1931) gezeigt haben, führt Laufen auch zu einer Vermehrung der in der peripheren Lymphe enthaltenen Erythrocyten.

Daß eine Steigerung des venösen Druckes die Bildung und den Abfluß der Lymphe stark beschleunigt, ist schon durch LASSER (1877) an Hunden gezeigt worden. Bei einem von WHITE, FIELD und DRINKER (1933) untersuchten Hunde führte Erhöhung des venösen Druckes von 14 auf 45 mm Hg zu einer Steigerung des Lymphabflusses aus den Beingefäßen von 7 auf 47 mm^3 je Minute. Der Eiweißgehalt der Lymphe sank dabei von 0,77 auf 0,21%.

[1] MCCARRELL 1939. [2] LEE 1923/24. [3] DRINKER und YOFFEY 1941.
[4] MCMASTER 1946. [5] MCCARRELL 1940. [6] WHITE, FIELD und DRINKER 1933.

Wie MAURER (1940/41) gezeigt hat, beginnt in den Hals- und Herzlymphgefäßen bei Hunden der Lymphabfluß anzusteigen, wenn die arterielle Sauerstoffsättigung auf 75% absinkt. Er erreichte seinen Höhepunkt bei einer Sättigung von 52,5%. Beobachtungen dieser Art scheinen zu zeigen, daß die durch Steigerung des venösen Druckes bedingte Vermehrung des Lymphabflusses zum Teil auf Sauerstoffmangel beruht.

Wie HAYNES (1932) nachgewiesen hat, verursachen intravenös eingespritztes Histamin und Acetylcholin vermehrten Lymphabfluß, während Adrenalin ihn vermindert. Da die ersteren gefäßerweiternd wirken und die Vasomotion herabsetzen, das letztere aber eine gegenteilige Wirkung hat, paßt diese Beobachtung gut zu der von CHAMBERS und ZWEIFACH (1947) entwickelten Vorstellung, daß die Bildung und der Abfluß der Lymphe hauptsächlich von der Vasomotion abhängig sind.

III. Die Entzündungsursachen und ihre unmittelbaren Wirkungen (primäre entzündungseinleitende Alteration).

Am Anfang der Entzündung steht die als entzündliche Alteration bekannte Störung des physiologischen Gleichgewichts. Örtlich ist diese Störung zunächst auf die Einwirkungsstelle der Entzündungsursache beschränkt. Später werden aber meistens auch entfernte Provinzen in Mitleidenschaft gezogen. Da nicht jede Gleichgewichtsstörung zu Entzündung führt, ist der Schluß berechtigt, daß es sich bei der entzündlichen Alteration um einen bestimmt charakterisierten Vorgang handelt, durch welchen die Kette von Vorgängen, die in ihrer Gesamtheit als Entzündung bezeichnet wird, von Anfang an festgelegt ist.

Wie seit VIRCHOW (1852—1858) bekannt ist, sind die entzündungseinleitenden Gewebsveränderungen zum Teil auf Einwirkung der Entzündungsursache auf das Gewebe zurückzuführen (sekundäre oder mittelbare Alteration). Diese Störungen werden im IV. Abschnitt dieses Beitrages ausführlich behandelt werden.

Andere entzündungseinleitende Gewebsveränderungen sind durch die Gegenwart der Erreger im Gewebe selbst bedingt, und zwar durch ihre physikalische oder chemische Beschaffenheit oder, im Falle belebter Erreger, durch ihre Stoffwechselprodukte (primäre oder unmittelbare Alteration). Da durch verschiedene Erreger verursachte Entzündungen durch sehr unterschiedliches Hervortreten der verschiedenen entzündlichen Einzelvorgänge, ja oft durch geradezu spezifische Reaktionen charakterisiert sind, kann kaum bezweifelt werden, daß den unmittelbaren Gewebsveränderungen bei der Entzündung eine hervorragende Bedeutung beizumessen ist.

1. Die physikalisch-chemische Wirkung von Entzündungserregern.

Wie lange bekannt ist[1], können belebte Entzündungserreger durch die in ihnen stattfindenden Oxydationsprozesse Wärme erzeugen und dadurch zur Erhitzung entzündeten Gewebes beitragen. Weiter können Erreger durch Zerfall in zahlreiche Moleküle an der Erhöhung des osmotischen Gewebsdruckes mitwirken. Schließlich spielen sie bei der örtlichen Säurebildung eine bedeutende Rolle.

Was uns hier besonders angeht, ist jedoch die Wirkungsweise physikalischer Entzündungsursachen, nämlich die Wirkung von mechanischem Trauma, Hitze, Sonnenstrahlen, Röntgen- und Radiumstrahlen und Elektrizität. Wenn auch anzunehmen ist, daß diese wenigstens teilweise durch Störung des physikalisch-chemischen Gleichgewichts entzündungserregend wirken, so kommt es offenbar doch nur dann zu Entzündung, wenn sie außerdem sekundäre oder mittelbare Veränderungen des chemischen Gleichgewichts herbeiführen, nämlich die Bildung von Histamin, Milchsäure, Leukotaxin oder ähnlichen Zerfallsprodukten.

[1] MARCHAND 1924.

Daß durch *mechanisches Trauma* bedingte Entzündungen, soweit sie nicht durch sekundäre Infektion verursacht sind, durch die Wirkung von Gewebszerfallsprodukten bedingt sind, wird wohl von niemandem bezweifelt. Diese werden im IV. Abschnitt dieses Beitrages besprochen werden.

Die Wirkung von *Hitze* (infraroten Strahlen) auf Gewebe besteht zunächst in vermehrter Wärmeproduktion und in Steigerung des Stoffwechsels. Bei stärkerer Erhitzung (Verbrennung) kommt es außerdem zu Flüssigkeitsaufnahme, Ruptur oder Pyknose der Kerne sowie zu Coagulation des Cytoplasmas. Nach MORITZ (1947) ist anzunehmen, daß diese Veränderung mit vermehrter Säurebildung vergesellschaftet ist. *Sonnenbestrahlung* (infrarote und ultraviolette Strahlen) verursachen neben einer Hitzeschädigung gewisse photochemische Veränderungen[1]. Die hierbei nicht verbrauchte Energie wird entweder als Wärme oder als Fluorescenz abgegeben. Die Wirkung fluorescierender Substanzen ist offenbar katalytischer Natur. Beim Sonnenbrand sind besonders die cellulären Eiweißkörper und die Nucleinsäuren betroffen. Die bei ultravioletter Strahlenwirkung zu beobachtende Latenzzeit von 2—12 Std kann möglicherweise dadurch erklärt werden, daß es sich bei diesen Reaktionen um Kettenwirkungen handelt.

Entzündungserregung durch *Röntgen- und Radiumstrahlen* wird allgemein auf deren ionisierende Wirkung zurückgeführt. Nach ABRAHAM (1954) ist anzunehmen, daß die Ionen entweder im Milieu entstehen und sekundär mit cellulären Komponenten reagieren (Theorie der indirekten Wirkung), oder, was wahrscheinlicher sei, daß sie innerhalb großer organischer Moleküle entstehen und diese direkt schädigen (Theorie der direkten Wirkung, target theory[2]) Jedenfalls stehe fest, daß Bestrahlung Enzyme, insbesondere Phosphoglyceraldehyd-Dehydrogenase, Adenosintriphosphatase und Succinoxidase, in wäßriger Lösung inaktivieren und Nucleinsäuren depolymerisieren kann. Wie lange bekannt ist, haben kleine Bestrahlungsdosen im allgemeinen eine funktionsbeschränkende Wirkung (Verminderung der Beweglichkeit und Phagocytosefähigkeit der Leukocyten, Lähmung der Cilien des Respirationsepithels, Sekretionshemmung der Magen- und Speicheldrüsen), während größere Dosen Nekrose herbeiführen. Auch hemmen kleine Dosen den als Mitose bekannten Vorgang, und zwar, wie TROWELL (1953) ausgeführt hat, indem sie die Chromosomen in der frühen Prophase eine Zeitlang fixieren. Diese Hemmung führt zu keiner morphologisch faßbaren Veränderung. Sichtbare Schädigung der Chromosomen mit Veränderung oder Untergang der nachfolgenden Zellgeneration wird im allgemeinen nur bei Bestrahlung in der intermitotischen Ruhephase beobachtet. Doch sind einige Zellen, wie die kleinen Lymphocyten und Spermatogonien so empfindlich, daß sie schon nach kleinen Bestrahlungsdosen ohne Mitose absterben. Da diese Zellen sich nur selten teilen, kann es sich hierbei nicht um eine Mitosestörung handeln. Vergleichende Untersuchungen über Bestrahlung der für die Entzündung so wichtigen Lymphocyten in vivo und in vitro[3] zeigten, daß sie, ähnlich wie bei der Lymphocytolyse durch Nebennierenrindenhormone (vgl. S. 200ff.), in vivo etwa 11mal so empfindlich sind als in vitro, und daß diese Empfindlichkeit mit zunehmender Sauerstoffkonzentration zunimmt und mit zunehmender Säuerung abnimmt. Diese Beobachtungen sprechen für die Mitwirkung von Cofaktoren bei der Zerstörung von Lymphocyten durch Bestrahlung. Wie TROWELL (1953) ausdrücklich hervorgehoben hat, werden die primitivsten Zellen hierbei gewöhnlich weniger geschädigt als die reiferen Zellen. Warum durch Röntgen- und Radiumstrahlen verursachte Entzündungen eine 6—14 Tage dauernde Latenzzeit besitzen, ist bisher ungeklärt geblieben.

Die entzündungserregende Wirkung von *Elektrizität* beruht offenbar darauf, daß sie Zellen durch Erhitzung oder Elektrolyse zerstört[1] und damit zur Bildung sekundärer oder mittelbarer Gefäßveränderungen führt.

2. Die chemische Zusammensetzung von Entzündungserregern und ihre Wirkung.

Zu den anorganischen Substanzen, welche entzündungserregend wirken, gehören vor allem die als Ätzgifte bekannten Mineralsäuren und Laugen, und die sog. Reizgase. Zu den unbelebten organischen Stoffen gehören außer Ätzgiften besonders Fremdeiweiß, Fette und Öle, und wahrscheinlich auch gewisse Kohlenhydrate. Wichtiger als die unbelebten Ursachen sind jedoch die belebten Erreger, insbesondere die Viren und Bakterien.

Ätzgifte und Reizgase. Die entzündungserregende Wirkung von Ätzgiften beruht offenbar zu einem großen Teil auf ihrer nekrotisierenden Wirkung. Neben chemischen Veränderungen der betroffenen Gewebe spielen aber sicher auch Änderungen in der Wasserstoffionenkonzentration und im osmotischen Druck eine bedeutende Rolle.

Die Wirkung von Reizgasen ist wohl zum Teil ebenfalls auf Verätzung zurückzuführen. In geringeren Dosen verursachen sie jedoch meistens nur eine seröse Entzündung, wie Infiltration mit Erythrocyten und polymorphkernigen Leukocyten. Phosgengas ($COCl_2$), welches

[1] DUNLAP 1948. [2] LEA 1946. [3] TROWELL 1952, 1953.

bei Einatmung zu schwerem Lungenödem Veranlassung gibt, ist wahrscheinlich dadurch wirksam, daß es in der Lunge zu Kohlensäure und Salzsäure hydrolysiert wird.

Eiweiß. Bei den entzündungserregenden Eiweißkörpern ist zwischen giftigen und ungiftigen Körpern und ihren Spaltprodukten zu unterscheiden. Die als Schlangen-, Insekten- und Pflanzengifte bekannten Eiweißkörper verursachen in Geweben entzündliches Ödem, Blutaustritte und Nekrose. Außerdem bewirken sie Schädigung des Nervensystems, Hämolyse, Leukocytolyse und Beschleunigung oder Hemmung der Blutgerinnung[1].

Über die Wirkungsweise giftiger Eiweißkörper liegen aufschlußreiche Untersuchungen vor. Wie wiederholt gezeigt wurde[1], enthalten viele dieser Gifte eine Phosphatidase, welche Lecithin zu Lysolecithin zu degradieren vermag. Diese Substanz soll stark entzündungserregend wirken[2]. Weiter sollen sie über proteolytische Fermente verfügen, welche die Bildung von Histamin herbeiführen können[3]. Außerdem ist bei ihnen ein Dehydrogenasehemmstoff nachgewiesen worden, welcher ebenfalls stark entzündlich wirken soll[1]. Bienen- und Nesselgifte enthalten schließlich auch Histamin[4].

Bei der entzündlichen Reaktion auf ungiftiges Eiweiß spielen die lymphoiden Zellen (Lymphocyten, Plasmazellen) eine besondere Rolle. OLIVER und KATZMAN (1938) beobachteten bei Versuchen mit Natriumcaseinat bei Mäusen eine geradezu leukämische Vermehrung von Lymphocyten im Blut. Bei Versuchen mit Pferdeserum, Eiereiweiß und Hühnerembryonalextrakt bei Kaninchen[5] trat Lymphocytose zuerst zwischen dem 7. und 10. Tage in Erscheinung, d. h. zu einer Zeit, wenn, wie wir heute wissen, starke Antikörperbildung stattfindet (vgl. S. 174). Da ein großer Prozentsatz der im lymphoiden Gewebe und im Blute vermehrten „Lymphocyten" aus mittelgroßen und großen, mit stark basophilem Cytoplasma versehenen Zellen bestand, fragt man sich, ob es sich hierbei nicht wenigstens zum Teil um die damals noch wenig beachteten Plasmazellen gehandelt hat.

Wie ungiftiges Eiweiß Entzündung verursacht, ist wenig bekannt. Da es sich um Kolloide handelt, ist anzunehmen, daß es Gewebe nicht nur chemisch verändert, sondern auch physikalisch-chemisch wirksam ist. Nach SEVAG (1945, 1954) sollen alle Eiweißkörper katalytische Eigenschaften besitzen, was wegen der antigenischen Wirkung dieser Körper von besonderem Interesse ist (vgl. S. 57 ff.).

Daß Albumosen, Peptone und Aminosäuren Entzündung verursachen können, war schon EBBECKE (1917, 1923), HERXHEIMER (1919)[6], KUCZYNSKI (1923) und RÖSSLE (1923) bekannt. KUCZYNSKI (1923), welcher dieser Frage besondere Beachtung geschenkt hat, beobachtete nach intramuskulärer Einspritzung von Fremdserum, Casein und verschiedenen Peptonen und Aminosäuren eine durch Turgorzunahme und Basophilie der interstitiellen und adventitiellen Zellen gekennzeichnete Aktivierung des Bindegewebes. Während Casein und Peptone zu besonders starker Reaktion der „histiocytären" Elemente führte, und Peptone „in vorsichtig dosierter Menge" in hohem Maße Leukocyten anlockten, verursachten Aminosäuren starke Nekrose. Artfremde Seren waren dadurch ausgezeichnet, daß sie frühzeitig lymphocytär-plasmacelluläre Reaktionen hervorriefen. Schließlich bemerkte er bei Mäusen und anderen Nagern einen „schnell und sehr verbreiteten, auf kleinste Schädigungen bereits eintretenden Zerfall örtlicher histogener Mastzellen".

Fette und Öle. Die entzündungserregende Wirkung der Fette und Öle hängt in großem Maße von ihrer Konstitution ab. Nach IKEDA (1935) sind Pflanzenöle (Ricinusöl, Olivenöl, Lipiodol [jodiertes Mohnsamenöl]) in der Regel weniger wirksam als Tier- oder Mineralöle. Doch ruft Chaulmoograöl, ein für Leprabehandlung früher viel benutztes Pflanzenöl, ähnlich wie Terpentinöl eine stark eitrige Entzündung hervor[7].

Wie PINKERTON (1928) experimentell bei Kaninchen gezeigt hat, sind diese Unterschiede zu einem erheblichen Teil durch das Vorhandensein oder die Bildung von freien Fettsäuren bedingt. Schmalz und Chaulmoograöl, welche unter den untersuchten Fetten den höchsten Gehalt an freien Fettsäuren aufwiesen, wirkten unmittelbar und stark nekrotisierend. Lebertran auf der anderen Seite verursachte Nekrose erst, nachdem Hydrolyse stattgefunden und sich freie Fettsäuren gebildet hatten.

Da intratracheal eingespritzter Lebertran und Milchfett in der Lunge ihre Färbbarkeit verlieren und schollig zerfallen, schloß IKEDA (1935), daß diese Fette hier teilweise hydrolysiert werden. Mineralöle auf der anderen Seite wurden offenbar nicht angegriffen, sondern von Makrophagen aufgenommen und intracellulär abgebaut. Flüssiges Petroleum verursachte als Paraffinome bekannte, tumorartige Wucherungen von Makrophagen.

HASS (1938), welcher die entzündliche Wirkung natürlicher Öle und ihrer Fraktionen im Bindegewebe junger Meerschweinchen untersuchte, fand in Übereinstimmung mit PINKERTON und IKEDA, daß Olivenöl während einer dreiwöchentlichen Beobachtungsdauer

[1] Literatur bei VAN HEYNINGEN (1954). [2] BELFANTI 1925.
[3] FELDBERG, HOLDEN und KELLAWAY 1938.
[4] FELDBERG und KELLAWAY 1937, EMMELIN und FELDBERG 1947. [5] WISEMANN 1931.
[6] Zitiert bei RÖSSLE 1923. [7] READ 1924, ENGELBRETH-HOLM 1934.

unverändert blieb, während Lebertran und andere Öle während dieser Zeit schnell hydrolysiert wurden. Die Geschwindigkeit der Hydrolyse hing von der Natur der sie bildenden Fettsäureester ab. Während Äthyl-n-butyl-, Isoamyl- und Secoctylester nur langsam oder gar nicht hydrolysiert wurden, wurden Methylester schnell gespalten.

Pinkerton (1928) und Hass (1938) fanden beide, daß Lebertran im Gewebe teilweise in zum Teil wasser-, alkohol- und xylolunlösliche, homogene, halbfeste Wachskörnchen, -tröpfchen und -membranen überführt wird, die sich färberisch wie säurefeste Bakterien verhalten. Da ihre Bildung nur in der Gegenwart ungesättigter Fettsäuren oder ihrer Methylester beobachtet werden konnte, und zwar zuerst in der Zwischenphase zwischen dem injizierten Material und dem umgebenden Gewebe, meinte Hass, daß sie auf Bildung ungesättigter Fettsäuren mit einem Schmelzpunkt oberhalb der Gewebstemperatur zurückzuführen seien. Auch glaubte er, daß die Bildung vielkerniger Riesenzellen bei Lebertranentzündung durch Wachs verursacht ist, während die in den Makrophagen und Riesenzellen auftretenden Vacuolen gesättigten Verbindungen entsprechen.

Hirsch (1938—1941), welcher die Reaktion von Geweben auf Mischungen menschlichen Fettes, Fettsäuren, Seifen und Cholesterol experimentell untersuchte, bestätigte zunächst die seit Pinkerton (1928) bekannte nektrotisierende Wirkung der während der Hydrolyse aus der Ölphase ins Gewebe übertretenden Fettsäuren. Während nicht hydrolysiertes, an Öl- und Stearinsäuren reiches menschliches Fett lediglich Fibroblastenwucherung verursachte, rief freie Ölsäure Nekrose hervor. Weitere Untersuchungen zeigten jedoch, daß die entzündungserregende Wirkung der Fette auch von der Natur der sich bildenden Seifen abhängig ist. Wenig wasserlösliche oder wasserunlösliche Seifen, welche sich im Öl anhäuften oder sich in der umgebenden Gewebsflüssigkeit niederschlugen, waren stärker entzündungserregend als lösliche Seifen. Calciumsalze der Öl- und Stearinsäuren verursachten Exsudation von polymorphkernigen Leukocyten und mäßige Wucherung von Fibrocyten. Strontium- und Bariumsalze führten hingegen zur Bildung von Epitheloidzellen und Riesenzellen und zu starker Wucherung von Fibrocyten.

Kohlenhydrate. Über die entzündungserregende Wirkung ins Gewebe eingeführter Kohlenhydrate ist wenig bekannt. Daß sie bei der Entzündung eine Rolle spielen, geht jedoch schon daraus hervor, daß sie die Bildung von Antikörpern stark beeinflussen (vgl. S. 57ff.).

Viren. Viren unterscheiden sich von den Bakterien bekanntlich durch ihre Größe. Es ist richtig, daß die größten Viren, wie die Erreger des Lymphogranuloma venereum (Lymphopathia venerea), die kleinsten Bakterien an Größe übertreffen, doch sind die kleinsten Viren, wie die Erreger der Maul- und Klauenseuche, kleiner als viele organische Moleküle. Der Durchmesser des Lymphogranulomavirus wird mit 300 mμ, der des Maul- und Klauenseuchenvirus mit 12 mμ angegeben[1]. Das letztere soll nicht mehr als 50—100 Moleküle in sich beherbergen[2]. Da die synthetischen Fähigkeiten von Lebewesen mit Abnahme der in ihnen enthaltenen Moleküle im allgemeinen zunehmend abnehmen, ist leicht verständlich, daß, je kleiner ein Virus, er um so mehr auf den Stoffwechsel des Wirtes angewiesen ist.

Die chemische Zusammensetzung von Viren ist verhältnismäßig einfacher Natur[3]. Pflanzliche Viren sollen ausschließlich aus Ribonucleinsäure und Eiweiß bestehen[4]. Bakterielle Viren (Bakteriophagen) sollen sich von pflanzlichen Viren dadurch unterscheiden, daß ihr Nucleoproteid ausschließlich Desoxyribonucleinsäure enthält und sie offenbar auch etwas Fett besitzen[5]. Tierische und menschliche Viren schließlich sind mehr komplexer Natur. Bei den Influenzaviren sind neben Nucleinsäuren mehrere Eiweiße, Fette und auch Kohlenhydrate nachgewiesen worden[6]. Das von einer Grenzmembran umgebene Pockenvirus, welches zu den höchst entwickelten Viren gehört, soll neben Desoxyribonucleinsäure mehrere serologisch verschiedene Eiweißkörper, gewisse Fette, Kohlenhydrate, Biotin, Riboflavin und Kupfer enthalten[7].

Der Nucleinsäuregehalt tierischer und menschlicher Viren schwankt zwischen 4 und 45%[8]. Während die meisten menschlichen Viren, wie die Erreger der Pocken, Tollwut, Verruca vulgaris, Molluscum contagiosum, ausschließlich Desoxyribonucleinsäure, und andere, wie die Erreger der Poliomyelitis, ausschließlich Ribonucleinsäure enthalten, soll das Influenzavirus beide Nucleinsäuren besitzen[9].

Der Eiweißgehalt der tierischen und menschlichen Viren wird mit 50% (beim Pferdeencephalitisvirus) bis zu 90% (beim Papillomavirus) angegeben. Während die in tierischen

[1] Sanders 1954. [2] Gale 1952.

[3] Literatur bei Rivers 1948, Knight 1949, Beard 1951, Schramm 1953, Markham und Smith 1954.

[4] Stanley und Lauffer 1948, Bawden 1950. [5] Beard 1951.

[6] Beard, Sharp, Taylor, McLean, Beard, Feller und Dingle 1944, Taylor 1944, Knight 1947, Raffel 1953.

[7] Craigie und Wishart 1934, Smadel und Hoagland 1942, Rivers 1948.

[8] Stanley und Lauffer 1948.

[9] Knight 1947, 1949, Cohen 1947, Hyden 1948, Beard 1948, 1951.

oder menschlichen Nucleoproteinen enthaltenen Eiweißkörper (Protamine und Histone) stark basisch reagieren, sollen bei den Viren neutrale oder saure Eiweißkörper überwiegen[1].

Der Fettgehalt der tierischen und menschlichen Viren schwankt zwischen 1,5% beim Papillomavirus und 50% beim Pferdeencephalitisvirus[1]. Fraktionierung der bei den Pocken-, Influenza- und Pferdeencephalitisviren vorkommende Fette ergab Neutralfett, Phospholipid und Cholesterol[2].

Die bei den Viren vorkommenden Zucker sind noch nicht genauer bekannt. Das Polysaccharid gewisser Influenzaviren, welche die einzigen sein sollen, die mit 4—5% mehr Polysaccharid als Nucleinsäure besitzen, enthält Mannose, Galaktose und Glucosamin[3].

Die Wirkung der Viren auf den Organismus wird durch ihr Eindringen in Wirtszellen beherrscht. Wie wiederholt gezeigt wurde, entziehen sich in Zellen eingedrungene Viren zunächst ihrer Darstellung, werden aber später in rasch wachsender Menge in den Zelleibern nachweisbar. Wenn sie eine gewisse Zahl erreicht haben, geht die Wirtszelle rasch zugrunde.

Wie das Eindringen in Zellen vor sich geht, ist nur bei bakteriellen Viren bekannt. Wie elektronenmikroskopische und isotopische Untersuchungen gezeigt haben[4], setzen sich diese mittels ihres früher als Schwanz, heute aber als Rüssel angesehenen Fortsatzes zunächst an der Wirtszelle fest. Sodann injizieren sie durch diesen Fortsatz die in ihrem Leibe befindliche Nucleinsäure in die Bakterien. Während ihre Eiweißhülle danach zerfällt, verursacht ihre Nucleinsäure in den Bakterien Neubildung von Viruskörpern. Die ersten neugebildeten Viren werden etwa 12 min nach Infektion sichtbar. Zerfall der Bakterien und Entleerung ausgereifter Viren erfolgt nach weiteren 12 min.

Bei tierischen und menschlichen Zellen verursachen Pocken-, Vaccinia- und Molluscum contagiosum-Viren entweder Einschlußkörperchen[5] oder eine diffuse Matrix, in welcher dann hohle Körperchen auftreten, welche schließlich zu Viruskörpern ausreifen[4].

Die Vermehrung der Viren erfolgt offenbar unter Mitwirkung der in den Wirtszellen enthaltenen Enzyme und unter Benutzung der in ihnen vorkommenden Eiweißkörper und Nucleinsäuren. Jedenfalls konnten CASPERSSON und THORSSON (1953) schon in den frühesten Stadien der Infektion eine rasche, vorübergehende Vermehrung des Energieumsatzes nachweisen. Daneben fanden sie eine rasche, durch starke Zunahme des Nucleolenvolumens und der Cytoplasmanucleotide gekennzeichnete Aktivitätszunahme des Cytoplasmaeiweißbildungssystems. Offenbar induziert das Virus den Eiweißbildungsapparat, spezielles Rohmaterial zu bilden, um dieses dann zu Viruskörpern zusammenzusetzen.

Da über Ausscheidungsprodukte bei Viren nichts bekannt ist, ist anzunehmen, daß ihre entzündungserregende Wirkung außer auf ihre zelltötende Wirkung auf ihre chemischen Bestandteile zurückzuführen ist. Der häufig rundzellige Charakter der bei Virusinfektionen vorkommenden Infiltrate deutet darauf hin, daß es sich hierbei hauptsächlich um eine Eiweißwirkung handelt. Daneben mögen aber auch Endotoxine eine Rolle spielen, wie die von HENLE und HENLE (1944—1948) nachgewiesenen, vom lebenden Viruskörper untrennbaren Influenzatoxine[6].

Bakterien. Die chemische Zusammensetzung der Bakterien ist, ähnlich wie die der tierischen Zellen, sehr verwickelter Natur[7]. Wie diese sind sie aus Nucleoprotein, Eiweiß, Fett, Kohlenhydraten und anderen Stoffen zusammengesetzt.

Der *Nucleoproteingehalt* der Bakterien unterscheidet sich von dem der Viren in mehreren Punkten. Während die Viren im allgemeinen nur eine Nucleinsäure enthalten, besitzen die Bakterien, wie die tierischen Zellen, sowohl Desoxyribonucleinsäure als auch Ribonucleinsäure. Die in den Kernen enthaltene Desoxyribonucleinsäure wird meistens mit 2—5%, die im Cytoplasma enthaltene Ribonucleinsäure mit 5—20% des Trockengewichts angegeben[8]. Wie HENRY und STACEY (1943) gezeigt haben, besitzen grampositive Bakterien Magnesiumribonucleat in ihrer Kapsel. Da dieses Salzes beraubte Bakterien gramnegativ sind, durch Zusatz dieses Salzes aber wieder grampositiv gemacht werden können, ist anzunehmen, daß die Gramfärbbarkeit von Bakterien durch Magnesiumribonucleat bedingt ist. Wie WILSON und MILES (1946) ausgeführt haben, besteht Grund zu der Annahme, daß dieses Salz auch für den größeren Widerstand grampositiver Bakterien gegen enzymatische Verdauung und Antikörperwirkung verantwortlich ist.

Die *Eiweißkonzentration* der Bakterien ist etwas geringer als die der Viren. Die Zahl der aus Bakterien isolierten Aminosäuren wird von GALE (1952) mit ungefähr 20 angegeben. Arginin, Histidin, Lysin und Tyrosin sollen fast stets, Leucin und Tryptophan häufig angetroffen werden[9].

---

[1] KNIGHT 1949. [2] BEARD 1945, KNIGHT 1949. [3] KNIGHT 1947.
[4] MELNICK 1953, STENT 1953. [5] Literatur bei VAN ROOYEN und RHODES (1948).
[6] HALE und MCKEE 1945, CHANG und KEMPF 1950, SUGG 1951.
[7] Literatur bei WILSON und MILES 1946, DUBOS und PAPPENHEIMER 1948, GALE 1952.
[8] BOIVIN 1947.
[9] WILSON und MILES 1946.

Neben mehr allgemein vorkommenden Eiweißen enthalten viele Bakterien bestimmt charakterisierte Proteine. Zu den letzteren gehören die bei der Gruppe A der hämolytischen Streptokokken vorkommenden, an oder nahe ihrer Oberfläche gelagerten, für ihre Typenspezifität verantwortlichen M- und T-Eiweiße[1]. Die pathogenetische Bedeutung dieser Eiweißkörper geht daraus hervor, daß Streptokokken mit Verlust ihres M-Eiweißes ihrer Virulenz beraubt werden, auch wenn ihr gesamtes exotoxisches Armamentarium erhalten bleibt[2]. Wie ELLIOTT (1945, 1950) gezeigt hat, können diese Streptokokken eine Protease produzieren, welche das M-Eiweiß zerstören kann (s. S. 49).

Weiter ist hier die Kapsel des Bacillus mesentericus, anthracis und subtilis zu nennen, welche im Gegensatz zu den meisten aus Polysacchariden bestehenden Kapseln aus d-Glutaminsäure enthaltenden Polypeptiden zusammengesetzt ist[3]. Da sich Anthraxbacillen bei empfänglichen Tieren und Menschen rasch vermehren, ihre Kapsel behalten und nur wenige polymorphkernige Leukocyten anlocken, bei resistenten Tieren ihre Kapsel verlieren, zerfallen und stark leukocytenanziehend wirken, ist anzunehmen, daß ihre pathogene Wirkung durch ihre eiweißhaltige Kapsel bedingt ist[4]. Nach BLOOM und Mitarbeitern (1947) beruht diese Wirkung darauf, daß das in der Kapsel enthaltene, von BAIL und WEIL (1911) als „Aggressin“ bezeichnete Eiweiß die in normalen Geweben enthaltenen anthraciden (bactericiden) Stoffe neutralisiert (vgl. S. 60). Nach RAFFEL (1949) ist dieses Eiweiß die Ursache des für Anthrax so charakteristischen entzündlichen Ödems und der hierbei zu beobachtenden Leukocyteninfiltrate und Blutaustritte.

Zu den bestimmt charakterisierten Eiweißkörpern der Bakterien gehören ferner die in den Tuberkelbacillen vorkommenden Tuberkuloproteine, die für die Tuberkulinreaktion verantwortlich sind[5]. Nach MILLER (1931) sollen sie dadurch wirken, daß sie das Gefäßendothel schädigen und die Wucherung von Plasmazellen veranlassen.

Schließlich gehören auch das bei den Typhusbacillen in der Oberfläche des Zelleibes enthaltene Vi-Antigen und das in ihren Flagellen enthaltene H-Antigen hierher[6]. Nach FREEMAN und ANDERSON (1941) soll Vi-Antigen 16% Polypeptide, 10—20% lösliche Stickstoffverbindungen, 3—4% Fett und 50—60% Polysaccharide enthalten.

Der *Fettgehalt* der Bakterien ist offenbar sehr unterschiedlich. Nach WILSON und MILES (1946) beträgt er bei vielen Bakterien 5—15% ihres Trockengewichts.

Die chemische Struktur der in den Bakterien vorkommenden Fette ist anscheinend nur bei den säurefesten Bakterien genauer untersucht worden. Die von ANDERSON (1932, 1940) in Tuberkel- und Leprabacillen gefundenen Fette und die in ihrer Phosphatidfraktion enthaltenen Fettsäuren sind in Tabelle 1 wiedergegeben. Die acetonlösliche Fraktion enthielt gesättigte und ungesättigte Fettsäuren, insbesondere Palmitinsäure, Tuberkulostearinsäure und Phthionsäure. Die Hauptmenge der Wachsfraktion bestand aus einer stabilen, schneeweißen, amorphen Substanz, welche unverseifbar war und die Eigenschaften höherer Hydroxysäuren besaß.

Nach den Befunden von ANDERSON (1932, 1940) kommen die in den Tuberkelbacillen enthaltenen Fette unter natürlichen Umständen als Lipopolysaccharide vor, nämlich als Ester von Fettsäuren mit dem Disaccharid Trehalose. Bei virulenten Stämmen sollen sie außerdem charakteristische Aminosäuren (glutamische Säure, Di-amino-pymelische Säure, Alanin) enthalten. Auch sollen diese mehr Fett und einen größeren Prozentsatz von Mycolsäure aufweisen[7].

Nach STODOLA, LESUK und ANDERSON (1938) soll die Säurefestigkeit der Tuberkel- und Leprabacillen auf einer in der Wachsfraktion enthaltenen Hydroxysäure von hohem Molekulargewicht, nämlich auf Mycolsäure beruhen. Nach SEIBERT (1950) soll die Gegenwart freier Carboxylgruppen hierbei eine Rolle spielen. Wie CHOUCROUN (1947, 1948) gezeigt hat, können entfettete, säurelösliche Tuberkelbacillen durch Zusatz von säurefesten Lipopolysacchariden wieder säurefest gemacht werden.

---

[1] LANCEFIELD 1940, 1941, ELLIOTT 1945.

[2] ROTHBARD 1948, RAFFEL 1953.

[3] IVANOVICS und BRUCKNER 1937, IVANOVICS und ERDOES 1937, TOMCSIK und IVANOVICS 1938, HANBY und RYDEN 1946.

[4] GRUBER und FUTAKI 1907, PREISZ 1909, BAIL und WEIL 1911, GLADSTONE 1946, CROMARTIE, BLOOM und WATSON 1947, CROMARTIE, WATSON, BLOOM und HECKLY 1947, WATSON, CROMARTIE, BLOOM, KEGELES und HECKLY 1947, BLOOM, WATSON, CROMARTIE und FREED 1947, WATSON, CROMARTIE, BLOOM, HECKLY, MCGHEE und WEISSMAN 1947, BLOOM, MCGHEE, CROMARTIE und WATSON 1947.

[5] SEIBERT 1928—1950.

[6] Literatur bei ALMON 1943.

[7] ASSELINEAU und LEDERER 1951.

Tabelle 1. *Der Fettgehalt und die in der Phosphatidfraktion enthaltenen Fettsäuren menschlicher Tuberkelbacillen, Rindertuberkelbacillen und Leprabacillen.* (Nach Befunden von ANDERSON 1932.)

	Menschliche Tuberkelbacillen %	Rindertuberkelbacillen %	Leprabacillen %
Fettgehalt.			
Phosphatide	6,5	1,55	2,2
Acetonlösliche Fette	6,2	3,3	6,5
Chloroformlösliche Wachse	11,0	8,5	10,0
Gesamtlipoide	23,7	13,35	18,7
Fettsäuregehalt der Phosphatidfraktion.			
Palmitinsäure	30,5	27,0	18,6
Oleinsäure (nach Reduktion zu Stearinsäure)	12,8	7,0	13,8
Gesättigte flüssige Säuren (wahrscheinlich Tuberkulostearin- und Phthionsäuren)	20,9	16,0	13,5
Gesamtfettsäuren	64,2	50,0	45,9

Die Wirkung der Fette der Tuberkelbacillen auf die Gewebe ist von ALBERT-WEIL (1931) und ROULET (1934, 1949) ausführlich besprochen worden. Die bereits von STERNBERG (1902) gemachte Beobachtung, daß entfettete Bacillen weniger gewebsreizend sind als intakte Bacillen und seine Vermutung, daß ihre pathogene Wirkung „an eine, im Bacillenleib enthaltene Substanz" gebunden ist, sind später vollauf bestätigt worden. Wie SABIN und ihre Schüler (1927—1941) gezeigt haben, ist die für Tuberkulose so charakteristische Bildung von Epitheloid- und Riesenzellen auf die in den Bacillen enthaltenen Phosphatide oder die darin vorkommende Phthionsäure zurückzuführen. Die Tuberkelbildung ist demnach eine „spezifische Reaktion auf Tuberkulolipoide". SABIN hat jedoch ausdrücklich hervorgehoben, daß dieses Problem weiterer Untersuchung bedarf, da die acetonlösliche Fraktion der Tuberkulolipoide zwar reichlich Phthionsäure enthält, aber ebenso wie reiner dargestellte Phthionsäure wenig tuberkelbildend wirkt. Wie ROULET (1949) kürzlich dargelegt hat, verursacht Phthionsäure lediglich eine Fremdkörperreaktion. Andererseits konnte er aus der Phosphatidfraktion eine stickstofffreie Phosphatidsäure darstellen, welche eine sehr viel stärkere tuberkelbildende Wirkung besaß als die von SABIN untersuchte Phosphatidfraktion. Er kam daher zu dem Schluß, daß die Phosphatidsäure der Tuberkelbacillen nach ihrer Abspaltung in den Phagocyten (Makrophagen) sowohl wegen ihrer Fettlöslichkeit als auch wegen ihrer Wirkung als hydrophiles Kolloid im Cytoplasma dieser Zellen sofort in äußerst feiner Form verteilt wird und durch diesen Mechanismus die Bildung von Epitheloidzellen und die Entstehung von Tuberkeln verursacht.

Die *Kohlenhydrate* der Bakterien sind kürzlich durch KABAT und MAYER (1948) und BURGER (1950) ausführlich besprochen worden. Nachdem schon SCHEIBLER (1874), BORSCOW (1876) und VAN TIEGHEM (1878) Kohlenhydrate von Bakterien isoliert hatten und PICK (1902) gezeigt hatte, daß ein von Typhusbacillen isoliertes Polysaccharid Immunserum zu präcipitieren vermag, waren es besonders HEIDELBERGER und AVERY (1923) und ihre Mitarbeiter[1], welche diese Kohlenhydrate einer genaueren Untersuchung unterzogen und ihre große Bedeutung für die Wirkungsweise der Bakterien ans Licht gebracht haben. Wie wir heute wissen, bestehen die in den Bakterien enthaltenen Kohlenhydrate hauptsächlich aus Polysacchariden. Auch wissen wir, daß die somatischen, in den Bakterienleibern enthaltenen Polysaccharide oft besonders nahe ihrer Oberfläche gelegen sind, und daß die Kapsel der meisten Bakterien aus Polysacchariden besteht.

Die chemische Zusammensetzung der in den Bakterien vorkommenden Polysaccharide wechselt mit ihren Species und Typen. Die im *Zelleib* der Ruhrbacillen vorkommenden Polysaccharide enthalten Galaktose, Acetylglucosamin und Rhamnose[2], die der Tuberkelbacillen Arabinose, Mannose, Galaktose, Glucosamin und Inositol[3]. Die *Kapsel* der Pneumokokken Type I besitzt Galakturonsäure und Acetylglucosamin, die der Type XIV Galaktose

[1] HEIDELBERGER, GOEBEL und AVERY 1925, HEIDELBERGER und GOEBEL 1926, 1927, HEIDELBERGER und KENDALL 1931, 1932, HEIDELBERGER, KENDALL und SHERP 1936.

[2] MORGAN und PARTRIDGE 1940, 1941.

[3] ANDERSON 1932.

anstatt Galakturonsäure und die der Typen II, III und VIII Glucuronsäure und Glucose[1]. Die Kapsel der Friedländer-Bacillen enthält Aldiobion- anstatt Glucuronsäure[2]. Wie KENDALL, HEIDELBERGER und DAWSON (1937) gezeigt haben, besteht die Kapsel der Gruppe A der hämolytischen Streptokokken aus Hyaluronsäure (Glucuronsäure und Acetylglucosamin). Diese unter den Bakterien nur bei Streptokokken vorkommende Säure spielt möglicherweise bei der rheumatischen Entzündung eine pathogenetische Rolle (vgl. S. 52).

Die Mannigfaltigkeit der bei den Bakterien vorkommenden Polysaccharide geht auch aus ihrem serologischen Verhalten hervor. Hämolytische Streptokokken lassen sich nach den in ihrem Zelleib enthaltenen Polysacchariden (C-Substanz) serologisch, im allgemeinen ihrer Quelle entsprechend in spezifische Gruppen einteilen (Gruppe A vom Menschen, Gruppe B vom Rind[3]), während die in ihrer Kapsel enthaltene Hyaluronsäure serologisch unwirksam ist. Die C-Substanz soll keine entzündungserregende Wirkung haben[4]. Die Hyaluronsäure hingegen soll die pathogenetische Wirkung des in den Streptokokken enthaltenen M- und T-Eiweißes erhöhen[5].

Ähnliche Verhältnisse wie bei den Streptokokken finden sich bei den Ruhrbacillen, in deren Zelleib 19 verschiedene, für ihre Typenspezifität verantwortliche Polysaccharide nachgewiesen worden sind[6].

Bei den Pneumokokken sind die Verhältnisse mehr verwickelter Natur. Wie HEIDELBERGER und seine Mitarbeiter (1923—1938) gezeigt haben, enthält die Kapsel jeder der bisher nachgewiesenen, über 75 zählenden Pneumokokkentypen ihr eigenes typenspezifisches Polysaccharid. Die Leiber hingegen enthalten nach Untersuchungen von TILLETT und seinen Mitarbeitern (1930) nur ein Polysaccharid, welches zwar speciesspezifisch, aber typenunspezifisch ist (C-Substanz). Wie die Pneumokokken entzündungserregend wirken, ist nicht sicher. Doch ist mit MACLEOD (1948) anzunehmen, daß diese Wirkung mit ihrer Kapsel zusammenhängt. Verlust der Kapsel verursacht Verlust der Virulenz. Zwar sind die Polysaccharide offenbar nicht toxisch, doch schützen sie die Bakterien vor Phagocytose. Wie AVERY und DUBOS (1930, 1931) gezeigt haben, kann die Kapsel der Pneumokokken durch gewisse Erdbakterien verdaut werden, ohne daß die Bakterien dadurch geschädigt werden. Solche Pneumokokken werden prompt phagocytiert. Nach WOOD, SMITH und WATSON (1946) soll die schützende Wirkung der Kapsel nicht zuletzt auf ihrer Schlüpfrigkeit beruhen. Mit Kapseln versehene Pneumokokken wurden auf einer aus Glas oder Wachs bestehenden Unterlage von polymorphkernigen Leukocyten umhergeschoben, ohne daß es diesen Phagocyten glückte, die entgleitenden Bakterien mit ihren Pseudopodien zu erfassen, während sie auf Lösch- oder Filterpapier von den Leukocyten in die Enge getrieben und ziemlich leicht phagocytiert wurden. Der seit langem bekannte phagocytosefördernde Effekt spezifischer Antikörper scheint darauf zu beruhen, daß sie die Oberfläche der Kapsel so verändern, daß die Leukocyten ihrer leicht habhaft werden können (vgl. S. 127ff.).

Wie TRIPP, FRISCH, BARRETT und PIDGEON (1942) gezeigt haben, kann bei einer durch Pneumokokken Type III verursachten Lappenpneumonie die Konzentration des aus ihrer Kapsel stammenden Mucopolysaccharids im Sputum auf 10% ansteigen. Auch können nachweisbare Mengen dieses Saccharids im Blute auftreten[7]. Diese Beobachtungen passen gut zu der Annahme, daß die Schwere dieser Entzündung darauf zurückzuführen ist, daß sich das Mucopolysaccharid mit den sich bildenden Antikörpern verbindet und somit Opsonisation und Phagocytose der in den Lungen befindlichen Bakterien verhindert[8].

Typenspezifische Polysaccharide sind auch in der Kapsel der Gonokokken[9], Meningokokken[10], Friedländer-Bacillen[11] und Influenzabacillen[12] nachgewiesen worden.

Neben den bisher besprochenen, wahrscheinlich als konjugierte Moleküle vorkommenden, aber einzeln wirkenden Komponenten der Bakterien gibt es andere, welche offenbar nur in ihrer komplexen Form wirksam sind. Zu den wichtigsten Bestandteilen dieser Art gehören die offenbar mit den Endotoxinen oder O-Antigenen identischen *Phospholipid-Polysaccharid-Peptid-Komplexe*, welche offenbar an der Oberfläche[13] der Bakterienleiber oder in ihrer Nähe[14] gelagert und für den negativen Ausfall der Gramfärbung bei diesen Bakterien (Ruhrbacillen, Typhusbacillen, Gonokokken, Meningokokken u. a.) verantwortlich sind[15]. Die

[1] HEIDELBERGER und AVERY 1923, HEIDELBERGER, GOEBEL und AVERY 1925, HEIDELBERGER und GOEBEL 1926, 1927, HEIDELBERGER und KENDALL 1931, 1932, HEIDELBERGER, KENDALL und SHERP 1936.

[2] HEIDELBERGER, GOEBEL und AVERY 1925. [3] LANCEFIELD 1928, 1941.

[4] RAMMLKAMP und DINGLE 1948, SWIFT 1948.

[5] KASS und SEASTONE 1944, ROTHBARD 1948, SWIFT 1948, WATSON und BRANDLY 1949.

[6] RAFFEL 1949. [7] BUKANTZ, DE GARA und BULLOWA 1942.

[8] COLE 1917, SIA 1926, SICKLES 1927, ENDERS und WU 1934, DOWNIE 1937.

[9] CASPER 1930. [10] RAKE und SHERP 1933. [11] JULIANELLE 1937.

[12] MACPHERSON, HEIDELBERGER, ALEXANDER und LEIDY 1946, ALEXANDER 1948.

[13] BOIVIN 1946. [14] DUBOS 1940.

[15] BOIVIN und MESROBEANU 1935, 1936, TAL und GOEBEL 1950, BURROWS 1951.

Chemie dieser Substanzen ist kürzlich von BURROWS (1951) besprochen worden. Sie sind trypsinresistent, können aber durch schwache Säuren hydrolysiert werden. Bei ihnen nachgewiesene Fettspaltprodukte sind Palmitin-, Glycerophosphor- und Ölsäure, Spaltprodukte der Polysaccharide N-Acetylglucosamin, Galaktose und Rhamnose.

Die Wirkung dieser Komplexe bei der Entzündung ist verwickelt. Daß sie eine große pathogenetische Bedeutung haben, geht schon daraus hervor, daß gramnegative Bakterien mit dem Verlust ihres O-Antigens ihre Virulenz einbüßen[1]. Durch Hydrolyse gewonnene Phospholipoid-Kohlenhydratkomplexe sind toxisch, aber nicht antigenisch, während isolierte Phospholipoide, Kohlenhydrate oder Eiweiß weder toxisch noch antigenisch wirken[2]. Es ist daher anzunehmen, daß die toxische Wirkung dieser Komplexe an eine phosphor- und stickstoffhaltige Substanz gebunden ist, die aber nur in Verbindung mit Eiweiß oder Polysaccharid wirksam ist. Nach ZAHL und HUTNER (1952) soll es sich hierbei um an Polysaccharid gebundene Phosphatgruppen handeln. — Im Gewebe verursachen diese Komplexe Schädigung des Gefäßendothels und dadurch vermehrte Durchlässigkeit der Capillaren[3]. Auch hemmen sie Phagocytose[4]. Da sie Hyperglykämie und Leukopenie erzeugen[5], ist anzunehmen, daß sie auch auf die Nebennieren einwirken. Auf ihre Rolle beim Fieber soll später eingegangen werden (vgl. S. 56f.).

3. Der Stoffwechsel der Bakterien und seine Wirkung.

Der Stoffwechsel der Bakterien gleicht dem der tierischen Zellen[6]. Er beruht auf der Wirkung von Enzymen, sie aktivierender Kinasen und von Coenzymen (prosthetischen Gruppen). Auch spielen Vitamine dabei eine wichtige Rolle, offenbar indem sie als Coenzyme wirken[7]. Wie GALE (1952) ausgeführt hat, unterscheiden sich Bakterien von tierischen Zellen dadurch, daß ihre Stoffwechselrate Q_{O_2} 100—3000 beträgt, während die im Stoffwechsel sehr aktiven Nierenzellen einen Q_{O_2} von nur 4—10 haben sollen.

Während Viren, wie bereits erwähnt (S. 44), offenbar keine entzündungserregenden Stoffwechselprodukte ausscheiden, sondern hauptsächlich als Parasiten wirken, lassen Bakterien und höhere Lebewesen während ihres Lebens oder nach ihrem Tode zahlreiche giftige und ungiftige stoffwechseltätige Substanzen oder Produkte dieser Tätigkeit ins umgebende Milieu übertreten. Zu den bestbekannten Substanzen dieser Art gehören ihre Nucleinasen, Proteasen, Lipasen und Carbohydrasen, wie die bisher noch nicht genau charakterisierten Coagulasen, Fibrinolysine, Exotoxine und Pyrogene.

Nucleasen. Wie in den letzten Jahren gezeigt worden ist, besitzen Streptokokken ein als Streptodornase bekanntes Enzym, welches Desoxyribonucleinsäure zu Pyrimidinnucleosiden und freien Purinbasen zu degradieren vermag[8]. Da es sich hierbei um ein Enzym handelt, ist es auch antigenisch wirksam. Die Rolle der Streptodornase bei der Entzündung besteht offenbar darin, daß sie die in Exsudaten enthaltenen Kerntrümmer auflöst. Die Kerne lebender Zellen werden hingegen nicht berührt.

Proteasen. Wie allgemein bekannt ist, enthalten die meisten, wenn nicht alle Bakterien und höheren Entzündungserreger Proteasen, welche Eiweiß in Proteosen, Peptone und Peptide zerlegen. Bakterielle Proteasen sind gewöhnlich vom Charakter der Trypsine, Kathepsine und Papainasen, während Pepsine zu fehlen scheinen. Wie allgemein angenommen wird, beschränkt sich die Tätigkeit

[1] WILSON und MILSE 1946, RAFFEL 1953. [2] MORGAN 1943. [3] SHWARTZMAN 1937.
[4] WARD und ENDERS 1933, ROBERTSON und VAN SANT 1939, MORGAN und UPHAM 1941, BOIVIN und DELANNAY 1945, WOOD, SMITH und WATSON 1946.
[5] ROBERTSON und YU 1938, MORGAN 1941, OLITZKI, AVINERY und BENDERSKY 1941, TAL und OLITZKI 1948, ZAHL und HUTNER 1952.
[6] Literatur bei MASCHMANN 1943, BARKER und DOUDOROFF 1946, WILSON und MILES 1946, GALE 1947, 1952, WOODS 1947, DUBOS und PAPPENHEIMER 1948, GUNSALUS 1948, STEPHENSON 1948, FOSTER 1949, 1951, UMBREIT 1949, KRAMPITZ 1950, COHEN 1951.
[7] Literatur bei MÜLLER 1944, KNIGHT 1945, DUBOS und PAPPENHEIMER 1948.
[8] SHERRY, TILLETT und CHRISTENSEN 1948, SHERRY und GOELLER 1950, TILLETT 1952.

der Proteasen im ganzen auf denaturiertes Eiweiß[1]. Da nur wenige Proteasen durch die intakte Bakterienmembran ins umgebende Milieu übertreten können[2], sind sie im Gewebe nur nach Zerfall der Bakterien wirksam.

Aminosäuren werden in alkalischem Milieu von Bakterien gewöhnlich durch Deaminasen zu Hydroxysäuren und Ammoniak reduziert, während sie in saurem Milieu von ihnen durch Decarboxylasen abgebaut werden[3]. Grampositive Kokken sollen im allgemeinen nur Arginin angreifen können[4]. Colonbacillen besitzen eine Tryptophanase, welche Tryptophan in Indol, Brenztraubensäure und Ammoniak zerlegen kann[5]. Clostridien sind mit Enzymen ausgestattet, welche Serin, Guanin, Xanthin, Hypoxanthin und Harnsäure anaerob in Essigsäure, Ammoniak, Wasserstoff und Kohlensäure zerlegen und somit aus Aminosäuren Gas bilden können[6]. Die Beobachtung, daß sie im Sauren Histidindecarboxylase produzieren, paßt gut zu der Beobachtung, daß der Histamingehalt der durch sie infizierten Gewebe auf das 2—4fache ansteigen kann[7]. Proteusbacillen enthalten eine starke Urease, welche Harnstoff in Ammoniak und CO_2 spaltet.

Neben diesen mehr allgemein vorkommenden eiweißspaltenden Fermenten, produzieren einige Bakterien auch für die Entzündung wichtige, besonders charakterisierte Proteasen. Zu diesen gehört eine von hämolytischen Streptokokken der Gruppe A produzierte, extracellulär nachweisbare Protease, welche das für die Virulenz dieser Erreger wichtige M-Eiweiß (vgl. S. 45), wie auch Fibrinolysin (Streptokinase), Fibrin, Casein und Gelatine abzubauen vermag[8]. Weiter wird meistens die von den Gasbacillen produzierte, extracellulär nachweisbare, reticuläre und kollagene Fasern hydrolysierende, von MASCHMANN (1938) entdeckte und von ihm als $\varkappa$-Toxin bezeichnete Kollagenase hierhergerechnet[9]. Dieses für die Pathogenese des Gasbrandes so wichtige Enzym trägt offenbar dazu bei, daß sich das eigentliche, als Lecithinase identifizierte Toxin dieser Erreger (s. unten) leicht im befallenen Gewebe ausbreiten kann. Es darf jedoch nicht unerwähnt bleiben, daß einige Forscher[10] die Kollagenase neuerdings zu den Hyaluronidasen zu rechnen scheinen. Demgegenüber ist aber zu sagen, daß sich Kollagenase von den Hyaluronidasen nicht nur enzymatisch[11], sondern auch dadurch unterscheidet, daß ihr im menschlichen Blute vorkommender unspezifischer Inhibitor mit den spezifischen und unspezifischen Hyaluronidaseinhibitoren nichts zu tun hat[12].

Lipasen. Die fettspaltenden Enzyme der Bakterien umfassen Lipasen, Lecithinasen und Phosphatasen. Lipasen, welche Fette in Fettsäuren und Glycerine zerlegen, sind bei Staphylokokken, Streptokokken, Pneumokokken, Colonbacillen, Tuberkelbacillen und anderen Erregern nachgewiesen worden[13]. Als besonders charakterisierte Lecithinase ist das α-Toxin der Gasbacillen zu nennen, welches Lecithin unter Bildung von Phosphocholin hydrolysiert und offenbar dadurch wirksam ist, daß es die Membran der Erythrocyten und Gewebszellen auflöst[14]. Dieses nekrose- und hämolyseerzeugende Enzym ist offenbar weitgehend für die Virulenz dieser Erreger verantwortlich[15].

Wie MILES und MILES (1943) ausgeführt haben, erhöht das α-Toxin der Gasbacillen die Permeabilität der Capillaren und somit den Austritt von Flüssigkeit ins Gewebe. Das so entstehende Ödem führt zu einer Steigerung des Gewebsdruckes,

[1] PUTNAM 1953. [2] GALE 1952. [3] DUBOS und PAPPENHEIMER 1948. [4] GALE 1947. [5] GUNSALUS 1948. [6] KARLSSON und BARKER 1949. [7] GALE 1952. [8] ELLIOTT 1945.
[9] MACFARLANE und MACLENNAN 1945, ROBB-SMITH 1945, 1953/54, OAKLEY, WARRACK und VAN HEYNINGEN 1946.
[10] GERSH und CATCHPOLE 1949, STOUGHTON und LORINCZ 1951.
[11] OAKLEY, WARRACK und VAN HEYNINGEN 1946. [12] EHRICH 1952.
[13] WILSON und MILES 1946. [14] MACFARLANE und KNIGHT 1941, GALE 1952.
[15] EVANS 1945, KASS, LICHSTEIN und WAISBREN 1945, RAFFEL 1953.

welcher dann weiterem Flüssigkeitsaustritt entgegenwirkt und auf diese Weise den Austritt von im Blute kreisendem Antitoxin und seine therapeutische Wirkung stark beschränken kann.

Carbohydrasen. Der Kohlenhydratstoffwechsel der Bakterien[1] ist für die Entzündung von großem Interesse, nicht nur weil das Bindegewebe zum großen Teil aus Kohlehydraten besteht, sondern auch weil die Entstehung der für die Entzündung so wichtigen Säuren in der Hauptsache auf den für den Energiestoffwechsel der Bakterien so bedeutungsvollen aeroben und anaeroben Kohlenhydratabbau zurückzuführen ist.

Gewisse *Polysaccharide* werden durch die von den Streptokokken, Staphylokokken, Pneumokokken, Gasbacillen und anderen Bakterien produzierten, extracellulär nachweisbaren, von DURAN-REYNALS (1928) zuerst als spreading-factor beschriebenen und später von CHAIN und DUTHIE (1940) identifizierten *Hyaluronidasen* abgebaut. Die Frage der Spezifität dieser Enzyme ist noch nicht geklärt. Wie MEYER (1952) ausgeführt hat, verhalten sich Streptokokkenhyaluronidasen sehr ähnlich wie Staphylokokken- und Pneumokokkenhyaluronidasen, unterscheiden sich aber von Hodenhyaluronidasen 1. darin, daß sie hoch- und niedrigmolekulare Hyaluronsäuren gleich stark angreifen, während sich Hodenhyaluronidase hauptsächlich auf hochmolekulare Hyaluronsäuren beschränkt, 2. daß die Endprodukte ihrer Wirkung Disaccharide zu sein scheinen, während Hodenhyaluronidase nur zu Oligosacchariden führt, und 3. daß sie gegen Hitze weniger widerstandsfähig sind. Da Streptokokkenhyaluronidasen gruppenspezifische Antikörper erzeugen[2], ist anzunehmen, daß sie wenigstens serologisch spezifisch sind.

Die Wirkung der bakteriellen Hyaluronidasen bei der Entzündung ist umstritten. Die von DURAN-REYNALS seit 1933 wiederholt (1942, 1950) vertretene und von HAAS (1946) unterstützte Ansicht, daß sie bei der Invasion oder Virulenz eine Rolle spielen, hat sich nicht allgemein durchgesetzt. CROWLEY (1944), welche 376 hämolytische Streptokokkenstämme daraufhin untersuchte, fand, daß zwar die meisten Stämme der Lancefield-Gruppen C und G Hyaluronidase erzeugen, daß aber bei der für den Menschen pathogenen Gruppe A nur Type 4 und 22 nennenswerte Mengen dieses Enzyms produzieren. Auch fand sich keine Beziehung zwischen Hyaluronidasegehalt und Stärke der durch diese Erreger verursachten Entzündung. Spätere Untersuchungen haben jedoch ergeben, daß die meisten menschlichen Streptokokken in der Gegenwart von Hyaluronsäure Hyaluronidase erzeugen können, sie in dieser Hinsicht also adaptiv sind[3]. Weiter hat sich gezeigt, daß die bei menschlichen Infektionen vorkommenden Streptokokken im allgemeinen gute Hyaluronidaseerzeuger sind. Während Stämme von gesunden Menschen weniger als eine turbidimetrische Reduktionseinheit je Kubikzentimeter des Kulturmediums bildeten, lieferten Stämme von infizierten Menschen bis zu 100 Einheiten[4]. Auch fand sich eine gute Parallele zwischen Hyaluronidaseerzeugung und Stärke der Infektion.

Ähnliche Befunde ließen sich auch experimentell erheben. Wenn 10 Tage alte Hühnerembryonen mit verschiedenen hyaluronidasenegativen und -positiven Streptokokken inoculiert wurden, nahm die Sterblichkeit mit zunehmender Hyaluronidaseproduktion zu. Auch wurde die Sterblichkeit stark erhöht, wenn Streptokokkenhyaluronidase mit den Bakterien zusammen injiziert wurde, wäh-

[1] Literatur bei WILSON und MILES 1946, DUBOS und PAPPENHEIMER 1948, GUNSALUS 1948, UMBREIT 1949, KRAMPITZ 1950, GALE 1952.
[2] WENNER, GIBSON und JACQUES 1951.
[3] DUBOS und PAPPENHEIMER 1948, MACLEOD und PAPPENHEIMER 1948, STANIER 1951.
[4] SALLMAN und BIRKELAND 1950.

rend Salicylsäure, welche nach GUERRA (1946) die ausbreitende Wirkung von Hyaluronidase einschränkt (s. unten), eine gegenteilige Wirkung hatte (Tabelle 2). Ähnlich fanden KASS, LICHSTEIN und WAISBREN (1945), daß die Virulenz der Gasbacillen zwar hauptsächlich von der von ihnen gebildeten Lecithinase abhängt, daneben aber ihre Hyaluronidase eine unterstützende Rolle spielt. Diese Ergebnisse lassen wenig Zweifel an der Gültigkeit der von DURAN-REYNALS begründeten Lehre.

Der Einwand WILSONs und MILES' (1946) und WOODs (1947), daß einige hochinvasive Streptokokken und Gasbacillen, sowie Brucella und Pestbacillen, überhaupt keine Hyaluronidase bilden, während Staphylococcus aureus zwar reichlich Hyaluronidase erzeugt, aber nicht sehr invasiv ist, kann schon deshalb nicht als stichhaltig angesehen werden, weil es auch andere ausbreitende Faktoren gibt[1]. Auch hängt die Wirkung der Hyaluronidasen von der Wasserstoffionenkonzentration, der sog. kritischen Konzentration[2] und dem Vorhandensein von neutralisierenden Antikörpern und unspezifischen Inhibitoren ab. Weiter haben neuere Untersuchungen ergeben, daß Hyaluronidasen nur langsam diffundieren, und daß die im Tierversuch zu beobachtende schnelle Ausbreitung durch den Druck der dabei im Gewebe auftretenden freien Flüssigkeit (Ödem) bedingt ist[3]. Die letztere Beobachtung scheint zu zeigen, daß bei der Invasion hyaluronidaseerzeugender Bakterien das entzündliche Ödem von größerer Bedeutung ist als die depolymerisierende Wirkung ihrer Hyaluronidasen. Auch mag die die Ausbreitung hemmende Wirkung gewisser unspezifischer Inhibitoren (Antihistamine, Epinephrin, Salicylsäure) darauf beruhen, daß sie die Ödembildung einschränken (Epinephrin, Salicylsäure) oder die Wirkung toxischer Produkte (Histamin) neutralisieren (Antihistamine[2]).

Tabelle 2. *Einfluß von Hyaluronidase und Salicylsäure auf die tödliche Wirkung von Streptokokken auf Hühnerembryonen.* (SALLMAN und BIRKELAND 1950.)

Streptokokkenstamm	Hyaluronidasetiter (turbidimetrische Reduktionseinheiten)	Zugefügte Hyaluronidase (Titer)	Zugefügte Salicylsäure (mg)	Hühnerembryonen tot in 24 Std (%)
—	0	—	—	0
412	0	—	—	20
	0	20	—	60
	0	200	—	80
	0	20	1,6	0
413	0	—	—	40
	0	25	—	50
	0	125	—	70
	0	125	7,5	50
Phillip	11	—	—	70
	11	50	—	80
	11	125	—	100
	11	—	2,0	etwa 35
421	27	—	—	100
	27	—	2,0	73

Außer von der Wirkung der Hyaluronidasen und anderer Ausbreitungsfaktoren hängt die Invasion hyaluronidaseerzeugender Bakterien auch von der Entstehung von Hyaluronsäurespaltprodukten ab (vgl. S. 21). Wie DURAN-REYNALS und McCREA (1953) gezeigt haben, gibt es auch bei Viren und Bakterien eine kritische Konzentration, bei welcher gleichzeitig verabfolgte Hyaluronidase stärkste Ausbreitung verursacht, während bei kleinen Mengen von Bakterien Hyaluronidase ihre Ausbreitung wie ihre entzündliche Wirkung nicht nur nicht fördert, sondern stark unterdrückt. Da das Wachstum von Vacciniavirus in Zellkulturen durch gewisse Hyaluronsäurepräparate in einer Konzentration von

[1] DURAN-REYNALS 1950. [2] SPRUNT 1950. [3] HECHTER 1947, 1950.

1:1000 gehemmt, und da gewisse in dieser Hinsicht unwirksame Hyaluronsäurepräparate durch Zusatz von Hyaluronidase aktiviert wurden, und da weitere Untersuchungen zeigten, daß N-Acetylglucosamin unwirksam ist, während Glucuronsäure in einer Konzentration von 0,5—2,0% wie einige ihrer Derivate durch Vaccinia- oder Influenzaviren erzeugte Entzündungen stark hemmen[1], kamen DURAN-REYNALS und McCREA (1953) zu dem Schluß, daß es sich hierbei um eine Wechselwirkung zwischen Glucuronsäure und Infektionserregern handelt, nämlich möglicherweise um Bindung ihrer Peptidgruppen durch diese Säure. Demnach wäre anzunehmen, daß bei der Invasion von Entzündungserregern Hyaluronidase nur dann fördernd wirkt, wenn die Zahl der Erreger groß genug ist, alle Glucuronsäure zu binden, und darüber hinaus genügend Peptidgruppen freibleiben, die Invasion auszuführen.

Daß Hyaluronidasen auch durch unbelebte Ursachen erzeugte Entzündungen stark beeinflussen können, ist durch GLASSMAN, BLUMENTHAL, BECKFIELD und SEIFTER (1953) nachgewiesen worden. Wurde Hyaluronidase (Wydase) zusammen mit entzündungserregenden Chemikalien Kaninchen in die Haut eingespritzt, blieb die Bildung eines entzündlichen Ödems aus, offenbar weil die Wasserbindung durch die Grundsubstanz infolge der Hyaluronidasewirkung herabgesetzt oder die Resorption des Wassers beschleunigt war. Doch wurden die sich entwickelnden Entzündungsherde, soweit sich dies durch örtliche Ansammlung intravenös eingespritzten Trypanblaus feststellen ließ, etwa zweimal so groß wie bei den Kontrollierten. Auch zeigten diese Herde eine größere Blutungsneigung. Die letztere Wirkung ist offenbar darauf zurückzuführen, daß die eingespritzte Hyaluronidase auch die Ausbreitung der entzündungserregenden Chemikalien verstärkte.

Die Rolle der Hyaluronidasen bei der rheumatischen Entzündung ist kürzlich an anderer Stelle[2] besprochen worden. Wie dort ausgeführt wurde, hat MEYER (1947) die durch hohe Antikörpertiter erwiesene Hyaluronidaseproduktion der hämolytischen Streptokokken für die charakteristischen Veränderungen bei rheumatischem Fieber verantwortlich gemacht. Demgegenüber haben DORFMAN und seine Schüler (1949) darauf hingewiesen, daß die beiden stärksten Hyaluronidaseerzeuger, nämlich Type 4 und 22[3], offenbar bei rheumatischem Fieber überhaupt nicht vorkommen[4], und daß sie sich von den bei dieser Erkrankung vorkommenden Streptokokken auch dadurch unterscheiden, daß sie offenbar keine Hyaluronsäure erzeugen. Die letztere Beobachtung hat DORFMAN dazu veranlaßt, die Vermutung auszusprechen, daß es die nur bei den Streptokokken vorhandene Hyaluronsäure ist, welche den Erregern des rheumatischen Fiebers eine besondere Stellung gibt. Nach dieser Anschauung soll die von den hämolytischen Streptokokken produzierte Hyaluronsäure eine Überproduktion von menschlicher Hyaluronidase bewirken, welche durch ihre enzymatische Wirkung polysaccharidreiches Bindegewebe schädigen und es so für die rheumatische Entzündung vorbereiten soll. Da die Hyaluronsäure der bei rheumatischem Fieber vorkommenden Streptokokken in deren Kapsel enthalten ist, Type 4 und 22 aber keine Kapsel bilden, könnte man die offenbare Unfähigkeit dieser beiden Typen rheumatisches Fieber zu erzeugen, vielleicht auch dadurch erklären, daß sie wegen ihrer fehlenden Kapsel nach Eindringen in den Wirtskörper phagocytiert und unschädlich gemacht werden, bevor sie den rheumatischen Schaden anrichten können.

[1] DURAN-REYNALS und McCREA 1953, McCREA und DURAN-REYNALS 1953.
[2] EHRICH 1952. [3] CROWLEY 1944, HOBBY, DAWSON, MEYER und CHAFFEE 1941.
[4] KUTTNER und KRUMWIEDE 1941, ROTHBARD, WATSON, SWIFT und WILSON 1948, FRIOU 1950.

Wie DURAN-REYNALS und MCCREA (1953) ausgeführt haben, besteht guter Grund zu der Annahme, daß die ausbreitende Wirkung bakterieller Hyaluronidasen bei Entzündung bald abnimmt. Jedenfalls sei bei Erysipel, Lappenpneumonie oder Gasgangrän mit einer starken Reaktion der Hypothalamus-Hypophyse-Nebennierenachse zu rechnen und infolgedessen mit vermehrter Ausschüttung von 11-Oxy- und Hydroxycorticosteroiden, welche, wie bereits erwähnt (S. 22), in der Lage sind, die Barrierefunktion der Grundsubstanz wiederherzustellen.

Der Abbau der *Monosaccharide* durch Oxydation (Respiration) und anaerobe Glykolyse (Fermentation) ist unlängst durch DUBOS und PAPPENHEIMER (1948) ungewöhnlich klar dargestellt worden. Wie dort ausgeführt ist, können die meisten, der Respiration fähigen, sog. aeroben Mikroorganismen Glucose oder andere leicht in Glucose überführbare Zucker vollständig zu CO_2 und Wasser abbauen, während die durch anaerobe Glykolyse wirksamen sog. anaeroben Bakterien diese Zucker nur partiell zu Milchsäure und anderen Produkten degradieren können. Anaerobe Glykolyse unterscheidet sich von aerober Glykolyse auch dadurch, daß sie in kürzerer Zeit auf Kosten größeren Verbrauchs von Brennmaterial mehr Energie zur Verfügung stellt, sie also weniger ökonomisch ist. Doch wird der Mangel an Ökonomie dadurch ausgeglichen, daß die hierbei erzeugte Energie dazu benutzt wird, die bei anaerober Glykolyse entstehende Milchsäure in Kohlenhydrat zurückzuverwandeln[1].

Zu den aeroben Bakterien gehören Staphylokokken, gramnegative Kokken, wie Gonokokken und Meningokokken, und Diphtheriebacillen, Colonbacillen, Typhusbacillen und Ruhrbacillen. Staphylokokken greifen Glucose, Lactose, Sucrose und Mannit unter Bildung von Milchsäure an[2]. Gonokokken können, wie lange bekannt ist, nur Glucose unter Säurebildung abbauen. Meningokokken degradieren Glucose und Maltose unter Säurebildung, aber nicht Lactose, Sucrose oder Lävulose. Die von ihnen verursachte Säuerung ist oft nur vorübergehend und schlägt danach in Alkalose um[3]. Gewöhnliche Diphtheriebacillen bauen Glucose unter Säurebildung ab, aber nicht Maltose und Sucrose, während Gravisstämme auch Stärke und Dextrin anzugreifen vermögen[4]. Colonbacillen können unter anderen Glucose, Lactose, Sucrose, Rhamnose, Arabinose, Xylose und Mannit unter Säurebildung degradieren, während Typhusbacillen Glucose, Xylose, Mannit und Maltose, aber nicht Lactose, Sucrose, Rhamnose oder Arabinose angreifen können. Ruhrbacillen auf der anderen Seite können lediglich Glucose abbauen[5]. Es ist bemerkenswert, daß alle aeroben Entzündungserreger ein Cytochromsystem und Katalase enthalten[6].

Anaerobe Glykolyse soll nach MEYERHOF (1942) zunächst zur Bildung von Brenztraubensäure führen, und zwar durch Oxydoreduktionsprozesse mittels Katalysatoren wie Adenosintriphosphat (ATP) und Diphosphopyridinnucleotid (DPN). Doch kann der Abbau offenbar auch andere Wege gehen. Nach GALE (1952) liefern die meisten anaerober Glykolyse fähigen Bakterien Essigsäure, Buttersäure, Ameisensäure und Propionsäure wie auch andere Produkte. Hämolytische Streptokokken und Pneumokokken sollen Glucose mittels einer Dehydrogenase fast vollständig in Milchsäure zerlegen. Das Endresultat der anaeroben Glykolyse hängt von verschiedenen Bedingungen ab. So bilden Gasbacillen in der Gegenwart von Eisen vorwiegend Butter- und Essigsäure, während sie bei Eisenmangel hauptsächlich Milchsäure produzieren. Ähnlich spalten Streptokokken bei Glucosemangel das im Bindegewebe als wesentlicher Bestandteil der Hyaluronsäure vorkommende N-Acetylglucosamin in Milchsäure, flüchtige Säuren und Ammoniak, während in Gegenwart von Glucose diese Reaktion stark gehemmt ist[7]. Echte Anaerobe, wie Gasbacillen oder Tetanusbacillen, besitzen weder ein Cytochromsystem, noch Katalase, während bei fakultativen

---

[1] SZENT-GYÖRGYI 1939, HEILBRUNN 1948.
[2] BLAIR 1948. [3] SCHOENBACH 1948. [4] MÜLLER 1948. [5] MORGAN und CHEEVER 1948.
[6] DUBOS und PAPPENHEIMER 1948.
[7] ROGERS 1949.

Anaeroben, wie bei den hämolytischen Streptokokken oder Pneumokokken, das Cytochromsystem unvollständig ist oder fehlt[1].

Die bei der Oxydation und anaeroben Glykolyse entstehenden Säuren sind offenbar weitgehend für die Säuerung auf dem Entzündungsfelde verantwortlich (vgl. S. 67ff.). Wenn bei Brucellose und Tuberkulose Säuerung ausbleibt, so ist das offenbar darauf zurückzuführen, daß Brucellabacillen die Fähigkeit Glucose abzubauen fehlt, und Tuberkelbacillen zwar Glucose und andere Zucker zu Säuren abbauen können, diese aber sehr schnell in CO_2 und Wasser spalten[2]. Nach GALE (1952) ist die giftige Wirkung anaerober Erreger vielleicht dadurch zu erklären, daß anaerobe Glykolyse mit örtlicher Ansammlung zahlreicher Abbauprodukte verbunden ist.

Coagulasen. Diese zuerst von MUCH (1908) beschriebenen, die Fibringerinnung fäodernden Substanzen sind offenbar Enzyme[3]. Die bestbekannte Coagulase, nämlich die der Staphylokokken, kommt, wie CRUICKSHANK (1937) gezeigt hat, nur bei pathogenen Stämmen vor.

Die Bedeutung der Coagulasen für die Entzündung ist offenbar zweischneidiger Natur. Da sie nur bei pathogenen Stämmen vorkommen, ist anzunehmen, daß sie etwas mit ihrer Virulenz zu tun haben. Diese Wirkung ist offenbar dadurch bedingt, daß sich unter ihrem Einfluß Fibrin an der Oberfläche der Bakterien niederschlägt und sie dadurch vor Phagocytose schützt[4]. Die Tatsache, daß Coagulase die Gerinnung menschlichen und Kaninchenplasmas fördert, beim Meerschweinchen aber wenig wirksam ist, soll nach SMITH und HALE (1944) darauf zurückzuführen sein, daß sie einer aktivierenden Substanz bedarf, welche beim Menschen und Kaninchen vorhanden ist, beim Meerschweinchen aber fehlt. Wie DUTHIE und LORENZ (1952) bemerkt haben, erklärt sich hieraus, warum Meerschweinchen gegen Staphylokokken resistenter sind als Menschen oder Kaninchen. Auf der anderen Seite scheinen Coagulasen jedoch durch stärkere Fibringerinnung bessere Fixierung der Erreger und ihrer Stoffwechselprodukte zu bedingen (vgl. S. 115ff.). Sie sind somit wahrscheinlich wenigstens teilweise für die örtliche Abgrenzung der durch Staphylokokken erzeugten Eiterungen (Abscesse) verantwortlich.

Fibrinolysine. Diese zuerst von TILLETT und GARNER (1933) beschriebenen, die Fibringerinnung hemmenden oder geronnenes Fibrin lösenden Substanzen werden von verschiedenen Bakterien ausgeschieden (Streptokokken, Staphylokokken, Gasbacillen). Das bestbekannte, aus Eiweiß bestehende Fibrinolysin der Streptokokken ist offenbar eine Kinase, welche ein im menschlichen Serum vorkommendes, normalerweise inaktives proteolytisches Enzym zur Wirkung bringt[5]. Man spricht daher heute von Streptokinase. Das aktivierte Enzym, welches heute als Plasmin bezeichnet wird, hat keine tryptische Wirkung, zerstört aber Prothrombin[6]. Da das inaktive, heute als Plasminogen bezeichnete Enzym bei Kaninchen und Geflügel fehlt, ist Streptokinase bei ihnen unwirksam.

Streptokinase wird von den Gruppen A, C und G der hämolytischen Streptokokken ausgeschieden, doch nur von solchen Stämmen, welche keine Proteinase produzieren[7]. Sie ist antigen und verursacht als Antistreptokinase bekannte Antikörper. Die letzteren spielen möglicherweise beim rheumatischen Fieber eine pathogene Rolle[8].

Die Ausscheidung von Streptokinase ist für die Entzündung von erheblicher Bedeutung, da sie durch Hemmung der Fibringerinnung die Fixierung der

---

[1] DUBOS und PAPPENHEIMER 1948. [2] WILSON und MILES 1946.
[7] MACLEOD und PAPPENHEIMER 1948, BLAIR 1948. [4] HALE und SMITH 1945.
[3] MILSTONE 1941, KAPLAN 1944, CHRISTENSEN 1945. [6] SEEGERS und LOOMIS 1946.
[5] RAMMLKAMP und DINGLE 1948. [8] EHRICH 1952.

Erreger und ihrer Stoffwechselprodukte einschränken kann (vgl. S. 115ff.). Sie ist auch der Grund, warum das bei Streptokokkenperitonitis oder -empyem vorkommende Exsudat seröser Natur ist und Streptokokkenentzündungen im Bindegewebe eine starke Neigung zu Ausbreitung (Phlegmone) zeigen. Es ist bemerkenswert, daß die Einspritzung von Streptokinase in die Pleurahöhle eine Resorption von Exsudat herbeiführen kann[1].

Exotoxine. Die von den Bakterien ausgeschiedenen Exotoxine sind in der letzten Zeit von WILSON und MILES (1946), MACLEOD und PAPPENHEIMER (1948), PAPPENHEIMER (1948), PILLEMER und ROBBINS (1949), RAFFEL (1953) und VAN HEYNINGEN (1954) besprochen worden. Während Endotoxine gewöhnlich ziemlich thermostabil sind, selten starke Antikörperbildung verursachen und verhältnismäßig wenig toxisch sind, sind Exotoxine gewöhnlich verhältnismäßig thermolabil, verursachen starke Antikörperbildung und wirken schon in kleinen Dosen tödlich[2]. Während Endotoxine hauptsächlich bei gramnegativen Bakterien vorkommen (vgl. S. 47), sind Exotoxine für grampositive Erreger charakteristisch[3]. Exotoxine haben im Gegensatz zu Endotoxinen eine ziemlich typische, sich in Affinität für gewisse Zellen äußernde pharmakologische Wirkung[2]. Durch Formalin entgiftete Exotoxine mit erhaltener Antigenwirkung sind als Toxoide bekannt.

Zu den bekanntesten Exotoxinen gehören die nekrotisierenden Toxine der Diphtherie- und Ruhrbacillen, das letale Toxin der Gasbacillen, die Neurotoxine der Tetanus-, Botulismus- und Ruhrbacillen, die löslichen Hämolysine der Streptokokken, Staphylokokken und Gasbacillen, und die Leukocidine der Streptokokken und Staphylokokken. Die Zahl und Natur der Exotoxine variiert stark. Diphtherie- und Gasbacillen scheiden neben einem nekrotisierenden Toxin ein Hämolysin aus. Staphylokokken produzieren vier verschiedene Hämolysine, zwei Leukocidine und ein Nekrosin. Die Gruppe A der hämolytischen Streptokokken bildet zwei verschiedene Hämolysine (0 und S), ein Leukocidin und ein erythrogenes Exotoxin[4]. Das letztere ist für den Ausschlag beim Scharlach verantwortlich[5].

Nach neueren Untersuchungen ist anzunehmen, daß Hämolysin 0 (Streptolysin 0) der Gruppe A der hämolytischen Streptokokken mit den 0-Hämolysinen der Pneumokokken, Gasbacillen und Tetanusbacillen identisch ist. Auch besteht Grund zu der Annahme, daß die 0-Hämolysine und Leukocidine ein und dieselbe Substanz sind[6].

Die chemische Zusammensetzung der Exotoxine ist wenig bekannt. Die meisten bestehen offenbar aus Eiweiß von niedrigem Molekulargewicht und können deshalb leicht aus den Bakterien austreten. Die in den letzten Jahren isolierten und zum Teil kristallisierten Exotoxine der Diphtheriebacillen, Tetanusbacillen und Botulismusbacillen bestehen nur aus Eiweiß, während das der Pestbacillen außerdem Kohlenhydrat enthält[7]. Das tödliche Exotoxin der Gasbacillen ist kürzlich als Lecithinase identifiziert worden (vgl. S. 49).

Die Bildung von Exotoxinen ist keine einheitliche. Wie KLOTZ und HOLMAN (1935) gezeigt haben, bilden von schweren akuten Entzündungsherden gezüchtete Staphylokokken oft reichlich Leukocidin, aber wenig Hämolysin, während Stämme von chronischen Entzündungen sich gegenteilig verhalten. Während Hämolysin und Leukocidin verhältnismäßig frühzeitig gebildet werden, tritt

[1] TILLETT 1952. [2] WILSON und MILES 1946. [3] MACLEOD und PAPPENHEIMER 1948.
[4] WILSON und MILES 1946, MACLEOD und PAPPENHEIMER 1948, GALE 1952, RAFFEL 1953.
[5] DICK und DICK 1924.
[6] RIGDON 1937, TODD 1942, MACLEOD und PAPPENHEIMER 1948.
[7] ABRAMS, KEGELES und HOTTLE 1946, LAMANNA, MCELROY und EKLUND 1946, PILLEMER und ROBBINS 1949.

Nekrosin erst in älteren Kulturen auf. Dieses unterschiedliche Verhalten spiegelt sich auch in ihrer antikörperbildenden Wirkung wider. Wie RAMMLKAMP und DINGLE (1948) ausgeführt haben, geht bei Streptokokkeninfektionen Antistreptokinasebildung mit Antistreptolysinbildung einher, während das Gegenteil nicht zutrifft.

Die Bedingungen, von welchen die Unterschiede in der Exotoxinbildung abhängen, sind nur bei den Diphtheriebacillen näher untersucht worden. Wie PAPPENHEIMER und seine Mitarbeiter (1936—1947) gezeigt haben, ist das aus Eiweiß bestehende Exotoxin dieser Erreger Teil ihres außerdem Eisen und Porphyrin enthaltenden Cytochromsystems. Wenn der Nährboden genügend Eisen enthält, wird das Eiweiß quantitativ in Cytochrom verarbeitet, während es bei Eisenmangel nicht gebunden wird, sondern als Exotoxin ins Gewebe übertritt. Nach MUELLER (1941) ist es möglich, daß die stärkere pathogene Wirkung der Gravisstämme darauf beruht, daß sie selbst in der Gegenwart reichlichen Eisens Exotoxin produzieren können.

Die Wirkung der Exotoxine bei der Entzündung bedarf weiterer Untersuchung. Wie PILLEMER und ROBBINS (1949), GALE (1952) u. a. ausgeführt haben, wirken sie vielleicht dadurch, daß sie als Enzyme funktionieren oder vitale Enzymreaktionen blockieren. Die schädliche Wirkung des Diphtherietoxins mag darauf beruhen, daß es die gewebliche Cytochromsynthese hemmt[1]. Bei den Diphtheriebacillen, Gasbacillen, Streptokokken und Staphylokokken bestehen Beziehungen zwischen Exotoxinbildung und Virulenz[2]. Jedenfalls besteht Grund zu der Annahme, daß die Virulenz hämolytischer Streptokokken und Staphylokokken zum Teil auf die nur bei pathogenen Stämmen nachgewiesene Ausscheidung von Leukocidinen[3] zurückzuführen ist. Doch sind Bakterien ohne nachgewiesene Exotoxine im allgemeinen stärker invasiv als die Exotoxinbildner[4].

Bei einigen Exotoxinen (Diphtheriebacillen) ist eine stark permeabilitätserhöhende Wirkung auf die Capillaren nachgewiesen worden[5]. Bei anderen (Ruhrbacillen) wurde das Auftreten umschriebener Blutungen im Darme und anderswo beobachtet[6]. Da gravis-Stämme sich von gewöhnlichen Diphtheriebacillen dadurch unterscheiden, daß sie nur wenige Leukocyten anlocken und auch die Phagocytose hemmen[7], ist daran zu denken, daß das Diphtherietoxin auch dadurch wirksam ist, daß es die Überwindungsphase der Entzündung stört.

Pyrogene. Während man früher annahm, daß intravenös eingespritztes Eiweiß, Salzlösung und selbst destilliertes Wasser Fieber erzeugen könne, hat SEIBERT (1923, 1925) nachgewiesen, daß diese Wirkung auf Bildung von Pyrogenen durch Contamination mit Bakterien beruht. Wie Co TUI und Mitarbeiter (1937—1942) und ROBINSON und FLUSSER (1944) gezeigt haben, können viele Bakterien Pyrogene produzieren, doch sollen gramnegative Bakterien, insbesondere Colon- und Typhusbacillen, besonders wirksam sein.

Die chemische Zusammensetzung der Pyrogene ist nicht sicher bekannt. Nach Co TUI und Mitarbeitern (1937—1942) sollte es sich um Glucosamin oder andere Hexosen enthaltende Polysaccharide handeln. Doch fanden SABIN, MILLER, DOAN und WISEMAN (1931), daß bei Tuberkelbacillen das Eiweiß fiebererregend wirkt, die Polysaccharide aber unwirksam sind, eine Beobachtung, die von SEIBERT (1952) bestätigt wurde. Nach ZAHL und HUTNER (1944, 1952) sollen die Pyrogene mit den Endotoxinen oder 0-Antigenen gramnegativer Bakterien vergesellschaftet sein (vgl. S. 47f). Die letztere Anschauung paßt gut zu der

[1] PAPPENHEIMER 1947. [2] RAFFEL 1949, 1953, BLAIR 1948, SWIFT 1948. [3] BLAIR 1939.
[4] MACLEOD und PAPPENHEIMER 1948. [5] MÜLLER 1948.
[6] STEABBEN 1943, BRANHAM und HABEL 1947.
[7] ØRSKOV, ANDERSON und POULSON 1944, ORR-EWING 1946, LAUTROP 1950.

Angabe von SCHRAMM, WESTPHAL und LUEDERITZ (1952), daß es sich hierbei um hochmolekuläre Liposaccharide handelt. Nach GRANT (1953) soll WESTPHALS Bacterium coli-Lipopolysaccharid das stärkste aller bisher bekannt gewordenen Pyrogene sein. Es sei bereits in einer Konzentration von 0,002 μg/kg wirksam.

Die Wirkung der bisher isolierten Pyrogene ist der der 0-Antigene sehr ähnlich. Neben Erhöhung der Permeabilität der Capillaren wird anfängliche Leukopenie und nachfolgende Leukocytose beobachtet[1]. Auch findet sich Herabsetzung der Phagocytosetätigkeit der Leukocyten[2] und Ausschüttung eines lysozymartigen Fermentes aus diesen Zellen[3]. Doch kam WINDLE (1952) auf Grund seiner Studien mit einem kommerziellen, aus Pseudomonas isolierten Polysaccharid zu dem Schluß, daß die fiebererregende und die Leukopenie und Leukocytose fördernde Wirkung voneinander dissoziierbar sind, eine Möglichkeit, die auch von SEIBERT (1952) in Erwägung gezogen wurde. In Übereinstimmung hiermit fand TAKEDA (1953), daß die pyrogene Wirkung der 0-Antigene schon bei ein Zehntausendstel ihrer Schockdose in Erscheinung tritt, welches dafür spreche, daß diese Wirkung von der offenbar auf Stress beruhenden Wirkung dieser Antigene auf das Blutbild unabhängig ist. Daß Pyrogene die Hypophysen-Nebennierenrindenachse zu stimulieren vermögen, ist wiederholt nachgewiesen worden[4].

Ob die Pyrogene mit den später zu besprechenden „MENKIN-Faktoren" (Pyrexin, Leukopenin, Leukocytose fördernder Faktor) verwandt sind, läßt sich noch nicht sicher sagen. Nach GRANT (1949) sollte die Wirkung der Pyrogene der des Pyrexins sehr ähnlich sein. Fortgesetzte Versuche zeigten jedoch, daß intravenöse Injektion von Proteusbacillen-Pyrogen bei Kaninchen im Plasma eine Substanz erzeugt, welche sehr viel schneller fiebererregend wirkt als das bakterielle Pyrogen, daß man also zwischen exogenen und endogenen Pyrogenen unterscheiden muß[5].

4. Die antigene Wirkung von Entzündungserregern.

Wie lange bekannt ist, hat Eiweiß die Fähigkeit, in geeigneten Wirten die Bildung von Antikörpern hervorzurufen. Da diese Bildung, wie wir sehen werden (Abschnitt VIII), auf Wucherung von Plasmazellen beruht und diese, von neoplastischen Wucherungen (Plasmocytom, multiplem Myelom) abgesehen, als entzündlich angesehen wird, ist der Schluß berechtigt, daß Antikörperbildung ohne Entzündung nicht vorkommt, die antigene Wirkung also zu den besonderen Charakteristika der Entzündungserreger gehört.

Bekanntlich unterscheidet man heute vollständige und unvollständige Antigene. Zu den letzteren gehören die Haptene, welche sich von vollständigen Antigenen dadurch unterscheiden, daß sie zwar von homologen Antikörpern gebunden werden, selber aber keine Antikörperbildung verursachen können. Während vollständige Antigene meistens aus einfachen oder konjugierten Eiweißkörpern und vielleicht gelegentlich aus Polysacchariden[6] bestehen, sind Haptene sehr unterschiedlicher Natur. Bei den bakteriellen Haptenen handelt es sich zwar für gewöhnlich um Polysaccharide und gelegentlich um Polypeptide; doch können auch einfache Substanzen wie Jod, Pyridin oder Salicylsäure als Haptene wirken[7]. Nucleoproteine können ebenfalls Antikörper erzeugen, doch richten sich diese ausschließlich gegen die in ihnen enthaltenen Eiweißkörper[8]. Es ist

[1] BANDELIN 1945, ZAHL 1950, SEIBERT 1952, ZAHL und HUTNER 1952 u. a.
[2] FRITZE, DOERING und MANECKE und SCHOEN 1953, BERGMANN, BUSCHMANN, DOERING, FRITZE und WENDT 1954.
[3] KERBY 1952.
[4] SAYERS und SAYERS 1947, KIRKENDALL, HODGES und JANUARY 1950, SOYLEMEZOGLU und WELLS 1950, KEIDERING und WESTPHAL 1951.
[5] GRANT und WHALEN 1953. [6] TREFFERS 1948, RAFFEL 1953.
[7] WILSON und MILES 1946, ABRAHAM 1954. [8] STACEY 1946.

nicht uninteressant, daß die Polysaccharide der Pneumokokken bei Mensch und Maus als vollständige Antigene wirken sollen, beim Kaninchen aber nur als Haptene tätig sind[1].

Die antigene Wirkung von Eiweiß und anderen Verbindungen hängt offenbar von dem Vorhandensein und der räumlichen Anordnung aktiver Reaktionsgruppen (Säuregruppen, Aminosäuren[2]) ab. Nach COOKE und Mitarbeitern (1940) nimmt diese Wirkung mit zunehmender Hydrolyse ab. Während Proteosen, Albumosen, Histone und Protamine im allgemeinen noch antigen wirken, sind Peptone und niedere Peptide meistens unwirksam[3]. Mit Natronlauge behandeltes Rinderserum verlor zuerst seine spezifische antikörperbildende Wirkung und zuletzt seine Eigenschaft als Hapten[4]. Pepsin baut serologisch aktives Eiweiß zu nichtantigenen Zerfallsprodukten ab. Es mag daher bedeutungsvoll sein, daß Bakterien des Pepsins ermangeln (vgl. S. 48).

Wie RAFFEL (1953) ausgeführt hat, verfügen vollständige Antigene gewöhnlich über ein Molekulargewicht von mindestens 10000, während die Moleküle von Haptenen sehr viel kleiner sein können.

Die antigene Struktur belebter Entzündungserreger ist äußerst verwickelt[5] Bei *Viren* handelt es sich meistens um reine Eiweißantigene, doch ist beim Pockenvirus auch ein Nucleoproteinantigen bekannt[6]. Beim Pockenvirus sind zwei verschiedene Eiweißantigene nachgewiesen worden[7], während Influenzaviren wahrscheinlich drei verschiedene, für ihre Typenspezifität verantwortliche Eiweißantigene und ein bei allen Typen vorkommendes Eiweißantigen besitzen[8]. Doch während einige dieser Antigene, wie die beim Influenzavirus nachgewiesenen Toxine[9], nicht vom lebenden Viruskörper getrennt werden können, sind die sog. löslichen Antigene davon unabhängig. Die letzteren werden daher als unbelebte Eiweißfraktionen aufgefaßt[10].

Bakterielle Antigene bestehen vielfach aus Eiweiß und Polysacchariden. Von im Bakterienkörper verankerten somatischen Antigenen werden von ihnen ausgeschiedene sekretorische Antigene unterschieden.

Die *somatischen* Antigene sind in Schichten angeordnet. Falls eine Kapsel vorhanden ist, entspricht diese der äußersten Schicht. Doch ist auch bei kapsellosen Bakterien das somatische Antigen vielfach an oder nahe der Oberfläche gelegen. Bei den meisten Bakterien, bei welchen diese Verhältnisse untersucht worden sind, besteht die äußerste Schicht aus Polysacchariden oder polysaccharidhaltigen Eiweiß- oder (und) Lipoidkomplexen.

Über die Lokalisation der *sekretorischen* Antigene in Bakterien ist wenig bekannt. Da sie durch die Zelloberfläche ins umgebende Medium austreten können, ist anzunehmen, daß sie ein verhältnismäßig kleines Melokulargewicht besitzen und daher mehr ubiquitär gelegen sind.

Somatische Antigene sind vielfach Endotoxine und daher für die pathogene Wirkung und Virulenz der sie besitzenden Bakterien verantwortlich. Dies trifft besonders für jene zu, welche an oder nahe der Oberfläche gelegen sind. Hierher gehören vor allem die 0-Antigene (BOIVIN-Antigene) gramnegativer Bakterien (Ruhrbacillen, Colonbacillen, Typhusbacillen, Gonokokken, Meningokokken u. a.) (vgl. S. 47), deren immunologische Spezifität auf die in ihnen enthaltenen Poly-

---

[1] MACLEOD 1948.
[2] WELLS 1929, MARRACK 1938, PAULING, CAMPBELL und PRESSMAN 1943, LANDSTEINER 1945, TREFFERS 1947, DOERR 1948, ABRAHAM 1954.
[3] EVERETT 1942. [4] KAZAL, DE FALCO und ARNOW 1946.
[5] Literatur bei KABAT 1943, TREFFERS 1944, LANDSTEINER 1945, SEVAG 1945, WILSON und MILES 1946, RAFFEL 1953.
[6] SMADEL, RIVERS und HOAGLAND 1942.
[7] CRAIGIE und WISHART 1934, SMADEL und HOAGLAND 1942. [8] RAFFEL 1953.
[9] HENLE und HENLE 1944, 1945, 1946, 1948, HALE und MCKEE 1945, SUGG 1951.
[10] SMADEL 1948.

saccharide zurückzuführen ist[1]. Doch können auch die Oberflächenantigene der Streptokokken, Pneumokokken, Friedländer-Bacillen und Anthraxbacillen hierher gerechnet werden. Zwar können diese Bakterien auch mit diesen Antigenen avirulent sein. Ohne diese sind sie jedoch nicht pathogen[2]. Wie oben ausgeführt wurde, wirken diese Antigene unter anderem dadurch endotoxisch, daß sie das Gefäßendothel schädigen, Phagocytose hemmen, Leukopenie erzeugen und bactericide Gewebssubstanzen neutralisieren.

Die *sekretorischen* Antigene sind hingegen nur zum Teil toxisch (Exotoxine). Zu den toxischen Sekretionsantigenen gehören vor allem die Diphtherie-, Tetanus- und Botulismusexotoxine, zu den nichttoxischen die Fibrolysine, Hyaluronidasen und Coagulasen. Es ist bemerkenswert, daß toxische Ausscheidungsprodukte von Bakterien im allgemeinen stark antikörperbildend wirken, während nichttoxische Sekrete gewöhnlich schwache Antigene sind.

Die *Zahl* der bei Bakterien vorkommenden *somatischen* Antigene variiert stark. Pneumokokken, deren immunologische Typenspezifität durch die in ihrer Kapsel enthaltenen Polysaccharide bedingt ist, enthalten außerdem ein antigenisch wirksames speciesspezifisches Polysaccharid (C-Substanz), wie ein tief in ihren Zelleibern gelegenes, bei allen Pneumokokken vorkommendes, weder typen- noch speciesspezifisches Eiweißantigen[3]. Ähnliche Verhältnisse finden sich bei den Friedländer-Bacillen, deren Kapsel ein typenspezifisches Polysaccharidhapten enthält, während der Körper ein bei allen Typen vorkommendes Proteinantigen besitzt[4]. Die typenspezifischen Antigene der hämolytischen Streptokokken bestehen, wie zuerst von LANCEFIELD (1928, 1941) gezeigt wurde, aus Eiweiß (M- und T-Protein), während ihre gruppenspezifischen Antigene aus Polysaccharid (C-Substanz) und Eiweiß zusammengesetzt sind. Streptokokken enthalten außerdem ein im Inneren ihrer Leiber verankertes, weder typen- noch speciesspezifisches, offenbar mit dem der Pneumokokken identisches Eiweißantigen. Staphylokokken sollen neben einem typenspezifischen Polysaccharidantigen ein speciesspezifisches Eiweißantigen besitzen[5]. Typhusbacillen enthalten ein flagelläres (H), capsuläres (Vi) und BOIVIN (0) Antigen. Tuberkelbacillen besitzen neben Polysaccharidantigenen mindestens drei verschiedene Eiweißantigene[6].

Die Zahl der bei Bakterien nachgewiesenen *sekretorischen* Antigene ist ebenfalls stark variabel. Während Diphtherie-, Tetanus- und Botulismusbacillen offenbar nur ein giftiges Antigen ausscheiden, sezernieren Streptokokken als Leukocidin, Hämolysin und erythrogenes Toxin bekannte giftige Antigene wie eine ungiftige Hyaluronidase und Streptokinase. Wie wohl bekannt ist, spielen die Antikörper gegen diese Ausscheidungsprodukte bei rheumatischem Fieber eine große diagnostische Rolle[7].

Schließlich darf nicht unerwähnt bleiben, daß auch tierische und menschliche Zellen antigenisch wirken, und daß selbst Iso- oder Autoimmunisierung vorkommen kann. Die letztere spielt möglicherweise bei Glomerulonephritis, rheumatischem Fieber und ähnlichen entzündlichen Erkrankungen eine nicht unerhebliche Rolle. Eine übersichtliche Darstellung dieser Frage findet sich bei RAFFEL (1953).

Über die Wirkungsweise der verschiedenen Antigene ist wenig bekannt. Daß sie Plasmazellenwucherungen hervorrufen, ist bereits erwähnt worden. Weiter ist es möglich, daß sie auch die Lymphocyten zur Wucherung anregen und somit

---

[1] YANG und WHITE 1934, WHITE 1934, 1936, PERLMAN und WEIL 1945, BURROWS, MATHER, McGANN und WAGNER 1946, BURROWS, ELLIOTT und HAVENS 1947, TAL und OLITZKI 1948.
[2] RAFFEL 1953. [3] HEIDELBERGER 1927. [4] JULIANELLE 1926.
[5] JULIANELLE und WIEGHARD 1935. [6] SEIBERT 1941, 1944.
[7] Literatur bei EHRICH (1952).

die Bildung von Purinkörpern fördern, welche, wie wir sehen werden (vgl. S. 206f), für die Eiweißsynthese von Wichtigkeit zu sein scheinen. Schließlich besteht auch Grund zu der Annahme, daß wenigstens die höheren Antigene chemotaktisch wirken und daher bei der entzündlichen Infiltration eine Rolle spielen (vgl. S. 145ff.).

Es ist bemerkenswert, daß Antikörper gegen antigene Fermente oft ihre enzymatische Wirkung unbeeinflußt lassen, woraus hervorzugehen scheint, daß Enzym- und Antigenwirkungen dieser Moleküle an verschiedene Reaktionsgruppen gebunden sind[1]. Das gleiche läßt sich auch für die Toxine einiger gramnegativer Bakterien sagen[2].

5. Die modifizierende Wirkung des Wirtes auf Entzündungserreger.

Eine Besprechung der Entzündungserreger und ihrer Wirkung wäre unvollständig, wenn wir nicht kurz auf ihre Modifizierung durch den Wirtskörper eingehen würden. Zu den wichtigsten Einflüssen dieser Art gehören die chemische Zusammensetzung des Milieus und ihre Wirkung auf den Stoffwechsel der Erreger und die Wirkung von Antikörpern und Hormonen.

Chemische Wirkung. Das Milieu, in dem sich belebte Entzündungserreger aufhalten, kann diese dadurch modifizieren, daß es ihre chemische Konstitution verändert oder zur Umstellung ihrer enzymatischen Tätigkeit Veranlassung gibt.

Durch das Milieu verursachte Veränderungen in der *chemischen Zusammensetzung* von Bakterien sind dadurch nachgewiesen worden, daß gewisse Erreger nach Züchtung auf Nährböden, welche antigene Fremdsubstanzen enthielten, zur Bildung gegen diese Fremdstoffe gerichteter Antikörper Veranlassung gaben. Offenbar handelt es sich bei solchen Modifikationen um Aufnahme von Fremdsubstanzen in den Zelleib der Bakterien.

Durch das Milieu bedingte Umstellungen in der *enzymatischen Tätigkeit* belebter Entzündungserreger sind als enzymatische Adaption bekannt[3]. Als Beispiel seien hier die hyaluronidasenegativen Streptokokken und Pneumokokken genannt, welche durch Züchtung in hyaluronsäureenthaltenden Medien leicht in hyaloronidasepositive Stämme verwandelt werden können[4]. Wenn ein Nährboden sowohl für konstitutionelle als auch für adaptive Enzyme brauchbares Material enthält, treten zuerst die konstitutionellen Enzyme in Aktion, während adaptive Enzyme erst nach Abschluß der konstitutionellen Enzymwirkung in Erscheinung treten[5]. Die letztere Beobachtung deutet darauf hin, daß es sich bei der enzymatischen Adaption um eine Neuorientierung der Erreger handelt.

Wie DUBOS (1945) ausgeführt hat, hängt die Bildung, Stabilität und Aktivität bakterieller Enzyme auch von der Sauerstoffspannung, dem Säure-Basengleichgewicht und der Temperatur im Milieu ab.

Während die bisher beschriebenen Milieuwirkungen belebte Entzündungserreger zwar modifizieren, sie im allgemeinen aber ungeschädigt lassen, haben die in lebenden Geweben vorkommenden sog. *bactericiden Substanzen* eine abtötende Wirkung. Einer der bestuntersuchten Stoffe dieser Art ist das von BLOOM und Mitarbeitern (1947) isolierte lysinreiche Polypeptid, welches das in der Kapsel von Anthraxbacillen enthaltene „Agressin" zu neutralisieren vermag und bei resistenten Species in so großen Mengen vorhanden ist, daß es die Bildung von Kapseln verhindert (vgl. S. 45). Weiter ist hier das von FLEMING (1922) entdeckte, in Schleim, Speichel, Tränenflüssigkeit und anderen Gewebsflüssig-

[1] Literatur bei SEVAG (1945, 1954). [2] TREFFERS 1948.
[3] Literatur bei KARSTROEM 1938, MONOD 1947, 1948, SPIEGELMAN 1948, CHRISTENSEN und DALY 1951, STANIER 1951.
[4] SALLMAN und BIRKELAND 1950, THOMPSON 1950. [5] DUBOS und PAPPENHEIMER 1948.

keiten vorkommende Lysozym zu nennen — ein Enzym, welches gewisse Bakterien dadurch unschädlich machen kann, daß es die an ihrer Oberfläche gelegenen Zucker spaltet und somit Auslecken ihres Inhalts verursacht[1]. Auch zerstört es die Gramfärbbarkeit von Staphylokokken und Gasbacillen, offenbar indem es mit den an ihrer Oberfläche gelegenen Polysacchariden die für diese Färbung verantwortliche Ribonucleinsäure auflöst[2] (vgl. S. 44). Schließlich können wohl auch die lange als Betalysin und Endolysin (Leukin) bekannten bactericiden Stoffe[3] und die bei Immunisierung in der Globulinfraktion auftretenden, das Wachstum von Mikroben hemmenden, als Ablastin[4] bekannten Substanzen hierher gerechnet werden. Doch bedürfen diese weiterer Untersuchung.

Antikörperwirkung. Die Antikörper werden in natürliche und erworbene eingeteilt. Zu den natürlichen Antikörpern gehören die in normalen Seren vorkommenden Substanzen, welche Bakterien für Agglutination, Opsonisation und die bactericide Wirkung von Komplement vorbereiten können[5]. Sie mögen zum Teil angeboren sein. Andere sind möglicherweise Produkte von vorhergehendem Kontakt des Wirtes mit anderen ihnen antigenisch nahe verwandten Fremdsubstanzen oder Organismen. Wie PILLEMER, BLUM, LEPOW, ROSS, TODD und WARDLAW (1954) ausgeführt haben, läßt sich in normalem Serum ein von ihnen als Properdin bezeichnetes, in der Euglobulinfraktion enthaltenes Eiweiß nachweisen, welches in Verbindung mit Komplement und Magnesium bei der Zerstörung von Bakterien, der Neutralisierung von Viren und der Lyse roter Blutkörperchen mitwirkt. Dieses Eiweiß unterscheidet sich von erworbenen Antikörpern vor allem durch fehlende Spezifität.

Antikörper sind von unspezifischen Inhibitoren zu unterscheiden. Zu den letzteren gehören der unspezifische Hyaluronidaseinhibitor (vgl. S. 20) und der ebenfalls unspezifische Kollagenaseinhibitor. Wie diese Substanzen wirken, ist unbekannt. Doch ist anzunehmen, daß einige durch Konkurrenz mit dem spezifischen Substrat wirksam sind.

Die Antikörper werden gewöhnlich nach ihrer Wirkung eingeteilt. Diese hängt, wie lange bekannt ist, von der Natur der sie verursachenden Antigene ab. Exotoxine werden entgiftet (Neutralisierung). Gelöstes Eiweiß wird niedergeschlagen (Präcipitation). Corpusculäre Antigene (Bakterien, Erythrocyten) werden verklumpt (Agglutination); auch wird ihre Oberfläche so verändert, daß sie leicht von Phagocyten aufgenommen werden können (Opsonisation). Erythrocyten und gewisse gramnegative Bakterien (Choleravibrionen, Typhusbacillen und zu einem gewissen Grade Paratyphus-, Colon- und Ruhrbacillen wie wahrscheinlich auch Brucella- und Influenzabacillen[3]) können durch Antikörper aufgelöst werden (Lyse). Wir sprechen daher von neutralisierenden Antikörpern (Antitoxinen), Präcipitinen, Agglutininen, Opsoninen und Lysinen.

Die Tatsache, daß Antikörper verschiedene Wirkungen haben, darf jedoch nicht dahin ausgelegt werden, daß es sich hierbei um verschiedene Antikörper handelt. Wie zuerst durch ZINSSER (1921) und zuletzt durch RAFFEL (1953) ausgeführt wurde, besteht guter Grund zu der Annahme, daß jedes Antigen nur einen Antikörper hervorbringt, und daß die verschiedenen Wirkungen eines Antikörpers durch die physikalisch-chemische Beschaffenheit seines Antigens bedingt ist (unitarische Antikörpertheorie).

Während die meisten Antigen-Antikörperreaktionen spontan verlaufen, benötigt Lyse die Gegenwart des von BUCHNER (1893) entdeckten und von ihm als Alexin bezeichneten Stoffes, den wir heute mit EHRLICH als Komplement

[1] MEYER, THOMPSON, PALMER und KHORAZO 1936, DUBOS 1945.
[2] WEBB 1948, KERN, KINGKADE, KERN und BEHRENS 1951. [3] RAFFEL 1953.
[4] TALIAFERRO 1948. [5] GORDON und CARTER 1932, GORDON und JOHNSTONE 1940, 1942.

benennen. Diese aus einer Globulinmischung bestehende Substanz fördert auch die Opsonisation, während sie die Präcipitation und Agglutination hemmen soll[1]. Die Wirkung von Komplement scheint durch Fibringerinnung aktiviert zu werden[2]. Dadurch würde sich erklären, warum Erythrocyten und der Lyse zugängliche Bakterien auf dem Entzündungsfelde rasch der Auflösung verfallen.

Die modifizierende Wirkung von Antikörpern ist am stärksten beim Immunzustand, und zwar besonders im Gefolge von Infektionskrankheiten mit exotoxischen Erregern, wie bei Diphtherie, Tetanus und Scharlach, und bei Virusinfektionen, wie bei Pocken, Masern und Gelbfieber, kurz, bei jenen Erkrankungen, für welche wir wirksame Antisera besitzen. Auch wirken im allgemeinen alle jene Antikörper schützend, welche gegen oberflächlich gelagerte, für die Virulenz dieser Erreger verantwortliche somatische Antigene gerichtet sind (Streptokokken, Pneumokokken, gramnegative Bakterien). Viele andere Antikörper, wie die gegen gewisse Antigene der Anthrax- und Pestbacillen und der Influenza- und Pockenviren gerichtete Antikörper, verleihen jedoch keine Immunität[1].

Wie Antikörper Schutz verleihen, ist nur zum Teil bekannt. Antitoxine wirken offenbar durch Neutralisierung von Giften[3], während Lysine dadurch schützen, daß sie Zellen für die bactericide Wirkung von Komplement vorbereiten (s. oben). Agglutinine verursachen Immobilisierung von Mikroben ohne ihre Virulenz abzuschwächen[4]; wenn sie Resistenz verleihen, tun sie es offenbar dadurch, daß sie gleichzeitig als Opsonine wirken[5].

Es ist bemerkenswert, daß auch der Antikörperwirkung natürliche Grenzen gesetzt sind. Wie wir heute wissen, können sich Bakterien gegebenen immunologischen Verhältnissen durch Mutation anpassen. Genauere Untersuchungen hierüber sind von CULBERTSON (1941) u. a. angestellt worden.

Hormonwirkung. Schließlich ist bei der modifizierenden Wirkung des Wirtes auf Entzündungserreger auch an Hormone zu denken. Wie kürzlich gezeigt wurde, wird die aerobe und anaerobe Oxydation von α-Glycerophosphat durch Hefe durch gewisse Ketosteroide deutlich gehemmt[6], während ihre Carboxylasetätigkeit durch Desoxycorticosteronacetat gesteigert werden soll[7].

Nach UMBREIT (1953) wird die Tätigkeit von Arginase, alkalischer Phosphatase und Prolin- und D-Aminosäure-Oxydase durch Cortison im allgemeinen deutlich gefördert. Im einzelnen finden sich jedoch erhebliche Unterschiede. So wird die in der Niere, nicht aber die in der Leber enthaltene Prolinoxydase durch dieses Hormon aktiviert, während bei D-Aminosäureoxydase die Verhältnisse umgekehrt liegen. Wie schon KOCHAKIAN (1947) und VAIL und KOCHAKIAN (1947) gezeigt haben, hat auch Testosteron eine ähnlich unterschiedliche Wirkung. Während es die in der Niere befindliche alkalische Phosphatase aktiviert, läßt es die in der Darmschleimhaut enthaltene Phosphatase unbeeinflußt. Die letztere wird jedoch offenbar durch Cortison aktiviert[8]. Wie GOLDSMITH und DORFMAN (1951) ausgeführt haben, mag die Wirkung von Hormonen auf Enzyme darauf beruhen, daß sie als Teil ihres Systems wirken, oder die Funktion dieses Systems direkt oder indirekt beeinflussen. Nach UMBREIT (1953) spricht nichts dafür, daß sie als Coenzyme tätig sind.

Wie anderswo in diesem Beitrag ausgeführt werden soll (Abschnitt XI), haben die 11-Oxy- und Hydroxycorticosteroide eine stark antiphlogistische und resistenzherabsetzende Wirkung. Da es sich hierbei offenbar nicht um Modifizierung von Entzündungserregern handelt[9], brauchen wir hier noch nicht darauf einzugehen.

IV. Mittelbare Wirkungen der Entzündungserreger (sekundäre entzündungseinleitende Alteration).

Während über die Entzündungsursachen und ihre unmittelbaren Wirkungen zahlreiche Einzelbeobachtungen vorliegen, ihre Bedeutung für die Entzündung

---

[1] RAFFEL 1953. [2] MAALOE 1946. [3] DANIELSON 1946/47, GLADSTONE 1954.
[4] SEVAG und MILLER 1947, GLADSTONE 1954.
[5] TSUDA 1923, CANNON und PACHECO 1930, RICH und MCKEE 1934, CANNON 1940.
[6] HOCHSTER und QUASTEL 1951. [7] HAYANO und DORFMAN 1951.
[8] KUTSCHER und WUEST 1943. [9] THOMAS 1953.

aber noch nicht voll abgeschätzt werden kann, sind die durch sie erzeugten, hier als mittelbar bezeichneten entzündungseinleitenden Gewebsveränderungen zwar weniger untersucht worden, doch ist ihre Rolle bei der Entzündung besser bekannt.

Die durch die Entzündungsursachen erzeugten mittelbaren Gewebsveränderungen werden für gewöhnlich als entzündliche Alteration bezeichnet. Wenn die unmittelbaren Veränderungen hiervon ausgenommen werden, so ist das offenbar ein Auswuchs der morphologischen Betrachtungsweise. Wie aus dem vorhergehenden Abschnitt deutlich hervorgeht, sind die unmittelbaren Gewebsveränderungen, im Gegensatz zu den hier zu besprechenden mittelbaren Veränderungen, morphologisch wenig faßbar. Und doch kann auf Grund des dort angeführten Materials kaum bezweifelt werden, daß sie bei den entzündungseinleitenden Gewebsveränderungen eine ausschlaggebende Rolle spielen. Es ist daher angezeigt, unter entzündlicher Alteration sowohl die unmittelbaren als auch die durch sie verursachten mittelbaren Gewebsveränderungen zu verstehen und die letzteren als sekundäre entzündliche Alteration zu bezeichnen.

Wenn die sekundäre Alteration so hochgradig ist, daß sie im Vordergrund der entzündlichen Erscheinungen steht, sprechen wir von alterativer Entzündung. Handelt es sich vorwiegend um Nekrose, bezeichnen wir sie als nekrotisierende Entzündung. Steht eine durch starke Alteration der Gefäßwände bedingte Blutung im Vordergrund der Erscheinungen, sprechen wir von hämorrhagischer Entzündung.

Die morphologischen Kennzeichen der sekundären Alteration sind schon von Virchow (1858) untersucht worden. Ihre physikalisch-chemischen Kennzeichen sind später besonders durch Schade (1923, 1935) und ihre chemischen Kennzeichen durch Lewis (1927) und Menkin (1940, 1950) gewürdigt worden. Wenn man auch Heinlein (1943) recht geben muß, wenn er sagte, daß Schades und auch Menkins Untersuchungen fast alle an entzündlichen Exsudaten oder mit Produkten entzündlicher Exsudate angestellt worden sind, also über die der Exsudation vorausgehenden einleitenden Gewebsveränderungen nichts Sicheres aussagen, so kann heute doch nicht mehr bezweifelt werden, daß diese hervorragenden Forscher völlig recht hatten, wenn sie behaupteten, daß die von ihnen beschriebenen Alterationen nicht nur eine Entzündung zu unterhalten geeignet sind, sondern auch an der Auslösung der entzündlichen Kreislaufstörung und der ihr folgenden exsudativen und infiltrativen Vorgänge stark beteiligt sind.

1. Morphologische Kennzeichen.

Zu den histologisch nachweisbaren Kennzeichen der sekundären entzündungseinleitenden Alteration gehören vor allem Veränderungen des Bindegewebes und der darin enthaltenen Fibrocyten, Grundsubstanz, Grenzmembranen und Fasern. Weiter gehören gewisse Veränderungen der Blutgefäße hierher. Schließlich können auch parenchymatöse Elemente stark betroffen werden.

Schwellung und Basophilie der *Fibrocyten* wurden bei experimenteller Terpentinölentzündung bei Ratten von Ernst (1926) schon innerhalb der ersten 30 min beobachtet. Schwellung und Basophilie der Gefäßendothelien war nach 2 Std sichtbar. Wie Gersh und Catchpole (1949) gezeigt haben, ist diese Alteration von einer schon nach 1 Std deutlichen Zunahme der im Cytoplasma dieser Zellen enthaltenen, perjodsäurepositiven, von ihnen als Glykoprotein gedeuteten Körnchen begleitet. Die Annahme Schades (1935), daß es sich bei der Basophilie der Fibrocyten um einen Ausdruck der entzündlichen Säuerung handelt, kann jedoch nicht länger aufrechterhalten werden. Sie ist vielmehr, wie wir heute wissen, durch Bildung von Ribonucleinsäure bedingt und somit ein Zeichen synthetischer Zelltätigkeit (vgl. S. 8).

Daß eitrige Entzündungen durch das Auftreten einer durch Essigsäure fällbaren, schleimigen Substanz eingeleitet werden, war schon GRAWITZ (1889) bekannt. GERSH und CATCHPOLE (1949) fanden diesen heute als *Grundsubstanz* bekannten Stoff bei ihren Entzündungsversuchen schon nach 6 Std deutlich vermehrt. Im einzelnen zeigten sich erhebliche Unterschiede. Während Leber, Nebennieren und Milz, deren Blutgefäße bekanntlich mit Reticuloendothelien ausgekleidet sind, wenig Grundsubstanz bildeten, wurde in den serösen Membranen und besonders in der Synovia starke Vermehrung beobachtet. Da die letztere zu den schlecht mit Blut versorgten, sog. bradytrophen Geweben gehört[1], und diese, wie entzündete Gewebe, durch anaeroben Stoffwechsel gekennzeichnet sind[2], haben ALTSHULER und ANGEVINE (1951) angenommen, daß hierbei vermehrte anärobe Glykolyse möglicherweise eine Rolle spielt (vgl. S. 53).

Die starke Vermehrung von Grundsubstanz bei Arthritis ist von DERVINIS, SEIFTER und EHRICH (1952) experimentell bestätigt worden. LINZ (1952), ein Schüler des Verfassers, welcher das menschliche Zahnfleisch auf seinen Gehalt an Grundsubstanz untersuchte, fand sie bei chronischer Gingivitis nicht nur stark vermehrt, sondern auch durch stärkere Färbbarkeit ausgezeichnet (Abb. 10). Die letztere Eigenschaft ist offenbar als Ausdruck teilweiser Entbindung von Eiweiß aufzufassen (vgl. S. 8f). Offenbar werden die normalerweise verhältnismäßig reaktionsunfähigen Glykoproteide bei Entzündung in reaktionsfähige Substanzen verwandelt, so daß sie Stoffwechselprodukte örtlich binden können[3].

ZWEIFACH (1948, 1953), welcher die Veränderung der Grundsubstanz im Anfang der Entzündung im Mesenterium lebender Tiere direkt verfolgt hat, konnte feststellen, daß mittels einer Mikropipette ins Gewebe eingebrachte Muskelextrakte, chemische Reizmittel, bakterielle Toxine, Schlangengift wie mechanische Reizung diese Substanz so modifizieren, daß Graphitteilchen, welche normalerweise nur unter Druck in dieses Gel eingeführt werden konnten, sich nun mühelos bis auf eine Entfernung von 100 μ ausbreiteten. EVANS-Blau, welches normalerweise nur langsam ringförmig diffundierte, breitete sich nun schnell und diffus bis auf eine Entfernung von mehreren 100 μ aus. Eine ähnliche Veränderung konnte auch durch Einbringen von kristallinischem Trypsin oder von Hyaluronidase erzielt werden[4], während Histamin oder Heparin keine vergleichbare Wirkung hatten.

Diese verschiedenen, an Geweben gemachten Beobachtungen passen gut zu den bei Arthritis an der Gelenkschmiere erhobenen chemischen Befunden. Wie wiederholt gezeigt worden ist[5], weist diese Schmiere bei rheumatischer, rheumatoider und Lupusarthritis gewöhnlich eine starke Zunahme auf, während die Mucopolysaccharidkonzentration normal, etwas verringert oder etwas erhöht ist. RAGAN und MEYER (1949, 1950) fanden bei rheumatoider Arthritis nicht selten 50—70 cm³ Flüssigkeit gegenüber 2 cm³ in normalen Gelenken. Die Mucopolysaccharidkonzentration war bei den von BAUER und Mitarbeitern[6] untersuchten Fällen von Gelenkrheumatismus normal, während sie bei rheumatoider Arthritis durchschnittlich um 40% herabgesetzt war. Bei den von MEYER und Mitarbeitern (1947—1950) untersuchten Fällen von rheumatoider Arthritis betrug sie 80 bis 270 mg-% gegenüber 80—150 mg-% in normalen Gelenken. Da die Viscosität

[1] BÜRGER 1939. [2] BYWATERS 1936, 1937, DICKENS und WEIL-MALHERBE 1936.
[3] GERSH und CATCHPOLE 1949. [4] ZWEIFACH und CHAMBERS 1950.
[5] MEYER 1946, 1948, ROPES, ROBERTSON, ROSSMEISL, PEABODY und BAUER 1947, ROPES 1948, RAGAN und MEYER 1949, 1950.
[6] COGGESHALL 1949.

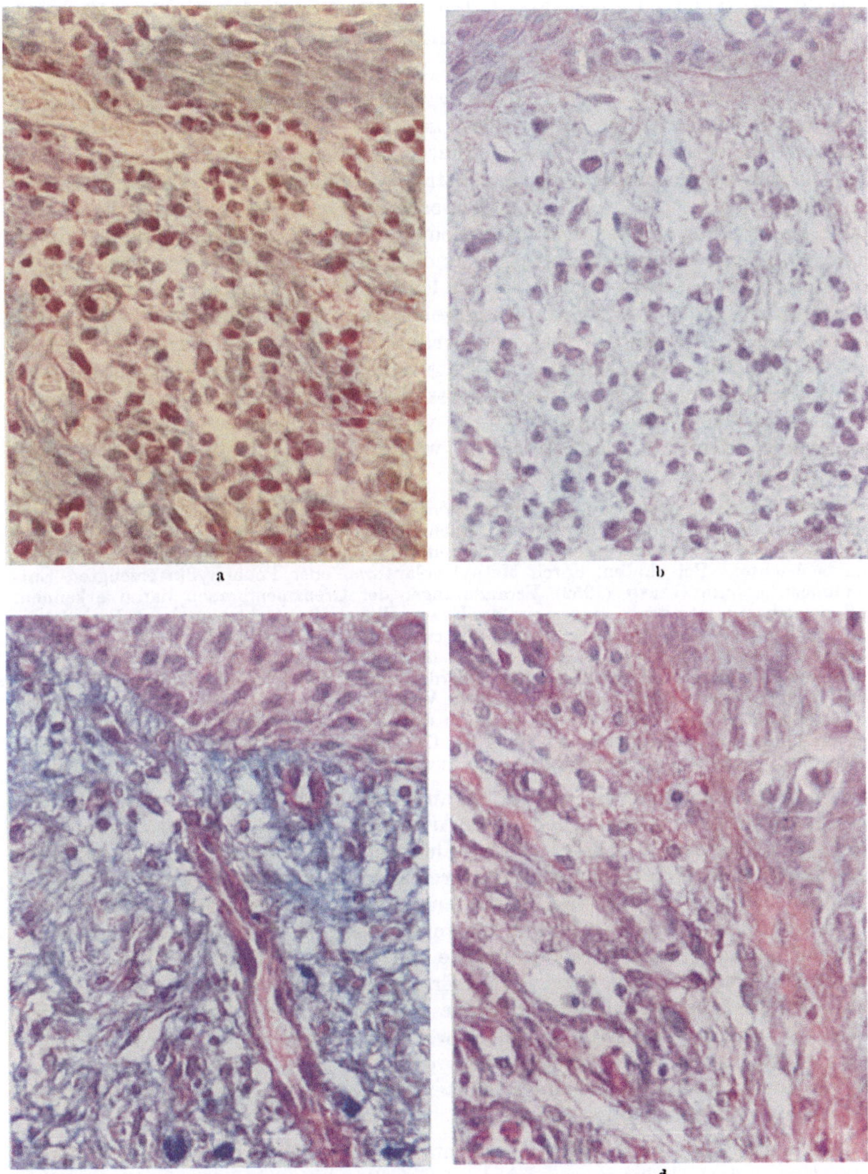

Abb. 10a—d. Grundsubstanz im menschlichen Zahnfleisch bei akuter Entzündung (a), chronischer Entzündung (b), und in der Umgebung eines Entzündungsherdes (c). d zeigt Granulationsgewebe im menschlichen Zahnfleisch bei Skorbut. Granulocyten sind wegen ihres Glykogengehalts tief rot gefärbt (a und d). Fibrin ist durch eine blaßrote Farbe ausgezeichnet (d). Beachte die Vermehrung der blau gefärbten Grundsubstanz bei chronischer Entzündung (b) und in der Umgebung eines Entzündungsherdes (c), wie ihre Abwesenheit bei akuter Entzündung (a) und im Granulationsgewebe bei Skorbut. Mucopolysaccharidfärbung nach RITTER und OLESON (1950).

der Gelenkschmiere bei diesen Erkrankungen stark herabgesetzt ist (bei Gelenkrheumatismus nach BAUER um durchschnittlich 80% und bei rheumatoider

Arthritis um 90%), ist anzunehmen, daß sich die Grundsubstanz hierbei in stark depolymerisiertem Zustand befindet, also Dispersion der Kolloide im Sinne SCHADES (1923) vorliegt.

Wie schon ZIEGLER (1887) bekannt war, ist das Bindegewebe bei Entzündung auch durch das Auftreten freier Flüssigkeit und durch Verquellung der Grundsubstanz und der darin enthaltenen Fasern gekennzeichnet. Außerdem lassen sich in den Bindegewebszellen vacuoläre Einschlüsse nachweisen. Nach der Ansicht SCHADES (1923, 1935) funktionieren die Grundsubstanz und die Fasern dabei als zwei verschiedene Kolloidsysteme. Während die Grundsubstanz durch Hydroxylionen, destilliertes Wasser und verdünnte Salzlösungen zu starker Schwellung, durch Wasserstoffionen zu leichter Schwellung und durch konzentrierte Salzlösungen zur Schrumpfung gebracht wird, erfahren kollagene Fasern durch Wasserstoffionen eine starke Schwellung, durch konzentrierte Salzlösungen eine mäßige Schwellung, durch verdünnte Salzlösungen und Hydroxylionen eine leichte Schwellung und durch destilliertes Wasser Schrumpfung und Gerinnung. Vermehrung der Natriumionen führt zu vermehrter Dispersion der Kolloide der Grundsubstanz und zu Wasserretention, während Kalium und Calcium Schrumpfung und Flüssigkeitsverlust bedingen.

Die entzündliche Alteration der *Grenzmembranen* ist besonders durch GERSH und CATCHPOLE (1949) genauer untersucht worden. Nach intradermaler Injektion von 0,05 cm^3 Terpentinöl wurde bei Mäusen, neben ihrer Verbreiterung, Verdünnung oder völliges Verschwinden beobachtet. Bei akuten, durch Methylcholanthren oder Podophyllin erzeugten Entzündungen konnte GERSH (1952) Veränderungen der Grenzmembranen daran erkennen, daß sie sich mit intravenös eingespritztem EVANS-Blau tief anfärbten und mit Perjodsäure und Leukofuchsin eine verringerte Dichte zeigten. Auf Grund dieser Untersuchungen kamen GERSH und seine Mitarbeiter zu dem Schluß, daß die Verbreiterung der Grenzmembranen durch partielle Depolymerisierung und ihre Verdünnung oder ihr Verschwinden durch völlige Depolymerisierung zu erklären sei. Da ähnliche Veränderungen auch an den Grenzmembranen der Capillaren zu beobachten waren, meinten sie, daß diese Alteration möglicherweise bei der entzündlichen Permeabilitätserhöhung der Capillaren eine Rolle spielt. Wie LINZ (1952) gezeigt hat, lassen sich diese Veränderungen auch bei Gingivitis beim Menschen beobachten.

Wie die Bindegewebselemente können auch die *Gefäßendothelien* stark alteriert werden. Veränderungen dieser Art werden besonders bei Streptokokkeninfektionen, Influenza, Milzbrand und Fleckfieber beobachtet. Als Folge dieser Alteration können die Capillaren so durchlässig werden, daß ganze Strömchen von Erythrocyten ins Gewebe übertreten (hämorrhagische Entzündung). Nach KAWANO (1950) soll dieser Durchtritt auf die kleinen Venolen beschränkt sein. Diese schon ENGELMANN (1893) bekannte und von MARCHAND (1924) ausführlich besprochene, als Diärese bezeichnete Erscheinung unterscheidet sich von der Diapedese der Leukocyten dadurch, daß es bei ihr zur Bildung von mikroskopisch nachweisbaren Defekten kommt, durch welche die Erythrocyten ins umgebende Gewebe ausgeschwemmt werden[1]. Wie oben (S. 30) ausgeführt wurde, mag hierbei durch Stress verursachter akuter Mangel an 11-Oxy- und Hydroxycorticosteroiden eine Rolle spielen.

Wie schon VIRCHOW (1858) bekannt war, ist die entzündungseinleitende Alteration jedoch keineswegs auf den Gefäßbindegewebsapparat beschränkt, sondern es werden auch *parenchymatöse Elemente* in Mitleidenschaft gezogen. Die von ihm als „nutritive Veränderungen" bezeichneten, heute als Degenerationsvorgänge aufgefaßten Alterationen, wie die trübe Schwellung, die vacuoläre Degeneration und die Verfettung, sind ebenso wie die häufig zu beobachtenden Nekrosen von SCHADE (1923, 1935) als Folgen der entzündlichen Säuerung

[1] ENGELMANN 1893, MARCHAND 1924, TANNEBERG 1925, BARON und CHAMBERS 1936, LANDIS 1937, 1946, DRINKER und YOFFEY 1941.

und Hyperosmie angesehen worden. Wie aus dem vorhergehenden Abschnitt ersichtlich ist, dürften sie jedoch weitgehend auf die unmittelbare Wirkung der Entzündungsursachen zurückzuführen sein.

2. Physikalisch-chemische Kennzeichen.

Das physikalisch-chemische Gleichgewicht des Bindegewebes ist bekanntlich eine Funktion der darin enthaltenen Säuren und Basen, der Natrium-, Kalium- und Calciumionen und der Kolloide. Daneben spielen aber auch der Flüssigkeitsaustausch zwischen Blut und Bindegewebe und die Lymphabfuhr eine erhebliche Rolle.

Das durch die Gegenwart von Wasserstoffionen und Hydroxylionen bedingte Säure-Basengleichgewicht wurde von SCHADE (1923, 1935) als O-OH-Isoionie bezeichnet, während er beim Natrium-, Kalium- und Calciumionengleichgewicht von Na-K-Ca-Isoionie und beim Gleichgewicht der Kolloide von Eukolloidität sprach. Ähnlich wurde das Gleichgewicht des durch die Zahl der gelösten Elektrolyte und Kolloide bedingten osmotischen Druckes von ihm als Isotonie bezeichnet. Wie im II. Abschnitt dieses Beitrages ausgeführt wurde, ist von der osmotischen Isotonie eine durch den Flüssigkeitsaustausch und andere Faktoren bedingte mechanische Isotonie zu unterscheiden.

Die entzündliche Alteration des physikalisch-chemischen Gleichgewichts ist, wie besonders SCHADE (1923, 1935) gezeigt hat, durch eine Störung der H-OH-Isoionie im Sinne einer Vermehrung der H-Ionen (Säuerung) und der osmotischen Isotonie im Sinne einer Hyperosmie (Erhöhung des osmotischen Druckes) gekennzeichnet. Daneben spielen aber, wie wir sehen werden, auch Störungen in der Na-K-Ca-Isoionie, in der Eukolloidität und in der mechanischen Isotonie eine nicht unerhebliche Rolle.

Säuerung. Während Blut leicht alkalisch reagiert (p_H 7,4 + 0,05), beträgt die Wasserstoffionenkonzentration normalen Bindegewebes im Durchschnitt p_H 7,2[1]. Das Säure-Basengleichgewicht des Blutes und des Bindegewebes wird vor allem durch die hierin weit verbreiteten Puffersubstanzen (Bicarbonat, Phosphat, Eiweiß) (Alkalireserve) aufrechterhalten. Bicarbonat ist physiologisch besonders wirksam, da es Wasserstoffionen in schwach ionisierte Kohlensäure (H_2CO_3) überführt und diese leicht in CO_2 und H_2O gespalten wird. Neben den Puffersubstanzen sollen hierbei auch die als Säurefänger wirkenden kollagenen Fasern eine gewisse Rolle spielen[2].

Daß entzündete Gewebe im allgemeinen durch Säuerung ausgezeichnet sind, war schon EWALD (1873, 1876) bekannt. Genauere Untersuchungen hierüber wurden jedoch erst durch IRISAWA (1893), MICHAELIS und KRAMSZTYK (1914), PECHSTEIN (1915), ITO (1916) und besonders SCHADE und seine Schüler[3] vorgenommen. Säuregrade, wie sie mit oder ohne Berücksichtigung von CO_2 beobachtet werden, sind in Tabelle 3 wiedergegeben. Ähnliche Befunde finden sich auch bei FRUNDER (1953). Nach den Berechnungen von SCHADE (1923) kann die Zahl der Wasserstoffionen bei Entzündung von $0{,}5 \times 10^{-7}$ auf 25×10^{-7}, also ums 50fache ansteigen.

Bei experimenteller Streptokokkenentzündung beim Hunde ließ sich die Säuerung bereits 1 Tag nach Inoculierung oder 2 Tage vor Beginn klinischer Symptome an der Abnahme der Pufferungsgröße des Gewebssaftes erkennen[4].

[1] EVERETT 1942. [2] SCHADE 1923, 1935.
[3] SCHADE, NEUKIRCH und HALPERT 1921, SCHADE 1923, 1935, SCHADE, CLAUSSEN, HAEBLER, HOFF, MOCHIZUCKI und BIRNER 1926, HAEBLER 1928, BECK und LAUBER 1929.
[4] SCHADE 1935.

Bei experimentell durch 1,5—2,0 cm^3 Terpentinöl erzeugten Pleuraexsudaten bei Hunden fand MENKIN (1934) am 1. Tage eine Wasserstoffionenkonzentration von durchschnittlich p_H 7,25, am 2. Tage p_H 7,05 und am 3. Tage p_H 6,97.

Tabelle 3. *Säuregrade entzündlicher Exsudate mit oder ohne Berücksichtigung von CO_2.*

Untersuchungsgut	p_H
CO_2 nicht berücksichtigt[1].	
Nichtentzündliches Transsudat	7,40—7,10
Seröses Exsudat (Tuberkulose, Carcinom) .	7,10—6,92
Eiter (Tuberkulose)	6,92—6,80
Eiter (akutes Empyem)	6,25—6,22
Eiter (Phlegmone, Panaritium)	6,06—6,04
Eiter (Furunkel)	5,98—5,96
Unter Berücksichtigung von CO_2[2].	
Seröses Exsudat (Tuberkulose, Perikarditis)	7,10—6,62
Eiter (4 Wochen altes Empyem)	6,55—6,49
Eiter (Tuberkulose)	6,49—6,02
Eiter (Appendicitis)	5,95—5,93
Eiter (Phlegmone, Furunkel)	5,83—5,70
Eiter (Streptokokkenpneumonie)	5,55—5,52
Eiter (metastatischer Absceß)	5,46—5,44

In tuberkulösen Exsudaten und kalten Abscessen fanden sich Säurewerte von p_H 7,4—6,6. Sputum von Patienten mit cirrhotischer Lungentuberkulose zeigten Werte von p_H 6,62—6,40, während produktive Tuberkulose Werte von p_H 6,36—6,25 und exsudative Tuberkulose solche von p_H 6,12—5,88 ergaben. Mischinfizierte Tuberkuloseherde zeigten eine ganz besonders starke, auch am Pufferungsvermögen des Blutes erkennbare Säuerung[3].

Während man zunächst nur von der „entzündlichen Säuerung" wußte, hat FRUNDER (1953) in den letzten Jahren dargelegt, daß dieser Acidose eine „primäre Acidose" vorausgeht. Wie er in zahlreichen Versuchen gezeigt hat, verursacht jede physikalische oder chemische Schädigung von Geweben eine nach wenigen Sekunden beginnende Säuerung, welche von 20 min bis zu 2 Std dauert, und deren Stärke gewöhnlich zwischen p_H 6,8 und 6,0 gelegen ist (Abb. 11). Bei bakteriellen Infektionen trat diese Säuerung erst nach 2—6 Std in Erscheinung. Zweitreize 2—3 Std nach milden Erstreizen verursachten eine ähnliche Acidose wie der Erstreiz. Zweitreize nach starken Erstreizen hatten keine weitere Wirkung.

Die sekundäre, auch von FRUNDER als „entzündliche Acidose" bezeichnete Säuerung ging, wie schon von SCHADE und Mitarbeitern beobachtet wurde, der Stärke der Entzündung parallel. Sie nahm mit der Entzündung langsam zu und ließ sich durch weitere Reize nicht verändern. FRUNDER kam zu dem Schluß, daß die primäre Acidose zu den entzündungseinleitenden Gewebsveränderungen gehört, während die entzündliche Acidose eine Folge des Entzündungsvorganges darstellt.

Heilung der Entzündung ist mit Rückgang der Säuerung verbunden. Ein Achselhöhlenabsceß, dessen Wasserstoffionenkonzentration vor der Incision p_H 6,00—5,98 betrug, zeigte 1 Tag nach der Incision p_H 6,32—6,28 und nach 4 Tagen p_H 6,92—6,80. Der prompte Abfall nach Incision wurde von SCHADE (1935) auf Abdunstung von CO_2 durch die Incisionsflächen zurückgeführt.

Die Ursache der Säuerung auf dem Entzündungsfelde war nach SCHADE (1923) in starker Steigerung oxydativer Abbauvorgänge zu suchen. Er hat daher von Stoffwechselbrand gesprochen. Später hat sich jedoch herausgestellt, daß bei

[1] SCHADE, NEUKIRCH und HALPERT 1921.

[2] SCHADE, CLAUSSEN, HAEBLER, HOFF, MOCHIZUCKI und BIRNER 1926, HAEBLER 1928, BECK und LAUBER 1929.

[3] HOFF 1925.

Entzündung anaerobe Glykolyse eine bedeutende Rolle spielt[1]. FRUNDER (1953), welcher, wie bereits erwähnt, zwischen einer primären und entzündlichen Acidose unterschied, konnte die Feststellung machen, daß die letztere mit dem Blutzuckerspiegel zu- oder abnimmt. Er meinte daher, daß es sich hierbei um Glykolyse handelt. Bei der primären Acidose fand er jedoch ganz andere Verhältnisse. Da Erhöhung oder Senkung des Blutzuckerspiegels hierauf keinen Einfluß hatte, Verminderung des Gewebeglykogens durch Gifte diese Acidose aber verminderte, schloß er, daß die Quelle der für diese Acidose verantwortlichen sauren Produkte in dem in den Geweben enthaltenen Glykogen zu suchen sei (Glykogenolyse).

Bezüglich der Natur der für die entzündliche Acidose verantwortlichen Säuren dachte MENKIN (1934—1950), wie vor ihm IRISAWA (1893), ITO (1916) und KEMPNER und PESCHEL (1930) an die bei anaerober Glykolyse auftretende Milchsäure. Doch kann auf Grund der in Abschnitt III besprochenen Verhältnisse kaum bezweifelt werden, daß besonders bei den bakteriellen Entzündungen neben diesem Stoffwechselprodukt zahlreiche andere, durch die Stoffwechseltätigkeit der Erreger und des betroffenen Gewebes erzeugte Säuren eine wichtige Rolle spielen.

Die Beobachtung, daß es bei der tuberkulösen Entzündung nur zu einer geringfügigen Säuerung kommt, stimmt mit der Feststellung überein, daß Tuberkelbacillen Glucose und andere Kohlenhydrate zwar zu Säuren abbauen, diese aber schnell in CO_2 und Wasser spalten (vgl. S. 54). Da Tuberkelbacillen am besten bei p_H 6,44—6,25 gedeihen, ist leicht verständlich, warum Tuberkulose durch Mischinfektionen oder unspezifische entzündliche Erkrankungen stark aktiviert werden kann[2].

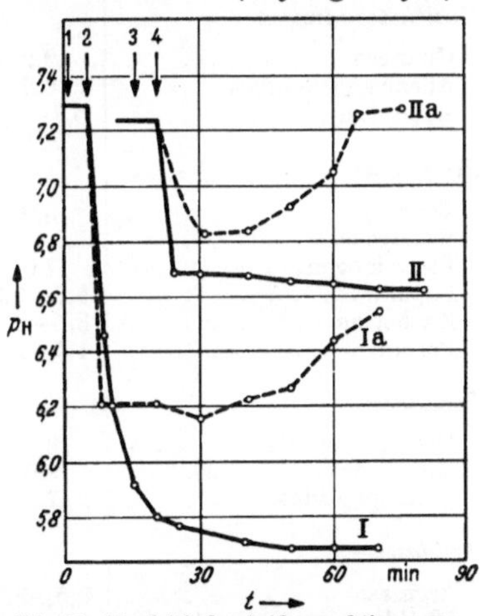

Abb. 11. Vergleich der Acidosereaktionen von lebenden und frisch getöteten Tieren mit Stillstand der Kreislauftätigkeit. Ausgezogene Kurve I: Bei Pfeil 1 Tötung des Tieres durch Kopfschlag, bei 2 Injektion von 1 cm³ einer Emulsion von 2 Tropfen Allylsenföl/cm³ dest. Wasser in das Gewebe der Meßstelle. Gestrichelte Kurve Ia: Säuerungsreaktion nach einem gleichen chemischen Reiz wie zuvor (Pfeil 2) bei einem lebenden Normaltier. Ausgezogene Kurve II: Bei Pfeil 3 Tötung des Tieres durch Kopfschlag. Bei Pfeil 4 Hautschnitt und Einsetzen der Elektrode ohne weitere Schädigung. Gestrichelte Kurve IIa: Säuerungsreaktion nach einem gleichen mechanischen Reiz wie zuvor bei einem lebenden Normaltier. (Nach FRUNDER 1953).

Die funktionelle Bedeutung der Säuerung bei der Entzündung ist zwar oft untersucht, bisher aber noch nicht zufriedenstellend geklärt worden. Wie aus den erwähnten Versuchen FRUNDERS (1953) deutlich hervorgeht, kann es heute als sicher gelten, daß sie nicht nur eine entzündungseinleitende Rolle spielt, sondern gleichzeitig ihre Folge darstellt. Verknüpfungen dieser Art zeigen nur, daß es sich bei der Entzündung nicht um getrennte Einzelvorgänge handelt, sondern um eine Kette von Vorgängen, die mannigfaltig miteinander verbunden sind.

Auf die Bedeutung der Säuerung für den Stoffwechsel der belebten Entzündungserreger ist bereits hingewiesen worden (Abschnitt III). Ihre Rolle beim Gewebsstoffwechsel und beim Stoffwechsel der Leukocyten soll später im Zusammenhang besprochen werden (Abschnitt VII). Die optimale Wasserstoffionenkonzentration für die Wirkung einiger für die Entzündung wichtiger Enzyme ist in Tabelle 4 wiedergegeben. Wie dort zu sehen ist, wirken einige Proteinasen am besten im sauren Milieu, doch liegt das Wirkungsoptimum des Trypsins

[1] MENKIN 1934, 1940, 1950, BROCK, DRUCKREY und HERKEN 1938, KAUNITZ und SELZER 1938, FLECKENSTEIN 1944.

[2] SCHADE und CLAUSSEN 1925.

Tabelle 4. *Optimale Wasserstoffionenkonzentration für die Wirkung einiger für die Entzündung wichtiger Enzyme.* [Zusammengestellt nach Angaben von SUMNER und SOMERS (1947) und SURGENOR, HUNTER und BROWN (1953).]

Enzym	pH	Enzym	pH
Nucleasen		Asparaginase	8,0
Desoxyribonuclease	7,0—8,0	*Esterasen*	
Ribonuclease	7,6		
Nucleosidasen	7,5	Phosphatase (alkalisch)	8,8—9,1
		Aliphatische Esterase	8,5
Nucleindeaminasen		Cholinesterase	8,4—8,5
Guanase	9,2	Cholesterinesterase	5,3—8,7
Adenosindeaminase	6,2	Phosphatase (sauer)	4,5—5,0
Adenylase	5,7—6,1		
		Carbohydrasen	
Proteinasen		Lysozyme	7,0—9,0
Trypsin	8,0	Amylase (Diastase)	6,7—7,2
Kollagenase	1,0—8,0	Maltase	6,7—7,2
Plasminogen	7,0	Hyaluronidasen	5,8—6,8
Papain	5,0—7,3	β-Galaktosidase (Lactase)	5,4—6,0
Kathepsin	3,5—5,0	β-Glucosidase	4,1—6,0
Pepsin	1,5—2,0	β-Glucuronidase	4,3—5,0
Peptidasen		*Oxydasen*	
Dehydropeptidase	8,1	d-Aminosäureoxydase	8,6
Dipeptidase	8,0	Diaminoxydase (Histaminase)	6,8—7,6
Aminopeptidase	7,0	Tyrosinase	6,0—8,0
		Xanthinoxydase	7,0—7,5
Amidasen		Katalase (Leber)	6,8
		Ascorbinsäureoxydase	6,0
Arginase	9,5—9,9	Peroxydase	5,0
Histidase	8,0—9,0		

und der Kollagenase im schwach alkalischen Milieu. Die für die Spaltung der Nucleinsäuren verantwortlichen Nucleosidasen, Adenylase und Xanthinoxydase, und ebenso die meisten Carbohydrasen sind im neutralen Milieu wirksam. Peptidasen wirken am besten in schwach alkalischem Milieu und Deaminasen im alkalischen Milieu. Esterasen schließlich können unter sehr verschiedenen Bedingungen tätig sein.

Nach SCHADE (1927, 1935) soll die Säuerung bei der Quellung entzündeter Gewebe eine erhebliche Rolle spielen, und zwar soll diese mit zunehmender Säuerung zunächst abnehmen, um bei stärkerer Säuerung erheblich anzusteigen. Abnahme des p_H von 7,35 auf 5,90 verursachte eine Zunahme des Bindegewebsvolumens um 15—20%. Doch fand er, daß Grundsubstanz bei zunehmender Säuerung eine Entquellung durchmacht, ein Befund, der gut zu der oben angeführten Beobachtung paßt, daß Grundsubstanz bei Entzündung depolymerisiert wird. Diese verschiedenen Beobachtungen deuten darauf hin, daß es sich bei der entzündlichen Quellung weniger um Hydrierung von Kolloiden als um eine Vermehrung freier Flüssigkeit handelt.

SCHADE (1920—1935), ATZLER und LEHMANN (1921, 1922) und FLEISCH (1921) haben die Säuerung weiter für die entzündliche Hyperämie und die entzündliche Permeabilitätserhöhung der Capillaren verantwortlich gemacht. Ähnlich hat TANNENBERG (1925) ausgeführt, daß sie möglicherweise bei der Entstehung der Stase eine Rolle spielt (vgl. S. 101). Schließlich hat GRÄFF (1922, 1924) versucht, auch die Chemotaxis der Leukocyten darauf zurückzuführen. Daß die Wasserstoffionenkonzentration des Gewebes die Permeabilität der Capillaren stark beeinflußt, kann kaum mehr bezweifelt werden (vgl. S. 36). Auch kann es wohl als sicher gelten, daß sie bei der Diapedese und bei der Phagocytose eine erhebliche Rolle spielt (vgl. S. 145 und 128). Offenbar wirkt sie hierbei durch Änderung der Oberflächenspannung, wie schon TANNENBERG (1925) hervorgehoben hat. Bei der Entstehung der entzündlichen Hyperämie oder bei der Chemotaxis scheint sie jedoch keine Rolle zu spielen (vgl. S. 99ff. und 147).

MENKIN (1934, 1940, 1950), welcher die Rolle der Säuerung bei der entzündlichen Infiltration untersucht hat, machte die Beobachtung, daß in Exsudaten mit einem p_H von 7,4—7,2 polymorphkernige Leukocyten überwiegen, während bei p_H 6,9—6,8 die Makrophagen in der Mehrzahl sind. Da die Wasserstoffionenvermehrung der Makrophagenvermehrung vorausging, und die letztere ausblieb, wenn die Säuerung ausblieb, aber beschleunigt war, wenn die Säuerung schneller auftrat, folgerte MENKIN, daß die celluläre Zusammensetzung des entzündlichen Infiltrats von der örtlichen Wasserstoffionenkonzentration abhängig ist. Da die polymorphkernigen Leukocyten, wie schon SCHADE und MAYR (1930) bekannt war, bei p_H 6,9 ihre Beweglichkeit verloren und Schwellung, Vacuolisierung und andere Degenerationserscheinungen zeigten, und da sie bei p_H 6,7—6,6 rasch abstarben, während die Makrophagen offenbar selbst durch p_H 6,5 noch nicht geschädigt wurden, schloß MENKIN, daß die durch Säuerung bedingte Verschiebung im Leukocytenbilde nicht durch unterschiedliche Anlockung oder Mobilisierung der Zellen, sondern durch größere Empfindlichkeit und schnelleres Absterben der Granulocyten verursacht ist.

Die von MENKIN an Hunden gemachten Beobachtungen sind von RUGIERO und TANTURI (1942) und BENNETT (1948) bei dieser Species bestätigt, von STEINBERG und DIETZ (1938) bei Ratten aber geleugnet worden. LURIE (1937, 1939), welcher diese Verhältnisse bei der Kaninchen- und Meerschweinchentuberkulose untersuchte, fand bei diesen Tieren keine konstanten Beziehungen zwischen Säuerung und Zusammensetzung des Infiltrats.

Nach SCHADE (1935) soll die Säuerung bei der „Abriegelung des Entzündungsherdes vom Nachbargewebe“ durch Granulationsgewebe eine wichtige Rolle spielen. Ähnlich hat FRUNDER (1953) angegeben, daß mit zunehmender Intensität und Acidose einer Entzündung die Restitution schneller und vollständiger verläuft. Diese Beobachtungen sind wohl dadurch zu erklären, daß die proliferativen Vorgänge bei der Entzündung durch Wachstumsstoffe gefördert werden, und daß die bei den stark sauren eitrigen Entzündungen in so großer Zahl vorhandenen Leukocyten bei der Herstellung solcher Stoffe offenbar stark beteiligt sind (vgl. S. 151).

RITTER (1902—1905), v. GAZA und BRANDI (1927) und HAEBLER und HUMMEL (1928) haben die Säuerung auch für den Entzündungsschmerz (dlor) verantwortlich gemacht. Es muß zugegeben werden, daß die durch starke Säuerung ausgezeichnete eitrige Entzündung gewöhnlich auch besonders schmerzhaft ist, doch findet sich hierbei außerdem starke Hyperosmie und Gewebsschwellung (s. unten). Da bei GESSLERS (1922) Untersuchungen Schmerz früher auftrat als Schwellung, muß man wohl vor allem an die Wirkung chemischer Substanzen auf sensible Nervenendigungen denken. Nach ROSENTHAL und MINARD (1939) und CODE und Mitarbeitern (1950) mag Histamin hierbei eine Rolle spielen. Andere Substanzen, welche hierbei in Betracht gezogen werden sollten, sind gewisse Gerinnungsprodukte, wie das bei Plasmagerinnung freiwerdende Serotonin (5-Hydroxytryptamin), welches auf dem Boden einer aufgeschnittenen Cantharidenblase beim Menschen schon in einer Verdünnung von 1:100 Millionen Schmerz verursachen soll[1].

Natrium-, Kalium- und Calcium-Dysionie. Über das Verhalten der Natrium-, Kalium- und Calciumionen bei der Entzündung ist wenig bekannt. Die bereits von LASSAR (1877) beobachtete Vermehrung der Kaliumionen ist durch SCHADE und Mitarbeiter (1926), HAEBLER (1929) und MENKIN (1936) bestätigt worden. Während die Kaliumkonzentration seröser Exsudate mit 19—20 mg-% derjenigen normalen Blutes entsprach, zeigte Eiter Konzentrationen von 37—208 mg-%. Ob dieser Kaliumvermehrung eine pathogene Rolle zukommt, ist nicht sicher. Nach SCHADE (1935) muß diese Frage schon deshalb offenbleiben, weil nicht bekannt ist, wieviel von dem vermehrten Kalium in freier Form vorhanden ist.

[1] ARMSTRONG, DRY, KEELE und MARKHAM 1952.

Auf die Bedeutung der Calciumionen für die Permeabilität der Capillaren ist bereits hingewiesen worden (S. 36). Die Rolle der Natrium- und Calciumionen bei der Phagocytose soll später im Zusammenhang besprochen werden (vgl. S. 128). Nach v. GAZA (1918, 1923) sollen Natriumionen (10%ige Natriumchloridlösung) gesunde Granulationen zur Quellung bringen und die Bildung eines dickrahmigen Wundsekrets veranlassen, während Calciumionen (Calciumchlorid) Entquellung und die Bildung eines serösen Sekrets verursachen sollen.

Steigerung des osmotischen Gewebsdrucks. Daß Entzündung durch Steigerung des osmotischen Gewebsdrucks (osmotische Hypertonie, Hyperosmie) gekennzeichnet ist, war schon KORANYI (1897) und ROTH (1899) bekannt. Genauere Messungen wurden jedoch erst durch RITTER (1902—1905) vorgenommen (s. Tabelle 5). Wie SCHADE (1923, 1935) gezeigt hat, geht diese Steigerung mit Zunahme der Wasserstoffionenkonzentration einher (Tabelle 6).

Tabelle 5. *Der osmotische Druck entzündlicher Exsudate.* (RITTER 1902—1905.)

Untersuchungsgut	Δ
Normales Blut	—0,55—0,58°
Seröses Exsudat	—0,59—0,76°
Eiter (Arthritis, Osteomyeitis)	—0,62—0,72°
Eiter (Peritonitis)	—0,84°
Eiter (Appendicitis)	—1,34°
Eiter (Kotabsceß)	—1,44°

Im Zentrum eines Furunkels betrug der osmotische Druck $\Delta = -0{,}8$—$1{,}4^0$, in der entzündlichen Infiltrationszone $\Delta = -0{,}78$—$0{,}58^0$ und im umgebenden Ödem $\Delta = -0{,}56^0$. Die entsprechenden Säurewerte beliefen sich auf p_H 6,4—5,7, p_H 6,8—6,7 und p_H 7,1—6,9. Im Eiter tuberkulöser (kalter) Abscesse wurden entsprechend der fehlenden Säuerung normale Werte ($\Delta = -0{,}51$—$0{,}58^0$) gemessen[1].

Die Ursache der Hyperosmie bei der Entzündung ist offenbar in der Hauptsache in dem durch die örtliche Stoffwechselstörung bedingten Zerfall von Blut- und Gewebsteilen zu suchen, wenn auch Zerfall von Entzündungserregern eine gewisse Rolle spielen mag. Wenn die bei der Aufspaltung großer Eiweiß-, Fett- und Zuckermoleküle in großer Menge entstehenden Elektrolyte und Nichtelektrolyte bei akuten Entzündungen nicht rasch mit der Lymphe abgeführt werden, sondern sich auf dem Entzündungsfelde ansammeln, so ist dies wohl darauf zurückzuführen, daß, wie später genauer ausgeführt werden soll (S. 115ff.), hier ein Zustand von Fixierung besteht.

Tabelle 6. *Der osmotische Druck entzündlicher Exsudate verglichen mit ihrem Säuregrad.* (SCHADE, CLAUSSEN, HAEBLER, HOFF, MOCHIZUCKI und BIRNER 1926.)

Untersuchungsgut	Δ	p_H
Seröses Exsudat	—0,60—0,72°	7,10—6,62
Eiter (Rückenabsceß)	—0,72°	6,36—6,28
Eiter (Influenzapneumonie)	—0,88°	5,96—5,95
Eiter (Gesäßabsceß)	—1,03°	6,02—6,00
Eiter (Lappenpneumonie)	—1,26°	6,00—5,98

Die funktionelle Bedeutung der entzündlichen Hyperosmie ist nach SCHADE (1923, 1935) darin zu erblicken, daß sie Flüssigkeit aus den Capillaren herauszieht, sie also für die Exsudation verantwortlich ist (vgl. S. 3). Wenn auch kaum bezweifelt werden kann, daß diese Vorstellung wenigstens zum Teil richtig ist, so muß doch darauf hingewiesen werden, daß die Messungen SCHADEs, wie bereits erwähnt wurde (S. 63), fast alle an voll entwickelten Exsudaten angestellt worden sind und daher wenig über ihre Entstehung aussagen. Auch kann kaum bezweifelt werden, daß die entzündliche Kreislaufstörung und besonders die entzündliche Permeabilitätserhöhung der Capillaren dabei stark beteiligt sind (vgl. S. 111ff.).

Steigerung des mechanischen Gewebsdrucks. Neben der Steigerung des osmotischen Gewebsdrucks kommt es bei der Entzündung, wie schon aus der fühlbaren Spannung ent-

[1] RITTER 1902—1905, SCHADE 1935.

zündeter Gewebe hervorgeht, auch zu einer Steigerung des mechanischen Druckes. Wie McMaster (1946) durch direkte Messungen gezeigt hat, steigt der mechanische Gewebsdruck bei Fröschen bei entzündlichem Ödem oft von 1—2 cm auf 10—15 cm Wasser. Wenn er um 29—37 cm stieg, stellte sich Nekrose ein.

Die mechanische Drucksteigerung im entzündeten Gewebe drückt sich auch in einer Drucksteigerung in den abführenden Lymphgefäßen aus. Wie Field, Drinker und White (1932) gezeigt haben, verursacht Immersion eines Fußes in Wasser von 100° C bei Hunden einen raschen Anstieg des Lymphdruckes auf 120 cm Wasser.

Die Ursache der mechanischen Drucksteigerung ist wohl hauptsächlich in der durch den größeren osmotischen Druck bedingten größeren Wasseranziehung zu suchen. Daneben spielen aber wohl auch die durch die Säuerung bedingte Quellung des Bindegewebes (vgl. S. 70) und möglicherweise auch der größere Lymphdruck eine Rolle. Die vermehrte Durchblutung entzündeter Gewebe scheint hingegen den mechanischen Gewebsdruck nicht zu beeinflussen. Jedenfalls ergaben McMasters Untersuchungen (1946) bei einfacher Hyperämie normale Werte.

Auf die Bedeutung des mechanischen Gewebsdrucks für den Flüssigkeitsaustausch zwischen Blut und Bindegewebe ist bereits hingewiesen worden (S. 35). Wie dort zu lesen ist, führt Erhöhung dieses Druckes zu verminderter Filtration und wohl auch vermehrter Rückresorption durch die Capillaren. Die funktionelle Bedeutung der Steigerung des Gewebsdrucks bei der Entzündung ist daher darin zu erblicken, daß sie der Exsudation entgegenwirkt und offenbar auch bei der entzündlichen Nekrose eine Rolle spielt.

3. Chemische Kennzeichen.

Zu den wichtigsten chemischen Kennzeichen der durch die Entzündungsursachen erzeugten mittelbaren Gewebsveränderungen gehören das vermehrte Auftreten von Nucleinsäurederivaten, von Eiweiß-, Fett- und Zuckerspaltprodukten und von dem bei Nerventätigkeit freiwerdenden Acetylcholin. Zu den Eiweißspaltprodukten sind offenbar auch die von Menkin (1940, 1950) beschriebenen, chemisch nicht genauer gekennzeichneten, von ihm als Leukotaxin, Leukocytose fördernder Faktor (LPF), Leukopenin, Nekrosin und Pyrexin bezeichneten Substanzen zu rechnen.

Das Auftreten dieser Abbauprodukte beruht sicher zum Teil auf Anreizung des Gewebsstoffwechsels durch Entzündungserreger, dem Stoffwechselbrand Schades (1923, 1935). Zum Teil dürften sie jedoch auf autolytische Vorgänge zurückzuführen sein.

Stoffwechselsteigerung. Die Steigerung des Gewebsstoffwechsels bei der Entzündung kann im Anfang wohl durch vermehrte Oxydation gekennzeichnet sein, doch ist sie später, wie bereits erwähnt (S. 69), offenbar durch vermehrte *anaerobe Glykolyse* ausgezeichnet. Sie unterscheidet sich von einer physiologischen Stoffwechselsteigerung nach Schade (1923) dadurch, „daß sie infolge ihrer ungleich größeren Höhe sehr bald zu einer Insuffizienz des Ausgleichsvermögens im Gewebe führt, so daß die osmotische Hypertonie und die H-Hyperionie dann ihrerseits als gefahrbringende Störungen weiterzuwirken vermögen".

Wie Gessler (1921, 1922) mittels der Warburgschen Methode an herausgeschnittenen Hautstücken nachweisen konnte, kann der Sauerstoffverbrauch bei akuter Entzündung stark vermehrt sein. Beim Schwein verursachte Senföl- oder Ameisensäurebepinselung eine Steigerung des örtlichen Sauerstoffverbrauchs um 36—77%, beim Menschen eine solche um 100%. Ähnliche Befunde ergaben sich bei Messungen des Sauerstoffgehalts in den zuführenden Arterien und abführenden Venen[1]. Da der Sauerstoffverbrauch auch in abgeschnittenen, durch Crotonöl oder Cantharidenextrakt gereizten Mäuse- oder Kaninchenohren stark erhöht ist[2], darf man annehmen, daß diese Stoffwechselsteigerung örtlich bedingt ist. Bei eitriger oder nekrotisierender Entzündung ist der Sauerstoffverbrauch jedoch wohl herabgesetzt. Nach Frunder (1953) soll auch die primäre Acidose durch verminderten Sauerstoffverbrauch gekennzeichnet sein.

[1] Gionotti 1928, Gessler 1931. [2] Groll 1925, 1927.

Der CO_2-Gehalt entzündlicher Esxudate ist nach SCHADE, NEUKIRCH und HALPERT (1921) deutlich herabgesetzt. MENKIN und WARNER (1937) und MENKIN (1940) fanden in alkalisch reagierenden Exsudaten eine normale CO_2-Konzentration, in sauren Exsudaten einen Abfall dieser Konzentration bis auf 8 Vol.-%.

Wie besonders MENKIN (1938, 1940) betont hat, deuteten bereits die Befunde EICHWALDS (1864) und OPIES (1910) darauf hin, daß die entzündliche Glykolyse mit vermehrter *Proteolyse* vergesellschaftet ist. Doch blieb es RUBEL (1936) und MENKIN (1938) überlassen zu zeigen, daß die Proteolyse mit der Glykolyse zu- und abnimmt. UNGAR und seine Schüler[1], welche dieser Frage in den letzten 10 Jahren besondere Beachtung geschenkt haben, konnten den Nachweis erbringen, daß Antigen-Antikörperreaktionen, Pepton und gewisse hochmolekulare Kohlenhydrate (vgl. S. 83ff.) im Blut und Urin enthaltene proteolytische Fermente aktivieren können, und daß in Geweben die durch solche Reize angeregte Proteolyse mit der Freisetzung von Histamin oder Heparin parallel verläuft. In der Meerschweinchenlunge wurden für jedes Milligramm während der ersten 10 min hydrolysierten Eiweißes 0,4 μg Histamin, in der Leber 10—20 μg Heparin freigesetzt. Da auch die Zufuhr von Proteasen Histaminausschüttung verursachte, Histamin jedoch nicht zu Proteolyse führte, und da Proteasehemmstoffe nicht nur Proteolyse, sondern auch Histaminausschüttung verhinderten, kamen sie zu dem Schluß, daß die Freisetzung von Histamin bei der Entzündung durch Proteaseaktivierung verursacht ist[2].

Die Natur der bei der entzündlichen Proteolyse tätigen Proteasen ist nicht sicher bekannt. UNGAR und seine Schüler dachten vor allem an das zuerst von DASTRE (1893) beschriebene Fibrinolysin. Sie betonten, daß dieses auch als Plasmatrypsin oder Tryptase bekannte und heute oft als Plasmin bezeichnete Enzym nicht mit der von Streptokokken und anderen Bakterien ausgeschiedenen, ebenfalls als Fibrinolysin bekannten Kinase (Streptokinase, Staphylokinase) verwechselt werden darf (vgl. S. 54).

Fibrinolysin (Plasmin) kommt im normalen Blute und wohl auch im Gewebe als inaktive Vorstufe vor (Profibrinolysin, Plasminogen). Entzündungsreize können diese Vorstufe nicht direkt aktivieren, sondern wirken durch Vermittlung von Kinasen, wie die in Zellen vorkommende Cytofibrinokinase[3], die im Serum enthaltene, dem Komplement sehr ähnliche Serofibrinokinase[4] oder die bakteriellen Kinasen. Auch soll sie durch Antigen-Antikörperreaktionen (Anaphylatoxin) und durch gewisse anaphylaktoide Stoffe (Pepton, Histaminbefreier) (vgl. S. 83ff.) aktiviert werden können[4]. Fibrinolysin (Plasmin) wird durch Antifibrinolysin (Antiplasmin) gehemmt. Auch soll die antiphlogistische Wirkung von Salicylsäure wenigstens teilweise auf Fibrinolysinhemmung beruhen. Heparin andererseits scheint die Konversion von Profibrinolysin zu Fibrinolysin zu verhindern, was die antiphlogistische Wirkung dieses Polysaccharids bei der ARTHUS-Reaktion erklären würde.

Nach UNGAR (1952) soll Fibrinolysin außer Fibrinogen und Fibrin auch Casein, Gelatine und Hämoglobin angreifen. Ähnlich soll Antifibrinolysin nicht nur Fibrinolysin, sondern auch Trypsin, Chymotrypsin und die Leukoproteasen inaktivieren[5].

Wie UNGAR (1952, 1953) verschiedentlich betont hat, ist es sehr wohl möglich, daß es mehrere verschiedene fibrinolytische Systeme gibt, und daß auch andere Proteasen, wie die verschiedenen bakteriellen und leukocytären Proteasen (vgl. Abschnitt III und VII) bei der entzündlichen Proteolyse eine wichtige Rolle

---

[1] UNGAR 1944, 1947, 1952, 1953, UNGAR und MIST 1949. [2] UNGAR 1952, 1953.
[3] ASTRUP und PERMIN 1948. [4] UNGAR und MIST 1949, UNGAR 1952, 1953.
[5] GROB 1946.

spielen. Auch hat er darauf hingewiesen, daß ROCHA E SILVA (1946) gezeigt hat, daß Trypsin sowohl in vitro als auch in vivo Histamin aus Zellen freizusetzen vermag.

Neben vermehrter Glykolyse und Proteolyse spielen bei der Entzündung offenbar auch vermehrte *Lipolyse* und vermehrte *Auflösung von Nucleinsäuren* eine Rolle. FELDBERG und KELLAWAY (1937) dachten an vermehrte, durch gesteigerte Lecithinasetätigkeit bedingte Lysolecithinbildung und dadurch verursachte Histaminausschüttung. WAGNER und EHRICH (1950) konnten vermehrte Auflösung von Nucleinsäuren durch Bestimmung der Adenosin-Deaminasetätigkeit entzündlich gereizter Lymphknoten bei Kaninchen direkt nachweisen (vgl. S. 135).

Autolyse. Die Chemie der Autolyse ist durch BRADLEY (1922) besprochen worden. Wie dort zu lesen ist, wurden die hierbei wirkenden Enzyme zunächst mit Pepsin, Trypsin und „Erepsin" identifiziert[1]. Eigene Versuche dieses Forschers ergaben jedoch, daß das Wirkungsoptimum der bei Autolyse wirkenden pepsinartigen Enzyme nicht bei p_H 1,5, sondern bei p_H 4,5 gelegen ist, während das tryptische Enzym bei dem für Trypsin optimalen p_H 7—8 unwirksam ist. Das von JACOBY (1900—1902/03) bei Autolyse gefundene ereptische Enzym wirkte am besten bei p_H 7,8, war aber auch bei p_H 3 noch wirksam. BRADLEY (1922) schloß daher, daß Pepsin und Trypsin bei der Autolyse keine Rolle spielen, sondern daß es sich hierbei um 1. ein Enzym handelt, welches saures Gewebseiweiß bei p_H 7,0—2,6 (4,5) hydrolysiert, ein Ferment, welches wir heute als Kathepsin bezeichnen, und 2. ein „Gewebserepsin" (Peptidase), welches bei p_H 8,0—3,0 wirksam ist und die primären Spaltprodukte zu Aminosäuren degradiert.

Stoffwechselsteigerung und Autolyse führen wohl im wesentlichen zu den gleichen Spaltprodukten. Doch ist ihre Zahl bei Autolyse größer als bei vermehrtem Stoffwechsel, da sie nicht durch Resorption, synthetische Vorgänge oder andere kompensatorische Maßnahmen beseitigt werden können.

Wie durch die Vorgänge bei der Infarktbildung wohl bekannt ist, wirkt untergehendes Nierengewebe wenig entzündlich, während zugrunde gehende Herz- oder Skeletmuskulatur stark entzündungserregend wirkt. Beobachtungen dieser Art deuten darauf hin, daß die Entstehung der entzündungseinleitenden Stoffwechselprodukte auch von der Natur des betroffenen Gewebes abhängig ist. Die chemischen Substanzen, welche bei dem Untergang von Muskeln entstehen, sind in den letzten Jahren besonders im Zusammenhang mit dem Quetschsyndrom (crush syndrome) untersucht worden. Nach BYWATERS und Mitarbeitern (1941—1944) verlieren gequetschte Muskeln bis zu 75% ihres Myoglobins, 75% ihres Phosphors, 66% ihres Kaliums und vor allem 95% ihrer säureliefernden Bestandteile (Glykogen). Nach EGGLETON (1944) bilden sich außerdem nichtdialysierbare toxische Substanzen, welche von der Leber ausgeschieden oder neutralisiert werden sollen. Es ist wohl möglich, daß bei der stark entzündungserregenden Wirkung untergehender Muskeln das in ihnen in so reichlicher Menge enthaltene Glykogen eine erhebliche Rolle spielt.

Bezüglich der Bedeutung der verschiedenen durch den erhöhten Gewebsstoffwechsel und durch Autolyse entstehenden Abbauprodukte gehen die Meinungen noch auseinander. Doch müssen wir wohl HEUBNER (1923) recht geben, wenn er sie mit der elektiven Wirkung pharmakologisch bekannter Entzündungsursachen verglich und sagte, daß, was für diese Stoffe gilt, auch für entzündungserregende Bakteriengifte und für die pharmakologisch wirksamen Produkte der „Gewebsreizung" und des „Gewebszerfalls" zutreffen muß.

a) Nucleinsäurespaltprodukte.

Die Nucleinsäuren werden bekanntlich in Desoxyribonucleinsäure (DNS) und Ribonucleinsäure (RNS) eingeteilt. Wie MARKHAM und SMITH (1954) ausgeführt haben, wissen

[1] JACOBY 1900—1902/03, BUCHNER, BUCHNER und HAHN 1903, HEDIN 1904, DERNBY 1917, 1918.

wir heute, daß die Zahl der vorkommenden Nucleinsäuren wie die der Eiweißkörper eine unendliche ist. Doch werden nach wie vor zwei als DNS und RNS bezeichnete Typen unterschieden. DNS ist ein Bestandteil des in den Zellkernen enthaltenen Euchromatins und Heterochromatins. Nach neueren Untersuchungen besteht Grund zu der Annahme, daß diese Säure für die Reproduktion der im Euchromatin enthaltenen Gene unerläßlich ist[1]. Wie sich leicht beobachten läßt, sammelt sie sich während der Mitose in den Chromosomen an, um nach Abschluß der Teilung wieder in ihre Umgebung auszutreten. Die im Heterochromatin enthaltene DNS ist im Chromozentrum verankert. Das letztere soll für die Bildung des Nucleolus verantwortlich sein[2].

RNS kommt bei tierischen Zellen hauptsächlich im Cytoplasma in Form von Körnchen oder Schollen vor. Im Kern ist sie im Nucleolus enthalten. Im fixierten, mit basischen Farben supravital gefärbten Cytoplasma nimmt sie die Form des von Chlopin (1927) als Krinom bezeichneten Gebildes an. Es ist bedeutungsvoll, daß gewisse cytoplasmatische Körnchen, welche RNS enthalten, außerdem die Hauptorte vieler Enzyme sind (Cytochromoxydase, Peroxydase u. a.)[3]. Diese Beobachtung stimmt mit der gegenwärtigen Anschauung überein, daß die Synthese von Zelleiweiß und eiweißartigen Sekreten unter der Mitwirkung von RNS vor sich geht und diese durch die in den Kernen enthaltene DNS bestimmt wird[4].

Tabelle 7. *Die Nucleoproteinkonzentration einiger Gewebe (Schaf).* (Davidson und Waymouth 1944.)

Untersuchungsgut	Nucleoprotein Phosphor (mg/100 g)			
	frisch	trocken	frisch	trocken
	erwachsen		embryonal	
Thymus	—	—	170	1080
Milz	129	566	109	642
Darm	110	559	78	673
Lunge	88	419	84	763
Nierenrinde	80	421	85	654
Leber	70	231	103	592
Gehirn (weiße Substanz)	53	206	24	253
Herz	29	129	64	492
Haut	38	107	56	524
Schilddrüse	25	102	78	394
Muskel	19	75	47	199
Knorpel	21	53	43	394

Die Nucleinsäurekonzentration verschiedener Gewebe ist aus Tabelle 7 ersichtlich. Thymus, Milz und Darm enthalten sehr reichlich, Muskel und Knorpel sehr wenig Nucleinsäure. Die Konzentration von DNS und RNS einiger Gewebe ist in Tabelle 8 verzeichnet. Höchste DNS-Konzentrationen finden sich in Thymus und Milz, höchste RNS-Konzentrationen in Pankreas, Leber und Thymus.

Der Nucleinsäuregehalt der für die Entzündung so wichtigen Lymphknoten ist durch Andreasen und Ottesen (1943, 1945) bei Ratten genauer untersucht worden. Wie aus Tabelle 9 hervorgeht, beläuft er sich auf etwa $^2/_3$ der im Thymus enthaltenen Nucleinsäuremenge. Der mit radioaktivem Phosphor (P^{32}) gemessene DNS-Umsatz in den Lymphknoten maß jedoch nur etwa $^1/_4$ des Umsatzes im Thymus. Wie in den letzten Jahren wiederholt gezeigt worden ist, wird die für die Bildung von Eiweißsekreten verantwortliche RNS sehr viel stärker umgesetzt als die für die Reproduktion verantwortliche DNS[5].

DNS und RNS haben Adenyl-, Guanyl- und Cytidylsäure gemeinsam; sie unterscheiden sich außer durch ihre Kohlenhydrate dadurch, daß DNS Thymosinsäure und RNS Uridylsäure enthalten. Thymus-DNS soll zwischen 1500 und 3000, Hefe-RNS zwischen 56 und 38 Nucleotide besitzen[6].

Der Abbau der in den Zellen als Nucleoproteid vorkommenden Nucleinsäuren beginnt mit Abspaltung des Eiweißes, welches dabei offenbar nicht verändert wird[7]. Die Nucleinsäuren werden sodann durch Nucleinasen (Depolymerasen) in zahlreiche Mononucleotide zerlegt. Die letzteren werden durch Nucleotidasen (Phosphatasen, Esterasen) zu Nucleosiden und Phosphor hydrolysiert. Das Optimum der Phosphatasewirkung liegt bei p_H 9,1[8]. Die Nucleoside werden schließlich durch Nucleosidasen (Phosphorylasen) zu Purinen und Pyrimidinen, und zu Desoxyribose und Ribose abgebaut. Das Optimum der letzteren Reaktion

[1] Darlington 1947. [2] Boivin 1947, Caspersson 1947, Thorell 1948.
[3] Brachet 1947.
[4] Caspersson 1936, 1941, 1950, 1951, Caspersson und Schultz 1939, Brachet 1942, 1950, 1951, Hyden 1943, 1951, Brachet und Chantrenne 1951, Linet und Brachet 1951, Mirsky 1953.
[5] Christman 1952. [6] Gulland 1947, 1951.
[7] Catcheside und Holmes 1947, 1951.
[8] Everett 1942.

liegt bei p_H 6,5—7,5[4]. DNS und RNS liefern beide die als Adenin und Guanin bekannten Purine. DNS enthält die als Cytosin und Thymin, RNS die als Cytosin und Uracil bekannten Pyrimidine.

Die Konzentration des für die Entzündung so wichtigen, als Adenosin bekannten Nucleosids in einigen Geweben ist aus Tabelle 10 ersichtlich. Wie ein Vergleich mit Tabelle 8 ergibt, bestehen große Unterschiede in der Konzentration dieses Nucleosids und der Nucleinsäuren. Der Abbau des Adenosins erfolgt nach neueren Untersuchungen durch Adenosindeaminase zu Inosin und NH_3 und von hier durch Purinnucleosidase (Phosphorylase) zu Hypoxanthin und Zucker. Hypoxanthin schließlich wird durch Xanthinoxydase, eine Dehydrogenase, zu Xanthin und Harnsäure abgebaut.

Das im Adenosin enthaltene Adenin spielt offenbar eine große Rolle bei biologischen Oxydationsvorgängen und im Energiestoffwechsel. Auch ist bemerkenswert, daß es im Gegensatz zu Guanin und den Pyrimidinen im Körper für die Synthese von Nucleinsäuren benutzt werden kann[1].

Tabelle 8. *Die Desoxyribonucleinsäure- (DNS) und Ribonucleinsäure- (RNS) Konzentration einiger Gewebe.* (Nach DAVIDSON 1947.)

Untersuchungsgut	Species	DNS Phosphor	RNS Phosphor
		mg/100 g frischen Gewebes	
Pankreas .	Kaninchen	44—61	108—130
	Ratte	37—48	147—234
Leber . .	Kaninchen	16—29	44—76
	Ratte	20—27	64—102
Thymus .	Kaninchen	181—250	89—99
	Ratte (200—240 g)	181—242	87—116
	Ratte (60—80 g)	181—261	114—135
Milz . . .	Kaninchen	81—96	67—79
	Ratte	76—144	58—86
Nieren . .	Kaninchen	—	25,5
	Ratte	33—43	25—47

Nucleinsäuren sind dadurch ausgezeichnet, daß sie ultraviolettes Licht bei 2600 Å selektiv absorbieren. Diese Eigenschaft ist offenbar an die Gegenwart von Purin und Pyrimidin gebunden[2]. Die Feulgenreaktion, durch welche DNS zur Darstellung kommt[3], ist nach neueren Untersuchungen an Aldehydgruppen der Desoxyribose gebunden[4]. DNS färbt sich weiter mit Methylgrün und RNS mit Pyronin (Färbung nach UNNA und PAPPENHEIM)[5]. Da DNS ihre Färbbarkeit mit Methylgrün bei Depolymerisierung schnell verliert, ist anzunehmen, daß diese Reaktion an ihren polymeren Zustand gebunden ist[6]. DNS läßt sich schließlich auch durch Malachitgrün und RNS durch Acridinrot darstellen[7].

Tabelle 9. *Der Nucleinsäuregehalt von Thymus, Lymphknoten und Milz (Ratte).* (ANDREASEN und OTTESEN 1943, 1945.)

Alter Tage	Körpergewicht g		Thymus Gewicht g		Thymus NSP mg/g	Lymphknoten Gewicht g		Lymphknoten NSP mg/g	Milz Gewicht g		Milz NSP mg/g
	♀	♂	♀	♂		♀	♂		♀	♂	
0	6	5	0,008	0,008	2,92	—	—	—	0,013	0,012	2,00
15	24	30	0,064	0,078	3,42	0,036	0,047	1,71	0,068	0,090	2,32
30	47	55	0,124	0,145	3,47	0,156	0,174	2,12	0,140	0,139	1,87
60	117	165	0,239	0,273	3,19	0,410	0,448	2,16	0,305	0,383	1,77
90	160	216	0,261	0,262	3,18	0,478	0,573	2,16	0,382	0,408	1,77
120	176	277	0,223	0,298	3,15	0,476	0,659	2,18	0,420	0,570	1,74
180	181	295	0,183	0,197	3,01	0,442	0,547	2,19	0,377	0,553	1,73
370	222	335	0,130	0,120	2,72	0,444	0,612	1,97	0,410	0,575	1,63
750	281	400	0,050	0,058	1,62	0,436	0,605	1,76	0,507	0,702	1,46

[1] CHRISTMAN 1952. [2] CASPERSSON 1947, COMMONER 1949.
[3] FEULGEN und ROSSENBECK 1924, STOWELL 1945, 1946, DODSON 1946, LESSLER 1948.
[4] HILLARY 1939, LI und STACEY 1949, OVEREND und STACEY 1949.
[5] BRACHET 1945, POLLISTER und RIS 1948.
[6] KLEMPERER 1950, KLEMPERER, GUEFT, LEE, LEUCHTENBERGER und POLLISTER 1950.
[7] HITCHCOCK und EHRICH 1930.

Tabelle 10. *Adenosin- und Histamingehalt (γ/g) einiger Gewebe bei neugeborenen und erwachsenen Ratten und Hühnern.* (Misrahy 1946.)

	Ratten				Hühner			
	Adenosin		Histamin		Adenosin		Histamin	
	Neugeboren	Erwachsen	Neugeboren	Erwachsen	Neugeboren	Erwachsen	Neugeboren	Erwachsen
Magen	270	225	15,4	34,0	66	630	2,6	14,7
Dünndarm	210	180	24,5	98,0	46	165	2,3	76,3
Lunge	245	325	24,3	23,0	50	172	5,1	22,3
Leber	342	450	11,8	3,3	75	268	3,9	9,7
Niere	375	385	3,8	3,2	63	188	2,5	3,9
Herz	250	935	12,2	10,2	84	550	2,4	9,2
Muskel, rot	440	1065	14,5	14,0	>92	1220	$>2,1$	9,1
Muskel, weiß	—	—	—	—		1070		1,9

Die in den Viren und Bakterien vorkommenden Nucleinsäuren und unsere Kenntnisse von ihrer Bedeutung sind im vorigen Abschnitt besprochen worden. Wie Sherry, Tillett und Christensen (1948) gezeigt haben, enthalten durch Streptokokken, Pneumokokken, Friedländer- und Tuberkelbacillen erzeugte, wie auch sterile eitrige Exsudate nicht selten 30—70% feulgenpositive Nucleinsäure (Abb. 12). Nach Wedd und Drury (1934) und Cullumbine (1947) soll bei Verbrennung Adenosin im Blute, ähnlich wie Histamin, stark ansteigen. Nach Green und Stoner (1950) ist anzunehmen, daß es für alle möglichen nach Gewebsschädigung auftretenden Reaktionen verantwortlich ist. Wie später ausgeführt werden soll (S. 135), besteht Grund zu der Annahme, daß die Nucleinsäuren auf dem Entzündungsfelde nur bis zu den Purin- und Pyrimidinbasen abgebaut werden.

Die pathogenetische Rolle der Nucleinsäuren und ihrer Spaltprodukte bei der Entzündung ist offenbar eine dreifache. Sie verursachen zunächst eine Erweiterung und eine dadurch bedingte vermehrte Durchblutung und Durchlässigkeit der kleinsten Gefäße. Wie Drury und Szent-Györgyi (1929), Bennet und Drury (1931) und Zipf und Giese (1933) gezeigt haben, ist diese Wirkung in der Hauptsache, wenn nicht ausschließlich, durch Dilatation der Arteriolen vermittelt. Wie Drury (1936) im einzelnen ausgeführt hat, sind in dieser Beziehung Adenosin und seine Vorstufe, die Adenylsäure, besonders wirksam, während andere Nucleoside und Nucleotide, sowie vollständige Nucleinsäuren weniger und die Purin- und Pyrimidinbasen überhaupt nicht wirken sollen. Nach Zipf (1931, 1932) ist denkbar, daß die gefäßerweiternde Wirkung dieser Produkte bei der reaktiven Hyperämie der Infarkte und bei der durch Erhitzung verursachten Hyperämie eine Rolle spielt. Auch mag sie beim anaphylaktischen Schock beteiligt sein[1]. Doch darf nicht übersehen werden, daß Adenosin, in die Haut eingespritzt, offenbar keine Dreierreaktion erzeugt[2] (vgl. S. 86).

Adenylsäure und Adenosin haben weiter eine chemotaktische Wirkung. Ins Gewebe eingespritzt, verursachen sie Auswanderung von Leukocyten in den Injektionsbereich[3], eine Wirkung, durch welche sie sich von Histamin unterscheiden. Adenylsäure und Adenosin sind von Histamin auch dadurch verschieden, daß sie sehr viel schwächer gefäßerweiternd wirken, aber in beträchtlich größerer Menge auf dem Entzündungsfelde auftreten[3].

Die Nucleinsäuren und ihre Spaltprodukte haben schließlich auch eine leukocytosefördernde Wirkung[4]. Im Gegensatz zu ihrer Gefäßwirkung ist diese jedoch eine ziemlich gleichwertige Eigenschaft der vollständigen Nucleinsäuren und aller ihrer Spaltprodukte bis einschließlich der Purin- und Pyrimidinbasen. Harnsäure

[1] Dragstedt 1950. [2] Bennet und Drury 1931. [3] Best und Taylor 1950.
[4] Loewit 1891, Ames und Huntley 1897, Ewald 1913, Doan, Zerfas, Warren und Ames 1928, Bennet und Drury 1931, Drury 1936.

hingegen ist wirkungslos[1]. Nach DOAN und Mitarbeitern (1928) und BENNET und DRURY (1931) soll die leukocytosefördernde Wirkung dieser Substanzen auf Chemotaxis beruhen. Nach neueren Untersuchungen, auf welche später im

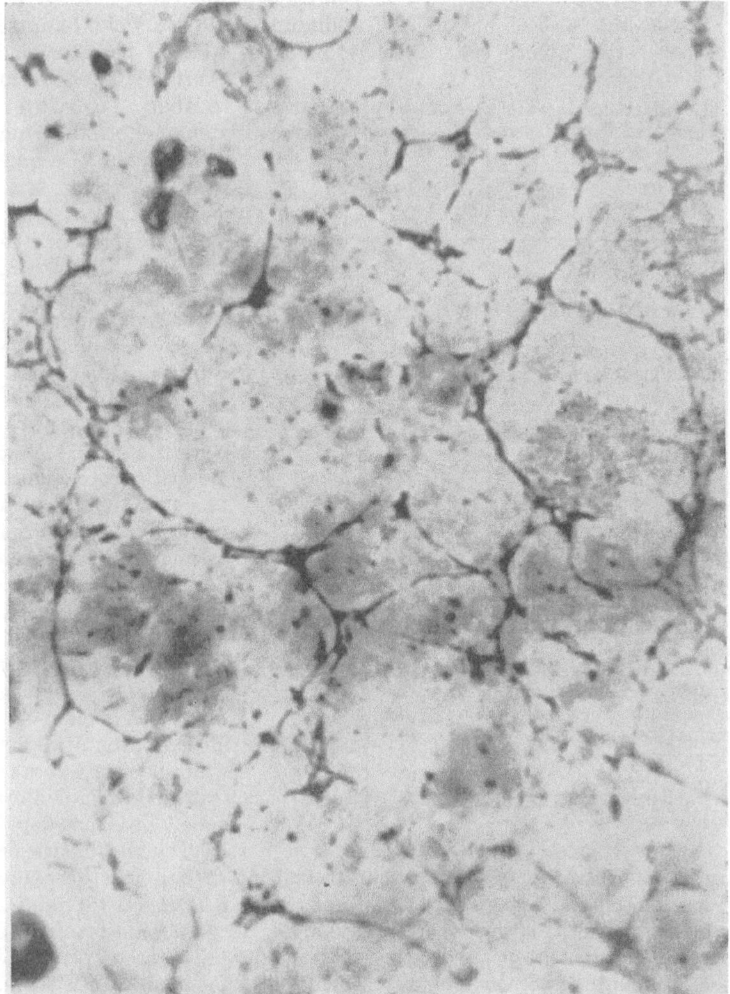

Abb. 12. Desoxyribonucleoproteidniederschlag in tuberkulösem Empyemeiter. Feulgen-Reaktion. Vergr. 1800fach. (SHERRY, TILLETT und CHRISTENSEN 1948.)

Zusammenhang eingegangen werden soll (S. 92, 222), ist jedoch eher an Neubildung von Leukocyten zu denken. Nach HIRATA (1952) soll intraperitoneale Einspritzung von Nucleoprotein oder Nucleinsäuren bei Mäusen Aktivierung von Adventitiazellen und ihre Umwandlung in Plasmazellen verursachen, ohne daß Monocyten oder Histiocyten hierbei in Erscheinung treten.

[1] DRURY 1936.

b) Eiweißspaltprodukte.

Eiweiß wird beim Stoffwechsel sowie bei der Autolyse wahrscheinlich zunächst denaturiert[1] und dann durch Proteinasen in Proteosen (Albumosen), Peptone und Peptide zerlegt. Die letzteren werden durch Peptidasen in Aminosäuren gespalten. Die Wirkungsoptima einiger eiweißspaltender Enzyme sind auf Tabelle 4 wiedergegeben.

Der Eiweißstoffwechsel auf dem Entzündungsfelde ist wohl hauptsächlich katabolischer Natur. Doch soll neben vermehrtem Abbau[2] und vermindertem Aufbau[3] auch vermehrter Aufbau beobachtet werden[4]. Verminderung der oxydativen Desamination wurde durch Raska (1945) beschrieben.

Tabelle 11. *Bluthistamingehalt und Eosinophilenzahl bei gesunden und kranken Menschen. Histaminbestimmung nach* Code (1937).

Untersuchungsgut	Histamin γ je 100 cm³	Eosinophile je mm³
Kontrollen	4—8	150—400
Chronische Lungentuberkulose	4	—
Ernährungsstörung	4—8	535
Pemphigus	4—8	768
Lappenpneumonie	4—8	—
Hauterkrankung	6	2670
Akuter Gelenkrheumatismus	6	0
Lupus erythematosus disseminatus	6	—
Keine Diagnose	6	1150
Pemphigus	7	2372
Akute Tuberkulose	7	5400
Ekzem	8	4250
Rheumatoide Arthritis	8	109
Postoperative Fistel	8	1716
Keine Diagnose	8	1275
Akute exsudative Tuberkulose	10	—
Glomerulonephritis	12	1465
Penicillinreaktion bei Lues	12	1980
Akute exsudative Tuberkulose	12	—
Glomerulonephritis	13	1299
Akute exsudative Tuberkulose	14	252
Glomerulonephritis	16	700
Periarteriitis nodosa	16	0
Hodgkinsche Erkrankung	20	1750
Akute Trichinose	24	2900

Das vermehrte Auftreten von Albumosen, Peptonen und Aminosäuren auf dem Entzündungsfelde ist lange bekannt[5]. Der Bildung von Peptiden haben Duthie und Chain (1939), Dekanski (1949) und Spector (1951) besondere Beachtung geschenkt. Menkin (1938) fand in experimentell durch Terpentinöl erzeugten Pleuraexsudaten bei Hunden während der ersten 4 Tage eine Eiweißkonzentration von 4,75%. Die örtliche Aminosäurenkonzentration betrug während der ersten 6 Tage im Durchschnitt 6,6 mg-%, während ihre Serumkonzentration sich auf 5,0 mg-% belief. Zwischen dem 7. und 10. Tage betrug die örtliche Aminosäurenkonzentration im Durchschnitt 10,7 mg-% bei einer Serumkonzentration von 5,5 mg-%. In Übereinstimmung mit Rubel (1936) fand er die vermehrte Proteolyse mit gesteigerter Glykolyse vergesellschaftet (vgl. S. 74).

Zu den bestuntersuchten entzündungseinleitenden Eiweißspaltprodukten gehören das Histamin und die chemisch nicht genauer charakterisierten, von Menkin (1940, 1950) als Leukotoxin, Exudin, Nekrosin, leukocytosefördernder Faktor (LPF), Leukopenin und Pyrexin bezeichneten Substanzen.

Histamin. Wie wir durch Best (1929) wissen, entsteht Histamin aus Histidin durch die Tätigkeit von Histidindecarboxylase. Der Abbau dieses Amins erfolgt durch Histaminase.

Der *Histamingehalt* einiger Gewebe ist in Tabelle 10 wiedergegeben. Wie daraus zu ersehen ist, enthalten der Magen-Darmkanal und die Lungen

---

[1] Sumner und Somers 1943, 1947, Putnam 1953. [2] Rubel 1935/36.
[3] Albright 1942/43. [4] Altshuler und Angevine 1951. [5] Schade 1935.

erwachsener Tiere sehr reichlich, Leber und Nieren sehr wenig Histamin[1]. Der Histamingehalt des Blutes schwankt mit den Species. Während bei Hunden gewöhnlich 0—4, bei Menschen 2—8, und bei Meerschweinchen 6—80 γ-% gefunden werden, verfügen Kaninchen gewöhnlich über 200 (100—500) γ-%[2]. Wie wiederholt gezeigt wurde, sind 70—100% des Bluthistamins in der Leukocyten- und Plättchenschicht angehäuft[3].

Der Histamingehalt der für die Entzündung so wichtigen Leukocyten ist zwar oft untersucht, bisher aber noch nicht festgelegt worden. Da Lymphknotenextrakte nur sehr wenig Histamin enthalten und der Bluthistamingehalt bei lymphatischen und monocytären Leukämien nicht erhöht ist[4], können die Lymphocyten und Monocyten kaum als die Hauptquelle des Bluthistamins angesehen werden.

Die ursprüngliche Annahme CODEs (1937), daß das Bluthistamin hauptsächlich in den eosinophilen Leukocyten enthalten ist, hat sich nicht bestätigen lassen[5]. Bei eigenen, mit GRAUB angestellten Untersuchungen beim Menschen waren Eosinophilenzahl und Histaminkonzentration im Blute völlig unabhängig voneinander (Tabelle 11). Bei Patienten mit starker Eosinophilie fanden HERBERT, DE VRIES und ROSE (1950) gewöhnlich normale Histaminwerte. Spontane und künstlich erzeugte Schwankungen in der Zahl der Eosinophilen hatten keinen Einfluß auf das Bluthistamin. Wohl aber besteht Grund zu der Annahme, daß die eosinophilen Granulocyten eine antihistaminische Substanz enthalten[6].

Die Vorstellung VALENTINEs und seiner Mitarbeiter (1948—1951), daß das Bluthistamin hauptsächlich in den neutrophilen Leukocyten enthalten ist, eine Ansicht, der sich neuerdings auch CODE (1952) angeschlossen hat, beruhte auf der Beobachtung, daß bei chronischer myeloischer Leukämie der Histamingehalt des Blutes oft 100—200fach vermehrt ist[7]. Doch sind bei chronischer myeloischer Leukämie auch die Plättchen und die basophilen Leukocyten oft stark vermehrt. Weiter sind akute myeloische Leukämien durch auffallend niedrige Histaminwerte gekennzeichnet (durchschnittlich 7,4 γ-% gegenüber einem Normalwert von 7,6 γ-%)[8]. Auch sind Leukocytosen eher durch Verminderung des Histamingehalts ausgezeichnet[9] (Abb. 13). Befunde dieser Art scheinen zu zeigen, daß auch die neutrophilen Leukocyten nicht als Hauptquelle des Bluthistamins in Frage kommen.

Die einzigen Blutbestandteile, in welchen hohe Konzentrationen von Histamin nachgewiesen wurden, sind die Blutplättchen des Kaninchens. Wie ZON, CEDER und CRIGLER (1939, 1942) und MINARD (1941) gezeigt haben, enthalten diese Plättchen 97—98% des bei dieser Species so reichlichen Bluthistamins. Doch läßt sich diese Beobachtung nicht verallgemeinern. Beim Hunde sollen die

[1] MISRAHY 1946. [2] CODE 1952.
[3] CODE 1937, 1939, 1952, MINARD 1937, 1941, ROSE und WEIL 1939, ROSE 1941.
[4] CODE 1937, CODE und McDONALD 1937, CODE und JENSEN 1940/41, THIERSCH 1947, VALENTINE und LAWRENCE 1948, SHIMKIN, SAPIRSTEIN, GOETZL, WHEELER und BERLIN 1949, SHIMKIN und BIERMAN 1950.
[5] BUSINCO und GIUNCHI 1938, RANDOLPH und RACKEMANN 1941, GRANA, RECARTE und BALEA 1943, SHIMKIN, ZON und CRIGLER 1943, VALENTINE und LAWRENCE 1948, JACKSON und ROSE 1949, SAMTER 1949, VALENTINE, PEARCE und LAWRENCE 1950.
[6] KOVACS 1950.
[7] CODE 1937, CODE und McDONALD 1937, MARCOU und GINGOLD 1937, THIERSCH 1947, VALENTINE und LAWRENCE 1948, SHIMKIN, SAPIRSTEIN, GOETZL, WHEELER und BERLIN 1949, VALENTINE, PEARCE und LAWRENCE 1950.
[8] SHIMKIN, SAPIRSTEIN, GOETZL, WHEELER und LAWRENCE 1949, VALENTINE, PEARCE und LAWRENCE 1950.
[9] GINGOLD 1939, SHIMKIN, ZON und CRIGLER 1943, VALENTINE und LAWRENCE 1947, VALENTINE, PEARCE und LAWRENCE 1950.

Plättchen nur 15% des Bluthistamins enthalten[1]. Beim Pferd und Menschen sollen die Verhältnisse ähnlich liegen[2].

Es bleiben somit nur die basophilen Leukocyten (Mastzellen) als Hauptorte des Bluthistamins übrig, Zellen, welche in diesem Zusammenhang sehr wenig Beachtung gefunden haben. Wie aus Tabelle 12 hervorgeht, ist Kaninchenblut mit seinem hohen Histamingehalt verhältnismäßig reich än Mastzellen, und enthält Katzenblut mit seinem niedrigen Histamingehalt nur sehr spärlich Mastzellen, während Mensch und Meerschweinchenblut eine Zwischenstellung einnehmen. Ähnlich ging bei drei, von VALENTINE und LAWRENCE (1948) mitgeteilten Fällen von Leukämie, bei welchen auch die Mastzellen gezählt wurden, der

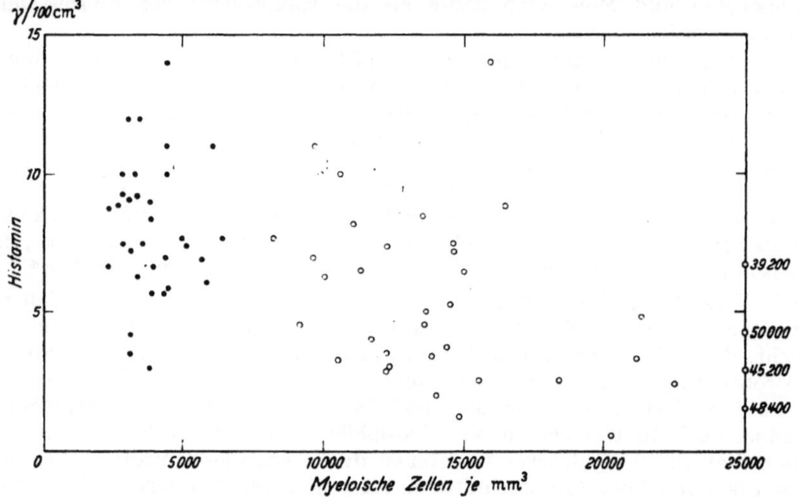

Abb. 13. Bluthistamingehalt und neutrophile Leukocytenzahl bei Leukocytose. [Graphische Darstellung der von VALENTINE, PEARCE und LAWRENCE (1950) angegebenen Werte.]

Histamingehalt des Blutes mit der Mastzellenzahl, aber nicht mit der Zahl der polymorphkernigen Leukocyten parallel (Tabelle 13)[3]. Beobachtungen dieser Art sind jedoch nicht beweisend. Wie FORMAN und Mitarbeiter (1949) gezeigt haben, nehmen bei Kaninchen die Mastzellen zu, wenn die Plättchen vermehrt sind, offenbar um der größeren Gerinnungsfähigkeit plättchenreichen Blutes durch vermehrte Heparinbildung entgegenzuwirken (vgl. S. 88). Ähnlich sind bei Leukämien die Plättchen oft stark vermehrt[4].

Wenn man die zirkulierenden Mastzellen heute als Hauptorte des Bluthistamins ansehen kann, so geht das vor allem aus den experimentellen Untersuchungen von RILEY und WEST (1952, 1953) über Gewebsmastzellen hervor. Wie sie zeigen konnten, verursachen Histaminbefreier wie Stilbamidin und Anaphylatoxin bei Ratten eine durch antihistaminische Drogen verhütbare Auflösung dieser Mastzellen. Außerdem fanden sie, daß der Histamin-, Heparin- und Mastzellengehalt verschiedener Gewebe weitgehend miteinander parallel geht, und daß Mastzellentumoren bei Kindern und Hunden eine ungewöhnlich hohe Konzentration von Histamin enthalten (bis zu 1 mg Histamin je Gramm Gewebe). RILEY (1953) schloß daher, daß die Gewebsmastzellen nicht nur Heparinocyten, sondern auch Histaminocyten sind.

---

[1] MINARD 1941. [2] CODE 1952. [3] EHRICH 1953. [4] WINTROBE 1946.

Außer von den darin enthaltenen Zellen hängt der Histamingehalt der Gewebe und des Blutes auch von der Tätigkeit der Nebennieren ab. Entfernung der Nebennieren führte bei den untersuchten Kaninchen und Ratten zu einer Erhöhung des Histamingehalts[1]. Diese Wirkung ist offenbar auf den Ausfall der den Eiweiß- oder Histaminabbau fördernden 11-Oxy- und Hydroxycorticosteroide zurückzuführen.

Tabelle 12. *Bluthistamingehalt und Zahl der basophilen, neutrophilen und eosinophilen Leukocyten. Durchschnittswerte der Leukocyten nach* ALBRITTON, E. C.: Standard Values in Blood. Techn. Rep. No 6039. Dayton, Ohio 1951.

Species	Histamin γ-%	Basophile je mm³	Neutrophile je mm³	Eosinophile je mm³
Katze	4—5	20	9500	850
Mensch	4—8	45	4000	240
Meerschweinchen	12—25	70	4100	180
Kaninchen	200	450	4200	400

Die *Frage der Freisetzung des in den Zellen enthaltenen Histamins* ist kürzlich durch CODE (1952) besprochen worden. Offenbar ist Ausschüttung in vivo nur beim *anaphylaktischen Schock* nachgewiesen worden[2]. So fand man beim Meerschweinchen und Hunde den Histamingehalt des Blutes während des Schocks erheblich erhöht. Beim Meerschweinchen stieg der Histamingehalt bei mäßigem Schock von durchschnittlich 12,4 auf 25,9 γ-% und bei starkem Schock auf 74,9 γ-%, während bei Hunden ein durchschnittlicher Anstieg von 13,5 auf 42,7 γ-% beobachtet wurde. Die stärkste Vermehrung bestand während der ersten 3—10 min. Nach 2—3 Std fanden sich wieder normale Werte. Während des Schocks waren 80% des Gesamthistamins frei im Plasma[3].

Weitere Untersuchungen zeigten jedoch, daß beim Kaninchen, Pferd und Kalb im anaphylaktischen Schock der Histamingehalt des Blutes nicht nur nicht ansteigt, sondern stark absinkt[4]. Beim Pferd fiel der Bluthistamingehalt im Durchschnitt von 2,4 auf 0,6 γ-%, beim Kalbe von 4,4 auf 0,6 γ-%. Wie KATZ (1940) und ROSE und BROWNE (1941) gezeigt haben, findet beim Kaninchen beim anaphylaktischen Schock zwar Ausschüttung des in den Plättchen enthaltenen Histamins ins Plasma statt, doch ist beim Pferd und Kalb darüber nichts bekannt und hat sich bei Mäusen weder Histaminvermehrung noch Ausschüttung nachweisen lassen[5].

Tabelle 13. *Bluthistamingehalt und Zahl der basophilen und neutrophilen Leukocyten bei chronischer myeloischer Leukämie* (berechnet nach Befunden von VALENTINE und LAWRENCE 1948).

Histamin γ-%	Mastzellen je mm³	Neutrophile Leukocyten je mm³
132	3280	154,980
250	4987	187,508
375	4425	162,070
800	7040	112,640

Daß dem Histamin beim anaphylaktischen Schock die überragende Rolle zukommt, welche ihm zunächst zugeschrieben wurde, ist auch aus anderen Gründen zweifelhaft. Wie SCHILD (1936, 1939) gezeigt hat, kann der durch Histamin gelähmte, überempfindliche Meerschweinchenuterus durch Zufuhr von spezifischem Antigen erneut zur Kontraktion gebracht werden. Weiter haben MAYER und BROUSSEAU (1946) ausgeführt, daß Mäuse überhaupt nur ein Zehntel der für tödlichen Histaminschock nötigen Histaminmenge besitzen, und daß antihistaminische Mittel Mäuse nicht nur nicht vor Schock schützen, sondern mit Histamin synergistisch wirken. Auch sollte nicht übersehen werden, daß Histamin nicht in der Lage ist, die bei der als Serumkrankheit bekannten anaphylaktischen Reaktion zu beobachtenden morphologischen Veränderungen zu erzeugen, und daß die Entstehung dieser Veränderungen durch antihistaminische Mittel nicht beeinflußt wird[6]. Wenn es auch richtig ist, daß alle

[1] ROSE und BROWNE 1938, 1941, KARADY, ROSE und BROWNE 1940, WILSON 1941, MARSHALL 1943.

[2] DALE und Mitarbeiter 1910, 1920, 1929, ABEL und KUBOTA 1919, BARTOSCH, FELDBERG und NAGEL 1932, DRAGSTEDT und Mitarbeiter 1932, 1936, UNGAR und PARROT 1936, FELDBERG und KELLAWAY 1937, SIMON und STAUB 1937, ACKERMANN 1939, CODE 1939, KATZ 1940, ROCHA E SILVA 1941—1953, ROSE 1947, 1951, 1953, URBACH 1949.

[3] CODE 1939.

[4] CODE und HESTER 1939, ROSE und WEIL 1939, DRAGSTEDT 1941, FORMAN, MERTENS, GRAUB und EHRICH 1949.

[5] ROSE 1947.

[6] FELDBERG 1941, DAMMIN und BUKANTZ 1949, FORMAN, MERTENS, GRAUB und EHRICH 1949, ROBERTS, CROCKETT und LAIPPLY 1949. BOVET 1950, FINEBERG, MALKIEL und FINEBERG 1950.

wichtigen Symptome des anaphylaktischen Schocks, mit Ausnahme des durch Heparinausschüttung bedingten Gerinnungsverlusts des Blutes, durch Histaminwirkung erklärt werden können[1], und daß dieser Schock bei Meerschweinchen und wohl auch bei Hunden durch antihistaminische Drogen verhindert werden kann[2], so kann doch kaum bezweifelt werden, daß neben dem Histamin und Heparin auch andere Stoffe wie Adenosinderivate, Acetylcholin und Kaliumionen eine wichtige Rolle spielen[3].

Der Mechanismus der Histaminausschüttung ist nicht sicher bekannt. HALPERN und seine Schüler (1949—1953)[4], welche dieser Frage besondere Beachtung geschenkt haben, unterschieden zwischen 1. gebundenem Histamin, 2. vielleicht der H-Substanz von LEWIS entsprechendem labilem Histamin (vgl. S. 87), und 3. normalerweise nur in kleiner Menge vorkommendem freien Histamin. Die Konversion von gebundenem zu labilem Histamin nehme mehrere Stunden oder Tage in Anspruch und beruhe daher wahrscheinlich auf enzymatischer Tätigkeit. Die Umwandlung von labilem zu freiem Histamin gehe hingegen in wenigen Minuten vor sich und sei deshalb wohl chemisch bedingt. Während gebundenes Histamin nur durch Zellzerstörung freigesetzt werde, könne labiles Histamin durch die sog. Histaminbefreier (Pepton, Dextran, Insulin, Polyvinylpyrrolidon, Octadecylamin, Tween 20,„48—80" u. a.)[5] mobilisiert werden. Jedenfalls fanden WOORHEES, BAKER und PULASKI (1951) und HALPERN und seine Mitarbeiter (1952, 1953), daß diese Mittel ein durch Histaminvermehrung gekennzeichnetes, der Histaminvergiftung sehr ähnliches Krankheitsbild erzeugen, und daß dies durch antihistaminische Drogen verhindert werden kann. Auch wurde diese Vergiftung durch Nebennierenexstirpation verschlimmert, während Cortison die Neubildung labilen Histamins nach seiner Ausschüttung durch Histaminbefreier verhinderte, Desoxycorticosteron sie aber beschleunigte. Die letztere Beobachtung ist von GOTH, HOLMAN und COPENHAUER (1952) bestätigt worden.

Die Vorstellung HALPERNS, daß die Histaminbefreier bei der Histaminausschüttung eine direkte Wirkung haben, ist kürzlich von ROCHA E SILVA (1953) in Zweifel gezogen worden. HALPERN habe nur gezeigt, daß seine Tiere gegen die von ihm benutzten Befreier refraktär wurden. Man könne seine Ergebnisse daher auch dahin auslegen, daß die von anderen Autoren angenommenen Vermittler (Proteasen, Anaphylatoxin; s. unten) hierbei völlig aufgebraucht wurden, oder die von HALPERN als Testobjekt benutzte Haut ihre Empfindlichkeit für die Befreier einbüßte. Demgegenüber meinte HALPERN (1953), daß eine solche Erklärung schon deswegen nicht richtig sein könne, weil das Serum durch Dextran erschöpfter Ratten noch ebensoviel Anaphylatoxin liefere als normales Serum, und weil Inulin bei Ratten zwar Anaphylatoxin erzeuge, aber keine mit dem durch Dextran verursachten Krankheitsbild vergleichbare Erscheinungen hervorbringe.

Die Frage der Vermittler, welche die Freisetzung von Histamin bedingen, ist in den letzten Jahren besonders durch UNGAR und seine Schüler (1947—1953)[6] und durch ROCHA E SILVA und seine Schüler (1939—1953)[7] ausführlich behandelt worden. Während UNGAR, wie bereits ausgeführt (vgl. S. 74), an proteolytische Fermente dachte, hat ROCHA E SILVA dem von FRIEDEMANN (1909) und FRIEDBERGER (1909) entdeckten Anaphylatoxin besondere Beachtung geschenkt. Nachdem bereits BORDET (1913) gezeigt hatte, daß man Anaphylatoxin auch ohne Antigen und Antikörper dadurch erzeugen kann, daß man Serum mit Agar vermischt, hat sich später herausgestellt, daß andere Polysaccharide (Stärke, Dextran, Inulin) eine ähnliche Wirkung haben[8]. Da Anaphylatoxin, wie schon DALE und KELLAWAY (1922) bekannt war, weder Histamin enthält noch glatte Muskeln zur Kontraktion bringt, da Transfusion isolierter Lungen mit Anaphylatoxin in wenigen Minuten starke Histaminausschüttung verursacht[9], und da der durch Anaphylatoxin erzeugte Schock durch antihistaminische Drogen verhindert werden kann[10], kam ROCHA E SILVA zu dem Schluß, daß die Histaminausschüttung durch Histaminbefreier beim anaphylaktischen Schock und wohl auch bei der Entzündung durch Anaphylatoxin vermittelt wird. Doch sei anzunehmen, daß dieses Gift wohl dadurch wirke, daß es proteolytische Enzyme aktiviere.

---

[1] DALE 1929, CODE 1939, DRAGSTEDT 1941, 1950, ROSE 1947.

[2] FELL, RODNEY und MARSHALL 1943, DREISBACH 1947, FISCHEL 1947, RAFFEL, ARNAUD, DUKES und HUANG 1949, ROSE 1953.

[3] FEINBERG 1946, 1947, ROSE 1947, CHASE 1952.

[4] HALPERN und REBER 1949, HALPERN 1952, 1953, HALPERN und BRIOT 1952.

[5] MACINTOSH und PATON 1949, FELDBERG und PATON 1951, MCINTIRE, ROTH und SPROULL 1951.

[6] UNGAR 1947, 1952, 1953, UNGAR und MIST 1949.

[7] BIER und ROCHA E SILVA 1939, ROCHA E SILVA 1941, 1944, 1946, 1952, 1953, ROCHA E SILVA und DRAGSTEDT 1941, ROCHA E SILVA, ARONSON und BIER 1951, ROCHA E SILVA und ARONSON 1952.

[8] ROCHA E SILVA 1953.

[9] ROCHA E SILVA, ARONSON und BIER 1951, ROCHA E SILVA und ARONSON 1952.

[10] HAHN und OBERDORFF 1950.

Die *biologische Wirkung des Histamins* ist zuerst durch DALE und LAIDLAW (1910) beschrieben worden. Wie oft bestätigt wurde[1], verursacht diese Substanz Verengerung der größeren Arterien und Erweiterung der Arteriolen und Capillaren. Die Grenze zwischen diesen beiden Wirkungen hängt von der Species ab. Während beim Kaninchen die erweiternde Wirkung auf die Capillaren und ihre Sphincter beschränkt ist und bei der Katze außerdem die präcapillären Arteriolen betroffen sind, soll beim Menschen diese Wirkung mehr ausgedehnt sein.

Wie LEWIS und Mitarbeiter (1924, 1927) gezeigt haben, verursacht Histamin in der Haut des Menschen eine sog. Dreierreaktion (triple reaction). Kleine Dosen verursachen einen umschriebenen roten Fleck am Orte der Injektion. Größere Dosen erzeugen außerdem einen roten Hof (Erythem) in der Umgebung des roten Flecks. Größte Dosen verursachen schließlich eine von einem roten Hof umgebene Quaddel[2]. Während der rote Fleck, wie die Quaddel, als direkte Histaminwirkung auf die kleinsten Gefäße erklärt wird, wird die Hofbildung auf einen Axonreflex zurückgeführt. BERGER und LANG (1931) konnten diese Reaktion bereits mit 0,15 cm^3 einer 1:100000 verdünnten Lösung herbeiführen.

Wie bereits von LEWIS und GRANT (1924) beobachtet wurde, ist die Erweiterung der kleinsten Gefäße mit vermehrtem Austritt von Plasmabestandteilen vergesellschaftet. Nach BIER und ROCHA E SILVA (1938) soll diese Wirkung schon bei Einwirkung einer 1:$^1/_2$—1 Mill. verdünnten Lösung bemerkbar sein. Beobachtungen dieser Art sind dahin gedeutet worden, daß Histamin die Permeabilität der Capillaren erhöht[3]. Bei den sehr sorgfältigen Versuchen von CHAMBERS und ZWEIFACH (1947) zeigte sich eine Permeabilitätserhöhung der Capillaren jedoch nur bei Dosen, welche die Endothelien sichtbar schädigten. Mittlere Dosen verursachten lediglich eine Erweiterung der Arteriolen und eine dadurch bedingte, mit vermehrter Filtration verbundene größere Durchblutung der Hauptströme (thorough fares) (vgl. S. 36). Kleine Dosen waren völlig wirkungslos. Die von McCARRELL und DRINKER (1941) nach Histamineinspritzung in der Lymphe nachgewiesene Eiweißvermehrung und die von STEAD und WARREN (1944) im venösen Blut beobachtete Herabsetzung des Eiweißgehalts kann nach CHAMBERS und ZWEIFACH (1947) auch ohne Annahme einer Permeabilitätserhöhung allein durch die vermehrte Durchblutung und die dadurch bedingte Filtrationssteigerung erklärt werden.

HEINLEIN (1943) beobachtete nach Einspritzung von 0,1 cm^3 einer 1:10000 verdünnten Lösung (10 γ) von Histamin eine durch Hyperämie und Ödem gekennzeichnete Entzündung. Randstellung von Leukocyten war nach 15 min deutlich. Nach 2 Std fanden sich zahlreiche Leukocyten im Gewebe. Der Austritt von Leukocyten ist durch GRANT und WOOD (1928) und MOON (1935) dahin gedeutet worden, daß Histamin auch bei der Leukodiapedese mitwirkt. Auch hat MOON (1935) angegeben, daß intravenöse Injektion von 1—2 mg Histamin bei Hunden Leukocytose erzeugen soll. Wie wir später sehen werden (S. 144ff. und 222), haben diese Deutungen jedoch wenig Wahrscheinlichkeit für sich.

Wie SZCZYGIELSKI (1932), FELDBERG (1940) und STAUB (1946) gezeigt haben, verursacht Histamineinspritzung Ausschüttung von Adrenalin aus den Nebennieren (Stress reaction), während Adrenalininjektion Histaminvermehrung im Plasma erzeugt. Beobachtungen dieser Art scheinen zu zeigen, daß Histamin Adrenalin und anderen Vasoconstrictoren entgegenwirkt und somit möglicherweise zu den physiologischen Regulatoren des Kreislaufs gehört[4].

Nach GRAY und MUNSON (1951) stimuliert Histamin auch die Ausschüttung von ACTH.

Die *Rolle des Histamins bei der Entzündung* ist zwar oft untersucht worden, bisher aber noch nicht abzuschätzen. Die Tatsache, daß diese Substanz in kleinen Dosen eine Dreierreaktion erzeugen kann, ist durch LEWIS und seine Schüler (1924, 1927) dahin ausgelegt worden, daß jede Entzündung auf Freisetzung von Histamin oder einem ähnlichen Zerfallsprodukt (H-substance) zurückzuführen ist. KROGH (1929), welcher sich LEWIS anschloß, meinte, daß es sich bei der Entzündung um zwei verschiedene H-Substanzen handele, nämlich 1. um eine diffusible Substanz, welche sich wie Histamin verhält, und 2. ein H-Kolloid, welches sich von Histamin durch geringere Diffusionsfähigkeit unterscheidet. Nach ROUS und GILDING (1930) ist es jedoch gar nicht sicher, ob Histamin-

---

[1] DALE 1920, 1950, LEWIS und GRANT 1924, LEWIS 1927, KROGH 1929, GADDUM und DALE 1936.

[2] LEWIS und Mitarbeiter 1924, 1927.

[3] LEWIS und GRANT 1924, LEWIS 1927, KROGH 1929, BIER und ROCHA E SILVA 1938, BIER 1939, McCARRELL und DRINKER 1941, ROCHA E SILVA und DRAGSTEDT 1941, HECHTER 1943, STEAD und WARREN 1944 u. a.

[4] ROSE 1947.

wirkung und entzündliche Reaktion identisch sind. Jedenfalls blieb die Bildung ischämischer BIERscher Flecke bei Unterdrückung der arteriellen Blutzufuhr bei der Histaminhyperämie, im Gegensatz zur entzündlichen Hyperämie, aus. In Übereinstimmung damit fand ZWEIFACH (1953), daß die durch Histamin erzeugte Hyperämie zwar auf Dilatation der präcapillären Sphincter beruht, sich von der entzündlichen Hyperämie aber dadurch unterscheidet, daß ihre Ansprechbarkeit auf constrictorische Reize nicht verloren geht. Ähnliche Unterschiede sind auch von PERCIVAL und SCOTT (1931) und anderen Autoren[1] beobachtet worden.

Daß bei Verbrühung, Sonnenbrand oder durch Silikate, Aleuronat, Hühnereiweiß oder andere Erreger erzeugten Entzündungen der Histamingehalt des betroffenen Gewebes stark erhöht sein kann, ist lange bekannt[2]. In der Kaninchenhaut verursachte die Einspritzung von Terpentinöl eine Histaminvermehrung um durchschnittlich 136%, während beim Arthusphänomen eine Steigerung um über 200% beobachtet wurde[3]. In Pleuraexsudaten von Kaninchen fand CODE (1937) erhebliche Mengen von Histamin, wenn sie reichlich pseudoeosinophile und besonders eosinophile Granulocyten aufwiesen. In Pleuraexsudaten von Hunden fand er jedoch wenig oder überhaupt kein Histamin, selbst wenn sie 70—80% neutrophile Granulocyten enthielten. Ähnlich unterschiedliche Befunde sind auch von JACKSON und ROSE (1950) an menschlicher Cerebrospinalflüssigkeit erhoben worden.

Bei stärkeren Entzündungen ist die örtliche Histaminvermehrung mit einer solchen im Blute vergesellschaftet[4]. Bei experimenteller Verbrennung von über 50% der Körperoberfläche beim Hunde stieg der Histamingehalt des Blutes in 4 Tagen aufs 5fache, um vom 6.—7. Tage ab wieder abzusinken[5]. Beim Menschen sind erhöhte Bluthistaminwerte außerdem bei gewissen Fällen von Ekzem, Asthma, Heufieber, Glomerulonephritis und exsudativer Tuberkulose nachgewiesen worden[6] (Tabelle 11).

Wenn es somit auch als gesichert gelten kann, daß bei Entzündung Histaminvermehrung örtlich und im Blute vorkommen kann, so ist es doch keineswegs sicher, daß dieses Histamin in wirksamer Form vorhanden ist. Wie besonders ROSE (1947, 1950) betont hat, ist es sehr wohl möglich, daß es hauptsächlich in Zellen enthalten ist. Wahrscheinlich werde ausgeschüttetes Histamin so schnell inaktiviert oder ausgeschieden, daß wirksame Konzentrationen nicht entstehen. Ähnlich haben BIER und ROCHA E SILVA (1939) und später besonders UNGAR (1953) hervorgehoben, daß die pharmakologischen Eigenschaften freien Histamins mit einer länger dauernden Wirkung unvereinbar sind. Zwar könne es die ersten flüchtigen Erscheinungen einer Entzündung erklären, für die Entstehung späterer Phasen seien jedoch Substanzen anzunehmen, welche eine längere biochemische Lebensdauer besäßen, weniger schnell diffundierten und weniger leicht durch abbauende Enzyme inaktiviert würden. Wohl aber könnte Histamin als ein nützlicher Indicator für die Freisetzung solcher Substanzen angesehen werden.

Daß diese Bedenken starke Beachtung verdienen, geht auch aus experimentellen Beobachtungen hervor. Wie ZON, CEDER und CRIGLER (1942) so eindrucks-

[1] GOLDSCHMIDT und MCGLONE 1934, MÜNCH 1950/51, MILES und MILES 1952, FELDBERG und TALESNICK 1953.

[2] ELLINGER 1928, LOOS 1931, RIESSER 1937, TARRAS-WAHLBERG 1937. ROCHA E SILVA
[3] 1946, UNGAR 1952.
ZON, CEDER und CRIGLER 1942.

[4] BARSOUM und GADDUM 1936, ROSE und BROWNE 1942.

[5] BEHRMANN, SCHELLING und HARTMAN 1945/46.

[6] ROSE 1941, 1947, ROSE, PARE, PUMP, STANFORD, MACKENZIE und VEMING 1951.

voll gezeigt haben, beruht die Histaminvermehrung auf dem Entzündungsfelde beim Kaninchen auf örtlicher Ansammlung von Plättchen. Es fand sich, daß die Histaminvermehrung größer war als der örtlichen Blutvermehrung entsprach, ein Befund, der auf Plättchenthrombose zurückgeführt werden konnte. Wurden die Tiere vorher ihrer Plättchen beraubt, verursachte in die Haut eingespritztes Terpentinöl nicht nur nicht eine Steigerung, sondern eine Verminderung des Gewebshistamins von durchschnittlich 5,9 auf 3,7 γ-%. Wie FORMAN und Mitarbeiter (1949) gezeigt haben, ist auch die nach intravenöser Erstinjektion von Pferdeserum im Blute des Kaninchens zu beobachtende Histaminvermehrung durch eine gleichzeitige Plättchenvermehrung erklärt (Abb. 14).

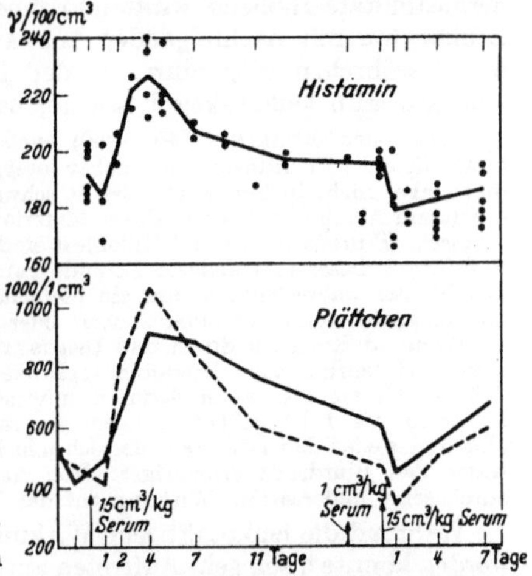

Abb. 14. Histamingehalt und Plättchenzahl im Blute des Kaninchens nach intravenöser Injektion und Reinfektion von 15 cm³ je Kilogramm Pferdeserum. (FORMAN, MERTENS, GRAUB und EHRICH 1949.)

Daß Histamin bei der Entzündung nicht die große Rolle spielt, die ihr früher zugeschrieben wurde, geht auch aus therapeutischen Versuchen mit den kürzlich eingeführten antihistaminischen Mitteln hervor. Wie übereinstimmend festgestellt wurde, verhindern sie zwar die Dreierreaktion und sind sie auch in vielen Fällen von Ekzem, Heufieber, Urticaria und ähnlichen allergischen Entzündungen wirksam[1]. Sie unterdrücken auch die Tuberkulinreaktion[2] und wirken bei exsudativer, aber nicht bei produktiver Tuberkulose[3]. Auch dämpfen sie offenbar die durch Hühnereiweißund Histaminbefreier erzeugten Entzündungen[4]. Da bei den meisten dieser Entzündungen besonders reichlich Histamin gefunden wird, wird allgemein angenommen, daß die Wirkung der antihistaminischen Mittel hierbei eine spezifische ist[5]. Doch wird zugegeben, daß daneben unspezifische (gefäßverengernde, lokalanaesthesierende oder Hyaluronidase inhibierende) Faktoren eine Rolle mitspielen mögen[6].

Auf die gewöhnlichen Entzündungen haben antihistaminische Mittel jedoch keinen Einfluß. Wie RIGDON (1949) gezeigt hat, wird auch die durch örtliche Anwendung von Xylol erzeugte Hyperämie durch diese Mittel nicht beeinflußt. Auch haben LAST und LOEW (1947) festgestellt, daß die durch Staphylokokkentoxin, Trypsin, Schlangengift und andere Entzündungsursachen hervorgerufene Permeabilitätserhöhung der Capillaren hierdurch nicht behoben wird.

Wenn wir diese verschiedenen Ergebnisse überblicken, scheint es angebracht, mit DALE zu folgern, daß die Schlüsse von LEWIS und KROGH keine Allgemeingültigkeit besitzen. Es kann zwar nicht mehr bezweifelt werden, daß Histamin

[1] STAUB und BOVET 1937, ROSENTHAL und BROWN 1940, HALPERN 1942, WELLS, MORRIS, BULL und DRAGSTEDT 1942, ARBESMAN, KOEPF und LENZNER 1946, FRIEDLAENDER 1946, FRIEDLAENDER und FEINBERG 1946, KOELSCHE, PRICKMAN und CARRYER 1946, MAYER 1947, 1950, MCGAVACK, ELIAS und BOYD 1947, SERAFINI 1947, BOVET 1950, FEINBERG 1950, FELL 1950, ROSE 1953 u. a.

[2] SARBER 1948, JUDD und HENDERSON 1949, GRAUB und BARRIST 1950.

[3] JUDD und HENDERSON 1949.

[4] LEGER und MASSON 1948, LEGER, MASSON und PRADO 1948, GROSS 1950, HALPERN und BRIOT 1952, HALPERN 1953.

[5] BOVET 1950, FEINBERG 1950, FELL 1950, LOEW 1950, MAYER 1950.

[6] HALEY und HARRIS 1949, LOEW 1950, MAYER 1950, HALPERN 1952.

bei gewissen allergischen Entzündungen, aber auch bei der gewöhnlichen Entzündung, eine gewisse Rolle spielt, doch ist es offenbar nur eine von vielen wirksamen Substanzen, von welchen bei den verschiedenen Entzündungen bald die eine und bald eine andere überwiegt[1]. Wie UNGAR (1953) betont hat, ist es sehr wohl möglich, daß die Natur dieser Substanzen weitgehend mit ihrer Verfügbarkeit in den betroffenen Geweben variiert.

Leukotaxin. Wie MENKIN und seine Mitarbeiter seit 1936 in zahllosen Arbeiten dargelegt haben, läßt sich aus entzündlichen Exsudaten nach dem auf Tabelle 14 wiedergegebenen Verfahren eine stickstoffhaltige Substanz extrahieren, welche permeabilitätserhöhend wirkt und innerhalb von 15—20 min Randstellung von Leukocyten mit nachfolgender Auswanderung veranlaßt[2]. Da diese Substanz, in Glasröhrchen eingeführt, in der Bauchhöhle des Kaninchens Leukocyten anlockte, also leukotaktisch wirkte, nannte er sie Leukotaxin[3].

Diese nach MENKIN (1940, 1950) auch kristallinisch darstellbare Substanz ist hitzebeständig. Sie ist diffusibel und daher dialysierbar. Sie ist löslich in Eisessig und Salpetersäure, aber nicht in Salzsäure. Sie ist schwach löslich in Aceton, aber nicht in Äther oder absolutem Alkohol. Körnchen dieses Materials sind leicht braun, doppelbrechend und hygroskopisch. Biuretreaktion und Millontest sind negativ, die Xanthoproteinreaktion ist positiv. Auf Grund dieser und anderer Befunde kam MENKIN (1940, 1950) zu dem Schluß, daß es sich hierbei wahrscheinlich um ein einfaches Polypeptid mit freien Aminosäurengruppen und möglicherweise mit einer zucker- oder fettartigen prosthetischen Gruppe handelt.

Während ROCHA E SILVA und DRAGSTEDT (1941) meinten, daß Leukotaxin seine Wirkung darin enthaltenem Histamin verdanke, haben MENKIN und seine Schüler[4] angegeben, daß es sich von Histamin dadurch unterscheidet, daß es selbst in Verdünnungen von 1:100000 bis 1:10 Millionen noch wirksam ist, keine ZIMMERMANNsche Farbreaktion gibt und weder den isolierten Meerschweinchendarm zur Kontraktion bringt, noch bei der Katze den Blutdruck erniedrigt[4]. Von Adenylsäure und Adenosin soll sich Leukotaxin durch seine andersartige Wirkung auf das Froschherz unterscheiden[5].

Während die leukotaktische Wirkung des Leukotaxins bisher nicht verifiziert werden konnte[6], soll sein Auftreten auf dem Entzündungsfelde und seine permeabilitätserhöhende Wirkung nach MENKIN (1950, 1952) von mehreren Autoren[7] bestätigt worden sein. BIER (1939), welcher ursprünglich meinte, daß Leukotaxin mit Histamin identisch sei, soll später seine Meinung geändert haben[8]. In Übereinstimmung damit haben CULLUMBINE und REYDON (1946) gezeigt, daß die Entstehung des durch Leukotaxin erzeugten entzündlichen Ödems durch antihistaminische Mittel nicht beeinflußt wird. Doch ist die letztere Angabe von DEKANSKI (1949) und SPECTOR (1951) bestritten worden, und hat MOON (1952) hervorgehoben, daß es zwar richtig sei, daß diese Autoren aus Eiweiß Zerfallsprodukte extrahiert haben, welche, ins Gewebe eingespritzt, Permeabilitätserhöhung der Capillaren und Auswanderung von Leukocyten verursachen. Für die Annahme MENKINs (1952), daß diese Produkte Leukotaxin waren, fänden sich jedoch keine Anhaltspunkte.

Nach MENKIN (1940, 1950, 1952) soll Leukotaxin bei der Entzündung durch den Zerfall von Gewebe entstehen und durch seine Wirkung auf die Gefäße und die darin enthaltenen Leukocyten die entzündliche Kreislaufstörung einleiten. Wie besonders MOON (1952) betont hat, wurde das von MENKIN untersuchte Leukotaxin jedoch fast ausschließlich aus sterilen, durch Terpentinöl

[1] Siehe auch ROCHA E SILVA (1953, SELYE (1953), UNGAR (1953) und ZWEIFACH (1953).
[2] MENKIN 1937, 1938, MENKIN und WARNER 1937. [3] MENKIN 1938.
[4] MENKIN und WARNER 1937, MENKIN und KADISH 1938, MENKIN 1938, 1940, 1944, 1950.
[5] MENKIN 1938, MENKIN und KADISH 1938.
[6] McCUTCHEON 1942, DELAUNAY und PAGE 1945.
[7] DUTHIE und CHAIN 1939, KAISER 1939, MINAMI und INUGAMI 1940, RIGDON 1940, CULLUMBINE und RYDON 1946, PASQUALI 1947, BOREI, CARLSTROEM, HANSSON, MONATH und LUNDQUIST 1948, YASUHIRA 1951.
[8] MENKIN 1940.

Tabelle 14. *Extraktion von Leukotaxin.* (Nach MENKIN 1940.)

- Exudate
  - Cell-free exudate
    - Pyridine or dioxane
      - Precipitate
      - Supernatant
        - Acetone
          - Precipitate (inactive or slightly active)
            - Active factor separates at —20° C. (Fraction A) (5)
          - Supernatant
            - Evaporated to dryness *in vacuo*
              - Active crystalline material
                - Prolonged extraction with butyl alcohol
                  - Active factor separates at —20° C. (Fraction C) (9)
                  - Supernatant evaporated to dryness *in vacuo*
                    - Stable active crystalline material with tarry admixture (Fraction C—D) (4)
                      - Petroleum ether
                        - Precipitate dried *in vacuo*
                          - Relatively pure active material taken up in water (unstable)
                            - (Fraction M) (1)
                      - Dilute HNO_3 or glacial acetic acid
                        - NH_4OH
                          - Precipitate in H_2O
                            - Dried *in vacuo*
                              - Active crystalline material (Fraction E) (2)
                            - Dialysis against H_2O (24 hours)
                              - Residual indiffusible material
                                - Evaporated to dryness *in vacuo*
                                  - Active material (Fraction O) (3)
                      - Saturated $(NH_4)_2SO_4$
                        - Dialysis against H_2O
                          - Risedual material
                            - Evaporated to dryness *in vacuo*
                              - Moderately active material (Fraction N) (8)
            - → Dialysis against distilled water (2 to 3 hours)
              - Diffusate
                - Evaporated to dryness
                  - Water-soluble active crystalline material (6)
              - Residual material
                - Evaporated to dryness
                  - Water-soluble active crystalline material (7)

erzeugten Pleuraexsudaten gewonnen. Zwar hat MENKIN angegeben (1950, 1952), daß er es, ebenso wie das später zu besprechende Nekrosin (S. 90), auch aus normalen Geweben extrahiert hat, und daß RIGDON (1940) in solchen Extrakten einen permeabilitätserhöhenden Stoff und MOON und TERSHAKOVEC (1951) eine chemotaktische Substanz gefunden hätten. Demgegenüber hat MOON (1952) ausgeführt, daß über die Identität dieser Stoffe nichts bekannt sei.

Wenn MOONs Kritik auch nicht unbegründet ist, so läßt sich doch wohl kaum bezweifeln, daß MENKIN mit seinem Verfahren aus Exsudaten eine von

Histamin verschiedene Substanz extrahiert hat, welche die Permeabilität von Capillaren erhöhen kann. Ob diese Substanz eine spezifische ist und bei der entzündlichen Exsudation und der Diapedese der Leukocyten die ihr von MENKIN zugeschriebene Rolle spielt, ist jedoch fraglich. Wie besonders SPECTOR (1951) dargelegt hat, besitzen viele Peptide — besonders solche, welche eine Kettenlänge von 8—14 Aminosäuren aufweisen — die Eigenschaft, die Durchlässigkeit der Capillaren zu erhöhen. Auch konnte er die permeabilitätserhöhende Wirkung rohen Leukotaxins von seiner Wirkung auf die Endothelien und Leukocytenauswanderung voneinander dissoziieren. Weiter beobachtete er, wie CULLUMBINE und RYDON (1946), daß die permeabilitätserhöhende Wirkung durch Erwärmung auf 80^0 oder durch Reizgase erzeugter Entzündungen fast unmittelbar auftrat und ihren Höhepunkt schon in 5 min überschritt, während Peptide hierbei erst nach $^1/_2$ Std nachweisbar wurden und ihre größte Konzentration erst nach 2—10 Std erreichten. Aus diesen Gründen ist es angezeigt, mit SPECTOR (1951) und FLOREY (1954) zu schließen, daß es sich bei dem von MENKIN als Leukotaxin bezeichneten Material um eine Mischung verschiedener Peptide gehandelt hat, und daß diese bei der Entzündung keine primäre Rolle spielen, sie aber später, nachdem die flüchtige Wirkung des Histamins oder ähnlicher Substanzen abgeklungen ist, sekundär zur Wirkung kommen können. Auch besteht Grund zu der Annahme, daß sie vielleicht als Histaminbefreier (vgl. S. 84) tätig sein können[1].

Eine dem Leukotaxin vergleichbare Substanz ist kürzlich auch von MEYER-ARENDT (1953) beschrieben worden. Wenn er die Eiweißfraktionen durch Dichlordiäthylsulfid erzeugter seröser Exsudate bei Kaninchen durch Papierelektrophorese voneinander abtrennte und die Einzelfraktionen mit dem Papier zusammen Ratten in das Unterhautbindegewebe einlegte, konnte er feststellen, daß besonders eine gewisse, wohl als Globulin anzusprechende Fraktion seröse Entzündung verursachte, während die Albuminfraktion wirkungslos war. Da diese Wirkung erst bei 3 Std alten Exsudaten deutlich wurde, und normales Blutserum keine solche Wirkung hervorbrachte, schloß er, daß sich während dieser 3 Std im injizierten Gewebe eine Substanz gebildet habe, welche für die seröse Entzündung charakteristisch sei. Doch geht leider aus einer Mitteilung nicht hervor, ob diese Wirkung nicht vielleicht darauf beruhte, daß er die von Kaninchen stammende Eiweißfraktion Ratten einverleibte, es sich hierbei also um eine Fremdeiweißwirkung gehandelt hat.

Exudin. MENKIN (1951) hat kürzlich aus Exsudaten eine permeabilitätssteigernde Substanz extrahiert, die sich von Leukotaxin dadurch unterscheidet, daß sie hitzeunbeständig und nicht diffusibel ist und ihre Wirkung im sauren anstatt alkalischen Milieu entfaltet. Auch soll sie keine Leukodiapedese verursachen und ihre Wirkung soll von Cortison unabhängig sein. Von Histamin soll sich diese Substanz außer durch ihren Mangel an Diffusibilität dadurch unterscheiden, daß sie den isolierten Meerschweinchendarm nicht zur Kontraktion bringt. Nach MENKIN soll Exudin die Ursache dafür sein, daß Exsudation auch auf sauren Entzündungsfeldern vor sich geht.

Nekrosin. Als Nekrosin hat MENKIN (1943, 1945) eine aus Pleuraexsudaten nach dem auf Tabelle 15 angegebenen Verfahren extrahierbare, gelegentlich im Blute, aber nicht in der Lymphe nachweisbare Substanz bezeichnet, welche sich von Leukotaxin und dem anschließend zu besprechenden LPF dadurch unterscheidet, daß sie fiebererregend und vor allem stark entzündlich wirkt. Ins Gewebe eingespritzt, soll sie in wenigen Minuten Schwellung der kollagenen Fasern, Nekrose der Endothelzellen und Thrombose der Lymphgefäße verursachen: Intravenös eingespritzt, soll sie Magen-Darmblutungen, Diarrhoe und Leberschädigung herbeiführen. Auch soll sie stark gerinnungsfördernd wirken. Nekrosin unterscheidet sich von Histamin dadurch, daß es bei der Katze keine Blutdrucksenkung verursacht[2].

[1] MILES und MILES 1952. [2] MENKIN 1943, 1944.

Tabelle 15. *Extraktion von Nekrosin, Pyrexin und LPF.* (Nach MENKIN 1950.)

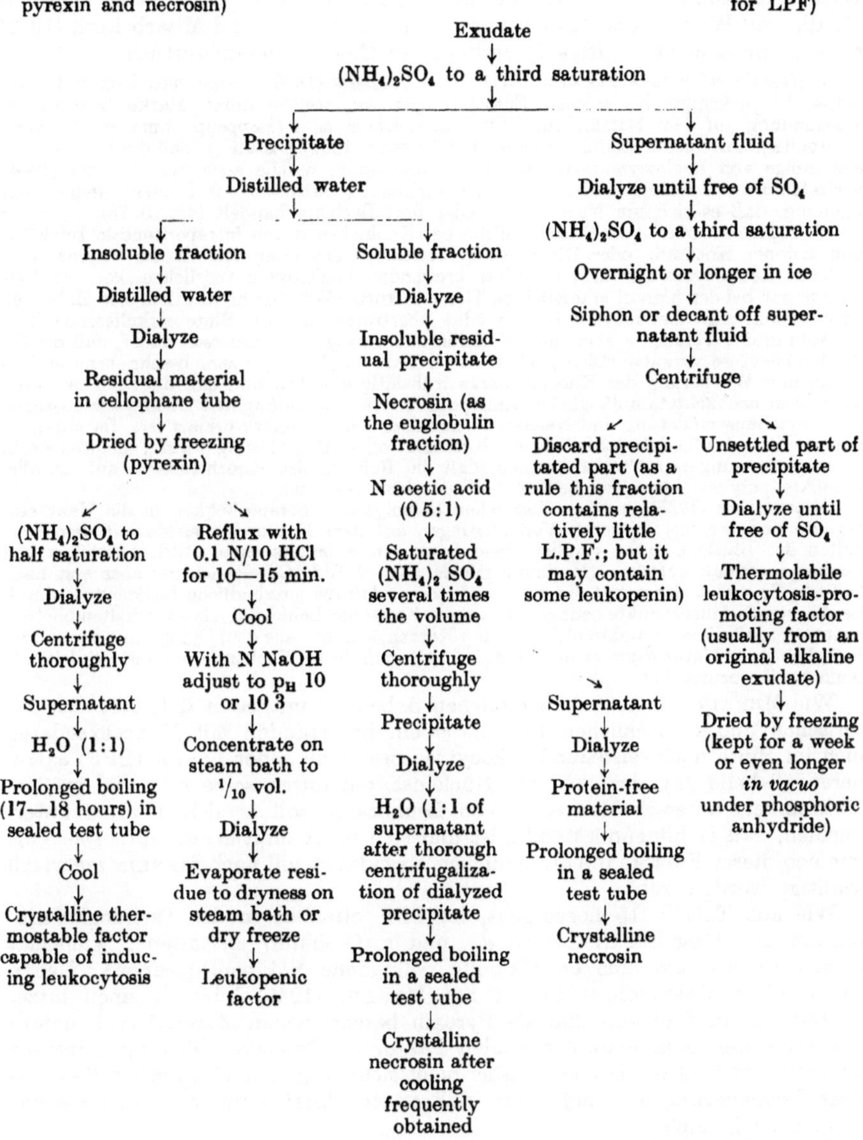

Auf Grund chemischer Untersuchungen kam MENKIN (1944, 1946) zu dem Schluß, daß es sich hierbei vielleicht um ein atypisches Euglobulin mit proteolytischer Wirksamkeit handelt. Da es offenbar bei vielen Entzündungen unwirksam bleibt, nahm er an, daß es durch Antiproteasen neutralisiert werden kann.

Das Vorkommen von Nekrosin in entzündlichen Exsudaten und seine proteolytische Wirkung sollen nach MENKIN (1950) von SMITH und SMITH (1945) und

Tanturi und Mitarbeitern (1945) bestätigt worden sein. Menkin (1949) hat es zuletzt auch bei wirbellosen Tieren nachgewiesen. Über seine Bedeutung bei der Entzündung ist wenig bekannt. Nach Menkin (1950) ist es vielleicht für die von Wilson und Mitarbeitern (1937) und Glen und Mitarbeitern (1942) genauer untersuchte Giftigkeit verbrannter Gewebe verantwortlich.

Leukocytosefördernde Faktoren. Wie schon Limbeck (1890) betont hat, kommt Leukocytose hauptsächlich bei solchen Entzündungen vor, welche durch starke Leukocytenansammlung auf dem Entzündungsfelde ausgezeichnet sind (Lappenpneumonie, Empyem, Peritonitis). In Übereinstimmung damit hat Loewit (1891) postuliert, daß die Leukocytose eine Folge von Leukocytenzerfall sei, eine Vorstellung, welche auch von Arneth (1904) vertreten wurde. Bezüglich der Natur der wirksamen Substanz war Loewit offenbar der Meinung, daß es sich um Nucleinsäure oder ihre Derivate handelt (vgl. S. 78).

Ponder und MacLeod (1938), welche bei Kaninchen durch intraperitoneale Injektion von isotoner Kochsalz- oder Ringerlösung Peritonitis erzeugten und die im Exsudat enthaltenen Leukocyten mit dem im Blute kreisenden Leukocyten verglichen, konnten feststellen, daß bei den hierauf untersuchten Tieren in kurzer Zeit durchschnittlich 0,85 Milliarden polymorphkernige Leukocyten ins Exsudat übertraten, die im Blute zirkulierende Zahl zu Anfang des Versuches aber nur 0,3 Milliarden betrug. Sie schlossen daher, daß die für die Leukocytose verantwortliche, schon durch Danzer (1930) genauer beschriebene Mobilisation und Wucherung des Knochenmarks frühzeitig einsetzt, und daß die auch bei ihren Versuchen beobachtete anfängliche Leukopenie durch eine anfängliche Diskrepanz zwischen Leukocytenauswanderung und Nachschub aus dem Knochenmark erklärt ist. Da abzentrifugierte Exsudatflüssigkeit ähnlich wie Kochsalz- oder Ringerlösung wirkte, meinten sie in Übereinstimmung mit älteren Autoren, daß die Reizung des Knochenmarks auf Zerfallsprodukte polymorphkerniger Leukocyten zurückzuführen sei.

Nettleship (1938), welcher Kaninchen hämolytische Streptokokken in die Haut einspritzte und die histologischen Veränderungen auf dem Entzündungsfelde mit dem Verhalten der Blutleukocyten verglich, fand Leukocytose bereits nach 1 Std, Anzeichen von Leukocytenzerfall auf dem Entzündungsfelde nach 2 Std, Gewebsnekrose aber erst nach 24 Std. Er schloß daher mit den älteren Autoren, daß die entzündliche Leukocytose durch Leukocytenzerfallsprodukte bedingt ist. Da die Kerne der Leukocyten lange erhalten blieben, meinte er, daß diese Produkte nicht aus den Kernen, sondern aus dem Cytoplasma stammten. Bezüglich ihrer Natur sagte er nur, daß sie im Gegensatz zu Nucleinsäuren keine einleitende Leukopenie verursachen.

Wie Menkin seit 1939 in zahlreichen Arbeiten[1] mitgeteilt hat, läßt sich aus tierischen und menschlichen Exsudaten ein bei Hunden mit Pleuraexsudaten auch im Blute nachweisbarer Leukocytose promovierender Faktor (LPF) extrahieren (Tabelle 15), der sich von Nucleinsäuren durch seine sehr viel größere Wirksamkeit unterscheiden soll. Von Leukotaxin soll er sich dadurch unterscheiden, daß er hitzeunbeständig ist und sich nicht dialysieren läßt. Das Vorkommen dieses Faktors in entzündlichen Exsudaten soll nach Menkin mehrfach bestätigt worden sein[2].

Wie aus Tabelle 15 hervorgeht, ist LPF offenbar in der Pseudoglobulinfraktion des Exsudats (zwischen α_1- und α_2-Globulin) enthalten[3]. Vielleicht handelt es sich um eine an Globulin gebundene Polypeptidgruppe[4]. Neben diesem hitzeunbeständigen Faktor hat Menkin (1949) kürzlich einen hitzebeständigen, in dem von ihm als Pyrexin beschriebenen Material (vgl. unten) vorkommenden leukocytosefördernden Faktor beschrieben. Ob diese Substanz mit LPF verwandt ist, läßt sich bisher nicht sicher sagen, doch sprechen Menkins letzte Beobachtungen (1950) dafür, daß es sich hierbei um zwei verschiedene Substanzen handelt.

Wenn diese verschiedenen Beobachtungen wohl wenig Zweifel daran lassen, daß leukocytenhaltige Exsudate oder die in Exsudaten enthaltenen polymorphkernigen Leukocyten Substanzen enthalten, welche eine Leukocytose herbei-

[1] Menkin 1939, 1940, 1950, Menkin und Kadish 1942, 1943, Menkin, Kadish und Sommers 1942.

[2] Reifenstein, Ferguson und Weiskotten 1941, Taylor und Page 1944.

[3] Dillon, Cooper und Menkin 1947. [4] Menkin 1948.

führen können, so dürfen wir jedoch nicht ohne weiteres schließen, daß diese ausschließlich auf Leukocytenzerfall beruht und daher nicht zu den einleitenden Gewebsveränderungen gehört. Das oft sehr schnelle Auftreten der Leukocytose, sowie die Beobachtung, daß Nucleinsäuren und ihre Spaltprodukte Leukocytose zu erzeugen imstande sind, spricht dafür, daß leukocytosefördernde Substanzen auch durch Gewebszerfall entstehen können.

Leukopenieerzeugende Faktoren. Vor einigen Jahren hat MENKIN (1944) aus Exsudaten auch eine leukopenieerzeugende Substanz (leucopenic factor) extrahiert (Tabelle 15). Wie er später (1946) ausgeführt hat, ist dieser Faktor zwar oft mit dem später zu besprechenden Pyrexin vergesellschaftet (s. unten), doch läßt er sich leicht durch unvollständige Hydrolyse davon abtrennen. Die Frage, ob er einen Teil des Pyrexins darstellt oder davon unabhängig ist, wurde offengelassen.

Nach MENKIN soll dieser Faktor hauptsächlich in sauren Exsudaten vorkommen. Er ist hitzebeständig und wahrscheinlich aus Polypeptiden zusammengesetzt. Nach histologischen Befunden zu urteilen, soll seine Wirkung auf Zurückhaltung von Leukocyten in Milz, Leber, Lungen und vielleicht auch Knochenmark beruhen[1].

Später fand MENKIN (1948) eine mit LPF vergesellschaftete leukopenische Substanz (Leukopenin), welche sich von dem obigen Faktor dadurch unterscheidet, daß sie hitzeunbeständig ist und besonders in alkalischen Exsudaten vorkommt. Auf Grund seiner Untersuchungen kam MENKIN zu dem Schluß, daß dieser Faktor wahrscheinlich durch Altern oder Denaturierung von LPF entsteht. Leukopenin soll besonders auf die mononucleären Zellen wirken.

Wenn wir bedenken, daß schon normales Plasma ein Leukotoxin enthalten kann, und daß bei der entzündlichen Leukopenie neben diesen vom Körper produzierten auch bakterielle Substanzen eine wichtige Rolle spielen (vgl. Abschnitt III), und wenn wir weiter bedenken, daß alle diese Faktoren, wie auch die verschiedenen leukocytosefördernden Substanzen, auf ein und demselben Entzündungsfelde angetroffen werden können, ist es leicht zu verstehen, daß es im einzelnen schwer zu entscheiden ist, wodurch das bei einer Entzündung vorliegende Blutbild bedingt ist. Da viele Infektionen durch ein charakteristisches Blutbild ausgezeichnet sind, ist jedoch anzunehmen, daß den sie erzeugenden Erregern hierbei keine untergeordnete Rolle zukommt.

Pyrexin. Schließlich hat MENKIN (1944) berichtet, daß sich aus dem durch Terpentinöl erzeugten Pleuraexsudat beim Hunde auch eine fiebererzeugende, von ihm als Pyrexin bezeichnete Substanz extrahieren läßt (Tabelle 15). Dieser Faktor war zwar, wie das Nekrosin, mit der Euglobulinfraktion des Exsudats vergesellschaftet, ließ sich aber durch seine Unlöslichkeit in schwefelionenhaltigem Wasser davon abtrennen. Pyrexin ist hitzebeständig und nicht dialysierbar. Wie MENKIN (1950) zuletzt ausgeführt hat, handelt es sich hierbei vielleicht um ein durch Hydrolyse aus Nekrosin entstehendes Glykopeptid. Da es sich aus Harn extrahieren läßt, ist anzunehmen, daß es im Urin ausgeschieden wird.

Das Vorkommen eines Fieberfaktors in entzündlichen Exsudaten soll auch durch BENNETT (1948) und GRANT (1949) nachgewiesen worden sein[2]. Die Beobachtung GRANTs, daß Hunde zu Anfang der Entzündung, wenn das Exsudat alkalisch ist, hohes Fieber haben, später, wenn das Exsudat sauer ist, aber fieberfrei sind, während sich Kaninchen umgekehrt verhalten, soll nach MENKIN (1950) dadurch erklärt sein, daß Pyrexin später auf dem Entzündungsfelde fixiert wird (vgl. S. 115ff.).

Die Beziehungen des Pyrexins zu den bereits abgehandelten Pyrogenen sind von MENKIN nicht besprochen worden. Wie bereits ausgeführt wurde (S. 56f.), ist es sehr wohl möglich, daß bei der Erzeugung des Fiebers neben exogenen Pyrogenen endogene „Pyrexine“ eine Rolle spielen.

c) Fettspaltprodukte.

Neutralfett wird bekanntlich durch Lipasen zu Glycerin und Fettsäuren hydrolysiert. Die letzteren werden durch Oxydasen abgebaut. Phospholipide werden durch Lecithinase

[1] MENKIN 1946. [2] MENKIN 1950.

und ähnliche hydrolytische Fermente gespalten. In der Gegenwart von Glutathion und Eisensalzen können sie aber auch durch Oxydasen abgebaut werden. Über die p_H-Optima verschiedener fettspaltender Fermente s. Tabelle 4 (S. 70).

Von Fettspaltprodukten sind Fettsäuren in entzündeten Geweben vermehrt nachgewiesen worden[1]. Der Cholesteringehalt entzündlicher Exsudate geht nach BRUGER (1935) ihrem Eiweißgehalt parallel. Während Transsudate weniger als 10 mg-% Cholesterin und weniger als 0,5% Eiweiß enthielten, wiesen Pleura- und Bauchhöhlenexsudate bis zu 150 mg-% Cholesterin und bis zu 5,0% Eiweiß auf. Autolytische Entstehung von entzündungserregenden Fettspaltprodukten kommt bekanntlich bei Fettnekrose vor.

Da die entzündungserregende Wirkung der Fette und ihrer Spaltprodukte im III. Abschnitt dieses Beitrages ausführlich besprochen wurden, brauchen wir hier nicht weiter auf sie einzugehen.

d) Kohlenhydratspaltprodukte.

Polysaccharide werden durch Polyasen in Monosaccharide zerlegt. Glucose wird durch Oxydation zu CO_2 und Wasser abgebaut, während bei anaerober Glykolyse Milchsäure entsteht (vgl. S. 53ff.).

Auf die als Mucopolysaccharide bekannten Polysaccharide und ihre Spaltprodukte ist bereits eingegangen worden (S. 20). Daß auch Heparin bei der Entzündung eine wichtige Rolle spielt, geht aus seinem Verhalten beim anaphylaktischen Schock wie daraus hervor, daß es oft mit Histamin zusammen ausgeschüttet wird und mit diesem Amin kombiniert in Mastzellen enthalten ist (S. 82ff.). Nach UNGAR (1953) soll Heparin die Konversion von Profibrinolysin zu Fibrinolysin verhindern können (vgl. S. 74).

Daß Entzündung durch vermehrte örtliche Milchsäurebildung ausgezeichnet ist, haben bereits IRISAWA (1893) und ITO (1916) nachgewiesen. MENKIN und WARNER (1937) fanden in experimentell durch Terpentinöl erzeugten Pleuraexsudaten bei Hunden 1 Tag nach der Injektion im Durchschnitt 60 mg-% Milchsäure, nach 2 Tagen 74 mg-% und nach 3 Tagen 73,5 mg-%. Am Tage nach der zweiten Injektion betrug dieser Wert 110—198 mg-%.

Die Entstehung der Milchsäure bei bakteriellen Entzündungen ist wenigstens teilweise durch die zuckerspaltenden Fermente der sie verursachenden Erreger bedingt (vgl. Abschnitt III). Da die Stärke der Entzündung und die Bildung von Eiter weitgehend eine Funktion der Erreger ist, darf ihre Rolle bei der Milchsäurebildung nicht unterschätzt werden. Wie aus MENKINS Versuchen mit Terpentinöl deutlich hervorgeht, sind jedoch auch örtliche Enzyme hieran stark beteiligt.

Neben Milchsäure spielen auf dem Entzündungsfelde offenbar viele andere Zuckersäuren eine gewisse Rolle. Die Zucker, welche hier zu Säuren abgebaut werden, stammen wohl hauptsächlich aus der Gewebsflüssigkeit. Doch dürften auch untergehende Wirtszellen und zerfallende Erreger hierzu beitragen.

Die Rolle der Kohlenhydratspaltprodukte bei der entzündlichen Säuerung ist bereits besprochen worden (S. 68f.). Auf ihre besondere Rolle bei Diabetes mellitus hat SCHADE (1935) aufmerksam gemacht. Wie MENKIN (1942) gezeigt hat, unterscheiden sich pankreaslose Hunde von intakten Tieren dadurch, daß bei ihnen sterile, durch Terpentinöl erzeugte Pleuraexsudate nicht nur mehr Glucose und Milchsäure, sondern auch weniger Eiweiß und mehr Eiweißabbauprodukte enthalten (Tabelle 16). Die vermehrte Milchsäurebildung ist offenbar, wie schon SCHADE (1935) ausgeführt hat, auf größeres Zuckerangebot zurückzuführen, während die vermehrte Bildung von Eiweißabbauprodukten auf gesteigerter Proteolyse beruht[2] (vgl. S. 74). Wie MENKIN (1950) zuletzt angegeben hat, besteht Grund zu der Annahme, daß der gesteigerte Eiweißabbau durch Überführung von Aminosäuren in Glucose den Zuckergehalt des Gewebes stark erhöht und dadurch wenigstens teilweise für die oft sehr starke entzündliche Reaktion der Diabetiker verantwortlich ist. Ob außerdem die Bildung von Nekrosin und seine Wirkung auf die Leber eine Rolle spielt, wie MENKIN meint, muß wohl dahingestellt bleiben.

Tabelle 16. *Der Einfluß von Pankreatektomie auf die chemische Zusammensetzung experimenteller Pleuraexsudate bei Hunden.* (MENKIN 1942.)

	Glucose mg-%	Milchsäure mg-%	Gesamteiweiß mg-%	Rest-N mg-%	Harnstoff mg-%	Aminosäure-N mg-%
Kontrollen	79	58,0	4,5	42,6	34,5	7,4
Pankreatektomie	452	89,3	4,0	80,6	78,1	12,9

[1] SCHADE 1935. [2] MENKIN 1941, 1943.

Wie FRUNDER (1953) kürzlich mitgeteilt hat, läßt sich der morphologisch sichtbare Verlauf von Entzündungen weder durch parenterale Zufuhr großer Glucosemengen noch durch Gaben von Insulin deutlich beeinflussen. Auch blieb bei milden Entzündungen eine Verstärkung der sekundären „entzündlichen" Acidose aus, welches bedeuten könne, daß eine normale Glucosezufuhr ausreiche, den für die vermehrte Glykolyse milder Entzündungen notwendigen Zuckerbedarf zu decken. Bei stärkeren Entzündungen verursachte vermehrte Glucosezufuhr jedoch eine Verstärkung der Säuerung (bis zu p_H 5,3), offenbar weil maximale Glykolyse hierbei mehr Zucker benötigt, als normalerweise zugeführt werden kann. Nach FRUNDER ist es bemerkenswert, daß es bei alloxandiabetischen Tieren nach Glucosebelastung in ungeschädigten Geweben zu der gleichen Acidose kommt wie in geschädigten Geweben normaler Tiere.

e) Acetylcholin.

Das bei Nerventätigkeit an ihren Enden freiwerdende Acetylcholin verursacht, ähnlich wie Adenylsäure und Adenosin, Erweiterung der Arteriolen[1]. Auch soll es die Durchlässigkeit der Capillaren erhöhen[2]. Nach CHAMBERS und ZWEIFACH (1947) handelt es sich hierbei wahrscheinlich um vermehrte Filtration infolge der durch die Arteriolenerweiterung bedingten größeren Durchblutung. Wie DALE (1950) ausgeführt hat, spielt Acetylcholin wahrscheinlich bei der Bildung des roten Hofs der Dreierreaktion eine Rolle (vgl. S. 86). Da WENNER und BUHRMESTER (1937) es beim anaphylaktischen Schock des Kaninchens in freier Form im Herzblut vorfanden, wird angenommen, daß es auch bei diesem Vorgang mitwirkt[3]. Doch ließ es sich beim anaphylaktischen Schock des Meerschweinchens weder in der Lunge noch im Darm nachweisen[4].

HEINLEIN (1943), welcher die entzündungserregende Wirkung des Acetylcholins histologisch untersucht hat, fand, daß 0,1 cm^3 einer 1:10000 verdünnten Lösung (10 γ), ähnlich wie Histamin, schon in 15 min Ödem, Hyperämie und Leukocytenemigration hervorbringen kann. Nach 30 min waren die Gefäße von dichten Leukocytenschwärmen umgeben. Ergebnisse dieser Art scheinen zu zeigen, daß bei der Entzündung auch die Freisetzung von Acetylcholin eine pathogenetische Rolle spielt.

V. Die entzündliche Kreislaufstörung.

Unter entzündlicher Kreislaufstörung wird gewöhnlich die entzündliche Hyperämie und Stase verstanden. Die im Anfang dieser Störung stehende Hyperämie kann nach kurzer Dauer vorübergehen, oder sie kann ohne scharfe Grenze in Stase übergehen. Auch kann sich eine entzündliche Thrombose hinzugesellen. Die letztere ist jedoch verwickelnder Natur und daher von besonderer Bedeutung.

Die entzündliche Hyperämie wurde von RICKER (1905—1924) in zwei durch Ischämie getrennte Phasen eingeteilt. Ein entzündlicher Reiz sollte zunächst eine von ihm als Fluxion bezeichnete Hyperämie, dann eine Ischämie und schließlich Prästase und Stase erzeugen. Diese These hat besonders bei den Klinikern und auch bei einigen Pathologen[5] in Deutschland starken Anklang gefunden, doch konnte sie durch TANNENBERG und FISCHER-WASELS (1925), ZWEIFACH (1953) und ILLIG (1953) nicht bestätigt werden. RICKERs Fluxion und Ischämie haben offenbar mit Entzündung nichts zu tun, sondern entsprechen den als Vasodilatation und Vasoconstriction bekannten physiologischen Funktionszuständen (vgl. S. 97ff.).

Wie besonders THIES (1913) und BIER (1921—1933) hervorgehoben haben, sind Furunkel und andere Entzündungsherde nicht selten von einem weißen Hof umgeben (TROUSSEAUs Phänomen). Daß dieser nicht durch RICKERs These erklärt werden kann, geht schon daraus hervor, daß er nicht von einem roten Hof umgeben ist. Er ist wahrscheinlich dadurch zu erklären, daß der Entzün-

[1] ROSE 1939. [2] GORDON-KOENIGES und OTTO 1937.

[3] CAMPBELL und NICOLL 1940, KINSELL, KOPELOFF, ZWEMER und KOPELOFF 1941, ROSE 1947, CHASE 1948, DRAGSTEDT 1950, FOX, NELSON und FREEMAN 1951, HERSCHFUS, RUBITSKY, BEAKEY, BRESNICK, LEVINSON und SEGAL 1951.

[4] FARBER, POPE und LANDSTEINER 1944.

[5] DIETRICH 1943, SIEGMUND 1948, 1950, BÜCHNER 1950, SCHWARTZ 1953.

dungsherd vermehrte Spannung der angrenzenden Haut verursacht und diese Kontraktion der terminalen Blutgefäße zur Folge hat[1].

1. Entzündliche Hyperämie und Stase.

Eine entzündliche Hyperämie unterscheidet sich von der einfachen „Reizhyperämie", wie schon VIRCHOW (1854—1858) bekannt war, durch eine „nutritive" Alteration des Bindegewebes und der darin enthaltenen Gefäße und Nerven. RÖSSLE (1943) hat ähnlich von „Vergiftung der Capillarwände" gesprochen. „In allen Fällen, in denen es sich um eine entzündliche Hyperämie handelt, ist also eine stärkere Schädigung des Gewebes vorhanden, wodurch sie sich von der einfachen Hyperämie (Fluxion oder Stauung) unterscheidet." „Die kleinen Gefäße haben die Fähigkeit verloren, sich zu kontrahieren, sind also bis zu einem gewissen Grade gelähmt, paralytisch geworden[2]."

Diese zunächst an Gewebsschnitten erhobenen Befunde sind später durch Lebendbeobachtungen bestätigt worden. So haben RICKER und seine Schüler (1908—1924) angegeben, daß exsudativ-infiltrative Vorgänge nur in dem durch Constrictorenlähmung bedingten prästatischen Zustand auftreten, während MELTZER und MELTZER (1903) und JACOBJ (1923) fanden, daß die kleinen Gefäße bei Entzündung ihre Ansprechbarkeit auf Adrenalin und sympathische Nervenreizung verlieren. Ähnlich haben CHAMBERS und ZWEIFACH (1944) ausgeführt, daß die entzündliche Hyperämie durch Erweiterung der Metarteriolen und präcapillären Sphincter und durch Stillstand der Vasomotion, also durch Lähmung gekennzeichnet sei.

Wie lange bekannt ist, unterscheidet sich die entzündliche Hyperämie von der einfachen Hyperämie besonders dadurch, daß sie mit Exsudatbildung einhergeht. Zwar wird schon bei der einfachen Hyperämie vermehrter Austritt von Blutflüssigkeit beobachtet, doch läßt diese, wie RÖSSLE (1944) sich ausgedrückt hat, die Gewebszellen in Ruhe, während ein Exsudat, wie wir sehen werden (Abschnitt VI), dadurch ausgezeichnet ist, daß es die geweblichen Zusammenhänge schädigt.

Ob jede durch Schädigung des Bindegewebes und der darin enthaltenen Gefäße und Nerven und durch Exsudation gekennzeichnete Hyperämie als entzündlich aufgefaßt werden darf, ist jedoch fraglich (vgl. S. 108). Wie CHAMBERS und ZWEIFACH (1941) und ZWEIFACH (1953) gezeigt haben, kann bereits mechanische Reizung der Netzcapillaren nicht nur zum Festkleben von Plättchen und Granulocyten am Endothel, sondern auch zu vermehrtem Austritt von EVANS-Blau-Eiweißkomplexen ins Gewebe Veranlassung geben.

Kennzeichen. Wie bereits von COHNHEIM (1867) erschöpfend dargestellt wurde, beginnt die entzündliche Kreislaufstörung mit einer von ihm als fluxionäre oder arterielle Hyperämie bezeichneten Erweiterung und beschleunigten Durchströmung der kleinsten Gefäße. Bei stärkerer Entzündung, wie bei Reizung mit Crotonöl oder Silbernitrat, kommt es sehr bald zur Abnahme der Strömungsgeschwindigkeit und schließlich zum Stillstand der Blutsäule. Bei diesem als Stase bekannten Zustand konglutinieren die roten Blutkörperchen zu einer am lebenden Objekt, auch bei stärkster Vergrößerung homogenen, dunkelroten Säule, in der einzelne Erythrocyten, zum Unterschied gegenüber dem einfachen Blutstillstand, nicht mehr erkannt werden können (Abb. 15). Stase unterscheidet sich von Thrombose durch fehlende Gerinnung und durch Reversibilität[3]. Die Vorgänge bei der Auflösung einer Stase sind von FLOREY (1926) genau beschrieben worden.

[1] BEST und TAYLOR 1950. [2] MARCHAND 1924.
[3] RICKER und REGENDANZ 1921, THOMA 1922, TANNENBERG 1925, FLOREY 1926, LANDIS 1927.

Während sich die entzündliche Hyperämie in leichten Fällen auf den Entzündungsherd beschränkt und bald vorübergeht, breitet sie sich bei stärkerer, tiefer greifender Läsion bald auf die Umgebung aus. SAMUEL (1890) und MARCHAND (1924) haben daher eine auf den Primärherd beschränkte lokale Hyperämie der kleinsten Gefäße und eine sich daran anschließende Reaktion größerer Gefäße unterschieden. Ähnlich hat ZWEIFACH (1953) angegeben, daß die entzündliche Erweiterung der kleinsten Gefäße und ihrer Sphincter häufig von Erweiterung entfernter Arteriolen begleitet ist. Wie LEWIS (1927) gezeigt hat, unterscheidet sich die hyperämische Randzone von der örtlichen Hyperämie jedoch nicht so sehr durch die Natur der betroffenen Gefäße als durch ihre Pathogenese. Da die

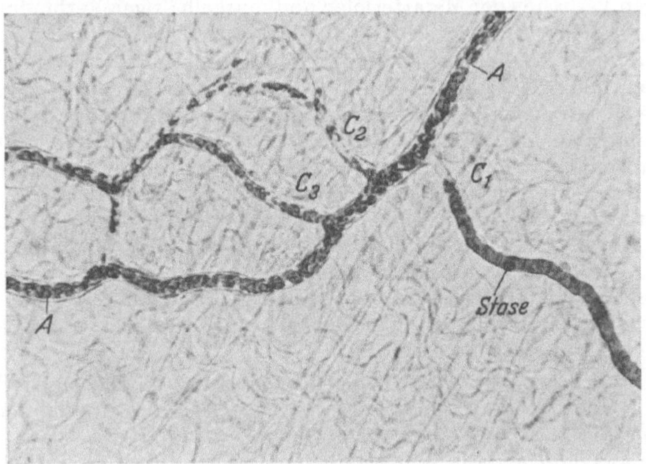

Abb. 15. Stase in einer Netzcapillare (C_1). Vergleiche die Homogenisierung der in der Capillare enthaltenen Erythrocytensäule mit der normalen Beschaffenheit des in der Stromcapillare (A) und zwei weiteren Netzcapillaren (C_2 und C_3) enthaltenen Blutes. (ILLIG 1953.)

örtliche Hyperämie auch nach Durchschneidung und Degeneration der Hautnerven auftritt, während die hyperämische Reaktionszone zwar nicht durch ihre Durchschneidung, wohl aber durch ihre Degeneration verhindert wird, ist anzunehmen, daß die erstere von den Nerven unabhängig ist, bei der letzteren aber wahrscheinlich ein Axonreflex eine Rolle spielt (vgl. S. 28).

Wie RICKER und seine Schüler NATUS, GOERDELER und REGENDANZ (1910 bis 1924) in zahllosen Versuchen mit Wärme, Jodjodnatrium, Silbernitrat, Ammoniak, Tannin, Senföl, Campheröl, Abrin und anderen Substanzen am Peritoneum, Pankreas, Ohr und Bindehaut von Kaninchen gezeigt haben, hängt die Reaktion der kleinsten Gefäße weitgehend von der Stärke der sie treffenden Reize ab (Stufengesetz). In der Regio pancreatica verursachten schwache Reize, wie Erwärmung auf 45—46° C, Erweiterung der Arteriolen und Capillaren mit beschleunigter Durchströmung (Fluxion). Mittlere Reize, wie Erwärmung auf 50—51° C, 0,006% Jodjodnatriumlösung oder 0,01% Silbernitratlösung, bewirkten Verengerung der Arteriolen und Capillaren mit beschleunigter Durchströmung (Ischämie). Starke Reize, wie Erwärmung auf 56° C oder 6% Jodjodnatriumlösung, riefen wiederum Erweiterung der Arteriolen und Capillaren hervor; doch kam es hierbei zu Verlangsamung (Prästase) und schließlich zum Stillstand der Durchblutung (Stase). Wenn die Reizung längere Zeit fortgesetzt wurde, traten Prästase und Stase auch bei mittleren Reizen in Erscheinung, während bei schwachen Reizen Fluxion weiterbestand. Diese Beobachtungen wurden bereits von LANGE und seinen Mitarbeitern (1930) bestätigt.

Doch während RICKER und REGENDANZ (1921) und wohl auch LANGE (1930) die Capillaren bei Stase stets erweitert und die vorgelagerten Arterien verengert fanden, eine Beobachtung, welche auch bei LANDIS (1927) und KROGH (1929) vermerkt ist, haben TANNENBERG und FISCHER-WASELS (1925) und kürzlich auch SAATHOFF (1951) und WEBER (1951) bei diesem Zustand sowohl Verengerung der Capillaren bzw. ihrer Abgangsstellen als auch maximale Erweiterung sowohl der Capillaren wie der zuführenden Arterien und abführenden Venen beobachtet, Befunde, welche gut zu dem von CHAMBERS und ZWEIFACH (1947) beschriebenen unabhängigen Verhalten der Metarteriolen und muskelhaltigen Verbindungsstücke passen. ILLIG (1953), dem wir sehr genaue Untersuchungen hierüber verdanken, hat letztlich dargelegt, daß man hierbei zwischen einfachem Stillstand und Stase unterscheiden muß. Gewisse Reize, wie Adrenalin oder Histamin, verursachten hochgradige Kontraktion der kleinen Arterien und Stillstand der capillären Durchblutung, aber keine Stase. Entzündliche Reize wie Hitze, Silbernitrat, Tannin oder Jodjodnatrium, bedingten hingegen Stromverlangsamung und Stase, aber selten arterielle Kontraktion. Wohl aber wurde Stasenbildung durch arterielle Kontraktion, falls diese eintrat, wie besonders bei Reizung mit Arsen beobachtet wurde, erheblich gefördert, offenbar weil diese eine Hemmung der Zirkulation verursacht. TANNENBERG und FISCHER-WASELS (1925) haben außerdem angegeben, daß Stase am venösen Ende der Capillaren beginnt und von hier aus proximal fortschreitet, eine Beobachtung, welche von LANDIS (1934) und ILLIG (1953) bestätigt worden ist.

Befunde, welche von RICKERS Beobachtungen stark abweichen, sind kürzlich auch durch ZWEIFACH (1953) mitgeteilt worden. Nach diesem erfahrenen Beobachter hängt die Reaktion der kleinen Blutgefäße auf Reize außer von ihrer Stärke auch von ihrer Art ab. Wurden die Capillaren mittels Mikromanipulatoren mechanisch gereizt, ließen sich zunächst nur Veränderungen im zirkulierenden Blut und an den Endothelien feststellen (vgl. S. 100). Bei stärkeren Reizen trat auch EVANS-Blau leicht aus den Gefäßen aus, während stärkste Reize schließlich Stase bedingten. Austritt von EVANS-Blau und Stase waren hierbei völlig auf den Reizort beschränkt. Die Durchblutung der Capillaren war im allgemeinen unverändert. Die Arteriolen zeigten keine Abweichung von der Norm.

Wurden jedoch Xylol, Essigsäure in Olivenöl oder Muskel- oder Leberextrakte mittels einer Mikropipette in die Nähe der Netzcapillaren eingeführt, kam es außerdem zu Erweiterung und beschleunigter Durchströmung der präcapillaren Sphincter und Netzcapillaren und zu zunehmendem Verlust der Ansprechbarkeit der Sphincter auf Adrenalin (entzündliche Hyperämie). Diese Veränderungen traten ein, bevor Plasma- oder Leukocytenaustritte bemerkbar wurden. Die Vasomotion blieb zunächst, wenn auch in veränderter Form, erhalten, hörte später, wenn die Capillarwandschädigung deutlich wurde, aber völlig auf. Bei Stase schließlich waren alle muskelhaltigen arteriellen Abschnitte maximal dilatiert und waren auch die kleinen Arterien proximal zu den Arteriolen stark erweitert. In diesem Stadium sprachen auch die Venolen und kleinen Venen zunehmend auf Adrenalin an, um zuletzt die ansprechbarsten Elemente der terminalen Blutbahn darzustellen.

ILLIG (1953) und ZWEIFACH (1953) haben beide angegeben, daß sich mit Zunahme der entzündlichen Veränderungen in den Capillaren eine gelatinöse Substanz ansammelt, welche Plättchen, Granulocyten und gelegentlich auch Erythrocyten in sich einschließen kann. Doch während ILLIG meinte, daß diese

Veränderung vielleicht eine beginnende Thrombose anzeige, gab ZWEIFACH an, daß sie durch Heparin nicht verhindert wird.

Wie ZWEIFACH (1953) ausdrücklich hervorgehoben hat, lassen sich die hier beschriebenen entzündlichen Veränderungen durch antihistaminische Drogen nicht verhindern. Auch konnten Verlust der Vasomotion und reflektorische Erweiterung der zuführenden Arteriolen durch Histamin nur erzeugt werden, wenn es in Dosen gegeben wurde, welche das Endothel deutlich schädigten (vgl. S. 36).

Da die Fluxion RICKERs bereits bei Erwärmung auf 45—46° C und seine Ischämie bei 50—51° C zur Beobachtung kam, entzündliches Ödem aber von COHNHEIM (1873), GESSLER (1922) u. a. erst bei Erwärmung auf 50—53° C gesehen wurde, da ferner exsudativ-infiltrative Vorgänge nach RICKER erst im prästatischen Zustand auftreten, Hyperämie ohne Exsudation aber kaum als entzündlich bezeichnet werden kann, ist anzunehmen, daß RICKERs Fluxion und Ischämie die als Vasodilatation und Vasoconstriction bekannten physiologischen Funktionszustände der terminalen Strombahn darstellen, und daß nur seine Prästase und Stase dem entsprechen, was allgemein als entzündliche Hyperämie und Stase bezeichnet wird. Daß dieser Schluß richtig ist, geht auch daraus hervor, daß RICKER seine Fluxion und Ischämie auf aktive Vasomotion zurückführte, während er bei Prästase und Stase von Lähmung sprach.

Entstehung der entzündlichen Hyperämie und Stase. Während die entzündliche Hyperämie und Stase früher hauptsächlich auf Nerveneinflüsse zurückgeführt wurde (vgl. Abschnitt I), ist es in letzter Zeit immer deutlicher geworden, daß VIRCHOW (1854—1858) völlig recht hatte, wenn er annahm, daß hierbei örtlich entstehende Stoffwechselprodukte von ausschlaggebender Bedeutung sind. DOLD und Mitarbeiter (1911—1914) sprachen von Phlogistinen. Wie im IV. Abschnitt dieses Beitrages ausführlich dargestellt wurde, ist hierbei vor allem an Nucleinsäurespaltprodukte (Adenylsäure, Adenosin) und Eiweißspaltprodukte (Histamin, H-Substanzen, Polypeptide) zu denken, wenn auch Acetylcholin in Rechnung zu stellen ist. Schließlich muß hierbei auch an die unmittelbaren, durch die Entzündungserreger selbst verursachten Gewebsveränderungen gedacht werden (vgl. Abschnitt III).

Daß auch *nervöse Einflüsse bei der Entstehung der entzündlichen Hyperämie und Stase* eine gewisse Rolle spielen, ist wohl zuerst durch SAMUEL (1890) nachgewiesen worden. Wenn bei Kaninchen einseitig das oberste Sympathicusganglion exstirpiert und unmittelbar danach beide Ohren in heißes Wasser getaucht wurden, reagierte das Versuchsohr mit einer stärkeren Gefäßreaktion als das Kontrollohr. Wurde der Nervus auricularis durchschnitten, blieb die Hyperämie aus, doch entwickelte sich Stase und Gangrän, offenbar weil die jetzt ungehinderte Tätigkeit des Sympathicus der Zerstörung und Resorption von Entzündungsprodukten entgegenwirkte. Diese Ergebnisse sind wiederholt bestätigt worden[1]. KREYBERG (1948), welcher Kohlensäureschnee statt heißen Wassers benutzte, fand ebenfalls, daß das Ohr auf der sympathektomierten Seite stärker reagierte, doch war das Endresultat, nämlich die Nekrose, bei beiden Ohren gleich stark.

Später haben BRUCE (1910), BRESLAUER (1918, 1919), KROGH (1920, 1922) u. a. gezeigt, daß bei Tieren und beim Menschen durch Senföl oder andere Substanzen erzeugte Entzündungen nach frischer Nervendurchtrennung wie gewöhnlich verlaufen, aber nach Degeneration der afferenten Fasern weniger stark ausfallen. Da Enthirnung die Entzündung, wie schon durch COHNHEIM (1867) gezeigt wurde, nicht beeinflußt, ist die stärkere Entzündung bei normaler Innervierung offenbar teilweise auf den an den Gefäßen zuerst durch BRUCE nachgewiesenen, an die sensiblen Nerven gebundenen Axonreflex zurückzuführen[2].

Schließlich ist es auch gelungen, die entzündliche Wirkung gewisser Chemikalien durch Lokalanästhesie abzuschwächen oder aufzuheben[3]. Doch hat schon GROLL (1922, 1923) gezeigt, daß die entzündliche Hyperämie trotz Lokalanästhesie eintreten kann, wenn nur ihre Ursache bis zu den Gefäßen vordringt.

[1] DE PAOLIS 1889, ROGER 1890, MELTZER und MELTZER 1903, INUTSUKA 1928.
[2] BRUCE 1910, 1913, LANDIS 1931, MENKIN 1940.
[3] SPIESS 1906, BRUCE 1910, KROGH 1920, MEYER und FREUND 1922.

Hingegen hat sich die Theorie RICKERs (1922, 1924) nicht bestätigen lassen, daß Fluxion durch Dilatatorenreizung, Ischämie durch Überwiegen einer hinzutretenden Constrictorenreizung und Stase durch fortschreitende Dilatatorenreizung bei Lähmung der Constrictoren und durch Kontraktion der vorgelagerten Arterien verursacht und alle diese Reaktionen nervös bedingt seien. Daß diese Theorie auf Analogieschlüssen beruhte, wurde schon durch TANNENBERG und FISCHER-WASELS (1925) betont. Ihre Unhaltbarkeit wurde jedoch erst durch RICKERs Schüler LANGE und seine Mitarbeiter EHRICH und COHN (1930) nachgewiesen, welche zeigen konnten, daß die nervenlosen Gefäße des Dottersackes von Hühnerembryonen auf faradische und mechanische Reize wie auf Ammoniak, Senföl, Silbernitrat, Jodjodnatrium und Campheröl genau wie die von RICKER und seinen Schülern untersuchten, mit Nerven versehenen Gefäße mit Fluxion, Ischämie und Stase reagierten, während physiologische Dosen von Atropin oder Epinephrin wegen der fehlenden Nerven wirkungslos waren. Die letztere Beobachtung paßt gut zu den Ergebnissen der von TANNENBERG und FISCHER-WASELS (1925) mit Nervengiften ausgeführten Versuche. Während Atropin am Kaninchenmesenterium in allen untersuchten Konzentrationen lediglich Gefäßerweiterung hervorrief, verursachten Epinephrin und Physostigmin stets Verengerung. Die Befunde TANNENBERGs und LANGEs zeigen nicht nur, daß die neurogene Theorie RICKERs nicht aufrechterhalten werden kann, sondern auch, daß das Stufengesetz keine Allgemeingültigkeit besitzt.

Wenn man somit den Nerven bei der Entzündung auch eine gewisse Rolle zuschreiben darf, so kann es doch heute als feststehend angesehen werden, daß diese, wie schon WOOLEY (1915) und zuletzt auch FLOREY (1954) ausgeführt haben, von untergeordneter Bedeutung ist. Das folgt schon daraus, daß die Gewebe auch nach Sympathektomie und, wie schon v. RECKLINGHAUSEN (1883) bekannt war, selbst bei völliger Lähmung, nicht von Entzündung verschont bleiben.

Die Frage, wie die „Phlogistine" bei der entzündlichen Kreislaufstörung wirken, ist noch nicht sicher bekannt. ZWEIFACH (1953), welcher hierüber genauere Untersuchungen angestellt hat (vgl. S. 98), fand bei zunehmender mechanischer Reizung der Netzcapillaren, bevor entzündliche Hyperämie oder Stase in Erscheinung traten, zunächst flußabwärts in den venösen Teilen der Capillaren vermehrte Adhäsion von Granulocyten an den Endothelien, während in die Blutbahn eingeführte Kohleteilchen nicht nur flußabwärts, sondern auch an der Reizungsstelle kleben blieben. Auch erwarben die Granulocyten, während sie an der Verletzungsstelle vorbeischwammen, einen Niederschlag von Kohleteilchen an ihrer Oberfläche. Offenbar wurden bei diesen Reizen von den Endothelien oder dem umgebenden Bindegewebe chemische Substanzen freigesetzt, welche die Oberfläche der intravasalen Zellen im Sinne größerer Klebrigkeit veränderten. Bei stärkeren mechanischen Reizen sammelten sich außerdem Plättchen und später auch Granulocyten an der Reizungsstelle an, während bei drastischen Reizen Plättchen und Granulocyten gleichzeitig festklebten. Erythrocyten nahmen hieran nicht teil. Nachdem sich Plättchen und Granulocyten am Endothel festgesetzt hatten, trat schließlich auch EVANS-Blau aus den Gefäßen aus. Stase wurde hingegen nur bei stärkster Reizung beobachtet.

Wurden entzündungserregende Substanzen ins Gewebe eingeführt, trat entzündliche Hyperämie in Erscheinung, bevor Plasma- und Leukocytenaustritte deutlich wurden. Wenn es schließlich zu Stase kam, traten Leukocyten auch an der arteriellen Seite der Capillaren aus.

ZWEIFACH schloß aus diesen Befunden, daß die entzündliche Hyperämie und Stase durch Gewebsveränderungen eingeleitet werden und daß die sie verursachenden Reize chemischer Natur sind.

Bezüglich der *Stase* hat TANNENBERG (1926) angenommen, daß sie durch dieselben Gewebsabbauprodukte bedingt ist, welche im Blute Herabsetzung der Oberflächenspannung und Steigerung der Senkungsreaktion der Erythrocyten hervorrufen. Es sei anzunehmen, daß diese Stoffe am Orte ihrer Resorption stark konzentriert vorkommen und hier, wie im Gewebe, zu einer Vermehrung des Quellungszustandes der Eiweißkörper und Blutzellen führen und damit zu einer Ausflockung dieser im Plasma suspendierten Körper mit nachfolgender Erhöhung der Viscosität. Die Natur dieser Stoffe sei dunkel, doch könne man an die vermehrten Wasserstoffionen denken, deren viscositätserhöhende Wirkung bereits durch BECHHOLD (1919) erwiesen sei.

Im Gegensatz zu TANNENBERG haben GELPKE (1921) und andere Autoren[1] mit COHNHEIM (1867—1882) und v. RECKLINGHAUSEN (1883) die Stasebildung durch vermehrten Übertritt von Plasma ins Gewebe erklärt. Da Stase auch an toten Tieren durch geeignete Reize erzeugt werden kann und hierbei selbst Wachstum von Stase durch Zufluß von Erythrocyten auf den Staseherd zu beobachten ist, meinte ILLIG (1953), daß wohl etwas Unsichtbares, wahrscheinlich Plasma, aus den Gefäßen austritt, und daß die hierdurch bedingte Eindickung und Viscositätserhöhung des Blutes zu einer Verlangsamung der Strömung und schließlich zum Zusammensintern der Erythrocyten führt. Daß es sich hierbei um eine umschriebene Zustandsänderung der Gefäßwand handeln müsse, gehe daraus hervor, daß Stase häufig mit Blutaustritten vergesellschaftet ist. Da die himbeer-lackartige Verfärbung des Blutfadens oft bereits im noch strömenden Blut beginnt, sei sicher, daß Stillstand der Strömung nicht die Ursache, sondern die Folge der Stase darstellt. Sie sei somit nicht durch ein arterielles Stromhindernis, sondern durch eine capilläre Stromverhinderung bedingt. Die ziemlich plötzliche Erhöhung des Capillardruckes bei Eintritt der Stase infolge Obstruktion des venösen Schenkels mit eingedicktem Blut ist von LANDIS (1927) direkt nachgewiesen worden. Wie er ausgeführt hat, ist sie geeignet, den Flüssigkeitsaustritt weiter zu fördern und damit zum proximalen Fortschreiten der Stase zu führen.

Die Tatsache, daß die Stasenbildung im venösen Schenkel der Capillaren beginnt, ist im Einklang mit beiden Theorien, während die schon von RICKER und REGENDANZ (1921) gemachte Beobachtung, daß der Eintritt der Stase bei entzündlicher Reizung häufig verzögert ist und bei mittleren Reizen oft erst nach 1—2 Tagen in Erscheinung tritt, sich vielleicht besser durch die Anschauungen TANNENBERGs erklären läßt. Es ist demnach angezeigt, mit ILLIG (1953) zu schließen, daß bei der Entstehung der Stase neben Plasmaverlust örtliche, durch Resorption von Abbauprodukten verursachte kolloidchemische Veränderungen des Blutes, Veränderungen der Oberflächenspannung der Erythrocyten und andere morphologisch nicht faßbare chemisch-physikalische Vorgänge an der Gefäßwand eine wichtige Rolle spielen.

Die funktionelle Bedeutung der entzündlichen Hyperämie und Stase. Während über die funktionelle Bedeutung der Stase wenig bekannt ist, wissen wir über die entzündliche Hyperämie, daß sie für die entzündliche Erwärmung (Calor) und, wie wir im nächsten Abschnitt sehen werden, auch für die entzündliche Exsudation und Infiltration mitverantwortlich ist. Ihre größte Bedeutung ist jedoch wohl darin zu erblicken, daß sie das entzündete Gewebe mit dem für den Stoffwechsel so wichtigen Sauerstoff versorgt.

Daß die entzündliche Erwärmung zum Teil mit HUNTER (1794) *durch vermehrte Durchströmung* der terminalen Strombahn mit arteriellem Blut erklärt werden kann, ist nach

[1] KROGH und HARROP 1921, JACOBJ 1923, SCHADE 1923, 1935, HERZOG 1925, LANDIS 1927, 1934, ILLIG 1953, WYMAN, FULTON und SHULMAN 1953, FLOREY 1954.

den Ausführungen MARCHANDS (1924) kaum zu bezweifeln. Daß daneben aber auch, wie schon VIRCHOW (1854—1858), WEBER (1864) und LIEBERMEISTER (1875) angenommen haben, eine *örtliche* Wärmebildung eine Rolle spielt, geht deutlich aus der Beobachtung SEGALES (1919) hervor, daß die mit thermoelektrischen Elementen meßbare entzündliche Wärme im gebrochenen Oberschenkel des Meerschweinchens nach Unterbindung der zuführenden Arterien nicht nur nicht absinkt, sondern sogar noch ansteigt. Die letztere Beobachtung scheint zu zeigen, daß bei der durch größere Durchströmungsgeschwindigkeit gekennzeichneten arteriellen Hyperämie nicht nur eine größere Wärmezufuhr, sondern auch eine größere Abfuhr stattfindet.

Bezüglich der Ursache der örtlichen Wärmebildung ist wohl in erster Linie mit SCHADE (1935) an den durch vermehrten Sauerstoffverbrauch gekennzeichneten „Stoffwechselbrand" zu denken (vgl. S. 73). Daß auch Bakterien Wärme erzeugen können, wurde in Abschnitt III erwähnt.

Daß der Entzündungswärme bei der Entzündung eine funktionelle Bedeutung zukommt, geht daraus hervor, daß gewisse Erreger, wie die Syphilisspirochäte und die Spirille des Wechselfiebers, bei Temperaturen über 39° C ihre Beweglichkeit einbüßen, Gonokokken und Streptokokken bei Fiebergraden Wachstumsschwierigkeiten haben und Pneumokokken Type III sogar ihre Virulenz verlieren[1]. Wie schon PASTEUR[2] bekannt war, trifft auch das Umgekehrte zu, nämlich daß Unterschiede in der Temperatur verschiedener Species für ihre unterschiedliche Resistenz gegen Tuberkel-, Anthrax- und Tetanusbacillen, Influenzaviren und Flecktyphuserreger sowie auch gegen die Syphilisspirochäte verantwortlich sind[3]. Beobachtungen dieser Art verleihen den empirischen Beobachtungen BIERS (1897—1933), daß Wärme Entzündung günstig beeinflussen kann, eine wissenschaftliche Stütze.

Die funktionelle Rolle der entzündlichen Hyperämie als Sauerstoffquelle geht schon daraus hervor, daß sie eine arterielle ist. Wenn KEMPNER und PESCHEL (1930) auf dem Entzündungsfelde Sauerstoffmangel feststellten, so ist das wohl darauf zurückzuführen, daß der bereits erwähnte Mehrverbrauch größer ist als die vermehrte Zufuhr. Daß Sauerstoffmangel eine Entzündung ungünstig beeinflußt, kann daraus geschlossen werden, daß sich bei arteriosklerotischen und varicösen Beinerkrankungen nur ein mäßiger Stoffwechselbrand entwickelt und die Ausgleichs- und Heilungsvorgänge stark verzögert sind.

2. Entzündliche Thrombose.

Thrombose wird bei Entzündung nicht nur in den Blutgefäßen, sondern auch in den Lymphgefäßen beobachtet. Da die Lymphthrombose später im Zusammenhang mit der Fixierung MENKINS (S. 115ff.) besprochen werden soll, brauchen wir hier noch nicht auf sie einzugehen.

Blutthrombose ist bei Entzündung gewöhnlich auf die terminale Strombahn beschränkt. Doch kann sie sich besonders bei Streptokokkeninfektionen, auch auf die größeren Venen ausbreiten (Thrombophlebitis) und bei Entzündungen der Arterien (Periarteriitis, BÜRGERsche Erkrankung) oder des Herzens (Endokarditis) auch diese in Mitleidenschaft ziehen.

Kennzeichen. Wie wohl bekannt ist, unterscheidet sich die entzündliche Thrombose von der nichtentzündlichen Thrombose hauptsächlich dadurch, daß das geronnene Blut oft zahlreiche polymorphkernige Leukocyten und meistens auch reichlich Bakterien enthält. Auch ist sie durch eine größere Haftfläche ausgezeichnet.

Entstehung. Wie in den letzten 80 Jahren immer deutlicher geworden ist, handelt es sich bei der entzündlichen Thrombophlebitis, ähnlich wie bei der nichtentzündlichen Phlebothrombose, nicht einfach um eine Gerinnung des in den Gefäßen enthaltenen Blutes (Coagulation), sondern dieser geht für gewöhnlich Zusammenballung und Zerfall von Plättchen voraus (Konglutination). Wie SILBERBERG (1938) gezeigt hat, spiegelt sich diese Folge

---

[1] ENDERS und SCHAFFER 1936, RICH und MCKEE 1936, RICH 1944.

[2] PASTEUR, JOUBERT und CHAMBERLAND 1878.

[3] ENDERS und PEARSON 1941, MUSCHENHEIM, DUERSCHNER, HARDY und STOLL 1943, MCLEAN, BEARD, TAYLOR, SHARP, BEARD, FELLER und DINGLE 1944, MORAQUES und PINKERTON 1944, DUBOS 1945, SASLAW, WILSON, DOAN, WOOLPERT und SCHWAB 1946, PINKERTON 1949, GLADSTONE und VAN HEYNINGEN 1954.

auch in der Phylogenie wider. Während bei Limulus Thrombose noch ein reiner Konglutinationsvorgang ist, wird sie später durch hinzutretende Coagulation zu einem mehr verwickelten Vorgang.

Die *Konglutination* der Plättchen ist kürzlich von MOOLTEN und seinen Mitarbeitern (1949) eingehend besprochen worden. Wie seit 70 Jahren bekannt ist, beginnt sie damit, daß vereinzelte Plättchen an der Gefäßwand und aneinander hängenbleiben. Während bei schneller Zirkulation die meisten dieser Plättchen wieder fortgeschwemmt werden, sammeln sie sich bei langsamer Strömung in schnell zunehmender Zahl am Orte des Festhaftens an, um schließlich das Gefäß zu verstopfen (weißer Thrombus). Die sich ansammelnden Plättchen verfallen bald der Auflösung und Umwandlung in eine granuläre, viscöse Masse. Plättchenkonglutination kann mit Zusammenballen von roten Blutkörperchen vergesellschaftet sein. Die letztere ist kürzlich als Blutschlammbildung (sludge formation) bezeichnet worden[1].

Das Anhaften der Plättchen an der Gefäßwand ist offenbar dadurch bedingt, daß die Endothelien ihre Fähigkeit verlieren, das Benetzen (wetting) ihrer Innenoberfläche und den Durchtritt von Thromboplastin (Thromboplastinogenase, Cephalin), Hyaluronsäure und ähnlichen Substanzen zu verhindern. Daß vermehrtes Benetzen ihrer Innenoberfläche vermehrte Thrombinbildung verursacht und dadurch gerinnungsfördernd wirkt, ist kürzlich von MOOLTEN und seinen Mitarbeitern (1949) direkt nachgewiesen worden. Daß Thromboplastin leicht in die Blutbahn eintreten kann, geht daraus hervor, daß sein Molekulargewicht ähnlich wie das des Albumins nur 62700 beträgt[2]. Daß schließlich auch Hyaluronsäure hierbei eine Rolle spielen mag, ist kürzlich durch ABUL-HAJ, WATSON, RINEHART und PAGE (1950) nachgewiesen worden. Jedenfalls fanden diese Autoren, daß polymerisierte Hyaluronsäure bei der Gerinnung eine thromboplastische Wirkung hat und daß hochpolymerisierte Hyaluronsäure stärker gerinnungsfördernd wirkt als Rinderlungenthromboplastin und in höherer Konzentration auch als menschliches Hirnthromboplastin.

Die im Anfang einer Thrombose entstehenden Thrombinmengen sind offenbar zu klein, um Fibrinogen in Fibrin zu verwandeln, scheinen aber auszureichen, die Klebrigkeit der Plättchen zu erhöhen und ihren Zerfall einzuleiten[3]. Der letztere Vorgang führt sodann zur Ausschüttung des in den Plättchen enthaltenen Gerinnungsfaktors, welcher dann in zunehmendem Maße weitere Umwandlung von Prothrombin zu Thrombin zur Folge hat. Die alte Beobachtung, daß Thrombose in sorgfältig doppelt unterbundenen Gefäßen ausbleibt, erklärt sich dadurch, daß Ansammlung von Plättchen ohne Blutzirkulation nicht denkbar ist. Wird aber Endothel zerstört, so daß größere Mengen von Thromboplastin oder Hyaluronsäure ins Blut übertreten, kann auch stagnierendes Blut gerinnen. In diesem Falle kann sich ein reiner Coagulationsthrombus bilden.

Die *Coagulation* des Blutes bei der Thrombose dürfte sich kaum von der gewöhnlichen Blutgerinnung unterscheiden. Es genügt daher, hier darauf hinzuweisen, daß es sich dabei um Umwandlung von Fibrinogen durch Thrombin in Fibrin handelt, und daß diese Konversion dadurch erfolgt, daß Thrombin, indem es als ein proteolytisches Enzym wirkt, ein Peptid vom Fibrinmolekül abspaltet[2]. Da Thrombin auch Plättchenkonglutination verursacht und dadurch zu Ausschüttung des in diesen Zellen enthaltenen Prothrombinaktivators führt, und dieser Aktivator offenbar auch die Konversion von Fibrinogen in Fibrin fördert[2], entsteht eine Kettenreaktion. Solange die Blutzirkulation ungestört verläuft, werden die sich bildenden Coagula rasch fortgeschwemmt. Bei verlangsamter Durchblutung hingegen schreitet die Gerinnung fort, bis das ganze Gefäßlumen mit geronnenem Blut gefüllt ist.

Während Phlebothrombose, wie an anderer Stelle[4] ausgeführt wurde, offenbar auf morphologisch bisher nicht dargestellte, durch örtlichen Sauerstoffmangel bedingte Endothelschädigung zurückzuführen ist, spielen bei entzündlicher Thrombose neben Sauerstoffmangel morphologisch sichtbare Endothelveränderungen eine wichtige Rolle. Es ist daher anzunehmen, daß sich entzündliche Thrombose von Phlebothrombose dadurch unterscheidet, daß größere Mengen von gerinnungsfördernden Substanzen ins Blut übertreten.

Die Tatsache, daß nicht jede Entzündung zu einer klinisch nachweisbaren Thrombose führt, und daß diese Verwicklung, falls sie eintritt, gewöhnlich erst 1—2 Wochen nach Beginn der Erkrankung in Erscheinung tritt, ist wohl dadurch zu erklären, daß die Konglutination der Plättchen auch von den im Blute enthaltenen Eiweißkörpern abhängt. Wie allgemein angenommen wird, können sich Plättchen und Erythrocyten mit Eiweißkörpern (Fibrinogen, Globulin) überziehen und dadurch ihre negative Ladung einbüßen, so daß sie sich nicht mehr gegenseitig abstoßen können. Diese auch von KNISELY und Mitarbeitern (1947) vertretene Vorstellung paßt gut zu der alten Feststellung, daß Plättchen schneller konglutinieren als die stärker geladenen Erythrocyten.

Daß bei einer klinisch nachweisbaren entzündlichen Thrombose die Plättchen eine bedeutende Rolle spielen, geht auch aus anderen Beobachtungen hervor. Vermehrung ihrer

[1] KNISELY, BLOCH, ELIOT und WARNER 1947. [2] SEEGERS 1953.
[3] EAGLE 1937, QUICK 1950. [4] EHRICH 1952.

Zahl im zirkulierenden Blut ist oft beobachtet worden. Wie MOOLTEN und Mitarbeiter (1949) gezeigt haben, ist auch ihre Klebrigkeit ziemlich regelmäßig gesteigert. Auch soll Blut solcher Patienten eine von ihnen als Thrombocytosin bezeichnete Substanz enthalten, welche die Produktion und Klebrigkeit der Plättchen erhöht und offenbar durch einen in der Milz erzeugten, von ihnen als Thrombocytopen bezeichneten Fettstoff neutralisiert wird.

Funktionelle Bedeutung. Die Folgen der entzündlichen Thrombose und ihre funktionelle Bedeutung brauchen hier nicht genauer beschrieben zu werden. Es genügt, kurz auf einige Unterschiede gegenüber der Phlebothrombose hinzuweisen. Gerinnung des Blutes ist bekanntlich von Retraktion des Coagulums gefolgt (Synerese). Dieser Vorgang ist nach TOCANTINS (1934, 1935, 1938) darauf zurückzuführen, daß sich Plättchen auf den Fibrinfasern festsetzen und ihre Schrumpfung herbeiführen. Je größer die Zahl der Plättchen, um so stärker die Retraktion. Wie QUICK (1950) ausgeführt hat, ist die Synerese mit Auspressen von Thrombin verbunden. Während dieses Produkt bei guter Zirkulation rasch weggeschwemmt wird, kann es sich bei stagnierender Strömung örtlich anhäufen und somit Fortschreiten der Thrombose verursachen.

Wie wohl bekannt ist, unterscheidet sich eine Thrombophlebitis von einer gewöhnlichen Thrombose schließlich auch dadurch, daß sie nur selten zu Embolie führt. Nach QUICK (1950) soll dieser Unterschied auf geringere Synerese entzündlicher Thromben zurückzuführen sein. Doch ist hierbei offenbar auch an ihre größere Haftfläche zu denken.

Das Schicksal aller Thromben ist schließlich Organisation und Verkalkung. Es ist von klinischem Interesse, daß die der Organisation zugrunde liegende Bindegewebswucherung durch Desoxycorticosteron gefördert, durch die 11-Oxy- und Hydroxycorticosteroide aber gehemmt wird (vgl. S. 22). ACTH oder Cortison sollten daher bei Thrombose vermieden werden.

VI. Die entzündliche Exsudation.

Unter Exsudation soll hier mit RÖSSLE (1943) nur die Ausschwitzung flüssiger Blutbestandteile verstanden werden. Der Austritt zelliger Teile soll als Infiltration bezeichnet werden (vgl. Abschnitt VII). In Übereinstimmung mit dieser Nomenklatur wird die Bezeichnung „exsudative Entzündung" nur bei den durch seröse oder fibrinöse Ausschwitzung gekennzeichneten Entzündungen zur Anwendung kommen, während Eiterungen als „infiltrative Entzündung" davon abgetrennt werden sollen.

1. Kennzeichen der entzündlichen Exsudation.

Eine Exsudation unterscheidet sich von einer Transsudation, wie schon MARCHAND (1924) hervorgehoben hat, durch vermehrten Austritt hochmolekularer Plasmateile. Sie ist daher auch als Plasmadiapedese bekannt. Nach RÖSSLE (1943) ist sie weiter dadurch ausgezeichnet, daß sie die geweblichen Zusammenhänge durch fermentative Auflösung schädigt und damit zu Entleimung (Desmolyse) führt. Doch wie die entzündliche Hyperämie ohne scharfe Grenzen aus der einfachen Reizhyperämie hervorgeht, so sind auch Transsudation und Exsudation durch fließende Übergänge miteinander verbunden.

Unter den Plasmateilen, welche bei der Exsudation in vermehrter Menge ins Gewebe übertreten, stehen die Eiweißkörper obenan. Während bei leichter Entzündung Albumin überwiegt, treten bei stärkerer Entzündung auch Globulin und das durch sehr große Moleküle ausgezeichnete Fibrinogen in reichlicher Menge aus den Gefäßen aus. Eine seröse Entzündung wird damit zur fibrinösen Entzündung.

Der fibrinösen Entzündung nahe verwandt ist die fibrinoide Degeneration und Nekrose. Wenn diese auch, wie ihr Name besagt, allgemein mit der amyloiden Degeneration zu den regressiven Veränderungen gerechnet wird, so hat doch besonders MEYER (1947, 1950) gute Gründe dafür angeführt, daß es sich hierbei nicht um eine Degeneration handelt, sondern um einen Vorgang, welcher dem Formenkreis der fibrinösen Entzündung angehört (vgl. S. 108).

Die Frage, ob Exsudation auch ohne Entzündung vorkommt, läßt sich heute noch nicht sicher beantworten. Wie wohl bekannt ist, haben EPPINGER und seine Schüler (1934, 1935) jeden vermehrten Eiweißaustritt aus den Gefäßen als seröse Entzündung bezeichnet. Doch haben RÖSSLE (1944, 1945) u. a.[1] dargelegt, daß diese von SCHÜRMANN und MACMAHON (1933) als Dyshorie und von MEYER (1947, 1950) als Blutplasmaphorese bezeichnete Erscheinung Vorgänge verschiedener Art in sich einschließt, und daß die seröse Entzündung nur einen dieser Vorgänge darstellt. Ähnlich haben BLÜTHGEN (1943) und GLOGGENGIESSER (1944) gewarnt, daß man die seröse Entzündung nicht mit rein toxischen Veränderungen verwechseln dürfe, während GÜNTHER (1940, 1941), SIEGMUND (1942—1944) und vor allem ALTMANN und BÜCHNER (1953) betont haben, daß man hierbei zwischen seröser Entzündung und Kollaps (Sauerstoffmangel) unterscheiden müsse. Es ist daher angezeigt, bei der Entzündung von *entzündlicher Exsudation* zu sprechen.

a) Morphologische Kennzeichen.

Seröse Entzündung. Zu den bestbekannten Beispielen der serösen Entzündung gehören die durch Insektenstiche oder Pflanzengifte erzeugten Quaddeln, die durch Sonnenbestrahlung oder Verbrennung erzeugten Blasen, die besonders bei Tuberkulose vorkommende seröse Pleuritis und die durch Cholerabacillen erzeugte Enteritis. Auch ist seit langem bekannt, daß die meisten, wenn nicht alle Entzündungen mit einem serösen Stadium beginnen, und daß selbst eitrige Entzündungsherde oft von einem „kollateralen" Ödem umgeben sind.

Eine Sonderform der serösen Entzündung ist die allergische Entzündung. Wie besonders RÖSSLE (1914, 1923), GERLACH (1923) und KLINGE (1933) gezeigt haben, ist diese durch einen schnelleren Verlauf und durch stärkere Verquellung des Bindegewebes ausgezeichnet. Die hierbei zu beobachtende ischämische Nekrose ist als ARTHUS-Phänomen bekannt.

Ist einem serösen Exsudat Schleim beigemischt, wie das in den Schleimhäuten meistens der Fall ist, sprechen wir von serös-schleimiger Entzündung. Wie schon MARCHAND (1924) ausgeführt hat, beginnt auch diese Entzündung mit einer rein serösen Ausschwitzung. Doch fand FLOREY (1954) die Schleimbildung bereits während der ersten 10 min nach Reizung vermehrt. Da Denervation keinen Einfluß auf diesen Vorgang hatte, schloß dieser Forscher, daß Nerventätigkeit hierbei keine Rolle spielt. Auch erwiesen sich Histamin, Pepton und Adenosin in dieser Beziehung als wirkungslos. Eine ausgezeichnete Besprechung der Schleimbildung findet sich bei FLOREY (1954), eine solche der im Schleim enthaltenen Mucopolysaccharide und ihrer biologischen Bedeutung bei SPRINGER und Mitarbeitern (1954)[2].

Die Morphologie der serösen Entzündung ist in den letzten Jahren besonders durch RÖSSLE (1934—1945) eingehend untersucht worden. Histologisch unterscheidet sie sich von der einfachen Transsudation durch körnige Niederschläge und fibrinöse Ausfällungen. Der Hauptunterschied besteht jedoch in der bereits erwähnten Desmolyse, zu welcher der Zerfall von Stützsubstanzen und Zellen (Histolyse) hinzutreten kann. Diese offenbar auf fermentativer Tätigkeit des Exsudats beruhenden Veränderungen sind ein Zeichen größeren Austritts von Enzymen oder von Substanzen, welche diese aktivieren, mit anderen Worten, von größerer Gefäßdurchlässigkeit.

---

[1] MEYER 1947, 1950, MASSHOFF, GRANER und HELLMANN 1949, ALTMANN und BÜCHNER 1953, MEYER-ARENDT 1953.

[2] SPRINGER, ROSE und GYÖRGY 1954, GYÖRGY, ROSE und SPRINGER 1954.

Nach ZINCK (1940), einem der konsequentesten Vertreter der RÖSSLEschen Lehre, läßt sich die bei Verbrennung in Leber, Herz und Nieren zu beobachtende seröse Entzündung auf Resorption örtlicher, im Verbrennungsherd gebildeter histogener Eiweißzerfallsgifte und dadurch bedingte Schädigung der Capillaren zurückführen. RÖSSLE (1943) hat daher von metastasierender seröser Entzündung gesprochen.

Daß bei der serösen Entzündung, wie bei allen anderen Entzündungen, die Grundsubstanz, die darin enthaltenen Fasern und die sie begrenzenden Basalmembranen stark beteiligt sind, ist lange bekannt. Da die bei Exsudation zu beobachtenden Veränderungen dieser Elemente offenbar ohne scharfe Grenze aus den entzündungseinleitenden alterativen Veränderungen hervorgehen und diese bereits im IV. Abschnitt ausführlich besprochen wurden, brauchen wir hier nicht auf sie zurückzukommen.

MEYER-ARENDT (1953), welcher diese Vorgänge bei einer durch Dichloräthylsulfid erzeugten serösen Entzündung bei Kaninchen und Meerschweinchen genauer verfolgt hat, beobachtete eine klinisch nachweisbare Schwellung erst nach etwa 8 Std, doch war das Bindegewebe schon nach 1 Std mit reichlich Flüssigkeit durchtränkt, während sich bei klinischer Schwellung ein mit gallertiger Flüssigkeit durchtränktes sackartiges Gebilde vorfand, aus welcher sich eine farblose oder leicht gelbliche viscöse Flüssigkeit abpressen ließ. Mikroskopisch fanden sich zunächst Hyperämie und Ödem und nach 2 Tagen auch Niederschläge von Fibrin. Auswandernde Leukocyten wurden zwischen 5 und 24 Std in wechselnder Zahl angetroffen.

Das wechselnde Vorkommen von polymorphkernigen Leukocyten und Makrophagen in serösen Exsudaten ist wohl bekannt. Bei Gelenkrheumatismus fanden BAUER und Mitarbeiter[1] in der Gelenkschmiere durchschnittlich 10000 Leukocyten je Kubikmillimeter mit 46% Granulocyten und bei rheumatoider Arthritis 14000 Leukocyten mit 65% Granulocyten. In normalen Gelenken fanden sie 63 Leukocyten je Kubikmillimeter mit 7% Granulocyten. Zahlen, wie sie bei seröser Peritonitis oder Pleuritis angetroffen werden, sind in Abschnitt VII und VIII zu finden.

Wie RÖSSLE (1934—1945) ausgeführt hat, kann seröses Exsudat von Parenchymzellen aufgesaugt werden und somit zur trüben Schwellung Veranlassung geben. Nach ZINK (1940, 1941) kann diese Aufsaugung so vollständig ausfallen, daß sich von einer extracellulären Exsudatansammlung nichts nachweisen läßt, eine Vorstellung, welche von SIEGMUND (1942, 1944), RÖSSLE (1944, 1945) u. a. übernommen wurde. Daß dieser Vorgang nicht als parenchymatöse Entzündung bezeichnet werden darf, wie das durch VIRCHOW (1897) und ASCHOFF (1938) geschehen ist, braucht heute keiner besonderen Begründung mehr.

Der Ausgang einer serösen Entzündung kann in folgenloser Abheilung bestehen. Bei längerer Dauer kann sich nach RÖSSLE (1943) eine Sklerose anschließen, und zwar ohne daß Granulationsgewebe oder Narbenbildung dabei in Erscheinung treten. Wie auch von FLOREY (1954) beobachtet wurde, ist eine länger dauernde serös-schleimige Entzündung mit zunehmender Umwandlung des Oberflächenepithels in Becherzellen vergesellschaftet. Als Folge dieser Umwandlung kann bei chronischer Bronchitis, wie bei Bronchialasthma, schließlich die Mehrzahl der Oberflächenepithelien zu Becherzellen werden. Auch ist es lange bekannt, daß es bei chronischer Schleimhautentzündung schließlich zu einer Plattenepithelmetaplasie kommen kann.

Fibrinöse Entzündung. Fibrinausscheidung wird bei allen stärkeren Entzündungen thermischer, toxischer oder infektiöser Art gefunden. Besonders starke Fibrinablagerung findet sich bei der durch Pneumokokken erzeugten fibrinösen Pneumonie und bei der durch Diphtheriebacillen, Dysenteriebacillen, Pneumo-

[1] COGGESHALL 1949.

kokken, Streptokokken, Staphylokokken, Sublimat und anderen Entzündungsursachen hervorgerufenen pseudomembranösen Entzündung der serösen Häute, der Schleimhäute und der Wundflächen. Die fibrinöse Entzündung der Lungen und die pseudomembranöse Entzündung der Schleimhäute und Wunden ist auch als croupöse Entzündung bekannt. Diese fibrinöse Oberflächenentzündung darf nicht mit der beim Scharlach vorkommenden nekrotisierenden Oberflächenentzündung verwechselt werden.

Histologisch handelt es sich bei der fibrinösen Entzündung um die Ablagerung eines dichten Netzwerkes von Fibrinfasern. Wie HAUSER gezeigt hat, lassen sich dabei nicht selten sternförmige, aus radiären Fäden oder Kristallnadeln bestehende Gerinnungsfiguren nachweisen, in deren Mitte eine im Absterben begriffene Gewebs- oder Exsudatzelle sichtbar ist. Dieser Befund deutet darauf hin, daß bei der Fibringerinnung im Gewebe neben dem aus dem Blute stammenden Prothrombin aus den Gewebszellen freiwerdende thromboplastische Substanzen eine wichtige Rolle spielen. Doch ist außerdem an die bereits besprochene gerinnungsfördernde Wirkung im Bindegewebe enthaltener Hyaluronsäure zu denken (vgl. S. 103).

Bei der pseudomembranösen Entzündung der serösen Häute hat MARCHAND (1924) das Durchtreten von Fibrinfäden zwischen verhältnismäßig gut erhaltenen Mesothelzellen beobachtet. Hieraus scheint hervorzugehen, daß die Fibrinbildung an der Oberfläche von Organen ohne Nekrose vor sich gehen kann. Bei der pseudomembranösen Entzündung der Schleimhäute liegt nach MARCHAND (1896, 1924) jedoch eine stärkere, zu Nekrose führende Schädigung der Oberflächenschicht und ihr Ersatz durch fibrinöses Exsudat vor. Solange die Grenzmembran erhalten ist, bleiben die Fibrinbäumchen auf ihre Oberfläche beschränkt. Bei Zerstörung dieser Membran gehen sie jedoch in das im Gewebe enthaltenen Fibrinnetz über.

Bezüglich des Ausganges der fibrinösen Exsudation ist wohlbekannt, daß das Fibrin durch fermentative Auflösung beseitigt werden kann. Wenn dies nicht möglich ist, kann es, wie sich bei experimenteller Nephritis und Nephrose leicht beobachten läßt[1], in wenigen Tagen durch kollagenes Bindegewebe ersetzt werden (Kollagenisierung) und somit zu Narben Veranlassung geben. Schließlich kann es auch in eine homogene, stark lichtbrechende hyaline Substanz verwandelt werden, die sich nur schwer von Fibrinoid unterscheiden läßt[2].

Fibrinoide Degeneration und Nekrose. Diese zuerst von NEUMANN (1880) beschriebene Veränderung ist durch die Ablagerung einer homogenen, eosinophilen, stark lichtbrechenden Substanz gekennzeichnet, die sich färberisch im allgemeinen wie Fibrin verhält (gelb bis orange mit VAN GIESON oder MALLORY, rot mit HOTCHKISS und MCMANUS oder RITTER und OLESON, purpur mit Kristallviolett, tiefschwarz bei Fibrinfärbung). Durch Toluidinblau darstellbare Metachromasie mag vorhanden sein oder fehlen[3].

Zu den Erkrankungen, bei welchen fibrinoide Degeneration und Nekrose beobachtet worden sind, gehören viele unspezifische Entzündungen[4], Tuberkulose[5], Gelenkrheumatismus[6], rheumatoide Arthritis[7], disseminierter Lupus[8], generalisiertes Skleroderma[9], Periarteriitis nodosa[10], BÜRGERS Erkrankung[11], Arterio- und Arteriolosklerose[12], peptische Magengeschwüre[13], Ganglien, Bursae,

[1] EHRICH 1952, EHRICH, FORMAN und SEIFTER 1952. [2] MARCHAND 1924.
[3] ALTSHULER und ANGEVINE 1949. [4] SCHOSNIG 1932, ALTSHULER und ANGEVINE 1949.
[5] SCHUCHARDT 1888—1894. [6] TALALAJEW 1929, KLINGE 1933.
[7] KLINGE 1933, BENNET, ZELLER und BAUER 1940. [8] KLEMPERER, POLLACK und BÄHR 1941.
[9] MASUGI und YÄ-SHU 1938, POLLACK 1940. [10] GRUBER 1925. [11] JÄGER 1932.
[12] SCHUERMANN und MCMAHON 1933, JUCKER 1935. [13] ASKANAZY 1921.

Hygrome, Cysten[1] und Tumoren[2]. Experimentell haben sich fibrinoide Degeneration und Nekrose durch akute bakterielle Infektionen[3], hyperergische Entzündung[4], Kollaps[5], Stauung[6] und Desoxycorticosteron[7] erzeugen lassen. Diese Zusammenstellung läßt wenig Zweifel darüber, daß fibrinoide Degeneration und Nekrose nicht, wie KLINGE (1933) glaubte, ein Zeichen von Allergie darstellen, sondern daß es sich hierbei um eine völlig unspezifische Reaktion handelt.

Während die meisten Autoren die fibrinoide Degeneration und Nekrose mit NEUMANN (1880—1918) als eine regressive Veränderung betrachtet haben, wies MEYER (1947, 1950) darauf hin, daß Fibrinoid durch Zusammensintern und nachfolgender Homogenisierung von netzig-fädigen Eiweißausfällungen entsteht, und daß dieser Ausfällung eine der serösen Entzündung ähnliche Durchtränkung des Bindegewebes mit flüssigen Blutbestandteilen vorausgeht. Er kam daher mit MARCHAND (1896) zu dem Schluß, daß hierbei ein Sonderfall der fibrinösen Entzündung vorliege, nämlich eine „interstitielle fibrinöse Entzündung", welche man auch als eine schwerere Stufe der serösen Entzündung ansehen könne. Wenn Verfasser die fibrinoide Degeneration und Nekrose früher auch zu den regressiven Veränderungen gerechnet hat[8], so möchte er doch empfehlen, der These MEYERS starke Beachtung zu schenken.

Bezüglich des Ausganges der fibrinoiden Degeneration und Nekrose geht schon aus der oft beobachteten Tatsache, daß Lipoidnephrose völlig ausheilen kann, deutlich hervor, daß Fibrinoid durch fermentative Auflösung beseitigt werden kann. In anderen Fällen wird es kollagenisiert[9], und zwar durch Bildung silberfärbbarer Reticulumfasern[8]. Ähnlich wie bei der Sklerose seröser Exsudate[10] findet diese Umwandlung ohne nachweisbare Zellvermehrung statt[11].

b) Physikalisch-chemische Kennzeichen.

Wie im IV. Abschnitt dieses Beitrages ausgeführt wurde, besteht Grund zu der Annahme, daß die physikalisch-chemischen Kennzeichen der entzündlichen Exsudation die gleichen sind wie die der ihr vorausgehenden entzündlichen Alteration. Offenbar sind beide durch Steigerung der Wasserstoffionenkonzentration, durch Kaliumhyperionie und durch Vermehrung des osmotischen und mechanischen Gewebsdrucks charakterisiert. Wie aus den dort mitgeteilten Zahlen hervorgeht, unterscheiden sie sich nur dadurch, daß die Stärke dieser Veränderungen mit zunehmender Exsudation und Infiltration ansteigt, der Unterschied also ein quantitativer ist. Diese Verhältnisse sind ein gutes Beispiel dafür, daß es sich bei der Entzündung nicht um getrennte Einzelvorgänge handelt, sondern um eine Kette von Vorgängen, die durch mannigfaltige Übergänge eng miteinander verknüpft sind.

c) Chemische Kennzeichen.

Während die physikalisch-chemischen Kennzeichen der entzündlichen Exsudation im allgemeinen die gleichen sind wie die der entzündlichen Alteration, sind die chemischen Kennzeichen mehr besonderer Natur. Zwar handelt es sich auch hier im wesentlichen um quantitative Unterschiede, doch sind diese so bedeutend, daß sie den verschiedenen Formen der Exsudation ihr besonderes Gepräge geben.

---

[1] NEUMANN 1880, RICKER 1901. [2] RICKER 1901. [3] SCHOSNIG 1932.
[4] GERLACH 1923. [5] MEESEN 1937. [6] HENSCHEN 1926. [7] SELYE 1946.
[8] EHRICH 1952, EHRICH, FORMAN und SEIFTER 1952.
[9] KLEMPERER, POLLACK und BÄHR 1941, MEYER 1947, 1950. [10] RÖSSLE 1943.
[11] EHRICH 1952. Über Fibrinoide Degeneration vgl. Band III dieses Handbuches.

Wie lange bekannt ist, sind Exsudate chemisch dadurch charakterisiert, daß sie große Mengen hochmolekularer Plasmateile, insbesondere Albumin, Globulin und Fibrinogen enthalten. Da diese aus dem Blute stammen, kann es als sicher gelten, daß ihr Auftreten nicht der Alteration, sondern der Exsudation angehört.

Der *Eiweißgehalt entzündlicher Exsudate* ist großen Schwankungen unterworfen. Während nephrotische Transsudate wegen der ihnen zugrunde liegenden Hypoproteinämie gewöhnlich weniger als 1% Eiweiß und Stauungsödeme zwischen 1 und 3% aufweisen, enthalten entzündliche Exsudate gewöhnlich 4—5%[1].

Bei serösen Exsudaten überwiegt, ähnlich wie bei Transsudaten, das durch sein verhältnismäßig kleines Molekulargewicht ausgezeichnete Albumin (vgl. S. 33f.). In normalen Gelenken fanden BAUER und Mitarbeiter[2] einen Eiweißgehalt von 1,4%, einschließlich 0,05% Globulin. Bei Gelenkrheumatismus fanden sie 3,5% Eiweiß mit 0,7% Globulin und bei rheumatoider Arthritis 4,9% Eiweiß mit 2,2% Globulin. Ergebnisse dieser Art scheinen zu zeigen, daß mit zunehmender Eiweißausschwitzung der Durchtritt der größeren Globulinmoleküle stark zunimmt, bis ihre Konzentration schließlich der des Blutplasmas gleicht.

Wie aus Untersuchungen an Peritonealflüssigkeit und Lymphe hervorgeht, treten bei der serösen Entzündung mit dem Albumin und Globulin auch die im Plasma enthaltenen, ebenfalls aus Eiweiß bestehenden Antikörper und Enzyme ins Gewebe über[3]. Bei mäßig starker, durch Paraffinölfalba erzeugter Peritonitis mit einer durchschnittlichen Leukocytenkonzentration von 20000 je Kubikmillimeter betrug bei Kaninchen die Konzentration intravenös eingeführter Antikörper gegen Ruhrbacillen im Bauchhöhlenexsudat während der ersten 3 Tage 1:4—1:8 gegenüber 1:96—1:128 im Blutserum, nach 5 Tagen 1:16 und nach 7 Tagen 1:24—1:32[4]. Da Antikörper Globuline sind, ist anzunehmen, daß sie mit diesen ins Gewebe austreten.

Zu den im Plasma nachgewiesenen Enzymen, mit deren Übertritt ins Gewebe zu rechnen ist, gehören Desoxyribonuclease, Plasminogen, Peptidasen, Phosphatasen, aliphatische Esterasen, Cholinesterase, Amylase, β-Glucuronidase, Histaminase und Katalase[5]. Hämoglobinspaltende Fermente sind im Exsudat durch MASSHOFF und Mitarbeiter (1949) nachgewiesen worden. Wenn die Konzentration von Enzymen im Plasma offenbar auch nicht mehr als 0,1% der Plasmaeiweißkörper ausmacht[6], so dürften sie doch auf dem Entzündungsfelde wegen der dort stattfindenden Eiweißeindickung (vgl. S. 32) in wirksamer Menge in Erscheinung treten.

Daß bei stärkerer Entzündung auch reichlich Fibrinogen aufs Entzündungsfeld übertritt, ist aus dem großen Fibringehalt fibrinöser Exsudate und der starken Gerinnbarkeit aus solchen Geweben abfließender Lymphe ersichtlich. Nach den Ergebnissen elektronenmikroskopischer Untersuchungen[7] zu urteilen, geht der Fibringerinnung der Niederschlag eines nichtfaserigen Films voraus. Später bilden sich kurze Ketten von Eiweißmolekülen (Protofibrillen), welche sich im alkalischen Milieu zu einem feinen Netz polymerisieren, im sauren Milieu (p_H 6,5) aber unter Bildung nadelartiger Kristalle zu dicken Fasern werden.

MEYER-ARENDT (1953) und MEYER-ARENDT und RALL (1953), welche durch Dichlordiäthylsulfid erzeugte seröse Exsudate mittels Ultraviolettmikroskopie, Ultraviolettmikrospektrographie, photoelektrischer Reflektionsmikroskopie und Papierelektrophorese untersucht haben, fanden in ihnen in erster Linie Serumeiweißkörper. Jedenfalls ließen sich auf diese Weise keine Bestandteile nachweisen, die nicht auch im Blutserum enthalten waren. Auch fehlten nachweisbare Mengen von Nucleinsäuren. Papierelektrophorese von 3 Std alten Exsudaten schien zu zeigen, daß das Eiweiß um diese Zeit noch nicht denaturiert war.

Das dem Fibrin nahestehende *Fibrinoid* wurde von NEUMANN (1880—1918) als ein Umwandlungsprodukt der kollagenen Fasern aufgefaßt. Ähnlich dachte KLINGE (1933) an eine fibrinartige Verquellung der die einzelnen Fibrillen verbindenden Zementsubstanz. Demgegenüber vertraten spätere Autoren[8] die schon von MARCHAND (1896, 1924) vorgelegte These, daß hierbei eine Verquellung der

[1] MARCHAND 1924, LANDIS 1934, 1937, 1946, PADDOCK 1941. [2] COGGESHALL 1949.
[3] MENKIN 1930, 1938, SEEGAL und SEEGAL 1933, FOX 1936, RIGDON 1941.
[4] EHRICH, HARRIS und MERTENS 1946.
[5] CHRISTENSEN 1945, FRUTON 1946, MEISTER 1947, WROBLEWSKI und BODANSKY 1950, SURGENOR, HUNTER und BROWN 1953.
[6] SURGENOR, HUNTER und BROWN 1953.
[7] WOLPERS und RUSKA 1939, RUSKA und WOLPERS 1940, HAWN und PORTER 1947, PORTER und HAWN 1949, GROSS 1950.
[8] CLARK, GRAEF und CHASIS 1936, MEESEN 1937, MEYER 1947, 1950.

Fasern durch Eiweiß-(Fibrinogen-)aufnahme und eine dadurch bedingte Erweichung und Auflösung der Fasern vorliege, während BAHRMANN (1937) und wohl auch KLEMPERER, POLLACK und BAEHR (1941, 1942) meinten, daß diese Veränderung auch durch Entquellung der Fasern und möglicherweise „Gerinnung" der Grundsubstanz verursacht sein könne. Die Entstehung von Fibrinoid bei fibrinoider Nekrose wurde von MEYER (1947, 1950) auf Freisetzung von Gewebsthrombokinase zurückgeführt. Doch sollte man hierbei auch an Hyaluronsäure denken (vgl. S. 103 u. 107).

ALTSHULER und ANGEVINE (1949, 1951) haben kürzlich gute Gründe dafür angegeben, daß es sich bei der Bildung des Fibrinoids im wesentlichen um eine Infiltration des Bindegewebes mit alkalischem Eiweiß und um seinen Niederschlag durch saure Mucopolysaccharide handelt. Diese Annahme stimmt damit überein, daß Fibrinoid nicht nur in der Grundsubstanz[1] und in den Bindegewebsfasern[2], sondern auch in den Grenzmembranen[3] angetroffen wird, und diese das Vorhandensein von sauren Mucopolysacchariden gemeinsam haben. Sie findet eine Stütze in der schon von TALALAJEW (1929) mitgeteilten Beobachtung, daß der Bildung von Fibrinoid eine Vermehrung der Grundsubstanz vorausgeht, und daß diese, wie wir heute wissen, durch partielle Depolymerisierung gekennzeichnet ist (vgl. S. 64ff.). Das Vorkommen alkalischer Substanzen in solchen Geweben ist ebenfalls direkt nachgewiesen worden[1].

Die Frage, ob es sich bei diesen Mucopolysacchariden um schwefelhaltige oder schwefelfreie Verbindungen handelt, läßt sich heute noch nicht sicher beantworten. Die Tatsache, daß sich Fibrinoid mit der Methode von RITTER und OLESON rot färbt, es sich also offenbar um eine ziemlich stabile Eiweißverbindung handelt, spricht dafür, daß hierbei nicht Hyaluronsäure, sondern schwefelhaltige Mucopolysaccharide vorliegen[3]. Dagegen ist jedoch einzuwenden, daß schwefelfreie Hyaluronsäure Thrombin stark aktiviert (vgl. S. 103), während mit Schwefel konjugierte Mucopolysaccharide wie Heparin Gerinnung verhindern[4].

Bezüglich der *Natur der im Fibrinoid enthaltenen basischen Eiweißkörper* wiesen ALTSHULER und ANGEVINE (1949) darauf hin, daß sich diese Substanz nicht immer wie Fibrin färbt. Sie kamen daher zu dem Schluß, daß Fibrinoid auch ohne Fibrin entstehen könne. Doch haben schon KLEMPERER, POLLACK und BÄHR (1941) angedeutet, daß sich Fibrin hierbei in eine sich wie Kollagen färbende Substanz umwandeln kann. Sie haben daher von Kollagenisierung gesprochen. Bei experimenteller Lipoidnephrose bei Ratten fanden EHRICH und Mitarbeiter (1952), daß diese Umwandlung in wenigen Tagen stattfindet und unter Bildung silberfärbbarer Reticulumfasern vor sich geht. Eine negative Fibrinfärbung bedeutet daher noch nicht, daß ein fibrinnegatives Fibrinoid nicht im Anfang Fibrin enthielt. Da bei experimenteller Lipoidnephrose Fibrinoidbildung nur bei vorausgehender Fibrinausschwitzung beobachtet werden konnte, kamen EHRICH und Mitarbeiter (1952) zu dem Schluß, daß es sich wenigstens bei der in diesem Falle zu beobachtenden fibrinoiden Degeneration und Nekrose um eine Verbindung von Fibrin oder Fibrinogen mit sauren Mucopolysacchariden handelt.

Ob neben dem Fibrinogen oder Fibrin auch andere basische Eiweißkörper, wie das beim Abbau von Nucleoprotein freiwerdende Histon, oder basische Zerfallsprodukte von Kollagen, Elastin oder Muskeln, oder gar basische Toxine eine Rolle spielen, wie ALTSHULER und ANGEVINE (1949) vermutet haben, läßt sich heute noch nicht sicher entscheiden.

Neben Eiweiß werden auch andere im Plasma enthaltene Substanzen im Exsudat konzentriert (vgl. Abschnitt IV). Im Exudat von 14 Tage alten, durch Krotonöl erzeugten Granulomtaschen (vgl. S. 229f) fanden ADAMKIEWICZ, HORAVA und SALGADO (1953) einen Reststickstoffgehalt von 41,4 mg-%, einen Gehalt an reduzierenden Substanzen von 5,67 mg-% und einen Gesamtfettgehalt von 85,0 mg-%. Der Kaliumgehalt betrug 6,34 meq/Liter, der Gehalt an anorgani-

[1] ALTSHULER und ANGEVINE 1949, 1951.
[2] KLINGE 1933. [3] EHRICH 1952, EHRICH, FORMAN und SEIFTER 1952.
[4] ASBOE-HANSEN 1950.

schem Phosphor 8,84 mg-% und der Eisengehalt 8,43 mg-%. Der Gehalt an Natrium und Chlor betrug hingegen nur 146,2 bzw. 90,2 meq./Liter. Die Wasserstoffionenkonzentration dieser Exsudate belief sich auf durchschnittlich p_H 7,53.

2. Die Entstehung der entzündlichen Exsudation.

Die alte Frage, ob die Schädigungen, welche zur entzündlichen Exsudation führen, primär am Gewebe angreifen und das Exsudat sekundär aus den Gefäßen herausziehen, wie VIRCHOW (1854) meinte, oder ob sie primär eine molekulare Veränderung der Gefäßwand erzeugen, wie COHNHEIM (1882) glaubte, ist wohl mit MARCHAND (1924) dahin zu beantworten, daß Bindegewebe und Gefäße eine funktionelle Einheit bilden und daher mehr oder weniger gleichzeitig betroffen werden. Da Hyperämie ohne Permeabilitätserhöhung (einfache Hyperämie) zwar zu vermehrtem Austritt von Wasser und wohl auch echt gelösten Stoffen, aber offenbar nicht zur Exsudation führt, und da Exsudation wegen der hierfür notwendigen Porenerweiterung ohne Permeabilitätserhöhung nicht vorkommt, muß man jedoch COHNHEIM recht geben, wenn er der molekularen Veränderung der Gefäßwand eine ausschlaggebende Bedeutung beigelegt hat. Neben der Alteration des Gewebes und der Gefäßwand spielt bei der Exsudation, wie wir sehen werden, auch eine Steigerung des hydrostatischen Blutdrucks und wohl auch eine Verschiebung des osmotischen Blutdrucks eine gewisse Rolle.

Alteration des Bindegewebes. Die physikalisch-chemischen und chemischen entzündungseinleitenden Alterationen des Bindegewebes und ihre vermutliche Rolle bei der Entstehung der Exsudation sind bereits im IV. Abschnitt ausführlich behandelt worden. Wie dort ausgeführt wurde, kann zwar kaum bezweifelt werden, daß besonders die Hyperosmie und gewisse beim Gewebszerfall entstehende Nucleinsäure- und Eiweißspaltprodukte nicht nur eine entzündliche Exsudation zu unterhalten, sondern auch zu entfachen geeignet sind, doch fehlt es an Beweisen, daß diese Alterationen, wie VIRCHOW (1854—1858) und SCHADE (1923—1935) meinten, in der Hauptsache dadurch wirksam sind, daß sie das Exsudat aus den Gefäßen herausziehen.

Bezüglich des bei der Entzündung vermehrten mechanischen Gewebsdrucks ist zu bemerken, daß dieser der Exsudation entgegenwirkt (vgl. S. 35). Ähnlich führt Verstopfung der Lymphgefäße zu Lymphödem und damit zu Erhöhung des Gewebsdrucks und zu Herabsetzung des Austausches zwischen Blut und Bindegewebe.

Wenn wir aber die Alteration des Bindegewebes weiter fassen und mit COHNHEIM (1882) und MENKIN (1940, 1950) annehmen, daß diese nicht auf das verbindende Mesenchym beschränkt ist, sondern auch die Wände der kleinen Gefäße in Mitleidenschaft zieht, dann kommt den einleitenden physikalisch-chemischen und chemischen Gewebsveränderungen bei der Exsudation allerdings eine überragende Bedeutung zu. In diesem Falle ist es aber die Schädigung der Gefäßwände oder genauer die durch sie bedingte Permeabilitätserhöhung, welche hauptsächlich für die Exsudation verantwortlich ist.

Permeabilitätserhöhung der Capillarwand. Daß bei der entzündlichen Hyperämie und der damit verbundenen Exsudation nicht nur eine Lähmung, sondern auch eine molekuläre Veränderung der Gefäßwand (Permeabilitätserhöhung) vorliegt, geht schon aus der alten Beobachtung von CALMETTE und GUÉRIN (1901) hervor, daß intravenös eingespritztes Variolavirus sich bei Kaninchen vorwiegend in rasierten Teilen der Haut ansammelt. Zur Gewißheit wurde diese Annahme jedoch erst durch die Beobachtung von MACCURDY und EVANS (1912), BOWMAN, WINTERNITZ und EVANS (1912) und WINTERNITZ und HIRSCHFELDER (1913), daß intravenös eingespritzte kolloide Farben, welche normalerweise in den Gefäßen zurückgehalten werden, bei experimenteller Encephalitis, Tuberkulose und Pneumonie rasch auf das Entzündungsfeld übertreten und dieses stark anfärben. Diese Ergebnisse sind in der Folgezeit vielfach bestätigt worden[1].

Wie besonders Rigdon (1939—1953) hervorgehoben hat, sind die Phasen der Entzündung bei welcher Anfärbung eintreten kann, von sehr verschiedener Dauer. Durch Staphylotoxin erzeugte Entzündungsherde waren bis zu 13 Std, durch Pferdeserum erzeugte Herde bis zu 24 Std mit Trypanblau anfärbbar. Wurde Xylen in die Haut eingespritzt, war der Entzündungsherd trotz lange fortbestehender exsudativer Erscheinungen nur während der ersten 90 min anfärbbar. Offenbar wirkte hierbei das von ihm ausdrücklich erwähnte Ödem dem Austritt von Kolloiden entgegen (vgl. S. 111).

Einspritzung in die Haut von 0,2 cm³ einer 1:1000 verdünnten Lösung von Histamin verursachte einen für 6 Std anfärbbaren Entzündungsherd, während bei einer Verdünnung von 1:10000 Anfärbung nur während der ersten 30 min zu erreichen war. Demgegenüber fanden Bier und Rocha e Silva (1939) und Rocha e Silva und Dragstedt (1941) in Übereinstimmung mit Menkin (1938), daß bei verhältnismäßig großen Dosen von Histamin der Entzündungsherd selbst ungefärbt bleibt. Doch färbte er sich an, wenn es in mehr physiologischen Dosen, wie in Verdünnungen von 1:100000 bis zu 1:1000000, verabfolgt wurde.

Quantitative Untersuchungen über die entzündliche Permeabilitätserhöhung sind wohl zuerst durch Menkin und Menkin (1930) angestellt worden. Da die Trypanblaukonzentration des Blutes in den Mesenterialgefäßen bei Peritonitis doppelt so schnell absank als bei Kontrolltieren, nahmen sie an, daß die Durchlässigkeit der Gefäße in diesem Falle ungefähr verdoppelt war. Quantitative Bestimmung ausgetretenen Eisens nach intravenöser Einspritzung von 50 mg Eisenchlorid bei Kaninchen, welchen zuvor Staphylokokken in die Haut gespritzt waren, ergaben eine durchschnittliche Eisenkonzentration von 16,2 mg je 100 g Trockengewicht in den Entzündungsherden. Die nichtentzündete Haut dieser Tiere enthielt 10,4 mg, die entzündete Haut nicht mit Eisenchlorid injizierter Tiere 9,7 mg und normale Haut 8,4 mg. Da die Eisenzunahme nach Injektion von Eisenchlorid in der normalen Haut 24% betrug, während sie sich in entzündeter Haut auf 67% belief, schloß Menkin (1930), daß die Durchlässigkeit hierbei verdreifacht war. Ähnlich kam Landis (1946) auf Grund seiner Berechnungen zu dem Schluß, daß die Durchlässigkeit der Capillaren durch Schädigung mit Alkohol oder Quecksilber ums 7—9fache erhöht wird.

Wie Krogh (1922, 1929), Krogh, Harrop und Rehberg (1922), Herzog (1925) und Landis (1934) gezeigt haben, lassen bis zur Stase gereizte Capillaren kolloide Farben, Stärkelösung und Eiweiß durchtreten, halten aber Tusche quantitativ zurück. Krogh schloß daraus, daß die Porengröße der erweiterten Capillaren zwischen 50 und 200 A gelegen sei. Ähnlich hat sich auch McCutcheon (1948) geäußert.

Ob die größere Durchlässigkeit der Gefäßwand bei der Entzündung auch die Endothelien betrifft, wie offenbar Oswald (1911) angenommen hat, oder ob sie auf die zwischen diesen Zellen befindliche Zementsubstanz beschränkt ist, wie Marchand (1924) glaubte, ist schwer zu entscheiden. Während die bereits erwähnten Lebendbeobachtungen Chambers' und Zweifachs (1946) (vgl. S. 33) wie die Angabe Spectors (1951), daß Peptide die Endothelien zur Schwellung bringen können, ohne daß die Durchlässigkeit der Capillarwand zunimmt, für Marchands Annahme sprechen, hat Heinlein (1943), ohne besondere Gründe dafür anzugeben, behauptet, daß wenigstens bei gewissen Entzündungen auch die Endothelien für Kolloide durchlässig seien.

---

[1] Lewis 1916, Krogh 1922, McClellan und Goodpasture 1923, Anitschkow 1924, Okuneff 1924, Kusnetzowsky 1925, Hoff 1927, Ramsdell 1928, Menkin 1929, 1930, 1940, 1950, Hudack und McMaster 1932, Fox 1936, Rigdon 1939—1953, Moore und Tobin 1942.

Nach den bereits besprochenen Untersuchungen von ROUS, GILDING und SMITH (1930) (vgl. S. 33) ist anzunehmen, daß der Durchtritt von Kollodien hauptsächlich auf der venösen Seite der terminalen Strombahn stattfindet. Nach KAWANO (1950) treten Trypanblau oder Tuscheteilchen, wie Leukocyten, normalerweise durch die Venolen aus, während sie bei Entzündung außerdem durch die Capillaren und Arteriolen durchtreten. Nach diesem Autor soll makroskopische Anfärbung von Gewebe nur im letzteren Falle beobachtet werden.

Wie wohl bekannt ist, können jedoch auch größere Partikel wie Graphit[1] bei der Entzündung ins Gewebe übertreten. Bei hämorrhagischer Entzündung treten sogar ganze Erythrocyten aus den Gefäßen aus. Wie LANDIS (1934, 1937) gezeigt hat, tritt Tusche bei Fröschen plötzlich an einzelnen Stellen durch die Gefäßwand hindurch, wenn der hydrostatische Blutdruck auf 50—80 mm Hg erhöht wird. Offenbar handelt es sich hierbei nicht um Permeabilitätserhöhung, sondern um Ruptur des Endothelrohrs. Da entzündliche Exsudate gewöhnlich wenig Erythrocyten enthalten, während bei Purpura zahlreiche Erythrocyten, aber wenig Flüssigkeit austreten, muß man jenen recht geben, welche annehmen, daß diesen beiden Vorgängen eine verschiedene Pathogenese zugrunde liegt.

Daß schließlich auch intravenös eingespritzte Bakterien und Spirochäten bei der Entzündung auf das Entzündungsfeld austreten können, wurde mehrfach nachgewiesen[2]. Quantitative Untersuchungen durch MENKIN (1931) ergaben, daß sich 2—6 Std nach intravenöser Einspritzung von B. prodigiosus und pyocyaneus aus durch Bouillon erzeugten Entzündungsherden in der Haut des Kaninchens durchschnittlich 26 Kolonien kultivieren ließen, während nichtentzündete Haut nur 7 Kolonien lieferte. Über den Mechanismus des Durchtritts von Bakterien durch die Gefäßwand ist wenig bekannt. Offenbar handelt es sich nicht einfach um eine Folge von Durchlässigkeitserhöhung oder Ruptur der terminalen Strombahn.

Die *Ursache* der entzündlichen Permeabilitätserhöhung der Gefäße ist offenbar keine einheitliche. Daß sie nicht einfach, wie KROGH (1922) glaubte, als Folge der Capillarerweiterung aufgefaßt werden kann, geht schon daraus hervor, daß einfache Hyperämie ohne Exsudation verläuft und diese auch bei normal weiten und verengerten Gefäßen beobachtet wird[3].

Da der Durchtritt von kolloidalen Farben, wie schon HIRSCHFELDER (1924) gezeigt hat, auch durch Adrenalin nicht verhindert wird, ist anzunehmen, daß die Permeabilitätserhöhung von der terminalen Durchblutung unabhängig ist.

Sauerstoffmangel spielt bei der entzündlichen Hyperämie und der damit verbundenen Permeabilitätserhöhung, wie schon KROGH (1922, 1929) und LEWIS (1928) ausgeführt haben, offenbar keine Rolle, da diese eine arterielle ist. Ähnlich dürfte Zunahme der CO_2-Konzentration kaum in Frage kommen (vgl. S. 36).

Bezüglich der Wasserstoffionenkonzentration ist zu bemerken, daß stärkere Erniedrigung zwar permeabilitätserhöhend wirkt, daß die besonders im Anfang der Entzündung zu beobachtenden Säurewerte aber offenbar zu gering sind, um die Durchlässigkeit nennenswert zu beeinflussen (vgl. S. 36).

Offenbar ist bei der Entstehung der zur Exsudation führenden Permeabilitätserhöhung in erster Linie an den Einfluß von Gewebszerfallsprodukten zu denken. Zu den nachgewiesenen Stoffen dieser Art gehören Nucleinsäurederivate, Histamin, Polypeptide und Acetylcholin. Diese sind bereits ausführlich abgehandelt worden (Abschnitt IV).

---

[1] MENKIN 1931.

[2] KETTLE 1924, CHESNEY, TURNER und HALLEY 1928, SAGER und NICKEL 1929, BURROWS 1932, RIGDON 1940, 1942.

[3] RICKER und REGENDANZ 1921, LANDIS 1927, ZWEIFACH 1953.

Außer diesen mittelbar im Gewebe entstehenden Substanzen spielen aber sicher auch die Entzündungserreger und ihre Produkte hierbei eine wichtige Rolle. Dies geht schon daraus hervor, daß die Natur eines Exsudats weitgehend von der Art der Entzündungsursache abhängt. Den von gewissen Bakterien erzeugten Hyaluronidasen kommt hierbei aber offenbar keine besondere Bedeutung zu, da sie weniger auf das Endothelrohr als auf die Capillarscheide einwirken (vgl. S. 25 und 37).

Blutdrucksteigerung. Daß der hydrostatische Capillardruck bei der entzündlichen Hyperämie und Exsudation erhöht ist, war schon Klemensiewicz (1886, 1908), Goldmann (1914), Danzer und Hooker (1920), Krogh, Harrop und Rehberg (1922) und Lewis und Haynal (1928) bekannt. Bei Versuchen mit Silbernitrat und Cantharidenextrakt beobachtete Landis (1926—1934) in der Schwimmhaut des Frosches eine Erhöhung des Blutdrucks im arteriellen Schenkel von durchschnittlich 13,9 auf 19,5 cm und im venösen Schenkel von 9,6 auf 16,5 cm Wasser. Im Muskel des Frosches stieg der Druck im arteriellen Schenkel von 14,9 auf 20,1 cm und im venösen Schenkel von 9,5 auf 16,0 cm Wasser. In der Haut des Menschen erhöhte sich der Druck im arteriellen Schenkel von 28,6—65,0 auf 71,0—93,0 cm und im venösen Schenkel von 8,0—24,5 auf 54,5 bis 66,5 cm Wasser.

Ursächlich ist die Drucksteigerung offenbar auf die durch Erweiterung (Lähmung) der muskulären Abschnitte bedingte größere Durchblutung der terminalen Strombahn zurückzuführen[1]. Da Klemensiewicz (1886, 1908) nach örtlicher Reizung mit heißem Wasser oder mit Crotonöl bei Hunden auch den Druck der großen Arterien und Venen erhöht fand, ist anzunehmen, daß wenigstens bei ausgedehnten Entzündungen hierbei auch an stärkere Durchblutung der großen Gefäße zu denken ist.

Daß der erhöhte Capillardruck bei der entzündlichen Hyperämie und Exsudation wie bei der physiologischen Fluxion zu vermehrter Filtration von Wasser und Elektrolyten führt, kann kaum bezweifelt werden. Ebenso dürfte er den Austritt der Kolloide durch die erweiterten Poren fördern. Da der größere Druck im arteriellen Schenkel sich in den venösen Schenkel fortsetzt, ist außerdem anzunehmen, daß die durch den Unterschied zwischen kolloidalem und hydrostatischem Blutdruck bedingte Rückresorption vermindert ist, er also auch auf diese Weise die Exsudation fördert. Daß diese Überlegungen richtig sind, geht daraus hervor, daß Ödembildung durch Senföl mittels Adrenalin verhindert werden kann[2], und daß die durch Histamin erzeugte Schwellung ausbleibt, wenn die Blutdruckerhöhung durch eine pneumatische Manschette unterdrückt wird[3].

3. Funktionelle Bedeutung der entzündlichen Exsudation.

Wie Rössle (1923), Rich (1936) und Büchner (1950) hervorgehoben haben, besitzt bereits die Ansammlung von Flüssigkeit auf dem Entzündungsfelde eine funktionelle Bedeutung. Wie leicht einzusehen ist, führt die vermehrte Flüssigkeitsmenge nicht nur zu einer Verdünnung der Entzündungsursache und der durch sie erzeugten schädigenden Stoffe, sondern auch zu einer größeren Durchflutung des Entzündungsfeldes und damit zu einer schnelleren Abfuhr dieser Stoffe. Neben dieser entgiftenden Funktion hat sie aber auch eine ausbreitende Wirkung. Wie leicht verständlich ist, können sich Bakterien und andere corpusculäre Entzündungserreger in mit Flüssigkeit gefüllten Spalten leicht ausbreiten, während dies in normalem Bindegewebe wegen der Abwesenheit freier Flüssigkeit

[1] Landis 1934, Zweifach 1937.
[2] Hirschfelder 1924. [3] Lewis 1927.

nicht ohne weiteres möglich ist. Auf die Bedeutung dieses Faktors für die Entstehung der Peritonitis beim Darmverschluß ist an anderer Stelle hingewiesen worden[1]. Da die vermehrte Flüssigkeitsmenge den mechanischen Gewebsdruck fördert, aktiviert sie auch die als Ausbreitungsfaktoren bekannten Hyaluronidasen. Da diese Wirkung bereits besprochen wurde (S. 51), brauchen wir hier nicht darauf zurückzukommen.

Von größerer funktioneller Bedeutung als der vermehrte Flüssigkeitsaustritt ist jedoch der erhöhte Übertritt von Plasmaeiweißkörpern, einschließlich der im Plasma enthaltenen Enzyme und der sie aktivierenden oder neutralisierenden Stoffe. Mit den Eiweißkörpern treten auch an sie gebundene Fremdsubstanzen[2] aus den Gefäßen aus. Der letztere Vorgang ist bekanntlich die Ursache der Metallinien des Zahnfleisches bei Schwermetallvergiftung (Blei, Quecksilber, Kupfer, Gold). Alkalische Erden und andere Metalle verbinden sich mit Eiweiß zu Albuminaten[3]. Diese verhältnismäßig großen Moleküle werden im allgemeinen in den Gefäßen zurückgehalten. In chronisch gereiztem Zahnfleisch treten sie jedoch ins Gewebe über, um hier durch den im Munde vorhandenen Schwefelwasserstoff in schwarzes Sulfid überführt zu werden.

Wie bereits erwähnt wurde (S. 109), treten mit der Globulinfraktion auch die darin enthaltenen Antikörper aus den Blutgefäßen aus. Die funktionelle Bedeutung dieses Vorganges ist offensichtlich. Indem sie ihre Oberfläche verändern, machen sie Bakterien der Phagocytose zugänglich. Indem sie sie auflösen, verursachen sie ihre Beseitigung.

Wie Cannon und Pacheco (1930), Rich (1933) und Catron (1935) gezeigt haben, verursachen Agglutinine ein Zusammenballen ins Gewebe eingeführter Bakterien und beeinflussen auch ihr Wachstum in dem Sinne, daß ihre Vermehrung in Klumpen stattfindet. Die so festgehaltenen Bakterien werden gewöhnlich durch Phagocyten unschädlich gemacht. Wenn diese fehlen, können die Bakterien jedoch zu enormen Kolonien heranwachsen und schließlich den Körper überschwemmen. Wie Rich betont hat, ist die Agglutination schon nach wenigen Minuten zu beobachten, d. h. lange bevor Fibrin oder Leukocyten in Erscheinung treten. Wie Bakterien können auch lösliche Stoffe durch Präcipitine stillgelegt werden[4].

Daß zellfreies entzündliches Exsudat in wechselndem Maße Bakterien abtöten kann, war schon Zinsser (1910) und Gay und Clark (1926) bekannt. Extracellulärer Zerfall von Bakterien ist bei tuberkulöser Entzündung häufig zu beobachten. Extracelluläre Auflösung von virulenten Pneumokokken ist von Rich (1930) beschrieben worden. Offenbar handelt es sich hierbei um die Wirkung erworbener und natürlicher Antikörper, wenn auch unspezifische Milieueinflüsse mit in Rechnung zu stellen sind (vgl. S. 60f.).

Eine besondere funktionelle Bedeutung unter den austretenden Plasmaeiweißkörpern ist schließlich dem Fibrinogen und dem aus ihm hervorgehenden Fibrin zuzuschreiben. Wie besonders Menkin (1940, 1950) überzeugend dargelegt hat, können diese Eiweißkörper Entzündungsursachen und durch sie erzeugte schädigende Stoffe örtlich fixieren und damit ihre Ausbreitung verhindern. Dieser als *Fixierung* bekannte Vorgang verursacht Ansammlung des festgelegten Materials auf dem Entzündungsfelde. Die letztere ist von Ascoli (1940) als Anaphorese bezeichnet worden.

Daß entzündliche Exsudate eine fixierende Funktion haben, ist lange bekannt. Nachdem schon Issaeff (1894) festgestellt hatte, daß durch Serum oder Bouillon erzeugte Peritonitis die Resistenz gegen nachfolgende intraperitoneale Infektion mit Bakterien zeitweise erhöhen kann, und nachdem Cobbett und Melsome

[1] Ehrich 1950. [2] Bennhold 1932. [3] Literatur bei Cohn 1953. [4] Opie 1929.

(1898) beobachtet hatten, daß durch Senföl erzeugte Dermatitis die Haut des Kaninchenohrs gegen Erysipel schützt, hat wohl zuerst PAWLOWSKY (1909) gezeigt, daß die Disseminierung ins Gelenk eingespritzter Staphylokokken durch vorhergehende, durch Terpentinöl oder Alkohol erzeugte Arthritis verringert oder völlig verhindert werden kann. Die fixierende Wirkung entzündlicher Exsudate ist später wiederholt bestätigt worden[1].

Genauere Untersuchungen über die Fixierung wurden aber erst durch MENKIN (1929) angestellt. Bei mit Aleuronat erzeugter Peritonitis ergaben Kulturen der retrosternalen Lymphknoten 4—15 Std nach intraperitonealer Einspritzung von B. prodigiosus nur 2—6 bakterielle Kolonien und nach 23—25 Std 0 bis 39 Kolonien, während bei Kontrolltieren ohne Peritonitis sich ihre Zahl auf 38—150 belief. Aus der Bauchhöhle wurden zu dieser Zeit bei Peritonitis 50—250 Kolonien und bei Kontrolltieren 6—175 Kolonien gezüchtet[2]. Bei einem Vergleich verschiedener Gewebe ergab sich, daß Fremdeiweiß bei Hautentzündung länger zurückgehalten wurde als bei Peritonitis[3].

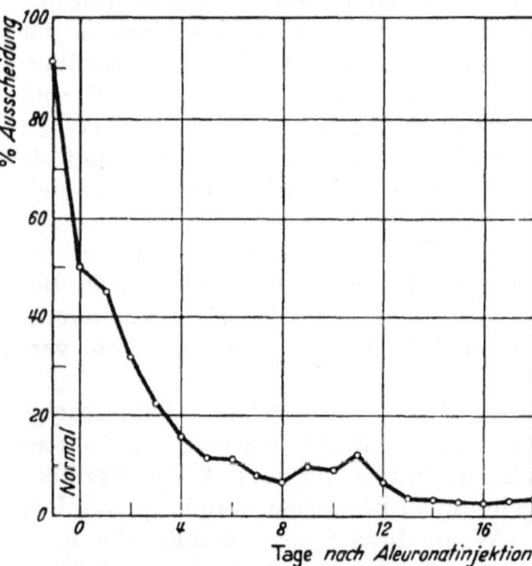

Abb. 16. Durchschnittliche tägliche Resorption und Ausscheidung durch die Nieren von Phenolsulphonaphthalein nach Einspritzung dieser Farbe in subcutan durch Aleuronat erzeugte Abscesse bei Kaninchen. Beachte, daß vom 6.—8. Tage ab nur noch 3—5% dieser Farbe im Urin erschien, ihre Fixierung also fast vollständig war. Nach dem 18. Tage kehrte die Ausscheidung rasch zur Norm zurück. (THORSNESS 1932.)

Der Zeitpunkt des Eintritts der Fixierung ist offenbar erheblichen Schwankungen unterworfen. Während bei starker, durch Aleuronat erzeugter Entzündung Trypanblau bereits nach einer halben Stunde fixiert wurde, trat bei leichter, durch hämolytische Streptokokken erzeugter Entzündung Fixierung erst nach 2 Tagen in Erscheinung[4]. Phenolsulphanaphthalein schließlich wurde erst vom 4.—6. Tage ab stark fixiert[5] (Abb. 16).

Die Menge des fixierten Materials schwankt offenbar mit der Größe des Entzündungsherdes, der Natur der austretenden Stoffe und anderen Faktoren. Bei einem Vergleich der Konzentrationen von Graphitpartikeln, Trypanblau, Eisenchlorid, kolloidalem Eisen und Fremdserum am Orte der Entzündung und in der abfließenden Lymphe bzw. in den regionären Lymphknoten, fand MENKIN (1929, 1930, 1931), daß gewöhnlich über 50% des eingespritzten Materials örtlich zurückgehalten wird.

Bezüglich der Größe der fixierten Teile beobachtete THORSNESS (1932), daß Graphit und Trypanblau in Aleuronatabscessen zwischen dem 1. und 9. Tage, Phenolsulphnaphthalein aber erst zwischen dem 6. und 12. Tage fast vollständig fixiert werden. MENKIN (1933) fand, daß echtgelöste oder hochdiffusible Substanzen nur bei schwerer Gewebsschädigung zurückgehalten werden. Ähnlich beobachtete MILLER (1938), daß bei durch Staphylokokken, Streptokokkenvaccine, Aleuronat oder Bouillon erzeugter Peritonitis oder Entzündung im

[1] GAY und MORRISON 1923, OKUNEFF 1924, NAKAHARA 1925, MALLORY und MARBLE 1925, RIVERS und TILLETT 1925, OPIE 1929, GAY und CLARK 1930, FREUND 1931, THORSNESS 1932, GAY 1935, FAVILLI und MCCLEAN 1937, WILSON und MILES 1946.

[2] MENKIN 1931. [3] MENKIN 1930. [4] MENKIN 1929, 1933. [5] THORSNESS 1932.

Unterhautzellgewebe die Resorption von Globulin stärker verzögert ist als die von Albumin. Die Resorption von spezifischen Pneumokokkenmucopolysacchariden war ebenfalls verlangsamt, doch wurde Glucose rasch abgeführt. Das durch starke Diffusionsfähigkeit ausgezeichnete Phenolrot oder Bromphenolblau wurden im Gegensatz zu Trypanblau sogar schneller resorbiert als in normalen Geweben.

Während die Fixierung früher hauptsächlich durch örtliche Phagocytose oder herabgesetzte Gewebspermeabilität erklärt wurde[1], nahm MENKIN (1931—1950) an, daß sie mechanisch durch Verstopfung der abführenden Lymphgefäße durch geronnene Lymphe, oder durch geringere Lymphbildung infolge Gerinnung der Gewebsflüssigkeit verursacht ist. In Übereinstimmung damit fanden MCMASTER und HUDACK (1932—1946) bei den von ihnen untersuchten Verbrennungsherden, daß die Lymphströmung durch solche Herde zwar zuerst gesteigert ist, nach wenigen Stunden die Lymphe aber nicht mehr durch die Herde, sondern um sie herum fließt, und daß bei starker Verbrennung zu keiner Zeit Lymphe in den Entzündungsherd eintritt. Auch beobachtete LURIE (1946), daß Tuberkelbacillen oder Trypanblau bei reinjizierten Kaninchen sehr schnell und bei Meerschweinchen nur langsam in die regionären Lymphknoten verschleppt werden und die Reinjektionsstelle bei Kaninchen durch ein weites Fibrinnetz ohne Lymphthrombose, bei Meerschweinchen aber durch ein dichtes Netz mit Thrombose ausgezeichnet ist. Schließlich haben LURIE (1946) und OPIE (1946) Fixierung auch in geronnenem Blut in vitro beobachtet, während THÜRER und ANGEVINE (1949) sie durch Dicumarol verhindern konnten.

Tabelle 17. *Menge der durch Punktion des abführenden Lymphgefäßes des Popliteallymphknotens gewonnenen Lymphe nach einmaliger Injektion von 0,2 cm³ abgetöteter Typhusbacillenaufschwemmung in den Fuß von Kaninchen.* (EHRICH und HARRIS 1942.)

Dauer der Entzündung	Versuchszahl	Durchschnittliche		Durchschnittliche Lymphmenge je min
		Versuchsdauer	Lymphmenge	
Tage		min	cm³	cm³
Kontrolle	12	5	0,08	0,016
2	3	6	0,08	0,014
3	5	7	0,16	0,021
4	6	7	0,26	0,037
5	10	6	0,31	0,053
6	12	8	0,31	0,039
9	4	6	0,195	0,030
14	5	8	0,22	0,026

Auf der anderen Seite haben aber schon COHNHEIM (1877), LASSAR (1877), SAMUEL (1890) und STARLING (1894) und in neuerer Zeit besonders DRINKER und seine Mitarbeiter[2], wie auch RICH (1936), OPIE (1946) und FLOREY (1954) immer wieder darauf hingewiesen, daß der Lymphabfluß bei Entzündung vermehrt ist, eine Beobachtung, welche sich leicht bestätigen läßt (Tabelle 17). Daß die Lymphgefäße bei Entzündung nicht, wie ADAMI (1911) meinte, kollabieren, sondern weit offen bleiben, ist wiederholt durch Lebendbeobachtungen direkt nachgewiesen worden[3]. Nach GASKELL (1876), HEIMBERGER (1926, 1927) und PULLINGER und FLOREY (1935, 1937) ist dies darauf zurückzuführen, daß die an sie angehefteten Bindegewebsfasern (vgl. S. 37) durch das Exsudat in Spannung versetzt werden. Eine Obstruktion der Lymphgefäße durch Thrombose oder verringerte Lymphbildung infolge Gerinnung der Gewebsflüssigkeit dürften daher kaum zur Erklärung der Fixierung ausreichen.

[1] GAY und MORRISON 1923, NAKAHARA 1925, GAY 1935, FAVILLI und MCCLEAN 1937, WILSON und MILES 1946.
[2] FIELD, DRINKER und WHITE 1932, DRINKER und FIELD 1933, DRINKER und YOFFEY 1941.
[3] CLARK und CLARK 1921, PULLINGER und FLOREY 1937.

Die Vorstellung MENKINs beruhte offenbar darauf, daß er bei Fixierung stets morphologisch sichtbare Fibrinnetze nachweisen konnte. Wenn man aber einen Blick auf seine Abbildungen (1940) wirft (s. Abb. 17), kann man sich leicht überzeugen, daß diese Netze viel zu weitmaschig sind, um als Filter wirken zu können.

Nach BURROWS (1932) ist die Fixierung wahrscheinlich eine Folge von Agglutination, Phagocytose, Fibringerinnung und „Elektrostase". Daß Agglutination und andere Antigen-Antikörperreaktionen, wie auch Phagocytose hieran beteiligt sind, kann kaum bezweifelt werden. Bezüglich der Fibringerinnung hat RICH (1936) ausgeführt, daß sie vielleicht dadurch wirksam ist, daß das hierbei entstehende Netz die freie Flüssigkeit auf dem Entzündungsfelde in allen Richtungen überbrückt und somit den Phagocyten Gelegenheit gibt, über diese Brücken mit den zu beseitigenden Teilchen in Berührung zu kommen. Die Hauptrolle der Fibringerinnung bei der Fixierung dürfte jedoch, wie schon von OKUNEFF (1924) vermutet wurde, in physikalisch-chemischen Vorgängen zu suchen sein. Jedenfalls läßt die hier wiedergegebene Abbildung MENKINS (1940) (Abb. 17) wenig Zweifel daran, daß die Fixierung in diesem Falle durch Adsorption an Fibrinfäden verursacht war. Offenbar spielt das Fibrin hierbei eine ähnliche Rolle wie bei der Synerese der Thrombocyten (vgl. S. 104f.). Da Trypanblau und andere Substanzen auch durch Serumeiweißkörper stark adsorbiert werden[1], muß man jedoch auch andere Eiweißkörper mit in Rechnung stellen.

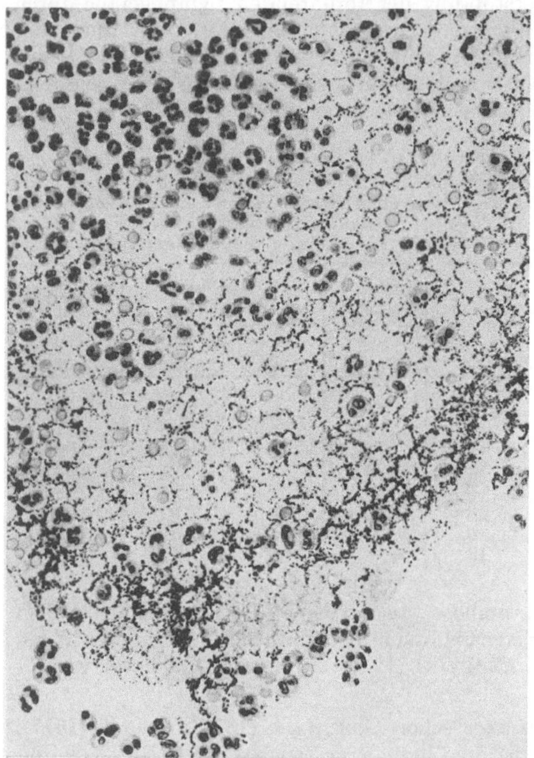

Abb. 17. Fixierung von Graphit in einem durch Aleuronat erzeugten entzündlichen Exsudat (7 Std nach Einspritzung des Aleuronats). Beachte, daß das Muster des Graphitniederschlages dem des Fibrins entspricht. (MENKIN 1932.)

In einer seiner letzten Arbeiten (1946) hat MENKIN die Fixierung zur Erklärung der unterschiedlichen Invasionsfähigkeit verschiedener Bakterien herangezogen. So hat er die Unterschiede zwischen Staphylokokkenabscessen und Streptokokkenphlegmonen damit erklärt, daß bei Staphylokokkeninfektion Fixierung bereits innerhalb 1 Std eintritt, während sie bei Streptokokkeninfektion erst nach 2 Tagen zu beobachten ist. Wenn auch zugegeben werden muß, daß die Fixierung bei der Invasion von Bakterien eine Rolle spielt, so kann doch auf

[1] GROLLMAN 1925/26, EHRICH 1934.

Grund der im III. Abschnitt wiedergegebenen Befunde kaum bezweifelt werden, daß andere Faktoren hierbei von größerer Bedeutung sind.

Schließlich darf nicht unerwähnt bleiben, daß wohl auch dem Schleime bei der serös-schleimigen Entzündung eine funktionelle Bedeutung zukommt. Daß dieses Sekret eine infektionsverhindernde Wirkung hat, ist lange vermutet worden. Nach FLOREY (1954) soll diese Wirkung zum Teil darauf beruhen, daß die sich bewegenden Zilien Bakterien und andere Entzündungserreger in Schleimballen einrollen und damit unschädlich machen. Bei mukolytisch tätigen Erregern, wie bei den Influenzaviren, soll Schleim nach BURNET (1951) auch dadurch infektionsverhindernd wirken, daß es für die hieran beteiligten Enzyme als Substrat dient und die cellulären Mucopolysaccharide somit vor ihrer Wirkung schützt.

VII. Die entzündliche Infiltration.

Unter Infiltration verstehen wir das Eindringen von Zellen in ein Gewebe. Da die bei der Entzündung infiltrierenden weißen Blutkörperchen schon unter normalen Umständen aus den Gefäßen austreten (vgl. S. 143), und da Infiltrate weißer Blutkörperchen auch bei nichtentzündlichen Erkrankungen häufig vorkommen, ist es angezeigt, hier von entzündlicher Infiltration zu sprechen.

Entzündliche Infiltration unterscheidet sich von nichtentzündlicher Leukocyteneinwanderung dadurch, daß sie mit Exsudation einhergeht. Zwar kann diese auch ohne infiltrative Vorgänge auftreten; entzündliche Infiltration ohne Exsudation dürfte jedoch kaum vorkommen.

Die durch aktive Bewegung bedingte Einwanderung von Leukocyten ist von der durch Gefäßruptur verursachten passiven Einschwemmung von Erythrocyten zu unterscheiden. Die letztere ist bereits besprochen worden (S. 66).

1. Die Infiltratzellen.

Bei den auf das Entzündungsfeld übertretenden Infiltratzellen handelt es sich hauptsächlich um Granulocyten und Makrophagen. Außerdem treten offenbar auch Lymphocyten und vielleicht auch Plasmazellen aus den Gefäßen aus. Die letzteren sind jedoch nicht der Chemotaxis zugängig (vgl. S. 147), wechseln also mehr zufällig ins Gewebe über. Auch scheint ihre Ansammlung, wie wir sehen werden, weniger auf Auswanderung als auf örtlicher Neubildung zu beruhen. Sie brauchen daher an dieser Stelle noch nicht berücksichtigt zu werden.

Während bei den Granulocyten neutrophile, eosinophile, basophile und bei einigen Tieren auch pseudoeosinophile (heterophile, amphophile) Arten zu unterscheiden sind, lassen sich bei den Makrophagen freie Monocyten und Histiocyten (Clasmatocyten) und fixe Reticuloendothelien (endotheliale Phagocyten) voneinander abgrenzen. Die letzteren können nach ihrer Lagerung in Uferzellen und Gerüstzellen eingeteilt werden.

Während das Makrophagensystem METSCHNIKOFFS seit ASCHOFF (1913, 1924) meistens als reticuloendotheliales System bezeichnet wird (vgl. S. 6), sind die neutrophilen, eosinophilen und pseudoeosinophilen Granulocyten auch als Mikrophagen (METSCHNIKOFF) bekannt. Die basophilen Granulocyten werden neuerdings zu den Heparinocyten gerechnet; da diese, wie die Lymphocyten, bei der entzündlichen Infiltration keine Rolle spielen, sondern erst bei der entzündlichen Proliferation hervortreten (vgl. S. 151), brauchen sie hier noch nicht besprochen zu werden.

a) Identität der Granulocyten[1].

Kennzeichen. Die Struktur der Granulocyten kann hier als bekannt vorausgesetzt werden. Doch sei kurz bemerkt, daß der GOLGI-Apparat reifer Granulocyten aus einem in der Mitte der Zelle gelegenen, kleinen komplexen Netz besteht, welches sich durch sein refraktäres Verhalten gegen Terpentinöl leicht von den spezifischen Granula unterscheiden läßt[2]. Weiter sei kurz erwähnt, daß die von WINKLER (1907, 1908) entdeckte und von SCHULTZE (1909, 1917) genauer erforschte Oxydasereaktion der neutrophilen, eosinophilen und pseudoeosinophilen Granulocyten an ihre spezifischen Granula gebunden ist[3]. Nach SEABRA (1955) sollen die Granulocyten ihre Oxydase leicht abgeben können, um andere Zellen, wie die Erythrocyten, damit zu versorgen, doch benötigen sie hierzu die Tätigkeit der in den „Lymphocyten" enthaltenen Lipasen.

Die offenbar von JONES (1846) entdeckte Beweglichkeit der Granulocyten übertrifft die aller anderen Elemente des Blutes und des Bindegewebes. LEWIS (1934) beobachtete in Gewebskulturen eine durchschnittliche Geschwindigkeit von 19,4 μ je Minute. Nach MCCUTCHEON (1923) legen menschliche neutrophile Granulocyten bei 37° C unter günstigen Bedingungen bis zu 34 μ je Minute zurück. Die eosinophilen Granulocyten hingegen, sollen nur 5,8—9,0 μ je Minute durchwandern[4].

Die Bewegung der Granulocyten ist, wie die der Amöben, durch Bildung langer Fortsätze gekennzeichnet[5]. Offenbar bewegen sie sich durch Änderung ihres Sol-Gelzustandes, indem sich das hintere, im Gelzustand befindliche Ende im Gegensatz zum solierten Vorderteil kontrahiert, also physikalisch-chemische Energie in kinetische Energie umgesetzt wird[6]. Ob die Kontraktion durch Spannung zustande kommt, wie MAST (1932) meinte, oder ob sie mit der Kontraktion von Muskelfasern zu vergleichen ist, wie LEWIS (1939) glaubte, läßt sich heute wohl noch nicht entscheiden.

Wie schon SCHWYZER (1914), SCHADE (1920) und SCHADE und MAYR (1930) gezeigt haben, hängt die Form und Bewegung der Leukocyten stark von dem physikalisch-chemischen Zustand des Milieus ab, in welchem sie sich befinden. Abnahme des osmotischen Drucks der umgebenden Flüssigkeit führt zu zunehmender, zunächst mit vergrößerter Beweglichkeit dieser Zellen einhergehender Wasseraufnahme. Bei einem osmotischen Druck von $\Delta = -0{,}45^0$ nehmen sie Kugelform an, bei $\Delta = -0{,}14^0$ sterben sie ab. Erhöhung des osmotischen Drucks, auf der anderen Seite, verursacht Einschränkung ihrer Beweglichkeit. Bei $\Delta = -0{,}64^0$ kommt es zu Schrumpfung.

Untersuchungen über den Einfluß der Wasserstoffionenkonzentration auf die Beweglichkeit der Granulocyten ergaben, daß sie eine Verschiebung nach der sauren Seite besser vertragen als eine gleich starke Verschiebung nach der alkalischen Seite. Ihre größte Beweglichkeit wurde bei p_H 6,4 beobachtet. Doch hat MENKIN (1940, 1950) angegeben, daß die Granulocyten bereits bei p_H 6,9—6,6 untergehen.

Wie lange bekannt ist[7], können auch Bakterientoxine die Beweglichkeit der Granulocyten hemmend beeinflussen. Diese Wirkung wird gewöhnlich auf Schädigung der Zellen durch Leukocidine zurückgeführt (vgl. Abschnitt III). Die Bewegungsrichtung der Granulocyten wird durch Toxine nicht beeinflußt[8].

Die Lebensdauer der Granulocyten wird meistens mit wenigen Tagen angegeben[9]. Neutrophile und wohl auch pseudoeosinophile Granulocyten sollen

[1] Mit Ausnahme der basophilen Granulocyten. [2] COWDRY 1925, EHRICH 1934.

[3] DUNN 1910, KATSUNUMA 1924, MARCHAND 1924, SABIN, AUSTRIAN, CUNNINGHAM und DOAN 1924, RICHTER 1925, GOLDMANN 1929, 1933, SEHRT 1929, HITTMAIR 1932, EHRICH 1934.

[4] ALBRITTON 1951. [5] CARREL und EBELING 1926, SCHADE und MAYR 1930.

[6] MAST 1932. [7] MASSART 1892, STEVENSON und REED 1940, MORGAN und UPHAM 1941.

[8] MCCUTCHEON 1946.

[9] FORTI 1926, WEISKOTTEN 1930, OSGOOD 1937, ROHR 1940, JEANNERET und FISCHER 1941, ALBRITTON 1951.

durchschnittlich 2—3 Tage, eosinophile Granulocyten 8—12 Tage am Leben bleiben. LAWRENCE, ERVIN und WETRICH (1945) fanden, daß transfundierte Leukocyten im Durchschnitt nur 17 Std überleben, während KLINE und CLIFFTON (1952) welche sich der radioaktiven Tracertechnik bedienten, eine durchschnittliche Lebensdauer von 12,8 Tagen errechneten.

DEETJEN[1] und COMMANDON (1920) haben mitgeteilt, daß neutrophile Granulocyten bei 10° C 10 Tage und bei 15—20° C nur 1—2 Tage am Leben bleiben und bei 25° C bereits innerhalb der ersten 24 Std zerfallen. Ähnlich hat TULLIS (1953) angegeben, daß sich unter günstigen Verhältnissen in vitro während der 1. Woche 50% und während der 2. Woche 10% der Granulocyten am Leben erhalten lassen. Angaben dieser Art scheinen zu zeigen, daß die Lebensdauer der Granulocyten weitgehend von Milieueinflüssen abhängt. Über die Natur dieser Einflüsse ist wenig bekannt. Offenbar handelt es sich sowohl um physikalisch-chemische als auch um chemische Kräfte. Zu den letzteren gehört das zuerst von DOAN (1925) beschriebene, im Plasma des Menschen vorkommende Leukotoxin. Diese nur in der Gegenwart von Komplement aktive Substanz beeinflußt hauptsächlich die Granulocyten, soll aber auch auf die Lymphocyten wirken können[2].

Entstehung. Die Granulocyten werden seit NAEGELI (1900) auf Myeloblasten zurückgeführt. Eine myeloblastenlose Entstehung von Myelocyten ist besonders in den Keimzentren von Lymphknoten und in den Sinus der Leber beobachtet worden[3].

Während die Myeloblasten allgemein von undifferenzierten Mesenchymzellen abgeleitet werden, wurde die Bildung der in den Keimzentren entstehenden Myelocyten zunächst sowohl den die Capillaren begleitenden undifferenzierten Mesenchymzellen als auch den Lymphoblasten zugeschrieben[4]. Später konnte jedoch gezeigt werden, daß die letzteren stets vollkommen teilnahmslos neben den sich bildenden Myelocyten liegen und Übergangsformen nur zwischen undifferenzierten Mesenchymzellen und Myelocyten angetroffen werden[5]. Wie schon LANG und MAXIMOW aufgefallen ist, unterscheiden sich diese Myelocyten von den gewöhnlichen Knochenmarksmyelocyten dadurch, daß sie größer sind. Es wird daher angenommen, daß hierbei eine überstürzte Granulocytenbildung, d. h. eine direkte Umwandlung der undifferenzierten Zellen in Myelocyten unter Überspringung des Myeloblastenstadiums vorliegt.

Die Frage, ob die Myeloblasten bereits einseitig differenziert sind, oder ob sie noch zu Monocyten oder anderen Blut- und Bindegewebszellen werden können, wie besonders NAEGELI (1923, 1925) und HITTMAIR (1922—1932) angenommen haben, läßt sich wohl nicht sicher beantworten (vgl. S. 122ff. u. 159ff.). Ebensowenig läßt sich sagen, ob die verschiedenen Granulocyten alle von ein und demselben Myeloblasten abstammen, oder ob sie, wie UNDRITZ (1937 bis 1946) meint, alle ihre eigenen, bereits einseitig differenzierten Neutrophiloblasten, Eosinophiloblasten und Basophiloblasten besitzen.

b) Identität der Makrophagen.

Kennzeichen. Wie wohl bekannt ist, stimmen die *Monocyten* mit den Granulocyten insofern überein, als auch sie einen komplexen GOLGI-Apparat besitzen. Doch ist dieser Apparat bei den Monocyten sehr viel stärker ausgebildet[6]. Während

[1] Zitiert bei MARCHAND 1924.
[2] TULLIS 1953.
[3] MARUI und ARAI 1925, LANG 1926, 1928, DOWNEY 1927, MAXIMOW 1927, EHRICH 1934.
[4] LANG 1926, 1928, DOWNEY 1927, MAXIMOW 1927.
[5] EHRICH 1934. [6] Literatur bei EHRICH 1934.

die Monocyten des Kaninchens gewöhnlich oxydasenegativ sind, geben die Monocyten der Katze, des Hundes und des Menschen unter normalen Bedingungen eine positive Oxydasereaktion. Während RICHTER (1925) und HITTMAIR (1932) glaubten, daß diese Reaktion an die in diesen Zellen vorkommenden Azurgranula gebunden ist, meinten andere Autoren[1], daß sie, ähnlich wie bei den Granulocyten, durch die Gegenwart von Lipoidgranula bedingt sei. Wie verschiedentlich gezeigt wurde[2], ist außerdem an Phagocytose von oxydasepositiven Granulocytengranula durch diese Zellen zu denken.

Die Bewegungsgeschwindigkeit der Monocyten ist von LEWIS und WEBSTER (1921) mit bis zu 30 μ je Minute angegeben worden. Im Gegensatz zu den Granulocyten bewegen sie sich mit dünnen, membranartigen Pseudopodien, welche wie eine undulierende Membran die ganze Zelle umgeben. In Gewebskulturen bleiben sie eine unbestimmte Zeit am Leben. In der Ohrkammer von Kaninchen beobachtete FLOREY (1954) eine Lebensdauer von mindestens 75 Tagen.

Die *Histiocyten* sind sehr vielgestaltige, die Monocyten an Größe erheblich übertreffende Zellen. Ihre Pseudopodien sind denen der Monocyten ähnlich[3]. Ihre Beweglichkeit ist jedoch geringer als die der Monocyten[4]. Auf ihr geringes Teilungsvermögen haben besonders SABIN, DOAN und CUNNINGHAM (1925) und HERZOG (1931) hingewiesen.

Fixe Reticuloendothelien schließlich bestehen bei Lebendbeobachtung aus sehr großen, spindeligen und mannigfaltig verzweigten Elementen mit reichlichem, oft undeutlich begrenztem Cytoplasma[5]. Nach SEEMANN (1930) sind sie im allgemeinen plumper als Fibrocyten, lassen sich aber oft nicht sicher von ihnen abgrenzen[6].

Daß Makrophagen (Clasmatocyten) Bilder zeigen können, welche als Abstoßung von Cytoplasmateilchen (Clasmatose) gedeutet werden können, war schon RANVIER (1890, 1900) bekannt. Wie später besprochen werden soll (S. 176), wurde dieser Vorgang von SABIN (1939) als morphologischer Ausdruck von Antikörperbildung aufgefaßt. Wenn sich diese Vorstellung auch als unrichtig herausgestellt hat, so kann doch nicht bezweifelt werden, daß die Makrophagen der Clasmatose fähig sind. Wie später ausgeführt werden soll (S. 176f.), besteht guter Grund zu der Annahme, daß diese Zellen corpusculäres Antigen in chemisch aktive Moleküle zerlegen und diese ins umgebende Medium abscheiden können. Es liegt somit nahe, die Clasmatose als morphologischen Ausdruck dieser Ausscheidung aufzufassen.

Entstehung. Die *Monocyten* des Blutes wurden zuerst von den gewöhnlichen Gefäßendothelien abgeleitet und daher als endotheliale Leukocyten bezeichnet[7]. NAEGELI (1912—1931) hielt sie bekanntlich für Abkömmlinge der Myeloblasten, während MAXIMOW (1902—1927) sie auf die Lymphocyten zurückführte. Gegenwärtig werden die Monocyten meistens mit SCHILLING (1919) von Monoblasten abgeleitet.

Wenn es auch heute noch zahlreiche Autoren gibt, welche die Monocyten auf Myeloblasten oder Lymphocyten zurückführen, so kann es doch kaum geleugnet werden, daß es Monoblasten gibt, die Monocyten also mit anderen Blutzellen darin übereinstimmen, daß sie ihre eigene große basophile Vorstufe besitzen[8]. Wie an anderer Stelle ausführlich dargestellt wurde[9], unterscheiden sich

[1] DIECKMANN 1928, SEHRT 1929, GOLDMANN 1929, 1933, NESTEROW 1930, LOELE 1931, REMESOW 1932.
[2] SCHILLING und BANSI 1924, NICOLET 1927, FREIFELD und GINSBURG 1928, KNOLL 1932, EHRICH 1934, EHRICH und WOHLRAB 1934.
[3] CHLOPIN und CHLOPIN 1925, LEWIS 1925, 1926, CARREL und EBELING 1926.
[4] LEWIS und WEBSTER 1921, SILBERBERG 1928, HETHERINGTON und PIERCE 1931.
[5] CHLOPIN und CHLOPIN 1925. [6] LEMMEL und LOEWENSTAEDT 1927.
[7] BORST 1897, MALLORY 1898, 1914.
[8] FERRATA 1918, ASCHOFF 1924, LEWIS und LEWIS 1924, SABIN, CUNNINGHAM und DOAN 1925, SCHITTENHELM und EHRHARDT 1925, BÜNGELER 1926—1928, PASCHKIS 1926, SIEGMUND 1926, HOFF 1927, MASUGI 1927, FORKNER 1930, SEEMANN 1930, 1931, HERZOG 1931, RINEHART 1932, ROHR 1949.
[9] EHRICH 1934.

Monoblasten von Myeloblasten und Lymphoblasten dadurch, daß sie ubiquitär entstehen und deshalb weniger leicht nachweisbar sind. Zwar finden sich unter den leicht zu gewinnenden Bauchhöhlenmonocyten oft bis zu 9% Jugendformen, doch sind die meisten dieser Zellen bereits in Richtung der Monocyten differenziert, indem ihre Kerne schon mehr netzartig gebaut sind und ihr Cytoplasma bei Giemsafärbung einen mehr schmutzigblauen Farbton besitzt (Prämonocyten) (Abb. 23, S. 160, 161).

Außer aus Monoblasten können Monocyten, ähnlich wie Granulocyten, wahrscheinlich auch ohne das Monoblastenstadium zu durchlaufen, wie es auch ROHR (1949) für möglich hält, direkt aus dem Makrophagengewebe entstehen. Daß es sich hierbei nicht um eine Ablösung fertig ausdifferenzierter Ufer- oder Gerüstzellen handelt, geht schon daraus hervor, daß die Monocyten sowohl morphologisch als auch funktionell den speichernden Makrophagen an Differenzierung nachstehen, es sich hierbei also um einen ontogenetischen Rückschritt handeln würde. Offenbar liegt hierbei eine Entstehung aus dem undifferenzierten Mesenchym vor.

Die Frage, ob die Monoblasten bereits einseitig differenziert sind, oder ob sie sich außer zu Monocyten auch zu anderen Bindegewebszellen weiterentwickeln können, ist zwar eingehend untersucht worden, bedarf aber noch weiterer Erforschung. Wie bereits ausgeführt wurde (S. 15ff.), sprechen Gewebskulturversuche dafür, daß die Monoblasten und Prämonocyten noch die Fähigkeit besitzen, sich in Fibrocyten umwandeln zu können.

Bezüglich der Entstehung der *Histiocyten* wurde zunächst angenommen, daß sie nichts weiter als abgelöste „Reticuloendothelien" sind, sie also nicht von den Monocyten abstammen. So hielt SIMPSON (1921) die Monocyten und Histiocyten für verwandte, aber verschiedene Zellen, während SABIN, DOAN und CUNNINGHAM (1925) zwar zugaben, daß die Monocyten gegen Ende ihres Lebens den Histiocyten ähnlich werden können, aber trotzdem annahmen, daß sie als zwei auch funktionell ganz verschiedene Zellstämme aufgefaßt werden müßten. Nach Einführung der Gewebskulturmethode auf diesem Gebiet haben sich jedoch fast alle Autoren auch für eine monocytäre Herkunft der Histiocyten ausgesprochen, indem sie angaben, daß Monocyten in Gewebskulturen oder nach Austritt auf das Entzündungsfeld sich schnell in Histiocyten umwandeln[1]. Nach dieser neuen Vorstellung unterscheiden sich die Monocyten von den Histiocyten vorwiegend dadurch, daß sie weniger hoch differenziert sind, sie also als nicht voll entwickelte Reserven aufgefaßt werden müssen, die bei Bedarf rasch ins Gewebe übertreten und hier zu Histiocyten werden. „Es ist gewiß kein Zufall, daß die Monocyten in der Hauptsache im Blute kreisen und die Histiocyten in der Hauptsache im Gewebe umherkriechen." Durch diese Vorstellung „erklärt sich auch die Lokalisation aller dieser Elemente. Die in den Säften und Geweben befindlichen Monocyten und Histiocyten müssen schon deshalb frei beweglich sein, damit sie im Falle des Bedarfs rasch dorthin gelangen können, wo sie benötigt werden. Die fixen Reticuloendothelien sind hingegen überall dort gelagert, wo schon physiologischerweise eine Verdauung stattfindet, nämlich in den Sinus der Lymphknoten, in den Blutsinus der als Blutdepots arbeitenden Organe und in der Adventitia der kleinen Gefäße"[2].

Die Frage, ob die Histiocyten prospektive Potenzen besitzen, wird von fast allen Autoren verneint. „Die Clasmatocyten sind höchst einseitig ausgebildete Zellen, sie arbeiten außerordentlich stark, besitzen nur eine beschränkte Lebensdauer und müssen dann zugrunde gehen.

[1] LEWIS und LEWIS 1925, CARREL und EBELING 1926, LEWIS 1926, 1929, MASUGI 1927, MAXIMOW 1927, 1928, BLOOM 1928, CLARK und CLARK 1928, 1930, SILBERBERG 1928, FORKNER 1930, EHRICH 1934, FRERICHS 1944.

[2] EHRICH 1934.

Gerade in der hohen Anspannung ihrer Stoffwechseltätigkeit dürfte schon der Keim des Todes liegen[1]". Bei Beobachtung lebender Amphibienlarvenschwänze konnten CLARK und CLARK (1930) zwar eine Umwandlung von Monocyten zu Histiocyten beobachten, eine rückläufige Umwandlung in Monocyten haben sie aber selbst bei 14tägiger Beobachtungsdauer nicht gesehen.

Bezüglich der fixen, phagocytosefähigen *Reticuloendothelien* wird wohl von niemendem bezweifelt, daß sie aus den im reticuloendothelialen Gewebe enthaltenen undifferenzierten Mesenchymzellen hervorgehen. Die Frage, ob sie außerdem dadurch entstehen können, daß freie Makrophagen seßhaft werden, muß auf Grund von Gewebskulturversuchen und anderen Experimenten wohl bejaht werden.

Es läßt sich somit sagen, daß die Histiocyten und fixen Reticuloendothelien, ähnlich wie die Granulocyten, als Endformen der Histogenese aufzufassen sind, während die Monocyten und wohl auch gewisse noch nicht ganz fertige Reticuloendothelien ähnlich wie die Myelocyten, zwar schon einseitig differenziert, aber noch nicht voll entwickelt sind. Auch läßt sich mit Sicherheit sagen, daß alle diese Zellen ursprünglich aus undifferenzierten Mesenchymzellen hervorgehen, und daß sie wahrscheinlich auch unter Überspringung des Mono- bzw. Myeloblastenstadiums direkt aus diesen Zellen entstehen können. Die Frage, ob die Monoblasten, Myeloblasten und andere Leukoblasten bereits einseitig differenziert sind, oder ob sie wenigstens noch begrenzte prospektive Potenzen besitzen, oder wenigstens einige von ihnen noch als undifferenzierte Stammzellen (Hämocytoblasten) funktionieren können, wie vielfach angenommen wird[2], läßt sich heute noch nicht sicher entscheiden. Jedenfalls muß davor gewarnt werden, die großen basophilen Rundzellen, aus welchen diese verschiedenen Zellen hervorgehen, nur deshalb als identisch zu erklären, weil sie isomorph sind. Gewebskulturversuche mit Myeloblasten und Lymphoblasten haben lediglich homologe Zellen ergeben[3]. Auf der anderen Seite ist jedoch unzweifelhaft, daß es unter den Blutleukocyten und Bauchhöhlenmonocyten basophileRundzellen gibt, welche zu Fibrocyten auswachsen können, also noch nicht einseitig differenziert sind.

c) Funktion der Granulocyten und Makrophagen[4].

Die neutrophilen, eosinophilen und pseudoeosinophilen Granulocyten und die Makrophagen sind, wie zum Teil schon v. RECKLINGHAUSEN (1863) bekannt gewesen sein soll, aber erst durch METSCHNIKOFF (1883—1913) ans Licht gebracht wurde, dadurch gekennzeichnet, daß sie corpusculäre Elemente in sich aufnehmen und intracellulär abbauen können. Die Aufnahme (Ingestion) wurde von METSCHNIKOFF als Phagocytose bezeichnet; der Abbau ist als Verdauung (Digestion) bekannt.

Phagocytose („Essen" geformter Elemente) darf nicht mit Pinocytose („Trinken" von Flüssigkeit) oder Osmose und Diffusion (Aufnahme von Wasser und echtgelösten Substanzen) verwechselt werden. Auch ist es nicht angängig, diese verschiedenen Funktionen mit der ihnen nachfolgenden Abscheidung aufgenommener Stoffe (Segregation) oder mit ihrer Speicherung (Thesaurose) zu identifizieren. Diese Vorgänge sind insofern voneinander unabhängig, als es bei ihrer Entstehung keinen Unterschied macht, auf welche Weise das abzuscheidende oder zu speichernde Material von den Zellen aufgenommen wird.

Aufnahme von Wasser und echtgelösten Substanzen durch Osmose und Diffussion. Die Aufnahme von Wasser und echtgelösten Substanzen durch Osmose und Diffusion kann hier nicht im einzelnen besprochen werden; ihre Lehre gehört in das Gebiet der allgemeinen

[1] PFUHL 1932.
[2] PAPPENHEIM und FERRATA 1910, FERRATA 1912, 1918, SABIN, DOAN und CUNNINGHAM 1925, DOWNEY 1927, MAXIMOW 1927, SEEMANN 1930, 1931.
[3] EHRICH 1934.
[4] Mit Ausnahme der basophilen Granulocyten.

Physiologie und physikalischen Chemie[1]. Wohl aber muß daran erinnert werden, daß diese Eigenschaft allen Zellen zukommt, und daß ohne eine solche ein Stoffwechsel von Zellen nicht denkbar ist.

Wie HOEBER (1922, 1927) ausgeführt hat, lassen sich bei der Aufnahme von Wasser und echtgelösten Substanzen physikalische und physiologische Vorgänge unterscheiden. Die physikalische Aufnahme geht nach einfachen physikalisch-chemischen Gesetzen vor sich. Sie hängt, wie oft gezeigt worden ist[2], von der Außen- und Innenkonzentration der beteiligten Stoffe, ihrer Diffusionsfähigkeit, der Zeit ihrer Einwirkung und der Durchlässigkeit der Zelloberfläche ab.

Die physiologische Aufnahme, auf der anderen Seite, ist an die Lebenstätigkeit der Zellen geknüpft. Sie ist Bedingungen unterworfen, welche sich durch die Permeabilitätsregeln OVERTONS nicht erklären lassen. „Die zunächst sonderbar anmutende Tatsache, daß die lipoidlöslichen, leicht eindringenden Stoffe größtenteils zellfremde Gifte sind, während die Gruppe der lipoidunlöslichen und zumeist nicht merklich eindringenden Stoffe wichtige Nahrungsstoffe, wie Zucker, Aminosäuren und Salze, umfaßt, führte uns geradezu zu dem Postulat der aktiven physiologischen Permeabilität, die von der Zelle regulativ und funktionell gesetzt wird, während die passive physikalische Permeabilität jederzeit vorhanden ist und die Zelle allen in ihrer Umgebung befindlichen lipoidlöslichen Verbindungen preisgibt[3].“

Aufnahme von Flüssigkeit durch Pinocytose. Die von LEWIS (1931) kinematographisch entdeckte Pinocytose unterscheidet sich von Aufnahme durch Osmose und Diffusion dadurch, daß die Zellen hierbei ganze Flüssigkeitstropfen mitsamt den darin enthaltenen Kolloiden und kleinen Partikeln in wenigen Sekunden, also fast schlagartig in sich aufnehmen. Die Menge der Flüssigkeit, welche hierdurch im Verlaufe einer Stunde aufgenommen werden kann, wurde von LEWIS auf ein Drittel des Zellvolumens geschätzt.

Während die Aufnahme durch Diffusion eine Eigenschaft aller Zellen ist, dürfte die Verbreitung der Pinocytosefähigkeit begrenzt sein. LEWIS fand sie bei den Makrophagen am besten ausgebildet. Doch hat er sie auch bei Fibrocyten, Rattensarkomzellen und Rattencarcinomzellen beobachten können. Bei den Makrophagen fand Pinocytose an der Peripherie der wellenförmigen, schleierartigen Pseudopodien statt.

Über die physikalisch-chemischen Vorgänge bei der Pinocytose ist offenbar nichts bekannt. Da sie nur bei lebenden Zellen zu beobachten ist, dürften neben physikalischen Vorgängen physiologische, an die Lebenstätigkeit der Zellen geknüpfte Prozesse eine wichtige Rolle spielen.

Aufnahme geformter Körper durch Phagocytose[4]. Wie schon METSCHNIKOFF (1892) gezeigt hat, können nur die neutrophilen, eosinophilen und pseudoeosinophilen Granulocyten und die Makrophagen als Phagocyten angesehen werden. Andere Zellen können zwar jederzeit gelöste Substanzen in sich aufnehmen und diese wohl auch meistens segregieren und speichern; corpusculäre Elemente nehmen sie jedoch nur selten auf. Dies trifft auch für die basophilen Granulocyten zu; die gegenteilige Angabe RINGEONS (1923) hat sich nicht bestätigen lassen.

Unter abnormen Bedingungen und besonders in Gewebskulturen können aber die verschiedensten Zellen wenigstens gelegentlich geformte Körper phagocytieren. Die einschlägige Literatur hierüber ist durch MUDD und Mitarbeiter (1934) zusammengestellt worden.

Während METSCHNIKOFF (1892—1913) meinte, daß große Elemente, wie tierische Zellen, hauptsächlich von den Makrophagen und kleinere Partikel, wie Bakterien (mit Ausnahme der Tuberkelbacillen und Leprabacillen), hauptsächlich von Granulocyten gefressen werden, und er daher von Makro- und Mikrophagen

---

[1] Literatur bei HOEBER 1922, 1927, 1932, 1933, JACOBS 1924, 1935, 1939, COLLANDER 1937, WILBRANDT 1938, BROOKS und BROOKS 1941, DAVSON und DANIELLI 1943, HEILBRUNN 1943.

[2] MÖLLENDORFF und MÖLLENDORFF 1918, 1924, EVANS und SCOTT 1919, 1921, SIMPSON 1921, 1922, BOERNER-PATZELT, GOEDEL und STANDENATH 1925, CARREL und EBELING 1926, SATO 1930, EHRICH 1934.

[3] HOEBER 1927.

[4] Literatur bei METSCHNIKOFF 1892, 1913, HAMBURGER 1912, 1927, KIYONO 1914, ERNST 1915, SCHULEMANN 1917, v. MÖLLENDORFF 1920, MARCHAND 1924, FLEISCHMANN 1928, PONDER 1928, NEUFELD 1929, NEUFELD und LOEWENTHAL 1929, v. PHILIPSBORN 1930, GRAY 1931, LEDINGHAM 1931, MUIR 1931, HIRSCHFELD 1932, MUDD, MCCUTCHEON und LUCKE 1934.

sprach, haben besonders Lucke, Strumia, Mudd, McCutcheon und Mudd (1933) durch in vitro-Versuche nachgewiesen, daß Granulocyten und Makrophagen im allgemeinen gleich phagocytosefähig sind. Auch wirken spezifische Antikörper (vgl. S. 127f.) bei beiden Zellarten im allgemeinen in gleicher Weise phagocytosesteigernd. Und doch hatte Metschnikoff insofern recht, als sich auch bei in vitro-Versuchen bemerkenswerte Unterschiede finden. So beobachteten Lucke und Mitarbeiter (1933), daß Kollodiumpartikel in Kochsalzlösung und Öltröpfchen in verdünnten Seren von gewaschenen Makrophagen mühelos phagocytiert werden, während neutrophile Granulocyten sie ablehnen. Auch scheint aus der von Mudd und Mitarbeitern (1934) veröffentlichten Tabelle hervorzugehen, daß virulente menschliche Tuberkelbacillen besonders von neutrophilen Granulocyten phagocytiert werden, und daß Opsonine und Tropine die Phagocytose menschlicher Tuberkelbacillen und Erythrocyten durch neutrophile Granulocyten stärker beschleunigen als ihre Aufnahme durch Makrophagen, während bei der Aufnahme von Typhusbacillen die Verhältnisse offenbar umgekehrt liegen. Nach Robertson (1941) schließlich werden auch Kohle, Silicate und Fette von Makrophagen sehr viel besser phagocytiert als von neutrophilen Granulocyten.

Daß auch die eosinophilen Granulocyten stark phagocytieren können, ist oft bestätigt worden[1]. Doch sollen sie Pneumokokken weniger gut fressen als dies durch neutrophile Granulocyten geschieht[2].

Ähnlich wie bei den verschiedenen Phagocytenarten sind auch bei den verschiedenen Entwicklungsstufen ein und desselben Phagocyten nicht unerhebliche Unterschiede in der Freßtätigkeit gefunden worden. So sind Myeloblasten offenbar noch nicht phagocytosefähig, während Myelocyten und Metamyelocyten zwar phagocytieren können, sich hierin aber nicht mit reifen Granulocyten vergleichen lassen[3]. Bei den verschiedenen Arnethklassen sind jedoch keine nennenswerten Unterschiede gefunden worden[4].

Wie lange bekannt ist, hängt Phagocytose außer von der Phagocytenart auch von der Natur der aufzunehmenden Partikel ab. Die Tatsache, daß fein verteilte Kohle viel stärker phagocytiert wird als Quarz[5], mag wohl darauf zurückzuführen sein, daß das letztere eine geringere Adsorptionsfähigkeit für Eiweiß besitzt[6]. Die starke Phagocytose von Mangandioxyd[7] und von Stärkekörnchen[8] läßt sich hierdurch jedoch nicht erklären, sondern ist offenbar eine Folge ihrer starken chemotaktischen Wirkung (vgl. S. 148).

Eine besondere Rolle spielt die Natur der aufzunehmenden Partikel bei der Phagocytose von Pneumokokken, Streptokokken, Friedländer-Bacillen und anderen Bakterien. Während „kapsel"lose Stämme im allgemeinen mühelos aufgenommen werden, widerstehen mit Mucopolysaccharidkapseln versehene Stämme meistens der Phagocytose, offenbar weil ihre Kapsel schlüpfrig ist (vgl. S. 47). Auch können Bakterien die Tätigkeit der Phagocyten durch ihre Stoffwechselprodukte stark beeinflussen (vgl. Abschnitt III).

Die physikalisch-chemischen Vorgänge bei der Phagocytose sind sehr verwickelter Natur. Wie sich durch direkte Beobachtung leicht feststellen läßt, werden größere Partikel, wie tierische Zellen, im allgemeinen dadurch aufgenom-

[1] Mesnil 1895, Weinberg und Seguin 1915, Jacobsthal 1921, Hertzog 1938, Schwarz 1914.
[2] Boerner und Mudd 1935.
[3] McJunkin 1919, Jacobsthal 1921, Strumia und Börner 1937, Hertzog 1938, Teng und Chung 1938.
[4] Ponder und Flinn 1926/27, Morita 1928.
[5] Fenn 1923. [6] Mudd, McCutcheon und Lucke 1934.
[7] Fenn 1923. [8] Commandon 1919.

men, daß ziemlich flüssiges Cytoplasma den Gegenstand umfließt oder sich darüber ausbreitet. Im Gegensatz dazu sinken kleinere Partikel, wie Bakterien, oft ohne sichtbare Tätigkeit der Zelle fast schlagartig ins Cytoplasma ein[1]. Diese Unterschiede sind wohl dadurch zu erklären, daß kleine Partikel hauptsächlich nach einfachen physikalisch-chemischen Regeln aufgenommen werden, während bei größeren Partikeln eine physiologische Tätigkeit der Zellen eine Rolle spielt. Zu den einfachen physikalisch-chemischen Kräften, welche bei der Phagocytose wirksam sind, gehören vor allem die physikalisch-chemischen Wechselwirkungen zwischen den beteiligten Oberflächen. Unter den physiologischen Faktoren dürfte die Tätigkeit des Cytoplasmas besonders wirksam sein.

Die bei der Phagocytose wirkenden Oberflächenkräfte wurden zunächst als molekuläre Anziehung gedeutet[2]. Doch wurde diese Lehre später durch eine Grenzflächentheorie ersetzt, nach welcher Phagocytose weitgehend von den Spannungsverhältnissen zwischen Phagocyten, Partikeln und Medium oder von ihren elektrischen Ladungen abhängig ist[3]. Nach dieser Theorie findet Phagocytose statt, wenn die Spannung zwischen Partikel und Serum einerseits die Spannung zwischen Partikel und Phagocyt und zwischen Phagocyt und Serum andererseits übertrifft, so daß der Phagocyt in die Partikel-Serum-Grenzfläche hineingezogen wird, oder wenn die gewöhnlich negative Ladung der Zellen und Partikel herabgesetzt ist, sie also miteinander präcipitieren.

Zu den physiologischen, an die Tätigkeit der Zellen selbst gebundenen Kräften, welche bei der Phagocytose eine Rolle spielen, gehört vor allem ihre Fähigkeit, die Viscosität ihres Cytoplasmas zu ändern. Da die Granulocyten schneller phagocytieren als die Makrophagen, und da neutrophile Granulocyten an der Grenzfläche von Wasser und Mineralöl im allgemeinen zerrissen werden, während Makrophagen erhalten bleiben, nimmt man an, daß die Viscosität der Makrophagen die der neutrophilen Granulocyten übertrifft[4]. Ähnlich setzen die eosinophilen Granulocyten Abweichungen in der Isotonie größeren Widerstand entgegen als neutrophile Granulocyten[5]. Offenbar spielen hierbei Unterschiede im Sol-Gelzustand eine ausschlaggebende Rolle.

Wie King (1938) gezeigt hat, werden kolloidale Farben, wie Trypanblau, vor ihrer Phagocytose zunächst an den Bindegewebsfasern niedergeschlagen. Diese Beobachtung paßt gut zu der älteren Ansicht Schades, daß diese Fasern als „Säurefänger" wirken (vgl. S. 67).

Milieueinflüsse. Wie lange bekannt ist, wird die Phagozytose stark von dem Milieu beeinflußt, in welchem die Zellen und Partikel suspendiert sind. Wenn diese Wirkung wohl auch hauptsächlich durch Kräfte vermittelt wird, welche auf die Grenzflächen und auf die Zelltätigkeit einwirken, so spielt doch, wie wir sehen werden, auch die physikalische Struktur des Gewebes, in welchem sie stattfindet, eine nicht unerhebliche Rolle.

Zu den Faktoren, welche die Phagocytose durch Grenzflächenwirkung beeinflussen, gehören vor allem gewisse *Eiweißkörper*. Wie bereits Neufeld und Rimpau (1905, 1906/07), Savchenko (1910, 1911), Manwaring und Coe (1916), Manwaring und Fritschen (1923) und zuletzt besonders Mudd, McCutcheon und Lucke (1934) gezeigt haben, werden viele Partikel in eiweißfreiem Milieu überhaupt nicht phagocytiert. Vorher in Serum getauchte Teilchen werden jedoch mühelos aufgenommen, und zwar im allgemeinen um so stärker, je mehr Eiweiß adsorbiert wird. Diese als Opsonine bekannten Eiweißkörper haben eine völlig unspezifische Wirkung. Nach Tullis (1953) sind sie eng mit Komplement und den im Plasma enthaltenen Gerinnungsfaktoren vergesellschaftet. Doch wird Calcium bei ihrer Wirkung nicht benötigt. Da Albumin phagocytosehemmend wirkt, ist anzunehmen, daß sie den Globulinen angehören. Nach Czekalowski (1946) lassen sich thermostabile und thermolabile Opsonine unterscheiden. Die letzteren sollen sehr viel wirksamer sein als die ersteren, werden aber bei Lagerung von Plasma inaktiviert.

Von den Opsoninen werden die auch als Tropine bekannten spezifischen Antikörper unterschieden, welche nur gegen die sie erzeugenden Antigene wirksam sind. Diese heute meistens als Immunopsonine bezeichneten Körper sind hitzebeständig und gehören offenbar den γ-Globulinen an. Immunopsonine fördern Phagocytose in sehr viel stärkerem Maße als die in normalen Seren enthaltenen Opsonine. So werden mit Kapseln versehene Pneumokokken, Streptokokken und Friedländer-Bacillen in normalem Serum zwar von Leukocyten

[1] Heilbrunn 1943, McCutcheon 1948. [2] Rhumbler 1914.
[3] Schwyzer 1914, Tait 1918/20, Fenn 1921/22, Keller 1925, Mudd, McCutcheon und Lucke 1934.
[4] Clark und Clark 1930, Goss 1930. [5] Tullis 1947.

angegriffen und beiseite geschoben; zur Aufnahme ins Cytoplasma kommt es jedoch nur, wenn man der Flüssigkeit Immunopsonine zusetzt[1].

Wie MUDD und Mitarbeiter (1934) durch Agglutinationsversuche, Resuspensionsreaktionen, Kataphorese und andere Grenzflächenmethoden gezeigt haben, wirken Opsonine offenbar dadurch, daß sie die aufzunehmenden Partikel mit einem Eiweißfilm überziehen. Als Folge dieser Adsorption nimmt die Spannung zwischen Partikel und Phagocyt ab, so daß sich der letztere über den ersteren ausbreiten kann. Durch diese Theorie erklärt sich auch die Beobachtung von HALE und SMITH (1945), daß Coagulase die Phagocytosefähigkeit neutrophiler Granulocyten herabsetzt. Offenbar werden hierbei große Eiweißmoleküle im Medium präcipitiert und somit davon abgehalten, die zu phagocytierenden Partikel mit einem Film zu überziehen.

Zu den Faktoren, welche die Phagocytose wohl hauptsächlich durch Einwirkung auf das Cytoplasma der Phagocyten beeinflussen, gehört vor allem der *osmotische Druck* im Medium. Nach HAMBURGER (1912) verursacht Abnahme dieses Drucks starke, aber reversible Abnahme der Phagocytosetätigkeit. Fein verteilte Holzkohle wurde am besten in Medien phagocytiert, welche mit Blut isotonisch waren. Doch fanden WRIGHT und REID (1906), daß die Phagocytose von Tuberkelbacillen durch Leukocyten zwar durch hypertonische Lösungen gehemmt wird, in durch hypotonische Kochsalzlösungen verdünnten Seren aber in gesteigertem Maße vor sich geht. Ähnlich fand OUWELEEN (1917), daß Leukocyten am besten bei einem Kochsalzgehalt von 0,50—0,55% phagocytieren. Offenbar ist hierbei neben einer veränderten Wasseraufnahme oder -abgabe durch die Phagocyten eine solche der aufzunehmenden Partikel in Betracht zu ziehen.

Zu den Faktoren, welche Phagocytose vermutlich sowohl durch Grenzflächenwirkung als auch durch Einwirkung auf das Cytoplasma beeinflussen, gehören 1. die im Medium enthaltenen *Ionen.* Nach HAMBURGER (1912) setzen Fluorid und Sulphid die Phagocytosetätigkeit herab, während Kochsalz und besonders Calciumchlorid eine fördernde Wirkung haben. Ähnliche Ergebnisse sind später durch RADSMA (1918, 1919/20) mitgeteilt worden. Nach KANAI (1923) beträgt die optimale Calciumchloridkonzentration in Eiweißlösung 0,02%.

Daß abnorme Wasserstoffionenkonzentration die Phagocytosetätigkeit herabsetzt, ist wohl bekannt. FENN (1922, 1923), dem wir genauere Untersuchungen hierüber verdanken, hat angegeben, daß herumkriechende Phagocyten am besten bei p_H 7 phagocytieren. Bei Suspension in rotierenden Reagensgläsern lag das Phagocytoseoptimum bei p_H 6,7. FENN nahm daher an, daß die Wasserstoffionen weniger auf den Phagocytosevorgang als auf die Bewegung der Phagocyten einwirken. Die Aufnahme von Mangandioxyd, Mangansilicat und anderen Substanzen war jedoch von der Wasserstoffionenkonzentration ziemlich unabhängig. Diese Abweichung wurde von FENN (1923) durch starke chemotaktische Wirkung erklärt, welche ihre Ionenwirkung in den Schatten stellt.

Während RADSMA (1918, 1919/20) die phagocytoseändernde Wirkung der Ionen auf Änderungen der Grenzflächenspannungen zurückführte und GELLHORN (1926), HOEBER (1926) und BRIGGS (1928) an lyotropische Einflüsse auf die Phagocytenoberfläche dachten, haben MUDD, MCCUTCHEON und LUCKE (1934) angenommen, daß es sich hierbei hauptsächlich um verstärkte oder verminderte Adsorption von Eiweiß an der Oberfläche der Partikel handelt, die Veränderung in der Grenzflächenspannung also auf Anwesenheit oder Abwesenheit von Eiweißfilmen beruht. Da Ionen jedoch auch in eiweißfreien Lösungen wirksam sind, und da sie auch die Viscosität der Zellen stark beeinflussen[2], ist anzunehmen, daß daneben auch andere, mit der Lebenstätigkeit der Zellen verknüpfte Vorgänge eine Rolle spielen. Dies geht auch daraus hervor, daß organische Säuren stärker phagocytosehemmend wirken als gleich starke Mineralsäuren[3]. Nach den Untersuchungen von JACOBS (1924) ist dies offenbar darauf zurückzuführen, daß organische Säuren leichter in die Zellen eindringen als anorganische.

2. Im Medium enthaltene *fettlösliche Substanzen.* Der Einfluß fettlöslicher Substanzen auf die Phagocytose ist besonders durch HAMBURGER (1912) untersucht worden. Wie dort ausgeführt worden ist, wird die Aufnahme fein verteilter Holzkohle durch diese Substanzen stark gefördert und diese Wirkung nimmt mit zunehmender Fettlöslichkeit zu. Chloroform und Äthylalkohol waren schon in kleinsten Dosen wirksam. N-Buttersäure, N-Propionsäure, Benzol und Terpentinöl hatten einen ähnlichen Einfluß. Untersuchungen mit andersartigen Partikeln ergaben jedoch widersprechende Befunde[4]. Da hohe Fettlöslichkeit mit hoher Oberflächenaktivität vergesellschaftet ist, nahmen MUDD, MCCUTCHEON und LUCKE (1934) an, daß die Befunde HAMBURGERS durch Oberflächenwirkung zu erklären seien. Wie HEILBRUNN (1943) ausgeführt hat, üben diese Substanzen jedoch auch auf die Viscosität des Cytoplasmas erheblichen Einfluß aus.

[1] DENYS und LECLEF 1895, WOOD, SMITH und WATSON 1946, SMITH und WOOD 1947.
[2] HEILBRUNN 1943. [3] EVANS 1922.
[4] MUDD, MCCUTCHEON und LUCKE 1934.

3. Histamin. Nach Loos (1931) soll diese für die Entzündung so wichtige Substanz in einer Konzentration von 1:40000 und bei p_H 7,6 die Phagocytose von fein verteilter Holzkohle deutlich fördern.

4. Hormone. Entfernung der Schilddrüse setzt, wie wiederholt festgestellt wurde[1], die Tätigkeit der Phagocyten herab. Auf den Einfluß der Nebennierenrindenhormone auf die Phagocytose soll später im Zusammenhang eingegangen werden (vgl. Abschnitt XI).

5. Vitamine. Nach Albritton (1951) soll die Phagocytosefähigkeit der neutrophilen Granulocyten ihrem Vitamin C-Gehalt parallel verlaufen.

6. Temperatur. Die wohl zuerst durch Bine und Lissner (1907) beobachtete Steigerung der Phagocytosetätigkeit der Granulocyten und Makrophagen bei zunehmender Temperatur ist wiederholt bestätigt worden[2]. Fenn (1922) errechnete auf den von Madsen und Watabiki (1919) veröffentlichten Zahlen, daß zwischen 5 und 35° C Zunahme der Temperatur um 10° C die Phagocytosetätigkeit verdoppelt. Maximale Phagocytose wurde bei der natürlichen Temperatur der untersuchten Species beobachtet (37° C beim Menschen, 39° C beim Meerschweinchen, 41° C bei Tauben und Hühnern). Nach Fenn soll die phagocytosesteigernde Wirkung zunehmender Temperatur dadurch zu erklären sein, daß Temperaturanstieg Zusammenballen von Partikeln und Zellen verursacht, es sich also um eine Oberflächenwirkung handelt. Bekanntlich ist aber auch die Zelltätigkeit von der Außentemperatur abhängig.

Einfluß der Gewebsstruktur auf die Phagocytose. Wie in den letzten Jahren immer deutlicher geworden ist, hängt die Phagocytosetätigkeit der Granulocyten und Makrophagen jedoch nicht nur von der Natur und Beschaffenheit der einzelnen Zellen, der aufzunehmenden Partikel und der sie umgebenden Flüssigkeit ab, sondern auch von der physikalischen Struktur der Gewebe, in welchen sie wirken. Dies zeigt sich am deutlichsten bei der Erscheinung, welche Wood, Smith und Watson (1946) und Smith und Wood (1947) als Oberflächenphagocytose bezeichnet haben. Während Phagocyten in einem flüssigen Milieu oder auf glatten Unterlagen, wie Glas oder Cellophan, im allgemeinen außerstande sind, mit Polysaccharidkapseln versehene Pneumokokken, Streptokokken oder Friedländer-Bacillen zu phagocytieren, können selbst in Salzlösung suspendierte und sorgfältig gewaschene Phagocyten auf rauhen Unterlagen wie Filterpapier, Glasfasern und ähnlichen Stoffen Bakterien dieser Art dadurch überwältigen, daß sie diese gegen die Rauhigkeiten drücken und somit ihr Ausweichen verhindern. Eine ähnliche Oberflächenphagocytose ließ sich auch in Fibrincoagula[3] und gelegentlich auch zwischen eng zusammengedrängten Leukocyten beobachten[4].

Oberflächenphagocytose wurde bei fast allen eingekapselten pyogenen Mikroorganismen erzielt. Nur der Pneumococcus Type III machte eine Ausnahme, offenbar weil seine Kapsel aus einem sehr breiten Mucopolysaccharidschleier besteht. Bei Infektion mit diesem gefährlichen Erreger wurde rasches Verschwinden der größten Menge des Kapselmaterials beobachtet, wonach er durch Oberflächenphagocytose beseitigt wurde[5].

Oberflächenphagocytose spielt bei der Entzündung offenbar eine bedeutende Rolle. Sie erklärt die bekannte Tatsache, daß bei Lungenentzündung, bei Entzündung des Unterhautzellgewebes und bei Lymphadenitis Phagocytose gewöhnlich lange vor der Wirkung spezifischer Antikörper in Erscheinung tritt[6]. Oberflächenphagocytose konnte auch im strömenden Blute wenige Minuten nach intravenöser Einspritzung virulenter Pneumokokken oder Friedländer-Bacillen unter dem Mikroskop direkt beobachtet werden[7].

Die Erscheinung der Oberflächenphagocytose ist kürzlich durch Haemmerli (1949) bestätigt worden. Seine Behauptung, daß sie wohl in vitro, aber nicht in vivo vorkomme, ist durch Wood (1951) widerlegt worden.

Grenzen der Aufnahme durch Osmose und Diffusion, durch Pinocytose und durch Phagocytose. Wie aus den obigen Ausführungen hervorgeht, können Flüssigkeiten und geformte Körper auf verschiedene Weise von Zellen aufgenommen werden. Wasser und echtgelöste Substanzen dringen wohl meistens durch Osmose und Diffusion in das Cytoplasma ein. Doch können sie offenbar auch durch Pinocytose und wohl auch durch Phagocytose aufgenommen werden. Geformte Körper andererseits werden wohl meistens phagocytiert. Doch können wenigstens kleine Partikel offenbar auch pinocytiert werden.

Während Pinocytose und Phagocytose wohl ohne scharfe Grenze ineinander übergehen, sind diese beiden Funktionen einerseits und Osmose und Diffusion andererseits durch große Unterschiede ausgezeichnet. Es erhebt sich somit die Frage, wo die Grenze zwischen diesen Vorgängen zu ziehen ist. Welche Stoffe werden durch Osmose und Diffusion aufgenommen, und welche durch Pinocytose oder Phagocytose?

---

[1] Marbe 1910, Asher 1924, Furuya 1924, Masuno 1924, Abe 1925.
[2] Ledingham 1908, Rolly und Meltzer 1908, Madsen und Wulff 1919, Madsen und Watabiki 1919, Fenn 1922.
[3] Smith und Wood 1949. [4] Wood und Smith 1947. [5] Wood und Smith 1949, 1950.
[6] Wood, McLeod und Irons 1946, Smith und Wood 1949.
[7] Wood, Smith, Perry und Berry 1951.

Die oft beobachtete Tatsache, daß kolloidale Farben von den verschiedensten Zellen mühelos gespeichert werden, kann schon deshalb nicht durch Phagocytose erklärt werden, weil diese für gewöhnlich nur von den Granulocyten und Makrophagen ausgeübt wird. Ähnliches läßt sich über die Diffusion sagen. Diese kann deswegen ausgeschlossen werden, weil kolloidale Farben wenig diffusibel sind. Es bleibt somit nur übrig, an Pinocytose zu denken. Da Speicherung kolloidaler Farben unter den verschiedenen Zellen weiter verbreitet ist als Phagocytose, aber weniger weit als die Aufnahme echtgelöster Substanzen, dürften wir nicht fehlgehen, wenn wir annehmen, daß auch die Pinocytose in ihrer Verbreitung zwischen Phagocytose und Diffusion gelegen ist.

Bei den für die Entzündung so wichtigen Eiweißkörpern und Mucopolysacchariden liegen offenbar ähnliche Verhältnisse vor. Wie COONS und Mitarbeiter (1942—1955)[1] gezeigt haben, lassen sich intravenös eingespritzte lösliche Pneumokokkenmucopolysaccharide, Hühnereiweiß, Rinderplasma-Albumin und menschliches γ-Globulin dadurch lokalisieren, daß man Gewebsschnitte mit zuvor fluorescierend gemachten spezifischen Antikörpern behandelt. Zu ihrer Überraschung fanden sie die eingespritzten Antigene nicht nur im reticuloendothelialen Apparat, sondern auch im gewöhnlichen Gefäßendothel, in den Epithelien der Leber, Nieren und Nebennieren und in den lymphoiden Zellen von Milz und Lymphknoten. Auch war Antigen an den Fasern des Bindegewebes niedergeschlagen.

Zu ähnlichen Ergebnissen kamen DIXON, BUKANTZ und DAMMIN (1951) mit Kaninchenglobulin und Rindergammaglobulin, das zuvor mit geringen Mengen von I^{131} konjugiert war. Bei diesen Versuchen fand sich stärkste Aufnahme in Lungen, Leber und Herz. Nach starker Jodierung wurden die Globuline jedoch fast ausschließlich im reticuloendothelialen Apparat abgelagert.

Rindergammaglobulin, das mit diazotierter Paraaminobenzoesäure konjugiert war, wurde in Übereinstimmung mit früheren Beobachtungen[2] hauptsächlich im reticuloendothelialen Apparat von Milz, Leber und Lymphknoten wiedergefunden[3]. Über ähnliche Befunde berichteten MCMASTER und KRUSE (1951), welche mit Echtsäureblau konjugiertes Rindergammaglobulin und menschliches Serumalbumin benutzten.

Diese verschiedenen Ergebnisse lassen sich wohl nur dahin deuten, daß gelöstes Eiweiß und Mucopolysaccharide, im Gegensatz zu Mikroorganismen, von den verschiedensten Zellen mühelos aufgenommen werden, und daß selbst Moleküle von der Größe des γ-Globulins in diese Zellen eindringen können. Werden sie aber mit Farben gekoppelt, oder stark mit radioaktiven Molekülen beladen, verlieren sie diese Eigenschaft und können dann nur noch von den eigentlichen Phagocyten aufgenommen werden.

Intracelluläre Abscheidung (Segregation). Wie seit langem bekannt ist, werden gelöste Substanzen nach der Aufnahme ins Cytoplasma bald in Tröpfchenform (Vacuolen) abgeschieden (Segregation). Die Abscheidung von Farbstoffen wird seit RIBBERT (1904)[4] und GOLDMANN (1909) auch als Vitalfärbung bezeichnet.

v. MÖLLENDORFF (1918), welcher eine „Färbung" mit basischen und eine „Speicherung" saurer Farbstoffe unterschied, nahm an, daß basische Farbstoffe sich an vorher in den Zellen sichtbaren, meist granulären Bildungen anlagern, also färben, während saure Farbstoffe im allgemeinen abgelagert werden an Stellen, die vorher von sichtbaren Strukturelementen nicht eingenommen wurden, also gespeichert werden. Die Färbung mit basischen Farbstoffen sollte nach dem Prinzip der „Ausflockung entgegengesetzt geladener Kolloide" in den präformierten Granula vor sich gehen, während die sauren Farbstoffe „durch Konzentrierung in Vacuolen", eventuell unter „dispersitätsverringernder Einwirkung von Elektrolyten" gespeichert werden sollten.

Spätere Untersuchungen haben jedoch ergeben, daß das einfache Schema v. MÖLLENDORFFs schon deshalb unberechtigt ist, ja als landläufiges Vorurteil abgetan werden muß, weil auch die meisten sog. basischen Farbstoffe, wie Neutralrot und Methylenblau, in Wasser zur Anode wandern[5] und auch basische Farben

---

[1] COONS, CREECH, JONES und BERLINER 1942, COONS und KAPLAN 1950, KAPLAN, COONS und DEAN 1950, COONS, LEDUC und KAPLAN 1951, COONS 1952, 1955.
[2] SABIN 1939.
[3] DIXON, BUKANTZ und DAMMIN 1951.
[4] Zitiert bei FLOREY (1954).
[5] KELLER 1925, 1929.

„gespeichert" werden[1] und saure Farbstoffe „färben" können[2]. Wie man sich leicht überzeugen kann, werden basische und saure Farbstoffe morphologisch in jeder Hinsicht übereinstimmend abgelagert. Auch lassen sich leicht aus basischen und sauren Farbstoffen zusammengesetzte Mischgranula erzeugen.

Daß auch feste Körper in Vacuolen abgeschieden werden, hat schon RUMJANTZEW (1928) durch kombinierte Diffusions- und Phagocytoseversuche zeigen können. Wurden mit Neutralrot gefärbte Harnblasenepithelien in vitro feinen Kohleteilchen ausgesetzt, lagerten sich diese an der Oberfläche der bereits gebildeten Neutralrotgranula ab. Umgekehrt kann man leicht beobachten, daß im Cytoplasma eingeschlossene Bakterien oder Schmirgelteilchen sich bei Neutralrotzusatz rot färben, obgleich sie außerhalb des Cytoplasma sich nicht mit dieser Farbe beladen.

Es läßt sich somit sagen, daß es sich bei der Segregation im Cytoplasma sowohl um Abscheidung in präformierte Vacuolen als auch um Neubildung von Tröpfchen handelt. Da die Zahl der darstellbaren Vacuolen mit zunehmender Farbkonzentration im Medium stark zunimmt, darf man folgern, daß die Neubildung von Tröpfchen von der Größe des Stoffangebots abhängig ist, daß die Zellen sich bei großem Angebot gewissermaßen zusätzliche Abscheidungs- oder Speicherungsorte schaffen[3].

Die Segregation ins Cytoplasma aufgenommener Stoffe geht offenbar sehr schnell vor sich. Wie wohl bekannt ist, werden Neutralrotvacuolen wenige Minuten nach Aufnahme der Farblösung im Cytoplasma sichtbar. Vacuolen kolloidaler Farben, wie Pyrrolblau oder Trypanblau, treten jedoch sehr viel langsamer in Erscheinung[4]. Ob dies durch langsamere Aufnahme oder langsamere Segregation zu erklären ist, muß einstweilen dahingestellt bleiben.

Über die physikalisch-chemischen Vorgänge bei der Segregation wissen wir recht wenig. Wie schon EVANS und SCOTT (1919, 1921) und SIMPSON (1921) angenommen haben, handelt es sich hierbei offenbar um einen physiologischen (aktiven) Segregations- oder Sekretionsprozeß der Zellen[5]. Die Stoffe „werden vom Plasma eliminiert, dadurch, daß sie in besonderen präexistierenden oder hierfür neugebildeten Vacuolen konzentriert und dadurch aus dem Zellstoffwechsel ausgeschaltet werden[6]".

Wie die Zelle die Abscheidung zustande bringt, läßt sich nicht sicher sagen. Manches spricht dafür, daß der GOLGI-Apparat oder die Mitochondrien hierbei eine wichtige Rolle spielen[7]. Auf die topographischen Beziehungen zwischen Segregations- und GOLGI-Apparat ist oft hingewiesen worden[8]. Weiter ließ sich zeigen, daß die ontogenetische Entwicklung der Segregationsfähigkeit bei den Leukocyten an die Entwicklung des GOLGI-Apparates geknüpft ist[9]. Wie LEWIS (1931) kinematographisch beobachten konnte, bewegen sich auch die durch Pinocytose aufgenommenen Substanzen von der Peripherie in die Mitte der Zellen, wo der GOLGI-Apparat gelegen ist. Auch ist ähnliches oft bei Phagocytose beobachtet worden. Wie man sich die Segregation im einzelnen vorstellen soll, ist schwer zu sagen. Während GICKLHORN (1931) an „tropfige Entmischung" dachte, haben BUNGENBERG DE JONG und Mitarbeiter (1932, 1940) diesen Vorgang mit Coacervation verglichen.

Intracelluläre Verdauung (Digestion). Die Frage, ob die Verdauungsfunktion der Phagocyten im lebenden Cytoplasma stattfindet, oder ob sie hauptsächlich an die von KOEHRING (1930) und KEDROWSKI (1932) als hydrolytische Enzymorte

[1] EVANS und SCOTT 1919, 1921, SIMPSON 1921, CHLOPIN und CHLOPIN 1925, 1927, 1931, SCHLOTTKE 1930—1932, EHRICH 1934.

[2] v. MÖLLENDORFF 1918, LEWIS und LEWIS 1926, RUMJANTZEW 1928, GLASUNOW 1929, CAPPEL 1930, SCHLOTTKE 1932, EHRICH 1934.

[3] EHRICH 1934. [4] SCHLOTTKE 1932, EHRICH 1934.

[5] CHLOPIN 1927, 1931, RUMJANTZEW 1928, 1928/29, SCHLOTTKE 1932, EHRICH 1934.

[6] SCHLOTTKE 1932. [7] Literatur bei BOURNE 1942.

[8] CHLOPIN und CHLOPIN 1925, 1927, 1931, JASSWOIN 1925, NASSONOW 1925, JACOBS 1927, GLASUNOW 1928, 1929, DAWSON 1929—1931, DAWSON und SPARK 1929, CUNNINGHAM und TOMPKINS 1930, HALL 1930, SIMPSON 1930, SCHLOTTKE 1931, 1932, EHRICH 1934.

[9] EHRICH 1934.

(proteolytische Fermentorte) bezeichneten Segregationsvacuolen gebunden ist, läßt sich wohl nicht sicher entscheiden. Doch spricht manches dafür, daß die Vacuolen hierbei eine wichtige Rolle spielen, sie also den „Nahrungsvacuolen" der Amöben[1] entsprechen. Wohl aber läßt sich mit Bestimmtheit sagen, daß gewisse Oxydasen an die spezifischen Granula der Leukocyten gebunden sind (vgl. S. 120).

Von Phagocyten aufgenommene lebende Erreger werden gewöhnlich schnell abgetötet. Von Rattengranulocyten phagocytierte FRIEDLÄNDER-Bacillen starben innerhalb von 30 min ab[2]. Diese schon von METSCHNIKOFF (1892—1913) beobachtete Erscheinung wurde von ihm durch die Wirkung eines Fermentes erklärt, welches er als Cytase (Mikrocytase, Makrocytase) bezeichnete. Später sprach man auch von Endolysinen[3] oder Leukinen[4], und meinte auch MANWARING (1912), daß es sich hierbei wohl um Enzyme handele. Die umfangreiche Literatur über diese Frage ist schon von METSCHNIKOFF (1906), KLING (1910) und FRIEDBERGER (1913) ausführlich besprochen worden.

Gewisse Bakterien, wie die Gonokokken und Meningokokken, können jedoch innerhalb der Phagocyten am Leben bleiben. Im Gegensatz zu avirulenten Staphylokokken vermehren sich virulente Stämme im Cytoplasma der Granulocyten kräftig und bringen diese zum Absterben[5]. Andere Bakterien, wie die Tuberkelbacillen, widerstehen, wie wir sehen werden, im allgemeinen der tötenden Wirkung der Granulocyten, werden aber von den Makrophagen eliminiert. Ähnlich werden gewisse Viren, wie das Variolavirus, zwar von Phagocyten aufgenommen, aber es ist der Phagocyt, und nicht das Virus, welches hierbei zugrunde geht[6].

Die Verdauung abgetöteter Bakterien geht offenbar sehr schnell vor sich. Nach MCCUTCHEON (1948) soll die Verdauung von pyogenen Kokken und von Typhusbacillen nur ungefähr 1 Std in Anspruch nehmen.

Histochemie der Verdauung. Wie lange bekannt ist, verlieren ins Cytoplasma aufgenommene und in Vacuolen abgeschiedene grampositive Bakterien nach ihrer Abtötung bald ihre spezifische Färbbarkeit. Da diese offenbar an Ribonucleinsäure gebunden ist (vgl. S. 44), kann man hieraus schließen, daß diese Säure innerhalb der Vacuolen depolymerisiert oder abgebaut werden kann.

Wie KLEMPERER, GUEFT, LEE, LEUCHTENBERGER und POLLISTER (1950) gezeigt haben, verlieren die bei Lupus außerhalb und innerhalb von Phagocyten vorkommenden, als hämatoxylinfärbbare Körper bekannten untergehenden Zellkerne mesenchymaler Zellen bei intracellulärer Verdauung zunächst ihre an die in ihnen enthaltene Desoxyribonucleinsäure gebundene Färbbarkeit mit Methylgrün. Da dieser Färbungsverlust durch Depolymerisierung verursacht ist[7], kann man annehmen, daß die Phagocyten auch Desoxyribonucleinsäure depolymerisieren oder abbauen können. Wie LEUCHTENBERGER kürzlich gezeigt hat, kann dieser Vorgang auch bei der gewöhnlichen Nekrose beobachtet werden, und zwar geht er dem Chromatinzerfall voraus[8].

Man kann sich an geeigneten Schnitten leicht überzeugen, daß sich untergehende Kerne im Cytoplasma der Makrophagen bei Methylgrün-Pyroninfärbung rot anstatt grün färben. Da dieser Farbumschlag im Reagensglas durch Desoxyribonuclease oder saure Hydrolyse erzeugt werden kann[9], ist es wohl möglich, daß diese Kernreste weiter abgebaute Nucleinsäuren enthalten. Doch haben KLEMPERER und seine Mitarbeiter (1950) gefunden, daß mit Methylgrün-Pyronin rot gefärbte hämatoxylinfärbbare Körper eine starke Millonreaktion geben, sie also offenbar Eiweiß enthalten. Die letztere Anschauung stimmt mit der Vorstellung überein, daß Phagocyten zwar Nucleinsäuren mühelos abbauen können, natives Eiweiß aber nicht notwendigerweise angreifen (s. unten).

Die Feulgenreaktion der Desoxyribonucleinsäure bleibt bei ihrem Abbau, wie auch von KLEMPERER und Mitarbeitern (1950) beobachtet wurde, länger erhalten als ihre Färbbarkeit mit Methylgrün. Dieser Befund stimmt damit überein, daß das Schiff-Reagens dadurch färbt, daß es sich mit den Aldehyden der in dieser Säure enthaltenen Desoxyribose verbindet, also für das darin enthaltene Kohlenhydrat spezifisch ist (vgl. S. 77).

[1] PFEFFER 1890. [2] SMITH und WOOD 1947. [3] KLING 1910.
[4] PETTERSSON 1905, SCHNEIDER und HUEBLER 1913. [5] ROGERS und TOMPSETT 1952.
[6] MERLING 1945. [7] KURNICK 1947, POLLISTER und LEUCHTENBERGER 1949.
[8] Zitiert bei KLEMPERER, GUEFT, LEE, LEUCHTENBERGER und POLLISTER 1950. [9] KURNICK 1947.

Aus Eiweiß und Zucker zusammengesetzte Körper erleiden innerhalb der Phagocyten ebenfalls morphologisch faßbare Veränderungen. Sie werden, wie leicht zu beobachten ist, immer kleiner, um schließlich ganz zu verschwinden. Zwar läßt sich nicht sicher sagen, ob es sich hierbei um Abbau oder molekulare Auflösung mit nachfolgender Ausscheidung handelt. Doch sprechen, wie weiter unten ausgeführt werden soll, mit immunologischen Methoden ausgeführte Versuche dafür, daß der letztere Vorgang hierbei eine wichtige Rolle spielt.

Fette werden, wie wohl bekannt ist, hauptsächlich durch Makrophagen abgebaut. Mit lipoidhaltigen Kapseln versehene Bakterien, wie Tuberkel- oder Leprabacillen, können zwar von Granulocyten phagocytiert werden, angegriffen werden sie aber von ihnen offenbar nicht, sondern sie bleiben bis zum Absterben der Granulocyten am Leben, um schließlich samt den Granulocyten von Makrophagen gefressen und abgebaut zu werden oder aufs neue mit ihrem Zerstörungswerk zu beginnen[1]. Die Bedeutung der Lipasen im Kampfe gegen die Tuberkelbacillen kann nicht besser beleuchtet werden als durch die Beobachtung, „daß die Raupe der Wachsmotte Galleria melonella gegen Tuberkelbacillen natürlich immun ist. Dieses Tier enthält eine starke Lipase, die ihm das Leben im Bienenwachs, das ihm ja auch als Nahrung dient, ermöglicht"[2].

Auf eigentümliche morphologische Beziehungen zwischen den eosinophilen Granulocyten oder ihren Granula zu den Schleimdrüsen haben Bonne (1901) und Simon (1903) aufmerksam gemacht. Wie Schwarz (1914) betont hat, sind es bei den Säugetieren stets die Eosinophilen, welche sich in den Schleimdrüsen ansammeln und bei ihrem Untergang ihre Granula sowohl zwischen die Epithelzellen der Drüsen als in deren Lumen in großer Menge abgeben. Ähnlich hat Seyderhelm (1928) darauf hingewiesen, daß Sputum oft zahlreiche eosinophile Granula enthält und diese nicht im eitrigen, sondern im schleimigen Anteil angetroffen werden. Diese Befunde sind dahin gedeutet worden, daß die eosinophilen Granulocyten Fermente enthalten, welche bei der Verarbeitung der Mucopolysaccharide eine Rolle spielen. Man fragt sich, ob sie nicht vielleicht mit den pseudoeosinophilen Granulocyten der Pflanzenfresser verwandt sind, welche, wie wir sehen werden (s. unten), reichlich Lysozym (Carbohydrase) enthalten.

Enzymchemie der Verdauung. Die bei den Phagocyten vorkommenden Enzyme sind oft untersucht worden[3]. Die in den neutrophilen und eosinophilen Granulocyten und in den Makrophagen gefundenen Enzyme sind in Tabelle 8 wiedergegeben. Wie daraus hervorgeht, sind bei allen Phagocyten Nucleinsäure, Eiweiß, Zucker und Fett spaltende Enzyme nachgewiesen worden.

Das Vorkommen von Nucleasen in den neutrophilen und pseudoeosinophilen Granulocyten ist wiederholt festgestellt worden[4]. Wie Barnes (1940) gezeigt hat, besitzen die pseudoeosinophilen Granulocyten des Kaninchens auch reichlich Adenosinase.

Daß die neutrophilen Granulocyten Trypsin, Kathepsin und Peptidasen enthalten, ist wiederholt beobachtet worden[5]. Wie schon Jochmann und Mitarbeiter (1906, 1908) und später besonders Husfeld (1931) ausgeführt haben, sollen die neutrophilen Granulocyten der Fleischfresser (Hund, Mensch) und die pseudoeosinophilen Granulocyten der Pflanzenfresser (Kaninchen) zwar beide Kathepsin besitzen, sich aber dadurch voneinander unterscheiden, daß die letzteren kein Trypsin enthalten. Ähnlich hat Barnes (1940) angegeben, daß die neutrophilen Granulocyten der Katze reich an Trypsin und Peptidasen, aber arm an Lysozym sind, während die pseudoeosinophilen Granulocyten des Kaninchens kein Trypsin, aber reichlich Lysozym enthalten.

Weiss, Kaplan und Larson (1938), welche genauere Untersuchungen über die Proteinasen und Peptidasen der Kaninchenleukocyten angestellt haben, fanden, daß pseudoeosinophile Granulocyten, Monocyten und Epitheloidzellen eine hämoglobinabbauende Proteinase

[1] Wright 1923, 1924, Sabin, Doan und Forkner 1930. [2] Fleischmann 1928.

[3] Mueller 1888, Opie 1905—1922, Mueller und Jochmann 1906—1908, Mueller und Kolaczek 1907, Winkler 1907, Jochmann 1908, Jochmann und Lockemann 1908, Longcope und Donhauser 1908, Bergel 1909—1930, Mancini 1910, Morris und Boggs 1911, Tschernoruski 1911, Jobling und Strouse 1912, Levene und Meyer 1912, Parker und Franke 1917, Dernby 1918, Lord 1919, Nye 1922, Fiessenger 1923, Weiss 1927, Deutsch und Roesler 1929, Willstaetter, Baman und Rohdewald 1929, 1930, Kay 1930, Husfeld 1931, Roche 1931, Umeno 1931, Willstaetter und Rohdewald 1931, 1932, Stern 1932, Weiss 1935, Weiss und Czarnetzky 1935, Dubos und Macleod 1938, Weiss, Kaplan und Larson 1938, Barnes 1940, Thompson 1940, Weiss und Halliday 1944, Wachstein 1946, Fishman, Springer und Brunetti 1948, Haight und Rossitter 1950, Rossitter und Wong 1950.

[4] Tschernoruski 1911, Fiessenger 1923, Dubos und Macleod 1938, Barnes 1940.

[5] Jochmann und Mitarbeiter 1906, 1908, Willstaetter, Baman und Rohdewald 1929, 1930, Husfeld 1931, Willstaetter und Rohdewald 1931, 1932, Barnes 1940.

enthalten, deren Wirkungsoptimum bei p_H 3 (1—5) gelegen ist, bei einem p_H von 6 und mehr aber unwirksam wird. Ob es sich hierbei um Kathepsin oder Pepsin handelt, ließ sich nicht sicher entscheiden. Protamin, welches von Kathepsin, aber nicht von Pepsin angegriffen wird, wurde zwar unberührt gelassen, doch ist es möglich, daß die Mengen von Kathepsin in diesen Zellen zu klein sind, um eine meßbare Wirksamkeit zu entfalten. Auch ist es denkbar, daß das als Substrat benutzte Lebergewebe Antiprotaminase enthielt. Weiter ließ sich in diesen Zellen ein proteolytisches Ferment nachweisen, welches Gelatine und Casein bei p_H 5,5 abbaute, während die pseudoeosinophilen Granulocyten, aber nicht die Makrophagen, außerdem ein bei p_H 8 wirksames proteolytisches Ferment besaßen.

Neben diesen Proteinasen enthielten die pseudoeosinophilen Granulocyten, Monocyten und Epitheloidzellen eine Dipeptidase, welche bei p_H 8 wirksam war, während die pseudoeosinophilen Granulocyten, aber nicht die Makrophagen, außerdem eine bei p_H 5,5 wirksame Dipeptidase aufwiesen. Versuche, eine bei p_H 8 aktive Carboxypeptidase nachzuweisen, schlugen fehl.

Das Vorkommen einer Dipeptidase in Leukocyten ist kürzlich von Fleisher (1955) beim Menschen bestätigt worden. Außerdem fand er eine Tripeptidase, welche ebenso wie die

Tabelle 18. *In den neutrophilen und eosinophilen Granulocyten und in den Makrophagen nachgewiesene Enzyme.* [Zusammengestellt nach Angaben von Barnes (1940), Albritton (1951) und Tullis (1953).]

Neutrophile Granulocyten	Eosinophile Granulocyten	Makrophagen
Desoxyribonuclease	Trypsin ?	Desoxyribonuclease
Nucleosidasen	Papain	Nucleosidasen
Adenosindeaminase	Esterasen ?	Adenosindeaminase
Trypsin	Amylase ?	Kathepsin
Papain	Verdoperoxydase	Dipeptidase
Kathepsin		Esterasen
Peptidasen		Carbohydrasen
Alkalische Phosphatase		
Aliphatische Esterasen		
Saure Phosphatasen		
Amylase		
β-Glucuronidase		
Katalase		
Verdoperoxydase		
Phosphorylase		

Dipeptidase durch Kobalt aktiviert wurde. Auch beobachtete er, daß die Tripeptidasetätigkeit der Blutleukocyten die der Lymphocyten übertrifft, die letzteren aber eine größere Dipeptidasetätigkeit entfalten.

Die Carbohydrasen der Phagocyten sind verhältnismäßig wenig untersucht worden. Daß die pseudoeosinophilen Granulocyten des Kaninchens im Gegensatz zu den neutrophilen Granulocyten der Katze reichlich Lysozym enthalten, wurde bereits erwähnt. Offenbar ermöglicht dieses Enzym den pseudoeosinophilen Granulocyten der Pflanzenfresser wasserunlösliche Polysaccharide zu depolymerisieren und zu hydrolysieren[1].

Das Vorkommen von Amylase und β-Glucuronidase in Granulocyten ist wiederholt festgestellt worden[2]. Die ältere Annahme Oshimas (1934), die auch von Fishman (1940, 1947) geteilt wurde, daß die β-Glucuronidase bei der Entzündung dadurch wirkt, daß sie Gifte durch Bindung unschädlich macht, ist durch die Vorstellung ersetzt worden, daß sie Glucuronsalze durch Hydrolyse spaltet[3].

Daß die Makrophagen im Gegensatz zu den Granulocyten reich an fettspaltenden Enzymen sind, ist bereits durch Bergel (1909—1930) gezeigt worden. Zwar hat Bergel von Lymphocyten gesprochen, doch haben schon Aschoff und Kamiya (1922, 1923) und Schilling (1928) darauf hingewiesen, daß es sich bei allen seinen Versuchen offensichtlich um Makrophagen gehandelt hat. Wie Rossitter und Wong (1950) gezeigt haben, ist diese Lipase eine Esterase, welche Triglyceride durch Hydrolyse abbaut.

[1] Hallauer 1929, Meyer, Palmer, Thompson und Khorazo 1936, Epstein und Chain 1940.
[2] Morris und Boggs 1911, Tschernoruski 1911, Mitsuba 1927, Willstaetter, Baman und Rohdewald 1929, 1930, Oshima 1934, Barnes 1940, Fishman 1940, 1947, Mills 1946, Fishman, Springer und Brunetti 1948, Rossitter und Wong 1950.
[3] Mitsuba 1927, Mills 1946, Rossitter und Wong 1950.

Schließlich sei erwähnt, daß die neutrophilen und pseudoeosinophilen Granulocyten auch reichlich alkalische Phosphatase besitzen, sie bei den eosinophilen Granulocyten aber fehlen soll[1], und daß alle diese Granulocyten reich an Verdo-(Myelo-)peroxydase sind. Die Konzentration der letzteren soll in menschlichen Granulocyten 2% betragen[2].

Über die Wasserstoffionenkonzentration lebender Phagocyten und ihre Beziehung zur Verdauungsfunktion dieser Zellen ist nichts Sicheres bekannt. Zwar haben CHAMBERS und CAMERON (1932), CHAMBERS und KERR (1932), PANDIT und CHAMBERS (1932) und ISHIKAWA (1935) bei Versuchen mit Indicatorfarben in den verschiedensten Zellen regelmäßig eine Wasserstoffionenkonzentration von p_H 6,6—6,9 beobachtet, welches gut mit den von MICHAELIS und KRAMSZTYK (1914) mit einer elektrischen Methode in Zellbrei gefundenen Werten übereinstimmt; doch haben schon SPEK und CHAMBERS (1933) festgestellt, daß Indicatorfarben in Vacuolen abgeschieden werden, das eigentliche Cytoplasma aber ungefärbt bleibt. Auch hat SPEK (1933, 1934) sowohl saure als auch basische Vacuolen in ein und derselben Zelle beobachten können. Wie SPEK (1938) zuletzt ausgeführt hat, sind alle diese Ergebnisse recht unsicher. Auch besteht guter Grund zu der Annahme, daß das Cytoplasma, die darin enthaltenen Vacuolen und ihre Grenzflächen ganz verschiedene Wasserstoffionenkonzentrationen besitzen[3]. Nach SPEK (1938) ist anzunehmen, daß die Wasserstoffionenkonzentration im Cytoplasma und seinen Teilen zwischen p_H 5 und p_H 8 gelegen ist, daß also sowohl im Sauren als auch im Alkalischen wirksame Enzyme darin tätig sein können.

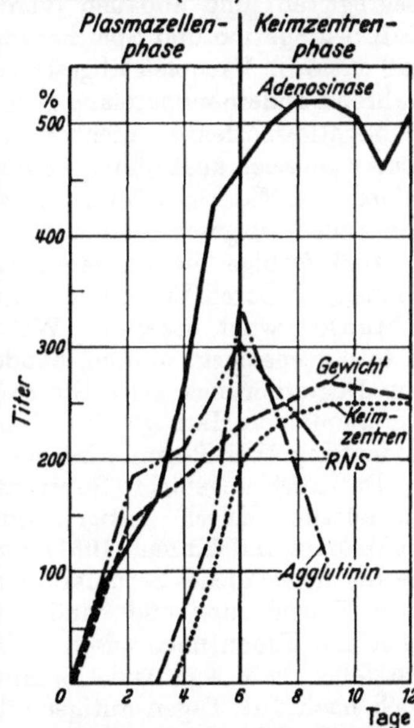

Abb. 18. Ribonucleinsäuregehalt (RNS), Agglutinintiter, Keimzentrumgehalt, Adenosinase-(Adenosin-Deaminase-)gehalt und Gewicht des Popliteallymphknotens nach einer einmaligen Injektion von Typhusvaccine unter die Fußsohle bei Kaninchen. Beachte, daß die erste, histologisch durch Plasmazellenwucherung ausgezeichnete Phase durch starke Ribonucleinsäurevermehrung gekennzeichnet ist und in höchster Antikörperkonzentration gipfelt, während die zweite, durch zahlreiche Keimzentren ausgezeichnete Phase durch starken Adenosin-Deaminasegehalt charakterisiert ist. (WAGNER und EHRICH 1950, EHRICH und SEIFTER 1953.)

Endprodukte der Verdauung. Nach den vorliegenden Ergebnissen läßt sich zwar sagen, daß die im Mikroskop beobachteten Abbauvorgänge, die in den verschiedenen Phagocyten nachgewiesenen Fermente und unsere Kenntnisse von der Wasserstoffionenkonzentration innerhalb von Zellen gut zueinander passen; über den Grad des Abbaus oder über die hierbei entstehenden Produkte und ihr Schicksal sagen sie jedoch sehr wenig aus. Die Annahme, daß die Phagocyten das aufgenommene Material restlos abbauen, ist sicher ebenso verkehrt wie die Vorstellung, daß Ingestion und Digestion von Antigenen durch diese Zellen in ihnen zu Antikörperbildung führt. Wie später genauer ausgeführt werden soll, sprechen die vorliegenden Ergebnisse dafür, daß gewisse Substanzen, wie Antigene, von den Phagocyten nicht zerstört werden, sondern daß geformtes Antigen durch diese Zellen in chemisch aktive Moleküle zerlegt und dann von ihnen ausgeschieden wird (vgl. S. 176f.). Diese Vorstellung stimmt damit überein, daß natives Eiweiß von Proteinasen offenbar nicht angegriffen wird (vgl. S. 49 u. 80).

Nucleinsäuren, auf der anderen Seite, werden, wie auf Grund der mitgeteilten morphologischen Befunde (S. 132f.) kaum bezweifelt werden kann, weitgehend abgebaut. Wie WAGNER und EHRICH (1950) gezeigt haben, nimmt die meßbare Wirksamkeit von Adenosindeaminase im regionären Lymphknoten bei Entzündung mit der Aktivität der sog. Keimzentren stark zu (Abb. 18). Da diese Entwicklung von der zur Lymphknotenhyperplasie führenden Zellproliferation und von der Bildung von Plasmazellen und Antikörpern unabhängig war, wohl aber mit der Aufnahme und Verdauung lymphoider Zellen durch die Reticuloendothelien in den Keimzentren parallel ging und da Xanthinoxydase völlig fehlte, wurde angenommen, daß die Nucleinsäure in den Phagocyten nur bis zu den Purin- und Pyrimidinkörpern abgebaut wird, Harnsäure hierbei also nicht entsteht[4].

Diese und andere Ergebnisse sprechen dafür, daß den Phagocyten eine bedeutende Rolle im Stoffwechsel zukommt. Offenbar liefern sie nicht nur Bausteine für synthetische Vorgänge, sondern auch Stoffe, welche metabolische Prozesse anregen können. Die letztere

[1] WACHSTEIN 1946. [2] TULLIS 1953. [3] HEILBRUNN 1948. [4] EHRICH und SEIFTER 1953.

Annahme stimmt mit der Beobachtung überein, daß Nucleinsäure und ihre Spaltprodukte leukocytosefördernd wirken (vgl. S. 78f.), und daß Purin- und Pyrimidinkörper dadurch, daß sie als phosphorübertragende Enzyme tätig sind, Phosphorylation stark anregen und somit Energie für synthetische Vorgänge liefern[1].

Intracelluläre Speicherung (Thesaurose). Wie seit langem bekannt ist, können Phagocyten aufgenommenes Material in ihrem Cytoplasma nicht nur abscheiden (segregieren) und abbauen (verdauen), sondern auch zurückhalten (speichern). Daß Segregation und Speicherung nicht dasselbe sind, geht schon daraus hervor, daß viele in Vacuolen abgeschiedene Stoffe auffallend rasch eliminiert werden, während andere monatelang zurückgehalten werden. Während Speicherung ohne Segregation offenbar nicht vorkommt, trifft das Umgekehrte nicht zu. Wie später genauer ausgeführt werden soll (S. 137 u. 177), kann in Vacuolen abgeschiedenes Material offenbar in chemisch aktive Moleküle zerlegt und dann von den Zellen ausgeschieden werden.

Daß farbige Substanzen lange Zeit in Phagocyten zurückgehalten werden können, ist durch Erfahrungen am Menschen und durch tierexperimentelle Beobachtungen wohl bekannt. Während einige Partikel, wie Kohle und Silicate, in toto gespeichert werden, handelt es sich bei den anderen um die Speicherung von Degradierungs- oder Stoffwechselprodukten (Hämosiderinspeicherung nach Aufnahme von Hämoglobin). Die Speicherung von Eisen hat offenbar biologische Bedeutung; bei Tieren wird sie vielfach als eine Reservefunktion aufgefaßt.

Daß auch ungefärbte Substanzen von Phagocyten gespeichert werden können, ist kürzlich durch Antigen-Antikörperreaktionen nachgewiesen worden. Wie MCMASTER und KRUSE (1951) gezeigt haben, läßt sich mit Echtsäureblau konjugiertes menschliches Serumalbumin im Reticuloendothel bei Mäusen noch 44 Tage nach Einspritzung und ähnlich konjugiertes Rindergammaglobulin sogar noch nach 120 Tagen nachweisen. Wie sich durch umgekehrte passive Anaphylaxie feststellen ließ, war das Albumin noch nach 36 Tagen und das Globulin sogar noch nach 101 Tagen antigenisch wirksam.

Die Speicherung von Antigenen ist ebenfalls biologisch bedeutungsvoll. Wie leicht einzusehen ist, führt verlangsamte Abgabe von Antigen durch Phagocyten zu fortgesetzter Antikörperbildung und somit zu stärkerer Immunität. Diese Funktion der Phagocyten erklärt zum Teil auch die fördernde Wirkung, welche Mineralöl und ähnliche Substanzen auf die Bildung von Antikörpern ausüben[2]. Wie an anderer Stelle dargelegt wurde[3], verursacht das mit Bakterien injizierte Mineralöl Zurückhaltung von Antigen zum Teil dadurch, daß Antigen in Öl langsamer resorbiert wird als Antigen in Kochsalzlösung. Daneben spielen aber offenbar auch die Phagocyten eine Rolle, welche sich im Bereich des eingespritzten Gemisches in großer Zahl ansammeln und im Gegensatz zu ihrem Verhalten bei einfacher Antigeneinspritzung viele Monate lang erhalten bleiben.

Die Frage, ob auch gelöstes Antigen in Phagocyten gespeichert wird, oder dies nur für konjugiertes Antigen zutrifft, läßt sich bisher nicht sicher entscheiden. Während durch fluorescierende Antikörper in Gewebsschnitten darstellbare lösliche Pneumokokkenpolysaccharide zwar mindestens 75 Tage lang im Reticuloendothel nachweisbar blieben[4], ließen sich Hühnereiweiß, Rinderalbumin und menschliches γ-Globulin mit dieser Methode nicht länger als 8 Tage nachweisen[5]. Diese Ergebnisse scheinen zu zeigen, daß die Speicherungszeit gelösten Eiweißantigens begrenzt ist.

[1] POLIS, POLIS und JEDEIKIN 1950.
[2] LE MOIGNIC und PINOY 1916, FREUND, CASALS und HOSMER 1937, CASALS und FREUND 1939, FREUND, CASALS und GENGHOF 1940, FRIEDEWALD 1944.
[3] EHRICH, HALBERT, MERTENS und MUDD 1945.
[4] KAPLAN, COONS und DEANE 1950. [5] COONS, LEDUC und KAPLAN 1951.

Die lange Zurückhaltung von Pneumokokkenpolysacchariden war schon Felton (1949) bekannt. Bei den von ihm benutzten Mäusen waren sie noch nach 15 Monaten nachweisbar. Doch bildeten diese Tiere keine Antikörper mehr. Diese Beobachtung scheint zu zeigen, daß die Speicherung gelöster Mucopolysaccharide anderen Gesetzen unterworfen ist als die Thesaurose von Eiweißkörpern, und daß sie sich von der letzteren vielleicht auch dadurch unterscheidet, daß sie mit Verlust ihrer Antigenwirkung verbunden ist.

Die Frage schließlich, ob die Funktion der Speicherung allen Phagocyten zukommt oder nur für die Makrophagen zutrifft, ist schon deshalb schwer zu beantworten, weil die neutrophilen und wohl auch die eosinophilen Granulocyten nur eine sehr kurze Lebensdauer haben. Da aber auch andere Zellen, wie die Nieren- und Leberepithelien, stark speichern können, ist jedoch anzunehmen, daß diese Fähigkeit weit verbreitet ist.

Ausscheidung (Exkretion). Richter (1955) hat auf der Konferenz über Leukocyten, welche kürzlich (1954) durch die New York Academy of Sciences abgehalten wurde, einen phasenmikroskopischen Film gezeigt, welcher keinen Zweifel daran läßt, daß die menschlichen neutrophilen und eosinophilen Granulocyten und die Makrophagen verdautes Material ins umgebende Medium ausscheiden. Wie dort gezeigt wurde, treten im Cytoplasma dieser Zellen periodisch offenbar eiweißhaltige Vacuolen auf, welche sich zunehmend vergrößern und schließlich ausgeschieden werden. Dieser Vorgang nahm etwa 1 Std in Anspruch.

Diese Beobachtung paßt gut zu der von uns entwickelten Vorstellung (vgl. S. 176ff.), daß die Phagocyten bei der Antikörperbildung dadurch wirksam sind, daß sie corpusculäre Antigene in wirksame Moleküle zerlegen, welche nach ihrer Ausscheidung Plasmazellen induzieren, gegen sie gerichtete spezifische Gegenkörper zu erzeugen.

2. Kennzeichen der entzündlichen Infiltration.

Infiltration mit Granulocyten und Makrophagen wird bei Entzündung nur selten vermißt. Dies trifft nicht nur für die meisten akuten Entzündungen, sondern auch für die Anfangsstadien und Exacerbationen chronischer Entzündungen zu. Daß auch die tuberkulöse Entzündung mit Infiltration von Granulocyten beginnt, war schon Borrel (1893) bekannt. Wie Long und Mitarbeiter[1] gezeigt haben, werden ins Gewebe eingeführte Tuberkelbacillen bereits innerhalb der ersten 3 Std von eingewanderten Granulocyten phagocytiert. Diese werden in 24 bis 48 Std mitsamt den in ihnen enthaltenen Bacillen durch nachfolgende Monocyten aufgenommen. Doch während die Granulocyten untergehen und von den Monocyten verdaut werden, bleiben die Tuberkelbacillen nicht nur am Leben, sondern sie vermehren sich ebenso wie die Monocyten, wie Lurie (1932) zeigen konnte, lebhaft durch Teilung. Ein Absterben der Tuberkelbacillen wurde erst beobachtet, wenn sich die Monocyten in Epitheloidzellen umwandelten. Da die anfängliche Ansammlung von Granulocyten entsprechend der Lagerung der eingeführten Bacillen in Form kleiner Häufchen erfolgte und Epitheloidzellbildung nur an solchen Stellen beobachtet wurde, wo sich vorher Granulocyten aufgehalten hatten, schlossen diese Forscher, daß die Bildung von Tuberkeln durch vorhergehende Granulocyteninfiltration bestimmt wird.

Sind dem Exsudat so viele „Exsudat- oder Eiterzellen" beigemischt, daß es undurchsichtig aussieht, sprechen wir von eitriger Entzündung[2]. Eiter ist

[1] Long, Vorwald und Donaldson 1931, Vorwald 1932, 1933, Long 1933, Long, Holley und Vorwald 1933.

[2] Marchand 1924.

für gewöhnlich gelblichweiß bis grünlichgelb gefärbt. Durch Fäulnis kann seine Farbe in schmutziggrün, durch Infektion mit Pyocyaneusbacillen in blau und durch Beimischung von Blut in braunrot umschlagen. Die Konsistenz von Eiter schwankt entsprechend seinem Gehalt an Zellen, Nucleoprotein oder Fibrin von dünn- bis dickflüssig.

Umschriebene Eiterungen sind als Abscesse bekannt. Diffuse Eiterungen werden als Phlegmonen bezeichnet. Sind sie auf seröse Höhlen beschränkt, sprechen wir von Empyemen. Eitrige Katarrhe bezeichnet man auch als Pyorrhoe oder Blennorrhoe.

Im Gewebe ist Eiterung gewöhnlich mit Nekrose verbunden (eitrige Einschmelzung). Wie schon MARCHAND (1924) genau beschrieben hat, gehen zuerst die Zellen zugrunde, während feste Teile, wie Fasern und besonders Knochen, der Zersetzung lange standhalten können. Daß die Leukocyten hierbei eine bedeutende Rolle spielen, war schon BILLROTH (1869) und BINZ (1878) bekannt. Daß diese Rolle auf Fermentwirkung beruht, wurde zuerst durch MUELLER (1888) und LEBER (1891) erwiesen.

Eitrige Einschmelzung kann sehr schnell vor sich gehen. Bei Kaninchen kann sie schon nach 48 Std voll ausgebildet sein[1]. Wie bereits RIBBERT (1889) bekannt war, wird ein Absceß bald von einem „Makrophagenmantel" und später von Granulationsgewebe umgeben (Absceßmembran).

Wie seröse oder fibrinöse Entzündungen ohne scharfe Grenze aus einem Ödem hervorgehen, so läßt sich auch die eitrige Infiltration nicht scharf von der serösen oder fibrinösen Exsudation abgrenzen. Ähnlich finden sich alle Übergänge von der serösen oder fibrinösen über die serös-eitrige oder fibrinös-eitrige zur rein eitrigen Entzündung, und geht auch eine serös-schleimige Entzündung ohne scharfe Grenzen in eine schleimig-eitrige über.

Eitrige Entzündung kommt besonders bei Infektion mit pyogenen Mikroorganismen vor (Staphylokokken, Streptokokken, Gonokokken, Meningokokken, Pneumokokken), wird aber auch bei anderen Infektionen (Colonbacillen, Typhusbacillen, Pilze) und selbst nach Injektion nichtinfektiöser Stoffe (Aleuronat, Terpentinöl, Crotonöl, Quecksilber, Kupfer) beobachtet[2].

Die *zellige Zusammensetzung* eines entzündlichen Infiltrats hängt bekanntlich in der Hauptsache von der Natur der Erreger und der Dauer ihrer Einwirkung ab[3]. Während neutrophile Granulocyten vor allem bei den durch pyogene Bakterien hervorgerufenen akuten Entzündungen überwiegen, aber auch bei Infektionen mit Colon-, Typhus- oder Tuberkelbacillen, sowie bei Pilzinfektionen in großer Zahl angetroffen werden, kommen eosinophile Granulocyten besonders bei Bronchialasthma, Wurmkrankheiten, HODGKINscher Krankheit und gewissen Fällen von Gonorrhoe vor[4]. Auf die Vermehrung von eosinophilen Granulocyten nach Einspritzung von Fremdeiweiß haben zuerst SCHLECHT (1910, 1912) und SCHLECHT und SCHWENKER (1912) aufmerksam gemacht; auf ihr Vorkommen beim ARTHUS-Phänomen hat vor allem RÖSSLE (1914, 1923) hingewiesen. Weiter werden eosinophile Granulocyten häufig in Urticariaquaddeln und in den bei Periarteritis nodosa und rheumatischem Fieber vorkommenden Entzündungsherden angetroffen[5]. Besonders starke Infiltration mit eosinophilen Granulocyten findet sich bei der nach LOEFFLER benannten allergischen Pneumonie und in Lungen von Meerschweinchen, welche einen anaphylaktischen Schock überstanden haben[6]. Wie SPEIRS (1955) gezeigt hat, lassen sich große Mengen von eosinophilen Granulocyten aus Bauchhöhlen gewinnen, in welche man wiederholt Antigen eingespritzt hat.

[1] HOHNFELDT 1888. [2] MARCHAND 1924. [3] PAPPENHEIM 1901, DEGANELLO 1903.
[4] SCHWARZ 1914, MARCHAND 1924. [5] RAFFEL 1953. [6] HAJOS 1928.

Makrophagen, auf der anderen Seite, überwiegen hauptsächlich bei chronischen Entzündungen, insbesondere bei den sog. spezifischen Entzündungen (Tuberkulose, Lepra), treten aber auch bei den durch Fette erzeugten nichtinfektiösen Entzündungen stark hervor. Da diese Erkrankungen weniger durch Eiterung als durch örtliche Wucherung eingewanderter oder ortsständiger Reticuloendothelien ausgezeichnet sind, werden sie gewöhnlich im Zusammenhang mit der proliferativen Phase der Entzündung besprochen. Vom funktionellen Standpunkt gehören sie jedoch, wie aus diesem Abschnitt deutlich hervorgeht, der infiltrativen Phase an.

Der Einfluß der Dauer einer Entzündung auf ihr Zellbild ist am deutlichsten an serösen Höhlen aufgezeigt worden. Werden Fremdeiweiß, Lecithin, Terpentinöl, Aleuronat, Schmirgel oder selbst gewöhnliche Kochsalzlösung in eine solche Höhle eingespritzt, so sammeln sich zunächst vorwiegend neutrophile Granulocyten an, doch werden diese in wenigen Tagen durch Monocyten (Makrophagen) ersetzt[1]. Nach Injektion von Terpentinöl in die Pleurahöhle bei Hunden trat der Umschlag von vorwiegend Granulocyten zu vorwiegend Makrophagen im allgemeinen nach 2—4 Tagen in Erscheinung[2]. Nach Einspritzung von Colonbacillen- und Streptokokkenvaccine oder Natriumricinoleat in die Bauchhöhle bei Kaninchen fand dieser Wechsel schon zwischen dem 1. und 2. Tage statt (Tabelle 19)[3]. Nach Injektion von Ruhrbacillen- oder Typhusbacillenvaccine mit oder ohne Aleuronat, Graphit oder Paraffinöl-Falbagemisch in die Peritonealhöhle bei Kaninchen wurden die Granulocyten erst am Ende der 1. Woche durch Makrophagen ersetzt; in Exsudaten, die durch Paraffinöl-Falbagemisch ohne Bakterien hervorgerufen wurden, überwogen Makrophagen jedoch schon vom 3. Tage an[4].

Tabelle 19. *Celluläre Zusammensetzung des Exsudats nach intraperitonealer Einspritzung von Colonbacillen- und Streptokokkenvaccine oder Natrium ricinoleat bei Kaninchen.* (Zusammengestellt nach Daten von CORVIN 1937.)

Versuchsdauer	Vaccine		Na. ricinol.	
	Granulocyten	Monocyten	Granulocyten	Monocyten
Tage	Anzahl je mm³			
1/24	325	488	1580	420
1/8	12288	251	13171	549
1/4	43993	3782	19131	2609
1/2	81648	19152	24392	6098
1	53760	23040	23630	16420
2	5628	14472	1688	22422
3	678	10617	1322	25128
7	32	3150	27	8950
14	5	1342	42	2991

Daß ein ähnlicher Wechsel im Zellbilde auch im Bindegewebe zu beobachten ist, war schon MARCHANDS Schüler BARDENHEUER (1891) bekannt und ist seither immer wieder bestätigt worden[5]. Diese Änderung ist so charakteristisch, daß MENKIN (1950) sie als stereotyp bezeichnet hat.

Daß auch Mastzellen selbst bei akuter Entzündung gelegentlich stärker hervortreten, war schon MAXIMOW (1905) bei Kaninchenversuchen aufgefallen. Da diese Zellen hauptsächlich bei chronischen Entzündungen angetroffen werden, und sie nicht zu den abbauenden Zellen gehören, sondern Heparin synthetisieren (vgl. S. 207ff.), brauchen sie hier noch nicht besprochen zu werden.

[1] BORREL 1893, DURHAM 1897, BEATTIE 1903, CAPPELL 1929, MORTON 1929, WEBB 1931, EHRICH 1934, MCNAIR SCOTT und FINLAND 1934, ROBBEN, RICH und FLEISCHER 1935, CORWIN 1937 u. a.

[2] MENKIN 1937, 1940. [3] CORWIN 1937. [4] EHRICH, HARRIS und MERTENS 1946.

[5] BORREL 1893, DURHAM 1897, BEATTIE 1903, HELLY 1905, BUXTON und TORREY 1906, DOWNEY 1917, ADDISON und THORINGTON 1918, LUCKE, STRUMIA, MUDD, MCCUTCHEON und MUDD 1933, EHRICH 1935, MENKIN 1940.

Bezüglich des *Schicksals der ausgewanderten Leukocyten* hat schon THOMA (1873) nachgewiesen, daß sie durch die peripheren Lymphgefäße in die regionären Lymphknoten gelangen können. Die Frage, ob sie in die Blutgefäße zurückwandern können (Endiapedese), ist von CESARIS-DEMEL (1920) besprochen worden, hat aber, wie schon MARCHAND (1924) ausgeführt hat, wenig Wahrscheinlichkeit für sich.

Wie heute wohl bekannt ist, gehen die meisten neutro- und pseudoeosinophilen Granulocyten auf dem Entzündungsfelde bald zugrunde. Bei den Versuchen von BARDENHEUER (1891) waren sie schon am 4. Tage fast alle zerfallen und durch Eiterphagocyten aufgenommen. Nach MAXIMOW (1905) ist dieser Zerfall schon nach 24 Std deutlich erkennbar. Wie besonders CLARK, CLARK und REX (1936) betont haben, und wie auch von RICHTER (1942) beobachtet wurde, runden sich die Granulocyten bald nach Übertritt ins Gewebe oder Eintritt in die Lymphgefäße unter Verlust ihrer Beweglichkeit ab, um schließlich zu kleinen Rundzellen zusammenzuschrumpfen. REBUCK (1955), welcher das Schicksal der Granulocyten in oberflächlichen Entzündungsherden beim Menschen mittels einer von ihm entwickelten Deckglasmethode verfolgt hat, beobachtete, daß diese Zellen nach 8—14 Std granulahaltige Cytoplasmateile ins Exsudat abgeben und nach 14—20 Std der Schrumpfung anheimfallen.

Über das Schicksal der eosinophilen Granulocyten ist wenig bekannt; doch lassen die schon von SCHILLING (1925) und EHRICH und WOHLRAB (1934) mitgeteilten Befunde (vgl. S. 142) wenig Zweifel daran, daß auch sie nach kurzer Lebensdauer zugrunde gehen.

Die auswandernden Monocyten, auf der anderen Seite, haben ein ganz anderes Schicksal. Wie seit den Untersuchungen durch MARCHANDS Schüler v. BUENGENER (1896) und besonders seit MAXIMOW (1905) wohl bekannt ist und seit Einführung der Gewebskulturmethode außer Zweifel steht (vgl. S. 15ff.), wandeln sich die ausgewanderten Monocyten rasch in Histiocyten und unter gegebenen Bedingungen in Epitheloid- und Riesenzellen um. Als solche können sie lange am Leben bleiben (vgl. S. 122).

Die physikalisch-chemischen Kennzeichen der eitrigen Entzündung sind bereits weiter oben (S. 67ff.) ausführlich besprochen worden. Chemisch sind eitrige Exsudate außer durch ihren lange bekannten Gehalt an Eiweißabbauprodukten und ihren größeren Fettgehalt durch die Gegenwart von Desoxyribonucleinsäurespaltprodukten ausgezeichnet (vgl. S. 78f.).

3. Entstehung der entzündlichen Infiltration.

Die Entdeckung, daß Eiter aus dem Blute stammt, wird HUNTER (1794) und DUTROCHET (1824) zugeschrieben. Die Leukocytennatur des Eiters konnte jedoch erst erkannt werden, nachdem MUELLER (1835) die weißen Blutkörperchen entdeckt hatte.

Die ersten, welche die Entstehung des Eiters durch Auswanderung von Leukocyten aus den Blutgefäßen beobachtet haben, waren offenbar ADDISON (1840—1849) und WALLER (1846). Doch blieb es COHNHEIM (1867—1882) und HERING (1867) überlassen, die Auswanderung genauer zu beschreiben und vor allem ihre Bedeutung richtig abzuschätzen. Die Beobachtungen COHNHEIMS und HERINGS wurden bald durch RANVIER (1875), THOMA (1878, 1894) und v. RECKLINGHAUSEN (1883) bestätigt und weiter ausgebaut.

Die Lehre von der Auswanderung der Leukocyten stieß zunächst auf starken Widerstand. Einer der letzten, der sie ablehnte und durch seine „Schlummerzellentheorie" ersetzt wissen wollte, war GRAWITZ (1892—1921). Wie wir sehen werden, enthält auch diese These ein Körnchen Wahrheit. Wie in den letzten Jahren immer deutlicher geworden ist, spielt bei der entzündlichen Infiltration neben der Einwanderung aus dem Blute auch eine örtliche Mobilisierung von Zellen eine gewisse Rolle.

a) Auswanderung von Leukocyten aus den Blutgefäßen und örtliche Mobilisierung und Neubildung.

Nachdem schon MARCHAND (1889) und sein Schüler BARDENHEUER (1891) erkannt hatten, daß bei der Entzündung neben „Eiterzellen" reichlich, diese in wenigen Tagen in sich aufnehmende, von ihnen vom örtlichen Bindegewebe abgeleitete und als „Eiterphagocyten" benannte Makrophagen angetroffen werden, und nachdem EHRLICH (1891) durch farbanalytische Untersuchungen nachgewiesen hatte, daß die Leukocyten des Blutes aus verschiedenen Zellarten bestehen, konnte MARCHANDS Schüler v. BUENGENER (1896) den Nachweis führen, daß auch mononucleäre Leukocyten aus den Gefäßen ins Gewebe übertreten. Bei Entzündungen, welche durch Staphylokokken oder durch Schwammstückchen, die zuvor mit Terpentin oder Jodoform imprägniert waren, erzeugt wurden, ließ sich nicht nur ihre Ansammlung im Lumen der Gefäße, sondern auch ihre Auswanderung und ihre Umwandlung in „Eiterphagocyten" in allen Einzelheiten verfolgen. Während diese beiden Zellarten im Anfang ziemlich gleich stark vertreten waren, überwogen später die Makrophagen.

Die Beobachtungen von v. BUENGENER wurden bald allgemein bestätigt[1]. Doch während SCHWARZ (1904) nach Einführung chemisch indifferenter Fremdkörper in den ersten beiden Stunden, wie v. BUENGENER, fast ebenso viele mononucleäre Leukocyten wie neutrophile Granulocyten antraf, kleine Lymphocyten aber fast völlig vermißte, und HELLY (1905) bei den austretenden mononucleären Zellen neben mononucleären Leukocyten Makrophagen und Lymphocyten unterschied, sprachen MAXIMOW (1905) und FISCHER (1909) von Lymphocyten und ihrer Umwandlung in Polyblasten. Vor SCHWARZ hatte schon RECKZEH (1903) in Kantharidenblasen beim Menschen auffallend wenige Lymphocyten gefunden. In Übereinstimmung damit fanden JOANNOVICS (1909) und MARCHAND (1913), daß die Emigration von Lymphocyten bei Entzündung nicht vermehrt ist. Auch gaben CLARK und CLARK (1930) an, daß in der Ohrkammer bei Kaninchen auswandernde Lymphocyten zwar beobachtet werden, ihre Zahl jedoch sehr klein ist. Doch hat REBUCK (1947—1955) in Übereinstimmung mit MAXIMOW und FISCHER ausgeführt, daß akute Entzündungsherde in der menschlichen Haut reichlich Lymphocyten enthalten und diese sich während des ersten Tages in Makrophagen umwandeln. Wie später genauer ausgeführt werden soll (S. 160ff.), ist es jedoch keineswegs sicher, ob es sich bei den von ihm beobachteten Zellen tatsächlich um Lymphocyten gehandelt hat.

Daß neben den neutrophilen und pseudoeosinophilen Granulocyten und Makrophagen auch eosinophile Granulocyten ins Gewebe übertreten, war schon HELLY (1905), RÖSSLE (1914) und TARATYNOW (1914) bekannt. Daß die eosinophilen Infiltrate bei der Entzündung hämatogenen Ursprungs sind, wurde sodann besonders durch HOMMA (1921) mittels zahlreicher verschiedenartiger Versuche nachgewiesen.

Wie seit der Jahrhundertwende immer deutlicher geworden ist, spielt bei der entzündlichen Infiltration neben einer Auswanderung aus dem Blute jedoch auch eine Zuwanderung aus dem Bindegewebe sowie eine örtliche Neubildung von Zellen eine gewisse Rolle. Die ersten, welche eine Entstehung von „Eiter-

[1] SCHWARZ 1904, HELLY 1905, MAXIMOW 1905, FISCHER 1909.

phagocyten" aus fixen Bindegewebszellen angenommen haben, waren, wie bereits erwähnt, Marchand (1889) und sein Schüler Bardenheuer (1891). Später drückte Marchand (1898) die Überzeugung aus, daß diese Zellen aus den von ihm so benannten Adventitiazellen hervorgehen und diese sich auch in Lymphocyten und wahrscheinlich auch in Granulocyten umwandeln können (vgl. S. 13ff.).

Unter den neueren Anschauungen über die örtliche Abstammung entzündlicher Infiltratzellen sind zunächst die Ansichten Herzogs (1922, 1923) zu nennen. Da er bei Entzündung alle Übergange zwischen undifferenzierten Mesenchymzellen und neutrophilen und eosinophilen Granulocyten zu beobachten glaubte, meinte er, daß die letzteren hierbei aus den ersteren hervorgingen. Ähnlich wie Herzog glaubten Oeller (1923—1925) und Siegmund (1923, 1925), daß die nach intravenöser Einspritzung von Fremdeiweiß zu beobachtenden mesenchymalen Reaktionen in den Lungen und anderen Organen von starker örtlicher Neubildung neutrophiler und eosinophiler Granulocyten und anderer Leukocyten begleitet sind.

Die Vorstellungen Herzogs und seiner Anhänger sind schon durch Schilling (1925) als unbegründet zurückgewiesen worden. Wie an anderer Stelle gezeigt werden konnte[1], hat es sich bei ihren Beobachtungen offenbar um Verwechslung mit Makrophagen gehandelt, die mit untergehenden neutrophilen oder eosinophilen Granulocyten oder ihren Granula angefüllt waren. Auch mögen dabei mit Russellschen Körperchen beladene Plasmazellen zu Verwechslung mit Granulocyten Veranlassung gegeben haben.

Einen größeren Eindruck als die Herzogsche These machte später die Angabe von W. und M. v. Möllendorff[2], daß Granulocyten, Makrophagen und Lymphocyten bei der Entzündung aus örtlichen Fibroblasten hervorgehen sollen. Zu den Autoren, welche sich den v. Möllendorffs völlig anschlossen oder wenigstens die Makrophagen und Lymphocyten aus den Fibroblasten ableiten zu müssen glaubten, gehören Brodersen (1928), de Haan (1928), Schultz (1928, 1930), Bauer (1929), Pfuhl (1929), Weatherford (1933) und Thomas (1938). Nach Brodersen sollen alle bei der Entzündung mitwirkenden mononucleären Zellen als verschiedene Funktionszustände der Fibroblasten aufzufassen sein. Ähnlich sollen nach de Haan alle Lymphocyten, Monocyten, Makrophagen und Fibrocyten unbeschränkt und reversibel ineinander übergehen können.

Die Ansicht W. und M. v. Möllendorffs und ihrer Anhänger hat wohl zuerst durch Maximow (1927) als Rückschritt zu den Anschauungen der 90er Jahre scharfe Ablehnung erfahren. Sie wurde weiter durch Buengener (1927), Chassel (1928), Fuchs (1928), Fischer-Wasels (1928) u. a. entschieden zurückgewiesen. Doch blieb es Tannenberg (1929—1930) überlassen, sie als auf methodischen Fehlern beruhende Fehldeutung zu entlarven.

Wenn auch nicht mehr bezweifelt werden kann, daß besonders Makrophagen und, wie wir sehen werden (S. 168ff.), auch Plasmazellen besonders bei chronischen Entzündungen oft in großer Menge örtlich aus undifferenzierten Mesenchymzellen neugebildet werden, so finden sich doch keine Anhaltspunkte dafür, daß dieser Vorgang bei akuten Entzündungen eine bedeutende Rolle spielt, oder daß neutrophile oder eosinophile Granulocyten, vielleicht von seltenen Fällen abgesehen, hierbei neugebildet werden. Wir können somit Marchand (1924) recht geben, wenn er als gesichert ansah, daß die neutrophilen und eosinophilen Granulocyten, wie die Makrophagen, bei Entzündung hauptsächlich aus den Gefäßen stammen. Er hatte aber auch recht, wenn er von vornherein den Standpunkt

---

[1] Ehrich 1934, Ehrich und Wohlrab 1934.

[2] M. v. Möllendorff 1928—1932, W. v. Möllendorff 1927, 1928, 1931, W. und M. v. Möllendorff 1926.

vertrat, daß die Makrophagen auch örtlich aus den undifferenzierten Mesenchymzellen (Adventitiazellen) neugebildet werden können.

b) Die Leukodiapedese.

Wie aus dem vorliegenden Schrifttum über periphere Lymphe[1] und aus Tabelle 21 (S. 197) hervorgeht, wandern schon normalerweise Granulocyten, Monocyten und Lymphocyten aus den Blutgefäßen ins Gewebe aus. Daß die Zahl der in der peripheren Lymphe enthaltenen Leukocyten bei akuter Entzündung stark vermehrt ist, war schon THOMA (1873) bekannt.

Die Morphologie der Leukodiapedese ist bereits von COHNHEIM (1867) vorzüglich geschildert worden (vgl. S. 4f.). Wie er ausgeführt hat, beginnt die Auswanderung mit Ansammlung von Leukocyten im Randstrom der kleinen Blutgefäße (Randstellung, Margination). TANNENBERG (1925) welcher das Verhalten der Leukocyten im Mesenterium des Kaninchens bei Überrieselung mit Kochsalzlösung von 41—42° C kinematographisch untersucht hat, beobachtete, daß sie im Randstrom zunächst rund bleiben und weiter rollen, wenn sie auch hier und da einmal für den Bruchteil einer Sekunde an der Wand haltmachten. Später bleiben sie länger haften, verlieren ihre runde Form und werden in die Länge gezogen. Der Durchtritt erfolgt in Richtung gegen den Strom. Zuerst tritt, wie schon von COHNHEIM beschrieben, das Cytoplasma durch, während der Kern nachgezogen wird. Die Dauer des Durchtritts schwankt, wie schon LAVDOWSKY (1872) bekannt war, zwischen 5 und 30 min.

Wie von COHNHEIM (1867) und HERING (1867) beobachtet wurde, treten Randstellung und Auswanderung erst bei verlangsamter Durchblutung auf. Nach den Befunden von RICKER und REGENDANZ (1921) findet Diapedese sowohl im prästatischen wie im poststatischen Zustand statt. Diapedese im prästatischen Zustand soll zu schwacher Eiterung, Durchtritt im poststatischen Zustand zu starker Eiterung führen. Wenn schließlich die Strömung so langsam wird, daß die plasmatische Randzone verschwindet, bleibt erneutes Anhaften von Leukocyten aus[2]. Der Satz von KLEMENSIEWICZ (1908), daß ohne Strömung keine Auswanderung stattfindet, ist jedoch, wie schon MARCHAND (1924) ausführlich dargelegt hat und seither durch Gewebskulturversuche zur Gewißheit geworden ist, nicht ohne Ausnahme. Wie schon MARCHAND (1924) meinte, ist dieses Verhalten offenbar darauf zurückzuführen, daß Randstellung und Auswanderung Zufuhr neuer Leukocyten bedarf, diese bei stillstehender Zirkulation aber ausbleibt.

Über den Ort der Leukodiapedese finden sich widersprechende Angaben. Während COHNHEIM (1867) ihn nicht nur in die kleinen Venen, sondern auch in die Capillaren verlegte, ein Standpunkt, der später auch von ENGELMANN (1891), RÖSSLE (1923), MARCHAND (1924) u. a. geteilt wurde, beschränkten RICKER und REGENDANZ (1921) u. a.[3] diesen Vorgang auf die kleinen Venen. TANNENBERG (1925), welcher dieser Frage genaue Beachtung geschenkt hat, gab RICKER und REGENDANZ insofern recht, als er stärkere Randstellung und Diapedese nur in den kleinen Venen beobachten konnte, wogegen sie in den Capillaren nur vereinzelt zur Beobachtung kamen.

Während zunächst angenommen wurde, daß die Leukocyten durch präformierte Stigmata oder Stomata in der Wand der Gefäße austreten[4], wies bereits ARNOLD (1875, 1878) nach, daß die Leukocyten, genau so wie kolloidale und

[1] DRINKER und FIELD 1933, DRINKER und YOFFEY 1941, EHRICH 1946.
[2] THOMA 1894, KLEMENSIEWICZ 1908, RICKER und REGENDANZ 1921, RICKER 1924, TANNENBERG 1925.
[3] KAWANO 1950. [4] COHNHEIM 1867.

körnige Substanzen, nicht durch die Endothelien, sondern durch die sie zusammenhaltende Kittsubstanz ins Gewebe auswandern. Wirkliche Öffnungen ließen sich nur beim Durchtritt roter Blutkörperchen feststellen[1]. Diese Vorstellung hat sich in der Folgezeit als richtig erwiesen (vgl. Abschnitt IV).

Der Zeitpunkt der Leukodiapedese ist offenbar erheblichen Schwankungen unterworfen. Während YATSUSHIRO (1913) bei Versuchen mit Aleuronat stärkere Randstellung und Auswanderung erst nach 2 Std und erhebliche Auswanderung erst nach 4—10 Std beobachtete, sah MARCHAND (1924) wohl bei Versuchen mit eiweißhaltigen Substanzen oft schon nach 1 Std große Mengen von Leukocyten in der Umgebung der Gefäße. Ähnlich hat MENKIN (1937—1950) nach Injektion von Leukotaxin schon nach 40 min starke Infiltration des Gewebes mit Granulocyten beobachtet, während sie bei Versuchen mit Aleuronat oder Terpentinöl sehr viel später in Erscheinung traten. Unterschiede dieser Art sind offenbar auf Verschiedenheiten der benutzten Entzündungserreger und der durch sie verursachten mittelbaren Gewebsveränderungen zurückzuführen.

Bezüglich der Leukodiapedese verschiedener Eiterzellen hat schon CUNNINGHAM (1922) durch direkte Beobachtungen feststellen können, daß bei Entzündung die neutrophilen Granulocyten im allgemeinen sehr schnell auswandern, während die Makrophagen graduell erst im Verlaufe einiger Stunden deutlich hervortreten. Dies mag zum Teil darauf zurückzuführen sein, daß die Makrophagen langsamer sind als die neutrophilen Granulocyten (vgl. S. 120 und 122); teilweise mag es auch daran liegen, daß die chemotaktische Förderung ihrer Auswanderung durch verschiedene Stoffe bedingt ist (vgl. S. 147f.).

Wie CLARK und CLARK (1935) und CLARK, CLARK und REX (1936) mittels der von ihnen angegebenen Ohrkammermethode bei Kaninchen direkt beobachten konnten, hört die Auswanderung der Leukocyten nach einmaliger Einspritzung unbelebter Entzündungserreger gewöhnlich bald auf, selbst wenn diese auf dem Entzündungsfelde weiter bestehenbleiben. Über die Ursache dieses Verhaltens konnten sie keine Erklärung abgeben.

Über die physikalisch-chemischen Vorgänge bei der Auswanderung der Leukocyten ist nicht viel bekannt. Während die Randstellung der Leukocyten mit SCHKLAREWSKY (1868) durch ihr leichteres spezifisches Gewicht erklärt werden kann oder, wie FAHRAEUS (1929) meinte, vielleicht dadurch bedingt ist, daß die Suspensionsstabilität der Erythrocyten durch Entzündungsprodukte so verändert wird, daß die Erythrocyten aggregierte Massen bilden, welche die einzelnen Leukocyten an Größe übertreffen und sie damit in die Randzone drängen, handelt es sich bei ihrer Anreicherung in dieser Zone und bei ihrem Durchtritt durch die Gefäßwand offenbar um mehr verwickelte Vorgänge.

Während VIRCHOW (1871), v. RECKLINGHAUSEN (1883) und MARCHAND (1924) meinten, daß die Diapedese auf einer aktiven, an eine „Reizbarkeit des Protoplasmas" gebundenen Tätigkeit der Zellen beruht, glaubte HERING (1867), wie später KLEMENSIEWICZ (1908), daß sie als ein durch den Blutdruck bedingter Auspressungsvorgang anzusehen sei. COHNHEIM, welcher sich ursprünglich (1867, 1869) für eine aktive Auswanderung ausgesprochen hatte, schloß sich später HERING an (1882). Demgegenüber meinte SCHKLAREWSKY (1868), daß die Leukocyten von den durch die Wand passierenden Diffusionsströmen mitgerissen würden, während THOMA (1875, 1878, 1894) annahm, daß sie durch Capillarattraktion in die Capillarlücken hineingezogen würden.

Nachdem LEBER (1888, 1891) entdeckt hatte, daß die Leukocyten der Chemotaxis zugänglich sind, nahmen er und nach ihm andere an, daß die Auswanderung der Leukocyten durch Chemotaxis zu erklären sei. Wie McCUTCHEON

[1] ENGELMANN 1893.

(1946) ausgeführt hat, kann diese Deutung jedoch schon deshalb nicht richtig sein, weil Leukocyten auch in der Abwesenheit nachweisbarer chemotaktischer Substanzen auswandern und auch Lymphocyten ins Gewebe übertreten, obgleich sich keine Anhaltspunkte dafür finden, daß sie chemotaktisch reizbar sind. Doch sei sehr wohl möglich, daß die Auswanderung von Granulocyten und vielleicht auch von Makrophagen durch Chemotaxis gefördert werde.

Daß bei der Leukodiapedese neben passiver Anziehung eine aktive, an die Lebenstätigkeit der Zellen gebundene Tätigkeit des Cytoplasmas von größter Bedeutung ist, geht schon daraus hervor, daß tote Leukocyten nicht emigrieren können. Doch beginnt der Durchtritt, wie lange bekannt ist[1], mit einem offenbar passiven Vorgang, nämlich mit Ankleben der Leukocyten am Endothel. Daß es nur dann zur Diapedese kommt, wenn die Leukocyten an der Wand festhaften, es also zu einer größeren Klebrigkeit der Leukocyten oder Endothelien gekommen ist, ist später immer wieder bestätigt worden[2]. Doch während TANNENBERG (1925) offenbar annahm, daß die erhöhte Klebrigkeit vorwiegend die Leukocyten betrifft, meinten CLARK und CLARK (1935), daß es sich primär um eine Endothelveränderung handele, welche auch mikroskopisch erkennbar sei. Die Beobachtung ZWEIFACHs (1953), daß die Leukocyten bei mechanischer Reizung der Netzcapillaren zunächst flußabwärts festkleben, und die oft bestätigte Tatsache, daß Leukodiapedese hauptsächlich in den venösen Abschnitten der terminalen Blutbahn stattfindet, sprechen für die Vorstellung von CLARK und CLARK.

Die Ursache der größeren Klebrigkeit und des Durchtritts der festgeklebten Leukocyten wird meistens in einer Herabsetzung der Oberflächenspannung oder der elektrischen Ladung der beteiligten Zellen durch Eiweiß, Wasserstoffionen, Seifen und anderen Stoffen gesucht[3]. Die Tatsache, daß die Diapedese im venösen Schenkel stattfindet, wurde von TANNENBERG (1925) dadurch erklärt, daß der Eintritt dieser Stoffe in die Blutbahn durch Rückresorption am venösen Ende der Capillaren vor sich geht. Doch während TANNENBERG an Quellung der Eiweißhülle der beteiligten Zellen dachte, hat man später Eiweißniederschläge an ihrer Oberfläche bevorzugt in Betracht gezogen. Die physikalisch-chemische Bedeutung solcher Niederschläge ist besonders durch CHAMBERS und ZWEIFACH (1947) und KNISELY und Mitarbeiter (1947) ausführlich besprochen worden.

Nach DELAUNAY (1953) ist jedoch auch an eine direkte Wirkung bakterieller Substanzen zu denken. Versuche mit Autolysaten von Staphylokokken, B. pyocyaneus und proteus, Typhus-, Paratyphus-, Colon-, Tuberkel- und Ruhrbacillen und anderen Erregern wie mit aus ihnen extrahierten Phospholipid-Polysaccharid-Peptidkomplexen, Polysacchariden, Nucleoproteiden und anderen Substanzen zeigten, daß diese starke Leukodiapedese bedingen, und zwar erwiesen sich die Phospholipid-Polysaccharid-Peptidkomplexe (die Endotoxine der gramnegativen Bakterien) als am stärksten wirksam, während Adenylsäure und Adenosin schwächer wirkten als ganze Nucleoproteide.

c) Chemotaxis und ihre Rolle bei der entzündlichen Infiltration.

Unter Chemotaxis wird die Beeinflussung der Bewegungsrichtung von Zellen durch chemische Substanzen verstanden (Abb. 19). Die Bewegungsgeschwindigkeit der Leukocyten soll durch Chemotaxis nicht beeinflußt werden[4].

---

[1] ADDISON 1840—1849, WALLER 1846, LISTER 1858.

[2] TANNENBERG 1925, CLARK und CLARK 1935, BARON und CHAMBERS 1936, ZWEIFACH 1953, YOFFEY 1954.

[3] TRAUBE 1908, FREI 1912, HAMBURGER 1912, SCHWYZER 1914, FRIEDEMANN und SCHOENFELD 1917, SCHADE et al. 1920—1935, GRAEFF 1922, FERRINGA 1924, TANNENBERG 1925, ABRAMSON 1927—1933, WEDEN 1933 u. a.

[4] MCCUTCHEON 1946.

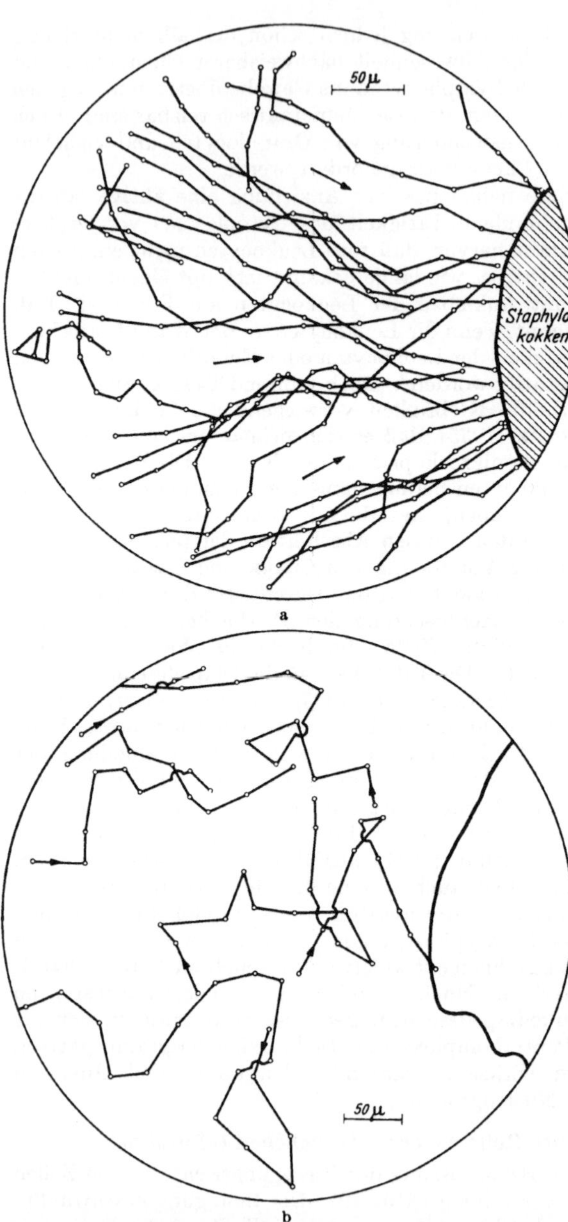

Abb. 19a u. b. Leukotaxis. Beachte, daß die Granulocyten fast gradlinig auf den Staphylokokkenhaufen (a) zuwandern, während sie in der Gegenwart eines nichtchemotaktischen Materials (b) ziellos umherirren. (McCutcheon, Wartman und Dixon 1934.)

Chemotaxis darf nicht mit Thigmotaxis verwechselt werden. Unter der letzteren versteht man die physikalischen Kräfte, welche Zellen dazu veranlassen, über eine Oberfläche hinwegzukriechen („taktile Reizung")[1].

Anlockung lebender Zellen durch chemische Substanzen wurde von Pfeffer (1884, 1888) bei Pflanzen entdeckt und bei Leukocyten zuerst durch Leber (1888) nachgewiesen. Wie zuerst durch Gabritschewsky (1890) gezeigt wurde, kommt neben Anlockung (positive Chemotaxis) auch eine Abstoßung (negative Chemotaxis) vor. Zusammenfassende Besprechungen der Chemotaxis finden sich bei Leber (1893), Marchand (1924) und Mc Cutcheon (1946).

Wie schon Pfoehl (1898) und Ruchlaedew (1910) betont haben, sind die Ergebnisse der älteren, mit den Pfefferschen Capillarröhrchen ausgeführten Versuche[2] schon deshalb nicht verwertbar, weil bei ihnen neben Chemotaxis durch Unterschiede im osmotischen Druck verursachte Strömungen mit im Spiele waren. Ähnliches läßt sich auch über die Ergebnisse von Versuchen sagen, welche mit in Flüssigkeit suspendierten Leukocyten ausgeführt wurden[3]. Wie McCutcheon betont hat, ist es durchaus möglich, daß sich die Leukocyten hierbei nicht aktiv bewegten, sondern durch Strömungen in der Flüssigkeit mitgerissen wurden. Daß Leukocyten kriechen, aber nicht schwimmen können, ist lange bekannt[4]. Silverman (1938) hat jedenfalls die Angabe

[1] Woronin 1894.
[2] Buchner 1890, 1891, Gabritschewsky 1890, Massart und Bordet 1890, 1891, Massert 1892, Leber 1893, Bloch 1896, v. Sicherer 1899.
[3] Jochims 1927. [4] Mudd, McCutcheon und Lucke 1934.

JOCHIMS, daß Wasserstoffionenkonzentrationen von p_H 5,8—6,3 positiv chemotaktisch wirken, während solche von p_H 4,4—4,9 die gegenteilige Wirkung haben, nicht bestätigen können.

Zuverlässige Ergebnisse wurden erst erzielt, nachdem COMMANDON (1917, 1919) seine Objektträgermethode, CLARK und CLARK (1920) ihre Ohrkammermethode und MEIER (1933) die Methode des hängenden Tropfens in die Chemotaxisforschung eingeführt hatten.

Zu den Zellen, welche der Chemotaxis zugänglich sind, gehören vor allem die neutrophilen Granulocyten. Nach McCUTCHEON (1946) reagieren sie über eine Entfernung von ungefähr 1 mm. Bei einem Abstand von 0,5—0,8 mm wurden 70% und bei 0,4 mm 89% angelockt. Daß auch die eosinophilen Granulocyten der Chemotaxis zugänglich sind, wurde durch ROSEGGER (1932) und INGRAHAM und WARTMAN (1939) nachgewiesen. Die Monocyten, auf der anderen Seite, ließen sich in vitro nicht beeinflussen[1]; sie werden aber in vivo durch chemotaktische Substanzen angelockt[2]. Nach JACOBY (1937/38) erstreckt sich ihre Anziehung durch tote Zellen auf eine Entfernung von 25 μ. Diese Beobachtung kann vielleicht dahin gedeutet werden, daß Granulocyten und Monocyten durch verschiedene Substanzen angelockt werden. Jedenfalls zeigen sie, daß auch die Monocyten der Chemotaxis zugänglich sind.

Bei den Lymphocyten, auf der anderen Seite, ist Chemotaxis weder in vivo[3] noch in vitro[4] beobachtet worden, obgleich sich ihre Auswanderung aus den Blutgefäßen in nichts von der Emigration der Granulocyten und Monocyten unterscheidet.

Wie wiederholt gezeigt worden ist, hängt die Fähigkeit der Leukocyten, auf chemotaktische Reize zu reagieren, stark vom Gesundheitszustand ihres Wirtes ab. Die Leukocyten schwerkranker Patienten sind nicht nur weniger beweglich, sondern auch weniger der Chemotaxis zugänglich als die Leukocyten gesunder Menschen[5]. Ähnlich soll Alkoholintoxikation die chemotaktische Ansprechbarkeit der Leukocyten herabsetzen[6].

Zu den Substanzen, welche positive Chemotaxis ausüben, gehören zunächst die meisten Bakterien (Staphylokokken, Streptokokken, Pneumokokken, Typhusbacillen, Colonbacillen, Gasbacillen, Tuberkelbacillen)[7]. Gewisse β-hämolytische Streptokokken sind jedoch unwirksam[8]. Daß durch Hitze abgetötete Bakterien ebenso wirken wie lebende Bakterien, war schon GABRITSCHEWSKY (1890) bekannt. Nach MEIER (1933) unterscheiden sich Tuberkelbacillen von pyogenen Mikroorganismen dadurch, daß ihr Wirkungsbereich sehr viel kleiner ist.

Die chemotaktischen Stoffe, welche von Bakterien ins Medium abgegeben werden sollen, sind nach MEIER (1941) von der Größe von Eiweißmolekülen. Dies stimmt mit der alten Beobachtung BUCHNERS (1890) überein, daß Bakterieneiweiß chemotaktisch wirkt. Daß auch Tuberkelbacilleneiweiß Leukocyten anlockt, wurde durch WARTMAN (1938) und WARTMAN und INGRAHAM (1940) nachgewiesen. Nach MENKIN (1940) haben auch Polypeptide chemotaktische Eigenschaften. Nach WOLF (1921) sollen sogar Aminosäuren und Amine chemotaktisch wirken. Doch fand HARRIS (1953), daß Autolysate oder tryptische oder peptische Verdauungsprodukte von Geweben keine chemotaktische Wirkung haben.

An Kaolin adsorbierte Mucopolysaccharide hämolytischer Streptokokken[9], oder an Holzkohle adsorbierte Polysaccharide von Tuberkelbacillen[10] erwiesen

[1] COMAN 1940. [2] CLARK, CLARK und REX 1936. [3] CLARK, CLARK und REX 1936.
[4] MAXIMOW 1923, DIXON und McCUTCHEON 1935, COMAN 1940.
[5] MALLERY und McCUTCHEON 1940. [6] KLEPSER und NUNGESTER 1939.
[7] MEIER 1933, McCUTCHEON und DIXON 1936. [8] McCUTCHEON, COMAN und DIXON 1939.
[9] DIXON, McCUTCHEON und CZARNETSKY 1937.
[10] WARTMAN 1938, WARTMAN und INGRAHAM 1940.

sich hingegen als unwirksam. Ähnlich wirkten von Tuberkelbacillen isolierte Phosphatide nur sehr schwach chemotaktisch[1].

Zu den nichtbakteriellen Substanzen, welche positive Chemotaxis ausüben, gehören Stärkekörnchen, Glykogen, Agar, Baumwolle, Glucose, Maltose, Fructose, Kollodiumpartikel und Crotonöltropfen, aber nicht Seide, Olivenöl, oder Öl- oder Stearinsäure[2]. Zu den stark negativ chemotaktischen Substanzen gehört Aluminiumsilicat, aber nicht Siliciumdioxyd[3]. Kohlepartikel sind chemotaktisch indifferent[4].

Daß auch geschädigtes Gewebe chemotaktisch wirkt, ist lange bekannt[5]. Nach Grand und Chambers (1936) ist die wirksame Substanz thermolabil, nach Silverman (1938) besteht sie aus Eiweiß. Wie Menkin (1937, 1938, 1940) gezeigt hat, ist die in der Eiweißfraktion entzündlicher Exsudate enthaltene, von ihm als Leukotaxin bezeichnete Substanz (S. 88ff.) chemotaktisch besonders aktiv. Diese Beobachtung ist von Duthie und Chain (1939) insofern bestätigt worden, als sie durch Fibrinverdauung ein Polypeptid gewinnen konnten, welches stark chemotaktisch wirkt. Histamin hingegen ist übereinstimmend als unwirksam gefunden worden[6].

Die physikalisch-chemischen Vorgänge bei der Chemotaxis bedürfen noch weiterer Erforschung. Die Meinung von Schade (1923) und Wells (1925), daß sie durch Herabsetzung der Oberflächenspannung der Leukocyten wirksam ist, hat schon deshalb wenig Wahrscheinlichkeit für sich, weil die Bewegung dieser Zellen nicht auf Oberflächentätigkeit, sondern auf Sol-Gelverschiebung im Cytoplasma beruht[7]. Auch hat sich herausgestellt, daß Opsonine, welche die Oberflächenspannung herabsetzen, die Chemotaxis nicht beeinflussen[8].

Was hier über die Herabsetzung der Oberflächenspannung gesagt wurde, trifft offenbar auch für die Annahme zu, daß es sich hierbei um eine Oberflächenaktivierung der chemotaktisch wirkenden Körper handelt[9]. Jedenfalls haben Chambers und Grand (1936) gezeigt, daß gewisse, durch starke Oberflächenaktivität ausgezeichnete Partikel chemotaktisch völlig unwirksam sind.

Meier (1942), welcher fand, daß Bakterien ihre chemotaktischen Stoffe ins Gewebe abgeben und daß diese auch nach Entfernung der Bakterien wirksam bleiben, kam zu dem Schluß, daß dieser Vorgang chemisch bedingt ist. Demgegenüber hat McCutcheon (1955) ausgeführt, daß Auswaschen von Bakterien ihre chemotaktische Tätigkeit nicht herabsetzt, und daß man keine wirksamen Substanzen aus ihnen extrahieren kann. Er zog daher unter anderem eine elektrische Feldwirkung in Betracht. Da die Bewegung der Leukocyten offenbar dadurch bedingt ist, daß sich das hintere, im Gelzustand befindliche Ende der Zelle kontrahiert[10] (vgl. S. 120 u. 153ff.), kam McCutcheon (1946) zu dem Schluß, daß chemotaktische Substanzen dadurch wirken, daß sie bestimmen, welcher Teil des Cytoplasmas in den Solzustand gehen soll.

Die Bedeutung der Chemotaxis für die Entzündung liegt auf der Hand. Daß sie bei der Emigration der Leukocyten eine fördernde Wirkung haben mag, ist bereits erwähnt worden (S. 144f.). Ihre Hauptbedeutung liegt jedoch offenbar darin, daß sie die auf das Entzündungsfeld ausgewanderten Leukocyten zu den von ihnen zu beseitigenden Stoffen hinleitet und diese Anlockung bis zu einem gewissen Grade selektiv ist.

4. Die funktionelle Bedeutung der entzündlichen Infiltration.

Die funktionelle Bedeutung der neutrophilen, pseudoeosinophilen und eosinophilen Granulocyten und der Makrophagen auf dem Entzündungsfelde ist heute

[1] Wartman und Ingraham 1940.
[2] Commandon 1917, 1919, Clark und Clark 1920, 1922, Grand und Chambers 1936, Dixon und McCutcheon 1936.
[3] McCutcheon, Coman und Dixon 1939. [4] Commandon 1917, 1919.
[5] Massart und Bordet 1890, McCutcheon, Wartman und Dixon 1934, Grand und Chambers 1936.
[6] Bloom 1922, Grant und Wood 1928, Moon 1935, Silverman 1938.
[7] Mast 1932. [8] Coman, McCutcheon und DeCamp 1939.
[9] Haebler und Weber 1930, Schade und Mayr 1930. [10] Mast 1932, Lewis 1939.

weitgehend bekannt. Zunächst wirken sie, wie wir seit METSCHNIKOFF (1880 bis 1913) wissen, dadurch, daß sie Entzündungserreger und geschädigte Zellen aufnehmen und abbauen. Die meisten Erreger werden schon von den neutrophilen oder pseudoeosinophilen Granulocyten beseitigt. Einige Bakterien, wie die Tuberkel- und Leprabacillen, werden aber, wie bereits erwähnt (S. 137), nach ihrer Aufnahme durch diese Zellen nicht von ihnen abgetötet und verdaut, sondern später mitsamt den abgestorbenen Granulocyten von Makrophagen gefressen und abgebaut. Mit Mucopolysaccharidkapseln versehene Bakterien werden oft nur nach Zerstörung ihrer Kapsel oder durch „Oberflächenphagocytose" aufgenommen (vgl. S. 47 und 129). Gewisse Entzündungserreger schließlich werden überhaupt nicht phagocytiert, entweder weil sie stark giftig wirken, oder weil sie durch negative Chemotaxis ausgezeichnet sind. Die funktionelle Wirksamkeit der Phagocyten als Zerstörer von Bakterien geht daraus hervor, daß die Einführung von 4 Milliarden Leukocyten in die Bauchhöhle 15—60 min nach intraperitonealer Injektion von Colonbacillen bei Hunden tödliche Peritonitis zu verhindern vermag, während Serum oder Leukocytenextrakte keine solche Wirkung haben[1].

Die Tatsache, daß es mehrere Phagocytenarten gibt, ist wohl dadurch erklärt, daß sie durch verschiedene Enzymsysteme und vielleicht auch Leucine ausgezeichnet sind. Offenbar beruht die Unfähigkeit der neutrophilen Granulocyten, der Tuberkel- und Leprabacillen Herr zu werden, zum Teil darauf, daß sie im Gegensatz zu den Makrophagen keine wirksamen Lipasen (Esterasen) besitzen, oder diese in ihnen unwirksam sind. Offenbar sind auch die eosinophilen Granulocyten durch besondere Enzyme ausgezeichnet. Jedenfalls dürfte ihr gehäuftes Auftreten bei allergischen Entzündungen und Wurmkrankheiten kaum auf Zufall beruhen.

Zu den Unterschieden zwischen den Granulocyten und Makrophagen gehört auch ihre sehr verschieden lange Lebensdauer (vgl. S. 120f und 122.). Wenn die Makrophagen die Granulocyten nicht überleben würden, wären sie kaum imstande, die untergehenden Granulocyten durch Phagocytose und Verdauung zu beseitigen.

Während einige Bestandteile der aufgenommenen Erreger und Gewebsteile in den Phagocyten wohl völlig degradiert werden, dürften Nucleinsäuren nur bis zu den Purin- und Pyrimidinbasen und Antigenkomplexe weniger abgebaut als in wirksame Moleküle zerlegt werden (vgl. S. 135 und 176f.). Auch besteht guter Grund zu der Annahme, daß diese Produkte von den Phagocyten wieder ausgeschieden werden (S. 137 und 176f.), diese Zellen also beim Nucleinsäurestoffwechsel und bei der Vorbereitung zur Antikörperbildung eine wichtige Rolle spielen. Auch haben wenigstens die Makrophagen eine starke Speicherungsfunktion. Sie können, wie oben ausgeführt wurde (S. 136f.), sowohl Eisen als auch Antigen lange Zeit in aktiver Form aufbewahren. Durch die letztere Funktion gewährleisten sie eine bessere Immunisierung.

Mit der Phagocytose, Stoffwechseltätigkeit und Speicherung ist die funktionelle Bedeutung der Leukocyten auf dem Entzündungsfelde jedoch keineswegs erschöpft. Wie lange bekannt ist, spielen sie auch bei der Aufräumung des Entzündungsfeldes und bei der Wiederherstellung des physiologischen Gleichgewichts eine bedeutende Rolle.

Daß im Eiter, d. h. in abgestorbenen Leukocytenmassen, Peptone entstehen, war schon EICHWALD (1864) bekannt. Daß steriler Eiter totes Gewebe, Fibrin, Casein und Gelatine auflösen kann, also wirksame proteolytische Enzyme enthält, wurde bereits durch MÜLLER (1888) und LEBER (1891) gezeigt. Nach ACHALME (1899) sollte sich das in dem durch

[1] STEINBERG 1938.

Terpentinöl erzeugten Eiter nachweisbare fibrinlösende Ferment wie Trypsin verhalten. Daneben fanden sich auch Lipasen, Amylase und Oxydasen. Später wies MÜLLER (1902) nach, daß die Tätigkeit der im Eiter enthaltenen Proteasen auch zur Bildung von Leucin, Lysin, Tyrosin und anderen Aminosäuren führt. Auch konnte er zeigen, daß diese Tätigkeit bei der Lösung der Pneumonie von Bedeutung ist. Die Beobachtungen F. MÜLLERS wurden bald durch E. MÜLLER und JOCHMANN (1906, 1907), E. MÜLLER und KOACZEK (1907) und JOCHMANN (1908) bestätigt. Wie ACHALME (1899) kamen JOCHMANN und LOCKEMANN (1908) zu dem Schluß, daß das im schwach Alkalischen wirkende Ferment dem Trypsin ähnlich sei.

Die extracelluläre Wirkung der in Leukocyten enthaltenen proteolytischen Fermente wurde sodann durch OPIE (1905—1922) eingehend untersucht. Er meinte, daß das schon von MÜLLER (1888) beschriebene, in leicht alkalischem oder neutralem Milieu wirksame, von OPIE als Leukoprotease bezeichnete trypsinartige Ferment nur bei den Granulocyten vorkomme, und daß die Monocyten nur ein in schwach saurem Milieu wirksames, von ihm als Lymphoprotease bezeichnetes proteolytisches Ferment besäßen.

Da seine Leukoprotease bei seröser Entzündung unwirksam war, nahm OPIE an, daß Plasma ein Antienzym enthält, welches diese Protease neutralisieren kann. Bei eitriger Entzündung, auf der anderen Seite, würden so viele Granulocyten zerfallen, daß die proteolytische Aktivität ihrer Enzyme die Antienzymwirkung des Plasmas übertreffe und somit Einschmelzung verursache.

Die Ansicht OPIES, daß die Wirkung der Leukoprotease von einer im Plasma enthaltenen Antiprotease abhängig sei, wurde bereits von BAYLISS (1924) wegen ihrer ganz unspezifischen Wirkung für unwahrscheinlich erklärt. Ähnliches läßt sich über die Behauptung BITTDORFS (1907) sagen, daß die bei Pneumonie freigesetzten proteolytischen Enzyme ins Blut resorbiert würden und hier die Bildung von Antitrypsin verursachen sollen. Nicht nur ist nichts über Rückresorption von Eiweiß durch die terminale Strombahn bekannt, sondern es finden sich auch keine Anhaltspunkte dafür, daß diese Fermente Antikörper, in diesem Falle Autoantikörper, hervorbringen können.

Die Lehre OPIES, daß die Granulocyten bei eitriger Einschmelzung eine trypsinartige Leukoprotease und die Makrophagen eine Lymphoprotease freisetzen, wurde ebenfalls bald in Zweifel gezogen. So haben schon JOBLING und STROUSE (1912) die Trypsinnatur der Leukoprotease bezweifelt. Auch meinten sie, daß die Lymphoprotease wahrscheinlich ein erepsinartiges Ferment sei, welches Pepton spalten könne. PARKER und FRANKE (1917) waren sogar der Ansicht, daß die Leukocyten überhaupt keine Proteasen, sondern nur Erepsin (Peptidasen) enthielten. Etwas später zeigte LORD (1919), daß die Tätigkeit der proteolytischen Fermente bei Pneumonie vom Säuregrad des Exsudats abhängig ist. Auch wies er nach, daß Eiter zwei bei p_H 7,3—6,7 und bei p_H 6,3—5,2 wirksame proteolytische Fermente enthält.

Eine besonders klare Besprechung der bei Gewebszerfall auftretenden *autolytischen* Enzyme verdanken wir BRADLEY (1922). Danach steigt bei Autolyse die Wasserstoffionenkonzentration, wohl durch Bildung von Milchsäure und anderen organischen Säuren, in den ersten 24 Std von p_H 7,0 auf p_H 6,5, um danach wohl infolge Pufferung der Säuren durch Peptide und Aminosäuren oder infolge Neutralisierung derselben durch Ammoniak langsam zu p_H 6,6—6,8 zurückzukehren. Während Säuren, welche Eiweiß nicht präcipitieren, Autolyse im allgemeinen fördern, wird sie durch neutralisierende oder alkalinisierende Substanzen gehemmt oder verhindert.

Bezüglich der Natur der autolytischen Fermente führte BRADLEY (1922) aus, daß sich die im Sauren und Neutralen wirksamen, früher als Pepsin oder Trypsin gedeuteten Fermente von diesen in wesentlichen Punkten unterscheiden. Nicht nur sei ihr p_H-Optimum ein anderes, sondern sie unterschieden sich auch in ihrem Verhalten gegen natives Eiweiß. Wie bereits ausgeführt (S. 75), kam BRADLEY zu dem Schluß, daß bei der Autolyse zwei Enzymsysteme beteiligt sind, nämlich 1. ein bei p_H 7,0—2,6, am besten bei p_H 4,5 wirksames System, welches Eiweiß in Proteosen und Peptone spaltet, und 2. ein bei p_H 8,0—3,0, am besten bei p_H 7,8 wirksames Erepsin, welches Peptide in Aminosäuren zerlegt. Das erstere ist offenbar mit dem heute als Kathepsin bekannten, das letztere mit den Peptidasen identisch.

Wenn wir diese Entwicklung überblicken, müssen wir wohl BAYLISS (1924) und MENKIN (1940) recht geben, wenn sie die Lehre OPIES von der Leuko- und

Lymphoprotease abgelehnt und seine Befunde auf Unterschiede in der Wasserstoffionenkonzentration der von ihm untersuchten Exsudate zurückgeführt haben. Auch ist MENKIN (1940) darin beizupflichten, daß bei der eitrigen Einschmelzung im Sauren wirksame autolytische Fermente (Kathepsin) eine hervorragende Rolle spielen. Jedenfalls ist sicher, daß eine in schwach alkalischem oder neutralem Milieu wirksame Leukoprotease durch die entzündliche Säuerung inaktiviert werden müßte.

Es verbleiben somit keine Anhaltspunkte dafür, daß die Granulocyten und Makrophagen verschiedene proteolytische Enzymsysteme besitzen. Wohl ist nach den oben angeführten Befunden anzunehmen, daß die neutrophilen, pseudoeosinophilen und eosinophilen Granulocyten und die Makrophagen sich in ihren Lipasen und wohl auch Carbohydrasen unterscheiden; auch ist es möglich, daß sie durch verschiedene Wasserstoffionenkonzentrationen in ihrem Cytoplasma oder in ihren Vacuolen ausgezeichnet und daher verschieden verdauungsfähig sind. Die beim extracellulären Abbau von Eiweiß beobachteten Unterschiede dieser Zellarten sind jedoch offenbar auf Unterschiede im Milieu zurückzuführen. Jedenfalls scheinen keine Beobachtungen vorzuliegen, welche nicht hierdurch erklärt werden können.

Wie bereits erwähnt wurde, ist anzunehmen, daß die Granulocyten und Makrophagen bei der Entzündung auch dadurch funktionieren, daß sie die von CARREL (1924) so benannten Trephone liefern und somit die Reparation einleiten.

Diese das Wachstum von Gewebskulturen und die Wundheilung stark fördernden Substanzen wurden zunächst als celluläre Sekretionsprodukte aufgefaßt, welche innerhalb der sie liefernden Zellen aus gewissen Elementen des Serums synthetisiert werden sollten[1]. Später wurde angenommen, daß es sich hierbei wahrscheinlich um Freisetzung von proteolytischen Enzymen handelt, welche dadurch als Trephone wirken, daß sie Eiweiß zu gewissen wachstumsfördernden Aminosäuren abbauen. In Übereinstimmung damit ist festgestellt worden, daß Proteosen[2], Peptone[3] und durch Hydrolyse gewonnene Spaltprodukte von Peptonen[4] wachstumsfördernd wirken. Doch sollen Dipeptide und Aminosäuren keine solche Wirkung haben[5]. Vielleicht sind diese Stoffe durch den Besitz von Sulfhydrylgruppen ausgezeichnet[6]. Da nach den Untersuchungen CARRELS und EBELINGS Trephone in „Leukocyten" (1922), in „Makrophagen und Lymphocyten" (1923) und in anderen Zellen und Geweben (1923) vorkommen, kann man hierbei auch an autolytische Fermente denken[7]. Da beim Zerfall dieser Zellen Nucleinsäuren freiwerden, sind bei den Trephonen schließlich auch Spaltprodukte dieser Säuren, insbesondere Purine und Pyrimidine, in Betracht zu ziehen.

Die Bedeutung der Leukocyten für die Wiederherstellung läßt sich daran erkennen, daß CARREL leukocytenfreie Wunden 25 Tage offenhalten konnte, während sie sich in der Gegenwart dieser Zellen schnell schlossen. Vielleicht erklärt sich auch die starke Neigung der Abscesse zur Bildung einer bindegewebigen Absceßmembran, wie die mangelhafte Demarkation von Entzündungsherden bei Agranulocytose durch die für diese Erkrankungen so charakteristischen Unterschiede in der Menge der sich örtlich ansammelnden Granulocyten.

Die Ergebnisse CARRELS mit Gewebskulturen und bei Wundheilung sind in letzter Zeit besonders durch KRUSCHOW (1945) und zum Teil auch durch LAWRENCE, PEARSE und MIDER (1939) bestätigt worden.

VIII. Die entzündliche Proliferation.

Während die exsudativ-infiltrativen Vorgänge bei der Entzündung im letzten Jahrhundert gründlich bearbeitet worden sind und ihre Bedeutung als Abbauvorgang oder Überwindungsphase heute als feststehend angesehen werden kann, ist die ihr folgende infiltrativ-proliferative Phase erst in den letzten Jahren als etwas Besonderes erkannt worden. Wohl hat MARCHAND (1913, 1924) die Morphologie dieser Reaktion zum Teil schon eingehend untersucht. Ihre Erkenntnis als Anpassungsphase wurde jedoch erst möglich, nachdem die reticulo-

[1] CARREL 1924. [2] BAKER und CARREL 1928. [3] WILLMER und KENDALL 1932.
[4] FISCHER und DEMUTH 1927. [5] HARRIS 1954. [6] HAMMETT und REIMANN 1929.
[7] DREW 1923.

endotheliale Theorie der Antikörperbildung überwunden und durch die lymphoidzellige bzw. plasmacelluläre Lehre ersetzt worden war. Wenn auch noch vieles zu erforschen bleibt, so kann heute doch kaum mehr bezweifelt werden, daß diese Phase ein Ausdruck von Antikörperbildung ist und sie somit der Anpassung dient. Sie unterscheidet sich von der abbauenden Überwindungsphase also dadurch, daß sie synthetisch und somit aufbauend wirkt.

Die bei der entzündlichen Proliferation hervortretenden Zellen sind die Lymphocyten und besonders die Plasmazellen. Da wir nicht sicher wissen, wieweit es sich hierbei um Einwanderung oder um Neubildung handelt, wäre es vielleicht besser, von einer „Reaktion“ zu sprechen. Wenn hier trotzdem von „Proliferation“ geredet wird, so soll damit zum Ausdruck gebracht werden, daß nach unseren heutigen Kenntnissen anzunehmen ist, daß wenigstens die Plasmazellen hierbei nicht durch Einwanderung aus dem Blute, sondern durch örtliche Neubildung entstehen.

Die Lymphocyten und Plasmazellen werden meistens zusammenhängend abgehandelt, offenbar weil angenommen wird, daß sie bei Entzündungen stets vermischt vorkommen. Wie später genauer ausgeführt werden soll, ist diese Vorstellung aber nur zum Teil richtig. Zwar treten Lymphocyten und Plasmazellen oft gleichzeitig auf, örtlich sind sie jedoch vielfach scharf getrennt. Auch ist es keineswegs sicher, ob auch die Lymphocyten der Anpassung dienen, oder ob sie nicht vielleicht als Trephocyten wirken (vgl. S. 206f.). Wenn diese beiden Zellarten hier trotzdem zusammenhängend abgehandelt werden, so soll damit nicht gesagt sein, daß die lymphocytäre Reaktion notwendigerweise der proliferativen Anpassungsphase angehört, sondern es soll damit nur der allgemeinen Vorstellung Rechnung getragen werden, daß sie hierbei stark beteiligt ist.

Während die exsudativ-infiltrativen Vorgänge gewöhnlich auf das Entzündungsfeld beschränkt bleiben und nur gelegentlich die regionären Lymphknoten in Mitleidenschaft ziehen, spielen sich die ihnen folgenden Anpassungsvorgänge außer auf dem Entzündungsfeld hauptsächlich in den regionären Lymphknoten ab. Die örtliche lymphocytär-plasmacelluläre Reaktion ist als klein- oder rundzellige Infiltration bekannt. Die Reaktion der regionären Lymphknoten wird als entzündliche Hyperplasie bezeichnet.

Wie die Exsudation und Infiltration ohne scharfe Grenze aus der Hyperämie und Stase hervorgehen, so läßt sich auch die lymphocytär-plasmacelluläre Reaktion nicht scharf von den exsudativ-infiltrativen Vorgängen abtrennen. Dieses Ineinandergreifen der verschiedenen Phasen bei der Entzündung zeigt deutlich, daß sie eng miteinander verknüpft sind und daher alle als integrale Teile ein und desselben Vorganges aufgefaßt werden müssen.

1. Die Proliferatzellen.

Während die Lymphocyten und Plasmazellen zunächst für verschiedene Zellarten gehalten wurden, sind sie in der Folgezeit meistens als verschiedene Entwicklungsstadien oder Funktionszustände ein und derselben Zellart gedeutet worden[1]. In den letzten Jahren hat sich jedoch gezeigt, daß sich die Plasmazellen von den Lymphocyten dadurch unterscheiden, daß sie aus besonderen Plasmoblasten hervorgehen und funktionell als Bildner von γ- und anderen Globulinen tätig sind. Es ist deshalb angezeigt, diese beiden Zellformen getrennt abzuhandeln.

Ob es neben den Lymphocyten und Plasmazellen noch andere Lymphoidzellen gibt, muß einstweilen offen bleiben. Wie schon Marchand (1924) und

[1] Marchand 1924, Maximow und Bloom 1932, Hueck 1948.

ASCHOFF (1926) ausgeführt haben, ist es durchaus möglich, daß die großen Lymphocyten der sog. Keimzentren keine Lymphoblasten sind, sondern eine besondere Zellart darstellen (vgl. S. 156ff.). Auch ist denkbar, daß die undifferenzierten Mesenchymzellen gelegentlich in der Form freier Lymphoidzellen (primitiver Stammzellen) auftreten können, die kleinen Lymphocyten also nicht einheitlicher Natur sind (vgl. S. 160ff.).

a) Identität der Lymphocyten.

Kennzeichen. Die Lymphocyten werden gewöhnlich in kleine, mittelgroße und große Lymphocyten eingeteilt. Während die kleinen Lymphocyten nur sehr spärlich schwach basophiles Cytoplasma besitzen — so wenig, daß ihre Kerne in Gewebsschnitten oft nackt erscheinen —, sind die großen Lymphocyten durch reichliches Cytoplasma von wechselnder Basophilie ausgezeichnet. Da die großen Lymphocyten außerdem einen jugendlichen Kern mit deutlichen Nucleolen besitzen, werden sie meistens als Jugendformen der Lymphocyten oder Lymphoblasten aufgefaßt[1].

Wie an anderer Stelle[2] gezeigt worden ist, unterscheiden sich Lymphocyten von allen anderen weißen Blutkörperchen dadurch, daß sie weder eine Centrosphäre, noch einen komplexen GOLGI-Apparat besitzen. Zwar haben WEIDENREICH (1909) u. a.[3] behauptet, daß auch die kleinen Lymphocyten über einen solchen Apparat verfügen. Doch haben diese Autoren nicht scharf zwischen Lymphocyten, Plasmazellen und anderen Lymphoidzellen unterschieden. Ähnlich hat es sich bei den von MAXIMOW und BLOOM (1932) dargestellten, mit einem komplexen GOLGI-Apparat versehenen Zellen, wie aus ihrer Abbildung deutlich hervorgeht (Abb. 20), nicht um Lymphocyten, sondern um die Zellen eines aktiven Keimzentrums gehandelt, welche, wie später genauer ausgeführt werden soll, möglicherweise keine Lymphoblasten sind, sondern eine besondere Zellart darstellen. Bei den vom Verfasser (1934) untersuchten Lymphoblasten war jedenfalls von einem komplexen GOLGI-Apparat nichts zu bemerken, sondern die Diktiosomen waren wie bei anderen Leukoblasten fein verstreut gelagert. Bei Umwandlung dieser Zellen zu kleinen Lymphocyten klumpten die Diktiosomen mehr und mehr zusammen, bis in den kleinen Lymphocyten schließlich nur noch wenige grobe Brocken nachweisbar waren oder diese völlig fehlten. Diese Beobachtung wurde dahin gedeutet, daß sich die Lymphocyten auch in ihrem GOLGI-Apparat von anderen Leukocyten unterscheiden. Die Tatsache, daß alle resorbierenden und sezernierenden Zellen durch einen komplexen GOLGI-Apparat gekennzeichnet sind[4], dieser bei den Lymphocyten aber nicht zur Entwicklung kommt, spricht dafür, daß die letzteren weder sekretorisch noch resorptiv tätig sind (vgl. S. 206f.).

Bei Supravitalfärbung mit Neutralrot lassen sich in lebenden Lymphoblasten und Lymphocyten wechselnde Mengen gefärbter Vacuolen zur Darstellung bringen. Die Annahme[5], daß diese Speicherfähigkeit erst mit zunehmender Reifung dieser Zellen erworben wird, hat sich später als unrichtig erwiesen[6].

Die Bewegung der Lymphocyten ist besonders durch LEWIS (1931, 1933, 1934) erforscht worden. Kinematographische Untersuchungen ergaben, daß sie sich anders als Monocyten[7] ,aber ähnlich wie Granulocyten dadurch bewegen, daß sich in ihrer Mitte ein Kontraktionsring bildet, durch welchen die Zelle infolge Zustandsänderung ihres Gel-Solzustandes hindurchtritt (Abb. 21).

[1] NAEGELI 1923, WISEMAN 1931, OSGOOD 1938, ROHR 1940. [2] EHRICH 1934.
[3] DEINEKA 1912, COWDRY 1921, MAXIMOW 1927, WALLGREN 1927, DAWSON und SPARK 1928/29, ESTABLE 1931, RICHTER 1942.
[4] JACOBS 1927. [5] CUNNINGHAM, SABIN und DOAN 1925.
[6] WISEMAN 1931, EHRICH 1934, HALL 1938. [7] McCUTCHEON 1948.

Bei 38—39° C findet der Durchtritt in 20—50 sec statt. Die Bewegungsform soll so charakteristisch sein, daß sie eine zuverlässige Diagnose dieser Zellen ermöglicht[1]. Die Geschwindigkeit der kleinen Lymphocyten wird gewöhnlich mit 6—30 μ je Minute angegeben[2]. Wurden sie elektrischen Strömen ausgesetzt, wanderten sie mit einer Geschwindigkeit von 12—17 μ je Minute in gerader Linie der Anode zu[3]. Nach DIXON und MCCUTCHEON (1935) legen kleine Lymphocyten im Durchschnitt 13 μ je Minute zurück.

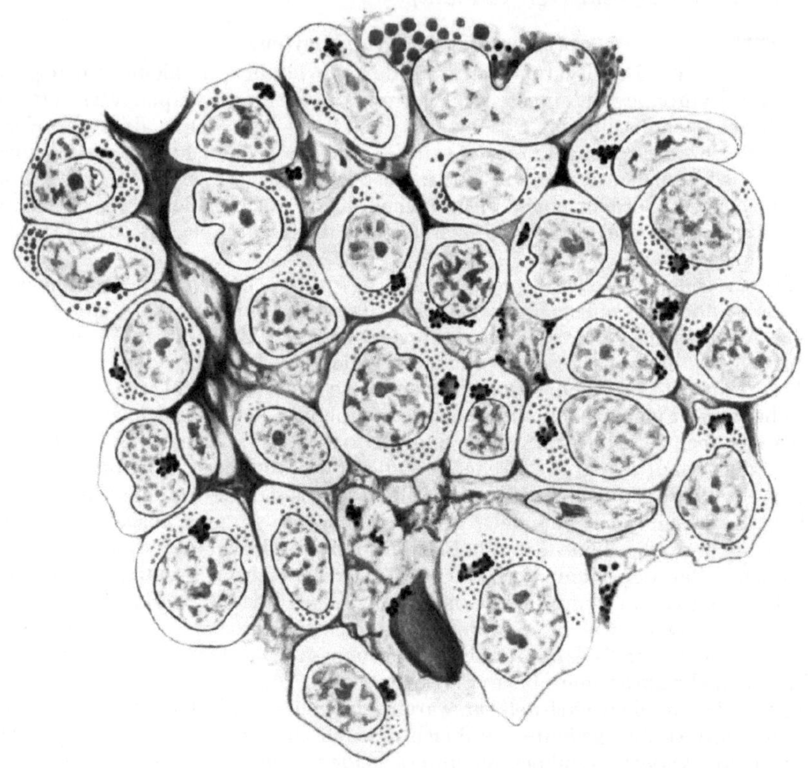

Abb. 20. Aktives Keimzentrum mit wohl ausgebildetem komplexen GOLGI-Apparat in den großen lymphoiden Keimzentrumszellen. (MAXIMOW und BLOOM 1932.)

Bei Lymphocyten lassen sich gelegentlich Bilder beobachten, welche als Abstoßung von Cytoplasmateilchen (Clasmatose) gedeutet werden können[4]. Weiter ist angegeben worden, daß man solche Teile auch im Lymphplasma antreffen kann. Da diese Erscheinung offenbar ein Teil des als Lymphocytolyse bekannten Vorganges ist, und dieser später ausführlich besprochen werden soll (S. 200ff.), brauchen wir hier noch nicht darauf einzugehen.

Untersuchungen mit Gewebskulturen haben ergeben, daß kleine Lymphocyten nur wenige Tage am Leben bleiben. Wenn sich diese Beobachtung auch leicht bestätigen läßt[5], so darf dies jedoch noch nicht als Beweis angesehen werden, daß die kleinen Lymphocyten auch im Körper alle nach wenigen Tagen dem Untergang anheimfallen.

Herkunft. Wie schon MARCHAND (1924) ausgeführt hat, wird wohl von niemandem bezweifelt, daß die Lymphocyten hauptsächlich im lymphoiden

---

[1] RICH 1936. [2] LEWIS und WEBSTER 1921, MCCUTCHEON 1924.
[3] ABRAMSON 1925. [4] DOMINICI 1902, DOWNEY und WEIDENREICH 1912 u. a.
[5] EHRICH 1934.

(lymphadenoiden, lymphatischen) Gewebe der Lymphknoten, Milz und Schleimhäute entstehen. Bezüglich der Thymus waren die Meinungen zunächst geteilt. Während DUSTIN (1914), SCHRIDDE (1923), WINIWARTER (1924) u. a. der Meinung waren, daß die kleinen Rundzellen der Thymusrinde als Epithelzellen anzusehen seien, sind HAMMAR (1905—1923), MAXIMOW (1909—1912). MAXIMOW und

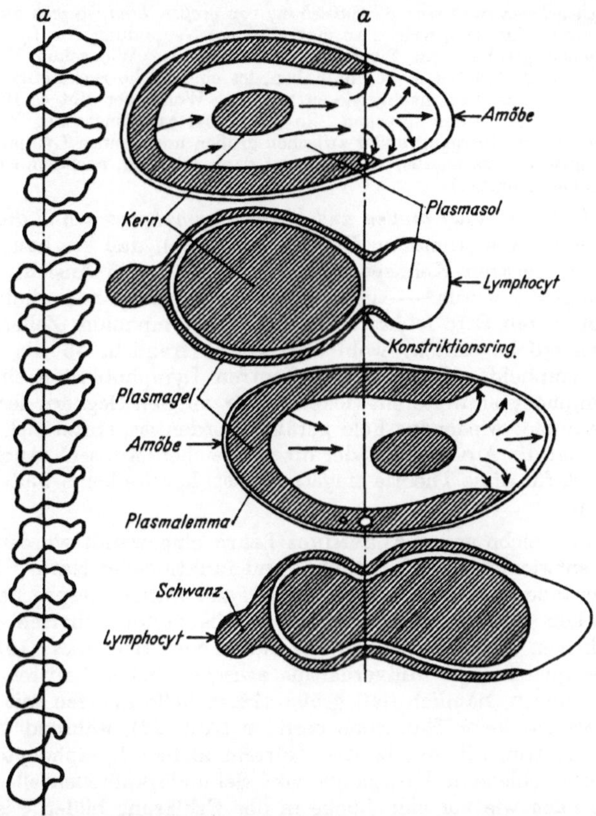

Abb. 21. Die linke Seite zeigt die Formveränderung eines kriechenden Lymphocyten in Zeitabständen von $2^1/_2$ sec. Beachte, daß der Kontraktionsring (*a*) fixiert bleibt. Auf der rechten Seite ist die Bewegung eines Lymphocyten mit der einer Amöbe verglichen. (LEWIS 1931.)

BLOOM (1932), MARCHAND (1913, 1924) u. a. für ihre lymphocytäre Natur eingetreten. Daß diese Zellen tatsächlich Lymphocyten sind, ist in der Folgezeit durch Gewebskulturen[1], durch Transplantationsversuche[2] und durch Untersuchungen über Lymphocytolyse (vgl. S. 200ff.) offenbar geworden.

Die kleinen Lymphocyten werden meistens von großen Lymphocyten (Lymphoblasten) abgeleitet[3]. Wenn diese Anschauung auch auf der fraglichen Keimzentrumstheorie FLEMMINGS beruht (s. unten), so kann doch auf Grund der vorliegenden Beobachtungen bei lymphatischer Leukämie an ihrer Richtigkeit

[1] WASSEN 1915, TSCHASSOWNIKOW 1926, POPOFF 1927, PAPPENHEIMER 1931, EMMART 1936, MURRAY 1947.

[2] OSOGOE und HITACHI 1950.

[3] FLEMMING 1885, BENDA 1896, 1897, SCHRIDDE 1907, 1913, NAEGELI 1923, 1925, 1931, OSGOOD 1938, ROHR 1949 u. a.

kaum gezweifelt werden. Daneben dürften kleine Lymphocyten aber auch, ohne das Lymphoblastenstadium zu durchlaufen, direkt aus dem undifferenzierten Mesenchym entstehen können. Hierfür läßt sich anführen, daß die schon im Embryonalleben in großer Zahl vorkommenden soliden Sekundärknötchen (Primärknötchen) (s. unten) gewöhnlich keine Lymphoblasten enthalten[1].

Viele Autoren nehmen auch eine Neuentstehung von großen Lymphocyten aus kleinen an[2]. Diese Anschauung ist für jene, welche an eine alleinige Neubildung von Lymphocyten aus bereits vorhandenen glauben, ein theoretisches Erfordernis. Wie schon ROTTER (1927), DRINKER und YOFFEY (1941) u. a. betont haben, ist eine solche rückläufige Umwandlung jedoch keineswegs überzeugend nachgewiesen worden. Wohl aber gibt es Beobachtungen, die gegen eine solche Annahme sprechen. So waren bei experimenteller Hyperplasie des lymphatischen Gewebes Übergangsbilder zwischen großen und kleinen Lymphocyten gerade im Anfang sehr spärlich; sie wurden vielmehr erst dann reichlich, nachdem sich viele große Lymphocyten gebildet hatten[3].

Über die Mutterzellen der großen und kleinen Lymphocyten sind die Meinungen noch geteilt. Gegen die Annahme FLEMMINGs (1885), daß sie hauptsächlich in den von ihm entdeckten Keimzentren entstehen — eine Ansicht, welche von vielen Autoren geteilt wurde[4] — sind später wichtige Einwände erhoben worden[5]. Daß die Keimzentren Orte lebhafter Neubildung lymphoider Zellen sind, kann zwar nicht bezweifelt werden, wohl aber ist es fraglich, ob die großen und mittelgroßen lymphoiden Zellen dieser Zentren Lymphoblasten sind und sich zu kleinen Lymphocyten weiterentwickeln. Wie von den Gegnern der FLEMMINGschen Theorie immer wieder ins Feld geführt worden ist, stützt sich diese Lehre eigentlich nur auf die Anwesenheit der oft zahlreichen Mitosen. Auch MAXIMOW (1927), der stark für diese Theorie eingetreten ist, konnte keine weiteren Beweise dafür anführen.

Die Gründe, welche gegen FLEMMINGs Lehre eingewandt wurden, sind morphologischer, entwicklungsgeschichtlicher und funktioneller Natur. Die *morphologischen* Einwände sind an anderer Stelle ausführlich besprochen worden[6]. Neben der schon von MARCHAND (1913) beobachteten scharfen Abgrenzung gerade der aktiven Keimzentren ist das zuerst von HELLMAN (1918/19, 1921) nachgewiesene quantitative Mißverhältnis zwischen hellen Zentren und Randzonen hervorzuheben, nämlich daß große aktive helle Zentren mit zahlreichen Mitosen oft fast gar keine Randzone besitzen (Abb. 22), während kleine aktive oder ruhende Zentren oft von breiten Gürteln kleiner Lymphocyten umgeben sind. Daß „die fehlenden Übergänge von Sekundärknötchenzellen in fertige Lymphocyten nach wie vor eine Lücke in der Erklärung bilden", ist auch von Anhängern der FLEMMINGschen Lehre zugegeben worden[7]. Zwar ist es möglich, daß sich diese Beobachtung vielleicht durch das schon FLEMMING (1885) und DOWNEY und WEIDENREICH (1912) bekannte cyclische Kommen und Vergehen

[1] EHRICH 1929—1946.
[2] DOMINICI 1901, WALLGREN 1909, BABKINA 1911, WEIDENREICH 1911, DOWNEY und WEIDENREICH 1912, HELLY 1914, PAPPENHEIM 1919, MAXIMOW 1907, 1909, 1921, MAXIMOW und BLOOM 1932.
[3] EHRICH 1931.
[4] WEIDENREICH 1911, DOWNEY und WEIDENREICH 1912, MOLLIER 1913, MURPHY und STURM 1919, NAKAHARA und MURPHY 1921, SCHAFFER 1922, MURPHY 1926, STERNBERG 1926, MAXIMOW 1927, LANG 1928, RÖHLICH 1928, GOSSMANN 1929, BLOOM 1931, HOEPKE 1931, MAXIMOW und BLOOM 1932, KINDRED 1938, 1940, DRINKER und YOFFEY 1941 u. a.
[5] HELLMAN 1913/14—1930, LATTA 1921, 1922/23, DIETRICH 1923, HEIBERG 1923—1927, HEILMANN 1925—1927, EHRICH 1929—1946, HELLMAN und WHITE 1930, SJÖVALL und SJÖVALL 1930, GRÉGOIRE 1932, MILLER 1932, RUDEBECK 1932, EHRICH und VOIGT 1934, GLIMSTEDT 1936, OESTERLIND 1938, EHRICH und HARRIS 1942, RINGERTZ und ADAMSON 1950.
[6] EHRICH 1929, 1931. [7] SCHWANEN 1929.

der Keimzentren erklären läßt, vielleicht in dem Sinne, daß sich die Keimzentren erst nach vollendeter Entwicklung mehr oder weniger plötzlich in kleine Lymphocyten umwandeln. Wie Verfasser (1931) gezeigt hat, kommen Bilder, welche als Umwandlung von Keimzentrenzellen in kleine Lymphocyten gedeutet werden können, tatsächlich vor, doch sind sie äußerst selten, und sie können

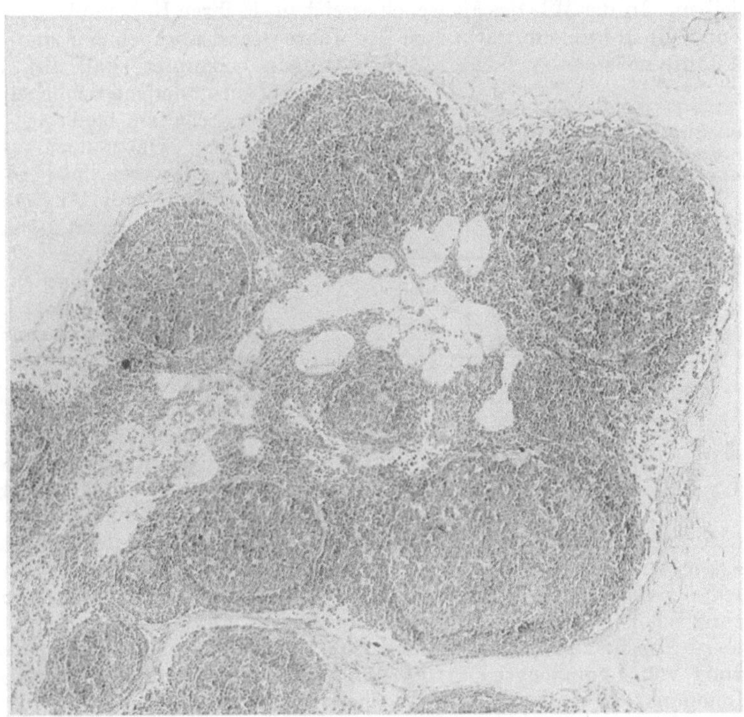

Abb. 22. Scharf begrenzte Keimzentren ohne Randzone in der Rinde eines Popliteallymphknotens 3 Wochen nach einer einmaligen Injektion von Staphylokokkenvaccine unter die Fußsohle bei einem Kaninchen. (EHRICH 1931.)

auch dahin gedeutet werden, daß die Neubildung großer und mittelgroßer Keimzentrenzellen in diesen Herden von Lymphocytopoese abgelöst wurde.

Wichtiger als diese Einwände ist jedoch die Tatsache, daß die Thymusrinde zwar durch starke Lymphocytenneubildung gekennzeichnet ist, Keimzentren aber in ihr nicht vorkommen, und daß die in den Keimzentren enthaltenen großen und mittelgroßen Lymphoidzellen, wie bereits erwähnt wurde (Abb. 20, S. 154), über einen komplexen GOLGI-Apparat verfügen, Lymphoblasten aber, wie andere Leukoblasten, durch fein verteilte Diktiosomen ausgezeichnet sind.

Zu den *entwicklungsgeschichtlichen* Einwänden gegen FLEMMINGs Theorie gehört die seit GULLAND (1894) bekannte Tatsache, daß im Fetalleben und frühen Kindesalter zwar zahlreiche Lymphocyten gebildet werden, Keimzentren aber erst mehrere Monate nach der Geburt in Erscheinung treten[1]. Die ersten Keimzentren wurden von GUNDOBIN (1906) und NAGOYA (1913) im 2. Monat nach

[1] GUNDOBIN 1906, BAUM und HILLE 1908, NAGOYA 1913, HELLMAN 1921, FOERSTER 1923, WETZEL 1926, EHRICH 1929, OESTERLIND 1940.

der Geburt und von Foerster (1923) im 3.—10. Monat beobachtet, während Wetzel (1926) sie selbst bei mehrere Jahre alten Kindern nur dann vorfand, wenn diese an einer Infektionskrankheit gelitten hatten. Bei Tieren, welche bakterienfrei aufgezogen wurden, blieb die Bildung von Keimzentren ganz aus[1].

Weiter ist durch sorgfältige Untersuchungen an Kaninchen und Menschen[2] der Nachweis erbracht, daß die Keimzentren nur verhältnismäßig kurze Zeit aktiv bleiben. In der Milz des Menschen erreichen sie ihren Höhepunkt zwischen dem 2. und 10. Jahre, um nach dem 15. Jahre stark abzunehmen und nach dem 40. Jahre meistens zu fehlen. Zwar hat man behauptet, daß die Keimzentren in der menschlichen Milz länger erhalten bleiben[3], doch hat schon Oesterlind (1940) darauf hingewiesen, daß bei diesen Untersuchungen die Auswahl der Milzen wenig vorsichtig gehandhabt wurde.

Tabelle 20. *Anzahl der aus dem Popliteallymphknoten ausströmenden lymphoiden Zellen und Entwicklungszustand der Keimzentren in diesen Lymphknoten nach Einspritzung von 0,2 cm³ Typhusvaccine in die Fußsohle bei Kaninchen.* (Zusammengestellt nach Daten von Ehrich und Harris 1942.)

Versuchsdauer Tage	Anzahl der Versuche	Lymphmenge cm³	Anzahl der Lymphzellen je mm³ Lymphe	Keimzentren Entwicklungszustand
0	4	0,08	18,200	0—+
1—2	3	0,08	32,433	0
3—4	11	0,215	85,982	0
5—6	22	0,31	60,734	+—+++
9	4	0,195	53,875	+++
14	5	0,22	50,540	+++

Unter den *funktionellen* Einwänden gegen Flemmings Lehre von den Keimzentren ist zunächst die Beobachtung Hellmans hervorzuheben, daß bei lymphatischer Leukämie, bei welcher sehr viele Lymphocyten gebildet werden, Keimzentren gewöhnlich ganz fehlen, während sie beim Status thymo-lymphaticus oft massenhaft angetroffen werden, ohne daß Lymphocytose zu bestehen braucht.

Diese am Menschen erhobenen Befunde wurden bald durch tierexperimentelle Untersuchungen bestätigt. Wie Verfasser (1929, 1931) zeigen konnte, treten bei Reizung des popliteal en Lymphknotens durch Staphylokokken, Terpentinöl oder andere Substanzen aktive Keimzentren erst dann in Erscheinung, wenn die Bildung von Lymphocyten in der Rinde und ihre Vermehrung im Blute ihren Höhepunkt erreicht oder bereits überschritten hat. Ähnlich wurde festgestellt[4], daß nach Einspritzung von Pyocyaneusbacillen, Keuchhustenvaccine und anderen Antigenen bei Kaninchen und Meerschweinchen die Keimzentren erst nach einer Woche auftreten und ihren Höhepunkt erst nach 10—20 Tagen erreichen, während die zu vermehrter Ausschwemmung von Lymphocyten führende Wucherung der Rinde, ähnlich wie bei Leukämie, diffus ist und schon am 2. Tage einen erheblichen Grad erreicht.

Diese zuerst an Gewebsschnitten und Blutausstrichen erhobenen Befunde wurden später durch Zählung der in der abfließenden Lymphe enthaltenen lymphoiden Zellen bestätigt[5]. Wie aus Tabelle 20 ersichtlich ist, nimmt die Zahl der in der abfließenden Lymphe enthaltenen Zellen während der ersten 3—4 Tage des Entzündungsvorganges stark zu, um danach wieder abzusinken. Diese Ausschwemmung kann zu einer Verödung der Rinde führen[6]. Offenbar ist diese Verödung die Ursache, warum das Gewicht des sich schnell vergrößernden Lymphknotens am 4. Tage oft eine vorübergehende Abnahme aufweist (vgl. S. 212).

[1] Glimstedt 1936. [2] Hellman 1913/14, 1926, Oesterlind 1940.
[3] Hwang, Lippincott und Krumbhaar 1938.
[4] Sjövall und Sjövall 1930, Matsumura 1949 und Ringertz und Adamson 1950.
[5] Ehrich und Harris 1942, Harris, Grimm, Mertens und Ehrich 1945, Ehrich 1946.
[6] Conway 1937—1939.

Wenn man diese verschiedenen Einwände überblickt, kann man sehr wohl bezweifeln, daß die Keimzentren Hauptorte der Lymphocytopoese sind. Wenn man von solchen Orten sprechen will, könnte man eher an die aus kleinen Lymphocyten zusammengesetzten „soliden“ Sekundärknötchen denken. Zwar hat man diese als Involutionsknötchen aufgefaßt[1], doch ist, wie Verfasser (1929) dargelegt hat, eine solche Deutung schon deshalb unhaltbar, weil sie im Embryonalleben und frühen Kindesalter in großer Zahl angetroffen werden, sie also die ersten Knötchen sind, welche im lymphoiden Gewebe in Erscheinung treten (Primärknötchen)[2].

Die Annahme HELLYS (1914) u. a.[3], daß sich die großen und kleinen Lymphocyten ausschließlich aus den im Fetalleben gebildeten Lymphocyten regenerieren, hat schon deshalb wenig Wahrscheinlichkeit für sich, weil die echten Lymphocyten nur eine sehr kurze Lebensdauer besitzen (vgl. S. 154). Wohl aber ist es möglich, daß die kleinen Lymphocyten nicht einheitlicher Natur sind, sondern einige von ihnen undifferenzierte Mesenchymzellen darstellen. Gegen die Annahme, daß die letzteren sich zu Lymphocyten differenzieren können, bestehen keine Bedenken.

Offenbar findet Neubildung von Lymphocyten, ähnlich wie die Regeneration anderer Leukocyten, gewöhnlich auf der Stufe mittelgroßer oder großer Prolymphocyten oder Lymphoblasten statt, und die letzteren regenerieren sich, wie andere Leukoblasten, aus dem undifferenzierten Mesenchym. Die schon von ZIEGLER (1889) vertretene Annahme, daß Lymphocyten auch beim Erwachsenen aus fixen Mesenchymzellen entstehen können, findet weitgehende Anerkennung[4]. Wie schon MAXIMOW und BLOOM (1932) klar dargestellt haben, handelt es sich hierbei nicht um die phagocytierenden Reticuloendothelien, sondern um das undifferenzierte Mesenchym, welches stoffwechseluntätig ist, nicht phagocytiert und kaum speichert (vgl. S. 13ff.). Neubildung von Lymphocyten aus undifferenzierten Mesenchymzellen wird besonders in der Nachbarschaft kleiner Gefäße beobachtet[5].

Prospektive Potenzen. Während die Dualisten und Trialisten bereits die Lymphoblasten für einseitig differenzierte Elemente halten (Polyphyletische Lehre), nehmen die Unitarier an, daß diese mit den Myeloblasten und anderen Hämocytoblasten identisch sind, und daß selbst die kleinen Lymphocyten sich noch in alle möglichen Zellen umwandeln können (Monophyletische Lehre).

Die Polyphyletische Lehre geht offenbar auf EHRLICH (1879—1905) zurück. Zu ihren Anhängern gehören die meisten Hämatologen und Pathologen[6]. Die Monophyletische Lehre ist wohl zuerst durch E. ZIEGLER (1875—1902) vertreten worden. Sie ist in der Folgezeit besonders durch PAPPENHEIM (1899—1919) und durch MAXIMOW und seine Schüler (1902—1932) in zahlreichen Arbeiten propagiert worden. Sie hat, ähnlich wie die Polyphyletische Lehre, zahlreiche Anhänger gefunden[7].

[1] GROLL und KRAMPF 1920/21, WAETJEN 1925.

[2] EHRICH 1929, 1946.

[3] KIYONO 1914, NAEGELI 1923, ASCHOFF 1924, 1926, MASUGI 1927.

[4] COUNCILMAN 1898, WEIDENREICH 1909, 1911, DOWNEY und WEIDENREICH 1912, MARCHAND 1913, 1924, HOMEN 1919, HERZOG 1923, JOLLY 1923, MAXIMOW 1923, 1927, CUNNINGHAM, SABIN und DOAN 1925, JAFFE und RICHTER 1928, EHRICH 1934.

[5] MARCHAND 1913, 1924, HERZOG 1923, EHRICH 1934.

[6] ASCHOFF und KIYONO 1913, MARCHAND 1913, 1924, SCHRIDDE 1913, KIYONO 1914, HERZOG 1916, NAEGELI 1923, SCHILLING 1919—1929, CUNNINGHAM, SABIN und DOAN 1925, ASCHOFF 1924, WISEMAN 1931/32, EHRICH 1934, UNDRITZ 1937, 1938, OSGOOD 1938, EBERT, SANDERS und FLOREY 1940, MEDAWAR 1940, ROHR 1949 u. a.

[7] WOLFF 1902, SCHWARZ 1904, K. ZIEGLER 1904, 1907, HELLY 1905—1914, RENAUT 1907, FISCHER 1909, HOMEN 1911, WALLGREN 1911, DOWNEY und WEIDENREICH 1912, TSCHASCHIN 1913, BERGEL 1920, 1930, DANTSCHAKOFF und SEIDLIN 1922, TIMOFEJEWSKY und und BENEWOLENSKAJA 1925, 1929, LANG 1926, STILWELL 1926, CAFFIER 1927, 1928, KREYBERG 1928, v. MOELLENDORFF 1928, JORDAN 1929, HIGGINS und MURPHY 1930, SILBERBERG 1930—1932, HU 1934, CONWAY 1938, BERMAN 1942 u. a.

MAXIMOW, welcher meinte, daß sich die Lymphocyten in vivo und in vitro in „Polyblasten" (Makrophagen) und andere Zellen umwandeln können, hat zwar zugegeben, daß die jüngsten Lymphocyten in Gewebskulturen schnell absterben; die älteren Lymphocyten sollten jedoch einer prospektiven Entwicklung fähig sein. Nach dieser Lehre kommen die Makrophagen des Entzündungsfeldes aus 2 Quellen, nämlich von Gewebszellen (undifferenzierte Mesenchymzellen und Histiocyten) und von Blutzellen (Lymphocyten und Monocyten).

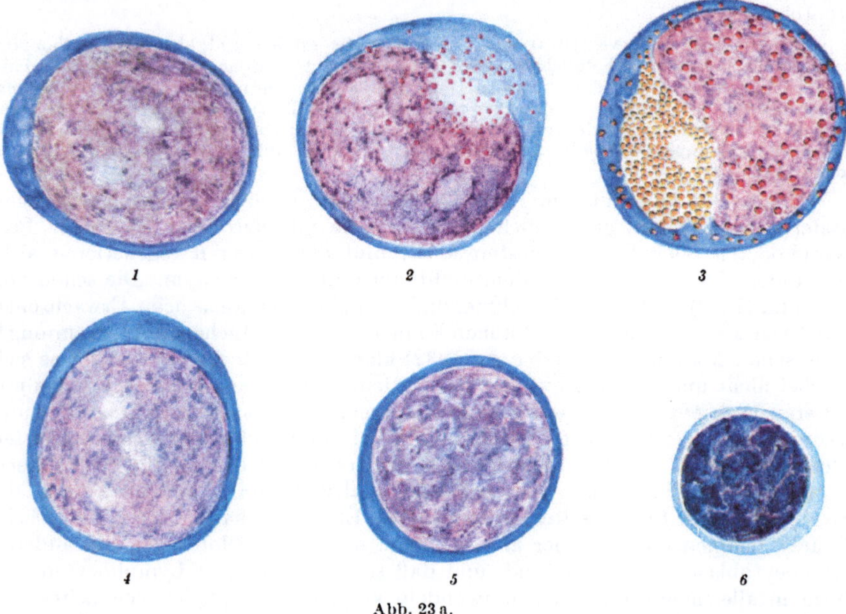

Abb. 23 a.

Die aus den Lymphocyten entstehenden Polyblasten sollen sich während der ersten 2 Tage noch deutlich von den Gewebsmakrophagen unterscheiden, später ihnen aber völlig gleichen.

REBUCK (1947—1955), welcher das Verhalten lymphoider Zellen in der entzündeten Haut beim Menschen mittels einer von ihm eingeführten Deckglasmethode untersucht hat, gab kürzlich an, daß man mit seiner Methode die Umwandlung kleiner Lymphocyten in Makrophagen direkt verfolgen könne. Wurde das Deckglas nach 2—9 Std abgehoben, fanden sich vorwiegend Lymphocyten. Nach 9—14 Std überwogen hypertrophierte Lymphocyten und nach 14—18 Std voll entwickelte Makrophagen. Die sich verwandelnden Lymphocyten zeigten Vergrößerung ihres Kernes und seiner Einbuchtung, Aufteilung ihrer groben Chromatinklumpen, Vermehrung ihres Parachromatins, Erwerbung oxydase- und peroxydasepositiver Granula und zunehmende Phagocytosefähigkeit. Ähnlich wie MAXIMOW konnte er diese „lymphocytogenen" Makrophagen von monocytogenen dadurch unterscheiden, daß die letzteren im Gegensatz zu den ersteren große hufeisenförmige Kerne und mehr Cytoplasma besaßen und (beim Menschen) auch reichlich Azurgranula aufwiesen.

Wenn diese und ähnliche Beobachtungen immer wieder als Beweise für eine Umwandlung von kleinen Lymphocyten in „Polyblasten" oder Makrophagen angeführt werden, so beruht das offenbar darauf, daß die bei Entzündung entstehenden Makrophagen zum Teil aus Zellen hervorgehen, welche kleinen Lymphocyten sehr ähnlich sehen. Ob diese Zellen tatsächlich kleine Lymphocyten sind, oder ob es sich hierbei um mit kleinen Lymphocyten vermischte, örtlich aus dem undifferenzierten Mesenchym neugebildete Zellen handelt, ist jedoch keineswegs sicher. Verfasser (1934) hat diese auch in der gereizten Bauchhöhle bei Kaninchen auftretenden Zellen als Monoblasten oder Prämonocyten aufgefaßt. Wie aus Abb. 23b, *7 u. 8* hervorgeht, unterscheiden sich von Lymphocyten durch ihre andersartige Kernzeichnung, durch ihr dunkleres Cytoplasma und dadurch, daß sie sich lebhaft mitotisch teilen. Doch zeigt diese Abbildung deutlich, daß auch in

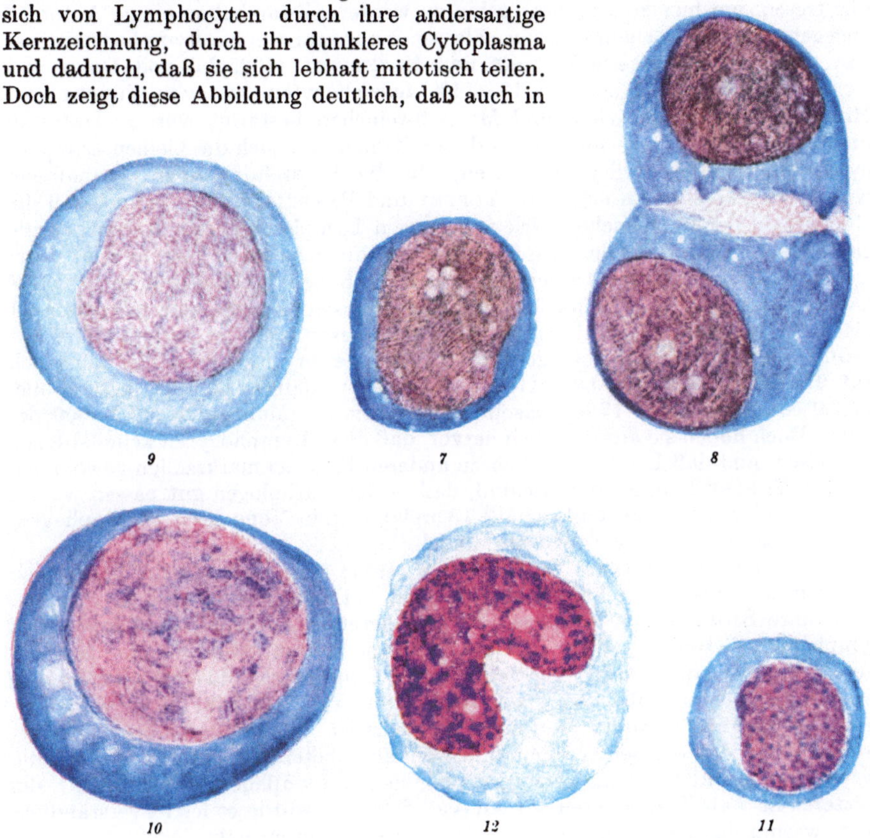

9 *7* *8*

10 *12* *11*

Abb. 23b.

13

Abb. 23a u. b. Myeloblast (*1*), Promyelocyt (*2*) und Myelocyt (*3*) vom Knochenmark, großer (*4*), mittlerer (*5*) und kleiner Lymphocyt (*6*) von Lymphknoten, und Monoblasten und Prämonocyten (*7—11*), Monocyt (*12*) und Histiocyt (*13*) von der Bauchhöhle von Kaninchen. Färbung nach MAY-GRÜNWALD-GIEMSA. Vergrößerung 3000×. Beachte, daß sich der Myeloblast und große Lymphocyt (Lymphoblast) nicht deutlich unterscheiden, und daß die wohl jüngsten Monocyten (Monoblasten, 7—8) durch einen besonders dichten Kern ausgezeichnet sind. Offenbar sind es die letzteren Zellen, welche als Übergänge zwischen Lymphocyten und Monocyten gedeutet worden sind.

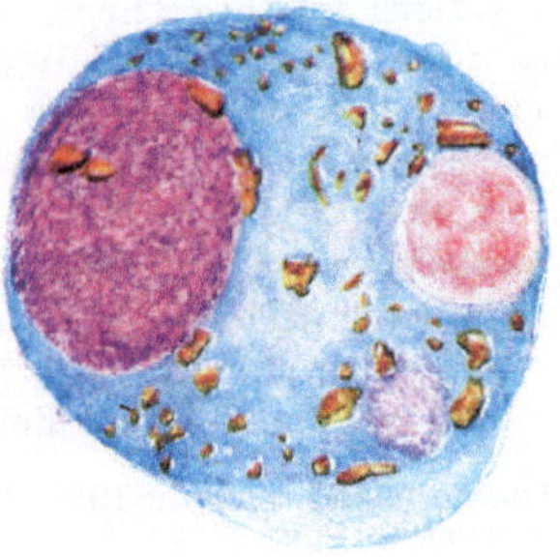

der gereizten Bauchhöhle bei Kaninchen verschieden große Makrophagen mit verschieden geformten Kernen vorkommen, eine Beobachtung, welche gut zu den Angaben von MAXIMOW und REBUCK paßt.

Wie JORDAN und SPEIDEL (1923) und besonders YOFFEY und Mitarbeiter[1] wiederholt ausgeführt haben, sprechen gewisse quantitative Verhältnisse dafür, daß die zirkulierenden Lymphocyten zu einem großen Teil ins Knochenmark übertreten, um hier zu Erythroblasten zu werden. Zwar haben einige Autoren[2] angegeben, daß Knochenmark normalerweise nur sehr wenige Lymphocyten enthält, doch fanden bereits WEINER und KAZNELSON (1925/26) und DOAN und ZERFAS (1927) beim Menschen 13—14% Lymphocyten, was von YOFFEY und Mitarbeitern für Kaninchen und Meerschweinchen bestätigt wurde. DRINKER und YOFFEY (1941) errechneten aus diesen Zahlen, daß sich die kleinen Lymphocyten nur 3—4mal teilen brauchten, um die Entstehung aller kernhaltigen Knochenmarkszellen zu erklären. YOFFEY und PARNELL (1944) zeigten, daß die Gesamtzahl der im Knochenmark enthaltenen Lymphocyten bei Kaninchen die gleiche ist, wie die Zahl der aus dem Ductus thoracicus jeden Tag ins Blut übertretenden Lymphocyten. In den letzten Jahren haben YOFFEY und Mitarbeiter[3] nachgewiesen, daß das Knochenmark von Meerschweinchen normalerweise 21 bis 24% Lymphocyten enthält, und daß ihre Gesamtzahl im Durchschnitt mit 310000 per mm³ zu veranschlagen ist. Die Zahl der erythroiden Zellen belief sich auf 270000, die der Granulocyten auf ungefähr 400000 (329000 heterophile, 47000 eosinophile und 17000 basophile) und die der Monocyten auf 25000 per mm³. Doch hoben sie ausdrücklich hervor, daß diese Lymphocyten keine Mitosen aufweisen, und daß Übergangsbilder zu anderen Knochenmarkszellen gewöhnlich fehlen. YOFFEY kam zu dem Schluß, daß es den Pathologen gut passen würde, wenn es sich zeigen ließe, daß sich die Lymphocyten in Monocyten, Makrophagen, Fibroblasten und andere Zellen umwandeln könnten.

Wie schon von DRINKER und YOFFEY (1941) zugegeben wurde, lassen sich gegen diese Vorstellung hämatologische und pathologische Einwände erheben. So konnte SJOEVALL (1936) zeigen, daß fortgesetzte Aderlässe zu Atrophie des lymphoiden Gewebes und zu Lymphocytopenie führen, während die Erythrocytopoese im Knochenmark stark erhöht ist. Umgekehrt fand TUTA (1937), daß bei durch Keuchhustenbacillen erzeugter Lymphocytose die Zahl der im Knochenmark enthaltenen Lymphocyten nicht vermehrt ist. Wenn es sich als richtig erweisen sollte, daß die neutrophilen und wohl auch heterophilen Granulocyten die Erythrocyten mit Oxydase versorgen und hierfür Lymphocyten benötigen[4], die letzteren also als Trephocyten wirken (vgl. S. 206f.), würde es leicht verständlich sein, warum das Knochenmark so viele Lymphocyten enthält.

Wie an anderer Stelle (1934) gezeigt wurde, halten auch die anderen von den Unitariern für ihre Theorie angeführten Beweise der Kritik nicht stand. Es ließ sich nachweisen, daß in den „Übergängen" zwischen kleinen Lymphocyten und anderen Leukocyten stets Zellen vom Typus der Leukoblasten eingeschaltet sind, diese Übergänge also nur besagen, daß Leukocyten aus Leukoblasten hervorgehen können. Weiter ließ sich zeigen, daß die Entstehung von Fibrocyten in Gewebskulturen von Exsudat- und Blutzellen offenbar von der Beimischung jugendlicher Histiocyten oder Monocyten, wenn nicht undifferenzierter Mesenchymzellen abhängig ist (vgl. S. 15ff.). Schließlich konnte durch genaue Auszählung der beteiligten Zellen festgestellt werden, daß sich in Kulturen von

[1] DRINKER und YOFFEY 1941, YOFFEY und PARNELL 1944, HARRIS, HERDAN, ANCILL und YOFFEY 1954.

[2] STASNEY und HIGGINS 1935, SABIN, MILLER, SMITHBURN, THOMAS und HUMMEL 1936, ISAACS 1937.

[3] YOFFEY, METCALF, HERDAN und NAIRN 1951, HUDSON, HERDAN und YOFFEY 1952, HARRIS, HERDAN, ANCILL und YOFFEY 1954, YOFFEY, ANCILL, HOLT, OWEN-SMITH und HERDAN 1954.

[4] SEABRA 1955.

Ductus thoracicus-Lymphe alle Makrophagen auf die mit der Lymphe ausgepflanzten Monocyten zurückführen lassen[1].

Die wichtigsten Gründe, welche dafür sprechen, daß die kleinen Lymphocyten ausgereifte Elemente darstellen, sind jedoch ihr unabhängiges klinisches Verhalten, die besondere Entwicklung ihres GOLGI-Apparates (vgl. S. 153f.), und die Tatsache, daß es trotz zahlreicher Versuche niemandem gelungen ist, sie in Gewebskulturen länger als 2—3 Tage am Leben zu erhalten.

Bezüglich der *großen* Lymphocyten (Lymphoblasten) haben besonders LANG (1926, 1928) und MAXIMOW (1927) die Ansicht vertreten, daß sie sich, wenigstens in den Keimzentren, direkt in Myelocyten umwandeln können. Wie bereits erwähnt wurde (S. 121), sind bei der myeloischen Metaplasie der Keimzentren die Myelocyten jedoch den Gefäßen eng angelagert — ein Befund, der eher für ihre Abstammung aus den undifferenzierten Adventitiazellen spricht. Auch fehlen alle Übergänge zwischen ihnen und den großen „Lymphoblasten", wie schon von LANG und MAXIMOW vermerkt wurde. Schließlich darf doch nicht übersehen werden, daß es gar nicht sicher ist, ob die großen Lymphoidzellen der Keimzentren echte Lymphoblasten sind, oder ob sie nicht eine besondere Lymphocytenart darstellen (vgl. S. 156ff.).

Wenn sich somit auch sagen läßt, daß die von den Unitariern angeführten Befunde keine Beweiskraft besitzen, so bedarf diese Frage doch noch weiterer Untersuchung. Auch ist es keineswegs ausgeschlossen, daß die als Lymphocyten bezeichneten Zellen, wie bereits erwähnt wurde, nicht einheitlicher Natur sind, sondern, wie auch HU (1934) und ROHR (1949) angenommen haben, wenigstens einige von ihnen aus dem Verband gelöste, freie undifferenzierte Mesenchymzellen darstellen. Vielleicht haben auch jene recht, welche neben den Lymphoblasten, Myeloblasten, Monoblasten und Plasmoblasten eine primitive Stammzelle (Hämocytoblast) annehmen, eine Zelle, welche vielleicht nur bei besonderer Nachfrage nachweisbar wird[2].

b) Identität der Plasmazellen.

Kennzeichen. Die Bezeichnung Plasmazellen ist durch WALDEYER (1875) eingeführt worden. Dieser Name bezog sich jedoch nicht auf die heute als Plasmazellen bezeichneten Elemente, sondern auf Bindegewebszellen, deren Cytoplasma durch starke Basophilie ausgezeichnet ist[3].

Die ersten, welche die Plasmazellen als besondere Zellart erkannten, waren offenbar CAJAL (1890, 1896, 1906) und UNNA (1891—1913). CAJAL war auch der erste, welcher den hellen Hof dieser Zellen genau beschrieb und auf den darin enthaltenen komplexen GOLGI-Apparat zurückführte. Da sich ihr Cytoplasma bei der von ihm bevorzugten Methode stark blau färbte, sprach er von cyanophilen Zellen. UNNA, auf der anderen Seite, war der erste, der auf die eigentümliche Beschaffenheit ihres stark tingiblen, feinkörnigen, von ihm so bezeichneten Granuloplasmas aufmerksam machte. Er war auch der erste, welcher diese Zellen mit dem von WALDEYER geprägten Ausdruck „Plasmazellen" belegte.

Daß Plasmazellen durch einen hellen Hof ausgezeichnet sind, wurde bald allgemein anerkannt[4]. Daß dieser Hof mit dem GOLGI-Apparat übereinstimmt, wurde später bestätigt[5]. Wie schon MARSCHALKO (1895) gezeigt hat, ist die

[1] HALL und FURTH 1938.
[2] PAPPENHEIM und FERRATA 1910, FERRATA 1912, 1918, CUNNINGHAM, SABIN und DOAN 1925, SABIN 1928, ROHR 1949 u. a.
[3] Siehe JADASSOHN 1891, 1893, MARSCHALKO 1895, 1899, 1900.
[4] MARSCHALKO 1895, MAXIMOW 1902—1906, WEIDENREICH 1909, WALLGREN 1911.
[5] JORDAN und MORTON 1937, TAKAHASHI und MIZUTANI 1938.

Aufhellung ein besonderes Kennzeichen der Plasmazellen und daher von diagnostischer Bedeutung. Typische Plasmazellen werden daher auch als Marschalkos Plasmazellen bezeichnet.

Über das Granuloplasma waren die Meinungen zunächst geteilt. Während Unna es für spezifisch hielt[1], haben andere es für unspezifisch erklärt[2]. Wie zuerst durch Pappenheim (1901, 1902) nachgewiesen wurde, ist die starke Basophilie des Granuloplasmas auf seinen hohen Gehalt an „Paranucleoproteid" (Ribonucleoproteid) zurückzuführen. Die Richtigkeit dieser Beobachtung ist in den letzten Jahren durch vergleichende histochemische und spektrographische Untersuchungen vollauf bestätigt worden[3].

Die Lehre von der Spezifität des Granuloplasmas ist kürzlich durch Moeschlin (1940, 1941) neu belebt worden. Wie er gezeigt hat, sind Plasmazellen dadurch ausgezeichnet, daß sie in ihrem Cytoplasma zahlreiche, nur phasenmikroskopisch

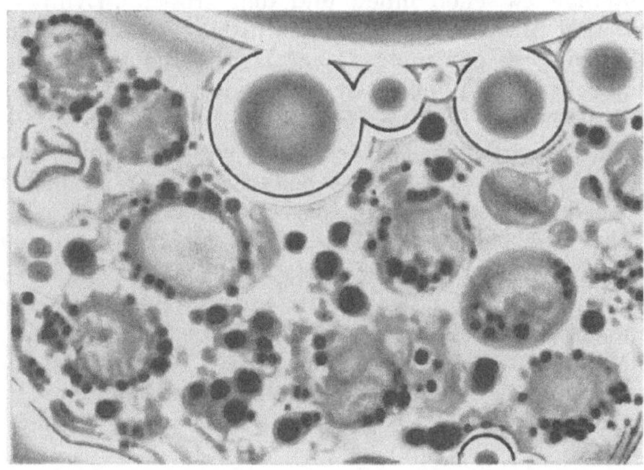

Abb. 24. Plasmazellen eines multiplen Myeloms im Phasenmikroskop. Beachte die großen dunklen tropfenartigen Granula im Cytoplasma dieser Zellen. (Nach Moeschlin 1951.)

nachweisbare große dunkle Tropfen enthalten (Abb. 24). In einer kürzlich veröffentlichten Mitteilung[4] führte er aus, daß diese Tropfen schon in Plasmoblasten vorkommen, in Proplasmocyten in größter Zahl angetroffen werden und danach stark abnehmen. Er kam zu dem Schluß, daß sie entweder als hochmolekulare Eiweißkörper oder als eiweißbildende cytoplasmatische Organoide aufzufassen seien. Jeschal (1953), welcher das Vorkommen phasenpositiver Granula in Plasmazellen bestätigt hat, meinte ähnlich wie Moeschlin, daß sie wohl Coacervaten gleichzusetzen seien und wahrscheinlich Mitochondrien entsprächen.

Wie seit langem bekannt ist, unterscheiden sich die Plasmazellen von den Lymphocyten dadurch, daß sie häufig Vacuolen, Russellsche Körperchen oder Kristalle in ihrem Cytoplasma enthalten. Das Vorkommen von Vacuolen war schon Cajal (1890) und Unna (1891) bekannt. Diese zunächst als Degenerationsprodukte aufgefaßten Einschlüsse[5] wurden später als Sekretionsprodukte

[1] Auch Downey 1911.

[2] Marschalko 1895, Pappenheim 1901, 1902, de Asua 1922, Jordan 1929, Maximow und Bloom 1932.

[3] Zylberszac 1941, van den Berghe 1942, Thorell und Wising 1944, Bing, Fagraeus und Thorell 1945, Thorell 1947.

[4] Moeschlin, Pelaez und Hugentobler 1951.

[5] Cajal 1890, Unna 1891—1913, Schridde 1905, Pappenheim 1901—1919, Krompecher 1898, Joannovics 1909, Papadia 1910, de Asua 1922.

gedeutet[1]. Auch UNDRITZ (1938) und HECKNER (1949) hielten sie für den Ausdruck von Eiweißsekretion. Doch haben MOESCHLIN, PELAEZ und HUGENTOBLER (1951) kürzlich darauf hingewiesen, daß sie Fett enthalten und daher wohl als Degenerationsprodukte aufzufassen seien.

Die von RUSSELL (1890) entdeckten und von ihm als Ursache des Krebses gedeuteten „Fuchsinkörperchen" (RUSSELLsche Körperchen) sind oft eingehend untersucht worden. Diese Einschlüsse kommen nur in Plasmazellen vor[2]. Daß sie sich nach GRAM färben, war schon RUSSELL (1890) bekannt. Außerdem färben sie sich wie Fibrin und Amyloid[3]. Diese älteren Angaben wurden später bestätigt[4].

Während CAJAL (1890) und UNNA (1894) die RUSSELLschen Körperchen für Degenerationsprodukte hielten — eine Ansicht, die zunächst viele Autoren

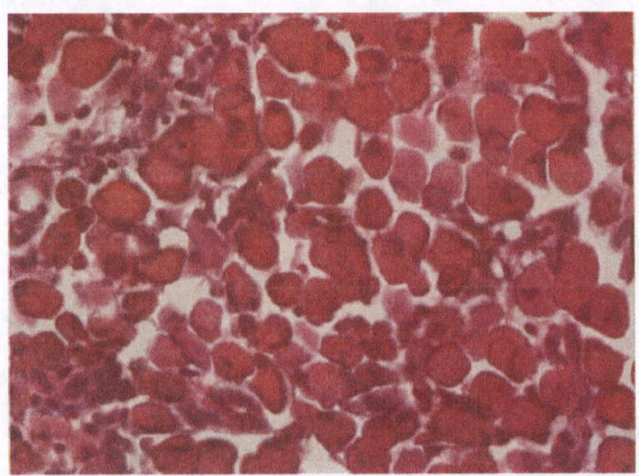

Abb. 25. Ungewöhnlich große RUSSELLsche Körperchen in den Plasmazellen eines menschlichen Plasmocytoms. Vergleiche diese Zellen mit den kleinen Lymphocyten links im Bild.

teilten[5] — ,wurden sie später meistens als Ausdruck gestörter Eiweißsekretion (Sekretverhaltung) gedeutet[6]. PAPADIA (1910) berief sich dabei auf die oft enorme Größe dieser Körperchen (Abb. 25). APITZ (1937, 1940) und MEYER (1939) brachten sie mit der gerade bekannt gewordenen Globulinbildung durch diese Zellen in Beziehung. Doch meinte BRASS (1943), daß sie zwar als „Coacervate" aufzufassen seien, d. h. als Eiweiß in einer Zustandsform, „die den echten Kristallen nahe verwandt ist und der echten Kristallisation häufig vorausgeht" —eine Ansicht, welche auch von HIRATA (1952) und JESCHAL (1952) geteilt wurde— sie aber nicht als Sekretions-, sondern als Resorptionsprodukte gedeutet werden müßten. Über Resorption von Eiweiß durch Plasmazellen ist jedoch nichts bekannt.

Die RUSSELLschen Körperchen sollen in der Centrosphäre entstehen[7]. Damit übereinstimmend fand APITZ (1937) sie zunächst am Rande des hellen Hofes.

[1] DOWNEY 1911, WEIDENREICH 1911, MAS Y MAGRO 1929.

[2] MICHELS 1935, APITZ 1937, 1940. [3] PELAGATTI 1897, DANTSCHAKOFF 1909.

[4] Besonders durch APITZ 1937, 1940.

[5] MARSCHALKO 1899, PAPPENHEIM 1901—1913, SCHRIDDE 1905, FABIAN 1907, FICK 1908, JOANNOVICS 1909, FERRATA 1918, DUBREUIL und FAVRE 1921, DE ASUA 1922, JOLLY 1923, JORDAN und SPEIDEL 1923, DAWSON 1927, MAXIMOW 1927, GLOBUS und MICHELS 1929, JORDAN 1929, MICHELS 1931, 1935, KINDRED 1932.

[6] PAPADIA 1909, WEIDENREICH 1909, 1911, DOWNEY 1911, WEILL 1919, MAS Y MAGRO 1929, KINGSLEY 1924, APITZ 1937, 1940, MEYER 1939.

[7] DOWNEY 1911.

In 2 Fällen von Myelom und in einem Fall von Plasmocytom waren sie auch in den Kernen neben den Nucleolen nachzuweisen[1], was sich leicht bestätigen läßt (Abb. 26). Beobachtungen dieser Art deuten darauf hin, daß die Russellschen Körperchen, ähnlich wie Melanin in den Melanoblasten, durch Mitwirkung der Nucleolen entstehen. Es besteht Grund zu der Annahme, daß ihre Bildung mit den phasenmikroskopisch nachgewiesenen dunklen Cytoplasmatropfen zusammenhängt[2].

Daß Plasmazellen Eiweißkristalle enthalten können, ist ebenfalls lange bekannt[3]. Da diese sich wie Russellsche Körperchen färben[4], ist anzunehmen,

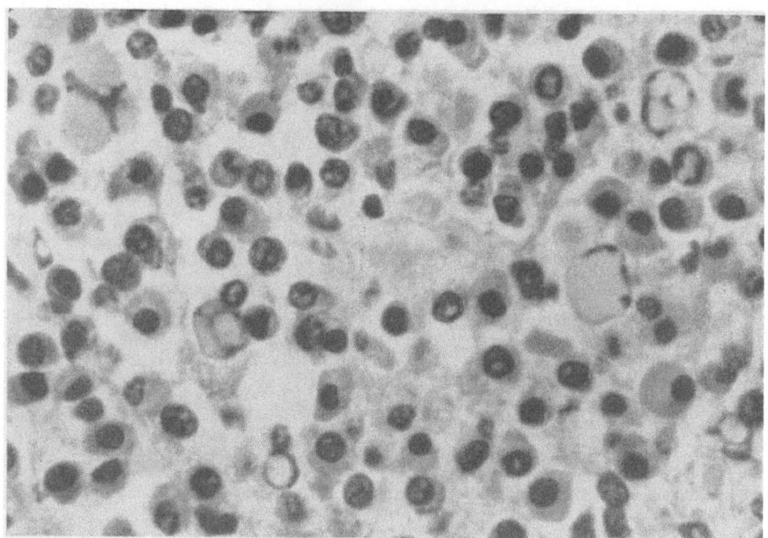

Abb. 26. Intranucleär gelagerte Russellsche Körperchen in Plasmazellen von einem menschlichen Myelom.

daß sie mit diesen nahe verwandt sind und daher ebenfalls als Ausdruck von Sekretverhaltung aufgefaßt werden müssen[5].

Während ihre Entdecker die Plasmazellen für eine einheitliche Zellform hielten, hat man in der Folgezeit versucht, zwischen verschiedenen Plasmazellen zu unterscheiden. Einige Autoren[6] haben von lymphocytären, lymphoblastischen, myeloblastischen, monoblastischen und selbst von erythroblastischen Plasmazellen gesprochen, andere[7] haben sich darauf beschränkt, lymphatische und myeloische Plasmazellen auseinander zu halten. Unterscheidungen dieser Art sind wohl darauf zurückzuführen, daß man der Basophilie des Cytoplasmas bei der Diagnose eine zu große Bedeutung beigelegt und diese Zellen daher mit Lymphoblasten, Myeloblasten und anderen Hämocytoblasten verwechselt hat. Ähnlich hat auch Huebschmann (1913) mit seinen lymphoblastischen Plasmazellen, wie aus seiner Darstellung deutlich hervorgeht, nicht die Plasmazellen,

[1] Apitz 1937. [2] Moeschlin, Palaz, und Hugentobler 1951.
[3] Glaus 1917, Michels 1935, Apitz 1940, Steinmann 1940. [4] Apitz 1940.
[5] Apitz 1940, Steinmann 1940, Hirata 1952.
[6] Pappenheim 1901—1920, Gruner 1913, McGowan 1926/27 u. a.
[7] Schridde 1907, Huebschmann 1913, Naegeli 1919, Fleischhacker und Klima 1936, Apitz 1937, 1940, Fleischhacker 1941, Moeschlin 1941, Jäger 1942, Heinlein 1943, Leitner 1944, 1945.

sondern die großen Zellen der Keimzentren gemeint. Da alle Plasmazellen dadurch gekennzeichnet sind, daß sie zum Unterschied von anderen lymphoiden Zellen RUSSELLsche Körperchen enthalten können[1], und da, wie wir sehen werden, alles dafür spricht, daß sie auch funktionell einheitlicher Natur sind, müssen wir jenen recht geben, welche mit CAJAL und UNNA annehmen, daß die Plasmazellen eine einheitliche Zellform darstellen[2].

Ob auch die TÜRKschen Reizzellen zu den Plasmazellen zu zählen sind[3], oder ob sie als Hämocytoblasten anzusehen sind[4], ist wohl dahin zu beantworten, daß sie zwar unreife Zellen sind, aber größtenteils der Plasmazellenserie angehören[5].

Während MARSCHALKO (1895) nur die reifen Plasmazellen als solche bezeichnete und UNNA kritisierte, daß er auch andere basophile Zellen mit diesem Namen belegte, hat sich später herausgestellt, daß man zwischen reifen und unreifen Plasmazellen unterscheiden muß und sich die reifen, von MARCHAND (1913) als Plasmocyten bezeichneten Zellen auf Proplasmocyten und Plasmoblasten zurückführen lassen. Die als Proplasmocyten bezeichneten Zellen unterscheiden sich von Plasmocyten durch ihren jüngeren Kern und ihre größere Kernplasmarelation. Plasmoblasten unterscheiden sich von Proplasmocyten dadurch, daß sie im allgemeinen weniger basophil sind und weniger Cytoplasma und noch keinen hellen Hof besitzen[6]. Die von MARKOFF (1937) als große, mäßig basophile, plasmacelluläre Reticulumzellen mit deutlichem Hof und die von FAGRAEUS (1948) als unreife Plasmazellen bezeichneten Formen stimmen offenbar mit den Proplasmocyten überein, während die von FAGRAEUS als Übergangszellen bezeichneten Elemente wohl teils Proplasmocyten und teils Plasmoblasten waren. Doch meinten AMANO, UNNO, HANAOKA und TAMAKI (1951) — trotz der Angabe von FAGRAEUS, daß diese Zellen einen hellen Hof besitzen —, daß sie nicht als unreife Plasmazellen, sondern als plasmoide Lymphogonien aufzufassen sind.

Lebende Plasmazellen sind durch glasartiges graues oder leicht gelbliches Cytoplasma ausgezeichnet[7]. Nach BLOOM (1928) speichern sie Neutralrot, wie Monocyten, in Rosettenform, was später allerdings bestritten wurde[8]. Nach JORDAN und MORTON (1937) unterscheiden sich Plasmazellen von Lymphocyten dadurch, daß sie völlig unbeweglich sind. Diese Beobachtung paßt gut zu der bekannten Tatsache, daß sie Bindegewebszellen sind und nur unter besonderen Umständen ins Blut übertreten.

Daß Plasmazellen, ähnlich wie Makrophagen (Clasmatocyten) und Lymphocyten, häufig Bilder zeigen, welche als Abstoßung von Cytoplasmateilchen (Clasmatose) gedeutet werden können, war offenbar schon EHRLICH (1898) u. a.[9] bekannt. Doch während diese Autoren von einer Degenerationserscheinung sprachen, meinten andere[10], daß es sich dabei um einen physiologischen Sekretionsvorgang handele. „Da nun sowohl bei Plasmazellen (WEIDENREICH 1909) wie bei den Lymphocyten im Zustand starker Basophilie die Abgabe kleiner und größerer protoplasmatischer Teile des Zelleibes selbst ein normaler physiologischer

[1] Vgl. APITZ 1937.
[2] UNDRITZ 1938, 1946, HAUSS, FALK und HOLLE 1943, WUHRMANN und WUNDERLY 1947.
[3] TÜRK 1904, 1912, GRUNER 1913, MARCHAND 1913.
[4] FERRATA 1912, 1918, JUSPA und NEGREIROS-RINALDI 1913, FERRATA und MICHELS 1923.
[5] CARROLL 1934, BJORNEBOE und GORMSEN 1943.
[6] FLEISCHHACKER und KLIMA 1937, MARKOFF 1937, REITER und FREEMAN 1937, KOLOUCH 1938, UNDRITZ 1938, FLEISCHHACKER 1940, 1941, MOESCHLIN 1940/41, KEILHACK und LINK 1941, BRASS 1943, FAGRAEUS 1948, RINGERTZ und ADAMSON 1950.
[7] BLOOM 1928, FORKNER 1930, MILLER 1931, MATSUMURA, TANAKA und TAKENAKA 1952.
[8] FORKNER 1930, 1931, MILLER 1931.
[9] DOMINICI 1900, HERBERT 1900 und JOANNOVICS 1909.
[10] DOWNEY und WEIDENREICH 1911, 1912.

Vorgang ist, so liegt die Annahme nahe, in der Basophilie den Ausdruck einer lebhaften Stoffumsetzung mit dem Ziele einer Abgabe nach außen zu sehen." Ähnlich hat auch DE ASUA (1922) die von ihm als Plasmorrhexis bezeichnete Abscheidung als Ausdruck einer Sekretion aufgefaßt. In neuerer Zeit haben sich besonders WHITE und DOUGHERTY (1946) mit der Clasmatose auseinandergesetzt. Wie später genauer ausgeführt werden soll (S. 200ff.), besteht Grund zu der Annahme, daß dieser Vorgang stark von den Nebennierenhormonen beeinflußt wird.

Herkunft. Nach übereinstimmenden Angaben treten Plasmazellen erst nach der Geburt in Erscheinung[1]. GORMSEN[2] fand Plasmazellen im Knochenmark erst

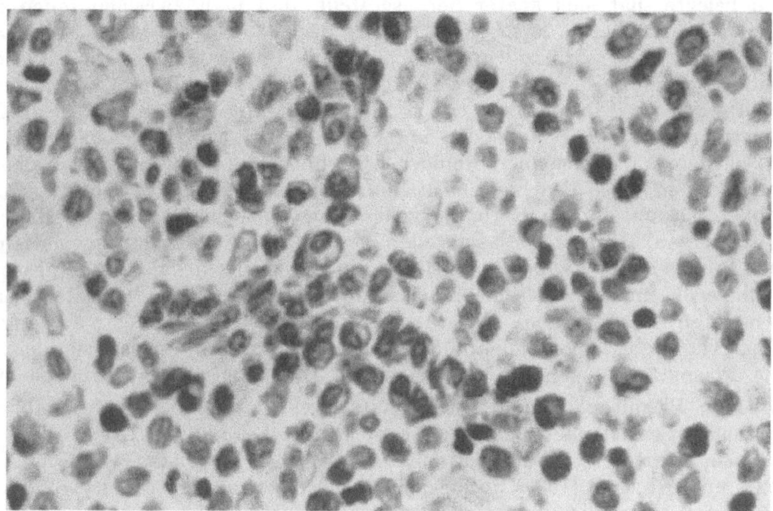

Abb. 27. Plasmazellen im menschlichen Knochenmark. Beachte ihre perivasculäre Lagerung.

bei 3 Monate alten Kindern. Später finden sie sich in den verschiedensten Teilen des Bindegewebes. Daß sie besonders in der unmittelbaren Nachbarschaft kleiner Gefäße vorkommen, ist immer wieder hervorgehoben worden (Abb. 27)[3]. HAUSS, FALK und HOLLE (1943) sprachen von hochgradiger Verhaftung der Plasmazellen an den kleinen Gefäßen, aus deren Adventitia sie förmlich herauszuwachsen scheinen.

In der Milz finden sich die Plasmazellen in der roten Pulpa[4], in den Lymphknoten in den Marksträngen[5]. Sie sind somit grundsätzlich anders gelagert als die Lymphocyten.

Während UNNA (1891—1913) die Plasmazellen von den fertigen Fibrocyten ableitete und CAJAL (1906) sie auf die „Keimzellen" des Bindegewebes zurück-

[1] HUEBSCHMANN 1913, SCHRIDDE 1921, FERRATA und MICHELS 1923, KINGSBURY 1932, MAXIMOW und BLOOM 1932.
[2] Zitiert bei RAFFEL (1953).
[3] MARSCHALKO 1895, CAJAL 1906, RENN 1912, HUEBSCHMANN 1913, MARCHAND 1913, 1924, MILLER 1931, AMANO 1946.
[4] HUEBSCHMANN 1913, PAPPENHEIM 1913, HU 1933, FAGRAEUS 1948.
[5] SCHRIDDE 1906, MARTINOTTI 1910, ASCHOFF 1926, STERNBERG 1926, MILLER 1932, HU und CH'IN 1932/33, JORDAN und MORTON 1937, HU 1931, 1933, BJOERNEBOE und GORMSEN 1943, HAUSS, FALK und HOLLE 1943, FAGRAEUS 1948, MATSUMURA 1949.

führte, meinte MARSCHALKO (1895), daß sie von den Lymphocyten abstammten. PAPPENHEIM (1901—1919), der mehrere Plasmazellarten unterschied, führte jede Art auf eine besondere Stammzelle zurück, die adventitiellen Plasmazellen auf die undifferenzierte Adventitiazelle, die lymphocytären Plasmazellen auf die Lymphocyten und die lymphoblastischen und myeloblastischen Plasmazellen auf die Lymphoblasten und Myeloblasten.

Während die Lehre UNNAs keine Anerkennung fand, ist die lymphocytäre Lehre stark beachtet worden[1]. Andere[2] sprachen auch von einem Funktionszustand der Lymphocyten.

Wie MARCHAND (1924) ausgeführt hat, stützten sich die Anhänger der lymphocytären Theorie in der Hauptsache auf die morphologische Ähnlichkeit der Lymphocyten und Plasmazellen, auf ihr gemischtes Vorkommen und auf die Beobachtung von Übergangsbildern. Wenn diese Beobachtungen auch nicht bestritten werden können, so ist es doch ebenso sicher, daß sie über die Herkunft der Plasmazellen wenig aussagen.

Wie schon MARSCHALKO (1895) und JOANNOVICS (1909) betont haben, treten bei Tierversuchen die Plasmazellen zunächst in der unmittelbaren Nachbarschaft kleiner Gefäße auf. Doch während MARSCHALKO meinte, daß diese Lagerung nur durch Umwandlung von aus dem Blute stammenden Lymphocyten erklärt werden könne, führte JOANNOVICS aus, daß eine solche Deutung schon deshalb nicht richtig sein könne, weil sich bei solchen Versuchen von einer Randstellung und Diapedese von Lymphocyten nichts feststellen ließe. Ähnlich hat auch MARCHAND (1913) bei Tierversuchen keine gesteigerte Auswanderung von Lymphocyten finden können. MAXIMOW (1922, 1923), welcher die Entstehung von Plasmazellen aus Lymphocyten in Gewebskulturen beobachtet haben will, hat ebenfalls ausdrücklich angegeben, daß sie zunächst in der unmittelbaren Nachbarschaft kleiner Gefäße in Erscheinung treten. Da in Gewebskulturen keine Lymphocyten zirkulieren, muß man wohl JOANNOVICS recht geben, wenn er annahm, daß die perivasculäre Lagerung eher für eine Abstammung aus adventitiellen Zellen (undifferenzierten Mesenchymzellen) spricht.

MILLER (1931), welcher die Entstehung der Plasmazellen bei entzündlicher Reizung des Netzes verfolgt hat, konnte feststellen, daß Lymphocyten und Plasmazellen hierbei unabhängig voneinander entstehen können. Zwar waren die Lymphfollikel oft eng von Plasmazellen umlagert, ihr Inneres blieb jedoch frei von diesen Zellen. Diese Beobachtung paßt gut zu der bereits erwähnten Tatsache, daß in Lymphknoten die Plasmazellen in den Marksträngen gelagert sind, während die Lymphocyten hauptsächlich in der Rinde vorkommen. Bezüglich der Mutterzellen der im entzündeten Netz auftretenden Plasmazellen kam MILLER zu dem Schluß, daß sie mit den „primitiven Mesenchymzellen und Jugendformen“ der Milchflecke übereinstimmen, das sind dieselben Zellen, welche sich zu Bauchhöhlenmonocyten und Makrophagen entwickeln können[3].

In neuerer Zeit ist die lymphocytäre Lehre unter anderen von ASKANAZY und DUBOIS-FERRIÈRE (1942), SUNDBERG (1947), HEINLEIN (1943) und DARCY (1949, 1952) vertreten worden, ohne daß diese Autoren neue Beweise hierfür anführen konnten. Demgegenüber konnte PARSONS (1943) feststellen, daß Bestrahlung tumortragender Mäuse oft zu völligem Untergang der Lymphocyten führt, die Plasmazellen aber nicht nur erhalten bleiben, sondern sich oft stark vermehren.

[1] KROMPECHER 1898, K. ZIEGLER 1904, SCHAFFER 1909, HUEBSCHMANN 1913, MARCHAND 1913, 1924, KLIEN 1914, ARNETH 1920, NAEGELI 1919, LUBARSCH 1921, JOLLY 1923, BROSS 1931, HU 1931, HU und CH'IN 1932, HUECK 1948 u. a.

[2] KLIEN 1914, SCHAFFER 1909, MARCHAND 1913, 1924 und ARNETH 1920.

[3] SABIN, DOAN und FORKNER 1930.

Die Lehre PAPPENHEIMS (1901—1919) von der polyphyletischen Abstammung der Plasmazellen hat ebenfalls viele Anhänger gefunden[1]. APITZ (1937—1940), welcher wiederholt die Meinung vertreten hat, daß die Plasmazellen des Knochenmarks und des multiplen Myeloms von Myeloblasten, die des Blutes bei Röteln und anderen Infektionskrankheiten dagegen von Lymphoblasten abzuleiten seien, hat keine exakten Beweise für seine Theorie anführen können. Er hat vielmehr zugeben müssen, daß sich zwischen den im Knochenmark und anderen Geweben vorkommenden Plasmazellen keinerlei Grenzen ziehen lassen. Auch RINGERTZ und ADAMSON (1950) konnten für diese Theorie nur anführen, daß Plasmoblasten den Lymphoblasten und anderen Leukoblasten so ähnlich sind, daß man sie wohl als identisch ansehen müsse; dieser Schluß ist aber, wie bereits ausgeführt (S. 124), nicht haltbar.

Zu den Autoren, welche die Plasmazellen mit CAJAL von den undifferenzierten Mesenchymzellen ableiteten, gehören unter anderen JOANNOVICS (1909), MAS Y MAGRO (1929), MILLER (1931) und OSGOOD und HUNTER (1934). Wie bereits MAS Y MAGRO bemerkte, durchlaufen die Plasmazellen bei ihrer Entstehung aus den „Reticulumzellen" zunächst ein Stadium „polymorpher mesenchymaler Zellen" und dann ein solches „monocytoider mitochondrialer Zellen". CAJALS Lehre ist neuerdings ganz in den Vordergrund getreten. Doch während einige die undifferenzierten Mesenchymzellen mit den Reticuloendothelien (Makrophagen) identifizierten, haben andere diese Zellen scharf unterschieden und die Plasmazellen nur von den undifferenzierten Mesenchymzellen abgeleitet.

Zu den Autoren, welche die Plasmazellen auf Plasmoblasten und diese auf die Reticuloendothelien (Makrophagen) zurückführen, gehören unter anderen BING und PLUM (1937), BING (1940), NORDENSON (1938), BJORNEBOE und GORMSEN (1943), BING und CHRISTENSEN (1944), MOESCHLIN (1940, 1941), FAGRAEUS (1944, 1948), BESSIS und SCEBAT (1946), BJORNEBOE, GORMSEN und LUNDQUIST (1947) und MOESCHLIN, PALAEZ und HUGENTOBLER (1951). So hat FAGRAEUS (1948) sich dahin geäußert, daß die Reticuloendothelien zunächst Antigen phagocytieren, dann Antikörper bilden und während dieses Vorganges zu Plasmazellen werden. Sie gab zwar zu, daß die Tatsache, daß Phagocytose im Lymphknoten in den Sinus stattfindet, die Plasmazellen aber in den Marksträngen enthalten sind, auf die Möglichkeit hinweise, daß Antigenabbau und Antikörperbildung in verschiedenen Zellen stattfinde, doch meinte sie, daß dies der reticuloendothelialen Theorie nicht widerspreche.

Wie weiter oben ausgeführt (S. 13ff.), spricht jedoch alles dafür, daß die Reticuloendothelien (Makrophagen) bereits fertig differenziert sind und daher keine prospektiven Potenzen besitzen. Wir müssen daher jenen zustimmen, welche die Plasmazellen und Reticuloendothelien für verschiedene Differenzierungsprodukte des Mesenchyms halten[2].

Zu den neueren Autoren, welche die Plasmazellen von Plasmoblasten und diese von den undifferenzierten Mesenchymzellen („Reticulumzellen") ableiten, gehören unter anderen ROHR (1936—1949), MARKOFF (1937), UNDRITZ (1938) und FLEISCHHACKER (1940, 1941). FLEISCHHACKER wie ROHR unterscheiden eine „lymphoide Reticulumzelle", „phagocytierende Reticulumzelle" und eine Plasmazelle

---

[1] MAXIMOW 1902—1927, SCHRIDDE 1902—1921, WEIDENREICH 1909—1911, DOWNEY 1911, DOWNEY und WEIDENREICH 1912, GRUNER 1913, HUEBSCHMANN 1913, MARCHAND 1913, 1924, NAEGELI 1919, MCGOWAN 1928, DAWSON und MASUR 1929, JORDAN 1929, JORDAN und SPEIDEL 1929, JORDAN und MORTON 1937, APITZ 1937, 1940, MOESCHLIN 1940, 1941, JÄGER 1942, HEINLEIN 1943, LEITNER 1944, 1945, RINGERTZ und ADAMSON 1950, MATSUMURA, TANAKA und TAKENAKA 1952.

[2] ROHR 1936—1940, FLEISCHHACKER und KLIMA 1937, MARKOFF 1937, UNDRITZ 1938, APITZ 1940, FLEISCHHACKER 1940, 1941, KEILHACK und LINK 1941 u. a.

(„plasmacelluläre Reticulumzelle“, „reticuläre Plasmazelle“). Auch geben beide an, daß die Plasmazellen mit den Lymphocyten nichts zu tun haben, und die phagocytierenden Reticulumzellen (Makrophagen) als fertig differenzierte Zellen aufzufassen sind. Bezüglich der lymphoiden Reticulumzelle äußern sich beide Autoren jedoch ziemlich unbestimmt. Während ROHR meinte, daß sie sowohl zu Makrophagen als auch zu Plasmazellen werden könne, hat sich FLEISCHHACKER nicht weiter über diese Zellen ausgesprochen; er gab aber der Überzeugung Ausdruck, daß die Plasmazellen über Plasmoblasten aus dem undifferenzierten Mesenchym gebildet werden. Diese auch vom Verfasser geteilte Ansicht erfreut sich heute weiter Anerkennung[1].

Die Entwicklung der Proplasmocyten zu Plasmazellen ist genau untersucht[2]. Sie geht vor sich unter Verlust des in den Nucleolen enthaltenen Ribonucleoproteids und unter gleichzeitiger Abnahme der Kernplasmarelation, wobei die Ribonucleoproteidkonzentration im Cytoplasma annähernd die gleiche bleibt. Während KOLOUCH (1938) angab, daß nach intravenöser Reinjektion von Antigen bei Kaninchen große basophile „plasmocytäre Reticulumzellen“ im Knochenmark schon nach 20 min in Erscheinung treten und sich schon in 2—5 Std in Plasmocyten umwandeln, beobachtete FAGRAEUS (1948) bei ähnlichen Versuchen in der Milz Neubildung von „Übergangszellen“ in 2—3 Tagen, die Entstehung „unreifer Plasmazellen“ am 4. Tage und ihre Umwandlung in Plasmocyten am 5. Tage. Demgegenüber fand MOESCHLIN (1940) in „Adenogrammen“ menschlicher Lymphknoten bei Drüsenfieber die Plasmoblasten und jungen großzelligen Plasmazellen schon während der ersten 2 Tage stark vermehrt, während die Ausschwemmung reifer Plasmazellen ins Blut am 5. Tage ihren Höhepunkt erreichte. Er meinte daher, daß die Entwicklungsdauer dieser Zellen nur 2 bis 3 Tage betrage.

Prospektive Potenzen. Während CAJAL (1890, 1896) zuerst glaubte, daß die Plasmazellen sich in Fibrocyten umwandeln können[3], hat er später (1921) zugegeben, daß sich diese Annahme nicht aufrecht erhalten läßt. Die Ansicht UNNAS, daß die Plasmazellen zu Epitheloidzellen und kleinen Lymphocyten werden können, wie die Meinung ALEXEIEFFS (1931), daß aus ihnen Schaumzellen (Xanthomzellen) hervorgehen können, hat sich ebensowenig bestätigen lassen. SCHRIDDES (1905) Vorstellung, daß sie Granulocyten bilden können, beruhte offenbar auf Verwechslung von spezifischen Granula mit RUSSELLschen Körperchen. KROMPECHERS Annahme (1898) schließlich, daß sie sich in Mastzellen umwandeln können, wurde zwar von den einen[4] geteilt, von anderen aber entschieden abgelehnt[5]. Wie schon SCHAFFER (1909) ausgeführt hat, kann man sich an geeigneten Schnitten leicht überzeugen, daß das Cytoplasma der Plasmazellen metachromatisches Material enthält. Offenbar handelt es sich dabei um einen integralen Bestandteil des in diesen Zellen enthaltenen Ribonucleoproteides, nicht aber um Heparin (vgl. S. 163f.).

Gegenwärtig werden die Plasmazellen mit HUEBSCHMANN (1913) u. a.[6] als Endprodukte ihrer Differenzierung aufgefaßt[7]. Sie werden nur hervorgebracht, um wieder unterzugehen. Ihr Untergang erfolgt unter Pyknose und Caryorrhexis, oft mit Bildung von RUSSELLschen Körperchen[8].

---

[1] KEILHACK und LINK 1941, PARSONS 1943, HAUSS, FALK und HOLLE 1943, AMANO 1944 (Originalarbeit im Kriege zerstört, Neudruck in Japanisch in Act. haem. Jap. 9, 25, 1946 erschienen, durch HIRATAC 1952) ins Englische übersetzt), AMANO, HIATA und FUJII 1944, AMANO, UNNO, HANAOKA und TAMAKI 1951, HIRATA 1952, MATSUMURA, TANAKA und TAKENAKA 1952 u. a.

[2] BING, FAGRAEUS und THORELL 1945.

[3] Vgl. auch MARSCHALKO 1895, GRUNER 1913, DE ASUA 1922.

[4] DOWNEY 1911, DUBREUIL und FAVRE 1914 u. a.

[5] FERRATA 1918, DE ASUA 1922.

[6] JOLLY 1923, KINGSLEY 1924, MAXIMOW 1927, MICHELS 1931, MAXIMOW und BLOOM 1932 u. a.

[7] FAGRAEUS 1948, EHRICH, DRABKIN und FORMAN 1949 u. a.

[8] MICHELS 1931.

c) Funktion der Lymphocyten und Plasmazellen.

Während es in den letzten Jahren immer deutlicher geworden ist, daß die Plasmazellen als Quellen von Serumglobulinen funktionieren, ist die Tätigkeit der Lymphocyten bisher unbekannt geblieben. Zwar wissen wir, daß sie durch die Lymphgefäße ins Blut übertreten und hier eine kurze Zeit zirkulieren. Auch wissen wir, daß ihr Zerfall (Lymphocytolyse) bei der Stressreaktion eine grundsätzliche Rolle spielt. Worin diese Rolle besteht, ist jedoch ungewiß. Da es sehr wohl möglich ist, daß auch die Lymphocyten wenigstens bei der Antikörperbildung, wenn auch nur indirekt, beteiligt sind, ist es angezeigt, die Funktion dieser beiden Zellarten zusammenhängend zu besprechen.

d) Bildung von Antikörpern und anderen Globulinen.

Die Antitoxine wurden im Jahre 1890 durch v. BEHRING und KITASATO entdeckt, die Agglutinine und Präcipitine einige Jahre später durch BORDET (1895) und KRAUS (1987)[1]. Die Entdeckung der Antikörper erfolgte somit im gleichen Jahre, in welchem auch die Plasmazellen zum ersten Male beschrieben wurden (vgl. S. 163).

Daß die Antikörperwirkung des Serums an die darin enthaltenen Globuline gebunden ist, war offenbar schon PFEIFFER und PROSKAUER (1896), BRODIE (1897), DIEUDONNÉ (1897), FREUND und STERNBERG (1899), SENG (1899) u. a. bekannt[2]. Daß Immunisierung mit Vermehrung des Serumglobulins einhergeht, wurde jedoch wohl erst durch ATKINSON (1900/01) entdeckt. Dieser Forscher war wohl auch der erste, der den Schluß zog, daß das von ihm untersuchte Diphtherieantitoxin eine Form von Globulin darstellt. Seine Beobachtungen und Schlußfolgerungen sind in der Folgezeit vollauf bestätigt worden[3].

Nachdem es der HOFMEISTER-Schule (1900) geglückt war, die Globuline in Eu- und Pseudoglobuline zu zerlegen, nahm man zunächst an, daß die Antikörper hauptsächlich der Pseudoglobulinfraktion angehören[4]. Doch konnte später gezeigt werden, daß bei Immunisierung auch das Euglobulin stark zunimmt. Zwar war diese Zunahme wegen der kleinen Menge des im Serum enthaltenen Euglobulins weniger auffällig, doch war sie prozentual erheblich größer als die des Pseudoglobulins[5].

In letzter Zeit ist die Erforschung der Antikörper besonders durch die von TISELIUS (1937) eingeführte Elektrophorese stark gefördert worden. Während die zuerst untersuchten Antikörper sich alle mit den γ-Globulinen bewegten, fand man später, daß andere Antikörper zwischen den β- und γ-Globulinen (bei β_2) gelegen sind[6]. Während die ersteren gewöhnlich ein Molekulargewicht von 160000—180000 besitzen, zeigen die letzteren meistens ein Gewicht von 900000—1000000[6]. Nach BURNET und FENNER (1949) und RAFFEL (1953) sind diese Unterschiede zum Teil durch die Tierart bedingt. So sollen Kaninchen, Affen und Menschen hauptsächlich γ-Globuline, Pferde, Kühe und Schweine hingegen β_2-Globuline bilden. Doch spielt hierbei offenbar auch die Natur der Antigene und der Ort ihrer Einspritzung eine Rolle. Jedenfalls sollen sich der

---

[1] ABRAHAM 1954. [2] HURWITZ und MEYER 1916.

[3] LANGSTEIN und MAYER 1904, MOLL 1904, LEDINGHAM 1907, BANZHAF und GIBSON 1908/09, HURWITZ und MEYER 1916, RIGHETTI 1916, DOERR und BERGER 1920, TOPLEY 1930, MARRACK 1938, KABAT 1939, ENDERS 1944, TREFFERS 1944, LANDSTEINER 1946 u. a.

[4] PICK 1902, LEDINGHAM 1907, BANZHAF und GIBSON 1908/09.

[5] REYMANN 1924.

[6] TISELIUS 1937, KABAT 1939, TISELIUS und KABAT 1939, STERLING, OXMAN, BURDEN und KREJCI 1939, MOORE, VAN DER SCHEER und WYCKOFF 1940, PAPPENHEIMER 1940, VAN DER SCHEER, WYCKOFF und CLARKE 1940, 1941, VAN DER SCHEER, BOHNEL, CLARKE und WYCKOFF 1942.

WASSERMANN-Antikörper beim Menschen[1] und der gegen Schaferythrocyten gerichtete Antikörper beim Kaninchen[2] mit den β_2-Globulinen bewegen und ein Molekulargewicht von 1000000 besitzen, während mit Diphtherietoxoid immunisierte Pferde neben β_2-Globulinantikörpern auch γ-Globulinantikörper mit einem Molekulargewicht von 184000 aufweisen sollen[3]. Auch soll intravenös eingespritztes Diphtherie- oder Tetanustoxin bei Pferden γ-Globulinantikörper, subcutan eingespritzt hingegen β_2-Globulinantikörper verursachen[4].

Bei der von COHN eingeführten Aethanolfraktionierung finden sich die meisten Antikörper in der fast alles γ-Globulin enthaltenene Fraktion II[5], doch wurden die Typhus-0-Antikörper und die Iso- und Rh-Antikörper hauptsächlich in der das β-Globulin enthaltenden Fraktion III vorgefunden[6].

Während ATKINSON und offenbar auch LEDINGHAM meinten, daß die bei Immunisierung zu beobachtende Globulinvermehrung völlig durch neugebildete Antikörper erklärt werden könne, beobachteten BANZHAF und GIBSON (1908/09), wie später auch BERGER (1922), daß der Antikörperbildung eine unspezifische Globulinvermehrung vorausgeht. Ähnlich fanden BOYD und BERNARD (1937) und LIU, CHOW und LEE (1937), daß die neugebildete Globulinmenge die Antikörpermenge stark übertreffen kann, während HURWITZ und MEYER (1916) und REYMANN (1924) sie sogar als unabhängig voneinander erklärten. Während REYMANN (1924) meinte, daß diese Befunde vielleicht dadurch zu erklären seien, daß das Globulin nur als Basis funktioniere, an welcher sich der Antikörper später festsetze, glaubten andere[7], daß die Globulinvermehrung vielleicht als Ausdruck einer durch die Immunisierung verursachten, von der Antikörperbildung unabhängigen Stoffwechselstörung aufzufassen sei, also als eine Störung, welche der Leukocytose und dem Fieber an die Seite zu stellen sei. Demgegenüber führten HEIDELBERGER und KENDALL (1935) diese Beobachtungen darauf zurück, daß die zuerst gebildeten Antikörper oft nur schwach mit Antigen reagierten und infolgedessen mit den später gebildeten nicht als gleichwertig betrachtet werden könnten.

Daß die Fähigkeit von Antikörpern, Antigen zu binden, mit zunehmender Immunisierung zunimmt, ist seither wiederholt nachgewiesen worden[8]. Auch hat sich gezeigt, daß die Zunahme der Antigenbindungsfähigkeit der Antikörper mit Abnahme ihrer Spezifität verbunden ist[8]. Schließlich ist nachgewiesen worden, daß sich die ersten, schlecht antigenbindenden Antikörper hauptsächlich in der Euglobulinfraktion befinden, während die späteren stärker bindenden Antikörper vorwiegend in der Pseudoglobulinfraktion enthalten sind[9].

Die Erforschung der Antikörper nahm eine neue Wendung erst, nachdem HEIDELBERGER und KABAT (1934) die alten immunologischen Methoden durch eine quantitative Präcipitinmethode ersetzt hatten. Einer der ersten, die sich der neuen Methode bedienten, war BJORNEBOE (1939—1943). Bei Kaninchen, welche mit 8 verschiedenen Pneumokokkentypen immunisiert wurden, stimmte bei mäßiger Immunisierung die Agglutininmenge völlig mit der nach HOWE bestimmten neugebildeten Globulinmenge überein; bei starker Immunisierung blieb jedoch die Globulinvermehrung hinter der Agglutininbildung zurück, wurde also normales Globulin scheinbar durch Antikörperglobulin ersetzt. In Fällen, wo die Agglutininmenge 10 mg N je Kubikzentimeter übertraf, bestand schließlich

[1] DEUTSCH 1939, DAVIS, MOORE, KABAT und HARRIS 1945. [2] PAIC 1939.
[3] KEKWICK und RECORD 1940, PAPPENHEIMER, LUNDGREN und WILLIAMS 1940.
[4] TREFFERS, HEIDELBERGER und FREUND 1947. [5] ENDERS 1944.
[6] ENDERS 1953, ONCLEY 1953. [7] HURWITZ und MEYER 1916, BERGER 1922.
[8] Literatur bei BURNET und FENNER (1949) und RAFFEL (1953).
[9] RAFFEL, PAIT und TERRY 1940, RAFFEL und TERRY 1940.

alles Globulin aus Antikörper (1941). In späteren Versuchen, in welchen HOWES Methode durch das genauere Verfahren von HENRIQUES und KLAUSEN ersetzt wurde, zeigte sich jedoch, daß der neugebildete Antikörper vollständig aus neugebildetem Globulin bestand, die früheren Befunde also auf Unzulänglichkeit der HOWEschen Methode beruhten (1943). BJORNEBOE kam somit zu dem Schluß, daß die Bildung von Antikörpern nicht auf Änderung des normalen Serumglobulins, sondern auf Neubildung von Eiweiß zurückzuführen ist.

Wie BANZHAF und GIBSON (1908/09) fand BJORNEBOE (1940—1943), daß der Antikörperbildung eine Globulinvermehrung vorausgeht. Ähnlich berichtete HEINTZELMANN (1946), daß auch bei menschlicher Pneumonie zunächst mehr Globulin als Antikörper neugebildet wird. Während der letztere dieses Mißverhältnis[1] durch mangelhafte Agglutinationsfähigkeit des neugebildeten Antikörpers erklärte, meinte BJORNEBOE, daß es vielleicht darauf beruhe, daß eine Immunisierung zunächst nur die Bildung von Normalglobulin verursacht, und sich Antikörperbildung erst später einstellt. Im Lichte der Ergebnisse der STRESSforschung können diese Befunde vielleicht auch durch Wirkung von Nebennierenhormonen erklärt werden, nämlich durch Plasmocytolyse und Ausschüttung des in den Plasmazellen enthaltenen Globulins (vgl. S. 200ff.). Daß dies eine Rolle spielen mag, geht daraus hervor, daß eine unspezifische Globulinvermehrung vor allem dann beobachtet wurde, wenn große Dosen von Antigen gegeben wurden, Dosen, welche die Nebennieren zweifellos stark affizierten.

Wenn es somit auch als feststehend angesehen werden kann, daß die Antikörper zu den γ-Globulinen oder ihnen nahe verwandten Globulinen gehören so ist es doch ebenso sicher, daß nicht alle diese Globuline Antikörper sind. Dies geht schon daraus hervor, daß das multiple Myelom oft zu einer starken Vermehrung solcher Globuline führt, ohne daß Antigene bei ihrer Erzeugung eine Rolle spielen.

Wie lange bekannt ist, setzt die Bildung von Antikörpern kurz nach Zufuhr von Antigen ein. Nach einmaliger Einspritzung von Typhusbacillen oder Schaferythrocyten unter die Fußsohle bei Kaninchen ließen sich die ersten Antikörper im regionären Lymphknoten und in der aus ihm abfließenden Lymphe bereits nach 2 Tagen und im Serum nach 3 Tagen nachweisen[2]. Im Lymphknoten erreichte die Antikörperkonzentration am 5. oder 6. Tage, in der abfließenden Lymphe am 6. oder 7. Tage und im Blute in der 2. Woche ihren Höhepunkt (Abb. 28). Ähnliche Befunde sind später auch mit Ruhrbacillen[3] und Viren[4] erhoben worden[5]. Nach einmaliger subcutaner Einspritzung von formalinisiertem Diphtherie- oder Staphylokokkentoxin (Toxoid) bei Kaninchen traten die ersten Antikörper im Serum jedoch erst nach 8—10 Tagen auf[6], ein Befund, welcher bei gelösten Antigenen die Regel sein soll[7]. Wurde teilweise durch Antitoxin neutralisiertes Diphtherietoxin Pferden, Kaninchen oder Meerschweinchen subcutan eingespritzt, traten die ersten Antikörper erst nach 3—4 Wochen auf, um ihren Höhepunkt nach 8—12 Wochen zu erreichen[8]. Nach intravenöser Einspritzung von Diphtherie- oder Staphylokokkentoxoid schließlich ließen sich Antikörper im Blute erst nach 2—5 Wochen nachweisen[6].

Während die Antikörperkurven bei Zufuhr corpusculären Antigens nach einer zweiten Injektion einen ähnlichen Verlauf zeigten wie nach der ersten Injektion[9], verlief sie bei gelöstem Antigen nach einer zweiten Einspritzung insofern anders.

[1] Mit HEIDELBERGER und KENDALL 1935. [2] EHRICH und HARRIS 1942.
[3] EHRICH, HARRIS und MERTENS 1946. [4] HARRIS und HARRIS 1949, 1950.
[5] Siehe auch BURNET und FENNER 1949.
[6] GLENNY und POPE 1925, BURNET 1941, BURNET und FENNER 1949.
[7] GLADSTONE und ABRAHAM 1954. [8] GLENNY und SÜDMERSEN 1921.
[9] BURNET und FENNER 1949.

als es schon nach 2—4 Tagen zu einem scharfen Anstieg der Antikörper im Serum kam und ihre Konzentration bereits am 8.—10. Tage ihren Höhepunkt erreichte[1]. Diese sekundäre Reaktion konnte wiederholt ausgelöst werden, doch stieg die Antikörperkonzentration immer weniger an, bis schließlich ein weiterer Anstieg ausblieb[2]. Diese Beobachtungen sind in der Folgezeit wiederholt bestätigt worden[3].

Antikörper bleiben bekanntlich nur eine kurze Zeit erhalten. Ihre Halbzeit soll zwischen 1,9 Tagen (bei Mäusen) und 13 Tagen (bei Kindern) schwanken[4]. Länger nachweisbare Antikörper müssen daher fortlaufend neugebildet werden.

Die Herkunft der Antikörper und der ihnen verwandten Globuline ist lange unbekannt geblieben. HERZFELD und KLINGER (1917) sowie BERGER (1922) waren noch der Meinung, daß die Serumeiweißkörper durch Zerfall von Leukocyten und Plättchen entstehen. Zunächst sollte sich Fibrinogen bilden, dieses sollte sich dann in Globulin umwandeln, und das letztere sollte schließlich zu Albumin werden. Wie schon REIMANN, MEDES und FISHER (1934) ausgeführt haben, lassen sich für diese Vorstellung jedoch keine Anhaltspunkte finden.

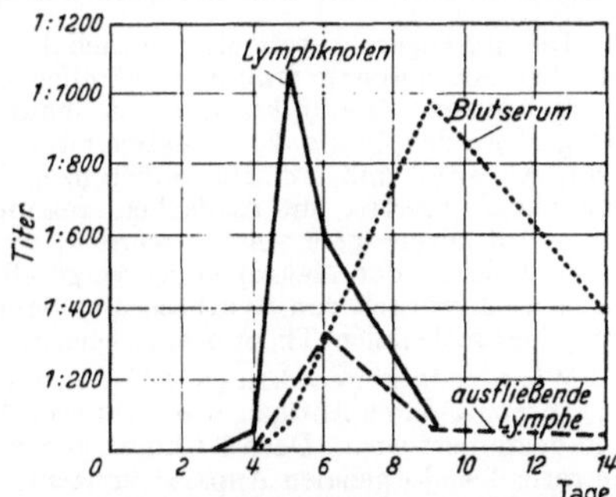

Abb. 28. Agglutinintiter im Popliteallymphknoten, in der abfließenden Lymphe und im Blutserum nach einmaliger Injektion von Typhusbacillenvaccine unter die Fußsohle des Kaninchens. (Zusammengestellt nach Daten von EHRICH und HARRIS 1942.)

KYLIN (1938), welcher sich eingehend mit der Herkunft der Plasmaeiweißkörper auseinandergesetzt hat, hat kürzlich angegeben, daß es zwar ziemlich sicher sei, daß die Leber direkt oder indirekt an ihrer Bildung beteiligt sei, die Herkunft der Globuline aber völlig ungeklärt sei. Und doch lagen bereits richtunggebende Beobachtungen vor. So war schon bekannt, daß bei Lebererkrankungen das Globulin im Gegensatz zum Fibrinogen und Albumin oft vermehrt ist[5], eine Beobachtung, die schlecht zu der Annahme paßte, daß die Globuline in der Leber gebildet werden. Auch hatte bereits MAGNUS-LEVY (1931) betont, daß der als multiples Myelom bezeichnete Knochenmarkstumor als BENCE-JONES-Eiweiß bekanntes pathologisches Plasmaeiweiß erzeuge, und daß diese Tatsache stark dafür spreche, ja kaum anders gedeutet werden könne, als daß das normale Knochenmark normales Plasmaeiweiß, wahrscheinlich Globulin erzeuge.

Die Zellen, welche auch heute noch als die Quellen der Antikörper und der ihnen verwandten Globuline angesprochen werden, sind die Reticuloendothelien (Makrophagen), die Lymphocyten und die Plasmazellen. Während früher die reticuloendotheliale Theorie bevorzugt wurde, halten wir es jetzt mit der plasmacellulären Theorie. Diese Entwicklung ging durch 2 Stadien. Zunächst wurde die Unhaltbarkeit der reticuloendothelialen Theorie erwiesen und diese durch eine „lymphocytäre" These ersetzt. Sodann wurden die verschiedenen Lymphoidzellen einer eingehenden Prüfung unterzogen mit dem Ergebnis, daß wir heute die Plasmazellen als die Quelle der Antikörper und der ihnen verwandten Globuline betrachten dürfen.

---

[1] DEAN 1900, COLE 1904, GLENNY und SÜDMERSEN 1921 u. a.
[2] BARR und GLENNY 1945, 1947. [3] BURNET und FENNER 1949, HOLT 1949, 1950.
[4] GLADSTONE und ABRAHAM 1954.
[5] HENRIQUES und KLAUSEN 1932, PETERS und EISENMAN 1933.

Die reticuloendotheliale Theorie. Die Lehre von der reticuloendothelialen Entstehung der Antikörper geht offenbar auf METSCHNIKOFF (1882—1913) zurück. Doch blieb es ASCHOFF (1924) überlassen, sie genauer zu formulieren, so daß er vielfach als der Vater dieser Theorie angesehen wird. Viele Autoren haben sich ihm angeschlossen[1]. Wie an anderer Stelle[2] ausgeführt wurde, erfreute sich die reticuloendotheliale Theorie offenbar deshalb einer so großen Beliebtheit, weil es so einleuchtend schien, daß die Zellen, welche Bakterien aufnehmen und verdauen können, auch die Quellen der Antikörper sein müßten. Offenbar stellte man sich die Antikörper als Endprodukte des Phagocytenstoffwechsels vor. Es ist jedoch merkwürdig, daß man, von wenigen Ausnahmen abgesehen[3], die Granulocyten nicht in Betracht zog, oder wie SABIN (1939) glaubte, daß man ihnen bestenfalls die Rolle von Antigenübermittlern zuschreiben könne, obgleich wohl bekannt war, daß sie zum Phagocytensystem dazugehören.

Die Anhänger der reticuloendothelialen Theorie konnten in der Tat nur 2 Beobachtungen für ihre Anschauung anführen, nämlich daß intravenös eingespritzte Bakterien, wie seit METSCHNIKOFF (1880) bekannt ist, hauptsächlich im reticuloendothelialen Apparat abgelagert werden, und daß es möglich ist, diesen Apparat durch Eisenzucker, Tusche, Trypanblau, Kollargol und ähnliche Substanzen zu blockieren[4]. Die Beobachtung SABINS (1939), daß phagocytiertes, mit Azofarben gekoppeltes Eiweiß seine Farbe gerade dann verliert, wenn Antikörper nachweisbar werden, und daß dieser Verlust mit Abstoßung von Cytoplasmateilchen der Makrophagen vergesellschaftet ist, wird ebenfalls vielfach als morphologischer Ausdruck von Synthese und Sekretion von Antikörpern und somit als Stütze der reticuloendothelialen Theorie angesehen[5].

Wie bereits weiter oben (S. 125ff.) ausgeführt wurde, ist es zwar richtig, daß aggregiertes oder corpusculäres Antigen wie Bakterien hauptsächlich von den Phagocyten aufgenommen und degradiert wird. Doch ist kürzlich gezeigt worden, daß sich gelöstes Antigen keineswegs im reticuloendothelialen Apparat konzentriert, sondern weitverbreitet in den Zellen ablagert (vgl. S. 130f.). Die Tatsache, daß Bakterien vom reticuloendothelialen Apparat aufgenommen werden, besagt deshalb nur, daß Makrophagen aggregiertes oder corpusculäres Antigen zerkleinern können; über die Bildung von Antikörpern sagt sie jedoch nichts aus.

Ähnlich kann man auch den Blockadeversuchen keine Beweiskraft zuschreiben. Wenn es richtig ist, daß die Funktion der Phagocyten bei Immunisierung, wie hier ausgeführt ist, darin besteht, daß sie chemisch inaktives corpusculäres Antigen in chemisch aktive Moleküle zerlegen, sie mit anderen Worten Antigen für seine Wirkung auf die Antikörper bildenden Zellen vorbereiten, dann läßt sich die Blockadewirkung auch dadurch erklären, daß sie nicht auf Störung der Antikörpersynthese, sondern darauf beruht, daß sie den Abbau corpusculären Antigens, d. h., die Bildung aktiver Antigenmoleküle verhindert[6].

Bezüglich der Versuche SABINS (1939) sei nur bemerkt, daß das von ihr in der Form eines Alaunpräcipitats eingespritzte Azoprotein offenbar von den Phagocyten zerkleinert, das Rohmaterial also in Moleküle zerlegt wurde, und daß möglicherweise auch irgend etwas von diesen Zellen ausgeschieden wurde. Über die Natur des sezernierten Materials sagen ihre Versuche jedoch nichts aus.

Ernste Bedenken gegen die reticuloendotheliale Lehre wurden jedoch erst wach, als sich herausstellte, daß intravenöse Einspritzung kleiner Mengen abgetöteter Staphylokokken bei Kaninchen starke Antikörperbildung, aber keine nennenswerte Wucherung von Makrophagen verursacht, während die Einspritzung großer Mengen starke Makrophagenwucherung, aber nur geringe Antikörperbildung zur Folge hat[7]. Diese Bedenken verstärkten sich, als sich zeigte, daß die Antikörperbildung im regionären Lymphknoten mit starker Wucherung

[1] BIELING 1923, 1929, SIEGMUND 1923, KATSUNUMA und SUMI 1924, PASCHKIS 1924, 1926, PORTIS 1924, JUNGEBLUT und BERLOT 1926, CANNON, BAER, SULLIVAN und WEBSTER 1929, SCHITTENHELM 1929, JAFFÉ 1928, SABIN 1939, HARTLEY 1940, KALLÓS 1941 u. a.

[2] EHRICH und HARRIS 1945. [3] v. BOROS und LESZLER 1931, SOITUZ 1931.

[4] LEPEHNE 1918, BIELING und ISAAC 1921, 1922, NISSEN 1922, KUSNETZOWSKY 1923, ELEK 1924, KATSUNUMA und SUMI 1924, PASCHKIS 1924—1926, NATALI 1925, CANNON, BAER, SULLIVAN und WEBSTER 1929, CAMERON 1952 (Literatur).

[5] WRIGHT und DOAN 1953. [6] EHRICH und HARRIS 1945. [7] EHRICH und VOIGT 1934.

lymphoider Zellen, nicht aber der Reticuloendothelien vergesellschaftet ist[1]. Daß diese Bedenken stichhaltig waren, wurde schließlich durch Extraktionsversuche bewiesen. Wie EHRICH, HARRIS und MERTENS (1946) zeigen konnten, lassen sich Antikörper nach intraperitonealer Injektion von Ruhr- oder Typhusbacillen zusammen mit oder ohne Graphit, Aleuronat oder Paraffin-Falbamischung bei Kaninchen weder in den polymorphkernigen Leukocyten noch in den Makrophagen nachweisen, während die freie Exsudatflüssigkeit Antikörper in einer Konzentration enthält, wie sie auch nach intravenöser Injektion dieser Körper gefunden wird, — eine Beobachtung, die völlig durch sekundäre Konzentration auf dem Entzündungsfeld erklärt ist (vgl. S. 111ff.). Die Abwesenheit von Antikörpern in den Granulocyten und Makrophagen zu einer Zeit, wenn die im regionären Lymphknoten enthaltenen lymphoiden Zellen Antikörper in einer Konzentration bis zu 1:6144 enthalten, kann kaum anders erklärt werden, als daß weder den Granulocyten noch den Makrophagen eine antikörperbildende Funktion zukommt.

Offenbar beschränkt sich die Rolle der Phagocyten bei der Antikörperbildung darauf, daß sie aggregiertes oder corpusculäres Antigen wie Bakterien zu aktiven Antigenmolekülen zerkleinern und je nach Bedarf speichern oder ins umgebende Medium abscheiden. Die Speicherung von Antigen ist direkt nachgewiesen worden (vgl. S. 136f.). Ebenso konnte gezeigt werden[2], daß sich nach Injektion von ganzen Schaferythrocyten oder Ruhrbacillen in der aus dem Entzündungsfeld abfließenden Lymphe zunächst kein gelöstes Antigen finden läßt, dieses aber nach 12—24 Std in beträchtlicher Menge nachweisbar ist und sich erst dem Nachweis entzieht, wenn es durch neugebildete Antikörper neutralisiert wird.

Wir haben diese Beobachtung dahin gedeutet, daß es sich hierbei wahrscheinlich um Phagocytose geformten Antigens und nachfolgende Ausscheidung abgespaltener Antigenmoleküle gehandelt hat.

Daß Phagocytose tierischer und bakterieller Zellen das in ihnen enthaltene Antigen nicht zerstört, geht außer aus den bereits erwähnten Speicherungsversuchen (vgl. S. 136f.) auch aus einigen kürzlich von WALSH und SMITH (1951) mitgeteilten Beobachtungen hervor. Wurden isolierte Kaninchengranulocyten oder -makrophagen 4—6 oder 70 Std nach Aufnahme von Typhusbacillen Kaninchen intravenös oder unter die Fußsohle eingespritzt, riefen sie beträchtliche Antikörperbildung hervor, obgleich die Bakterien um diese Zeit morphologisch nicht mehr nachweisbar waren. Zwar waren Granulocyten in dieser Beziehung weniger wirksam als Makrophagen, doch waren bei einigen Versuchen die Makrophagen stärker wirksam als die Bacillen selber. Wenn WALSH und SMITH hieraus den Schluß gezogen haben, daß die Granulocyten bei der Antikörperbildung keine Rolle spielen, sie diese vielmehr hemmen, so kann man ihnen darin kaum folgen. Zwar ist es sehr wohl möglich, daß die Granulocyten — schon wegen ihrer kurzen Lebensdauer — hierbei eine untergeordnete Rolle spielen, doch mögen die Verhältnisse bei anderen Erregern anders liegen. Auch ist daran zu denken, daß sie hierbei als Cofaktoren der Makrophagen wirken.

Wir können somit schließen, daß die Reticuloendothelien an der Antikörperbildung zwar insofern beteiligt sind, als sie bei der Verarbeitung aggregierten oder corpusculären Antigens und somit bei der Vorbereitung zur Antikörperbildung eine wichtige Rolle spielen. Mit der Synthese von Antikörpern haben sie jedoch offenbar nichts zu tun.

Die lymphocytäre Theorie. Wie seit langem bekannt ist, gibt bei Infektionskrankheiten die Zahl der im Blute kreisenden Lymphocyten einen guten Maßstab für die Resistenz der Patienten ab[3]. SCHILLING (1925, 1929) hat die Lymphocytose geradezu als Heilphase bezeichnet. Dieses Verhalten ist besonders bei der

[1] EHRICH und HARRIS 1942.
[2] HARRIS und EHRICH 1946.
[3] SCHILLING 1925, 1929, EHRICH 1935, TALIAFERRO und KLÜVER 1940.

Tuberkulose auffällig[1] und trifft offenbar auch für experimentelle Tuberkulose zu[2]. Das letztere ist allerdings von SMITHBURN (1932) bestritten worden.

Die Behauptung, daß die Lymphocyten durch Antikörperbildung funktionieren, geht ebenfalls viele Jahre zurück So ist schon die von BEZANÇON und LABBÉ (1898) beobachtete Virulenzabschwächung von Bakterien in Lymphknoten[3] und die zuerst von PFEIFFER und MARX (1898) beobachtete Antikörperbildung in Lymphknoten und Milz den darin enthaltenen Lymphocyten zugeschrieben worden[4].

Ähnlich haben BUNTING und HUSTON (1921) und BUNTING (1925, 1938) ausgeführt, daß pathologisch-anatomische Beobachtungen dafür sprächen, daß starke Dosen von Toxinen, welche Nekrose der Lymphocyten verursachen, zwar die Antitoxinbildung unterdrücken, mäßige Dosen aber ihre Wucherung anregen und sie dazu veranlassen, Antitoxine zu bilden. MOOR und NEWPORT (1939), welche diese Theorie einer Nachprüfung unterzogen, fanden jedoch, daß sie wenigstens für die Pneumokokkentoxine unzutreffend ist.

Auch haben TURLEY und DOUGHERTY (1940) mitgeteilt, daß die Lebensdauer von Mäusen, welche mit pneumokokkenhaltigem menschlichem Sputum injiziert wurden, durch Zusatz lebender von menschlichen Tonsillen gewonnener Lymphocyten zum Sputum erheblich verlängert wurde. Ähnlich ließen sich auch mit Tuberkelbacillen infizierte Meerschweinchen länger am Leben erhalten, wenn die Bacillen zusammen mit lebenden, durch Aleuronat erzeugten Bauchhöhlen-„Lymphocyten" verabfolgt wurden. Da Filtrate dieser Lymphocyten keine solche Wirkung hatten, nahmen sie an, daß diese auf Phagocytose beruhe. Da die Zellen des Bauchhöhlenexsudats keine Lymphocyten, sondern Makrophagen sind (vgl. S. 15ff., 134 u. 161, kann man mit Sicherheit annehmen, daß es sich wenigstens bei dem letzten Versuch nicht um die Wirkung von Lymphocyten, sondern um Phagocytose durch Makrophagen gehandelt hat.

Befunde, welche als Stütze der lymphocytären Theorie gelten können, wurden zuerst durch HEKTOEN (1915) und MURPHY und STURM (1925) erbracht. Bestrahlung von Ratten oder Kaninchen mit Dosen, welche Nekrose des lymphoiden Gewebes verursachten, führte zu einer Unterdrückung der Antikörperbildung[5], während trockene Hitze, welche die Tätigkeit dieses Gewebes anregte, vermehrte Antikörperbildung verursachte. Wie EVANS (1948) gezeigt hat, trifft dieses Verhalten auch für den Menschen zu. Doch läßt sich die Antikörperbildung nur unterdrücken, wenn die Bestrahlung vor Einverleibung des Antigens verabfolgt wird[6].

Was hier über Bestrahlung gesagt wurde, trifft offenbar auch für gewisse chemotherapeutische Mittel (Colchicin, Arsen, Benzin, Stickstoffsenf, A-methopterin u. a.) und die sog. carcinogenen Stoffe (Urethan, Methylcholanthren, 1.2.5.6-Dibenzanthracen u. a.) zu. Wie wohl bekannt ist, wirken diese Substanzen nicht nur stark lymphocytolytisch, sondern unterdrücken sie auch die Antikörperbildung[7].

[1] WEBB und WILLIAMS 1909, WATKINS 1911, WRIGHT und KING 1911, WEBB, NEWMAN und GILBERT 1922, MORRIS und TAN 1927, SMITH 1931, MEDLAR 1936.

[2] MURPHY und ELLIS 1914, MURPHY und STURM 1919, HUSSEY 1921, SABIN und DOAN 1927, GARDNER 1930.

[3] Bestätigt von MANFREDI 1899. [4] MARCHAND 1924.

[5] Literatur bei TALIAFERRO und TALIAFERRO 1951.

[6] BENJAMIN und SLUKA 1908, LÄWEN 1909, FRÄNKEL und SCHILLING 1913, SIMONDS und JONES 1915, CLEMMESEN und ANDERSEN 1948, CRADDOCK und LAWRENCE 1948, DIXON, TALMAGE und BUKANTZ 1951, KOHN 1951, DIXON, TALMAGE und MAURER 1952.

[7] PHILLIPS, HOPKINS und FREEMAN 1947, SPURR 1947, BUKANTZ, DAMMIN, WILSON, JOHNSON und ALEXANDER 1949, FORMAN, SEIFTER und EHRICH 1949, MALMGREN und BENNISON 1952.

DIXON, TALMAGE und MAURER (1952), welche die Wirkung von Bestrahlung kürzlich genauer untersucht haben, fanden, daß die Antikörperbildung bei Kaninchen durch 200 r 2 Tage vor Einverleibung des von ihnen benutzten I^{131}-Rinder-γ-Globulins fast vollständig unterdrückt und durch 400 r 5 Std vor Einspritzung des Antigens deutlich herabgesetzt wird, während sie durch 400 r gleichzeitig mit oder 6 Std nach Einverleibung des Antigens nicht beeinflußt wird. Auch beobachteten sie, daß die spezifische anamnestische Reaktion durch Bestrahlung nicht verhindert wird. Sie schlossen daher, daß man bei der Antikörperbildung zwischen einer kurzen radiosensitiven Anpassungsphase und einer länger dauernden radioresistenten Produktionsphase unterscheiden müsse, und daß das lymphoide Gewebe nur bei der ersten Phase eine Rolle spielen könne. Jedenfalls seien die Lymphocyten an der eigentlichen Synthese der Antikörper unbeteiligt. Nach den Untersuchungen PARSONS (1943) (vgl. S. 169) besteht Grund zu der Annahme, daß die Plasmazellen hierbei nicht zerstört werden.

Daß die Lymphknoten tatsächlich Orte lebhafter Antikörperbildung sind, wurde erst durch McMASTER und HUDACK (1935) und McMASTER und KIDD (1937) bewiesen. Wurden die Ohren von Mäusen mit zwei verschiedenen Antigenen beschickt, so erschien der entsprechende Antikörper zuerst im Lymphknoten auf der Seite, auf welcher das Antigen eingespritzt worden war. Auch war die Antikörperkonzentration hier zunächst größer als im Blutserum. Da durch die Versuchsanordnung ausgeschlossen war, daß es sich hierbei um eine sekundäre Konzentration von Antikörpern in einem entzündeten Lymphknoten handelte, schlossen diese Forscher mit Recht, daß die von ihnen untersuchten Antikörper im regionären Lymphknoten gebildet wurden.

Die Beobachtungen McMASTERS und seiner Mitarbeiter wurden bald erweitert[1].

Wenn Schaferythrocyten oder abgetötete Typhusbacillen in verschiedener Kombination in die Hinterfüße von Kaninchen eingespritzt wurden, erschien der entsprechende Antikörper nach 2—4 Tagen zuerst im regionären Popliteallymphknoten, und zwar gelegentlich bevor er im Blutserum nachweisbar war. Im kontralateralen Lymphknoten trat dieser Antikörper erst später auf und stets in geringerer Konzentration. Eine Analyse der in den zu- und abführenden Lymphgefäßen enthaltenen Lymphe ergab, daß die abfließende Lymphe während der Untersuchungsperiode stets sehr viel mehr, ja manchmal 100mal so viel Antikörper aufwies wie die zufließende Lymphe. Gelegentlich enthielt sie mehr Antikörper als das Blutserum. Während die Antikörperkonzentration im Serum weiter anstieg, erreichte sie im regionären Lymphknoten ihren Höhepunkt am 6. Tage, um danach schnell abzusinken. Histologisch war dieser Vorgang von einer starken Neubildung und Ausschwemmung von lymphoiden Zellen begleitet. Das Gewicht des Knotens stieg im Durchschnitt von 0,2 auf 1,0 mg, die Zahl der in der abfließenden Lymphe enthaltenen Lymphocyten von 15—20000 auf 60—100000 je Millimeter. Da die Reticuloendothelien hieran wenig teilnahmen und die Keimzentren erst später in Erscheinung traten, wurden diese Befunde dahin gedeutet, daß es nicht die Reticuloendothelien, sondern wohl die Lymphocyten sind, welche die Antikörper bilden.

Die Beobachtungen McMASTERS und EHRICHS und HARRIS' sind in der Folgezeit wiederholt bestätigt worden[2]. Dabei kann auch die Antikörperkonzentration im Ductus thoracicus die des Serums zunächst übertreffen[3]. Weiter ist diese Vermehrung elektrophoretisch nachweisbar[4]. Nach BURNET und FENNER (1949) soll dieses Verhalten jedoch nur für corpusculäres Antigen (tierische Zellen, Bakterien, Viren) zutreffen. Wurde gelöstes Staphylokokkentoxoid subcutan eingespritzt, antwortete der regionäre Lymphknoten zwar mit einer entzündlichen Reaktion, doch waren selbst nach 4 Tagen noch keine Antikörper darin nachweisbar. Wurde dieses Antigen zuerst intravenös und 19 Tage später subcutan

[1] EHRICH und HARRIS 1942.
[2] BURNET und LUSH 1938, DE GARA und ANGEVINE 1943, HARRIS, GRIMM, MERTENS und EHRICH 1945, BURNET und FENNER 1949, MATSUMURA 1949, HARRIS und HARRIS 1949, 1950, ROBERTS, ADAMS und WHITE 1949, AMANO, UNNO, HANAOKA und TAMAKI 1951.
[3] SCHWEIZER und REBER 1950. [4] HANAOKA, NAKAYASHIKI, TAMAKI und HOSOMI 1950.

verabfolgt, kam es bereits am 3. Tage zu einem starken Antikörperanstieg im Blute, doch entstand im regionären Lymphknoten nur eine geringe Antikörperkonzentration. Wie diese Befunde zu erklären sind, ist nicht sicher. Da DOUGHERTY, WHITE und CHASE (1944) nach wiederholter Einspritzung von Staphylokokkentoxin bei Mäusen erhebliche Mengen von Antitoxin aus lymphoiden Zellen extrahieren konnten, und kürzlich auch WESSLEN (1952) die Bildung von Antikörpern gegen gelöstes Antigen durch lymphoide Zellen beobachtet hat, liegt es nahe anzunehmen, daß bei der von BURNET und FENNER benutzten Versuchsanordnung das lösliche Toxoid vom Orte der Einspritzung so rasch resorbiert wurde, daß weder örtlich noch im Lymphknoten Konzentrationen entstanden, wie sie bei corpusculärem Antigen die Regel sind. Doch spielt hierbei vielleicht auch eine stärkere Bindung des neugebildeten Antikörpers durch das lösliche Antigen eine nicht unerhebliche Rolle.

Da natürliche Entzündungen gewöhnlich durch geformte Infektionserreger bedingt sind, kann es jedenfalls als feststehend angesehen werden, daß bei Entzündung Antikörperbildung besonders im regionären Lymphknoten stadtfindet, und diese nach Einspritzung eines unbelebten Antigens am 5.—6. Tage ihren Höhepunkt erreicht (Abb. 28, S. 175).

Daß es lymphoide Zellen sind, und nicht die Reticuloendothelien, welche Antikörper bilden, wurde zuerst durch HARRIS, GRIMM, MERTENS und EHRICH (1945) zwingend bewiesen. Wurden die während der Antikörperbildung in der abfließenden Lymphe enthaltenen lymphoiden Zellen vom Lymphplasma getrennt und gesondert auf ihren Antikörpergehalt geprüft, so zeigte sich, daß die Antikörper zunächst hauptsächlich in den Zellen enthalten sind. Während der Antikörperbildung im Lymphknoten enthielten diese Zellen bis zu 16mal so viel Antikörper wie das Lymphplasma. Mit dem Aufhören der Antikörperbildung sank die in den Zellen enthaltene Antikörperkonzentration auf die des Plasmas herab. Da die in der Lymphe enthaltenen Zellen fast alle wie kleine Lymphocyten aussahen — ein Befund, der mit dem aller früheren Untersucher übereinstimmte[1] —, und da alle Versuche, eine Adsorption von Antikörpern durch diese Zellen nachzuweisen, ergebnislos blieben, schlossen wir, daß die Lymphocyten die Bildner der Antikörper sind.

Gleichzeitig mit uns berichteten DOUGHERTY, CHASE und WHITE (1944) und WHITE und DOUGHERTY (1945), daß Extrakte aus durch Zerkleinerung von Lymphknoten gewonnenen Zellen von Mäusen im Anfang der Immunisierung zweimal so viel Antikörper enthalten können als das Serum. Da die meisten dieser Zellen wie Lymphocyten aussahen, schlossen sie, wie wir, daß es die Lymphocyten sind, welche den Antikörper enthalten.

Daß die Antikörper bei Immunisierung zunächst in lymphoiden Zellen enthalten sind, ist wiederholt bestätigt worden[2]. Die technischen Einwände, welche gegen solche Versuche erhoben worden sind[3], wurden bereits durch HARRIS und HARRIS (1950) überzeugend widerlegt.

Der Nachweis von Antikörpern in den lymphoiden Zellen der Lymphknoten und der aus ihnen abfließenden Lymphe während der Antikörperbildung ist oft dahin ausgelegt worden, daß wir der Meinung sind, die Lymphocyten und nicht die Plasmazellen bildeten die Antikörper[4]. Es ist zwar richtig, daß wir[5] von Lymphocyten oder Lymphoidzellen sprachen. Es darf aber doch nicht übersehen werden, daß wir, wie alle früheren Proponenten der lymphocytären

[1] DRINKER und YOFFEY 1941.
[2] KASS 1945, MATSUMURA und MIYOKO 1949, HARRIS und HARRIS 1949, 1950.
[3] HABEL, ENDICOTT, BELL und SPEAR 1949. [4] FAGRAEUS 1948, WESSLEN 1952.
[5] EHRICH 1946, WHITE und DOUGHERTY 1946.

Theorie, zunächst nicht zwischen Lymphocyten und Plasmazellen unterschieden, offenbar, da man allgemein annahm, daß diese Zellen nahe Verwandte, wenn nicht lediglich verschiedene Funktionszustände ein und derselben Zellart darstellten. Auch kam es uns hauptsächlich darauf an, den Beweis zu erbringen, daß es nicht die Reticuloendothelien, sondern die lymphoiden Zellen sind, welche die Antikörper bilden. In letzter Zeit ist es jedoch immer deutlicher geworden, daß die Lymphocyten und Plasmazellen verschiedene Zellarten sind, es also wichtig ist, zwischen Lymphocyten und Plasmazellen zu unterscheiden.

Daß es nicht die Lymphocyten sind, welche die Antikörper bilden, ergab sich bereits aus der Beobachtung[1], daß sich in der weitgehend aus kleinen Lymphocyten bestehenden Thymusrinde bei intravenöser Immunisierung keine Antikörper nachweisen lassen. Ähnlich sind die lymphoiden Zellen des Brustganges bei Immunisierung gewöhnlich frei von nachweisbaren Antikörpern[2]. Schließlich hat auch ERSLEV (1951) in den im Blute kreisenden Lymphocyten selbst bei Überimmunisierung keine Antikörper nachweisen können.

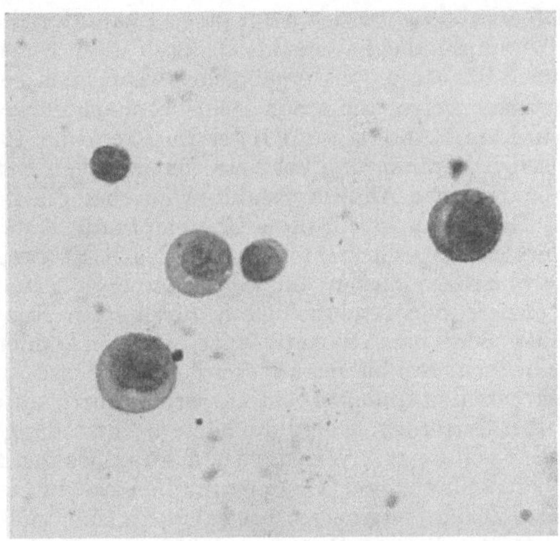

Abb. 29. Plasmazellen in der aus einem Popliteallymphknoten abfließenden Lymphe 4 Tage nach Injektion von Pertussis vaccine in die Fußsohle eines Kaninchens. (MATSUMURA, TANAKA und TAKENAKA 1952.)

Auf der anderen Seite haben EHRICH, DRABKIN und FORMAN (1949), MATSUMURA (1949), MC NEIL (1950), RINGERTZ und ADAMSON (1950) und SHIMURA, TAKAHASHI, MIYAZAWA, ITO, KIUCHI, SHINOZUKA und OKAMOTO (1950) den Nachweis erbringen können, daß die Bildung von Antikörpern im regionären Lymphknoten bei Kaninchen von einer starken Proliferation von Plasmazellen in den Marksträngen der Knoten begleitet ist, daß diese mit der Antikörperbildung am 5.—8. Tage ihren Höhepunkt erreicht, und die Plasmazellen danach schnell zerfallen. Weiter haben MATSUMURA, TANAKA und TAKENAKA (1952) mittels einer neuen Ausstrichmethode zeigen können, daß auch die abfließende Lymphe während der Antikörperbildung bis zu 8% Plasmazellen enthält (Abb. 29), während HANAOKA, NAKAYASHIKI, TAMAKI und HOSOMI (1950), wohl bei stärkerer Immunisierung, außer in der abfließenden Lymphe auch im Brustgang nicht nur Plasmazellen, „plasmoide Zellen" (mit hellem Hof) und stark basophile Lymphocyten, sondern auch vermehrtes γ-Globulin nachweisen konnten.

Lassen sich die für die lymphocytäre Theorie angeführten Beobachtungen somit auch alle durch die plasmacelluläre erklären, so ist sie doch noch keineswegs erledigt. Wie seit PRAUSNITZ und KÜSTNER (1921), MEYER und LÖWENTHAL (1927) u. a. bekannt ist, läßt sich zwar die unmittelbare anaphylaktische Überempfindlichkeit durch Serum auf normale Tiere übertragen, dies ist aber bei der verzögerten Tuberkulinüberempfindlichkeit nicht möglich. Wie zuerst durch CHASE

[1] BJORNEBOE, GORMSEN und LUNDQUIST 1947, HARRIS, RHOADS und STOKES 1948.
[2] VALENTINE, CRADDOCK und LAWRENCE 1948, CRADDOCK, VALENTINE und LAWRENCE 1949.

(1945) gezeigt wurde, kann die letztere aber durch lebende Leukocyten übertragen werden[1]. Da die Stärke der transferierten Überempfindlichkeit am besten zu der Zahl der übertragenen Lymphocyten paßte, die polymorphkernigen Leukocyten hingegen völlig unwirksam waren[2], lag es nahe anzunehmen, daß die Übertragung dieser Immunitätsreaktion den Lymphocyten zuzuschreiben sei.

WESSLEN (1952), welcher der erste war, der die lymphoiden Zellen des Brustganges für solche Versuche benutzte, bestätigte zunächst, daß die Stärke der übertragenen Reaktionsfähigkeit von der Zahl der übertragenen Zellen abhängt. Da diese Zellen nach Kontakt mit Tuberkulin rasch zerfielen, und dieser Zerfall von Granulocyten- und Makrophagenansammlungen gefolgt war, konnte er sich des Eindrucks nicht erwehren, daß die Lymphocyten unter dem Einfluß des Tuberkulins eine nicht genauer charakterisierte Substanz abgaben und die Überempfindlichkeitsreaktion durch diese Substanz bedingt war. In vitro-Versuche blieben jedoch ergebnislos, wenn auch gewöhnlich 20—30% der Lymphocyten zerfielen, wie schon früher beobachtet worden war[3]. Der letztere Vorgang wurde mit ARONSON (1931) sowie RICH und LEWIS (1932) als Folge einer allergischen Veränderung der betroffenen Zellen gedeutet. Jedenfalls ließ sich keine Abgabe eines Auflösungsfaktors durch diese Zellen nachweisen.

Die Natur der für diese Überempfindlichkeit verantwortlichen Stoffe und ihre Entstehung sind nicht bekannt. Nach BURNET und FENNER (1949) handelt es sich hierbei vielleicht um Übertragung von aus Phagocyten stammenden selbstreplizierenden immunologisch adaptierten Enzymen, welche in ihnen partielle Ebenbilder, nämlich Antikörper, erzeugen können (vgl. S. 192ff.). Wahrscheinlicher sei jedoch, daß hierbei auf gewöhnliche Weise Antikörper gebildet werden, welche sich von den üblichen Antikörpern dadurch unterscheiden, daß sie sich leicht an Zellen festsetzen. Sollte die letztere Vorstellung richtig sein, würden sich die Befunde von CHASE, WESSLEN u. a. zwanglos dadurch erklären, daß es sich bei der Übertragung dieser Überempfindlichkeit durch Lymphocyten um sekundär an diese Zellen festgesetzte besondere Antikörper handelt.

Später konnte WESSLEN (1952) den Nachweis erbringen, daß auch die unmittelbare anaphylaktische Überempfindlichkeit gegen Pferdeserum und Typhusbacillen durch lebende Brustgangzellen übertragen werden kann. Da diese Zellen, solange sie sich im Brustgang aufhielten, keine nachweisbaren Antikörper enthielten, in vitro aber Antikörper erzeugten, und da er in Ausstrichen von Brustganglymphe, wie er erwartete, lediglich Lymphocyten, aber keine Plasmazellen nachweisen konnte, kam er zu dem Schluß, daß für die bei seinen Versuchen beobachtete Antikörperbildung nur die Lymphocyten verantwortlich gemacht werden könnten.

Wie schon WESSLEN (1952) berechnet hat, können seine Befunde nur 2—3% der in der Körperflüssigkeit enthaltenen Antikörpermenge erklären. Wenn wir weiter bedenken, daß Plasmazellen bei Immunisierung und bei Infektionskrankheiten oft in beträchtlicher Menge sogar im zirkulierenden Blut auftreten, und ihr Vorkommen im Brustgang bei Immunisierung auch direkt nachgewiesen worden ist[4], liegt es nahe, die Befunde dadurch zu erklären, daß bei seinen Versuchen einige bis in die Brustganglymphe vorgedrungen waren. Jedenfalls

[1] KIRSCHHEIMER und WEISSER 1947, METAXAS und METAXAS-BÜHLER 1948, 1949, STAVITZKY 1948, LAWRENCE 1949, 1952, WESSLEN 1952.

[2] KIRSCHHEIMER, HESS und SPEARS 1951.

[3] ARONSON 1931, RICH und LEWIS 1932, MOEN 1936, MOEN und SWIFT 1936, FREMONT-SMITH und FAVOUR 1948, FAVOUR 1949, FAVOUR, FREMONT-SMITH und MILLER 1949, MILLER, FAVOUR, WILSON und UMBARGER 1949, MILLER, VAUGHAN und FAVOUR 1949, WITTE 1950, MILLER und FAVOUR 1951, SEEBERG 1951.

[4] HANAOKA, NAKAYASHIKI, TAMAKI und HOSOMI 1950.

können sie kaum als Beweis dafür angesehen werden, daß die Lymphocyten Antikörper bilden können.

Die einzige Beobachtung, welche für eine Rolle der Lymphocyten bei der Antikörperbildung spricht, ja kaum anders ausgelegt werden kann, ist die bereits erwähnte Tatsache, daß Bestrahlung in Dosen, welche Lymphocyten zerstören, Antikörperbildung hemmt oder verhindert, wenn sie vor der Einführung von Antigen verabfolgt wird, sie nach Antigenzufuhr aber unwirksam ist (vgl. S. 178f.). DIXON und Mitarbeiter[1] haben diesen Befund dahin gedeutet, daß während der radiosensitiven Phase der Antikörperbildung das Antigen einen γ-Globulinerzeuger dazu veranlaßt, einen modifizierten γ-Globulinerzeuger hervorzubringen, und daß in der radioresistenten Phase dieser zusammen mit Antigen die Synthese von Antikörpern verursacht. Doch lassen sich diese Befunde auch anders deuten. Vielleicht handelt es sich bei der ersten Phase um die Bildung von Organisatoren im embryologischen Sinne (vgl. S. 195), oder haben die Lymphocyten die Funktion von Nährmutterzellen (Trephocyten) (vgl. S. 206f.). Die Tatsache, daß Phagocytose durch Bestrahlung nicht gehemmt wird[2], wird gegen die Annahme angeführt, daß hierbei eine Störung der Phagocytosephase der Entzündung vorliegt[1].

Die plasmacelluläre Theorie. Neben der reticuloendothelialen und lymphocytären Theorie hat lange eine plasmacelluläre Lehre bestanden. Bereits RENN (1912), HUEBSCHMANN (1913), KLIEN (1914) und MÜLLER (1932) kamen auf Grund pathologisch-anatomischer Befunde in Tonsillen, Milz und Spinalflüssigkeit bei Infektionskrankheiten zu dem Schluß, daß wohl die Plasmazellen als die Quellen der Antikörper anzusehen seien. HUEBSCHMANN (1913) meinte sogar, daß man diese Theorie direkt prüfen könne, wenn es nur möglich sei, das Granuloplasma auszuziehen. Wenn diese Vermutungen keine weitere Beachtung fanden, so lag das offenbar daran, daß sich die reticuloendotheliale Theorie einer so großen Beliebtheit erfreute, daß andere Möglichkeiten unbeachtet blieben. Erst nachdem diese Theorie in den Hintergrund trat, wurden die Plasmazellen als Quelle ernsthaft in Erwägung gezogen.

Die Beobachtungen, welche für die plasmacelluläre Lehre sprechen, sind teils morphologischer, teils klinischer und teils experimenteller Art.

Morphologische Beobachtungen. Nach den schönen Untersuchungen von CASPERSSON (1936, 1941) und anderen[3] besteht guter Grund zu der Annahme, daß die Neubildung von Eiweiß nur in der Gegenwart von Nucleoproteid vor sich geht. Dabei wird angenommen, daß die Neubildung von Zelleiweiß in der Gegenwart des in den Chromosomen enthaltenen Desoxyribonucleoproteids und die Neubildung von Exporteiweiß in der Gegenwart des im Cytoplasma enthaltenen Ribonucleoproteids erfolgt. Daß dies auch für die Blut- und Plasmazellen zutrifft, ist besonders durch THORELL (1944, 1947), THORELL und WISING (1944) und BING, FAGRAEUS und THORELL (1945) nachgewiesen worden. Die Tatsache, daß die kleinen Lymphocyten im Gegensatz zu den Plasmazellen nur spärlich ribonucleoproteidarmes und daher mäßig basophiles Cytoplasma besitzen (vgl. S. 153, 163ff. und Abb. 37, S. 202), spricht gegen die lymphocytäre, aber stark für die plasmacelluläre Theorie der Antikörperbildung.

In Übereinstimmung hiermit konnten BRAUNSTEINER, FELLINGER und PAKESCH (1953) feststellen, daß Cytoplasma von Plasmazellen, ähnlich wie das von Leberzellen und anderen eiweißbildenden Zellen, elektronenmikroskopisch

[1] DIXON, TALMAGE und BUKANTZ 1951, DIXON, TALMAGE und MAURER 1952.
[2] BARROW, TULLIS und CHAMBERS 1951.
[3] CASPERSSON und SCHULTZ 1939, CASPERSSON, LANDSTROEM-HYDEN und AQUILONIOUS 1941, CASPERSSON und THORELL 1941, BRACHET 1940, DAVIDSON 1945, ALTMANN 1949, 1952, MIRSKY 1953 u. a.

nachweisbare, zu Bündeln vereinigte Filamente besitzt (Abb. 30). Dagegen fehlt dieses offenbar ribonucleoproteidreiche für die Bildung von extracellulärem Eiweiß notwendige Gerüst bei Lymphocyten und anderen Blutzellen.

Was hier über den Ribonucleoproteidgehalt der Plasmazellen gesagt ist, trifft auch für die von MOESCHLIN (1940, 1941) beschriebenen dunklen Tropfen im Cytoplasma dieser Zellen zu (vgl. S. 164). Die Beobachtung, daß diese Tropfen mit der Eiweißbildung plasmazellhaltiger Gewebe entstehen und vergehen[1], die Lymphocyten aber keine solchen Tropfen enthalten, ist eine weitere Stütze für die plasmacelluläre Lehre.

Sodann ist hier die schon CAJAL (1890—1906) bekannte Tatsache zu erwähnen, daß die Plasmazellen im Gegensatz zu den Lymphocyten (vgl. S. 153), einen komplexen GOLGI-Apparat besitzen. Wie weiter oben ausgeführt wurde (S. 131, 153), spricht alles dafür, daß Resorption und Sekretion durch Zellen an die Gegenwart eines solchen Apparates gebunden sind, die Lymphocyten also weder zu resorbieren, noch zu sezernieren scheinen.

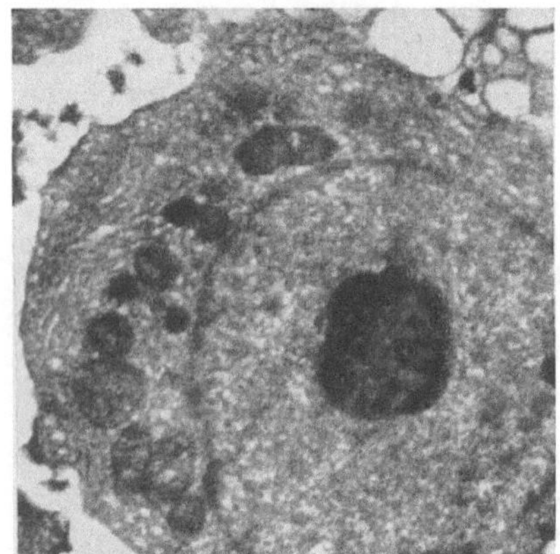
Abb. 30. Plasmazelle im elektronenmikroskopischen Bild. Beachte die filamentöse Struktur des Cytoplasmas und die darin enthaltenen Mitochondrien. (BRAUNSTEINER, FELLINGER und PAKESCH 1953.)

Schließlich müssen hier die in den Plasmazellen vorkommenden, lange als Sekretionsprodukte gedeuteten Cytoplasmaeinschlüsse erwähnt werden (vgl. S. 164ff.). Die Tatsache, daß RUSSELLsche Körperchen nur in Plasmazellen gefunden werden, in Lymphocyten aber fehlen[2], kann als weitere Stütze für die plasmacelluläre Lehre angesehen werden.

Klinische und pathologisch anatomische Beobachtungen. Zu den Erkrankungen, bei welchen eine Vermehrung der γ-Globuline im Blut gefunden wird, gehören vor allem das multiple Myelom, chronische Infektionskrankheiten, rheumatische Erkrankungen, gewisse Leberkrankheiten und gewisse Tumoren[3]. Zu den Infektionskrankheiten, welche Hyper-γ-Globulinämie verursachen, gehören gewisse Tropenkrankheiten (Schistosomiasis[4], Kala Azar[5], Lepra[6], Filiariasis[7], Trypanosomiasis[8]), Endocarditis lenta[9], Sarkoidose[10], Tuberkulose[11], venerische Erkrankungen (Syphilis, Granuloma inguinale[12], Lymphopathia venerea[13]), chronische Eiterungen (Osteomyelitis, Lungenabsceß, Bronchiektasen, Empyem, Pyelonephritis[14]) und Hämophilus- und Virusinfektionen (Masern, Influenza, Keuchhusten[15]). Unter den rheumatischen Erkrankungen sind besonders Lupus erythematosus disseminatus, rheumatoide Arthritis[16] und rheumatisches Fieber (Polyarthritis rheumatica[17]) durch Hyper-γ-Globulinämie ausgezeichnet. Zu den Lebererkrankungen, welche Hyper-γ-Globulinämie hervorbringen, gehören Hepa-

[1] MOESCHLIN, PALAEZ und HUGENTOBLER 1951. [2] Apitz 1937, 1940.
[3] BERGER 1922, BING 1937, 1940, BENNHOLD, KYLIN und RUSZNYAK 1938, FLEISCHHACKER 1941, WUHRMANN und WUNDERLY 1947.
[4] MELENEY und WU 1924. [5] SIA und WU 1921. [6] FRAZIER und WU 1925.
[7] CHOPRA, MUKHERJEE und RAO 1934. [8] SUE, BOISSEAU und PROVOST 1931.
[9] JEGHERS und SELESNICK 1937. [10] SALVESEN 1935.
[11] EICHELBERGER und MCCLUSKEY 1927. [12] JERSILD 1937.
[13] WILLIAMS und GUTMAN 1936. [14] ROWEE 1916. [15] UJSAGHY 1936.
[16] TAUSSIG 1938, 1942. [17] LONGSWORTH, SHEDLOWSKY und MACINNES 1939.

titis[1] und Lebercirrhose[2]. Daß Tumoren mit Hyper-γ-Globulinämie einhergehen können, ist wohl bekannt[3]. Stärkste Hyper-γ-Globulinämie kommt jedoch beim multiplen Myelom vor. Die Literaturzusammenstellung von FELLER und FOWLER (1938) über die letztere Erkrankung enthält Werte bis zu 14,8%, die Arbeit von SCHUMACHER, WILLIAMS und COLTRIN (1937) bis zu 16,0% γ-Globulin.

Elektrophoretische Untersuchungen haben ergeben, daß bei multiplem Myelom neben γ- und β-Globulinen häufig pathologische Globuline gefunden werden[4]. Dieser Befund paßt gut zu der Tatsache, daß das multiple Myelom ein anaplastischer Plasmazelltumor ist. Bei Lebererkrankungen fand sich neben einer Vermehrung der γ-Globuline oft auch ein beträchtlicher Anstieg der β-Globuline[5], während bei chronischen Infektionskrankheiten, rheumatischen Erkrankungen und Tumoren die Hyperglobulinämie hauptsächlich durch γ-Globulinvermehrung bedingt ist[6].

Daß die Erkrankungen, bei welchen später Hyper-γ-Globulinämie nachgewiesen wurde, pathologisch-anatomisch durch Infiltration mit zahlreichen Plasmazellen gekennzeichnet sind, war schon älteren Autoren wohlbekannt[7]. PERLZWEIG, DELRUE und GESCHICKTER (1928), MAGNUS-LEVY (1931—1938) und HECHT-JOHANSEN (1933, 1934) wußten auch bereits, daß das multiple Myelom durch starke Hyperglobulinämie ausgezeichnet ist; auch wußte schon HU (1931, 1933), daß bei der durch starke Hyperglobulinämie charakterisierten Trypanosomiasis und bei Kala Azar hochgradige Plasmazellvermehrung besteht. Doch folgerte MAGNUS-LEVY nur, daß diese Beziehungen dafür sprächen, daß die Globuline im Knochenmark gebildet würden, während PERLZWEIG, DELRUE und GESCHICKTER noch so stark unter dem Einfluß der damaligen immunologischen Ära der Globulinforschung standen, daß sie glaubten, daß die Globulinvermehrung beim multiplen Myelom als Ausdruck von Antikörperbildung gegen das bei dieser Krankheit produzierte BENCE-JONEsche Eiweiß aufzufassen sei.

Zu den ersten, welche das klinische Zeichen der Hyperglobulinämie mit der bei diesen Erkrankungen zu beobachtenden Plasmazellvermehrung in Verbindung brachten, gehören BING und Mitarbeiter (1937—1946). Da alle von ihnen untersuchten Fälle von Hyperglobulinämie nur eins gemeinsam hatten, nämlich eine Vermehrung von „Plasmazellen und anderen zum reticuloendothelialen System gehörigen Zellen" und zwar „innerhalb und außerhalb des Knochenmarks", schlossen sie, daß die Bildung von Globulinen mit diesen Zellen verknüpft sei. Gleichzeitig mit BING und PLUM berichteten MARKOFF (1937) und UNDRITZ (1937, 1938) über ähnliche Beobachtungen. Doch kamen diese Forscher, im Gegensatz zu BING und PLUM, zu dem Schluß, daß die Plasmazellen und Reticuloendothelien genetisch und funktionell verschiedene Zellen seien und nur den Plasmazellen, aber nicht den Reticuloendothelien die Bildung von Globulinen

[1] TUMEN und BOCKUS 1937. [2] SALVESEN 1929. [3] BING und PLUM 1937.

[4] JERSILD 1938, LONGSWORTH, SHEDLOWSKY und MACINNES 1939, KEKWICK 1940, GUTMAN, MOORE, GUTMAN, MCCLELLAN und KABAT 1941, MOORE, KABAT und GUTMAN 1943, SHAPIRO, ROSS und MOORE 1943, WUHRMANN und WUNDERLY 1945, ZELDIS, ALLING, MCCOORD und KULKA 1945.

[5] LUETSCHER 1940, 1941, GRAY und BARRON 1947.

[6] LONGSWORTH, SHEDLOWSKY und MACINNES 1939, FISHER und DAVIS 1942, COBURN und MOORE 1943, SEIBERT und NELSON 1943, COOPER 1945, DOLE und Mitarbeiter 1945, 1947, COOPER, REIN und BEARD 1946, LUETSCHER 1940, 1947, SVARTZ 1943, 1944, WALKER und BENDITT 1950, LOEVGREN 1945, RUTSTEIN, CLARKE und TARAN 1945, MALMROS und BLIX 1946, PERLMANN, KAUFMAN und BAUER 1946, DOLE, ROTHBARD und WINFIELD 1947, LEVER 1950, CORNBLEET und DE LA HUERGA 1951, HASERICK 1951, REINER 1950, LEINWAND 1951, SOFFER, BAEHR, LEVITT und BADER 1951.

[7] UNNA 1891, MARSCHALKO 1895, JOANNOVICS 1909, HUEBSCHMANN 1913, MARCHAND 1913, 1924 u. a.

zugeschrieben werden könne. In Übereinstimmung mit MARKOFF und UNDRITZ führte FLEISCHHACKER (1940) aus, daß bei Hyperglobulinämie im Knochenmark die Plasmazellen, aber nicht die Reticuloendothelien regelmäßig vermehrt angetroffen werden (Abb. 31). Ähnlich wies APITZ (1940) darauf hin, daß bei Myelosen und Reticuloendotheliosen, im Gegensatz zum multiplen Myelom, Hyperglobulinämie gewöhnlich vermißt wird. Zwar haben einige Kliniker[1] später behauptet, daß die Parallele zwischen Serumglobulin und Knochenmarksplasmazellen nicht gut genug sei, um die Entstehung von Globulinen aus Plasmazellen zu beweisen. Doch kann man sich des Eindrucks nicht erwehren, daß diese

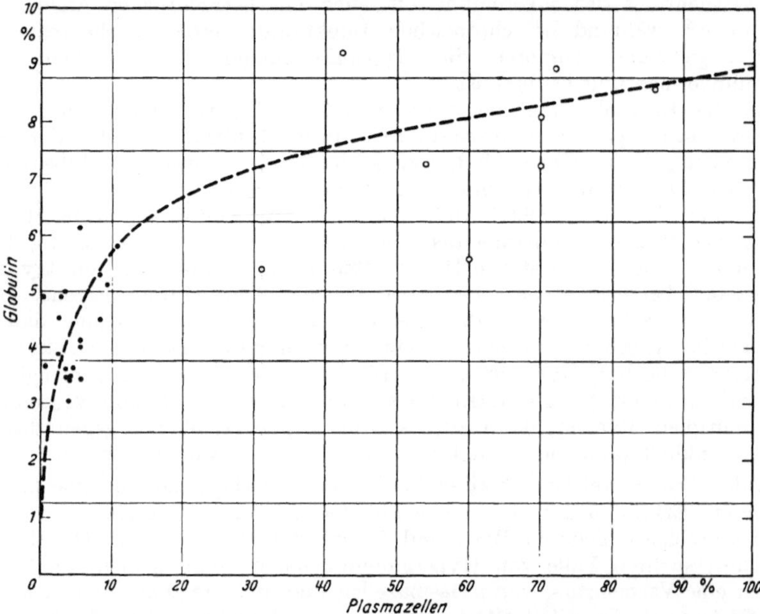

Abb. 31. Vermehrung des Plasmaglobulins und der Knochenmarksplasmazellen bei chronischen Infektionskrankheiten und Tumoren (●) und beim multiplen Myelom (○). (Zusammengestellt nach Daten von FLEISCHHACKER 1940.)

Autoren technischen Schwierigkeiten zum Opfer gefallen sind. Auch darf nicht übersehen werden, daß die Knochenmarksplasmazellen gerade bei chronischen Infektionskrankheiten oft nur einen Bruchteil der im Körper vorhandenen Plasmazellen ausmachen.

Die Vergesellschaftung von Hyperglobulinämie und Plasmazellvermehrung ist seit 1937 immer wieder bestätigt worden[2]. Daß unter vergleichbaren Bedingungen eine gute Parallele besteht, ist auch durch JARROLT und VILTNER (1948), GORMSEN (1950), HAYHOE und SMITH (1951) und LINKE (1951) nachgewiesen worden. Besondere Beachtung verdienen in diesem Zusammenhang jedoch die schönen Untersuchungen, welche GOOD und CAMPBELL (1950) bei rheumatischem Fieber angestellt haben. Während das Knochenmark gesunder Personen durchschnittlich 19,8 Plasmazellen je 5000 kernhaltiger Knochenmarkszellen aufwies, betrug diese Zahl bei

[1] BERLIN, WALLACE und MEYER 1950, KLINGEMANN 1951.

[2] HENNING 1938, ROHR 1938, 1940, WUHRMANN und LEUTHARDT 1938, WUHRMANN und WUNDERLY 1947, DIRR 1939, GSELL 1939, VOGT 1940, GORMSEN und HEINTZELMANN 1941, NIELSEN 1940, BRASS 1943, CARDON und ATLAS 1943, KAGAN 1943, LEITNER 1944.

akuter Streptokokkenpharyngitis 35,1, in der darauf folgenden Konvalescenz 60,0, bei akutem rheumatischem Fieber 170,0, in der darauf folgenden Konvalescenz 39,1 und bei inaktivem rheumatischen Fieber 27,8. Die Korrelation zwischen Plasmazellen und Serum-γ-Globulin bei diesen Patienten war statistisch höchst bedeutungsvoll.

Neben Vermehrung der γ-Globuline kommt gelegentlich auch ihr Fehlen vor (A-γ-Globulinämie). Wie durch BRUTON (1952) gezeigt wurde, können Kinder mit dieser Anomalie keine Antikörper bilden. Wie GOOD (1955) nachgewiesen hat, fehlen bei ihnen auch die Plasmazellen.

Schließlich darf nicht unerwähnt bleiben, daß Neugeborene schlechte Globulinbildner sind[1], daß sie kein oder nur wenig γ-Globulin produzieren[2], und daß sie noch keine Antikörper bilden können, sie diese Fähigkeit erst zwischen dem 1. und 2. Monat erwerben[3]. Wie lange bekannt ist, treten auch die Plasmazellen erst nach der Geburt auf. GORMSEN[4] fand Plasmazellen erst bei 3 Monate alten Kindern.

Während besonders die skandinavischen Autoren nach wie vor die Plasmazellen mit den Reticuloendothelien (Makrophagen) identifizieren und annehmen, daß neben den Plasmazellen das gesamte reticuloendotheliale System an der Globulinbildung teilnimmt — eine Anschauung, die, wie bereits ausgeführt (S. 176ff.), jeder Stütze entbehrt —, treten die Forscher anderer Länder meistens für eine Trennung dieser Zellen ein und schreiben nur den Plasmazellen die Fähigkeit der Globulinbildung zu.

Da die Vermehrung wenigstens der γ-Globuline mit einer Vermehrung der Plasmazellen vergesellschaftet ist und die höchste Konzentration dieser Globuline bei dem durch stärkste Plasmazellwucherung gekennzeichneten multiplen Myelom gefunden wird, sie aber bei lymphatischer Leukämie und anderen Lymphadenosen nur selten zur Beobachtung kommt, und zwar nur dann, wenn sie mit einer Plasmazellvermehrung vergesellschaftet ist[5], und da Neugeborene und Menschen mit A-γ-Globulinämie weder Plasmazellen besitzen noch Antikörper oder verwandte Globuline bilden können, muß man wohl den Klinikern und Pathologen recht geben, die diese Befunde dahin deuten, daß die Plasmazellen, und nicht die Lymphocyten, diese Globuline produzieren.

Experimentelle Beobachtungen. Daß die Antikörperbildung im regionären Lymphknoten mit Proliferation von Plasmazellen verbunden ist, und die in den Zellen der abfließenden Lymphe nachgewiesenen Antikörper durch Beimischung von Plasmazellen erklärt werden können, ist bereits ausgeführt worden (vgl. S. 181f.). Die ersten, welche die Bildung von Antikörpern durch Plasmazellen experimentell untersucht haben, waren BJORNEBOE und GORMSEN (1941, 1943).

Wurden Kaninchen mit 8 verschiedenen Pneumokokkentypen intravenös immunisiert, so kam es zu einer starken Vermehrung der Plasmazellen, besonders in der Milz. Die Wucherung dieser Zellen begann am 3.—5. Tage und erreichte ihren Höhepunkt am 13. Tage. Antikörper waren im Serum vom 7. Tage ab nachweisbar. Im Knochenmark fanden sich bei diesen Tieren nur verhältnismäßig wenige Plasmazellen.

Wenn auch schon früher bei Immunisierung die Wucherung von Plasmazellen in der Milz beschrieben wurde[6] und auf mögliche Beziehungen zwischen den bei Reinjektion sensibilisierter Kaninchen im Knochenmark auftretenden „plasmocytären Reticulumzellen" und den Antikörpern hingewiesen war[7], so

[1] FAMULENER 1912, TOYAMA 1919 u. a.
[2] JAMESON, ALVAREZ-TOSTADO und SORTOR 1942, SMITH und HOLM 1948.
[3] SAKO, TRUETING, WITT und NICHAMIN 1945, SAKO 1947, GLADSTONE und ABRAHAM 1954.
[4] Zitiert bei RAFFEL 1953.
[5] BING und PLUM 1937, FLEISCHHACKER 1940, HAUSS, FALK und HOLLE 1943, BING 1946.
[6] AZZI 1940. [7] KOLOUCH 1938.

waren doch BJORNEBOE und GORMSEN die ersten, die mit Bestimmtheit schlossen, daß die Antikörper von den Plasmazellen gebildet werden. Die Beobachtungen und Schlußfolgerungen dieser Autoren wurden bald bestätigt[1]. Doch behauptete HEINLEIN (1943), daß er bei erfolgreich immunisierten Kaninchen nur wenig Plasmazellen gefunden habe und diese daher nicht für die Antikörperbildung verantwortlich gemacht werden könnten.

Im Gegensatz zu den Immunisierungsversuchen sind Versuche mit Plasmapherese bei Kaninchen ergebnislos geblieben[2]. Obgleich die Tiere während der 14tägigen Versuchsdauer 1,8—5,6 g Globulin produzierten, ließ sich von einer Plasmazellvermehrung weder in der Milz noch im Knochenmark etwas nachweisen. Die Lymphknoten wurden jedoch nicht untersucht.

Versuche mit Gewebskulturen waren zunächst ergebnislos. Zwar haben schon CARREL und INGLEBRIGTSEN (1912) angegeben, daß sie durch Einführung von Antigen in Kulturen von Knochenmark und Lymphknoten die Bildung von Antikörpern anregen konnten. Andere Autoren aber kamen zu negativen Resultaten[3]. BEARD und ROUS (1938), welche mit Eisen beladene KUPFFER-Zellen mittels eines Magneten isolierten und in Gewebskulturen mit Vacciniavirus infizierten, konnte keine Antikörperbildung darin nachweisen. Wurden jedoch lymphoide Gewebe mehrere Tage nach Immunisierung der Tiere entnommen und in Kulturen ausgepflanzt, konnte spontane Antikörperbildung beobachtet werden[4].

Untersuchungen über die hierbei tätigen Zellen wurden zuerst durch FARGAEUS (1948) vorgenommen. Es fand sich, daß rote Milzpulpa in Übereinstimmung mit ihrem größeren Plasmazellengehalt in Kulturen mehr Antikörper produziert als weiße Pulpa. Wurde das Gewebe am 3. Tag der Immunisierung den Kaninchen entnommen und ausgepflanzt, zu einer Zeit, wenn Plasmoblasten überwogen, erreichte die Antikörperkonzentration in der Kulturflüssigkeit ihren Höhepunkt 12—24 Std nach Auspflanzung. Wurde es am 4. Tage ausgepflanzt, wenn Proplasmocyten überwogen, war die Konzentration während der ersten 24 Std am höchsten. Wurde es schließlich am 5. Tage ausgepflanzt, wenn reife Plasmazellen in der Mehrzahl waren, erreichte die Antikörperkonzentration in der Kulturflüssigkeit bereits während der ersten 12 Std ihren Höhepunkt. Sie schloß aus diesen Beobachtungen, daß die Proplasmocyten, und nicht die reifen Plasmazellen, die stärksten Antikörperbildner seien.

Die Folgerungen von FAGRAEUS sind kürzlich mehrfach adoptiert worden[5]. Während RINGERTZ und ADAMSON keine neuen Beweise erbrachten, berichteten MOESCHLIN und seine Mitarbeiter, daß die Einspritzung von Typhus-Paratyphusvaccine bei sensibilisierten Kaninchen zu vermehrter Bildung von Plasmazellen mit phasenmikroskopisch sichtbaren Plasmatropfen führe und diese in den Proplasmocyten am stärksten ausgebildet seien (vgl. S. 164). Am 5. Tage waren mehr als die Hälfte der Plasmazellen reife Plasmocyten. Doch enthielten diese weniger Tropfen als die Proplasmocyten. KEUNING und VAN DER SLIKKE, welche die lymphoiden Zellen der Milz durch Zentrifugierung in Fraktionen mit verschieden zahlreichen großen Lymphoidzellen zerlegten, beobachteten, daß Kulturen mit vielen großen Lymphoidzellen mehr Antikörper produzierten als solche mit wenigen großen Zellen. Da Antikörper in geringerer Menge auch in Kulturen weißer Pulpa auftraten, meinten sie, daß die Antikörperbildung primär

[1] TARDINI und STARCICH 1951, MEYER-ARENDT 1952. [2] FAGRAEUS 1948.
[3] KUCZYNSKI, TENNENBAUM und WERTHEMANN 1925, SALLE und MCOMIE 1937, SELMAR 1944.
[4] LUEDKE 1912, MEYER und LÖWENTHAL 1927/28. PARKER 1937.
[5] RINGERTZ und ADAMSON 1950, KEUNING und VAN DER SLIKKE 1950, MOESCHLIN, PALAEZ und HUGENTOBLER 1951.

auf die Lymphoblasten zurückzuführen sei und diese entweder zu Plasmazellen mit reichlich Antikörpern oder zu Lymphocyten mit wenig Antikörpern ausreifen könnten. Wie aus dem Vorhergehenden ersichtlich ist, steht diese Ansicht nicht nur mit unseren Kenntnissen von der Herkunft der Plasmazellen, sondern auch mit den Ergebnissen aller Versuche, Antikörper in Lymphocyten nachzuweisen, im Widerspruch.

Wenn man die von FAGRAEUS angegebenen Daten kritisch untersucht, so fällt auf, daß die Zahl der am 4. Tage ausgepflanzten Kulturen, bei welchen die Kulturflüssigkeit auf ihren Antikörpergehalt untersucht wurde, nur 2 betrug, daß die Antikörperkonzentration der Zellextrakte der am 4. und 5. Tage ausgepflanzten Gewebe im Durchschnitt ganz die gleiche war, und daß die Zahl der in den ausgepflanzten Geweben enthaltenen Plasmazellen gar nicht berücksichtigt wurde. Wenn man weiter bedenkt, daß die meisten Autoren, welche die Bildung von Antikörpern und Plasmazellen im regionären Lymphknoten miteinander verglichen haben stärkste Antikörperkonzentration erst am 5. und 6. Tage beobachtet haben, d. h. zu einer Zeit wenn nach übereinstimmender Ansicht reife Plasmazellen überwiegen (vgl. S. 179), und daß die Antikörperkonzentration in der abfließenden Lymphe erst 1 bis 2 Tage später ihren Höhepunkt erreicht, so kann man FAGRAEUS kaum darin folgen, daß es die Proplasmocyten und nicht die reifen Plasmazellen sind, in welchen die Antikörperbildung ihren Höhepunkt erreicht. Zwar kann nicht bestritten werden, daß die Synthese der Globuline im Cytoplasma dieser Zellen wahrscheinlich, ähnlich wie die Hämoglobinsynthese der Erythrocyten, mit der Reifung dieser Zellen zusammenhängt[1]. Doch steht der Annahme nichts im Wege, daß die Globulinbildung erst mit der Reifung der Plasmazellen zu Plasmocyten ihren Abschluß findet.

Während die bisher genannten Versuche nur als indirekte Beweise gelten können, ist später gezeigt worden, daß sich für die plasmacelluläre Theorie auch direkte Beweise erbringen lassen. So haben REISS, MERTENS und EHRICH (1950) zeigen können, daß gewisse Lymphoidzellen aus antikörperbildenden Lymphknoten in vitro an ihrer Oberfläche Bakterien agglutinieren können (Abb. 32). Da diese Wirkung nur beobachtet werden konnte, wenn die zugesetzten Bakterien die gleichen waren, mit welchen die Kaninchen immunisiert waren, und da sie 5—7 Tage nach Injektion des Antigens am stärksten ausgeprägt war, wurde sie als spezifische Antigen-Antikörperreaktion gedeutet. Da die agglutinierenden Zellen, welche identifiziert werden konnten, alle der Plasmazellserie angehörten, große und kleine Lymphocyten aber ebensowenig agglutinierten wie polymorphkernige Leukocyten oder Makrophagen, wurde der Schluß gezogen, daß es die Plasmazellen, und nicht die Lymphocyten seien, welche die Antikörper bildeten.

Diese Beobachtungen wurden bald an Gewebsfilmen und in vitro bestätigt[2]. Doch während HAYES und Mitarbeiter zwar keine genauen Angaben über die Natur dieser Zellen gemacht haben, ihre Abbildungen aber keinen Zweifel daran lassen, daß es sich bei ihren Zellen um die gleichen Elemente gehandelt hat wie bei unseren Versuchen, haben MOESCHLIN und DEMIRAL (1952) zwar durch phasenmikroskopische Darstellung ihrer charakteristischen dunklen Cytoplasmatropfen den Nachweis erbracht, daß es sich bei diesen Zellen tatsächlich um Plasmazellen handelt (Abb. 33), doch haben sie ihrer Beobachtung keine Bedeutung beigemessen.

Wie COONS, LEDUC und CONNOLLY (1953) und COONS (1955) kürzlich gezeigt haben, läßt sich der Niederschlag von Antigen an der Oberfläche von antikörperbildenden Zellen auch mit gelöstem Antigen nachweisen. Wurden Schnitte von Geweben, in welche Antikörperbildung durch gelöstes Eiweiß induziert war, mit diesem Eiweiß nach Verkoppelung mit Fluoresceinisocyanat gewaschen, entwickelte sich Fluorescenz nur an Zellen der plasmacellulären Serie. COONS schloß, wie wir, daß die Plasmazellen die cellulären Quellen der Antikörper sind.

[1] Vgl. schon KOLOUCH, GOOD und CAMPBELL 1947.
[2] HAYES, DOUGHERTY und GEBHARDT 1951, MOESCHLIN und DEMIRAL 1952.

Im Gegensatz zu diesen Ergebnissen hat TAKEDA (1954) kürzlich angegeben, daß auch die Lymphocyten Bakterien agglutinieren können. Er schloß dies daraus, daß sich defibrinisiertem

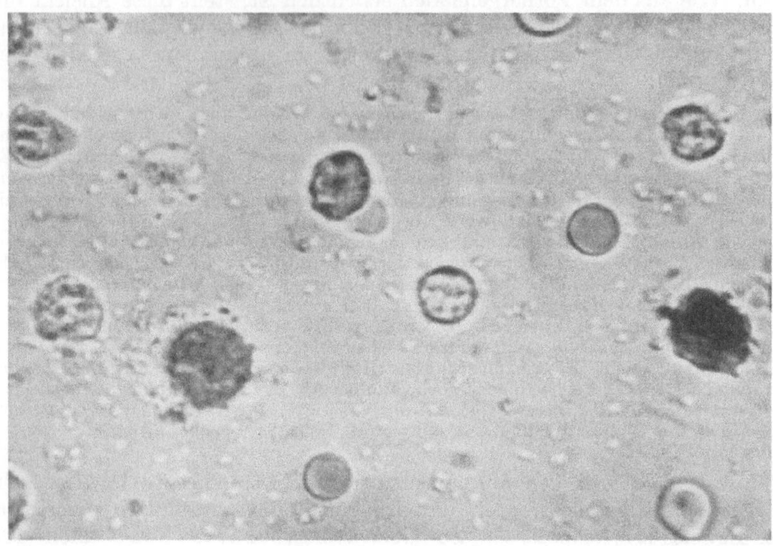

a

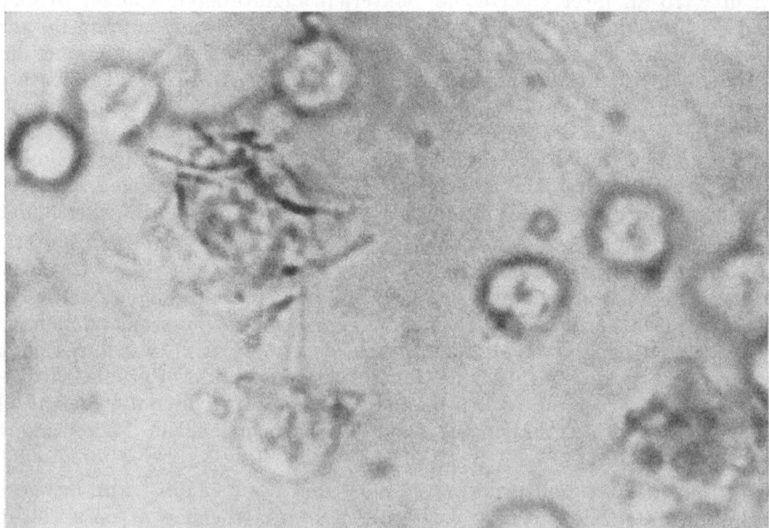

b

Abb. 32 a u. b. Agglutination von Brucella (a) und Typhusbacillen (b) durch Plasmazellen aus Antikörper bildenden Lymphknoten (Kaninchen). Beachte, daß die Lymphocyten nicht agglutiniert haben. (REISS, MERTENS und EHRICH 1950.)

und heparinisiertem Blut von Keuchhusten- bzw. Typhuskranken zugesetzte Keuchhusten- bzw. Typhuybacillen hauptsächlich um Lymphocyten herum ansammeln, wobei es ihn nicht störte, daß dieses Phänomen, wenn auch in geringerem Maße, auch bei gesunden Menschen zu beobachten war. Da seine Abbildungen deutlich zeigen, daß es sich bei dem von ihm beobachteten Vorgang nicht um Agglutination von Bakterien an der Oberfläche von Zellen handelte, sondern um ihre Agglutination durch im Serum enthaltene Antikörper und nachfolgende Schlierenbildung, in welche Lymphocyten und andere Zellen mit einbezogen wurden, können wir schließen, daß TAKEDA einem Irrtum zum Opfer gefallen ist.

Daß es die Plasmazellen, und nicht die Lymphocyten sind, welche die Antikörper und die ihnen verwandten Globuline produzieren, ist schließlich auch durch Extraktion nachgewiesen worden.

So fanden schon ANDERSEN und BING (1944), daß 16 Nasenpolypen mit reichlich Plasmazellen im Durchschnitt 41,7 %, zwei mit besonders reichlich Plasmazellen sogar 52 und 53 % Globulin enthielten, während die Serumglobulinkonzentration bei diesen Patienten im Durchschnitt nur 37,1 % betrug. Sodann haben BJORNEBOE, GORMSEN und LUNDQUIST (1947) bei intravenös überimmunisierten Kaninchen den Antikörpergehalt von Plasmazellinfiltraten im Nierenfettgewebe mit dem von Lunge, Leber, Niere, Thymus und Lymphknoten verglichen und dabei festgestellt, daß diese Infiltrate 11—38% der Serumantikörperkonzentration enthielten, während diese Konzentration in den übrigen Organen nur 5—14% betrug. Ein Vergleich der Antikörperkonzentration mit der Zahl der

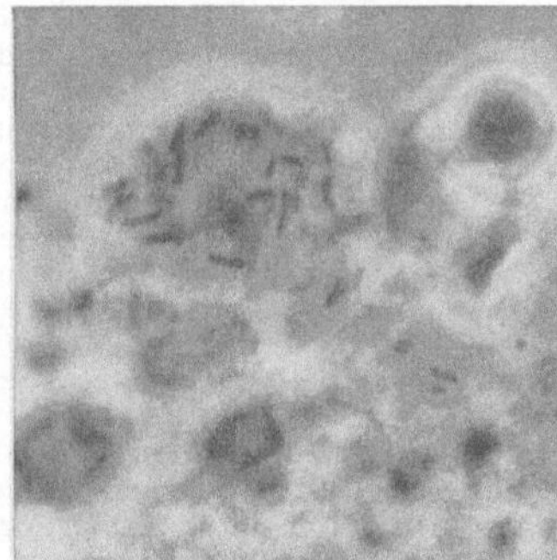

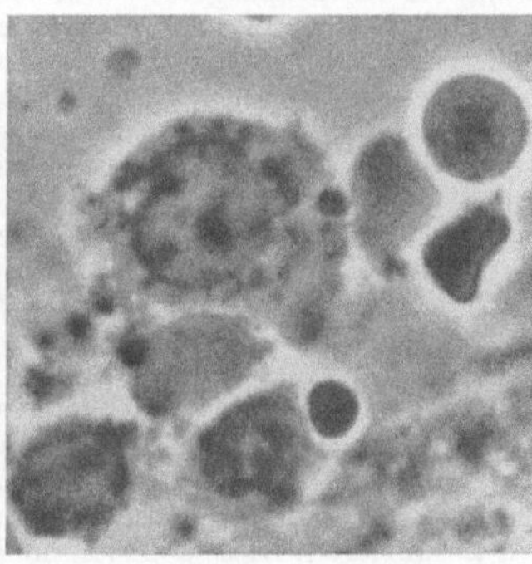

Abb. 33. Plasmazelle mit zahlreichen phasenpositiven Granula (links) und agglutinierten Bakterien (rechts) 5 Tage nach intravenöser Injektion von abgetöteten Paratyphusbakterien. (MOESCHLIN und DEMIRAL 1952.)

Plasmazellen in den Infiltraten ergab nach ihrer Berechnung, daß der in den Plasmazellen enthaltene Antikörper 20% ihrer Masse ausmachte.

Überzeugendere Ergebnisse wurden jedoch erst durch MILLER, BROWN, MILLER und EITELMAN (1952) mitgeteilt. Indem sie den Eiweißgehalt des Blutserums mit dem des Knochenmarks verglichen, konnten sie feststellen, daß normales oder leukämisches Knochenmark nur geringe elektrophoretisch nachweisbare Mengen von γ-Globulin enthält. Bei einem Fall von multiplem Myelom fanden sie jedoch, daß die sorgfältig gewaschenen Myelomzellen beträchtliche Mengen eines abnormen γ-Globulins von der gleichen elektrophoretischen Beschaffenheit enthielten wie die des Serum-γ-globulins, welches für die Hyperglobulinämie dieses Patienten verantwortlich war.

Die Dynamik der Antikörperbildung. Wie aus dem bisher Gesagten hervorgeht, ist die Bildung von Antikörpern ein recht verwickelter Vorgang. Bakterien, welche vielleicht die häufigsten Entzündungserreger sind, werden zunächst durch Phagocyten aufgenommen und durch diese Zellen degradiert. Hierbei abgespaltene Antigenmoleküle oder ihre Äquivalente werden sodann in die Gewebsflüssigkeit, Lymphe oder Blut ausgeschieden, um entweder am Orte der Entzündung, im regionären Lymphknoten oder in entfernten Provinzen durch Bildung von Plasmazellen die Synthese von Antikörpern hervorzurufen. Da Zerstörung von Lymphocyten kurz vor Zufuhr von Antigen Antikörperbildung verhindert, ist es möglich, daß auch diese Zellen an der Antikörperbildung beteiligt sind.

Die Dynamik der Antikörperbildung ist noch nicht bekannt. Doch gibt es mehrere Theorien, welche stark beachtet werden. Da eine These nur dann Anspruch auf Gültigkeit machen kann, wenn sie mit den bekannten Tatsachen und Vorstellungen in Einklang steht, ist es angezeigt, mit den letzteren zu beginnen.

1. Nach den ausgezeichneten Kurzdarstellungen unserer Kenntnisse von der Struktur und Bildung von Eiweißkörpern durch LINDERSTRØM-LANG (1953) und PAULING, COREY und HAYWARD (1954) ist anzunehmen, daß alle Eiweißkörper primär als Peptidketten entstehen und diese sekundär gewunden oder gefaltet werden. Da Eiweißkörper durch Enzyme gebildet werden und diese ebenfalls aus Eiweiß bestehen, ist es wahrscheinlich, daß die primären Peptidketten durch Replizierung entstehen, sie also einer Form nachgebildet werden, ähnlich wie Gebäck ausgestochen oder Bleifiguren gegossen werden. Die Form ist als Templat, die Nachbildung als Replicum bekannt. Nach dieser Vorstellung sind die Eiweißkörper Replica der Enzyme. Die für die Erzeugung der primären Peptidketten nötige Energie stammt nach heutigen Vorstellungen aus dem als Phosphorylierung bekannten Vorgang.

2. Die Bildung und Tätigkeit der Enzyme wird offenbar durch Gene kontrolliert. WADDINGTON (1953), dem wir eine ausgezeichnete Kurzdarstellung unserer heutigen Kenntnisse von der embryologischen Differenzierung verdanken, hat angegeben, daß wahrscheinlich alle Gene dadurch funktionieren, daß sie als Enzymbildner tätig sind. Zwischen Genen und Enzymen mögen Vermittler eingeschaltet sein. Jedenfalls sind bei Paramäzien für die enzymatische Funktion dieser Tierchen verantwortliche sog. Plasmagene nachgewiesen worden, das sind von den Kerngenen abhängige Cytoplasmaeinschlüsse, welche sich selbst reproduzieren können. Ähnlich werden die in den Zellen höherer Tiere vorkommenden Mikrosomen als Vermittler angesehen. Nach dieser besonders durch BEADLE (1945) entwickelten Anschauung ist anzunehmen, daß die Vermittler Replica der Gene, die Enzyme Replica der Vermittler und die Eiweißkörper Replica der Enzyme sind, die Eiweißkörper also letzten Endes durch die Gene gebildet werden.

3. Eiweiß wird, wie bereits erwähnt (S. 76), wohl nur in der Gegenwart von Nucleinsäuren gebildet, und zwar Zelleiweiß in der Gegenwart von der in den Chromosomen enthaltenen Desoxyribonucleinsäure (DNS) und Exporteiweiß in der Gegenwart von der im Cytoplasma gelagerten, wohl hauptsächlich an den Mikrosomen verankerten Ribonucleinsäure (RNS). Nach einer heute vielfach vertretenen Anschauung sollen die DNS enthaltenden Chromosomen zunächst RNS produzieren. Diese soll sich nach Ausscheidung aus dem Kerne im Cytoplasma an den Mikrosomen festsetzen und somit ein Teil des Eiweißbildungsapparates werden. Daß Nucleinsäuren genetische Regulatoren sind, läßt sich auf Grund der modernen Virusforschung nicht länger bezweifeln (vgl. S. 44).

4. Wie bereits hervorgehoben wurde (S. 60), sind Bakterien und wahrscheinlich auch tierische Zellen in der Lage, sog. adaptive Enzyme zu bilden. Nach MONOD (1947) u. a. kann eine Zelle ein solches Enzym jedoch nur bilden, falls sie dazu erblich veranlagt ist; sie müssen Gene besitzen, welche normalerweise untätig sind, durch ein geeignetes Substrat aber aktiviert werden können. Da adaptive Enzyme wohl nur nach Zellteilung sicher nachgewiesen worden sind[1], scheint diese Aktivierung an Mitose geknüpft zu sein. Wie WADDINGTON (1953) betont hat, stimmt diese Anschauung weitgehend mit unseren heutigen Vorstellungen von der embryologischen Differenzierung überein.

5. Schließlich ist hervorzuheben, daß sich die Bildung von Antikörpern und verwandten Globulinen von der Bildung des Albumins und anderer Eiweißkörper dadurch unterscheidet, daß die letztere mehr oder weniger konstant durch einen dauernd vorhandenen Zellapparat geleistet wird, die erstere aber offenbar darauf beruht, daß irgendwelche Substanzen das undifferenzierte Mesenchym induzieren, Plasmazellen zu bilden, und diese während ihrer Entwicklung Globuline synthetisieren; der Apparat der Globulinbildung muß also durch Differenzierung erst neugebildet werden. Die Bildung und der Zerfall dieser Zellen nimmt offenbar nicht mehr als 10 Tage in Anspruch (vgl. S. 181). Da es sich bei diesem Vorgang um Differenzierung handelt, müssen auch die hierüber bekannten Tatsachen und Vorstellungen mit berücksichtigt werden.

Wie WADDINGTON (1953) in seiner bereits erwähnten Kurzdarstellung so treffend ausgeführt hat, entwickeln sich Zellen in ganz bestimmter Richtung. Über Zwischenformen ist nichts bekannt. Sobald dieser Vorgang eingesetzt hat, schreitet er autokatalytisch in derselben Richtung fort, während andere Entwicklungsmöglichkeiten unterdrückt werden. Die Kräfte, welche diesen Vogang auslösen, sind als Organistoren (Induktoren) bekannt[2]. Da es sich hierbei um ziemlich unspezifische Substanzen handelt, ist anzunehmen, daß die Entwicklungsrichtung einer Zelle sowohl durch Organisatoren als auch durch ihre als Kompetenz bekannte Reaktionsfähigkeit bestimmt wird. Die letztere hängt offenbar von den in ihr enthaltenen Genen ab. Nach WADDINGTON kann man sich die Wirkung der Organisatoren so vorstellen,

[1] MONOD 1947. [2] SPEMANN.

daß sie entweder auf die Gene direkt einwirken oder im Gewebe inaktive Organisatoren aktivieren, welche dann sekundär Differenzierung induzieren.

Wenn wir diese verschiedenen Tatsachen und Vorstellungen überblicken, kann es kaum bezweifelt werden, daß die Bildung von Eiweißkörpern von den Genen abhängt, und daß es sich bei der Bildung von Antikörpern und verwandten Globulinen durch Plasmazellen nicht um eine kontinuierliche Synthese durch ständige Zellen, sondern um eine wechselnde Bildung durch ad hoc Differenzierung von Zellen handelt.

Zu den Theorien, welche gewöhnlich zur Erklärung der Antikörperbildung herangezogen werden, gehören vor allem die durch Breinl und Haurowitz (1930), Mudd (1932) und Pauling (1940, 1942) und die durch Alexander (1931/32) und Burnet und Fenner (1941, 1948, 1949) entwickelten Thesen. Die letztere ist kürzlich durch Verfasser[1] zu einer genetischen Theorie ausgebaut worden.

Breinl- *und* Haurowitz-Mudd-Pauling-*Theorie.* Nach dieser Theorie dringt das Antigen in die antikörperbildenden Zellen ein, um hier nach Bildung der primären Peptidketten während der zweiten Phase der Eiweißbildung, nämlich während der Faltung der Ketten, auf diese einzuwirken. Während bei Abwesenheit von Antigen die Peptidketten sich zu gewöhnlichen Globulinen falten, kommt es in der Gegenwart von Antigenmolekülen zu einer ihrer Oberfläche komplementären Faltung. Nach dieser Theorie unterscheidet sich ein Antikörpermolekül von gewöhnlichem Globulin lediglich durch seine räumliche Anordnung.

Wie Burnet und Fenner (1948, 1949) eingewandt haben, beruht diese Theorie auf der nach ihrer Meinung nicht nur unbewiesenen, sondern höchst unwahrscheinlichen Annahme, daß das Antigenmolekül oder seine Determinante in den Zellen so lange fortbesteht, wie Antikörper gebildet werden. Dieser Einwand ist jedoch nicht stichhaltig. Wie in den letzten Jahren wiederholt gezeigt worden ist (vgl. S. 136f), kann Antigen eine lange Zeit in Makrophagen zurückgehalten werden. Es ist daher sehr wohl möglich, daß Antigen für lange Zeit aus ihnen ausgeschieden wird und zu fortgesetzter Antikörperbildung Veranlassung geben kann[2]. Die oft angeführte Tatsache, daß sich bei gewissen Virusinfektionen Antikörper bis zu 75 Jahren nachweisen lassen[3], kann zwanglos durch die von Lwoff (1954) besprochene, als Provirusbildung bekannte Einverleibung von Virusnucleinsäure in Gene erklärt werden.

Weiter haben Burnet und Fenner (1949) eingewandt, daß diese Theorie außerstande sei, die Unterschiede zwischen der primären und sekundären Antikörperreaktion (vgl. S. 174f) zu erklären. Wie an anderer Stelle ausgeführt wurde, können diese Unterschiede aber auch dadurch erklärt werden, daß die hierbei benutzten Antigene gelöster Natur sind und bei der ersten Einspritzung vielleicht so schnell resorbiert werden, daß wirksame Konzentrationen am Orte der Einspritzung nicht entstehen. Der Einwand, daß bei der sekundären Antikörperreaktion der Titer in logarithmischer Weise ansteigt, scheint jedoch stichhaltig. Spricht er doch dafür, daß es sich hierbei nicht um einen Faltungsvorgang, sondern um Replizierung handelt, Antikörperbildung also durch Gene, Mikrosomen oder Enzyme verursacht ist.

Wichtiger als dieser Einwand ist jedoch die durch die Faltungstheorie unerklärt gebliebene Frage, warum das in enger räumlicher Beziehung zum Antigenmolekül gebildete Antikörpermolekül nicht mit dem Antigen verhaftet bleibt,

[1] M & R Symposium on Immunity and Hypersensitivity, Stanford University, San Francisco, 1953, Conference on Leucocytic Functions, New York Academy of Sciences, 1954.

[2] Siehe auch Libby und Madison 1947, Dixon, Talmage und Maurer 1952.

[3] Sawyer 1931.

sondern von den Plasmazellen ins umgebende Milieu abgegeben wird. Zwar muß zugegeben werden, daß neugebildete Antikörper zunächst nur schlecht mit ihrem Antigen reagieren (vgl. S. 173), doch sind später gebildete Antikörper von vornherein stark reaktionsfähig.

Der wichtigste Einwand, welcher gegen die Faltungstheorie erhoben werden muß, ist jedoch die Tatsache, daß die Bildung von Antikörpern Neubildung von Plasmazellen aus dem undifferenzierten Mesenchym voraussetzt. Wenn es sich lediglich um eine Faltung von Peptidketten handeln würde, wäre es gar nicht einzusehen, warum dies nicht in permanenten Zellen vor sich gehen sollte. Die Tatsache, daß dieser Vorgang Differenzierung von Plasmazellen verlangt, spricht stark für eine Einwirkung des Antigens auf Gene.

ALEXANDER-BURNET- *und* FENNER-*Theorie*. Nach dieser heute stark beachteten Theorie verdanken Antikörper der Bildung adaptiver Enzyme ihre Entstehung. Die letzteren sollen entweder in den Phagocyten gebildet und sekundär an die Plasmazellen abgegeben werden, oder durch von den Makrophagen aufgelöstes und ausgeschiedenes und in Plasmazellen eingedrungenes Antigen in diesen Zellen selbst erzeugt werden. Da es — der Annahme dieser Autoren entsprechend, daß Antikörperbildung lange nach Verschwinden des Antigens fortbesteht (s. oben) — undenkbar sei, daß Antikörperbildung ohne solche Enzyme vor sich gehen könne, diese sich aber nur in Zellen erhalten könnten, die eine längere Lebensdauer besäßen, als die antikörperbildenden Zellen, meinten sie, daß die erstere der beiden von ihnen erwogenen Möglichkeiten die richtige sei. Doch hoben sie ausdrücklich hervor, daß sie zwischen Enzymen, Plasmagenen und ähnlichen Körpern keinen Unterschied machen, es sich bei den neugebildeten Körpern also auch um Mikrosomen handeln kann. Doch haben sie stark betont, daß die Gene hieran nicht beteiligt sind.

Wenn man BURNET und FENNER auch recht geben muß, daß es sich bei der Bildung von Antikörpern wahrscheinlich um einen Vorgang handelt, der wohl der Bildung adaptiver Enzyme an die Seite zu stellen ist, so ist jedoch zu bemerken, daß ihre weiteren Ausführungen mit den oben angeführten Tatsachen und den daraus entwickelten Vorstellungen über die Eiweißbildung unvereinbar sind. Wie dort ausgeführt wurde, ist über Transferierung von Mikrosomen oder Enzymen nichts bekannt. Hingegen spricht alles dafür, daß diese durch Wirkung von Genen entstehen. Auch erklärt ihre Theorie nicht, warum Antikörperbildung Neubildung von Plasmazellen aus dem undifferenzierten Mesenchym voraussetzt.

Genetische Theorie (Abb. 34). Nach dieser vom Verfasser vorgeschlagenen Theorie ist anzunehmen, daß Antikörper dadurch entstehen, daß Antigenmoleküle nach ihrer Freisetzung durch Phagocyten entweder direkt oder indirekt undifferenzierte Mesenchymzellen induzieren, spezifische Plasmazellen zu bilden, welche während ihrer Reifung im Cytoplasma — ähnlich wie Erythrocyten Hämoglobin bilden — gegen das Antigen gerichtete Antikörper erzeugen und nach Abgabe dieser Körper rasch zerfallen. Da Induzierung Organisatoren voraussetzt, ist anzunehmen, daß das Antigen entweder selbst als Organisator wirkt, oder in den Phagocyten oder nach seiner Freisetzung ins umgebende Milieu durch Verbindung mit einer anderen Substanz zu einem Organisator wird. Da Differenzierung offenbar an Zellteilung gebunden ist, kann man daran denken, daß neben den Organisatoren anregende Substanzen (Wachstumsstoffe) vorhanden sein müssen.

Wie man sich die organisierende Wirkung des Antigens im einzelnen vorstellen soll, ist nicht sicher. GLENNY (1931), BURNET und FENNER (1949), DIXON und Mitarbeiter (1951, 1952) und GLADSTONE und ABRAHAM (1954) haben die Beobachtung, daß die Antikörperbildung nach Zweitinjektion von gelöstem Antigen schneller verläuft als nach der ersten Injektion, und daß sie durch Bestrahlung kurz vor der Antigeninjektion verhindert wird, danach hierdurch aber nicht beeinflußt werden kann, dahin gedeutet, daß sie vielleicht in zwei Phasen verläuft. In der ersten adaptiven Phase soll das Potential der Antikörperbildung angelegt werden, während in der zweiten produktiven Phase die Synthese vor sich gehen soll. Wie aus den in diesem Abschnitt mitgeteilten Befunden hervorgeht, kann kaum bezweifelt werden, daß wenigstens bei Immunisierung mit corpusculärem Antigen der synthetisierenden Plasmazellenphase eine degradierende Phagocytosephase vorausgeht. Da es sehr wohl möglich ist, daß die organisierende Eigenschaft des Antigenmoleküls bereits in den Phagocyten erworben wird, kann die Phagocytosephase mit Recht als adaptive Phase gedeutet werden.

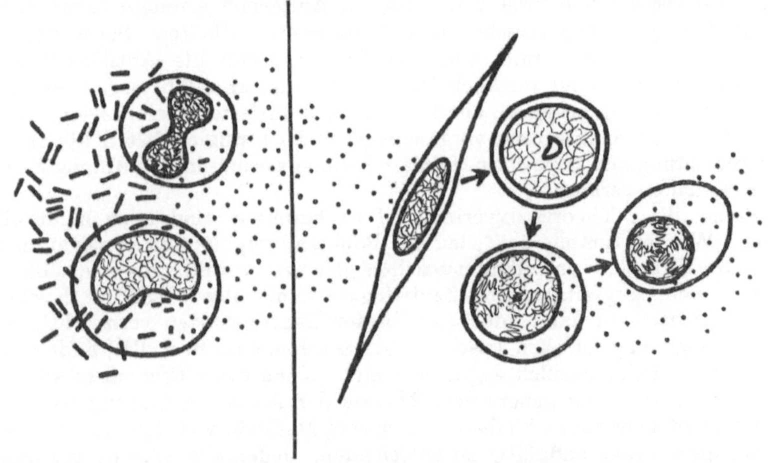

Abb. 34. Schema der Antikörperbildung. Beachte, daß diese in zwei Phasen verläuft. Während der ersten „Antigen"phase wird corpusculäres Antigen durch Phagocyten (und vielleicht mit Hilfe der Lymphocyten) in effektives Organisator-Antigen verwandelt. In der zweiten „Antikörper"phase induziert das Organisator-Antigen undifferenzierte Mesenchymzellen, wohl spezifische Plasmazellen zu bilden, welche während ihrer Entwicklung von Plasmoblasten zu Plasmazellen Antikörper in ihrem Cytoplasma synthetisieren.

Für die Annahme Dixons und Mitarbeiter (1952), daß diese Phase durch enzymatische Adaption gekennzeichnet ist, fehlt es jedoch an Beweisen. Da diese erst in den Plasmazellen zur Auswirkung kommt, muß sie wohl in die zweite Phase verlegt werden.

Die Tatsache, daß Zerstörung der Lymphocyten nach der Zufuhr von Antigen die Antikörperbildung unbeeinflußt läßt, spricht stark dafür, daß diese Zellen bereits an der ersten Phase der Antikörperbildung beteiligt sind. Worin diese Beteiligung besteht, bedarf jedoch weiterer Untersuchung. Wie auf S. 206 und S. 207 ausgeführt, mögen Lymphocyten dadurch wirken, daß sie Oxydase transferieren, oder daß sie für die Synthese von Plasmazellen und Eiweißkörpern notwendige Bausteine oder Energie liefern. Doch ist auch daran zu denken, daß sie bei der Umwandlung von Antigenmolekülen zu Organisatoren, falls dies nötig sein sollte, als Cofaktoren wirken.

Daß diese Theorie die von Burnet und Fenner (1948, 1949) so stark betonte logarithmische Zunahme von Antikörpern nach einer zweiten Injektion von gelöstem Antigen erklärt, bedarf nach dem oben Gesagten keiner weiteren Ausführung. Die Tatsache, daß Antikörper gegen ein und dasselbe Antigen sehr unterschiedliche Eigenschaften aufweisen (vgl. S. 173), ist von Burnet und Fenner als Stütze ihrer Theorie, von Raffel (1953) als Stütze der Faltungstheorie angesprochen worden; sie kann offenbar durch alle drei Theorien befriedigend erklärt werden. Die vom Verfasser hervorgehobene Beobachtung, daß Antikörperbildung Neubildung von Plasmazellen aus dem undifferenzierten Mesenchym benötigt, kann jedoch nur durch die genetische Theorie erklärt werden. Die letztere paßt auch gut zu der alten Beobachtung von LEWIS und LOOMIS (1928), daß die Fähigkeit, Antikörper zu bilden, von hereditären Faktoren abhängig ist.

Wenn diese Theorie richtig wäre, könnte man postulieren, daß Antigene nicht nur spezifische Antikörper hervorbringen, sondern daß bereits die von ihnen induzierten Plasmazellen spezifische sind. Diese Vorstellung paßt gut zu der großen Unterschiedlichkeit im Aussehen von Plasmazellen. Sie paßt gut zu der schon DEAN, TAYLOR und ADAIR (1935) bekannten Tatsache, daß durch gleichzeitige Verabfolgung von zwei verschiedenen Antigenen erzeugte Antisera eine Mischung von zwei völlig verschiedenen Antikörpern enthalten. Sie würde auch erklären, warum Kranke mit multiplem Myelom schlechte Antikörperbildner sind. Da die letzteren oft reichlich Globulin produzieren, läßt sich diese Beobachtung kaum anders erklären, als daß einmal induzierte Plasmazellen sich nur in der von ihren Organisatoren vorgeschlagenen Richtung entfalten können, die Antikörperbildung also genau wie celluläre Differenzierung in von Anfang an festgelegten Kanälen verläuft.

Versuche, diese Theorie experimentell zu beweisen, sind noch nicht abgeschlossen. Wurden lymphoide Zellen aus Popliteallymphknoten von Kaninchen, denen zuvor Brucella- und Typhusbacillen gleichzeitig unter die Fußsohle eingespritzt waren, sorgfältig durch Zentrifugieren mit physiologischer Kochsalzlösung gewaschen und dann mit diesen beiden Bakterienarten vermischt[1], zeigte sich, daß einige Plasmazellen anscheinend ausschließlich Brucella-, andere wohl ausschließlich Typhusbacillen agglutinierten[2]. Wenn diese Ergebnisse auch gut zu der hier entwickelten genetischen Theorie der Antikörperbildung passen, so darf doch nicht unerwähnt bleiben, daß unsere Methode vielleicht nicht sensitiv genug ist, diese Frage endgültig zu entscheiden. Jedenfalls wäre es wünschenswert, daß diese Versuche mit der von COONS und Mitarbeitern benutzten Methode (vgl. S. 189) wiederholt würden.

e) Kreislauf und Schicksal der Lymphocyten.

Während die Plasmazellen zu den Gewebszellen gerechnet werden müssen, treten die in den lymphoiden Geweben gebildeten Lymphocyten durch die Lymphgefäße ins Blut über, um hier eine Zeitlang zu zirkulieren.

Lymphocytenzahlen, wie sie in der peripheren, intermediären und Brustgangslymphe vorkommen, sind in Tabelle 21 wiedergegeben. Wie daraus hervorgeht, enthält Kaninchenlymphe mehr Lymphocyten als Hunde- oder Katzenlymphe, im Verhältnis, wie es sich auch im Blute dieser Tiere widerspiegelt. Tabelle 21 zeigt ferner, daß intermediäre Lymphe im allgemeinen 10mal so viele Lymphocyten enthält wie periphere Lymphe, die Zahl der in der Brustgangslymphe enthaltenen Lymphocyten aber nur 1—2mal so groß ist wie die in der intermediären Lymphe. Dieser Befund ist wohl mit TAMAKI (1949) damit zu erklären, daß die aus den peripheren Lymphknoten stammenden lymphoiden Zellen zu einem beträchtlichen Teile in den tiefen Lymphknoten abfiltriert werden. Schließlich geht aus dieser Tabelle auch hervor, daß periphere Lymphe, im Gegensatz zu intermediärer und Brustgangslymphe, eine erhebliche Anzahl von Monocyten und offenbar auch Granulocyten enthält. Da sich Lymphocyten und Monocyten in Lymphe wegen technischer Schwierigkeiten nur schwer unterscheiden lassen[3], können die in der Tabelle angegebenen Prozentzahlen nicht als genau angesehen werden.

Die Zahl der täglich durch den Brustgang ins Blut übertretenden Lymphocyten wird bei 10 kg schweren Hunden mit 5 Milliarden angegeben[4]. Da diese Tiere 9,2 cm³ Blut je 100 g

[1] Methode von REISS, MERTENS und EHRICH 1950.
[2] Versuche mit SHARMA und MERTENS.
[3] ROUS 1908, DRINKER und YOFFEY 1941. [4] YOFFEY und DRINKER 1939.

Körpergewicht besitzen[1] und der Lymphocytengehalt dieses Blutes mit durchschnittlich 2680 Zellen je Kubikmillimeter angegeben wird[2], läßt sich leicht ausrechnen, daß ein 10 kg schwerer Hund im ganzen über etwa $2^1/_2$ Milliarden Blutlymphocyten verfügt, daß also nur halb so viele Lymphocyten im Blute kreisen, wie jeden Tag ins Blut übertreten, oder daß die im Blute kreisenden Lymphocyten jeden halben Tag durch neuzugeführte Lymphocyten ersetzt werden[3].

Bei Katzen fanden SANDERS, FLOREY und BARNES (1940) einen Lymphocytenumsatz von 2—3mal täglich, während er sich bei Kaninchen auf 5mal täglich belief.

Wie schon YOFFEY und DRINKER (1939, 1941) ausgeführt haben, passen diese Befunde gut zu der alten Beobachtung, daß Unterbindung der Brustgänge zu einer rapiden Verminderung der im Blute kreisenden Lymphocyten führt. Bei Hunden wurde während der ersten 6 Std nach Unterbindung des rechten und linken Brustganges eine Abnahme der Lymphocyten von 2147 auf 1146, während der ersten 24 Std von 2147 auf 452 Zellen je Kubikmillimeter festgestellt[4]. Nach sorgfältiger Unterbindung aller Lymphgänge verschwanden die Lymphocyten fast völlig aus dem Blute[5]. Bei Kaninchen nahmen sie von 3000 auf 900 bzw. von 5000 auf 300 Zellen je Kubikmillimeter ab[6]. Wie schon BIEDL und v. DESCATELLO gezeigt haben, geht diese Lymphopenie jedoch bald vorüber. Bereits nach 4 Tagen zirkulierten bei ihren Hunden wieder 1523 Lymphocyten je Kubikmillimeter, ein Befund, der durch Bildung neuer Verbindungen zwischen Lymph- und Blutgefäßen erklärt wurde.

Tabelle 21. *Der Leukocytengehalt peripherer, intermediärer und Brustgangslymphe.*

	Leukocyten je mm³	Lymphocyten %	Große mononucleäre Zellen %
	Periphere Lymphe.		
Hund[7]	550	51	18
Katze[7]	430	86	11
Katze[8]	699	—	—
Kaninchen[9]	2230	—	4
Kaninchen[10]	1925	—	3,4
Kaninchen[11]	2050	—	—
Kaninchen (popliteal)[25]	1220	69	31
Kaninchen (axillar)[25]	1230	78	22
	Intermediäre Lymphe.		
Hund (Bein)[12]	403—1173	—	—
Hund (Bein)[13]	5600	—	—
Hund (Hals)[14]	5000—24722	—	—
Hund (Hals)[15]	12772	95	4
Katze (mesenterial)[16]	1400—36875	—	—
Kaninchen (axillar)[17]	9000—55000	—	0
Kaninchen (axillar)[25]	12400—27200	100	0
Kaninchen (Bein)[9]	9880	—	1
Kaninchen (Bein)[18]	17000	—	0—1
Kaninchen (Bein)[25]	17390	100	0
	Brustgangslymphe.		
Hund[19]	990—11160	87,6	5,6
Hund[14]	1000—30000	—	—
Hund[20]	1600—20500	—	—
Hund[15]	500—12250	—	—
Hund[21]	9040	—	—
Hund[7]	7800	—	—
Katze[7]	12000	—	—
Katze[22]	14300	—	—
Kaninchen[14]	24110	—	—
Kaninchen[23]	20000—50000	—	—
Kaninchen[24]	20466—44960	98	1
Kaninchen[25]	37850	98	2

Daß diese bei Tieren erhobenen Befunde auch für den Menschen zutreffen, ist schon durch MINOT und ISAACS (1925) gezeigt worden. Bei einem Patienten, der mit 450 cm³ eines 85000 Lymphocyten je Kubikmillimeter enthaltenden leukämischen Blutes transfundiert wurde, stieg die Zahl der zirkulierenden Lymphocyten

[1] SMITH, ARNOLD und WHIPPLE 1921. [2] MAYERSON 1930.
[3] YOFFEY und DRINKER 1939. [4] BIEDL und V. DESCATELLO 1901.
[5] BLALOCK, ROBINSON, CUNNINGHAM und GRAY 1937. [6] BUNTING und HUSTON 1921.
[7] YOFFEY und DRINKER 1939. [8] BAKER 1932/33. [9] NII 1932. [10] IWAKI 1934.
[11] OKAUE und HOJO 1935/36. [12] WINTERNITZ 1895. [13] GOODALL und PATON 1905/06.
[14] DAVIS und CARLSON 1909/10. [15] HAYNES und FIELD 1931. [16] FLOREY 1927.
[17] MENKIN und FREUND 1929. [18] EHRICH und HARRIS 1942, [19] ROUS 1908.
[20] OSATO 1922, [21] YOFFEY 1933. [22] SANDERS, FLOREY und BARNES 1940.
[23] BUNTING und HUSTON 1921. [24] KINDWALL 1927.
[25] HORII, TAMAKI und TERADA 1950.

zwar sofort von 900 auf 3740 je Kubikmillimeter, doch betrug sie nach 24 Std nur noch 960 Zellen je Kubikmillimeter.

Diese verschiedenen Beobachtungen können nur dahin gedeutet werden, daß die durch die Brustgänge ins Blut übertretenden Lymphocyten sich hier nur eine kurze Zeit aufhalten. Die Kürze dieser Zirkulationszeit paßt gut zu der Kürze der Lebensdauer dieser Zellen, welche, wie oben ausgeführt (S. 154), offenbar nur wenige Tage beträgt.

Über das Schicksal der aus dem Blut verschwindenden Lymphocyten ist nicht viel bekannt. Für ihren Zerfall im Blute oder ihre Phagocytose durch Sinusendothelien finden sich keine Anhaltspunkte[1]. Die Annahme, daß sie sich in andere Zellen umwandeln, hat sich, wie oben ausgeführt (S. 159ff.), bisher nicht beweisen lassen. Da, wie aus Tabelle 21 ersichtlich ist, schon die periphere Lymphe eine beträchtliche Anzahl Lymphocyten enthält, und Clark und Clark (1930, 1936/37) ihre Auswanderung aus den Blutgefäßen und ihre Einwanderung in die Lymphgefäße direkt verfolgt haben, kann es als sicher angenommen werden, daß einige Lymphocyten nach ihrer Zirkulation im Blute durch die periphere Lymphe in die Lymphknoten zurückkehren. Doch sprechen die in Tabelle 21 niedergelegten Zahlen dafür, daß die Zahl der auf diese Weise aus dem Blute verschwindenden Lymphocyten auf nicht mehr als 3% der verschwindenden Lymphocyten zu veranschlagen ist[2].

Viele Lymphocyten verschwinden offenbar durch Austritt in den Magen-Darmkanal[3]. In der Duodenalflüssigkeit von Kaninchen wurden 100, im Ileum 480 und in der Appendix 700 Lymphocyten je Kubikmillimeter gezählt. „Wenn man die 40—50 Lymphocyten, welche man zwischen den Epithelien einer Duodenalzotte in 10 μ dicken Schnitten antreffen kann, mit der gesamten Oberfläche der Darmschleimhaut in Beziehung setzt, fällt es nicht schwer, das Verschwinden der Lymphocyten aus dem Blute durch ihren Austritt in den Darm zu erklären.“ Diese Beobachtungen von Bunting und Huston wurden schon durch Jassinowsky (1925) bestätigt. Indem er sich einer Irrigationsmethode bediente, konnte er nachweisen, daß bei Kaninchen im Duodenum im Durchschnitt 4000, im Ileum 7100 und in der Appendix 14500 Lymphocyten je Minute je Quadratzentimeter Schleimhautoberfläche in den Darm austreten.

Ähnliche Befunde sind auch beim Menschen erhoben worden. So soll die Konzentration der im Speichel enthaltenen Lymphocyten bei Patienten mit Lymphoblastom stark erhöht sein und bei aleukämischer lymphatischer Leukämie die des Blutes sogar übertreffen[4]. Bei einem Patienten mit einer Ileumfistel fanden sich vor den Mahlzeiten 345—460 und nach den Mahlzeiten bis zu 4000 Lymphoidzellen je Kubikzentimeter Darmsaft[5].

Exstirpation des gesamten Magen-Darmkanals führt bei Kaninchen nicht nur zu keinem Anstieg, sondern zu raschem Absinken der im Blute kreisenden Lymphocyten[6]. Wie leicht einzusehen ist, können Experimente dieser Art schon deshalb nicht als Beweis gegen die Theorie Buntings und Hustons angeführt werden, da Operationen dieses Ausmaßes eine hochgradige Stressreaktion und somit starke Lymphocytolyse verursachen (vgl. S. 200ff.). Daß Lymphocyten ständig in den Magen-Darmkanal austreten, kann auf Grund der mitgeteilten Beobachtungen kaum bezweifelt werden, doch muß zugegeben werden, daß wir nicht wissen, wie viele dieser Zellen örtlich aus dem lymphoiden Gewebe des Darmes stammen, es sich also schwer sagen läßt, ein wie großer Prozentsatz der im Blute enthaltenen Lymphocyten auf diese Weise aus dem Blute verschwindet.

Eine letzte Theorie, welche das Verschwinden vieler Lymphocyten wohl erklären kann, ist die Nekrobiosetheorie Heibergs (1923, 1924). Nach dieser Lehre kehren viele Lymphocyten nach ihrer Zirkulation im Blute in die Lymphknoten und andere lymphoide Organe zurück, um hier in den Keimzentren zerstört zu werden. Daß die in den Makrophagen dieser Zentren enthaltenen „tingiblen Körperchen[7] untergehende Lymphocytenkerne sind, ist bereits durch Heineke (1904, 1905) überzeugend nachgewiesen worden. Wenn man bedenkt, daß ein aktives Keimzentrum mehrere Hundert solcher Makrophagen aufweisen

[1] Drinker und Yoffey 1941, Ehrich 1946. [2] Vgl. Drinker und Yoffey 1941.
[3] Bunting und Huston 1921. [4] Isaacs und Danielian 1927. [5] Ohno 1930.
[6] Erf 1941. [7] Flemming 1885.

und jeder Makrophag 20 oder mehr Lymphocytenkerne enthalten kann, läßt sich leicht ausrechnen, daß mehrere Tausend Lymphocyten gleichzeitig in ein und demselben Keimzentrum zerstört werden können. Wenn man weiter bedenkt, daß die Zahl der aktiven Keimzentren in den Lymphknoten, in der Milz und im Magen-Darmkanal viele Tausende betragen kann, so muß man zugeben, daß die Lehre HEIBERGS wohl geeignet ist, das Verschwinden zahlreicher Blutlymphocyten zu erklären.

KINDRED (1942), welcher die Lehre HEIBERGS einer genauen Nachuntersuchung unterzog, konnte durch Zählung der in den verschiedenen lymphoiden Organen untergehenden Lymphocyten feststellen, daß bei Ratten die Zahl der in Keimzentren untergehenden Lymphocyten 1 Million je Stunde je 100 g Körpergewicht betragen kann. Da eine 100 g schwere Ratte etwa 10 cm^3 Blut enthält und die Zahl der im Rattenblut kreisenden Lymphocyten mit 10000 je Kubikmillimeter angegeben wird[1], das Blut einer solchen Ratte also im ganzen 10 Millionen Lymphocyten enthält, kann man sich leicht ausrechnen, daß die Keimzentren bei diesen Tieren in der Lage sind, sämtliche im Blute kreisenden Lymphocyten in 10 Std zu zerstören. Diese Zahl paßt gut zu den oben angeführten Werten vom Lymphocytenumsatz des zirkulierenden Blutes (vgl. S. 196ff.).

Daß die Keimzentren keine Hauptorte der Lymphocytopoiese, sondern Orte lebhafter Lymphocytolyse sind, geht auch aus anderen Beobachtungen hervor. Wie bereits ausgeführt wurde (S. 158ff.), treten bei experimenteller Lymphocytose Keimzentren erst dann in Erscheinung, wenn die Lymphocytose ihren Höhepunkt erreicht oder bereits überschritten hat, d. h., zu einer Zeit, wenn die kurze Lebensdauer der neugebildeten Lymphocyten, wie allgemein angenommen wird, zu Ende geht. Zwar sind gerade jene Erkrankungen, die, wie die lymphatische Leukämie, durch stärkste Lymphocytose ausgezeichnet sind, durch Fehlen von Keimzentren gekennzeichnet. Doch handelt es sich hierbei um anaplastische Lymphocyten, deren Lebensdauer die der normalen Lymphocyten weit übertreffen soll[2].

Die lymphocytolytische Natur der Keimzentren geht schließlich auch aus den neuesten Ergebnissen der Nebennierenforschung hervor. Da diesem Vorgang offenbar eine große biologische Bedeutung zukommt, soll ihm weiter unten ein besonderer Abschnitt gewidmet werden.

Wenn es aber richtig ist, daß die Lymphocyten nach ihrer Zirkulation im Blute in die Lymphknoten und anderen lymphoiden Organe zurückkehren, um hier in den Keimzentren zerstört zu werden, die durch die peripheren Lymphgefäße zurückkehrenden Lymphocyten aber nur etwa 3% der aus dem Blute verschwindenden Lymphocyten ausmachen, dann müssen wir auch annehmen, daß ihre Rückkehr im lymphoiden Gewebe selbst vor sich geht. Wie schon früher bekannt war, ist dieses Gewebe durch den Besitz eigenartig gebauter Venchen ausgezeichnet[3]. Diese besonders durch SCHULZE (1925) eingehend untersuchten Gefäße sind durch ungewöhnlich große und zahlreiche Endothelien mit großen blassen Kernen ausgezeichnet, die oft weit ins Lumen vorspringen und häufig von zahlreichen kleinen Lymphocyten durchsetzt sind. Wie an anderer Stelle ausgeführt wurde[4], kommen diese Venen nur im lymphoiden Gewebe vor, und zwar nur im diffusen lymphoiden Gewebe und in den sog. Pseudo- oder Tertiärknötchen, nicht aber in den Primär- oder Sekundärknötchen oder Keimzentren. Während BARBACCI diese Gefäße für pathologische, durch Diphtherietoxin verursachte Gebilde hielt und KUCZYNSKI sie auf vermehrte Ernährung zurückführte, meinte v. SCHUMACHER, daß sie Orte seien, an welchen Lymphocyten aus dem lymphoiden Gewebe ins Blut übertreten. SCHULZE kam zu dem umgekehrten Schluß, daß hier Blutlymphocyten ins lymphoide Gewebe

---

[1] ALBRITTON 1951. [2] FURTH 1946.
[3] BARBACCI 1896, v. SCHUMACHER 1899, KUCZYNSKI 1922. [4] EHRICH 1929, 1931.

zurückkehren. Zwar hat Verfasser sich früher (1929, 1931) zu der Ansicht v. Schumachers bekannt, doch hat er später ausgeführt, daß die Tatsache, daß Leukocyten am venösen Ende der terminalen Strombahn emigrieren, und es sich bei den in Rede stehenden Gefäßen um postcapilläre Venen handelt, eher dafür spricht, daß Schulze recht hatte, wenn er annahm, daß sie Orte sind, an welchen im Blute zirkulierende Lymphocyten ins lymphoide Gewebe zurückkehren. Die Tatsache, daß diese Venen, im Gegensatz zu den kleinen Arterien, oft mit Lymphocyten vollgepfropft sind, könnte vielleicht mit einer der Emigration vorausgehenden Stase der Lymphocyten erklärt werden, bei deren Entstehung eine „Plasmabrausenwirkung“ der Keimzentrengefäße[1] eine Rolle spielen mag.

f) Lymphocytolyse und Plasmocytolyse.

Wie bereits ausgeführt (S. 154, 167), ist es seit langem bekannt, daß Lymphocyten und Plasmazellen in Gewebsschnitten nicht selten Bilder zeigen, welche als Abstoßung von Cytoplasmateilchen gedeutet worden sind. White und Dougherty (1944, 1946) und Dougherty und White (1945), welche diesen Vorgang auf die Wirkung von 11-Oxy- und -Hydroxycorticosteroiden zurückgeführt haben, nahmen in Übereinstimmung mit älteren Autoren an, daß dies ein physiologischer Vorgang sei, durch welchen sich diese Zellen des in ihrem Cytoplasma gebildeten Eiweißes entledigten. Sie glaubten auch, daß es sehr wohl möglich sei, daß ihres Cytoplasmas völlig entblößte Lymphocyten einer Regeneration ihres Cytoplasmas fähig seien.

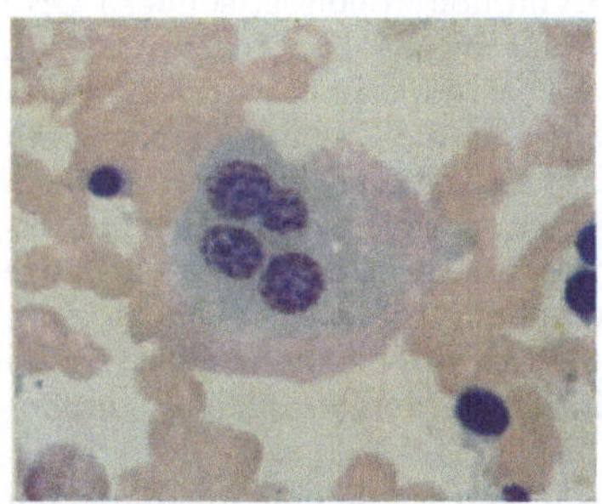

Abb. 35. Vielkernige Plasmazelle aus menschlichem Knochenmark. Beachte die Abscheidung rötlich gefärbten Eiweisses von blau gefärbtem Ribonucleoproteid. Giemsafärbung. (Gabe von Dr. E. Mertens.)

Wie an anderer Stelle ausgeführt wurde[2], verursacht Cortison in Dosen von 50 γ je Kubikzentimeter eine Beschleunigung der an überlebenden Lymphocyten zu beobachtenden Abstoßung von Cytoplasma, doch tritt dieser Vorgang auch ohne Nebennierenrindenhormone regelmäßig in Erscheinung. Da die Beschleunigung nur mit großen unphysiologischen Dosen von Cortison erzielt werden konnte, Dosen, welche wegen des kommerziellen Vehikels als toxisch angesehen werden mußten, schlossen wir, daß es sich bei diesem Vorgang um ein Absterbephänomen handele. Daß die Sekretion von Eiweiß durch Plasmazellen, nicht so sehr durch Abstoßung ganzer Cytoplasmateile, als durch Abscheidung des Eiweißes vom nucleoproteidhaltigen Cytoplasma und nachfolgender Ausscheidung erfolgt, mag daraus geschlossen werden, daß man in Ausstrichen manchmal Plasmazellen finden kann, deren Cytoplasma an der Peripherie Eiweiß, aber kein Nucleoproteid aufweist (Abb. 35).

Daß die Menge des lymphoiden Gewebes von den Nebennieren abhängig ist, war schon seit längerem bekannt[3]. Daß der Status thymicolymphaticus Paltaufs (1889—1892) ein Ausdruck von Nebenniereninsuffizienz ist, wurde jedoch erst durch Jaffé (1924), Marine, Mauley und Baumann (1924) und Marine (1928) erkannt. Diese Forscher waren auch die ersten, welche zu dem Schluß kamen, daß Thymus und Lymphknoten von den Nebennieren reguliert werden.

[1] Fischer 1937. [2] Reiss, Mertens und Ehrich 1950.
[3] Star 1895, Boinet 1899 (zitiert bei Selye 1936).

Der durch „Stress" bedingte rapide Schwund von Thymus und anderen lymphatischen Organen wurde nach SELYE (1936—1950) bereits von DUSTIN (1913) als „crise caryoclastique" und von WIDAL (1921) als „crise hémoclastique" beschrieben. Die Rolle der Nebennieren bei diesem Vorgang wurde jedoch erst durch SELYE (1936) entdeckt (Abb. 36). Er stellte fest, daß Thymusschwund durch „Stress" bei adrenalektomierten Tieren ausbleibt, nach Injektion von großen Dosen Cortin bei solchen Tieren jedoch auftritt. Daraus schloß er, daß diese Wirkung möglicherweise auf Sekretion von Cortin beruhe. Da Geschlechtshormone eine ähnliche Wirkung hatten[1], nahm er an, daß sie nicht notwendigerweise durch Cortin verursacht sei, sondern vielleicht auf einen unbekannten, mit diesen Steroiden vergesellschafteten Faktor zu beziehen sei. Die Beobachtung, daß Cortin Thymusinvolution verursacht, wurde bald bestätigt[2].

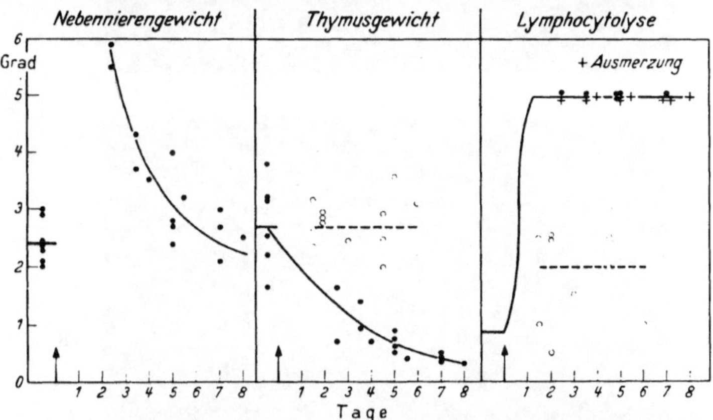

Abb. 36. Die Wirkung einer durch Antinierenserum erzeugten Stressreaktion auf die Thymusrinde bei intakten (●) und adrenalektomierten (○) jungen Ratten. Beachte die starke Vermehrung des Nebennierengewichtes und der damit einhergehenden, durch Lymphocytolyse bedingten Abnahme des Thymusgewichts. (Zusammengestellt nach Daten von Dr. C. FORMAN.) (EHRICH und SEIFTER 1953.)

Wie wir heute wissen, ist die Wirkung der Nebennieren auf die lymphoiden Gewebe hauptsächlich eine Funktion der von ihnen sezernierten 11-Oxy- und -Hydroxycorticosteroide[3]. Die Desoxycorticosteroide wirken nur in sehr großen Dosen[4]. Wenn WELLS und KENDALL (1940), CARNES, RAGAN, FERREBEE und O'NEILL (1941) und DOUGHERTY und WHITE (1944—1947) die lymphocytolytische Wirkung der Desoxycorticosteroide nicht bestätigen konnten, so liegt das offenbar daran, daß sie zu kleine Dosen benutzten oder ihre Versuchsanordnung unzulänglich war. Die Angabe SELYEs und seiner Mitarbeiter, daß auch Geschlechtshormone (Oestron, Testosteron, Pregnandiol) eine ähnliche Wirkung haben, ist häufig bestätigt worden[5]. Doch verursachen diese Hormone Thymusinvolution nur in vielfach physiologischen Dosen, und zwar um so stärker, je mehr sie auf die Geschlechtsorgane wirken[6]. Da ACTH nur in der Gegenwart

[1] SELYE, HARLOW und COLLIP 1936.

[2] CARRIÈRE, MOREL und GINESTE 1937, INGLE 1938.

[3] INGLE, HIGGINS und KENDALL 1938, INGLE und MASON 1938, WELLS und KENDALL 1940, DOUGHERTY und WHITE 1944—1947, EHRICH und SEIFTER 1953.

[4] SELYE 1940, 1941/42, SELYE und ALBERT 1942, SELYE und HALL 1943, INGLE 1940, DONTIGNY 1946, EHRICH und SEIFTER 1953.

[5] CRAMER und HORNING 1939, SCHACHER, BROWNE und SELYE 1937, SELYE 1940, 1941, SELYE und ALBERT 1942, SELYE und MASSON 1939.

[6] SCHACHER, BROWNE und SELYE 1937, SELYE und ALBERT 1942.

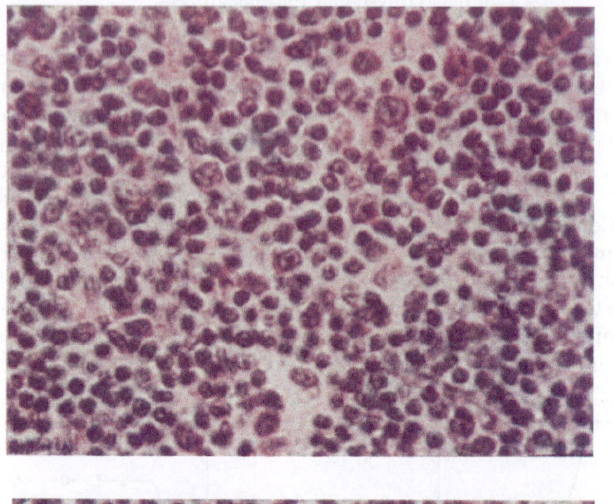
A

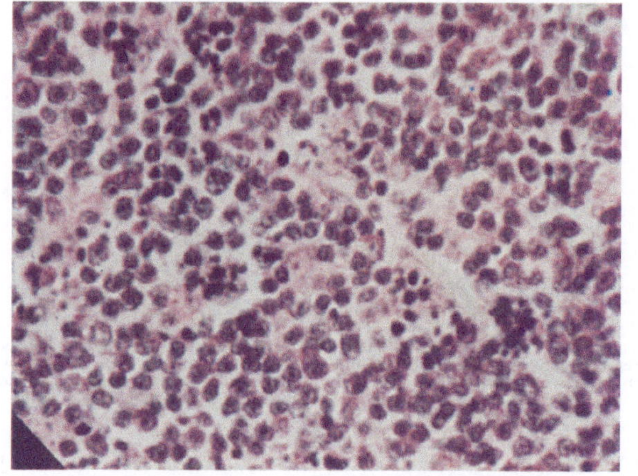
B

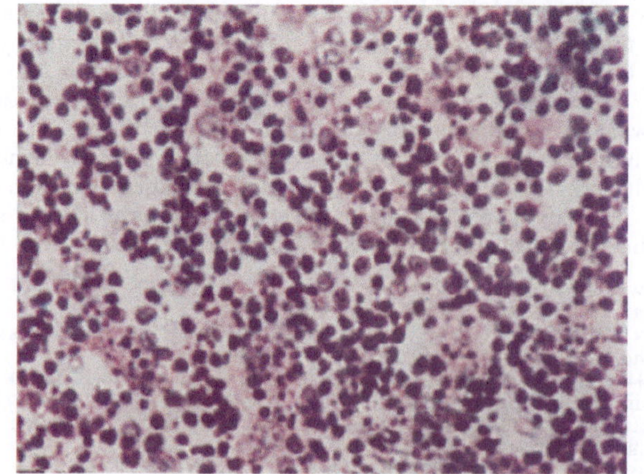
C

Abb. 37 A—C.

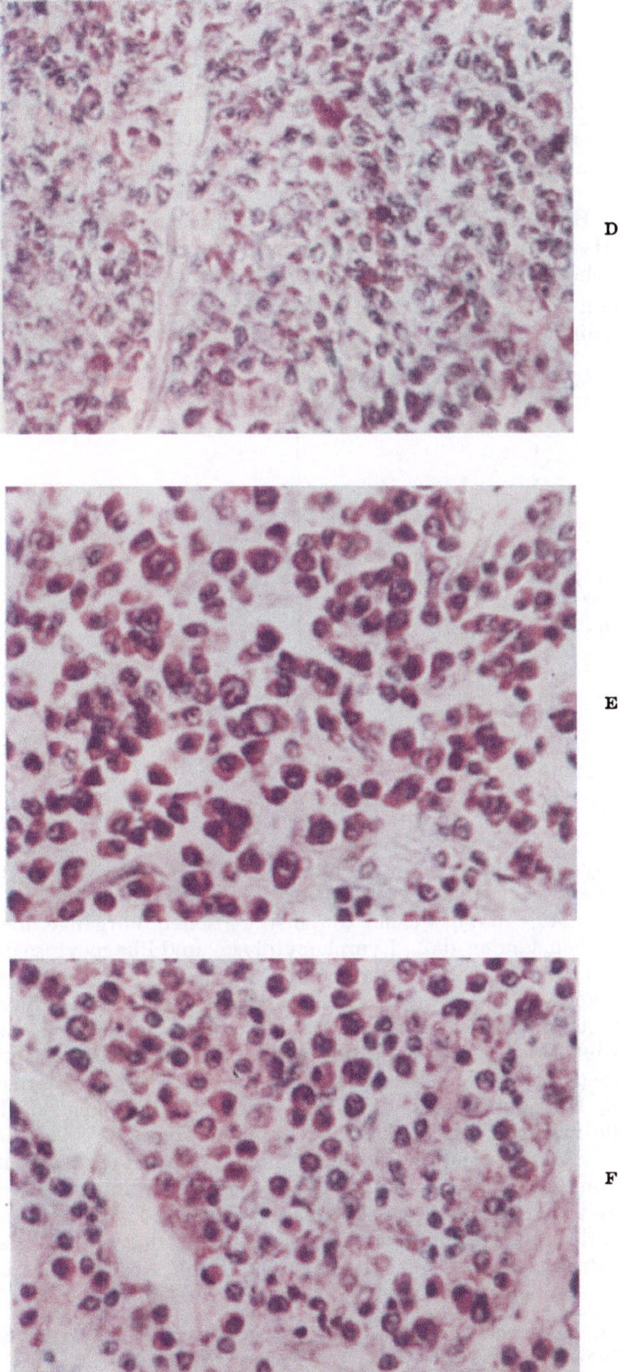

Abb. 37 D—F. Lymphocyten (A), Lymphocytolyse Grad 3 (B) und 5 (C), Plasmazellen (E), Plasmocytolyse (F) und Keimzentrumszellen (D) bei Ratten. Beachte die Unterschiede im Ribonucleoproteingehalt des Cytoplasmas der 3 Zellarten (A, E und D) und in der Auflösung der Lymphocyten und Plasmazellen (B, C und F). Methylgrün-Pyroninfärbung.

der Nebennieren zu Thymusinvolution führt[1] und Gonadotropin nur in der Gegenwart der Ovarien wirksam ist[2], ist anzunehmen, daß diese Hormone dadurch wirken, daß sie 11-Oxy- und -Hydroxycorticosteroide und Oestrone aus den Nebennieren und Ovarien zur Ausschüttung bringen.

Wie heute wohl bekannt ist, hängt die Wirkung von Hormonen auf das lymphoide Gewebe außer von ihrer Dose auch von der Empfindlichkeit der Species ab. Bei 2—3 Monate alten Meerschweinchen, welchen 7 Tage lang täglich 5 mg Hydrocortison eingespritzt wurden, waren am Ende dieser Periode keine Anzeichen von Lymphocytenschwund nachweisbar[3].

Wie schon Selye (1936, 1937) bekannt war, beruht der durch Nebennierenhormone bedingte Schwund der lymphoiden Gewebe auf Zerstörung der darin

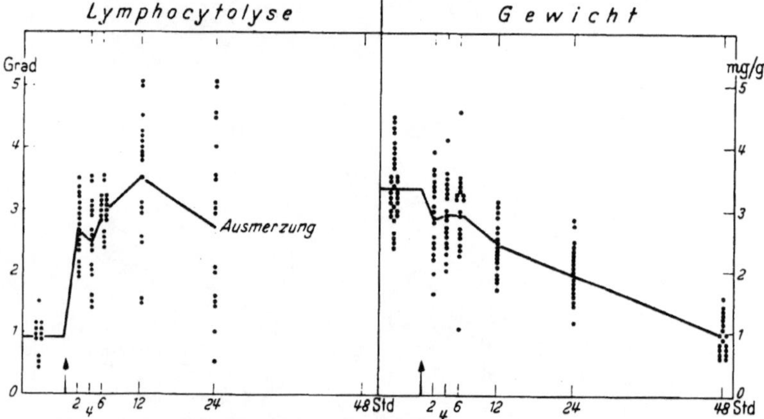

Abb. 38. Lymphocytolyse in der Thymusrinde und die dadurch bedingte Gewichtsabnahme dieser Drüse nach einmaliger Injektion von 5—10 mg/100 g Cortison bei jungen Ratten. (Ehrich und Seifter 1953.)

enthaltenen lymphoiden Zellen, während die Reticuloendothelien nicht nur erhalten bleiben, sondern stark phagocytotisch tätig sind (Abb. 37 B und C). Dougherty und White (1945, 1947), welche die histologischen Vorgänge hierbei genauer untersucht haben, fanden, daß „Lymphocytolyse" und Phagocytose untergehender Lymphocyten bereits innerhalb der ersten 3 Std nach Injektion von Nebennierenhormonen nachweisbar werden. Nach 6 Std erreichte dieser Vorgang seinen Höhepunkt, nach 24 Std war die Aufräumung beendet. Wie an anderer Stelle gezeigt wurde[4], ist die Auflösung der lymphoiden Zellen bereits nach 2 Std in vollem Gange (Abb. 38), doch hatten Dougherty und White insofern recht, als sich neben einem Höhepunkt nach 2 Std ein zweiter Gipfel nach 6 Std nachweisen läßt. Da die zweite Phase durch Dibenamin herabgesetzt wird, die erste aber eher eine Verstärkung erfährt[5], ist anzunehmen, daß bei der zweiten Phase Ausschüttung von Adrenalin eine Rolle spielt. Wie wiederholt gezeigt wurde[6], läßt sich der Grad der durch „Stress" oder 11-Oxy- und -Hydroxycorticosteroide erzeugten Auflösung der lymphoiden Zellen nicht nur durch Gewichtsbestimmung der Thymusdrüse, sondern auch histologisch durch Abschätzung des Lymphocytenzerfalls mühelos und ziemlich genau bestimmen. Die histologische

[1] Simpson, Li, Reinhardt und Evans 1943, Dougherty und White 1944—1947.
[2] Evans, Moon, Simpson und Lyons 1938.
[3] Yoffey, Ancill, Holt, Owen-Smith und Herdan 1954.
[4] Ehrich und Seifter 1953. [5] Seifter, Ehrich, Begany und Hudyma 1949.
[6] Ehrich, Seifter und Hudyma 1951, Ehrich und Seifter 1953.

Methode ist, wie aus Abb. 38 hervorgeht, sehr viel sensitiver als die Gewichtsmethode.

Bezüglich der Natur der von den 11-Oxy- und -Hydroxycorticosteroiden betroffenen Lymphoidzellen waren DOUGHERTY und WHITE (1945) der Meinung, daß nur die kleinen Lymphocyten und Keimzentrumszellen, nicht aber die Plasmazellen der Auflösung anheimfallen. Wie seither nachgewiesen wurde[1], nehmen jedoch auch die Plasmazellen an der Auflösung teil (Abb. 37). Doch während Lymphocytolyse mit Phagocytose durch Makrophagen vergesellschaftet ist, ließ sich bei Plasmocytolyse von einer Phagocytose der untergehenden Plasmazellen wenig nachweisen. Die normalerweise in den Keimzentren zu

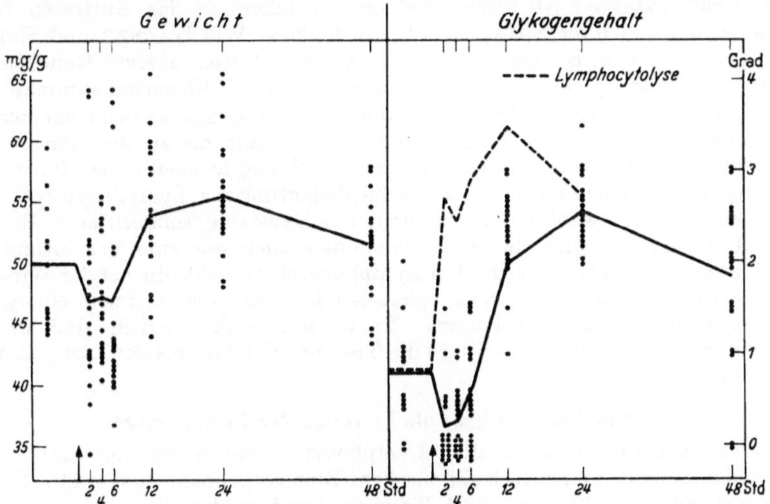

Abb. 39. Einfluß von 5—10 mg/100 g Cortison auf den Glykogengehalt der Leber. Beachte, daß die Lymphocytolyse der Glykogenvermehrung vorausgeht. (EHRICH und SEIFTER 1953.)

beobachtende Lymphocytolyse wurde durch kleine Dosen von 11-Oxy- und -Hydroxycorticosteroiden nicht beeinflußt. Sie nahm erst zu, wenn Dosen verabfolgt wurden, welche in der Thymusrinde einen Lymphocytosegrad erzeugten, welcher den normalen Lymphocytolysegrad in den Keimzentren übertraf[2].

Wie die Nebennierenhormone die Lymphocyten und Plasmazellen zur Auflösung bringen, ist nicht bekannt. Da sie in vitro gewaschene Lymphoidzellen unbehelligt lassen[3], oder nur sehr spät angreifen[4], wohl aber in Gewebskulturen oder in Gewebsflüssigkeit suspendierte Lymphocyten aufzulösen vermögen[5], und da die durch Nebennierenrindenextrakte erzeugte Lymphocytolyse bei adrenalektomierten Tieren durch gleichzeitigen Stress stark gesteigert wird[6], ist anzunehmen, daß die Wirkung der Steroide, wie schon von SELYE (1936) vermutet wurde, eines Co-Faktors bedarf[7]. Dieser Faktor mag derselbe sein, welcher an der hyperglykämischen Wirkung dieser Steroide beteiligt ist[8].

[1] TEILUM, ENGBAEK und SIMONSEN 1950, BAKER, INGLE und LI 1951, EHRICH, SEIFTER und HUDYMA 1951, EHRICH und SEIFTER 1953.
[2] EHRICH und SEIFTER 1953.
[3] DOUGHERTY und WHITE 1945, ROBERTSON 1948, DELAUNAY, DELAUNAY und LEBRUN 1949, REISS, MERTENS und EHRICH 1950.
[4] SCHRECK 1949, 1951.
[5] HEILMAN 1945, HECHTER und JOHNSON 1949, FELDMAN 1950, HERLANT 1950, TROWELL 1953.
[6] HERLANT 1950. [7] HECHTER und JOHNSON 1949, HERLANT 1950. [8] SELYE 1950.

Die Bedeutung der Lymphocytolyse und Plasmocytolyse bei der Stressreaktion ist noch nicht klargestellt. Daß die Plasmocytolyse zur Freisetzung von Antikörpern und anderen Globulinen führen mag[1], ist zwar sehr wohl möglich, bisher aber noch nicht bewiesen worden[2]. Auch mag es sehr wohl richtig sein, daß der mit diesem Zerfall verbundene Eiweißabbau, wie Dougherty und White (1944) vermutet haben, für die glykoneogenetische Wirkung dieser Hormone verantwortlich ist in dem Sinne, daß die im Überschuß gebildeten Eiweißabbauprodukte in Zucker überführt werden. Jedenfalls paßt diese Annahme gut zu der Beobachtung, daß die Glykogenvermehrung in der Leber erst im Gefolge des Eiweißabbaues eintritt[3] (Abb. 39). Neben der Freisetzung von Eiweiß und seinen Spaltprodukten ist hierbei jedoch vor allem an das Auftreten freier Nucleinsäuren und ihrer Spaltprodukte zu denken. Wie Wagner und Ehrich (1950) gezeigt haben, ist das Auftreten lymphocytolytisch aktiver Keimzentren bei der Entzündung mit starker Vermehrung von Adenosindesaminase im lymphoiden Gewebe verbunden, während sich Xanthinoxydase nicht nachweisen läßt. Offenbar werden die Lymphocyten hierbei nur bis zu den Purin- und Pyrimidinbasen abgebaut, während Harnsäurebildung ausbleibt. Da Purine die Phosphorylierung stark anregen[4], kann die Bedeutung der Lymphocytolyse vielleicht darin gesehen werden, daß sie nicht nur Bausteine, sondern auch Energie für synthetische Vorgänge liefert[5]. Wenn dies auch nur eine Vermutung ist, so scheint es doch sicher zu sein, daß Lymphocytolyse nicht nur bei der Wirkung der Steroide eine bedeutende Rolle spielt, sondern ihr ganz allgemein eine große physiologische Bedeutung zukommt. Es ist sehr wohl möglich, daß sie der Schlüssel ist, welcher uns eines Tages die Tür zum Verständnis der Lymphocyten öffnen wird.

g) Betrachtungen über die Funktion der Lymphocyten.

Chemische Untersuchungen über Lymphocyten sind bisher hauptsächlich an lymphoiden Geweben oder an leukämischem Blut vorgenommen worden. Untersuchungen an Lymphknoten und Thymus ergaben das Vorhandensein von Nuclease[6], von einer im Sauren wirksamen Protease (Kathepsin)[7], von Trypsin und „Erepsin“[8], von Amylase[9] und von Lipase[10]. Da lymphoide Gewebe neben Plasmazellen und anderen Elementen zahlreiche Reticuloendothelien enthalten, sagen diese Ergebnisse nichts über die Enzyme der Lymphocyten aus.

Leukämische Blutlymphocyten sind offenbar nur durch Morris und Boggs (1911) und Oelkers (1931) untersucht worden. Während die Angabe[11], daß diese Zellen Protease (Kathepsin) enthalten, später bestätigt wurde, hat sich die Behauptung[12], daß sie Peptidase und Tryptase enthalten, weder an Lymphe[13] noch an Brustgangslymphocyten[14] bestätigen lassen.

Untersuchungen an isolierten Lymphocyten sind bisher offenbar nur durch Barnes (1940) vorgenommen worden. Zwar wurde angegeben[15], daß Bauchhöhlen„lymphocyten“ eine starke Lipasewirkung haben. Doch ist diese Angabe schon auf Grund klinischer Beobachtungen unwahrscheinlich[16]. Wie später

[1] Dougherty, White und Chase 1944, White und Dougherty 1944, Dougherty und White 1945, 1947.
[2] Eisen, Mayer, Moore, Tarr und Stoerck 1947, Murphy und Sturm 1947, Abrams und Cohen 1949, Bjørneboe, Fischel und Stoerck 1951.
[3] Bergner und Dean 1948, Ehrich und Seifter 1953.
[4] Polis, Polis und Jedeikin 1950. [5] Wagner und Ehrich 1950. [6] Reding 1937.
[7] Opie 1905, 1906, Hedin 1923, Ohyama 1924, Rona und Kleinmann 1931.
[8] Hedin 1923, Widmark 1924, Rona und Kleinmann 1931. [9] Ohyama 1924.
[10] Fiessenger und Marie 1909, Ohyama 1924. [11] Morris und Boggs 1911.
[12] Oelkers 1931. [13] Fukuchi 1936, 1937. [14] Barnes 1940.
[15] Bergel 1909—1930. [16] Caro 1920.

ASCHOFF und KAMIYA (1922) gezeigt haben, hat es sich bei BERGELS Versuchen offenbar um Makrophagen und nicht um Lymphocyten gehandelt.

BARNES (1940), welcher Brustgangslymphocyten von Kaninchen und Katzen für seine Untersuchungen benutzte, fand, daß sie besonders am Nucleinsäurestoffwechsel beteiligte Enzyme (Nuclease, Adenosinase) enthalten. Auch fand er etwas Kathepsin, Amylase, Lysozym und Lipase. Trypsin oder Erepsin ließen sich in Übereinstimmung mit den Befunden anderer Autoren[1] nicht nachweisen.

Wie schon HOFMEISTER (1885) und HEIDENHAIN (1888) bekannt war, hängt die Menge des lymphoiden Gewebes im Darm zu einem erheblichen Teil vom Ernährungszustand des Wirtes ab. Diese später vielfach bestätigte Beobachtung[2] veranlaßte KUCZYNSKI zu der Annahme, daß die Lymphocyten an der ereptischen Wirkung des Darmsekrets und vielleicht auch an der Dipeptidspaltung beteiligt seien. Da diese Zellen offenbar weder Erepsin noch Trypsin enthalten (s. oben), hat diese Annahme jedoch wenig Wahrscheinlichkeit für sich. Da Hunger eine starke Stresswirkung hat[3], ist wohl eher daran zu denken, daß die mangelhafte Entwicklung des lymphoiden Gewebes schlecht ernährter Tiere auf vermehrte Nebennierentätigkeit zurückzuführen ist.

Wenn wir bedenken, daß die Lymphocyten nur spärlich Cytoplasma besitzen, daß die Entwicklung eines komplexen GOLGI-Apparates bei ihnen ausbleibt (S. 153), daß die bei ihnen nachgewiesenen Enzyme hauptsächlich den Nucleinsäurestoffwechsel betreffen (s. oben), ferner daß sie in Gewebskulturen nur sehr wenige Tage am Leben erhalten werden können (S. 154), daß sie nur eine sehr kurze Zeit im Blute zirkulieren und danach offenbar in den Magen-Darmkanal austreten oder ins lymphoide Gewebe zurückkehren, um hier in den Keimzentren zerstört zu werden (S. 196ff.), und daß schließlich ihre Auflösung bei der Stressreaktion eine hervorragende Rolle spielt (S. 200ff.), so müssen wir wohl jenen recht geben, die meinen, daß sie keine sezernierende oder verdauende Funktion ausüben.

OHNO (1930) kam auf Grund seiner Studien über die Auswanderung der Lymphocyten in den Darmsaft zu der Annahme, daß sie vielleicht bei der Aktivierung der Verdauungsenzyme eine Rolle spielen. HASS und MCDONALD (1940) dachten auf Grund von Gewebskulturversuchen daran, daß sie vielleicht etwas mit der Bildung von Bindegewebsfasern zu tun hätten. SEABRA (1955) meinte, daß die Lymphocyten durch Übertragung von der in den neutrophilen Granulocyten enthaltenen Oxydase auf Erythrocyten wirksam sind. Weiter besteht Grund zu der Annahme, daß sie möglicherweise an der organisierenden Wirkung von Antigenen auf das undifferenzierte Mesenchym stark beteiligt sind (vgl. S. 195). Wie bereits ausgeführt (S. 206), sind die Lymphocyten wahrscheinlich auch nach ihrem Zerfall noch stoffwechslich tätig, indem sie Bausteine und Energie für Synthese liefern. Wenn man diese Angaben überblickt, kann man sich des Eindrucks nicht erwehren, daß die Lymphocyten als Cofaktoren oder Nährmutterzellen (Trephocyten) funktionieren.

h) Identität und Funktion der Mastzellen[4].

Die Mastzellen sind von EHRLICH (1877—1891) entdeckt worden. Während er und WESTPHAL (1880) meinten, daß die Blut- und Gewebsmastzellen, ähnlich

[1] JOCHMANN und ZIEGLER 1906, LONGCOPE und DONHAUSER 1908, MÜLLER 1906, FIESSENGER 1923.
[2] HAMMAR 1905—1921, SETTLES 1920/21, KUCZYNSKI 1922, 1923, LEFHOLZ 1923/24, SELYE 1950.
[3] SELYE 1950.
[4] Literatur bei LEHNER 1924, MICHELS 1931, 1938, HOLMGREN und WILANDER 1937, DOAN und REINHART 1941.

wie die Monocyten und Histiocyten, eine einheitliche Zellart darstellten, glaubten Pappenheim (1904, 1908), Weidenreich (1908, 1910), Greggio (1911), Maximow (1927), Bunting (1932), Cowdry (1932), Doan und Reinhart (1941) u. a., daß es sich schon deshalb um verschiedene Zellen handeln müsse, weil sie verschieden geformt seien und bei Wirbeltieren im allgemeinen ein reziprokes Verhältnis zwischen Blut- und Gewebsmastzellen bestände. Daß ihr reziprokes Verhältnis keine Beweiskraft hat, bedarf keiner Besprechung. Bezüglich der morphologischen Unterschiede hat schon Türk (1904, 1912) ausgeführt, daß sie völlig durch Milieuunterschiede erklärt sind, eine Ansicht, die später von Herzog (1916) und Marchand (1924) geteilt wurde. Wie die Entwicklung der letzten Jahre gezeigt hat, sind die Blut- und Gewebsmastzellen offenbar auch funktionell einheitlicher Natur. Wir müssen deshalb Ehrlich recht geben, wenn er diese Zellen als eine einheitliche Zellart aufgefaßt hat.

Über die Herkunft der Mastzellen bestehen ähnliche Meinungsverschiedenheiten, wie bei der Abstammung anderer Blut- und Bindegewebszellen. Während die Blutmastzellen meistens mit Ehrlich vom Knochenmark abgeleitet werden[1], und zwar von den Myeloblasten (Naegeli) oder von besonderen Basophiloblasten (Undritz), werden die Gewebsmastzellen zum Teil auf undifferenzierte Mesenchymzellen[2] oder auf Lymphocyten[3] zurückgeführt. Wie aus dem Abschnitt über die Lymphocyten hervorgeht, hat die lymphocytäre Theorie wenig Wahrscheinlichkeit für sich.

Schon Ehrlich glaubte, daß die basophilen Granula der Mastzellen als Sekretions- oder Stoffwechselgranula zu deuten seien. Daß es sich bei ihnen um dem Mucin nahestehende Mucopolysaccharide handelt, war schon Schwenter-Trachsler (1908) bekannt. Nach Staemmler (1921) sollte, wohl wegen der ihnen gemeinsamen Metachromasie der Schluß naheliegen, daß die Mastzellen die Grundsubstanz des Bindegewebes produzieren. Diese Vorstellung ist in letzter Zeit durch Osboe-Hansen (1950) neubelebt worden, und zwar mit der Begründung, daß bei Myxödem Grundsubstanz und Mastzellen gleichwertig zunehmen. Wie Ehrich, Seifter, Alburn und Begany (1949) gezeigt haben, ist bei chronischem Ödem neben den Mastzellen und der Hyaluronsäure auch der Heparingehalt des Bindegewebes stark erhöht, ein Befund, der mit unseren heutigen Vorstellungen von der Funktion der Mastzellen als Heparinocyten gut übereinstimmt.

Nachdem Jorpes (1935) nachgewiesen hatte, daß Heparin aus Mucoitin-Schwefelsäureestern besteht und Lison (1935) gezeigt hatte, daß die metachromatische Reaktion der Mastzellgranula durch die Gegenwart von Schwefelsäureestern bedingt ist, gelang es Holmgren und Wilander (1937), den Nachweis zu erbringen, daß die Mastzellgranula aus einem Material zusammengesetzt sind, das sich von Heparin nicht unterscheiden läßt. Daß die Mastzellen Heparin produzieren, sie also Heparinocyten sind, ist in der Folgezeit besonders durch Jorpes, Holmgren und Wilander (1937), Wilander (1937), Hirth (1938), Sylven (1941, 1945), Jorpes (1946), Oliver, Bloom und Mangieri (1947) erwiesen worden. Während freies Heparin aus Mischungen von Mono-, Di-, Tri- und Tetraschwefelsäureestern besteht, soll das in den Mastzellen enthaltene Heparin nur Monoschwefelsäureester enthalten[4]. Diese Befunde werden dahin gedeutet, daß das fertige Heparin erst bei seiner Ausscheidung aus den Mastzellen entsteht.

[1] Dominici 1901, Naegeli 1912—1931, Maximow 1913, Undritz 1931—1946, Doan und Reinhart 1941 u. a.
[2] Marchand 1901, Pappenheim 1908, Greggio 1911, Riley 1953.
[3] Maximow 1904—1927, K. Ziegler 1904, Downey 1911, Renn 1912.
[4] Wilander 1938/39, Asplund, Borell und Holmgren 1939.

Daß die Mastzellen tatsächlich Heparinocyten sind, geht auch daraus hervor, daß es OLIVER, BLOOM und MANGIERI (1947) geglückt ist, aus dem Mastzelltumor eines Hundes 2460000 A.c.U. oder 492000 I.U. Heparin je Kilogramm zu extrahieren, das ist 100mal so viel wie in der Leber des Hundes enthalten ist. PAFF, BLOOM und REILLY (1947), welche Mastzellen in Gewebskulturen gezüchtet haben, machten die interessante Beobachtung, daß diese Zellen das Wachstum anderer Zellen verhindern, als ob ihre Sekretionsprodukte wachstumshemmend wirkten.

Vermehrung von Mastzellen wird beim Menschen vor allem bei chronischer myeloischer Leukämie beobachtet (vgl. S. 81 ff.)[1]. Doch kommt sie auch bei HODGKINscher Krankheit, Pocken und anderen Allgemeinkrankheiten vor. Über experimentelle Mastzellenleukocytose haben ältere Autoren berichtet[1]. DOAN und REINHART (1941), welche diese Angaben nachgeprüft haben, kamen jedoch zu negativen Resultaten.

LINDNER (1954), welcher den Abbau von Polysacchariden in Lymphknoten experimentell verfolgt hat, machte die Beobachtung, daß hochpolymere Hexopolysaccharide, Glykogen, Inulin und Dextran in diesen Organen eine starke Mastzellenreaktion hervorrufen können.

Wie FORMAN, MERTENS, GRAUB und EHRICH (1949) gezeigt haben, führt die intravenöse Injektion von Fremdserum bei Kaninchen zu einer Verdoppelung der im Blute kreisenden Mastzellen, während Reinjektion des Serums ihre Zahl im Durchschnitt aufs 6fache erhöhte. Der Mastzellvermehrung ging nach der ersten Injektion eine Vermehrung der Blutplättchen voraus, also zu einer Zeit, da MOORE und WAUGH (1949) die Gerinnbarkeit des Blutes verstärkt fanden; weiter trat die starke Mastzellvermehrung nach der zweiten Injektion kurz nach der schon WILANDER (1939) bekannten starken Heparinausschüttung auf. Nach diesen Beobachtungen wurde die Mastzellvermehrung nach der ersten Injektion als kompensatorische Erscheinung gedeutet mit der Bestimmung, durch Mehrbildung von Heparin der größeren Gerinnbarkeit des Blutes entgegenzuwirken, während die Mastzellvermehrung nach der zweiten Injektion als regenerative Erscheinung aufgefaßt wurde, mit dem Ziel, den durch die anaphylaktische Reaktion bedingten Heparinverlust zu ersetzen. Diese Beobachtungen sprechen stark dafür, daß auch die Blutmastzellen Heparinocyten sind.

Wie auf S. 82 dargestellt wurde, besteht guter Grund für die Annahme, daß die Mastzellen auch große Mengen von Histamin enthalten, sie also neben Heparinocyten wahrscheinlich auch Histaminocyten sind.

2. Die kleinzellige Infiltration, ihre Entstehung und ihre funktionelle Bedeutung.

„Die kleinzellige Infiltration des Bindegewebes, bei der kleine Lymphocyten und Plasmazellen in wechselnder Menge beteiligt sind, gehört im wesentlichen der chronischen Entzündung an, wenn sie auch schon im akuten Stadium sich vorbereitet und hier in gewissen Fällen, wie erwähnt, sehr reichlich sein kann." „Spindelförmige Bindegewebszellen, Fibroplasten sind dabei mehr oder weniger reichlich in den fibrillären Geweben vorhanden und lassen auch Vermehrungserscheinungen, mitotische Teilungen, erkennen. Auf diese Weise findet eine sehr beträchtliche Zunahme des interstitiellen Gewebes statt, welches im weiteren Verlauf Schrumpfung, narbige Kontraktion und Abnahme der Rundzelleninfiltration zeigt." „In der Regel bezeichnet man das Bindegewebe im Zustand der kleinzelligen Infiltration als ‚Granulationsgewebe', obwohl die Anwendung dieses von den Wundgranulationen übertragenen Namens keineswegs korrekt ist[2]".

Bezüglich der Rundzellen bei kleinzelliger Infiltration hatte schon MARSCHALKO (1895) ausgeführt, daß hierbei Plasmazellen eine hervorragende Rolle

[1] Literatur bei DOAN und REINHART 1941. [2] MARCHAND 1924.

spielen. „So treten in den Zellmassen, die wir bisher schlechtweg ‚Rundzelleninfiltration' nannten, gewisse Zellen deutlich hervor, indem sie sich sowohl durch ihre Größe und Form, wie auch durch die dunkle Färbung und eigentümliche Verteilung ihres Protoplasmas von den sie umgebenden kleineren ‚Rundzellen' abheben; sie liegen entweder diffus zerstreut oder in kleineren oder größeren Haufen zwischen denselben eingesprengt, sehr oft auch in kolossaler Menge fast die ganze Infiltration bildend." Diese Zellen „sind die ursprünglich von UNNA so genannten Plasmazellen".

Ähnlich hat RICH (1936) in Tierversuchen feststellen können, daß die ersten nach Injektion von Eiweiß im Bindegewebe auftretenden Zellen große basophile Lymphoidzellen sind. Zwar wurden diese Zellen von ihm als Lymphoblasten oder Lymphocyten im Zustande spezifischer Aktivität gedeutet. Doch hat zuletzt besonders FAGRAEUS (1948) gezeigt, daß diese Deutung unzulässig ist, es sich bei diesen Zellen vielmehr um Plasmoblasten und Proplasmocyten handelt, die kleinzellige Infiltration also wenigstens im Anfang weniger durch Lymphocyten als durch Plasmazellen gekennzeichnet ist. Wie man sich an Methylgrün-Pyroninpräparaten leicht überzeugen kann, trifft dies selbst für Tuberkulose zu. Nur spät im Verlaufe einer Entzündung können kleine Lymphocyten stärker hervortreten.

Wie schon RIBBERT (1891) bekannt war, kann es bei chronischer Entzündung schließlich zur Ausbildung ganzer Lymphknötchen kommen. HURT (1953) beobachtete solche Knötchen besonders bei chronischer Sinusitis, beim sog. Urethralprolaps und in Fällen von Cervicitis, aber auch bei chronischer Pyelonephritis und bei Nierentuberkulose. Über experimentell erzeugte kompensatorische Neubildung von Lymphknötchen haben YOFFEY und Mitarbeiter (1954) berichtet. Wurden Ratten Milz, Thymus, Lymphknoten und PEYERsche Haufen entnommen, bildeten sich neue Lymphknötchen besonders im periportalen Bindegewebe der Leber, während sie bei ähnlich behandelten Kaninchen vorwiegend in den Lungen auftraten. Nach HURT sollen diese Knötchen aus den von ihm als Pericyten bezeichneten Adventitiazellen hervorgehen.

Nach MARCHAND (1924) sollen auch die Mastzellen bei chronischer Entzündung besonders der Haut eine große Rolle spielen. Sie sollen außer bei Urticaria pigmentosa vor allem bei Rhinosklerom, Mycosis fungoides, Lupus und Elephantiasis zur Beobachtung kommen. Das gehäufte Auftreten von Mastzellen bei Elephantiasis ist kürzlich durch EHRICH, SEIFTER, ALBURN und BEGANY (1949) bestätigt worden. Wie durch genaue Auszählung nachgewiesen werden konnte[1], nimmt die Zahl der in der subendothelialen Schicht der Synovia enthaltenen Mastzellen bei chronischer Gelenkentzündung und bei Tuberkulose beim Menschen von durchschnittlich 26 auf 76 je Gesichtsfeld zu.

Wie sich alle Übergänge von der kleinzelligen Infiltration zum Narbengewebe finden, läßt sich auch zwischen der akut entzündlichen Infiltration mit polymorphkernigen Leukocyten und Makrophagen einerseits und der plasmacellulär-lymphocytären Reaktion andererseits keine scharfe Grenze ziehen. Makrophagen zusammen mit Plasmazellen werden besonders bei den durch Tuberkelbacillen oder andere fetthaltige Erreger verursachten Entzündungen beobachtet. Kleinzellige Infiltration mit zahlreichen polymorphkernigen Mikroabscessen kommt besonders bei Granuloma inguinale vor. Kleinzellige Infiltrate zeigen somit alle Übergänge nicht nur zum unspezifischen „Granulationsgewebe", sondern auch zu den „spezifischen Granulationsbildungen". Diese Übergänge sind ein weiteres Beispiel dafür, daß die verschiedenen Phasen der Entzündung keine unabhängigen

[1] JANES und MCDONALD 1948.

Erscheinungen sind, sondern daß sie Glieder einer Kette darstellen, an deren Anfang eine Gewebsschädigung, am Ende die Heilung steht.

Tumorförmige, aus wechselnden Mengen von Granulocyten, Makrophagen, Plasmazellen, Lymphocyten und Fibrocyten zusammengesetzte, von reichlich Gefäßen durchzogene Gewebswucherungen werden auch als entzündliche Granulome bezeichnet. Wenn diese durch Epitheloidzellknötchen, Mikroabscesse oder andere besondere Merkmale gekennzeichnet sind, sprechen wir von spezifischen Granulomen. Da diese in einem besonderen Abschnitt dieses Bandes ausführlich besprochen werden sollen, brauchen wir hier nicht weiter auf sie einzugehen.

Über die Entstehung der kleinzelligen Infiltrate gehen die Meinungen, entsprechend den Vorstellungen über die Herkunft der hieran beteiligten Zellen, weit auseinander (s. oben). Während die einen annehmen, daß die Lymphocyten aus dem Blute stammen und die Plasmazellen als Umwandlungsprodukte der Lymphocyten aufzufassen sind, die kleinzellige Infiltration also tatsächlich einen Infiltrationsvorgang darstellt, nehmen andere an, daß sie örtlich aus dem undifferenzierten Mesenchym entstehen, die kleinzellige Infiltration also ein Proliferationsvorgang ist. Nach MARCHAND (1924) entsteht die kleinzellige Infiltration und Gewebswucherung „allmählich als Reaktion auf die von einem degenerierten Parenchym ausgehenden Zerfallsprodukte, die sowohl anlockend auf die Blutlymphocyten, als ganz besonders erregend auf die undifferenzierten Zellen des Bindegewebes wirken.“ Wenn wir unsere heutigen Kenntnisse von der Entstehung, der prospektiven Potenzen und der Funktion dieser Zellen überblicken (s. oben), müssen wir MARCHAND zwar insofern recht geben, daß die Lymphocyten wenigstens zum Teil aus dem Blute stammen. Für eine Umwandlung von Lymphocyten in Plasmazellen hat die neuere Forschung jedoch keine Anhaltspunkte ergeben; vielmehr spricht alles dafür, daß die letzteren aus Plasmoblasten entstehen und diese aus undifferenzierten Mesenchymzellen hervorgehen.

Bezüglich der Reizstoffe, welche die kleinzellige Infiltration verursachen, ist MARCHAND (1924) wohl beizupflichten, wenn er annimmt, daß eine solche Infiltration bereits durch Zerfallsprodukte von Parenchymzellen herbeigeführt werden kann. Auf Grund unserer heutigen Kenntnisse von der Funktion der Plasmazellen ist bei ihrer Wucherung jedoch in erster Linie an Antigenwirkung zu denken.

Die funktionelle Bedeutung der kleinzelligen Infiltration liegt auf der Hand. Wenn es heute als sicher gelten kann, daß die Plasmazellen die Quellen von Antikörpern und anderen Globulinen sind, ist der Schluß berechtigt, daß wenigstens die plasmacelluläre Phase der kleinzelligen Infiltration der Bildung von Schutzstoffen dient und somit der Anpassungsphase der Entzündung angehört. Diese Anschauung hat durch den Nachweis von Antikörpern auf dem Entzündungsfelde (örtliche Antikörperbildung) eine starke Stütze gefunden[1].

Bezüglich der Mastzellen läßt sich sagen, daß wir in Anbetracht ihrer Funktion als Heparinocyten nicht fehlgehen werden, wenn wir annehmen, daß sie dadurch wirksam sind, daß sie Heparin in den Entzündungsherd abscheiden. Diese Funktion dürfte besonders dann nützlich sein, wenn, wie bei chronischem Ödem, eine Behinderung des Lymphabflusses besteht. Da wiederholt beobachtet wurde, daß Mastzellen bei akuter Entzündung Zerfallserscheinungen zeigen können[2], ist daran zu denken, daß sie hierbei vielleicht auch durch Freisetzung von Histamin funktionieren.

[1] CANNON und SULLIVAN 1931/32, ORSKOV und ANDERSEN 1938, HARTLEY 1940, DE GARA und ANGEVINE 1943, BURNET und FENNER 1949, OAKLEY, WARRACK und BATTY 1949, OAKLEY, BATTY und WARRACK 1951.

[2] WEBB 1931, SMITH und WOOD 1949, BAKER 1953.

Über die Bedeutung der kleinen Lymphocyten bei der kleinzelligen Infiltration schließlich läßt sich nichts Sicheres aussagen. Bevor wir diese Frage befriedigend beantworten können, muß wohl erst ihre Funktion besser bekannt sein.

3. Die entzündliche Reaktion der Lymphknoten und ihre funktionelle Bedeutung.

Die Reaktion der Lymphknoten bei der Entzündung ist zuletzt durch STERNBERG (1926) zusammenfassend beschrieben worden. Wie aus seiner Darstellung zu entnehmen ist, war er offenbar der Meinung, daß es sich hierbei im wesentlichen um die Folge des Eindringens von Entzündungserregern handelt, die entzündliche Reaktion also eine Lymphadenitis ist. Zwar gab er zu, daß diese Reaktion mit einer Hyperplasie des lymphoiden Gewebes einhergehe, doch geht aus seiner Darstellung klar hervor, daß er diese als eine Folge der sich im Lymphknoten abspielenden Entzündung von dieser abtrennte.

Daß eine örtliche Entzündung in die regionären Lymphknoten metastasieren und hier, wie auf dem Entzündungsfelde, eine seröse, fibrinöse, eitrige, nekrotisierende oder spezifische Lymphadenitis hervorrufen kann, ist selbstverständlich. Doch ist es heute ebenso klar, daß es sich in diesen Fällen nur um eine Ausbreitung des Entzündungsfeldes in die regionären Lymphknoten handelt. Die eigentliche Reaktion dieser Knoten bei der Entzündung ist jedoch in dem desquamativen Katarrh oder Sinuskatarrh[1], d. h. in der Schwellung und Vermehrung stark phagocytierender Reticuloendothelien, wie in der Wucherung von Plasmazellen[2] und in der schon lange bekannten Lymphocytenvermehrung zu suchen. Die Reaktion der regionären Lymphknoten besteht also bei der Entzündung weniger in einer Adenitis als in einer Hyperplasie.

Lymphknotenschwellung. Wie wohl bekannt ist, geht die entzündliche Reaktion der regionären Lymphknoten oft mit einer starken Schwellung einher.

Spritzt man einem 2 kg schweren Kaninchen das Sediment von je 40 cm³ durch Hitze abgetöteter, gut gewachsener Bouillonkultur von Staphylokokken an drei aufeinanderfolgenden Tagen in die Fußsohle, steigt das Gewicht des regionären Popliteallymphknotens, wie Verfasser (1931) gezeigt hat, von ungefähr 0,1 g vor der Injektion auf 0,4—0,5 g 4 Tage nach der ersten Injektion. Nach einmaliger Einspritzung von 3 cm³ Benzololivenöl aa kann das Gewicht auf 0,4 g steigen. Doch während es im ersten Falle nach dem 4. Tage fortlaufend abnahm, blieb es im zweiten Falle während der ersten Woche auf gleicher Höhe. Nach einmaliger Injektion von 0,15 cm³ Terpentinöl schließlich erreichte die Gewichtszunahme mit 0,3—0,4 g ihren Höhepunkt erst am 6. Tage. Diese Unterschiede sind offenbar durch die verschieden lange Dauer der durch diese Erreger verursachten eitrigen Entzündung am Orte der Einspritzung erklärt.

Wie EHRICH und HARRIS (1942) gezeigt haben, lassen sich bei der entzündlichen Lymphknotenschwellung zwei aufeinanderfolgende Phasen unterscheiden.

Wurden 2 kg schweren Kaninchen 0,2 cm³ einer ungefähr 50%igen Typhusbacillenvaccine in die Fußsohle eingespritzt, stieg das Gewicht des Popliteallymphknotens zunächst von durchschnittlich 0,15 g vor der Injektion auf 0,63 g am 3. Tage, fiel dann auf 0,57 g am 4. Tage und erreichte seinen Höhepunkt mit 0,96 g am 9. Tage. Ähnlich verursachten 0,2 cm³ einer ungefähr 50%igen Suspension von Schaferythrocyten zunächst eine Zunahme des Lymphknotengewichts von 0,15 g auf 0,3 g am 3. Tage, dann eine Abnahme auf 0,28 g am 4. Tage und schließlich einen erneuten Anstieg mit einem Höchstgewicht von 0,4 g am 6. Tage.

Diese Befunde erklären sich, wie wir sehen werden, dadurch, daß die anfänglich exsudativen und infiltrativen Vorgänge nach wenigen Tagen sistieren und die schon von Anfang an vorhandenen diffusen Wucherungsvorgänge am Ende der 1. Woche in Bildung von Keimzentren gipfeln.

Nach Injektion von (1) 0,15 cm³ einer Lösung von 4 Teilen Mineralöl, 1 Teil Falba und 1 Teil Kochsalzlösung, (2) 0,25—9,0 mg Dysenteriebacillenvaccine in 0,15 oder 0,30 cm³

[1] Seit SCHUEPPEL so bezeichnet, zitiert bei STERNBERG 1926.
[2] Seit MATKO (1918) bekannt.

Kochsalzlösung und (3) verschiedenen Mischungen von Mineralöl und Vaccine fanden EHRICH, HALBERT, MERTENS und MUDD (1945) die auf Tabelle 22 wiedergegebenen Lymphknotengewichte. Danach verursachen 1,25 mg Vaccine zwar eine sehr viel stärkere Lymphknotenschwellung als 0,25 mg, doch war sie 6 oder 14 Tage nach Injektion von 4,0 oder 8,0 mg keineswegs größer als die durch 1,25 mg erzeugte Schwellung. Nach Injektion von Dysenteriebacillenvaccine in Mineralöl hingegen nahm die Schwellung mit ansteigender Dosis nicht nur weiter zu, sondern blieb auch länger bestehen. Diese Unterschiede können dadurch erklärt werden, daß in Öl suspendierte Vaccine mit dem Öl eine längere Zeit auf dem Entzündungsfelde festgehalten wird, während reine Vaccine schnell resorbiert oder abgebaut wird.

Exsudativ-infiltrative Vorgänge. Wie schon BEZANÇON und LABBÉ (1898) bekannt war und in der Folgezeit oft bestätigt wurde[1], lassen sich bei experimenteller Entzündung häufig exsudative und infiltrative Vorgänge in den regionären Lymphknoten nachweisen. Während man sich zunächst mit dieser Feststellung begnügte, hat sich später gezeigt, daß diese Vorgänge, wenigstens bei den durch Vaccine und ähnliche Erreger erzeugten Entzündungen, nur sehr flüchtiger Natur sind und offenbar nur eine sehr untergeordnete Rolle spielen. Zwar kam es bei experimenteller Staphylokokkeninfektion bei Kaninchen zunächst zu einer ausgedehnten hämorrhagisch-eitrigen Entzündung[2] und fand sich auch bei Injektion von 0,15 cm³ Terpentinöl eine 6—7 Tage dauernde stark eitrige Entzündung im regionären Lymphknoten, doch wurde bei Versuchen mit Staphylokokkenvaccine oder Benzololivenöl āā die anfängliche, oft erhebliche Infiltration mit Granulocyten schon am 2. Tage durch Wucherung der Reticuloendothelien ersetzt[3].

Tabelle 22. *Schwellung des Popliteallymphknotens nach Injektion von Dysenteriebacillenvaccine und Mineralöl in die Fußsohle bei Kaninchen in Gramm.*
(Zusammengestellt nach Daten von EHRICH, HALBERT, MERTENS und MUDD 1945.)

Versuchsdauer	Öl in Kochsalzlösung	Dysenterievaccine in Kochsalzlösung				Dysenterievaccine in Öl			
Tage	0,15 cm³	0,25 mg	1,25 mg	4,00 mg	8,00 mg	0,25 mg	1,25 mg	4,00 mg	8,00 mg
0	0,15	0,15	0,15	0,15	0,15	0,15	0,15	0,15	0,15
4	0,21	0,32	0,43	—	—	0,35	0,44	0,98	0,90
6	0,22	0,28	0,41	0,48	0,36	0,70	1,20	0,93	1,28
9	0,13	0,26	0,36	—	—	0,46	0,66	0,72	0,88
14	0,30	0,36	0,48	0,41	0,50	0,41	0,56	0,97	1,06
30	0,20	0,32	0,34	—	—	0,22	0,41	—	—
60	0,24	0,16	0,12	—	—	0,26	0,33	—	—

Nach der Injektion von 0,2 cm³ einer 50%igen Typhusbacillenvaccine traten zunächst zahlreiche Granulocyten in den Randsinus und nach 6 Std besonders im Lumen und in der Umgebung der postcapillären Venen auf. Nach 16 Std gesellten sich zahlreiche Monocyten dazu. Nach 1—2 Tagen waren diese Zellen überall im Lymphknoten anzutreffen. Die schon am 1. Tage deutliche Phagocytose der Granulocyten durch Reticuloendothelien nahm danach stark zu, mit dem Ergebnis, daß diese Zellen schon am 5. Tage fast vollständig verschwunden waren[4].

Nach Injektion von 0,5 cm³ des „febrilen Antigens Typhoid O" (LEDERLE) fanden EHRICH, DRABKIN und FORMAN (1949) ähnliche Verhältnisse. Doch machte die anfängliche starke Infiltration mit Granulocyten schon während des 2. Tages einer starken Wucherung von Reticuloendothelien Platz. Ein ähnlich schneller Rückgang der exsudativ-infiltrativen Phase wurde schließlich auch bei Injektion von 0,2 cm³ 50%iger Schaferythrocytensuspension beobachtet[4].

Bei Ratten, welchen Streptokokken, Staphylokokken oder Pneumokokken in die Haut des Fußes injiziert wurden, ließen sich die injizierten Erreger schon nach 5 min in dem Mark-

[1] DOMINICI 1899, SIMONICINI 1904, OPIE 1910, IMAMURA 1914, MATKO 1918, KANKAANPÄÄ 1919, BLAKE und CECIL 1920, PERMAR 1923, MENKIN und FREUND 1929 u. a.
[2] EHRICH 1929. [3] EHRICH 1931. [4] EHRICH und HARRIS 1942.

sinus nachweisen. Nach 15—30 min fand sich starke, entzündliche Hyperämie, wie Anzeichen beginnender Granulocytenemigration aus den Gefäßen. Die bei Ratten reichlichen Mastzellen gaben ihre spezifischen Granula ab, und Fibrin schlug sich besonders dort nieder, wo Mastzellen spärlich waren oder fehlten. Die Granulocyteninfiltration erreichte ihren Höhepunkt nach 5—7 Std, wenn die Erreger fast völlig phagocytiert waren. Nach 24 Std schließlich war die exsudativ-infiltrative Phase deutlich im Abklingen begriffen[1].

Während BEZANÇON und LABBÉ (1898), OPIE (1910) und MENKIN und FREUND (1929) u. a. meinten, daß die in den Lymphknoten auftretenden Granulocyten hauptsächlich durch die zuführenden Lymphgefäße aus dem Entzündungsfelde in die Sinus einwanderten, kamen SMITH und WOOD (1949) auf Grund von Zählung der in der zuführenden Lymphe enthaltenen Granulocyten, wie auf Grund von Versuchen mit Kauterisierung der zuführenden Arterie zu dem Schluß, daß sie hauptsächlich aus den innerhalb der Lymphknoten gelegenen Blutgefäßen stammten. Diese Anschauung steht im Einklang mit der schon von EHRICH und HARRIS (1942) mitgeteilten Beobachtung der Emigration von Granulocyten und Monocyten aus den postcapillären Venen.

Die hier mitgeteilten Beobachtungen sind kürzlich auch von RINGERTZ und ADAMSON (1950) bestätigt worden. Bei Meerschweinchen, welchen verschiedene Antigene wiederholt in die Fußsohle eingespritzt wurden, verschwand die anfängliche Granulocyteninfiltration bereits am 2. Versuchstage. Auch kehrte sie nach wiederholter Injektion zunächst nicht wieder. Nach 16—18 Tagen kam es jedoch zu einer erneuten Granulocyteninfiltration. Die Ursache der zweiten Reaktion ließ sich nicht aufdecken. Die Möglichkeit einer allergischen Reaktion wurde jedoch nicht untersucht. Schwellung, Phagocytosetätigkeit und Wucherung der Reticuloendothelien wechselten bei diesen Versuchen mit der Natur der eingespritzten Entzündungserreger. Bei Infektion mit β-hämolytischen Streptokokken oder bei Injektion von Streptolysin oder Streptokokkenvaccine fiel diese Reaktion recht gering aus, während sie bei Infektion mit Staphylokokken oder Injektion von Staphylolysin oder Staphylokokkenvaccine stark hervortrat.

Was hier über tierische Lymphknoten gesagt wurde, trifft offenbar auch für den Menschen zu. Wie RINGERTZ und ADAMSON (1948) und besonders ADAMSON (1949) kürzlich gezeigt haben, spielt auch bei der entzündlichen Reaktion menschlicher Lymphknoten eine Granulocyteninfiltration eine sehr untergeordnete Rolle. Statt dessen fanden sich Sinuskatarrh und Wucherung von Plasmazellen, und zwar Sinuskatarrh vorwiegend in Lymphknoten, die mit Staphylokokken oder coliformen Bakterien infiziert waren, und Plasmazellwucherung hauptsächlich bei Streptokokkeninfektion.

Wie schon früher ausgeführt wurde, können die exsudativ-infiltrativen Vorgänge in den Lymphknoten während der Entzündung in den ersten Tagen mit stark regressiven Veränderungen des lymphoiden Gewebes vergesellschaftet sein, so daß sich das quantitative Verhältnis von Rinde und Mark zugunsten des letzteren verschieben kann. Die Stärke und Dauer dieser Veränderungen hängt offenbar hauptsächlich von der Natur der Erreger ab. Jedenfalls sind sie bei mit lebenden Staphylokokken erzeugten Entzündungen sehr viel heftiger als nach Injektion von Typhusbacillenvaccine[2].

Die funktionelle Bedeutung der exsudativ-infiltrativen Vorgänge bei der entzündlichen Reaktion der Lymphknoten ist offenbar die gleiche wie die der Exsudation und Infiltration auf dem Entzündungsfelde. Da diese bereits ausführlich besprochen wurden (Abschnitt VII), brauchen wir hier nicht noch einmal darauf einzugehen.

[1] SMITH und WOOD 1949.
[2] EHRICH 1929, 1931, EHRICH und HARRIS 1942.

Reticuloendotheliale Reaktion. Auf die als Sinuskatarrh bekannte Reaktion der Reticuloendothelien bei der entzündlichen Reaktion der Lymphknoten ist im Vorhergehenden bereits wiederholt hingewiesen worden. Während es sich in leichten Fällen hauptsächlich um Schwellung und Ablösung der normalerweise vorhandenen Sinusendothelien handelt, kann es in anderen Fällen zu einer so starken Wucherung dieser Zellen kommen, daß sie die Sinus völlig verstopfen. Wie allgemein angenommen wird, beruht die Vermehrung dieser Zellen auf Neubildung.

Nach ASCHOFF (1926) ruft jede Änderung der Lymphe, besonders die Beimischung feindisperser, resorbierbarer Substanzen Schwellung und Wucherung des Reticuloendothels hervor. „Es kommt dabei zur richtigen Einschmelzung des Reticulums und Auslösung der Zellen aus ihrem Verbande.“ Auch bemerkte er, daß bei lebenden Organismen die Randsinus stärker in Tätigkeit treten als bei Resorption feindisperser Substanzen.

Die Reticulumfasern (Gitterfasern) reagieren nach RÖSSLE und YOSHIDA (1909) und ORSÓS (1926) bald mit Carnification und förmlicher Einschmelzung, Durchbrechung der Sinuswand, Zerbröckelung und Aufrollung der Gitterfasern, bald umgekehrt mit starker Vermehrung und Verdichtung des ganzen Netzwerkes. Indem sich die Reticulumfasern prosoplastisch zu kollagenen Fasern umbilden, kommt es zu Fibrose oder Sklerose. ORSÓS (1925/26) unterschied dabei eine aus dem Reticulum und eine aus den perivasculären Zellen hervorgehende Induration.

Während die exsudativ-infiltrativen Vorgänge bei der entzündlichen Reaktion der Lymphknoten keine besondere Rolle spielen, ist die Schwellung und Wucherung der Sinusendothelien, wie schon RIBBERT (1907) und ASCHOFF (1926) ausgeführt haben, ein Ausdruck ihrer seit VIRCHOW (1860) bekannten Filterwirkung. Da Entzündungserreger offenbar nur auf dem Lymphwege ins Blut übertreten[1], kommt dieser Wirkung eine große funktionelle Bedeutung zu.

Daß sowohl normale als auch entzündete Lymphknoten Bakterien enthalten oder zurückhalten können, ist seit langem bekannt[2]. Wie kürzlich ADAMSON (1949) gezeigt hat, enthalten normale menschliche Lymphknoten häufig nicht-hämolytische Streptokokken und coliforme Bakterien, während β-hämolytische Streptokokken und Proteusbacillen gewöhnlich fehlen. Bei Infektionen der Atmungswege fanden sich außerdem häufig Staphylokokken, aber nur selten β-hämolytische Streptokokken; doch wurden die letzteren häufig bei Tuberkulose beobachtet. Auch ließen sich bei diesen Krankheiten gelegentlich Pneumokokken, Diphtheriebacillen und Proteusbacillen nachweisen. Kranke, welche Staphylokokken in ihren Lymphknoten enthielten, zeigten im allgemeinen erhöhte Antistaphylolysintiter, während Erhöhung des Antistreptolysintiters auch bei Kranken vorkam, bei welchen Streptokokken von der Schleimhaut, nicht aber aus den Lymphknoten gezüchtet wurden. Saprophyten wurden im allgemeinen vermißt, offenbar weil sie keine Invasionskraft besitzen. Wie aus Tabelle 23 hervorgeht, kommen die meisten Erreger in den verschiedenen Lymph-

[1] ORSKOV 1925, 1932, ORSKOV, JENSEN und KOBAYASHI 1928, ORSKOV und SCHMIDT 1928, ORSKOV und MOLTKE 1928, ORSKOV und KAPPUS 1930, ORSKOV und ANDERSEN 1938, HELMS, HOLM und ORSKOV 1932, BANG, BENDIXEN und ORSKOV 1933, ORSKOV, ANDERSEN und POULSEN 1943.

[2] PEREZ 1897, 1898, HALBAN 1898, KAELBLE 1899, LOOMIS 1890, PIZZINI 1892, SPENGLER 1893, MANFREDI 1899, QUENSEL 1902, HESS 1907, HARBITZ 1904, 1916, BARTEL 1904, 1905, JOEST 1910, GOODNER 1928, OELLER 1928, HELLMAN 1930, JULIANELLE 1930, RICH und MCKEE 1934, DRINKER, FIELD und WARD 1934, DRINKER und YOFFEY 1941, DRINKER, WISLOCKI und FIELD 1933, ADAMSON 1949, RINGERTZ und ADAMSON 1950, SMITH und WOOD 1949 u. a.

knotengruppen gleich häufig vor; doch werden coliforme Erreger am häufigsten in abdominalen Lymphknoten angetroffen.

Tabelle 23. *Prozentsatz von Sektionen bei Menschen mit unspezifischen Infektionen oder Tuberkulose und bei nicht Infizierten (Kontrollen), bei welchen die hier aufgeführten Bakterien in Lymphknoten und Milz gefunden wurden.* (Nach ADAMSON 1949.)

	Lymphknoten		Milz
	tracheobronchial	abdominal	
Gesunde Kontrollen.			
Staphylokokken	2,3	2,6	5,0
β-hämolytische Streptokokken	0,6	5,3	0
Nichthämolytische Streptokokken	28,1	31,6	40,0
Coliforme Bacillen	14,6	39,5	25,0
Tuberkelbacillen	0	0	0
Unspezifische Infektionen des Respirationstraktes.			
Staphylokokken	22,6—34,4	15,4—22,2	14,3—75,0
β-hämolytische Streptokokken	0—4,4	0	0—14,3
Nichthämolytische Streptokokken	17,0—32,4	30,8—66,7	50,0—71,4
Coliforme Bacillen	17,0—35,3	50,0—69,2	50,0—71,4
Tuberkelbacillen	0	0	0
Tuberkulose.			
Staphylokokken	45,3	32,9	53,6
β-hämolytische Streptokokken	9,7	3,8	10,7
Nichthämolytische Streptokokken	41,6	32,9	35,7
Coliforme Bacillen	39,3	68,4	67,9
Tuberkelbacillen	40,7—52,7	48,0	65,2

Daß schon normale Lymphknoten eine starke Filterwirkung haben, ist besonders durch DRINKER und seine Mitarbeiter (1933, 1934, 1941) eindrucksvoll nachgewiesen worden.

Bei Transfusion von Lymphknoten mit 25 cm³ Blut unter einem Lymphdruck von 16—20 mm Hg traten während der ersten 2 Std nur in 4 von 13 Versuchen einige wenige Erythrocyten in die abfließende Lymphe über. Tusche und Acacia-Graphitmischungen wurden ebenfalls fast vollständig zurückgehalten. Bei Transfusion mit hämolytischen Streptokokken während 1 Std und 20 min erwies sich die Filterwirkung zu 99% als vollständig. Bei Durchströmung peripherer Lymphknoten mit 2,5 Milliarden hämolytischer Streptokokken in 10 cm³ Flüssigkeit war die Brustgangslymphe selbst noch nach 1 Std steril.

Entzündete Lymphknoten halten Bakterien noch besser zurück als normale[1]. Dieser Befund soll darauf zurückzuführen sein, daß die sich in den Sinus, besonders in der Hilusgegend stauenden Leukocyten eine Abdichtung des Filters verursachen und die „Oberflächenphagocytose" (S. 129) stark fördern[2].

Wie allgemein bekannt ist, können Lymphknoten jedoch undicht werden. Dies ist besonders dann zu erwarten, wenn die Zahl der Bakterien oder ihre Virulenz ungewöhnlich groß ist, oder der Lymphdruck so stark wird, daß es zu einer Zerreißung des reticuloendothelialen Netzes kommt[3]. Daß auch Massage entzündeter Lymphknoten in diesem Sinne wirkt, braucht kaum erwähnt zu werden.

Wie YOFFEY und SULLIVAN (1939) gezeigt haben, ist die Filterwirkung der Lymphknoten nicht ohne Ausnahme. So wird Vacciniavirus von diesen Organen nicht zurückgehalten, offenbar weil es sich an Lymphocyten festsetzt oder in diese eindringt und mit ihnen durch die ausfließende Lymphe abgeführt wird.

[1] BUXTON 1907, WELLS und JOHNSTONE 1907, PAWLOWSKY 1909.
[2] Vgl. auch SMITH und BARRY 1949. [3] DRINKER und YOFFEY 1941.

Plasmazellenwucherung. Während die exsudativ-infiltrativen Vorgänge und der Sinuskatarrh bei der entzündlichen Reaktion der Lymphknoten ziemlich lange bekannt waren, hat die Wucherung der Plasmazellen in den Marksträngen bei dieser Reaktion, abgesehen von der Arbeit MATKOs (1918) erst kürzlich Beachtung gefunden[1]. Eine genauere Untersuchung über ihr Kommen und Vergehen bei der entzündlichen Reaktion des Lymphknotens wurde jedoch erst durch EHRICH, DRABKIN und FORMAN (1949) vorgelegt.

Nach Einspritzung von 0,5 cm³ des „febrilen Antigens Typhoid 0" (LEDERLE) in die Fußsohle von Kaninchen ließ sich schon nach 1 Tag die Wucherung großer unreifer Lymphoidzellen mit großen pyroninpositiven Nucleolen und stark pyroninpositivem Zelleib (Plasmoblasten) in den Marksträngen und den an das Mark angrenzenden Abschnitten der Rinde beobachten. Am 2. Tage waren die Markstränge stark verbreitert und enthielten neben zahlreichen Plasmoblasten reichlich durch eine Vacuole in ihrem basophilen Cytoplasma ausgezeichnete Proplasmocyten. Nach 4 Tagen überwogen reife Plasmazellen. Die ersten Zerfallserscheinungen wurden am 6. Tage beobachtet; nach 9 Tagen waren die meisten Plasmazellen wieder verschwunden.

Diese Beobachtungen wurden bald durch RINGERTZ und ADAMSON (1950) bestätigt und weiter ausgebaut. Bei den von ihnen benutzten Meerschweinchen wurden die während der ersten Tage entstehenden Plasmazellen bereits nach dem 2. Versuchstage durch reife Plasmazellen ersetzt. Wiederholte Injektionen von Antigen führten zu einer Ausbreitung der Plasmazellwucherung in die Rinde, bis schließlich große Teile der inzwischen aufgetretenen Keimzentren durch Plasmazellen ersetzt waren. Die Zahl der reifen Plasmazellen übertraf die der unreifen Vorstufen im allgemeinen ums 3—5fache. Nach Aufhören der Injektionen nahmen die Plasmazellen schnell ab, zuerst in der Rinde und dann in den Marksträngen. Während die von ihnen benutzten Streptokokkenantigene stärkste Plasmazellenwucherung hervorbrachten, waren ihre Staphylokokkenantigene, wie die von ihnen benutzten coliformen Bakterien, weniger wirksam. Auch rief reine Vaccine eine schwächere Reaktion hervor als lebende Bakterien oder bouillonhaltige Präparate.

Die funktionelle Bedeutung der Plasmazellenwucherung bei der entzündlichen Reaktion der Lymphknoten ist bereits besprochen worden (s. oben). Die Wechselbeziehung zwischen Plasmazellenwucherung und Antikörperbildung ist auf Abb. 18 (S. 135) dargestellt.

Hyperplasie der Rinde. Wie schon STERNBERG (1926) bekannt war, beteiligen sich auch die Rinde und die darin enthaltenen Lymphfollikel an der entzündlichen Reaktion der Lymphknoten. Insbesondere die Keimzentren werden größer und produzieren, wie er meinte, lebhaft Lymphocyten. Da diese Hyperplasie von ihm als eine im Gefolge wiederholter Reizung auftretende Erscheinung aufgefaßt wurde, schloß er, daß sie als Ausdruck einer chronischen Entzündung anzusehen sei.

Wie schon durch Verfasser (1929) gezeigt wurde, führt die Einspritzung lebender Staphylokokken in die Fußsohle bei Kaninchen in 2—4 Tagen zu einer starken Wucherung der Rinde und der Markstränge des Popliteallymphknotens. Wie aus Abb. 40 hervorgeht, läßt sich in glücklich getroffenen Schnitten deutlich erkennen, daß die Wucherung der Rinde wie der Markstränge getrennt vor sich geht und im Anfang einen mehr örtlichen Charakter haben kann. Keimzentren traten bei diesen Versuchen erst nach 7—14 Tagen in Erscheinung. Die Blutlymphocyten auf der anderen Seite erreichten ihren Höhepunkt bereits am 6.—9. Versuchstage, d. h. zu einer Zeit, wenn oder bevor die ersten Keimzentren auftraten.

Nach Einspritzung des Sediments von 40 cm³ durch Hitze abgetöteter Staphylokokkenbouillonkultur an drei aufeinanderfolgenden Tagen, begann die Wucherung der Rinde und der Markstränge bereits während der ersten 24 Std[2]. Da die hierbei überall in Mark und Rinde (einschließlich der ruhenden Keimzentren oder Übergangssekundärknötchen), besonders in der Nachbarschaft

[1] LOSSIUS 1941, BJORNEBOE und GORMSEN 1943, FAGRAEUS 1948. [2] EHRICH 1931.

kleiner Gefäße auftretenden großen Lymphoidzellen alle Übergänge von Reticulum- und Adventitiazellen (undifferenzierten Mesenchymzellen) aufwiesen, wurde angenommen, daß sie wenigstens zum Teil aus diesen hervorgingen. Nach 2 Tagen waren Rinde und Mark deutlich verbreitert. Die Lymphknötchen waren mehr oder weniger aufgelöst. Die sehr zahlreichen großen Lymphoidzellen zeigten zahlreiche Kernteilungsfiguren. Am 3.—4. Versuchstage waren Rinde und Markstränge stark verbreitert und enthielten massenhaft große Lymphoidzellen. Auch fanden sich zahlreiche, offenbar auf der Auswanderung begriffene

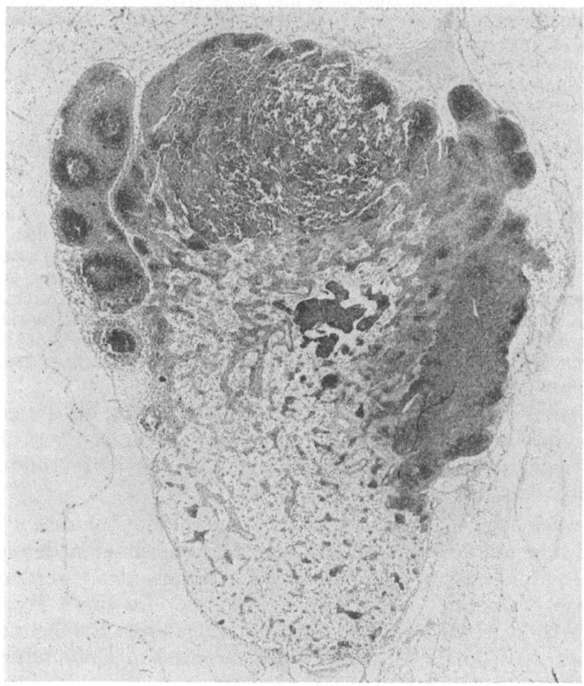

Abb. 40. Beginnende Wucherung von Rinde (Lymphocyten) und Marksträngen (Plasmazellen) im Popliteallymphknoten 2 Tage nach Einspritzung lebender Staphylokokken unter die Fußsohle beim Kaninchen. (EHRICH 1929.)

kleine Lymphocyten in den Marksinus, wie eine Vermehrung der im Blute kreisenden Lymphocyten (Lymphocytose). Die letztere Beobachtung paßt gut zu den später mitgeteilten, während dieser Zeit in der abführenden Lymphe enthaltenen Lymphocytenzahlen (vgl. Tabelle 20, S. 158). Wie später CONWAY (1937) gezeigt hat, kann diese anfängliche Auswanderung in gewissen Fällen geradezu zu einer Verödung des lymphoiden Gewebes führen, ein Vorgang, welcher offenbar für den am 4. Versuchstage zu beobachtenden vorübergehenden Gewichtsverlust der schwellenden Lymphknoten mitverantwortlich ist (s. oben). Die Hyperplasie des lymphoiden Gewebes bei der durch Staphylokokkenvaccine erzeugten Entzündung erreichte ihren Höhepunkt am 5.—6. Tage mit der Bildung zahlreicher Keimzentren. Doch während das lymphoide Gewebe in Rinde und Marksträngen danach schnell abnahm, blieben die Keimzentren lange (bis zu 4 Wochen) erhalten.

Nach Einspritzung von 3 cm³ Benzol-Olivenöl ää ließ sich eine Wucherung von lymphoiden Zellen erst vom 3. Tage ab nachweisen. Auch war diese geringer als nach Einspritzung von Staphylokokkenvaccine. Die Hyperplasie erreichte ihren Höhepunkt am 6.—7. Tage, wenn zahlreiche Keimzentren in Erscheinung traten. Wie bei den „Staphylokokken"tieren blieben die Keimzentren lange erhalten.

Nach Einspritzung von 0,15 cm³ Terpentinöl schließlich wurde eine deutliche Verbreiterung der Rinde und Markstränge erst am 4. Tage beobachtet. Auch blieb die Zahl der großen Lymphoidzellen hinter der bei den „Benzol"tieren beobachteten Zahl zurück. Doch erschienen auch bei diesen Tieren Keimzentren am 6.—7. Tage, um lange aktiv zu bleiben.

Die wichtige Beobachtung, daß Keimzentren bei der entzündlichen Reaktion des regionären Lymphknotens erst 1 Woche nach Beginn der Entzündung auftreten, um dann lange erhalten zu bleiben, wurde schon durch Sjövall und Sjövall (1930) bei Versuchen mit Pyocyaneusbacillen bestätigt.

Wurden Kaninchen mit Dysenteriebacillen mit oder ohne Mineralöl-Falbagemisch injiziert, traten Keimzentren erst nach 9—14 Tagen in Erscheinung[1]. Nach Einspritzung von 0,5 cm³ des „febrilen Antigens Typhoid 0" (Lederle) wurden sie dagegen schon nach 5 bis 6 Tagen beobachtet[2]. Bei Meerschweinchen, die während eines Monats wiederholt mit lebenden oder abgetöteten Streptokokken, Staphylokokken, Pneumokokken, Colibacillen oder ihren Toxinen injiziert wurden, fanden Ringertz und Adamson (1950) diffuse lymphoide Hyperplasie am 1. und 2. Versuchstage, das Austreten zahlreicher Lymphocyten durch die Marksinus in der 1. Woche und das plötzliche Erscheinen zahlreicher aktiver Keimzentren frühzeitig in der 2. Woche (am 8.—12. Versuchstage). Eine Woche nach der letzten Injektion begannen die Keimzentren ihre Tätigkeit einzustellen, um während der folgenden 3—5 Wochen langsam zu verschwinden.

Ringertz und Adamson (1950), wie Wagner und Ehrich (1950), unterschieden 2 Phasen der lymphoiden Gewebsreaktion, nämlich 1. eine diffuse, in der Ausschüttung zahlreicher Lymphocyten durch die abführenden Lymphgefäße kulminierenden Hyperplasie des Rindengewebes, und 2. eine Keimzentrenreaktion, bei welcher sie a) eine durch das Auftreten neuer unreifer Lymphocyten gekennzeichnete Frühperiode, b) eine durch starke Neubildung von Lymphocyten und durch celluläre Disintegration und Phagocytose gekennzeichnete hochaktive Periode und c) eine durch Aufhören dieser Vorgänge gekennzeichnete Endperiode unterschieden. Stärkste Keimzentrenreaktion fand sich nach Einspritzung von Antigen in Bouillonkultur, während sie bei lebenden Bakterien in Kochsalzlösung etwas geringer und bei reiner Vaccine deutlich schwächer ausfiel.

Die funktionelle Bedeutung der Wucherungsvorgänge in der Rinde ist noch nicht klargestellt. Zwar kann es als sicher gelten, daß die anfänglich diffuse Wucherung der in der Rinde enthaltenen Lymphocyten zu einer vermehrten Ausfuhr kleiner Lymphocyten durch die abführenden Lymphgefäße führt. Bezüglich der Bedeutung dieser Ausfuhr für die Entzündung läßt sich jedoch nur sagen, daß der Körper hierbei offenbar eine vermehrte Menge Lymphocyten benötigt, vielleicht als Quellen von Bausteinen und von Energie (vgl. S. 207).

Die Reaktion der Keimzentren bei der Entzündung ist so auffallend, daß Hellman (1913/14—1930) sie als Reaktionszentren bezeichnet hat. Wie Verfasser bereits 1931 ausgeführt hat und kürzlich auch durch Ringertz und Adamson (1950) geäußert wurde, ist gegen diese Bezeichnung schon deshalb nichts einzuwenden, weil sie durchaus das Wesen dieser Knötchen trifft, was auch immer ihre Funktion sein mag. Hellman war offenbar der Meinung, daß sie ihre Entstehung entzündungserregenden oder toxischen Reizen verdanken. Bezüglich ihrer Funktion hat er sich zunächst jedoch sehr unklar ausgedrückt, wenn er auch später zusammen mit White (1930) zu der Überzeugung kam, daß sie

[1] Ehrich, Halbert, Mertens und Mudd 1945.
[2] Ehrich, Drabkin und Forman 1949.

Orte der Antikörperbildung sind. Der Lehre HELLMANS haben sich später zahlreiche Autoren angeschlossen[1].

Wie bereits ausgeführt wurde (S. 183ff.), kann es heute als sicher gelten, daß es die Plasmazellen, und nicht die in den Keimzentren enthaltenen Elemente sind, welche die Antikörper und andere Globuline bilden. Nach RINGERTZ und ADAMSON (1950) soll es aber trotzdem nicht ausgeschlossen sein, daß die anfänglich diffuse lymphoide Hyperplasie und die darauf folgende Bildung von Keimzentren bei der Antikörperbildung eine Rolle spielen. Wenn die Entstehung der Plasmazellen aus Lymphocyten Tatsache sei, so könne man sich vorstellen, daß die bei der anfänglich diffusen lymphoiden Hyperplasie entstehenden Lymphocyten zwar in der Hauptsache durch die abführenden Lymphgefäße ins Blut auswanderten, daß sich aber einige von ihnen innerhalb der Lymphknoten in Plasmazellen umwandelten. Wenn man die später gebildeten Keimzentren als Orte gesteigerter Lymphocytopoese auffasse, könne man sich weiter vorstellen, daß auf diese Weise zusätzliche Plasmazellen geliefert würden. Nun ist es aber nicht nur höchst unwahrscheinlich, daß sich die gewöhnlichen kleinen Lymphocyten in Plasmazellen umwandeln können (vgl. S. 159ff.), vielmehr ist es auch kaum denkbar, daß die Bildung der Keimzentren gesteigerte Lymphocytopoese bedeutet, nicht nur weil die Reizwirkung doch sicher im Anfang, aber nicht erst in der 2. Woche am stärksten ist, sondern auch weil die Keimzentren erst dann auftreten, wenn die Lymphocytopoese ihren Höhepunkt erreicht oder bereits überschritten hat (vgl. S. 158). Aber selbst wenn die Vorstellung dieser Autoren richtig wäre, könnte man die Keimzentren nicht als Orte der Antikörperbildung, sondern nur als Orte lebhafter Lymphocytopoese bezeichnen. Daß diese Vorstellung problematisch ist, wurde jedoch bereits ausführlich dargestellt (S. 155ff.).

Wie weiter oben ausgeführt wurde (S. 198f.), spricht alles dafür, daß die aktiven Keimzentren „Leistungsmittelpunkte" im Sinne HEIBERGS (1923—1927) sind, und daß wenigstens ein Teil dieser Leistung in Lymphocytolyse besteht. Ob diese Tätigkeit bei der Antikörperbildung eine Rolle spielt, läßt sich heute noch nicht sicher sagen. Wenn auch manches dafür spricht, daß sie Bausteine und Energie für Synthese liefern (vgl. S. 206), so darf doch nicht übersehen werden, daß ihre Tätigkeit, wenigstens bei einmaliger Injektion von Antigen, erst nach dem Höhepunkt der Antikörperbildung zur Blüte kommt.

IX. Entfernte Reaktionen.

Wie lange bekannt ist, können leichte Entzündungen zwar auf das Entzündungsfeld und die regionären Lymphknoten beschränkt bleiben, stärkere Entzündungen wirken sich jedoch auch auf entfernte Provinzen aus.

Zu den wichtigsten entzündlichen Allgemeinreaktionen gehören das Fieber, die Reaktion des Knochenmarks und die durch sie bedingten Verschiebungen im weißen Blutbilde, die Reaktion entfernter Lymphknoten und der Milz, die sog. mesenchymalen Reaktionen des Gefäßbindegewebsapparates, und die durch diese verschiedenen Reaktionen verursachten Veränderungen in der Zusammensetzung des Blutplasmas. Schließlich gehört auch die Stressreaktion hierher[2]. Da diese anderswo in diesem Handbuch ausführlich behandelt ist (Bd. VIII), kann hier von ihrer Darstellung abgesehen werden. Über den Einfluß der bei

[1] DIETRICH 1923, SCHLEMMER 1923, FOERSTER 1923, POL 1923, BERNHEIM 1924, HEILMANN 1925—1927, WETZEL 1926, CATANIA 1927, PETERSEN 1930, SJÖVALL und SJÖVALL 1930, GRÉGOIRE 1932, RUDEBECK 1932, GLIMSTEDT 1936, OESTERLIND 1938, 1940 u. a.

[2] SELYE 1950—1953.

dieser Reaktion ausgeschütteten Hypophysen- und Nebennierenrindenhormone auf den Ablauf der Entzündung s. Abschnitt XI.

1. Fieber.

Die Anschauung der Alten, daß Entzündung und Fieber zusammengehören, ist zuletzt durch BIER (1933) in sehr eindrucksvoller Weise vertreten worden. Daß diese Vorstellung kürzlich auch in der Pathologie noch Anhänger besaß, geht schon daraus hervor, daß Fieber und Entzündung im „Handbuch der allgemeinen Pathologie" von KREHL und MARCHAND (1924) in ein und demselben Bande dargestellt sind. Doch hat schon KREHL treffend ausgeführt, daß „gegenüber der naiven Beobachtung am Krankenbett, die zu allen Zeiten die Erscheinungen des Infekts und des Fiebers zusammenfaßte, die auflösende Betrachtung einer theoretischen Pathologie mit aller Kraft reinlich zu trennen suchen muß, was zu jedem von beiden Vorgängen gehört, während der Arzt am Krankenbett mit der innigen Vereinigung beider Vorgänge zu rechnen hat".

Fieber kommt außer bei Infektionen und Entzündungen auch bei inneren Blutungen, hämolytischen Krisen, Infarkten, Geschwülsten und anderen mit Zerfall von Zellen vergesellschafteten Erkrankungen vor. Auch beobachtet man es nicht selten bei Erkrankungen des Gehirns, welche das Wärmezentrum in Mitleidenschaft ziehen, wie bei Dehydrierung, bei welcher die Schweißdrüsen betroffen sind. Es ist daher angezeigt, zwischen entzündlichem und nichtentzündlichem Fieber zu unterscheiden.

Über die Ursache des entzündlichen Fiebers ist mit KREHL anzunehmen, daß hierbei sowohl chemische Produkte der Entzündungserreger als auch Abbauprodukte untergehender Körperzellen eine große Rolle spielen. KREHL und MATTHES (1895) glaubten ursprünglich, daß die in Betracht kommenden Stoffe Albumosen seien; doch kam KREHL 1924 mit SCHITTENHELM, WEICHARDT und HARTMANN (1912) zu dem Schluß, daß sehr viel kleinere Moleküle, ja selbst Aminosäuren, Fieber erzeugen können.

Die Unsicherheit in der Erklärung des entzündlichen Fiebers, welche sich in der Darstellung von KREHL widerspiegelt, besteht auch heute noch. Wenn MENKIN (1944) dieses Fieber auf ein aus sterilem Exsudat extrahierbares, von ihm als Pyrexin bezeichnetes Glykopeptid zurückführte (vgl. S. 93), so tat er damit nichts anderes, als was KREHL und seine Zeitgenossen getan haben. Wichtiger sind wohl die neuerdings im Vordergrund der Fieberforschung stehenden pyrogenen Substanzen der Mikroorganismen, welche wohl über das Wärmezentrum und die sympathischen oder parasympathischen Nervenstränge durch Beeinflussung der peripheren Blutgefäße und der Schweißdrüsen wirksam sind[1]. Da diese bereits besprochen wurden (S. 56f.), brauchen wir hier nicht noch einmal auf sie einzugehen.

Auf die Bedeutung erhöhter Temperaturen für die Einzelvorgänge der Entzündung ist wiederholt hingewiesen worden (bakterielle Enzyme S. 60, Virulenz pathogener Bakterien S. 102, Vasomotion S. 27, terminale Durchblutung S. 97ff., Lebensdauer der Granulocyten S. 121, Phagocytose S. 129, Entwicklungszustand des lymphoiden Gewebes S. 178 u. a.). Daß Temperaturänderungen auch die Antikörperbildung beeinflussen, war schon MURPHY und STURM (1925) bekannt[2]. Wie BISSET (1948) gezeigt hat, sind Frösche bei 8° C außerstande, gegen Pseudomonas Antikörper zu bilden, doch treten diese auf, sobald die Tiere auf 20° C

[1] Literatur bei DU BOIS 1948 und ROBERTS 1954.

[2] ELLINGSON und CLARK 1938, SMITH 1940, CUSHING 1942, KOPELOFF und STANTON 1942, BISSET 1947, 1948.

erwärmt werden. Schließlich soll auch die Wundheilung durch Wärme angeregt werden[1].

Nach DU BOIS (1948) ist anzunehmen, daß erhöhte Temperaturen dadurch wirksam sind, daß sie den Stoffwechsel anregen. Da der Atmungsquotient hierbei herabgesetzt ist, kann man annehmen, daß Eiweiß und Fett auf Kosten von Zucker verbrannt wird.

2. Die Reaktion des Knochenmarks und die durch sie bedingten Verschiebungen im weißen Blutbild.

Wie schon BILLROTH (1869) ausgeführt hat, kann die oft sehr große Menge der im entzündeten Gewebe anzutreffenden Leukocyten kaum durch bloße Auswanderung der während dieses Vorganges im Blute kreisenden Leukocyten erklärt werden, sondern muß außerdem an eine Neubildung dieser Zellen gedacht werden. In Übereinstimmung damit konnte v. LIMBECK (1890) zeigen, daß sich starke Leukocyteninfiltration besonders bei solchen Entzündungen zeigt, welche durch starke Leukocytose ausgezeichnet sind. Daß Entzündungen gelegentlich Leukopenie anstatt Leukocytose verursachen, war schon LOEWIT (1885) bekannt.

Genauere Angaben über die Veränderungen des Knochenmarks bei der Entzündung und die durch sie verursachten Verschiebungen im weißen Blutbild wurden erst durch ARNETH (1904), NAEGELI (1912) und SCHILLING (1925—1929) vorgelegt. Da diese ins Gebiet der Hämatologie gehören, kann hier von ihrer Darstellung abgesehen werden[2].

Über die Ursachen der entzündlichen Knochenmarksveränderungen und die durch sie bedingten Verschiebungen im weißen Blutbilde gehen die Meinungen noch auseinander. Die nach MARCHAND (1924) offenbar zuerst von WEIGERT vorgeschlagene Erklärung, daß die zu Leukocytose führende Knochenmarksreizung auf Chemotaxis beruhe, hat keinen Anklang gefunden[3]. Nach LOEWIT (1885) sollten ins Blut übertretende Toxine zunächst eine Leukocytolyse (Leukopenie) verursachen und diese zu Regeneration im Überschuß führen. Ähnlich hat sich auch ARNETH (1904) geäußert, während LINSER und HEBLER (1905) ein im Blute kreisendes, durch Zerfall von Leukocyten entstehendes „Leukotoxin" annahmen. Demgegenüber gab NAEGELI (1912) gute Gründe dafür an, daß die Verschiebungen im weißen Blutbild bei Entzündungen auf direkter Reizung des Knochenmarks beruhen, daß die hierbei wirksamen Toxine im Falle einer Suffizienz des Markes Leukocytose, bei Insuffizienz hingegen Leukopenie verursachen. Die Vorstellung, daß die entzündliche Leukopenie durch toxische Zerstörung blutbildender Gewebe bedingt ist, entsprang offenbar den klassischen Untersuchungen HEINEKES (1904, 1905) mit Röntgenstrahlen und SELLINGS (1911) mit Benzol.

Die Ansicht, daß die entzündliche Leukocytose durch toxischen Leukocytenzerfall eingeleitet wird, ist neuerdings wieder vertreten worden[4]. Ähnlich hat MENKIN (1939—1950) aus sterilen Exsudaten mehrere leukocytotische wie leukopenische Faktoren extrahiert. Da diese bereits besprochen wurden (S. 92ff.), brauchen wir hier nicht weiter auf sie einzugehen.

Die funktionelle Bedeutung der Leukocytose bei der Entzündung liegt auf der Hand. Da die Granulocyten und Makrophagen als Phagocyten wirken und

[1] EBELING 1922, FUKE 1932.
[2] Eine vorzügliche Zusammenstellung der einschlägigen hämatologischen Lehr- und Handbücher findet sich bei UNDRITZ. (Hämatologische Tafeln.)
[3] LOEWIT 1885, ARNETH 1904, NAEGELI 1912, MCCUTCHEON 1948.
[4] NETTLESHIP 1938, PONDER und MACLEOD 1938.

die Granulocyten bei ihrem Zerfall in ihnen enthaltene Enzyme auf das Entzündungsfeld ausgießen, ist anzunehmen, daß die Leukocytose bei der Beseitigung der Entzündungserreger und der durch sie verursachten Zerfallsprodukte eine bedeutende Rolle spielt.

3. Die Reaktion entfernter Lymphknoten und der Milz.

Wie schon Grégoire (1932) u. a. gezeigt haben, sind bei Entzündung neben den regionären Lymphknoten gewöhnlich auch entfernte Knoten befallen. Genauere Angaben über diese Verhältnisse wurden jedoch erst kürzlich durch Ringertz und Adamson (1950) vorgelegt.

Bei Meerschweinchen, welchen β-hämolytische Streptokokken wiederholt in die Fußsohle eingespritzt wurden, waren nicht nur der regionäre Popliteallymphknoten, sondern meistens auch die von diesen Autoren untersuchten Inguinal-, Lumbar- und Mediastinallymphknoten, wie die Milz vergrößert. Histologisch fanden sich neben den bereits besprochenen Veränderungen im regionären Lymphknoten (vgl. S. 212ff.) starke Plasmazellenwucherung sowohl in der Milz als auch in den entfernten Lymphknoten, während stärkere Granulocyteninfiltration und Schwellung der Sinusendothelien nur in der Milz beobachtet wurden. In Übereinstimmung damit ließen sich Erreger häufig aus der Milz züchten, während Kulturen der entfernten Lymphknoten nur selten positiv ausfielen. Bei Hyaluronidase produzierenden Streptokokken trat die Reaktion der entfernten Lymphknoten und der Milz bedeutend früher auf als bei hyaluronidasenegativen Stämmen. Streptolysin auf der anderen Seite verursachte eine sehr viel geringere entfernte Reaktion. Inaktiviertes Streptolysin und Streptokokkenvaccine schließlich waren fast wirkungslos.

Ähnliche Befunde wurden auch bei Injektion von Staphylokokken und Staphylolysin erhoben, während inaktiviertes Staphylolysin oder Staphylokokkenvaccine sehr viel weniger wirksam waren. Colibacillen oder Pneumokokken schließlich erzeugten nur geringfügige entfernte Reaktionen.

Die funktionelle Bedeutung der Reaktion entfernter Lymphknoten und der Milz bei der Entzündung ist offenbar die gleiche wie die der regionären Lymphknoten. Da diese bereits eingehend besprochen wurde, genügt es hier, auf das dort Gesagte hinzuweisen (S. 214ff.).

4. Die mesenchymale Allgemeinreaktion des Gefäßbindegewebsapparates.

Wie an anderer Stelle ausgeführt wurde[1], besteht guter Grund zu der Annahme, daß wenigstens bei stärkeren oder länger dauernden Entzündungen auch der Gefäßbindegewebsapparat in seiner Gesamtheit in Mitleidenschaft gezogen werden kann. Da diese Reaktion offenbar auf Eindringen von Erregern oder ihrer Produkte in die Blutbahn beruht, ist es angezeigt, zunächst auf die bei intravenöser Einführung verschiedener Erreger zu beobachtenden Veränderungen dieses Apparats kurz einzugehen.

Wie zuerst durch Oeller (1923—1925) und Siegmund (1923—1925) gezeigt wurde, kann intravenöse Einspritzung von Fremdeiweiß, heterogenen Erythrocyten oder Bakterien ausgedehnte, sich besonders in der Intima und Adventitia kleiner Gefäße abspielende, durch lebhafte Zellneubildung gekennzeichnete mesenchymale Reaktionen vor allem in Lunge, Leber und Milz erzeugen. Oeller unterschied eine unmittelbare, durch Phagocytose durch das gewöhnliche Gefäßendothel und seine Umwandlung in Granulocyten gekennzeichnete endotheliale Reaktion und eine durch mächtige, die ganze Gefäßwand umfassende, von ihm

[1] Ehrich, Halbert, Mertens und Mudd 1945, Ehrich 1947.

als adventitiell-endotheliale Reaktion oder allgemeine Gefäßwandentzündung bezeichnete Wucherung stark basophiler Lymphocyten und Plasmazellen. SIEGMUND meinte, daß es sich bei der endothelialen Reaktion nicht um Neubildung von Granulocyten, sondern um ihre Phagocytose handele, daß jedoch bei der adventitiell-endothelialen Reaktion die Bildung eines „hämatopoetischen Parenchyms, das sowohl in der Richtung lymphatisch-plasmacellulärer wie myeloider Elemente entwicklungsfähig" sei, vorliege, was eine „örtliche Granulocytenentstehung aus basophilen hämatoblastischen Vorstufen zweifelsfrei endothelialer bzw. adventitieller Genese" einwandfrei beweise. SCHILLING (1925), welcher die OELLERschen Präparate nachprüfte und auch eigene Versuche anstellte, kam jedoch zu dem Schluß, daß sich „die mächtig einsetzende Lymphstrangverbreiterung, die peritheliale Reaktion von Adventitiaelementen" zwar leicht bestätigen lasse, von einer örtlichen Neubildung von Granulocyten aber nichts nachweisbar sei, die Überschwemmung des Gefäßbindegewebsapparates mit diesen Zellen vielmehr auf entzündlicher Infiltration beruhe. Wie EHRICH und WOHLRAB (1934) gezeigt haben, hat es sich auch bei den von SIEGMUND als Myelocyten gedeuteten Zellen offenbar um granulocytenverdauende Makrophagen gehandelt.

Verschiedene Autoren[1] berichteten über ähnliche Befunde, andere[2] glaubten diese Reaktionen mit aller Entschiedenheit ablehnen zu müssen. Wie Verfasser schon 1929 ausgeführt hat, sind die Mißerfolge der letzteren Autoren offenbar darauf zurückzuführen, daß ihre Tiere in einem schlechten Gesundheitszustand und die von ihnen benutzten Dosen und Zeitintervalle unzulänglich waren. Während wiederholte Injektionen des Sediments von 1—5 cm^3 abgetöteter Staphylokokkenbouillonkultur bei Kaninchen nur geringe Reaktionen dieser Art erzeugten, verursachten Injektionen des Sediments von 40—60 cm^3 Bouillonkultur geradezu enorme mesenchymale Reaktionen besonders in Lunge, Leber und Milz. Während im Anfang lymphocytär-plasmacelluläre Wucherungen überwogen, fanden sich bei größeren Dosen später vorwiegend histiocytär-reticuloendotheliale Wucherungen oft mit zahlreichen Riesenzellen. Da wenigstens die lymphocytärplasmacelluläre Reaktion bereits nach der ersten Injektion auftrat und mit großen Dosen injizierte Tiere, im Gegensatz zu den mit kleinen Dosen behandelten Kaninchen, nur sehr wenig Antikörper bildeten, schloß Verfasser, daß es sich hierbei nicht, wie früher allgemein angenommen wurde, um eine allergische Reaktion handele, sondern um eine normergische Reaktion, ganz analog der OELLERschen „allgemeinen Gefäßwandentzündung".

NYE und PARKER (1930), welche Kaninchen 1—5 cm^3 lebende oder 5—10 cm^3 abgetötete hämolytische Streptokokkenbouillonkultur, Colibacillen oder Tuberkelbacillen intravenös einspritzten, fanden ebenfalls zunächst vorwiegend lymphocytäre und später monocytäre Reaktionen besonders in den Lungen. Auch beobachteten sie, daß diese Reaktionen nach 12—16 Injektionen deutlich geringer waren als nach den anfänglichen Einspritzungen. Da diese Tiere nur wenig Antikörper bildeten und Hautteste negativ ausfielen, schlossen sie, wie Verfasser, daß es sich bei diesen Reaktionen nicht um allergische Vorgänge, sondern um eine unspezifische, mit dem Abbau des injizierten Materials zusammenhängende Reaktion handele.

EPSTEIN (1929), welcher sich bei seinen Versuchen hauptsächlich auf die Leber beschränkte, leitete die nach Herzextrakten, Seren oder Hammelerythrocyten bei Kaninchen in der Leber auftretenden großen basophilen Rundzellen vom Reticuloendothel ab, wobei es ihn nicht störte, daß diese Zellen kein Carmin speicherten, obgleich die im Verbande liegenden KUPFFER-Zellen reichlich

[1] DOMAGK 1924, 1925, JACOB 1925, TOEPPICH 1926, BECKER 1926, 1928, JELIN 1929, 1930 und PENTIMALLI 1930.

[2] SEEMANN 1925, 1927, GERLACH und FINKELDEY 1927, 1928, GERLACH und HAASE 1928, GERLACH 1928, 1930, EWALD 1930 und VAUBEL 1932.

Carmin aufnahmen. Bezüglich der Bedeutung dieser Reaktion kam er im Gegensatz zu Verfasser und zu Nye und Parker auf Grund positiver Wassermann- und Meinicke-Reaktionen, wie nachweisbarer Präcipitine und Hämolysine zu dem Schluß, daß „der Zustand der Immunität mit einer sehr lebhaften proliferations- und funktionssteigernden Aktivierung der differenzierungsfähigen histiocytären Zellen einhergeht, die mit der Bildung der Antikörper zweifellos in ursächlicher Beziehung steht". Wie Verfasser zusammen mit Wohlrab und Voigt (1934) gezeigt hat, kommt es bei solchen Versuchen jedoch erst dann zu erheblichen mesenchymalen Reaktionen, wenn die Schädigung so stark ist, daß eine Agglutininbildung kaum noch stattfindet, während stärkste Antikörperbildung gerade dann beobachtet wird, „wenn die mesenchymalen Reaktionen eben sichtbar werden". Wir glaubten daher „nicht zu weit zu gehen, wenn wir annahmen, daß diese Reaktionen als Ausdruck einer pathologischen Abwehrleistung aufzufassen seien — im Gegensatz zur kräftigen Antikörperbildung als Ausdruck einer physiologischen Abwehrleistung — und daß diese pathologische Abwehrleistung erst dann einsetzt, wenn die physiologische versagt oder im Versagen begriffen ist." Ähnliche Vorstellungen sind später auch von Smith, Morgan und Mudd (1940) geäußert worden.

Wie Verfasser 1947 ausgeführt hat, geht aus Epsteins Protokollen deutlich hervor, daß er viel kleinere Dosen Antigen als Verfasser und Mitarbeiter oder Nye und Parker benutzt hat. Auch konnte er bei seinen Kaninchen keine mesenchymalen Reaktionen in den Lungen beobachten, und die von ihm in der Leber nachgewiesenen Zellen waren, wie seine Abbildungen deutlich zeigen, hauptsächlich Plasmazellen. Also hat es sich bei seiner Reaktion nicht um unsere sehr viel stärkere, durch Monocyten und Histiocyten gekennzeichnete Wucherung, sondern um die eben sichtbar werdende Reaktion (vgl. oben) gehandelt. Offenbar war seine Reaktion die gleiche wie die später von Bjorneboe und Gormsen (1943) bei Immunisierungsversuchen mit ähnlichen Dosen bei Kaninchen in Leber, Milz und anderen Organen als Plasmazellenwucherung beschriebenen Veränderungen.

Wie aus diesen verschiedenen Untersuchungen deutlich hervorgeht, hängt alles von der Dosis und der Natur des eingespritzten Antigens ab. Während große Dosen von Antigen oder stärker toxische Antigene hauptsächlich der Resorption dienende, mit geringer Antikörperbildung verbundene monocytär-histiocytäre mesenchymale Reaktionen erzeugen, führen kleinere Dosen von Antigen oder weniger toxische Antigene hauptsächlich zur Wucherung antikörperbildender Plasmazellen. Nach den Versuchsergebnissen Bjorneboes (1941) zu urteilen, liegt die Grenze zwischen diesen beiden Reaktionen bei mit abgetöteten Pneumokokken immunisierten Kaninchen bei intravenöser Einführung von ungefähr 1 Milliarde Pneumokokken 3mal wöchentlich. Wurden größere Dosen verabfolgt, bildeten die Kaninchen nicht nur weniger Antikörper, sondern gingen auch einige Kaninchen an der Behandlung zugrunde.

Daß mesenchymale Reaktionen des gesamten Gefäßbindegewebsapparates offenbar auch bei örtlicher Entzündung auftreten können, ist kürzlich durch Ehrich, Halbert, Mertens und Mudd (1945) gezeigt worden.

Von 19 ungefähr 2 kg schweren Kaninchen, denen einmalig bis zu 8 mg Dysenteriebacillenvaccine in die Fußsohle eingespritzt wurden, wiesen 12 bei der Sektion mesenchymale Reaktionen in der Lunge auf, während von 21 Tieren, welche dieses Antigen in Mineralöl-Falbamischung erhielten, nur 5 diese Reaktion zeigten und 10 mit Öl injizierte Kaninchen negativ waren. Offenbar handelt es sich hierbei gewöhnlich um die der Antikörperbildung dienende plasmacelluläre mesenchymale Reaktion.

Daß diese Reaktionen auch beim Menschen vorkommen, war schon Oeller (1923—1925) und Siegmund (1923—1925) bekannt. Wie Mallory und Keefer

(1941) gezeigt haben, lassen sie sich bei tödlichen Streptokokkeninfektionen (Scharlach, Erysipel, Puerperalfieber, Wundinfektion) außer in Lunge, Leber und Milz auch in Herz und Nieren nachweisen. Da es sich hierbei um Ansammlungen von „Lymphocyten und Plasmazellen" handelte und diese hauptsächlich bei Kranken angetroffen wurden, welche zwischen dem 6. und 15. Tage nach Beginn ihrer Erkrankung gestorben waren, werden wir nicht fehlgehen, wenn wir auch diese Reaktion zu der der Antikörperbildung dienenden plasmacellulären mesenchymalen Reaktion rechnen.

5. Veränderungen in der Zusammensetzung des Blutplasmas.

Wie lange bekannt ist[1], findet sich bei Entzündung häufig eine Vermehrung des im Blute enthaltenen Globulins und Fibrinogens. Während die Herkunft des Fibrinogens noch nicht geklärt ist und sich über seine Bedeutung bei der Entzündung nur sagen läßt, daß die „Fixierung" auf dem Entzündungsfelde (vgl. S. 115) der Zufuhr dieses Eiweißkörpers bedarf, ist die Herkunft des Globulins und seine Bedeutung heute weitgehend sichergestellt. Wie bereits ausgeführt (S. 184ff.), handelt es sich bei dieser Vermehrung hauptsächlich um Zunahme der γ- und β_2-Globuline. Auch wissen wir, daß ihr vermehrte Antikörperbildung zugrunde liegt. Da diese Verhältnisse bereits ausführlich besprochen wurden (Abschnitt VIII), brauchen wir hier nicht darauf zurückzukommen.

Wie in den letzten Jahren immer deutlicher geworden ist, spielen bei der Entzündung neben Verschiebungen im Fibrinogen- und Globulingehalt auch andere Plasmaveränderungen eine wichtige Rolle. Während das Albumin und der Collagenaseinhibitor oft vermindert sind, können die Plasmamucopolysaccharide[2] und der unspezifische Hyaluronidaseinhibitor[3] stark erhöht sein. Über die Bedeutung dieser Veränderungen sind wir noch auf Vermutungen angewiesen. Wie an anderer Stelle ausgeführt wurde (1952), spricht die Albuminverminderung für eine Schädigung der Leber, während die Mucopolysaccharidvermehrung und die gesteigerte Hyaluronidasehemmung offenbar auf Resorption von teilweise depolymerisierter Hyaluronsäure und von Heparin aus dem entzündeten Bindegewebe zurückzuführen ist.

X. Heilung.

Am Ende der entzündlichen Gleichgewichtsstörung steht die Heilung (Reparation). Bei geringfügigen oder flüchtigen Entzündungen kann es bekanntlich zu einer raschen Wiederausgleichung mit Restitutio ad Integrum kommen. Handelt es sich jedoch um eine schwerere Schädigung, erfolgt der Wiederersatz der zerstörten Teile unter Bildung eines Granulationsgewebes und einer daraus hervorgehenden Narbe.

Wie bereits erwähnt wurde (S. 209ff.), sind die im Verlaufe einer Entzündung auftretenden Granulationsbildungen häufig von fortlaufenden oder wiederholt neu auftretenden exsudativen, infiltrativen und proliferativen Erscheinungen begleitet. Wenn man in diesen Fällen von proliferativer oder produktiver Entzündung spricht, muß man sich darüber klar sein, daß es nicht das Granulationsgewebe, sondern die darin enthaltenen Granulocyten, Makrophagen, Plasmazellen und Lymphocyten sind, welche diesen Bildungen einen entzündlichen Charakter verleihen. Wie wohl bekannt ist, vernarbt entzündliches Granulationsgewebe nach Beseitigung der Entzündungserreger gewöhnlich ohne weitere Zwischenfälle. Im letzteren Falle handelt es sich jedoch nicht um eine chronische Entzündung, sondern um einen auf eine Entzündung folgenden Heilungsvorgang.

[1] Peters und van Slyke 1931. [2] Seibert, Seibert, Atno und Campbell 1947.
[3] Good und Campbell 1950.

Wie die entzündliche Proliferation ohne scharfe Grenze aus der Exsudation und Infiltration hervorgeht, läßt sich auch die Reparation nicht scharf von den ihr vorausgehenden Vorgängen abtrennen. Dieses Ineinandergreifen der verschiedenen bei der Entzündung zu beobachtenden Phasen erstreckt sich somit von der am Anfang dieses Vorganges stehenden Ausgleichsstörung bis zu der ihn beendenden Wiederausgleichung.

Wie bei den vorhergehenden Phasen der Entzündung lassen sich auch bei ihrer Heilung mindestens 2 Unterphasen unterscheiden, nämlich 1. die Aufsaugung der zugrunde gegangenen Gewebsteile und des entzündlichen Exsudats, Infiltrats und Proliferats (Resorption) und 2. der Wiederersatz der zerstörten Teile (Restitution). Da diese Vorgänge bereits anderswo in diesem Handbuch besprochen wurden, können wir uns hier kurz fassen.

Resorption. Wie bereits ausgeführt (Abschnitt VII), beginnt die Aufsaugung bei der Entzündung entstehender Zerfallsprodukte bereits während des ersten Tages damit, daß untergehende Leukocyten wie zerfallende Gewebszellen von Makrophagen aufgenommen und verdaut werden. Über das Schicksal der Makrophagen ist nur bekannt, daß einige von ihnen auf dem Entzündungsfelde zerfallen, während andere in die regionären Lymphknoten abwandern. Jedenfalls nehmen sie nach Überwindung der Gleichgewichtsstörung rasch an Zahl ab, um schließlich fast völlig zu verschwinden. Ob sie an der Bildung von Fibrocyten teilnehmen, läßt sich heute noch nicht sicher sagen (vgl. S. 15ff.).

Wie die Makrophagen verschwinden auch die Plasmazellen und später die Lymphocyten. Aus Untersuchungen über die entzündliche Reaktion der Lymphknoten ist bekannt, daß die Plasmazellen schon nach sehr kurzer Zeit zugrunde gehen (vgl. S. 181). Da auch die Lymphocyten nur eine sehr kurze Zeit am Leben bleiben, ist anzunehmen, daß es sich bei älteren Lymphocytenansammlungen nicht um überlebende, sondern um neu eingetroffene oder wahrscheinlicher um örtlich neugebildete Lymphocyten handelt. Schließlich verschwinden aber auch sie, mit Ausnahme jener Fälle, wo sich echte Lymphknötchen bilden.

Fibrin und andere feste Bestandteile, welche der Phagocytose unzugänglich sind, werden bekanntlich durch Fermente aufgelöst (vgl. S. 148ff.), während schwer verdauliches Material von sog. Fremdkörperriesenzellen eingeschlossen wird. Größere nekrotische Teile werden durch Resorptionsgewebe vom lebenden Gewebe abgetrennt (Sequestrierung). Wenn diese an der Oberfläche gelegen sind, können sie in toto abgestoßen werden, während in der Tiefe gelegene Knochensequester von einer sog. Totenlade (Involucrum) eingeschlossen werden. Wenn solches Material auch lange im Gewebe liegenbleiben kann, so fällt es in den meisten Fällen schließlich doch der Verdauung anheim, um durch Zellen oder in flüssiger Form aus dem Entzündungsfelde abgeführt zu werden.

Flüssiges Exsudat oder verflüssigte Teile eines Infiltrats oder Proliferats oder verflüssigtes Gewebe werden bekanntlich durch die Lymphgefäße ins Blut abgeführt und entweder im Stoffwechsel verbraucht, oder durch die Nieren oder andere Ausscheidungsorgane aus dem Körper eliminiert.

Restitution. Durch Entzündung untergegangene Gewebsteile können zum Teil durch Regeneration ersetzt werden (vgl. Bd. VI dieses Handbuches). In den meisten Fällen erfolgt die Restitution jedoch unter Bildung von Granulationsgewebe.

Wie lange bekannt ist, lassen sich selbst bei leichten Entzündungen von Anfang an Wucherungen des Bindegewebes und der darin enthaltenen Gefäße und ihrer Begleitzellen nachweisen. So hat LUBARSCH (1921) bei experimenteller Entzündung schon 6 Std nach Beginn des Versuches Mitosen in Fibrocyten und Gefäßendothelien feststellen können. Wie bereits MARCHAND (1924) in der ersten Auflage seines Handbuches eingehend dargestellt hat, beginnt die Organisation entzündlicher Exsudate mit dem Einwachsen spindel- oder sternförmiger, mit langen, feinen Ausläufern versehener Fibrocyten und der Bildung feiner, dichtgedrängter, welliger Fasern. Die letzteren wandeln sich später in deutlich gestreckt verlaufende Fibrillenbündel um. Bei der Bildung einer Narbe verwandeln sich die Fibrillenbündel schließlich in breite hyaline Balken ohne erkennbare Fasern.

Die feineren Vorgänge bei der Bildung von Granulationsgewebe sind in den letzten Jahrzehnten eingehend mittels der von CARREL (1911) eingeführten Gewebskulturmethode, wie mittels der von CLARK und CLARK (1922) erfundenen Ohrkammer untersucht worden[1]. Wie STEARNS (1940) gezeigt hat, gleiten Fibrocyten mit einer Geschwindigkeit von 8 μ je Stunde in das zu organisierende Gebiet hinein. Die zunächst langgestreckten, bipolaren Zellen erwerben später sternförmige Fortsätze, durch welche sie mit benachbarten Fibrocyten in Verbindung treten. Die Bildung von Fasern erfolgt, wie bereits geschildert (S. 18ff.), offenbar sowohl innerhalb als auch außerhalb der Fibrocyten. Ob auch die Endothelien Fasern bilden können, läßt sich heute noch nicht mit Sicherheit entscheiden.

Die Wucherung der Blutgefäße beginnt bekanntlich mit der Bildung solider Endothelsprossen, die sich dann sekundär kanalisieren[2]. MARCHAND (1924) stimmte mit MAXIMOW (1902) darin überein, daß diese Sprossen ausschließlich aus präexistierenden Gefäßendothelien hervorgehen und somit nichts mit den wuchernden Fibrocyten zu tun haben. Die Bewegung der sprossenden Endothelien erfolgt nach STEARNS (1940) nicht gradlinig, sondern in der Form von Kurven. Sie treffen schließlich mit anderen kurvenförmig sprossenden Endothelien zusammen, um somit eine Schlinge zu bilden.

Die Differenzierung der neugebildeten Capillaren zu Arteriolen und Venolen beginnt damit, daß vereinzelte zirkulär angeordnete Muskelzellen an ihrer Außenseite sichtbar werden. Diese vermehren sich, bis sich ein vollständiger Mantel solcher Zellen gebildet hat. Ob die Muskelzellen von den undifferenzierten Mesenchymzellen abstammen, welche die sprossenden Capillaren begleiten (s. unten), oder ob sie Abkömmlinge von den Muskelzellen der vorgelagerten Gefäße sind, hat sich bisher nicht entscheiden lassen[2].

Falls die Zirkulation in einer neugebildeten Capillare aus irgendwelchen Gründen für ungefähr 24 Std unterbrochen wird, obliteriert dieses Gefäß, um schließlich resorbiert zu werden[3].

Wie lange bekannt, ist die Sprossung der Endothelien bei der Bildung von Granulationsgewebe gewöhnlich mit starker Wucherung adventitieller Elemente verbunden. Daß diese schon während der Auswanderung der Granulocyten anschwellen und sich in Makrophagen umwandeln können, war schon MARCHAND (1913, 1924) wohl bekannt. Nach HERZOG (1920/21) sollen sich die Adventitiazellen hierbei durch seitliche Abspaltung aus den Endothelien neubilden. Demgegenüber meinte HUECK (1948), daß es keineswegs sicher sei, daß diese beiden Zellen etwas miteinander zu tun haben. Es sei sehr wohl möglich, daß die Endothelzellen nur angioblastische und die außenliegenden Adventitiazellen nur fibroblastische Fähigkeiten besitzen. Jedenfalls dürfe aus der Ähnlichkeit der Form und der gemeinsamen Ausgangslage nicht ohne weiteres die Gleichheit der Entstehung und der Eigenschaften abgelesen werden. Die stetige Gemeinschaft von Capillaren und reticulärem Bindegewebe biete aber einen Hinweis auf ihre

[1] SANDISON 1928, LEWIS 1931, CLARK und CLARK 1932, 1933, STEARNS 1940, FLOREY 1954.
[2] Vgl. FLOREY 1954. [3] CLARK und CLARK 1939, FLOREY 1954.

Zusammengehörigkeit zu einem bestimmten Leistungsgefüge. Er hat daher von „primitivem Gefäßmesenchym" gesprochen.

Mit den Blutgefäßen wachsen auch Lymphgefäße ins Granulationsgewebe ein[1]. REICHERT (1926) konnte sie bei Hunden schon nach 4 Tagen in diesem Gewebe nachweisen. Wie besonders CLARK und CLARK (1909—1936/37) und MCMASTER und HUDACK (1934—1946) durch Lebendbeobachtung feststellen konnten, bilden sich Lymphgefäße, ähnlich wie die Blutgefäße, durch Aussprossung von Endothelien und sekundäre Kanalisierung. PULLINGER und FLOREY (1937) haben gezeigt, daß das sich nach Injektion von Terpentinöl, coliformen Bacillen oder Quarz oder nach Bepinselung mit Teer bildende Lymphgefäßnetz bei Mäusen dem Blutgefäßnetz an Mächtigkeit keineswegs nachsteht, und daß es ähnlich wie das letztere bei Vernarbung verschwindet.

Volle Ausbildung eines Granulationsgewebes erfolgt bei Entzündung im allgemeinen im Verlaufe einer Woche[1], während seine Umwandlung in Narbengewebe sehr verschieden lange Zeitspannen in Anspruch nehmen kann. Zu den Faktoren, welche Vernarbung verzögern können, gehört das Fortbestehen entzündlicher Aktivität und ein schlechter Allgemeinzustand des Kranken. Da Narben eine große Neigung zu Retraktion haben, können größere Narben schließlich zu sog. Narbenkontrakturen Veranlassung geben.

Über die *funktionelle Beschaffenheit* des Granulationsgewebes war bis vor kurzem auffallend wenig bekannt, offenbar weil es an Methoden fehlte, mit welchen man diese Frage untersuchen konnte. So wußte man nur, daß die neugebildeten Capillaren durch größere Durchlässigkeit für kolloidale Farben und Eiweißmoleküle ausgezeichnet sind[2], eine Eigenschaft, welche nach ZWEIFACH (1951) auf mangelhafter Dichtigkeit der Gefäßscheide beruhen soll. Dieser Zustand änderte sich erst, nachdem SELYE (1953) eine neue, von ihm als Granulomtaschentechnik bezeichnete Methode vorgelegt hatte. Diese schöne Methode beruht darauf, daß unter die Rückenhaut von Ratten eingeführte Luft als ein eiförmiges Gebilde lange erhalten bleibt, und daß sekundär in diese Tasche eingeführte Reizmittel an der Grenze zwischen Luft und Gewebe eine kontinuierliche Schicht von Granulationsgewebe hervorbringen (Abb. 41). Indem man verschiedene Substanzen in die Tasche einführt und die sich in ihr bildende Flüssigkeit periodisch untersucht, kann man nicht nur die Wirkung dieser Substanzen auf das Granulationsgewebe, sondern auch die funktionelle Beschaffenheit dieses Gewebes quantitativ und qualitativ ziemlich genau bestimmen.

Wie SELYE und sein Mitarbeiter RINDANI (1953) zunächst bestätigt haben, hängt die celluläre Zusammensetzung eines Granulationsgewebes weitgehend von der Natur seiner Ursache ab. So induzieren Tusche und Kaolin die Bildung zahlreicher Makrophagen und Senfpulver Riesenzellen, während Crotonöl hauptsächlich Wucherung von Fibroblasten verursacht (vgl. Abschnitt III). Wie sie weiter beobachten konnten, wird ein durch eine solche Substanz erzeugtes Granulationsgewebe gegen erneute Einspritzung normalerweise nekrotisierender Dosen dieser Substanz resistent und fällt es auch nach nekrotisierenden Dosen von anderen Fibroblastenwucherung erzeugenden Substanzen (Ameisensäure, hypertonische Kochsalzlösung, Senföl, Natronlauge, Salzsäure, Trypsin, Ochsengalle, frischer Magensaft) nicht der Nekrose anheim. Wurden jedoch Tusche und andere Mittel, welche hauptsächlich Makrophagenwucherung verursachen, in eine Tasche

[1] GUYOT 1905, COFFIN 1906, VECCHI 1911, REICHERT 1926, PULLINGER und FLOREY 1937.
[2] ABELL 1946, ZWEIFACH 1951.

mit durch Crotonöl erzeugtem fibroblastischem Granulationsgewebe eingeführt, kam es schon bei normalerweise harmlosen Dosen zu einer Perforation der Tasche. SELYE schloß hieraus, daß die Resistenz eines Granulationsgewebes gegen ein bestimmtes Reizmittel von der Natur der in diesem Gewebe enthaltenen Zellen abhängig ist. Während Fibroblasten gegen Crotonöl, Ameisensäure und ähnliche Substanzen Resistenz verleihen, bedürfen Tusche, Kaolin und andere corpusculäre Mittel hierfür der Anwesenheit von Makrophagen. Die Beobachtung, daß durch Crotonöl erzeugtes fibroblastisches Granulationsgewebe gegen Tusche weniger

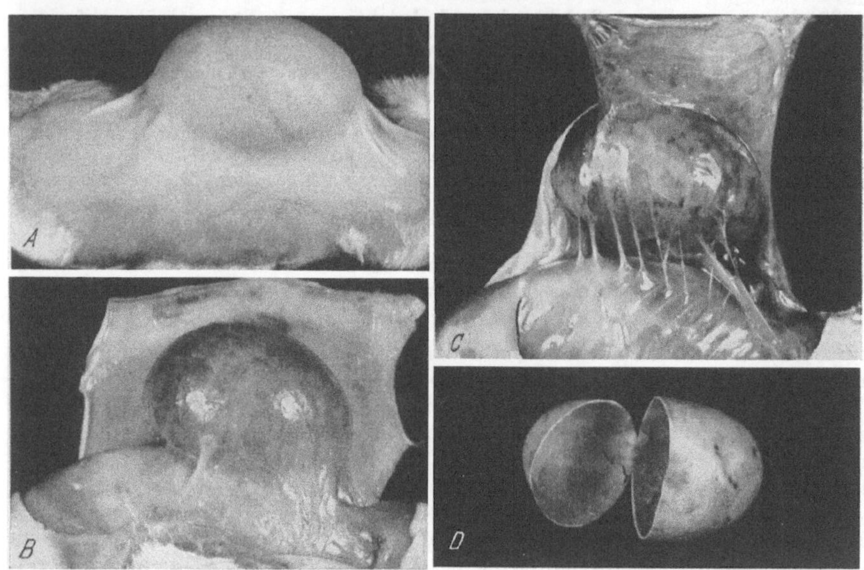

Abb. 41 A—D. Granulomtasche unter der Rückenhaut einer Ratte. Beachte, daß die eiförmige, aus Granulationsgewebe bestehende Tasche mühelos aus dem Unterhautbindegewebe ausgeschält werden kann (SELYE 1953).

resistent ist als normales Gewebe, wurde damit erklärt, daß in bestimmter Richtung induzierte Gewebe sich nur schwer in eine andere Richtung differenzieren können. Diese Erklärung paßt gut zu den Vorstellungen des Verfassers von der Antikörperbildung (vgl. S. 199ff.).

Bezüglich der *Ursachen* der bei der Restitution zu beobachtenden Vorgänge kann als sicher angesehen werden, daß angeborene Faktoren hinter funktionellen Umweltseinflüssen stark zurücktreten (MARCHAND 1924). Im Lichte unserer heutigen Kenntnisse ist anzunehmen, daß es sich bei diesen Einflüssen um mindestens zwei verschiedene Faktoren oder Gruppen von Faktoren handelt, nämlich 1. um Stoffe, welche das Wachstum anregen, und 2. um solche, welche die Differenzierung der wachsenden Zellen bestimmen. Während die letzteren offenbar zu den von SPEMANN entdeckten Organisatoren gehören, spielen unter den ersteren vielleicht die Wund- oder Regenerationshormone (Trephone) eine wichtige Rolle, die schon von KLEMENSIEWICZ (1908) und BIER (1917, 1921) angenommen und später durch CARREL (1923) auf Leukocytenzerfall zurückgeführt wurden (vgl. S. 151). Nach BÜCHNER (1950) soll das Wachstum des Bindegewebes bei der Entzündung schließlich schon dadurch in Bewegung gesetzt werden, daß es infolge des Plasmaaustritts plötzlich in wesentlich bessere Ernährungsbedingungen versetzt wird.

XI. Modifizierung der Entzündung durch allgemeine Gesundheitsstörungen.

Wie lange bekannt ist, kann der Ablauf einer Entzündung durch Abweichungen im Gesundheitszustand des Wirtes erheblich modifiziert werden. Während gesunde Wirte auf ein und denselben Entzündungserreger im allgemeinen ziemlich gleichartig reagieren, kommen bei Gesundheitsstörungen starke Abänderungen der entzündlichen Kettenreaktion vor. Zu den Störungen, welche hier in Frage kommen, gehören Allgemeinerkrankungen, Ernährungsstörungen und Gleichgewichtsstörungen im Hormonhaushalt.

1. Allgemeinerkrankungen.

Unter den Allgemeinerkrankungen, welche eine Entzündung stark modifizieren können, ist zunächst das *nephrotische Syndrom* zu nennen. Die Neigung der hiermit behafteten Kranken zu Entzündungsprozessen ist offenbar darauf zurückzuführen, daß sie durch ihre veränderten Glomeruli mit anderen Plasmaeiweißkörpern ihre Antikörper und somit ihre Resistenz verlieren[1].

Weiter gehört der *Diabetes mellitus* hierher. Wie bereits ausgeführt wurde (S. 94, 95), besteht Grund zu der Annahme, daß die größere Entzündungsfähigkeit der an dieser Erkrankung leidenden Wirte auf stärkerer Milchsäurebildung infolge größeren Zuckerangebots beruht. Auch soll vermehrte Proteolyse hierbei eine Rolle spielen. Da es schwierig ist, bei Diabetikern höhere Antikörperkonzentrationen zu erzeugen[2], offenbar da sie an vermehrter Eiweißausscheidung durch die Nieren leiden, erklärt sich auch ihre größere Anfälligkeit für Infektionen.

Wie wiederholt beobachtet wurde, ist beim nephrotischen Syndrom[3] und beim Diabetes mellitus[4] die Phagocytosefähigkeit der Leukocyten herabgesetzt. Diese Störung mag darauf beruhen, daß in Fällen von vermehrter Eiweißausscheidung durch die Nieren auch die Opsonine (vgl. S. 127, 128) mit ausgeschieden werden. Auch mag — bei Diabetikern — die histologisch nachweisbare Glykogenvermehrung in den Leukocyten hiermit etwas zu tun haben[5].

Sodann ist hier zu erwähnen, daß auch gewisse *Bluterkrankungen* eine Entzündung stark modifizieren können. Die große Neigung von Kranken mit Agranulocytose zu nekrotisierenden Entzündungen ist lange bekannt[6]. Offenbar beruht diese auf Mangel an phagocytosefähigen Granulocyten. Eine ähnliche Tendenz wird auch in vielen Fällen von Leukämie beobachtet. Bei myeloischer Leukämie mag dies daran liegen, daß unreife Granulocyten wenig phagocytosefähig sind (vgl. S. 126). Doch spielt hierbei wohl auch die bei allen Leukämien zu beobachtende starke Hemmung der Antikörperbildung[7] eine Rolle.

Schließlich darf nicht unerwähnt bleiben, daß bei Schwerkranken die Leukocyten wenig beweglich sind und daß sie auch auf Chemotaxis wenig ansprechen (vgl. S. 147).

---

[1] THOMPSON, MCQUARRIE und BELL 1936, MADDEN, WINSLOW, HOWLAND und WHIPPLE 1937, WHIPPLE 1942.
[2] MOEN und REIMANN 1933, RICHARDSON 1940, BATES und WEISS 1941, WOHL, WAIFE, GREEN und CLOUGH 1949.
[3] MILLS und COTTINGHAM 1943, CANNON 1945, STEFFEE 1950.
[4] SWEET 1904, DA COSTA und BEARDSLEY 1908, RICHARDSON 1935.
[5] RICH 1944.
[6] Literatur bei CASTLE 1950.
[7] BERNSTEIN 1934.

2. Ernährungsstörungen.

Über den Einfluß der Ernährung auf Infektion und Entzündung gibt es eine reichhaltige Literatur[1]. Wie wiederholt gezeigt wurde[2], verursacht *Eiweißmangel* Herabsetzung der Resistenz gegen Infektionserreger und somit größere Anfälligkeit für Entzündungen. Dieser Befund erklärt sich wohl dadurch, daß hierbei die Antikörperbildung gehemmt sein kann[3], und daß, wohl wegen Opsoninmangels, weniger Phagocytose stattfindet[4].

Bei *Vitamin A-Mangel* stehen, wie lange bekannt, Entzündungen der Augen und Atmungswege im Vordergrund der Erscheinungen. Offenbar handelt es sich hierbei um eine örtliche Resistenzverminderung der betroffenen Schleimhäute infolge der durch diesen Mangel verursachten Metaplasie des Oberflächenepithels.

Thiaminmangel soll die Resistenz gegen bakterielle Infektionen herabsetzen[5], ohne daß die Bildung von Antikörpern gestört ist[6]. Die Resistenz gegen Virusinfektionen ist jedoch erhöht[7]. *Mangel an Pantothensäure* oder *an Riboflavin* soll ähnlich wirken, doch soll die Antikörperbildung hierbei herabgesetzt sein[8]. Verminderte Resistenz und herabgesetzte Antikörperbildung sind auch bei *Biotinmangel*[9] und bei *Pyridoxinmangel*[10] beobachtet worden. Die herabgesetzte Antikörperbildung bei Pyridoxinmangel wurde von Störk, Eisen und John (1947) auf Untergang von Lymphocyten zurückgeführt. Bei *Mangel an Folsäure* schließlich soll die beobachtete Resistenzverminderung auf Störung der Neubildung von Leukocyten beruhen[11].

Daß *Vitamin C-Mangel* eine Entzündung stark beeinflussen kann, ist durch das Vorkommen hämorrhagisch-nekrotisierender Entzündungen beim Skorbut lange bekannt. Wie bereits erwähnt wurde (S. 37), ist die Extravasion der Erythrocyten hierbei durch größere Durchlässigkeit der Capillaren oder ihrer Scheide bedingt.

Mit Chow ausgeführte Versuche an skorbutischen Meerschweinchen ergaben den überraschenden Befund, daß von 20 mit 0,5 cm³ Terpentinöl und 0,5 cm³ einer Aufschwemmung abgetöteter Typhusbacillen (febriles Antigen, Typhoid „H“, Lederle) subcutan injizierten Tieren 13 während der ersten 48 Std verstarben. Während die Kontrolltiere am Orte der Injektion einen umschriebenen Entzündungsherd mit einem Durchmesser von 5—8 cm entwickelten, blieb dieser bei den skorbutischen Tieren aus. Da Vitamin C-Mangel das Bindegewebe stark schädigt und auch seine Barrierefunktion herabsetzt (vgl. S. 21), wurde dieser Befund dahin gedeutet, daß bei diesem Mangel Entzündungserreger auf dem Entzündungsfelde nicht nur nicht zurückgehalten werden, sondern sie so

[1] Literatur bei Clark 1950, Raffel 1953.
[2] Ross und Robertson 1932, Sako 1942, Fitzpatrick 1947, Wissler 1947, Koerner, Getz und Long 1949, Woolridge 1949.
[3] Cannon 1942, Cannon, Chase und Wissler 1943, Cannon, Wissler, Woolridge und Benditt 1944, Berry, Davis und Spies 1945, Ruchman 1946, Wissler, Woolridge, Steffee und Cannon 1946, Benditt, Wissler, Woolridge, Rowley und Steffee 1949, Wohl, Reinhold und Rose 1949.
[4] Mills und Cottinham 1943, Cannon 1945, Steffee 1950.
[5] Badger, Masunaga und Wolf 1940, Wooley und Sebrell 1942, Robinson und Siegel 1944, Guggenheim und Buechler 1946, Fitzpatrick 1948.
[6] Raffel 1953.
[7] Foster, Jones Henle und Dorfman 1944, Rasmussen, Waisman, Elvehjem und Clark 1944, Cutting, Dreisbach, Halpern, Irwin, Jenkins, Proescher und Tripi 1947.
[8] Axelrod, Carter, McCoy und Geisinger 1947, Becker und Gallagher 1947, Becker, Taylor und Fuhrmeister 1947, Ludovici, Axelrod und Carter 1949, Raffel 1953.
[9] Kligler, Guggenheim und Herrnheiser 1946, Caldwell und Gyorgi 1947, Carter und Axelrod 1948.
[10] Stoerk, Eisen und John 1947.
[11] Seeler und Ott 1945, Saslaw, Wilson, Doan, Woolpert und Schwab 1946.

schnell resorbiert werden, daß gewöhnlich harmlose Erreger durch allgemeine Intoxikation den Tod herbeiführen können. Da die Phagocytosefähigkeit der neutrophilen Granulocyten mit ihrem Vitamin-C-Gehalt parallel geht (vgl. S. 129), ist hierbei außerdem an verminderte Ingestion und Digestion von Erregern zu denken. Die Fähigkeit, Antikörper zu bilden, soll hingegen nicht gestört sein[1].

3. Gleichgewichtsstörungen im Hormonhaushalt.

Wie seit der Entdeckung der therapeutischen Wirkung von ACTH und Cortison bei rheumatoider Arthritis durch HENCH, KENDALL, SLOCUMB und POLLEY (1949) durch zahlreichen Arbeiten bekundet worden ist[2], kann die Entzündung auch durch Gleichgewichtsstörungen im Hormonhaushalt stark modifiziert werden. Während einige Hormone gewisse Phasen dieser Kettenreaktion verstärken können, haben andere eine unterdrückende Wirkung. Man spricht daher von prophlogistischen und antiphlogistischen Hormonen. Zu den ersteren werden das somatotropische oder Wachstumshormon (STH), Thyreotropin und Desoxycorticosteron (DCA) gerechnet, zu den letzteren Adrenocorticotropin (ACTH) und die 11-Oxy- und -Hydroxycorticosteroide (Cortison,Hydrocortison). Nach DOUGHERTY (1953) soll Hydrocortison in dieser Beziehung 80mal so wirksam sein als Cortison.

Wie schon länger bekannt war, können gewisse Phasen der Entzündung auch durch die *Geschlechtshormone* modifiziert werden. So verursachen Testosteron und die oestrogenen Hormone Erhöhung der Resistenz gegen Entzündungserreger[3], offenbar indem sie die Permeabilität des Bindegewebes herabsetzen und somit ihrer Ausbreitung entgegenwirken. Prolan B hingegen setzt die Resistenz herab, offenbar weil es die Bildung von Progesteron anregt und dieses die Durchlässigkeit der Grundsubstanz erhöht (vgl. S. 22). Nach TAUBENHAUS und AMROMIN (1950) wird die Bildung entzündlichen Granulationsgewebes durch Testosteron und die oestrogenen Hormone gehemmt, vielleicht indem sie die Sekretion von STH durch die Hypophyse unterdrücken.

Bei *hypophysektomierten* Tieren fanden ADAMKIEWICZ, HORAVA und SALGADO (1953) starke Veränderungen in der Zusammensetzung durch Crotonöl erzeugter Exsudate. Ihr Eiweißgehalt übertraf den der Kontrolltiere um 9%, ihr Reststickstoffgehalt um 55%. Ihr Gesamtgehalt an reduzierenden Substanzen war 11mal, ihr Gesamtfettgehalt 12mal so groß wie bei den Kontrolltieren. Auch war ihr Kaliumgehalt um 54% erhöht, während ihr Gehalt an anorganischem Phosphor um 31% herabgesetzt war. Ihre Wasserstoffionenkonzentration belief sich auf durchschnittlich p_H 7,66 gegenüber 7,53 bei den Kontrolltieren.

Die Bildung entzündlichen Granulationsgewebes ist bei hypophysektomierten Tieren gehemmt[4]. Bei den erwähnten Versuchen von ADAMKIEWICZ und Mitarbeitern wog dieses Gewebe 2,0 g gegenüber 3,1 g bei vergleichbaren Kontrolltieren.

Bei *adrenalektomierten* Tieren lassen sich ebenfalls Störungen in der entzündlichen Kettenreaktion beobachten[2]. Da diese offenbar durch Zustandsänderungen der terminalen Strombahn bedingt sind und diese bereits besprochen wurden (S. 30), brauchen wir hier nicht weiter auf sie einzugehen.

Bei *kastrierten* Tieren fanden TAUBENHAUS und AMROMIN (1949) die Bildung von Granulationsgewebe ziemlich ungestört.

Prophlogistische Hormonwirkung. Wie im 2. Abschnitt dieses Beitrages ausgeführt wurde, beeinflussen die prophlogistischen Hormone (STH,Thyreotropin, DCA) bereits das Entzündungsfeld. Wie dort zu lesen ist, fördern diese Hormone das Wachstum von Fibrocyten und die Bildung von Grundsubstanz und Fasern. Die Polymerisation der Hyaluronsäurekomplexe scheint jedoch herabgesetzt zu

[1] RAFFEL 1953.

[2] Für Literatur siehe SELYE (Stress) 1950, SELYE und HORAVA (Annual Reports on Stress) 1951—1953, und Symposia on Mechanism of Corticosteroid Action in Disease Processes [Ann. New York Acad. Sci. **56**, Art. 4 (1953)], The Effect of ACTH and Cortisone upon Infection and Resistance (SHWARTZMAN, Columbia Univ. Press, New York, 1953) und The Mechnism of Inflammation (JASMIN u. ROBERT, Acta, Inc., Montreal, 1953).

[3] SPRUNT 1941, LURIE 1950. [4] TAUBENHAUS und AMROMIN 1949.

sein. Jedenfalls verursachen STH und DCA vermehrte Ausbreitung ins Bindegewebe eingespritzter Substanzen. Auch beschleunigt DCA, ähnlich wie Hyaluronidase, die Resorption in die Gelenkhöhle von Kaninchen eingespritzte Farblösungen. Die terminale Blutbahn scheint hingegen durch diese Hormone wenig beeinflußt zu werden, wenn auch ihre Resistenz gegen Druck herabgesetzt sein mag (vgl. S. 30).

Daß gewisse Phasen der Entzündung durch die prophlogistischen Hormone verstärkt werden können, ist verschiedentlich beobachtet worden[1]. Nach Ballabio und Bonomo (1951) verstärkt DCA auch die Tuberkulinreaktion.

Wie Selye (1953) gezeigt hat, verursacht STH in der entzündlich gereizten Granulomtasche (vgl. S. 229) eine ungewöhnlich starke *Exsudatbildung*, ohne daß es dabei zu Nekrose kommt. Ähnlich fand Rindani (1953) das Exsudat in dieser Tasche bei DCA-Behandlung um fast 50% vermehrt. Da diese Hormone die terminale Durchblutung ziemlich ungestört lassen, liegt es nahe anzunehmen, daß dieses Verhalten durch ihre permeabilitätssteigernde Wirkung bedingt ist.

Über Beeinflussung der *infiltrativen* und *proliferativen Phasen* der Entzündung durch die prophlogistischen Hormone ist wenig bekannt. Doch soll STH der sepsiserzeugenden Wirkung von Cortison entgegenarbeiten[2]. Auch sind bei Schilddrüsenmangel bzw. vermehrter Sekretion von Thyreotropin die Mastzellen des Bindegewebes deutlich vermehrt[3].

Daß die *Heilungsphase* der Entzündung durch prophlogistische Hormone modifiziert werden kann, geht daraus hervor, daß die Bildung entzündlichen Granulationsgewebes durch STH und DCA gefördert wird[4]. Auch wird seine Vascularisation hierdurch vermehrt[5]. Da die prophlogistischen Hormone das Wachstum der Fibrocyten und ihre Tätigkeit anregen, ist diese Wirkung leicht verständlich.

Wurde DCA in die Wand entzündlich gereizter Granulomtaschen eingespritzt, wog das sich entwickelnde Granulationsgewebe 10% mehr als bei den Kontrolltieren[6]. Über die Wirkung von STH liegen offenbar noch keine Gewichtsbestimmungen vor, doch haben Adamkiewicz, Horava und Salgado (1953), wie erwähnt, zeigen können, daß Hypophysektomie das Gewicht des Granulationsgewebes um 35% herabsetzt.

Antiphlogistische Hormonwirkung. Daß ACTH und die 11-Oxy- und -Hydroxycorticosteroide eine Entzündung hemmen oder unterdrücken können, ist wohl zuerst durch Selye (1949) bei experimenteller Formalinarthritis nachgewiesen worden[7]. Wie seither vielfach bestätigt wurde, trifft diese Wirkung auch für das Arthus-Phänomen[8], die Tuberkulinreaktion[9] und andere allergische Erschei-

[1] Selye 1949—1953. Dougherty 1952, Rindani 1953, Robinson und Smith 1953.
[2] Selye 1951.
[3] Asboe-Hansen 1950.
[4] Taubenhaus und Amromin 1950, Selye 1951, Skelton 1952, Taubenhaus, Taylor und Morton 1952, Taubenhaus 1953.
[5] Taubenhaus 1953.
[6] Selye 1953.
[7] Für Literatur s. S. 233, Fußnote 2.
[8] Dougherty und Schneebeli 1950, Germuth und Ottinger 1950, Harris und Harris 1950, Rich, Berthrong und Bennett 1950, Seifter, Ehrich, Begany und Warren 1950, Stoerck 1950, Cohen und Moses 1951, Germuth, Nedzel, Ottinger und Oyama 1951, Krupp, Engleman und Gilbert 1951, Stuart 1951, Tillotson 1951, Ungar, Damgaard und Weinstein 1951, Fischel 1953.
[9] Bradley und Favour 1950, Derbes, Dent, Weaver und Vaughan 1950, Harris und Harris 1950, Long und Favour 1950, Long und Miles 1950, Stoerk 1950, Woods und Wood 1950, 1952, le Maistre, Tompsett, Mushenheim, Moore und McDermott 1951, Smith und Reinmuth 1951, Solotorovsky, Gregory und Stoerk 1951, Fischel 1953, Fischel, Kabat, Stoerk, Skolnick und Bezer 1953, Lurie, Zappasodi, Dannenberg und Cardona-Lynch 1953.

nungen zu[1]. Therapeutisch hat sich diese Wirkung besonders in der Augen- und Allergiekunde bewährt[2].

Wie in den letzten Jahren offenbar wurde, ist die antiphlogistische Wirkung dieser Hormone mit einer Herabsetzung der Resistenz gegen Entzündungserreger verbunden[3]. Dies trifft sowohl für Bakterien (Pneumokokken[4], Streptokokken[5], Staphylokokken[6], Tuberkelbacillen[7], Brucella[8]) und Viren (Poliomyelitis[9], Influenza[10], Mumps[10]) als auch für Spirochäten[11], Trypanosomen[12], Pilze[13] und selbst für Trichinen[14] zu. Wie wiederholt gezeigt wurde, kann die Herabsetzung der Resistenz zu Sepsis führen[15].

Bei experimenteller *Pneumokokkeninfektion* bei Kaninchen, welche mit Cortison oder Hydrocortison behandelt wurden, beobachteten ROBINSON und SMITH (1953) die rasche Entwicklung eines 2—3mal so großen Entzündungsherdes wie bei unbehandelten Kontrolltieren. Bei Kaninchen, welche ACTH erhielten, war diese Reaktion fast vollständig unterdrückt. Mikroskopisch unterschieden sich die behandelten Tiere von den Kontrolltieren durch sehr viel geringere Leukocyteninfiltrate und durch die Anwesenheit sehr viel größerer Mengen freiliegender Bakterien. Während die Kontrolltiere eine vorübergehende Bakteriämie mit einem Höhepunkt nach 3 Tagen zeigten, wurde das Blut bei den behandelten Kaninchen schon innerhalb der ersten 2 Tage überwältigend mit Bakterien überschwemmt.

Bei experimenteller *Streptokokkeninfektion* fand THOMAS (1953) bei unbehandelten Kaninchen am Orte der Einspritzung einen innerhalb von 8 Std entstehenden, intensiv geröteten, aber scharf umschriebenen Entzündungsherd. Wurden die Tiere mit Cortison behandelt, kam es nur zu einer geringfügigen Reaktion oder blieb diese ganz aus, doch starben diese Tiere nach 3—10 Tagen an Sepsis mit zahlreichen Bakterien in ihrem Blut. Da eine ähnliche Wirkung durch intravenöse Einspritzung von Thorotrast 6 Std vor Infektion der Streptokokken erzielt werden konnte, meinte THOMAS, daß die septische Wirkung von Cortison auf Blockade des Reticuloendothels beruhe.

Bei experimenteller *Tuberkulose* bei Meerschweinchen, welche mit Cortison behandelt wurden, beobachteten SPAIN und MOLOMUT (1950) und LE MAISTRE und TOMPSETT (1951) im Anfang eine mäßige Hemmung der Tuberkelbildung, doch fanden sich nach 1 Monat keine Unterschiede gegenüber den Kontrolltieren. Bei menschlicher Tuberkulose stellten

[1] BRADLEY und FAVOUR 1950, HARRIS und HARRIS 1950, STOERK 1950, 1953, WOODS und WOOD 1950, 1952, HARVEY 1953, ROSE 1953.

[2] STEFFENSEN, OLSON, MARGULIS, SMITH und WHITNEY 1950, WOODS 1950, LEOPOLD, PURNELL, CANNON, STEINMETZ und MCDONALD 1951, MOSHER 1951, STEFFENSON, WISHBOW, NAGELE, SMITH und WHITNEY 1951, WOODS und WOOD 1952.

[3] Literatur bei THOMAS 1952, 1953.

[4] GLASER, BERRY, LOEB, WOOD und DAUGHADAY 1950, KASS, INGBAR und FINLAND 1950, GLASER, BERRY, LOEB und WOOD 1951, KASS, INGBAR, LUNDGREN und FINLAND 1951, WHITE und MARSHALL 1951, GERMUTH, OTTINGER und OYAMA 1952, CAVALLERO 1953, KASS, GEIMAN und FINLAND 1953, KASS, LUNDGREN und FINLAND 1953.

[5] GLASER, BERRY, LOEB, WOOD und DAUGHADAY 1950, MOGABGAB und THOMAS 1950, 1952, FRIEDLÄNDER 1951, HAHN, HOUSER, RAMMELKAMP, DENNY und WANNAMAKER 1952, THOMAS 1953.

[6] KLIGMAN, BALDRIGE, REBELL und PILLSBURY 1951, GERMUTH, OTTINGER und OYAMA 1952, THOMAS 1952.

[7] HART und REES 1950, MICHAEL, CUMMINGS und BLOOM 1950, KARLSON und GAINER 1951, LURIE, ZAPPASODI, DANNENBERG und SWARTZ 1951, CUMMINGS, HUDGINS, WHORTON und SHELDON 1952, LE MAISTRE, TOMPSETT und MCDERMOTT 1953, LURIE, ZAPPASODI, DANNENBERG und CARDONA-LYNCH 1953.

[8] ABERNATHY 1951. [9] SHWARTZMAN 1950, 1952, SHWARTZMAN und ARONSON 1953.

[10] KASS, INGBAR, LUNDGREN und FINLAND 1951, KILBORNE und HORSFALL 1951, KASS, GEIMAN und FINLAND 1953, KASS, LUNDGREN und FINLAND 1953.

[11] TURNER und HOLLANDER 1950, 1953, DE LAMATER, SAURINO und URBACH 1952.

[12] WOLF, KABAT, BEZER und FONSECA 1951, 1953.

[13] CAVALLERO und SALA 1951, KLIGMAN, BALDRIDGE, REBELL und PILLSBURY 1951, CAVALLERO 1953.

[14] ANGEVINE 1953.

[15] BECK, BROWNE, JOHNSON, KENNEDY und MACKENZIE 1950, VIDEBAEK, ASBOE-HANSEN, ASTRUP, FABER, HAMBURGER, SHMITH, SPRECHLER und BROECHNER-MORTENSEN 1950, BRUNSTING, SLOCUMB und DIDCOCT 1951, EDWARDS 1951, IRONS, AYER, BROWN und ARMSTRONG 1951, KASS 1953.

le Maistre, Tompsett, Mushenheim, Moore und McDermott (1951) fest, daß ACTH und Cortison akute Symptome, und bei Larynxtuberkulose auch das örtliche Ödem unterdrücken, doch kehrten diese Erscheinungen nach Absetzen der Hormone rasch zurück.

Verschlimmerung experimenteller Mäusetuberkulose durch Cortison wurde durch Hart und Rees (1950) und schnell zum Tode führende Rattentuberkulose durch Michael, Cummings und Bloom (1950) und le Maistre, Tompsett und McDermott (1953) beschrieben. Bei experimenteller Tuberkulose von Kaninchen, welche mit ACTH oder Cortison behandelt wurden, fanden Lurie und Mitarbeiter[1] an Stelle von Tuberkeln zahlreiche Herde von käsiger Pneumonie mit 3—4mal so vielen Bacillen wie bei unbehandelten Tieren. Doch war die Disseminierung der Bacillen deutlich eingeschränkt. Wurde die Behandlung abgesetzt, kam es zu einer intensiven exsudativen Reaktion mit Kavernenbildung, welche von einer starken hämatogenen Aussaat begleitet war.

Bei experimenteller *Syphilis* bei Kaninchen beobachteten Turner und Hollander (1950, 1953), daß Cortisonbehandlung anstatt rötlicher steinharter Primäraffekte blasse, weiche, mit Hyaluronsäure und zahllosen Spirochäten angefüllte Knötchen herbeiführte. Wurde das Hormon entzogen, bildeten sich die weichen Knötchen in harte Primäraffekte um; auch kam es zu einer auffallend starken Generalisation.

Was hier über die Wirkung von ACTH und die 11-Oxy- und -Hydroxycorticosteroide gesagt wurde, trifft auch für die durch vermehrte Ausschüttung dieser Hormone gekennzeichnete Stressreaktion zu. So war schon früher bekannt, daß einfache und allergische Entzündungen durch diese Reaktion unterdrückt werden können[2]. Auch wußte man bereits, daß bei Stress die Resistenz gegen bakterielle Infektionen herabgesetzt ist[3]. Da Entzündungen nicht nur durch Stress modifiziert werden können, sondern auch selbst Stressoren sind, kann man von Wechselbeziehungen zwischen Entzündung und antiphlogistischen Hormonen sprechen.

Über die *Wirkungsweise* der antiphlogistischen Hormone bei der Entzündung gibt es zahlreiche Einzelbeobachtungen. Wie bereits erwähnt wurde (S. 62), besteht kein Grund zu der Annahme, daß hierbei eine Modifikation der Entzündungsursache vorliegt. Vielmehr spricht alles dafür, daß es sich um eine Wirkung auf den Wirt, nämlich um eine Milieuwirkung handelt.

Wie im 2. Abschnitt dieses Beitrages zu lesen ist, beeinflussen die antiphlogistischen Hormone bereits das Entzündungsfeld. Wie dort dargestellt wurde, hemmen sie das Wachstum von Fibrocyten und die Bildung von Grundsubstanz und Fasern. Doch ist die spärlich gebildete Grundsubstanz so hoch polymerisiert, daß ihre Barrierefunktion erhöht ist (S. 22, 23). Weiter wurde ausgeführt, daß ACTH und die 11-Oxy- und -Hydroxycorticosteroide den Blutdruck, die terminale Durchblutung, den Gefäßtonus und die capilläre Resistenz modifizieren (S. 30), daß sie die Permeabilität der Capillaren herabsetzen (S. 37), und daß sie den als Lymphocytolyse und Plasmocytolyse bekannten Vorgang fördern (S. 200ff.).

Bezüglich der verschiedenen Phasen der Entzündung läßt sich heute sagen, daß keine von der Wirkung der antiphlogistischen Hormone verschont bleibt. Daß die *entzündliche Alteration* durch diese Hormone modifiziert werden kann, geht bereits aus ihrer erwähnten Wirkung auf das Bindegewebe hervor. Wie leicht einzusehen ist, muß die, wenn auch in geringerer Menge, gebildete hoch polymerisierte Grundsubstanz der Ausbreitung von Entzündungsursachen und von den durch sie erzeugten chemischen Reizstoffen wie der Exsudation und Infiltration entgegenwirken.

Betreffs der chemischen Reizstoffe haben Ungar und Damgaard (1951) und Ungar (1953) angegeben, daß ACTH und die 11-Oxy- und -Hydroxycorticosteroide die Wirkung des als Fibrinolysin bekannten Enzyms (vgl. S. 74) dadurch abschwächen, daß sie seine Inaktivierung beschleunigen. Da diese Hormone das

[1] Lurie, Zappasodi, Dannenberg und Swartz 1951, Lurie, Zappasodi, Dannenberg und Cardona-Lynch 1953.

[2] Dammin und Bukantz 1949, Forman, Seifter und Ehrich 1949, Selye 1949.

[3] Delaunay, Lebrun und Coterau 1946, Delaunay, Pages und Maurin 1946, Selye 1950.

fibrinolytische System in vitro ungestört lassen, meinten sie, daß dieser Effekt vielleicht durch die Milz oder das Knochenmark vermittelt werde.

DOUGHERTY und SCHNEEBELI (1950) und DOUGHERTY (1952) nahmen zunächst an, daß die Unterdrückung allergischer Reaktionen durch ACTH oder Cortison dadurch bedingt sei, daß diese Hormone die Freisetzung von Anaphylatoxin aus Zellen oder seine Ausbreitung verhindern. Nachdem BASCHIERI (1952) gezeigt hatte, daß die Freisetzung dieses Vermittlers durch Cortison nicht beeinflußt wird, hat DOUGHERTY (1953) von dieser Vorstellung Abstand genommen.

Bezüglich des Histamins hat DOUGHERTY (1951, 1952) angegeben, daß die durch Einspritzung dieses Amins verursachte Zerstörung von Fibrocyten durch ACTH oder die 11-Oxy- und -Hydroxycorticosteroide fast völlig verhindert wird. Ähnlich hat ZWEIFACH (1953) festgestellt, daß örtliche Applizierung von Nebennierenrindenextrakten die durch Histamin erzeugte entzündliche Reaktion bis zur völligen Unterdrückung hemmen kann. Da die Ausschüttung von Histamin auf dem Entzündungsfelde durch diese Hormone nicht verhindert wird[1], dürfte es sich hierbei kaum um eine Beeinflussung der Histaminbildung handeln.

Wie MENKIN (1940, 1942, 1951—1953) ausgeführt hat, unterdrücken Nebennierenextrakte, ACTH und die 11-Oxy- und -Hydroxycorticosteroide die capillarpermeabilitätssteigernde und leukocytendiapedesefördernde Wirkung entzündlicher Exsudate wie ihre Fähigkeit, Leukocytose und Fieber zu erzeugen, während die Bildung von Exudin zwar nicht durch Cortison, wohl aber durch ACTH gehemmt werde, und zwar selbst bei adrenalektomierten Tieren. Er meinte daher, daß die antiphlogistischen Hormone vielleicht dadurch wirken, daß sie die ansässigen Zellen daran hindern, Leukotaxin, LPF und Pyrexin zu bilden, vielleicht indem sie die Eiweißsynthese hemmen. SELYE (1953), welcher die unmittelbare Wirkung von ACTH stark bezweifelt hat, meinte wohl mit Recht, daß es sich hierbei weniger um eine primäre Störung als um eine Teilerscheinung der antiphlogistischen Gesamtwirkung handeln dürfte. Jedenfalls liegt es nahe, anzunehmen, daß bei der auch von anderen beobachteten Herabsetzung der Capillarpermeabilität und Leukocytendiapedese (s. unten) weniger eine indirekte Wirkung durch Vermittler als eine direkte Wirkung auf die Gefäßwand vorliegt, und daß die von ihm und anderen beobachtete Unterdrückung des Fiebers (s. unten) weniger auf Hemmung von Pyrexinbildung als auf Störung der Temperaturregulation beruht.

Daß auch die *entzündliche Kreislaufstörung* und die damit verbundene *entzündliche Exsudation* (Ausschwitzung von Flüssigkeit) durch die antiphlogistischen Hormone modifiziert werden kann, geht ebenfalls aus den in Abschnitt II angeführten Beobachtungen über den Einfluß dieser Hormone auf das Entzündungsfeld hervor. Da Adrenalektomie den Tonus der kleinen Gefäße und ihre Resistenz gegen Druck herabsetzt, die 11-Oxy- und -Hydroxycorticosteroide aber beide verstärken, da die kleinen Gefäße nach Adrenalektomie ihre Ansprechbarkeit auf Adrenalin und andere Vasoconstrictoren verlieren, die 11-Oxy- und -Hydroxycorticosteroide diese aber wiederherstellen, und da sich ähnliches auch über die Vasomotion sagen läßt (vgl. S. 30), und da weiter festgestellt wurde, daß diese Hormone die Durchlässigkeit der Capillaren herabsetzen, sie also abdichten (vgl. S. 37), ist es leicht verständlich, warum die antiphlogistischen Hormone die entzündliche Hyperämie und die Exsudation stark hemmen können.

Nach ZWEIFACH (1953) lassen Nebennierenrindenextrakte zwar den histologischen Charakter der Capillarwand unverändert, doch beseitigen sie die entzündliche Hyporeaktivität besonders der Metarteriolen und Präcapillaren und wirken somit der vermehrten Durchblutung und dem gesteigerten Flüssigkeitsaustritt

[1] HOLMAN und GOTH 1952.

entgegen. Nach LURIE, ZAPPASODI und CARDONA-LYNCH (1953) wird bei durch Pepton oder Fibrinolysin erzeugten Entzündungen die vermehrte Durchlässigkeit und Brüchigkeit der Capillaren durch Cortison behoben. Wie RINDANI (1953) und SELYE (1953) gezeigt haben, verursacht Einspritzung von Hydrocortison in die Wand der von dem letzteren eingeführten Granulomatasche (vgl. S. 229) Herabsetzung der darin entstehenden Exsudatmenge um 90—100%. Ähnlich hat man festgestellt, daß die während der Alarmreaktion zu beobachtende vermehrte Transsudation und Lymphbildung durch ACTH oder Nebennierenrindenextrakte verhindert werden kann[1].

Nach SPAIN und MOLOMUT (1951) ist auch die Fibrinausschwitzung bei Cortisonbehandlung gehemmt. Ihre Erklärung, daß diese Wirkung wohl auf Herabsetzung der zirkulierenden Fibrinogenmenge beruhe, ist wohl durch die Vorstellung zu ersetzen, daß infolge der Abdichtung der Capillaren Fibrinogen weniger leicht aus den Gefäßen austreten kann.

Wie die entzündliche Alteration und Exsudation wird auch die Ansammlung und Tätigkeit der Granulocyten und Makrophagen, die *entzündliche Infiltration*, durch die antiphlogistischen Hormone stark modifiziert. Daß die bei der Stressreaktion zu beobachtende Hemmung der *Diapedese* der Leukocyten[2] durch vermehrte Sekretion von Nebennierenrindenhormonen bedingt ist, wurde schon von SELYE (1950) angenommen. Daß diese Annahme richtig war, erwies sich bald durch Versuche mit ACTH und 11-Oxy- und -Hydroxycorticosteroiden.

So zeigten DOUGHERTY und SCHNEEBELI (1950), daß die beim ARTHUS-Phänomen bei Mäusen während der ersten 6—8 Std zu beobachtende prozentuale Vermehrung der neutrophilen Granulocyten im Gewebe durch Cortison von 60% auf 18,5% herabgesetzt wird. Die Zahl der eosinophilen Granulocyten fiel während der ersten 4 Std von 8 auf 1%, während sie bei unbehandelten Tieren offenbar wegen der Stresswirkung der Seruminjektion während der ersten 2 Std auf 3% absank, um danach wieder anzusteigen. Der Prozentsatz der Makrophagen blieb bei behandelten Tieren mit 1—2% annähernd der gleiche, während er bei unbehandelten Tieren während der ersten 24 Std auf 30% anstieg. Die Lymphocyten vermehrten sich in beiden Fällen während der ersten 2 Std von 2 auf 5%, doch kehrte ihre Zahl schnell auf 1—2% zurück. Der Prozentsatz der Fibrocyten fiel bei behandelten Tieren während der ersten 6 Std von 90 auf 70%, während er bei unbehandelten Tieren während der ersten 8 Std auf 30% absank. Der letztere Unterschied kann vielleicht durch das stärkere Ödem bei unbehandelten Tieren erklärt werden (s. oben).

REBUCK und MELLINGER (1953), welche diese Verhältnisse mit der von ihnen entwickelten Deckglasmethode (vgl. S. 160) beim Menschen untersucht haben, fanden bei unbehandelten Wirten neben der gewöhnlichen Zunahme der neutrophilen Granulocyten eine zunehmende durch Abgabe von Cytoplasmateilen bedingte Abnahme ihrer Größe. Nach 14 Std betrug ihre Zahl weniger als die Hälfte der ausgewanderten Zellen, während ihre Größe auf 6—8 μ reduziert war. Wurde Cortison örtlich appliziert, war die Zahl der sich ansammelnden Granulocyten stark herabgesetzt. Auch zeigten diese Zellen stärkere Zerfallserscheinungen. Wie die neutrophilen Granulocyten waren auch die Makrophagen stark vermindert. Lymphocyten schließlich fehlten fast vollständig.

Daß ACTH und die 11-Oxy- und -Hydroxycorticosteroide die Emigration von Leukocyten hemmen, ist auch von anderen Autoren beobachtet worden[3]. Daß sie auch die Ansammlung von eosinophilen Granulocyten und Makrophagen unterdrücken, ist gleichfalls bestätigt worden[4].

Bezüglich der Ursache der Diapedesehemmung meinte SELYE (1950), daß sie auf der durch dieses Hormone bedingten Abdichtung der Capillaren zurückzu-

[1] PRADOS, STROWGER und FEINDEL 1945, GRENELL und MCCAWLEY 1947, SELYE 1950.

[2] DELAUNAY und PAGES 1945, DELAUNAY, LEBRUN und COTERAU 1946, DELAUNAY, PAGES und MAURIN 1946, MILES und NIVEN 1950.

[3] EBERT und WISSLER 1950, TAUBENHAUS und AMROMIN 1950, COSTE, PIQUET, GOMICHE und CAYLA 1951, CUMMINGS, DRUMMOND, MICHAEL und BLOOM 1951, GLASER, BERRY, LOEB, WOOD und HAMLIN 1951, MICHAEL und WHORTON 1951, TILLOTSON 1951, SPAIN, MOLOMUT und HABER 1952, CAVALLERO 1953, ROBINSON und SMITH 1953.

[4] REBUCK, SMITH und MARGULIS 1951, GERMUTH, OTTINGER und OYAMA 1952, NILZEN 1952.

führen sei. Die Tatsache, daß hierbei auch die Randstellung der Leukocyten vermindert ist[1], ist mit dieser Anschauung schon deswegen wohl vereinbar, da die hierfür verantwortlichen Stoffe sehr wohl aus dem Gewebe stammen mögen und daher die Gefäßwand passieren müssen, bevor sie diese Wirkung entfalten können.

Was hier über die Diapedese der Leukocyten gesagt wurde, trifft auch für die *Phagocytose* zu. Wie schon GERLACH (1923, 1925) und COLOMBO und ZANETTI (1937) bekannt war, ist die Phagocytosefähigkeit der Blutleukocyten während der ersten Stunden nach Schock stark herabgesetzt. Demgegenüber fanden SELYE (1937, 1939, 1946, 1951[2] u.a.) die Phagocytose durch Reticuloendothelien während der Alarmreaktion erhöht. Auch verschwanden intravenös eingespritzte Tuscheteilchen aus dem Blute schneller als bei Kontrolltieren[3]. Bei hochgradiger Alarmreaktion war jedoch auch diese Phagocytose herabgesetzt[4]. Wie bereits SELYE (1949) ausgeführt hat, ist diese Wirkung unzweifelhaft eine Folge der bei Stress stattfindenden Ausschüttung von „Glucocorticoiden". Daß dieser Schluß richtig war, ist später vollauf bestätigt worden.

So fand man, daß ACTH und Cortison die Phagocytose durch Granulocyten hemmen[5], und infolgedessen intravenös eingespritzte virulente Bakterien nicht nur nicht aus dem Blute verschwinden, sondern sich stark vermehren können. Ähnlich wurde die Phagocytose durch Makrophagen vermindert gefunden[6]. Hingegen haben KASS und Mitarbeiter[7] in Übereinstimmung mit SELYE (1937—1946) angegeben, daß die Aufnahme von Ertyhrocyten durch das Reticuloendothel durch Cortison nicht gehemmt wird, während LURIE, ZAPPASODI, DANNENBERG und CARDONA-LYNCH (1953) vermerkt haben, daß bei experimenteller Tuberkulose die Phagocytose durch das Reticuloendothel eher heraufgesetzt ist und infolgedessen eingespritzte Tuberkelbacillen schneller als gewöhnlich aus dem Blute verschwinden. Doch war die Verdauung der aufgenommenen Erythrocyten bzw. Tuberkelbacillen stark verzögert. Erythrocyten, welche normalerweise nach 1—2 Tagen verschwinden, blieben bei Cortisonbehandlung bis zu 14 Tagen sichtbar. KASS und LURIE schlossen daher, daß es sich bei der Phagocytosestörung weniger um behinderte Aufnahme als um gehemmte Verdauung handele.

Da Blockade des Reticuloendothels durch Thorotrast oder kolloidalen Eisenzucker bei mit virulenten Streptokokken oder Pneumokokken injizierten Kaninchen die gleiche septische Wirkung hat wie Cortison[8], da dieses Hormon die Beseitigung intravenös eingespritzten radioaktiven Goldes durch das Reticuloendothel stark verzögert[9], und da Blockade ebenso wie Cortison auch das SHWARTZMAN-Phänomen unterdrückt[10], meinte THOMAS, daß die antiphlogistische Wirkung der 11-Oxy- und -Hydroxycorticosteroide darauf beruhe, daß sie das Reticuloendothel blockieren.

Wie die entzündliche Infiltration wird auch die Ansammlung oder Wucherung von Lymphocyten und Plasmazellen, die *entzündliche Proliferation*, durch die antiphlogistischen Hormone stark beeinflußt. Wie bereits ausgeführt wurde

[1] EBERT und WISSLER 1950, MICHAEL und WHARTON 1951, SPAIN, MOLOMUT und HABER 1952.
[2] ARVY und GABE 1949, GORDON und KATSH 1949, KUNA, BLATTBERG und REIMAN 1951, TIMIRAS und SELYE 1951.
[3] KARADY und KOVACS 1948, TIMIRAS 1949, TIMIRAS und SELYE 1950.
[4] DELAUNAY, LEBRUN und COTERAU 1946, EPPINGER 1949.
[5] CREPEA, MAGNIN und SEASTONE 1951, REBUCK, SMITH und MARGULIS 1951, REBUCK und MELLINGER 1953, ROBINSON und SMITH 1953.
[6] SPAIN und MOLOMUT 1950, BARBER und DELAUNAY 1951, MICHAEL und WHORTON 1951, SCHMIDT und SQUIRES 1951, SPAIN, MOLOMUT und HABER 1952, REBUCK und MELLINGER 1953.
[7] KASS, GEIMAN und FINLAND 1953, KASS, KENDRICK und FINLAND 1953. [8] THOMAS 1953.
[9] CORNWALL und GOOD 1953. [10] GOOD und THOMAS 1952, THOMAS und GOOD 1952.

(S. 200), verursachen ACTH und die 11-Oxy- und -Hydroxycorticosteroide den Zerfall der in Thymus und Lymphknoten enthaltenen Lymphocyten und Plasmazellen. Eine Verminderung der Zahl der sich auf dem Entzündungsfelde ansammelnden Lymphocyten[1] und Plasmazellen[2] wurde ebenfalls beobachtet. Schließlich fand man auch die Mastzellen vermindert oder ihrer Granula beraubt[3].

Kass, Kendrick und Finland (1953), welche den Einfluß von ACTH und verschiedenen Nebennierenrindenhormonen auf den Popliteallymphknoten des Kaninchens genauer untersucht haben, fanden, daß Cortison und Hydrocortison das Gewicht dieses Knotens um etwa die Hälfte herabsetzen. Während die Desoxyribonucleinsäurekonzentration unverändert blieb, war die Ribonucleinsäurekonzentration stark vermindert. Diese Beobachtung paßt gut zu der Anschauung des Verfassers, daß diese Hormone weniger auf die Desoxy- als auf die Ribonucleinsäure einwirken (vgl. S. 200 ff.).

Daß ACTH und die 11-Oxy- und -Hydroxycorticosteroide auch die *Antikörperbildung* unterdrücken können, ist ebenfalls wohl bekannt[4]. Wie Solotorovsky, Gregory und Stoerk (1951) gezeigt haben, verhindert Cortison auch die vor Tuberkulose schützende Wirkung von Impfung mit abgetöteten Tuberkelbacillen bei Mäusen.

Bei den oben erwähnten Versuchen von Kass, Kendrick und Finland (1953) ging die Herabsetzung der Antikörperbildung mit einer Verminderung der Ribonucleinsäurekonzentration im regionären Lymphknoten parallel. Diese Beobachtung paßt gut zu der Vorstellung, daß die Antikörper durch die Plasmazellen hergestellt werden (vgl. S. 183 ff.).

Die im Anfang der fünfziger Jahre vielfach vertretene Ansicht, daß die antiphlogistische Wirkung von ACTH und den 11-Oxy- und -Hydroxycorticosteroiden auf Unterdrückung der Antikörperbildung beruhte, konnte jedoch schon deshalb nicht richtig sein, weil diese Wirkung unmittelbar nach Applizierung von Cortison oder Hydrocortison eintritt, das ist, lange bevor Antikörper in Erscheinung treten.

Daß die antiphlogistischen Hormone auch die bei Entzündung zu beobachtenden *entfernten Reaktionen* modifizieren können, ist ebenfalls bekannt. So ist wiederholt festgestellt worden, daß ACTH und Cortison Fieber unterdrücken können und somit eine antipyretische Funktion ausüben[5]. Weiter ist wohl bekannt, daß diese Hormone nach anfänglicher Leukopenie eine neutro- oder heterophile Leukocytose erzeugen und sie die Zahl der zirkulierenden Lymphocyten stark herabsetzen können[6]. Die Tatsache, daß die 11-Oxy- und -Hydroxycorticosteroide die eosinophilen Granulocyten stark vermindern[7], bildet bekanntlich die Grundlage der von Thorn (1950) eingeführten Funktionsprüfung der Nebennierenrinde. Daß auch die mesenchymalen Allgemeinreaktionen des Gefäßbindegewebsapparates durch diese Hormone modifiziert werden können, geht daraus hervor, daß die Thymusdrüse und Milz durch sie stark verkleinert werden (vgl. S. 200 ff.).

Wie alle vorhergehenden Phasen der Entzündung wird schließlich auch die *Heilungsphase* von den antiphlogistischen Hormonen stark beeinflußt. Da ACTH und die 11-Oxy- und -Hydroxycorticosteroide die Wucherung von Fibrocyten und die Bildung von Grundsubstanz und Fasern hemmen (vgl. S. 22), ist leicht einzusehen, warum fast alle Beobachter übereinstimmend berichtet haben, daß die Bildung von Granulationsgewebe oder die Heilung der Entzündung durch sie

---

[1] Michael, Cummings und Bloom 1950, Crabb und Kelsall 1951, Rebuck, Smith und Margulis 1951, Schmidt und Squires 1951, Tillotson 1951, Cummings, Drummond, Michael und Bloom 1952, Rebuck und Mellinger 1953.

[2] Crabb und Kelsall 1951, Nilzen 1952, Cavallero 1953.

[3] Michael und Whorton 1951, Asboe-Hansen 1952, Bloom 1952, Cavallero 1953.

[4] Fischel 1950, Germuth und Ottinger 1950, Bjorneboe, Fischel und Stoerk 1951, Criep, Mayer und Menchaca 1951, Stuart 1951, Dews und Code 1953.

[5] Kass und Finland 1950, Recant, Ott und Fischel 1950, Duffy und Morgan 1951, Douglas und Paton 1952.

[6] Literatur bei Selye 1950—1953. [7] Hills, Forsham und Finch 1948.

verzögert oder unterdrückt wird[1]. Wie wiederholt festgestellt wurde, ist hierbei auch die Neubildung von Gefäßen gehemmt[2]. Da die mitotische Teilung bei Stress oder Behandlung mit ACTH oder Cortison herabgesetzt ist[3], ist diese Störung leicht verständlich.

Quantitative Untersuchungen über die Wirkung antiphlogistischer Hormone auf die Bildung von Granulationsgewebe wurden bisher offenbar nur von SELYE (1953) vorgelegt. Wie er mittels seiner Granulomataschentechnik (vgl. S. 229) zeigen konnte, wird das Gewicht eines durch Crotonöl erzeugten 14 Tage alten Granulationsgewebes von durchschnittlich 3,7 g auf fast 0 g herabgesetzt, wenn man durch die Wand der Tasche Hydrocortison einführt. Die Dicke des Gewebes wurde hierbei von 900 auf 80 μ reduziert.

Da mehrere Autoren eine Wechselwirkung zwischen STH und DCA einerseits und ACTH und den 11-Oxy- und Hydroxycorticosteroiden andererseits festgestellt haben[4], meinte TAUBENHAUS (1953), daß die unterdrückende Wirkung der antiphlogistischen Hormone auf Granulationsgewebe und Heilung vielleicht darauf beruhe, daß sie die Bildung von STH und wohl auch von DCA verhindern. Da diese Wirkung auch bei lokaler Applikation der 11-Oxy- und -Hydroxycorticosteroide auftritt, ist jedoch anzunehmen, daß unmittelbare Milieueinflüsse hierbei eine wichtigere Rolle spielen.

XII. Begriffsbestimmung.

Die Behauptung RICKERS (1924), daß man die Entzündung nicht definieren kann, ist sicher ebenso unhaltbar wie seine Angabe, daß jede teleologische Deutung als unwissenschaftlich abgelehnt werden muß. Wenn es bisher nicht gelungen ist, die Entzündung allgemein befriedigend zu definieren, wenn auch bei der letzten großen Aussprache über diesen Vorgang auf der 19. Tagung der Deutschen Pathologischen Gesellschaft im Jahre 1923 „fast jeder einzelne eine Neigung gezeigt hat, den Ausdruck ‚entzündlich‘ in seinem eigenen Sinne zu gebrauchen“, so besagt das doch nur, daß das Wissen um die Entzündung zu jener Zeit noch zu unvollständig war, um eine befriedigende Begriffsbestimmung zuzulassen. Wie wohl bekannt ist, war RICKER, ähnlich wie BIER (1933), mit den durch METSCHNIKOFF (1880—1913) entdeckten cellulären Abbauvorgängen wenig vertraut. Auch wußte er noch nichts von den Anpassungsvorgängen, welche die durch Antigene verursachten Entzündungen begleiten. Wären ihm diese Kardinalvorgänge der Entzündung bekannt gewesen, hätte es ihm kaum entgehen können, daß dieser Vorgang einen defensiven Charakter hat.

[1] BAKER und INGLE 1948, RAGAN, HOWES, PLOTZ, MEYER und BLUNT 1949, TAUBENHAUS und AMROMIN 1949, 1950, BAKER und WHITAKER 1950, BLUNT, PLOTZ, LATTES, HOWES, MEYER und RAGAN 1950, CASTOR und BAKER 1950, CAVALLERO, BORASI, SALA und AMIRA 1950, CREDITOR, BEVANS, MUNDY und RAGAN 1950, DUCOMMUN und MACH 1950, HOWES, PLOTZ, BLUNT und RAGAN 1950, MEYER, SCHULER und DESAULLES 1950, PLOTZ, HOWES, BLUNT, MEYER und RAGAN 1950, PLOTZ, HOWES, MEYER, BLUNT, LATTES und RAGAN 1950, RAGAN, HOWES, PLOTZ, MEIER, BLUNT und LATTES 1950, SPAIN und MOLOMUT 1950, SPAIN, MOLOMUT und HABER 1950, VIDEBAEK, ASBOE-HANSEN, ASTRUP, FABER, HAMBURGER, SCHMITH, SPRECHLER und BROECHNER-MORTENSEN 1950, ANDERSON, WIESEL, HILLMAN und STUMPE 1951, BAXTER 1951, BAXTER, SCHILLER und WHITESIDE 1951, BAXTER, SCHILLER, WHITESIDE und STAITH 1951, DESAULLES, SCHULER und MEIER 1951, MICHAEL und WHARTON 1951, PRUNTY, CLAYTON und MCSWINEY 1951, SELYE 1951, 1953, SHAPIRO, TAYLOR und TAUBENHAUS 1951, TAUBENHAUS 1951, 1953, TAUBENHAUS und LEV 1951, BANGHAM 1952, BARBER und NOTHAKER 1952, GROSS 1952, SKELTON 1952, TAUBENHAUS, TAYLOR und MORTON 1952 u. a.

[2] ZOGER 1952, TAUBENHAUS 1953.

[3] BULLOUGH und EISA 1950, GREEN 1950, GREEN und BULLOUGH 1950, GREEN und GHADIALLY 1951.

[4] SELYE 1949—1953, SKELTON 1952, TAUBENHAUS, TAYLOR und MORTON 1952 u. a.

Wie in der Einleitung zu diesem Beitrag ausgeführt wurde, sind unsere Vorstellungen von der Entzündung von jeher ein Abbild unserer biologischen Kenntnisse gewesen. Im Altertum und Mittelalter wurde diese Erscheinung durch eine humorale Lehre erklärt. Nach der Entdeckung des Blutkreislaufs durch HARVEY (1628) wurde diese durch eine vasculäre Theorie ersetzt. Da diese Vorstellungen heute nur noch historisches Interesse haben, brauchen wir hier nicht weiter auf sie einzugehen.

Die moderne Lehre der Entzündung geht auf die Entdeckung der Zellen durch SCHLEIDEN (1838) und SCHWANN (1839) und auf die Einführung der Cellularpathologie durch VIRCHOW (1854) zurück. Die Entwicklung dieser Lehre ist in den geschichtlichen Vorbemerkungen zu diesem Beitrag kurz dargestellt worden. Wie dort zu lesen ist, konnte sich eine celluläre Lehre der Entzündung erst entwickeln, nachdem METSCHNIKOFF (1880—1913) die Phagocytose entdeckt und ihre Bedeutung erkannt hatte. Doch wurde die kleinzellige Infiltration erst in den letzten Jahren unserem Verständnis zugängig. Wie wir heute wissen, dienen die Granulocyten, Makrophagen und Plasmazellen bei der Entzündung nicht nur der Überwindung der Entzündungserreger und der durch sie verursachten Gleichgewichtsstörung, sondern auch der Anpassung in dem Sinne, daß der Körper bei erneuter Invasion durch diese Erreger besser mit ihnen fertig werden kann.

Von den älteren Begriffsbestimmungen dieser neuen Epoche seien hier nur die Definitionen RIBBERTs und SCHWALBEs genannt. Während RIBBERT (1908) die Entzündung als „die Summe aller jener gesteigerten exsudativen und proliferativen Vorgänge" bezeichnete, „welche durch die Gegenwart der verschiedenartigen Schädlichkeiten ausgelöst werden", sprach SCHWALBE (1911) von einem „komplexen pathologischen Prozeß, bei welchem nebeneinander Kreislaufstörung, Degeneration und Regeneration einhergehen".

Im Jahre 1921 bezeichnete LUBARSCH die Entzündungen als „diejenigen örtlichen Reaktionen und Veränderungen der lebendigen Substanz (der Zellen und Gewebe), die auf Ansammlung und Ablagerung schädigender Stoffe erfolgen und der Abwehr, Zerstörung und Beseitigung der Schädlichkeiten dienen können." Sie sind gekennzeichnet „durch Gewebszerstörungen, Austritt von zelligen und flüssigen Blutbestandteilen in die Gewebe und Gewebswucherungen." „Nur bei Vereinigung dieser drei verschiedenartigen Vorgänge alterativer, exsudativer und proliferativer Natur darf man von Entzündung reden oder die Reaktionen als entzündliche bezeichnen." Ähnlich definierte MARCHAND (1924) die Entzündung als „eine Reihe von örtlichen Vorgängen an den Gefäßen und an den Geweben, welche nach der Einwirkung von Schädlichkeiten mechanischer, physikalischer, chemischer und infektiöser Art in kausal gesetzmäßiger Weise verlaufen und im günstigen Falle zur Beseitigung der Schädigung und dadurch zur Heilung führen (biologische Bedeutung des Entzündungsvorganges)". „Die Merkmale der akuten Entzündung sind: Erweiterung der kleinen Gefäße an der geschädigten Stelle, daran sich anschließende arterielle Hyperämie, vermehrte Durchströmung mit Blut und relative Temperatursteigerung, allmähliche Verlangsamung der Zirkulation (bis zur Stase), erhöhte Durchlässigkeit und Lähmung der kleinen Gefäße, die unter steter Beteiligung der Gewebsflüssigkeit, Auswanderung farbloser Blutzellen, Schwellung und Wucherung der Gewebszellen, besonders des Gefäßbindegewebes, zur Bildung eines gerinnungsfähigen, mehr oder weniger zellenreichen Exsudats führen (symptomatische oder Realdefinition)." Chronisch-entzündlich sind, nach MARCHAND, „krankhafte Vorgänge und Zustände, die sowohl mit andauernder Exsudatbildung, als mit vorwiegender Gewebswucherung besonders des Gefäßbindegewebes einhergehen und sich entweder aus akuten

Entzündungen oder ohne solche bei andauernder Schädigung der Gewebe allmählich entwickeln. Die Gewebswucherung (entzündliche Neubildung) führt einerseits zur Beseitigung der geschädigten Teile, andererseits aber auch zu ihrem Ersatz, also zu einer mehr oder weniger vollständigen Heilung, oder, je nach der fortwirkenden Ursache zur Bildung eines hinfälligen oder auch dauerhaften abnormen Gewebes, oft unter bleibender Ernährungsstörung und dauernder Schädigung der Funktion."

Auf der Pathologentagung im Jahre 1923 definierte RÖSSLE die Entzündung „als eine krankhaft durch Reize gesteigerte Funktion des Bindegewebegefäßsystems, auch in ihrem weiteren Verlauf noch als eine Systemerkrankung dieses mesodermalen Apparates — die geeignet erscheint, das Bindegewebe der Organe von Fremdstoffen zu reinigen". Ähnlich hat FISCHER-WASELS (1923, 1924) die Entzündung kurz als „die Reaktion des Gefäßbindegewebsapparates auf lokale Gewebsschädigungen" bezeichnet, während MACCALLUM (1924) von einer komplexen vasculären und cellulären Reaktion sprach, die unmittelbar nach einer Schädigung auftritt, und dadurch, daß sie viel Blut in das betroffene Gewebe bringt und seine Bestandteile auf das Entzündungsfeld leitet, dazu geeignet ist, eine Verbreitung der Schädigung zu verhindern und die schädliche Ursache im Zaum zu halten oder gar zu zerstören.

ASCHOFF, welcher die Entzündung zu den pathologischen „Anpassungsvorgängen" rechnete, sprach im Jahre 1936 von „örtlich defensiven Reaktionen, welche der Ausmerzung und Unschädlichkeitsmachung aller jener Schädlichkeiten dient, weiche von außen her direkt oder indirekt den Organismus getroffen haben". Ähnlich bezeichnete FORBUS (1943) die Entzündung kurz als eine aus alterativen und progressiven Gewebsvorgängen zusammengesetzte Reaktion, welche in der Hauptsache dem nützlichen Zwecke dient, den Körper gegen schädliche Kräfte zu schützen. Schließlich definierte BÜCHNER (1950) die Entzündung kurz als den „Komplex jener örtlichen Veränderungen der Durchblutung, der Blutgefäße und des Mesenchyms, welche unter der Wirkung eines lokalisierten krankhaften Reizes eintreten und in der Regel das Erlöschen der Reizwirkung zur Folge haben".

Wenn wir diese verschiedenen Begriffsbestimmungen überblicken, läßt sich feststellen, daß sie sich hauptsächlich dadurch unterscheiden, daß sie teils beschreibend (RIBBERT, SCHWALBE, FISCHER-WASELS) und teils deutend sind (RÖSSLE, ASCHOFF), und daß einige Autoren, wie LUBARSCH, FORBUS und BÜCHNER, sich einer gemischten Definition bedient haben. Am klarsten hat sich MARCHAND (1924) ausgedrückt, indem er zwischen einer symptomatischen oder Realdefinition und einer biologischen Deutung unterschied.

Echte Meinungsverschiedenheiten bestanden offenbar nur in der Frage, ob die durch die Entzündungsursache bedingten einleitenden Gewebsveränderungen und die am Ende stehenden Reparationsvorgänge mit zur Entzündung gehören, oder ob sie als Ursache und Folge vom eigentlichen Entzündungsvorgang abzutrennen sind.

Während SCHWALBE, LUBARSCH, FORBUS und besonders SCHADE und MENKIN die einleitenden Gewebsveränderungen mit zur Entzündung gerechnet haben, hat MARCHAND zwar zugegeben, daß alle Entzündungsursachen zunächst eine Schädigung herbeiführen, hat dann aber bemerkt, daß es aus verschiedenen Gründen nicht bloß am zweckmäßigsten für das Verständnis des Entzündungsvorganges, sondern auch logisch richtiger wäre, die degenerativen Parenchymveränderungen, die als unmittelbare Folge der schädigenden Ursache auftreten, von dem Entzündungsvorgang als solchem abzutrennen. Ebenso hat ASCHOFF zwar die letzte Ursache der verschiedenen entzündlichen Vorgänge in einer durch das entzündliche Agens bedingten Änderung des physikalisch-chemischen Aufbaues der Gewebsflüssigkeit gesucht, doch hat er diese einleitenden Veränderungen trotzdem von der Entzündung abgesondert. Wenn auch zugegeben werden muß, daß das Wesen der Entzündung eher in den auf diese Veränderungen folgenden Ausgleichs- und Anpassungsvorgängen zu suchen ist, so ist es doch sicher, daß eine Reaktion ohne Aktion nicht vorstellbar ist. Auch geht aus den im 2. und 3. Abschnitt dieses Beitrages niedergelegten Ergebnissen der modernen Entzündungsforschung deutlich hervor, daß das Hervortreten der einzelnen Entzündungsvorgänge, wie der Ablauf einer Entzündung weitgehend durch die physikalisch-chemische und chemische Struktur der Entzündungsursache und der durch sie verursachten einleitenden physikalisch-chemischen und chemischen Gewebsveränderungen bedingt ist, eine Definition der Entzündung ohne ihre Einbeziehung deshalb kaum vorgenommen werden kann.

Die am Ende der Entzündung stehenden Reparationsvorgänge wurden von LUBARSCH der Entzündung zugerechnet, während RÖSSLE zwar die Organisation und ASCHOFF die Bildung von Granulationsgewebe, der pyogenen Membranen und selbst der Riesenzellenepulis dazu zählten, die „reparativen" Vorgänge aber davon abtrennten. Nun haben aber schon CARREL und EBELING (1922—1926) gezeigt, daß selbst mechanische Wunden ohne Auswanderung von Leukocyten nicht verheilen, es also gar nicht sicher ist, ob Reparation ohne Entzündung stattfinden kann. Aber selbst wenn dies vorkommen sollte, dürfen wir doch nicht vergessen, daß die Entzündung, wenn wir sie als einen Ausgleichs- und Anpassungsvorgang auffassen wollen, nicht als beendet angesehen werden kann, bevor Heilung eingetreten ist. Schon aus diesem Grunde müssen die Reparationsvorgänge mit zur Entzündung gerechnet werden.

Wenn wir von diesen Meinungsverschiedenheiten absehen, können wir jedoch feststellen, daß die in den letzten 50 Jahren vorgebrachten, die verschiedene Einstellung ihrer Autoren widerspiegelnden Definitionen sich nicht widersprechen, sondern daß sie einander ergänzen. Wenn sie etwas Unbefriedigendes haben, so liegt das gewiß nicht daran, daß sie unrichtig sind, sondern daß es ihnen an Vollständigkeit fehlt. Wenn wir bedenken, daß unsere Vorstellungen von der Entzündung nicht besser sein können als unsere Kenntnisse von den daran beteiligten biologischen Reaktionen und sich diese seit der Jahrhundertwende stark vertieft haben, kann uns diese Unvollständigkeit kaum überraschen.

Da eine Definition eines krankhaften Vorganges ohne funktionelle Deutung wenig ansprechend ist, und da eine solche Deutung ohne genaue Kenntnis der hierbei vorkommenden biologischen Reaktionen kaum vorgenommen werden kann, ist es angezeigt, die Entzündung biologisch-funtionell zu definieren. Wenn wir die Seiten dieses Beitrages durchblättern, kann es uns nicht entgehen, daß es hierbei kein „Hauptcharakteristikum" gibt, die Entzündung also nicht als vasculäre Reaktion oder parenterale Verdauung definiert werden kann. Vielmehr handelt es sich, wie RICKER (1924) mit Recht gesagt hat, um eine „ununterbrochene Kette kausal verknüpfter Vorgänge" oder, wie in der Einleitung zu diesem Beitrag ausgeführt wurde, um „eine Kette von bestimmt charakterisierten Vorgängen, deren einzelne Glieder durch verschieden starkes Hervortreten der Entzündung ihr jeweiliges Gepräge geben. Am Anfang dieser Kette steht eine durch eine Entzündungsursache bedingte Störung des physiologischen Gleichgewichts, am Ende eine Wiederherstellung dieses Gleichgewichts. Dazwischen liegen Reaktionen des Bindegewebes, der darin enthaltenen Gefäße und Nerven und des in den Gefäßen befindlichen Blutes." Wie andere Gleichgewichtsstörungen ist auch die Entzündung nicht örtlich begrenzt, sondern spielen

Reaktionen der regionären Lymphknoten und selbst entfernte Reaktionen hierbei eine bedeutende Rolle. Wie wiederholt hervorgehoben wurde, und wie auch SELYE (1953) betont hat, kann es hierbei schließlich zu der als allgemeine Stressreaktion bekannten Gleichgewichtsstörung und infolgedessen zu einer Modifikation im Ablauf der Entzündung kommen. Diese Zusammenhänge zeigen deutlich, daß die entzündliche Gleichgewichtsstörung kein örtlich beschränktes Einzelphänomen ist, sondern daß es sich hierbei um ein Ineinandergreifen verschiedener örtlicher und allgemeiner Gleichgewichtsstörungen handelt.

Jede Entzündung beginnt mit einleitenden, durch physikalisch-chemische und (oder) chemische Eigenschaften der Entzündungsursache erzeugten unmittelbaren und (oder) mittelbaren Gewebsveränderungen teils physikalisch-chemischer und teils chemischer Natur. Auf diese als entzündliche Alteration bekannte Störungsphase folgt eine direkte und (oder) durch Nervenreizung bedingte, durch Hyperämie und Stase gekennzeichnete Reaktion der örtlichen Blutgefäße (entzündliche Kreislaufstörung). Diese gipfelt in dem Austritt von Blutflüssigkeit (entzündliche Exsudation) und von Granulocyten und Makrophagen (entzündliche Infiltration). Auf diese funktionell durch Neutralisierung und Abbau der Entzündungsursache und der durch sie erzeugten Alterationsprodukte gekennzeichnete Überwindungsphase folgt, wie besonders bei chronischen Entzündungen deutlich ist, eine Ansammlung und Wucherung von Plasmazellen und Lymphocyten (entzündliche Proliferation). Diese sowohl auf dem Entzündungsfelde (als kleinzellige Infiltration) als auch in den regionären Lymphknoten (als lymphoide Hyperplasie) und gelegentlich auch in entfernten Provinzen (als mesenchymale Reaktionen) sich abspielenden Vorgänge gipfeln in der Bildung von Antikörpern (Anpassungsphase). Am Ende dieser Kettenreaktion steht schließlich die Reparation (Heilungsphase).

Wie hier wiederholt aufgewiesen wurde, lassen sich zwischen den verschiedenen Phasen der Entzündung keine scharfen Grenzen ziehen; vielmehr überschneiden sie sich vielfach. Dieses Ineinandergreifen der verschiedenen Einzelvorgänge zeigt deutlich, daß sie eng miteinander verknüpft sind und daher alle als integrale Teile ein und derselben Kettenreaktion aufgefaßt werden müssen.

Wenn man vom Wesen der Entzündung sprechen will, kann man sagen, daß sie ein Ausgleichsvorgang ist, welcher der Homöostase dient. Sie unterscheidet sich von anderen Ausgleichsvorgängen dadurch, daß bereits ihre Ursache eine besondere ist, daß ihre Störungsphase besonders charakterisiert ist, daß diese von einer besonderen Überwindungsphase gefolgt ist, und diese unter Begleitung einer besonderen Anpassungsphase schließlich in Heilung ihren Abschluß findet[1].

Ähnlich wie Verfasser hat SELYE (1953) die Entzündung kürzlich mit der allgemeinen Stressreaktion verglichen und sie als topisches oder lokales Adaptationssyndrom dem systematischen oder allgemeinen Adaptationssyndrom gegenübergestellt. Er hat daher die entzündliche Alteration als Schockphase einer lokalen Alarmreaktion bezeichnet, während er bei der Infiltration und Proliferation von einer lokalen Resistenzphase und im Falle eines späteren Zusammenbruches von einer lokalen Erschöpfungsphase sprach. Wenn diese Vorstellung auch der des Verfassers nicht unähnlich ist, so scheint ihm doch, daß die entzündliche Infiltration weniger der Resistenzphase als der Gegenschockphase angehört. Auch würde er meinen, daß die von dem allgemeinen Adaptationssyndrom übernommene Nomenklatur etwas mühevolles an sich hat und es besser wäre, die Kardinalphänomene der Entzündung als Störungsphase, Überwindungsphase und Anpassungsphase zu bezeichnen.

Die moderne Lehre von der Entzündung, welche in diesem Beitrag entwickelt wurde, ist somit eine Phasentheorie. Sie unterscheidet sich von älteren Theorien dadurch, daß sie der Vielgestaltigkeit dieses Vorganges und seiner Integrierung mit anderen der Homöostase dienenden Reaktionen besser gerecht wird.

---

[1] EHRICH 1953.

Literatur.

ABE, Y.: Beiträge zur Physiologie der Drüsen von LEON ASHER: Fortgesetzte Untersuchungen über die Abhängigkeit der Phagocytose von inneren Sekreten. Biochem. Z. **157**, 103 (1925). ~ Beiträge zur Physiologie der Drüsen von LEON ASHER: Der Einfluß der inneren Sekretion auf das phagocytäre Vermögen der Leukocyten, geprüft mit der Methode von FENN. Biochem. Z. **166**, 295 (1925). — ABEL, J. J., and S. KUBOTA: On the presence of histamine (B-iminazolyl-ethylamine) in the hypophysis cerebri and other tissues of the body and its occurrence among the hydrolytic decomposition products of proteins. J. of Pharmacol. **13**, 243 (1919). — ABELL, R. G.: Permeability of blood capillary sprouts and newly formed blood capillaries as compared to that of older blood capillaries. Amer. J. Physiol. **147**, 237 (1946). — ABERNATHY, R.: The effect of cortisone on experimental brucellosis. J. Clin. Invest. **30**, 626 (1951). — ABRAHAM, E. P.: Radiations on living cells. Cambridge: Univ. Press 1946. ~ Some biological effects of radiant energy, Lectures on General Pathology (FLOREY), S. 180. Philadelphia: W. B. Saunders Company 1954. ~ The nature of antigens and antibodies, Lectures on General Pathology (FLOREY), S. 272. Philadelphia: W. B. Saunders Company 1954. — ABRAMS, A., and P. P. COHEN: Electrophoretic and chemical characterization of human lymphoid tissue and calf thymus. J. of Biol. Chem. **177**, 439 (1949). — ABRAMS, A., G. KEGELES and G. A. HOTTLE: The purification of toxin from Clostridium Botulinum type A. J. of Biol. Chem. **164**, 63 (1946). — ABRAMSON, H. A.: The influence of a low electromotive force on the electrophoresis of lymphocytes of different ages. J. of Exper. Med. **41**, 445 (1925). ~ The mechanism of the inflammatory process; the electrophoresis of the blood cells of the horse and its relation to leucocyte emigration. J. of Exper. Med. **46**, 987 (1927). ~ Mechanism of inflammatory process; electrophoretic migration of inert particles and blood cells in gelatin sols and gels with reference to leucocyte emigration through capillary wall. J. Gen. Physiol. **11**, 743 (1928). ~ Cold Spring Harbor Symp. Quant. Biol. **1**, 92 (1933). — ABUL-HAJ, S. K., J. WATSON, J. F. RINEHART and E. W. PAGE: Thromboplastic activity of hyaluronate. Science (Lancaster, Pa.) **114**, 237 (1950). — ACHALME, P.: Recherches sur la présence de ferments solubles dans le pus. C. r. Soc. Biol. Paris **51**, 568 (1899). — ACKERMANN, D. v.: Zur Kenntnis des Histamins und seiner Beziehung zur Anaphylaxie. Naturwiss. **27**, 515 (1939). — ADAMI, J. G., and A. G. NICHOLLS: Principles of Pathology. London: Oxford Univ. Press 1911. — ADAMKIEWICZ, V. W., A. HORAVA and E. SALGADO: Observations on the chemical constitution of inflammatory exudate in normal and hypophysectomized rats. Science (Lancaster, Pa.) **118**, 415 (1953). — ADAMSON, C. A.: Bacteriological study of lymph nodes; analysis of postmortem specimens with particular reference to clinical, serological and histo-pathological findings. Acta med. scand. (Stockh.) **133**, Suppl. 227 (1949). — ADDISON, T.: Colourless globules in the buffy coat of the blood. London Med. Gaz. **1**, 477 (1840). ~ On healthy and diseased structure. London 1849. — ADDISON, W.: Experimental and practical researches on the structure and function of blood corpuscles; on inflammation; and on the origin and nature of tubercles in the lungs. Trans. Provinc. Med. Surg. Assoc. **11**, 233 (1842). — ADDISON, W. H. F., and J. M. THORINGTON: The behavior of the phagocytic cells of the peritoneal fluid toward particulate matter. Anat. Rec. **14**, 467 (1918). — ALBERT-WEIL, J.: Les poisons du bacille tuberculeux et les reactions cellulaires et humorales dans la tuberculose. Paris: Baillière et fils 1931. — ALBRIGHT, F.: CUSHING's syndrome; its pathological physiology, its relationship to adreno-genital syndrome, and its connection with problem of reaction of body to injurious agents ("alarm reaction" of SELYE). Harvey Lect. **38**, 123 (1942/43). — ALBRITTON, E. C.: Standard values in blood. A. F. Technical Report No 6039. Dayton 1951. — ALEXANDER, H. E.: Bacterial and mycotic infections of man (DUBOS): The hemophilus group, S. 472. Philadelphia: J. B. Lippincott Company 1948. — ALEXANDER, H. L., K. SHIRLEY and D. ALLEN: Route of ingested egg white to systemic circulation. J. Clin. Invest. **15**, 163 (1936). — ALEXANDER, J.: Some intracellular aspects of life and disease. Protoplasma (Berl.) **23**, 296 (1931/32). — ALEXEIEFF, A.: Le plasmocyte de UNNA est capable de se transformer en cellule spumeuse à lipoïdes. Bull. Soc. Path. exot. Paris **24**, 526 (1931). — ALLEN, E.: Menstrual cycle of monkey, Macacus rhesus: Observations on normal animals, effects of removal of ovaries and effects of injections of ovarian and placental extracts into spayed animals. Contrib. to Embryol. **19**, 1 (1927). — ALLEN, J. G., and L. O. JACOBSEN: Hyperheparinemia: Cause of the hemorrhagic syndrome associated with total body exposure to ionizing radiation. Science (Lancaster, Pa.) **105**, 388 (1947). — ALMON, L.: Significance of vi antigen. Bacter. Rev. **7**, 43 (1943). — ALTMANN, H. W., u. F. BÜCHNER: Die seröse Entzündung der Organe. In Naturforschung und Medizin in Deutschland 1939—1946, **71**, 101 (1953). — ALTSHULER, C. H., and D. M. ANGEVINE: Histochemical studies on the pathogenesis of fibrinoid. Amer. J. Path. **25**, 1061 (1949). ~ Acid mucopolysaccharide in degenerative disease of connective tissue, with special reference to serous inflammation. Amer. J. Path. **27**, 141 (1951). — AMANO, S.: Plasma cells. Nippon Kets.-Gaku Zasshi **9**, 25 (1946). — AMANO, S., M. HIATA and J. FUJII: Plasma cells. Trans. Jap. Path. Soc. **34**, 16

(1944). — AMANO, S. G., UNNO, M. HANAOKA and Y. TAMAKI: Studies on the discrimination of lymphocytes and plasma cells. Supplements on advocation of the „lymphogonia" theory. Acta Path. Jap. **1**, 117 (1951). — AMES, D., and A. A. HUNTLEY: The nature of the leucocytosis, produced by nucleinic acid. J. Amer. Med. Assoc. **29**, 472 (1897). — ANDERSEN, H. C., u. J. BING: Further studies on importance of plasma cells in formation of globulin (protein and plasma cell content in nasal polypi). Acta path. scand. (København.) **21**, 455 (1944). — ANDERSON, G. E., L. L. WIESEL, R. W. HILLMAN and W. M. STUMPE: Sulfhydril inhibition as a mechanism in the effects of ACTH and cortisone. Proc. Soc. Exper. Biol. a. Med. **76**, 825 (1951). — ANDERSON, R. J.: The chemistry of the lipoids of tubercle bacilli. Physiologic. Rev. **12**, 166 (1932). ~ The chemistry of the lipids of tubercle bacilli. Harvey Lect. **35**, 271 (1940). — ANDREASEN, E.: Studies on thymolymphatic system; quantitative investigations on thymolymphatic system in normal rats at different ages, under normal conditions and during inanition and restitution after starvation. Acta path. scand. (København.) Suppl. **49** (1943). — ANDREASEN, E., u. J. OTTESEN: Studies on lymphocyte production. Investigations on nucleic acid turnover in lymphoid organs. Acta physiol. scand. (Stockh.) **10**, 258 (1945). — ANGEVINE, D. M.: Diskussionsbemerkung. The mechanism of inflammation (JASMIN und ROBERT), S. 94. Montreal: Acta Inc. 1953. — ANITSCHKOV, N.: Zur Frage der Verteilung intravenös eingeführter Kolloidsubstanzen im Organismus. Klin. Wschr. **1924**, 1729. — APITZ, K.: Über die Pigmentbildung in den Zellkernen melanotischer Geschwülste (1. Beitrag zur Pathologie des Zellkernes). Virchows Arch. **300**, 89 (1937). ~ Über die Bildung RUSSELLscher Körperchen in den Plasmazellen multipler Myome (2. Beitrag zur Pathologie des Zellkernes). Virchows Arch. **300**, 113 (1937). ~ Die neuen Anschauungen vom Plasmocytom des Knochenmarks, dem sog. multiplen Myelom. Klin. Wschr. **1940**, 1025. ~ Die Störungen des Eiweißstoffwechsels bei Plasmocytomträgern. Klin. Wschr. **1940**, 1058. ~ Allgemeine Pathologie der menschlichen Leukämien. Erg. Path. **35**, 1 (1940). ~ Die Paraproteinosen (über die Störung des Eiweißstoffwechsels bei Plasmocytom). Virchows Arch. **306**, 631 (1940). — ARBESMAN, C. E., G. E. KOEPF and A. R. LEZNER: Clinical studies with N'pyridyl, N'benzyl, dimethyl-ethylenediamine monohydrochloride (pyribenzamine). J. Allergy **17**, 275 (1946). — AREY, L. B.: Wound healing. Physiologic. Rev. **16**, 327 (1936). — ARMSTRONG, D., R. M. L. DRY, C. A. KEELE and J. W. MARKHAM: Pain-producing actions of tryptamine and 5-hydroxytryptamine. J. of Physiol. **117**, 70P (1952). — ARNETH, J.: Die neutrophilen weißen Blutkörperchen bei Infektionskrankheiten. Jena: Gustav Fischer 1904. ~ Die qualitative Blutlehre. Leipzig: Klinkhardt 1920. — ARNOLD, J.: Über das Verhalten der Wandungen der Blutgefäße bei der Emigration weißer Blutkörper. Virchows Arch. **57**, 487 (1875); **74**, 245 (1878). — ARONSON, J.: The specific cytotoxic action of tuberculin in tissue culture. J. of Exper. Med. **54**, 387 (1931). — ARVY, L., et M. GABE: Les modifications de l'hématopoïese du rat albinos au cours de l'intoxication alloxannique aiguë. Rev. d'Hématol. **4**, 519 (1949). — ASBOE-HANSEN, G.: The intercellular substance of the connective tissue in myxedema. A morphological and histochemical study. J. Invest. Dermat. **15**, 25 (1950). ~ The variability in the hyaluronic acid content of the dermal connective tissue under the influence of thyroid hormone. Acta dermato-vener. (Stockh.) **30**, 221 (1950). ~ The origin of synovial mucin. Ann. Rheumat. Dis. **9**, 149 (1950). ~ The intercellular substance of the connective tissue in myxoedema. J. Invest. Dermat. **15**, 25 (1950). ~ The mast cell an object of cortisone action on connective tissue. Proc. Soc. Exper. Biol. a. Med. **80**, 677 (1952). — ASBOE-HANSEN, G., K. IVERSEN u. R. WICHMAN: Malignant exophthalmos. Muscular changes and thyrotropin content in serum. Acta endocrinol. (Copenh.) **11**, 376 (1952). — ASBOE-HANSEN, G., u. K. WERSEN: Influence of thyreotropic hormone on connective tissue. Acta endocrinol. (Copenh.) **8**, 90 (1951). — ASCHOFF, L.: Ein Beitrag zur Lehre von den Makrophagen. Auf Grund von Untersuchungen des Herrn Dr. KIYONO. Verh. dtsch. path. Ges. **16**, 107 (1913). ~ Zur Begriffsbestimmung der Entzündung. Beitr. path. Anat. **68**, 1—21 (1921). ~ Über Entzündungsbegriffe und Entzündungstheorien. Münch. med. Wschr. **1922**, 660. ~ Das retikuloendotheliale System. Erg. inn. Med. **26**, 1 (1924). ~ Morphologie des retikuloendothelialen Systems. In SCHITTENHELMS Handbuch der Krankheiten des Blutes, S. 473. Berlin 1925. ~ Die lymphatischen Organe. Med. Klin. **1926**, Beih. 1. ~ Pathologische Anatomie, Bd. 1, S. 470. Jena: Gustav Fischer 1936. ~ Über Thrombose und Embolie. Wien. klin. Wschr. **1938**, 1497. — ASCHOFF, L., u. H. KAMIYA: Über die „lipoidspaltende Funktion" der Lymphocyten. Dtsch. med. Wschr. **1922**, 794. ~ Zur fettspaltenden Funktion der Lymphocyten. Dtsch. med. Wschr. **1923**, 53. — ASCHOFF, L., u. K. KIYONO: Zur Frage der großen Mononucleären. Fol. haemat. (Lpz.) **15**, 383 (1913). — ASCOLI, A.: Die Anachorese. Milano 1940. — ASHER, L.: Innere Sekretion und Phagocytose, zugleich ein Beitrag zur Konstitutionsforschung. Klin. Wschr. **1924**, 308. — ASKANAZY, M.: Über das Verhalten der Darmganglien bei Peritonitis. Verh. dtsch. path. Ges. **4**, 124 (1901). ~ Über Bau und Entstehung des chronischen Magengeschwürs sowie Soorpilzbefunde in ihm. Virchows Arch. **234**, 111 (1921). — ASKANAZY, M., u. H. DUBOIS-FERRIERE: La cellule plasmatique et la leucémie plasmacellulaire. Helvet. med. Acta **9**, 427 (1942). — ASPLUND, J., U. BORELL

u. H. HOLMGREN: Untersuchungen über die Speicherung des Heparins im Tierorganismus sowie über seine Resorptionsmöglichkeiten in Darm und Placenta. Z. mikrosk.-anat. Forsch. **46**, 15, 16 (1939). — ASSELINEAU, J., u. E. LEDERER: Recherches récentes sur la chimie des lipides du bacille tuberculeux. Experientia (Basel) **7**, 281 (1951). — ASTRUP, T., and P. M. PERMIN: Fibrinokinase and fibrinolytic enzymes. Nature (Lond.) **161**, 689 (1948). — ASUA, J. DE: Células cianófilas y celulas cebadas (Plasmazellen y Mastzellen). Archivos Cardiol. **3**, 1 (1922). — ATZLER, E., u. G. LEHMANN: Über den Einfluß der Wasserstoffionenkonzentration auf die Gefäße. Arch. f. Physiol. **190**, 118 (1921). ~ Weitere Untersuchungen über den Einfluß der Wasserstoffionenkonzentration auf die Blutgefäße unter besonderer Berücksichtigung des Pufferungsgrades der Durchströmungsflüssigkeit. Arch. f. Physiol. **193**, 463 (1922). — ATKINSON, J. P.: The fractional precipitation of the globulin and albumin of normal horse's serum and diphtheria antitoxic serum, and the antitoxic strenght of the precipitates. J. of Exper. Med. **5**, 67 (1900/01). — AVERY, O. T., and R. J. DUBOS: The specific action of a bacterial encyme on pneumococci of typ III. Science (Lancaster, Pa.) **72**, 151 (1930). ~ The protective action of a specific encyme against type III Pneumococcus infection in mice. J. of Exper. Med. **54**, 73 (1931). — AVERY, O. T., and M. HEIDELBERGER: Immunological relationships of the cell constituents of pneumococcus. J. of Exper. Med. **38**, 81 (1923). — AWROROW, P., u. A. TIMOFEJEWSKY: Kultivierungsversuche von leukämischem Blute. Virchows Arch. **216**, 184 (1914). — AXELROD, A. E., B. B. CARTER, R. H. MCCOY and R. GEISINGER: Circulating antibodies in vitamin-deficiency states; pyridoxin, riboflavin, and pantothenic acid deficiencies. Proc. Soc. Exper. Biol. a. Med. **66**, 137 (1947). — AYLWARD, F. X.: Physiological properties of REYNALS testicular diffusion factor. Proc. Soc. Exper. Biol. a. Med. **49**, 342 (1942). — AZZI, A.: Immunitätsprobleme. Z. Immun.-forsch. **99**, 67 (1940).

BABKINA, H.: Veränderungen der Gewebe und blutbildenden Organe bei aseptischer Entzündung derselben. Experimentelle Untersuchung. Fol. haemat. (Lpz.) **11**, 202 (1911). — BADGER, L. F., E. MASUNAGA and D. WOLF: Leprosy: Vitamin Bi deficiency and rat leprosy. Publ. Health Rep. **55**, 1027 (1940). — BAHRMANN, E.: Über die fibrinöse Degeneration des Bindegewebes. Virchows Arch. **300**, 342 (1937). — BAIL, O., u. E. WEIL: Beiträge zum Studium der Milzbrandinfektion. Arch. f. Hyg. **73**, 218 (1911). — BAIRATI, A., F. MOSSARI u. G. MORSICA: Submicroscopic structure of reticular tissue fibres. Experientia (Basel) **8**, 341 (1952). — BAITSELL, G. A.: The origin and structure of a fibrous tissue formed in wound healing. J. of Exper. Med. **21**, 455 (1915); **23**, 739 (1916). ~ A study of the clotting of the plasma of frog's blood and the transformation of the clot into a fibrous tissue. Amer. J. Physiol. **44**, 109 (1917). ~ A study of the development of connective tissue in the amphibia. Amer. J. Anat. **28**, 447 (1921). ~ On the origin of the connective tissue ground-substance in the chick embryo. Quart. J. Microsc. Sci. **69**, 571 (1925). — BAKER, B. L.: Mast cells of the omentum in relation to states of adrenocortical deficiency and excess. Ann. New York Acad. Sci. **56**, 684 (1953). — BAKER, B. L., and D. J. INGLE: Growth inhibition in bone and bone marrow following treatment with adrenocorticotropin (ACTH). Endocrinology **43**, 422 (1948). — BAKER, B. L., D. J. INGLE and C. H. LI: Histology of lymphoid organs of rats treated with adrenocorticotropin. Amer. J. Anat. **88**, 313 (1951). — BAKER, B. L., and W. L. WHITAKER: Interference with wound healing by the action of adrenal cortical steroids. Endocrinology **46**, 544 (1950). — BAKER, L. E., and A. CARREL: The effect of digests of pure proteins on cell proliferation. J. of Exper. Med. **47**, 353 (1928). — BAKER, R. D.: The cellular content of chyle in relation to lymphoid tissue and fat transportation. Anat. Rec. **55**, 207 (1932/33). — BALDRIDGE, C. W., and R. W. GERARD: The extra respiration of phagocytosis. Amer. J. Physiol. **103**, 235 (1933). — BALDRIDGE, G. D., A. M. KLIGMAN, M. J. LIPNIK and D. M. PILLSBURY: In vitro effects of cortisone on mesodermal tissue. Arch. of Path. **51**, 593 (1951). — BALLABIO, C. B., e R. BONOMO: L'azione di corticoidi surrenali estrattivi e di sintesi (desossicorticosterone e 17-idrossi-11-deidrocorticosterone acetato) sul compartamento dell'allergia tuberculare nella cavia. Boll. Ist. sieroter. milan. **30**, 156 (1951). — BANDELIN, F. J.: Leucocyte response to pyrogen in rabbits. Amer. Pharmaceut. Assoc. **34**, 48 (1945). — BANG, O., H. C. BENDIXEN u. J. ORSKOV: Ruft Brucella Abortus Bang eine universelle Infektion beim Rinde hervor und sind das Symptom Verwerfen und die latente Euterinfektion nur Ausdruck für eine geringe Fähigkeit der trächtigen Gebärmutter und der Milchdrüse, sich von der Infektion zu befreien? Acta path. scand. (København.) **16**, 7 (1933). — BANGHAM, A. D.: The effect of cortisone on wound healing. Brit. J. Exper. Path. **32**, 77 (1951). — BANK, O., u. H. G. BUNGENBERG DE JONG: Untersuchungen über Metachromasie. Protoplasma (Wien) **32**, 489 (1939). — BANZHAF, E. J., and R. B. GIBSON: The quantitative changes in the proteins in the blood plasma of horses in the course of immunization. Collect. Stud., Res. Lab., Dept. Health, City of N. Y. **4**, 202 (1908/09). — BARBACCI, O.: Über die feineren histologischen Alterationen der Milz, der Lymphdrüsen und der Leber bei der Diphtherieinfektion. Zbl. Path. **7**, 321 (1896). — BARBER, A., and W. G. NOTHAKER: Effects of cortisone on healing of non-perforating wound of cornea in normal and scorbutic guinea pigs. Federat. Proc. 11, 408 (1952). — BARBER, M., et A. DELAUNAY: Effect du plasma prélevé chez des cobayes traités par la cortisone sur les cultures in vitro des fibroblastes et de macrophages. Ann. Inst. Pasteur 81, 193 (1951). — BARDENHEUER, F.: Über die histologischen Vorgänge bei der durch Terpentin hervorgerufenen Entzündung im Unterhautzellgewebe. Beitr. path. Anat. 10, 394 (1891). — BARDY, H.: Über Hemmung inflammatorischer Symptome. Skand. Arch. Physiol. (Berl. u. Lpz.) 32, 198 (1914/15). — BARKER, B. J.: The enzymes of fibrin. J. of Exper. Med. 10, 343 (1908). ~ The enzymes of fibrinous exsudates. The effect of one enzym upon another. J. of Exper. Med. 10, 666 (1908). — BARKER, H. A., and M. DOUDOROFF: Bacterial metabolism. Annual Rev. Biochem. 15, 575 (1946). — BARNES, J. M.: Enzymes of lymphocytes and polymorphonuclear leucocytes. Brit. J. Exper. Path. 21, 264 (1940). — BARON, H., and R. CHAMBERS: A mikromanipulative study on the migration of blood cells in frog capillaries. Amer. J. Physiol. 114, 700 (1936). — BARR, M., and A. T. GLENNY: Some practical applications of immunological principles. J. of Hyg. 44, 135 (1945). ~ The delayed immunity response. Lancet 1947 II, 647. — BARROW, J., J. L. TULLIS and F. W. CHAMBERS jr.: Effect of x-radiation and antihistamine drugs on the reticulo-endothelial system measured with colloidal radiogold. Amer. J. Physiol. 164, 822 (1951). — BARSOUM, G. S., and J. H. GADDUM: Effect of cutaneous burns on blood-histamine. Clin. Sci. 2, 357 (1936). — BARTA, E.: Der Einfluß der Hydrogenionenkonzentration des Mediums auf das Wachstum der Gewebe erwachsener Tiere in vitro. Arch. exper. Zellforsch. 11, 136 (1931). — BARTEL, J.: Die Infektionswege bei der Fütterungstuberkulose. Wien. klin. Wschr. 1904, 414. ~ Der Infektionsweg bei der Fütterungstuberculose. Wien. klin. Wschr. 1905, 155. ~ Lymphatisches System und Tuberculose-Infektion. Wien. klin. Wschr. 1905, 881. ~ Die Bedeutung der Lymphdrüse als Schutz gegen die Tuberculose-Infektion. Wien. klin. Wschr. 1905, 1049. — BARTOSCH, R., W. FELDBERG u. E. NAGEL: Die Übertragung der anaphylaktischen Lungenstarre auf die Lunge normaler Meerschweinchen. Arch. ges. Physiol. 230, 674 (1932). ~ Das Freiwerden eines histaminähnlichen Stoffes bei der Anaphylaxie des Meerschweinchens. Arch. ges. Physiol. 230, 129 (1932). — BASCHIERI, L.: Cortex surrénal et choc anaphylactique; recherches expérimentales „in vitro". Acta endocrinol. (Copenh.) 10, 17 (1952). — BATES, G., and C. WEISS: Delayed development of antibody to staphylococcus toxin in diabetic children. Amer. J. Dis. Childr. 62, 346 (1941). — BAUER, K.: Ein Beitrag zur Frage der Makrophagengenese im entzündlichen Gewebe bei vitalgespeicherten Tieren. Z. Zellforsch. 9, 155 (1929). — BAUER, W., C. L. SHORT and G. A. BENNETT: The manner of removal of proteins form normal joints. J. of Exper. Med. 57, 419 (1933). — BAUM u. HILLE: Die Keimzentren in den Lymphknoten von Rind, Schwein, Pferd und Hund und ihre Abhängigkeit vom Lebensalter der Tiere. Anat. Anz. 32, 561 (1908). — BAXTER, J. H.: Endocrine and autonomic systems in choline deficiency. Federat. Proc. 10, 278 (1951). — BAXTER, H., C. SCHILLER and J. H. WHITESIDE: The influence of ACTH on wound healing in man. Plast. a. Reconstr. Surg. 7, 85 (1951). — BAXTER, H., C. SCHILLER, J. H. WHITESIDE and R. E. STAITH: The influence of cortisone on skin and wound healing in experimental aminals. Plast. a. Reconstr. Surg. 7, 24 (1951). — BAYLISS, W. M.: Principles of General Physiology. London: Longmans, Green & Co. 1924. — BAYLISS, W. M., and E. H. STARLING: Observations on venous pressures and their relationship to capillary pressures. J. of Physiol. 16, 159 (1894). — BAWDEN, F. C.: Plant viruses and virus diseases. Waltham: Chron. Bot. Company 1950. — BEADLE, G. W.: Biochemical genetics. Chem. Rev. 37, 15 (1945). — BEAR, R. S.: The structure of collagen fibrils. Adv. Protein. Chem. 7, 69 (1952). — BEARD, J. W.: Chemical, physical and morphological properties of animal viruses. Physiologic. Rev. 28, 349 (1948). ~ Physical and chemical characteristics of viruses. Annual Rev. Microbiol. 5, 265 (1951). — BEARD, J. W., and P. ROUS: The fate of vaccinia virus on cultivation in vitro with KUPFFER cells (reticulo-endothelial cells). J. of Exper. Med. 67, 883 (1938). — BEARD, J. W., D. G. SHARP, A. R. TAYLOR, I. W. MCLEAN, D. BEARD, A. E. FELLER and J. H. DINGLE: Ultracentrifugal, chemical and electron microscopic identification of influenza virus. South. Med. J. 37, 313 (1944). — BEARD, T. W.: The ultracentrifugal chemical electron mikrographic characters of purified animal viruses. Proc. Inst. Med. Chicago 15, 294 (1945). — BEATTIE, J. M.: The cells of the inflammatory exsudations. An experimental research as to their function and destiny and also as to the origin of the mononucleated cells. J. of Path. 8, 129 (1903). — BECHHOLD, H.: Die Kolloide in Biologie und Medizin. Dresden: Theodor Steinkopff 1919. — BECHT, F. C., and A. B. LUCKHARDT: The origin of the antibodies of the lymph. Amer. J. Physiol. 40, 366 (1916). — BECK, A., u. H. LAUBER: Zur Frage der aktuellen Reaktion von Körperflüssigkeiten (Gelenkexsudaten, Sekreten usw.). Arch. klin. Chir. 155, 469 (1929). — BECK, C. S.: A study of lymph pressure by claude. Bull. John Hopkins Hosp. 35, 206 (1924). — BECK, J. C., J. S. L. BROWNE, L. J. JOHNSON, B. J. KENNEDY and D. W. MACKENZIE: Occurence of peritonitis during ACTH administration. Canad. Med. Assoc. J. 62, 423 (1950). — BECK, J. C., J. S. L. BROWNE and K. R. MACKENZIE: The effect of adrenocorticotrophic hormone and cortisone acetate on the metabolism of ascorbic acid. Proc. 2. Clin. ACTH

Conf. **1**, 355 (1951). — BECKER, E. R., and P. L. GALLAGHER: Prolongment of the reproductive phase of trypanosoma lewisi by the administration of sodium salicylate. Iowa State Coll. J. Sci. **21**, 351 (1947). — BECKER, E. R., J. TAYLOR and C. FUHRMEISTER: The effect of pantothenate deficiency on trypanosoma lewisi infection in the rat. Iowa State Coll. J. Sci. **21**, 237 (1947). — BECKER, J.: Experimentelle Untersuchungen über Abwehrreaktionen des jugendlichen Organismus. Verh. dtsch. Ges. Kinderheilk. **37**, 15 (1926). ~ Experimentelle Studien über die mesenchymalen Abwehrleistungen des jungen Organismus. Krkh.forsch. **5**, 343 (1928). — BEECHER, H. K.: Independent control of capillary circulation in mammal. Skand. Arch. Physiol. (Berl. u. Lpz.) **73**, 1 (1936).—BEGER, P. J.: Über die Asbestosiskörperchen. Mit einem Bericht über den der Arbeit zugrunde liegenden Fall von Lungenasbestosis. Virchows Arch. **290**, 280 (1933). ~ Zur Frage des Schädlingsfaktors bei Silikosis. (Experimentelle Untersuchungen zur Staublungenfrage, GIESE, Freiburg.) Verh. dtsch. path. Ges. **27**, 289 (1934). BEHRMANN, V. G., V. SCHELLING and F. W. HARTMANN: Blood histamine levels in experimental burns. Amer. J. Physiol. **145**, 483 (1945/46). — BELFANTI, S.: Untersuchungen über Lysozithine. I. Über die Bedeutung der Lysozithine bei der Pathogenese von Intoxikationen und Infektionen. Z. Immun.forsch. **44**, 347 (1925). — BENDA, C.: Über den Bau der blutbildenden Organe und die Regeneration der Blutelemente beim Menschen. Arch. f. Physiol. **1896**, 347. ~ Anatomische Mitteilungen über acute Leukämie. Verh. Kongr. inn. Med. **15**, 371 (1897). — BENDITT, E. P., S. SCHILLER, M. B. MATHEWS and A. DORFMAN: Evidence that hyaluronidase is not a factor in testicular extract causing increased vascular permeability. Proc. Soc. Exper. Biol. a. Med. **77**, 643 (1951). — BENDITT, E. P., R. W. WISSLER, R. L. WOOLRIDGE, D. A. ROWLEY and C. H. STEFFEE: Loss of body protein and antibody production by rats on low protein diets. Proc. Soc. Exper. Biol. a. Med. **70**, 240 (1949). — BENDITT, E. P., S. SCHILLER, H. WONG and A. DORFMAN: Influence of ACTH and cortisone upon alteration in capillary permeability induced by hyaluronidase in rats. Proc. Soc. Exper. Biol. a. Med. **75**, 782 (1950). — BENJAMIN, E., u. E. SLUKA: Antikörperbildung nach experimenteller Schädigung des hämatopoetischen Systems durch Röntgenstrahlen. Wien. klin. Wschr. **1908**, 311. — BENNET, D. W., and A. N. DRURY: Further observations relating to the physiological activity of adenine compounds. J. of Physiol. **72**, 288 (1931). — BENNETT, G. A., J. W. ZELLER and W. BAUER: Subcutaneous nodules of rheumatoid arthritis and rheumatic fever; pathologic study. Arch. of Path. **30**, 70 (1940). — BENNETT jr., J. L.: Observations on fever, caused by bacterial pyrogens; study of relationship between fevers, caused by bacterial pyrogens and by intravenous injection of sterile exsudates of acute inflammation. J. of Exper. Med. 88, 279 (1948). — BENNHOLD, H.: Über die Vehikelfunktion der Serumeiweißkörper. Erg. inn. Med. **42**, 273 (1932). — BENNHOLD, H., E. KYLIN u. S. RUSZNYAK: Die Eiweißkörper des Blutplasmas. Dresden: Theodor Steinkopff 1938. — BENSLEY, R. R., and B. VIMTRUP: On the nature of the Rouget cells of capillaries. Anat. Rec. **39**, 37 (1928). — BENSLEY, S. H.: On the presence, properties and distribution of the intercellular ground substance of loose connective tissue. Anat. Rec. **60**, 93 (1934). — BERGEL, S.: Fettspaltendes Ferment in den Lymphocyten. Münch. med. Wschr. **1909**, 64. ~ Beziehungen der Lymphocyten zur Fettspaltung und Bakteriolyse. Münch. med. Wschr. **1910**, 1683. ~ Beiträge zur Biologie der Lymphocyten. Berl. klin. Wschr. **1919**, 915. ~ Beiträge zur Biologie der Lymphocyten. Z. exper. Path. **21**, 216 (1920). ~ Weiteres zur lipoidspaltenden Funktion der Lymphocyten. Beitr. path. Anat. **73**, 404 (1924). ~ Zur Wandlungsfähigkeit der Lymphocyten. Arch. exper. Zellforsch. **9**, 269 (1930). — BERGER, W.: Über die Hyperproteinämie nach Eiweißinjektionen. Ein experimenteller Beitrag zur Pathologie des Serumproteins und zur Proteinkörpertherapie. Z. exper. Med. **28**, 1 (1922). — BERGER, W., u. F. J. LANG: Ein histopathologischer Beitrag zur Histaminhypothese der allergischen Reaktion. Z. Hyg. **113**, 206 (1931). — BERGHE, L. VAN DEN: Sur la recherche d'acide pentosenucléique dans les plasmocytes et les histiocytes de la moelle osseuse humaine normale et pathologique (myélome). Acta biol. belg. **2**, 390 (1942). — BERGMANN, H., G. BUSCHMANN, P. DÖRING, E. FRITZE u. F. WENDT: Der Einfluß bakterieller Pyrogene (Lipopolysaccharide) auf die Phagozytoseaktivität der Granulozyten und auf die elektrische Oberflächenladung menschlicher Blutzellen in vivo. Klin. Wschr. **1945**, 500. — BERGNER, G. E., and H. W. DEAN: Effects of pituitary adrenocorticotropic hormone on the intact rat, with special reference to cytochemical changes in the adrenal cortex. Endocrinology **43**, 240 (1948). — BERLIN, I., S. L. WALLACE and L. M. MEYER: Studies on bone marrow in hyperglobulinemia. Arch. Int. Med. 85, 144 (1950). — BERMAN, L.: Observations on dry filmes of cultures of lymphoid tissue. Arch. of Path. **33**, 295 (1942). — BERMAN, L., A. R. AXELROD, H. L. GOODMAN and R. I. McCLAUGHRY: So-called "lupus erythematosus inclusion phenomenon" of bone marrow and blood; morphologic and serologic studies. Amer. J. Clin. Path. **20**, 403 (1950). — BERNHEIM, M.: Le rôle du centre clair des follicules des ganglions lymphatiques. Bull. Histol. appl. **1**, 441 (1924). — BERNSTEIN, A.: The diagnostic importance of the heterophile antibody test in leukemia. J. Clin. Invest. **13**, 677 (1934). — BERRY, L. J., J. DAVIS and T. D. SPIES: The relationship between diet and the mechanisms for defense against bacterial infections in rats. J. Labor. a. Clin. Med. 30, 684 (1945). — BESSIS, M., et L. SCBBAT: Étude des cellules de la série plasmocytaire; étude cytologique du myélome. Rev. d'Hématol. 1, 447 (1946). — BEST, C. H.: The disappearance of histamine from autolysing lung tissue. J. of Physiol. 67, 256 (1929). — BEST, C. H., and N. B. TAYLOR: The physiological basis of medical practice. Baltimore: Williams & Wilkins Company 1950. — BEZANCON, F., et M. LABBE: Étude sur le mode de réaction et le rôle des ganglions lymphatiques dans les infections expérimentales. Arch. Méd. exper. et Anat. path. 10, 318, 389 (1898). — BICHAT, F. X.: Anatomie générale. Paris 1818. — BIEDL, A., u. A. v. DESCATELLO: Über Änderungen des Blutbildes nach Unterbrechung des Lymphzuflusses. Arch. f. Physiol. 86, 259 (1901). — BIELING, R.: Die Bedeutung der Milz für die Wirkung der Antigene im Körper. Z. Immun.forsch. 38, 193 (1923). ~ Der centrale Immunisierungsort. In KOLLE-KRAUSE-UHLENHUTHS Handbuch der pathogenen Mikroorganismen, Bd. 2/I, S. 140. Berlin: Springer 1929. — BIELING, R., u. S. ISAAC: Experimentelle Untersuchungen über intravitale Hämolyse. I. Der Mechanismus der intravitalen Hämolyse nach Injektion von hämolytischem Immunserum. Z. exper. Med. 25, 1 (1921). ~ Experimentelle Untersuchungen über intravitale Hämolyse. II. Der Verlauf der intravitalen Hämolyse nach Milzexstirpation. Z. exper. Med. 26, 251 (1922). — BIER, A.: Die Entstehung des Collateralkreislaufs. Teil I. Der arterielle Collateralkreislauf. Virchows Arch. 147, 256 (1897). ~ Die Entstehung des Collateralkreislaufs. Teil II. Der Rückfluß des Blutes aus ischämischen Körperteilen. Virchows Arch. 153, 306 (1898). ~ Die Entstehung des Collateralkreislaufs. Versuche an Eingeweiden. Virchows Arch. 153, 434 (1898). ~ Regeneration und Narbenbildung in offenen Wunden mit Gewebslücken. Dtsch. med. Wschr. 1917, 285. ~ Reiz und Reizbarkeit. Ihre Bedeutung für die praktische Medizin. Münch. med. Wschr. 1921, 1473. ~ Reiz und Reizbarkeit. Schluß. Münch. med. Wschr. 1921, 1521. ~ Über einige wenig oder gar nicht beachtete Grundfragen der Ernährung. 1. Teil, Einleitung, Ernährung durch das Blut. Blutgefühl. Münch. med. Wschr. 1923, 105. ~ Über einige wenig oder gar nicht beobachtete Grundfragen der Ernährung. II. Der nutritive Reiz. Leibesübungen. Zersetztes Eiweiß. Praktische Verwendung des nutritiven Reizes. Die Explanation. Münch. med. Wschr. 1923, 197. ~ Über den therapeutischen Effect von lokalen Entzündungen und Abszeßbildungen bei Sepsis. (Bemerkungen zu dem Aufsatz KOLLYS in Nr. 5 der Wschr.) Münch. med. Wschr. 1923, 305. ~ Der Reizverzug. Münch. med. Wschr. 1923, 1006. ~ Die Entzündung. Arch. klin. Chir. 176, 407 (1933). — BIER, O., u. M. ROCHA E SILVA: Untersuchung über Entzündung. I. Mechanismus der Erhöhung der Capillarpermeabilität bei der Entzündung mit besonderer Berücksichtigung der Rolle des Histamins. Virchows Arch. 303, 33 (1939). ~ Untersuchung über Entzündung. II. Zusätzliche Versuche über die Beziehungen von MENKINschem Leukotaxin zum Histamin. Virchows Arch. 303, 325 (1939). ~ Untersuchung über Entzündung. III. Beiträge zur Kenntnis der chemotaktischen Wirkung von Entzündungsexsudaten. Virchows Arch. 303, 345 (1939). — BILLROTH, T.: Mancherlei über die morphologischen Vorgänge bei der Entzündung. Wien. med. Jb. 18, 3 (1869). — BINE, R., u. H. LISSNER: Die Technik der Opsoninbestimmung und ihre Anwendung bei Lungentuberkulose. Münch. med. Wschr. 1907, 2513. — BING, J.: Formolgel reaction and other globulin reactions. Acta med. scand. (Stockh.) 91, 336 (1937). ~ Further investigations on hyperglobulinemia (occurence and degree of hyperglobulinemia in various diseases. Ratio between hyperglobulinemia, hyperproteinemia and hypoalbuminemia. Formolgel-reaction). Acta med. scand. (Stockh.) 103, 547 (1940). ~ Further investigations on hyperglobulinemia (is serumglobulin formed from plasma cells and reticuloendothelial cells). Acta med. scand. (Stockh.) 103, 565 (1940). ~ Hypoproteinemia (its frequency, degree, nature and cause, as elucidated by examination of 500 patients with medical affections. Acta med. scand. (Stockh.) 126, 273 (1946). — BING, J., u. N. O. CRISTENSEN: The connection between plasma cells and the occurence of hyperglobulinemia in horses and cattle. Further investigation on hyperglobulinemia. III. Acta med. scand. (Stockh.) 116, 382 (1944). — BING, J., A. FAGRAEUS u. B. THORELL: Studies on nucleic acid metabolism in plasma cells. Acta physiol. scand. (Stockh.) 10, 282 (1945). — BING, J., u. P. PLUM: Serum proteins in leucopenia. (Contribution on question about place of formation of serum proteins.) Acta med. scand. (Stockh.) 92, 415 (1937). — BINZ, C.: Anteil des Sauerstoffs an der Eiterbildung. Virchows Arch. 73, 181 (1878). — BISCOE, J., F. HERCIK and R. W. G. WYCKOFF: The size of antibodies. Science (Lancaster, Pa.) 83, 602 (1936). — BISSET, K. A.: The effect of temperature on immunity in amphibia. J. of Path. 59, 301 (1947). ~ The effect of temperature upon antibody production in cold-blooded vertebrates. J. of Path. 60, 87 (1948). — BITTDORF, A.: Über die Verteilung des proteolytischen Leukocytenferments und seines Antiferments in Harn, Blut und Auswurf im Verlaufe der krupösen Pneumonie. Dtsch. Arch. klin. Med. 92, 212 (1907). — BJORNEBOE, M.: Specific protein in rabbit antipneumococcal serum and its relation to increase of serum protein during immunization. J. of Immun. 37, 201 (1939). ~ Diss. Kopenhagen 1940. ~ Serumprotein bei Immunisierung mit mehreren Antigenen. Z. Immun.forsch. 99, 245 (1941). ~

Serum proteins during immunization. Acta path. scand. (København.) **20**, 221 (1943). — BJORNEBOE, M., E. E. FISCHEL and H. C. STOERK: Effect of cortisone and adrenocorticotropic hormone on concentration of circulating antibody. J. of Exper. Med. **93**, 37 (1951). — BJORNEBOE, M., u. H. GORMSEN: Untersuchungen über das Vorkommen von Plasmazellen bei experimenteller Hyperglobulinämie. Klin. Wschr. **1941**, 314. ~ Preliminary report on investigations on occurence of plasma cells in experimental hyperglobulinemia in rabbits. Nord. Med. **9**, 891 (1941). ~ Experimental studies on role of plasma cells as antibody producers. Acta path. scand. (København.) **20**, 649 (1943). — BJORNEBOE, M., H. GORMSEN and F. LUNDQUIST: Further experimental studies on role of plasma cells as antibody producers. J. of Immun. **55**, 121 (1947). — BLAIR, J. E.: The pathogenic staphylococci. Bact. Rev. **3**, 97 (1939). ~ Bacterial and mycotic infections of man (DUBOS): The Staphylococci, S. 325. Philadelphia: J. B. Lippincott Company 1948. — BLAKE, F. G., and R. L. CECIL: Studies on experimental pneumonia. II. Pathology and pathogenesis of pneumococcus lobar pneumonia in monkeys. J. of Exper. Med. **31**, 445 (1920). — BLALOCK, A., C. S. ROBINSON, R. S. CUNNINGHAM and M. E. GRAY: Experimental studies on lymphatic blockade. Arch. Surg. **34**, 1049 (1937). — BLIX, G.: On the structure of hyaluronic acid. Acta chem. scand. (København.) **5**, 981 (1951). — BLOOM, F.: Effect of cortisone on mast cell tumors (mastocytoma) of the dog. Proc. Soc. Exper. Biol. a. Med. **79**, 651 (1952). — BLOOM, W.: Histamin as an inflammatory agent. Bull. John Hopkins Hosp. **33**, 185 (1922). ~ The hemopoietic potency of the small lymphocyte. Fol. haemat. (Lpz.) **33**, 122 (1926). ~ Transformation of lymphocytes of thoracic duct into polyblasts (macrophages) in tissue culture. Proc. Soc. Exper. Biol. a. Med. **24**, 567 (1927). ~ Mammalian lymph in tissue culture; from lymphocyte to fibroblast. Arch. exper. Zellforsch. **5**, 269 (1928). ~ The formation of abscesses in an infection with bacterium monocytogenes. Arch. of Path. **6**, 995 (1928). ~ Tissue cultures of blood and blood-forming organs in relation to hematology. Fol. haemat. (Lpz.) **36**, 440 (1928). ~ The origin and nature of the monocyte. Fol. haemat. (Lpz.) **37**, 1 (1928). ~ The relationships between lymphocytes, monocytes and plasma cells. Fol. haemat. (Lpz.) **37**, 63 (1928). ~ Über die Monocytenfrage. Klin. Wschr. **1929**, 481. ~ Some relationships between the cells of the blood and of the connective tissues. Arch. exper. Zellforsch. **11**, 145 (1931). — BLOOM, W. L., W. J. MCGHEE, W. J. CROMARTIE and D. W. WATSON: Studies on infection with bacillus anthracis. VI. Physiological changes in experimental animals during the course of infection with B. anthracis. J. Inf. Dis. **80**, 137 (1947). — BLOCH, G.: Über Chemotaxis. Zbl. Path. **7**, 785 (1896). — BLUETHGEN, H.: Beitrag zur Pathologie der Verbrennung. Frankf. Z. Path. **58**, 85 (1943). — BLUNT, J. W., C. M. PLOTZ, R. LATTES, E. L. HOWES, K. MEYER and C. RAGAN: Effect of cortisone on experimental fractures in the rabbit. Proc. Soc. Exper. Biol. a. Med. **73**, 678 (1950). — BOEKE, J.: Innervationsstudien. Die Nervenversorgung des Muscularis ciliaris und des Muscularis sphincter iridis bei Säugern und Vögeln. Ein Beispiel plexiformer Innervation der Muskelfasern. Z. mikrosk.-anat. Forsch. **33**, 233 (1933). ~ Innervationsstudien. Der sympathische Grundplexus und seine Beziehungen zu den quergestreiften Muskelfasern und zu den Herzmuskelfasern. Z. mikrosk.-anat. Forsch. **34**, 330 (1933). ~ Innervationsstudien. Der sympathische Grundplexus in seinen Beziehungen zu den Drüsen. (Innervation der Speicheldrüsen, der Schweißdrüsen, der Talgdrüsen beim Menschen, der Orbitaldrüsen beim Igel.) Z. mikrosk.-anat. Forsch. **35**, 551 (1934). ~ Innervationsstudien. Zur Nervenversorgung der Augenhäute. Die Beziehungen der Nervenfasern der Iris zu den Bindegewebszellen beim Affen. Die „interstitiellen“ Elemente des Irisstromas und der sympathische Grundplexus. Z. mikrosk.-anat. Forsch. **39**, 477 (1936). — BOERNER, F., and S. MUDD: Determination of the phagocytic power of whole blood or plasma-leucocyte mixtures for clinical or experimental purposes. Description of an improved method, with representative findings. Amer. J. Med. Sci. **189**, 22 (1935). — BOERNER-PATZELT, D., A. GOEDEL u. F. STANDENATH: Das Retikuloendothel. Leipzig 1925. — BOIVIN, A.: Travaux récents sur la constitution chimique et sur les propriétés biologiques des antigènes bactériens. Schweiz. Z. Path. u. Bakter. **9**, 505 (1946). ~ Directed mutation in colon bacilli, by an inducing principle of desoxyribonucleic nature: its meaning for the general biochemistry of heredity. Cold Spring Harbor Symp. Quant. Biol. **12**, 7 (1947). — BOIVIN, A., et A. DELANNAY: Les antigènes glucido-lipidiques, facteurs favorisant les infections bacteriennes. Antigénes glucido-lipidiques et agressines. Ann. Inst. Pasteur **71**, 168 (1945). — BOIVIN, A., et L. MESROBEANU: Recherches sur les antigènes somatiques et sur les endotoxines des bactéries. I. Considérations générales et exposé des techniques utilisées. Rev. d'Immunol. **1**, 553 (1935). ~ Recherches sur les antigènes somatiques et sur les endotoxines des bactéries. II. L'antigène somatique complet (antigène 0) de certaines bacteries et le constituant principal de leur endotoxine. Rev. d'Immunol. **2**, 113 (1936). — BOLL, F.: Untersuchungen über den Bau und die Entwicklung der Gewebe. Arch. mikrosk. Anat. 8, 26 (1872). — BONNE: Zit. bei SCHWARZ 1914. — BORDET, J.: Gélose et anaphylatoxine. C. r. Soc. Biol. Paris **74**, 877 (1913). — BOREI, H., G. CARLSTROEM, H. HANSSON, H. MONATH u. B. LUNDQUIST: Comparison between sperm lysin leucotaxine and detergents as to their capacity to hemolyse and to increase capillary permeability. Ark. Kem., Mineral., Geol. **26**, 1 (1948). — Boros, J. v., u. A. Leszler: Über die Bedeutung der Granulocyten bei der Antikörperbildung. Z. exper. Med. **78**, 404 (1931). — Borrel, A.: Tuberculose pulmonaire expérimentale. Étude anatomo-pathologique du processus obtenu par injection veineuse. Ann. Inst. Pasteur **7**, 593 (1893). — Borscow, E.: Zur Frage über den gallertartigen Niederschlag der Rübenzuckerlösung. Bot. Jber. **4**, 790 (1876). — Borst, M.: Das Verhalten der Endothelien bei der acuten und chronischen Entzündung. Verh. physik.-med. Ges. Würzburg **31**, 1—99 (1897). — Bourne, G.: Cytology and cell physiology. Cambridge 1942. — Bovet, D.: Antihistamine agents in allergy; introduction to antihistamine agents and antergan derivatives. Ann. New York Acad. Sci. **50**, 1089 (1950). — Bovet, D., R. Horclois et F. Walthert: Propriétes antihistaminiques de la n-p-méthoxybencyl-n-diméthylaminoéthyl-α-aminopyridine. C. r. Soc. Biol. Paris **138**, 99 (1944). — Bowman, F. B., M. C. Winternitz u. H. M. Evans: Über die vitale Färbung des Tubercels. Zbl. Bakter. **65**, 403 (1912). — Boyd, W. C., and H. Bernard: Quantitative changes in antibodies and globulin fractions in sera of rabbits injected with several antigens. J. of Immun. **33**, 111 (1937). — Brachet, J.: La détection histochimique des acides pentosenucléiques. C. r. Soc. Biol. Paris **133/34**, 88 (1940). ~ La localisation des acides pentose nucléiques dans les tissus animaux et les oeufs d'amphibiens en voie de développement. Arch. of Biol. **53**, 207 (1942). ~ Embryologie chimique. Liège: Desoer 1945. ~ Le rôle du noyau et du cytoplasme dans les synthèses et la morphogenèse. Ann. Soc. roy. zool. Belg. **81**, 185 (1950). ~ Symposium on nucleic acids, S. 207. Cambridge: University Press 1947 u. 1951. ~ Nucleic acids in the cell and the embryo. Symposia Soc. Exper. Biol. **1**, 207 (1951). — Brachet, J., and H. Chantrenne: Protein synthesis in nucleated and non-nucleated halves of acetabularia mediterrenea studied with carbon-14 dioxide. Nature (Lond.) **168**, 950 (1951). — Bracroft, J., J. F. Danielli, W. F. Harper and P. D. Mitchell: Wharton's jelly considered as a conducting path. Nature (Lond.) **154**, 667 (1944). — Bradley, H. C.: Autolysis and atrophy. Physiologic. Rev. **2**, 415 (1922). ~ Studies of autolysis. VII. The nature of autolytic enzymes. J. of Biol. Chem. **52**, 467 (1922). — Bradley, L. J., and C. B. Favour: The ability of ACTH and cortisone to alter delayed-type bacterial hypersensitivity. Bull. Johns Hopkins Hosp. **87**, 186 (1950). — Bramkamp, R. G.: Protein content of subcutaneous edema fluid in heart disease. J. Clin. Invest. **14**, 34 (1935). — Branham, S. E., and K. Habel: Infection and intoxication of macacus mulatta with Shigella dysenteriae. J. of Bacter. **54**, 57 (1947). — Brass, K.: Die Eiweißstoffwechselstörung des Plasmocytomkranken. Frankf. Z. Path. **57**, 367 (1943); **58**, 56 (1943). ~ Die Eiweißstoffwechselstörung des Plasmocytomkranken. II. Mitt. Frankf. Z. Path. **57**, 481 (1943). — Braun-Menendez, E.: Hypertension after bilateral nephrectomy in the rat. Nature (Lond.) **160**, 905 (1947). — Braunsteiner, H., K. Fellinger u. F. Pakesch: Ergebnisse und Probleme histologischer Untersuchungen im Elektronenmikroskop. Klin. Wschr. **1953**, 357. — Bredt, H.: Entzündung und Sklerose der Lungenschlagader. Ein Beitrag zur Kenntnis des Begriffes und der Erscheinungsformen der Endarteriitis und Arteriosklerose. Virchows Arch. **308**, 60 (1941). — Breinl, F., u. F. Haurowitz: Chemische Untersuchung des Präzipitates aus Hämoglobin und Anti-Hämoglobin-Serum und Bemerkungen über die Natur der Antikörper. Z. physiol. Chem. **192**, 45 (1930). — Breslauer, F.: Die Pathogenese der trophischen Gewebsschäden nach der Nervenverletzung. Berl. klin. Wschr. **1918**, 1073. ~ Die Pathogenese der trophischen Gewebsschäden nach der Nervenverletzung. Dtsch Z. Chir. **150**, 50 (1919). — Briggs, D. R.: The ζ-potential and the lyotropic series. J. Physic. Chem. **32**, 1646 (1928). — Briot, M., et B. N. Halpern: Symptomatologie et pathogénie du syndrome oedémateux produit par le dextran chez le rat. C. r. Soc. Biol. Paris **146**, 15 (1952). — Brock, N., H. Druckrey u. H. Herken: Der Stoffwechsel des geschädigten Gewebes. II. Nach Untersuchungen am Seeigelei. Arch. exper. Path. u. Pharmakol. **188**, 436 (1938). — Brodersen, J.: Die Zellen des Unterhautbindegewebes der weißen Maus. Z. mikrosk.-anat. Forsch. **14**, 60 (1928). — Brooks, M. M., u. S. C. Brooks: The permeability of living cells. Berlin 1941. — Bross, K.: Zur Plasmacytomfrage. Fol. haemat. (Lpz.) **45**, 137 (1931). — Bruce, A. N.: Über die Beziehung der sensiblen Nervenendigungen zum Entzündungsvorgang. Arch. exper. Path. u. Pharmakol. **63**, 424 (1910). ~ Vaso-dilator axon reflexes. Quart. J. Exper. Physiol. **6**, 339 (1913). — Bruger, M.: Studies of pathological body fluids: cholesterol partition and total protein content. Amer. J. Clin. Path. **5**, 384 (1935). — Brunsting, L. A., C. H. Slocumb and J. W. Didcoct: Effects of cortisone on acute disseminated lupus erythematosus. Arch. of Dermat. **63**, 29 (1951). — Bruton, O. C.: Agammaglobulinemie. Pediatrics **9**, 722 (1952). — Buchner, H.: Über Hemmung der Milzbrandinfektion und über das aseptische Fieber. Berl. klin. Wschr. **1890**, 216. ~ Über pyogene Stoffe in der Bakterienzelle. Berl. klin. Wschr. **1890**, 673. ~ Über die Ursache der Sporenbildung beim Milzbrandbazillus. Zbl. Bakter. 8, 1 (1890). ~ Über den Einfluß höherer Konzentration des Nährmediums auf Bakterien. Zbl. Bakter. 8, 65 (1890). ~ Über eiterungserregende Stoffe in der Bakterienzelle. Zbl. Bakter. 8, 321 (1890). ~ Kurze Übersicht über die Entwicklung der Bakterienforschung seit Naegelis Eingreifen in dieselbe. Münch. med. Wschr. **1891**, 435. ~ Weitere Untersuchungen über die bacterienfeindlichen und globuliciden Wirkungen des Blutserums. Arch. f. Hyg. **17**, 112 (1893). — Buchner, E., H. Buchner u. M. Hahn: Die Zymasegärung. München 1903. — Büchner, F.: Allgemeine Pathologie. München: Urban & Schwarzenberg 1950. — Büngeler, W.: Experimentelle Untersuchungen über die Monocyten des Blutes und ihre Genese aus dem Reticuloendothel. Verh. dtsch. path. Ges. **21**, 308 (1926). ~ Experimentelle Untersuchungen über die Monocyten des Blutes und ihre Genese aus dem Reticuloendothel. Beitr. path. Anat. **76**, 181 (1927). ~ Über Leukocytenbildung aus Histiocyten. Verh. dtsch. path. Ges. **22**, 243 (1927). ~ Vitale Speicherung und Blutmonocyten. Fol. haemat. (Lpz.) **37**, 204 (1928). — Büngener, O. v.: Über die Einheilung von Fremdkörpern unter Einwirkung chemischer und mikroparasitärer Schädlichkeiten. Beitr. path. Anat. **19**, 33 (1896). — Bürger, M.: Stoffliche und funktionelle Alterserscheinungen beim Menschen. Z. Neur. **167**, 11 (1939). — Bukantz, S. C., G. J. Dammin, K. S. Wilson, M. C. Johnson and H. L. Alexander: Inhibitory effect of nitrogen mustard (bis β-chloroethylamine) on lesions of experimental serum hypersensitiveness. Proc. Soc. Exper. Biol. a. Med. **72**, 21 (1949). — Bukantz, S. C., P. F. de Gara and J. G. M. Bullowa: Capsular polysaccharide in the blood of patients with pneumococcic pneumonia. Arch. Int. Med. **69**, 191 (1942). — Bullough, W. S., and E. A. Eisa: The effects of a graded series of restricted diets on epidermal mitotic activity in the mouse. Brit. J. Canc. **4**, 321 (1950). — Bungenberg de Jong, H. G.: Die Koazervation und ihre Bedeutung für die Biologie. Protoplasma (Wien) **15**, 110 (1932). — Bungenberg de Jong, H. G., O. Bank u. E. G. Hoskam: Morphologische Studien an Komplexkoazervaten. Flüssige bzw. gelatinierte Schaum- und Hohlkörper. Protoplasma (Wien) **34**, 30 (1940). — Bunting, C. H.: Cell reactions in resistance and immunity. Wisconsin Med. J. **24**, 305 (1925). ~ Special Cytology (Cowdry) **2**, 685 (1932). ~ II. The polymorphonuclear neutrophile leucocyte, S. 159. VI. Functions of the leucocytes, S. 437. In Downeys Handbuch der Hämatologie, Bd. 1. New York: Hoeber 1938. — Bunting, C. H., and J. Huston: Fate of the lymphocyte. J. of Exper. Med. **33**, 593 (1921). — Bunting, H., and R. F. White: Histochemical studies of skin wounds in normal and in scorbutic guinea pigs. Arch. of Path. **49**, 590 (1950). — Burger, M.: Bacterial polysaccharides. Springfield: Ch. C. Thomas 1950. — Burket, L. C., and P. György: Clinical observations on use of hyaluronidase. Ann. New York Acad. Sci. **52**, 1171 (1950). — Burnet, F. M.: The production of antibodies. Melbourne: Macmillan & Co. 1941. ~ Mucoproteins in relation to virus action. Physiologic. Rev. **31**, 131 (1951). — Burnet, F. M., and F. Fenner: Genetics and immunology. Heredity (Lond.) **2**, 289 (1948). ~ The production of antibodies. Melbourne: Macmillan & Co. 1949. — Burnet, F. M., and D. Lush: Influenza virus on the developing egg. 8. A comparison of two antigenically dissimilar strains of human influenza virus after full adaptation to the egg membrane. Austral. J. Exper. Biol. **16**, 261 (1938). — Burrows, H.: Some factors in the localization of disease in the body. London: Bailliere, Tindall & Cox 1932. — Burrows, W.: Endotoxins. Annual Rev. Microbiol. **5**, 181 (1951). — Burrows, W., A. N. Mather, M. E. Elliott and I. Havens: Studies on immunity to asiatic cholera. III. The mouse protection test. J. Inf. Dis. **81**, 157 (1947). — Burrows, W., A. N. Mather, V. G. McGann and S. M. Wagner: Studies on immunity to asiatic cholera. II. The O and H antigenic structure of the cholera and related vibrios. J. Inf. Dis. **79**, 168 (1946). — Businco, L., e G. Giunchi: Instaminemia dei bovini e il problema della localizzazione dell'istamina nel sangue. Boll. Soc. ital. Biol. sper. **13**, 903 (1938). — Butt, A. J.: Influence of protective urinary colloids in the prevention of renal lithiasis: preliminary report. J. Florida Med. Assoc. **37**, 711 (1951). — Butt, A. J., and E. A. Hauser: The importance of protective urinary colloids in the prevention and treatment of kidney stones. Science (Lancaster, Pa.) **115**, 308 (1952). — Butt, A. J., E. A. Hauser and J. Seifter: Medical management of renal lithiasis: increasing the protective urinary colloids with hyaluronidase. California Med. **76**, 123 (1952). ~ Effect of hyaluronidase on urine and its possible significance in renal lithiasis. J. Amer. Med. Assoc. **150**, 1096 (1952). — Buxton, B. H.: Absorption from the peritoneal cavity. J. Med. Res. **16**, 17 (1907). ~ Absorption from the peritoneal cavity. Part VII. The effect of minimal doses of bacteria and the bearing of the experiments upon the question of peritonitis. J. Med. Res. **16**, 25 (1907). — Buxton, B. H., and J. C. Torrey: Studies in absorption. J. Med. Res. **15**, 18 (1906). — Bywaters, E. G. L.: Metabolism of cartilage. Nature (Lond.) **138**, 30 (1936). ~ The metabolism of joint tissues. J. of Path. **44**, 247 (1937). ~ Ischemic muscle necrosis. Crushing injury, traumatic edema. The crush syndrome: A type of injury, seen in air raid casualties following burial beneath debris. J. Amer. Med. Assoc. **124**, 1103 (1944). — Bywaters, E. G. L., and G. E. Delory: Myohaemoglobinuria. Lancet **1941 I**, 648. — Bywaters, E. G. L., G. E. Delory, C. Rimington and J. A. R. Miles: Myohaemoglobin in urine of air raid casualties with crushing injury. Biochemic. J. **35**, 1164 (1942).

Caffier, P.: Über die Umwandlungsfähigkeit der weißen Elemente des normalen menschlichen Blutes bei in vitro-Kultivierung. Arch. exper. Zellforsch. **4**, 419 (1927). ~ Die prospektiven Potenzen des normalen Menschenblutes. Arch. exper. Zellforsch. 6, 285 (1928). — CAJAL, RAMON Y: Manual de anatomia pathologica general. Barcelona 1890. ~ Estudios histologicos sobre los tumores epiteliales. Rev. trimest. microsc. 1, 83 (1896). ~ Quelques antécédents historiques ignorés sur les Plasmazellen. Anat. Anz. 29, 666 (1906). ~ Manual de histologica normal. Barcelona 1921. — CALDWELL, F. E., and P. GYOERGI: The influence of biotin deficiency on the course of infection with trypanosoma Lewisi in the albino rat. J. Inf. Dis. 81, 197 (1947). — CALMETTE, A., et C. GUERIN: Recherches sur la vaccine experimentale. Ann. Inst. Pasteur 15, 161 (1901). — CAMERON, G. R.: Pathology of the cell. London: Oliver a. Boyd 1952. — CAMPBELL, D. H., and P. A. NICOLL: Studies on in vitro anaphylaxis and release of an active non-histamine material from sensitized guinea pig lung. J. of Immunol. 39, 103 (1940). — CANNON, P. R.: The functional significance of specific agglutinins and precipitins. Physiologic. Rev. 20, 89 (1940). ~ Antibodies and the protein-reserves. J. of Immun. 44, 107 (1942). ~ The importance of proteins in resistance to infection. J. Amer. Med. Assoc. 128, 360 (1945). — CANNON, P. R., R. B. BAER, F. L. SULLIVAN and J. R. WEBSTER: The influence of blockade of the reticulo-endothelial system on the formation of antibodies. J. of Immun. 17, 441 (1929). — CANNON, P. R., W. E. CHASE and R. W. WISSLER: The relationship of the protein-reserves to antibody-production. I. The effects of a low-protein diet and of plasmapheresis upon the formation of agglutinins. J. of Immun. 47, 133 (1943). — CANNON, P. R., and G. A. PACHECO: Studies in tissue immunity. Cellular reactions of the skin of the guinea pig as influenced by local active immunization. Amer. J. Path. 6, 749 (1930). — CANNON, P. R., and F. L. SULLIVAN: Local formation of antibody by skin. Proc. Soc. Exper. Biol. a. Med. 29, 517 (1931/32). — CANNON, P. R., R. W. WISSLER, R. L. WOOLRIDGE and E. D. BENDITT: The relationship of protein deficiency to surgical infection. Ann. Surg. 120, 514 (1944). — CAPPELL, D. F.: Intravitam and supravital staining. I. Principles and general results. J. of Path. 32, 595 (1929). ~ Intravitam and supravital staining. IV. The cellular reactions following mild irritation of the peritoneum in normal and vitally stained animals, with special reference to the origin and nature of the mononuclear cells. J. of Path. 33, 429 (1930). — CARDON, L., and D. ATLAS: Incidence and causes of hyperproteinemia. Arch. Int. Med. 71, 377 (1943). — CARNES, W. H., C. RAGAN, J. W. FERREBEE and J. O'NEILL: Effects of desoxycorticosterone acetate in albino rat. Endocrinology 29, 144 (1941). — CARO, L.: Zur Frage der Herkunft und Bedeutung von fettspaltenden Fermenten des menschlichen Blutes. Z. klin. Med. 89, 49 (1920). — CARREL, A.: Growth-promoting function of leucocytes. J. of Exper. Med. 36, 385 (1922). ~ A method for the physiological study of tissues in vitro. J. of Exper. Med. 38, 407 (1923). ~ Leucocytic trephones. J. Amer. Med. Assoc. 82, 255 (1924). — CARREL, A., and A. H. EBELING: Pure cultures of large mononuclear leucocytes. J. of Exper. Med. 36, 365 (1922). ~ Action on fibroblasts of extracts of homologous and heterologous tissues. J. of Exper. Med. 38, 499 (1923). ~ Action of serum on lymphocytes in vitro. J. of Exper. Med. 38, 513 (1923). ~ The transformation of monocytes into fibroblasts through the action of ROUS virus. J. of Exper. Med. 43, 461 (1926). ~ The foundament properties of the fibroblast and the macrophage. The fibroblast. J. of Exper. Med. 44, 261 (1926). ~ The foundament properties of the fibroblast and the macrophage. The macrophage. J. of Exper. Med. 44, 285 (1926) — CARREL, A., and R. INGLEBRIGTSEN: The production of antibodies by tissues living outside of the organisation. J. of Exper. Med. 15, 287 (1912). — CARRIER, E. B., u. P. B. REHBERG: Capillary and venous pressure in man. Skand. Arch. Physiol. (Berl. u. Lpz.) 64, 20 (1923). — CARRIÈRE, G., G. MOREL et P. J. GINESTE: Modifications histologiques du thymus du rat albinos sous l'influence de la folliculine, de la progestine et de l'hormone gonadotrope ou antélobine. C. r. Soc. Biol. Paris 126, 44 (1937). — CARROLL, J. V.: The blood-count in rubella with special reference to plasma cells and TÜRK cells. Lancet 1934 I, 182. — CARTER, B. B., and A. E. AXELROD: Circulating antibodies in vitamin deficiency states. II. Thiamin and biotin deficiencies. Proc. Soc. Exper. Biol. a. Med. 67, 416 (1948). — CASALS, J., and J. FREUND: Sensitization and antibody formation in monkeys injected with tubercle bacilli in paraffin oil. J. of Immun. 36, 399 (1939). — CASPER, W. A.: Spezifische Cutisreaktionen an Gonorrhoikern mit spezifischen eiweißfreien Substanzen aus Gonokokken. Klin. Wschr. 1930, 2158. — CASPERSSON, T.: Über den chemischen Aufbau der Strukturen des Zellkernes. Skand. Arch. Physiol. (Berl. u. Lpz.) 73, Suppl. 8 (1936). ~ Über Eiweißstoffe im Chromosomgerüst. Naturwiss. 28, 514 (1941). ~ Studien über den Eiweißumsatz der Zelle. Naturwiss. 29, 33 (1941). ~ Cell growth and cell function. New York: Norton 1950. ~ The relations between nucleic acid and protein synthesis, S. 127. Cambridge: Univ. Press 1947 u. 1951. ~ The relations between nucleic acid and protein synthesis. Symposia Soc. Exper. Biol. 1, 127 (1951). — CASPERSSON, T., H. LANDSTROEM-HYDEN u. L. AQUILONIOUS: Cytoplasmanukleotide in eiweißproduzierenden Drüsenzellen. Chromosoma 2, 111 (1941). — CASPERSSON, T., and J. SCHULTZ: Pentose nucleotides in the cytoplasm of growing tissues. Nature (Lond.) 143, 602 (1939). — CASPERSSON, T., u. B. THORELL: Der endozelluläre Eiweiß- und Nukleinsäurestoffwechsel in embryonalem Gewebe. Chromosoma 2, 132 (1941). — CASPERSSON, T.,

u. K. G. Thorsson: Virus und Stoffwechsel. Klin. Wschr. **1953**, 205. — Castle, W. B.: Disorders of the blood, pathologic physiology: mechanisms of disease, W. A. Sodeman, S. 355. Philadelphia: W. B. Saunders Company 1950. — Castor, C. W., and B. L. Baker: The local action of adrenocortical steroids on epidermis and connective tissue of the skin. Endocrinology **47**, 234 (1950). — Catania, V.: La struttura del nodulo linfatico e del suo folliculo secondario nell'ansello di Waldeyer e nell'appendice vermiforme dell'uomo morto per malattia. Haematologica (Pavia) **8**, 221 (1927). — Catcheside, D. G., and B. Holmes: The action of enzymes and chromosomes. Symposium on nucleic acids, S. 225. Cambridge: Univ. Press 1947 u. 1951. — Catchpole, H. R.: Solubility properties of some components of the ground substance in relation to intravital staining of connective tissue. Ann. New York Acad. Sci. **52**, 989 (1950). — Catron, L.: Studies on bacterial localization. Effects of specific immunization and of a gum acacia medium on localization of typ I pneumococci in mice. J. of Exper. Med. **61**, 735 (1935). — Cavallero, C.: Etudes sur la regulation hormonale de l'inflammation. The mechanism of inflammation (Jasmin u. Robert), S. 87. Montreal: Acta Inc. 1953. — Cavallero, C., M. Borasi, G. Sala and A. Amira: Effetto del cortisone del DCA e dell'artisone sulla guarigione della ferite cutanee sperimentali. Arch. internat. Pharmacodynamie **86**, 43 (1950). — Cavallero, C., and B. Sala: Cortisone and infection. Lancet **1951 I**, 175. — Ceresa, F., e G. F. Rubino: Ricerche sperimentali sull' effetto antijaluronidasico del cortisone. Arch. Sci. med. **91**, 222 (1951). — Cesaris-Demel, A.: L'endiapedesi nel processo inflammatorio. Haematologica (Pavia) **1**, 33 (1920). — Chain, E., and E. S. Duthie: Identity of hyaluronidase and spreading factor. Brit. J. Exper. Path. **21**, 324 (1940). — Chambers, R., and G. Cameron: Intracellular hydrion concentration studies. VII. The secreting cells of the mesonephros in the chick. J. Cellul. a. Comp. Physiol. **2**, 99 (1932). — Chambers, R., and T. Kerr: Intracellular hydrion concentration studies. VIII. Cytoplasm and vacuole of limnobium root-hair cells. J. Cellul. a. Comp. Physiol. **2**, 105 (1932). — Chambers, R., and B. W. Zweifach: Capillary endothelial cement in relation to permeability. J. Cellul. a. Comp. Physiol. **15**, 255 (1940). ~ Caliber changes of the vessels of the capillary bed. Federat. Proc. **1**, 14 (1942). ~ Topography and function of mesenteric capillary circulation. Amer. J. Anat. **75**, 173 (1944). ~ Functional activity of blood capillary bed, with special reference to visceral tissue. Ann. New York Acad. Sci. **46**, 683 (1946). ~ Intercellular cement and capillary permeability. Physiologic. Rev. **27**, 436 (1947). — Champy, C., et N. Kritch: Le tissu mucoélastique de la crête du coq réactif de l'hormone sexuelle. C. r. Soc. Biol. Paris **92**, 683 (1925). — Chang, H. T., and J. E. Kempf: The hypotensive action of influenza virus on rats. J. of Immun. **65**, 75 (1950). — Chase, M. W.: Cellular transfer of cutaneous hypersensitivity to tuberculin. Proc. Soc. Exper. Biol. a. Med. **59**, 134 (1945). ~ Inhibition of experimental drug allergy by prior feeding of the sensitizing agent. Proc. Soc. Exper. Biol. a. Med. **61**, 257 (1946). — Chase, M. W.: The allergic state, Kap. 8, S. 168. Bacterical and myotic infections of man. (Dubos.) 1952. — Chassel, H.: Beiträge zur Herkunft der polymorphkernigen Leukocyten. III. Weitere Untersuchungen über Leukocytenentstehung aus Bindegewebszellen. Virchows Arch. **270**, 100 (1928). — Chesney, A. M., T. B. Turner and C. R. L. Halley: Studies in experimental syphilis. VI. On the localization of syphilitic lesions in inflamed areas. Bull. Johns Hopkins Hosp. **42**, 319 (1928). — Chlopin, N. G.: Studien über Gewebskulturen im artfremden Blutplasma. I. Allgemeines. II. Das Bindegewebe der Wirbeltiere. Z. mikrosk.-anat. Forsch. **2**, 324 (1925). ~ Experimentelle Untersuchungen über die sekretorischen Prozesse im Zytoplasma. I. Über die Reaktion der Gewebselemente auf intravitale Neutralrotfärbung. Arch. exper. Zellforsch. **4**, 462 (1927). ~ Über in vitro-Kulturen des menschlichen Mesenchyms. Arch. exper. Zellforsch. **11**, 226 (1931). ~ Studien über Gewebskulturen im artfremden Blutplasma. V. Mitt. Das Verhalten und die Verwandlungen des menschlichen Mesenchyms im Explantat. Arch. exper. Zellforsch. **12**, 11 (1932). — Chlopin, N. G., u. A. Chlopin: Studien über Gewebskulturen im artfremden Blutplasma. III. Die Histiogenese der Zellformen in den Explantaten der blutbildenden Organe des Axolotls. IV. Ein Beitrag zur Vitalfärbung explantierter Zellelemente. Arch. exper. Zellforsch. **1**, 193 (1925). — Chopra, R. N., S. N. Mukherjee and S. S. Rao: Studies on protein fractions of blood sera; normal and filerial blood sera. Indian J. Med. Res. **22**, 171 (1934). — Choucroun, N.: Tubercle bacillus antigens; biological properties of 2 substances isolated from paraffin oil extract of dead tubercle bacilli. Amer. Rev. Tbc. **56**, 203 (1947). ~ Rôle joué par le lipo-polysaccharide du bacille tuberculeux dans l'hypersensibilité à la tuberculine et dans l'acidorésistance du bacille. C. r. Acad. Sci. Paris **226**, 1477 (1948). — Christensen, J. J., and J. M. Daly: Adaption in fungi. Ann. Rev. Microbiol. **5**, 57 (1951). — Christensen, L. R.: Streptococcal fibrinolysis; proteolytic reaction due to serum enzyme activated by streptococcal fibrinolysin. J. Gen. Physiol. **28**, 363 (1945). — Christman, A. A.: Purine and pyrimidine metabolism. Physiologic. Rev. **32**, 303 (1952). — Churchill, E. D., F. Nakazawa and C. K. Drinker: The circulation of body fluids in the frog. J. of Physiol. **63**, 304 (1927). — Clark, E. R.: Reactions of experimentally isolated lymphatic capillaries in the tails of amphibion larvae.

Anat. Rec. **3**, 183 (1909). ~ Further observations on living growing lymphatics: their relation to the mesenchyme cells. Amer. J. Anat. **13**, 351 (1912). ~ Reactions of experimentally isolated lymphatic capillaries in the tails of amphibian larvae. Anat. Rec. **24**, 181 (1922/23). — CLARK, E. R., and E. L. CLARK: A study of the reaction of lymphatic endothelium and of leucocytes, in the tadpole's tail, toward injected fat. Amer. J. Anat. **21**, 421 (1917). ~ Reactions of cells in the tail of amphibian larvae to injected croton oil (aseptic inflammation). Amer. J. Anat. **27**, 221 (1920). ~ The character of the lymphatics in experimental edema. Anat. Rec. **21**, 127 (1921). ~ The reaction of living cells in the tadpole's tail toward starch, agar-agar, gelatin, and gum arabic. Anat. Rec. **24**, 137 (1922). ~ The fate of the extruded erythrocytes; their removal by lymphatic capillaries and tissue phagocytes, as seen in living amphibian larvae. Amer. J. Anat. **38**, 41 (1926/27). ~ Intravascular phagocytosis of erythrocytes. Amer. J. Anat. **41**, 227 (1928). ~ Observations on macrophages of living amphibian larvae. Amer. J. Anat. **46**, 91, 111 (1930). ~ Relations of monocytes of the blood to the tissue macrophages. Amer. J. Anat. **46**, 149 (1930). ~ Observations of living preformed blood vessels as seen in a transparent chamber inserted into the rabbits ear. Amer. J. Anat. **49**, 441 (1932). ~ Observations on new growth of lymphatic vessels as seen in transparent chambers introduced into rabbit's ear. Amer. J. Anat. **51**, 49 (1932). ~ Further observations on living lymphatic vessels in transparent chamber in rabbit's ear — their relation to tissue spaces. Amer. J. Anat. **52**, 273 (1933). ~ Observations on changes in blood vascular endothelium in living animal. Amer. J. Anat. **57**, 385 (1935). ~ Observations on living mammalian lymphatic capillaries. Their relation to the blood vessels. Amer. J. Anat. **60**, 253 (1936/37). ~ Microscopic observations on the growth of blood capillaries in the living mammal. Amer. J. Anat. **64**, 251 (1939). — CLARK, E. R., E. L. CLARK and R. O. REX: Observations on polymorphonuclear leucocytes in the living animal. Amer. J. Anat. **59**, 123 (1936). — CLARK, E. R., I. GRAEF and H. CHASIS: Thrombosis of aorta and coronary arteries with special reference to "fibrinoid" lesions. Arch. of Path. **22**, 183 (1936). — CLARK, P. F.: Influence of nutrition in experimental infection. Annual Rev. Microbiol. **4**, 343 (1950). — CLARK, P. F., L. S. MCCLUNG, H. PINKERTON, W. H. PRICE, H. A. SCHNEIDER and W. TRAGER: Influence of nutrition in experimental infection. Bacter. Rev. **13**, 99 (1949). — CLEMMESEN, J., u. E. K. ANDERSEN: Influence of fractioned roentgen radiation on bacterial agglutination titre. Acta path. scand. (København.) **25**, 611 (1948). — COBBETT, L., u. W. S. MELSOME: Über den direkten Einfluß der Entzündung auf die lokale Widerstandsfähigkeit der Gewebe gegenüber der Infektion. Zbl. Path. **9**, 827 (1898). — COBURN, A. F., and D. H. MOORE: Plasma proteins in disseminated lupus erythematosus. Bull. Johns Hopkins Hosp. **73**, 196 (1943). — CODE, C. F.: The source in blood of the histamine-like constituent. J. of Physiol. **90**, 349 (1937). ~ The histamin-like activity of white blood cells. J. of Physiol. **90**, 485 (1937). ~ Histamine content of blood of guinea pigs and dogs during anaphylactic shock. Amer. J. Physiol. **127**, 78 (1939). ~ Histamine in blood. Physiologic. Rev. **32**, 47 (1952). — CODE, C. F., and H. R. HESTER: Blood histamine during anaphylactic shock in horse and calf. Amer. J. Physiol. **127**, 71 (1939). — CODE, C. F., and J. L. JENSEN: Comparison of histamine content of blood and bone marrow. Amer. J. Physiol. **131**, 768 (1940/41). — CODE, C. F., J. U. KEATING and M. D. LEAVITT: Antihistamine agents in allergy; mode of action of antihistaminic agents in skin. Ann. New York Acad. Sci. **50**, 1177 (1950). — CODE, C. F., and A. D. MCDONALD: The histamine-like activity of blood. Lancet **1937**, 730. — COFFIN, T. H.: On the growth of lymphatics in granulation tissue. Bull. Johns Hopkins Hosp. **17**, 277 (1906). — COGGESHALL, H. C.: Arthritis (COMROE), S. 47 u. 178. Philadelphia: Lea a. Febiger 1949. — COHEN, G. N.: Metabolism of bacteria. Annual Rev. Microbiol. **5**, 71 (1951). — COHEN, S.: The synthesis of bacterial viruses in the infected cells. Cold Spring Harbor Symp. Quant. Biol. **12**, 35 (1947). — COHEN, S. G., and C. MOSES: Effect of cortisone on experimental production of arteritis by passive sensitization. J. Labor. a. Clin. Med. **37**, 764 (1951). — COHN, A. E.: The development of the Harveian circulation. Harvey Lect. **23**, 251 (1929). — COHN A. E., and F. LANGE: Studies on the blood vessels in the membranes of chick embryos. Part III: Anatomy and physiology of the blood vessels at different ages. J. of Exper. Med. **52**, 81 (1930). — COHN, E.: Blood cells and plasma proteins (TULLIS), S. 43. New York: Acad. Press 1953. — COHN, E. J.: Blood and blood derivatives. Science in Progress **4**, 273 (1945). — COHNHEIM, J.: Über Entzündung und Eiterung. Virchows Arch. **40**, 1 (1867). ~ Über venöse Stauung. Virchows Arch. **41**, 220 (1867). ~ Über das Verhalten der fixen Bindegewebskörperchen bei der Entzündung. Virchows Arch. **45**, 333 (1869). ~ Neue Untersuchungen über die Entzündung. Berlin 1873. ~ Vorlesungen über allgemeine Pathologie. Berlin: August Hirschwald 1871 u. 1882. — COHNSTEIN, W.: Ödem und Hydrops. Erg. Path. **3**, 563 (1897). — COLE, J. W., D. T. SHAW and P. FRASER: Wound healing; cutaneous and serum inhibition of hydase. Surg. etc. **90**, 269 (1950). — COLE, R. I.: Experimenteller Beitrag zur Typhusimmunität. Z. Hyg. **46**, 371 (1904). ~ The neutralization of antipneumococcus immune bodies by infected exudates and sera. J. of Exper. Med. **26**, 453 (1917). — COLLANDER, R.: Permeability. Annual

Rev. Biochem. 6, 1 (1937). — Colombo, C., e L. Zanetti: Shock traumatico sperimentale, modificationi dei poteri complementare, battericida e fagocitario del sangue. Giorn. Batter. 18, 800 (1937). — Coman, D. R.: Additional observations on positive and negative chemotaxis; experiments with myxomycete. Arch. of Path. 29, 220 (1940). ~ Chemotaxis of monocytes contrasted with that of polymorphonuclear leucocytes and lymphocytes. Arch. of Path. 30, 896 (1940). — Coman, D. R., M. McCutcheon and P. T. De Camp: Failure of streptococcal antibodies to influence chemotaxis of leucocytes. Proc. Soc. Exper. Biol. a. Med. 41, 119 (1939). — Commandon, J.: Phagocytose in vitro des hématozoaires du calfat. C. r. Soc. Biol. Paris 80, 314 (1917). ~ Tactisme produit par l'amidon sur les leucocytes enrobement du charbon. C. r. Soc. Biol. Paris 82, 1171 (1919). ~ Mouvements des leucocytes et quelques tactismes ètudiés a l'aide de l'enregistrement cinematographique. Ann. Inst. Pasteur 34, 21 (1920). — Commoner, B.: On the interpretation of the absorption of ultraviolett light by cellular nucleic acid. Science (Lancaster, Pa.) 110, 31 (1949). — Conklin, R. E.: The formation and circulation of lymph in the frog. I. The rate of lymph production. Amer. J. Physiol. 95, 79 (1930). ~ The formation and circulation of lymph in the frog. II. Blood volume and pressure. Amer. J. Physiol. 95, 91 (1930). ~ The formation and circulation of lymph in the frog. III. The permeability of the capillaries to protein. Amer. J. Physiol. 95, 98 (1930). ~ The permeability of frog capillaries to protein. Amer. J. Physiol. 112, 401 (1935). — Conway, E. A.: Cyclic changes in lymphatic nodules. Anat. Rec. 69, 487 (1937). ~ Reaction of lymphatic tissue in early stages of bacterium monocytogenes infection. Arch. of Path. 25, 200 (1938). ~ Reaction of lymphatic tissue of rabbits to repeated injections of bacterium monocytogenes. J. Inf. Dis. 64, 217 (1939). — Cooke, R. A., S. F. Hampton, W. B. Sherman and A. Stull: Allergy induced by immunization with tetanic toxoid. J. Amer. Med. Assoc. 114, 1854 (1940). — Coons, A. H.: Fluorescent antibodies as histochemical tools. Federat. Proc. 10, 558 (1951). ~ The cellular fate of injected antigens. Symposium Soc. Exper. Biol. 6, 166 (1952). ~ Leucocytes involved in antibody formation. Ann. New York Acad. Sci. 59, 651 (1955). — Coons, H. A., H. J. Creech, R. N. Jones and E. Berliner: Demonstration of pneumococcal antigen in tissues by use of fluorescent antibody. J. of Immun. 45, 159 (1942). — Coons, A. H., and M. H. Kaplan: Localization of antigen in tissue cells; improvements in method for detection of antigen by means of fluorescent antibody. J. of Exper. Med. 91, 1 (1950). — Coons, A. H., E. H. Leduc and J. M. Connolly: Immunohistochemical studies of antibody response in the rabbit. Federat. Proc. 12, 439 (1953). — Coons, A. H., E. H. Leduc and M. H. Kaplan: Localization of antigen in tissue cells; fate of injected foreign proteins in mouse. J. of Exper. Med. 93, 173 (1951). — Cooper, J. A.: Electrophoretic study of syphilitic sera. J. Invest. Dermat. 6, 109 (1945). — Cooper, J. A., C. R. Rein and J. W. Beard: Electrophoretic analysis of Kala-Azar human serum. Hypergammaglobulinemia associated with seranegativ reactions for syphilis. Proc. Soc. Exper. Biol. a. Med. 61, 179 (1946). — Cope, O., A. G.. Brenizer and H. Polderman: Capillary permeability and adrenal cortex studies of cervica lymph in adrenalectomised dog. Amer. J. Physiol. 137, 69 (1942). — Cornbleet, T., and J. de la Huerga: Gammaglobulins in some diseases of skin. J. Invest. Dermat. 16, 401 (1951). — Cornman, I.: Selective damage to fibroblasts by desoxycorticosterone in cultures of mixed tissues. Science (Lancaster, Pa.) 113, 37 (1951). — Cornwall, S., and R. A. Good: Studies of reticuloendothelial function with colloidal gold. Anat. Rec. 115, 295 (1953). — Corwin, W. C.: The peritoneal cytologic response: an experimental study. Amer. J. Med. Sci. 193, 251 (1937). — Coste, F., B. Piquet, P. Gomiche et J. Cayla: Cortisone, corticotropin (ACTH) and infections. Ann. Méd. 52, 747 (1951). — Co Tui, K. L. McClosky, M. Schrift and A. L. Yates: A new method of preparing nonpyrogenic intravenous infusion fluids. Based on removal of pyrogen by adsorptive filtration. Ann. Surg. 106, 1089 (1937) ~ A new method of preparing infusion fluids. Based on removal of pyrogen by infiltration. J. Amer. med. Assoc. 109, 250 (1937). — Co Tui and A. M. Wright: Preparation of nonpyrogenic infusion and other intravenous fluids by adsorptive filtration; report of 42 month' trial. Ann. Surg. 116, 412 (1942). — Councilman, W. T.: Acute interstitial nephritis. J. of Exper. Med. 3, 393 (1898). — Cowdry, E. V.: The reticular material of developing blood cells. J. of Exper. Med. 33, 1 (1921). ~ General cytology. Chicago 1925. ~ A textbook of histology. Philadelphia: Lea a. Febiger 1944. — Crabb, E. D., and M. A. Kelsall: Relation of cortisone induced lymphopenia to transplanted sarcoma of hamsters. J. Nat. Canc. Inst. 12, 91 (1951). — Craddock jr., C. G., and J. S. Lawrence: The effect of roentgen irradiation on antibody formation in rabbits. J. of Immun. 60, 241 (1948). — Craddock, C. G., W. N. Valentine and J. S. Lawrence: The lymphocyte. Studies on its relationship to immunologic processes in the cat. J. Labor. a. Clin. Med. 34, 158 (1949). — Craigie, J., and F. O. Wishart: The agglutinogens of a strain of vaccinia elementary bodies. Brit. J. Exper. Path. 15, 390 (1934). — Cramer, W., and E. S. Horning: Hormonal relationship between ovary and adrenal gland and its significance in aetiology of mammary cancer. Lancet 1939 I, 192. — Crandall, L. A., S. B. Barker and D. G. Graham: Study of lymph flow from patient with thoracic duct fistula. Gastroenterology 1, 1040 (1943). — CREDITOR, M. C., M. BEVANS, W. L. MUNDY and C. RAGAN: Effect of ACTH on wound healing in humans. Proc. Soc. Exper. Biol. a. Med. 74, 245 (1950). — CREPEA, S. B., G. E. MAGNIN and C. V. SEASTONE: Effect of ACTH and cortisone on phagocytosis. Proc. Soc. Exper. Biol. a. Med. 77, 704 (1951). — CRIEP, L. H., L. D. MAYER and L. O. E. MENCHACA: Effect of adrenalectomy on experimental hypersensitiveness. J. Allergy 22, 314 (1951). — CROMARTIE, W. J., W. L. BLOOM and D. W. WATSON: Studies on infection with Bacillus anthracis; histopathological study of skin lesions produced by Bacillus anthracis in susceptible and resistant animal species. J. Inf. Dis. 80, 1 (1947). — CROMARTIE, W. J., D. W. WATSON, W. L. BLOOM and R. J. HECKLY: Studies on infection with Bacillus anthracis; immunological and tissue damaging properties of extracts prepared from lesions of Bacillus anthracis infection. J. Inf. Dis. 80, 14 (1947). — CROWLEY, N.: Hyaluronidase production by haemolytic streptococci of human origin. J. of Path. 56, 27 (1944). — CRUICKSHANK, R.: Staphylocoagulase. J. of Path. 45, 295 (1937). — CULBERTSON, J. T.: Immunity against animal parasites. New York: Columbia Univ. Press 1941. — CULLUMBINE, H., and H. N. REYDON: Study of formation, properties and partial purification of leucotaxine. Brit. J. Exper. Path. 27, 33 (1946). — CUMMINGS, M. M., M. C. DRUMMOND, M. MICHAEL and W. L. BLOOM: The influence of cortisone on artificially induced peritoneal exudates. Bull. Johns Hopkins Hosp. 90, 185 (1951). — CUMMINGS, M. M., P. C. HUDGINS, M. C. WHORTON and W. H. SHELDON: The influence of cortisone and streptomycin on experimental tuberculosis in the albino rat. Amer. Rev. Tbc. 65, 596 (1952). — CUNNINGHAM, R. S.: On the origin of the free cells of serous exudates. Amer. J. Physiol. 59, 1 (1922). — CUNNINGHAM, R. S., F. R. SABIN and C. A. DOAN: The development of leucocytes, lymphocytes, and monocytes from a specific stem-cell in adult tissues. Contrib. to Embryol. 16, 227 (1925). — CUNNINGHAM, R. S., F. R. SABIN, S. SUGIYAMA and J. A. KINDWALL: The role of the monocyte in tuberculosis. Bull. Johns Hopkins Hosp. 37, 231 (1925). — CUNNINGHAM, R. S., u. E. H. TOMPKINS: The supravital staining of normal human blood cells. Fol. haemat. (Lpz.) 42, 257 (1930). — CUSHING jr., J. E.: An effect of temperature upon antibody production in fish. J. of Immun. 45, 123 (1942). — CUTTING, W. C., R. H. DREISBACH, R. M. HALPERN, A. I. IRWIN, D. W. JENKINS, F. PROESCHER and H. B. TRIPS: Chemotherapy of virus infections. J. of Immun. 57, 379 (1947). — CZEKALOWSKI, J. W.: Studies on phygocytosis. Edinburgh Med. J. 53, 311 (1946).

DA COSTA, J. C., and E. J. G. BEARDSLEY: The resistance of diabetics to bacterial infection: a study of the opsonophagocytic properties of the blood in 74 cases of diabetes mellitus and related conditions. Amer. J. Med. Sci. 136, 361 (1908). — DALE, A. S.: On supposed inhibitory action of auricles on amplitude of ventricular contractions in heart of frog. J. of Physiol. 18, 302 (1933). — DALE, H.: Capillary poisons and shock. Bull. Johns Hopkins Hosp. 31, 257 (1920). ~ Anaphylaxis. Bull. Johns Hopkins Hosp. 31, 310 (1920). ~ Croonian lectures on some chemical factors in the control of the circulation. Lectures III: Local vasodilatator reactions — histamine — acetylcholin — conclusion. Lancet 1929 I, 1285. ~ The pharmacology of histamine: with a brief survey of evidence for its occurence, liberation, and participation in natural reactions. Ann. New York Acad. Sci. 50, 1017 (1950).— DALE, H. H.: The biological significance of anaphylaxis. Proc. Roy. Soc. Lond., Ser. B 91, 126 (1920). ~ Some chemical factors in the control of the circulation. Lancet 1929 I, 1232, 1285. — DALE, H. H., and C. H. KELLAWAY: Anaphylaxis and anaphylatoxins. Philosophic. Trans. Roy. Soc. Lond., Ser. B 211, 273 (1922). — DALE, H. H., and P. P. LAIDLAW: The physiological action of β-iminazolylethylamine. J. of Physiol. 41, 318 (1910). ~ Histamine shock. J. of Physiol. 52, 355 (1918/19). — DALE, H. H., and A. N. RICHARDS: The vasodilator action of histamine and of some other substances. J. of Physiol. 52, 110 (1918). — DAMMIN, G. J., and S. C. BUKANTZ: Modification of biologic response in experimental hypersensitivity. J. Amer. Med. Assoc. 139, 358 (1949). — DANIELLI, J. F.: Capillary permeability and edema in the perfused frog. J. of Physiol. 98, 109 (1940). — DANIELLI, J. F., H. B. FELL and E. KODICEK: Enzyms of healing wounds; effect of different degrees of vitamin C deficiency on phosphotase activity in experimental wounds in guinea pig. Brit. J. Exper. Path. 26, 367 (1945). — DANIELLI, J. F., and A. STOCK: The structure and permeability of blood capillaries. Biol. Rev. 19, 81 (1944). — DANIELSON, I. S.: Gas gangrene. Trans. New York Acad. Sci. 9, 297 (1947). — DANTSCHAKOFF, W.: Untersuchungen über die Entwicklung von Blut und Bindegewebe bei Vögeln. — Das lockere Bindegewebe des Hühnchens im fetalen Leben. Arch. mikrosk. Anat. 73, 117 (1909). — DANTSCHAKOFF, W., and S. SEIDLIN: Digestive activity of mesenchyme and in derivatives. Biol. Bull. 43, 97 (1922). — DANZER, C. S., and D. R. HOOKER: Determination of the capillary blood pressure in man with the microcapillary tonometer. Amer. J. Physiol. 52, 136 (1920). — DANZER, M.: Studies on the ARNETH count XV. The effect of tissue injury. Quart. J. Exper. Physiol. 20, 141 (1930). — DARCY, D. A.: Plasma cells in the reaction against rabbit tissue homografts. Nature (Lond.) 163, 98 (1949). ~ A study of the plasma cell and lymphocyte reaction in rabbit tissue homografts. Philosophic. Trans. Roy. Soc. Lond., Ser. B 236, 463 (1952). —

Darlington, C. D.: Symposium on nucleic acids, S. 252. Cambridge: Univ. Press 1947 u. 1951. — Dastre, M. A.: Fibrinolyse dans le sang; conditions nécessaires à une exacte détermination de la fibrine du sang. C. r. Soc. Biol. Paris, IX. s. 1893, 995. — Davidson, J. N.: Nucleoproteins in growth and development. Edinburgh Med. J. 52, 344 (1945). ~ Some factors influencing the nucleic acid content of cells and tissues. Cold Spring Harbor Symp. Quant. Biol. 12, 50 (1947). — Davis, B. D., D. H. Moore, E. A. Kabat and A. Harris: Electrophoretic, ultracentrifugal and immuno-chemical studies on Wassermann antibody. J. of Immun. 50, 1 (1945). — Davis, B. F., and A. J. Carlson: Contribution to the physiology of lymph. IX. Notes on the leucocytes in the neck lymph, thoracic lymph, and blood of normal dogs. Amer. J. Physiol. 25, 173 (1909/10). — Davis, H. L.: Diskussionsbemerkung. Ann. New York Acad. Sci. 46, 801 (1946). — Davson, H., and J. F. Danielli: The permeability of natural membranes. Cambridge 1943. — Dawson (1929, 1930, 1931): Zit. bei Ehrich 1934. — Dawson, A. B.: Modified lymph nodes from dogs with a known history of irritation, including a note on "globule" leucocyte formation. Anat. Rec. 36, 1 (1927). — Dawson, A. B., and J. Masur: Variations in histological structure of inguinal lymph nodes of albino rat. Anat. Rec. 44, 143 (1929). — Dawson, A. B., and C. Spark: The reaction of the segregation apparatus of the thrombocytes and leucocytes of the blood of necturus to neutral red and to prolonged exposure to osmic acid. Anat. Rec. 41, 335 (1928/29). — Day, T. D.: The mode of reaction of interstitial connective tissue with water. J. of Physiol. 109, 380 (1949). — Dean, G.: Problems of diphtheria immunity. Trans. Path. Soc. Lond. 51, 15 (1900). — Dean, H. R., G. L. Taylor and M. E. Adair: The precipitation reaction. Experiments with an antiserum containing two antibodies. J. of Hyg. 35, 69 (1935). — Decastello, A. v., u. A. Krjukoff: Untersuchungen über die Struktur der Blutzellen. Berlin: Urban & Schwarzenberg 1911. — Deganello, U.: Über die Struktur und Granulierung der Zellen des akuten und chronischen Eiters des Menschen. Virchows Arch. 172, 179 (1903). — Deineka, D.: Der Netzapparat von Golgi in einigen Epithel- und Bindegewebszellen während der Ruhe und während der Teilung derselben. Anat. Anz. 41, 289 (1912). — Dekanski, J.: The effect of protein hydrolysates (leucotaxine) on skin-histamine in cats. J. of Physiol. 108, 233 (1949). — De Lamater, D. O., V. R. Saurino and F. Urbach: Studies on the immunology of spirochetosis. 1. Effect of cortisone on experimental spirochetosis. Amer. J. Syph. etc. 36, 127 (1952). — Delaunay, A.: La diapédèse leucocytaire, ses fateurs et son mécanisme. The mechanism of inflammation (Jasmin und Robert), S. 200. Montreal: Acta Inc. 1953. — Delaunay, A., M. Delaunay et J. Lebrun: Lésions et réactions du tissu lymphoide II. Sur les lesiones lymphocytaires d'origine hormonale. Ann. Inst. Pasteur 76, 203 (1949). — Delaunay, A., J. Lebrun et H. Cotereau: Inhibition de la diapédèse au cours de chocs traumatiques et toxiques. C. r. Acad. Sci. Paris 223 1037 (1946). — Delaunay, A., et J. Pages: L'inhibition de la diapédèse par les endotoxines bacteriennes et son mecanisme. Ann. Inst. Pasteur 71, 431 (1945). — Delauny, A., J. Pages et M. Maurin: Inhibition de la diapédèse au cours de chocs anaphylactoïdes. C. r. Acad. Sci. Paris 222, 699 (1946). — Denys, J., et J. Leclef: Sur le méchanisme de l'immunité chez le lapin vacciné contre le streptocoque pyogène. Cellule 11, 175 (1895). — Derbes, V. J., J. H. Dent, N. K. Weaver and D. D. Vaughan: Response of tuberculin skin test to ACTH and cortisone in tuberculous guinea pigs. Proc. Soc. Exper. Biol. a. Med. 75, 423 (1950). — Dernby, K. G.: Studien über die proteolytischen Enzyme der Hefe und ihre Beziehung zu der Autolyse. Biochem. Z. 81, 107 (1917). ~ A study on autolysis of animal tissues. J. of Biol. Chem. 35, 179 (1918). — Desaulles, P., W. Schuler u. R. Meier: Unabhängigkeit der Bildung des Fremdkörpergranuloms und seiner Beeinflussung durch Compound E von der Hypophyse. Experientia (Basel) 7, 188 (1951). — Deutsch, V.: Constante de sédimentation et poids moléculaire de la réagine syphilitique. C. r. Acad. Sci. Paris 208, 603 (1939). — Deutsch, W., u. K. Roesler: Über den Nucleotidasegehalt einzelner Organe verschiedener Tiere. Hoppe-Seylers Z. 185, 146 (1929). — Dews, P. B., and C. F. Code: Anaphylactic reactions and concentrations of antibody in rats and rabbits; effect of adrenalectomy and of administration of cortisone. J. of Immun. 70, 199 (1953). — Dick, G. F., and G. H. Dick: A skin test for susceptibility to scarlet fever. J. Amer. Med. Assoc. 82, 265 (1924). — Dickens, F., and H. Weil-Malherbe: Metabolism of normal and tumour tissue. Biochem. J. 30, 659 (1936). ~ Metabolism of cartilage. Nature (Lond.) 138, 125 (1936). — Dieckmann, H.: Untersuchungen über die intrazelluläre Indophenolblausynthese. Verh. dtsch. path. Ges. 23, 343 (1928). — Dietrich, A.: Das pathologisch-anatomische Bild der chronischen Tonsillitis. Z. Hals- usw. Heilk. 4, 429 (1923). ~ Die pathologisch-anatomische Diagnose der chronischen Entzündung am Beispiel der chronischen Tonsillitis. Verh. dtsch. path. Ges. 19, 131 (1923). ~ Lehrbuch der allgemeinen Pathologie und pathologischen Anatomie (Aschoff), B. 1, S. 124. 1943. — Dillon, M. L., G. R. Cooper and V. Menkin: Electrophoretic studies on leucocytosis promoting factor of exsudates. Proc. Soc. Exper. Biol. a. Med. 65, 187 (1947). — Dirr, K.:

Einiges über die Serumeiweißkörper und deren Bedeutung. Erg. inn. Med. 57, 260 (1939). — DIXON, F. J., S. C. BUKANTZ and G. J. DAMMIN: 7. Annual Meeting of the Amer. Acad. of Allergy, New York 1951. ~ Effect of sensitization and x-radiation on metabolism of I^{131} lobeled proteins. Science (Lancaster, Pa.) 113, 274 (1951). — DIXON, F. J., D. W. TALMAGE and S. C. BUKANTZ: Radiosensitive and radioresistant phases in antibody production. Federat. Proc. 10, 407 (1951). — DIXON, F. J., D. W. TALMAGE and P. H. MAURER: Radiosensitive and radioresistant phases in the antibody response. J. of Immun. 68, 693 (1952). — DIXON, H. M., and M. MCCUTCHEON: Chemotropic attraction of human leukocytes by micro-organisms and various substances. Arch. of Path. 18, 584 (1934). ~ Absence of chemotropism in lymphocytes. Arch. of Path. 19, 679 (1935). ~ Chemotropism of leucocytes in relation to their rate of locomotion. Proc. Soc. Exper. Biol. a. Med. 34, 173 (1936). — DIXON, H. M., M. MCCUTCHEON and E. J. CZARNETSKY: The chemotherapeutic attraction of leucocytes by fractions of streptococcus hemolyticus. Amer. J. Path. 13, 645 (1937). — DOAN, C. H., and H. L. REINHART: Basophil granulocyte, basophil cytosis, and myeloid leukemia, basophil and "mixed granule" types; experimental clinical and pathological study, with report of new syndrom. Amer. J. Clin. Path. 11, 1 (1941). — DOAN, C. A., and L. G. ZERFAS: The rhythmic range of the white blood cells in humans, pathological leucopenic und leucocytic states, with a study of 32 human bone marrows. J. of Exper. Med. 46, 511 (1927). — DOAN, C. A., L. G. ZERFAS, S. WARREN and O. AMES: A study of the mechanism of nucleinate induced leucopenic and leucocytic states, with especial reference to the relative roles of liver spleen on bone marrow. J. of Exper. Med. 47, 403 (1928). — DODSON, E. O.: Some evidence for the specificity of the Feulgen reaction. Stain Technol. 21, 103 (1946). — DOERR, R.: Die Immunitätsforschung. Wien: Springer 1948. — DOLD, H.: Weitere Untersuchungen über die wäßrigen Organextraktgifte und die entgiftende Wirkung frischen Serums. Dtsch. med. Wschr. 1911, 1644. — DOLD, H., u. S. OGATA: Nachtrag zu der Arbeit: Weitere Studien über die wäßrigen Organextraktgifte. Z. Immun.forsch. 14, 138 (1912). ~ Weitere Beiträge zur Kenntnis der wäßrigen Organextraktgifte. Z. Immun.forsch. 16, 475 (1912). — DOLD, H., u. A. RADOS: Über entzündungserregende Stoffe im art- und körpereigenen Serum und Gewebssaft. Z. exper. Med. 2, 192 (1914). — DOLE, V. P., S. ROTHBARD and K. WINFIELD: Electrophoretic changes in serum of patient with rheumatoid arthritis. J. Clin. Invest. 26, 87 (1947). — DOLE, V. P., R. F. WATSON, S. ROTHBARD, E. BRAUN and K. WINFIELD: Electrophoretic changes in serum protein patterns of patients with scarlet fever and rheumatic fever. J. Clin. Invest. 24, 648 (1945). — DOLJANSKI, L., u. F. ROULET: Studien über die Entstehung der Bindegewebsfibrille. Virchows Arch. 291, 260 (1933). — DOMAGK, G.: Untersuchungen über die Bedeutung des retikuloendothelialen Systems für die Vernichtung von Infektionserregern und für die Entstehung des Amyloids. Virchows Arch. 253, 594 (1924). ~ Pathologisch-anatomische Beobachtungen bei der Anaphylaxie. Verh. dtsch. path. Ges. 20, 280 (1925). — DOMINICI, H.: Infections expérimentales. Réaction du système lymphatique. C. r. Acad. Sci. Paris 51, 719 (1899). ~ Sur le plan de structure du système hématopoiétique des mammifères. Arch. Méd. exper. et Anat. path. 11, 473 (1901). ~ Sur l'histologie de la rate à l'etat normal et pathologique. Arch. Méd. exper. Anat. path. 13, 1 (1901). ~ Le ganglion lymphatique. Paris: Masson et Cie. 1902. — DONTIGNY, P.: Morphologic effect of desoxycorticosterone acetate on the thymus. Proc. Soc. Exper. Biol. a. Med. 63, 248 (1946). — DORFMAN, A.: The in vitro action of hyaluronidase. Ann. New York Acad. Sci. 52, 1017 (1950). ~ The action of serum on hyaluronidase. Ann. New York Acad. Sci. 52, 1098 (1950). — DORFMAN, A., M. L. OTT and E. T. REIMERS: Relationship of hyaluronidase to rheumatic fever. Amer. J. Dis. Childr. 77, 106 (1949). — DOUGHERTY, T. F.: Topical antiphlogistic action of cortisone. Federat. Proc. 10, 36 (1951). ~ Studies of the antiphlogistic and antibody suppressing functions of the pituitary adrenocortical secretions. Recent Progr. in Hormone Res. 7, 307 (1952). ~ Some observations on mechanisms of corticosteroid action on inflammation and immunologic processes. Ann. New York Acad. Sci. 56, 748 (1953). ~ The effect of cessation of treatment with large doses of antiphlogistic adrenocortical hormones on circulating antibody and parenchymatous allergic lesions. The machanism of inflammation (JASMIN und ROBERT), S. 217. Montreal: Acta, Inc. 1953. — DOUGHERTY, T. F., J. H. CHASE and A. WHITE: Demonstration of antibodies in lymphocytes. Proc. Soc. Exper. Biol. a. Med. 57, 295 (1944). — DOUGHERTY, T. F., and G. L. SCHNEEBELI: Role of cortisone in regulation of inflammation. Proc. Soc. Exper. Biol. a. Med. 75, 854 (1950). — DOUGHERTY, T. F., and A. WHITE: Influence of hormones on lymphoid tissue structures and function. Role of pituitary adrenotrophic hormone in regulation of lymphocytes and other cellular elements of blood. Endocrinology 35, 1 (1944). ~ Functional alterations in lymphoid tissue induced by adrenal cortical secretion. Amer. J. Anat. 77, 81 (1945). ~ Role of the adrenal cortex in lymphoid tissue involution produced by inanition. Anat. Rec. Suppl. 91, 269 (1945). ~ Evaluation of alterations produced in lymphoid tissue by pituitary-adrenal cortical secretion. J. Labor. a. Clin. Med. 32, 584 (1947). — DOUGHERTY, T. F., A. WHITE and J. H. CHASE:

Relationship of effects of adrenal cortical secretion on lymphoid tissue and on antibody titer. Proc. Soc. Exper. Biol. a. Med. **56**, 28 (1944). — DOUGLAS, W. W., and W. D. M. PATON: The hypothermic and antipyretic effect of preparations of ACTH. Lancet **1952 I**, 342. — DOWNEY, H.: The origin and structure of the plasma cells of normal vertebrates, especially of the cold blooded vertebrates, and the eosinophils of the lung of amlystoma. Fol. haemat. (Lpz.) **11**, 275 (1911). ~ The origin of blood platelets. Fol. haemat. (Lpz.) **15**, 25 (1913). ~ Reactions of blood- and tissue cells to acid colloidal dyes under experimental conditions. Anat. Rec. **12**, 429 (1917). ~ The myeloblast — its occurence under normal and pathological conditions, and its relations to lymphocytes and other blood cells. Fol. haemat. (Lpz.) **34**, 65 (1927). — DOWNEY, H., u. F. WEIDENREICH: Über die Bildung der Lymphocyten in Lymphdrüsen und Milz. IX. Fortsetzung der Studien über das Blut und die blutbildenden und -zerstörenden Organe. Arch. mikrosk. Anat. **80**, 306 (1912). — DOWNIE, A. W.: Experiments with type-specific pneumococcus polysaccharides in rabbits. J. of Path. **45**, 149 (1937). — DRAGSTEDT, C. A.: Anaphylaxis. Physiologic. Rev. **21**, 563 (1941). ~ The role of histamine and other metabolites in anaphylaxis. Ann. New York Acad. Sci. **50**, 1039 (1950). — DRAGSTEDT, C. A., and E. GEBAUER-FUELLNEGG: Studies in anaphylaxis. I. The appearance of a physiologically active substance during anaphylactic shock. Amer. J. Physiol. **102**, 512, 520 (1932). — DRAGSTEDT, C. A., and F. B. MEAD: Further observations on nature of active substance (anaphylatoxin) in canine anaphylactic shock. J. of Immun. **30**, 319 (1936). — DRAGSTEDT, C. A., J. A. WELLS and M. ROCHA E SILVA: Inhibitory effect of heparin upon histamine release by trypsin, antigen, and proteose. Proc. Soc. Exper. Biol. a. Med. **51**, 191 (1942).—DREISBACH, R. H.: Failure of benadryl and pyribenzamine in experimental skin sensitization to penicillin and horse serum. J. Allergy **18**, 397 (1947). — DREW, A. H.: Growth and differentiation in tissue cultures. Brit. J. Exper. Path. **4**, 46 (1923). — DRINKER, C. K.: Extravascular protein and the lymphatic system. Ann. New York Acad. Sci. **46**, 807 (1946). — DRINKER, C. K., J. F. ENDERS, M. F. SHAFFER and O. C. LEIGH: The emigration of pneumococci type III from the blood in the thoracic duct lymph of rabbits and the survival of this organisms in the lymph following intravenous injection of specific antiserum. J. of Exper. Med. **62**, 849 (1935). — DRINKER, C. K., and M. E. FIELD: The protein content of mammalian lymph and the relation of lymph to tissue fluid. Amer. J. Physiol. **97**, 32 (1931). ~ Lymphatics, lymph and tissue fluid. Baltimore 1933. — DRINKER, C. K., M. E. FIELD, J. W. HEIM and O. C. LEIGH: The composition of edema fluid and lymph in edema and elephantiasis resulting from lymphatic obstruction. Amer. J. Physiol. **109**, 572 (1934). — DRINKER, C. K., M. E. FIELD and J. HOMANS: The experimental production of edema and elephantiasis as a result of lymphatic obstruction. Amer. J. Physiol. **108**, 509 (1934). — DRINKER, C. K., M. F. WARREN, F. W. MAURER and J. D. McCARRELL: Flow, pressure, and composition of cardiac lymph. Amer. J. Physiol. **130**, 43 (1940). — DRINKER, C. K., and J. M. YOFFEY: Lymphatics, lymph and lymphoid tissue. Cambridge: Harv. Univ. Press 1941. — DRINKER, K. R., G. B. WISLOCKI and M. E. FIELD: The structure of the sinuses in the lymph nodes. Anat. Rec. **56**, 261 (1933). — DRURY, A. N.: The physiological activity of nucleic acid and its derivatives. Physiologic. Rev. **16**, 292 (1936). — DRURY, A. N., and N. W. JONES: Observations upon the rate at which oedema forms when the veins of the human limb are congested. Heart **14**, 55 (1927). — DRURY, A. N., and A. SZENT-GYOERGYI: The physiological activity of adenine compounds with especial reference to their action upon the mammalian heart. J. of Physiol. **68**, 213 (1929). — DU BOIS, E. F.: Fever and the regulation of body temperature. Springfield: Ch. C. Thomas 1948. — DUBOS, R. J.: Utilization of selective microbiol agents in the study of biological problems. Harvey Lect. **35**, 223 (1940). ~ The bacterial cell. Cambridge: Harvard Univ. Press 1945. — DUBOS, R. J., and C. M. MACLEOD: The effect of a tissue enzyme upon pneumococci. J. of Exper. Med. **67**, 791 (1938). — DUBOS, R. J., and A. M. PAPPENHEIMER jr.: Bacterial and mycotic infections of man (DUBOS), S. 14. Philadelphia: J. B. Lippincott Company 1948. — DUBREUIL, G.: Le chondriome et le dispositif de l'activite sécrétoire aux differents stades du développoment de elements cellulaires de la lignee connective, descendants du lymphocyte. Archives Anat. microsc. **15**, 53 (1913). — DUBREUIL, G., et M. FAVRE: Cellules plasmaitiques. Plasmazellen á granulations spécifiques cellules á corps de Russell. Archives Anat. microsc. **17**, 302 (1921). — DUCOMMUN, P., et R. S. MACH: L'action de l'ACTH sur les adhérences dues à l'injection de talc dans la cavité péritonéale des rats. Semaine Hôp. **26**, 3170 (1950). — DUCOMMUN, P., P. S. TIMIRAS and F. DORDONI: Action of various hormones on the spread of subcutaneously injected hemoglobin. Proc. Soc. Exper. Biol. a. Med. **76**, 559 (1951). — DUFFY, B. J., and H. R. MORGAN: ACTH and cortisone aggravation or suppression of the febrile response of rabbits to bacterial endotoxin. Proc. Soc. Exper. Biol. a. Med. **78**, 687 (1951). — DUNLAP, C. E.: Pathology (ANDERSON), S. 175. St. Louis: C. V. Mosby Comp. 1948. — DURAN-REYNALS, F.: Exaltation de l'activité du virus vaccinal par les extraits de certains organes. C. r. Soc. Biol. Paris **99**, 6 (1928). ~ General permeability-increasing effect of factor from mammalian testicle on blood capillaries. Yale J. Biol. a. Med. **11**, 601 (1939). ~ Tissue permeability and spreading factors in infection; contribution to host: parasite problem. Bacter. Rev. **6**, 197 (1942). ~ Introduction. The groundsubstance of the mesenchyme and hyaluronidase. Ann. New York Acad. Sci. **52**, 946 (1950). — DURAN-REYNALS, F., H. BUNTING and G. VAN WAGENEN: Studies on the sex shin of Macaca mulatta. Ann. New York Acad. Sci. **52**, 1006 (1950). — DURAN-REYNALS, F., and M. L. DURAN-REYNALS: Inactivation of vaccine virus by preparations of hyaluronic acid with or without hyaluronidase: experiments on cell cultures. Science (Lancaster, Pa.) **115**, 40 (1952). — DURAN-REYNALS, F., and J. F. MCCREA: The ground substance of the mesenchyme in inflammation. The mechanism of inflammation (JASMIN u. ROBERT), S. 160. Montreal: Acta Inc. 1953. — DURHAM, H. E.: The mechanism of reaction to peritoneal infection. J. of Path. **4**, 338 (1897). — DUSTIN, A.: Nouvelle contribution a l'étude du thymus des reptiles. Arch. Zool. expér. **54**, 1 (1914/15). — DUTHIE, E. S., and E. CHAIN: Polypeptide responsible for some of the phenomena of acute inflammation. Brit. J. Exper. Path. **20**, 417 (1939). — DUTHIE, E. S., and L. L. LORENZ: Staphylococcal coagulase: mode of action and antigenicity. J. Gen. Microbiol. **6**, 95 (1952). — DUTROCHET, M. H.: Recherches anatomiques et physiologiques. Paris 1824.

EAGLE, H.: Recent advances in blood coagulation problem. Medicine **16**, 95 (1937). — EBBECKE, U.: Die lokale vasomotorische Reaktion (L.V.R.) der Haut und der inneren Organe. Pflügers Arch. **169**, 1 (1917). ~ Die Hautquaddel als ein Beispiel experimenteller Entzündung. Verh. dtsch. path. Ges. **19**, 99 (1923). ~ Über Gewebsreizung und Gefäßreaktion. Pflügers Arch. **199**, 197 (1923). — EBELING, A. H.: Cicatrization of wounds. XIII. The temperature coefficient. J. of Exper. Med. **45**, 657 (1922). — EBERT, R. H., A. G. SANDERS and H. W. FLOREY: Observations on lymphocytes in chambers in the rabbit's ear. Brit. J. Exper. Path. **21**, 212 (1940). — EBERTH, C. J.: Handbuch der Gewebelehre (STRICKER), S. 191. 1871. — EBNER, V. v.: Die Chorda dorsalis der niederen Fische und die Entwicklung des fibrillären Bindegewebes. Z. wiss. Zool. **62**, 469 (1897). ~ Über die Entwicklung der leimgebenden Fibrillen, insbesondere im Zahnbein. Sitzgsber. Akad. Wiss. Wien, Math.-naturwiss. Kl., 3. Abt. **115**, 281 (1906). — EDWARDS, H.: ACTH, cortisone, and abdominal catastrophes. Brit. Med. J. **1951**, 1390. — EGGLETON, M. G.: Crush kidney syndrome in cat. Lancet **1944 II**, 208. — EHRICH, W. E.: Studies of the lymphatic tissue. II. The first appearance of the secondary nodules in the embryology of the lymphatic tissue. Amer. J. Anat. **43**, 385 (1929). ~ Studies of the lymphatic tissue. III. Experimental studies of the relation of the lymphatic tissue to the number of lymphocytes in the blood in subcutaneous infection with staphylococci. J. of Exper. Med. **49**, 347, 361 (1929). ~ Studies of the lymphatic tissue. I. The anatomy of the secondary nodules and some remarks on the lymphatic and lymphoid tissue. Ame. J. Anat. **43**, 347 (1929). ~ Studien über das lymphatische Gewebe mit besonderer Berücksichtigung der Lymphopoese und der Histogenese der Sekundärknötchen, ihres Schicksals und ihrer Bedeutung. Beitr. path. Anat. **86**, 287 (1931). ~ Die Leukozyten und ihre Entstehung. Erg. Path. **29**, 1 (1934). ~ Das Zusammenspiel der Leukocyten und seine Störungen. Dtsch. med. Wschr. **1935**, 458. ~ The role of the lymphocyte in the circulation of the lymph. Ann. New York Acad. Sci. **46**, 823 (1946). ~ The significance of the tissue reactions caused by antigens. J. Amer. Med. Assoc. **135**, 94 (1947). ~ The functional significance of the various leukocytes in inflammation. J. Mt. Sinai Hosp. **15**, 337 (1949). ~ Pathological aspects of intestinal obstruction, Postgraduate Gastroenterology (BOCKUS), S. 525. Philadelphia: W. B. Saunders Company 1950. ~ Über das Wesen der Lipoidnephrose, zugleich ein Beitrag zur Lehre von der Fibrinoidentartung und Kollagenisierung. Zbl. Path. **89**, 354 (1952). ~ Nature of collagen diseases. Amer. J. Heart **43**, 121 (1952). ~ Thrombosis in Advances in medicine and surgery, S. 212. Philadelphia: W. B. Saunders Company 1952. ~ Adaptation phase in inflammation. The mechanism of imflammation (JASMIN u. ROBERT), S. 25. Montreal: Acta Inc. 1953. ~ Histamine in mast cells. Science (Lancaster, Pa.) **118**, 603 (1953). — EHRICH, W. E., D. L. DRABKIN and C. FORMAN: Nucleic acids and production of antibody by plasma cells. J. of Exper. Med. **90**, 157 (1949). — EHRICH, W. E., C. FORMAN and J. SEIFTER: Diffuse glomerular nephritis and lipid nephrosis correlation of clinical, morphological and experimental observations. Arch. of Path. **54**, 463 (1952). — EHRICH, W. E., S. P. HALBERT, E. MERTENS and S. MUDD: Mechanism of the augmenting action of mineral oil in antibody production. Tissue relations and antibody response to dysentery vaccine in saline and in saline-lanolin mineral oil emulsion. J. of Exper. Med. **82**, 343 (1945). — EHRICH, W. E., and T. N. HARRIS: The formation of antibodies in the popliteal lymph node in rabbits. J. of Exper. Med. **76**, 335 (1942). ~ Site of antibody formation. Science (Lancaster, Pa.) **101**, 28 (1945). — EHRICH, W. E., T. N. HARRIS and E. MERTENS: The absence of antibody in the macrophages during maximum antibody formation. J. of Exper. Med. **83**, 373 (1946). — EHRICH, W. E., and J. SEIFTER: The effect of corticosteroids upon lymphoid tissue. The effect of ACTH and cortisone upon infection and resistance (SHWARTZMAN). S. 25. New York: Columbia Univ. Press 1935. — EHRICH, W. E., J. SEIFTER, H. E. ALBURN and A. J. BEGANY: Heparin and heparinocytes in elephantiasis scroti. Proc. Soc.

Exper. Biol. a. Med. **70**, 183 (1949). — EHRICH, W. E., J. SEIFTER and G. M. HUDYMA: Effect of the alarm reaction upon lymphocytes and plasma cells. Federat. Proc. **10**, 354 (1951). — EHRICH, W. E., u. W. VOIGT: II. Über die Reaktion des Gefäßbindegewebsapparates auf intravenöse Staphylokokkeninjektionen und ihre Bedeutung. Beitr. path. Anat. **93**, 348 (1934). — EHRICH, W. E., u. R. WOHLRAB: I. Über die Reaktion des Gefäßbindegewebsapparates auf intravenöse Staphylokokkeninjektionen und ihre Bedeutung. Beitr. path. Anat. **93**, 321 (1934). — EHRLICH, P.: Beiträge zur Kenntnis der Anilinfärbungen und ihrer Verwendung in der mikroskopischen Technik. Arch. mikrosk. Anat. **13**, 263 (1877). ~ Beiträge zur Kenntnis der granulierten Bindegewebszellen und der eosinophilen Leukocyten. Arch. f. Anat. **3**, 166 (1879). ~ Über die spezifischen Granulationen des Blutes. Arch. f. Anat. **3**, 571 (1879). ~ Farbenanalytische Untersuchungen. Berlin 1891. — EHRLICH, P., and A. LAZARUS: Diseases of the blood. Philadelphia: W. B. Saunders Company 1905. — EICHELBERGER, L., and K. L. McCLUSKEY: Chemical studies in tuberculosis. I. Plasma proteins, cholesterol and corpuscle volume. Arch. Int. Med. **40**, 831 (1927). — EICHWALD, E.: Übergänge vom Albumin zum Eiweißpepton (Paralbumin und Metalbumin SCHERERS). Würzburg. med. Z. **5**, 336 (1864). — EISEN, H. N., M. M. MAYER, D. H. MOORE, R. R. TARR and H. C. STOERCK: Failure of adrenal cortical activity to influence circulating antibodies and gamma globulin. Proc. Soc. Exper. Biol. a. Med. **65**, 301 (1947). — ELEK, L.: Experimentelle Untersuchungen über das reticuloendotheliale System. Klin. Wschr. **1924**, 143. — ELLINGER, F.: Über die Entstehung eines den Blutdruck senkenden und den Darm erregenden Stoffes aus Histidin durch Ultraviolettbestrahlung. Arch. exper. Path. u. Pharmakol. **136**, 129 (1928). ~ Weitere Untersuchungen über die Entstehung des Lichterythems. Arch. exper. Path. u. Pharmakol. **149**, 343 (1930). — ELLINGSON, H. V., and P. F. CLARK: Influence of artifically induced fever on specific antibody production in rabbits. J. of Bacter. **35**, 29 (1938). — ELLIOTT, S. D.: A proteolytic enzyme produced by group of streptococci with special reference to its effect on the type specific M antigen. J. of Exper. Med. **81**, 573 (1945). ~ The crystallization and serological differentiation of a streptococcal proteinase and its precursor. J. of Exper. Med. **92**, 201 (1950). — ELSTER, S. K., M. E. FREEMAN and P. R. ANDERSON: Effect of hyaluronidase on hematocrit and plasma proteins of albino rat. J. Labor. a. Clin. Med. **34**, 834 (1949). — ELSTER, S. K., M. E. FREEMAN and A. DORFMAN: Effect of hyaluronidase on the passage of fluid and of T-1824 trough the capillary wall. Amer. J. Physiol. **156**, 429 (1949). — EMMART, E. W.: A study of the histogenesis of the thymus in vitro. Anat. Rec. **66**, 59 (1936).— EMMELIN, N., and W. FELDBERG: The mechanism of the sting of the common nettle (urtica urens). J. of Physiol. **106**, 440 (1947). — ENDERS, J. F.: Chemical, clinical and immunological studies on the products of human plasma fractionation. X. The concentrations of certain antibodies in globulin fractions derived from human blood plasma. J. Clin. Invest. **23**, 510 (1944). ~ Blood cells and plasma proteins (TULLIS), S. 174. New York: Acad. Press Inc. 1953.—ENDERS, J. F., and H. E. PEARSON: Resistance of chicks to infection with influenca A virus. Proc. Soc. Exper. Biol. a. Med. **48**, 143 (1941). — ENDERS, J. F., and M. F. SHAFFER: Studies on natural immunity to pneumococcus type III. I. The capacity of strains of pneumococcus type III to grow at 41° C and their virulence for rabbits. J. of Exper. Med. **64**, 7 (1936). — ENDERS, J. F., and C. J. WU: An immunological study of the A substance or acetyl polysaccharide of pneumococcus type I. J. of Exper. Med. **60**, 127 (1934). — ENGELBRETH-HOLM: Zwei Fälle von Erythroplagie im zirkulierenden Blut. Klin. Wschr. **1934**, 728. — ENGELMANN, G.: Inaug.-Diss. Dorpat 1891. ~ Über das Verhalten des Blutgefäßendothels bei Auswanderung der weißen Blutkörperchen. Beitr. path. Anat. **13**, 64 (1893). — EPPINGER, H., J. FALTITSCHEK, H. KAUNITZ u. H. POPPER: Über die seröse Entzündung. Klin. Wschr. **1934**, 1105, 1137. — EPPINGER, H., H. KAUNITZ u. H. POPPER: Die seröse Entzündung, eine Pemeabilitätspathologie. Wien: Springer 1935. — EPSTEIN, E.: Beitrag zur Theorie und Morphologie der Immunität. Histiocytenaktivierung in Leber, Milz und Lymphknoten des Immuntieres (Kaninchen). Virchows Arch. **273**, 89 (1929). — EPSTEIN, L. A., and E. CHAIN: Some observations on preparation and properties of substrate of lysozyme. Brit. J. Exper. Path. **21**, 339 (1940). — ERF, L. A.: The disappearance of intravenously injected lymphocytes in the absence of the gastrointestinal tract. Amer. J. Med. Sci. **200**, 1 (1941). — ERNST, P.: Aufnahme von Stoffen durch Phagozytose. Handbuch der allgemeinen Pathologie (KREHL-MARCHAND), Bd. 3/1, S. 152. 1915. — ERNST, T.: Studien über die Entzündung. Beitr. path. Anat. **75**, 229 (1926). — ERSLEV, A.: Antibody in lymphocytes from hyperimmunized rabbits. J. of Immun. **67**, 281 (1951). — ESTABLE, C.: Observations sur l'appareil de GOLGI dans les cellules du sang et des organes hematopoietiques. C. r. Soc. Biol. Paris **106**, 841 (1931). — EVANS, A.: The toxicity of acids for leucocytes, as indicated by the tropin reaction. J. of Immun. **7**, 271 (1922). — EVANS, D. G.: The in-vitro production of α toxin, O haemolysin and hyaluronidase by strains of Cl. Welchii type A, and the relationship of in-vitro properties to virulence for guinea-pigs. J. of Path. **57**, 75 (1945). — EVANS, H. M.: The macrophages of mammals. Amer. J. Physiol. **37**, 243 (1915). —

EVANS, H. M., H. D. MOON, M. E. SIMPSON and W. R. LYONS: Atrophy of thymus of the rat resulting from administration of adrenocorticotropic hormone. Proc. Soc. Exper. Biol. a. Med. **38**, 419 (1938). — EVANS, H. M., and K. J. SCOTT: On the segregation of macrophage and fibroblast cells by means of vital acid dyes and on the cause of the differential effect of those substances. Anat. Rec. **16**, 148 (1919). ~ On the differential reaction to vital dyes exhibited by the two great groups of connective-tissue cells. Contrib. to Embryol. **10**, 1 (1921). — EVANS, W.: The antibody response in cases of radiation lymphopenia and in the reticuloses. J. of Path. **60**, 123 (1948). — EVERETT, M. R.: Medical biochemistry. New York: Hoeber 1942. — EWALD, C. A.: Untersuchungen zur Gasometrie der Transsudate des Menschen. Arch. f. Anat. **1873**, **663**. ~ Untersuchungen zur Gasometrie der Transsudate des Menschen. Arch. f. Anat. **1876**, 422, — EWALD, G.: Über intravenöse Verabreichung von Nucleinsäure und ihren Abbauprodukten beim Hund. Z. exper. Path. u. Pharmakol. **12**, 348 (1913). — EWALD, W.: Zur Morphologie der Immunitätsreaktionen mit besonderer Berücksichtigung des Gefäßendothels. Beitr. path. Anat. **83**, 681 (1930).

FABIAN , E.: Zur Frage der Entstehung RUSSELscher Körperchen in Plasmazellen (UNNAS hyaline Degeneration der Plasmazellen). Zbl. Path. **18**, 689 (1907). — FAGRAEUS, A.: Hyperglobulinaemi och plasmaceller. Nord. Med. **23**, 1580 (1944). ~ Antibody production in relation to the development of plasma cells. Ess. Akt., Stockholm 1948. ~ The plasma cellular reaction and its relation to the formation of antibodies in vitro. J. of Immun. **58**, 1 (1948). — FAHRAEUS, R.: Suspension stability of blood. Physiologic. Rev. **9**, 241 (1929). — FAMULENER, L. W.: On the transmission of immunity from mother to offspring. A study upon serum hemolysins in goats. J. Inf. Dis. **10**, 332 (1912). — FARBER, S., A. POPE and E. LANDSTEINER: Role of acetylcholine in the anaphylactic process. Arch. of Path. **37**, 275 (1944). — FASCIOLO, J. C., B. A. HOUSSAY and A. C. TAQUINI: The blood pressure raising secretion of the ishaemic kidney. J. of Physiol. **94**, 281 (1938). — FAVILLI, G., and D. MCCLEAN: Influence of tissue permeability on local immunity. J. of Path. **45**, 661 (1937). — FAVOUR, C. B.: Lytic effect of bacterial products on lymphocytes of tuberculous animals. Proc. Soc. Exper. Biol. a. Med. **65**, 269 (1947). ~ Leucocyte blockade of in vitro tuberculin cytolysis. Proc. Soc. Exper. Biol. a. Med. **70**, 369 (1949). — FAVOUR, C., P. FREMONT-SMITH and J. MILLER: Factors affecting the in vitro cytolysis of white blood cells by tuberculin. Amer. Rev. Tbc. **60**, 212 (1949). — FEINBERG, S. M.: Antihistamine therapy. Experimental and clinical correlation. Ann. New York Acad. Sci. **50**, 1186 (1950).— FELDBERG, W.: The action of bee venom, cobra venom and lysolecithin on the adrenal medulla. J. of Physiol. **99**, 104 (1940). ~ Histamine and anaphylaxis. Annual Rev. Plant Physiol. **3**, 671 (1941). — FELDBERG, W., H. F. HOLDEN and C. H. KELLAWAY: Formation of lysocithin and of muscle-stimulating substance by snake venoms. J. of Physiol. **94**, 232 (1938). — FELDBERG, W., and C. H. KELLAWAY: Liberation of histamine and its role in the symptomatology of bee venom poisoning. Austral. J. Exper. Biol. a. Med. Sci. **15**, 461 (1937). ~ Liberation of histamine from the perfused lung by snake venoms. J. of Physiol. **90**, 257 (1937). — FELDBERG, W., and W. D. M. PATON: Release of histamine from skin and muscle in the cat by opium alkaloids and other histamine liberators. J. of Physiol. **114**, 490 (1951). — FELDBERG, W., and J. TALESNICK: Reduction of tissue histamine by compound 48/80. J. of Physiol. **120**, 550 (1953). — FELDMAN, J. D.: The in vitro reaction of cells to adrenal cortical steroids with special reference to lymphocytes. Endocrinology **46**, 552 (1950).— FEINBERG, S. M.: Histamine and antihistaminic agents their experimental and therapeutic status. J. Amer. Med. Assoc. **132**, 702 (1946). — FEINBERG, S. M., and S. FRIEDLAENDER: Histamine antagonists; pyridin-N-benzyl-N-dimethylethylendiamine (pyribenzamine) in symptomatic treatment of allergic manifestations. Amer. J. Med. Sci. **213**, 58 (1947). — FELL, N.: Histamine-protein complexes in anaphylaxis and allergy. A review. Ann. New York Acad. Sci. **50**, 1077 (1950). — FELL, N., G. RODNEY and D. E. MARSHALL: Histamine-protein complexes: synthesis and immunologic investigation. I. Histamine-azoprotein. J. of Immun. **47**, 237 (1943). — FELLER, A. E., and W. M. FOWLER: Hyperproteinemia in multiple myeloma. J. Labor. a. Clin. Med. **23**, 369 (1938). — FELTON, L. D.: The significance of antigen in animal tissues. J. of Immun. **61**, 107 (1949). — FENN, W. O.: The temperature coefficient of phagocytosis. J. Gen. Physiol. **4**, 331 (1921/22).~ The theoretical response of living cells to contact with solid bodies. J. Gen. Physiol. **4**, 373 (1921/22). ~ The effect of the hydrogen ion concentration on the phagocytosis and adhesiveness of leucocytes. J. Gen. Physiol. **5**, 169 (1923). ~ The phagocytosis of solid particles. IV. Carson and quartz in solutions of varying acidity. J. Gen. Physiol. **5**, 311 (1923). — FERGUSON, J. S.: The behavior and relations of living connective tissue cells in the fins of fish embryos with special reference to the histogenesis of the collaginous or white fibers. Amer. J. Anat. **13**, 129 (1912). — FERRATA, A.: Morfologia del sangue normale e patologica. Milano 1912. ~ Le emopatie. Soc. Edit. Libr., Milano 1918. — FERRATA, A., et N. MICHELS: Les cellules sanguines de la période prehepatique chez l'embryon de cobaye. Importance de l'étude des premières formes sanguines pour la pathologie du sang. C. r. Soc. Biol. Paris **89**, 437 (1923). — FERRINGA, K. J.: Über die Ursachen der Emigration der Leukozyten. V. Mitt. Änderungen in der chemischen Zusammensetzung der eingebrachten Flüssigkeit. Pflügers Arch. **203**, 663 (1924). — FEULGEN, R., u. H. ROSSENBECK: Mikroskopisch-chemischer Nachweis einer Nucleinsäure vom Typus der Thymonucleinsäure und die darauf beruhende elektive Färbung von Zellkernen in mikroskopischen Präparaten. Z. physik. Chem. **135**, 203 (1924). — FICK, J.: Beitrag zur Kenntnis der RUSSELschen Körperchen. Virchows Arch. **193**, 121 (1908). — FIELD, M. E.: The reactions of the blood capillaries of the frog and rate to mechanical and electrical stimulation. Skand. Arch. Physiol. (Berl. u. Lpz.) **72**, 175 (1935). — FIELD, M. E., and C. K. DRINKER: The permeability of the capillaries of the dog to protein. Amer. J. Physiol. **97**, 40 (1931). — FIELD, M. E., C. K. DRINKER and J. C. WHITE: Lymph pressures in sterile inflammations. J. of Exper. Med. **56**, 363 (1932). — FIELD, M. E., O. C. LEIGH, J. W. HEIM and C. K. DRINKER: The protein content and osmotic pressure of blood serum and lymph from various sources in the dog. Amer. J. Physiol. **110**, 174 (1934/35). — FIESSENGER, N.: Les ferments de leucocytes. Paris: Masson & Cie. 1923. — FIESSENGER, N., et P. MARIE: La lipase des leucocytes dans les organes hématopoiétiques. C. r. Soc. Biol. Paris **67**, 107 (1909). ~ La lipase des leucocytes dans les exsudats. C. r. Soc. Biol. Paris **67**, 177 (1909). — FINEBERG, S. M., S. MALKIEL and A. R. FINEBERG: The antihistamines; their clinical application. Chicago: Yearbook Publ., Inc. 1950. — FISCHEL, E. E.: Effect of salicylate and tripelennamine hydrochloride (Pyribenzamine) on the Arthus reaction and on bacterial allergic reactions. Proc. Soc. Exper. Biol. a. Med. **66**, 537 (1947). ~ The relationship of adrenal cortical activity to immune responses. Bull. N. Y. Acad. Med. **26**, 255 (1950). ~ Adrenal hormones and the development of antibody and hypersensitivity. The effect of ACTH and cortisone upon infection and resistance (SHWARTZMAN), S. 56. New York: Columbia Univ. Press 1953. — FISCHEL, E. E., E. A. KABAT, H. C. STOERK, M. SKOLNICK and A. E. BEZER: Suppression by cortisone of granuloma formation and antibody in guinea pigs receiving egg albumen with FREUND adjuvants. Federat. Proc. **12**, 442 (1953). — FISCHER, A.: Sur la transformation in vitro des gros leucocytes mononucléaires en fibroblastes. C. r. Soc. Biol. Paris **92**, 109 (1925). ~ Biology of tissue cells. Cambridge: Univ. Press 1946. — FISCHER, A., u. F. DEMUTH: Eiweißabbauprodukte als wachstumsfördernde Substanzen. Arch. exper. Zellforsch. **5**, 131 (1927). — FISCHER, A. M., and B. D. DAVIS: The serum proteins in sarcoid; electrophoretic studies. Bull. Johns Hopkins Hosp. **71**, 364 (1942). — FISCHER, H.: Die Veränderungen im Bau des Lymphknotens und die Bedeutung seines Gefäßsystems. Z. mikrosk.-anat. Forsch. **41**, 229 (1937). — FISCHER, O.: Über die Herkunft der Lymphozyten in dem ersten Stadium der Entzündung. Beitr. path. Anat. **45**, 400 (1909). — FISCHER-WASELS, B.: Diskussionsbemerkung. Verh. dtsch. path. Ges. **19**, 137 (1923). ~ Der Entzündungsbegriff. München: J. F. Bergmann 1924. ~ I. Die Entstehung der Entzündungsleukocyten und die Grenzen der anatomischen Methode. Klin. Wschr. **1928**, 2037. ~ II. Die Entstehung der Entzündungsleukocyten und die Grenzen der anatomischen Methode. Klin. Wschr. **1928**, 2085. — FISHMAN, W. H.: Studies on β-glucuronidase; increase in β-glucuronidase activity of mammalian tissues induced by feeding glucuronidogenic substances. J. of Biol. Chem. **136**, 229 (1940). ~ β-glucuronidase: its relation to the action of the oestrogenic hormones. J. of Biol. Chem. **169**, 7 (1947). — FISHMAN, W. H., B. SPRINGER and R. BRUNETTI: Application of an improved glucuronidase assay method to the study of human blood β-glucuronidase. J. of Biol. Chem. **173**, 449 (1948). — FITZPATRICK, F. K.: Studies on the susceptibilities to typhus of rats on deficient diets. J. Bacter. **53**, 802 (1947). Susceptibility to typhus of rats on deficient diets. Amer. J. Publ. Health **38**, 676 (1948). — FLECKENSTEIN, A.: Beitrag zum Mechanismus der experimentellen serösen Entzündung durch Allylformiat. Arch. exper. Path. u. Pharmakol. **203**, 151 (1944). — FLEISCH, A.: Diss. Zürich 1921. — FLEISCHHACKER, H.: Über die Plasmazellen und das reticuloendotheliale System des Knochenmarkes. Beitrag zur Herkunft der Plasmaeiweißkörper. Dtsch. Arch. klin. Med. **186**, 506 (1940). ~ Über die Bedeutung der Retikuloendothelien und Plasmazellen des Knochenmarkes. Erg. inn. Med. **60**, 508 (1941). — FLEISCHHACKER, H., u. R. KLIMA: Beitrag zur Kenntnis des multiplen Myeloms, der plasmacellulären Leukämie und des plasmacellulären Granuloms mit besonderer Berücksichtigung der bioptischen Knochenmarksuntersuchung. Fol. haemat. (Lpz.) **56**, 5 (1937). — FLEISCHMANN, W.: Die physiologischen Lebenserscheinungen der Leukozytenzelle. Erg. Physiol. **27**, 1 (1928). — FLEISHER, G. A.: Peptidases in human leukocytes. Ann. New York Acad. Sci. **59**, 1012 (1955). — FLEMING, A.: On a remarkable bacteriolytic element found in tissues and secretions. Proc. Roy. Soc. Lond., Ser. B **93**, 306 (1922). — FLEMMING, W.: Studien über die Regeneration der Gewebe. III. Zellvermehrung in der Tonsilla palatina beim Erwachsenen. Arch. mikrosk. Anat. **24**, 338 (1885). — FLOREY, H.: Observations on the resolution of stasis in the finer blood vessels. Proc. Roy. Soc. Lond., Ser. B **100**, 269 (1926). ~ Observations on the contractility of lacteals. Part I. J. of Physiol. **62**, 267 (1926/27). ~ Observations on the contractility of lacteals. Part II. J. of Physiol. **63**, 1 (1927). ~ Lectures on general pathology. Philadelphia: W. B. Saunders Company 1954. — FLOREY, H., and L. J. WITTS: Absorption of blood from the peritoneal cavity. Lancet 1928 I, 1323. — FLOREY, H. A.: Observations on the reslution of stasis in the finer blood vessels. Proc. Roy. Soc. Lond., Ser. B 100, 269 (1926). — FOERSTER, A.: Die Entwicklung der Gaumenmandeln im ersten Lebensjahr. Virchows Arch. 241, 418 (1923). — FORBUS, W. D.: Reaction to injury. Baltimore: Williams & Wilkins Company 1943. ~ Granulomatous inflammation. Amer. Lect., Ser. 1. Springfield: Ch. C. Thomas 1949. — FORKNER, C. E.: The origin of monocytes in certain lymph nodes and their genetic relations to other connective tissue cells. J. of Exper. Med. 52, 385 (1930). — FORMAN, C., E. MERTENS, M. GRAUB and W. E. EHRICH: Blood histamine, leucocytes and platelets in experimental serum disease in rabbits. Proc. Soc. Exper. Biol. a. Med. 72, 439 (1949). — FORMAN, C., J. SEIFTER and W. E. EHRICH: Effects of salicylates and other drugs on experimental serum disease. J. Allergy 20, 273 (1949). — FORTI, C.: Ricerche fisiologiche sui leucociti sopra viventi. Arch. di Fisiol. 24, 545 (1926). — FOSTER, C., J. H. JONES, W. HENLE and F. DORFMAN: Response to murine poliomyelitis virus (LANSING strain) of mice on different levels of thiamin intake. Proc. Soc. Exper. Biol. a. Med. 51, 215 (1942). ~ The effect of vitamin B_1 deficiency and of restricted food intake on the response of mice to the LANSING strain of poliomyelitis virus. J. of Exper. Med. 79, 221 (1944). — FOSTER, J. W.: Chemical activities of fungi. New York: Acad. Press, Inc. 1949. ~ Metabolism of fungi. Annual Rev. Microbiol. 5, 101 (1951). — FOX, C. L., C. T. NELSON and E. B. FREEMAN: Electrolyte changes during anaphylactic shock in mice. Federat. Proc. 10, 408 (1951). — FOX, J. P.: The localization and concentration of blood-borne antibodies and colloidal dye in areas of inflammation of various age. J. of Immun. 31, 293 (1936). — FRAENKEL, E., u. K. SCHILLIG: Über die Einwirkung der Röntgenstrahlen auf die Agglutinine. Berl. klin. Wschr. 1913, 1299. — FRANCHI, C. M., and E. DE ROBERTIS: Electron microscope observations on elastic fibers. Proc. Soc. Exper. Biol. a. Med. 76, 515 (1951). — FRANCIS, T.: Bacterial and mycotic infections of man (DUBOS), S. 90. Philadelphia: J. B. Lippincott Company 1948. — FRANCOIS, P.: Recherches sur le développement des vaisseaux et du sang dans le grand épiploon du lapin. Archives de Biol. 13, 521 (1895). — FRANKE, H., u. E. HEINICKE: Zur Physiologie und Pathologie der Plasmazellen. Fol. haemat. (Lpz.) 70, 243 (1951). — FRAZIER, C. N., and H. WU: Blood serum globulin in leprosy. Amer. J. Trop. Med. 5, 297 (1925). — FREED, S. C., and E. LINDNER: Effects of steroids of adrenal cortex and ovary on capillary permeability. Amer. J. Physiol. 134, 258 (1941). — FREEMAN, G. G., and T. H. ANDERSON: Hydrolytic degradation of antigenic complex of Bact. typhosum type 2. Biochemic. J. 35, 564 (1941). — FREI: Schweiz. Arch. Tierheilk. 54, 221 (1912). — FREIFELD, H., u. A. GINSBURG: Über die Herkunft der Oxydasesubstanzen in den Mononukleären. (Gleichzeitig ein Beitrag zur Frage der „Oxydase" in den Leukozyten.) Arch. exper. Zellforsch. 7, 493 (1928). — FREMONT-SMITH, P., and C. B. FAVOUR: In vitro lysis of leucocytes from tuberculous humans by tuberculoprotein. Proc. Soc. Exper. Biol. a. Med. 67, 502 (1948). — FRERICHS, J. B.: Influence of monocytosis of peripheral blood stream upon cellular character of acute inflammation. Bull. Johns Hopkins Hosp. 74, 49 (1944). — FRESEN, O.: Die Pathomorphologie des retothelialen Systems. Verh. dtsch. Ges. Path. 37, 26 (1954). — FREUND, J., J. CASALS and D. S. GENGHOF: Synergetic effect of paraffin-oil combined with heat killed tubercle-bacilli. J. of Immun. 38, 67 (1940). — FREUND, J., J. CASALS and E. P. HOSMER: Sensitization and antibody formation after injection of tubercle bacilli and paraffinoil. Proc. Soc. Exper. Biol. a. Med. 37, 509 (1937). — FREUND, J., and C. E. WHITNEY: Distribution of antibodies in the serum and organs of rabbits. III. Agglutinin content of the lymph and tissue of the liver and of the lymph and muscle of the leg. J. of Immun. 16, 109 (1929). — FRIED, B. M.: METSCHNIKOFFS contribution to pathology. Arch. of Path. 26, 700 (1938). — FRIEDBERGER, E.: Kritik der Theorien über die Anaphylaxie. Z. Immun.-forsch. 2, 208 (1909). ~ Die bactericiden Sera. Handbuch der pathogenen Mikroorganismen (KOLLE-WASSERMANN), Bd. 2/1, S. 296. 1913. — FRIEDEMANN, U.: Weitere Untersuchugnen über den Mechanismus der Anaphylaxie. Z. Immun.forsch. 2, 591 (1909). — FRIEDEMANN, U., u. A. SCHOENFELD: Über die physikalisch-chemischen Bedingungen der Leukozytenbewegung (Emigration der Leukozyten, Chemotaxis, Phagozytose). Biochem. Z. 80, 312 (1917). — FRIEDEWALD, W. F.: Adjuvants in immunization with influenza virus vaccine. J. of Exper. Med. 80, 477 (1944). ~ Enhancement of immunizing capacity of influenza virus vaccines with adjuvants. Science (Lancaster, Pa.) 99, 453 (1944). — FRIEDLAENDER, A. S.: Use of histamine antagonist, β-dimethylaminethylbenzhydryl ether hydrochloride in allergic disease. Amer. J. Med. Sci. 212, 185 (1946). — FRIEDLANDER, H.: Effect of cortisone acetate on an experimental purulent infectious arthritis of white mice. J. Inf. Dis. 89, 26 (1951). — FRIEDLAENDER, S., and S. M. FEINBERG: Histamine antagonists; effect of oral and local use of β-dimethylaminoethyl benzhydryl ether hydrochloride on whealing due to histamine, antigenbody reactions, and other whealing mechanisms. Therapeutic results in allergic manifestations. J. Allergy 17, 129 (1946). — FRIOU, G. J.: Further observations of an inhibitor in human serums of the hyaluronidase produced by a strain of hemolytic streptococcus. Ann. New York Acad. Sci. 52, 1112 (1950). — FRITZ, I., and R. LEVINE: Action of adrenal cortical steroids and nor-epinephrine on vascular responses of stress in adrenalectomized rats. Amer. J. Physiol. **165**, 456 (1951). — FRITZE, E., P. DOERING, H. MANECKE u. R. SCHOEN: Oberflächenveränderungen der Blutzellen durch pyrogene Reizstoffe. Schweiz. med. Wschr. **1953**, 783. — FROEHLICH, A., u. E. ZACK: Mikroskopische Studien am peripheren Kreislauf von Kalt- und Warmblütern. Z. exper. Med. **42**, 41 (1924). — FRUNDER, H.: Über p_H-Änderungen im geschädigten Gewebe nach Zuckerbelastung. Pflügers Arch. **252**, 500 (1950). ~ Der Stoffwechsel des entzündeten und geschädigten Gewebes. The mechanism of inflammation (JASMIN u. ROBERT), S. 175. Montreal: Acta Inc. 1953. — FRUTON, J. S.: On proteolytic enzymes of animal tissues; peptidases of skin, lung and serum. J. of Biol. Chem. **166**, 721 (1946). — FUCHS, R.: Beiträge zur Herkunft der polymorphkernigen Leukocyten. II. Über Leukocytenentstehung aus Bindegewebe. Virchows Arch. **268**, 436 (1928). — FUKE, T.: Effects of light upon healing of wounds. Jap. J. Obstetr. **15**, 234 (1932). — FUKUCHI, K.: Über die Lipase (Butyrase) in Lymphozyten. Arb. 3. Abt. Anat. Inst. Kyoto, Ser. D **5**, 76 (1936). ~ Die Fermente der Lymphozyten. Nachtrag zur Untersuchung der Lymphozytenkatalase. Arb. 3. Abt. Anat. Inst. Kyoto, Ser. D **5**, 171 (1936). ~ Fermente der Lymphozyten; die Amylase der Lymphozyten des Kaninchens. Arb. 3. Abt. Anat. Inst. Kyoto. Ser. D **6**, 28 (1937). ~ Über die Formen der Lymphozyten; Dispeptidase in Lymphozyten Arb. 3. Abt. Anat. Inst. Kyoto, Ser. D **6**, 32 (1937). — FULTON, G. P., and B. R. LUTZ: Neuro-motor mechanism of small blood vessels of frog. Science (Lancaster, Pa,) **92**, 223 (1940). — FURTH, J.: Recent experimental studies on leukemia. Physiologic. Rev. **26**, 47 (1946). — FURUYA, K.: Experimentelle Untersuchungen über den Einfluß der Drüsen mit innerer Sekretion auf die Wachstumsvorgänge, zugleich Beiträge zum Konstitutionsproblem. II. Mitt. Die Abhängigkeit der Phagocytose von inneren Sekreten, eine neue Methode zur Untersuchung der inneren Sekretion. Biochem. Z. **147**, 410 (1924).

GABRITSCHEWSKY, G.: Sur les propriétés clinicotactiques des leucocytes. Ann. Inst. Pasteur **4**, 346 (1890). ~ Contribution a l'étude de la parasitologie du sang. Ann. Inst. Pasteur **4**, 440 (1980). — GADDUM, J. H., u. H. H. DALE: Gefäßerweiternde Stoffe der Gewebe. Leipzig: Georg Thieme 1936. — GALE, E. F.: The chemical activities of bacteria. London: University Tutorial Press 1947. ~ Nitrogen metabolism. Annual Rev. Microbiol. **1**, 141 (1947). ~ The chemical activities of bacteria. New York: Acad. Press Inc. 1952. — GARA, P. F. DE, and D. M. ANGEVINE: Studies on the site of antibody formation in rabbits following intracutaneous injection of pneumococcus or of streptococcus vaccine. J. of Exper. Med. **78**, 27 (1943). — GARDNER, L. U.: Studies on the relation of mineral dusts to tuberculosis. III. The relatively early lesions in experimental pneumoconiosis produced by carborundum inhalation and their influence on pulmonary tuberculosis. Amer. Rev. Tbc. **7**, 344 (1923). ~ Cellular reaction to primary infection and reinfection with tubercle bacillus; cells of peritoneal exsudate produced by local injection of tubercle bacilli into normal sensitized guinea pigs. Amer. Rev. Tbc. **22**, 379 (1930). ~ History of R_1 strain of tubercle bacillus. Amer. Rev. Tbc. **25**, 577 (1932). ~ The pathology of various dust diseases. Safety Eng. **67**, 109 (1934). ~ Etiology of pneumoconiosis. J. Amer. Med. Assoc. **111**, 1925 (1938). — GASKELL, W. H.: Über die Wand der Lymphcapillaren. Arb. phys. Anstalt, Leipzig **11**, 143 (1876). — GAUB, H. D.: Institutiones pathologiae medicinalis. Leipzig 1771. — GAY, E. P.: Agents of disease and host resistance. Springfield: Ch. C. Thomas 1935. — GAY, F. P., and A. R. CLARK: The bactericidal action of pleural exsudates. VII. Studies in streptococcus infection and immunity. Arch. of Path. **1**, 847 (1926). ~ Further note on the relative protection by polymorphonuclear and mononuclear cells in local streptococcus infection. Proc. Soc. Exper. Biol. a. Med. **27**, 995 (1930). — GAY, F. P., and L. F. MORRISON: Plasmatocytes and resistence to streptococcus infection; studies in streptococcus infection and immunity. J. Inf. Dis. **33**, 338 (1923). — GAZA, W. v.: Der Stoffwechsel im Wundgewebe. Bruns' Beitr. **110**, 347 (1918). ~ Über den Wasserstoffwechsel der Gewebe bei der Entzündung. Verh. dtsch. path. Ges. **19**, 103 (1923). ~ Die Vitalfärbung des Wundgewebes. Klin. Wschr. **1924**, 870. — GAZA, W. v., u. B. BRENDI: Die Beseitigung des Entzündungsschmerzes durch Gewebsalkalisierung; über die Beziehung zwischen Wasserstoffionenkonzentration und Schmerzempfindung. II. Mitt. Klin. Wschr. **1927**, 11. — GELLHORN, E.: Neuere Ergebnisse der Physiologie. Leipzig 1926. ~ Das Permeabilitätsproblem. Berlin: Springer 1929. — GELPKE, H.: Zur Frage der Kapillarvergiftung durch Gold und Platin. Arch. exper. Path. u. Pharmakol. **89**, 280 (1921). — GERLACH, HR. (Basel): Über Beziehungen der Entzündung zum anaphylaktischen Zustand. Verh. dtsch. path. Ges. **19**, 126 (1923). — GERLACH, HR. (Hamburg): Neue Versuche über hyperergische Entzündung. Verh. dtsch. path. Ges. **20**, 272 (1925). — GERLACH, W.: Über Beziehungen der Entzündung zum anaphylaktischen Zustand. Verh. dtsch. path. Ges. **19**, 126 (1923). ~ Studien über hyperergische Entzündung. Virchows Arch. **247**, 294 (1923). ~ Zur Frage mesenchymaler Reaktionen. IV. Die morphologisch faßbaren biologischen Abwehrvorgänge in den inneren Organen normergischer und hyperergischer Tiere insbesondere in Milz und Leber. Krkh.forsch. **6**, 279 (1928). ~ Der Fremdblutabbau bei neugeborenen und jungen normergischen und allergischen Meerschweinchen. Virchows Arch. **275**, 261 (1930). —

Gerlach, W., u. W. Finkeldey: Zur Frage mesenchymaler Reaktionen. I. Die morphologisch faßbaren biologischen Abwehrvorgänge in der Lunge normergischer und hyperergischer Tiere. Krkh.forsch. 4, 29 (1927); 6, 131 (1928). — Gerlach, W., u. W. Haase: Zur Frage mesenchymaler Reaktionen. III. Der Oellersche Hämoglobinversuch, eine Nachprüfung und Erweiterung. Krkh.forsch. 6, 143 (1928). — Germuth, F. G., G. A. Nedzel, B. Ottinger and J. Oyama: Anatomic and histologic changes in rabbits with experimental hypersensitivity treated with compound E and ACTH. Proc. Soc. Exper. Biol. a. Med. 76, 177 (1951). — Germuth, F. G., and B. Ottinger: Effect of 17-hydroxy-11-dehydrocorticosterone (compound E) and of ACTH on Arthus reaction and antibody formation in the rabbit. Proc. Soc. Exper. Biol. a. Med. 74, 815 (1950). — Germuth, F. G., B. Ottinger and J. Oyama: The influence of cortisone on the evolution of acute infection and the development of immunity. Bull. Johns Hopkins Hosp. 91, 22 (1952). — Germuth, F. G., F. Oyama and B. Ottinger: The mechanism of action of 17-hydroxy-11-dehydrocorticosterone (compound E) and of the adrenocorticotropic hormone on experimental hypersensitivity in rabbits. J. of Exper. Med. 94, 139 (1951). — Gersh, I.: Ground substance and plasticity of connective tissues. Harvey Lect. 45, 211 (1952). ∼ Some functionall considerations of ground substance of connective tissues. Trans. 2. Conf. on Connective Tissues, S. 11. J. Macy jr. Foundation, New York 1952. — Gersh, I., and H. R. Catchpole: The organization of ground substance and basement membrane and its significance in tissue injury, disease and growth. Amer. J. Anat. 85, 457 (1949). — Gessler, H.: Über die Gewebsatmung bei der Entzündung. Arch. exper. Path. u. Pharmakol. 91, 366 (1921). ∼ Über die Gewebsatmung bei der vasomotorischen Reaktion. Arch. exper. Path. u. Pharmakol. 92, 273 (1922). ∼ Untersuchungen über Entzündung. Arch. exper. Path. u. Pharmakol. 163, 456 (1931). — Gicklhorn, J.: Entwicklung und gegenwärtiger Stand einiger Probleme und Ziele der Vitalfärbung. Erg. Physiol. 31, 388 (1931). — Giese, W.: Quarzstaub, Schwielenlunge und Lungentuberkulose. Jena: Gustav Fischer 1931. ∼ Experimentelle Untersuchungen zur Staublungenfrage. Beitr. path. Anat. 94, 442 (1934/35). — Gingold, N.: Un élément nouveau dans le diagnostic différential de le leucémie myéloique chronique. Bull. Acad. Med. Roumanie 4, 382 (1939). — Gionotti, M.: Sul ricambio gassoso dei tessuti nell'infiammazione. Arch. di Sci. biol. 13, 73 (1928). — Gladstone, G. P.: Immunity to anthrax: protective antigen present in cell-free culture filtrates. Brit. J. Exper. Path. 27, 394 (1946). ∼ Acquired immunity. Lectures on general pathology (Florey), S. 426. Philadelphia: W. B. Saunders Company 1954. — Gladstone, G. P., and E. P. Abraham: Biological factors in the production of antibodies. Lectures on general pathology (Florey), S. 309. Philadelphia: W. B. Saunders Company 1954. — Gladstone, G. P., and W. E. van Heyningen: Pathogenicity and virulence of microorganisms. Lectures on general pathology (Florey), S. 376. Philadelphia: W. B. Saunder. Company 1954. — Glaser, R. J., J. W. Berry, L. H. Loeb and W. B. Wood: The effect of cortisone on acute bacterial infections. J. Clin. Invest. 30, 640 (1951). — Glaser, R. J., J. W. Berry, L. H. Loeb, W. B. Wood and W. H. Daughaday: Effect of ACTH and cortisone in experimental streptococcal and pneumococcal infections. J. Labor. a. Clin. Med. 36, 826 (1950). — Glaser, R. J., J. W. Berry, L. H. Loeb, W. B. Wood and A. Hamlin: The effect of cortisone in streptococcal lymph-adenitis and pneumonia. J. Labor. a. Clin. Med. 38, 363 (1951). — Glaser, W.: Über die Nervenverzweigungen unterhalb der Gefäßwand. Dtsch. Z. Nervenheilk. 50, 305 (1914). — Glassman, J. M., A. Blumenthal, W. Beckfield and J. Seifter: Effect of hyaluronidase on inflammation. Proc. Soc. Exper. Biol. a. Med. 82, 323 (1953). — Glasunow, M.: Beobachtungen an den mit Trypanblau vitalgefärbten Meerschweinchen. I. Mitt. Morphologie der Trypanblauablagerungen in einigen Epithelzellen. Z. Zellforsch. 6, 773 (1928). ∼ Beobachtungen an den mit Trypanblau vitalgefärbten Meerschweinchen; Morphologie der Trypanblauablagerungen in mesenchymatösen Zellen (nebst einigen Bemerkungen über den Golgi-Apparat in denselben). Z. Zellforsch. 9, 697 (1929). — Glaus, A.: Über multiples Myelocytom mit eigenartigen, zum Teil kristallähnlichen Zelleinlagerungen, kombiniert mit Elastolyse und ausgedehnter Amyloidose und Verkalkung. Virchows Arch. 223, 301 (1917). — Glen, W. L., D. K. Peterson and C. K. Drinker: The flow of lymph from burned tissue, with particular reference to the effects of fibrin formation upon lymph drainage and composition. Surgery 12, 685 (1942). — Glenny, A. T.: System of bacteriology, Bd. 6. London: H. M. Station. Office 1931. — Glenny, A. T., and G. C. Pope: The antigenic effect of intravenous injection of diphtheria toxin. J. of Path. 28, 273 (1925). — Glenny, A. T., and H. J. Suedmersen: Notes in the production of immunity to diphtheria toxin. J. of Hyg. 20, 176 (1921). — Glick, D., and B. Sylven: Evidence for heparin nature of nonspecific hyaluronidase inhibitor on tissue extracts and blood serum. Science (Lancaster, Pa.) 113, 388 (1951). — Glimstedt, G.: Bakterienfreie Meerschweinchen. Aufzucht, Lebensfähigkeit und Wachstum nebst Untersuchungen über das lymphatische Gewebe. Acta path. scand. (København.) Suppl. 30 (1936). — Globus, J. H., and N. A. Michels: The so-called small round-cell infiltrations. II. Syphilis of the central nervous system. Arch. of Path. 8, 371 (1929). — GLOGGENGIESSER, W.: Experimentell-morphologische und systematische Untersuchungen über die seröse Entzündung der Leber nebst Beiträgen experimenteller Leberschädigungen durch Bakterien, Bakterientoxine und mechanisch-operative Eingriffe. Virchows Arch. 312, 64 (1944). — GOLDBLATT, H.: Experimental hypertension induced by renal ishemia. Harvey Lect. 33, 237 (1938). — GOLDMANN, E.: Die äußere und innere Sekretion des gesunden und kranken Organismus im Lichte der vitalen Färbung. Bruns' Beitr. 64, 192 (1909). ~ Über die Beeinflussung des Blutdruckes in den Kapillaren der Haut durch verschiedene Temperaturen. Pflügers Arch. 159, 51 (1914). — GOLDMANN, E. E.: Die äußere und innere Sekretion des gesunden und kranken Organismus im Lichte der vitalen Färbung. Bruns' Beitr. 78, 1 (1912). — GOLDMANN, J.: Zur Frage der Lipoidgranula in den Blutelementen der blutbildenden Organe und des peripherischen Blutes. Z. mikrosk.-anat. Forsch. 18, 143 (1929). ~ Über die Lipoidsubstanzen in Zellen mesenchymaler Herkunft. Virchows Arch. 287, 587 (1933). — GOLDSCHMIDT, S., and B. MCGLONE: Effect of oxygen absorbed trough the skin upon the vascular reaction to stasis and to histamine. Amer. J. Physiol. 109, 42 (1934). — GOLDSMITH, E. D., and R. I. DORFMAN: Introduction to the influence of hormones on enzymes. Ann. New York Acad. Sci. 54, 533 (1951). — GOLDSTEIN, M. S., E R. RAMEY and R. LEVINE: Relation of muscular fatigue in the adrenalectomized dog to inadequate circulatory adjustment. Amer. J. Physiol. 163, 561 (1950). — GOMORI, G.: The histochemistry of esterases. Intern. Rev. Cytol. 1, 323 (1951). — GOOD, A. R.: Studies on agammaglobulinemia. J. Labor. a. Clin. Med. 46, 167 (1955). — GOOD, R. A., and B. CAMPBELL: Relationship of bone marrow plasmacytosis to the changes in serum gammaglobulin in rheu- matic fever. Amer. J. Med. 9, 330 (1950). — GOOD, R. A., and L. THOMAS: Studies on the generalized SHWARTZMAN reaction. II. The production of bilateral cortical necrosis of the kidneys by a single injection of bacterial toxin in rabbits previously treated with thorotrast or trypan blue. J. of Exper. Med. 96, 625 (1952). — GOODALL, A., and D. N. PATON: Digestion leucocytosis. II. The source of the leucocytes. J. of Physiol. 33, 20 (1905/06). — GOODNER, K.: Experimental intradermal pneumococcus infection in rabbits. J. of Exper. Med. 48, 1 (1928). — GORDON, A. S., and G. F. KATSH: The relation of the adrenal cortex to the structure and phagocytic activity of the macrophagic system. Ann. New York Acad. Sci. 52, 1 (1949). — GORDON, J., and H. S. CARTER: The bactericidal power of normal serum. J. of Path. 35, 549 (1932). — GORDON, J., and K. I. JOHNSTONE: The bactericidal action of normal sera. J. of Path. 50, 483 (1940); 54, 221 (1942). — GORDON-KOENIGES, H., and M. OTTO: Studies on the filtration mechanism of the intestinal lymph and on the action of acetylcholine on it and on the circulation of the intestinal villi. Quart. J. Exper. Physiol. 26, 319 (1937). — GORMSEN, H.: Investigation of the role of plasma cells as antibody producers. Sang 21, 483 (1950). — GORMSEN, H., u. F. HEINTZELMANN: Behaviour of sedimentation reaction, serum proteins and sternal punctate in serum sickness. Nord. Med. 11, 2125 (1941). — GORTER, J. VAN: Medicinae Compendium. Frankfurt 1749. — GOSS, C. M.: Microdissection of human polymorphonuclear neutrophiles. Arch. Zellforsch. 10, 213 (1930). — GOSSMANN, H. P.: Zur Morphologie des Lymphknotens in ihrer Beziehung zur Funktion. Untersuchungen an den Leberpfort- und Gekröselymphknoten. Virchows Arch. 272, 383 (1929). — GOTH, A., J. HOLMAN and J. COPENHAVER: Mechanism of action of cortisone in experimental hypersensitivity. Federat. Proc. 11, 349 (1952). — GRAEFF, S.: Die Abhängigkeit der Leukocytenbewegung von der H-Ionenkonzentration. (Zugleich ein Beitrag zur Physiologie und Pathologie des Neugeborenen.) Münch. med. Wschr. 1922, 1721. ~ Ein Verfahren zur Bestimmung der Wasserstoffionenkonzentration im Gewebe mit Indikatoren. Beitr. path. Anat. 72, 603 (1924). — GRAHAM, J. S.: Effects of carbon arc irradiation and adrenal cortical preparations on capillary permeability. Proc. Soc. Exper. Biol. a. Med. 54, 101 (1943). — GRANA, A., P. RECARTE y E. BALEA: La histaminemia en la alergia hidatidica. Medicina 8, 198 (1943). — GRAND, C. G., and R. CHAMBERS: Chemotactic reaction of leucocytes to irritated tissues. J. Cellul. a. Comp. Physiol. 9, 165 (1936). — GRANT, R.: Nature of pyrogen fever: effect of environmental temperature on response to typhoid-parathyroid vaccine. Amer. J. Physiol. 159, 511 (1949). ~ Refractoriness to pyrogens, effects of incubation of pyrogen with plasma from normal and refractory donors on the responses of refractory recipients. Amer. J. Physiol. 173, 246 (1953). — GRANT, R., and W. J. WHALEN: Latency of pyrogen fever, appearance of a fast-acting pyrogen in the blood of febrile animals and in plasma incubated with bacterial pyrogens. Amer. J. Physiol. 173, 47 (1953). — GRANT, R. T.: Observations on direct communications between arteries and veins in rabbit's ear. Heart 15, 281 (1929/31).— GRANT, R. T., and J. E. WOOD: Histamine and leucocyte emigration. J. of Path. 31, 1 (1928). — GRAUB, M., and E. M. BARRIST: Effect of antihistaminic drugs upon tuberculin reaction. Amer. Rev. Tbc. 61, 735 (1950). — GRAWITZ, P.: Die histologischen Veränderungen bei der eitrigen Entzündung im Fett- und Bindegewebe. Virchows Arch. 118, 73 (1889). ~ Über die schlummernden Zellen des Bindegewebes und ihr Verhalten bei progressiven Ernährungsstörungen. Virchows Arch. 127, 96 (1892). ~ Über abortiven Abbau des fibroelastischen Gewebes der Haut. Virchows Arch. **232**, 35 (1921). — GRAY, J.: Textbook of experimental cytology. New York 1931. — GRAY, S. J., and E. S. G. BARRON: Electrophoretic analyses of serum proteins in diseases of liver. J. Clin. Invest. **22**, 191 (1947). — GRAY, W. D., and P. L. MUNSON: The rapidity of the adrenocorticotropic response of the pituitary to the intravenous administration of histamine. Endocrinology **48**, 471 (1951). — GREEN, H. N.: Suggested mode of action of corticotrophin in rheumatoid arthritis and the allergic state. Brit. Med. J. **1950**, 1165. — GREEN, H. N., and W. S. BULLOUGH: Mitotic activity in the shock state. Brit. J. Exper. Path. **31**, 175 (1950). — GREEN, H. N., and F. N. GHADIALLY: Relation of shock, carbohydrate utilization, and cortisone to mitotic activity in the epidermis of the adult male mouse. Brit. Med. J. **1951**, 496. — GREEN, H. N., and H. B. STONER: Biological actions of the adenine nucleotides. London: Lewis & Co 1950. — GREENE, C. H., J. L. BOLLMAN, N. M. KEITH and E. G. WAKEFIELD: The distribution of electrolytes between serum and transsudates. J. of Biol. Chem. **91**, 203 (1931). — GRENELL, R. G., and E. L. MCCAWLEY: Central nervous system resistance. III. The effect of adrenal cortical substances on the central nervous system. J. of Neurosurg. **4**, 508 (1947). — GREGGIO, H.: Les cellules granuleuses (Mastzellen) dans les tissus normaux et dans certaines maladies chirurgicales. Arch. de med. exper. **23**, 323 (1911). — GREGOIRE, C. DE: Beitrag zur Frage der allergischen Veränderungen des lymphatischen bzw. lymphoiden Gewebes, besonders in den Lymphknoten. Krkh.forsch. **9**, 97 (1932). — GROB, D.: Proteolytic enzymes. II. The physiological significance of the control of their activity, especially with respect to bacterial growth. J. Gen. Physiol. **29**, 249 (1945/46). — GROLL, H.: Die Entzündung in ihren Beziehungen zum nervösen Apparat. Beitr. path. Anat. **70**, 20 (1922). ~ Entzündung bei Gefäßlähmung. Verh. dtsch. path. Ges. **19**, 84 (1923). ~ Experimentelle Untersuchungen zur Lehre von der Entzündung. Krkh.-forsch. **1**, 59 (1925). ~ Die Sauerstoffatmung des überlebenden Gewebes bei Reizung, Alteration und Entzündung. Klin. Wschr. **1927**, 30. — GROLL, H., u. F. KRAMPF: Involutionsvorgänge an den Milzfollikeln. Zbl. Path. **31**, 145 (1920/21). — GROLLMAN, A.: The relationship of the filterability of dyes to their excretion and behaviour in the animal body. Amer. J. Physiol. **75**, 287 (1925/26). ~ The combination of phenol red and proteins. J. of Biol. Chem. **64**, 141 (1925). — GROSS, F.: Unspezifische Beeinflussung entzündlicher Reaktionen. Schweiz. med. Wschr. **1950**, 697. — GROSS, J.: The structure of elastic tissue as studied with the electron microscope. J. of Exper. Med. **89**, 699 (1949). ~ A study of the aging of collagenous connective tissue of rat skin with the electron microscope. Amer. J. Path. **26**, 708 (1950). ~ A study of certain connective tissue constituents with the electron microscope. Ann. New York Acad. Sci. **52**, 964 (1950). ~ The musculoskeletal system, Bd. 1. New York: MacMillan 1952. ~ Evaluation of structural and chemical changes in connective tissue. Ann. New York Acad. Sci. **56**, 674 (1953). — GROSS, J., and F. O. SCHMITT: The structure of human skin collagen as studied with the electron microscope. J. of Exper. Med. 88, 595 (1948). — GRUBER, G. B.: Zur Frage der Periarteriitis nodosa mit besonderer Berücksichtigung der Gallenblasen- und Nierenbeteiligung. Virchows Arch. **258**, 441 (1925). — GRUBER, M., u. K. FUTAKI: Über die Resistenz gegen Milzbrand und über die Herkunft der milzbrandfeindlichen Stoffe. Münch. med. Wschr. **1907**, 249. — GSELL, O.: Die Bedeutung der Serumeiweiß- und Knochenmarksveränderungen bei Lymphogranuloma inguinale. Klin. Wschr. **1939**, 778. — GUENTHER, G. W.: Die Diphtherie des Menschen unter dem Gesichtswinkel einer Pathologie des protrahierten Kollaps. Frankf. Z. Path. **54**, 550 (1940). ~ Die unter dem Bilde des akuten bis protrahierten Kollaps verlaufende intravenöse Diphtherietoxinvergiftung des Kaninchens. Beitr. path. Anat. **105**, 256 (1941). — GUERRA, F.: Estudios sobre reumatismo; la interaccion de salicilato de sodio y la sulfadiazina sobre la hialuronidasa en el conejo. Action of sodium salicylate and sulfadiazine on hyaluronidase. J. of Pharmacol. **87**, 193 (1946). ~ Hyaluronidase inhibition by sodium salicylate in rheumatic fever. Science (Lancaster, Pa.) **103**, 686 (1946). — GUGGENHEIM, K., and E. BUECHLER: Thiamin deficiency and susceptibility of rats and mice to infection with salmonella typhi murium. Proc. Soc. Exper. Biol. a. Med. **61**, 413 (1946). — GULLAND, G. L.: The development of lymphatic blands. J. of Path. **2**, 447 (1894). — GULLAND, J. M.: Symposium on nucleic acids, S. 1. Cambridge: Univ. Press 1947 u. 1951. — GUNDOBIN, N.: Die Lymphdrüsen. Jb. Kinderheilk. **64**, (14), 529 (1906). — GUNN, F. D.: Reactions of the bone marrow in experimentally induced thrombocytosis. Arch. of Path. **12**, 153 (1931). — GUNSALUS, I. C.: Bacterial metabolism. Annual Rev. Microbiol. **2**, 71 (1948). — GUTMAN, A. B., D. H. MOORE, E. B. GUTMAN, V. MCCLELLAN and E. A. KABAT: Fractionation of serum proteins in hyperproteinemia, with special reference to multiple myeloma. J. Clin. Invest. **20**, 765 (1941). — GUYOT, C.: Über das Verhalten der Lymphgefäße der Pleura bei proliferierender Pleuritis. Beitr. path. Anat. **38**, 207 (1905). — GYE, W. E., and W. J. PURDY: The poisonous properties of colloidal silica. I. The effects of the parenteral administration of large doses. Brit. J. Exper. Path. **3**, 75 (1922); **5**, 238 (1924). — GYÖRGY, P., C. S. ROSE and G. F. SPRINGER: Enzymatic inactivation of bifidus factor and blood group substances. J. Labor. a. Clin. Med. **43**, 543 (1954).

HAAGEN, E.: Die Bedeutung der Ionen im Kulturmedium für die explantierte Zelle. (Beobachtungen an Monocytenkulturen.) Arch. exper. Zellforsch. 3, 353 (1927). ~ Das Verhalten von Lungengewebskulturen gegenüber Tuberkelzellen. Arch. exper. Zellforsch. 5, 157 (1928). — HAAN, J. DE: Die Umwandlung von Wanderzellen in Fibroblasten bei der Gewebezüchtung in vitro. Arch. exper. Zellforsch. 3, 219 (1927). ~ Das Auftreten der verschiedenen Zelltypen im Blut und Bindegewebe (Eigenschaften und Entstehungsbedingungen) nach Untersuchungen mittels der Durchströmungskultur in vitro. Arch. exper. Zellforsch. 7, 298 (1928). — HAAN, J. DE, K. KOLK u. H. GERRITSMA: Weitere Untersuchungen über die Züchtung von Wanderzellen mittels Durchströmung. Nahrungsbedürfnisse, Phagozytose und Vitalfärbung. Arch. exper. Zellforsch. 7, 283 (1928/29). — HAAS, E.: On mechanism of invasion; I. Antinvasin I, an enzyme in plasma. J. of Biol. Chem. 163, 63 (1946). ~ On mechanism of invasion; II. Proinvasin I, an enzyme in pathogenic bacteria and in venoms. J. of Biol. Chem. 163, 89 (1946). ~ On mechanism of invasion; III. Antinvasin II, an enzyme in plasma. J. of Biol. Chem. 163, 101 (1946). — HABEL, K., K. M. ENDICOTT, J. F. BELL and F. SPEAR: Immunological evidence on the role of the lymphocyte in antibody formation. J. of Immun. 61, 131 (1949). — HABELMANN, G.: Die Veränderungen des Knochenmarks bei Allergie. Klin. Wschr. 1940, 1211. — HAEBLER, C.: Zur Frage der aktuellen Reaktion der Gelenkexsudate und der Technik ihrer Messung, und zur Frage der Säurewirkung als Ursache der Arthritis deformans. Dtsch. Z. Chir. 209, 211 (1928). ~ Über den K- und Ca-Gehalt von Eiter und Exsudaten und seine Beziehungen zum Entzündungsschmerz. Klin. Wschr. 1929, 1569. — HAEBLER, C., u. R. HUMMEL: Über die schmerzauslösende Wirkung des K-Ions. Zugleich ein Beitrag zur physikalischen Chemie der Entzündung. Klin. Wschr. 1928, 2151. — HAEBLER, C., u. C. WEBER: Experimentelle Untersuchungen zur Frage der Chemotaxis der Leukocyten. Klin. Wschr. 1930, 760. — HAEMMERLI, M.: Spielt die „Surface Phagocytosis" in der Sulfonamidtherapie die ihr von WOOD zugedachte Rolle? Schweiz. Z. Path. u. Bakter. 12, 289 (1949). — HAHN, E. O., H. B. HOUSER, C. B. RAMMELKAMP, F. W. DENNY and L. W. WANNAMAKER: Effect of cortisone on acute streptococcal infections and post-streptococcal infections and post-streptococcal complications. J. Clin. Invest. 30, 274 (1952). — HAHN, F., u. T. OBERDORFF: Antihistaminica und anaphylaktoide Reaktionen. Z. Immun.forsch. 107, 528 (1950). — HAHN, L.: Über die Spaltung der Hyaluronsäure durch Mucopolysaccharasen aus Blutegel und Cl. perfringens. Ark. Kem., Mineral. u. Geol., Ser. A 19, 1 (1945). — HAIGHT, W. F., and R. J. ROSSITER: Acid and alkaline phosphatase in white cells; data for lymphocytes and polymorphonuclear leukocytes of man and rabbit. Blood 5, 267 (1950).—HAJOS, K.: Beiträge zur Eosinophiliefrage; die Verteilung der eosinophilen Zellen nach Proteininjektionen und im anaphylaktisierten Meerschweinchen. Z. exper. Med. 59, 383 (1928). ~ Beiträge zur Eosinophiliefrage; über den Zusammenhang zwischen der Bluteosinophilie und Immunkörperbildung. Z. exper. Med. 59, 389 (1928). — HALBAN, J.: Resorption der Bakterien bei lokaler Infektion. Zbl. Bakter. 24, 103 (1898). — HALE, J. H., and W. SMITH: Influence of coagulase on phagocytosis of staphylococci. Brit. J. Exper. Path. 26, 209 (1945). — HALE, W. M., and A. P. MCKEE: The intracranial toxicity of influenza virus for mice. Proc. Soc. Exper. Biol. a. Med. 59, 81 (1945). — HALEY, T. J., and D. H. HARRIS: The effect of topically applied antihistaminic drugs on the mammalian capillary bed. J. of Pharmacol. 95, 293 (1949). — HALL, B. (1930): Zit. bei EHRICH 1934. ~ A critical review of the hematological literature dealing with the results of the supravital staining method. Fol. haemat. (Lpz.) 43, 206 (1931). — HALL, B. E.: Evaluation of the supravital staining method. In Handbook of Haematology (DOWNEY), Bd. 1, S. 641. New York: Hoeber 1938. — HALL, D. A., E. REED and R. E. TURNBRIDGE: Structure of elastic tissue. Nature (Lond.) 170, 264 (1952). — HALL, J. W., and J. FURTH: Cultural studies on the relationship of lymphocytes to monocytes and fibroblasts. Arch. of Path. 25, 46 (1938). — HALLAUER, C.: Über das Lysozym. Zbl. Bakter. 114, 519 (1929). — HALLER, A. v.: De partibus corporis humani sentientibus irritabilibus. 1753. — HALPERN, B. N.: Les antihistaminiques de synthèse. Essais de chimiothérapie des états allergiques. Arch. Int. Pharmacodynamie 68, 339 (1942). ~ Histamine et antihistaminiques de synthese. Conf. Soc. Biol. 146, 1996 (1952). ~ Histamine, antihistaminiques de synthese et processus inflammatoires. The mechanism of inflammation (JASMIN u. ROBERT), S. 228. Montreal: Acta Inc. 1953. — HALPERN, B. N., et M. BRIOT: Action inhibitrice de la prométhazine sur l'oedéme provoqué par l'ovalbumine et le dextran chez le rat surrénalectomisé. Arch. internat. Pharmacodynamie 91, 291 (1952). ~ Libération d'histamine par la peau de rat sous l'effet du contact avec le dextran in vitro. C. r. Soc. Biol. Paris 146, 1552 (1952). — HALPERN, B. N., et H. REBER: Action d'un antihistaminique de synthése sur les phenoménes inflammatoires locaux d'origine microbienne. C. r. Soc. Biol. Paris 143, 257 (1949). — HAM, T. H., and F. C. CURTIS: Plasma fibrinogen response in man; influence of nutritional state, induced hyperpyrexia, infectious disease and liver damage. Medicine 17, 413 (1938). — HAMBURGER, H. J.: Physikalisch-chemische Untersuchungen über Phagozytose. Wiesbaden 1912. ~ Die Technik des Arbeitens mit Phagocyten zu biologischen Zwecken. Handbuch der biologischen Arbeitsmethoden (ABDERHALDEN),

Bd. 4/4, S. 953. 1927. — HAMMAR, J. A.: Zur Histogenese und Involution der Thymusdrüse. Anat. Anz. **27**, 23 (1905). ~ Zur Histogenese und Involution der Thymusdrüse. (Fortsetzung und Schluß.) Anat. Anz. **27**, 41 (1905). ~ Über Gewicht, Involution und Persistenz der Thymus im Postfötalleben des Menschen. Arch. f. Anat., Anat. Abt., Suppl. **1906**, **91**. ~ Zur Kenntnis der Teleostierthymus. Arch. mikrosk. Anat. **73**, 1 (1908). ~ Fünfzig Jahre Thymusforschung. Kritische Übersicht der normalen Morphologie. Erg. Anat. **19**, 1 (1910). ~ Microscopic analysis of the thymus in 74 cases of so-called thymus death. Endocrinology **5**, 139 (1921). ~ The new views as to the morphologyof the thymus gland and their bearing on the problem of the function of the thymus. Endocrinology **5**, 731 (1921). ~ Zur Frage der Histiogenese der Thymusdrüse. Zbl. Path. **33**, 505 (1923). — HAMMETT, F. S., and S. P. REIMANN: Cell proliferation response to sulfhydryl in mammals. J. of Exper. Med. **50**, 445 (1929). — HANAOKA, M., T. NAKAYASHIKI, Y. TAMAKI u. T. HOSOMI: Acta haemat. Jap. **13**, 222 (1950). — HANBY, W. E., and H. N. RYDEN: Capsular substance of bacillus anthracis. Biochemic. J. **40**, 297 (1946). — HARBITZ, F.: Misfostre (Monster). Vid. Selsk. Srift., Oslo, Math.-naturwiss. Kl. **1904**, Nr 8. ~ Om lymfiglandel tuberkulose og dens sammenpaeng med lungetuberkulose. Vid. Selsk. Srift., Oslo, Math.-naturwiss. Kl. **1916**, Nr **14**. — HARDESTY, M.: Structural basis for response of comb of brown leghorn fowl to sex hormones. Amer. J. Anat. **47**, 277 (1931). — HARRIS, H.: Chemotaxis of monocytes. Brit. J. Exper. Path. **34**, 276 (1953). ~ Chemotaxis of granulocytes. J. of Path. **66**, 135 (1953). — HARRIS, R. S., G. HERDAN, R. J. ANCILL and J. M. YOFFEY: A quantitative omparison of the nucleated cells in the right and left humeral bone marrow of the guinea pig. J. Hemat. **9**, 374 (1954). — HARRIS, S., and T. N. HARRIS: Influenzal antibodies in lymphocytes of rabbits following the local injection of virus. J. of Immun. **61**, 193 (1949)· ~ Effect of cortisone on some reactions of hypersensitivity in laboratory animals. Proc. Soc. Exper. Biol. a. Med. **74**, 186 (1950). — HARRIS, T. N., and W. E. EHRICH: The fate of injected particulate antigens in relation to the formation of antibodies. J. of Exper. Med. **84**, 157 (1946). — HARRIS, T. N., E. GRIMM, E. MERTENS and W. E. EHRICH: The role of the lymphocyte in antibody formation. J. of Exper. Med. **81**, 73 (1945). — HARRIS, T. N., and S. HARRIS: Biological and technical factors in demonstration of antibody production by lymphatic tissue. J. of Immun. **64**, 45 (1950). — HARRIS, T. N., J. RHOADS and J. STOKES: Study of role of thymus and spleen in formation of antibodies in rabbit. J. of Immun. **58**, 27 (1948). — HART, P. D'A., and R. J. W. REES: Enhancing effect of cortisone on tuberculosis in the mouse. Lancet **1950 II**, 391. — HARTLEY, G.: The local formation of antivaccinial antibodies by skin. J. Inf. Dis. **66**, 44 (1940). — HARVEY, A. M., L. E. SHULMAN and E. H. SCHOENRICH: The effect of ACTH and cortisone upon allergic diseases. The effect of ACTH and cortisone upon infection and resistance (SHWARTZMAN), S. 140. New York: Columbia Univ. Press 1953. — HASERICK, J. R.: Plasma L. E. test in systemic lupus erythematosus. Study of twenty-three patients with positive L. E. test. J. Amer. Med. Assoc. **146**, 16 (1951). ~ Discussion on „The use of adrenocorticotrophin and cortisone in acute disseminated lupus erythematosus. Proc. 2. Clin. ACTH Conf. **2**, 685 (1951). — HASS, G., and F. MCDONALD: Studies of collagen; production of collagen in vitro and variable experimental conditions. Amer. J. Path. **16**, 525 (1940). — HASS, G. M.: Tissue reactions to natural oils and fractions thereof. Arch. of Path. **25**, 956 (1938). ~ Hydrolysis of esters in the intercellular medium. (An experimental study.) Arch. of Path. **25**, 1183 (1938). ~ Intercellular transformations of unsaturated fatty acids and esters. (An experimental study.) Arch. of Path. **25**, 1196 (1938). — HAUSER, G.: Ein Beitrag zur Lehre von der pathologischen Fibringerinnung. Dtsch. Arch. klin. Med. **50**, 363 (1892). — HAUSS, W. H., R. FALK u. G. HOLLE: Über eine mit Speicherung von Neutralfett einhergehende tumorartige Lymphadenose der mesenterialen Lymphknoten, verbunden mit einer Plasmacytose und einer Störung des Eiweißstoffwechsels. Frankf. Z. Path. 58, 182 (1943). — HAWN, C. V. Z., and K. R. PORTER: The fine structure of clots formed from purified bovine fibrinogen and thrombin. A study with the electron microscope. J. of Exper. Med. **86**, 285 (1947). — HAYANO, M., and R. I. DORFMAN: Studies on inhibition of various enzymes by steroids. Ann. New York Acad. Sci. **54**, 608 (1951). — HAYES, S. P., T. F. DOUGHERTY and L. P. GEBHARDT: A method for the demonstration of tissue antibody. Proc. Soc. Exper. Biol. a. Med. **76**, 460 (1951). — HAYHOE, F. G. H., and D. R. SMITH: Plasmocytosis in the bone marrow in rheumatoid arthritis. J. Clin. Path. **4**, 47 (1951). — HAYNES, F. W.: Further observations on the rapidity of passage of substances from blood to lymph in the dog. Amer. J. Physiol. **101**, 232 (1932). ~ Factors which influence the flow and protein content of subcutaneous lymph in the dog. II. The effect of certain substances which alter the capillary circulation. Amer. J. Physiol. **101**, 612 (1932). — HAYNES, F. W., and M. E. FIELD: The cell content of dog lymph. Amer. J. Physiol. **97**, 52 (1931). — HECHTER, O.: Effect of histamine upon capillary permeability in the skin and muscle of normal and adrenalectomized rats. Endocrinology **32**, 135 (1943). ~ Studies on spreading factors. I. The importance of mechanical factors in hyaluronidase action in skin. J. of Exper. Med. **85**, 77 (1947). —

Mechanisms of spreading factor action. Ann. New York Acad. Sci. **52**, 1028 (1950). — Hechter, O., and S. Johnson: In vitro effect of adrenal cortical extract upon lymphocytolysis. Endocrinology **45**, 351 (1949). — Hecht-Johansen, A.: Plasma proteinernes be tydnings kliniken. Bibl. Laeg. (dän.) **125**, 379 (1933). ~ The relationship between plasma proteins and bone marrow, as illustrated in different cases of bone marrow tumors. Acta med. scand. (Stockh.) **82**, 276 (1934). — Heckner, F., u. H. Voth: Zur zytologischen Differenzierung der Retikulumzellen und Hämoblastosen mittels Silberimprägnation. Verh. dtsch. Ges. Path. **37**, 182 (1954). — Heckner, T.: Plasmazellen und Bluteiweißkörper. Dtsch. Arch. klin. Med. **194**, 434 (1949). — Hedin, S. G.: Investigations on the proteolytic enzymes of the spleen of the ox. J. of Physiol. **30**, 155 (1904). ~ Die proteolytischen Enzyme der Lymphdrüsen. Hoppe-Seylers Z. **125**, 289 (1923). — Heffernan, P.: Some notes of the biophysics of silica and the etiology of silicosis. Brit. J. Med. **1929**, 489. ~ Some aspects of silicosis. Tubercle **11**, 481 (1930). ~ What is silicosis? Tubercle **16**, 397 (1935). ~ What is silicosis? Tubercle **29**, 169 (1948). — Heiberg, K. A.: Das Aussehen und die Funktion der Keimzentren des adenoiden Gewebes. Virchows Arch. **240**, 301 (1923). ~ Über das Aussehen des Tonsillengewebes und die quantitative Verteilung seiner Bestandteile bei und nach akuter Entzündung sowie bei lebhaftester Funktion. Ferner Mitteilung einiger Fälle von Tonsillen mit auffällig kleinen Keimzentren. Virchows Arch. **253**, 569 (1924). ~ Mikrometrische Studien über die Mitosen der sog. Keimzentren, sowie Beobachtungen und Bemerkungen über Lymphocytenvermehrung. Acta oto-laryng. (Stockh.) **6**, 85, (1924). ~ Die Lymphocytenproduktion und die Leistungsmittelpunkte mit Phagocyten im adenoiden Gewebe, nebst Bemerkungen über die Verhältnisse in der Thymus. Anat. Anz. **59**, 238 (1924/25). ~ Über die Phagocytosecentra des lymphoiden Gewebes und über die Lymphocytenproduktion. Acta med. scand. (Stockh.) **65**, 443 (1927). — Heidelberger, M.: The chemical nature of immune substances. Physiologic. Rev. **7**, 107 (1927). ~ Les aspects chimiques de la fonction antigène et leurs rapports avec les agents infectieux. Rev. d'Immunol. **4**, 293 (1938). — Heidelberger, M., and O. T. Avery: The soluble specific substance of pneumococcus. J. of Exper. Med. **38**, 73 (1923). — Heidelberger, M., W. F. Goebel and O. T. Avery: The soluble specific substance of a strain of Friedlaender's bacillus. J. of Exper. Med. **42**, 701 (1925). ~ The soluble specific substance of Friedlaender's bacillus. II. Chemical and immunological relationships of pneumococcus type II and of a strain of Friedlaender's bacillus. J. of Exper. Med. **42**, 709 (1925). ~ The soluble specific substance of pneumococcus. III. J. of Exper. Med. **42**, 727 (1925). — Heidelberger, M., and W. F. Goebel: The soluble specific substance of pneumococcus. IV. On the nature of the specific polysaccharide of type III pneumococcus. J. of Biol. Chem. **70**, 613 (1926). ~ Soluble specific substance of pneumococcus; chemical nature of aldobionic acid from specific polysaccharide of type III pneumococcus. J. of Biol. Chem. **74**, 613 (1927). — Heidelberger, M., and E. A. Kabat: Chemical studies on bacterial agglutination. I. A method. J. of Exper. Med. **60**, 643 (1934). — Heidelberger, M., and F. E. Kendall: Specific and non-specific polysaccharides of type IV pneumococcus. J. of Exper. Med. **53**, 625 (1931). ~ Some physicochemical properties of specific polysaccharides. J. of Biol. Chem. **95**, 127 (1932). ~ The precipitin reaction between type III pneumococcus polysaccharide and homologous antibody. III. A quantitative study and a theory of the reaction mechanism. J. of Exper. Med. **61**, 563 (1935). ~ A quantitative theory of the precipitin reaction. II. A study of an azoprotein-antibody system. J. of Exper. Med. **62**, 467 (1935). ~ A quantitative theory of the precipitin reaction. III. The reaction between crystalline egg albumin and its homologous antibody. J. of Exper. Med. **62**, 697 (1935). — Heidelberger, M., F. E. Kendall and H. W. Sherp: The specific polysaccharides of types I, II and III pneumococcus. A revision of methods and data. J. of Exper. Med. **64**, 559 (1936). — Heidelberger, M., and K. O. Pedersen: The molecular weight of antibodies. J. of Exper. Med. **65**, 393 (1937). — Heidenhain, R.: Beiträge zur Histologie und Physiologie der Dünndarmschleimhaut. Pflügers Arch. **43**, Suppl. 1 (1888). — Heilbrunn, L. V.: An outline of general physiology. Philadelphia: W. B. Saunders Company 1943 u. 1948. — Heilman, D. H.: Effect of 11-dehydro-17-hydrocorticosterone and 11-dehydrocorticosterone on lymphocytes in tissue culture. Proc. Staff Meet. Mayo Clin. **20**, 310, 318 (1945). — Heilmann, P.: Über Veränderungen des lymphatischen Gewebes im Wurmfortsatz und im allgemeinen. Virchows Arch. **258**, 52 (1925). ~ Über die Sekundärfollikel im lymphatischen Gewebe. Virchows Arch. **259**, 160 (1926). ~ Die Milz bei Peritonitis. Virchows Arch. **264**, 669 (1927). — Heim, J. W.: On the chemical composition of lymph from subcutaneous vessels. Amer. J. Physiol. **103**, 553 (1933). — Heim, J. W., and O. C. Leigh: The carbon dioxide content and combining power and p_H of cervical lymph. Amer. J. Physiol. **112**, 699 (1935). — Heim, J. W., R. S. Thomson and F. C. Bartter: Lymph sugar. Amer. J. Physiol. **113**, 548 (1935). — Heimberger, H. H.: Beiträge zur Physiologie der menschlichen Capillaren. III. Verhalten auf Reizung mit galvanischem Strom. Z. exper. Med. **51**, 112 (1926). ~ Beiträge zur Physiologie der menschlichen Capillaren. V. Färbeversuche am Capillarendothel und die Lymphräume des Papillarkörpergewebes. Z. exper. Med. 55, 17 (1927). — HEINEKE, H.: Über die Einwirkung der Röntgenstrahlen auf innere Organe. Münch. med. Wschr. 1904, 785. ~ Experimentelle Untersuchungen über die Einwirkung der Röntgenstrahlen auf innere Organe. Mitt. Grenzgeb. Med. u. Chir. 14, 21 (1905). ~ Experimentelle Untersuchungen über die Einwirkung der Röntgenstrahlen auf das Knochenmark, nebst einigen Bemerkungen über die Röntgentherapie der Leukämie und Pseudoleukämie und des Sarkoms. Dtsch. Z. Chir. 78, 196 (1905). — HEINLEIN, H.: Entzündung und körpereigene Wirkstoffe. Beitr. path. Anat. 108, 58 (1943). ~ Die Bluteiweißbildung. Z. exper. Med. 112, 535 (1943). — HEINTZELMANN, F.: Serum protein and antibody protein during pneumonia. Acta med. scand. (Stockh.) 123, 242 (1946). — HEKTOEN, L.: The influence of the x-ray on the production of antibodies. J. Inf. Dis. 17, 415 (1915). — HELLMAN, T. J.: Die normale Menge des lymphoiden Gewebes beim Kaninchen in verschiedenen post-fötalen Altern. Uppsala Läk.för. Förh. 19, 363 (1913/14). ~ Das Verhalten der Lymphdrüsen bei Kanzer, Tuberkulose und Anthrakose sowie ihre Bedeutung als Schutzorgan im allgemeinen. Uppsala Läk.för. Förh. 24, 133, (1918/19). ~ Studien über das lymphoide Gewebe. 2 Die Sekundärfollikel in den Tonsillen der Kaninchen. Uppsala Läk.för. 24, 280 (1918/19). ~ Studien über das lymphoide Gewebe. Die Bedeutung der Sekundärfollikel. Beitr. path. Anat. 68, 333 (1921). ~ Altersanatomie der menschlichen Milz. Studien besonders über die Ausbildung des lymphatischen Gewebes und der Sekundärknötchen in verschiedenen Altern. Z. Konstit.lehre 12, 270 (1926). ~ Lymphgefäße, Lymphknötchen und Lymphknoten. In Handbuch der mikroskopischen Anatomie des Menschen (v. MOELLENDORFF), Bd. 6, S. 233. Berlin: Springer 1930. — HELLMAN, T. J., u. G. WHITE: Das Verhalten des lymphatischen Gewebes während eines Immunisierungsprozesses. Virchows Arch. 278, 221 (1930). — HELLY, K.: Zur Morphologie der Exsudatzellen und zur Spezifität der weißen Blutkörperchen. Beitr. path. Anat. 37, 171 (1905). ~ Lympho- und Leukocytosen. Erg. Path. 17, 1 (1914). — HELMS, T., P. HOLM u. J. ORSKOV: Untersuchungen über den Infektionsmechanismus, im besonderen an Mäusen, bei Infektionen durch den Bac. abortus Bang. Z. Immun.forsch. 75, 55 (1932). — HENCH, P. S., E. C. KENDALL, C. H. SLOCUMB and H. F. POLLEY: The effect of a hormone of the adrenal cortex (17-hydroxy-11-de-hydrocorticosterone: compound E) and of pituitary adrenocorticotropic hormone on rheumatoid arthritis. Preliminary report. Proc. Staff Meet. Mayo Clin. 24, 181 (1949). — HENLE, G., and W. HENLE: Studies on the toxicity of influenza viruses. I. The infect of intracerebral injection of influenza viruses. J. of Exper. Med. 84, 623 (1946). — HENLE, J.: Allgemeine Anatomie. Leipzig: Voß 1841. ~ Handbuch der rationellen Pathologie. Braunschweig 1846, 1847. — HENLE, W., and G. HENLE: Neurological signs in mice following intracerebral inocculation of influenza viruses. Science (Lancaster, Pa.) 100, 410 (1944). ~ Interference between inactive and active viruses of influenca. III. Cross-interference between various related and unrelated viruses. Amer. J. Med. Sci. 210, 362 (1945). ~ Studies on the toxicity of influenza viruses. I. The effect of intracerebral injection of influenza viruses. J. of Exper. Med. 84, 623 (1946). ~ Studies on the toxicity of influenza viruses. II. The effect of intra-abdominal and intravenous injection of influenza viruses. J. of Exper. Med. 84, 639 (1946). ~ Studies on the toxicity of influenza viruses. III. Immunization of mice against the toxic activity of influenzal viruses. A new potency test for the assay of vaccines of influenzal virus. J. of Immun. 59, 45 (1948). — HENNING, R.: Spezielle Pathologie des Sternalmarks in vivo. Med. Welt 1938, 90. — HENRIQUES, V., u. U. KLAUSEN: Untersuchungen über den Serumalbumin- und Serumglobulingehalt des Serums unter wechselnden Umständen. Biochem. Z. 254, 414 (1932). — HENRY, H., and M. STACEY: Histochemistry of gramstaining reaction for micro-organisms. Nature (Lond.) 151, 671 (1943). ~ Histochemistry of gramstaining reaction for microorganisms. Proc. Roy. Soc. Lond., Ser. B 133, 391 (1946). — HENSCHEN, F.: Über eine eigenartige mit Thrombenbildung verbundene Reaktion des Gefäßendothels. Acta med. scand. (Stockh.) 65, 539 (1926). — HERBERT, J.: Die jungen Plasmazellen oder Lymphocyten bei der chronischen Entzündung. Mschr. Dermat. 30, 313 (1900). — HERBERT, P. H., J. A. DE VRIES and B. ROSE: Studies on effect of administration of pituitary adrenocorticotropic hormone (ACTH) to case of LOEFFLER's syndrome and case of tropical eosinophilia. J. Allergy 21, 12 (1950). — HERING, E.: Zur Lehre vom Leben der Blutzellen. Sitzgs ber. Akad. Wiss. Wien, Math.-naturwiss. Kl. 56, 691 (1867). — HERLANT, M.: Conditioning, through stress, of action of corticoids on lymphoid organs. Proc. Soc. Exper. Biol. a. Med. 73, 399 (1950). — HERRATH, E. v.: Die Morphologie des retothelialen Systems. Verh. dtsch. Ges. Path. 37, 13 (1954). — HERRATH, E. v., u. N. DETTMER: Elektronenmikroskopische Untersuchungen an Gitterfasern. Z. wiss. Mikrosk. 60, 282 (1951). — HERSCHFUS, J. A., H. J. RUBITSKY, J. F. BEAKEY, E BRESNICK, L. LEVINSON and M. S. SEGAL: Evaluation of therapeutic substances employed for the relief of bronchial asthma. Intern. Arch. Allergy a. Appl. Immunol. 2, 97 (1951). — HERTZOG, A. J.: Phagocytic activity of human leucocytes with special reference to their type and maturity. Amer. J. Path. 14, 595 (1938). — HERZOG, F.: Über Beziehungen zwischen Dilatation, Durchlässigkeit und Phagocytose an den Capillaren der Froschzunge. Virchows Arch. **256**, 1 (1925). — HERZOG, G.: Über adventitielle Zellen und über die Entstehung von granulierten Elementen. Verh. dtsch. path. Ges. **17**, 562 (1914). ~ Experimentelle Untersuchungen über die Einheilung von Fremdkörpern. Beitr. path. Anat. **61**, 325 (1916). ~ Experimentelle Untersuchungen über die Einheilung von Fremdkörpern. Beitr. path. Anat. **61**, 377 (1916). ~ Zur Frage der Granulocytenbildung bei der Entzündung. Zbl. Path. **31**, 481 (1920/21). ~ Oxydase- und ähnliche Reaktionen bei entzündlichen Prozessen. Münch. med. Wschr. **1922**, 1300. ~ Über die Bedeutung der Gefäßwandzellen in der Pathologie. Klin. Wschr. **1923**, 684, 730. ~ Experimentelle Zoologie und Pathologie. Erg. Path. **21**, 182 (1925). ~ Experimentelle Zoologie und Pathologie. Klin. Wschr. **1925**, 625. ~ Referat über die Bedeutung der Gewebezüchtung für die Pathologie. I. Morphologischer Teil. Verh. dtsch. path. Ges. **26**, 9 (1931). — HERZFELD, E., u. R. KLINGER: Studien zur Chemie der Eiweißkörper. I. Die Eiweißfraktionen des Blutplasmas. II. Zur Theorie der Bakterien-Agglutination. Biochem. Z. **83**, 228 (1917). — HESS, L.: Zur Frage des latenten Mikrobismus. I. Teil. Zbl. Bakter. **44**, 1 (1907). — HETHERINGTON, D. C., u. E. J. PIERCE: Transformation of monocytes into macrophages and epithelioid cells in tissue cultures of buffy coat (demonstrated by trypan blue). Arch. exper. Zellforsch. **12**, 1 (1931). — HEUBNER, W.: Über entzündungserregende Gifte. Verh. dtsch. path. Ges. **19**, 111 (1923). — HEWSON, W.: An experimental inquiry into the properties of the blood. 1771. — HEYNINGEN, W. E. VAN: Bacterial toxins. Oxford: Blackwell Sci. Publ. 1950. ~ Pathogenecity and virulence of microorganisms. Lectures on general pathology (FLOREY), S. 391. Philadelphia: W. B. Saunders Company 1954. ~ Toxic proteins, the proteins (NEURATH u. BAILEY), Bd. II, Teil A, S. 345. New York: Acad. Press Inc. 1954. — HIGGINS, G. M., and G. T. MURPHY: Experimentally induced localized inflammatory reactions in the liver. Arch. of Path. **9**, 659 (1930). — HIGGINS, G. M., and B. M. PALMER: The origin of fibroblasts within an experimental hematoma. Arch. of Path. **7**, 63 (1929). — HIGHBERGER, J. H., J. GROSS and F. O. SCHMITT: Interaction of mucoprotein with soluble collagen; an electron microscopic study. Proc. Nat. Acad. Sci. **37**, 286 (1951). — HILL, L.: The capillary blood-pressure. J. of Physiol. **54**, 24 (1921). — HILLARY, B. B.: Use of the Feulgen reaction in cytology I. The effect of fixatives on the reaction. Bot. Gaz. **101**, 276 (1939). — HILLS, A. G., P. H. FORSHAM and C. A. FINCH: Changes in circulating leucocytes induced by the administration of pituitary adrenocorticotrophic hormone (ACTH) in man. Blood **3**, 755 (1948). — HIRATA, M.: Studies on the specific cell reactions of our adventitia plasma cell system upon nucleic acid and nucleoprotein (DNP). Acta Path. Jap. **2**, 101 (1952). — HIRSCH, E. F.: Experimental tissue lesions with mixtures of human fat, soaps, and cholesterol. Arch. of Path. **25**, 35 (1938). ~ Experimental tissue lesions with mixtures of human fat, fatty acids, soaps, and cholesterol. Amer. J. Clin. Path. **9**, 279 (1939). ~ Relation of the chemical composition of lipids to characteristic tissue lesions. Arch. of Path. **31**, 516 (1941). — HIRSCHFELD, H.: Züchtungsversuche mit freien Exsudatzellen. Arch. exper. Zellforsch. **4**, 438 (1927). ~ Züchtungsversuche mit leukämischem Blut. Fol. haemat. (Lpz.) **34**, 39 (1927). ~ Lehrbuch der allgemeinen Hämatologie (HIRSCHFELD-HITTMAYR), Bd. 1/1. Berlin 1932. — HIRSCHFELDER, A. D.: Studies upon the vascular and capillary phenomena and supposed axon reflexes concerned in the development of edema in mustard oil conjunctivitis together with the effects of vasodilator drugs, local anesthetics and vital stains. Amer. J. Physiol. **70**, 507 (1924). — HIRTH, A.: Lumineszenzmikroskopische Untersuchungen an den Mastzellen der lebenden Maus. Verh. anat. Ges. **87**, 97 (1938). — HITCHCOCK, C. H., and W. E. EHRICH: A new method for differential staining of plasma cells and of other basophilic cells. Arch. of Path. **9**, 625 (1930). — HITTMAIR, A.: Über akute Myelose. Dtsch. Arch. klin. Med. **140**, 148 (1922). ~ Normale und pathologische Morphologie der Leukozyten des strömenden Blutes. In Handbuch der allgemeinen Hämatologie (HIRSCHFELD-HITTMAIR), Bd. 1/1, S. 271 u. 503. Berlin 1932. — HOBBY, G. L., M. H. DAWSON, K. MEYER and E. CHAFFEE: The relationship between spreading factor and hyaluronidase. J. of Exper. Med. **73**, 109 (1941). — HOCHSTER, R. M., and J. H. QUASTEL: Effects of steroids and diethylstilbestrol on dehydrogenase systems. Ann. New York Acad. Sci. **54**, 626 (1951). — HOEBER, R.: Physikalische Chemie der Zellen und der Gewebe. Leipzig 1922. ~ Physikalische Chemie der Zellen und der Gewebe. Leipzig 1926. ~ Der Stoffaustausch zwischen Protoplast und Umgebung. Handbuch der normalen und pathologischen Physiologie (BETHE-BERGMANN), Bd. 1/A, S. 407. 1927. ~ Permeability. Annual Rev. Biochem. **1**, 1 (1932). ~ Permeability. Annual Rev. Biochem. **2**, 1 (1933). — HOEPKE, H.: Zur Physiologie und Pathologie der Tonsilla palatina. Beitr path. Anat. 88, 207 (1932, 33). — HOFF, F.: Über die Wasserstoffionenkonzentration im Sputum. Klin. Wschr. **1925**, 1059. ~ Untersuchungen über das weiße Blutbild und seine biologischen Schwankungen. Krkh.forsch. 4, 89 (1927). ~ Über Dermographia elevata. (Zugleich II. Mitteilung zur Permeabilität der Capillaren.) Z. exper. Med. **57**, 253 (1927). — HOFMEISTER, F.: Untersuchungen über Resorption und Assimilation der Nährstoffe. Arch. exper. Path. u. Pharmakol. **19**, 1 (1885). — HOHNFELDT, E. A.: Über die Histogenese der durch Staphylococcus-Invasion hervorgerufenen Bindegewebsabszesse. Beitr. path. Anat. 3, 343 (1888). — HOLMAN, J., and A. GOTH: Histamine release in the human skin and the effect of cortisone. Federat. Proc. 11, 358 (1952). — HOLMAN, R.: The flow and protein content of subcutaneous lymph in dogs of different ages. Amer. J. Physiol. 118, 354 (1937). — HOLMGREN, H., u. O. WILANDER: Beitrag zur Kenntnis der Chemie und Funktion der EHRLICHschen Mastzellen. Z. mikrosk.-anat. Forsch. 42, 242 (1937). — HOLT, L. B.: Quantitative studies in diphtheria prophylaxis: the primary response. Brit. J. Exper. Path. 30, 289 (1949). ~ Quantitative studies in diphtheria prophylaxis: the second response. Brit. J. Exper. Path. 31, 233 (1950). — HOMEN, E.: Experimentelle und pathologische Beiträge zur Kenntnis der Hirnabszesse, ihrer Entstehung und Weiterentwicklung, mit spezieller Berücksichtigung der dabei auftretenden Zellformen. Arb. path. Inst. Helsingfors (Jena) N. F. 1, 9 (1913). ~ Experimentelle und pathologische Beiträge zur Kenntnis der infektiös-toxischen, nichteitrigen Enzephalitis. Arb. path. Inst. Helsingfors (Jena) N. F. 2, 1 (1919). — HOMMA, E.: Pathologische und biologische Untersuchungen über die Eosinophilzellen und die Eosinophilie. Virchows Arch. 233, 11 (1921). — HORII, I., Y. TAMAKI u. T. TERADA: Study on the monocytes in the lymph. Acta Scholae Med. Kioto 28, 7 (1950). — HOTCHKISS, R. D.: Microchemical reaction resulting in staining of polysaccharide structures in fixed tissue preparations. Arch. of Biochem. 16, 131 (1948). — HOWES, E. L., C. M. PLOTZ, J. W BLUNT and C. RAGAN: Retardation of wound healing by cortisone. Surgery 28, 177 (1950). — HU, C. H.: Lymphatic reaction in experimental trypanosomiasis. Nat. Med. J. China 17, 435 (1931). ~ Histopathology of Kala-Azar in experimentally infected hamsters with special reference to plasma cells, myeloid tissue, reticulo-endothelial system, and reticulum fibers. China Med. J. 47, 1112 (1933). ~ Studies on mature and immature lymphoid cells of spleen, lymph nodes and thymus of normal rats infected with trypanosoma brucei. Amer. J. Path. 10, 29 (1934). — HU, C. H., and K. Y. CH'IN: Development of lymphocytes and plasma cells in rats experimentally infected with trypanosomiasis. Proc. Soc. Exper. Biol. a. Med. 30, 435 (1932). — HUDACK, S. S., and P. D. MCMASTER: The breakdown of lymph transport. Proc. Soc. Exper. Biol. a. Med. 28, 853 (1931). ~ The gradient of permeability of the skin vessels as influenced by heat, cold, and light. J. of Exper. Med. 55, 431 (1932). ~ The permeability of the wall of the lymphatic capillary. J. of Exper. Med. 56, 223 (1932). ~ The lymphatic participation in human cutaneous phenomena. A study of the minute lymphatics of the living skin. J. of Exper. Med. 57, 751 (1933). — HUDSON, G., G. HERDAN and J. M. YOFFEY: Effect of repeated injections of A.C.T.H. upon the bone marrow. Brit. Med. J. 1, 999 (1952). — HUEBSCHMANN, P.: Das Verhalten der Plasmazellen in der Milz bei infektiösen Prozessen. Verh. dtsch. path. Ges. 16, 110 (1913). — HUERLIMANN, A., u. K. BUCHER: Die Wirkung von Adrenalin auf arterio-venöse Anastomosen verschiedener Kaliber. Helvet. physiol. Acta 8, 331 (1950). — HUGHES, W. H.: Antibactericidal effect of certain sera and exsudates. J. of Path. 45, 377 (1937). — HUGHES, W. T., and A. J. CARLSON: The relative hemolytic power of serum and lymph under varying conditions of lymph formation. Amer. J. Physiol. 21, 236 (1908). — HUMPHREY, J. H.: The effect of cortis ne upon some experimental hypersensitivity reactions. Brit. J. Exper. Path. 32, 274 (1951). — HUNTER, J.: A treatise on the blood, inflammation and gunshot wounds. London 1794. ~ Versuche über das Blut, die Entzündung und die Schußwunden. Leipzig 1797. — HURT, P.: Über die Neubildung von Lymphfollikeln bei chronischer Entzündung. Schweiz. Z. Path. u. Bakter. 16, 954 (1953). — HURWITZ, S. H., and K. F. MEYER: Studies on the blood proteins. I. The serum globulins in bacterial infection and immunity. J. of Exper. Med. 24, 515 (1916). — HUSFELDT, E.: Proteolytische Enzyme in den Leukocyten des Menschen. Z. physiol. Chem. 194, 137 (1931). — HUSSEY, R. G.: General leucocytic response of the guinea pig during the reaction of artificial immunity in experimental tuberculous infection. J. of Exper. Med. 33, 337 (1921). — HUZELLA, T.: Beziehungen zwischen Blut und Bindegewebe in der Milzkultur. Arch. exper. Zellforsch. 11, 170 (1931). ~ Culture de tissus sur des trames conjonctives hétérogènes de tissus fixés, débarrassées de leur cellules par digestion trypsique. C. r. Soc. Biol. Paris 106, 179 (1931). — HWANG, T. M. S., S. W. LIPPINCOTT and E. B. KRUMBHAAR: Amount of splenic lymphatic tissue at different ages. Amer. J. Path. 14, 809 (1938). — HYDEN, H.: Protein and nucleotide metabolism in the nerve cell under different functional conditions. Symposia Soc. Exper. Biol. 1, 152 (1947). ~ Die Funktion des Kernkörperchens bei der Eiweißbildung in Nervenzellen. Z. mikrosk.-anat. Forsch. 54, 96 (1943). ~ Protein metabolism in the nerve cell during growth and function. Acta physiol. scand. (Stockh.) 6, Suppl. 17 (1943). ~ Nucleoproteins in virus reproduction. Cold Spring Harbor Symp. Quant. Biol. 12, 104 (1947). — HYMAN, C., and R. CHAMBERS: Effect of adrenal cortical compounds on edema formation of frog's hind limbs. Endocrinology 32, 130 (1943).

IKEDA, K.: Pathology of oil aspiration pneumonia (lipoid pneumonia). Amer. J. Clin. Path. 5, 89 (1935). — ILLIG, L.: Experimentelle Untersuchungen zum RICKERschen Stufengesetz. Klin. Wschr. 1953, 366. — IMAMURA, H.: Über die Gewebereaktion der Milz und der Lymphdrüsen gegen Toxine. Zbl. Bakter. 60, 680 (1914). — INGLE, D. J.: Atrophy of the thymus in normal and hypophysectomized rats following administration of cortin. Proc. Soc. Exper. Biol. a. Med. 38, 443 (1938). ~ Effect of two steroid compounds on weight of thymus of adrenalectomized rats. Proc. Soc. Exper. Biol. a. Med. 44, 174 (1940). — Ingle, D. J., G. M. Higgins and E. C. Kendall: Atrophy of adrenal cortex in rat produced by administration of large amounts of cortin. Anat. Rec. 71, 363 (1938). — Ingle, D. J., and H. I. Mason: Subcutaneous administration of cortin compounds in solid form to the rat. Proc. Soc. Exper. Biol. a. Med. 39, 154 (1938). — Ingraham, E. S., and W. B. Wartman: Chemotropism of human eosinophilic polymorphonuclear leucocytes. Arch of Path. 28, 318 (1939). — Inutsuka, N.: Studies on the inflammatory exsudation. (II. Report.) Studies of inflammatory exsudation with reference to its relation to the sympathetic nerve. Trans. Jap. Path. Soc. 18, 341 (1928). — Irisawa, T.: Über die Milchsäure in Blut und Harn. Z. physik. Chem. 17, 340 (1892/3). — Irons, E., J. Ayer, R. Brown and S. Armstrong: ACTH and cortisone in diffuse collagen disease and chronic dermatoses; differential therapeutic effects. J. Amer. Med. Assoc. 145, 861 (1951). — Isaacs, R.: The bone marrow in anemia. The red blood cells. Amer. J. Med. Sci. 193, 181 (1937). — Isaacs, R., and A. C. Danielian: Maintenance of leukocyte level and changes during irradiation. A study of the white-blood corpuscles appearing in the saliva and their relation to those in the blood. Amer. J. Med. Sci. 174, 70 (1927). — Isayama, S.: Über die Geschwindigkeit des Flüssigkeitsaustausches zwischen Blut und Gewebe. Z. Biol. 82, 101 (1925). — Ishikawa, A.: The oxidation-reduction potential of leucocytes (measured with the micromanipulator). Z. klin. Path. u. Haemat. (Jap.) 4, 403 (1935). — Issaeff, I.: Untersuchungen über die künstliche Immunität gegen Cholera. Z. Hyg. 16, 287 (1894). — Ito, H.: The formation of d-lactic acid by the autolysis of pus. J. of Biol. Chem. 26, 173 (1916). — Ito, T., T. Takahashi u. Y. Mizutani: Über den Golgi-Apparat der Plasmazellen, mit besonderer Berücksichtigung auf das Wesen des hellen Hofs derselben. Okajimas Fol. Anat. Jap. 16, 303 (1938). — Ivanovics, G., u. V. Bruckner: Chemische und immunologische Studien über den Mechanismus der Milzbrandinfektion und -immunität. 1. Mitt. Die chemische Struktur der Kapselsubstanz des Milzbrandbazillus und der serologisch identischen spezifischen Substanz des Bacillus mesentericus. Z. Immun.forsch. 90, 304 (1937). ~ Das Vorkommen der spezifischen Kapselsubstanz der Milzbrandbazillen in verschieden aeroben, sporentragenden Saprophytenbazillen. Zbl. Bakter. 138, 211 (1937). — Ivanovics, G., u. L. Erdoes: Ein Beitrag zum Wesen der Kapselsubstanz des Milzbrandbazillus. Z. Immun.forsch. 90, 5 (1937). — Iwaki, Y.: Über die Lymphe, welche nach der von Watanabe vorgeschlagenen (Brunnenlymph-) Methode gewonnen wurde. Arb. 3. Abt. Anat. Inst. Kyoto, Ser. D 4. 7 (1934).

Jackson, H., F. Parker and M. Bethea: Studies of the lymphoid and myeloid tissue. II. Plasmatocytomata and their relation to multiple myelomata. Amer. J. Med. Sci. 181, 169 (1931). — Jackson, I. J., and B. Rose: Observations on the histamine content of the cerebrospinal fluid in man. J. Labor. a. Clin. Med. 34, 250 (1949). — Jacob, G.: Experimentelle Veränderungen des reticulo-endothelialen Systems durch Infektionserreger. Z. exper. Med. 47, 652 (1925). — Jacobj, W.: Beobachtungen am peripheren Gefäßapparat unter lokaler Beeinflussung desselben durch pharmakologische Agentien. Arch. exper. Path. u. Pharmakol. 86, 49 (1920). ~ Pharmakologische Wirkungen am peripheren Gefäßapparat und ihre Beeinflussung auf Grund einer spezifischen Veränderung der Permeabilität der Zellmembranen durch Hydroxylionen. Arch. exper. Path. u. Pharmakol. 88, 33 (1920). ~ Untersuchungen über Formaldehyd-Gangrän. 1. Teil, Der Vorgang der Stasen- und Thrombosenbildung bei Einwirkung von Formaldehyd nach Beobachtungen an der Froschschleimhaut intra vitam. Arch. exper. Path. u. Pharmakol. 98, 55 (1923). — Jacobs, M. H.: Permeability of the cell to diffusing substances. General Cytology (Cowdry). Chicago 1924. — Permeability. Annual Rev. Biochem. 4, 1 (1935). ~ Annual Rev. Physiol. 1, 1 (1939). — Jacobs, W.: Der Golgische Binnenapparat. Ergebnisse und Probleme. Erg. Biol. 2, 357 (1927). — Jacobsthal, E.: Über Phagocytoseversuche mit Myeloblasten, Myelocyten und eosinophilen Leukocyten (mit Bemerkungen über den feineren Bau der eosinophilen Leukocyten). Virchows Arch. 234, 13 (1921). — Jacoby, F.: Cannibalism and chemotaxis in the hen "monocytes" in vitro. J. of Physiol. 91, 22P (1937/38). — Jacoby, M.: Über die fermentative Eiweißspaltung und Ammoniakbildung in der Leber. Z. physiol. Chem. 30, 149 (1900). ~ Über die Beziehungen der Leber- und Blutveränderungen bei Phosphorvergiftung zur Autolyse. Z. physiol. Chem. 30, 174 (1900). ~ Über die Autolyse der Lunge. Z. physiol. Chem. 33, 126 (1901). ~ Über Gastritis phlegmonosa. Beitr. chem. Physiol. 3, 446 (1902/03). — Jadassohn, J.: Über die Pityriasis rubra (Hebra) und ihre Beziehungen zur Tuberkulose (nebst Bemerkungen über Pigmentverschleppung aus der Haut). Arch. f. Dermat. 3, 58 (1891). ~ Bemerkung zu Unnas Arbeit über seine Plasmazellen. Berl. klin. Wschr. 1893, 222. — Jaeger, E.: Zur pathologischne Anatomie der Thrombangiitis obliterans bei juveniler Extremitätengangrän. Virchows Arch. 284, 526 (1932). ~ Zur pathologischen Anatomie der Thrombangiitis obliterans bei juveniler Extremitätengangrän. Virchows Arch. **284**, 584 (1932). ~ Das extramedulläre Plasmocytom. Z. Krebsforsch. **52**, 349 (1942). — Jaffe, H. L.: The influence of the suprarenal gland on the thymus. I. Regeneration of the thymus following double suprarenalectomy in the rat. J. of Exper. Med. **40**, 325 (1924). ~ The influence of the suprarenal gland on the thymus. II. Direct evidence of the regeneration of the involuted thymus following double suprarenalectomy in the rat. J. of Exper. Med. **40**, 619 (1924). ~ The influence of the suprarenal gland on the thymus. III. Stimulation of the growth of the thymus gland following double suprarenalectomy in young rats. J. of Exper. Med. **40**, 753 (1924). — Jaffe, H. L., and M. N. Richter: The regeneration of the autoplastic lymph node transplants. J. of Exper. Med. **47**, 977 (1928). — Jaffe, R. H.: Handbook of Hematology (Downey), Bd. 2, S. 1118. New York: Hoeber 1938. — Jameson, E., C. Alvarez-Tostado and H. H. Sortor: Electrophoretic studies on new-born calf serum. Proc. Soc. Exper. Biol. a. Med. **51**, 163 (1942). — Janes, J., and J. R. McDonald: Mast cells, their distribution in various human tissues. Arch. of Path. **45**, 622 (1948). — Jarrold, T., and R. W. Vilter: Hematologic observations in patients with chronic hepatic insufficiency. Sternal bone marrow morphology and bone marrow plasmacytosis. J. Clin. Invest. **28**, 286 (1949). — Jassinowsky, M. A.: Über die Emigration auf den Schleimhäuten des Verdauungskanals. Frankf. Z. Path. **32**, 238 (1925). — Jasswoin, G.: Beiträge zur vergleichenden Histologie des Blutes und des Bindegewebes. VIII. Vergleichende Studien über einige Zellformen des lockeren Bindegewebes der Säugetiere. Z. mikrosk.-anat. Forsch. **15**, 107 (1928). — Jeanneret, H., u. R. Fischer: Durée de la vie des polynucléaires neutrophiles et éosinophiles dans l'organisme humain. Schweiz. med. Wschr. **1941**, 204. — Jeghers, H., and S. Selesnick: Hyperproteinemia: its significance. Internat. Clin. **3**, 248 (1937). — Jelin, W.: Über pathologisch-anatomische und histologische Veränderungen in den inneren Organen, hervorgerufen durch parenterale Einverleibung von Eiweiß. Z. Immun.forsch. **62**, 190 (1929). ~ Über pathologisch-anatomische und histologische Veränderungen in den inneren Organen, hervorgerufen durch parenterale Einverleibung von autogenem Eiweiß. Virchows Arch. **277**, 221 (1930). — Jeney, A. V., u. E. Törö: Die Wirkung der Ascorbinsäure auf die Faserbildung in Fibroblastkulturen. Virchows Arch. **298**, 87 (1936/37). — Jersild, M.: Altérations des protéines sériques chez des malades atteints de lymphogranulomatose inguinale (Nicolas Favre) et du syndrome génito-ano-rectal (Jersild). Acta dermato-vener. (Stockh.) **18**, 491 (1937). — Jersild, M., and K. O. Pedersen: Anticomplementary serum from patient with myeloma, investigated by means of Svedberg ultracentrifuge. Acta path. scand. (København.) **15**, 426 (1938). — Jeschal, E.: Hochgradige Paraproteinkoacervation in Myelomzellen. Fol. haemat. (Lpz.) **71**, 267 (1952). ~ Kombinierte hämatologische Untersuchungen an Knochenmarksplasmazellen bei Scharlach, Diphtherie und Angina. Plasma **1**, 329 (1953). — Joannovics, G.: Über Plasmazellen. Zbl. Path. **20**, 1011 (1909). — Jobling, J. W., and W. Petersen: Bacterial antiferments. Studies on ferment action. J. of Exper. Med. **20**, 452 (1914). — Jobling, J. W., and S. Strouse: Studies on ferment action. II. The extent of leucocytic proteolysis. J. of Exper. Med. **16**, 269, 860 (1912). ~ Jochims, J.: Physikalisch-chemische Untersuchungen über Leukocytenwanderung. Pflügers Arch. **216**, 611 (1927). — Jochmann, G.: Über die Beziehungen des proteolytischen Leukozytenferments zur allgemeinen Immunität. Z. Hyg. **71**, 71 (1908). ~ Zur Bedeutung des proteolytischen Leukocytenfermentes für die pathologische Physiologie (Resorption, Autolyse, Fieber, Änderung der Gerinnungstendenz des Blutes). Virchows Arch. **194**, 342 (1908). — Jochmann, G., u. G. Lockemann: Darstellung und Eigenschaften des proteolytischen Leukocytenfermentes. Hofmeisters Beitr. **11**, 449 (1908). — Jochmann, G., u. E. Müller: Über das Verhalten des proteolytischen Leukozytenfermentes und seines „Antifermentes" in den normalen und krankhaften Ausscheidungen des menschlichen Körpers. Dtsch. Arch. klin. Med. **92**, 199 (1908). — Jochmann, G., u. C. Ziegler: Über das Leukocytenferment in Milz, Lymphdrüsen und Knochenmark bei Leukämie und Pseudoleukämie. Münch. med. Wschr. **1906**, 2093. — Joest, E. v.: Kritische Bemerkungen zur Frage des Vorkommens latenter Tuberkelbazillen in den Lymphdrüsen. Z. Inf.krkh. Haustiere (1910) **7**, 131. — Jolly, J.: Traite technique d'hematologie. Paris: Maloine 1923. — Jones, T.: The structure and mode of innervation of capillary blood vessels. Amer. J. Anat. **58**, 227 (1936). — Jones, T. W.: The blood corpuscles considered in its different phases of development in the animal series. I. Vertebrata p. 63. II. Invertebrata, p. 89. III. Comparison between the blood corpusles of the vertebrata and that of the invertebrata, p. 103. Philosophic. Trans. Roy. Soc. Lond. **1846**. — Jordan, H. E.: On the genetic relation between so-called plasma cells and erythroblasts in certain lymph nodes. Anat. Rec. **42**, 91 (1929). — Jordan, H. E., and C. B. Morton: Study of effect of experimental stasis in lymphatic channels on lymphocyte content with special reference to plasma cells. Amer. J. Anat. **61**, 407 (1937). — Jordan, H. E., and C. C. Speidel: The fate of the mammalian lymphocyte. Anat. Rec. **26**, 223 (1923). ~ Blood-cell formation in the horned toad phrynosoma solare. Amer. J. Anat. **43**, 77 (1929). — Jorpes, E., CCXIII. The chemistry of heparin.

Biochemic. J. **29**, 1817 (1935). — JORPES, E., H. HOLMGREN u. O. WILANDER: Über das Vorkommen von Heparin in den Gefäßwänden und in den Augen. Z. mikrosk.-anat. Forsch. **42**, 279 (1937). — JORPES, J. E.: Heparin. Oxford: Univ. Press 1946. — JUCKER, P.: Über die Nekrose in der arteriosklerotischen Platte und ihre Beziehung zum Atherom. Virchows Arch. **295**, 301 (1935). — JUDD, A. R., and A. R. HENDERSON: Use of antihistaminic drugs in human tuberculosis; preliminary report. Ann. Allergy **7**, 306 (1949). — JULEN, C., O. SNELLMAN u. B. SYLVEN: Cytological and fractionation studies on cytoplasmic constituents of tissue mast cells. Acta physiol. scand. (Stockh.) **19**, 289 (1950). — JULIANELLE, L. A.: A biological classification of encapsulatus pneumoniae (FRIEDLÄNDER's bacillus). J. of Exper. Med. **44**, 113 (1926). ~ Reactions of rabbits to intracutaneous injections of pneumococci and their products. I. The antibody response. J. of Exper. Med. **51**, 441 (1930). ~ Immunological specificity of bacterium aerogenes and its antigenic relation to pneumococcus, type II, and FRIEDLÄNDER's bacillus, type B. J. of Immun. **32**, 21 (1937). ~ Immunological relationships of encapsulated gram-negative rods. Proc. Soc. Exper. Biol. a. Med. **36**, 245 (1937). — JULIANELLE, L. A., and C. W. WIEGHARD: The immunological specificity of staphylococci. I. The occurence of serological types. J. of Exper. Med. **62**, 11 (1935). ~ The immunological specifity of staphylococci. II. The chemical nature of the soluble specific substances. J. of Exper. Med. **62**, 23 (1935). ~ The immunological specifity of staphylococci. III. Interrelationships of cell constituents. J. of Exper. Med. **62**, 31 (1935). — JUNGEBLUT, C., and J. BERLOT: The rôle of the reticulo-endothelial system in immunity. II. The complement titer after blockade and the physiological regeneration of the reticulo-endothelial system as measured by reduction tests. J. of Exper. Med. **43**, 797 (1926). — JUSPA, V., u. RINALDI-NEGREIROS: Über die morphologische Bedeutung der TÜRKschen Zellen und deren Verhältnisse zu den Plasmazellen. Fol. haemat. (Lpz.) **16**, 237 (1913).

KABAT, E. A.: The molecular weight of antibodies. J. of Exper. Med. **69**, 103 (1939). ~ Immunochemistry of proteins. J. of Immun. **47**, 513 (1943). — KABAT, E. A., and M. M. MAYER: Experimental immunochemistry. Springfield: Ch. C. Thomas 1948. — KAELBLE: Untersuchungen über den Keimgehalt normaler Bronchiallymphdrüsen. Inaug.-Diss. München 1899. — KAGAN, B. M.: Hyperglobulinemia. Amer. J. Med. Sci. **206**, 309 (1943). — KAISER, P.: Über die Beteiligung des Histamins an entzündlichen Prozessen. Schweiz. Z. Path. u. Bakter. **2**, 267 (1939). — KALLOS, P.: Beiträge zur Immunbiologie der Tuberkulose. Stockholm 1941. — KAMPMEIER, O. F.: The genetic history of the valves in the lymphatic system of man. Amer. J. Anat. **40**, 413 (1928). — KANAI, T.: Physikalisch-chemische Untersuchungen über Phagocytose. Pflügers Arch. **198**, 401 (1923). — KANKAANPÄÄ, W.: Experimentelle Beiträge zur Kennntis der Lymphdrüsenveränderungen bei verschiedenen Infektionen. Arb. path. Inst. Helsingfors (Jena) **2**, 435 (1919). — KAPLAN, M. H.: Nature and role of lytic factor in hemolytic streptococcal fibrinolysis. Proc. Soc. Exper. Biol. a. Med. **57**, 40 (1944). — KAPLAN, M. H., A. H. COONS and H. W. DEANE: Localization of antigen in tissue cells; cellular distribution of pneumococcal polysaccharides types II and III in mouse. J. of Exper. Med. **91**, 15 (1950). — KARÁDY, S., and A. KOVÁCS: Adaptation mechanism of organism to damage, role of "resistine". Nature (Lond.) **16**, 688 (1948). — KARÁDY, S., B. ROSE and J. S. L. BROWNE: Decrease of histamine in tissue by adrenalectomy and its restoration by cortico-adrenal extract. Amer. J. Physiol. **130**, 539 (1940). — KARLSON, A. G., and J. H. GAINER: Influence of cortisone on experimental tuberculosis of guinea pigs. Dis. Chest **20**, 469 (1951). — KARLSSON, J. L., and H. A. BARKER: Tracer experiments on the mechanism of uric acid decomposition and acetic acid synthesis by clostridium acidiurici. J. of Biol. Chem. **178**, 891 (1949). — KARMALLY, A.: Untersuchung über die Frage nach der Herkunft der Entzündungszellen, insbesondere über die Umwandlung emigrierter Lymphocyten in Polyblasten. Beitr. path. Anat. **82**, 92 (1929). — KARSTROEM, H.: Enzymatische Adaption bei Mikroorganismen. Erg. Enzymforsch. **7**, 350 (1938). — KASS, E. H.: Occurrence of normal serum gamma-globulin in human lymphocytes. Science (Lancaster, Pa.) **101**, 337 (1945). — KASS, E. H., and M. FINLAND: Effect of ACTH on induced fever. New England J. Med. **243**, 693 (1950). — KASS, E. H., Q. M. GEIMAN and M. FINLAND: Observations on adrenal cortical hormones in pneumococcal and influenza viral infections and in malaria. The effect of ACTH and cortisone upon infection and resistance (SHWARTZMAN), S. 161. New York: Columbia Univ. Press 1953. — KASS, E. H., S. H. INGBAR and M. FINLAND: Effects of adrenocorticotropic hormone in pneumonia: clinical, bacteriological and serological studies. Ann. Int. Med. **33**, 1081 (1950). — KASS, E. H., S. H. INGBAR, M. M. LUNDGREN and M. FINLAND: The effect of ACTH and cortisone on pneumococcal and influenza viral infections in white mice. J. Labor. a. Clin. Med. **37**, 780 (1951). — KASS, E. H., M. I. KENDRICK and M. FINLAND: Effect of certain corticosteroids and of growth hormone on nucleiproteins of lymph nodes. Ann. New York Acad. Sci. **56**, 737 (1953). — KASS, E. H., H. C. LICHSTEIN and B. A. WAISBREN: Occurrence of hyaluronidase and lecithinase in relation to virulence in clostridium Welchii. Proc. Soc.

Exper. Biol. a. Med. 58, 172 (1945). — KASS, E. H., M. M. LUNDGREN and M. FINLAND: Observations on the effect of corticosteroids and growth hormone on resistance to experimental pneumococcal and influenza virus infections. Ann. New York Acad. Sci. 56, 765 (1953). — KASS, E. H., and C. V. SEASTONE: The rôle of the mucoid polysaccharide (hyaluronic acid) in the virulence of group a hemolytic streptococci. J. of Exper. Med. 79, 319 (1944). — KATSUNUMA, S.: Intrazelluläre Oxydation und Indophenolblausynthese. Jena: Gustav Fischer 1924. — KATSUNUMA, S., et K. SUMI: Cellules réticulo-endothéliales et immunité locale. C. r. Soc. Biol. Paris 91, 1401 (1924). — KATZ, G.: Histamine release from blood cells in anaphylaxis in vitro. Science (Lancaster, Pa.) 91, 221 (1940). ~ KAUNITZ, H., u. W. SELZER: Respirationsversuche über den Sauerstoffbedarf bei verschiedenen mit seröser Entzündung einhergehenden Gewebsschädigungen. Z. exper. Med. 103, 643 (1938). — KAWANO, K.: A new fact and problem concerning the permeability of venules. Acta Path. Jap. 1, 48, 72 (1950). — KAY, H. D.: Plasma phosphatase; method of determination; some properties of enzyme. J. of Biol. Chem. 89, 235 (1930). — KAZAL, L. A., R. J. DE FALCO and L. E. ARNOW: Antigenicity of alkalitreated bovine serum protein. J. of Immun. 54, 245 (1946). — KEDROWSKI, B.: Über die Natur des Vakuoms. Z. Zellforsch. 15, 731 (1932). — KEIDERING, W., u. O. WESTPHAL: Über die Stimulierung des Hypophysen-Nebennierenrindensystems durch bakterielle Reizstoffe. Verh. dtsch. Ges. inn. Med. 57, 66 (1951). — KEILHACK, H., u. K. LINK: Über die Plasmazellenleukämie. Dtsch. Arch. klin. Med. 188, 88 (1941). — KEKWICK, R. A.: Serum proteins in multiple myelomatosis. Biochemic. J. 34, 1248 (1940). — KEKWICK, R. A., and B. R. RECORD: Some physical properties of diphtheria antitoxic horse sera. Brit. J. Exper. Path. 22, 29 (1940). — KELLAWAY, C. H., and E. R. THRETHEWIE: Tissue injury by toxin of Cl. welchii, type A. Austral. J. Exper. Biol. a. Med. Sci. 19, 17 (1941). ~ Injury of tissue cells and liberation of pharmacologically active substances by toxins of Cl. Welchii types B and C. Austral. J. Exper. Biol. a. Med. Sci. 19, 77 (1941). — KELLAWAY, C. H., E. R. THRETHEWIE and A. W. TURNER: Neurotoxic and circulatory effects of toxin of Cl. Welchii type D. Austral. J. Exper. Biol. a. Med. Sci. 18, 225 (1940). ~ Liberation of histamine and of adenyl compounds by toxin of Cl. Welchii type D. Austral. J. Exper. Biol. a. Med. Sci. 18, 253 (1940). — KELLER, R.: Die Elektrizität der Zelle. Mährisch-Ostrau 1925. ~ Zur Methodik der Vitalfärbung. Erg. Anat. 28, 423 (1929). — KEMPNER, W., u. E. PESCHEL: Stoffwechsel der Entzündung. Z. klin. Med. 114, 439 (1930). — KENDALL, F. E., M. HEIDELBERGER and M. H. DAWSON: Serologically inactive polysaccharide elaborated by mucoid strains of group A hemolytic streptococcus. J. of Biol. Chem. 118, 61 (1937). — KERBY, G. P.: Release of enzyme from human leucocytes on damage by bacterial derivates. Proc. Soc. Exper. Biol. a. Med. 81, 381 (1952). — KERN, R. A., M. J. KINGKADE, S. F. KERN and O. K. BEHRENS: Characterization of the action of lysozyme on staphylococcus aureus and on micrococcus lysodeikticus. J. Bacter. 61, 171 (1951). — KETTLE, E. H.: The demonstration by the fixation abscess of the influence of silica in determining B. tuberculosis infections. Brit. J. Exper. Path. 5, 158 (1924). ~ Interstitial reactions caused by various dusts and their influence on tuberculous infections. J. of Path. 35, 395 (1932). — KEUNING, F. J., and L. B. VAN NER SLIKKE: The role of immature plasma cells, lymphoblasts, and lymphocytes in the formation of antibodies, as established in tissue culture experiments. J. Labor. a. Clin. Med. 36, 167 (1950). — KILBORNE, E. D., and F. L. HORSFALL: Increased virus in eggs injected with cortisone. Proc. Soc. Exper. Biol. a. Med. 76, 116 (1951). — KINDRED, J. E.: Study of tinctorial reactions of hemiglobiniferous cells, RUSSELL-body cells, plasma cells, and lymphocytes of albino rat by new method of selective staining. Anat. Rec. 53, 43 (1932). ~ Quantitative study of lymphoid organs of albino rat. Amer. J. Anat. 62, 453 (1938). ~ Quantitative study of hemopoietic organs of young albino rats. Amer. J. Anat. 67, 99 (1940). — Quantitative study of hemopoietic organs of young adult albino rats. Amer. J. Anat. 71, 207 (1942). — KINDWALL, J. A.: Supra-vital study of cells in lymph stream of rabbit. Bull. Johns Hopkins Hosp. 40, 39 (1927). — KING, L. S.: Vital staining of connective tissue. J. of Exper. Med. 68, 63 (1938). — KINGSBURY, B. F.: Development of pharyngeal tonsil (cat): cell types. Amer. J. Anat. 51, 269 (1932). — KINGSLEY, D. W.: Regressive structures and the lymphocyte. The plasma cell; its origin and development. A study of the mammalian nictitating membrane. Anat. Rec. 29, 1 (1924). — KINSELL, L. W., L. M. KOPELOFF, R. L. ZWEMER and N. KOPELOFF: Blood constituents during anaphylactic shock in the monkey. J. of Immun. 42, 35 (1941). — KIRKENDALL, W. M., R. E. HODGES and L. E. JANUARY: The ACTH like effect of fever in man. J. Labor. a. Clin. Med. 36, 845 (1950). — KIRSCHHEIMER, W., A. HESS and R. SPEARS: Attempts at passive transfer of tuberculin type of sensivity with living granulocytes. Amer. Rev. Tbc. 64, 516 (1951). — KIRSCHHEIMER, W., and R. WEISSER: Tuberculin reaction; passive transfer of tuberculin sensitivity with cells of tuberculous guinea pigs. Proc. Soc. Exper. Biol. a. Med. 66, 166 (1947). — KIYONO, K.: Die vitale Karminspeicherung. Jena 1914. ~ Zur Frage der histiocytären Blutzellen. Fol. haemat. (Lpz.) 18, 149 (1914). — KLEMENSIEWICZ, R.: Die Entzündung. Jena 1908. ~ Handbuch der biologischen Arbeitsmethoden, Bd. 5/4, S. 1. 1921. — KLEMPERER, P.: Pathogenesis of lupus erythematosus and allied conditions. Ann. Int. Med. **28**, 1 (1948). ~ The concept of collagen diseases. Amer. J. Path. **26**, 505 (1950). — KLEMPERER, P., B. GUEFT, S. L. LEE, C. LEUCHTENBERGER and A. W. POLLISTER: Cytochemical changes of acute lupus erythematosus. Arch. of Path. **49**, 503 (1950). — KLEMPERER, P., A. D. POLLACK and G. BAEHR: Pathology of disseminated lupus erythematosus. Arch. of Path. **32**, 569 (1941). ~ Diffuse collagen disease; acute disseminated lupus erythematosus and diffuse scleroderma. J. Amer. Med. Assoc. **119**, 331 (1942). — KLEPSER, R. G., and W. J. NUNGESTER: Effect of alcohol upon chemotactic response of leucocytes. J. Inf. Dis. **65**, 196 (1939). — KLIEN, E.: Beiträge zur cytologischen Untersuchung der Spinalflüssigkeit. Z. Neur. **21**, 242 (1914). — KLIGLER, I. J., K. GUGGENHEIM and H. HERRNHEISER: Nutritional deficiency and resistance to infection. The effect of biotin deficiency on the susceptibility of rats and mice to infection with salmonella typhi-murium. J. Inf. Dis. **78**, 60 (1946). — KLIGMAN, A. M., G. D. BALDRIDGE, G. REBELL and D. M. PILLSBURY: The effect of cortisone on the pathologic response of guinea pigs infected cutaneously with fungi, viruses and bacteria. J. Labor. a. Clin. Med. **37**, 615 (1951). — KLINE, D. E., and E. E. CLIFFTON: The life span of leucocytes in the human. Science (Lancaster, Pa.) **115**, 9 (1952). — KLING, C. A.: Untersuchungen über die bakterientötenden Eigenschaften der weißen Blutkörperchen. Z. Immun.forsch. **7**, 1 (1910). — KLINGE, F.: Der Rheumatismus, pathologisch-anatomische und experimentell-pathologische Tatsachen und ihre Auswertung für das ärztliche Rheumaproblem. Erg. Path. **27**, 1 (1933). — KLINGEMANN, H.: Untersuchungen über Zusammenhänge zwischen den Serumglobulinen und den Plasmazellen im Sternalmark. Ein Beitrag zur Klärung der Globulinproduktion. Fol. haemat. (Lpz.) **70**, 312 (1951). — KLOTZ, O., and W. L. HOLMAN: Studies on staphylococci. Amer. J. Med. Sci. **189**, 436 (1935). — KNAKE, C.: Bindegewebsstudien; die Histio- und Leukocytenentstehung bei Tuschewirkung auf das lockere Bindegewebe des Kaninchens. Z. Zellforsch. **5**, 208 (1927). — KNIGHT, B. C. J.: Growth factors in microbiology; some wider aspects of nutritional studies with microorganismus. Vitamins a. Hormones **3**, 105 (1945). — KNIGHT, C. A.: Nucleic acid and carbohydrate of influenza virus. J. of Exper. Med. **85**, 99 (1947). ~ Constituents of viruses. Annal Rev. Microbiol. **3**, 121 (1949). — KNISELY, M. H.: Method of illuminating living structures for microscopic study. Anat. Rec. **64**, 449 (1936). ~ Spleen studies; microscopic observations of circulatory system of living unstimulated mammalian spleens. Anat. Rec. **65**, 23 (1936). — Diskussionsbemerkung. Ann. New York Acad. Sci. **46**, 818 (1946). — KNISELY, M. H., E. H. BLOCH, T. S. ELIOT and L. WARNER: Sludged blood. Science (Lancaster, Pa.) **106**, 431 (1947). — KNOLL, W.: Untersuchungen über die Morphologie des Säugetierblutes. Fol. haemat. (Lpz.) **47**, 201 (1932). — KOCHAKIAN, C. D.: The role of hydrolytic enzymes in some of the metabolic activities of the steroid hormones. Recent Progr. in Hormone Res. **1**, 177 (1947). — KOEHRING, V.: Neutral-red reaction. J. Morph. a. Physiol. **49**, 45 (1930). — KOELLIKER, A.: Handbuch der Gewebelehre des Menschen. Wien: Wilhelm Engelmann 1855 u. 1889. — KOELSCHE, G. A., L. E. PRICKMAN and H. M. CARRYER: Symptomatic treatment of bronchial asthma and hay fever with β-dimethylaminoethyl benzhydryl ether hydrochloride. J. Allergy **17**, 151 (1946). — KOERNER, T. A., H. R. GETZ and E. R. LONG: Experimental studies on nutrition in tuberculosis. The role of protein in resistance to tuberculosis. Proc. Soc. Exper. Biol. a. Med. **71**, 154 (1949). — KOHN, H. I.: Effect of x-rays upon hemolysin production in the rat. J. of Immun. **66**, 525 (1951). — KOLL, W.: Bindegewebsstudien; die Wirkung von Patentblau auf das Unterhautbindegewebe der Maus. Z. Zellforsch. **4**, 702 (1927). — KOLOUCH, F.: Origin of bone marrow plasma cell associated with allergic and immune states in rabbit. Proc. Soc. Exper. Biol. a. Med. **39**, 147 (1938). — KOLOUCH, F., R. A. GOOD and B. CAMPBELL: Reticulo-endothelial origin of bone marrow plasma cells in hypersensitive states. J. Labor. a. Clin. Med. **32**, 749 (1947). — KOPELOFF, L. M., and A. H. STANTON: The effect of body-temperature upon hemolysin-production in the rat. J. of Immun. **44**, 247 (1942). — KOPPENHOEFER, G. F.: Untersuchungen zur Pathogenese silikotischer Gewebsveränderungen; morphologische Untersuchungen über das Verhalten des Quarzstaubes im silikotischen Gewebe. Arch. Gewerbepath. **6**, 18 (1935). — KORANYI, A. v.: Physiologische und klinische Untersuchungen über den osmotischen Druck thierischer Flüssigkeiten. Z. klin. Med. **33**, 1 (1897). — KOVACS, A.: Anhistaminic effect of eosinophil leucocytes. Experientia (Basel) B **6**, 349 (1950). — KRAFT, J.: Beiträge zur vergleichenden Histologie des Blutes und des Bindegewebes. VII. Über entzündliche Neubildung des Bindegewebes bei Knochenfischen. Z. mikrosk.-anat. Forsch. **13**, 461 (1928). — KRAMAR, J.: Stress and capillary resistance (capillary fragility). Amer. J. Physiol. **175**, 69 (1953). ~ Endocrine regulations of the capillary resistance. Science (Lancaster, Pa.) **119**, 790 (1954). — KRAMER, H., and K. LITTLE: Nature of reticulin. Nature (Lond.) **170**, 499 (1952). — KRAMPITZ, L. O.: Bacterial metabolism. Annual Rev. Microbiol. **4**, 67 (1950). — KRAUSPE, C.: Beiträge zur Kenntnis der Gitterfasern mit besonderer Berücksichtigung der Niere. Virchows Arch. **237**, 475 (1922). — KREBS, H. A.: Intermediary stages in biological oxydation of carbohydrate. Adv. Enzymol. **3**, 191 (1943). — KREHL, L.: Versuche über die Erzeugung von Fieber bei Tieren. Arch. exper. Path. u. Pharmakol. **35**, 222 (1894/95). ~ Die Störungen der Wärmeregulation und das Fieber. In Handbuch der allgemeinen Pathologie (KREHL u. MARCHAND), Bd. 4/1. Leipzig: Hirzel 1924. — KREHL, L., u. M. MATTHES: Über febrile Albumosurie. Arch. klin. Med. **54**, 501 (1895). — KREIBICH, C.: Zur Ätiologie des Molluscum contagiosum. Berl. klin. Wschr. **1913**, 317. ~ Färbung der marklosen Hautnerven beim Menschen. Berl. klin. Wschr. **1913**, 546. ~ a) Über Amyloiddegeneration der Haut. b) Über lipoide Degeneration des Elastins der Haut. Berl. klin. Wschr. **1913**, 1030. — KREYBERG, L.: Prospective potencies of human lymphocyte. Arch. exper. Zellforsch. 8, 359 (1928). ~ Influence of sympathectomy on necrosis developing in rabbits ear after skin has been frozen with solid carbon dioxide. Arch. of Path. **45**, 707 (1948). — KROGH, A.: Studies on the capillariomotor mechanism. I. The reaction to stimuli and the innervation of the blood vessels in the tongue of the frog. J. of Physiol. **53**, 399 (1920). ~ The anatomy and physiology of capillaries. New Haven: Yale Univ. Press 1922 u. 1929. ~ Anatomie und Physiologie der Kapillaren. Berlin: Springer 1929. — KROGH, A., G. A. HARROP and P. B. REHBERG: Studies on the physiology of capillaries. III. The innervation of the blood vetssels in the hind legs of the frog. J. of Physiol. **56**, 179 (1922). — KROGH, A., E. M. LANDIS and A. H. TURNER: Movement of fluid through human capillary wall in relation to venous pressure and to colloid osmotic pressure of blood. J. Clin. Invest. **11**, 63 (1932). — KROGH, A., and B. VIMTRUP: The capillaries. Special cytology (COWDRY), Bd. 1, S. 477. Chicago: Univ. Press 1932. — KROMPECHER, E.: Beiträge zur Lehre von den Plasmazellen. Beitr. path. Anat. **24**, 163 (1898). — KRUPP, M. A., E. P. ENGLEMAN and F. I. GILBERT: Effects of ACTH and cortisone upon the Arthus response in guinea pigs hypersensitive to protein antigen (egg albumin). Amer. J. Med. **10**, 111 (1951). — KRUSCHOW, G. N.: Publ. Acad. Sci., Moskau 1945. — KUCZYNSKI, M. H.: EDWIN GOLDMANNS Untersuchungen über celluläre Vorgänge im Gefolge des Verdauungsprozesses auf Grund nachgelassener Präparate dargestellt und durch neue Versuche ergänzt. Virchows Arch. **239**, 185 (1922). ~ Experimentelle Untersuchungen über die funktionellen Beziehungen der Zellen im entzündlichen Gebiet. Verh. dtsch. path. Ges. **19**, 87 (1923). — KUCZYNSKI, M. H., E. TENNENBAUM u. A. WERTHEMANN: Untersuchungen über Ernährung und Wachstum der Zellen erwachsener Säugetiere im Plasma unter Verwendung wohlcharakterisierter Zusätze an Stelle von Gewebsauszügen. (Nebst einem Anhang über den Nachweis der Immunkörperbildung seitens sprossender reticulärer Zellen in der Gewebskultur.) Virchows Arch. **258**, 687 (1925). — KUNA, A., B. BLATTBERG and J. REIMAN: Effect of starvation on phagocytosis in vivo. Proc. Soc. Exper. Biol. a. Med. **77**, 510 (1951). — KURNICK, N.: Discussion of the nature of the interaction of nucleic acids and nuclei with basic dyestuffs by L. MICHAELIS. Cold Spring Harbor Symp. Quant. Biol. **12**, 141 (1947). — KUROSAWA, T.: Bindegewebsstudien. VIII. Zur Frage der Serumentzündung des großen Netzes. Z. Zellforsch. 8, 425 (1929). — KUSNETZOWSKY, H.: Über vitale Färbung von Bindegewebszellen bei Fettresorption. Arch. mikrosk.-Anat. **97**, 32 (1923). — KUSNETZOWSKY, N.: Über den Einfluß lokaler Reize auf den Prozeß der Vitalfärbung. Z. exper. Med. **44**, 646 (1925). — KUTSCHER, W., u. H. WUEST: Nebennierenrinde und alkalische Phosphatase. Z. physiol. Chem. **273**, 235 (1943). — KUTTNER, A. G., and E. KRUMWIEDE: Observations on effect of streptococcal upper respiratory infections on rheumatic children: 3 year study. J. Clin. Invest. **20**, 273 (1941).

LAEWEN, A.: Experimentelle Untersuchungen über das Verhalten röntgenisierter Tiere gegen bakterielle Infektionen unter besonderer Berücksichtigung der Bildung spezifischer Antikörper. Mitt. Grenzgeb. Med. u. Chir. **19**, 141 (1909). — LAGUESSE, E.: Sur l'histogénèse de la fibre collagène et de la substance fondamentale dans la capsule de la rate chez les sélaciens. Arch. d'Anat. microsc. **6**, 99 (1903). ~ Substance amorphe et lamelles du tissu conjonctif lâche. C. r. Assoc. Anat. **6**, 123 (1904). ~ Développement des lamelles du tissu conjonctif lâche sous-cutané chez le rat. C. r. Soc. Biol. Paris **57**, 329 (1904). — LAMANNA, C., O. E. MCELROY and H. W. EKLUND: The purification and crystallization of Clostridium botulinum type A toxin. Science (Lancaster, Pa.) **103**, 613 (1946). — LANCEFIELD, R. C.: Antigenic complex of streptococcus haemolyticus; demonstration of type-specific substance in extracts of streptococcus heamolyticus. J. of Exper. Med. **47**, 91 (1928). ~ Antigenic complex of streptococcus haemolyticus; chemical and immunological properties of protein fractions. J. of Exper. Med. **47**, 469 (1928). ~ Antigenic complex of streptococcus haemolyticus; chemical and immunological properties of species specific substance. J. of Exper. Med. **47**, 481 (1928). ~ Antigenic complex of streptococcus haemolyticus; anaphylaxis with 2 non-type-specific fractions. J. of Exper. Med. **47**, 843 (1928). ~ Antigenic complex of streptococcus haemolyticus; anaphylaxis with type-specific substances. J. of Exper. Med. **47**, 857 (1928). ~ Type-specific antigens, M and C, of matt and glossy variants of group A hemolytic streptococci. J. of Exper. Med. **71**, 521 (1940). ~ Significance of M and T antigens in cross reactions between certain types of group A hemolytic streptococci. J. of Exper. Med. **71**, 539 (1940). ~ Specific relationship of cell composition to biological activity of hemolytic streptococci. Harvey Lect. 36, 251 (1941). — LANDERER, A.: Die Gewebsspannung und ihr Einfluß auf die örtliche Blut- und Lymphbewegung. Leipzig 1884. — LANDIS, E. M.: Micro-injection studies of capillary permeability; factors in production of capillary stasis. Amer. J. Physiol. 81, 124 (1927). ~ The relation between capillary blood pressure and the rate of passage of liquid through the walls of single capillaries. Amer. J. Physiol. 81, 492 (1927). ~ Microinjection studies of capillary permeability; effect of lack of oxygen on permeability of capillary wall to fluid and to plasma proteins. Amer. J. Physiol. 83, 528 (1928). ~ Micro-injection studies of capillary blood pressure in human skin. Heart 15, 209 (1930). ~ The capillary pressure in frog mesentery as determined by micro-injection methods. Amer. J. Physiol. 75, 548 (1926). ~ Micro-injection studies of capillary permeability; relation between capillary pressure and rate at which fluid passes through walls of single capillaries. Amer. J. Physiol. 82, 217 (1927). ~ Capillary blood pressure in mammalian mesentery as determined by micro-injection method. Amer. J. Physiol. 93, 353 (1930). ~ Capillary pressure and hyperemia in muscle and skin of frog. Amer. J. Physiol. 98, 704 (1931). ~ Capillary pressure and capillary permeability. Phys. Rev. 14, 404 (1934). ~ The passage of the fluid through the capillary wall. Harvey Lect. 32, 70 (1937). ~ Passage of fluid through capillary wall. Amer. J. Med. Sci. 193, 297 (1937). ~ Capillary permeability and factors affecting composition of capillary filtrate. Ann. New York Acad. Sci. 46, 713 (1946). — LANDIS, E. M., and J. GIBBON: Effects of temperature and of tissue pressure on movement of fluid through human capillary wall. J. Clin. Invest. 12, 105 (1933). — LANDIS, E. M., L. JONAS, M. ANGEVINE and W. ERB: Passage of fluid and protein through human capillary wall during venous congestion. J. Clin. Invest. 11, 717 (1932). — LANDSTEINER, K.: The specificity of serological reactions. Boston: Harvard Univ. Press 1945. ~ The significance of serological reactions. Cambridge 1946. — LANG, F. J.: Rôle of endothelium in the production of polyblasts (mononuclear wandering cells) in inflammation. Arch. Path. a. Labor. Med. 1, 41 (1926). ~ Experimentelle Untersuchungen über die Histogenese der extramedullären Myelopoese. Z. mikrosk.-anat. Forsch. 4, 417 (1926). ~ Die Kleinzentren der lymphatischen Organe. Fol. haemat. (Lpz.) 36, 31 (1928). — LANGE, F.: Studies on blood vessels in membranes of chick embryos; reactions of blood vessels in vascular membranes. J. of Exper. Med. 52, 73 (1930). ~ Studies on blood vessels in membranes of chick embryos; modification of irritability of blood vessels. J. of Exper. Med. 52, 89 (1930). — LANGE, F., W. E. EHRICH and A. E. COHN: Studies on blood vessels in membranes of chick embryos; absence of nerves in vascular membrane. J. of Exper. Med. 52, 65 (1930). — LANSING, A. I., T. B. ROSENTHAL, M. ALEX and G. W. DEMSEY: The structure and chemical characterization of elastic fibres as revealed by elastase and electron microscopy. Anat. Rec. 114, 555 (1952). — LASSAR, O.: Über Ödem und Lymphstrom bei der Entzündung. Virchows Arch. 69, 516 (1877). — LAST, M. R., and E. R. LOEW: Effect of antihistamine drugs on increased capillary permeability following intradermal injections of histamine, horse serum and other agents in rabbits. J. of Pharmacol. 89, 81 (1947). — LATTA, J. S.: The histogenesis of dense lymphatic tissue of the intestine (leptus); a contribution to the knowledge of the development of lymphatic tissue and blood-cell formation. Amer. J. Anat. 29, 159 (1921). ~ The interpretation of the so-called germinal centers in the lymphatic tissue of the spleen. Anat. Rec. 24, 233 (1922/23). — LAUTROP, H.: Studies on antigenis structure of cornybacterium diphtheriae. Acta path. scand. (København.) 27, 443 (1950). — LAVDOWSKY, M.: Das Saugadersystem und die Nerven der Cornea. Arch. mikrosk. Anat. 8, 538 (1872). — LAWRENCE, J. S., D. M. ERVIN and R. M. WETRICH: Life cycle of white blood cells; rate of disappearance of leukocytes from peripheral blood of leucopenic cats. Amer. J. Physiol. 144, 284 (1945). — LAWRENCE, J. S., H. E. PEARSE and G. B. MIDER: Effect of experimental neutropenia on healing of wounds. Arch. of Path. 28, 32 (1939). — LAWRENCE, H. S.: The cellular transfer of cutaneous hypersensitivity to tuberculin in man. Proc. Soc. Exper. Biol. a. Med. 71, 516 (1949). ~ The cellular transfer in humans of delayed cutaneous reactivity to hemolytic streptococci. J. of Immun. 68, 159 (1952). — LAYTON, L. L.: Effect of cortisone upon chondroitin sulfate synthesis by animal tissues. Proc. Soc. Exper. Biol. a. Med. 76, 516 (1951). — LEBER, T.: Über die Entstehung der Entzündung und die Wirkung der entzündungserregenden Schädlichkeiten. Fortschr. Med. 6, 460 (1888). ~ Die Entstehung der Entzündung. Leipzig: Wilhelm Engelmann 1891. — LEDINGHAM, J. C. G.: On the relation of the antitoxin to the globulin content of the blood serum during diphtheria immunization. J. of Hyg. 7, 65 (1907). ~ The influence of temperature on phago-cytosis. Proc. Roy. Soc. Lond., Ser. B 80, 188 (1908). ~ System of bacteriology, Bd. 6. London 1931. — LEE, F. C.: Some observations on lymph-pressure. Amer. J. Physiol. 67, 498 (1923/24). — LEFHOLZ, R.: The effects of diets varying in caloric value and in relative amounts of fat, sugar, and protein upon the growth of lymphoid tissue in kittens. Amer. J. Anat. 32, 1 (1923/24). — LEGER, J., and G. MASSON: Studies on eggwhite sensitivity in rat; influence of endocrine. J. Allergy 6, 131 (1948). — LEGER, J., G. MASSON and J. L. PRADO: Hypersentitivity to eggwhite in the rat. Proc. Soc. Exper. Biol. a. Med. 64, 366 (1948). — LEGROS, C.: J. Anat. et

Physiol. 5, 275 (1868). — LEHNER, J.: Das Mastzellen-Problem und die Metachromasie-Frage. Erg. Anat. 25, 67 (1924). — LEINWAND, I.: Serum lipid and protein fractions; diseases of mesenchyme. J. Labor. a. Clin. Med. 37, 532 (1951). — LEITNER, I.: Ein neuer morphologischer Befund im Sternalpunktat beim multiplen Myelom und Untersuchungen über die Bildung der Bluteiweißkörper. Schweiz. med. Wschr. 1944, 1152. ~ Die intravitale Knochenmarksuntersuchung. Basel 1945. — LEMAISTRE, C., and R. TOMPSETT: The evolution of tuberculous lesions in the guinea pig during administration of adrenocorticotropic hormone or cortisone. Amer. Rev. Tbc. 64, 295 (1951). ~ The emergence of pseudotuberculosis in rats given cortisone. J. of Exper. Med. 95, 393 (1952). — LEMAISTRE, C., R. TOMPSETT and W. McDERMOTT: The effects of corticosteroids upon tuberculosis and pseudotuberculosis. Ann. New York Acad. Sci. 56, 772 (1953). — LEMAISTRE, C., R. TOMPSETT, C. MUSCHENHEIM, J. A. MOORE and W. McDERMOTT: Effects of adrenocorticotropic hormone and cortisone in patients with tuberculosis. J. Clin. Invest. 30, 445 (1951). — LEMMEL, A., u. H. LOEWENSTAEDT: Das Verhalten blockierter Zellen in Milzexplantaten nach vitaler Tuschespeicherung. Arch. exper. Zellforsch. 3, 10 (1927). — LEOPOLD, I. H., J. E. PURNELL, E. J. CANNON, C. G. STEINMETZ and P. R. McDONALD: Local and systemic cortisone in ocular disease. Amer. J. Ophthalm. 34, 361 (1951). — LEPEHNE, G.: Milz und Leber. Ein Beitrag zur Frage des hämatogenen Ikterus, zum Hämoglobin- und Eisenstoffwechsel. Beitr. path. Anat. 64, 55 (1918). — LESSLER, M. A.: Some quantitative aspects of the Feulgen reaction for desoxyribose nucleic acid. Science (Lancaster, Pa.) 108, 419 (1948). — LEUCHTENBERGER: Zit. bei KLEMPERER u. Mitarb. 1950. — LEVENE, P. A., and G. M. MEYERS: The action of leucocytes on glucose. J. of Biol. Chem. 11, 361 (1912). ~ On the action of leucocytes on glucose; second communication. J. of Biol. Chem. 12, 265 (1912). ~ On the action of leucocytes on hexoses; fourth communication. J. of Biol. Chem. 14, 551 (1913). ~ On the action of tissues on hexoses. J. of Biol. Chem. 15, 65 (1913). — LEVER, W. F.: Discussion — Serum proteins in diseases of connective tissue. J. Invest. Dermat. 14, 119 (1950). LEVI, G., u. L. BUCCIANTE: Sulla natura delle colorazioni vitali studiata sulle cellule coltivate in vitro. Arch. exper. Zellforsch. 7, 355 (1928/29). — LEVI-MONTALCINI, R., e E. SACERDOTI: I caratteri e le modalità di sviluppo delle fibre collagene e reticolari nelle culture in vitro. Arch. ital. Anat. 40, 37 (1938). — LEWIS, M. R.: The formation of macrophages, epithelioid cells and giant cells from leucocytes in incubated blood. Amer. J. Path. 1, 91 (1925). ~ Origin of the phagocytic cells of the lung of the frog. Bull. Johns Hopkins Hosp. 36, 361 (1925). ~ A study of mononuclears of the frog's blood in vitro. Arch. exper. Zellforsch. 2, 228 (1926). ~ The transformation of mononuclear blood cells into macrophages, epithelioid cells and giant cells. Arch. exper. Zellforsch. 6, 253 (1928). — LEWIS, M. R., and W. H. LEWIS: Transformation of mononuclear blood-cells into macrophages, epithelioid cells, and giant cells in hanging drop blood cultures from lower vertebrates. Contrib. to Embryol. 18, 95 (1926). — LEWIS, P. A.: The distribution of trypan red to the tissues and vessels of the eye as influenced by congestion and early infection. J. of Exper. Med. 23, 669 (1916). — LEWIS, P. A., and D. LOOMIS: Allergic irritability. IV. The capacity of guinea pigs to produce antibodies as affected by the inheritance and as related to familial resistance to tuberculosis. J. of Exper. Med. 47, 437 (1928). — LEWIS, T.: The blood vessels in the human skin and their responses. London: Shaw & Sons 1927. ~ Die Blutgefäße der menschlichen Haut. Berlin: Karger 1928. — LEWIS, T., and R. T. GRANT: Vascular reactions of the skin to injury. Part II. The liberation of a histamin-like substance in injured skin; the underlying cause of factititous urticaria and of wheals produced by burning; and observations upon the nervous control of certain skin reactions. Heart 11, 209 (1924). — LEWIS, T., and I. HAYNAL: Observation relating to tone of minute vessels of human skin; with remarks upon and illustrations of measurement of pressure within these vessels. Heart 14, 177 (1928). — LEWIS, W. H.: Cell inclusions, vital dyes, and the so-called "segregation apparatus". Anat. Rec. 29, 391 (1925). ~ Macrophages of the deep fascia of the thigh of the rat in spreads supravitally stained with neutral red and with janus green. Macrophages in sterile inflammation of the deep fascia of the rat. Anat. Rec. 32, 215 (1926). ~ Macrophages and other cells of deep fascia of thigh of rat. Contrib. to Embryol. 20, 193 (1929). ~ Pinocytosis. Bull. Johns Hopkins Hosp. 49, 17 (1931). ~ Locomotion of lymphocytes. Bull. Johns Hopkins Hosp. 49, 29 (1931). ~ Locomotion of rat lymphocytes in tissue cultures. Bull. Johns Hopkins Hosp. 53, 147 (1933). ~ On locomotion of polymorphonuclear neutrophiles of rat in autoplasma cultures. Bull. Johns Hopkins Hosp. 55, 273 (1934). ~ Rôle of superficial plasmagel layer in changes of form, locomotion and division of cells in tissue cultures. Arch. exper. Zellforsch. 23, 1 (1939). — LEWIS, W. H., and M. R. LEWIS: Behavior of cells in tissue cultures. General cytology (COWDRY), S. 383. Chicago 1924. — The transformation of white blood cells into clasmatocytes (macrophages), epitheloid cells, and giant cells. J. Amer. Med. Assoc. 84, 798 (1925). ~ LEWIS, W. H., and L. T. WEBSTER: Migration of lymphocytes in plasma cultures of human lymph nodes. J. of Exper. Med. 33, 261 (1921). ~ Giant cells in cultures from human lymph nodes. J. of Exper. Med. 33, 349 (1921). ~ Wandering cells, endothelial cells, and fibroblasts in cultures from human lymph nodes. J. of Exper. Med. 34, 397 (1921). — Li, C., and M. Stacey: The Feulgen nucleal reaction. Acid degradation of sperm desoxyribonucleic acid. Nature (Lond.) 163, 538 (1949). — Liebermeister, C.: Handbuch der Pathologie und Therapie des Fiebers. Leipzig 1875. — Libby, R. L., and C. R. Madison: Immunochemical studies with tagged proteins. I. The distribution of tobacco-mosaic virus in the mouse. J. of Immun. 55, 15 (1947). — Lichtwitz, A.: 1951, zit. bei Taubenhaus 1953. — Lillie, R. D.: Reticulum staining with Schiff reagent after oxydation by acidified sodium periodate. J. Labor. a. Clin. Med. 32, 910 (1947). ~ Allochrome procedure differential method segregating connective tissues collagen, reticulum and basement membranes into 2 groups. Amer. J. Clin. Path. 21, 484 (1951). ~ Histochemical comparison of the casella, Bauer, and periodic acid oxidation-Schiff leucofuchsin technics. Stain Technol. 26, 123 (1951). — Lillie, R. D., E. W. Emmart and A. M. Laskey: Chondromucinase from bovine testis and chondromucin of umbilical cord. Arch. of Path. 52, 363 (1951). — Limbeck, R. v.: Klinisches und Experimentelles über die entzündliche Leukocytose. Z. Heilk. 10, 392 (1890). — Linderstrom-Lang, K. U.: How is a protein made? Scient. Amer. 189, No 3, 100 (1953). — Lindner: Experimentelle Untersuchungen zum Abbau von Polysacchariden in Lymphknoten. Verh. dtsch. Ges. Path. 37, 197 (1954). — Linet, N., et J. Brachet: L'évolution de l'acide ribonucléique et du glycogéne dans des fragments nucléés et énucléés d'amibes. Biochim. et Biophysica Acta 7, 607 (1951). — Linke, A.: Bluteiweißkörper und Plasmazellen bei der Endokarditis lenta. Dtsch. Arch. klin. Med. 198, 351 (1951). — Linz, A. M.: Observations on the basement membrane of the gingiva. Diss. Grad. School of Med., Univ. Penna., Philadelphia 1952. — Lison, L.: Etudes sur la métachromasie; colorants métachromatiques et substance chromotropes. Archives de Biol. 46, 599 (1935). — Lister, J.: On the early stages of inflammation. Philosophic. Trans. Roy. Soc. Lond. 148, 645 (1858). ~ Presidential address. Rep. Brit. A. Adv. Sci. 66, 3 (1896). — Little, J. M., and J. T. Dameron: Plasma retention urinary excretion and effect upon circulating total red cell volume of intravenous gelatin in normal dogs. Amer. J. Physiol. 139, 438 (1943). — Loele, W.: Oxone der Zelle und Indophenolblaureaktion. Erg. Path. 24, 1 (1931). — Loevgren, O.: Studien über den intermediären Stoffwechsel bei chronischer Polyarthritis. Acta med. scand. (Stockh.) Suppl. 163 (1945). — Loew, E. R.: Antihistamine agents in allergy; pharmacology of benadryl and specifity of antihistamine drugs. Ann. New York Acad. Sci. 50, 1142 (1950). — Loew, E. R., M. E. Kaiser and V. Moore: Synthetic benzhydryl alkamine ethers effective in preventing fatal experimental asthma in guinea pigs exposed to atomized histamine. J. of Pharmacol. 83, 120 (1945). — Loewenthal, H.: Über Kulturen von Milchflecken des Rattennetzes in vitro. Arch. exper. Zellforsch. 3, 1 (1927). — Loewit, M.: Über Neubildung und Zerfall weißer Blutkörperchen. Sitzgsber. Akad. Wiss. Wien, 11. Abt. 92, 2 (1885). ~ Ein Beitrag zur Lehre von der Leukämie. Sitzgsber. Akad. Wiss. Wien, 3. Abt. 92, 22 (1885). ~ Über Neubildung und Beschaffenheit der weißen Blutkörperchen; ein Beitrag zur Zellenlehre. Beitr. path. Anat. 10, 213 (1891). — Long, C. N. H.: Conditions associated with secretion of adrenal cortex. Federat. Proc. 6, 461 (1947). — Long, D. A., and A. A. Miles: Opposite actions of thyroid and adrenal hormones in allergic hypersensitivity. Lancet 1950 I, 492. — Long, E. R.: Inflammatory reaction in tuberculosis. (Samuel Gross lecture.) Amer. J. Med. Sci. 185, 749 (1933). — Long, E. R., S. W. Holley and A. J. Vorwald: Comparison of cellular reaction in experimental tuberculosis of cornea in animals of varying resistance. Amer. J. Path. 9, 329 (1933). — Long, E. R., A. J. Vorwald and L. Donaldson: The cellular reaction to infection with tubercle bacilli; experiments on the testes of normal and immunized guinea pigs. Arch. of Path. 12, 135 (1931). ~ Early cellular reaction to tubercle bacilli. A comparison of this reaction in normal and tuberculous guinea-pigs and in guinea-pigs immunized with dead bacilli. Arch. of Path. 12, 956 (1931). — Long, J. B., and C. B. Favour: The ability of ACTH and cortisone to alter delayed type bacterial hypersensitivity. Bull. Johns Hopkins Hosp. 87, 186 (1950). — Longcope, W. T., and J. L. Donhauser: A study of the proteolytic ferments of the large lymphocytes in a case of acute leukemia. J. of Exper. Med. 10, 618 (1908). — Longsworth, L. G., T. Shedlowsky and D. A. MacInnes: Electrophoretic patterns of normal and pathological human blood serum and plasma. J. of Exper. Med. 70, 399 (1939). — Loomis, H. P.: Tubercle bacilli found in the bronchial glands of non tubercular subjects. Res. Loomis Lab. 1, 75—89 (1890). — Loos, H. O.: Über die Beziehungen des Histamins zur Entzündung; der Nachweis der Vermehrung eines histaminartigen Stoffes in der entzündeten Kaninchenhaut. Arch. f. Dermat. 164, 199 (1931). ~ Über die Beziehungen des Histamins zur Entzündung; sein Einfluß auf die Phagocytose. Z. exper. Med. 75, 463 (1931). — Lord, F. T.: The relation of proteolytic enzymes in the pneumonic lung to hydrogen ion concentration; an explantation of resolution. J. of Exper. Med. 30, 379 (1919). — Lossius, S.: Undersokelser av de submandibulaere lymfeglander. Oslo 1941. — Lowry, O. H., D. R.

GILLIGAN and E. M. KATERSK: Determination of collagen and elastin in tissues with results obtained in various normal tissues from different species. J. of Biol. Chem. **139**, 795 (1941). — LUBARSCH, O.: Entzündung. Pathologische Anatomie (ASCHOFF), Bd. 1, S. 546. Jena: Gustav Fischer 1921. ~ Biographische Einleitung. (Gedenkband zum 100. Geburtstag RUD. VIRCHOWS.) Virchows Arch. **235**, 1 (1921). ~ Referat über die Entzündung. Verh. dtsch. path. Ges. **19**, 3 (1923). ~ Schlußwort (zur Diskussion der Vorträge I—XII der 19. Tagung). Verh. dtsch. path. Ges. **19**, 142 (1923). — LUCKÉ, B., M. STRUMIA, S. MUDD, M. MCCUTCHEON and E. B. H. MUDD: On comparative phagocytic activity of macrophages and polymorphonuclear leucocytes; essential similarity of tropin action with respect to 2 types of phagocyte. J. of Immun. **24**, 455 (1933). — LUDOVICI, P. P., A. E. AXELROD, and B. B. CARTER: Circulating antibodies in vitamin deficiency states. Pantothenic acid deficiency. Proc. Soc. Exper. Biol. a. Med. **72**, 81 (1949). — LUDWIG, A. W., and N. F. BOAS: The effect of the testosterone on the connective tissue of the comb of the cockerel. Endocrinology **46**, 291 (1950). — LUDWIG, A. W., N. F. BOAS and L. J. SOFFER: Role of mucopolysaccharides in pathogenesis of experimental exophthalmus. Proc. Soc. Exper. Biol. a. Med. **73**, 137 (1950). — LUDWIG, F. W.: Beobachtungen am explantierten Bindegewebe mit besonderer Berücksichtigung der Fibrillenbildung. Arch. exper. Zellforsch. **9**, 384 (1930).— LUEDKE, H.: Über Antikörperbildung in Kulturen lebender Körperzellen. Berl. klin. Wschr. **1912**, 1034. — LUETSCHER, J. A.: Electrophoretic analysis of plasma and urinary proteins. J. Clin. Invest. **19**, 313 (1940). ~ Electrophoretic analysis of proteins of plasma and serous effusions. J. Clin. Invest. **20**, 99 (1941). ~ Biological and medical applications of electrophoresis. Physiologic. Rev. **27**, 621 (1947). — LURIE, M.: Diskussionsbemerkung. Ann. New York Acad. Sci. **46**, 800 (1946). — LURIE, M. B.: Correlation between histological changes and fate of living tubercle bacilli in organs of tuberculous rabbits. J. of Exper. Med. **55**, 31 (1932). ~ Further studies on the mechanism of immunity in tuberculosis. Amer. J. Path. **13**, 612 (1937). ~ Studies on mechanism of immunity in tuberculosis; mobilization of mononuclear phagocytes in normal and immunized animals and their relative capacities for division and phagocytosis. J. of Exper. Med. **69**, 579 (1939). ~ Studies on the mechanism of immunity in tuberculosis. The fate of tubercle bacilli ingested by mononuclear phagocytes derived from normal and immunized animals. J. of Exper. Med. **75**, 247 (1942). ~ Mechanisms affecting spread in tuberculosis. Ann. New York Acad. Sci. **52**, 1074 (1950). — LURIE, M. B., and P. ZAPPASODI: Effect of chronic gonadotropin on the spread of particulate substances in the skin of rabbits. Arch. of Path. **34**, 151 (1942). — LURIE, M. B., P. ZAPPASODI, A. M. DANNENBERG and E. CARDONA-LYNCH: The effect of cortisone and ACTH on the pathogenesis of tuberculosis. Ann. New York Acad. Sci. **56**, 779 (1953). ~ Constitutional factors in resistance to infection; the effect of cortisone on the pathogenesis of tuberculosis. The effect of ACTH and cortisone upon infection and resistance (SHWARTZMAN), S. 84. New York: Columbia Univ. Press (1953). — LURIE, M. B., P. ZAPPASODI, A. M. DANNENBERG jr., and I. B. SWARTZ: Constitutional factors in resistance to infection: effect of cortisone on pathogenesis of tuberculosis. Science (Lancaster, Pa.) **113**, 234 (1951). — LWOFF, B.: Über die Entwicklung der Fibrillen des Bindegewebes. Sitzgsber. Akad. Wiss. Wien, Naturwiss. Kl. **98**, 184 (1889).

MAALØE, O.: On the relation between alexin and opsonin. Copenhagen: Munksgaard 1946. — MACCALLUM, W. G.: A text-book of pathology. Philadelphia: W. B. Saunders Company 1924. — MACCURDY, I. T., u. H. M. EVANS: Experimentelle Läsionen des Centralnervensystems untersucht mit Hilfe der vitalen Färbung. Berl. klin. Wschr. **1912**, 1695. — MACFARLANE, M. G., and B. C. J. KNIGHT: Biochemistry of bacterial toxins; lecithinase activity of Cl. welchii toxins. Biochemic. J. **35**, 884 (1941). — MACFARLANE, M. G., and J. D. MACLENNAN: The toxaemia of gas-gangrene. Lancet **1945 II**, 328. — MACINTOSH, F. C., and W. D. M. PATON: The liberation of histamine by certain organic bases. J. of Physiol. **109**, 190 (1949). — MACLEOD, C. M.: Bacterial and mycotic infections of man (DUBOS), S. 217. Philadelphia: J. B. Lippincott Company 1948. — MACLEOD, C. M., and A. M. PAPPENHEIMER jr.: Bacterial and mycotic infections of man (DUBOS), S. 68. Philadelphia: J. B. Lippincott Company 1948. — MACPHERSON, C. F. C., M. HEIDELBERGER, H. E. ALEXANDER and G. LEIDY: The specific polysaccharides of types A, B, C, D and F hemophilus influenzae. J. of Immun. **52**, 207 (1946). — MADDEN, S. C., P. M. WINSLOW, J. W. HOWLAND and G. H. WHIPPLE: Blood plasma protein regeneration as influenced by infection, digestive disturbances, thyroid and food proteins. J. of Exper. Med. **65**, 431 (1937). — MADSEN, T., u. T. WATABIKI: Medd. svenska Vetens. Nobelinst. **5** (1919). — MADSEN, T., et O. WULFF: Influence de la température sur la phagocytose. Ann. Inst. Pasteur **33**, 437 (1919). — MAGNUS-LEVY, A.: Multiple Myelome. Dtsch. med. Wschr. **1931**, 703. ~ BENCE-JONES-Eiweiß und Amyloid. Z. klin. Med. **116**, 510 (1931). ~ Über die Myelomkrankheit; vom Stoffwechsel; die BENCE-JONES-Proteinurie. Z. klin. Med. **119**, 307 (1932). ~ Multiple Myelome; Euglobulinämie. Zur Klinik und Pathologie. Amyloidosis. Z. klin. Med. **126**, 62 (1934). ~ Multiple Myelome. Acta med. scand. (Stockh.) **95**, 217 (1938). — MAHONEY, J. F., and J. D. THAYER: Bacterial and mycotic infections of man (DUBOS), S. 519. Philadelphia: J. B. Lippincott Company

1948. — MALL, F.: Reticulated tissue, and its relation to the connective tissue fibrils. Johns Hopkins Hosp. Rep. 1, 171 (1896). ~ On the development of the connective tissues from their connective tissue syncytium. Amer. J. Anat. 1, 329 (1902). — MALLERY, O. T., and M. McCUTCHEON: Motility and chemotaxis of leucocytes in health and disease. Amer. J. Med. Sci. **200**, 394 (1940). — MALLORY, F. B.: A histological study of typhoid fever. J. of Exper. Med. **3**, 611 (1898). ~ A hitherto undescribed fibrillar substance produced by connective-tissue cells. J. Med. Res. **10**, 334 (1903). ~ The principles of pathology and histology. Philadelphia: W. B. Saunders Company 1914. — MALLORY, G. K., and C. S. KEEFER: Tissue reactions in fatal cases of streptococcus haemolyticus infection. Arch. of Path. **32**, 334 (1941). — MALLORY, T. B., and A. MARBLE: Local imunization of rabbits to cutaneous infection with staphylococcus aureus. J. of Exper. Med. **42**, 465 (1925). — MALMGREN, R. A., and B. E. BENNISON: Effect of carcinogens and cancer chemotherapeutic agents upon antibody formation. Cancer Res. **12**, 280 (1952). — MALMROS, H., u. G. BLIX: Plasma proteins in cases with high erythrocyte sedimentation rate. Acta med. scand. (Stockh.) Suppl. **170**, 280 (1946). — MANCINI, S.: Über die Zusammensetzung und einige Eigenschaften der weißen Blutkörperchen. Biochem. Z. **26**, 140 (1910). — MANFREDI, L.: Über die Bedeutung des Lymphgangliensystems für die moderne Lehre von der Infektion und der Immunität. Versuche und Schlußfolgerungen. Virchows Arch. **155**, 335 (1899). — MANWARING, W. H.: The nature of the bactericidal substance in leucocytic extract. J. of Exper. Med. **16**, 249 (1912). — MANWARING, W. H., and H. C. COE: Endothelial opsonins. J. of Immun. **1**, 401 (1916). — MANWARING, W. H., and W. FRITSCHEN: Study of microbic-tissue affinity by perfusion methods. J. of Immun. 8, 83 (1923). — MARBE, S.: Les opsonines et la phagocytose dans les états thyroïdiens. C. r. Soc. Biol. Paris **69**, 462 (1910). — MARBLE, A., M. E. FIELD, C. K. DRINKER and R. M. SMITH: Permeability of blood capillaries to lipoids. Amer. J. Physiol. **109**, 467 (1934). — MARCHAND, F.: Über den Wechsel der Anschauungen in der Pathologie. Stuttgart 1882. ~ Untersuchungen über die Einheilung von Fremdkörpern. Ein Beitrag zur Lehre von der entzündlichen Gewebsneubildung. Beitr. path. Anat. **4**, 1 (1889). ~ Zur Kenntnis der fibrinösen Exsudation bei Entzündungen; Erwiderung an Prof. NEUMANN in Königsberg. Virchows Arch. **145**, 279 (1896). ~ Über die bei Entzündungen in der Peritonealhöhle auftretenden Zellformen. Verh. dtsch. path. Ges. **1**, 63 (1898). ~ Über die natürlichen Schutzmittel des Organismus. Leipzig 1900. ~ Über die Herkunft der Lymphocyten und ihre Schicksale bei der Entzündung. Verh. dtsch. path. Ges. **16**, 5 (1913). ~ Die örtlichen reaktiven Vorgänge. (Lehre von der Entzündung.) Handbuch der allgemeinen Pathologie, Bd. 4, Abt. 1, S. 78. Leipzig: Hirzel 1924. — MARCOU, I., et N. GINGOLD: Sur la répartition de l'histamine dans le sang, chez l'homme. Bull. Acad. Méd. Roum. **2**, 347 (1937). ~ L'histaminémie normale chez quelques animaux de laboratoire. C. r. Soc. Biol. Paris **126**, 724 (1937). — MARINE, D.: Status lymphaticus. Arch. of Path. **5**, 661 (1928). — MARINE, D., O. T. MANLEY and E. J. BAUMANN: The influence of thyroidectomy, gonadectomy, suprarenalectomy, and splenectomy on the thymus gland of rabbits. J. of Exper. Med. **40**, 429 (1924). — MARKHAM, R., and J. D. SMITH: Nucleoproteins and viruses. The proteins (NEURATH u. BAILEY), Bd. II, Teil A, S. 3. New York: Acad. Press Inc. 1954. — MARKOFF, N.: Die Retikuloendothelien des Knochenmarks, beurteilt durch Sternalpunktion. Dtsch. Arch. klin. Med. **180**, 530 (1937). ~ Die myelogene Osteopathie. Die normalen und pathologischen Beziehungen von Knochenmark zum Knochen. Erg. inn. Med. **61**, 132 (1942). — MARRACK, J. R.: The chemistry of antigens and antibodies. Great. Brit. Nat. Health Ins. Med. Res. Council Spec. Rep., Ser. No 230, London, 1938. — MARSCHALKO, T. v.: Über die sogenannten Plasmazellen, ein Beitrag zur Kenntnis der Herkunft der entzündlichen Infiltrationszellen. Arch. f. Dermat. **30**, 3 (1895). ~ Über die sogenannten Plasmazellen, ein Beitrag zur Kenntnis der Herkunft der entzündlichen Infiltrationszellen. Arch. f. Dermat. **30**, 241 (1895). ~ Zur Plasmazellenfrage. Zbl. Path. **10**, 851 (1899). ~ Plasmazellen im Rhinoskleromgewebe; insbesondere über die hyaline Degeneration derselben auch bei einigen anderen pathologischen Prozessen. Ein Beitrag zur Kenntnis der sogenannten RUSSELschen Körperchen. Arch. f. Dermat. **54**, 236 (1900). — MARSHALL, P. B.: Influence of adrenal cortical deficiency on histamine content of rat tissues. J. of Physiol. **102**, 180 (1943). — MARTINOTTI, L.: Über das Verhalten der Plasmazellen und der Gefäße in den Lymphdrüsen nach Durchschneidung der Nerven. Virchows Arch. **202**, 321 (1910). — MARUI, K., u. S. ARAI: Tohoku-Igakkai-Zaschi 8, 413 (1925). — MAS Y MAGRO, F.: Morphologie, Genese und Physiologie der zyanophilen Zellen (Plasmazellen) der hämatopoietschen Organe. Arch. exper. Zellforsch. 8, 415 (1929). — MASCHMANN, E.: Über Bakterienproteasen. Biochem. Z. **295**, 1 (1937). ~ Über Bakterienproteasen; die Anaerobiase der Gasbranderreger. Biochem. Z. **297**, 284 (1938). ~ Baktereinproteasen. Erg. Enzymforsch. **9**, 155 (1943). — MASSART, J.: Chimiotaxisme des leucocytes et l'immunité. Ann. Inst. Pasteur **6**, 321 (1892). — MASSART, J., et C. BORDET: Recherches sur l'irritabilité des leucocytes et sur l'intervention de cette irritabilité dans la nutrition des cellules et dans inflammation. J. de Méd. **90**, 169 (1890). ~ Recherches sur l'irritabilité des leucocytes et sur l'intervention de cette irritabilité dans la nutrition des cellules et dans l'inflammation. Ann. Inst. Pasteur 4, 250 (1890). ~ Le chimiotaxisme des leucocytes et l'infection microbienne. Ann. Inst. Pasteur 5, 417 (1891). — MASSHOFF, W., W. GRANER u. H. HELLMANN: Experimentelle Untersuchungen über Transsudat und Exsudat. Virchows Arch. 317, 114 (1949). — MAST, S. O.: Localized stimulation, transmission of impulses, and the nature of response in amoeba. Physiologic. Zool. 5, 1 (1932). — MASUGI, M.: Über die Beziehungen zwischen Monocyten und Histiocyten. Beitr. path. Anat. 76, 396 (1927). — MASUGI, M., u. YAE-SHU: Die diffuse Sklerodermie und ihre Gefäßveränderung. Virchows Arch. 302, 39 (1938). — MASUNO, J.: Fortgesetzte Untersuchungen über die Abhängigkeit der Phagocytose von unseren Sekreten. Biochem. Z. 152, 302 (1924). — MATKO, J.: Der lymphatische Apparat und seine Beziehungen zur Vakzination. Z. exper. Path. 19, 437 (1918). — MATSUMURA, T.: Studies on whooping cough. I. Immunological studies of lymph in whooping cough. Acta Scholae med. Kioto 27, 1 (1949). ~ Studies on whooping cough. II. Histological studies of lymph nodes in whooping cough. Acta Scholae med. Kioto 27, 103 (1949). — MATSUMURA, T., u. Y. MIYOKO: Igaku to Seib. 15, 208 (1949). — MATSUMURA, T., T. TANAKA u. Z. TAKENAKA: Studies on the cells in popliteal lymph of rabbits in tissue culture experiments. Acta Scholae med. Kioto 29, 155 (1952). — MAURER, F. W.: Isolation and analysis of extracellular muscle fluid from frog. Amer. J. Physiol. 124, 546 (1938). ~ Effects of decreased blood oxygen and increased blood carbon dioxide on flow and composition of cervical and cardiac lymph. Amer. J. Physiol. 131, 331 (1940/41). ~ Effects of carbon monoxide anoxemia on flow and composition of cervical lymph. Amer. J. Physiol. 133, 170 (1941). ~ Effects of anoxemia due to carbon monoxide and low oxygen on cerebrospinal fluid pressure. Amer. J. Physiol. 133, 180 (1941). — MAURER, F. W., M. F. WARREN and C. K. DRINKER: Composition of mammalian pericardial and peritoneal fluids; studies of their protein and chloride contents, and passage of foreign substances from blood stream into these fluids. Amer. J. Physiol. 129, 635 (1940). — MAXIMOW, A.: Experimentelle Untersuchungen über die entzündliche Neubildung von Bindegewebe. Beitr. path. Anat. Suppl. 5, 1 (1902). ~ Weiteres über Entstehung, Structur und Veränderungen des Narbengewebes. Beitr. path. Anat. 34, 153 (1903). ~ Über entzündliche Bindegewebsneubildung bei der weißen Ratte und die dabei auftretenden Veränderungen der Mastzellen und Fettzellen. Beitr. path. Anat. 35, 93 (1904). ~ Beiträge zur Histologie der eitrigen Entzündung. Beitr. path. Anat. 38, 301 (1905). ~ Über entzündliche Bindegewebsneubildung beim Axolotl. Beitr. path. Anat. 39, 333 (1906). ~ Über die Entwicklung der Blut- und Bindegewebszellen beim Säugetierembryo. Fol. haemat. (Lpz.) 4, 611 (1907). ~ Der Lymphocyt als gemeinsame Stammzelle der verschiedenen Blutelemente in der embryonalen Entwicklung und im postfetalen Leben der Säugetiere. Fol. haemat. (Lpz.) 8, 125 (1909). ~ Untersuchungen über Blut und Bindegewebe. Arch. mikrosk. Anat. 73, 444 (1909). ~ Über embryonale Blutbildung. Bemerkungen zu dem Referat H. SCHRIDDES: Über Regeneration des Blutes unter normalen und krankhaften Verhältnissen. Zbl. Path. 20, 145 (1909). ~ Untersuchungen über Blut und Bindegewebe. II. Über die Histogenese des Thymus bei Säugetieren. Arch. mikrosk. Anat. 74, 525 (1909). ~ Untersuchungen über Blut und Bindegewebe. IV. Über die Histogenese des Thymus bei Amphibien. Arch. mikrosk. Anat. 79, 560 (1912). ~ Untersuchungen über Blut und Bindegewebe. V. Über die embryonale Entwicklung des Thymus bei Selachiern. Arch. mikrosk. Anat. 80, 39 (1912). ~ Untersuchungen über Blut und Bindegewebe. VI. Über Blutmastzellen. Arch. mikrosk. Anat. 83, 247 (1913). ~ Untersuchungen über Blut und Bindegewebe. VII. Über in „vitro" Kulturen von lymphoidem Gewebe des erwachsenen Säugetierorganismus. Arch. mikrosk. Anat. 96, 494 (1922). ~ Untersuchungen über Blut und Bindegewebe. VIII. Die zytologischen Eigenschaften der Fibroblasten, Retikulumzellen und Lymphocyten des lymphoiden Gewebes außerhalb des Organismus, ihre genetischen Wechselbeziehungen und prospektiven Entwicklungspotenzen. Arch. mikrosk. Anat. 97, 283 (1923). ~ IX. Über die experimentelle Erzeugung von myeloiden Zellen in Kulturen des lymphoiden Gewebes. Arch. mikrosk. Anat. 97, 314 (1923). ~ Role of the nongranular blood leucocytes in the formation of the tubercle. J. Inf. Dis. 37, 418 (1925). ~ Über die Entwicklungsfähigkeiten der Blutleukocyten und des Blutgefäßendothels bei Entzündung und in Gewebskulturen. (Vorläufige Mitteilung.) Klin. Wschr. 1925, 1486. ~ Über undifferenzierte Blutzellen und mesenchymale Keimlager im erwachsenen Organismus. Klin. Wschr. 1926, 2193. ~ Development of non-granular leucocytes (lymphocytes and monocytes) into polyblasts (macrophages) and fibroblasts in vitro. Proc. Soc. Exper. Biol. a. Med. 24, 570 (1926/27). ~ Morphology of mesenchymal reactions. Arch. of Path. 4, 557 (1927). ~ Bindegewebe und blutbildende Gewebe. In Handbuch der mikroskopischen Anatomie des Menschen (v. MÖLLENDORFF), Bd. 2/1, S. 232. 1927. ~ Etude comparative des cultures de tissus inoculées soit avec le bacille tuberculeux du type bovin, soit avec la bacille BCG de CALMETTE-GUÉRIN. Ann. Inst. Pasteur 42, 225 (1928). ~ Cultures of blood leucocytes; from lymphocyte and monocyte to connective tissue. Arch. exper. Zellforsch. 5, 169 (1928). ~ Über die Histogenese der entzündlichen Reaktion. Nachprüfung der v. MÖLLENDORFFschen Trypanblauversuche. Beitr. path. Anat. 82, 1

(1929). — MAXIMOW, A., u. W. BLOOM: Über die Entwicklung argyrophiler und kollagener Fasern in Kulturen von erwachsenem Säugetiergewebe. Z. mikrosk.-anat. Forsch. **17**, 625 (1929). ~ Special cytology (COWDRY), S. 603. New York: Hoeber 1932. ~ A text-book of histology. Philadelphia: W. B. Saunders Company 1930 u. 1948. — MAYER, R. L.: Antihistaminic substances with special reference to pyribenzamine. J. Allergy **17**, 153 (1946). ~ Antihistaminic substances and experimental sensitization. Ann. Allergy **5**, 113 (1947). ~ Antihistaminic agents in allergy; activity of pyribenzamine and related compounds with special reference to their mode of action. Ann. New York Acad. Sci. **50**, 1127 (1950). — MAYER, R. L., and D. BROESSEAU: Antihistaminic substances in histamine poisoning and anaphylaxis of mice. Proc. Soc. Exper. Biol. a. Med. **63**, 187 (1946). — MAYERSON, H. S.: Blood cytology of dogs. Anat. Rec. **47**, 239 (1930). — MAZUR, A., and E. SHORR: Hepatorenal factors in circulatory homeostasis; identification of hepatic vasodepressor substance VDM with ferritin. J. of Biol. Chem. **176**, 771 (1948). — MCCARRELL, J. D.: Cervical lymph pressure in dog. Amer. J. Physiol. **127**, 154 (1939). ~ The influence of various factors on the flow and protein content of cervical lymph. Thesis Radcliffe College 1940. — MCCARRELL, J. D., and C. K. DRINKER: Cervical lymph production during histamine shock in the dog. Amer. J. Physiol. **133**, 64 (1941). — MCCARRELL, J. D., S. THAYER and C. K. DRINKER: The lymph drainage of the gall bladder together with observations on the composition of liver lymph. Amer. J. Physiol. **132/133**, 79 (1941). — MCCLEAN, D.: The influence of testicular extract on dermal permeability and the response to vaccine. J. of Path. **33**, 1045 (1930). — A factor in culture filtrates of certain pathogenic bacteria which increases the permeability of the tissues. J. of Path. **42**, 477 (1936). ~ The in-vivo decapsulation of streptococci by hyaluronidase. J. of Path. **54**, 284 (1942). — MCCLENNAN, R. H., and E. W. GOODPASTURE: A method of demonstrating experimental cross lesions of the central nervous system. J. Med. Res. **44**, 201 (1923). — MCCREA, J. F., and F. DURAN-REYNALS: In activation of vaccinia virus by a diffusible component from hydrolyzed hyaluronic acid. Science (Lancaster, Pa.) **118**, 93 (1953). — MCCUTCHEON, M.: Studies on the locomotion of leucocytes. II. The effect of temperature on the rate of locomotion of human neutrop hilic leucocytes in vitro. Amer. J. Physiol. **66**, 185 (1923). ~ Studies on the locomotion of leucocytes. III. The rate of locomotion of human lymphocytes in vitro. Amer. J. Physiol. **69**, 279 (1924). ~ Chemotaxis. Arch. of Path. **34**, 167 (1942). ~ Chemotaxis in leucocytes. Physiologic. Rev. **26**, 319 (1946). ~ Inflammation. Pathology (ANDERSON), S. 14. St. Louis: C. V. Mosby Comp. 948. ~ Chemotaxis and locomotion of leucocytes. Ann. New York Acad. Sci. **59**, 941 (1955). — MCCUTCHEON, M., D. R. COMAN and H. M. DIXON: Negative chemotropism in leucocytes. Arch. of Path. **27**, 61 (1939). — MCCUTCHEON, M., and H. M. DIXON: Chemotropic reactions of polymorphonuclear leucocytes to various micro-organisms; comparison. Arch. of Path. **21**, 749 (1936). — MCCUTCHEON, M., W. B. WARTMAN and H. M. DIXON: Chemotropism of leucocytes in vitro; attraction by dried leucocytes, paraffin, glass, and staphylococcus albus. Arch. of Path. **17**, 607 (1934). — MCGAVACK, T. H., H. ELIAS and L. J. BOYD: Some pharmacological and clinical experiences with dimethylaminoehtylbenzhydrylether hydrochloride (benadryl). Amer. J. Med. Sci. **213**, 418 (1947). — MCGOWAN, J. P.: On ROUS leukotic and allied tumors in the fowl. London: Lewis & Co. 1928. — MCINTIRE, F. C., L. W. ROTH and M. SPROULL: Histamine release in rabbit blood by simple molecules. Inhibition and reaction rate studies. Amer. J. Physiol. **167**, 233 (1951). — MCJUNKIN, F. A.: The origin of the phagocytic mononuclear cells of the peripheral blood. Amer. J. Anat. **25**, 27 (1919). ~ The origin of the mononuclear phagocytes of peritoneal exsudates. Amer. J. Path. **1**, 305 (1925). — MCLEAN, I. W., D. BEARD, A. R. TAYLOR, D. G. SHARP, J. W. BEARD, A. E. FELLER and J. H. DINGLE: Influence of temperature of incubation on the increase of influenzal virus B (LEE strain) in the chorio-allantoic fluid of chick embryos. J. of Immun. **48**, 305 (1944). — MCMANUS, J. F. A.: Histological demonstration of mucin after periodic acid. Nature (Lond.) **158**, 202 (1946). ~ Periodic acid routine applied to kidney. Amer. J. Path. **24**, 643 (1948). ~ Structure of glomerulus of human kidney. Amer. J. Path. **24**, 1259 (1948). ~ Histological and histochemical uses of periodic acid. Stain Technol. **23**, 99 (1948). ~ Diskussionsbemerkung. Ann. New York Acad. Sci. **52**, 987 (1950). — MCMASTER, P. D.: Lymphatic participation in cutaneous phenomena. Harvey Lect. **37**, 227 (1941/42). ~ Conditions in skin influencing interstitial fluid movement, lymph formation, and lymph flow. Ann. New York Acad. Sci. **46**, 743 (1946). — MCMASTER, P. D., and S. S. HUDACK: Induced alterations in permeability of lymphatic capillary. J. of Exper. Med. **56**, 239 (1932). ~ Participation of skin lymphatics in repair of lesions due to incisions and burns. J. of Exper. Med. **60**, 479 (1934). ~ Formation of agglutinins within lymph nodes. J. of Exper. Med. **61**, 783 (1935). — MCMASTER, P. D., S. S. HUDACK and P. ROUS: Relation of hydrostatic pressure to gradient of capillary permeability. J. of Exper. Med. **55**, 203 (1932). — MCMASTER, P. D., and J. G. KIDD: Lymph nodes as source of neutralizing principle for vaccinia. J. of Exper. Med. **66**, 73 (1937). — MCMASTER, P. D., and H. KRUSE: Persistence in mice of certain foreign proteins and azoprotein tracer antigens derived from them. J. of Exper. Med. **94**, 323 (1951). — McMaster, P. D., and R. J. Parsons: Physiological conditions existing in connective tissue. I. The method of interstitiel spread of vital dyes. J. of Exper. Med. **69**, 247 (1939). ~ The movement of substances and the state of the fluid in intradermal tissue. Ann. New York Acad. Sci. **52**, 992 (1950). — McNair Scott, T. F., and M. Finland: The cytology of pleural effusions in pneumonia studied with a supravital technique. Amer. J. Med. Sci. **188**, 322 (1934). — McNeil, C.: Cellular changes in rabbits during antibody formation. J. of Immun. **65**, 359 (1950). — Medawar, P. B.: Observations on lymphocytes in tissue culture. Brit. J. Exper. Path. **21**, 205 (1940). — Medlar, E. M.: Leucocytic counts during bed-rest compared with those during exercise in tuberculous and nontuberculous cases. Amer. Rev. Tbc. **33**, 473 (1936). — Meessen, H.: Über Coronarinsuffizienz nach Histamincollaps und nach orthostatischem Collaps. Beitr. path. Anat. **99**, 329 (1937). — Meier, R.: Über den Einfluß entzündungserregender Einwirkungen auf Bewegung, Wachstum und Stoffwechsel isolierter Zellen und Gewebe. Beitrag zur Analyse der cellulären Reaktionen beim Entzündungsvorgang. Z. exper. Med. **87**, 283 (1933). ~ Zur Frage der Bakterienchemotoxine. Helvet. chim. Acta **24**, Suppl., 134E (1941). — Meier, R., W. Schuler u. P. Desaulles: Zur Frage des Mechanismus der Hemmung des Bindegewebswachstums durch Cortison. Experientia (Basel) **6**, 469 (1950). — Meier, R., J. Tripod, F. Gross, P. Desaulles u. B. Schär: Vergleich der cellulären Wirkung verschiedener Steroide in vitro und in vivo. Bull. schweiz. Akad. Med. Wiss. **8**, 34 (1952). — Meitser, A.: Adenosinetriphosphatase activity of human serum. Science (Lancaster, Pa.) **106**, 167 (1947). — Meleney, H. E., u. H. Wu: The blood serum in schistosomiasis japonica. China Med. J. **38**, 357 (1924). — Melnick, J. L.: Viruses within cells. Sci. American **189**, No 6, 38 (1953). — Meltzer, S. J., and C. Meltzer: A study of the vasomotor nerves of the rabbit's ear contained in the third cervical and in the cervical sympathetic nerves. Amer. J. Physiol. **9**, 57 (1903). — Menkin, V.: Studies on inflammation; fixation of vital dyes in inflamed areas. J. of Exper. Med. **50**, 171 (1929). ~ Studies on inflammation; fixation of metal in inflamed areas. J. of Exper. Med. **51**, 879 (1930). ~ Studies on inflammation; fixation of foreign protein at site of inflammation. J. of Exper. Med. **52**, 210 (1930). ~ The accumulation of iron in tuberculous areas. Proc. Soc. Exper. Biol. a. Med. **27**, 1020 (1930). ~ Abstr. inflammation; protective mechanism. Arch. Int. Med. **48**, 249 (1931). ~ Aspect of inflammation in relation to immunity. Arch. of Path. **12**, 802 (1931). ~ Studies on inflammation; mechanism of fixation. J. of Exper. Med. **53**, 171 (1931). ~ Studies on inflammation; fixation of trypan blue in inflamed areas of frogs. J. of Exper. Med. **53**, 179 (1931). ~ Studies on inflammation; fixation of bacteria and of perticulate matter at site of inflammation. J. of Exper. Med. **53**, 647 (1931). ~ Studies on inflammation; inhibition of fixation by urea. Further study on mechanism of fixation by inflammatory reaction. J. of Exper. Med. **56**, 157 (1932). ~ Accumulation of iron in tuberculous areas; effect of ferric chlorid injections on course of development of tuberculosis in rabbits. Amer. J. Med. Sci. **185**, 40 (1933). ~ Studies on inflammation; factor in mechanism of invasiveness by pyogenic bacteria. J. of Exper. Med. **57**, 977 (1933). ~ Effect of ferric chloride injections on spread of tuberculosis from site of subcutaneous inoculation. Proc. Soc. Exper. Biol. a. Med. **30**, 951, 1069 (1933). ~ Studies on inflammation; cytological picture of inflammatory exsudate in relation to its hydrogen ion concentration. Amer. J. Path. **10**, 193 (1934). ~ Accumulation of iron in tuberculous areas; effect of ferric chloride on course of tuberculosis in reinfected rabbits. J. of Exper. Med. **60**, 463 (1934). ~ Further studies on mechanism of invasiveness by pyogenic bacteria. Proc. Soc. Exper. Biol. a. Med. **32**, 162 (1934). ~ Effect of ferric chloride injections in experimental tuberculosis. Science (Lancaster, Pa.) **79**, 211 (1934). ~ Inflammation and bacterial invasiveness. Amer. J. Med. Sci. **190**, 583 (1935). ~ Studies on inflammation; mechanism of increased capillary permeability. Critique of histamine hypothesis. J. of Exper. Med. **64**, 485 (1936). ~ Studies on inflammation; invasiveness and virulence in relation to resistance. J. Inf. Dis. **58**, 81 (1936). ~ Mechanism of increased capillary permeability in inflammation. Proc. Soc. Exper. Biol. a. Med. **34**, 570 (1936). ~ Mechanism of inflammation. Arch. of Path. **24**, 65 (1937). ~ Isolation and properties of factor responsible for increased capillary permeability in inflammation. Proc. Soc. Exper. Biol. a. Med. **36**, 164 (1937). ~ Studies on inflammation; isolation of factor concerned with increased capillary permeability in injury. J. of Exper. Med. **67**, 129 (1938). ~ Studies on inflammation; concerning mechanism of cell migration. J. of Exper. Med. **67**, 145 (1938). ~ Studies on inflammation; on formation of chemotactic substance by enzymatic action. J. of Exper. Med. **67**, 153 (1938). ~ Rôle of inflammation in immunity. Physiologic. Rev. **18**, 366 (1938). ~ Inflammation; direct effect of changes in hydrogen ion concentration on leucocytes. Arch. of Path. **27**, 115 (1939). ~ Effect of leucotaxine on cellular permaebility to water. Biol. Bull. **77**, 335 (1939). ~ Note on differences between histamine and leucotaxine. Proc. Soc. Exper. Biol. a. Med. **40**, 103 (1939). ~ Presence of leucocytosis-promoting factor in inflammatory exsudates. Science (Lancaster, Pa.) **90**

237 (1939). ~ Studies on inflammation; on mechanism of leucocytosis with inflammation. Amer. J. Path. **16**, 13 (1940). ~ Effect of adrenal cortex extract on capillary permeability. Amer. J. Physiol. **129**, 691 (1940). ~ Mechanism of leucocytosis with inflammation; nature of leucocytosis-promoting factor in exudates. Arch. of Path. **30**, 363 (1940). ~ Dynamics of inflammation. New York: Macmillan & Co. 1940. ~ Effect of leucotaxine on cellular permeability and on cleavage development. Proc. Soc. Exper. Biol. a. Med. **44**, 588 (1940). ~ On nature of leucocytosis-promoting factor of inflammatory exudates. Science (Lancaster, Pa.) **91**, 320 (1940). ~ On mechanism of enhanced diabetes with inflammation. Amer. J. Physiol. **134**, 517 (1941). ~ Diabetes and inflammation. Science (Lancaster, Pa.) **93**, 456 (1941). ~ Note concerning the mechanism of increased capillary permeability in inflammation. Proc. Soc. Exper. Biol. a. Med. **47**, 456 (1941). ~ Biochemical factors in inflammation and diabetes mellitus. Arch. of Path. **34**, 182 (1942). ~ Further studies on effect of adrenal cortex extract and of various steroids on capillary permeability. Proc. Soc. Exper. Biol. a. Med. **51**, 39 (1942). ~ Effect of leucocytosis-promoting factor on growth of cells in bone marrow. Amer. J. Path. **19**, 1021 (1943). ~ Gluconeogenesis and cellular injury. Further inquiry into mechanism involved in diabetes enhanced by inflammation. Amer. J. Physiol. **138**, 396 (1943). ~ Chemical basis of injury in inflammation. Arch. of Path. **36**, 269 (1943). ~ On the mechanism of fever production with inflammation. Proc. Soc. Exper. Biol. a. Med. **54**, 184 (1943). ~ Studies on isolation of factor responsible for tissue injury in inflammation. Science (Lancaster, Pa.) **97**, 165 (1943). ~ Further studies on leucocytosis-promoting factor and on necrosin in inflammatory exudates. Amer. J. Med. Sci. **208**, 290 (1944). ~ Colloid chemistry (ALEXANDER), S. 917. New York 1944. ~ Non-antigenic property of leucocytosis-promoting factor of inflammatory exudates. Proc. Soc. Exper. Biol. a. Med. **56**, 219 (1944). ~ Chemical basis of fever. Science (Lancaster, Pa.) **100**, 337 (1944). ~ Chemical basis of fever with inflammation. Arch. of Path. **39**, 28 (1945). ~ Significance of biochemical units in inflammatory exudates. Science (Lancaster, Pa.) **101**, 422 (1945). ~ Effect of necrosin on blood sugar level. Amer. J. Physiol. **147**, 379 (1946). ~ Significance of lymphatic blockade in immunity. Ann. New York Acad. Sci. **46**, 789 (1946). ~ Chemical factors and their role in inflammation. Arch. of Path. **41**, 50, 376 (1946). ~ Leucopenic factor of exudates; mechanism concerned in leucopenia induced by it. Arch. of Path. **42**, 154 (1946). ~ Leucopenia and inflammation; presence of leucopenic factor in inflammatory exudates. Science (Lancaster, Pa.) **103**, 648 (1946). ~ Further effect of leucocytosis-promoting factor of exsudates when injected in connection with inflammation. Arch. of Path. **43**, 566 (1947). ~ Recovery of leucocytosis-promoting factor in exudates of rabbits. Proc. Soc. Exper. Biol. a. Med. **64**, 448 (1947). ~ Modern concepts of inflammation (Alpha Omega Alpha lecture). Science (Lancaster, Pa.) **105**, 538 (1947). ~ Mechanisms of leucopenia with inflammation; additional leucopenic factor found in alkaline exudates. Arch. of Path. **46**, 145 (1948). ~ Active principle in leucocytosis-promoting factor of exudates. Blood **3**, 939 (1948). ~ Effect of necrosin on spontaneous tumors in mice. Proc. Soc. Exper. Biol. a. Med. **69**, 460 (1948). ~ Change in leucocytic formula by leucocytosis-promoting factor of exudates in experimental leucemia. Science (Lancaster, Pa.) **107**, 546 (1948). ~ Determination of level of leucocytes in blood stream with inflammation; thermostable component concerned in mechanism of leucocytosis. Blood **4**, 1323 (1949). ~ Cellular injury in some invertebrates. Physiologic. Zool. **22**, 124 (1949). ~ Newer concepts of inflammation. Springfield: Ch. C. Thomas 1950. ~ Effects of cortisone on mechanism of increased capillary permeability in inflammation with aid of cortisone and ACTH. Amer. J. Physiol. **166**, 509 (1951). ~ Effects of ACTH on the mechanism of increased capillary permeability to trypan blue in inflammation. Amer. J. Physiol. **166**, 518 (1951). ~ Further studies on mechanism of increased capillary permeability in inflammation with aid of cortisone and ACTH. Proc. Soc. Exper. Biol. a. Med. **77**, 592 (1951). ~ On leucotaxine. Science (Lancaster, Pa.) **115**, 382 (1952). ~ Localization of cortisone in an inflamed area. Federat. Proc. **11**, 106 (1952). ~ Recent studies on repair and on the mechanism of suppression by anti-inflammatory steroids. The mechanism of inflammation (JASMIN u. ROBERT), S. 137. Montreal: Acta Inc. 1953. ~ Mechanism of suppression of inflammation by compound F. Federat. Proc. **12**, 98 (1953). — MENKIN, V., M. L. DILLON and G. R. COOPER: Electrophoretic studies on leucocytosis-promoting factor of exsudates. Proc. Soc. Exper. Biol. a. Med. **65**, 187 (1947). — MENKIN, V., and J. FREUND: Leucocyte content of regional lymphatics in inflammation. Arch. of Path. 8, 263 (1929). — MENKIN, V., and M. A. KADISH: Studies on physiological effects of leucotaxine. Amer. J. Physiol. **124**, 524 (1938). ~ Presence of leucocytosis-promoting factor in circulating blood. Arch. of Path. **33**, 193 (1942). ~ Chemical fractionation from exudates of factor promoting leucocytosis. Amer. J. Med. Sci. **205**, 363 (1943). — MENKIN, V., M. A. KADISH and S. C. SOMMERS: Leucocytosis-promoting factor in inflammatory exudates of man. Arch. of Path. **33**, 188 (1942). — MENKIN, V., and M. F. MENKIN: Studies on inflammation; measure of permeability of capillaries in inflamed area. J. of Exper. Med. **51**, 285 (1930). ~ Accumulation of iron in tuberculous areas. J. of Exper. Med. **53**, 919 (1931). —

Menkin, V., and H. D. Walston: Rôle of coagulating principle of staphylococcus aureus in relation to invasiveness of this microorganism. Proc. Soc. Exper. Biol. a. Med. **32**, 1259 (1935). — Menkin, V., and C. R. Warner: Significance of carbohydrate metabolism and local acidosis in inflammation. Proc. Soc. Exper. Biol. a. Med. **34**, 594 (1936). ~ Studies on inflammation; carbohydrate metabolism, local acidosis, and cytological picture in inflammation. Amer. J. Path. **13**, 25 (1937). — Merkel, F.: Betrachtungen über die Entwicklung des Bindegewebes. Anat. H. **38**, 321 (1909). — Merling, K. B.: Phagocytosis of vaccinia virus in vitro. J. of Path. **57**, 21 (1945). — Mesnil, M. A.: Sur le mode de résistance des vertébrés inférieurs aux invasions microbiennes artificielles; contribution à l'étude de l'immunité. Ann. Inst. Pasteur **9**, 301 (1895). — Metaxas, M., and M. Metaxas-Buehler: Passive transfer of local cutaneous hypersensitivity to tuberculin. Proc. Soc. Exper. Biol. a. Med. **69**, 163 (1948). ~ Über Tbc.-Infektion bei passiv allergischen Meerschweinchen. Schweiz. Z. Path. u. Bakter. **12**, 468 (1949). — Metschnikoff, E.: Zur Lehre über die intrazelluläre Verdauung niederer Tiere. Zool. Anz. **5**, 310 (1882). ~ Intrazellulaere Verdauung. Arb. zool. Inst. Wien **5**, 141 (1883). ~ Untersuchungen über die mesodermalen Phagocyten einiger Wirbeltiere. Biol. Zbl. **3**, 560 (1883). ~ Über eine Sproßpilzkrankheit der Daphnien. Beitrag zur Lehre über den Kampf der Phagocyten gegen Krankheitserreger. Virchows Arch. **96**, 177 (1884). ~ Über die Beziehung der Phagocyten zu Milzbrandbazillen. Virchows Arch. **97**, 502 (1884). ~ Über den Kampf der Zellen gegen die Erysipelkokken. Virchows Arch. **107**, 209 (1887). ~ Über die phagocytäre Rolle der Tuberkelriesenzellen. Virchows Arch. **113**, 63 (1888). ~ Études sur l'immunité. Ann. Inst. Pasteur **4**, 193 (1890). ~ Leçons sur la pathologie comparée de l'inflammation. Paris: Masson & Cie. 1892. ~ Bericht über die im Laufe des letzten Dezenniums erlangten Fortschritte in der Lehre über die Immunität bei Infektionskrankheiten, mit besonderer Berücksichtigung der Zellenlehre. Erg. Path. **11**, 645 (1906). ~ Handbuch der pathogenen Mikroorganismen (Kolle-Wassermann), Bd. 2/1, S. 655. 1913. — Meyer, F., u. G. Holland: Die Messung des Druckes in Geweben. Arch. exper. Path. u. Pharmakol. **168**, 580 (1932). — Meyer, H. H., u. P. Freund: Über nicht zündende Subkutaninjektion entzündlich wirkender Heilmittel. Dtsch. med. Wschr. **1922**, 1243. — Meyer, K.: Mucoids and glycoproteins. Adv. Protein. Chem. **2**, 249 (1945). ~ Rheumatoid arthritis. Amer. J. Med. **1**, 675 (1946). ~ Biological significance of hyaluronic acid and hyaluronidase. Physiologic. Rev. **27**, 335 (1947). ~ Cement substances of connective tissue. Ann. Rheumat. Dis. **7**, 33 (1948). ~ The mucopolysaccharides of the interfibrillar substance of the mesenchyme. Ann. New York Acad. Sci. **52**, 961 (1950). ~ Diskussionsbemerkung. Ann. New York Acad. Sci. **52**, 987 (1950). ~ The action of hyalurinodases on hyaluronic acid. Ann. New York Acad. Sci. **52**, 1021 (1950). ~ Streptococcal hyaluronidase. Trans. New York Acad. Sci. II **14**, 164 (1952). — Meyer, K., E. Chaffee, G. L. Hobby and M. H. Dawson: Hyaluronidases of bacterial and animal origin. J. of Exper. Med. **73**, 309 (1941). — Meyer, K., u. H. Loewenthal: Untersuchungen über Antikörperbildung in Gewebekulturen. Z. Immun.-forsch. **54**, 409 (1927/28). ~ Untersuchungen über Anaphylaxie an Gewebekulturen. Z. Immun.forsch. **54**, 420 (1927). — Meyer, K., J. W. Palmer and E. M. Smyth: On glycoproteins. V. Portein complexes of chondroitinsulfuric acid. J. of Biol. Chem. **119**, 501 (1937). — Meyer, K., J. W. Palmer, R. Thompson and D. Khorazo: On mechanism of lysozyme action. J. of Biol. Chem. **113**, 479 (1936). — Meyer, K., and M. M. Rapport: Mucopolysaccharides of ground substance of connective tissue. Science (Lancaster, Pa.) **113**, 596 (1951). ~ Hyaluronidases. Adv. Enzymol. **13**, 199 (1952). — Meyer, K., R. Thompson, J. Palmer and D. Khorazo: The purification and properties of lysozyme. J. of Biol. Chem. **113**, 303 (1936). — Meyer, R. T.: Über das multiple plasmazelluläre Myelom. Mit einem Beitrag zur Pathogenese des Bence-Jonesschen Eiweißkörpers. Frankf. Z. Path. **53**, 419 (1939). — Meyer, W. W.: Cholesterinkrystallembolie kleiner Organarterien und ihre Folgen. Virchows Arch. **314**, 681 (1947). ~ Interstitielle fibrinöse Entzündung im Formenkreis dysorischer Vorgänge. Klin. Wschr. **1950**, 697. — Meyer-Arendt, J.: Über den Zellstoffwechsel in der Milz nach Sensibilisierung. Virchows Arch. **321**, 378 (1952). ~ Über den Ablauf der serösen Entzündung. Virchows Arch. **323**, 351 (1953). — Meyer-Arendt, J., u. J. Rall: Über den Ablauf der serösen Entzündung. Virchows Arch. **324**, 351 (1953). — Meyer-Bisch, R., u. F. Guenther: Untersuchungen an der Brustganglymphe des Hundes. I. Mitt. Über die Injektionswirkung von Pepton bei wechselnder Dosierung auf die Zusammensetzung der Lymphe. Arch. ges. Physiol. **209**, 81 (1925). ~ Untersuchungen an der Brustganglymphe des Hundes. II. Mitt. Über die Wirkung intravenös gegebener Dextrose und Laevulose auf die Zusammensetzung der Lymphe bei wechselnder Dosierung und verschiedener Infusionsgeschwindigkeit. Arch. ges. Physiol. **209**, 92 (1925). ~ Untersuchungen an der Brustganglymphe des Hundes. III. Mitt. Über die Wirkung von Kochsalz und Natriumsulfat auf die Zusammensetzung der Lymphe bei wechselnder Dosierung. Arch. ges. Physiol. **209**, 107 (1925). — Meyerhof, O.: Symposium on respiratory enzymes, Bd. 3. Madison: Univ. Wisconsin Press 1942. — Michael, M., M. Cummings and W. L. Bloom: Course of experimental tuberculosis in the rat as influenced by cortisone. Proc. Soc. Exper. Biol. a. Med. 75, 613 (1950). — MICHAEL, M., and C. M. WHORTON: Delay of the early inflammatory response by cortisone. Proc. Soc. Exper. Biol. a. Med. 76, 754 (1951). — MICHAELIS, E., u. A. KRAMSZTYK: Die Wasserstoffionenkonzentration der Gewebssäfte. Biochem. Z. 62, 180 (1914). — MICHAILOW, S.: Zur Frage über die Innervation der Blutgefäße. Arch. mikrosk. Anat. 72, 540 (1908). — MICHELS, N. A.: Plasma cell; critical review of its morphogenesis, function and development capacity under normal and under abnormal conditions. Arch. of Path. 11, 775 (1931). ~ Medullary and non-medullary erythropoiesis with special reference to plasma-cell erythrophage or RUSSELL body cell, and to erythrocatheretic (erythrolytic) function of lymph nodes and hemal nodes. Amer. J. Anat. 57, 439 (1935). ~ Structure of capillaries and unmyogeneo character of rouget cells (pericytes) in omentum of rabbits and in web of living frogs. Anat. Rec. 65, 99 (1936). ~ IV. The mast cells. In Handbuch Hematology (DOWNEY), Bd. 1, S. 231. New York: Hoeber 1938. — MILES, A. A., and E. M. MILES: The fixation of foreign material in inflamed tissue, with especial reference to the action of Cl. Welchii toxin and antitoxin. Brit. J. Exper. Path. 24, 95 (1943). ~ Vascular reactions to histamine, histamine-liberator and leucotaxine in the skin of guinea-pigs. J. of Physiol. 118, 228 (1952).— MILES, A. A., and J. S. F. NIVEN: The enhancement of infection during shock produced by bacterial toxins and other agents. Brit. J. Exper. Path. 31, 73 (1950). — MILLER, F. R.: Induced development and histogenesis of plasma cells. J. of Exper. Med. 54, 333 (1931). — MILLER, GAIL L., and CLARK E. BROWN: Electrophoretic studies on marrow and serum proteins in multiple myeloma. Trans. Stud. Coll. Physicians Philadelphia 20, 81 (1952). — MILLER, G. L., C. E. BROWN, E. E. MILLER and E. S. EITELMAN: An electrophoretic study on the origin of the abnormal plasma proteins in multiple myeloma. Cancer Res. 12, 716 (1952). — MILLER, J. M., and C. FAVOUR: Lymphocytic origin of plasma factor responsible for hypersensitivity in vitro of tuberculin type. J. of Exper. Med. 93, 1 (1951). — MILLER, J. M., C. FAVOUR, B. WILSON and M. UMBARGER: A plasma factor responsible for in vitro lysis of leucocytes by tuberculoprotein. Proc. Soc. Exper. Biol. a. Med. 70, 738 (1949). ~ Nature of plasma factor responsible for in vitrolysis of leucocytes by tuberculo-protein. Proc. Soc. Exper. Biol. a. Med. 71, 287 (1949). — MILLER, J. M., J. VAUGHAN and C. FAVOUR: Role of complement in lysis of leucocytes by tuberculoprotein. Proc. Soc. Exper. Biol. a. Med. 71, 592 (1949). — MILLER, R. E.: Secondary nodules of lymph nodes; their relation to chronic inflammatory processes. Arch. of Path. 18, 367 (1932). — MILLER, R. G.: Influence of inflammation on absorption of substances of varied diffusibility. J. of Exper. Med. 67, 619 (1938). — MILLS, C. A., and E. COTTINGHAM: Phagocytic activity as affected by protein-intake in heat and cold. J. of Immun. 47, 503 (1943). — MILLS, G. T.: Glucuronidase content of animal tissues and role of spleen in metabolism of conjugated glucuronic acids. Biochemic. J. 40, 283 (1946). — MILSTONE, H.: Factor in normal human blood which participates in streptococcal fibrinolysis. J. of Immun. 42, 109 (1941). — MINAMI, G., and K. INUGAMI: Über Leukotaxin bei allergischer Entzündung. Trans. Soc. Path. Jap. 30, 389 (1940).— MINARD, D.: a) The presence and distribution of histamine-like substances in blood. b) Histamine like substances in blood following trauma. Amer. J. Physiol. 119, 375 (1937). ~ Presence and distribution of histamine in blood. Amer. J. Physiol. 132, 327 (1941). — MINOT, G. R., and R. ISAACS: Transfusion of lymphocytes. Their rapid disappearance from the peripheral circulation of man. J. Amer. Med. Assoc. 84, 1713 (1925). — MIRICK, G. S.: The effect of adrenocorticotropic hormone and cortisone on antibody production in human beings. J. Clin. Invest. 29, 836 (1950). — MIRSKY, A. E.: The chemical composition of chromosomes. Harvey Lect. 46, 98 (1952). ~ The chemistry of heredity. Sci. American 188, 47 (1953). — MISRAHY, G. A.: Metabolism of histamine and adenylic compounds in embryo. Amer. J. Physiol. 147, 462 (1946). — MITSUBA, K.: Zur Physiologie der Milz. Z. physiol. Chem. 164, 236 (1927). — MÖLLENDORFF, M. v.: Bindegewebsstudien. Die Wirkung der künstlichen Höhensonnenbestrahlung auf das subkutane Bindegewebe der weißen Maus. Z. Zellforsch. 6, 151 (1928). ~ Bindegewebsstudien. Über die Potenzen der Fibrocyten des erwachsenen Bindegewebes in vitro. Z. Zellforsch. 9, 183 (1929). ~ Beobachtungen bei der Dauerzüchtung von Bindegewebe erwachsener Kaninchen. Z. Zellforsch. 12, 274, 559 (1931). ~ Phagocytoseversuche mit Fibrocyten. Z. Zellforsch. 15, 161 (1932). — MÖLLENDORFF, W. v.: Zur Morphologie der vitalen Granulafärbung. Arch. mikrosk. Anat. 90, 263 (1918). ~ Die Bedeutung von sauren Kolloiden und Lipoiden für die vitale Farbstoffbildung in den Zellen. Arch. mikrosk. Anat. 90, 503 (1918). ~ Vitale Färbungen an tierischen Zellen. Grundlagen, Ergebnisse und Ziele biologischer Farbstoffversuche. Erg. Physiol. 18, 141 (1920). ~ Die örtliche Zellbildung in Gefäßwänden und im Bindegewebe. Münch. med. Wschr. 1927, 135. ~ Die Entstehung der Entzündungsleukocyten und die Grenzen der anatomischen Methode. Bemerkungen zu der Arbeit von B. FISCHER-WASELS. Klin. Wschr. 1928, 2481. ~ Bindegewebsstudien. V. Die Ableitung der entzündlichen Gewebsbilder aus einer den Bindegeweben gemeinsamen Zellbildungsfolge. Z. Zellforsch. 6, 61 (1928). ~ Die Entstehung von Histiocyten in Kulturen erwachsenen Bindegewebes. Arch.

exper. Zellforsch. **11**, 157 (1931). — MÖLLENDORFF, W. v., u. M. v. MÖLLENDORFF: Untersuchungen zur Theorie der Färbung fixierter Präparate. Erg. Anat. **25**, 1 (1924). ~ Das Fibrocytennetz im lockeren Bindegewebe; seine Wandlungsfähigkeit und Anteilnahme am Stoffwechsel. Z. Zellforsch. **3**, 503 (1926). — MOEN, J.: Tissue culture-studies on bacterial hypersensitivity; reaction of tissues from guinea pigs infected with group C hemolytic streptococci. J. of Exper. Med. **64**, 355 (1936). — MOEN, J., and H. SWIFT: Tissue culture-studies on bacterial hypersensitivity; tuberculin sensitive tissues. J. of Exper. Med. **64**, 339 (1936). — MOEN, J. H., and H. A. REIMANN: Immune reactions in diabetes. Arch. Int. Med. **51**, 789 (1933). — MOESCHLIN, S.: Untersuchungen über Genese und Funktion der Blutplasmazellen an Hand von Lymphdrüsen- und Sternalpunktaten bei Rubeolen. Helvet. med. Acta **7**, 227 (1940). ~ Die Genese der Drüsenfieberzellen (Mononucleosis infectiosa) an Hand von Drüsen-, Sternal- und Milzpunktaten. Dtsch. Arch. klin. Med. **187**, 249 (1941). ~ Beitrag zur Morphologie der reticuloendothelialen Zellen des intravitalen Lymphknotenpunktats. Fol. haemat. (Lpz.) **65**, 181 (1941). — MOESCHLIN, S., u. B. DEMIRAL: Antikörperbildung der Plasmazellen in vitro. Klin. Wschr. **1952**, 827. — MOESCHLIN, S., J. R. PELAEZ u. F. HUGENTOBLER: Experimental investigations of relationship between plasma cells and antibody formation (phase contrast microscope). Acta haematol. (Basel) **6**, 321 (1951). — MOGABGAB, W. J., and L. THOMAS: The effects of cortisone on experimental infection with group A streptococci in rabbits. J. Labor. a. Clin. Med. **36**, 968 (1950). ~ The effects of cortisone on bacterial infection. J. Labor. a. Clin. Med. **39**, 271 (1952). — LE MOIGNIC et PINOY: Les vaccins en émulsion dans les corps gras ou lipo-vaccins. C. r. Soc. Biol. Paris **79**, 201 (1916). ~ Application à l'homme des vaccins en émulsion dans les corps gras (lipo-vaccins). C. r. Soc. Biol. Paris **79**, 352 (1916). — MOLLIER, S.: Die lymphoepithelialen Organe. Sitzgsber. Ges. Morph. u. Physiol. Münch. **29**, 14 (1913). — MOMIGLIANO-LEVI, G.: Istogenesi delle fibre collagene e reticolari nelle colture in vitro. Boll. Soc. Biol. sper. **5**, 891 (1930). ~ Richerche sulla istogenesi delle fibre collagene e reticolari nelle colture in vitro. Arch. exper. Zellforsch. **11**, 189 (1931). ~ Richerche sulla formazione delle fibre intercellulari e sulle relazioni tra fibre reticolari e collagene in colture viventi di tessuti connettivi. Arch. exper. Zellforsch. **13**, 176 (1932). ~ Formazione e maturazione delle fibre collagene nelle colture di tessuti. Significato della distribuzione reticolare o fascicolare dello stroma collageno nei vari organi. Z, Zellforsch. **16**, 389 (1932). — MONOD, J.: Phenomenon of enzymatic adaptation and its bearings on problems of genetics and cellular differentiation. Growth **11**, 223 (1948). — MOOLTEN, S. E., L. VROMAN, G. M. S. VROMAN and B. GOODMAN: Role of blood platelets in thromboembolism. Arch. Int. Med. **84**, 667 (1949). — MOON, V. H.: Mechanism of acute inflammation. Arch. of Path. **20**, 561 (1935). ~ Stellungnahme zu Dr. V. MENKINS: On leucotaxine. Science (Lancaster, Pa.) **115**, 383 (1952). — MOON, V. H., and G. A. TERSHAKOVEC: Dynamics of inflammation and of repair; trigger mechanism of acute inflammation. Arch. of Path. **52**, 369 (1951). — MOOR, H. D., and N. M. NEWPORT: The effect of lymphocytes in vitro upon bacterial toxins. J. Labor. a. Clin. Med. **24**, 471 (1939). — MOORE, D. F., and L. H. TOBIN: Studies with radioactive di-azo dyes localization of radioactive dibrom trypan blue in inflammatory lesions. J. Clin. Invest. **21**, 471 (1942). — MOORE, D. H., E. A. KABAT and A. B. GUTMAN: BENCE-JONES proteinemia in multiple myeloma. J. Clin. Invest. **22**, 67 (1943). — MOORE, D. H., T. VAN DER SCHEER and R. W. G. WYCKOFF: Electrophoretic study of antipneumococcal horse sera. J. of Immun. **38**, 221 (1940). — MOORE, R. C., and D. WAUGH: Diffuse glomerulonephritis produced in rabbits by massive injections of bovine serum γ-globulin. J. of Exper. Med. **89**, 541 (1949). — MORAGUES, V., and H. PINKERTON: Variation in morbidity and mortality in murine typhus infection in mice with changes in the environmental temperature. J. of Exper. Med. **79**, 41 (1944). — MORGAN, H. R.: Immunologic properties of an antigenic material isolated from Eberthella typhosa. J. of Immun. **41**, 161 (1941). — MORGAN, H. R., and F. S. CHEEVER: The enteric bacteria. Bacterial and mycotic infection of man (DUBOS), S. 370. Philadelphia: J. B. Lippincott Company 1948). — MORGAN, H. R., and H. C. UPHAM: Effect of antigenic material from Eberthella typhosa upon migration of guinea pig leucocytes. Proc. Soc. Exper. Biol. a. Med. **48**, 114 (1941). — MORGAN, W. T. J.: Artificial antigen with blood group A specifity. Brit. J. Exper. Path. **24**, 41 (1943). — MORGAN, W. T. J., and S. M. PARTRIDGE: Studies in immunochemistry; fractionation and nature of antigenic material isolated from Bact. dysenteriae (Shiga). Biochemic. J. **34**, 169 (1940). ~ Studies in immunochemistry; use of phenol and of alkali in degradation of antigenic material isolated from Bact. dysenteriae (Shiga). Biochemic. J. **35**, 1140 (1941). — MORITA, C.: On the phagocytic power of polynuclear leucocytes in relation to ARNETH's classification. J. of Orient. Med. **9**, 87 (1928). — MORITZ, A. R.: Studies of thermal injury; pathology and pathogenesis of cutaneous burns; experimental study. Amer. J. Path **23**, 915 (1947). — MORIYA, G.: Zur Kenntnis der Milchdrüse in tierischen Organen. Z. physiol. Chem. **43**, 397 (1905). — MORRIS, R. S., and T. R. BOGGS: Leucocytic enzymes in leukaemia in neutral media. Arch. Int. Med. **8**, 806 (1911). — MORRISS, W. H., and S. H. TAN: The differential leucocyte count in pulmonary tuberculosis. The value of the lymphocyte-monocyte ratio in the determination of activity. Amer. Rev. Tbc. **16**, 729 (1927). — MORTON, S. A.: Nonspecific peritoneal immunization. Proc. Staff Meet. Mayo Clin. **4**, 209 (1929). — MOSHER, H. A.: Local use of cortisone in ophthalmic disease. Arch. of Ophthalm. **45**, 317 (1951). — MUCH, H.: Über eine Vorstufe des Fibrinfermentes in Kulturen von Staphylococcus aureus. Biochem. Z. **14**, 143 (1908). — MUDD, E. B. H., and S. MUDD: Process of phagocytosis; agreement between direct observation and deductions from theory. J. Gen. Physiol. **16**, 625 (1933). — MUDD, S.: A hypothetical mechanism of antibody formation. J. of Immun. **23**, 423 (1932). — MUDD, S., M. McCUTCHEON and B. LUCKÉ: Phagocytosis. Physiologic. Rev. **14**, 210 (1934). — MÜLLER, E.: Das MILLONsche Reagens; ein weiteres Hilfsmittel zur raschen Unterscheidung von tuberculösen und andersartigen Eiterungen. Zbl. inn. Med. **28**, 297 (1906). — MÜLLER, E., u. G. JOCHMANN: Weitere Ergebnisse zum Nachweis proteolytischer Fermentwirkungen. Münch. med. Wschr. **1906**, 203. ~ Über eine einfache Methode zum Nachweis proteolytischer Fermentwirkungen (nebst einigen Ergebnissen, besonders bei der Leukämie). Münch. med. Wschr. **1906**, 1393. ~ Über proteolytische Fermentwirkungen der Leukocyten. Münch. med. Wschr. **1906**, 1507. ~ Nachtrag zu „Über proteolytische Fermentwirkungen der Leukocyten". Münch. med. Wschr. **1906**, 1552. ~ Weitere Ergebnisse unserer Methode zum Nachweis proteolytischer Fermentwirkungen. Münch. med. Wschr. **1906**, 2003. ~ Über das Verhalten des proteolytischen Leukocytenfermentes und seines Antifermentes in den normalen und krankhaften Ausscheidungen des menschlichen Körpers. Dtsch. Arch. klin. Med. **91**, 291 (1907). ~ Über das Verhalten des proteolytischen Leukocytenfermentes und seines „Antifermentes" in den normalen und krankhaften Ausscheidungen des menschlichen Körpers. Zweite Mitteilung (mit Beiträgen zur Physiologie und Pathologie der Verdauung, insbesondere zur Pankreassekretion). Dtsch. Arch. klin. Med. **92**, 199 (1908). — MÜLLER, E., u. H. KOLACZEK: Weitere Beiträge zur Kenntnis des proteolytischen Leucocytenferments und seines Antiferments. Münch. med. Wschr. **1907**, 354. — Über die Bedeutung der Selbstverdauung bei einigen krankhaften Zuständen. Verh. Kongr. inn. Med. **20**, 192 (1902). — MÜLLER, I.: Über die plasmazelluläre Reaktion der Milz, besonders beim Kaninchen. Zbl. Path. **55**, 180 (1932). — MÜLLER, J.: Handbuch der Physiologie, Bd. 1, S. 96. 1835 u. 1844. — MÜLLER, J. H.: Toxin production as related to the clinical severity of diphtheria. J. of Immun. **42**, 353 (1941). ~ Nutrition of single cell; its application in medical bacteriology. Harvey Lect. **39**, 143 (1944). ~ The diphtheria bacilli and the diphtheroids. Bacterial and mycotic infections of man (DUBOS), S. 196. Philadelphia: J. B. Lippincott Company 1948. — MÜNCH, O.: Über die Rolle des Histamins bei der allergischen Entzündung. Virchows Arch. **319**, 81 (1950/51). — MUIR, R.: System of bacteriology. Bd. 6. London 1931. — MURPHY, J. B.: The lymphocyte in resistance to tissue grafting; malignant disease, and tuberculosis infection; an experimental study. Monogr. Rockefeller Inst. Med. Res. **1926**, No 21. — MURPHY, J. B., and A. ELLIS: Experiments on the role of lymphoid tissue in the resistance to experimental tuberculosis in mice. J. of Exper. Med. **20**, 397 (1914). — MURPHY, J. B., and E. STURM: Effect of dry heat on the blood count in animals. III. Studies on lymphoid activity. J. of Exper. Med. **29**, 1 (1919). ~ Experiments on the role of lymphoid tissue in the resistance to tuberculosis in myce. III. Effect of heat on resistance to tuberculosis. J. of Exper. Med. **29**, 35 (1919). ~ A comparison of the affects of x-ray and dry heat on antibody formation. J. of Exper. Med. **41**, 245 (1925). ~ The lymphoid tissue and antibody formation. Proc. Soc. Exper. Biol. a. Med. **66**, 303 (1947). — MURRAY, R. G.: Pure cultures of rabbit thymus epithelium. Amer. J. Anat. **81**, 369 (1947). — MUSCHENHEIM, C., D. R. DUERSCHNER, J. D. HARDY and A. M. STOLL: Hypothermia in experimental infections. III. The effect of hypothermia on resistance to experimental pneumococcus infection. J. Inf. Dis. **72**, 187 (1943).

NAEGELI, O.: Über rotes Knochenmark und Myeloblasten. Dtsch. med. Wschr. **1900**, 287. ~ Lehrbuch der Blutkrankheiten und Blutdiagnostik. Berlin: Springer 1912, 1919, 1923, 1931. ~ Allgemeine Embroylogie, Morphologie und Biologie der Blutzellen. In Handbuch der Krankheiten des Blutes (SCHITTENHELM), Bd. 1, S. 1. Berlin: Springer 1925. — NAGEOTTE, J.: La boule d'oedème de RANVIER et la disposition de la trame dans le tissu conjonctif sous-cutané. C. r. Soc. Biol. Paris **87**, 439 (1922). — NAGEOTTE, J., et L. GUYON: Considérations générales sur la trame conjonctive. Archives de Biol. **41**, 1 (1931). — NAGOYA, C.: Über die Drüsen und die Follikel des Wurmfortsatzes. Frankf. Z. Path. **14**, 106 (1913). — NAKAHARA, W., and J. B. MURPHY: On the nature of the so-called germ-center in lymphoid tissue. Anat. Rec. **22**, 107 (1921). — NASSONOW (1925): Zit. bei EHRICH 1934. — NATALI, C.: Morphologische Untersuchungen über die Bedeutung des reticulo-endothelialen Systems bei intravitaler Hämolyse. Z. exper. Med. **47**, 223 (1925). — NATUS, M.: Beiträge zur Lehre von der Stase nach Versuchen am Pankreas des lebenden Kaninchens. Virchows Arch. **199**, 1 (1910). ~ Versuch einer Theorie der chronischen Entzündung auf Grund von Beobachtungen am Pankreas des lebenden Kaninchens und von histologischen Untersuchungen nach Unterbindung des Ausführungsganges. Virchows Arch. **202**, 417 (1910). — NESTEROW, A. J.: Über Contractilität der Blutcapillaren beim Menschen. Pflügers Arch. **209**, 465 (1925). —

Nesterow, W. S.: Zur Frage der Lipoid- und Oxydasekörnelung in den Leukocyten des peripheren Blutes und in einigen Zellen des reticuloendothelialen Systems. Z. exper. Med. 72, 256 (1930). — Nettleship, A.: Leucocytosis associadet with acute inflammation. Amer. J. Clin. Path. 8, 398 (1938). — Neuburger, M.: Die Lehre von der Heilkraft der Natur im Wandel der Zeiten. Stuttgart 1926. — Neumann, A.: Über den gegenwärtigen Stand unserer Kenntnis über die chemische Beschaffenheit der Leukocytengranula. Fol. haemat. (Lpz.) 36, 95, 248, 463 (1928). — Neumann, E.: Die Picrocarminfärbung und ihre Anwendung auf die Entzündungslehre. Arch. mikrosk. Anat. 18, 130 (1880). ~ Zur Kenntnis der fibrinoiden Degeneration des Bindegewebes bei Entzündungen. Virchows Arch. 144, 201 (1896). ~ Zur Streitfrage der fibrinoiden Gewebsdegeneration Fortschr. Med. 15, 361 (1897). ~ Die Metaplasie des fötalen Oesophagusepithels. Fortschr. Med. 15, 487 (1897). ~ Zur Verständigung über Fragen der Entzündungslehre. Beitr. path. Anat. 64, 1 (1917/18). — Neufeld, F.: Über die Ursachen der Phagocytose. Arb. ksl. Gesdh.-amt 27, 414 (1908). ~ Bakteriotropine und Opsonine. Handbuch der pathogenen Mikroorganismen (Kolle-Wassermann), Bd. 2/1. 1929. — Neufeld, F., u. H. Loewenthal: Phagocytose. Handbuch der normalen und pathologischen Physiologie, Bd. 13, S. 813. 1929. — Neufeld, F., u. W. Rimpau: Weitere Mitteilungen über die Immunität gegen Streptokokken und Pneumokokken. Z. Hyg. 51, 283 (1905). — Newell, J. M., A. Sterling, M. Oxman, S. Burden and L. Krejci: Electrophoretic separation of antibody from human allergic serum. J. Allergy 10, 513 (1939). — Nicolet, E.: Die Oxydasereaktion bei jungen menschlichen Embryonen. Z. mikrosk.-anat. Forsch. 10, 602 (1927). — Nicoll, P. A., and R. L. Webb: Blood circulation in subcutaneous tissue of living bat's wing. Ann. New York Acad. Sci. 46, 697 (1946). — Nielsen, E.: Nogle tilfaelde af hyperglobulinaemi med psykiske og neurologiske symptomer. Nord. Med. 5, 457 (1940). — Nii, T.: Über den Zellgehalt und die Zellarten in der afferenten und efferenten Lymphe des Knielymphknotens beim Kaninchen. Arb. 3. Abt. anat. Inst. Univ. Kioto, Ser. D 2, 70 (1932). — Nilzen, A.: Some endocrine aspects of skin sensitization and primary irritation. J. Invest. Dermat. 18, 7 (1952). — Nissen, R.: Der Einfluß kolloidal gelöster Metalle auf die blutbereitenden Organe, mit besonderer Berücksichtigung des reticuloendothelialen Systems. Klin. Wschr. 1922, 1896. — Nordenson, N. G.: Intravitale Studie der Knochenmarkreticulumzellen unter normalen und pathologischen Verhältnissen mit besonderer Berücksichtigung ihrer Stellung in der Genese der Blutzellen. Acta path. scand. (København.) 15, 362 (1938). — Nye, R. N.: Studies on the pneumonic exsudate. V. The relation of pneumonic lung protease activity to hydrogen ion concentration, and a consideration of the origin of the enzyme. J. of Exper. Med. 35, 153 (1922). — Nye, R. N., and F. Parker: Tissue reactions in rabbits following intravenous injection of bacteria. Amer. J. Path. 6, 38 (1930).

Oakley, C. L., I. Batty and G. H. Warrack: Local production of antibodies. J. of Path. 63, 33 (1951). — Oakley, C. L., G. H. Warrack and I. Batty: Sites of antibody production. J. of Path. 61, 179 (1949). — Oakley, C. L., G. H. Warrack and W. E. van Heyningen: Collagenase (K toxin) of Cl. Welchii type A. J. of Path. 58, 229 (1946). — Oelkers, H. A.: Untersuchungen über Fermente der Lymphocyten. Arch. exper. Path. u. Pharmakol. 161, 344 (1931). — Oeller, H.: Über die Bedeutung der Zellfunktionen bei Immunitätsvorgängen. Dtsch. med. Wschr. 1923, 1287. ~ Über die Bedeutung reaktiver „entzündlicher Vorgänge" bei bakteriellen Allgemeininfektionen. Dtsch. med. Wschr. 1924, 357. ~ Zur Histopathologie der hämatogenen Infekte mit pathogenen und apathogenen Bakterien. Dtsch. med. Wschr. 1924, 937. ~ Experimentelle Studien zur pathologischen Physiologie des Mesenchyms und seiner Stoffwechselleistungen bei Infektionen. Krkh.forsch. 1, 28 (1925). ~ Lymphdrüsen und lymphatisches System. In Handbuch der normalen und pathologischen Physiologie (Bethe-Bergmann), Bd. 6/2, S. 995. Berlin: Springer 1928. — Oesterlind, G.: Die Reaktion des lymphatischen Gewebes während der Ausbildung der Immunität gegen Diphtherietoxin; experimentelle Untersuchungen, speziell über die Beziehungen der Reaktionszentren zum Immunisierungsmechanismus. Acta path. scand. (København.) Suppl. 34 (1938). ~ Über die Mengenverhältnisse der Sekundärknötchen in der Milz des normalen Kaninchens in verschiedenen Altersstufen. Z. Altersforsch. 2, 318 (1940). — Ohno, R.: Biochemische Studien über eine neue Funktion der Lymphocyten in der Darmwand, insbesondere in den Darmfollikeln. Biochem. Z. 218, 206 (1930). — Ohyama, S.: Rep. Govt. Inst. Inf. Dis. Tokyo 3, 173 (1924). — Okaue, Y., u. G. Hojo: Über das Zellenbild der Lymphe des Truncus jugularis und der anderen Körperteile beim Kaninchen. Arb. 3. Abt. Anat. Inst. K. Univ. Kyoto, Ser. D 5, 62 (1935/36). — Okuneff, N.: Über den Einfluß lokaler thermischer Reize auf die Abwanderung eines intravenös injizierten kolloidalen Farbstoffes aus dem Blute. Pflügers Arch. 204, 261 (1924). — Olitzki, L., S. Avinery and J. Bendersky: The leucopenic action of different micro-organisms and the antileucopenic immunity. J. of Immun. 41, 361 (1941). — Oliver, J., F. Bloom and C. Mangieri: On origin of heparin; examination of heparin content and specific cytoplasmic particles of neoplastic mast cells. J. of Exper. Med. 86, 107 (1947). — Oliver, S., u. B. Katzman:

On the relationship between leucocytosis and leucemia. Fol. haemat. (Lpz.) 59, 289 (1938). — ONCLEY, J. L.: Blood cells and plasma proteins (TULLIS), S. 180. New York: Acad. Press Inc. 1953. — ONO, K., and T. MIYAZAKI: Über die Beziehung der Lymphknötchen zum arteriellen Gefäßsystem. Trans. Jap. Path. Soc. 26, 278 (1936). — OPIE, E. L.: Enzymes and anti-enzymes of inflammatory exsudates. J. of Exper. Med. 7, 316 (1905). ~ The presence in the bone marrow of enzymes resembling those of leucocytes. J. of Exper. Med. 7, 759 (1905). — The enzymes in phagocytic cells of inflammatory exsudates. J. of Exper. Med. 8, 410 (1906). ~ Solution of tissue with abscess. J. of Exper. Med. 8, 536 (1906). ~ Inflammation. Arch. Int. Med. 5, 541 (1910). ~ Intracellular digestion. The enzymes and the antienzymes concerned. Physiologic. Rev. 2, 552 (1922). ~ Inflammation and immunity (presidential address). J. of Immun. 17, 329 (1929). ~ Diskussionsbemerkung. Ann. New York Acad. Sci. 46, 800 (1946). — OPIE, E. L., and B. I. BARKER: Leucoprotease and anti-leucoprotease of mammals and of birds. J. of Exper. Med. 9, 207 (1907). — OPIE, E. L., and M. B. ROTHBARD: Water exchange of collagenous tissues and gelatine. J. of Exper. Med. 97, 409 (1953). — OPSAHL, J.: The influence of hormones from the adrenal cortex on the dermal spread of india ink with and without hyaluronidase. Yale J. Biol. a. Med. 21, 255 (1949). — OPSAHL, J. C., A. WHITE and F. DURAN-REYNALS: The effect of adrenocortical hormone on the dermal spreading of India ink in normal and in adrenalectomized mice. Ann. New York Acad. Sci. 52, 1061 (1950). — ORR-EWING, J.: The relative susceptibility to phagocytosis of gravis and mitis types of c. diphtheriae. J. of Path. 58, 167 (1946). — ØRSKOV, J.: Observations sur la propriété phagocytaire des endothéliums capillaires. C. r. Soc. Biol. Paris 93, 959 (1925). ~ Der bakterielle Infektionsmechanismus. Acta path. scand. (Københ.) Suppl. 11, 10 (1932). — ØRSKOV, J., u. E. K. ANDERSEN: Untersuchungen an Kaninchen über lokale intrakutane Wachstums- und Immunitätsvorgänge bei Vakzineinfektion. Z. Immun.forsch. 92, 487 (1938). — ØRSKOV, J., E. K. ANDERSEN u. J. V. POULSEN: Infektionsmechanische Untersuchungen über Diphtherie bei Meerschweinchen. Z. Immun.-forsch. 104, 248 (1943). ~ Studies on some diphtheria bacillus of gravis type and their pathogenicity to guinea pigs. Acta path. scand. (Københ.) 21, 181 (1944). — ØRSKOV, J., K. A. JENSEN u. K. KOBAYASHI: Studien zur Breslauinfektion der Mäuse, speziell mit Rücksicht auf die Bedeutung des Reticuloendothelialgewebes. Z. Immun.forsch. 55, 34 (1928). — ØRSKOV, J., u. A. KAPPUS: Studien über den Infektionsmechanismus bei Pseudotuberkuloseinfektionen an weißen Mäusen (bac. pseudotuberkulosis rodentium (PFEIFFER)]. Acta path. scand. (Københ.) Suppl. 2, 543 (1930). — ORSKOV, J., u. O. MOLTKE: Studien über den Infektionsmechanismus bei verschiedenen Paratyphus-Infektionen an weißen Mäusen. Z. Immun.forsch. 59, 357 (1928). — ØRSKOV, J., u. A. SCHMIDT: Verlauf der experimentellen Rutininfektion bei Mäusen mit Versuchen einer Metallsalztherapie ad modum Walbum. Z. Immun.forsch. 55, 69 (1928). — ORSOS, F.: Das Bindegewebsgerüst der Lymphknoten im normalen und pathologischen Zustand. Beitr. path. Anat. 75, 15 (1926). ~ Das Bindegewebsgerüst des Knochenmarks im normalen und pathologischen Zustand. Beitr. path. Anat. 76, 36 (1926). — OSATO, S.: Beiträge zum Studium der Lymphe. V. Über den Mechanismus der Lymphbildung. Tohoku J. Exper. Med. 3, 1 (1922). — OSBOE-HANSEN, G.: The intercellular substance of the connective tissue in myxedema. J. Invest. Dermat. 15, 25 (1950). — OSGOOD, E. E.: Culture of human marrow; length of life of neutrophils, eosinophils and basophils of normal blood as determinated by comparative cultures of blood and sternal marrow from healthy persons. J. Amer. Med. Assoc. 109, 933 (1937). ~ Histogenesis, classification and identification of cells of blood and marrow based on cultures and hematologic studies of human marrow and blood. Amer. J. Clin. Path. 8, 59 (1938). — OSGOOD, E. E., and INEZ E. BROWNLEE: Culture of human bone marrow. A simple method for multiple cultures. J. Amer. Med. Assoc. 107, 123 (1936). — OSGOOD, E. E., u. W. C. HUNTER: Plasma cell leukemia. Fol. haemat. (Lpz.) 52, 369 (1934). — OSHIMA, G.: Biochemical studies on carbohydrates. XII. On β-glucuronosidase, 2nd communication. J. of Biochem. 20, 361 (1934). — OSOGOE, B., u. T. HITACHI: Über die Lymphocytennatur der Thymocyten. (Das Verhalten der in die Blutbahn transplantierten Thymocyten im Vergleich mit dem der Lymphocyten.) Okajimas Fol. anat. jap. 23, 51 (1950). — OSWALD, A.: Die Entzündung als kolloidchemisches Problem. Zbl. Path. 22, 193 (1911). — OUWELEEN, J.: Über den Einfluß von Serum auf die Phagocytose von Kohle und Amylum. III. Mitt. Der Einfluß von Eiweiß und Lipoiden auf die Phagocytose von Kohle und Amylum. Pflügers Arch. 168, 372 (1917). — OVEREND, W. G., and M. STACEY: The Feulgen nuclear reaction — mechanism of the Feulgen nuclear reaction. Nature (Lond.) 163, 538 (1949).

PADDOCK, F. K.: Relationship between specific gravity and protein content in human serous effusions. Amer. J. Med. Sci. 201, 569 (1941). — PAFF, G. H., F. H. BLOOM and C. REILLY: Morphology and behaviour of neoplastic mast cells cultivated in vitro. J. of Exper. Med. 86, 117 (1947). — PAFF, G. H., W. MONTAGNA and F. BLOOM: Cytochemical studies of normal and tumor mast cells in tissue and in vitro. Cancer Res. 7, 798 (1947). — PAGE, I. H.: Special aspects of problem of renal origin of hypertension. Bull. New York Acad.

Sci. Med. 19, 461 (1943). — PAIC, M.: Ultracentrifugation de l'hemolysine. Détermination de sa constante de sédimentation et de son poids moléculaire. Bull. Soc. Chim. biol. Paris 21, 412 (1939). — PALTAUF, A.: Über die Beziehungen der Thymus zum plötzlichen Tod. Wien. klin. Wschr. 1889, 877. ~ Über die Beziehungen der Thymus zum plötzlichen Tod. Wien. klin. Wschr. 1890, 172. ~ Einige Bemerkungen über den Tod durch Ertrinken. Berl. klin. Wschr. 1892, 298. — PANDITT, C. G., and R. CHAMBERS: Intracellular hydrion-concentration studies. IX. The p_H of the egg of the sea-urchin, arbacia punctulata. J. Cellul. a. Comp. Physiol. 2, 243 (1932). — PAOLIS, A. DE: Sulla proprieta vaccinale dello streptococco dell'erisipela. Nota preventiva dott. Riforma med. 5, 1196 (1889). — PAPADIA, G.: Sulle plasmacellule e sui fenomeni reattivi nella cisticercosi cerebrale. Riv. Pat. nerv. 14, 387 (1909). ~ Le pseudoplasmacellule in alcune leucocitosi ed encefaliti sperimentali, con osservazioni sulla morfologia delle plasmacellule. Riv. Pat. nerv. 15, 670 (1910). — PAPPENHEIM, A.: Vergleichende Untersuchungen über die elementare Zusammensetzung des roten Knochenmarks einiger Säugetiere. Virchows Arch. 157, 19 (1899). ~ Plasmazellen und Lymphocyten in genetischer und morphologisch-tinktorieller Hinsicht. Mh. Dermat. 33, 340 (1901). ~ Über das Vorkommen einkerniger Zellen im gonorrhoischen Urethralsekret. Ein Beitrag zur allgemeinen Histologie der Entzündung. Virchows Arch. 164, 72 (1901). ~ Wie verhalten sich die UNNAschen Plasmazellen zu Lymphocyten? (Aus Dr. UNNAS Dermatologicum zu Hamburg.) Virchows Arch. 166, 424 (1901). ~ In Sachen der Plasmazellen. Mh. Dermat. 34, 289 (1902). ~ Weitere kritische Ausführungen zum gegenwärtigen Stand der Plasmazellen-Frage. Dazu ein Anhang: Die Histogenese des Tuberkels betreffend. Virchows Arch. 169, 372 (1902). ~ Zusatz zu der Mitteilung von PRÖSCHER über experimentelle Leukocytosen. Fol. haemat. (Lpz.) 1, 686 (1904). ~ Über Mastzellen. Fol. haemat. (Lpz.) 5, 156 (1908). ~ Unsere derzeitigen Anschauungen über Natur, Herkunft und Abstammung der Plasmazellen und über die Entwicklung der Plasmazellfrage. Fol. haemat. (Lpz.) 4, Suppl., 206 (1907). ~ Diskussionsbemerkung. Verh. dtsch. Ges. path. 16, 119 (1913). ~ Spezielle Morphologie und Genese der Blutzellen. Die normalen Leukocytenformen des Blutes. Fol. haemat. (Lpz.) 24, 1 (1919). ~ Morphologische Hämatologie. Leipzig: Klinkhardt 1919. — PAPPENHEIM, A., u. A. FERRATA: Über die verschiedenen lymphoiden Zellformen des normalen und pathologischen Blutes, mit besonderer Berücksichtigung der großen Mononucleären des Normalblutes und ihrer Beziehung zu Lymphoidzellen. Fol. haemat. (Lpz.) 10, 78 (1910). — PAPPENHEIMER jr., A. M.: Further studies of the histology of the thymus. Amer. J. Anat. 14, 299 (1931). ~ Studies on the molecular weight of diphtheria toxin, antitoxin, and their reaction products. J. of Exper. Med. 71, 247 (1940). ~ Proteins of pathogenic bacteria. Adv. Protein Chem. 4, 123 (1948). — PAPPENHEIMER jr., A. M., and E. D. HENDEE: Diphtheria toxin; iron enzymes of corynebacterium diphtheriae and their possible relation to diphtheria toxin. J. of Biol. Chem. 171, 701 (1947). — PAPPENHEIMER jr., A. M., and S. J. JOHNSON: Studies on diphtheria toxin production. I. The effect of iron and copper. Brit. J. Exper. Path. 17, 335 (1936). ~ Studies on diphtheria toxin production. II. Production of potent diphtheria toxin on a simple amino-acid medium. Brit. J. Exper. Path. 17, 342 (1936). ~ Studies on diphtheria toxin production. III. A simple gelatin hydrolysate medium and some properties of the toxin produced theron. Brit. J. Exper. Path. 18, 239 (1937). — PAPPENHEIMER jr., A. M., H. P. LUNDGREN and J. W. WILLIAMS: Studies on the molecular weight of diphtheria toxin, antitoxin, and their reaction products. J. of Exper. Med. 71, 247 (1940). — PARKER, F., and C. P. RHOADS: Some observations on incubated leucemic bloods. Amer. J. Path. 4, 167 (1928). ~ Observations on blood incubated under abnormal conditions. Amer. J. Path. 4, 353 (1928). — PARKER, J. T., and E. FRANKE: An ereptic ferment in rabbit leucocytes. J. Med. Res. 37, 345 (1917). — PARKER, R. C.: Studies on production of antibodies in vitro. Science (Lancaster, Pa.) 85, 292 (1937). — PARMER, L. G., F. KATONAH and A. A. ANGRIST: Comparative effects of ACTH, cortisone, corticosterone, desoxycorticosterone, pregnenolone on growth and development of infant rats. Proc. Soc. Exper. Biol. a. Med. 77, 215 (1951). — PARSONS, L. D.: Cellular changes in lymph nodes of experimental mice with special reference to plasma cell development. J. of Path. 55, 397 (1943). — PARSONS, R. J., and P. D. MCMASTER: Effect of pulse upon formation and flow of lymph. J. of Exper. Med. 68, 353 (1938). — PASCHKIS, K. E.: Zur Biologie des reticulo-endothelialen Apparates. Wien. klin. Wschr. 1922, 839. ~ Zur Biologie des reticulo-endothelialen Apparates. I. Kritische und experimentelle Studien zur Funktion und zur Blockadefrage. Reticuloendothel und Immunkörperbildung. Z. exper. Med. 43, 175 (1924). ~ Zur Frage der Abstammung der großen Mononucleären. (Zur Biologie des reticuloendothelialen Apparates. II.) Virchows Arch. 259, 316 (1926). ~ Zur Biologie des reticuloendothelialen Apparates. V. Immunbiologische Vorgänge am milzexstirpierten Tiere. Z. exper. Med. 49, 673 (1926). ~ Über die Leberfunktionsprüfung mit Farbstoffen. Mit Beiträgen zum Verhalten des reticuloendothelialen Systems. Z. exper. Med. 54, 237 (1927). ~ Zur Biologie des reticuloendothelialen Apparates; über Vergiftung des reticuloendothelialen Apparates. Zugleich ein Beitrag zur Nephroseentstehung und zur

Adsorptionstherapie. Z. exper. Med. 67, 84 (1929). — PASQUALI, L.: Richerche sperimentali sull'aspetto istologico delle aree cutanee trattate con „leucotaxina". Ric. e studi Med. sper. 18, 209 (1947). — PASTEUR, L., J. F. JOUBERT et C. CHAMBERLAND: La théorie des germes et ses applications à la médecine et à la chirurgie. Bull. Acad. Méd. Paris, Ser. II 7, 432 (1878). — PAULING, L.: Theory of structure and process of formation of antibodies. J. Amer. Chem. Soc. 62, 2643 (1940). — PAULING, L., and D. H. CAMPBELL: The production of antibodies in vitro. Science (Lancaster, Pa.) 95, 440 (1942). — PAULING, L., D. H. CAMPBELL and D. PRESSMAN: The nature of the forces between antigen and antibody and of the precipitation reaction. Physiologic. Rev. 23, 203 (1943). — PAULING, L., R. B. COREY and R. HAYWARD: The structure of protein molecules. Sci. American 191, No 1, 51 (1954). — PAWLOWSKY, A. D.: Das Schicksal einiger pathogener (hauptsächlich pyogener) Mikroben bei ihrem Eindringen in den Tierorganismus von den Gelenken, der Pleura, dem Auge, der Mundhöhle, dem Darmkanale und der Vagina aus. Z. Hyg. 62, 433 (1909). — PEARCE, R. H., and E. M. WATSON: The mucopolysaccharides of human skin. Canad. J. Res. E 27, 43 (1949). — PECHSTEIN, H.: Die Reaktionen des ruhenden und arbeitenden Froschmuskels. Biochem, Z. 68, 140 (1915). — PELAGATTI, M.: Blastomyceten und hyaline Degeneration. Arch. path. Anat. 150, 247 (1897). — PENNEY, J. R., and B. M. BALFOUR: Effect of vitamin C on mucopolysaccharide production in wound healing. J. of Path. 61, 171 (1949). — PENTIMALLI, F.: Über die chronische Proteinvergiftung und die durch sie bewirkten Veränderungen der Organe. (Experimentelle Untersuchungen.) Virchows Arch. 275, 193 (1930). — PERCIVAL, G. H., and C. M. SCOTT: Study of skin vessels in some forms of inflammation of skin. J. of Pharmacol. 41, 147 (1931). — PEREZ, G.: Del modo di comportarsi del sistema ganglionare linfatico rispetto di microorganismi. Ann. Ig. sper. 7, 275 (1897). ~ Über das Verhalten des Lymphdrüsensystems den Mikroorganismen gegenüber. Zbl. Bakter. 23, 404 (1898). — PERLMAN, E., and A. J. WEIL: Relationship between precipitative and protective antibodies of type III Shigella paradysenteriae (FLEXNER) immune serum. Proc. Soc. Exper. Biol. a. Med. 60, 58 (1945). — PERLMAN, G. E., D. KAUFMAN and W. BAUER: Electrophoretic distribution of proteins in serum, plasma and synovial fluid of patients with rheumatoid arthritis. J. Clin. Invest. 25, 931 (1946). — PERLZWEIG, W. A., G. DELRUE and C. GESCHICKTER: Hyperproteinemia associated with multiple myelomas; report of unusual case. J. Amer. Med. Assoc. 90, 755 (1928). — PERMAR, H. H.: The pathogenesis of experimental pneumonia in rabbit. J. Med. Res. 44, 1 (1923). — PETERS, J. P., and A. J. EISENMAN: Serum proteins in diseases not primarily affecting cardiovascular system or kidneys. Amer. J. Med. Sci. 186, 808 (1933). — PETERS, J. P., and D. D. VAN SLYKE: Quantitative clinical chemistry. Baltimore: Williams & Wilkins Company 1931. — PETERSEN, H.: Zur Anatomie der Tonsillarorgane. Klin. Wschr. 1930, 575. — PETTERSSON, A.: Über die bakteriziden Leukozytenstoffe und ihre Beziehung zur Immunität. Zbl. Bakter. 39, 423 (1905). — PFEFFER, W. VAN: Locomotorische Richtungsbewegungen durch chemische Reize. Unters. bot. Inst. Tübingen 1, 363 (1884). ~ Zur Kenntnis der Kontaktreize. Unters. bot. Inst. Tübingen 1, 483 (1884). ~ Über chemotaktische Bewegungen von Bakterien, Flagellaten und Volvocinecn. Unters. bot. Inst. Tübingen 2, 582 (1888). ~ Zur Kenntnis der Plasmahaut und der Vacuolen nebst Bemerkungen über den Aggregatzustand des Protoplasmas und über osmotische Vorgänge. Abh. phys.-math. Kl. sächs. Ges. Wiss. 16 (2), 142 (1890). — PFEIFFER, R. u. MARX: Die Bildungsstätte der Choleraschutzstoffe. Z. Hyg. 27, 272 (1898). — PFEIFFER, R., u. B. PROSKAUER: Beiträge zur Kenntnis der spezifisch wirksamen Körper im Blutserum von choleraimmunen Tieren. Zbl. Bakter. 19, 191 (1896). — PFOEHL, J.: Chemotaxis der Leucocyten in vitro. Zbl. Bakter. 24, 343 (1898). — PFUHL, W.: Die Histiocyten der Herzklappen, ihre Form und ihr Verhalten gegen Vitalfarbstoffe und verschiedene Reizstoffe. Z. mikrosk.-anat. Forsch. 17, 1 (1929). ~ Die Zellen des normalen lockeren Bindegewebes, unter besonderer Berücksichtigung der Clasmatocyten. Z. mikrosk.-anat. Forsch. 31, 18 (1932). — PHILIPS, F. S., F. H. HOPKINS and M. L. H. FREEMAN: Effect of tris (β-chloroethyl) amine on antibody-production in goats. J. of Immun. 55, 289 (1947). — PHILIPSBORN, E. v.: Die amoeboide Beweglichkeit der Leukocyten. Fol. haemat. (Lpz.) 43, 142 (1930). — PICK, E.: Zur Kenntnis der Immunkörper. Über die bei der Agglutination und der spezifischen Niederschlagsbildung (KRAUS) beteiligten Substanzen. Beitr. chem. Physiol. u. Path., N. S. 1, 393 (1902). — PIERCE, M.: Cultures of leucemic blood leucocytes. Arch. of Path. 14, 295 (1932). — PILLEMER, L., L. BLUM, I. H. LEPOW, O. A. ROSS, E. W. TODD and A. C. WARDLAW: The properdin system and immunity: demonstration and isolation of a new serum protein, properdin, and its role in immune phenomena. Science (Lancaster, Pa.) 120, 279 (1954). — PILLEMER, L., and K. C. ROBBINS: Chemistry of toxins. Annual Rev. Microbiol. 3, 265 (1949). — PINKERTON, A.: Reaction to oils and fats in lung. Arch. of Path. 5, 380 (1928). — PIZZINI, D. L.: Tubercelbazillen in den Lymphdrüsen Nichttuberculöser. Z. klin. Med. 21, 329 (1892). — PLENK, H.: Über argyrophile Fasern (Gitterfasern) und ihre Bildungszellen. Erg. Anat. 27, 302 (1927). — PLOTZ, C. M., E. L. HOWES, J. W. BLUNT, K. MEYER and C. RAGAN: Action of cortisone on mesenchymal tissues. Arch. of Dermat. **61**, 919 (1950). — PLOTZ, C. M., E. L. HOWES, K. MEYER, J. W. BLUNT, R. LATTES and C. RAGAN: The effect of the hyperadrenal state on connective tissue. Amer. J. Path. **26**, 709 (1950). — POL: Zur Funktionsfrage der lymphadenoiden Organe, insbesondere der Tonsillen. Verh. dtsch. path. Ges. **19**, 286 (1923). — POLIS, B. D., E. POLIS and L. JEDEIKIN: The stimulating effect of xanthines on the aerobic formation of high energy phosphate. Amer. J. Med. Sci. **219**, 583 (1950). — POLLACK, A. D.: Visceral and vascular lesions in scleroderma. Arch. of Path. **29**, 859 (1940). — POLLISTER, A. W., and C. LEUCHTENBERGER: The nature of the specificity of methyl green for chromatin. Proc. Nat. Acad. Sci. **35**, 111 (1949). — POLLISTER, A. W., and H. RIS: Nucleoproteins in determination in cytological preparations. Cold Spring Harbor Symp. Quant. Biol. **12**, 147 (1948). — PONDER, E.: Physical factors involved in phagocytosis; review. Protoplasma (Berl.) **3**, 611 (1928). — PONDER, E., and Z. M. FLINN: Studies on the ARNETH count. — The relation between phagocytosis and nuclear configuration. Quart. J. Exper. Physiol. **16**, 207 (1926/27). — PONDER, E., and J. MACLEOD: White cell morphology in rabbits with induced peritoneal exsudates. J. of Exper. Med. **67**, 839 (1938). — POPIELSKI, L.: Über die physiologische Wirkung von Extrakten aus sämtlichen Teilen des Verdauungskanales (Magen, Dick- und Dünndarm), sowie des Gehirns, Pankreas und Blutes und über die chemischen Eigenschaften des darin wirkenden Körpers. Arch. ges. Physiol. **128**, 191 (1909). — POPOFF, N. W.: Histogenesis of thymus as shown by tissue cultures. Arch. exper. Zellforsch. **4**, 395 (1927). — PORTER, K. R.: Repair processes in connective. Trans. 2. Conf. on Connective Tissues 126, J. Macy jr. Foundation, New York, 1952. — PORTER, K. R., and C. V. Z. HAWN: Sequences in formation of clots from purified bovine fibrinogen and thrombin: study with electron microscope. J. of Exper. Med. **90**, 225 (1949). — PORTER, K. R., and P. VANAMEE: Observations on formation of connective tissue fibers. Proc. Soc. Exper. Biol. a. Med. **71**, 513 (1949). — PORTIS, B.: Rôle of omentum of rabbits, dogs and guinea-pigs in antibody production. J. Inf. Dis. **34**, 159 (1924). — PORTUGAL, H., O. A. LIMA, G. L. ROCHA, R. D. AZULAY and C. SILVA: The effect of sexual steroids upon granulation tissue. Internat. Arch. Allergy a. Appl. Immun. **2**, 274 (1951). — PRADOS, M., B. STROWGER and W. FEINDEL: Studies on cerebral edema. II. Reaction of the brain to exposure the air; physiologic changes. Arch. of Neur. **54**, 290 (1945). — PRATT, A. W., u. R. W. G. WYCKOFF: The fine structure of connective tissue fibrils. Biochem. et biophysica Acta **5**, 166 (1950). — PREISS, H.: Experimentelle Studien über Virulenz, Empfänglichkeit und Immunität beim Milzbrand. Zbl. Bakter. **49**, 341 (1909). — PRIEN, E. L.: Use of hyaluronidase to prevent urinary calculi. J. Amer. Med. Assoc. **154**, 744 (1954). — PRUNTY, F. T. G., B. E. CLAYTON and R. R. MCSWINEY: Comparison of human bioassay of ACTH with adrenal ascorbic acid depletion and inhibition of tissue healing responses. J. of Endocrin. **7**, 22 (1951). — PULLINGER, B. D., and H. W. FLOREY: Some observations on structure and functions of lymphatics: their behaviour in local oedem a Brit. J. Exper. Path. **16**, 49 (1935). ~ Proliferation of lymphatics in inflammation. J. of Path. **45**, 157 (1937). — PUNTRIANO, G. O.: Urinary calculi in livestock. A new concept of its etiology and possible prevention with hyaluronidase. J. Amer. Vet. Med. Assoc. **124**, 55 (1954). — PUTNAM, F. W.: Protein denaturation. The proteins (NEURATH u. BAILEY), Bd. I, Teil B, S. 807. New York: Acad. Press Inc. 1953.

QUENSEL, U.: Untersuchungen über das Vorkommen von Bakterien in den Lungen und bronchialen Lymphdrüsen gesunder Tiere. Z. Hyg. **40**, 505 (1902). — QUICK, A. J.: A new concept of venous thrombosis. Surg. etc. **91**, 296 (1950).

RADSMA, W.: Contribution à la biologie des phagocytes de l'homme. Arch. néerl. Physiol. **2**, 301 (1918). ~ L'action chimique colloïdale des sels alcalins neutres sur le processus de la phagocytose. Arch. néerl. Physiol. **4**, 197 (1919/20). — RAFFEL, S.: Types of acquired immunity against infectious disease. Annual Rev. Microbiol. **3**, 221 (1949). ~ Immunity, hypersensitivity, serology. New York: Appleton-Century-Crofts, Inc. 1953. — RAFFEL, S., L. E. ARNAUD, C. D. DUKES and J. S. HUANG: The role of the "wax" of the tubercle bacillus in establishing delayed hypersensitivity. J. of Exper. Med. **90**, 53 (1949). — RAFFEL, S., C. E. PAIT and M. C. TERRY: The proteins and antibodies of serum after prolonged dialysis. I. Periodic removal of precipitates. J. of Immun. **39**, 317 (1940). — RAFFEL, S., and M. C. TERRY: The proteins and antibodies of serum after prolonged dialysis. II. Dialysis without periodic removal of precipitate. J. of Immun. **39**, 337 (1940). ~ The proteins and antibodies. of serum after prolonged dialysis. III. Serial immunization with quantitative antibody estimations. J. of Immun. **39**, 349 (1940). — RAGAN, C.: Diskussionsbemerkung. Proc. 2. Clin. ACTH Conf. **1**, 366 (1951). ~ Effect of ACTH and cortisone on connective tissue. Trans. 1. Conf. Connective Tissue, S. 137, J. Macy jr. Foundation, New York, 1951. — RAGAN, C., E. L. HOWES, C. M. PLOTZ, K. MEYER and J. W. BLUNT: Effect of cortisone on production of granulation tissue in the rabbit. Proc. Soc. Exper. Biol. a. Med. **72**, 718 (1949). — RAGAN, C., E. L. HOWES, C. M. PLOTZ, K. MEYER, J. W. BLUNT and R. LATTES: The effect of ACTH and cortisone on connective tissues. Bull. New York Acad. Med. **26**, 251 (1950). — RAGAN, C., and K. MEYER: The hyaluronic acid of synovial fluid in rheumatoid arthritis. J. Clin. Invest. 28, 56 (1949). ~ Hyaluronic acid-hyaluronidase and the rheumatic diseases. Ann. New York Acad. Sci. 52, 1108 (1950). — Rake, G., and H. W. Sherp: Studies on meningococcus infection; antigenic complex of meningococcus-type-specific substance. J. of Exper. Med. 58, 341 (1933). — Rammelkamp, C. H., and J. H. Dingle: Pathogenic streptococci. Annual Rev. Microbiol. 2, 279 (1948). — Ramsdell, S. G.: Use of trypan blue to demonstrate immediate skin reaction in rabbits and guinea pigs. J. of Immun. 15, 305 (1928). — Randolph, T. G., and F. M. Rackemann: Blood histamine level in asthma and in eosinophilia. J. Allergy 12, 450 (1941). — Ranvier, L.: Traité technique d'histologie. Paris: Savy 1875, 1889. ~ Des clasmatocytes. C. r. Acad. Sci. Paris 110, 165 (1890). ~ Histologie de la peau. Archives d'Anat. microsc. 3, 202 (1899). ~ Des clasmatocytes. Archives d'Anat. microsc. 4, 122 (1900). — Rapport, M. M., K. Meyer and A. Linker: Analysis of the products formed on hydrolysis of hyaluronic acid by testicular hyaluronidase. J. Amer. Chem. Soc. 73, 2416 (1951). — Raska, S. B.: Metabolism of kidney in experimental renal hypertension; concentration of cytochrom C and activities of cytochrome oxydase and of succinic dehydrogenase systems in kidney of dogs with experimental renal hypertension. Inhibitory effect of renin and of kidney tissue preparations from hypertensive dogs on respiratory enzymes. J. of Exper. Med. 82, 227 (1945). — Rasmussen, A. F., H. A. Waisman, C. A. Elvehjem and P. F. Clark: Influence of the level of thiamine intake on the susceptibility of mice to poliomyelitis virus. J. Inf. Dis. 74, 41 (1944). — Read, B. E.: Metabolism studies with chaulmoogra oil. 1. The influence of chaulmoogra oil on calcium metabolism. J. of Biol. Chem. 62, 515 (1924). — Rebuck, J. W.: Functions of white blood cells. Amer. J. Clin. Path. 17, 614 (1947). ~ Cytology of acute inflammation in man as demonstrated by two original technical procedures with particular reference to the role of lymphocytes. Thesis. Univ. of Minnesota, 1947. ~ Functions of neutrophiles and lymphocytes in acute inflammation in man. Anat. Rec. 103, 497 (1949). ~ Enhanced nadi reaction in lymphocytes in inflammation. Federat. Proc. 11, 424 (1952). ~ A method for studying leucocytic functions in vivo. Ann. New York Acad. Sci. 59, 757 (1955). — Rebuck, J. W., and R. C. Mellinger: Interruption by topical cortisone of leucocytic cycles in acute inflammation in man. Ann. New York Acad. Sci. 56, 715 (1953). — Rebuck, J. W., and E. A. Monaghan: Peroxidase in the lymphocytes of man in acute inflammation. Federat. Proc. 7, 277 (1948). — Rebuck, J. W., R. W. Smith and R. R. Margulis: ACTH and leucocytic performance in windows in man. Proc. 2. Clin. ACTH Conf. 1, 460 (1951). ~ Leucocytic functions in acute inflammation in man as modified by ACTH. Federat. Proc. 10, 369 (1951). ~ The modification of leucocytic functions in human windows by ACTH. Gastroenterology 19, 644 (1951). — Recant, L., W. H. Ott and E. E. Fischel: The antipyretic effect of cortisone. Proc. Soc. Exper. Biol. a. Med. 75, 264 (1950). — Recklinghausen, F. v.: Zur Fettresorption. Virchows Arch. 26, 157 (1863). ~ Handbuch der allgemeinen Pathologie des Kreislaufes und der Ernährung. In Deutsche Chirurgie, Liefg 2 u. 3. 1883. — Reckzeh, P.: Klinische und experimentelle Beiträge zur Leukämiefrage. Z. klin. Med. 50, 34 (1903). — Reding, R.: Existence de ferments nucléaires dans le ganglion lymphatique et le lymphocyte sanguin. C. r. Soc. Biol. Paris 126, 95 (1937). — Reichert, F. L.: The regeneration of the lymphatics. Arch. Surg. 13, 871 (1926). — Reifenstein, G. H., J. H. Ferguson and H. G. Weiskotten: Studies on leucocytosis; neutrophilic leucocytosis following intravenous injection of supernatant fluid from sterile exsudate (rabbit). Amer. J. Path. 17, 233 (1941). — Reimann, H. A., G. Medes u. L. Fisher: Origin of blood proteins. Fol. haemat. (Lpz.) 52, 187 (1934). — Reiner, M.: Effect of cortisone and adrenocorticotropin therapy on serum proteins in disseminated lupus erythematosus. Proc. Soc. Exper. Biol. a. Med. 74, 529 (1950). — Reiser, K. A.: Über die Endausbreitung des vegetativen Nervensystems. Z. Zellforsch. 17, 610 (1933). — Reiss, E., E. Mertens and W. E. Ehrich: Agglutination of bacteria by lymphoid cells in vitro. Proc. Soc. Exper. Biol. a. Med. 74, 732 (1950). — Reiter, B. R., and J. T. Freeman: Plasma cell leukemia. Amer. J. Med. Sci. 193, 38 (1937). — Remesow, J.: Über Nadi-Reaktion. Virchows Arch. 285, 591 (1932). — Renaut, J.: Les cellules connectives rhagiocrines. Archives Anat. microsc. 9, 495 (1907). — Renn, P.: Zur Funktionsfrage der Gaumenmandel. Cytodiagnostische und histopathologische Untersuchungen. Beitr. path. Anat. 53, 1 (1912). — Reppert, E., J. Donegan and L. E. Hines: Ascorbic acid hyaluronidase hyaluronic acid reaction. Proc. Soc. Exper. Biol. a. Med. 77, 318 (1951). — Reymann, G. C.: Untersuchungen über die Eiweißfraktionen im Serum diphtherieimmunisierter Pferde, nebst anderen die Immunisierung betreffenden Verhältnissen. Z. Immun.forsch. 39, 15 (1924). — Rhoads, C. P., and K. Goodner: Pathology of experimental dermal pneumococcus infection in rabbit. J. of Exper. Med. 54, 41 (1931). — Rhoads, C. P., and F. Parker: Observations on incubated normal bloods. Amer. J. Path. 4, 271, 375 (1928). — Rhumbler, L.: Das Protoplasma als physikalisches System. Erg. Physiol. 14, 474 (1914). — Ribbert, H.: Über den Verlauf der durch Staphylokokkus aureus in der Haut von Kaninchen hervorgerufenen Entzündung. Dtsch. med. Wschr. 1889, 101. ~ Die pathologische Anatomie und die Heilung der durch den Staphylococcus pyogenes aureus hervorgerufenen Erkrankungen.

Zbl. Path. 1, 927 (1891). ~ Über die Bedeutung der Lymphdrüsen. Med. Klin. **1907**, 1543. ~ Lehrbuch der allgemeinen Pathologie und pathologischen Anatomie. Leipzig: F. C. W. Vogel 1908. ~ RICE, R. A.: Condition of the capillaries in histamine shock. J. of Exper. Med. **33**, 287 (1921). — RICH, A. R.: The demonstration that allergic inflammation is not necessary for the operation of acquired immunity. Proc. Nat. Acad. Sci. U.S.A. **16**, 460 (1930). ~ Mechanism responsible for prevention of spread of bacteria in immune body. Bull. Johns Hopkins Hosp. **52**, 203 (1933). ~ Inflammation in resistance to infection. Arch. of Path. **22**, 228 (1936). ~ The pathogenesis of tuberculosis. Springfield: Ch. C. Thomas 1944. — RICH, A. R., M. BERTHRONG and I. L. BENNETT: The effect of cortisone upon the experimental cardiovascular and renal lesions produced by anaphylactic hypersensitivity. Bull. Johns Hopkins Hosp. **87**, 549 (1950). — RICH, A. R. and M. R. LEWIS: Nature of allergy in tuberculosis as revealed by tissue culture studies. Bull. Johns Hopkins Hosp. **50**, 115 (1932). — RICH, A. R., and C. M. MCKEE: Study of character and degree of protection afforded by immun state independently of leucocytes. Bull. Johns Hopkins Hosp. **54**, 277 (1934). ~ The mechanism of a hitherto unexplained form of native immunity to the type III pneumococcus. Bull. Johns Hopkins Hosp. **59**, 171 (1936). — RICHARDS, A. N., and C. F. SCHMIDT: A description of the glomerular circulation in the frog's kidney and observations concerning the action of adrenalin and various other substances upon it. Amer. J. Physiol. **71**, 178 (1924/25). — RICHARDSON, R.: Immunity in diabetes; influence of diabetes on development of antibacterial properties in blood. J. Clin. Invest. **12**, 1143 (1933). ~ Immunity in diabetes; relative importance of nutritional state and of blood sugar level influencing development of agglutinin after typhoid vaccine. J. Clin. Invest. **14**, 389 (1935). ~ Immunity in diabetes; relation of tissue glycogen and blood chemistry to bacterial dissemination, antibody formation and survival after infection in diabetes. J. Clin. Invest. **19**, 239 (1940). — RICHTER, K. M.: An experimental study of the cytology of human peripheral blood neutrophiles and lymphocytes. J. of Morph. **71**, 53 (1942). ~ Leucocytic secretory activity. Ann. New York Acad. Sci **59**, 863 (1955). — RICHTER, M. N.: Leukemia; the relative values of cell morphology and the peroxydase reaction as diagnostic aids. Arch. Int. Med. **36**, 13 (1925). — RICKER, G.: Die Verflüssigung der Bindegewebsfasern. Zugleich ein Beitrag zur Kenntnis der fibrinoiden Degeneration. Virchows Arch. **163**, 44 (1901). ~ Entwurf einer Relationspathologie. Jena: Gustav Fischer 1905 u. 1908. ~ Bemerkungen zu der kritischen Studie FELIX MARCHANDS über den Entzündungsbegriff. Virchows Arch. **237**, 281 (1922). ~ Die Pathologie als Naturwissenschaft. Berlin: Springer 1924. — RICKER, G., u. G. GOERDELER: Gefäßnerven, Tubercel und Tuberculinwirkung nach mikroskopischen Untersuchungen des Bauchfelles beim lebenden Kaninchen und in Flächenpräparaten. Z. exper. Med. **4**, 1 (1916). — RICKER, G., u. P. REGENDANZ: Beiträge zur Kenntnis der örtlichen Kreislaufstörungen. Nach Untersuchungen am Pankreas und seinem Bauchfell, an der Conjunctiva und dem Ohrlöffel des Kaninchens. Virchows Arch. **231**, 1 (1921). — RIESSER, O.: Histaminstudien. Arch. exper. Path. u. Pharmakol. **187**, 1 (1937). — RIGDON, R. H.: Staphylococcic immunity, résumé of experimental and clinical studies. Arch. of Path. **24**, 233 (1937). ~ Capillary permeability in the skin of the rabbit. Proc. Soc. Exper. Biol. a. Med. **42**, 43 (1939). ~ Demonstration of a capillary permeability factor in tissue extracts from normal rabbits. Arch. Surg. **41**, 96 (1940). ~ Capillary permeability in areas of inflammation produced by xylene. Arch. Surg. **41**, 101 (1940). ~ Localization of staphylococci in areas of inflammation produced by xylene. Arch. Surg. **41**, 879 (1940). ~ A study of capillary permeability and inflammation in the skin of rabbits given adrenalin. Surgery 8, 839 (1940). ~ Localization and concentration of staphylococcus antitoxin in areas of rabbit skin. J. Labor. a. Clin. Med. **27**, 37 (1941). ~ Observations on capillary permeability in areas of inflammation produced by staphylococci. Surgery **9**, 436 (1941). ~ Capillary permeability and inflammation in rabbits with staphylococci septicemia. Arch. Surg. **44**, 129 (1942). ~ Observations on the effect of histamine phosphate on capillary permeability and inflammation. J. Labor. a. Clin. Med. **27**, 1554 (1942). ~ Effect of antihistamine on localization of trypan blue in xylene treated areas of skin. Proc. Soc. Exper. Biol. a. Med. **71**, 637 (1949). ~ Capillary permeability in areas of inflammation. The mechanism of inflammation (JASMIN u. ROBERT), S. 125. Montreal: Acta Inc. 1953. — RIGDON, R. H., and A. HAYNES: Observations on capillary permeability and inflammation in the skin of sensitized rabbits. J. Labor. a. Clin. Med. **27**, 598 (1942). — RILEY, J. F.: The relationship of the tissue mast cells to the blood vessels in the rat. J. of Path. **65**, **461** (1953). ~ The effects of histamine-liberators on the mast cells of the rat. J. of Path. **65**, 471 (1953). ~ Histamine in tissue mast cells. Science (Lancaster, Pa.) 118, 332 (1953). — RILEY, J. F., and G. B. WEST: Histamine in tissue mast cells. J. of Physiol. **117**, 72P (1952). ~ Mast cells and histamine in tissues. J. of Physiol. **119**, 44P(1953). ~ The presence of histamine in tissue mast cells. J. of Physiol. **120**, 528 (1953). — RINDANI, T. H.: Studies on the influence of topical "reticuloendothelial blockade" and of topical administration of various steroids in inflammation. The mechanism of inflammation (JASMIN u. ROBERT),

S. 103. Montreal: Acta Inc. 1953. — Rindani, T. H., and H. Selye: Inflammation as influenced by a topical blockade of the reticulo-endothelial system: An example of "local crossed sensitisation". Brit. J. of Exper. Path. 34, 674 (1953). — Rinehart, J. F.: Stem cell of monocyte. Arch. of Path. 13, 889 (1932). — Ringertz, N., u. C. A. Adamson: Lymphadenitis picture in man with various types of bacterial invasion. Acta path. scand. (København.) 25, 192 (1948). ~ The lymph-node response to various antigens. Acta path. scand. (København.) Suppl. 86, 1950. — Ringeon, A. R.: The mast leucocytes in the adult guinea pig under experimental conditions. Amer. J. Anat. 31, 319 (1923). — Ritter, C.: Die natürlichen schmerzlindernden Mittel des Organismus. Arch. klin. Chir. 68, 429 (1902). ~ Die Entstehung der entzündlichen Hyperämie. Mitt. Grenzegb. Med. u. Chir. 12, 643 (1903). ~ Die Entstehung der entzündlichen Hyperämie. Mitt. Grenzgeb. Med. u. Chir. 14, 235 (1905).— Ritter, H. B., and J. J. Oleson: Combined histochemical staining of acid polysaccharides and 1,2 glycol groupings in paraffin sections of rat tissues. Amer. J. Path. 26, 639 (1950). — Rivers, T. M.: Viral and rickettsial infections of man. Philadelphia: J. B. Lippincott Company 1948. — Rivers, T. M., and W. S. Tillett: Local passive immunity in the skin of rabbits to infection with (1) a filterable virus, and (2) hemolytic streptococci. J. of Exper. Med. 41, 185 (1925). — Robben, F. J., G. T. Rich and M. S. Fleisher: Studies on spontaneous recovery from pneumococcic infection in guinea-pig. Arch. of Path. 20, 46 (1935). — Robb-Smith, A. H. T.: Tissue changes induced by cl. welchii type A. filtrates. Lancet 1945 II, 362. ~ The nature of reticulin. Trans. 3. Conf. on Connective Tissues, S. 92. J. Macy jr. Foundation, New York, 1952. ~ The functional significance of connective tissue. Lectures on the scientific basis of medicine, Bd. 2, S. 77. Bristol: Western Printing Service 1952/53. ~ Nature and structure of collagen (significance of collagenase). Faraday Society, London, King's College, London, 1953. London: Academic Press 1954. ~ The functional significance of connective tissue. Lectures on general pathology (Florey), S. 553. Philadelphia: W. B. Saunders Company 1954. — Roberts, E., D. A. Karnofsky and S. Frankel: Influence of cortisone on free hydroxy. proline in the developing chick embryo. Proc. Soc. Exper. Biol. a. Med. 76, 289 (1951). — Roberts, K. B.: Fever. Lectures on general pathology (Florey), S. 228. Philadelphia: W. B. Saunders Company 1954. — Roberts, R. C., K. A. Crockett and T. C. Laipply: Effects of salicylates and benadryl on experimental anaphylactic hypersensitive vascular and cardiac lesions. Arch. Int. Med. 83, 48 (1949). — Roberts, S., E. Adams and A. White: Influence of mode of immunization on the relationship between the development of tissue titers and the release of hemolysins in vitro. J. of Immun. 62, 155 (1949). — Robertson, J. S.: Failure of adrenal cortical extracts to cause lysis of living lymphocytes in vitro. Nature (Lond.) 161, 814 (1948). — Robertson, O. H., and H. van Sant: A comparative study of phagocytosis and digestion of pneumococci by macrophages and polymorphonuclear leucocytes in normal and immune dogs. J. of Immun. 37, 571 (1939). — Robertson, R. C., and H. Yu: Leucopenia and toxic substances of B. typhosus. J. of Hyg. 38, 299 (1938). — Robinson, E. S., and B. A. Flusser: Studies on pyrogens; isolation of pyrogens from various microorganisms. J. of Biol. Chem. 153, 529 (1944). — Robinson, H. J.: Effects of cortisone on intradermal pneumococcal infections in rabbits. Federat. Proc. 10, 332 (1951). — Robinson, H. J., and H. Siegel: The influence of B vitamins on the resistance of rats to induced pneumococcal lobar pneumonia. J. Inf. Dis. 75, 127 (1944). — Robinson, H. J., and A. L. Smith: The effect of adrenal cortical hormones on experimental infection. Ann. New York Acad. Sci. 56, 757 (1953). — Robson, H. N., and J. J. R. Duthie: Capillary resistance and adrenocortical activity. Brit. Med. J. 1950, 971. ~ Further observations on capillary resistance and adrenocortical activity. Brit. Med. J. 1952, 994. — Rocha e Silva, M.: Concerning the mechanism of anaphylactic and tryptic shock. J. of Immun. 40, 399 (1941). ~ Recent advances concerning histamine problem. J. Allergy 15, 399 (1944). ~ Histamine and anaphylaxis. São Paulo: Edigraf, Ltd. 1946. ~ Antihistamine agents in allergy; role played by leucocytes and platelets in anaphylactic and peptone shock. Ann. New York Acad. Sci. 50, 1045 (1950). ~ Concerning the mechanism of anaphylaxis and allergy. Brit. Med. J. 1952, 779. ~ Activation by polysaccharides of a histamine liberator (anaphylatoxin) in blood plasma. The mechanism of inflammation (Jasmin u. Robert), S. 237. Montreal: Acta Inc. 1953. — Rocha e Silva, M., and S. O. Andrade: Histamine and proteolytic enzymes; liberation of histamine by papain. J. of Biol. Chem. 149, 9 (1943). — Rocha e Silva, M., and M. Aronson: Histamine release from the perfused lung of the guinea pig by serotoxin (anaphylatoxin). Brit. J. Exper. Path. 33, 577 (1952). — Rocha e Silva, M., u. O. Bier: Untersuchungen über Entzündung. Beiträge zur Kenntnis der chemotaktischen Wirkung von Entzündungsexsudaten. Virchows Arch. 303, 343 (1939). — Rocha e Silva, M., O. Bier and M. Aronson: Histamine release by anaphylatoxin. Nature (Lond.) 168, 465 (1951). — Rocha e Silva, M., and C. A. Dragstedt: Observations on trypan blue capillary permeability test in rabbits. J. of Pharmacol. 73, 405 (1941). ~ Nature of capillary permeability factor present in extracts of normal tissues. Proc. Soc. Exper. Biol. a. Med. 46,

303 (1941). — ROCHA E SILVA, M., A. PORTO and S. O. ANDRADE: Anaphylaxis-like reactions produced by ascaris-extracts; role played by leucocytes and platelets in genesis of shock. Arch. Surg. 53, 199 (1946). — ROCHA E SILVA, M., and R. M. TEIXEIRA: Role played by leucocytes, platelets and plasma trypsin in peptone shock in dog. Proc. Soc. Exper. Biol. a. Med. 61, 376 (1946). — ROCHE, J.: Importance du substrat pour le p_H optimum d'action des phosphatases sanguines (globules blancs et rouges, serum). C. r. Soc. Biol. Paris 107, 640 (1931). — ROEHLICH, K.: Untersuchungen über die Sekundärknötchen der Lymphknoten. Z. mikrosk.-anat. Forsch. 12, 254 (1928). — RÖSSLE, R.: Über die Merkmale der Entzündung im allergischen Organismus. Verh. dtsch. path. Ges. 17, 281 (1914). ~ Referat über Entzündung. Verh. dtsch. path. Ges. 19, 18 (1923). ~ Über wenig beachtete Formen der Entzündung von Parenchymen und ihre Beziehung zu Organsklerosen. Verh. dtsch. path. Ges. 27, 152 (1934). ~ Über Grenzformen der Entzündung und über die serösen Organentzündungen im Besonderen. Klin. Wschr. 1935, 769. ~ Über die serösen Entzündungen der Organe. Virchows Arch. 311, 252 (1944). ~ Seröse Entzündung. Zbl. Path. 83, 51 (1945). — RÖSSLE, R., u. T. YOSHIDA: Das Gitterfasergerüst der Lymphdrüsen unter normalen und pathologischen Verhältnissen. Beitr. path. Anat. 45, 110 (1909). — ROGER, G. H.: De quelques substances chimiques qui favorisent l'infection. C. r. Soc. Biol. Paris 2, 307 (1890). — ROGERS, D. E., and R. TOMPSETT: The survival of staphylococci within human leucocytes. J. of Exper. Med. 95, 209 (1952). — ROGERS, H. J.: Influence of hydrolysates of hyaluronate upon hyaluronidase production by microorganisms. Biochemic. J. 40, 583 (1946). ~ Metabolism of amino sugars; breakdown of N-acetylglucosamin by strains of streptococcus haemolyticus and other streptococci. Biochemic. J. 45, 87 (1949). — ROHDE, C.: Die Verschiebungen der Wasserstoffionenkonzentration bei der Entzündung. Mitt. Grenzgeb. Med. u. Chir. 40, 85 (1926). — ROHR, K.: Blut- und Knochenmarksmorphologie der Agranulocytosen. (Ergebnisse fortlaufender Sternalmarksuntersuchungen.) Fol. haemat. (Lpz.) 55, 305 (1936). ~ Bluteiweißkörper und Knochenmarksreticulum. Helvet. med. Acta 5, 544 (1938). ~ Das menschliche Knochenmark. Leipzig: Georg Thieme 1940. ~ Das menschliche Knochenmark. Stuttgart: Georg Thieme 1949. ~ Das retikulohistiozytäre System und seine Erkrankungen vom klinischen Standpunkt. Verh. dtsch. Ges. Path. 37, 127 (1954). — ROLLY, F., u. K. S. MELTZER: Experimentelle Untersuchungen über die Bedeutung der Hyperthermie. Dtsch. Arch. klin. Med. 24, 335 (1908). — RONA, P., u. H. KLEINMANN: Untersuchungen über tierische Gewebsproteasen. 6. Mitt. Über die Arten der in Lymphdrüsen vorhandenen Proteinasen. Biochem. Z. 241, 283 (1931). ~ Untersuchungen über tierische Gewebsproteasen. 7. Mitt. Qualitative und quantitative Untersuchung des Kathepsins der Pferdelymphdrüsen. Biochem. Z. 241, 316 (1931). — ROOYEN, C. E. VAN, and A. J. RHODES: Virus diseases of man. New York: Nelson 1948. — ROPES, M. W.: Diskussionsbemerkung. Ann. Rheumat. Dis. 7, 35 (1948). — ROPES, M. W., W. V. B. ROBERTSON, E. C. ROSSMEISL, R. B. PEABODY u. W. BAUER: Synovial fluid mucin. Acta med. scand. (Stockh.) Suppl. 196 (1947). — ROSE, B.: Thesis. McGill University, Montreal 1939. ~ Studies on blood histamine in cases of allergy; effect of administration of histaminase on symptoms and histamine content of blood in patients with allergy. J. Allergy 12, 441 (1941). ~ Studies on blood histamine in patients with allergy; alterations in blood histamine in patients with allergic disease. J. Clin. Invest. 20, 419 (1941). ~ Studies on histamine-content of blood and tissues of rabbit during anaphylactic shock. J. of Immun. 42, 161 (1941). ~ Role of histamine in anaphylaxis and allergy. Amer. J. Med. 3, 545 (1947). ~ Diskussion zu ROCHA E SILVAS: Leucocytes and platelets in shock. Ann. New York Acad. Sci. 50, 1066 (1950). ~ Allergy. Annual Rev. Med. 2, 155 (1951). ~ Histamine, hormones and hypersensitivity. Recent Progr. in Hormone Res. 7, 375 (1952). ~ Allergic inflammation. The mechanism of inflammation (JASMIN u. ROBERT), S. 247. Montreal: Acta Inc. 1953. — ROSE, B., and J. S. L. BROWNE: On the distribution and rate of disappearance of injected histamine in normal and adrenalectomized rats. Amer. J. Physiol. 123, 175 (1938). ~ The distribution and rate of disappearance of intravenously injected histamine in the rat. Amer. J. Physiol. 124, 412 (1938). ~ Effect of adrenalectomy on histamine content of tissues of rat. Amer. J. Physiol. 131, 589 (1941). ~ Studies on release of histamine from blood cells of rabbit by addition of horse serum or egg albumin in vitro. J. of Immun. 41, 403 (1941). ~ Studies of blood histamine in cases of burns. Ann. Surg. 115, 390 (1942). — ROSE, B., J. A. P. PARE, K. K. PUMP, R. L. STANFORD, K. R. MACKENZIE and E. H. VENNING: Observations on the metabolic changes resulting from the administration of ACTH to patients with asthma and allied conditions. Proc. 2. Clin. ACTH Conf. 1, 519 (1951). — ROSE, B., I. RUSTED and A. FOWNES: Intravascular catheterization studies of bronchial asthma. I. Histamine lebels in arterial and mixed venous blood of asthmatic patients before and during induced attacks. J. Clin. Invest. 29, 113 (1950). — ROSE, B., and P. WEIL: Blood histamine in rabbit during anaphylactic shock. Proc. Soc. Exper. Biol. a. Med. 42, 494 (1939). — ROSEGGER, H.: Chemotaxisversuche mit Wurmsubstanz an eosinophilen Leukocyten. Z. exper. Med. 85, 712 (1932). — ROSENTHAL, S. R., and M. L. BROWN: Thymoxyethyldiethylamine as

antagonist of histamine and of anaphylactic reactions. J. of Immun. 38, 259 (1940). — ROSS, J. R., and E. C. ROBERTSON: The effect of vitamin B complex on the resistance of rats to enteritidis infection. Amer. J. Dis. Childr. 43, 547 (1932). — ROSSITER, R. J., and E. WONG: Esterase of rabbit polymorphonuclear leucocytes. J. of Biol. Chem. 180, 933 (1949). ~ β-glucuronidase of human white blood cells. Blood 5, 864 (1950). ~ β-glucuronidase of rabbit polymorphonuclear leucocytes. Canad. J. Res., Sect. E 28, 69 (1950). — ROTH, W.: Über die Permeabilität der Capillarwand und deren Bedeutung für den Austausch zwischen Blut und Gewebsflüssigkeit. Arch. Anat. u. Physiol. 416 (1899). — ROTHBARD, S.: Protective effect of hyaluronidase and type specific anti-M serum on experimental group A streptococcus infections in mice. J. of Exper. Med. 88, 325 (1948). — ROTHBARD, S., R. F. WATSON, H. F. SWIFT and A. T. WILSON: Bacteriologic and immunologic studies on patients with hemolytic streptococcic infections as related to rheumatic fever. Arch. Int. Med. 82, 229 (1948). — ROTTER, W.: Über die Sekundärknötchen in den Lymphknoten. Virchows Arch. 265, 596 (1927). — ROUGET, C.: Mémoires sur le développment, la structure et les propriétés physiologiques des capillaires sanguins et lymphatiques. Arch. norm. u. path. Physiol. 5, 603 (1873). ~ Deuxième partie. Développment des capillaires sanguins chez les mammifères. Arch. norm. u. path. Physiol. 5, 639 (1873). — ROULET, F.: Studien zur Histogenese des tuberkulösen Granuloms. Virchows Arch. 294, 262 (1934). ~ Studien über Knorpel- und Knochenbildung in Gewebekulturen. Zugleich ein Beitrag zur Lehre der Entstehung der sogenannten Grundsubstanzen. Arch. exper. Zellforsch. 17, 1 (1935). ~ Über das Verhalten der Bindegewebsfasern unter normalen und pathologischen Bedingungen. Erg. Path. 32, 1 (1937). ~ Der Tuberkelbacillus und das tuberkulöse Granulom. Klin. Wschr. 1949, 41. — ROUS, P.: Some differential counts of the cells in the lymph of the dog: their bearing on problems in haematology. J. of Exper. Med. 10, 537 (1908). ~ The relative reaction within living mammalian tissues. II. On the mobilization of acid material within cells, and the reaction as influenced by the cell state. J. of Exper. Med. 41, 399 (1925). ~ The relation of hydrostatic pressure to the gradient of capillary permeability. J. of Exper. Med. 55, 203 (1932). — ROUS, P., and H. P. GILDING: Is local vasodilatation after different tissue injuries referable to single cause? J. of Exper. Med. 51, 27 (1930). — ROUS, P., H. P. GILDING and F. SMITH: Gradient of cascular permeability. J. of Exper. Med. 51, 807 (1930). — ROUX, E.: Mémoires publiés à l'occasion du jubilé d'ELIE METSCHNIKOFF. Paris: Masson & Cie. 1921. — ROWE, A. H.: The albumin and globulin content of human blood serum in health, syphilis, pneumonia and certain other infections, with the bearing of globulin on the WASSERMANN reaction. Arch. Int. Med. 18, 455 (1916). — RUBEL, W. M.: Über den Zusammenhang von Glykolyse und Proteolyse der Gewebe. Biochem. Z. 283, 180 (1935/36). — RUCHLAEDEW, N.: Untersuchungen zur Kritik der Methodik chemotaktischer Versuche und zur Biologie der Leukocyten. Z. Biol. 54, 533 (1910). — RUCHMAN, I.: The effect of starvation on the development of immunity in mice after vaccination with western equine encephalomyelitis virus. J. of Bact. 51, 403 (1946). — RUDEBECK, J.: Experimentelle Untersuchungen über die Sekundärknötchen in den Kniekehlenlymphknoten des Kaninchens bei Staphylokokkeninfektion. Virchows Arch. 284, 504 (1932). — RUEHLE, G.: Über die Membrana propria der Harnkanälchen und ihre Beziehung zu dem interstitiellen Gewebe der Niere. Arch. Anat. u. Entw.gesch. 1, 153 (1897). — RUGIERO, H. R., et C. A. TANTURI: Estudios sobre inflamacion. I. Relación entre el cuadro celular local y el p_H. Semana. méd. 49 (8), 337 (1942). ~ Estudios sobre inflamacion. II. Acidosis local y su relación con el metabolismo hidrocarbonado. Semana. méd. 49 (13), 577 (1942). ~ Estudios sobre inflamación; La coagulación de los exudados inflamatorios. Semana. méd. 49 (2), 358 (1942). — RUMJANTZEW, A.: Cytologische Studien an Gewebekulturen in vitro; über einige gleichartige morphologische Erscheinungen bei der Speicherung von Tusche, Farbe und Osmiumsäure in den Gewebezellen. Z. Zellforsch. 6, 726 (1928). ~ Cytologische Studien an den Gewebekulturen; über den „GOLGIschen Apparat" in den mesenchymatösen Zellen, nebst Bemerkungen über den „GOLGIschen Apparat" im Allgemeinen. Arch. exper. Zellforsch. 7, 107 (1928/29). — RUNGE, H.: Über die Funktion der Nabelschnur und des Amnions. Zbl. Gynäk. 51, 46 (1927). — RUSKA, H., u. C. WOLPERS: Zur Struktur des Liquorfibrins. Klin. Wschr. 1940, 695. — RUSSELL, W.: An address on a characteristic organism of cancer. Brit. Med. J. 2, 1356 (1890). — RUTSTEIN, D. D., F. H. CLARKE and L. M. TARAN: Electrophoretic studies in rheumatic fever. Science (Lancaster, Pa.) 101, 669 (1945).

SAATHOFF, J.: Zur Frage des RICKERschen Stufengesetzes. Untersuchungen mit Wärmereiz am Pankreas und Mesenterium des lebenden Kaninchens. Verh. dtsch. path. Ges. 35, 245 (1951). — SABIN, F. R.: Entwicklung der Lymphgefäße. In Handbuch der Entwicklungsgeschichte (KEIBEL-MALL), Bd. 2. 1911. ~ Bone marrow. Physiologic. Rev. 8, 191 (1928). ~ Cellular reactions to fractions isolated from tubercle bacilli. Physiologic. Rev. 12, 141 (1932). ~ Cellular reactions to dye-protein with concept of mechanism of antibody-formation. J. of Exper. Med. 70, 67 (1939). ~ Cellular reactions to fractions from tubercle bacilli. Amer. Rev. Tbc. 44, 415 (1941). — SABIN, F. R., C. R. AUSTRIAN, R. S. CUNNING-

HAM, and C. A. DOAN: Studies on the maturation of myeloblasts into the myelocytes and on amitotic cell division in the peripheral blood in subacute myeloblastic leucemia. J. of Exper. Med. **40**, 845 (1924). — SABIN, F. R., R. S. CUNNINGHAM, S. SUGIYAMA and J. A. KINDWALL: The rôle of the monocyte in tuberculosis. Bull. Johns Hopkins Hosp. **37**, 231 (1925). — SABIN, F. R., and C. A. DOAN: Relation of monocytes and clasmatocytes to early infection in rabbits with bovine tubercle bacilli. J. of Exper. Med. **46**, 627 (1927). ~ Biological reactions in rabbits to protein and phosphatide fractions from chemical analysis of human tubercle bacilli. J. of Exper. Med. **46**, 645 (1927). — SABIN, F. R., C. A. DOAN and R. S. CUNNINGHAM: The discrimination of two types of phagocytic cells in the connective tissues by the supravital technique. Contrib. to Embryol. **16**, 125 (1925). — SABIN, F. R., C. A. DOAN and C. E. FORKNER: Reactions of tissues to lipoid fractions of tubercle bacillus strain 37. Amer. Rev. Tbc. **21**, 290 (1930). ~ Studies on tuberculosis. J. of Exper. Med. **52**, Suppl. 3 (1930). — SABIN, F. R., F. R. MILLER, C. A. DOAN and B. K. WISEMAN: Study of toxic properties of tuberculoproteins and polysaccharides. J. of Exper. Med. **53**, 51 (1931). — SABIN, F. R., F. R. MILLER, K. C. SMITHBURN, R. M. THOMAS and L. E. HUMMEL: Changes in the bone marrow and blood cells of developing rabbits. J. of Exper. Med. **64**, 97 (1936). — SAGER, W. W., and A. C. NICKEL: Localization of bacteria in tissues of lowered resistance. Arch. Surg. **19**, 1086 (1929). — SAKO, W.: Studies on pertussis immunization. J. of Pediatr. **30**, 29 (1947). — SAKO, W., W. L. TREUTING, D. B. WITT and S. J. NICHAMIN: Early immunization against pertussis with alum precipitated vaccine. J. Amer. Med. Assoc. **127**, 379 (1945). — SAKO, W. S.: Resistance to infection as affected by variation in the proportions of protein, fat, and carbohydrate in the diet. J. of Pediatr. **20**, 475 (1942). — SALLE, A. J., and W. A. MCOMIE: Immunological responses of tissues cultivated in vitro. J. of Immun. **32**, 157 (1937). — SALLMAN, B., and J. M. BIRKELAND: The role of hyaluronidase in hemolytic streptococcal infection. Ann. New York. Acad. Sci. **52**, 1062 (1950). — SALVESEN, H. A.: Variations in plasma-proteins in nonrenal conditions. Acta. med. scand. (Stockh.) **72**, 113 (1929). ~ Sarcoid of BOECK, disease of importance to internal medicine. Acta med. scand. (Stockh.) **86**, 127 (1935). — SAMTER, M.: The response of eosinophils in the guinea pig to sensitization, anaphylaxis and various drugs. Blood **4**, 217 (1949). — SAMUEL, S.: Der Entzündungsprozeß. Leipzig: F. C. W. Vogel 1873. ~ Erstarrung und Entzündung. Virchows Arch. **43**, 552 (1868). ~ Über anämische, hyperämische und neurotische Entzündungen. Virchows Arch. **121**, 396 (1890). ~ Entzündungsherd und Entzündungshof. Virchows Arch. **121**, 273 (1890). ~ Entzündung. Erg. Path. **1895**, **64**. — SANDERS, A. G., H. W. FLOREY and J. M. BARNES: Output of lymphocytes from thoracic duct in cats and rabbits. Brit. J. Exper. Path. **21**, 254 (1940). — SANDERS, F. K.: Cellular and tissue reactions to viruses. Lectures on general pathology (FLOREY), S. 180. Philadelphia: W. B. Saunders Company 1954. — SANDERSON, J. B.: The Croonian lectures on the progress of discovery relating to the origin and nature of infections. Brit. Med. J. **2**, 1085 (1891). — SANDISON, J. C.: Observations on the growth of blood vessels as seen in the transparent chamber introduced into the rabbits ear. Amer. J. Anat. **41**, 475 (1928). ~ Contraction of blood vessels and observations on circulation in transparent chambers in rabbits ear. Anat. Rec. **54**, 105 (1932). — SANELLA, L. S.: The effect of testicular extract on the distribution and absorption of subcutaneous saline solution. Yale J. Biol. a. Med. **12**, 433 (1940). — SARBER, R. W.: Effect of benadryl hypochloride on tuberculin reaction in guinea pigs. Amer. Rev. Tbc. **57**, 504 (1948). — SASLAW, S., H. E. WILSON, C. A. DOAN, O. C. WOOLPERT and J. L. SCHWAB: Reactions of monkeys to experimentally induced influenza virus A infection. An analysis of the relative roles of humoral and cellular immunity under conditions of optimal or deficient nutrition. J. of Exper. Med. **84**, 113 (1946). ~ Reactions of monkeys to experimentally induced streptococcus hemolyticus, group C, infection. An analysis of the relative roles of humoral and cellular immunity under conditions of optimal or deficient nutrition. J. of Exper. Med. **84**, 263 (1946). — SASLOW, G.: Relation between oxygenation of fluids and occurence of edema in perfused frog web. Amer. J. physiol. **124**, 360 (1938). — SATO, K.: Real nature of vital staining. Fol. anat. jap. 8, 51 (1930) — SAVCHENKO, J. G.: Theory of phagocytosis. Arch. Biol. l'Inst. imp. Med. exper. **15**, 145, 418 (1910). ~ On the theory of phagocytosis. 3. article. Arch. Biol. l'Inst. imp. Med. exper. **16**, 161 (1911). — SAWYER, W. A.: Persistence of yellow fever immunity. Prevent. Med. **5**, 413 (1931). — SAYERS, G., and M. A. SAYERS: Regulation of pituitary adrenocorticotrophic activity during response of rate to acute stress. Endocrinology **40**, 625 (1947). — SAYERS, M. A., G. SAYERS and L. A. WOODBURY: Assay of adrenocorticotrophic hormone by adrenal ascorbic acid-depletion method. Endocrinology **42**, 379 (1948). — SCHACHER, J., J. S. L. BROWNE and H. SELYE: Effect of various sterols on thymus in adrenalectomized rat. Proc. Soc. Exper. Biol. a. Med. **36**, 488 (1937). — SCHADE, H.: Die physikalische Chemie in der inneren Medizin. Dresden: Theodor Steinkopff 1920 u. 1923. ~ Die Physikochemie der Entzündung. Verh. dtsch. path. Ges. **19**, 69 (1923). ~ Über Molekularpathologie und Entzündung. Eine Erwiderung an Geheimrat Prof. F. MARCHAND. Münch. med. Wschr. **1924**, 433. ~ Über Quellungsphysiologie und Ödementstehung. Erg. inn. Med. 32, 425 (1927). ~ Die Molekularpathologie der Entzündung. Dresden: Wilhelm Steinkopff 1935. — SCHADE, H., u. F. CLAUSEN: Über Tuberculose und Entzündungsacidose. Beitr. Klin. Tbk. 62, 300 (1925). — SCHADE, H., F. CLAUSEN, C. HAEBLER, F. HOFF, N. MOCHIZUCKI u. M. BIRNER: Weitere Untersuchungen zur Molekularpathologie der Entzündung: Die Exsudate. Z. exper. Med. 49, 334 (1926). — SCHADE, H., u. K. MAYR: Über das Verhalten gesunder menschlicher Blutleukocyten bei Milieuänderungen innerhalb der Grenzen, wie sie den Entzündungsvorgängen entsprechen. Krkh.forsch. 8, 261, 354, 378 (1930). — SCHADE, H., u. H. MENSCHEL: Quellungsmessungen am menschlichen Bindegewebe und ihr Ergebnis für die M. H. FISCHERsche Theorie der Säureentstehung der Ödeme. Kolloid-Z. 31, 171 (1922). ~ Über die Gesetze der Gewebsquellung und ihre Bedeutung für klinische Fragen (Wasseraustausch im Gewebe, Lymphbildung und Ödementstehung). Z. klin. Med. 96, 279 (1923). — SCHADE, H., P. NEUKIRCH u. A. HALPERT: Über lokale Acidosen des Gewebes und die Methodik ihrer intravitalen Messung; zugleich ein Beitrag zur Lehre der Entzündung. Z. exper. Med. 24, 11 (1921). — SCHAFFENBURG, C., G. M. C. MASSON and A. C. CORCORAN: Interrelationships of desoxycorticosterone, cortisone and vitamin C in the genesis of mesenchymal lesions. Proc. Soc. Exper. Biol. a. Med. 74, 358 (1950). — SCHAFFER, J.: Grundsubstanz, Intercellularsubstanz und Kittsubstanz. Anat. Anz. 19, 95 (1901). ~ Über Plasmazellen. Zbl. Path. 20, 1009 (1909). ~ Lehrbuch der Histologie und Histogenese. Leipzig: Wilhelm Engelmann 1922. — SCHALY, G. A.: Over het Vorkommen van de Cellen van ROUSET op den Wand van de Capillairen. Diss. Groningen 1926. — SCHEER, VAN DER, J., E. BOHNEL, F. H. CLARKE and R. W. G. WYCKOFF: An electrophoretic examination of several antipneumcoccic rabbit sera. J. of Immun. 44, 165 (1942). — SCHEER, VAN DER, J. R. W. G. WYCKOFF and F. H. CLARKE: The electrophoretic analysis of several hyperimmune horse sera. J. of Immun. 39, 65 (1940). ~ The electrophoretic analysis of tetanal antitoxic horse-sera. J. of Immun. 40, 173 (1941). ~ An electrophoretic examination of digested sera. J. of Immun. 41, 349 (1941). — SCHEIBLER, C.: Z. Ver. Rübenzuckerind. 24, 309 (1874). — SCHILD, H. O.: Origin of histamine-like substance in anaphylactic shock. J. of Physiol. 86, 50 (1936). ~ Histamine reactions of guinea-pig's uterus. J. of Physiol. 86, 51 (1936). ~ Histamine release in anaphylactic shock from various tissues of guinea-pigs. J. of Physiol. 95, 393 (1939). — SCHILLING, V.: Über hochgradige Monocytosen mit Makrophagen bei Endocarditis ulcerosa und über die Herkunft der großen Mononucleären. Z. klin. Med. 88, 377 (1919). ~ Das Knochenmark als Organ. I. Die Entwicklung der Grundkenntnisse vom Markorgan. Dtsch. med. Wschr. 1925, 261. ~ Das Knochenmark als Organ. II. Die feinere Cytologie des Markparenchyms. Dtsch. med. Wschr. 1925, 344. ~ Das Knochenmark als Organ. III. Funktion des Markparenchyms und Leukocytose. Dtsch. med. Wschr. 1925, 467. ~ Das Knochenmark als Organ. IV. Funktion des Markparenchyms und Leukocytose. Dtsch. med. Wschr. 1925, 516. ~ Das Knochenmark als Organ. V. Klinische Wertung der Markfunktion. Dtsch. med. Wschr. 1925, 598. ~ Physiologie der blutbildenden Organe. In Handbuch der normalen und pathologischen Physiologie (BETHE-BERGMANN), Bd. 6/1, S. 730. 1928. ~ Das Blutbild und seine klinische Verwertung. Jena: Gustav Fischer 1929. — SCHILLING, V., u. H. W. BANSI: Das Verhalten der Exsudatmonocyten zur Oxydasereaktion, ein weiterer Beitrag zur Monocytenfrage. Z. klin. Med. 99, 248 (1924). — SCHITTENHELM, A.: Handbuch der Krankheiten des Blutes (SCHITTENHELM), Bd. 2, S. 492. Berlin: Springer 1929. — SCHITTENHELM, A., u. W. EHRHARDT: Untersuchungen über die Beziehungen des reticuloendothelialen Systems zu den großen Monocyten des Blutes mit Hilfe der Vitalspeicherung. Z. exper. Med. 46, 225 (1925). — SCHITTENHELM, A., W. WEICHARDT u. F. HARTMANN: Eiweißumsatz und Überempfindlichkeit. II. Über die Beeinflussung der Körpertemperatur durch parenterale Einverleibung von Proteinsubstanzen verschiedener Herkunft. Z. exper. Path. 10, 448 (1912). ~ Eiweißumsatz und Überempfindlichkeit. III. Über die biologische Differenzierung von Eiweiß und Eiweißspaltprodukten durch ihre Wirkung auf den tierischen Organismus. Z. exper. Path. 11, 69 (1912). — SCHKLAREWSKY, A.: Über das Blut und die Suspensionsflüssigkeiten. Arch. ges. Physiol. 1, 603 (1868). ~ Zur Extravasation der weißen Blutkörperchen. Arch. ges. Physiol. 1, 657 (1868). — SCHLECHT, H.: Über die Einwirkung von Seruminjektionen auf die Eosinophilen und Mastzellen des menschlichen und tierischen Blutes. Arch. klin. Med. 98, 308 (1910). ~ Über experimentelle Eosinophilie nach parenteraler Zufuhr artfremden Eiweißes und über die Beziehungen der Eosinophilie zur Anaphylaxie. Arch. exper. Path. u. Pharmakol. 67, 137 (1912). — SCHLECHT, H., u. G. SCHWENKER: Über lokale Eosinophilie in den Bronchien und in der Lunge beim anaphylaktischen Meerschweinchen. Arch. exper. Path. u. Pharmakol. 68, 163 (1912). ~ Über die Beziehungen der Eosinophilie zur Anaphylaxie. Dtsch. Arch. klin. Med. 108, 405 (1912). — SCHLEIDEN, M.: Beiträge zur Phytogenesis. Arch. f. Anat. (1838). — SCHLEMMER, F.: Die chronische Tonsillitis und ihre Behandlung. Anatomische und physiologische Vorbemerkungen. Z. Hals- usw. Heilk. 4, 405 (1923). — SCHLOTTKE, E.: Zellstudien an Hydra. I. Altern und Abbau von Zellen und Kernen. Z. mikrosk.-anat. Forsch. 22, 493 (1930). ~ Zellstudien an Hydra. II. Die Cytoplamakomponenten. Z. mikrosk.-anat. Forsch.

24, 101 (1931). ~ Zellstudien an Hydra. III. Versuche mit Vitalfarben. Z. mikrosk.-anat. Forsch. 28, 296 (1932). ~ Vitalfärbungen an einem marinen Hydroidpolypen (Coryne pusilla G.). Z. mikrosk.-anat. Forsch. 32, 279 (1932). — SCHMIDT, L. H., and W. L. SQUIRES: The influence of cortisone on primate malaria. J. of Exper. Med. 94, 501 (1951). — SCHMITT, F. O., C. E. HALL and M. A. JAKUS: Electron microscope investigations of the structure of collagen. J. Cellul. a. Comp. Physiol. 20, 11 (1942). — SCHNEIDER, R., u. K. HUEBLER: Weiterer Beitrag zur Frage der Bildung und Wirkung der Leukine. Arch. f. Hyg. 81, 372 (1913). — SCHNEIDER, W. C.: Nucleic acids in normal and neoplastic tissues. Cold Spring Harbor Symp. Quant. Biol. 12, 169 (1947). — SCHOENBACH, E. B.: Bacterial and mycotic infections of man (DUBOS), S. 504. Philadelphia: J. B. Lippincott Company 1948. — SCHOPPER, W.: Explantationsstudien an Blutgefäßen und serösen Häuten. Untersuchungen am normalen und entzündlich veränderten Netz, an weichen Hirnhäuten und an großen Gefäßen junger Meerschweinchen. Beitr. path. Anat. 88, 451 (1932). — SCHOSNIG, F.: Das Gewebsbild des fieberhaften Rheumatismus; das Verhalten der Fasern des kollagenen Bindegewebes bei Rheumatismus und anderen Entzündungen. Virchows Arch. 286, 291 (1932). — SCHRAMM, G.: Chemie der Viren. Klin. Wschr. 1953, 198. — SCHRAMM, G., O. WESTPHAL u. O. LUEDERITZ: Über bakterielle Reizstoffe. III. Mitt. Physikalisch-chemisches Verhalten eines hochgereinigten Coli-Pyrogens. Z. Naturforsch. 7b, 594 (1952). — SCHRECK, R.: In vitro studies on the physiology of cells. Interactions of thymic cells and an oxydation-reduction indicator 2,6-dichlorphenolindophenol. Arch. of Path. 42, 163 (1946). ~ Cytotoxic action of hormones of adrenal cortex according to method of unstained cell counts. Endocrinology 45, 317 (1949). ~ Color test to measure toxicity of adrenal cortex hormones to lymphocytes. Proc. Soc. Exper. Biol. a. Med. 76, 557 (1951). — SCHRIDDE, H.: Beiträge zur Lehre von den Zellkörnelungen. Die Körnelungen der Plasmazellen. Anat. H. 28, 691 (1905). ~ Zur Histologie des Rhinoskleroms; ein Beitrag zur Plasmazellenfrage und zur Genese der hyalinen Körperchen. Arch. f. Dermat. 73, 107 (1905). ~ Über die Wanderfähigkeit der Plasmazellen. Verh. dtsch. path. Ges. 10, 110 (1906). ~ Myeloblasten, Lymphoblasten und lymphoblastische Plasmazellen. Beitr. path. Anat. 41, 223 (1907). ~ Die blutbereitenden Organe. Pathologische Anatomie (ASCHOFF), Bd. 2. Jena: Gustav Fischer 1913 u. 1921. ~ Untersuchungen zur Entzündungsfrage. (Die Entstehung der kleinzelligen Infiltrate in der Niere bei Scharlach und Diphtherie.) Beitr. path. Anat. 55, 344 (1913). ~ Die Zellen der Thymusrinde. Zbl. Path. 33, 284 (1923). — SCHROEDER, W., u. H. F. ANSCHUETZ: Die Wirkung von Acetylcholin, Adrenalin und Histamin auf die Durchblutung von Kapillaren und arteriovenösen Anastomosen in der vorderen Extremität des Hundes. Z. Biol. 103, 395 (1950). — SCHUCHARDT, K.: Über Reiskörperbildungen in Sehnenscheiden und Gelenken. Virchows Arch. 114, 186 (1888). ~ Die Entstehung der subcutanen Hygrome. Virchows Arch. 121, 305 (1890). ~ Tuberculose und Syphilis der Sehnenscheiden. Beiträge zur Kenntniss der fibrinoiden Entartung des Bindegewebes. Virchows Arch. 135, 394 (1894). — SCHUERMANN, P., u. H. E. MACMAHON: Die maligne Nephrosklerose, zugleich ein Beitrag zur Frage der Bedeutung der Blutgewebsschranke. Virchows Arch. 291, 47 (1933). — SCHULEMANN, W.: Die vitale Färbung mit sauren Farbstoffen in ihrer Bedeutung für Anatomie, Physiologie, Pathologie und Pharmakologie. Biochem. Z. 80, 1 (1917). — SCHULTZ, A.: Über Umformungen der Fibrocyten (Histocytenbildung) im menschlichen Bindegewebe. Verh. dtsch. path. Ges. 23, 459 (1928). ~ Die Zellreaktionen des lockeren Bindegewebes bei Sepsis. Krkh.forsch. 8, 206 (1930). — SCHULTZE, W. H.: Die Oxydasereaktion an Gewebsschnitten und ihre Bedeutung für die Pathologie. Beitr. path. Anat. 45, 127 (1909). ~ Zur Technik der Oxydasereaktion (Indophenolblausynthese). Zbl. Path. 28, 8 (1917). — SCHULZE, W.: Untersuchungen über die Kapillaren und postkapillaren Venen lymphatischer Organe. Z. Anat. 76, 421 (1925). — SCHUMACHER, I. C., O. O. WILLIAMS and G. S. COLTRIN: Plasma cell myeloma and hyperproteinemia. California Med. 47, 174 (1937). — SCHUMACHER, S. v.: Über Phagocytose und die Abfuhrwege der Leucocyten in den Lymphdrüsen. Arch. mikrosk. Anat. 54, 311 (1899). — SCHWALBE, E.: Allgemeine Pathologie. Stuttgart: Ferdinand Enke 1911. — SCHWANEN, H.: Die Bedeutung der Sekundärknötchen im lymphatischen Gewebe. Frankf. Z. Path. 37, 353 (1929). — SCHWANN, T.: Mikroskopische Untersuchungen über die Übereinstimmung in der Struktur und dem Wachstum der Tiere und Pflanzen. Berlin: Sander 1839. — SCHWARZ, E.: Die Lehre von der allgemeinen und örtlichen „Eosinophilie". Erg. Path. 17, 138 (1914). — SCHWARZ, G.: Über die Herkunft der einkernigen Exsudatzellen bei Entzündungen. Wien. klin. Wschr. 1904, 1173. — SCHWEIZER, W., u. H. REBER: Zur Frage der Antikörperbildung in Lymphozyten. Z. exper. Med. 116, 265 (1950). — SCHWENTER-TRACHSLER, v.: Über Mucin und Mastzellenkörper. Mschr. Dermat. 47, 1, 83 (1908). — SCHWYZER, F.: Die Oberflächenspannung der Leukocyten und deren Beeinflussung. Biochem. Z. 60, 306 (1914). ~ Beobachtungen an Leukocyten bei Variationen der Ionenkonzentration. Biochem. Z. 60, 447 (1914). ~ Die Rolle der Leucocyten beim Entzündungsphänomen, ein kontaktelektrisches Problem. Biochem. Z. 60, 454 (1914). — SCROGGIE, A. E., L. B. JAQUES and M. ROCHA E SILVA: Activation of serum protease in peptone shock. Proc. Soc. Exper. Biol. a. Med. **66**, 326 (1947). — SEABRA, P.: The oxydase and lipase of the leucocytes. Ann. New York Acad. Sci. **59**, 1022 (1955). — SEEBERG, G.: Studies on in vitro lysis of leucocytes by tuberculin in pulmonary tuberculosis, erythema in duratum and lymphogranulomatosis benigna. Acta dermato-vener. (Stockh.) **31**, 568 (1951). — SEEGAL, B. C., and D. SEEGAL: Local organ hypersensitiveness; indirect method for its production in rabbit eye. J. of Immun. **25**, 221 (1933). — SEEGERS, W. H.: Coagulation of the blood. Harvey Lect. **47**, 180 (1953). — SEEGERS, W. H., and E. C. LOOMIS: Prothrombin and fibrinolysin. Science (Lancaster, Pa.) **104**, 461 (1946). — SEELER, A. O., and W. H. OTT: Studies on nutrition and avian malaria. III. Deficiency of "folic acid" and other unidentified factors. J. Inf. Dis. **77**, 82 (1945). — SEEMANN, G.: Zur Biologie des Lungengewebes. Beitr. path. Anat. **74**, 345 (1925). ~ Weitere experimentelle Untersuchungen zur Biologie des Lungengewebes und über die mesenchymalen Abwehrvorgänge im allgemeinen. 2. Mitt. Vitale Färbung und Einführung von Aufschwemmungen. Beitr. path. Anat. **79**, 1 (1927). ~ Weitere experimentelle Untersuchungen zur Biologie des Lungengewebes und über die mesenchymalen Abwehrvorgänge im allgemeinen. 3. Mitt. Parenterale Eiweißeinführung. Beitr. path. Anat. **79**, 16 (1927). ~ Über die Beziehungen zwischen Lymphocyten, Monocyten und Histiocyten, insbesondere bei Entzündung. Beitr. path. Anat. **85**, 303 (1930). ~ Über die Herkunft der sogenannten Polyblasten (Histiocyten, Makrophagen). Verh. dtsch. path. Ges. **25**, 77 (1930). ~ Über die Beziehungen zwischen den einkernigen Blut- und Bindegewebselementen und über ihre Rolle bei Entzündung. Arch. exper. Zellforsch. **11**, 162 (1931). — SEGÀLE, M.: The temperature of acutely inflamed peripheral tissue. J. of Exper. Med. **29**, 235 (1919). — SEHRT, E.: Zur Physiologie der Zellatmung in ihrer Beziehung zu neuen histologischen Befunden. (Nach Untersuchungen an der weißen Blutzelle und dem Herzmuskel.) Virchows Arch. **273**, 701 (1929). — SEIBERT, F. B.: Fever producing substance found in some distilled waters. Amer. J. Physiol. **67**, 90 (1923). ~ Protein fevers; with special reference to casein. Amer. J. Physiol. **67**, 105 (1923). ~ The cause of many febrile reactions following intravenous injections. Amer. J. Physiol. **71**, 621 (1925). ~ The cause of many febrile reactions following intravenous injections. Amer. II. The bacteriology of twelve distilled waters. Amer. J. Physiol. **71**, 652 (1925). ~ Chemical composition of active principle of tuberculin; fractional heat coagulation of protein of tuberculin. Amer. Rev. Tbc. **17**, 394 (1928). ~ Chemical composition of active principle of tuberculin; isolation in crystalline form and identification of active principle of tuberculin. Amer. Rev. Tbc. **17**, 402 (1928). ~ Chemical composition of active principle of tuberculin; improved and simplified method for making standard undenatured tuberculin of any desired strength and method of chemical assay. J. of Biol. Chem. **78**, 345 (1928). ~ Chemistry of proteins of acid-fast bacilli. Bacter. Rev. **5**, 69 (1941). ~ Chemistry of tuberculin. Chem. Reviews **34**, 107 (1944). ~ Constituents of mycobacteria. Annual Rev. Microbiol. **4**, 35 (1950). ~ Introduction to the symposium on bacterial pyrogens. Trans. New York Acad. Sci., Ser. II **14**, 157 (1952). — SEIBERT, F. B., and B. MUNDAY: Chemical composition of active principle of tuberculin; analysis of colloidal components of tuberculin with special reference to relation of protein and carbohydrate. Amer. Rev. Tbc. **23**, 23 (1931). — SEIBERT, F. B., and J. W. NELSON: Electrophoresis of serum; serum proteins in tuberculosis and other chronic diseases. Amer. Rev. Tbc. **47**, 66 (1943). — SEIBERT, F. B., M. V. SEIBERT, A. J. ATNO and H. W. CAMPBELL: Variation in protein and polysaccharide content of sera in chronic diseases, tuberculosis, sarcoidosis and carcinoma. J. Clin. Invest. **26**, 90 (1947). — SEIFTER, J.: The effect of hyaluronidase on some physiological and pathological processes. Bull. Acad. Suisse Sci. Med. 8, 67 (1952). — SEIFTER, J., D. H. BAEDER and A. J. BEGANY: Influence of hyaluronidase and steroids on permeability of synovial membrane. Proc. Soc. Exper. Biol. a. Med. **72**, 277 (1949). — SEIFTER, J., D. H. BAEDER and A. DERVINIS: Alteration in permeability of some membranes by hyalurinodase and inhibition of this effect by steroids. Proc. Soc. Exper. Biol. a. Med. **72**, 136 (1949). — SEIFTER, J., W. E. EHRICH, A. J. BEGANY and G. M. HUDYMA: Epinephrine and dibenamine in the alarm reaction. Federat. Proc. 8, 331 (1949). — SEIFTER, J., W. E. EHRICH, A. J. BEGANY and G. H. WARREN: Effects of cortisone, hyaluronidase, desoxycorticosterone and artisone on experimental serum disease in rabbits. Proc. Soc. Exper. Biol. a. Med. **75**, 337 (1950). — SELLING, L.: Benzol als Leukotoxin. Studien über die Degeneration und Regeneration des Blutes und der hämatopoetischen Organe. Beitr. path. Anat. **51**, 576 (1911). — SELMAR, E.: An formation of bacterial antibodies in tissue cultures; review and experiment. Acta path. scand. (København.) **21**, 517 (1944). — SELYE, H.: Thymus, adrenals and thyroid in response of the organism to certain drugs. Amer. J. Physiol. **116**, 141 (1936). ~ Thymus and adrenals in response of organism to injuries and intoxications. Brit. J. Exper. Path. **17**, 234 (1936). ~ Studies on adaptation. Endocrinology **21**, 169 (1937). ~ Effect of muscular exercise on the fat content of the liver. Anat. Rec. **73**, 391 (1939). ~ Interactions between various steroid hormones. Canad. Med. Assoc. J. **42**, 113 (1940). ~ Effect of dosage on morphogenetic actions of testosterone. Proc. Soc. Exper. Biol. a. Med. **46**, 142 (1941). ~ Variations in organ size caused by chronic treatment with adrenal cortical compounds; example of dissociated adaption to hormone. J. of Anat. 76, 94 (1941/42). ~ General adaptation syndrome and diseases of adaptation. J. Clin. Endocrin. 6, 117 (1946). ~ Further studies concerning the participation of the adrenal cortex in the pathogenesis of arthritis. Brit. Med. J. 1949, 1129. ~ Stress. Montreal: Acta Inc. 1950. ~ The physiology and pharmacology of the 11-desoxy-steroids. Steroid Hormone Conf. Mexico City. Philadelphia: P. Blakiston Son & Co. 1951. ~ Interactions between the adrenocorticotrophic hormone (ACTH) and the somatotrophic hormone (STH) in respect to their effects upon the kidney and the cardiovascular apparatus. Proc. 2. ACTH Conf. 1, 95 (1951). ~ The role of somatotropic hormone (STH) in the production of malignant nephrosclerosis, periarteritis nodosa and hypertensive disease. Brit. Med. J. 1951, 263. ~ The influence of STH, ACTH and cortisone upon resistance to infection. Canad. Med. Assoc. J. 64, 489 (1951). ~ Effets locaux d'une injection de somatotrophine hypophysaire (STH) électrophorétiquement pure. Rev. canad. de Biol. 9, 476 (1951). ~ First annual report on stress. Montreal: Acta Inc. 1951. ~ The part of inflammation in the local adaptation syndrome. The mechanism of inflammation (JASMIN u. ROBERT), S. 53. Montreal: Acta Inc. 1953. ~ On the mechanism through which hydrocortisone affects the resistance of tissue to injury. J. Amer. Med. Assoc. 152, 1207 (1953). ~ Induction of local "crossed resistance" to various necrotizing agents. J. of Exper. Med. a. Surg. 11, 81 (1953). ~ Use of "granuloma pouch" technic in the study of antiphlogistic corticoids. Proc. Soc. Exper. Biol. a. Med. 82, 328 (1953). ~ Introduction of topical resistance to acute tissue injury. Surg. Clin. N. Amer. 33, 1417 (1953). — SELYE, H., and S. ALBERT: Effect of various steroids in intact and male rats. Amer. J. Med. Sci. 204, 876 (1942). — SELYE, H., and C. E. HALL: Pathologic changes induced in various species by overdosage with desoxycorticosterone. Arch. of Path. 36, 19 (1943). — SELYE, H., C. M. HARLOW u. J. B. COLLIP: Über die Auslösung der Alarmreaktion mit Follikelhormon. Endokrinol. 18, 81 (1936). — SELYE, H., and A. HORAVA: Second annual report on stress. Montreal: Acta Inc. 1952. ~ Third annual report on stress. Montreal: Acta Inc. 1953. — SELYE, H., and G. MASSON: Effect of estrogens as modified by adrenal insufficiency. Endocrinology 25, 211 (1939). — SENAC, J. B.: Traite de la structure due coeur, de son action et de ses maladies. Paris: Vincent 1749. — SENG, W.: Über die quantitativen und qualitativen Verhältnisse der Eiweißkörper im Diphtherieheilserum. Z. Hyg. 31, 513 (1899). — SERAFINI, U.: Gli antistaminici sintetici nella terapia telle malattie allergiche. Clin. nuova (Roma) 1, 259 (1945). — SETTLES, E. L.: The effect of high fat diet upon the growth of lymphoid tissue. Anat. Rec. 20, 61 (1920/21). — SEVAG, M. G.: Immuno-catalysis. Springfield: Ch. C. Thomas 1945. ~ The protein molecule as a multicatalytic entity. Erg. Hyg. 28, 424 (1954). — SEVAG, M. G. and R. E. MILLER: Studies on the effect of immune reactions on the respiration of bacteria. I. Methods and results with eberthella typhosa. J. Bacter. 54, 88 (1947). — SEYDERHELM, R.: Die Leukozyten. Handbuch der normalen und pathologischen Physiologie, Bd. 6. 1928. — SHAPIRO, S., V. ROSS and D. H. MOORE: Viscous protein obtained in large amount from serum of patient with multiple myeloma. J. Clin. Invest. 22, 137 (1943). — SHAPIRO, R. M., B. TAYLOR and M. TAUBENHAUS: Local effects of cortisone on granulation tissue and the role of denervation and ischemia. Proc. Soc. Exper. Biol. a. Med. 76, 854 (1951). — SHERRY, S., and J. P. GOELLER: The extent of the enzymatic degradation of desoxyribonucleic acid (DNA) in purulent exudates by streptodornase. J. Clin. Invest. 29, 1588 (1950). — SHERRY, S., W. S. TILLETT and L. R. CHRISTENSEN: Presence and significance of desoxyribose nucleoprotein in purulent pleural exudates of patients. Proc. Soc. Exper. Biol. a. Med. 68, 179 (1948). — SHIMKIN, M. B., and H. R. BIERMAN: Blood histamine in leukemia. Amer. J. Med. 8, 542 (1950). — SHIMKIN, M. B., L. SAPIRSTEIN, F. R. GOETZL, P. M. WHEELER and N. I. BERLIN: Blood histamine in leukemia and erythremia. J. Nat. Canc. Inst. 9, 379 (1949). — SHIMKIN, M., L. ZON and C. W. CRIGLER: Blood histamine in gastric cancer and peptic ulcer. Proc. Soc. Exper. Biol. a. Med. 52, 335 (1943). — SHIMURA, J., K. TAKAHASHI, Y. MIYAZAWA, M. ITO, K. KIUCHI, T. SHINOZUKA and Y. OKAMOTO: Studies on the mechanism of antibody-formation. Jap. J. Exper. Med. 20, 443 (1950). — SHLESER, I. H., and S. C. FREED: Effect of peptone on capillary permeability and its neutralization by adrenal cortical extract. Amer. J. Physiol. 137, 426 (1942). — SHORR, E.: Participation of hepatorenal vasotropic factors in experimental renal hypertension. Amer. J. Med. 4, 120 (1948). ~ Trans. 8. Conf. on liver injury, S. 60, J. Macy jr. Foundation, New York 1950. — SHORR, E., B. W. ZWEIFACH and R. F. FURCHGOTT: On occurence, sites and modes of origin and destruction, of principles affecting compensatory vascular mechanisms in experimental shock. Science (Lancaster, Pa.) 102, 489 (1945). ~ Hepatorenal factors in circulatory homeostasis; influence of humoral factors of hepatorenal origin on vascular reactions to hemorrhage. Ann. New York Acad. Sci. 49, 571 (1948). — SHWARTZMAN, G.: Phenomenon of local tissue reactivity and its immuno-logical, pathological and clinical significance. New York: Hoeber 1937. ~ Enhancing effect of cortisone upon poliomyelitis infection (strain MEFl) in hamsters and mice. Proc. Soc. Exper. Biol. a. Med. 75, 835 (1950). ~ Poliomyelitis infection in cortisone-treated hamsters induced by the intraperitoneal route. Proc. Soc. Exper. Biol. a. Med. **79**, 573 (1952). — Shwartzman, G., and S. M. Aronson: Alteration of experimental poliomyelitis by means of cortisone with reference to other viruses. The effect of ACTH and cortisone upon infection and resistance (Shwartzman), S. 176. New York: Columbia Univ. Press 1953. — Shwartzman, G., and A. Fisher: Alteration of experimental poliomyelitis infection in the Syrian hamster with the aid of cortisone. J. of Exper. Med. **95**, 347 (1952). — Sia, R. H. P.: Studies on pneumococcus growth inhibition. VI. The specific effect of pneumococcus soluble subcostance on the growth of pneumococci in serum-leucocyte mixtures. J. of Exper. Med. **43**, 633 (1926). — Sia, R. H. P., and H. Wu: Serumglobulin in kala-azar. Chinese Med. J. **35**, 527 (1921). — Sicé, A., R. Boisseau, J. Provost et Daniel: Le quotient albumineux du sérum, chez quelques trypanosomés. Bull. Soc. Path. exot. Paris **24**, 181 (1931). — Sicherer, O. v.: Zur Chemotaxis der Leukozyten in vitro. Zbl. Bakter. **26**, 360 (1899). — Sickles, G. M.: Further observations on the effect of type I pneumococcus culture broth on the phagocytic action of type I pneumococcus serum. J. of Immun. **14**, 329 (1927). — Siegal, W., A. R. Smith and L. Greenburg: Dust hasard in tremolite mining, including roentgenological findings in talc workers. Amer. J. Roentgenol. **49**, 11 (1943). — Siegmund, H.: Untersuchungen über Immunität und Entzündung. (Ein Beitrag zur Pathologie des Endothelapparates.) Verh. dtsch. path. Ges. **19**, 114 (1923). ~ Gefäßveränderungen bei chronischer Streptokokkensepsis (Sepsis lenta). Zbl. Path. **35**, 276 (1924/25). ~ Über wichtige Reaktionen der Gefäßwände und des Endokards bei experimentellen und menschlichen Allgemeininfektionen. Verh. dtsch. path. Ges. **20**, 260 (1925). ~ Über das Schicksal eingeschwemmter Reticuloendothelien (Bluthistiocyten) in den Lungengefäßen. Ein weiterer Beitrag zur Entstehung von Gefäßwandgranulomen. Z. exper. Med. **50**, 73 (1926). ~ Zur pathologischen Anatomie der Hepatitis epidemica. Münch. med. Wschr. **1942**, 463. ~ Zur Pathogenese und Pathologie von örtlichen Kälteschäden. Münch. med. Wschr. **1942**, 827. ~ Veränderungen der Leber beim Icterus epidemicus. Virchows Arch. **311**, 180 (1944). ~ Probleme der Fokalinfektion unter relationspathologischen Gesichtspunkten. Dtsch. med. Wschr. **1948**, 357. ~ Zur Pathologie und Pathogenese der als Darmbrand bezeichneten Enteritis necroticans. Klin. Wschr. **1948**, 33. ~ Tagungsbericht. 2. Ärztl. Fortbildungskurs für Ganzheitsmedizin in Berchtesgaden. Med. Klin. **1950**, 671. — Sigerist, H.: Die historische Entwicklung des Entzündungsbegriffes. Dtsch. med. Wschr. **1927**, 249. — Silberberg, M.: Untersuchungen über die Entwicklung der Makrophagen. Verh. dtsch. path. Ges. **23**, 456 (1928). ~ Das Verhalten des aleukocytaren und vital gespeicherten Körpers gegenüber der septischen Allgemeininfektion als Beitrag zur Entzündungs- und Monocytenlehre. Virchows Arch. **267**, 483 (1928). ~ Causes and mechanism of thrombosis. Physiologic. Rev. **18**, 197 (1938). — Silver, A., I. E. Steck and C. I. Reed: Study of effects of vitamin D on capillary permeability by use of dye. J. Labor. a. Clin. Med. **29**, 48 (1944). — Silverman, D.: An chemotropic substance derived from normal tissues. Arch. of Path. **25**, 40 (1938). — Simon (1903): Zit. bei Schwarz 1914. — Simon, A., et A. M. Staub: Libération de substances histaminiques au cours des réactions allergiques provoquées par l'arsénobenzol chez le cobaye. C. r. Soc. Biol. Paris **124**, 815 (1937). — Simoncini, G. B.: Beitrag zum Studium der Reaktion der Lymphdrüsen bei den akuten und chronischen Infektionen. Zbl. Path. **15**, 704 (1904). — Simonds, J. P., and H. M. Jones: The influence of exposure to x-rays upon the formation of antibodies. J. Med. Res. **33**, 183 (1915). — Simpson, M. E.: Vital staining of human blood with special reference to the separation of the monocytes. Univ. California Publ. Anat. **1**, 1 (1921). ~ The experimental production of circulating endothelial macrophages and the relation of these cells to the monocytes. Univ. California Publ. Anat. **1**, 11 (1921). ~ The experimental production of macrophages in the circulating blood. J. Med. Res. **43**, 77 (1922). ~ Literature on vital and supravital staining of blood, blood-forming and connective tissues. Fol. haemat. (Lpz.) **42**, 247 (1930). — Simpson, M. E., C. H. Li, W. O. Reinhardt and H. M. Evans: Similarity of response of thymus and lymph nodes to administration of adrenocorticotrophic hormone in rats. Proc. Soc. Exper. Biol. a. Med. **54**, 135 (1943). — Siperstein, D. M. and J. M. Sansby: Intraperitoneal transfusion with citrated blood; on experimental study. Amer. J. Dis. Childr. **25**, 107 (1923). — Sjoevall, A., u. H. Sjoevall: Experimentelle Studien über die Sekundärknötchen in den Kniekehlenlymphknoten des Kaninchens bei Bacillus pyocyaneus-Infektion. Virchows Arch. **278**, 258 (1930). — Sjoevall, H.: Experimentelle Untersuchungen über das Blut und die blutbildenden Organe — besonders das lymphatische Gewebe — des Kaninchens bei wiederholten Aderlässen. Lund: Ohlsson 1936. — Skelton, F. R.: The production of hypertension, nephrosclerosis and cardiac lesions by methylandrostenediol (17α-methyl-Δ^5androstene-3β, 17β-diol) treatment in the rat. J. Clin. Endocrin. **12**, 918 (1952). — Smadel, J. E.: Viral and rickettsial infections of man (Rivers), S. 67. Philadelphia: J. B. Lippincott Company 1948. — Smadel, J. E., and C. L. Hoagland: Elementary bodies of vaccinia. Bacter. Rev. **6**, 79 (1942). — Smadel, J. E., T. M. Rivers and C. L. Hoagland: Nucleoprotein antigen of vaccine virus. I. A new antigen from elementary bodies of vaccinia.

Arch. of Path. 34, 275 (1942). — SMITH, C. H.: The leucocytic reaction in tuberculosis of infancy and childhood. Blood studies with the supravital technique. Amer. J. Med. Sci. 182, 221 (1931). — SMITH, D. T. and O. M. REINMUTH: Effect of ACTH on pneumonia induced with tuberculin in lungs of sensitized rabbits. Federat. Proc. 10, 419 (1951). — SMITH, E. L., and A. HOLM: The transfer of immunity to the new-born calf from colostrium. J. of Biol. Chem. 175, 349 (1948). — SMITH, F., and P. ROUS: The gradient of vascular permeability. IV. The permeability of the cutaneous venules and its functional significance. J. of Exper. Med. 54, 499 (1931). — SMITH, H. P., H. R. ARNOLD and G. M. WHIPPLE: Blood volume studies. VII. Comparative values of WELCKER carbon monoxide determinations; accurate estimation of absolute blood volume. Amer. J. Physiol. 56, 336 (1921). — SMITH, L. W., I. M. MORGAN and S. MUDD: Histopathological changes produced in rabbits by experimental inoculation with hemolytic streptococci, certain of their component factors and saponin; preliminary report. Amer. J. Path. 16, 87 (1940). — SMITH, M. R., and W. B. WOOD: Studies on the mechanism of recovery in pneumonia due to FRIEDLAENDER's bacillus. III. The role of "surface phagocytosis" in the destruction of the microorganisms in the lung. J. of Exper. Med. 86, 257 (1947). ~ The origin and filtration effect of granulocytes in the nodal sinuses during acute bacterial lymphadenitis. J. of Exper. Med. 90, 567 (1949). ~ Relation of surface phagocytosis to fibrinous character of acute bacterial exudates. Science (Lancaster, Pa.) 110, 187 (1949). — SMITH, O. W., and G. V. S. SMITH: Evidence that menstrual „toxin" and canine „necrosin" are identical. Proc. Soc. Exper. Biol. a. Med. 59, 116 (1945). — SMITH, R. O., and W. B. WOOD: Cellular mechanisms of antibacterial defense in lymphnodes. I. Pathogenesis of acute bacterial lymphadenitis. II. The origin and filtration effect of granulocytes in the nodal sinuses during acute bacterial lymphadenitis. J. of Exper. Med. 90, 555 (1949). — SMITH, W., and J. H. HALE: Nature and mode of action of staphylococcus coagulase. Brit. J. Exper. Path. 25, 101 (1944). — SMITH, W., J. H. HALE and M. M. SMITH: The role of coagulase in staphylococcal infections. Brit. J. Exper. Path. 28, 57 (1947). — SMITH, W. W.: Production of anti-bacterial agglutinins by carp and trout at 10° C. Proc. Soc. Exper. Biol. a. Med. 45, 726 (1940). — SMITHBURN, K. C.: The effect of lymphocytosis induced with embryonic extract on the course of experimental tuberculosis in rabbits. J. of Exper. Med. 56, 173 (1932). — SNELLMAN, O., B. SYLVEN u. C. JULEN: Biochem. et biophysica Acta (im Druck). — SOFFER, L. J., G. BAEHR, M. F. LEVITT and M. BADER: The use of adrenocorticotrophin and cortisone in acute disseminated lupus erythematosus. Proc.2. ACTH Conf. 2, 680 (1951). — SOITUZ, V.: Essais sur la relation entre l'augmentation de production d'antitoxine et l'hyperleucocytose provoquée. C. r. Soc. Biol. Paris 106, 77 (1931). — SOLOTOROVSKY, M., M. F. J. GREGORY and H. C. STOERK: Loss of protection by vaccination following cortisone treatment in mice with experimentally induced tuberculosis. Proc. Soc. Exper. Biol. a. Med. 76, 286 (1951). — SPAIN, D. M., and N. MOLOMUT: Effects of cortisone on the development of tuberculous lesions of guinea pigs and on their modification by streptomycin therapy. Amer. Rev. Tbc. 62, 337 (1950). ~ Studies of the mechanisms of cortisone inhibition of granulation tissue. Amer. J. Path. 27, 755 (1951). — SPAIN, D. M., N. MOLOMUT and A. HABER: The effect of cortisone on the formation of granulation tissue in mice. Amer. J. Path. 26, 710 (1950). ~ Biological studies on cortisone in mice. Science (Lancaster, Pa.) 112, 335 (1950). ~ Studies of the cortisone effects on the inflammatory response. J. Labor. a. Clin. Med. 39, 383 (1952). — SPECTOR, W. G.: The role of some higher pentides in inflammation. J. of Path. 63, 93 (1951). — SPEIRS, R. S.: The eosinophilic and basophilic leucocytes. Ann. New York Acad. Sci. 59, 706 (1955). — SPEK, J. v.: Die bipolare Differenzierung des Protoplasmas des Teleostiereies und ihre Entstehung. (Weitere Beiträge zum Studium der kataphoreseartigen Erscheinungen in lebenden Zellen und der Bestimmung des p_H der lebenden Zelle.) Protoplasma (Berl.) 18, 497 (1933). ~ Die Reaktion der Protoplasmakomponenten des Asteriaseies. Protoplasma (Berl.) 21, 561 (1934). ~ Das p_H in der lebenden Zelle. Kolloid-Z. 85, 162 (1938). — SPEK, J., u. R. CHAMBERS: Das Problem der Reaktion des Protoplasmas. Protoplasma (Berl.) 20, 376 (1933). — SPENGLER, C.: Zur Bronchialdrüsentuberkulose der Kinder. Z. Hyg. 13, 349 (1893). — SPIEGELMAN, S.: Differentation as the controlled production of unique enzymatic patterns. Symposia Soc. Exper. Biol. 2, 286 (1948). — SPIESS, G.: Therapeutische Versuche zur Heilung von Krebsgeschwülsten durch die Methode der Anaesthesierung. Münch. med. Wschr. 1906, 1948. — SPRINGER, G. F., C. S. ROSE and P. GYÖRGY: Blood group mucoids, their distribution and growth-promoting properties for lactobacillus bifidus var. Penn. J. Labor. a. Clin. Med. 43, 532 (1954). — SPRUNT, D. H.: Effect of female sex hormones on infection and inflammation. South. Med. J. 34, 288 (1941). ~ The ground substance in infection. Ann. New York Acad. Sci. 52, 1052 (1950). — SPRUNT, D. H., S. MCDEARMAN and J. RAPER: Studies on the relationship of the sex hormones to infection. I. The effect of the estrogenic and gonadotropic hormones on vaccinia and the spreading factor. J. of Exper. Med. 67, 159 (1938). — SPURR, C. L.: Influence of nitrogen mustards on the antibody response. Proc. Soc. Exper. Biol. a. Med. 64, 259 (1947). — STACEY, M.:

The chemistry of mucopolysaccharides and mucoproteins. Adv. Carbohydrate Chem. 2, 161 (1946). — STAEMMLER, M.: Untersuchungen über Vorkommen und Bedeutung der histiogenen Mastzellen im menschlichen Körper unter normalen und pathologischen Verhältnissen. Frankf. Z. Path. 25, 391 (1921). — STANIER, R. Y.: Enzymatic adaptation in bacteria. Annual Rev. Microbiol. 5, 35 (1951). — STANLEY, W. M., and M. A. LAUFFER: Viral and rickettsial infection of man (RIVERS), S. 18. Philadelphia: J. B. Lippincott Company 1948. — STARLING, E. H.: Contributions to the physiology of lymph secretion. J. of Physiol. 14, 131 (1893). ~ The influence of mechemical factors on lymph production. J. of Physiol. 16, 224 (1894). ~ On the absorption of fluids from the connective tissue spaces. J. of Physiol. 19, 312 (1895/96). ~ The fluid of the body. Herter Lect., S. 70. Chicago: Keener & Co. 1909. — STASNEY, J., and G. M. HIGGINS: Quantitative cytologic study of bone morrow of adult albino rat. Anat. Rec. 63, 77 (1935). — STAUB, A. M., et D. BOVET: Action de la thymoxy éthyldiéthyl amine (929 F) et des éthers phénoliques sur le choc anaphylactiques du cobaye. C. r. Soc. Biol. Paris 185, 818 (1937). — STAUB, H.: Histaminämie nach Adrenalin (eine physiologische Gegenregulation). Experientia (Basel) 2, 29 (1946). ~ Die Adrenalin-Histamin-Regulation, gleichzeitig Beitrag zum Antistinmechanismus. Helvet. physiol. Acta 4, 539 (1946). — STAVITZKY, A.: Passive cellular transfer of tuberculin type of hypersensitivity. Proc. Soc. Exper. Biol. a. Med. 67, 225 (1948). — STEABBEN, D.: A study on bacteriological lines of the antigens derived from Bact. dysenteriae Shiga and of their antisera in protective tests against the living organisms. J. of Hyg. 43, 83 (1943). — STEAD, E. A., and J. V. WARREN: Effect of injection of histamine into brachial artery on permeability of capillaries of fore arm and hand. J. Clin. Invest. 23, 279 (1944). ~ Protein content of extracellular fluid in normal subjects after venous congestion and in patients with cardiac failure, anoxemia, and fever. J. Clin. Invest. 23, 283 (1944). — STEARNS, M. L.: Studies on development of connective tissue in transparent chambers in rabbit's ear. Amer. J. Anat. 66, 133 (1940); 67, 55 (1940). — STEFFEE, C. H.: The relationship of protein depletion to natural resistance. J. Inf. Dis. 86, 12 (1950). — STEFFENSEN, E. H., J. A. OLSON, R. R. MARGULIS, R. W. SMITH and E. L. WHITNEY: The experimental use of cortisone in inflammatory eye disease. Amer. J. Ophthalm. 33, 1033 (1950). — STEFFENSEN, E. H., A. J. WISHBOW, F. O. NAGLE, R. W. SMITH and E. L. WHITNEY: Topical cortisone in the treatment of anterior-segment eye disease. Amer. J. Ophthalm. 34, 345 (1951). — STEINBERG, B.: Inflammation of serous surfaces. Transfer of living leucocytes and the effect on acute infections states. Arch. of Path. 25, 785 (1938). — STEINBERG, B., and A. DIETZ: Inflammation of serous surfaces. Hydrogen ion concentration in relation to cell type. Arch. of Path. 25, 777 (1938). — STEINMANN, B.: Untersuchungen über die Gefäßelastizität bei Arteriosklerose; über die Beziehungen zwischen der Pulswellengeschwindigkeit und den pathologisch-anatomischen Befunden der Aorta. Dtsch. Arch. klin. Med. 185, 49 (1940). — STENT, G. S.: The multiplication of bacterial viruses. Sci. American 188, No 5, 36 (1953). — STEPHENSON, M.: Bacterial metabolism. New York: Longmans 1948. — STERN, K. G.: Über die Katalase farbloser Blutzellen. Z. physiol. Chem. 204, 259 (1932). — STERNBERG, C.: Experimentelle Untersuchungen über die Wirkung toter Tuberkelbacillen. Zbl. Path. 13, 753 (1902). ~ Die Lymphknoten. In Handbuch der speziellen pathologischen Anatomie und Histologie (HENKE-LUBARSCH), Bd. I/1, S. 429. Berlin: Springer 1926. — STEVENSON, J. W., and G. B. REED: Chemotactic response to staphylococcus strains of varying pathogenecity. J. Bacter. 40, 239 (1940). — STILWELL, F.: Phagocytic capacity of blood vessel endothelium of frog's tongue and its presumed transformation into wandering cells. Fol. haemat. (Lpz.) 33, 81 (1926). — STOCKINGER, W.: Bindegewebsstudien. IV. Das lockere Bindegewebe der weißen Maus in verschiedenen Lebensaltersstufen, mit besonderer Berücksichtigung der Mastzellen und der Gewebsleukozyten. Z. Zellforsch. 6, 27 (1927/28). ~ Das leukocytäre Blutbild und die leukopoetischen Gewebe als funktionelle Einheit, vom unitarischen Standpunkt aus betrachtet, und deren Beeinflussung durch Hormone. Erg. inn. Med. 45, 214 (1933). — STODOLA, F. H., A. LESUK and R. J. ANDERSON: Chemistry of lipids of tubercle bacilli; isolation and properties of mycotic acid. J. of Biol. Chem. 126, 505 (1938). — STOEHR, P.: Die mikroskopische Innervation der Blutgefäße. Erg. Anat. 32, 1 (1938). — STOERK, H. C.: Inhibition of the tuberculin reaction by cortisone in vaccinated guinea pigs. Federat. Proc. 9, 345 (1950). ~ Cortisone and immunity to homoiogeneous tissue—loss of individuality differentials from tissues of cortisone treated rats. Ann. New York Acad. Sci. 56, 742 (1953). — STOUGHTON, R. B., and A. L. LORINCZ: Action of collagenase on skin and anti-collagenase factor in human serum. J. Invest. Dermat. 16, 43 (1951). — STOUGHTON, R. B., and G. WELLS: Histochemical study on polysaccharides in normal and diseased skin. J. Invest. Dermat. 14, 37 (1950). — STOWELL, R. E.: Feulgen reaction for thymonucleic acid. Stain Technol. 20, 45 (1945). ~ Specificity of Feulgen reaction for thymonucleic acid. Stain Technol. 21, 137 (1946). — STRAX, P., and A. C. DE GRAFF: New method for clinical determination of human capillary tension. Amer. Heart J. 6, 807 (1931). — STRUMIA, M. M., and F. BOERNER: Phagocytic activity of circulating cells in the various types of leukemia. Amer. J. Path. 13, 335 (1937). — STUART, E. G.: Accelerating effect of pyromen in contrast to inhibitory effect of cortisone on the Arthus phenomenon in rabbits. Federat. Proc. 10, 133 (1951). — STUDNIČKA, F. K.: Das Mesenchym und das Mesostroma der Froschlarven und deren Produkte. Anat. Anz. 40, 33 (1919). ~ Das Mesostroma, der Gewebsschleim, die Desmofibrillen und die Grundsubstanz. Bemerkungen und Beiträge zu einigen meiner früheren Arbeiten. Z. mikrosk.-anat. Forsch. 39, 355 (1936). ~ VI. Die Entwicklung der Bindegewebsfibrillen (Desmofibrillen). Zugleich ein Kapitel aus der Geschichte der Histologie. Erg. Anat. 34, 402 (1952). — SUGG, J. Y.: Effect of intranasally administered immune serum on influenza virus present in the mouse lung. Proc. Soc. Exper. Biol. a. Med. 77, 728 (1951). — SUGIYAMA, S.: Origin of thrombocytes and of the different types of blood-cells as seen in the living chick blastoderm. Contrib. to Embryol. 18, 121 (1926). — SUMNER, J. B., and G. F. SOMERS: Chemistry and methods of enzymes. New York: Acad. Press Inc. 1943 u. 1947. — SUNDBERG, D.: Lymphocytogenesis in human lymph nodes. J. Labor. a. Clin. Med. 32, 777 (1947). — SURGENOR, D. M., M. J. HUNTER and R. K. BROWN: Blood cells and plasma proteins (TULLIS), S. 315. New York: Acad. Press Inc. 1953. — SVARTZ, N.: Några lakttagelser rörande sulfonamidpreparatens verkan. Nord. Med. 18, 673 (1943). ~ Modern chemotherapy in intestinal and articular diseases. Nord. Med. 23, 1713 (1944). — SWEET, J. E.: The reactions of the blood in experimental diabetes mellitus; a contribution to our knowledge of the thermolabile complements. Zbl. Bakter. 35, 259 (1904). — SWIFT, H. F.: Bacterial and mycotic infections of man (DUBOS), S. 237. Philadelphia: J. B. Lippincott Company 1948. — SWINGLE, W. W., W. M. PARKINS and A. R. TAYLOR: Study of circulatory failure of adrenal insufficiency and analogous shock-like conditions. Amer. J. Physiol. 123, 659 (1938). — SWINGLE, W. W., and J. W. REMINGTON: The role of the adrenal cortex in physiological processes. Physiologic. Rev. 24, 89 (1944). — SWYER, G. I. M.: Anti-histamine effect of sodium salicylate and its bearing upon skin-diffusing activity of hyaluronidase. Biochemic. J. 42, 28 (1948). — SYLVEN, B.: Über das Vorkommen von hochmolekularen Esterschwefelsäuren im Granulationsgewebe und bei Epithelregeneration. Experimentelle und pathologisch-anatomische Untersuchungen über das Granulationsgewebe und die Regeneration von Plattenepithel mit besonderer Berücksichtigung des Vorkommens und der Bedeutung auftretender hochmolekularer Esterschwefelsäuren und Mastzellen. Acta chir. scand. (Stockh.) Suppl. 66, 1 (1941). ~ Ester sulphuric acids of high molecular weight and mast cells in mesenchymal tumors; histochemical studies on tumorous growth. Acta radiol. (Stockh.) Suppl. 59, 1 (1945). — SYLVEN, B., and H. MALMGREN: On the alleged metachromasia of hyaluronic acid. Labor. Invest. 1, 413 (1852). — SZCZYGIELSKI, J.: Die adrenalinabsondernde Wirkung des Histamins und ihre Beeinflussung durch Nikotin. Arch. exper. Path. u. Pharmakol. 166, 319 (1932). — SZENT-GYOERGYI, A.: On oxydation, fermentation, vitamins, health an disease. Baltimore: Williams & Wilkins Company 1939.

TAIT, J.: Capillary phenomena observed in blood cells: Thigmocytosis, phagocytosis, amoeboid movement, differential adhaesiveness of corpuscles, emigration of leucocytes. Quart. J. Exper. Physiol. 12, 1 (1918/20). — TAKEDA, K.: Agglutination of bacteria (Hemophilus pertussis and Salmonella typhosa) in vitro by human blood lymphocytes and cytoplasmic extrusions of lymphocytes. J. Inf. Dis. 95, 72 (1954). — TAKEDA, Y.: The mechanism of inflammation as related to the activation of the hypophysis-adrenocortical system. The mechanism of inflammation (JASMIN u. ROBERT), S. 207. Montreal: Acta Inc. 1953. — TAL, C., and W. F. GOEBEL: On the nature of the toxic component of the somatic antigen of shigella paradysenteriae type 2 (FLEXNER). J. of Exper. Med. 92, 25 (1950). — TAL, C., and L. OLITZKI: Toxic and antigenic properties of fractions prepared from complete antigen of shigella dysenteriae. J. of Immun. 58, 337 (1948). — TALALAJEW, W. T.: Der akute Rheumatismus. Klinisch-anatomische Skizze. Klin. Wschr. 1929, 124. — TALIAFERRO, W. H.: The inhibition of reproduction of parasites by immune factors. Bacter. Rev. 12, 1 (1948). — TALIAFERRO, W. H., and C. KLÜVER: Hematology of malaria (Plasmodium brasilianum) in Panamanian monkeys; numerical changes in leucocytes. J. Inf. Dis. 67, 121 (1940). — TALIAFERRO, W. H., and L. G. TALIAFERRO: Effects of x-rays on immunity: A review. J. of Immun. 66, 181 (1951). — TAMAKI, Y.: Study on the secondary lymphnode. Acta Scholae med. Kioto 27, 172 (1949). — TANNENBERG, J.: Experimentelle Untersuchungen über lokale Kreislaufstörungen. I. Einleitung. Frankf. Z. Path. 31, 173 (1925). ~ Experimentelle Untersuchungen über lokale Kreislaufstörungen. IV. Die Leukocytenwanderung und die Diapedese der roten Blutkörperchen. Frankf. Z. Path. 31, 351 (1925). ~ Experimentelle Untersuchungen über lokale Kreislaufstörungen. V. Über Entzündung bei Ausschaltung des Nervensystems durch Lokalanästhetika. Frankf. Z. Path. 31, 385 (1925). ~ Bau und Funktion der Blutkapillaren. Frankf. Z. Path. 34, 1 (1926). ~ Über die Umwandlung von Fibroblasten in Makrophagen in der Kultur. Verh. dtsch. path. Ges. 24, 29 (1929). ~ Über die Entwicklungspotenzen der Fibroblasten in der Gewebskultur. Das Verhalten von Fibroblastenreinkulturen bei Vergiftung mit Atropin. Arch. exper. Zellforsch. 9, 247 (1930). ~ Über die Entwicklungspotenzen der Fibroblasten in der Gewebskultur. Das Verhalten von Fibroblastenreinkulturen bei bakterieller Infektion. Arch. exper. Zellforsch. **9**, 258 (1930). ~ Über die Entwicklungspotenzen der Fibroblasten in der Gewebskultur. Das Verhalten von Fibroblastenreinkulturen unter Einwirkung von Kältereizen. Arch. exper. Zellforsch. **9**, 402 (1930). ~ Blut und Bindegewebe. Über die Umwandlungsfähigkeit der Fibroblasten in Makrophagen. Arch. exper. Zellforsch. **11**, 165 (1931). — TANNENBERG, J., u. B. FISCHER-WASELS: Experimentelle Untersuchungen über lokale Kreislaufstörungen. II. Das RICKERsche Stufengesetz über die Wirkungsweise lokal angewandter Reize. Frankf. Z. Path. **31**, 182 (1925). ~ Experimentelle Untersuchungen über lokale Kreislaufstörungen. III. Die Stase, zugleich Untersuchungen über die Entstehungsbedingungen eines Kollateralkreislaufes. Frankf. Z. Path. **31**, 285 (1925). ~ Gefäßnerven und lokale Kreislaufstörung. Frankf. Z. Path. **33**, 91 (1925). ~ Schlußwort auf den vorstehenden Aufsatz des Herrn Prof. RICKER. Frankf. Z. Path. **33**, 454 (1925). — TANTURI, C. A., J. F. CANEPA y R. F. BANFI: Estudios sobre inflammación; necrosina. Medicina (Buenos Aires) **6**, 143 (1945). — TARATYNOW, N.: Zur Frage über die Beziehungen zwischen lokaler Eosinophilie und CHARCOT-LEYDENschen Kristallen. Frankf. Z. Path. **15**, 284 (1914). — TARDINI, A., e R. STARCICH: Modificazioni de tessuto linfatico in rapporto a condizioni disprotidemiche sperimentalmente provocate con siero eterologo Giorn. Clin. med. **32**, 15 (1951). — TARRAS-WAHLBERG, B.: Über den Histamingehalt der Haut nach Ultraviolettbestrahlung. Klin. Wschr. **1937**, 958. — TAUBENHAUS, M.: The influence of cortisone upon granulation tissue and its synergism and antagonism to other hormones. Ann. New York Acad. Sci. **56**, 666 (1953). — TAUBENHAUS, M., and G. D. AMROMIN: Influence of steroid hormones in granulation tissue. Endocrinology **44**, 359 (1949). ~ Effects of hypophysis, thyroid, sex steroids, and adrenal cortex upon granulation tissue. J. Labor. a. Clin. Med. **36**, 7 (1950). — TAUBENHAUS, M., and M. LEV: Clinical and histological observations of a case of scleroderma treated with cortisone. Arch. Int. Med. **87**, 583 (1951). — TAUBENHAUS, M., B. TAYLOR and J. V. MORTON: Hormonal intercation in the regulation of granulation tissue formation. Endocrinology **51**, 183 (1952). — TAUSSIG, A. E.: Still's disease with hyperglobulinemia. J. Labor. a. Clin. Med. **23**, 833 (1938). ~ Hypereuglobulinemia in lupus erythematodes disseminatus. Med. Tim. **70**, 226 (1942). — TAYLOR, A. R.: Chemical analysis of the influenza viruses A (PR 8 strain) and B (Lee strain) and the swine influenza virus. J. of Biol. Chem. **153**, 675 (1944). — TAYLOR, R. D., and J. H. PAGE: Studies on mechanism of hypotensive effect of substances eliciting leucocytosis and fever. Amer. J. Med. Sci. **208**, 281 (1944). — TEICHMANN: Das Saugadersystem vom anatomischen Standpunkt. 1861. — TEILUM, G.: Pathogenetic studies on lupus erythematosus disseminatus and related diseases. Acta med. scand. (Stockh.) **123**, 126 (1946). — TEILUM, G., H. C. ENGBAEK u. M. SIMONSEN: Effect of cortisone on plasma cells and reticulo-endothelial system of hyperimmunized rabbits. Acta endocrinol. (Copenh.) **5**, 18 (1950). — TENG, C. T., and H. CHUNG: Phagocytosis of Leishman-Doncvan bodies by leukemic blood cells. Proc. Soc. Exper. Biol. a. Med. **39**, 156 (1938). — THIERSCH, J. B.: Histamine and histaminase in chronic myeloid leukaemia of man; histamine in blood of chronic myeloid leukaemia. Austral. J. Exper. Biol. a. Med. Sci. **25**, 73 (1947). ~ Histamine and histaminase in blood of cases of lymphoid and monocytic leukaemia. Austral. J. Exper. Biol. a. Med. Sci. **25**, 79 (1947). — THIES, A.: Die Behandlung akuter Entzündungen mit rhythmischer Stauung. Verh. dtsch. Ges. Chir. **42**, 96 (1913). — THOMA, K.: Gestalt und Verteilung von Ribonucleinsäuren in Kernchromatinen und Plasma der Blutzellen. Schweiz. med. Wschr. **1950**, 145. — THOMA, R.: Die Überwanderung farbloser Blutkoerperchen von dem Blut- in das Lymphgefäßsystem. Heidelberg 1873. ~ Einfluß der Konzentration des Blutes und der Gewebssäfte auf die Form und Ortsveränderungen farbloser Blutkörper. Virchows Arch. **62**, 1 (1875). ~ Über entzündliche Störungen des Capillarkreislaufes bei Warmblütern. Virchows Arch. **74**, 360 (1878). ~ Lehrbuch der allgemeinen pathologischen Anatomie. Stuttgart 1894. ~ Entzündungsfrage und Histophysik. Virchows Arch. **238**, 366 (1922). — THOMAS, L.: Infectious diseases. The effects of cortisone and adrenocorticotropic hormone on infection. Annual Rev. Med. **3**, 1 (1952). ~ Cortisone and infection. Ann. New York Acad. Sci. **56**, 799 (1953). ~ The effects of cortisone on bacterial infection and intoxication. The effect of ACTH and cortisone upon infection and resistance (SHWARTZMAN), S. 146. New York: Columbia Univ. Press 1953. — THOMAS, L., and R. A. GOOD: Effect of cortisone on Shwartzman reaction; production of lesions resembling dermal and generalized Shwartzman reactions by single injection of bacterial toxin in cortisone treated rabbits. J. of Exper. Med. **95**, 409 (1952). — Studies on the generalized Shwartzman reaction. I. General observations concerning the phenomenon. J. of Exper. Med. **96**, 605 (1952). — THOMAS, J. A.: Recherches sur les transformations, la multiplication et la spécificité des cellules hors de l'organisme. La cellule vitelline les cellules du type fibrocyte et du type histiocyte. Ext. Ann. Sci., Nat. Zool., Ser. II, **1**, 209 (1938). — THOMPSON, R.: Lysozyme and its relation to anti bacterial properties of various tissues and secretions. Arch. of Path. **30**, 1096 (1940). — THOMPSON, R. T.: Diskussionsbemerkung. Ann. New York Acad. Sci. **52**, 1069 (1950). —

THOMPSON, W. H., I. McQUARRIE and E. T. BELL: Edema associated with hypogenesis of serum proteins and atrophic changes in the liver with studies of the water and mineral exchanges. J. of Pediatr. **9**, 604 (1936). — THORELL, B.: Behavior of nucleolar apparatus during growth and differentiation of normal blood cells in adult stage. Acta med. scand. (Stockh.) **117**, 334 (1944). ~ Thesis. London: Kimpton 1947. ~ The relation of nucleic acids to the formation and differentiation of cellular proteins. Cold Spring Harbor Symp. Quant. Biol. **12**, 247 (1947). — THORELL, B., u. P. WISING: Om äggvitebildningen i myelomcellen. Nord. Med. **24**, 1842 (1944). — THORN, G. W.: The diagnosis and treatment of adrenal insufficiency. Springfield: Ch. C. Thomas 1950. — THUERER, G. R., and M. D. ANGEVINE: Influence of dicumarol on streptococcic infection in rabbits. Arch. of Path. **48**, 274 (1949). — TIEGHEM, P. VAN: Sur la gomme de sucrerie (leuconostoc mesenteroides). Ann. Soc. Nat. Bot., Ser. VI **7**, 180 (1878). — TIGERSTEDT, R. u. P. G. BERGMANN: Niere und Kreislauf. Skand. Arch. Physiol. (Berl. u. Lpz.) **8**, 223 (1898). — TILLETT, W. S.: Studies on enzymatic lysis of fibrin and inflammatory exudates by products of hemolytic streptococci. Harvey Lect. **45**, 149 (1952). — TILLETT, W. S., and T. FRANCIS: Serological reactions in pneumonia with a non protein somatic fraction of pneumococcus. J. of Exper. Med. **52**, 561 (1930). — TILLETT, W. S., and R. L. GARNER: The fibrinolytic activity of hemolytic streptococci. J. of Exper. Med. **58**, 485 (1933). — TILLETT, W. S., W. F. GOEBEL and O. T. AVERY: Chemical and immunological properties of a species specific carbonhydrate of pneumococci. J. of Exper. Med. **52**, 895 (1930). — TILLOTSON, F. W.: Effect of cortisone on the ARTHUS phenomenon as related to the time of sensitization. Arch. of Path. **52**, 119 (1951). — TIMIRAS, P. S.: Le système réticulo-endothélial pendant la réaction d'alarme et la phase de résistance du syndrome général d'adaptation. Ann. de l'ACFAS 1949. — TIMIRAS, P. S., and H. SELYE: On the participation of the reticulo-endothelial system in the alarm reaction, quoted by SELYE. 1950. — TIMOFEJEWSKY, A. D., u. S. BENEWOLENSKAJA: Explantationsversuche von weißen Blutkörperchen mit Tuberkelbazillen. Arch. exper. Zellforsch. **2**, 31 (1925). ~ Tuberculous inoculation in cultures of leucocytes of human blood. Arch. exper. Zellforsch. **4**, 64 (1927). ~ Prospektive Potenzen des Myeloblasten auf Grund von Explantationsversuchen. Virchows Arch. **263**, 719 (1927). ~ Zur Frage über die Reaktion pathologischer Leukocytenformen des Menschenblutes in vitro auf Tuberkelbazillen. Virchows Arch. **264**, 605 (1927). ~ Neue Beobachtungen an lymphoiden Zellen der myeloiden und lymphatischen Leukämie in Explantationsversuchen. Arch. exper. Zellforsch. **8**, 1 (1929). — TISELIUS, A.: Electrophoresis of serum globulin; electrophoretic analysis of normal and immune sera. Biochemic. J. **31**, 1464 (1937). — TISELIUS, A., and E. KABAT: An electrophoretic study of immune sera and purified antibody preparations. J. of Exper. Med. **69**, 119 (1939). — TOCANTINS, L. M.: Platelets and spontaneous syneresis of blood clots. Amer. J. Physiol. **110**, 278 (1934). ~ Platelets and structure and physical properties of blood clots. Amer. J. Physiol. **114**, 709 (1935). ~ Mammalian blood platelets in health and disease. Medicine **17**, 155 (1938). — TODD, E. W.: Leucocidin of group A hemolytic streptococci. Brit. J. Exper. Path. **23**, 136 (1942). — TOEPPICH, G.: Die zellulären Abwehrvorgänge in der Lunge bei Erst- und Wiederinfektion mit Tuberkelbazillen. Krkh.forsch. **2**, 15 (1926). — TOMCSIK, J., u. G. IVANOVICS: Über die Herstellung des Antikapselimmunkörpers des Milzbrandbazillus. Z. Immun.-forsch. **93**, 196 (1938). — TOMCSIK, J., u. H. SZONGOTT: Über ein spezifisches Protein der Kapsel des Milzbrandbazillus. Z. Immun.forsch. **78**, 86 (1933). — TOPLEY, W. W. C.: Role of spleen in production of antibodies. J. of Path. **33**, 339 (1930). — TOYAMA, I.: Relative abundance of serum proteins in albino rats at different ages. J. of Biol. Chem. **38**, 161 (1919). — TRAUBE, J.: Zur Frage der Virulenz der Bakterien. Biochem. Z. **10**, 387 (1908). ~ Zur Spezifitätsfrage. Biochem. Z. **10**, 396 (1908). — TREFFERS, H. P.: Some contributions of immunology to the study of proteins. Adv. Protein Chem. **1**, 69 (1944). ~ Immunochemistry. Annual Rev. Microbiol. **1**, 263 (1947). ~ Bacterial and mycotic infections of man (DUBOS), S. 154. Philadelphia: J. B. Lippincott Company 1948. — TREFFERS, H. P., M. HEIDELBERGER and J. FREUND: Antiproteins in horse sera. III. Antibodies to rabbit serum albumin and their reaction with antigen. J. of Exper. Med. **86**, 83 (1947). — TRIPP, J. T., A. W. FRISCH, C. D. BARRETT and B. E. PIDGEON: The specific polysaccharide content of pneumonic sputa. J. of Exper. Med. **76**, 497 (1942). — TROWELL, O. A.: The sensitivity of lymphocytes to ionizing radiation. J. of Path. **64**, 687 (1952). ~ The effect of environmental factors on the radiosensitivity of lymph nodes cultured in vitro. Brit. J. Radiol. **26**, 302 (1953). ~ The action of cortisone on lymphocytes in vitro. J. of Physiol. **119**, 274 (1953). ~ The biological effects of ionizing radiation. J. Roy. Nav. Med. Serv. **39**, 157 (1953). — TSCHASCHIN, S.: Über die Herkunft und Entstehungsweise der lymphocytoiden (leukocytoiden) Zellen, der „Polyblasten", bei der Entzündung. Fol. haemat. (Lpz.) **16**, 247 (1913). ~ Über die „ruhenden Wanderzellen" und ihre Beziehungen zu den anderen Zellen des Bindegewebes und zu den Lymphocyten. Fol. haemat. (Lpz.) **17**, 317 (1913). — TSCHASSOWNIKOW, N.: Über die vitro-Kulturen des Thymus. Arch. exper. Zellforsch. **3**, 250 (1926). — TSCHER-

NORUSKI, M.: Über die Fermente der Leukozyten. Z. physiol. Chem. **75**, 216 (1911). — TSUDA, S.: Experimentelle Untersuchungen über die entzündliche Reaktion der Subcutis in Beziehung zum individuellen Immunitätszustand. Virchows Arch. **247**, 123 (1923). — TUERK, W.: Vorlesungen über klinische Hämatologie. 1904 u. 1912. — TULLIS, J. L.: Studies on permeability of leucocyte. Amer. J. Physiol. **148**, 708 (1947). ~ Effects of experimental hypertonia on circulating leucocytes. J. Clin. Invest. **26**, 1098 (1947). ~ Leucocytosis of diabetic acidosis. Amer. J. Med. Sci. **215**, 424 (1948). ~ Blood cells and plasma proteins (TULLIS), S. 257. New York: Acad. Press Inc. 1953. — TUMEN, H. J., and H. BOCKUS: Clinical significance of serum proteins in hepatic diseases compared with other liver function tests. Amer. J. Med. Sci. **193**, 788 (1937). — TURLEY, L. A., and T. F. DOUGHERTY: Relation of lymphocytes to virulence of pneumococci types III and VII. J. Labor. a. Clin. Med. **25**, 692 (1940). ~ Relation of lymphocytes to activity of Mycobacterium tuberculosis. J. Labor. a. Clin. Med. **25**, 828 (1940). — TURNER, T. B., and D. H. HOLLANDER: Cortisone in experimental syphilis. Bull. Johns Hopkins Hosp. **87**, 5 (1950). ~ Studies on the mechanism of action of cortisone in experimental syphilis. The effect of ACTH and cortisone upon infection and resistance (SHWARTZMAN), S. 100. New York: Columbia Univ. Press 1953. — TUTA, J. A.: Study of lymphocytosis following intravenous injections into rabbits of suspensions and extracts of Hemophilus pertussis. Fol. haemat. (Lpz.) **57**, 122 (1937).

UJSÁGHY, P.: Eiweißfraktionen des normalen und pathologischen Liquors im Kindesalter. II. Mitt. Die Eiweißfraktionen des Liquors bei Infektionskrankheiten. Mschr. Kinderheilk. **67**, 429 (1936). — UMBREIT, W. W.: Metabolism of microorganisms. Annual Rev. Microbiol. **3**, 81 (1949). ~ The influence of adrenalectomy and cortisone treatment on certain enzymatic reactions in the rat. The effect of ACTH and cortisone upon infection and resistance (SHWARTZMAN), S. 17. New York: Columbia Univ. Press 1953. — UMENO, M.: Studien über Phosphatase; über die Glycerophosphatase der Leukozyten im Blute. Biochem. Z. **231**, 339 (1931). — UNDRITZ, E.: Hämatologische Tafeln. Basel: Sandoz. ~ La punción esternal. Rev. med. germ. **10**, 424 (1937). ~ Die Plasmazellen im Tierreich und ihre anzunehmende Bedeutung als Drüsenzellen für die Bildung der Bluteiweißkörper. Helvet. med. Acta **5**, 548 (1938). ~ Les cellules sanguines de l'homme et dans la série animale. Schweiz. med. Wschr. **1946**, 115. ~ Die nicht zur Blutkörperchenbildung gehörenden Zellen intravitaler Knochenmarkspunktate nebst Auszählungsschema für Myelogramme. Schweiz. med. Wschr. **1946**, 333. — UNGAR, G.: The inhibition of histamine release by a pituitary-adrenal mechanism. J. of Physiol. **103**, 333 (1944). ~ Release of proteolytic enzyme in anaphylactic and peptone shock in vitro. Lancet **1947 I**, 708. ~ Inflammation and its control; a biochemical approach. Lancet **1952 II**, 742. ~ The fibrinolytic system and inflammation. The mechanism of inflammation (JASMIN u. ROBERT), S. 151. Montreal: Acta Inc. 1953. ~ Biochemical mechanism of the allergic reaction. Internat. Arch. Allergy **4**, 258 (1953). — UNGAR, G., and E. DAMGAARD: Studies on the fibrinolysin-antifibrinolysin system of serums. I. Action of pituitary, adrenal cortex and spleen. J. of Exper. Med. **93**, 89 (1951). — UNGAR, G., E. DAMGAARD and H. G. WEINSTEIN: Anaphylactic arthritis in guinea pigs and its hormonal control. Federat. Proc. **10**, 422 (1951). — UNGAR, G., and S. H. MIST: Observations on the release of serum fibrinolysin by specific antigen, peptone, and certain polysaccharides. J. of Exper. Med. **90**, 39 (1949). — UNGAR, G., et J. L. PARROT: Recherches sur le choc anaphylactique in vitro. Mise en liberté d'une substance active pour le poumon isolé du cobaye sensibilisé. C. r. Soc. Biol. Paris **123**, 676 (1936). — UNNA, P. G.: Über Plasmazellen, insbesondere beim Lupus. Mh. Dermat. **12**, 296 (1891). ~ Hyalin und Kolloid im bindegewebigen Abschnitt der Haut. Mh. Dermat. **19**, 595 (1894). ~ Über Plasmazellen. Antikritisches und Methodologisches. Mh. Dermat. **20**, 477 (1895). ~ Die ALMKVISTschen Plasmazellen. Mh. Dermat. **34**, 297 (1902). ~ Diskussionsbeitrag. Verh. dtsch. path. Ges. **16**, 124 (1913). ~ Die Herkunft der Plasmazellen. Virchows Arch. **214**, 321 (1913). — URBACH, K. F.: Chromatographic demonstration of histamine release in anaphylactic and trypsin shock. Proc. Soc. Exper. Biol. a. Med. **72**, 626 (1949).

VAIL, V. N., and C. D. KOCHAKIAN: The effect of adrenalectomy, adrenal cortical hormones, and testosterone propionate plus adrenal cortical extract on the "alkaline" and "acid" phosphatases of the liver and kidney of the rat. Amer. J. Physiol. **150**, 580 (1947). — VALENTINE, W. N.: Quantitative biochemical studies on leucocytes in man; review. Blood **6**, 845 (1951). — VALENTINE, W. N., C. G. CRADDOCK and J. S. LAWRENCE: Relation of adrenal cortical hormone to lymphoid tissue and lymphocytes. Blood **3**, 729 (1948). — VALENTINE, W. N., and J. S. LAWRENCE: Studies on blood histamine; partition of blood histamine before and after clotting in health and disease states. Amer. J. Med. Sci. **216**, 619 (1947). — VALENTINE, W. N., M. L. PEARCE and J. S. LAWRENCE: Studies on the histamine content of blood, with special reference to leukemia, leukemoid reactions and leukocytosis. Blood **5**, 623 (1950). — VAUBEL, E.: Die Eiweißüberempfindlichkeit (Gewebshyperergie) des Bindegewebes. II. Experimentelle Untersuchungen zur Erzeugung des rheumatischen Gewebsschadens im Herzen und in den Gelenken. Beitr. path. Anat. **89**, 374 (1932). — VECCHI, A.: Die anatomischen Grundlagen der Chirurgie der Lymphdrüsen:

Die Regeneration und Neubildung derselben. Mitt. Grenzgeb. Med. u. Chir. **23**, 42 (1911). — VELDE, VAN DE: Étude sur le méchanisme de la virulence du staphylocoque pyogène. Cellule **10**, 403 (1894). — VERNON, H. M.: The peptone splitting ferments of the pancreas and intestine. J. of Physiol. **30**, 330 (1904.) ~ The universal presence of erepsin in animal tissues. J. of Physiol. **32**, 33 (1904). ~ The ereptic power of tissues as a measure of functional capacity. J. of Physiol. **33**, 81 (1905/06). — VERZAR, F., and E. J. DOUGALL: Absorption from the intestine. London: Longmans, Green & Co. 1936. — VESTAL, T. F., J. A. WINSTEAD and P. V. JOLIET: Pneumococciosis among mica and pegmalite workers; supplementary study. Indian Med. J. **12**, 11 (1943). — VIDEBAEK, A. A., G. ASBOE-HANSEN, P. ÅSTRUP, V. FABER, C. HAMBURGER, K. SCHMITH, M. SPRECHLER u. BROECHNER-MORTENSEN: Virkningen af ACTH og cortison ved febis rheumatica. Ugeskr. Laeg. (dän.) **112**, 919 (1950). — VIMTRUP, B.: Beiträge zur Anatomie der Kapillaren. 1. Über contractile Elemente in der Gefäßwand der Blutkapillaren. Z. ges. Anat., Abt. **65**, 150 (1922). — VIRCHOW, R.: Über parenchymatöse Entzündung. Virchows Arch. **4**, 261 (1852). ~ Handbuch der speziellen Pathologie und Therapie, Bd. 1, S. 49, 63, 72, 76. 1854. ~ Cellular patology. New York: De Witt 1860. — Cellularpathologie. Berlin: August Hirschwald 1858 u. 1871. ~ Die Rolle der Gefäße und des Parenchyms in der Entzündung. Virchows Arch. **149**, 381 (1897). — VOGEL, I.: Entzündung und ihre Ausgänge. WAGNERS Handwörterbuch der Physiologie, Bd. 1, S. 311. Braunschweig 1842. — VOGT, H.: Zur Cytologie der multiplen Myelome. Über einen Fall mit massenhaft RUSSELschen Körperchen in den Myelomzellen. Fol. haemat. (Lpz.) **64**, 119 (1940). — VOLTERRA, M.: Einige neue Befunde über die Struktur der Kapillaren und ihre Beziehungen zur sogenannten Kontraktilität derselben. Zbl. inn. Med. **46**, 876 (1925). ~ Über die Pathogenese der Nierenblutungen und ihre anatomischen Ursachen. Vorläufige Mitteilung. Zbl. inn. Med. **47**, 857 (1926). ~ Ricerche sul sistema reticolo-istiocitario. Sperimentale **81**, 319 (1927).— VOLTERRA, M., e F. SCHUPFER: Ulteriori studî sulla morfologia e sulla funzione dei capillari sanguigni. Arch. ital. Anat. **33**, 844 (1934). — VOORHEES, A. B., H. J. BAKER and E. J. PULASKI: Reactions of albino rats to injections of dextran. Proc. Soc. Exper. Biol. a. Med. **76**, 254 (1951). — VORWALD, A. J.: Early cellular reactions in lungs of rabbits injected intravenously with human tubercle bacilli. Amer. Rev. Tbc. **25**, 74 (1932). ~ Comparison of tissue reactions to pulmonary infection with tubercle bacilli in animals of varying resistance. Amer. Rev. Tbc. **27**, 270 (1933). — VRIES, A. DE: On connection between formolgel reaction and blood proteins. Acta med. scand. (Stockh.) **99**, 425 (1939).

WACHSTEIN, M.: Alkaline phosphatase activity in normal and abnormal human blood and bone marrow cells. J. Labor. a. Clin. Med. **31**, 1 (1946). — WADDINGTON, C. H.: How do cells differentiate? Sci. American **189**, No 3, 108 (1953). — WATTJEN, J.: Zur Keimzentrumsfrage. Verh. dtsch. path. Ges. **20**, 366 (1925). ~ Über experimentelle toxische Schädigungen des lymphatischen Gewebes durch Arsen. Virchows Arch. **256**, 86 (1925). — WAGNER, B., and W. E. EHRICH: Adenosinase, adenase and xanthine oxidase of lymphoid tissues. Federat. Proc. **9**, 347 (1950). — WALDEYER, W.: Über Bindegewebszellen. Arch. mikrosk. Anat. **11**, 176 (1875). — WALKER, S. A., and E. P. BENDITT: Serum proteins in disease of connective tissue; electrophoretic study. J. Invest. Dermat. **14**, 113 (1950). — WALLER, A.: On the origin of mucous and pus globules. Philosophic. Mag. a. J. of Sci., N. S. **28**, 275 (1846). — Microscopic observations on the perforation of the capillaries by the corpuscles of the blood, and on the origin of mucus and pus-globules. Philosophic. Mag. **29**, 397 (1846). — WALLGREN, A.: Zur Kenntnis der lymphoiden Zellen des Kaninchenblutes. Fol. haemat. (Lpz.) **8**, 307 (1909). ~ Beitrag zur Kenntnis der Pathogenese und Histologie der experimentellen Lebertuberculose. Arb. path. Inst. Helsingfors (Jena) **1/3**, 139 (1911). ~ Morphologische, morphogenetische und physiologische Studien über die Lymphozyten des normalen Menschenblutes. Arb. path. Inst. Helsingfors (Jena) **5**, 317 (1927). — WALSH, T., and C. SMITH: The influence of polymorphonuclear leucocytes and macrophages on antibody formation. J. of Immun. **66**, 303 (1951). — WARD, H. K., and J. F. ENDERS: An analysis of the opsonic and tropic action of normal and immune sera based on experiments with the pneumococcus. J. of Exper. Med. **57**, 527 (1933). — WARTMAN, W. B.: Attraction of human polymorphonuclear leucocytes by tuberculoprotein. Arch. of Path. **26**, 694 (1938). — WARTMAN, W. B., and E. S. INGRAHAM: Chemotactic properties of tuberculophosphatide and tuberculo-polysaccharide. Arch. of Path. **29**, 773 (1940). — WASSEN, A. L.: Beobachtungen an Thymuskulturen in vitro. Anat. H. **52**, 279 (1915). — WATKINS, A. L., and M. N. FULTON: Effect of fluids given intraperitoneally, intravenously and by mouth on volume of thoracic duct lymph in dogs. Amer. J. Physiol. **122**, 281 (1938). — WATKINS, W. W.: The white cells in tuberculosis. J. Amer. Med. Assoc. **57**, 2129 (1911). — WATSON, D. W., and C. A. BRANDLY: Virulence and pathogenicity. Annual Rev. Microbiol. **3**, 195 (1949). — WATSON, D. W., W. J. CROMARTIE, W. L. BLOOM, R. J. HECKLY, W. J. MCGHEE and N. WEISSMAN: Studies of infection with Bacillus anthracis; isolation of inflammatory factor from crude extracts of lesions of B. anthracis infection and its biological and chemical relationship to glutamyl polypeptide. J. Inf. Dis. **80**, 121 (1947). — WATSON, D. W., W. J.

Cormartie, W. L. Bloom, G. Kegeles and R. J. Heckly: Studies on infection with bacillus anthracis; chemical and immunological properties of protective antigen in crude extracts of skin lesions of B. anthracis. J. Inf. Dis. **80**, 28 (1947). — Watson, E. M., and R. H. Pearce: The muccopolysaccharide content of the skin in localized (pretibial) myxedema. Amer. J. Clin. Path. **19**, 442 (1949). ~ The cutaneous mucopolysaccharides in localized myxedema. Ann. New York Acad. Sci. **52**, 1004 (1950). — Weatherford, H. L.: Chondriosomal changes in connective tissue cells in initial stages of acute inflammation. Z. Zellforsch. **17**, 518 (1933). — Webb, G. B., J. A. Newman and G. B. Gilbert: The lymphocyte index in tuberculosis. Amer. Rev. Tbc. **6**, 1073 (1922). — Webb, G. B., and W. W. Williams: Some immunity problems in tuberculosis. Colorado Med. **6**, 165 (1909). — Webb, M.: The action of lysozyme on heat-killed grampositive micro-organisms. J. Gen. Microbiol. **2**, 260 (1948). — Webb, R. L.: Peritoneal reactions in white rat; with especial reference to mast cells. Amer. J. Anat. **49**, 283 (1931). — Weber, O.: Über die Wärmeentwicklung in entzündeten Theilen. Dtsch. Klin. **16**, 413, 421 (1864). — Wedd, A. M., and A. N. Drury: The action of certain nucleic acid derivatives on the coronary flow in the dog. J. of Pharmacol. **50**, 157 (1934). — Weden, H.: Die Änderung der elektrostatischen Ladung der Gewebe bei Entzündungen als Ursache der sogenannten Gefäßpermeabilität. Arch. exper. Path. u. Pharmakol. **172**, 161 (1933). — Weech, A. A., E. Goettsch and E. B. Reeves: Flow and composition of lymph in relation to formation of edema. J. of Exper. Med. **60**, 63 (1934). — Weidenreich, F.: Zur Kenntnis der Zellen mit basophilen Granulationen im Blut und Bindegewebe. Fol. haemat. (Lpz). **5**, 135 (1908). ~ Zur Morphologie und morphologischen Stellung der ungranulierten Leukocyten, Lymphocyten, des Blutes und der Lymphe. Arch. mikrosk. Anat. **73**, 793 (1909). ~ Die Morphologie der Blutzellen und ihre Beziehungen zueinander. Anat. Rec. **4**, 317 (1910). ~ Die Leukocyten und verwandte Zellformen. Wiesbaden: J. F. Bergmann 1911. ~ Die Leukozyten und verwandte Zellformen. Erg. Anat. **19**, 527 (1911). — Weill, P.: Über die leukocytären Elemente der Darmschleimhaut der Säugetiere. Ein Beitrag zur Beurteilung der Granulationen in Leukocyten. Arch. mikrosk. Anat. **93**, 1 (1919). — Weiner, W., u. P. Kaznelson: Über die zellige Zusammensetzung des Knochenmarks nach Erfahrungen mittels der Sternalpunktion nach Seifarth. Fol. haemat. (Lpz.) **32**, 233 (1925/26). — Weinberg, M., et P. Seguin: Recherches biologiques sur l'eosinophilie; propriétés phagocytaires et absorption du products vermineux. Ann. Inst. Pasteurs **29**, 323 (1915). — Weinstein, L.: Further studies on prophylaxis of experimental infections and intoxications with various hormone preparations. Yale Biol. J. a. Med. **12**, 549 (1940). — Weiskotten, H. G.: Normal life span of neutrophile (amphophile) leucocyte (rabbit); action of benzol. Amer. J. Path. **6**, 183 (1930). — Weiss, C.: Proteases and antiproteases of pleural exudates. J. Inf. Dis. **41**, 467 (1927). — Weiss, C., and E. J. Czarnetzky: Proteolytic enzymes of monocytic and polymorphonuclear pleural exudates. Arch. of Path. **20**, 233 (1935). — Weiss, C., and N. Halliday: Studies of inflammation; inhibitory action of tuberculin and cathepsin. Arch. of Path. **37**, 272 (1944). — Weiss, C., A. Kaplan and C. E. Larson: Studies of inflammation; proteinase and peptidase activity of polymorphonuclear leucocytes, monocytes, and epitheloid cells of pleural inflammatory exudates. J. of Biol. Chem. **125**, 247 (1938). — Wells, B. B., and E. C. Kendall: Qualitative Difference in effect of compounds separated from adrenal cortex on distributions of electrolytes and on atrophy of adrenal and thymus glands of rat. Proc. Staff Meet. Mayo Clin. **15**, 133 (1940). ~ Influence of corticosterone and C_{17} hydroxydehydrocorticosterone (compound E) on somatic growth. Proc. Staff Meet. Mayo Clin. **15**, 324 (1940). — Wells, H. G.: Chemical pathology. Philadelphia: W. B. Saunders Company 1925. ~ The chemical aspects of immunity. New York: Chem. Catalogue Co. 1929. ~ Concentration and osmotic pressure of proteins in blood serum and in lymph from lacteals of dogs. Amer. J. Physiol. **101**, 421 (1932). — Wells, H. G., and O. P. Johnstone: On the route of absorption of bacteria from the peritoneal cavity. J. Inf. Dis. **4**, 582 (1907). — Wells, J. A., H. C. Morris, H. B. Bull and C. A. Dragstedt: Observations on nature of antagonism of histamine by β-dimethylaminoethylbenzhydryl-ether (benadryl). J. of Pharmacol. **85**, 122 (1945). — Wenner, H. A., D. M. Gibson and R. Jacques: Specificities of hyaluronidases formed by several groups of streptococci. Proc. Soc. Exper. Biol. a. Med. **76**, 585 (1951). — Wenner, W., and C. Burmester: Potassium and acetylcholine of the blood of rabbits in anaphylactic shock. J. Allergy **9**, 85 (1937). — Wesslen, T.: In vitro studies on tuberculin hypersensitivity of lymph cells. Acta dermato-vener. (Stockh.) **32**, 195 (1952). ~ Studies on the role of lymphocytes in antibody production. Acta dermato-vener. (Stockh.) **32**, 265 (1952). ~ Passive transfer of tuberculin hypersensitivity by viable lymphocytes from the thoracic duct. Acta tbc. scand. (København.) **26**, 38 (1952). ~ A histological study of the tuberculin reaction in animals with passively transferred hypersensitivity. Acta tbc. scand. (København.) **26**, 175 (1952). — Westphal, E.: Über Mastzellen. Inaug.-Diss. Berlin 1880. — Wetzel, G.: Untersuchungen an kindlichen Lymphknoten. Klin. Wschr. **1926**, 1587. — Whipple, G. H.: Hemoglobin and plasma proteins: their production, utilization and interrelation. Amer. J. Med. Sci.

203, 477 (1942). — White, A., and T. F. Dougherty: Influence of pituitary adrenotrophic hormone on lymphoid tissue structure in relation to serum proteins. Proc. Soc. Exper. Biol. a. Med. 56, 26 (1944). ~ Pituitary adrenotrophic hormone control of rate of release of serum globulins from lymphoid tissue. Endocrinology 36, 207 (1945). ~ Role of lymphocytes in normal and immune globulin production, and mode of release of globulin from lymphocytes. Ann. New York Acad. Sci. 46, 859 (1946). — White, H. L.: On glomerular filtration. Amer. J. Physiol. 68, 523 (1924). — White, J. C., M. E. Field and C. K. Drinker: On protein content and normal flow of lymph from foot of dog. Amer. J. Physiol. 103, 34 (1933). — White, P. B.: The relation of specific carbohydrate to roughening in v. cholerae. J. of Path. 41, 567 (1934). ~ Observation on the polysaccharide complex and variants of vibrio cholerae. Brit. J. Exper. Path. 17, 229 (1936). — White, R. G., and A. H. E. Marshall: Effect of cortisone on pneumococcal bacteremia. Lancet 1951 I, 891. — Widmark, G.: Proteolytische Enzyme in der Thymus. Z. physik. Chem. 135, 122 (1924). — Wilander, O.: Die Chemie und Physiologie des Heparins. Skand. Arch. Physiol. (Berl. u. Lpz.) 77, 90 (1937). ~ Studien über Heparin. Skand. Arch. Physiol. (Berl. u. Lpz.) 81, Suppl. 15 (1938/39). — Wilbrandt, W.: Die Permeabilität der Zellen. Erg. Physiol. 40, 204 (1938). ~ Physiologie der Zell- und Kapillarpermeabilität. Helvet. med. Acta 13, 143 (1946). — Williams, R. D., and A. B. Gutman: Hyperproteinemia with reversal of albumin: globulin ratio in lymphogranuloma inguinale. Proc. Soc. Exper. Biol. a. Med. 34, 91 (1936). — Willmer, E. N., and L. P. Kendal: Utilisation of proteoses by chicken heart fibroblasts growing in vitro. J. of Exper. Biol. 9, 149 (1932). — Willstaetter, R., E. Bamann u. M. Rohdewald: Zur Kenntnis der proteolytischen Wirkungen farbloser Blutkörperchen; über Enzyme der Leukozyten. Z. physiol. Chem. 185, 267 (1929). ~ Über die Enzyme der Speicheldrüse. 3. Abh. über Enzyme der Leukozyten. Z. physiol. Chem. 186, 85 (1929). ~ Über das Trypsin der farblosen Blutkörperchen. 5. Abh. über Enzyme der Leukozyten. Z. physiol. Chem. 188, 107 (1930). — Willstaetter, R., u. M. Rohdewald: Über die Amylasen der Leukozyten. 6. Abh. über Enzyme der Leukozyten. Z. physiol. Chem. 203, 189 (1931). ~ Über Desmo- und Lyotrypsine der farblosen Blutkörperchen. 7. Abh. über Enzyme der Leukozyten. Z. physiol. Chem. 204, 181 (1932). ~ Über die Maltosen der Leukozyten. 8. Abh. über Enzyme der Leukozyten. Z. physiol. Chem. 209, 33 (1932). — Wilson, A.: Effect of adrenalectomy on blood histamine of rabbits. J. of Physiol. 99, 241 (1941). — Wilson, D. W., J. S. Jeffrey, A. N. Roxburgh and C. P. Steward: Toxin formation in burned tissues. Brit. J. Surg. 24, 601 (1937). — Wilson, G. S., and A. A. Miles: Topley's and Wilson's principles of bacteriology and immunity. Baltimore: Williams & Wilkins 1946. — Windle, W. F.: Activities of certain bacterial polysaccharides. Trans. New York Acad. Sci., Ser. II 14, 159 (1952). — Winiwarter, H. de: Le thymus est-il un organe lymphoïde. Bull. Histol. appl. 1, 11 (1924). — Winkler, F.: Der Nachweis von Oxydase in den Leukozyten mittels Dimethyl-paraphenylendiamin-α-naphthol-Reaktion. Fol. haemat. (Lpz.) 4, 323 (1907). ~ Die Oxydase-Reaktion im gonorrhoischen Eiter. Fol. haemat. (Lpz.) 5, 17 (1908). — Winter, C. A., and L. Flataker: Influence of cortisone and related steroids upon spreading effect of hyaluronidase. Federat. Proc. 9, 137 (1950). — Winternitz, M. C., and A. D. Hirschfelder: Studies upon experimental pneumonia in rabbits. J. of Exper. Med. 17, 657 (1913). — Winternitz, R.: Versuche über den Zusammenhang örtlicher Reizwirkung mit Leukozytose. Arch. exper. Path. u. Pharmakol. 36, 212 (1895). ~ Über Veränderungen regionärer Lymphdrüsen bei arteficiellen Hautentzündungen. Arch. exper. Path. u. Pharmakol. 43, 45 (1900). — Wintrobe, M. M.: Clinical hematology. Philadelphia: Lea a. Febiger 1946. — Wiseman, B. K.: The induction of lymphocytosis and lymphatic hyperplasia by means of parenterally administered protein. J. of Exper. Med. 53, 499 (1931). ~ Criteria of the age of lymphocytes in the peripheral blood. J. of Exper. Med. 54, 271 (1931). ~ Identity of lymphocyte. Fol. haemat. (Lpz.) 46, 346 (1931/32). — Wiseman, R. K., C. A. Doan and L. A. Erf: Fundamental, reciprocal relationship between myeloid and lymphoid tissues; its recognition, nature and importance as revealed by experimental and clinical studies. J. Amer. Med. Assoc. 106, 609 (1936). — Wislocki, G. B., H. Bunting and E. W. Dempsey: Metachromasia in mammalian tissues and its relationship to mucopolysaccharides. Amer. J. Anat. 81, 1 (1947). — Wissler, R. W.: The effects of protein-depletion and subsequent immunization upon the response of animals to pneumococcal infection. I. Experiments with rabbits. J. Inf. Dis. 80, 250 (1947). ~ The effects of protein-depletion and subsequent immunization upon the response of animals to pneumococcal infection. II. Experiments with male albino rats. J. Inf. Dis. 80, 264 (1947). — Wissler, R. W., R. L. Woolridge and C. H. Steffee: Influence of amino acid feeding upon antibody production in protein depleted rats. Proc. Soc. Exper. Biol. a. Med. 62, 199 (1946). — Wissler, R. W., R. L. Woolridge, C. H. Steffee and P. R. Cannon: The relationship of the protein-reserves to antibody-production. II. The influence of protein depletion upon the production of antibody in hypoproteinemic adult white rats. J. of Immun. 52, 267 (1946). — Witte, S.: Morphologische und serologische Studien über Tuberkulinwirkungen an Leukocyten in vitro. Beitr. Klin. Tbk. 104, 252

(1950). — WITTS, L. J., and R. A. WEBB: Monocytes of rabbit in B. monocytogenes infection, a study of their staining reactions and histogenesis. J. of Path. **30**, 687 (1927). — WJERESZINSKY, A.: Über die freien Zellen der serösen Exsudate, ihren Ursprung, ihre genetischen Wechselbeziehungen und ihre prospektiven Potenzen. Haematologica (Pavia) **5**, 41 (1924). — WOHL, M. G., J. G. REINHOLD and S. B. ROSE: Antibody response in patients with hypoproteinemia with special reference to the effect of supplementation with protein or protein hydrolysate. Arch. Int. Med. **83**, 402 (1949). — WOHL, M. G., S. O. WAIFE, S. GREEN and G. B. CLOUGH: Relationship of blood sugar and hypoproteinemia to antibody response in diabetics. Proc. Soc. Exper. Biol. a. Med. **70**, 305 (1949). — WOHLZOGEN, P. X.: Hyaluronidase bei experimenteller Oxalurie. Wien. klin. Wschr. **1952**, 562. — WOLBACH, S. B.: Controlled formation of collagen and reticulum. Study of source of intercellular substance in recovery from experimental scorbutus. Amer. J. Path. **9**, Suppl., 689 (1933). — WOLBACH, S. B., and O. A. BESSEY: Tissue changes in vitamin deficiencies. Physiologic. Rev. **22**, 233 (1942). — WOLBACH, S. B., and P. R. HOWE: Intercellular substances in experimental scorbutus. Arch. of Path. **1**, 1 (1926). — WOLF, A., E. A. KABAT, A. E. BEZER and J. R. C. FONSECA: Activation of trypanosomiasis in rhesus monkeys by cortisone. Federat. Proc. **10**, 375 (1951). ~ The effect of cortisone in activating latent trypanosomiasos in rhesus monkeys. The effect of ACTH and cortisone upon infection and resistance (SHWARTZMAN), S. 122. New York: Columbia Univ. Press 1953. — WOLF, E. P.: Experimental studies on inflammation. I. The influence of chemicals upon the chemotaxis of leucocytes in vitro. J. of Exper. Med. **34**, 375 (1921). — WOLFF, A.: Über die Bedeutung der Lymphoidzelle bei der normalen Blutbildung und bei der Leukämie. Z. klin. Med. **45**, 385 (1902). — WOLLARD, H. H.: The innervation of bloodvessels. Heart **13**, 319 (1926). — WOLLHEIM, E.: Zur Funktion der subpapillären Gefäßplexus in der Haut. Klin. Wschr. **1927**, 2134. — WOLPERS, C.: Zur elektronenmikroskopischen Darstellung elastischer Gewebselemente. Klin. Wschr. **1944**, 169. — WOLPERS, C., u. H. RUSKA: Strukturuntersuchungen zur Blutgerinnung. Klin. Wschr. **1939**, 1077. — WOOD, W. B.: Year book of pathology (KARSNER-SANFORD), S. 13. Chicago: Year Book Publishers 1951. — WOOD, W. B., C. MCLEOD and E. N. IRONS: Studies of the mechanism of recovery in pneumococcal pneumonia. III. Factors influencing the phagocytosis of pneumococci in the lung during sulfonamid therapy. J. of Exper. Med. **84**, 377 (1946). — WOOD, W. B., and M. R. SMITH: Intracellular surface phagocytosis. Science (Lancaster, Pa.) **106**, 86 (1947). ~ Inhibition of surface phagocytosis by capsular "slime layer" of pneumococcus type III. J. of Exper. Med. **90**, 85 (1949). ~ Host-parasite relationships in experimental pneumonia due to pneumococcus type III. J. of Exper. Med. **92**, 85 (1950). — WOOD, W. B., M. R. SMITH, W. D. PERRY and J. W. BERRY: Studies on the cellular immunology of acute bacteriemia. I. Intravascular leucocytic reaction and surface phagocytosis. J. of Exper. Med. **94**, 521 (1951). — WOOD jr., W. B., M. R. SMITH and B. WATSON: Studies on the mechanism of recovery in pneumococcal pneumonia. IV. The mechanism of phagocytosis in the absence of antibody. J. of Exper. Med. **84**, 387 (1946). — WOODS, A. C.: Clinical and experimental observations on use of ACTH and cortisone in ocular inflammatory disease. Amer. J. Ophthalm. **33**, 1325 (1950). — WOODS, A. C., and R. M. WOOD: The effect of cortisone and ACTH on ocular inflammation secondary to the injection of irritant substances. Bull. Johns Hopkins Hosp. **90**, 134 (1952). — WOODS, D. D.: Bacterial metabolism. Annual Rev. Microbiol. **1**, 115 (1947). — WOOLEY, J. G., and W. H. SEBRELL: Influence of riboflavin or thionine deficiency on fatal experimental pneumococcal infection in white mice. J. Bacter. **44**, 148 (1942). — WOOLEY, P. G.: Die Faktoren, welche die Gefäßerweiterung und Verzögerung des Blutstromes bei Entzündungen veranlassen. Zbl. Path. **26**, 217 (1915). — WOOLRIDGE, R. L.: Effects of protein deficiency upon natural and acquired immunity to FRIEDLAENDER's bacillus. Federat. Proc. **8**, 376 (1949). — WORONIN, W.: Chemotaxis und die taktile Empfindlichkeit der Leukozyten. Zbl. Bakter. **16**, 999 (1894). — WRIGHT, A. E., and S. T. REID: On the possibility of determining the presence or absence of tubercular infection by the examination of a patient's blood and tissue fluids. Proc. Roy. Soc. Lond., Ser. B **77**, 211 (1906). — WRIGHT, B. L., and R. W. KING: The cellular elements of the blood in tuberculosis. Amer. J. Med. Sci. **141**, 852 (1911). — WRIGHT, B. M.: Freshly fractured surface theory of silicosis. Nature (Lond.) **166**, 538 (1950). — WRIGHT, C., and C. A. DOAN: Blood cells and plasma proteins (TULLIS), S. 281. New York: Acad. Press Inc. 1953. — WROBLEWSKI, F., and O. BODANSKY: Presence of desoxyribonuclease activity in human serum. Proc. Soc. Exper. Biol. a. Med. **74**, 443 (1950). — WU, T. T.: Über Fibrinoidbildung der Haut nach unspezifischer Gewebsschädigung bei der Ratte. Virchows Arch. **300**, 373 (1937). — WUHRMANN, F., u. F. LEUTHARDT: Takatareaktionen und Bluteiweißfraktionen. Klin. Wschr. **1938**, 409. — WUHRMANN, F., u. C. WUNDERLY: Elektrophorese-Untersuchungen beim Plasmacytom und ihre klinische Bedeutung. Schweiz. med. Wschr. **1945**, 234. ~ Die Bluteiweißkörper des Menschen. Basel: Benno Schwabe & Co. 1947. — WYCKOFF, R. W. G.:

Electron microscopy, technique and applications. New York: Interscience Publ. 1949. ~ Trans. 3. Conf. on Connective Tissues, S. 38. J. Macy jr. Foundation, New York 1952. — WYMAN, L. C., G. P. FULTON and M. H. SHULMAN: Direct observations on the circulation in the hamster cheek pouch in adrenal insufficiency and experimental hypercorticalism. Ann. New York Acad. Sci. **56**, 643 (1953).

YAMAGUCHI, M.: Zytologische und histologische Untersuchungen von Milzkulturen der eben geborenen Ratte. Arch. exper. Zellforsch. **10**, 43 (1931). — YANG, Y. N., and P. B. WHITE: Rough variation in V. cholerae and its relation to resistance to choleraphage (type A). J. of Path. **38**, 187 (1934). — YASUHIRA, K.: Studies on the leucocyte-emigrating factor. Acta path. jap. **1**, 7 (1951). — YATSUSHIRO, T.: Experimentelle Studie über die Emigration von Leukozyten bei der Entzündung. Frankf. Z. Path. **12**, 80 (1913). — YOFFEY, J. M.: The quantitative study of lymphocyte production. J. of Anat. **67**, 250 (1933). — YOFFEY, J. M., R. J. ANCILL, J. A. G. HOLT, B. OWEN-SMITH and G. HERDAN: A quantitative study of the effects of compound E, compound F, and compound A, upon the bone marrow of the guinea pig. J. of Anat. **88**, 115 (1954). — YOFFEY, J. M., and C. K. DRINKER: Cell content of peripheral lymph and its bearing on problem of circulation of lymphocyte. Anat. Rec. **74**, 417 (1939). — YOFFEY, J. M., W. K. METCALF, G. HERDAN and V. NAIRN: Effect of ACTH and suprarenal extracts on the bone marrow. Brit. Med. J. **1951**, 660. — YOFFEY, J. M., and J. PARNELL: The lymphocyte content of rabbit bone marrow. J. of Anat. **78**, 109 (1944). — YOFFEY, J. M., and E. R. SULLIVAN: The lymphatic pathway from the nose and pharynx. The dissemination of nasally instilled vaccinia virus. J. of Exper. Med. **69**, 133 (1939). — YONKMAN, F. F., H. W. HAYS and B. RENNICK: The protective action of N'-pyridyl-N'-benzyl-N-dimethylethylenediamine HCl (63C) against horse serum anaphylaxis in dogs. Federat. Proc. **4**, 144 (1945).

ZAHL, P. A.: Action of bacterial toxins on tumors. VIII. Factors in their use for cancer therapy. J. Nat. Canc. Inst. **11**, 279 (1950). — ZAHL, P. A., and S. H. HUTNER: Temperature of factors in action of certain bacterial endotoxins. Proc. Soc. Exper. Biol. a. Med. **56**, 156 (1944). ~ Biology of pyrogens. Trans. New York Acad. Sci., Ser. II **14**, 161 (1952). — ZELDIS, L. J., E. L. ALLING, A. B. MCCOORD and J. P. KULKA: Plasma protein metabolism—electrophoretic studies; influence of plasma lipids on electrophoretic patterns of human and dog plasma. J. of Exper. Med. **82**, 411 (1945). — ZIEGLER, E.: Untersuchungen über die Herkunft der Tuberkelelemente. Würzburg: Staudinger 1875. ~ Über die pathologischen Gewebs- und Gefäßneubildungen. Würzburg: Staudinger 1876. ~ Lehrbuch der allgemeinen und speziellen Pathologie. Jena: Gustav Fischer 1887. ~ Über entzündliche Bindegewebsneubildung. Zbl. Path. **13**, 778 (1902). ~ Über entzündliche Bindegewebsneubildung. Verh. dtsch. path. Ges. **5**, 28 (1902). — ZIEGLER, H. E.: Die Entstehung des Blutes der Wirbeltiere. Ber. naturforsch. Ges. Freiburg **4**, 171 (1889). — ZIEGLER, K.: Histologische Untersuchungen über das Ödem der Haut und des Unterhautzellgewebes. Beitr. path. Anat. **36**, 435 (1904). ~ Über Exsudatzellen bei der akuten aseptischen Entzündung des Bindegewebes. Zbl. Path. **18**, 289 (1907). — ZIMMERMANN, K. W.: Der feinere Bau der Blutkapillaren. Z. Anat., 1. Abt. **68**, 29 (1923). — ZINCK, K. H.: Gestaltliche Leber-Nierenschädigungen und hepato-renale Insuffizienz nach Verbrennung; ein Beitrag zur Frage des Verbrennungskollapses. Klin. Wschr. **1940**, 78. ~ Pathologische Anatomie der Verbrennung, zugleich ein Beitrag zur Frage der Blutgewebsschranke und zur Morphologie der Eiweißzerfallsvergiftung. Veröff. Konstit.- u. Wehrpath. **10**, 1 (1940). ~ Leberschaden und Stoffwechsel bei der toxischen Diphtherie. Z. Kinderheilk. **62**, 782 (1941). — ZINSSER, H.: On bactericidal substances extracted from normal leucocytes. J. Med. Res. **22**, 397 (1910). ~ On the essential identity of the antibodies. J. of Immun. **6**, 289 (1921). — ZIPF, K.: Über die physiologische und pharmakologische Bedeutsamkeit kreislaufwirksamer, intermediärer Stoffwechselprodukte. Klin. Wschr. **1931**, 1521. ~ Die Bedeutung der „adenosinartigen" Stoffe für physiologische und pathologische Kreislaufvorgänge. Arch. exper. Path. u. Pharmakol. **167**, 60 (1932). — ZIPF, K., u. W. GIESE: Über die Wirkung adenosinartiger Stoffe und einiger Organextrakte auf die Kapillaren. Arch. exper. Path. u. Pharmakol. **171**, 111 (1933). — ZOGER, S.: Observations on the influence of cortisone on tissue response to injury. Yale J. Biol. a. Med. **25**, 202 (1952). — ZON, L., E. T. CEDER and C. CRIGLER: Presence of histamine in platelets of rabbit. Publ. Health Rep. **54**, 1978 (1939). ~ Presence of histamine in inflammatory lesions. Arch. of Path. **33**, 452 (1942). — ZUCKERMAN, S., G. VAN WAGENEN and R. H. GARDINER: The sexual skin of the rhesus monkey. Proc. Zool. Soc. Lond. **108**, 385 (1938). — ZWEIFACH, B. W.: A micromanipulative study of blood capillaries. Anat. Rec. **59**. 83 (1934). ~ Structure and reactions of small blood vessels in Amphibia. Amer. J. Anat. **60**. 473 (1936/37). ~ Character and distribution of blood capillaries. Anat. Rec. **73**, 475 (1939). ~ Distribution of blood perfusates in capillary circulation. Amer. J. Physiol. **130**, 512 (1940). ~ Diskussionsbemerkung. Ann. New York Acad. Sci. **46**, 695 (1946). ~ Microscopic observations of circulation in rat mesoappendix and dog omentum, use in study of vasotropic substances. Methods in medical Research, Bd. 1, S. 131. Chicago: Year Book Publ. 1948. ~ Trans. 1. Conf. Connective Tissue, S. 29. J. Macy jr. Foundation, New York 1951. ~ An analysis of the inflammatory reaction through the response of the terminal vascular bed to micro-trauma. The mechanism of inflammation (JASMIN u. ROBERT), S. 77. Montreal: Acta Inc. 1953. — ZWEIFACH, B. W., and R. CHAMBERS: The action of hyaluronidase extracts on the capillary wall. Ann. New York Acad. Sci. **52**, 1047 (1950). — ZWEIFACH, B. W., and C. E. KOSSMANN: Micromanipulation of small blood vessels in the mouse. Amer. J. Physiol. **120**, 23 (1937). — ZWEIFACH, B. W., B. E. LOWENSTEIN and ROBERT CHAMBERS: Reponses of blood capillaries to acute hemorrhage in the rat. Amer. J. Physiol. **142**, 80 (1944). — ZWEIFACH, B. W., E. SHORR and M. M. BLACK: The influence of the adrenal cortex on the behavior of the terminal vascular bed. Ann. New York Acad. Sci. **56**, 626 (1953). — ZYLBERSZAC, S.: Recherches histochimiques sur le plasmatocyte. Acta biol. belg. **1**, 429 (1941).

Die infektiösen „spezifischen" Granulome.

Von

FRÉDÉRIC C. ROULET, Basel.

Mit 80 Abbildungen.

Einleitung.

Durch das Eindringen von Infektionserregern können in den verschiedenen Geweben Abarten des gewöhnlichen Entzündungsbildes entstehen, durch mannigfaltige Eigenschaften derart gekennzeichnet, daß sie seit langer Zeit gesondert betrachtet worden sind. Diese Gewebsreaktionen können teilweise als das Produkt einer Symbiose, eines Zusammenlebens der Erreger und der Gewebe des Wirtes betrachtet werden, während sie zu einem andern Teil sehr wohl auch das Produkt einer Überwindung der Infektion darstellen können. Es handelt sich dabei immer um Gewebsantworten, welche durch die Beschaffenheit der Gewebe, die Art der Erreger und nicht zuletzt auch die allgemeinen Reaktionen des Organismus gegenüber dem Schmarotzer und seinem Stoffwechsel in weitgehendem Maße beeinflußt werden. Viele Bilder lassen sich nur verstehen, wenn man gleichzeitig gerade diese allgemeinen Reaktionsbedingungen und die durch sie an den Orten der Schädigung in wechselndem Maße bestimmten Änderungen des morphologischen Bildes berücksichtigt. Daraus geht schon hervor, wie vielfältig das Entzündungsgeschehen unter diesen Umständen verlaufen kann; es ist nicht zu vergessen, daß es sich stets um Prozesse handeln wird, bei denen sich ein latenter Kampf abspielt, ein immer wieder einsetzendes Aufblühen der Erregerwirkung, dem meist auch eine neue Abwehr entgegengesetzt wird, und zwar derart, daß oft nebeneinander akut entzündliche und chronisch-reparative Phänomene vorliegen können. Es wird die Aufgabe dieses Kapitels sein, jene Typen der entzündlichen Gewebsantwort zu analysieren, die ein derart besonderes, eigentümliches Gepräge aufweisen, daß sie schlechthin als „spezifisch" für diesen oder jenen Erreger, für diese oder jene Krankheit gelten können. Dabei wird sich allerdings die Darstellung auf Krankheiten zu begrenzen haben, bei welchen die entzündlichen Reaktionen durch die besondere Spielart der Gewebswucherung, der Granulombildung, charakterisiert wird.

Daß der Organismus im Verlauf einer Auseinandersetzung mit Infektionserregern die eine oder eine andere der möglichen Reaktionen auftreten läßt, die er bei entzündlichen Phänomenen in weitgehendem Maße hervorzubringen vermag, ist eine längst erwiesene Tatsache; so ergeben sich aus der besonderen Betonung einer der Grundreaktionen nicht nur charakteristische klinische Krankheitsbilder, sondern auch besondere, morphologisch faßbare Veränderungen, die letzten Endes, oft auch ohne Kenntnis bzw. Nachweis des Erregers, eine richtige Diagnose ermöglichen. Betrachtet man die verschiedenen Bilder von Infektionskrankheiten unter dem Gesichtswinkel der entzündlichen Grundphänomene, so kann man je nach dem Grad, je nach der Heftigkeit der einen oder der anderen Gewebsantwort bekanntlich verschiedene Gruppen aufstellen[1], wie z. B. jene Infektionen, bei welchen vor allem die entzündliche Exsudation das Bild beherrscht; die Cholera

[1] BÜCHNER 1935, ROULET 1938.

ist der Prototyp dieser Gruppe. Eine besonders ausgeprägte Beimischung von Fibrin zum Exsudat läßt die fibrinöse Reaktion entstehen, wie sie von der Diphtherie, der cruopösen Pneumokokken-Pneumonie und bis zu einem gewissen Grade auch der Bacillenruhr bekannt ist. Es kann ferner die entzündliche Exsudation einen hämorrhagischen Charakter aufweisen; die blutige Beschaffenheit bestimmt das Erscheinungsbild, wie beim Milzbrand oder der Pest, bei den schwarzen Pocken oder auch bei manchen Diphtherieepidemien. Die Eiterbildung, von Gewebseinschmelzung gefolgt, ist eine weitere Spielart der Grundreaktion. Diese Gruppen ließen sich noch weiter differenzieren, ohne daß man allerdings imstande wäre, mehr zu sagen, als daß die angedeuteten Gewebsveränderungen einigermaßen charakteristisch sind, weil sie erfahrungsgemäß mit einer gewissen Regelmäßigkeit bei den in Frage kommenden Infektionskrankheiten auftreten. Spezifisch sind sie jedoch nicht, da sie einerseits auch ebensogut durch leblose Stoffe, von definierter chemischer Art zum Beispiel, erzeugt werden können, und da andererseits ein bestimmter Erreger ohne weiteres imstande ist, ebensogut die eine wie die andere Antwort auszulösen.

Wie steht es nun mit jener Gruppe von Infektionskrankheiten, bei welchen die proliferativen Phänomene der Entzündung so sehr in den Vordergrund rücken, daß man das Reaktionsprodukt als Granulom bezeichnet hat? Welche Rolle spielen dabei die Keime selbst bzw. ihre Stoffwechselprodukte? Welche die Gewebe des Wirtes? Oder noch inwieweit sind dessen allgemeine Reaktionen für die örtlich erfolgenden Prozesse verantwortlich zu machen? Sind diese Fragen einigermaßen abgeklärt, so wird zu untersuchen sein, ob die beobachteten histologischen Bilder derart regelmäßig in Erscheinung treten und sich von jenen Reaktionen abgrenzen, die von anderen Keimen erzeugt werden, daß man sie mit guten Gründen als „spezifisch“ ansehen kann. Somit ergibt sich eine doppelte Aufgabe: Zunächst die Analyse, die Typisierung der einzelnen Granulomformen, und sodann der Versuch einer differentialdiagnostischen Würdigung der erhobenen Befunde. Es sei noch in dieser Einleitung hervorgehoben, daß nur Krankheiten berücksichtigt werden, deren Erreger entweder bekannt sind oder zum mindesten als sehr wahrscheinlich in Frage kommen. So mußte z. B. das rheumatische Granulom außer acht gelassen werden (es wird in einem andern Zusammenhang gewürdigt, vgl. Kapitel „Allergische Entzündung“ von E. Letterer, desgleichen auch das Lymphogranulom, weil seine Ätiologie und seine Stellung immer noch als höchst problematisch gelten müssen.

Das morphologische Bild der meisten Granulome wird grundsätzlich durch zwei Faktoren bestimmt: Durch eine besondere, in der Regel *spezifische Ursache* (Krankheitserreger) einerseits, durch die *Reaktionsfähigkeit der Gewebe* andererseits. Diese kann in weitem Rahmen je nach der Anpassung des Körpers (bzw. seiner Gewebe) an die Ursache, je nach Konstitution, wechseln. Als entzündliche Neubildungen sind die Granulome durch Wucherungsprozesse gekennzeichnet, in welchen besondere Bindegewebsbestandteile beteiligt sind, nämlich diejenigen zelligen Elemente, die seit Metschnikoff als Makrophagen bekannt sind und die wir heute als Histiocyten und Reticulumzellen bezeichnen. Sehr oft, wie gezeigt wird, sind es besonders die gefäßgebundenen, undifferenzierten „Keimschichten“ des Bindegewebes, welche zuerst reagieren. Zugleich machen sich meistens noch weitere Prozesse bemerkbar, wie eine mehr oder weniger ausgesprochene Neubildung von Blutcapillaren, eine in ihrer Zusammensetzung wechselnde Infiltration mit verschiedenen Rundzellen, wie auch manchmal degenerative Phänomene bis zur Nekrose. Diese an sich durchaus uncharakteristischen, unspezifischen Zellmobilisierungen, Zellwucherungen, Zellinfiltrate und Degenerationen werden in quantitativ und qualitativ wechselnder Art je nach dem Infektionserreger in Erscheinung treten, so daß sich jene Bilder ergeben, welche für die eine oder die andere Krankheit als einigermaßen typisch gelten. Ein Granulom ist als der morphologische Ausdruck jener Summe von exsudativ-produktiven Bindegewebsreaktionen aufzufassen, die mit großer Regelmäßigkeit eine umschriebene, durch Schmarotzer hervorgerufene Mobilisierung und Wucherung reticulo-histiocytärer Zellen bewirken; es kann mit exsudativen und degenerativen Erscheinungen, welche sowohl am Anfang wie am Ende des ganzen Geschehens eintreten, verbunden sein. Mit andern Worten stellt ein Granulom eine umschriebene, in sich geschlossene Abart des gewöhnlichen Granulationsgewebes dar, die auf Grund einer Abwehrreaktion gebildet wird[1].

I. Das tuberkulöse Granulom.

Es ist nicht beabsichtigt, hier das ganze Problem der morphologisch erfaßbaren Reaktionen auf das Eindringen von Tuberkelbacillen in die Gewebe erschöpfend darzustellen; darüber liegen bereits mehrere zusammenfassende Darstellungen vor (Calmette, Pagel, Rich)[2], auf die verwiesen werden soll. Vielmehr wird hier der Versuch unternommen, die heutigen Anschauungen über die Entstehung der Elementarreaktionen beim Eindringen des Kochschen Bacillus zu umreißen und ihren Mechanismus zu analysieren.

Wie bei anderen Infektionen, lassen sich bei der Tuberkulose verschiedene, in ihrer Erscheinungsform überaus wechselnde Elementarreaktionen nachweisen, die von der Gewebsalteration mit Nekrose über eine zellig-exsudative Phase in eine granulierende Form übergeführt werden. Direkte Nekrose, exsudative Reaktion und Tuberkelbildung sind aber auch unter Umständen durchaus selbständige Erscheinungen und jede von ihnen kann das Bild beherrschen. Warum sind diese Gewebsantworten gestaltlich nicht einheitlich, und wahrscheinlich auch biologisch verschieden, warum verlaufen sie einmal ineinander über, ein andermal dagegen nicht? Die Antworten sind nur dann zu geben, wenn man die Relation Infektionserreger:Organismus genauer analysiert, wenn man sich vergegenwärtigt, daß, wie Pagel[3] gesagt hat, „das Erkrankungsprodukt eines Infekts zwar letztlich etwas Eigenes und Eigentümliches, aber zunächst doch das Resultat der Tätigkeit einer Summe von Einzelfaktoren darstellt, aus der es uns naturgemäß nur gelingt, einige zu nennen, und nur wenige, wenn überhaupt irgendeinen restlos zu erfassen. Diese Einzelfaktoren sind für uns gegeben einmal mit den Eigenschaften des Virus und auf der anderen Seite denen des Organismus und Gewebes, das den Erregerangriff irgendwie aktiv entgegennimmt." Wir begegnen bei der Tuberkulose den gleichen Schwierigkeiten wie bei allen anderen Infektionskrankheiten auch: es ist schwer, manchmal geradezu unmöglich, morphologisch abzugrenzen, welche Reaktionen durch den Erreger allein (sozusagen direkte Reaktionen) und welche durch den besonderen Zustand des Gewebes bzw. des Gesamtkörpers zustande gekommen sind. Es spielen dabei sowohl zeitliche, mengenmäßige, rein gewebliche Faktoren, als auch immunbiologische Mechanismen auf komplizierte Weise ineinandergreifende Rollen. So kann am Anfang eines Tuberkels sowohl eine Gewebsalteration als auch eine zellig-exsudative Reaktion stehen, oder es kann sich das Granulom aus von vornherein proliferativen Prozessen heraus entwickeln.

1. Initiale (primäre) Gewebsalteration.

Die Tatsache einer primären Gewebsschädigung, die zur umschriebenen Nekrose führt, läßt sich für die Tuberkulose, wie für viele andere Infektions-

[1] Lubarsch 1923, Rössle 1923, Marchand 1924, Pieragnoli und Coppitz 1951.
[2] Pagel 1927, Rich 1951, Calmette 1936, Huebschmann 1928. [3] Pagel 1927.

krankheiten (Syphilis, Typhus, Pilzinfektionen) nicht abstreiten; sie kann unter Umständen sogar das Bild beherrschen wie bei der Sepsis tuberculosa acutissima, wenn die Keime in außerordentlich großen Mengen in die Gewebe eindringen, was an sich schon eine Ausnahme darstellen dürfte. Klare Verhältnisse, wie sie unter nicht allzu extremen Bedingungen angetroffen werden, hat SCHLEUSSING[1] für die Leber beschrieben. Er hat in Fällen von schwerer Darmtuberkulose die Histogenese der Lebergranulome untersucht und hebt hervor, daß sich dabei alle Grade der Gewebsalteration, von angedeuteten Zelluntergängen bis zur vollständigen Nekrose der Leberepithelien, nachweisen lassen. Es ist dabei vor allem auffällig — was im Vergleich zu später erwähnten Befunden bei Syphilis und Typhus hervorgehoben werden soll —, daß zu Beginn die Veränderungen sich lediglich auf die Leberzellen beschränken; das Gitterfasergerüst bleibt zunächst unverändert. SCHLEUSSING betont ausdrücklich, daß der Gefäßbindegewebsapparat noch keine nachweisbaren Veränderungen zu zeigen braucht, wenn die Leberzellnekrose schon weit fortgeschritten ist. Die Bedeutung dieser Initialnekrose, wie man sie nennen möchte, ist keineswegs klar; es ist auch gar nicht bekannt, ob sie immer und vor allem überall in jedem Gewebe als notwendige Voraussetzung für eine anschließende Granulombildung auftritt. PAGEL, der sich einmal mit diesen Fragen beschäftigt hat, teilt die Auffassung, daß eine „Initialnekrose" nur unter ganz bestimmten eigenartigen Gewebszuständen und an bestimmten Orten (in parenchymatösen Organen) auftritt, wo eventuell für die Leber z. B. auch besondere Zirkulationsverhältnisse eine Rolle spielen. Ferner muß hervorgehoben werden, daß die reinsten Fälle von „Initialnekrose" ausgerechnet bei der Sepsis tuberculosa acutissima (Typhobacillose LANDOUZYs) beobachtet werden, also ausgerechnet unter sehr abnormen Bedingungen (vollständiges Erlahmen der Abwehr, wie wir es jüngst in einem Fall gesehen haben, wo eine frische, tuberkulöse Primoinfektion mit Röntgenbestrahlung, Cortison, ACTH und Senfgas behandelt worden war, weil gleichzeitig ein Lymphogranulom bestand[2]), und meistens beim Vorliegen einer sehr ausgiebigen Bacillenaussaat. PAGEL geht wohl kaum fehl mit der Annahme, daß sich die Befunde SCHLEUSSINGs auch ähnlich deuten ließen: die von ihm beschriebenen „Spättuberkel" der Leber sind in einem Organismus entstanden, der „am Ende des auszehrenden Leidens" stand und, mit anderen Worten, nicht mehr die Fähigkeiten einer cellulären Abwehrleistung besessen hat.

Im allgemeinen tritt eine primäre Gewebsschädigung zweifelsohne im Mechanismus der Tuberkelentstehung zurück, sei es, daß wir sie nicht erfassen, weil sie nur von kurzer Dauer ist, sei es, daß der Tuberkelbacillus im allgemeinen nur eine geringfügige, nekrotisierende Wirkung entfaltet. Wenn er dies tut, und zwar primär, so liegen besondere Verhältnisse vor. Man kann geradezu in solchen Fällen, wo die Nekrose das Bild beherrscht, wie bei der Sepsis tuberculosa acutissima, von „atypischen" Tuberkulosen sprechen. Es handelt sich hierbei sicher um eine ebenso extreme, atypische, initiale Reaktionsart, wie im entgegengesetzten Fall von tuberkulösen Veränderungen, die den Eindruck von initialen produktiven, also granulomatösen Herdbildungen auch bei genauester Untersuchung hinterlassen (Lymphknoten z. B.). Zwischen den beiden „atypischen" Reaktionen (massive Alteration und geringfügige Alteration) würde das typische Bild stehen (NICOD)[3]. Freilich kennt man auch schwere, nekrotisierende Prozesse in tuberkulösen Entzündungen, so vor allem bei der tuberkulösen Meningitis. Ihr Entstehungsmechanismus dürfte jedoch ganz anders als der Ausdruck einer initialen nekrotisierenden Wirkung aufzufassen sein; hierbei spielt höchst-

[1] SCHLEUSSING 1926. [2] STRAUB 1955. [3] NICOD, J. L. 1946.

wahrscheinlich, wie verschiedentlich hervorgehoben wurde, eine besondere Bereitschaft der Gewebe bzw. des Gesamtorganismus (Allergie) eine Rolle[1]. Diese Frage soll später besprochen werden.

Allerdings wird immer wieder, besonders in der experimentellen Tuberkuloseforschung darauf hingewiesen, daß eine initiale Alteration nicht auftritt, vor allem, wenn mit nicht zu massiven Bacillenmengen gearbeitet wird. Hierüber geben die sehr sorgfältigen Untersuchungen von LONG und seiner Schule Auskunft, von denen sogleich die Rede sein wird. Es sei nur hier betont, daß sie ebensowenig wie HUGUENIN und DELARUE, welche diese Befunde geprüft haben, eine primäre Nekrose gesehen haben. Auch die bei sehr frischer Miliartuberkulose nach sorgfältiger Fixierung erhobenen Befunde lassen meist keine eindeutige Zell- oder Gewebszerstörung nachweisen; die Frage einer etwaigen Alteration der Capillarwände ist viel erörtert, aber nie mit einwandfreier Klarheit beantwortet worden.

Aus alledem geht hervor, daß man heute immer noch am Satz festhalten kann, daß es fraglich bleibt ,,ob die primäre Alteration notwendige Voraussetzung für die tuberkulöse Herdausbildung überhaupt ist"[2].

2. Celluläre Reaktionen.

Wie dem auch sei, kann die Tuberkelbildung auf zwei verschiedenen Wegen erfolgen: Es kann zunächst eine Exsudation auftreten, aus deren Organisation heraus das Granulom entwickelt wird; das ist die Regel. Andererseits besteht ohne weiteres die Möglichkeit einer primär-produktiven Granulombildung. Während langer Zeit waren die diesbezüglichen Ansichten schroff geteilt und man braucht bloß auf die Arbeiten von v. BAUMGARTEN, KOSTENITSCH und WOLKOW, YERSIN, BORREL zurückzugreifen, um festzustellen, welch bittere Kämpfe damals gefochten wurden. Mit der Zeit, mit entsprechendem Abstand kann festgestellt werden, daß beide Lager recht hatten. Der Tierversuch vermittelt hier wohl einfache und klare Bilder, die man bis zu einem gewissen Grad als Vergleich für die Verhältnisse beim Menschen heranziehen kann. Bereits 1885, also wenige Jahre nach der Entdeckung des Tuberkelbacillus, verpflanzte v. BAUMGARTEN kleine Partikel von frisch entnommenem, tuberkulösem Gewebe in die Vorderkammer des Kaninchenauges. Die danach entstandenen Knötchen deutete er als das Ergebnis einer Wucherung von ortsständigen Zellen. YERSIN (1888) und BORREL (1893) vertraten hingegen die Meinung, daß in den ersten Phasen der Granulombildung die polymorphkernigen Leukocyten die Hauptrolle spielen, indem sich diese Zellen dort am reichlichsten ansammeln, wo auch Bacillen vorkommen. Die Leukocyten sind die ersten Zellen, welche die eingeführten Tuberkelbacillen phagocytieren.

a) Leukocytäres Initialstadium.

Die Befunde der französischen Schule wurden seither öfters wiederholt und meistens bestätigt; allerdings begegnet man manchmal der Auffassung, daß dem Phänomen der initialen leukocytären Reaktion nur eine untergeordnete Rolle zukomme, daß sie bloß eine flüchtige, unspezifische Reizantwort darstelle[3]. Die angedeuteten Untersuchungen der Schule E. R. LONGs, besonders diejenigen von VORWALD (1932), haben klar zeigen können, daß die intravenöse Injektion einer nicht sehr großen Menge von Tuberkelbacillen (0,1 mg/kg) in den Geweben des Kaninchens bereits nach 1 Std das Auftreten kleiner intracapillärer Leuko-

[1] O. KOCH 1940. [2] PAGEL 1927.
[3] KRAUSE 1927, GARDNER 1930, SHERWOOD 1929.

cytenanhäufungen hervorruft, innerhalb welcher die Bacillen phagocytiert werden. Die polymorphkernigen Leukocyten, bacillenbeladen oder nicht, schwärmen bereits aus den Capillaren der Lunge heraus und finden sich frei im Gewebe. Erst nach 3 Std lassen sie sich in den Alveolenlichtungen nachweisen; gleichzeitig beginnt die Mobilisierung mononucleärer Zellen (Histiocyten), welche während der folgenden Stunden an Zahl immer mehr zunehmen, bis sie nach der 14. Std das Feld beherrschen. Zur gleichen Zeit beginnt das leukocytäre Exsudat die ersten Zeichen des Zerfalls aufzuweisen, und es werden bacillenbeladene, absterbende Leukocyten durch die Histiocyten (bzw. Monocyten) phagocytiert. Nach 24 Std ist eine knötchenförmige Reaktion bereits deutlich zu sehen; sie besteht hauptsächlich aus histiocytären Zellformen mit leicht exzentrischem, chromatinarmem Kern und feinvacuolärem Cytoplasma (Epitheloidzellen). Es wird besonders hervorgehoben, daß die Epitheloidzellbildung immer nur in der Umgebung der zerfallenden Leukocytenherdchen auftritt. Die Mehrzahl der nachweisbaren Tuberkelbacillen liegt in diesen Zellen neben phagocytierten Leukocyten.

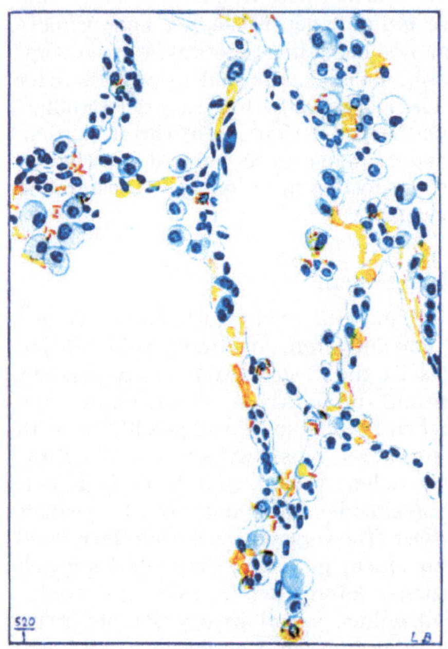

Abb. 1. Tuberkulose. Frühreaktion der menschlichen Lunge bei akuter Miliartuberkulose: Tuberkelbacillen in Histiocyten der Alveolenwände eingeschlossen. Diese Zellen vergrößern sich, runden sich ab und fallen in die Alveolenlichtung. (Vergr. 520mal.) (Aus J. Delarue: Granulies pulmonaires, 1930).

In mancher Beziehung erinnern die Vorwaldschen Bilder an diejenigen, die Delarue in seinen Arbeiten über die Miliartuberkulose veröffentlicht hat[1]. Sie sind von großer Bedeutung für das Verständnis der initialen Veränderungen der Lungentuberkel wie auch des tuberkulösen Granuloms im allgemeinen. Eine initiale leukocytäre Reaktion spielt übrigens nicht nur in der Lunge nach intravenöser Einschwemmung von Tuberkelbacillen eine Rolle. Sie läßt sich nach intracutaner Injektion sehr leicht demonstrieren, und es unterscheidet sich diese Phase der Abwehrleistung des Körpers in keiner Weise von Reaktionen. die durch andere Erreger ausgelöst werden[2]. Alle säurefesten Bakterien (Mycobakterien) rufen sie hervor[3], und es erscheint wahrscheinlich, daß die Eiweißstoffe der Säurefesten hierbei eine chemotaktische Wirkung ausüben genau wie für andere Bakterienarten[4]. Freilich hängt die initiale, leukocytäre Reaktion in weitgehendem Maße von der einverleibten Bacillenmenge zu einem Teil ab; zu einem anderen dürften sich wohl nicht alle Gewebe ähnlich wie Haut oder Lunge verhalten. In der Leber z. B. tritt diese Reaktionsart deutlich zurück und ist zudem so außerordentlich flüchtig, daß sie von vielen Untersuchern entweder gar nicht bemerkt oder vernachlässigt worden ist. Evans

[1] Delarue 1930. [2] Ehrich, in diesem Band, S. 132.
[3] Long und Vorwald 1932, Eichbaum 1933, Roulet 1934.
[4] Wartman 1938, Wartman und Ingraham 1940.

und Mitarbeiter heben beispielsweise hervor (in Bestätigung früherer Versuche von KAGEYAMA), daß bereits nach der ersten halben Stunde, die der intravenösen Bacilleninjektion folgt, die Leukocyten verschwinden und daß von nun an die Mononucleären und die gereizten KUPFFERschen Sternzellen allein das Feld beherrschen[1]. Auch in diesem Falle wurden, nebenbei gesagt, keine initialen Nekrosen, keine Veränderungen der Leberepithelien gesehen. Daß dabei die einverleibte Bacillenmenge oft ausschlaggebend sein kann, weiß man schon durch die unter ASCHOFF durchgeführten Versuche von KAGEYAMA: Nach intraperitonealer Verimpfung von sehr großen Mengen boviner Tuberkelbacillen (10 mg) bei der Maus tritt bereits nach 24 Std eine lebhafte leukocytäre Reaktion mit Bacillenphagocytose auf. Wird die Dosis um das 100fache vermindert (0,1 mg), so fehlt die leukocytäre Antwort völlig, und es überwiegt von vornherein eine histiocytäre Reizantwort, welche nach Anwendung außerordentlich schwacher Dosen sogar in das Bild einer reinen reticulo-endothelialen Wucherung übergeht[2].

Aus dem bisher Gesagten geht hervor, daß die initiale leukocytäre Reaktion (Stade de leucocytose polynucléaire primitive von KOSTENITSCH und WOLKOW) flüchtig ist und daß sie wahrscheinlich eine unspezifische Reaktion darstellt; ihre Intensität ist in weitgehendem Maße von der Bacillenmenge, vom untersuchten Gewebe und besonders auch von der Tierart abhängig. In unlängst veröffentlichten Versuchen[3] wurde die Tuberkelentwicklung in vivo mittels einer durchsichtigen Kammer am Kaninchenohr beobachtet. Auch unter diesen Bedingungen sind die ersten, im Entzündungsfeld sichtbaren Zellen neutrophile Leukocyten; erst nach 48 Std werden einzelne Makrophagen (mononucleäre Elemente) sichtbar, die allerdings in den folgenden Tagen immer mehr zunehmen und knötchenartige Gruppen bilden.

b) Epitheloidzellen-Bildung.

„Der primären Leukocytenimmigration folgt die mächtige Histiocytenreaktion, die in der Bildung der Epitheloidzelle, des Urbildes der Tuberkelzelle ihren Gipfel findet“ (PAGEL 1927). Es unterliegt gar keinem Zweifel, daß die Zellen, welche im deutschen Sprachgebrauch als Histiocyten, in der englischen und amerikanischen Literatur als „mononuclear phagocytes“ oder auch „monocytes“ bezeichnet werden, am Aufbau des Granuloms maßgebend, wenn nicht ausschließlich beteiligt sind. Die soeben angeführten Untersuchungen der LONGschen Schule zeigen eindeutig, in Bestätigung der Befunde von BORREL, daß diese Elemente frühzeitig mobilisiert werden und bereits intracapillär um die Leukocytenhäufchen herum, schon 3 Std nach der Bacilleninjektion vorkommen. Ihre mitotische Vermehrung führt in der Wand der Lungenalveolen bald zu einer umschriebenen Verdickung, welche zusammen mit der vermehrten Auswanderung der genannten Zellen in die Alveolenlichtung das Bild von knötchenförmigen Ansammlungen entstehen läßt. Diese Verhältnisse sind bei der Miliartuberkulose des Menschen häufig untersucht worden, ganz besonders in der Lunge; an diesem Organ haben ja HUEBSCHMANN und ARNOLD ihre klassisch gewordenen Befunde erhoben. Die frühesten Stadien lassen das Bild eines Alveolarkatarrhs im Bereich einer Alveolengruppe nachweisen, wo die Lichtung durch relativ große, rundliche oder ovale Zellen mit chromatinarmem Kern mehr oder weniger vollständig verstopft ist. Dazwischen können vereinzelte zugrunde gehende Leukocyten liegen, die von den mononucleären Zellen phagocytiert werden[4]. Fibrinnetze lassen sich

[1] EVANS, BOWMAN, WINTERNITZ 1914. [2] KAGEYAMA 1925.
[3] DODSON, SANDERS und FLOREY 1954.
[4] HUEBSCHMANN und ARNOLD 1923, DELARUE 1930, RICH und MCCORDOCK 1929.

nicht selten darstellen, worauf verschiedentlich aufmerksam gemacht worden ist. Die zentralen Bezirke der Zellansammlungen weisen oft schon in Stadien, die man als „frisch" bezeichnen muß, beginnende Zerfallserscheinungen auf: die Kerne werden pyknotisch, die Zellen sind gebläht, und bald setzt eine mehr oder minder breite Nekrose ein. Diese bekannten Bilder sollen uns hier nicht weiter beschäftigen; der Schwerpunkt der Darstellung soll vielmehr auf die cellulären Umwandlungen und auf die Deutung derselben gelegt werden.

Zahlreich sind die Arbeiten, die sich mit der Frage von der Abstammung der „großen mononucleären Zellen", der Vorstufen der Epitheloidzellen, beschäftigt haben. Daß die Epitheloidzellen (leider wird nicht selten der Ausdruck „Tuberkelzelle" angewandt) mononucleäre Phagocyten sind, welche eine Umwandlung erfahren haben, wurde bereits vor mehr als 60 Jahren durch Metchnikoff klar gesehen. Seine Auffassung kann als die natürliche Anwendung seiner Lehre angesehen werden, nach welcher es überall im Körper Zellen gibt, die eine Abwehraufgabe gegen Bakterien besitzen, eine Ansicht, die eigentlich auch heute noch sich mit unseren Auffassungen des reticulo-histiocytären Zellsystems, des „aktiven Mesenchyms" vollständig deckt. v. Baumgarten und viele Untersucher nach ihm haben darauf hingewiesen, daß der Tuberkel nicht bloß aus einer Anhäufung präformierter Elemente bestehe, sondern daß proliferative Prozesse mit im Spiele seien; unter den zahlreichen Faktoren, welche die Bestimmung der Herkunft und der Rolle der großen mononucleären Phagocyten komplizieren, haben die Veränderung der Zellform und die auffallenden Variationen je nach der untersuchten Säugerspecies und je nach dem herangezogenen Gewebe erheblich mitgewirkt. So ist es begreiflich, daß es wohl kaum eine mesenchymale Zellgattung gibt, die nicht als „Mutterzelle" der Epitheloidzelle angesehen worden wäre: Fibrocyten, Gefäßwandzellen, Endothelien, Monocyten, Reticulumzellen, Histiocyten, Alveolarepithelien sind immer wieder in ihren Beziehungen zum Tuberkelaufbau in Betracht gezogen worden. Relativ früh in der Geschichte der Tuberkuloseforschung (vgl. hierzu die gute Darstellung von Pagel 1927) wurde auf die Beteiligung von Gefäßwandzellen und auf die oft sehr augenfällige Gefäßgebundenheit der Tuberkel hingewiesen (Lebert 1845); tatsächlich läßt sich experimentell die Rolle der Adventitialzellen demonstrieren, wofür unter anderem Pagel, Long und Holley (früher auch Justi, Meinertz) klare Beweise geliefert haben. Diese Befunde stehen in Einklang mit den Ergebnissen der Arbeiten von Maximow und von F. J. Lang, die in bezug auf die Abstammungsfrage der großen Exsudatzellen in den Lungenalveolen wesentlich erscheinen. Ohne auf dieses heute keineswegs als abgeschlossen zu betrachtende Problem einzugehen, sei in Kürze festgestellt, daß viel mehr Beziehungen der großen Exsudatzellen zu den adventitialen Zellen innerhalb der Septen (Septumzellen) als zu dem eigentlichen Deckzellenbelag der Lungenalveolen bestehen. Lang betrachtet sie als mobilisierte Elemente, welche den Maximowschen Polyblasten entsprechen. Ähnliche Feststellungen haben übrigens auch Lewis und Willis an Explantaten tuberkulöser Kaninchenlungen gemacht. Es ist ferner in dieser Beziehung sehr lehrreich, die von Borrel 1893 gezeichneten Bilder zu studieren, aus welchen meines Erachtens deutlich hervorgeht, daß er bereits diese mobilisierten Septumzellen gesehen und als Monocyten gedeutet hat („Grands leucocytes mononucléaires"). Long und Holley sowie Vorwald konnten ferner bei experimenteller tuberkulöser Keratitis mit aller Deutlichkeit demonstrieren, daß keine großen Ansammlungen von mononucleären Zellen vorkommen, bevor nicht Blutcapillaren vom Limbus aus in die Cornea sprossen; die großen, als „Monocyten" bezeichneten Zellen finden sich sowohl in der Gefäßlichtung als in der Wand und außerhalb davon, was den Befunden Borrels genau entspricht. Ohne

Zweifel hat die Einführung der Vitalfärbung das cytologische Problem der Epitheloidzellenherkunft stark aktiviert, seitdem E. GOLDMANN die Entstehung von Epitheloidzellen in Leber, Milz und Lymphknoten (bei der Maus) aus seinen „Pyrrolzellen" — das sind vitalgefärbte Histiocyten — demonstrierte. Die Umwandlung von KUPFFERschen Sternzellen in Epitheloidzellen wurde durch EVANS, BOWMAN und WINTERNITZ, sodann von OPPENHEIMER mit aller Deutlichkeit gezeigt. Daß in Lymphknoten die Reticulumzellen als Vorstufen in Frage kommen, hat JOEST bewiesen und zwar an Meerschweinchen, die mit sehr kleinen Bacillenmengen infiziert worden waren. Seine Befunde, welche unter anderem die Möglichkeit der Tuberkelentstehung ohne exsudatives Vorstadium dartun, sollen später noch besprochen werden (S. 352).

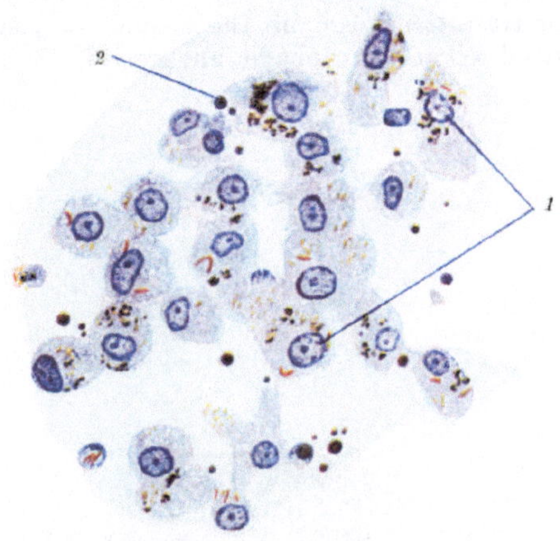

Abb. 2. Tuberkulose. Lungenkultur von Kaninchen; das Gewebe wurde während 6 Tagen zusammen mit Tuberkelbacillen gezüchtet. Gruppen von Septumzellen, die zu Epitheloidzellen werden (*1*); neben Bacillen enthalten sie kleine Kohleteilchen und ein gelbliches Pigment, welches beim Bacillenabbau entsteht. *2* Kernreste degenerierter Zellen. [Aus F. J. LANG: J. Inf. Dis. **37**, (1925).]

Die in der amerikanischen Literatur ausgetragene Diskussion über das Wesen der mononucleären Phagocyten, insbesondere über die Unterscheidung zwischen den „Clasmatocyten" und den Monocyten des Blutes[1], wurde nach den Untersuchungen von M. R. und W. H. LEWIS insofern beendet, als die beiden Zellformen wohl nur zwei verschiedenen funktionellen Stadien der gleichen Zelle entsprechen dürften. Es hatten nämlich SABIN und DOAN den Gedanken ausgesprochen, daß der „Clasmatocyt" fähig sei, den Tuberkelbacillus zu zerstören, während die „Monocyten", von denen die Epitheloidzellen abstammen, es nicht tun. Diese Zellen wären deshalb fähig, den Bacillus ohne weiteres lebend zu beherbergen. Die Differenzierung der beiden Zellen erfolgte auf Grund der verschiedenen Verteilung von Neutralrot in ihrem Cytoplasma[2]. Die heutige Auffassung darüber ist von RICH (1950) wie folgt wiedergegeben: "There are, therefore, no grounds for regarding clasmatocytes and monocytes as different cells. All of

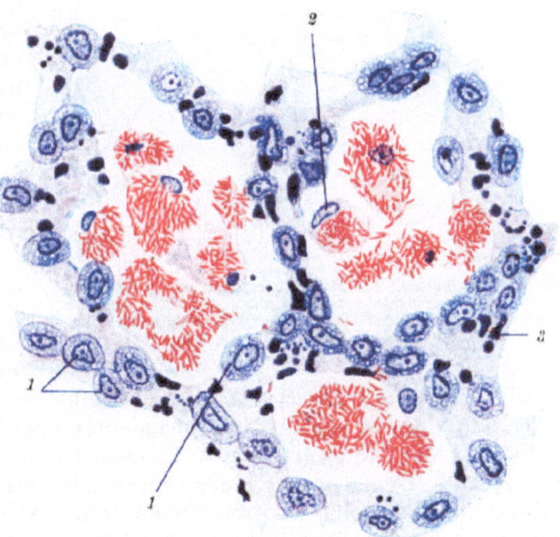

Abb. 3. Tuberkulose. Lungenkultur von Kaninchen; das Gewebe wurde während 6 Tagen zusammen mit Tuberkelbacillen gezüchtet. Mobilisierung von Septumzellen (*1*), die sich zum Teil in die Alveolenlichtung vorbuckeln. Reichlich Bacillen werden durch diese Zellen phagocytiert (*2*). Die Gefäßendothelien sind von den Septumzellen leicht zu unterscheiden [dunkler Kern (*3*)]. [Aus F. J. LANG: J. Inf. Dis. **37** (1925).]

[1] SABIN 1932. [2] GARDNER 1930.

the acceptable evidence at present instructs us that there is only one fundamental type of mononuclear phagocyte, which under different stimuli, undergoes different morphological alterations. In the blood this cell has been called a monocyte, or transitional cell; in the tissues, a clasmatocyte, polyblast, histiocyte, adventitial cell or macrophage; anchored in the hepatic sinusoids it is termed a KUFFER cell; in the splenic sinusoids a splenic sinus phagocyte; in tuberculous lesions it commonly appears as an epitheloid cell“.

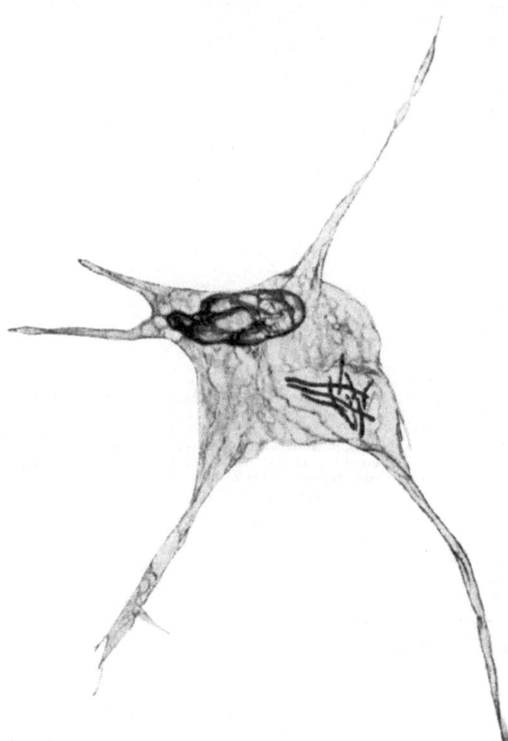

Abb. 4. Tuberkulose. Aus Milzkultur von Kaninchen, zusammen mit BCG gezüchtet: sternförmiger Histiocyt aus der Wachstumszone, welcher Tuberkelbacillen phagocytiert hat. [Aus E. M. WERMEL: Virchows Arch. **281**, (1931).]

Es hat nicht an Versuchen gefehlt, diese Frage an Zellkulturen, unter einigermaßen einfachen cytologischen Bedingungen zu klären[1]. Die ersten Befunde, welche M. R. LEWIS an Blutzellkulturen des Frosches (nach Infektion mit Froschtuberkelbacillen) erhoben hatte, sind fast gleichzeitig durch TIMOFEJEWSKI und BENEWOLENSKAJA für humane Tuberkelbacillen an Leukocytenkulturen von Hund und Kaninchen bestätigt worden: die polymorphkernigen Leukocyten, die sich zunächst an der Phagocytose beteiligen, gehen bald zugrunde und schon am 3. Tag vermehren sich die Monocyten beträchtlich, nehmen die Bacillen auf und sammeln sich in Häufchen um die Bacillen an, wobei tuberkelähnliche Bilder entstehen. Das Auftreten von Riesenzellen in solchen Kulturen wird von M. R. LEWIS als uncharakteristisch angesehen, weil solche Zellen auch in Kontrollkulturen regelmäßig vorkommen.

Wird Gewebe aus tuberkulösen Kaninchenlungen ausgepflanzt, wachsen Zellen aus, die den sog. Alveolarphagocyten entsprechen und morphologisch wie funktionell den „Septumzellen“, Clasmatocyten, Polyblasten oder Histiocyten entsprechen. Genau wie in einer beginnenden Mikropneumonie, füllen diese mit Tuberkelbacillen vollgestopften Elemente die Alveolenräume aus; sie teilen sich aktiv und phagocytieren immer weiter (Abb. 2 u. 3). Diese Zellen wandeln sich in Epitheloidzellen um, was besonders deutlich in Lymphknoten- oder Netzkulturen demonstriert werden kann, wo, wie vor allem MAXIMOW zeigte, Gewebsformationen entwickelt werden, die durchaus Tuberkeln gleichkommen. LANG hebt hervor, daß in seinen Lungenkulturen keine Tuberkelbildung auftrat, was er auf den Mangel an Lymphocyten bezieht. Besonders aufschlußreich endlich sind wenig beachtete Befunde, welche WERMEL an Milzkulturen von mit BCG behandelten

[1] M. R. LEWIS 1925. 1926, M. R. LEWIS, H. S. WILLIS und W. H. LEWIS 1925, F. J. LANG 1925; TIMOFEJEWSKI und BENEWOLENSKAJA 1925, 1926, WERMEL 1931.

Meerschweinchen erhoben hat. Er beschreibt sehr genau, wie die Tuberkelbacillen durch Histiocyten in der ganzen Auswanderungszone der Kultur aufgenommen werden und wie diese, zunächst gestreckten oder sternförmigen, durch protoplasmatische Anastomosen verbundenen Zellen sich allmählich abrunden; die Tuberkelbacillen (meist in einer Vacuole eingeschlossen, was auch M. R. LEWIS angibt) zerfallen, wobei ein braungelber bis dunkelbrauner, körniger Stoff entsteht; dieser Befund wurde auch von MAXIMOW, TIMOFEJEWSKI und BENEWOLENSKAJA sowie LONG erhoben[1]. In ihren Versuchen, die Tuberkelentwicklung in vivo zu verfolgen, haben DODSON, SANDERS und FLOREY (1954) auch Beobachtungen mit Vitalfärbungen angestellt. Werden vor der Infektion mit Tuberkelbacillen die Histiocyten durch einen Vitalfarbstoff gewissermaßen markiert, so läßt sich nachweisen, daß sich diese Elemente des Bindegewebes nicht nennenswert verändern; sie wandern nicht etwa in die Richtung der monocytären Zellhaufen, wo die Bacillen liegen, was dafür sprechen könnte, daß die Hauptmasse der phagocytierenden Zellen tatsächlich hämatogenen Ursprungs sein könnte. Allerdings läßt die Technik der durchsichtigen Kammer am Kaninchenohr eine eingehendere Analyse der perivasculären Zellenlager nicht zu.

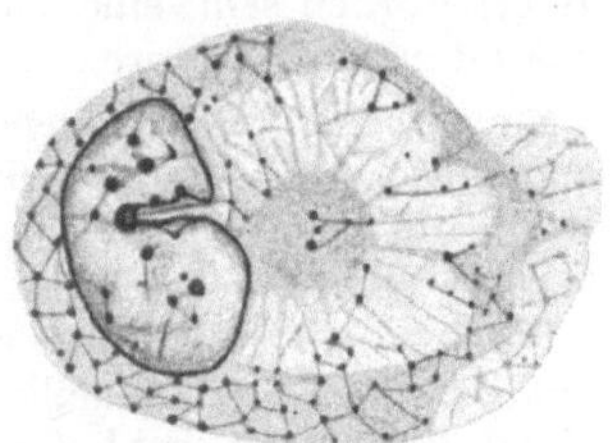

Abb. 5. Epitheloidzelle aus tuberkulöser Lymphadenitis: innere, helle Cytoplamazone mit Mikrozentren. Zentralapparat in einem kleinen, dunkleren, sphärischen Teil eingeschlossen (Centroplasma). Drei Centriolen durch Centrodesmosen verbunden (HEIDENHAIN-Hämatoxylin). [Aus H. CASTRÉN: Arb. path. Inst. Helsingfors (Jena) 3 (1923).]

Die *Epitheloidzellen*[2], welche als immer wiederkehrendes Element die Struktur des tuberkulösen Granuloms bestimmen, sind als relativ große, plasmareiche, oft polygonale oder etwas langgestreckte Zellen beschrieben worden; ihr Kern ist oval oder eingekerbt, chromatinarm und nicht selten wie gebläht, mit 1—3 Nucleolen. Die Kernmembran ist stets scharf gezeichnet. Untersucht man sie in Gewebskulturen, in lebendem Zustand oder in Gewebsschnitten, bilden sie, besonders in frischen Granulomen, durch cytoplasmatische Fortsätze ein mehr oder weniger dichtes Netzwerk. Ihre feinere Struktur ist frühzeitig schon Gegenstand eingehender cytologischer Untersuchung gewesen[3]. Das Cytoplasma wird als „hochdifferenziert" bezeichnet und läßt, wie CASTRÉN besonders hervorhebt, verschiedene, das Mikrozentrum umgebende konzentrische Zonen erkennen: äußeres, basophiles Außenplasma, wo der Kern liegt; inneres, helles Innenplasma, welches das Mikrozentrum enthält; das Innenplasma schließt einen innersten, dunkleren, sphärischen Teil ein, das Zentroplasma, in welchem der Zentralapparat liegt. Das Mikrozentrum besteht aus 3—5 scharf hervortretenden Centriolen, welche durch mehr oder minder deutlich darstellbare Centrodesmosen verbunden sind. Ferner läßt sich mit der angewandten Färbung nach HEIDENHAIN ein gut ausgebildetes Cytoreticulum aus einer großen Anzahl geschwärzter Fäden darstellen, welche Körnchen verbinden und eine netzartige Struktur darstellen. Dieses Cytoreticulum erscheint dichter und deutlicher im Außenplasma. Die Chondriosomen lagern sich fast ausschließlich im Außenplasma, sind körnig oder kugelig, sehr selten stab- oder fadenförmig, wie in den ruhenden Fibroblasten. Diese an menschlichem Gewebe ausgeführten Untersuchungen sind seither nie mit moderneren Methoden wiederholt worden; von ihnen wäre eine bessere histophysiologische Deutung dieser Zellen zu erwarten, als man sie heute darstellen kann (vgl. S. 356).

[1] MAXIMOW 1924, 1928, WERMEL 1931. [2] Der Ausdruck stammt von WAGNER 1861.
[3] WALLGREN 1910, WAKABAYASHI 1911, HERXHEIMER und ROTH 1916. BRAUN 1921, CASTRÉN 1923.

Wie aus dem soeben über die Herkunft der Epitheloidzellen Gesagten hervorgeht, stellen diese charakteristischen Elemente des Tuberkels Umwandlungsformen von histiocytären bzw. hämatogenen Zellen dar, welche Tuberkelbacillen phagocytiert und zum Teil wenigstens zerstört haben. Daß die Bacillenphagocytose von einer, wenn vielleicht auch nur partiellen Zerstörung der Bacillen gefolgt wird, geht besonders deutlich auch aus den Experimenten von Lurie[1] hervor; in seinen Untersuchungen über die Zunahme und Abnahme der Bacillenpopulation in den Organen infizierter Kaninchen und Meerschweinchen, konnte er nachweisen, daß eine Vermehrung der Tuberkelbacillen stets von einer raschen, mitotischen Teilung der mononucleären Phagocyten begleitet wird. Im Gegensatz dazu wird eine Abnahme der Bacillenzahl in allen Geweben festgestellt, wo sich diese Zellen in Epitheloidzellen umwandeln. Es muß daher der Tuberkelbacillus durch den zur Epitheloidzelle gewordenen Histiocyten bzw. Monocyten zum Teil zerstört worden sein, eine Tatsache, die später von Kahn in Einzelzellkulturen bestätigt werden konnte.

Einigermaßen befriedigende Vorstellungen über den Mechanismus der Umwandlung von Histiocyten in Epitheloidzellen haben die Untersuchungen vermittelt, die sich mit dem chemischen Aufbau und der pathogenen Wirkung der einzelnen aus dem Tuberkelbacillus isolierten Fraktionen beschäftigt haben.

Bereits 1888 hat Hammerschlag die Aufmerksamkeit auf die Tatsache gelenkt, daß die Tuberkelbacillen einen beträchtlichen Fettgehalt aufweisen. Dieser Befund veranlaßte wohl die verschiedenen Untersuchungen über die Gewebsreaktionen, welche der Einverleibung abgetöteter Tuberkelbacillen folgten, nämlich die Entwicklung epitheloider Zellknötchen, wie sie von Mafucci, Wyssokowitsch, Prudden und Hodenpyl und vor allem von C. Sternberg beschrieben worden sind[2]. Von Sternberg, der in Fortführung früherer Versuche von Auclair (1900) auch mit entfetteten Bacillen gearbeitet hat, stammt der Satz „daß die pathogene Wirkung der Tuberkelbacillen an eine im Bacillenleib enthaltene Substanz gebunden ist, die bei den Äther-Alkohol-Chloroformextrakten den Bacillen entzogen, vielleicht zerstört wird“[3].

Seither sind diese Angaben wiederholt bestätigt[4] und erweitert worden. Seitdem Coulaud (1934/35) mit Hilfe von in Paraffin einverleibten Tuberkelbacillen eine beträchtliche Erhöhung der Tuberkulinempfindlichkeit und der Resistenz gegen eine experimentelle Infektion beschrieb, hat man sich in Frankreich besonders mit der Wirkung von toten in Paraffinöl aufgenommenen Tuberkelbacillen viel beschäftigt[5]: es wurden dabei nicht nur mit abgetöteten pathogenen Mycobakterien bei empfindlichen oder bei resistenten Tieren sehr ausgedehnte (nach intratesticulärer Einspritzung sogar metastasierende) Granulome hervorgerufen, sondern auch mit BCG oder mit säurefesten Saprophyten[6] gelingt es, eine regelrechte Tuberkelaussaat zu erzeugen, welche vom Hoden aus das Bauchfell und die inneren Organe, namentlich die Lungen, befällt. Die dabei auftretenden Granulome unterscheiden sich in nichts von gewöhnlichen Tuberkeln und können sogar verkäsen (Abb. 6).

Es sei auch in diesem Zusammenhang besonders hervorgehoben, daß abgetötete, säurefeste, saprophytäre Bakterien der Gruppe Mycobacteria die gleiche Wirkung wie abgetötete virulente Stämme besitzen. Ausschlaggebend für die weitere Forschung sind die eingehenden Untersuchungen von F. R. Sabin, Doan und Forkner gewesen[7], welchen es erstmals gelang, mit einigermaßen reinen Tuberkelbacillenfraktionen zu arbeiten. Durch intraperitoneale Einspritzung großer Mengen (bis zu 80 mg) des von Anderson isolierten A^3-Phosphatids

[1] Lurie 1932.
[2] Literatur bei Kallòs und Kallòs-Deffner 1935, Roulet 1934, Roulet und Bloch 1936, Roulet und Brenner 1944.
[3] C. Sternberg 1902. [4] H. Corper und M. B. Lurie 1927, Pozzi 1932, Winge 1934.
[5] Saenz und Mitarbeiter 1938—1940, Rist 1938, Verge und Senthille 1941.
[6] Roulet 1943, 1949. [7] Sabin, Doan und Forkner 1930.

wurden Granulome erzeugt, welche histologisch die charakteristische Struktur von Tuberkeln aufwiesen. Die Aufnahme des Stoffes in den Histiocyten ließ

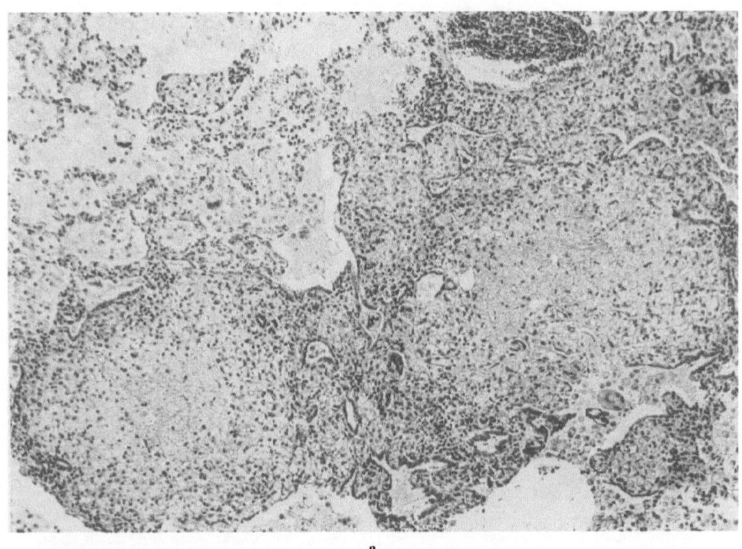

a

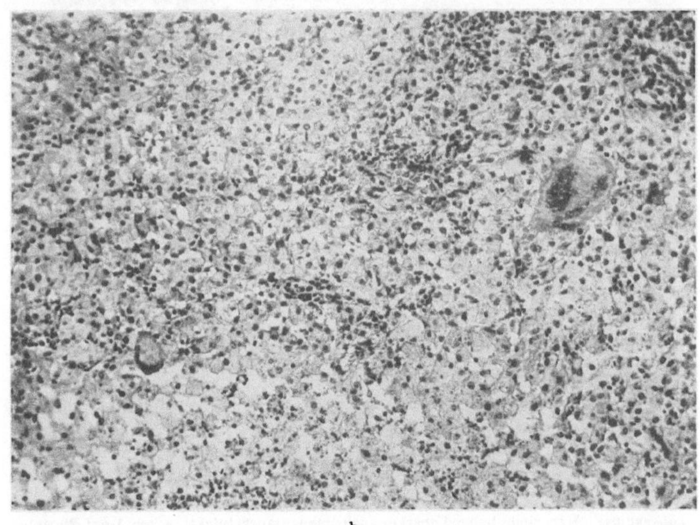

b

Abb. 6a u. b. Tuberkulose. Wirkung abgetöteter, in Vaselinöl aufgenommener und intratesticulär eingespritzter boviner Tuberkelbacillen. Reaktion der Lunge (Kaninchen): a Nach 30 Tagen: 2 Granulome mit zentraler Nekrose, Alveolarkatarrh. (Vergr. 100mal.) b Nach 97 Tagen: Teil eines epitheloidzelligen Granuloms mit Riesenzellen (rechts Fremdkörpertypus, links LANGHANS-Typus) am Rand einer Nekrose (unten). (Vergr. 150mal.)

Epitheloidzellen und mehrkernige Riesenzellen vom LANGHANSschen Typus entstehen, nachdem sich das Phosphatid fein emulgiert hatte. In einer Nachprüfung dieser Befunde mit wesentlich kleineren Stoffmengen (höchstens 1 mg) hat

ROULET (1934, 1936) in der Cutis, ebenfalls bei Kaninchen, die gleiche Feststellung gemacht (Abb. 7) und besonders hervorgehoben, daß das einverleibte Phosphatid

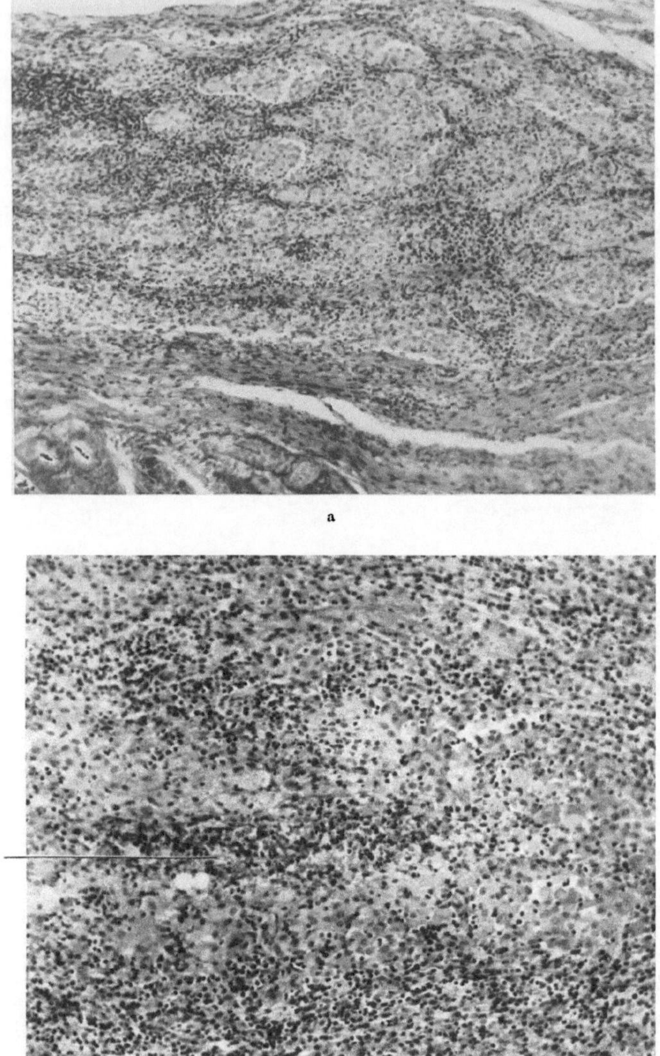

Abb. 7a u. b. Tuberkulose. Experimenteller Tuberkel nach intracutaner Injektion von 1 mg Phosphatidsäure aus bovinen Tuberkelbacillen beim Kaninchen. a Ansammlung epitheloidzelliger Granulome in der Cutis mit leichten Lymphocyteninfiltraten. (Vergr. 100mal.) b Ausschnitt mit kleiner bandartiger Nekrose (*1*). (Vergr. 150mal.)

rasch aufgenommen wird und im Cytoplasma eine feine Dispersion erleidet. Wie K. BLOCH zeigen konnte, liegt offenbar dem ANDERSONschen Phosphatid A[3] eine Phosphatidsäure zugrunde, und zwar eine Verbindung der Glycerinphosphorsäure mit einer in der Natur sonst nicht vorkommenden verzweigten Fettsäure, der

Phthionsäure ANDERSONS[1]. Es handelt sich um eine am α-C-Atom doppelsubstituierte Säure, wahrscheinlich um α-Äthyl-α-decyl-tetradecylsäure[2]. Ihre

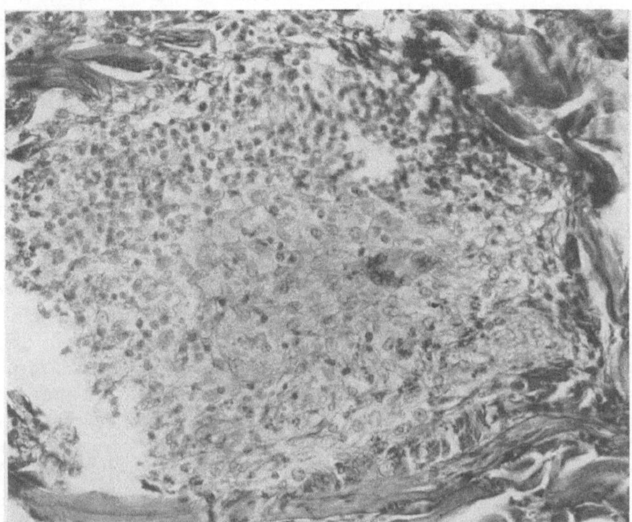

Abb. 8. Tuberkulose. Experimenteller Tuberkel durch Phosphatidsäureinjektion aus humanen Tuberkelbacillen. 5 Wochen alte Reaktion mit epitheloidzelligem Granulom und Riesenzellen in der Cutis (Kaninchen). (Vergr. 260mal.) (ROULET 1937.)

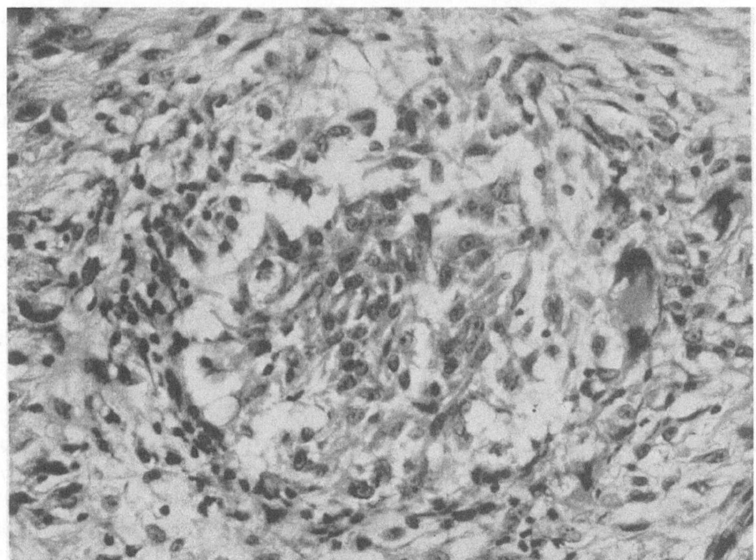

Abb. 9. Tuberkulose. Experimenteller Tuberkel mit lockerem Bau in der menschlichen Cutis. 6 Wochen nach Injektion von Phosphatidsäure aus humanen Tuberkelbacillen. (Vergr. 300mal.)

volle Wirksamkeit entfaltet diese Säure höchstwahrscheinlich nur im Gesamtmolekül der Phosphatidsäure. Diese Verhältnisse werden dadurch erklärt, worauf

[1] BLOCH 1936. [2] ROBINSON 1940.

besonders ROULET und BLOCH hingewiesen haben, daß das Gesamtmolekül eine hydrophobe Paraffinkette und den hydrophilen Glycerinphosphorsäurerest enthält. Der ersteren verdankt sie ihre Fettlöslichkeit, der anderen die Fähigkeit zur Bildung wäßriger Emulsionen. Dank dieser Verhältnisse wird dieser Körper von den Zellen leichter aufgenommen als die freie Säure und wird darüber hinaus auch viel feiner verteilt. Das in die Zelle aufgenommene Phosphatid wird einem allmählich vor sich gehenden hydrolytischen Spaltungsprozeß unterzogen, wobei neben anderen Fettsäuren die d-Phthionsäure — das eigentliche „Gift" — frei wird. Aus den Untersuchungen von SABIN und Mitarbeiter über die Wirkung der reinen Phthionsäure geht hervor, daß dieser Stoff entzündliche Infiltrate hervorruft, die ebenfalls epitheloidzellhaltig sind; sie besitzen andererseits keine so ausgesprochene knötchenförmige Anordnung, und es zeigen die vorhandenen Riesenzellen eher den Charakter von Fremdkörperriesenzellen, worauf BOISSEVAIN und RYDER aufmerksam gemacht haben. Wenn, wie es SABIN angenommen hat, die d-Phthionsäure alleiniger Träger der spezifischen „tuberkulogenen" Eigenschaft des Tuberkelbacillus sein sollte, wäre eigentlich zu erwarten, daß das Fettsäuregemisch aus Phosphatidsäure stärker wirksam ist als die Säure allein, und daß ferner auch das Neutralfett (acetonlösliche Fettfraktion), das annähernd 40% flüssiger gesättigter Fettsäuren enthält, die biologische Wirksamkeit der Phosphatidsäure übertrifft. In ihren Versuchen fanden ROULET und BLOCH, entgegen dieser Annahme, eine deutliche Überlegenheit der Phosphatidsäure. Wie es PRIGGE[1] zusammenfassend dargetan hat, scheinen verschiedene Umstände dafür zu sprechen, daß der Tuberkelbacillus gar nicht Phthionsäure, sondern „entsprechende ungesättigte Säuren mit hoher direkter Wirksamkeit aufbaut, die erst bei der artifiziellen Verseifung des Glycerids in Phthionsäure übergehen." Wenn diese Anschauung den Tatsachen entspricht, so ist es verständlich, warum die Phosphatidsäure sich wirksamer als das Fettsäuregemisch und besonders wirksamer als die Phthionsäure erwiesen hat.

UNGAR, COULTHARD und DICKSON haben mit synthetischen Fettsäuren, welche mit der natürlich in Tuberkelbacillen vorkommenden Phthionsäure verwandt sind, Granulome von tuberkuloidem Aussehen erhalten. Auffallend an ihren Bildern ist allerdings die Tatsache, daß sehr reichliche Riesenzellen und nur wenige Epitheloidzellen vorliegen; andererseits wurden auch ausgesprochene Fremdkörperreaktionen beobachtet (1948).

Neuerdings wurde die Phthionsäure weiter analysiert; sie soll nach HUSSEINI und ELBERG (1952) ein Gemisch von wenigstens 12 Fettsäuren mit 23—31 C-Atomen darstellen. In einem Viertel besteht dieses Gemisch aus einer ungesättigten, verzweigten Fettsäure mit 3 Methylgruppen und 27 C-Atomen, Phthiensäure genannt; durch Hydrierung wurde eine weitere Säure mit 29 C-Atomen gewonnen, die Phthiansäure. Beide Körper rufen bei Meerschweinchen tuberkuloide Granulome hervor.

Alle derartigen Untersuchungsergebnisse[1] können bis zu einem gewissen Grad eine Erklärung dafür geben, wie und warum die Umwandlung histiocytärer Zellen in Epitheloidzellen erfolgt; sie können allerdings nur als Modellversuche gewertet werden, weil in der Wirklichkeit niemals derart hohe Tuberkelbacillenmengen in den Geweben vorkommen dürften, wie sie den einverleibten Mengen der chemischen Fraktionen entsprechen. Und wir wissen ja zur Genüge, daß Epitheloidzellen sich auch dann entwickeln, wenn relativ kleine Bacillenmengen in die Gewebe eindringen. RICH[2] meint hierzu, es sei sehr wahrscheinlich, daß die Phosphatide der Tuberkelbacillen eine Rolle spielen, weil keine der anderen, aus diesen Keimen gewonnenen chemischen Stoffe im gleichen Maße aktiv seien.

[1] PRIGGE 1948. Letzte ausführliche Zusammenfassung s. ASSELINEAU 1952. [2] RICH 1951.

Allerdings hebt er hervor, daß die tuberkelbildende Wirkung des Phosphatids wesentlich kleiner ist als die der intakten Bacillen, so daß der eigentliche für die Epitheloidzellenbildung verantwortliche Stoff durch die chemische Extraktion denaturiert wurde; nach seiner Meinung ist dieser Stoff bisher in seiner aktiven Form noch nicht isoliert worden. Diese Kritik ist durchaus berechtigt und man weiß zur Genüge, daß auch bei anderen Infektionen (Lymphogranuloma inguinale, Syphilis, Brucellosen) oder auf die Einführung anderer fetthaltiger Stoffe epitheloidzellige Granulome mit Riesenzellen auftreten können. Es wird somit die Frage der Spezifität des tuberkulösen Granuloms, der Granulome überhaupt aufgeworfen. Davon soll am Ende dieses Beitrags die Rede sein (S. 465).

c) Riesenzellen-Bildung.

Aus den meisten Beschreibungen des tuberkulösen Granuloms geht hervor, daß die Epitheloidzellen oft 2—3 Kerne besitzen und daß sich Übergänge zu den Riesenzellen nachweisen lassen, die als LANGHANS*sche Riesenzellen* bekannt sind, ein weiteres Element des tuberkulösen Granuloms, welches als charakteristisch gilt. Das Schrifttum über diese Zellform ist unübersehbar angeschwollen (es sei hier auch auf die Abhandlung von J. LINZBACH im Band VI/1, S. 259 hingewiesen). Zuerst von VIRCHOW gesehen (1855), wurden sie von THEODOR LANGHANS 1868 eingehend beschrieben. WEIGERT (1879) hat ihnen den Namen LANGHANSsche Riesenzellen gegeben.

Ganz einfach ist die Frage nicht, ob die Riesenzellen des tuberkulösen Granuloms wirklich Abkömmlinge der Epitheloidzellen sind, etwa Reizformen, oder Elemente, denen eine besondere Funktion zukommen soll. Man begegnet bei der Untersuchung dieser Frage den gleichen Schwierigkeiten, wie für die Genese der Epitheloidzellen. Eines dürfte allerdings heute als abgeklärt gelten: die LANGHANSschen Riesenzellen sind, wie die Epitheloidzellen, mesenchymale Abkömmlinge. Es wurde eine direkte fibrocytäre, endotheliale, perivasculäre, adventitielle Entstehungsmöglichkeit erwogen[1]. CASTRÉN, der die Epitheloidzellen aus gereizten Fibroblasten entstehen läßt, hat sich für die fibrocytäre Genese der Riesenzellen ausgesprochen, wobei allerdings eine ununterbrochene Reihe von Übergangsformen von Epitheloidzellen zu Riesenzellen beschrieben wurde. Er betont hauptsächlich die Ähnlichkeit im Bau der Kerne und vor allem in der Zusammensetzung sämtlicher feinerer Cytoplasmastrukturen (vgl. S. 335). Die Ableitung der Riesenzellen aus dem Gefäßendothel ist wohl die älteste Annahme, wobei ein Unterschied zwischen Lymphgefäßendothel[2] und Blutgefäßendothel[3] gemacht werden muß. WURM hat gelegentlich einer Untersuchung über das Verhalten der Blutcapillaren in tuberkulösen Lungenherden auf die häufigen nachbarschaftlichen Beziehungen der Riesenzellen zu den Capillaren aufmerksam gemacht. Er nimmt an, daß sie aus abortiven, gewissermaßen im Stadium der Vielkernigkeit verharrenden Capillarsprossen (Endothelsprossen) abgeleitet werden können; diese Art der Entstehung hält er für die wichtigste, ohne allerdings die von anderen Autoren angenommenen Entstehungsmöglichkeiten in Abrede zu stellen. Diese Auffassung wurde von PAGEL übernommen, der in der LANGHANSschen Riesenzelle den Ausdruck eines progressiv-proliferativen Momentes sieht[4]. Funktionell würde ihre Bildung (besonders auch in Anbetracht der amitotischen Kernteilung) der Auswirkung eines relativen starken Reizes entsprechen. NUSSBAUMER (unter ROULET[5]) hat an Serienschnitten die Befunde WURMs bis zu einem gewissen Grad bestätigen können, indem er ebenfalls nicht

[1] Vgl. FRESEN 1950, CASTRÉN 1923. [2] VIRCHOW 1865, RINDFLEISCH 1886, KLEBS 1894.
[3] MALLORY, HUEBSCHMANN 1928, HENSCHEN 1939, WURM 1926.
[4] PAGEL 1927. [5] NUSSBAUMER 1950.

selten Riesenzellen mit einem Stiel beschreibt, der sich wie die Blutcapillaren mit Tusche injizieren läßt, so daß ein tennisschlägerartiges Gebilde auftritt. Seine Präparate liefern allerdings eher den Beweis dafür, daß die Capillarwandzellen (Adventitialzellen) als Mutterzellen in Frage kommen dürften, eine Meinung, die früher auch Putschar vertreten hat (Abb. 10 u. 11). Linzbach, der diese Befunde unlängst bestätigte, nimmt an (wie Putschar, Fresen, Nussbaumer[1]), daß sich die Endothelzellen kaum an der Riesenzellenbildung beteiligen, weil sie in der Regel mit der Gefäßwand zugrunde gehen. Wenn man, wie viele es tun, die Adventitialzellen Marchands zum reticulohistiocytären Zellensystem rechnet, so muß man die Langhansschen Riesenzellen, wie die Epitheloidzellen, als eine besondere Umwandlungsform von Histiocyten betrachten. Hierfür würde ja auch unter anderem ihre oft ausgesprochene phagocytierende Tätigkeit sprechen, auf welche schon ältere Untersucher aufmerksam gemacht haben.

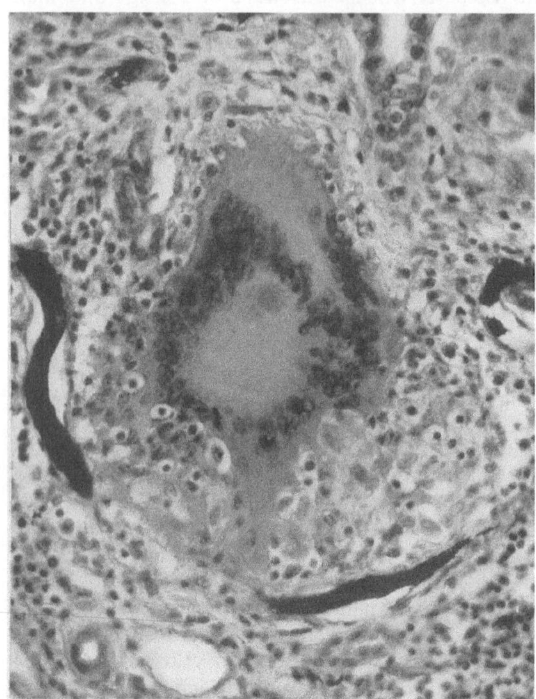

Abb. 10. Tuberkulose. Langhanssche Riesenzelle (Nierentuberkulose) mit einseitigem Fortsatz, dem sich eine mit Tusche injizierte Blutcapillare nähert (unten). Die kürzeren cytoplasmatischen Fortsätze der Riesenzelle sind deutlich. (Vergr. 280mal.)

Mit dieser Auffassung im Einklang stehen viele Befunde der experimentellen Tuberkuloseforschung, besonders die mit der Vitalfärbung durchgeführten Untersuchungen von Oppenheimer, von Evans, Bowman und Winternitz am Lebertuberkel. Es geht daraus wohl einwandfrei hervor, daß am Collargol- bzw. Trypanblau-gespeicherten infizierten Kaninchen die Kupfferschen Sternzellen eine Umwandlung zu Riesenzellen erfahren; diese Entstehungsart ist, wie Fresen erwähnt, in Parallele zu setzen mit den Ergebnissen Maximows an Lymphknotenkulturen infizierter Kaninchen und besonders mit denjenigen von Wermel an Milzkulturen von mit BCG behandelten Meerschweinchen. Die Tatsache, daß die Riesenzellen wie die Epitheloidzellen eine Speicherfunktion (in jungen Entwicklungsstadien wenigstens) ausüben, ist als weiterer Beweis für ihre historeticuläre Abstammung herangezogen worden. Unter experimentellen Bedingungen enthalten sie z. B. regelmäßig Tuberkelbacillen[2], ein Befund, der beim Menschen außerordentlich selten erscheint.

Die scheinbar endothelial entstehenden Riesenzellen, sind, wie aus den Bildern von Henschen (Abb. 12) zu entnehmen ist, schwer zu interpretieren. Fresen nimmt

[1] Putschar 1930, Fresen 1950, Nussbaumer 1950, Linzbach 1955.
[2] Evans, Bowman und Winternitz 1914, Joest und Emshoff 1912, Wermel 1931, Maximow 1924, Schürmann 1952.

an, daß sich diese als aktivierte pericapilläre Histiocyten deuten lassen, die zum Teil in knötchenartiger Anordnung das Capillarendothel vorbuchten; allerdings läßt

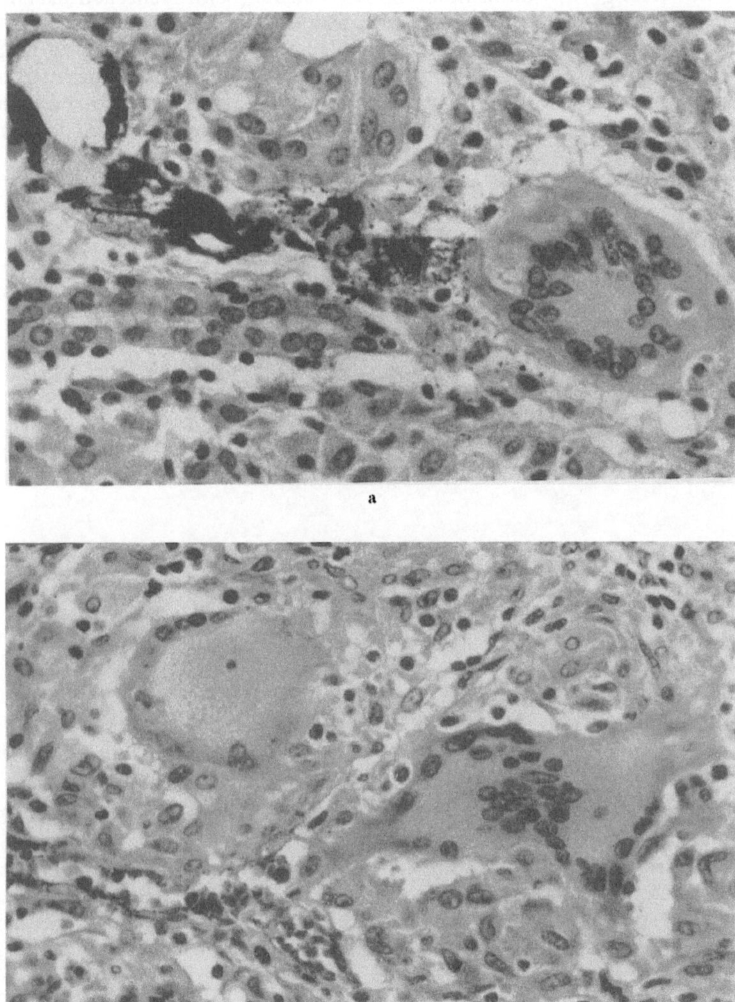

a

b

Abb. 11a u. b. Tuberkulose. LANGHANSsche Riesenzellen in Beziehung zu Blutcapillaren. a Nach Tuscheinjektion: Riesenzelle liegt in unmittelbarer Fortsetzung der Capillare (auf Serienschnitten wurde kein weiterer Verlauf der Blutcapillare festgestellt) (NUSSBAUMER 1950). (Vergr. 480mal.) b Ähnliches Bild wie a, ohne Tuscheinjektion; der schmale, etwa in der Bildmitte gelegene Zellfortsatz verlängert gewissermaßen die unten im Bild sichtbare, nach links ziehende Blutcapillare. (Vergr. 480mal.)

ein Bild aus der Veröffentlichung von HENSCHEN, das hier übernommen wird, diese Erklärung wohl nicht ganz zu. Diese Frage bleibt für neue Untersuchungen offen.

Es wird oft festgestellt, daß im Tuberkel 2 Formen von Riesenzellen gefunden werden: am häufigsten trifft man die nach LANGHANS genannte Form, seltener eine wechselnd große Zelle, die sich mit einer Fremdkörperriesenzelle vergleichen läßt[1]. In Anbetracht der immer noch herrschenden Unklarheit bezüglich dieser Zellen, erscheint eine kurze Orientierung über einzelne morphologische Eigenschaften notwendig. Die LANGHANSsche Riesenzelle (beim Menschen bis zu 300 μ Durchmesser), ist bekanntlich charakterisiert durch die Randständigkeit ihrer Kerne, welche kreisbogenförmig im Außenplasma angeordnet sind; sie umgeben das Innenplasma (CASTRÉN), wo das Mikrozentrum (Centrosphäre) liegt (Abb. 13). Das Mikrozentrum tritt auffallend stark hervor und enthält eine große Anzahl von Centriolen. In Bestätigung früherer Angaben von WAKABAYASHI fand CASTRÉN[2]

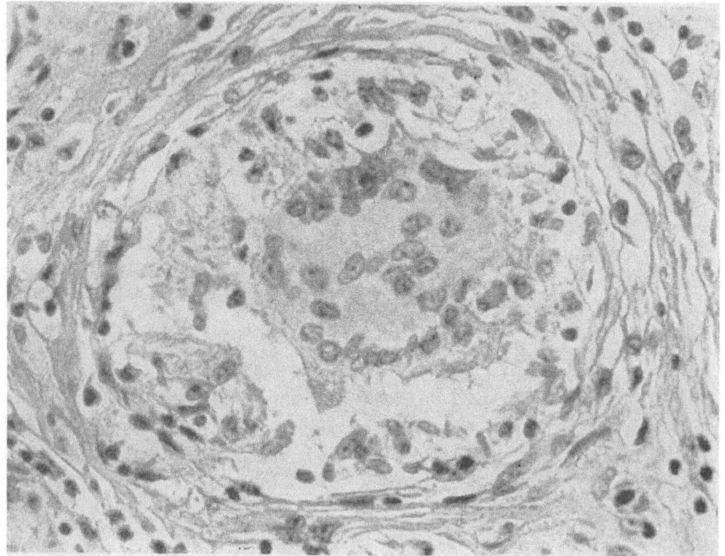

Abb. 12. Tuberkulose. Intracapilläre Tuberkelbildung mit LANGHANSscher Riesenzelle. [Aus F. HENSCHEN: Verh. dtsch. Ges. Path. (24. Tagg) **1929**.]

nur ein Mikrozentrum, selten zwei oder mehr. Die Zahl der Centriolen soll mit wachsender Kernzahl zunehmen. Dieser Zentralapparat bildet oft eine Art blasiger Sphäre mit radiär um die Centriolen angeordneten Fäden; er läßt sich nach HERXHEIMER und ROTH bereits in Epitheloidzellen nachweisen und stellt das von den Amerikanern als „rosette" bezeichnete Gebilde dar. Außerdem besitzt die Riesenzelle, wie die Epitheloidzelle, ein deutlich entwickeltes, aus Fäden und Körnchen zusammengesetztes, bis an die Oberfläche des Cytoplasmas ausgebreitetes Cytoreticulum; vorwiegend an den Knotenpunkten lagern Chondriosomen von der gleichen Beschaffenheit wie in Epitheloidzellen.

Die Entwicklung einer Centrosphäre soll die Randständigkeit der Kerne bedingen; da gerade an dieser Stelle des Zellkörpers offenbar wichtige Bestandteile des Cytoplasmas liegen, kann nicht gut angenommen werden, daß hier, wie gewöhnlich gefärbte Schnittpräparate vermuten lassen, eine partielle Nekrose auftritt[3]. Das Gegenteil ist viel wahrscheinlicher. Unlängst hat sich GEDIGK (unter HAMPERL) mit diesen Fragen beschäftigt. Er hat nicht nur die früheren Befunde von Centrosphären in Epitheloidzellen und LANGHANSschen Riesenzellen bestätigt. sondern versuchte auch, durch eine histochemische Analyse diese Formationen

[1] DOAN, SABIN und FORKNER 1930, RICH 1951, SIMPO und TSUKADA 1951, TSUKADA 1951.
[2] WAKABAYASHI 1911, CASTRÉN 1923. [3] WEIGERT 1879, BAKÁCS 1926, vgl. LINBZACH 1955.

aufzuklären. Seine Analysen lassen es als wahrscheinlich annehmen, daß im Centroplasma nur aromatische Aminosäuren (Proteine) und keine purin- oder pyrimidinhaltigen Verbindungen vorkommen; die Anwesenheit anderer organischer Substanzen (wie Phenol-, Indol-, Pyrrol-, Arylaninderivate) ist ebenfalls möglich. Der Ausfall der Perjodsäure-Leucofuchsinreaktion (PAS) zeigt die Anwesenheit von Muco- oder Glykoproteiden. Nucleinsäuren sind dagegen nicht nachweisbar; hingegen läßt sich eine leicht extrahierbare Lipoidkomponente darstellen[1] (Abbildung 14).

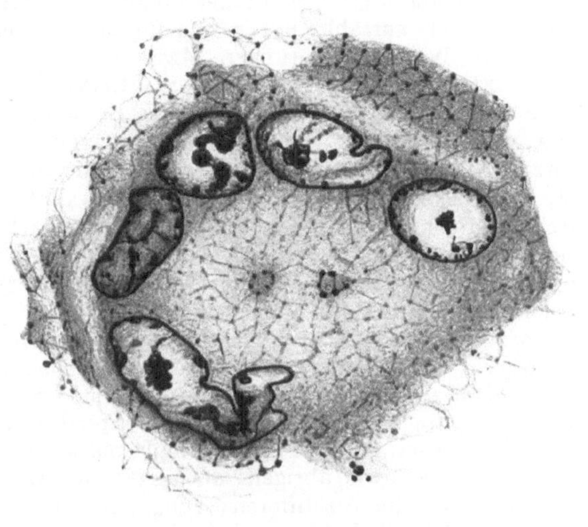

Abb. 13. Tuberkulose. LANGHANSsche Riesenzelle aus tuberkulöser Lymphadenitis. Das Innenplasma enthält 2 Centriolengruppen (Mikrozentren), welche in einem kleinen, kugeligen Centroplasma gelegen sind. (HEIDENHAIN-Hämatoxylin.) [Aus H. CASTRÉN: Arb. path. Inst. Helsingfors (Jena) **3** (1923).]

GEDIGK hebt besonders hervor, daß keine grundsätzlichen qualitativen Unterschiede zwischen dem Zentralapparat der Epitheloid- und dem der Riesenzellen bestehen. Dieser weicht allerdings durch seine Größe und offenbar auch durch seine chemische Zusammensetzung von demjenigen normaler Zellen ab.

Eine befriedigende Deutung dieser Veränderungen ist bis jetzt nicht erfolgt; W. H. LEWIS wie auch HAMPERL[2] nehmen an, sie seien als Zeichen einer Zellschädigung anzusehen; dadurch wäre der Zentralapparat nicht mehr imstande, die Einleitung und die Steuerung der Mitose zu regulieren (GEDIGK).

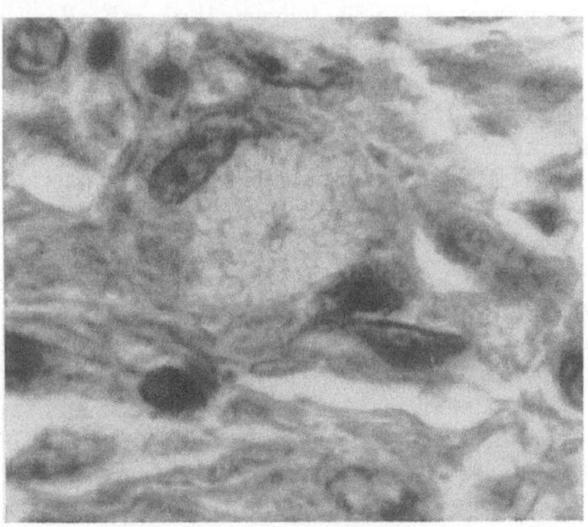

Abb. 14. Tuberkulose. Epitheloidzelle mit vergrößertem Zentralapparat, wie man ihn bei gewöhnlicher Hämatoxylin-Eosinfärbung sehen kann. (Vergr. 1200mal.) [Aus P. GEDIGK: Virchows Arch. **325** (1954).]

Der LANGHANSschen Riesenzelle wird vor allem durch amerikanische Autoren eine zweite Form entgegengesetzt, welche der Fremdkörperriesenzelle ähnlich ist: die Kerne liegen wahllos im Cytoplasma; dieses ist dunkler anfärbbar, die Kerne sind chromatinreicher, oft kleiner, und es lassen sich keine ausgesprochenen Cytoplasmadifferenzierungen beobachten, wie sie die LANGHANSsche Form charakterisieren. Nach SABIN und ihren Mitarbeitern würde sich diese Zellform durch Konfluenz der Zellkörper von Epitheloidzellen entwickeln, während die

[1] GEDIGK 1954. [2] W. H. LEWIS 1920, HAMPERL 1940.

Langhanssche Form durch amitotische Kernvermehrung gebildet wird[1]. Die Frage der formalen Genese ist bekanntlich viel erörtert worden, ohne daß man darüber ein endgültiges Urteil fällen könnte. Wie Fresen, der sich zuletzt damit beschäftigt hat, aufzählt, haben sich für die Entstehung durch Konfluenz ausgesprochen: Wagner, Schüppel, Metschnikoff, Yersin, Borrel, Welcker, Dambinski, J. Miller, A. Wallgren, Fieandt, Rössle, Kiyono, Marchand, Töppich, Maximow, Wermel. Für eine Entstehung durch Kernteilung: Langhans, v. Baumgarten, Weigert, Justi, Oppenheimer, Joest und Emshoff, Herxheimer und Roth, Castrén, Huebschmann, Pagel, Bakács, Putschar (Lit. bei Fresen 1950). Es sei hier nur erwähnt, daß die Riesenzellenbildung durch Konfluenz in Gewebskulturen direkt beobachtet werden kann, wofür besonders W. H. Lewis Beweise geliefert hat[2]. Rich sprioie die Meinung aus, daß die Unterschiede zwischen den beiden Riesenzelltypen in Analogie gebracht werden könnten mit der Unterscheidung von „Monocyten“ und „Clasmatocyten“ und vor allem von inneren Faktoren abhängig seien. Er weist darauf hin, daß in „Monocyten“ und in Langhansschen Riesenzellen die zentralen rosettenartigen Cytoplasmabezirke erhalten seien (gemeint sind die differenzierten Cytoplasmateile wie Centroplasma, Mikrozentren), während in den Fremdkörperriesenzellentypen und in Clasmatocyten das Cytoplasma keine zentrale granuläre Zone aufweise. Er nimmt, wie übrigens auch Herxheimer und Roth sowie Castrén[3] an, daß gerade die Ausdifferenzierung besonderer Innenstrukturen die Kerne an den Rand des Zellkörpers verdränge. Es ist allerdings nicht ausgeschlossen, daß mit dem Alter das Cytoplasma der Langhansschen Riesenzellen Umwandlungen durchmachen kann, wobei seine feinere Struktur verlorengeht. Eigene Untersuchungen haben uns gezeigt, daß die von Gedigk erhobenen Befunde bei weitem nicht an allen Riesenzellen auftreten und insbesondere nicht an solchen Zellen, die einen homogenen Zellkörper und kleinere, relativ chromatinreichere Kerne aufweisen.

Fresen, der sich, wie erwähnt, mit aller Entschiedenheit für die Abstammung der Riesenzellen aus reticulo-histiocytären Zellen ausgesprochen hat, glaubt an eine primär syncytiale Entstehung der „typischen faserbildenden Riesenzellen“. Linzbach (dieses Handbuch VI/1, S. 270) teilt diese Ansicht und glaubt, „daß eine zunehmende Verschmelzung von bereits syncytial verbundenen Zellen der wichtigste Mechanismus der reaktiven Riesenzellenentstehung im Organismus ist“.

Die *Entstehungsbedingungen der Langhansschen Riesenzellen* sind noch keineswegs abgeklärt. Es ist vielfach angenommen worden, daß ihre Entwicklung von der Anwesenheit der zentralen Tuberkelverkäsung abhängig sei, gewissermaßen wie eine Fremdkörperreaktion in der Umgebung toten Materials. Es ist nicht zu leugnen, daß einige Beobachtungen, die der Pathologe täglich macht, geeignet sind, für diese Auffassung Beweise zu liefern. Indessen ist eine solche Erklärung sicher nicht genügend für die Mehrzahl der Riesenzellen[4]. So erscheint es verständlich, daß auf Grund der durch die Tuberkelbacillenchemie gewonnenen Befunde eine neue Prüfung dieser Frage veranlaßt wurde. Doan, Sabin und Forkner haben gezeigt, daß das A^3-Phosphatid aus Tuberkelbacillen besonders reichliche Riesenzellen entstehen läßt, die von Epitheloidzellen abzuleiten sind. Allerdings haben sie mit sehr großen Stoffmengen gearbeitet (etwa 10 g Bacillen entsprechend). Guillery[5] hat nach intravenöser Einspritzung von A^3-Phosphatid in großen Mengen (Ausgangsaufschwemmung 80 mg in 10 cm^3 destilliertem Wasser, davon 0,5 cm^3 12mal!), das Auftreten von Riesenzellen in Verbin-

[1] Doan, Sabin und Forkner 1930.
[2] W. H. Lewis 1925/26. Vgl. auch für Kaltblüter: M. R. und W. H. Lewis 1926, Cohen 1927.
[3] Herxheimer und Roth 1916, Castrén 1923 [4] Rich 1951. [5] Guillery 1932.

dung mit KUPFFERschen Sternzellen in der Leber von Kaninchen beschrieben. In wesentlich kleineren Mengen angewandt, ruft die von BLOCH isolierte Phosphatidsäure ebenfalls eine Riesenzellenbildung in den Granulomen hervor. Diese Erscheinung ist indessen noch viel stärker, wenn Fettsäuregemische injiziert werden (ROULET 1936). Und doch sind auch diese Bedingungen nicht ohne weiteres mit dem zu vergleichen, was in Wirklichkeit vor sich geht, da doch, wie RICH ganz richtig bemerkt, die große Mehrzahl der Epitheloidzellen eines Tuberkels nie zu Riesenzellen wird, und das gleiche trifft in den Versuchen mit den Tuberkelbacillenfraktionen auch zu. Man muß ferner daran erinnern, daß in anderen Granulomen nicht tuberkulöser Ätiologie Riesenzellen ebenfalls vorkommen, welche der erfahrenste Histopathologe wohl kaum von LANGHANSschen Riesenzellen unterscheiden kann.

Es herrscht im allgemeinen die Ansicht, daß Riesenzellen im tuberkulösen Granulationsgewebe um so reichlicher gefunden werden, je kleiner die Zahl der nachweisbaren Bacillen ist, und daher wird vielfach angenommen, die Anzahl der Riesenzellen sei umgekehrt proportional der Virulenz des Herdes (ORTH)[1]. Diese Zellformen sind ferner als Ausdruck einer erhöhten Zellenleistung aufgefaßt worden: durch erhöhte Stoffwechselleistungen entsteht ein Bedürfnis zur Oberflächenvergrößerung von Kern und Cytoplasma; wenn sich nun die Kernzahl durch Amitose vermehrt, wird eine Vergrößerung der Oberfläche leicht erreicht. und es folgt die Vergrößerung des Cytoplasmas ohne Teilung. LETTERER, der sich mit dieser Frage auseinandergesetzt hat, weist darauf hin, daß der nachweisbare Ribonucleotidgehalt der Riesenzellen ein Beweis für die starke Aktivität und eine erhöhte Leistung dieser Zelle sei[2].

FRESEN nimmt an, daß sich die Riesenzellen als Reaktion eines primär syncytial beschaffenen Gewebes auf einen unterschwelligen Reiz hin entwickeln, eine Erklärung, die übrigens auch für die Bildung der Fremdkörperriesenzellen gilt. Er zieht ferner in Erwägung, daß das Verbleiben riesenzelliger Zellkomplexe in weitgehend vernarbten Tuberkeln nach Streptomycinbehandlung im gleichen Sinn gedeutet werden kann (vgl. darüber S. 369). Die nicht selten sehr auffallende periphere Lage der Riesenzellen im Tuberkel wäre somit als Reaktion auf eine abnehmende Toxicität bzw. auf eine bacilläre Sanierung des Herdes aufzufassen. Diese sehr einleuchtende Erklärung bedarf indessen weiterer Abklärung, da bisher experimentelle Untersuchungen mit Tuberkelbacillenstämmen verschiedener Virulenz bei wechselnd empfindlichen Tieren in dieser Beziehung widersprechende Ergebnisse geliefert haben: Es haben STEENKEN, OATWAY und PETROFF[3] nach Infektion von Meerschweinchen mit Bacillen verschiedener Virulenz reichlich Riesenzellen in den durch virulente Bacillen erzeugten Herden gefunden; allerdings betonen sie, daß bei Kaninchen, die eine relativ hohe Resistenz gegenüber humanen Stämmen besitzen, Herde auftreten, welche „oft fast ausschließlich aus Riesenzellen" zusammengesetzt sind. SMITHBURN[4] seinerseits konnte zeigen, daß in den durch schwach virulente Kulturen erzeugten tuberkulösen Granulomen Riesenzellen manchmal, aber nicht immer hervortraten; er sah allerdings nur wenige Riesenzellen nach Infektion mit virulenten Keimen. RICH sagt dazu mit offener Resignation: „in the present state of our information it is better to realize that the factors responsible for giant cell formation in tuberculous lesions are not understood, rather than to accept easy statements that they are caused by this or that host factor, or by this or that chemical fraction of the bacillus". (Nach dem derzeitigen Stand unserer Kenntnisse ist es besser zuzugeben, daß man über die für die Riesenzellenbildung in tuberkulösen

[1] ORTH 1887. Vgl. auch JOEST und EMSHOFF 1912. [2] LETTERER 1951.
[3] STEENKEN, OATWAY und PETROFF 1934. [4] SMITHBURN 1937.

Veränderungen verantwortlichen Faktoren nichts Sichereres weiß, als einfach anzunehmen, sie seien auf diesen oder jenen Faktor des Wirtes bzw. auf die Wirkung dieser oder jener chemischen Fraktion des Bacillus zurückzuführen, 1951.)

d) Einschlüsse in tuberkulösen Riesenzellen.

Im tuberkulösen Granulom des Menschen treten häufig mehr oder weniger deutliche Einschlüsse innerhalb der LANGHANSschen Riesenzellen auf[1]. Sie sind in letzter Zeit wieder eingehender untersucht worden, weil man eine gewisse Hoffnung in der Differentialdiagnose der BESNIER-BOECK-SCHAUMANNschen Granulomatose daran knüpfte[2]. Die bekanntesten Einschlüsse sind die konzentrisch geschichteten verkalkten Gebilde, welche meist intracellulär gelegen

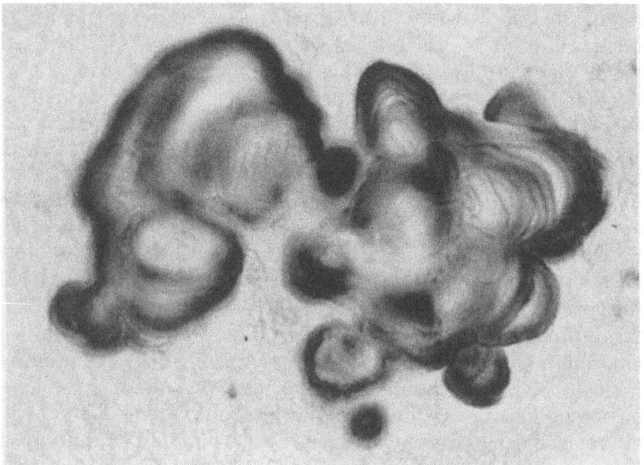

Abb. 15. Tuberkulose. Geschichteter, blätteriger Einschluß in LANGHANSscher Riesenzelle bei Lymphknotentuberkulose. (Infrarotaufnahme; Vergr. 600mal.) [Aus H. HUG: Schweiz. Z. Path. u. Bakter. 18 (1955).]

sind. Sie sind von SCHAUMANN (1941) ausführlich beschrieben worden und werden daher als „SCHAUMANN-*Körper*" bezeichnet. Die ersten Beschreibungen stammen wohl von v. SCHÜPPEL (1871), der sie bei der Lymphknotentuberkulose fand; nach ihm haben sie auch LÜBIMOW, sowie besonders METCHNIKOFF[3] gesehen.

Es handelt sich dabei um sphärische, nicht selten maulbeerförmige und stets geschichtete Gebilde; sie erscheinen doppelt konturiert, sind kalkhaltig und liegen meist parazentral im Cytoplasma der Riesenzelle eingeschlossen. Ihre Größe schwankt von 10—200 μ. Sobald sie gewisse Dimensionen erreicht haben, scheint die Riesenzelle geschädigt zu sein, und man beobachtet daher nach deren Zerfall auch extraplasmatische verkalkte Körper. Äußerst charakteristisch für diese Art der Einschlüsse ist die Schichtung, welche auf einer Alternierung von Kalkschichten mit mehr durchsichtigen Anteilen beruht. Diese nicht kalkhaltigen Schichten (Abb. 15 nach HUG) enthalten umgewandelte Eiweißmassen, sowie kristallinische (zum Teil eisenhaltige) doppelbrechende Gebilde[4]; wegen dieser Schichtung haben unlängst DELARUE und GOUYGOU die Bezeichnung „Phyllolithen" vorgeschlagen.

[1] Diese Einschlüsse werden schon 1903 durch GILCHRIST und STOKES in lupusartigen Hauttuberkulosen beschrieben.

[2] BERGSTRAND 1936. [3] LÜBIMOW 1879, METCHNIKOFF 1888.

[4] DELARUE und GOUYGOU 1953, LINZBACH 1955, HUG 1955.

Bei systematischen Untersuchungen kann festgestellt werden[1], daß die ersten Stadien dieser Einschlüsse aus kristallinischen Ausfällungen bestehen, die ziemlich genau im Bereich der sog. Centrosphäre erfolgen; die ersten doppelbrechenden Gebilde sind zackig, blattartig und scheinen aus verschiedenen Teilchen zusammengesetzt zu sein. GOUYGOU erwähnt, daß sie die Form des Blattes vom Kastanienbaum annehmen können. Die leicht gelbliche Tönung im durchfallenden Licht dürfte auf einem gewissen Eisengehalt beruhen[2]. Nach Eisenreaktion

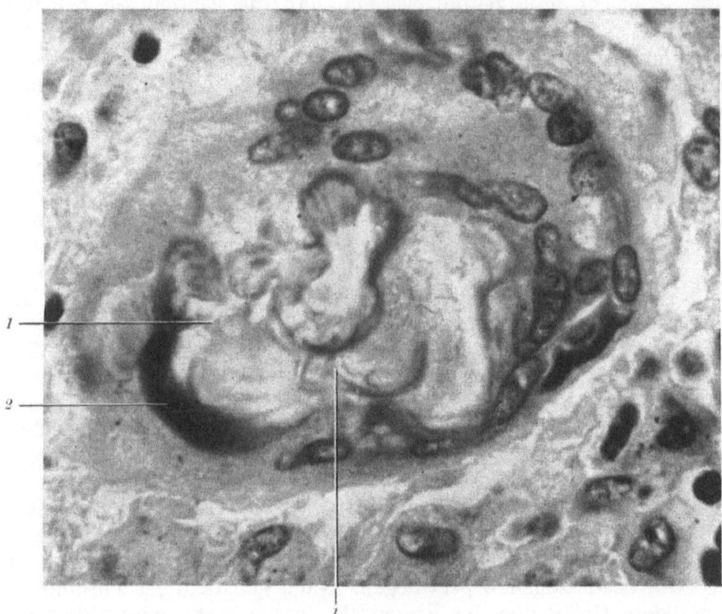

Abb. 16. Tuberkulose. LANGHANSsche Riesenzelle mit kristallinischem Einschluß und beginnender Kalkablagerung. Die kristallinischen Anteile (1) sind wie zertrümmert; an ihrem Rand beginnt die Kalkablagerung (2). Lymphknotentuberkuolse. (Vergr. 1150mal.)

geht die Doppelbrechung verloren, woraus geschlossen werden kann, daß das Eisen ein integrierender Bestandteil der Kristalle ist. ENGLE jr., der darauf hingewiesen hat, erwähnt wie HUG, daß um die kristallinischen Massen herum, welche wohl am ehesten Eiweißkörper darstellen[3], eine Kalkablagerung von der Peripherie aus erfolgt (Abb. 16); sie vollzieht sich schichtweise, etwa nach dem Typus der LIESEGANGschen Ringe.

Die kristallinischen Anteile weisen einen Schmelzpunkt von 400—500° C auf; sie enthalten weder Fettstoffe noch anorganische Salze (ENGLE). Der einzige Versuch einer chemischen Analyse ist derjenige von CID (1950), der nachweisen konnte, daß im kristallinischen Anteil Guanin enthalten sei; nach seinen Befunden würde der basophile Teil aus trivalentem Eisen mit einer nicht näher definierbaren anorganischen Base bestehen.

Derartige doppelbrechende kristallinische Einschlüsse kommen auch ohne jegliche Verkalkung vor. Sie sind in keiner Weise für die BESNIER-BOECK-SCHAUMANNsche Granulomatose spezifisch, obschon sie bei dieser Krankheit relativ

[1] ENGLE jr. 1951, DELARUE und GOUYGOU 1953, HUG 1955.
[2] LINZBACH, ENGLE jr. 1951. [3] Vgl. TEILUM 1949, ENGLE jr. 1951.

häufig zur Beobachtung kommen. LINZBACH fand sie in mesenterialen Lymphknoten bei WHIPPLEscher Krankheit (Xanthomatosis intestini) und DUTRA[1] beschrieb sie in den epitheloidzelligen Granulomen der Berylliose.

Über ihre Genese ist viel diskutiert worden. SCHAUMANN selbst hat wiederholt auf ihre Ähnlichkeit mit den von METCHNIKOFF gezeichneten Bildern bei der experimentellen Tuberkulose einer nordafrikanischen Wüstenmaus (Meriones Shawii) aufmerksam gemacht.

In dieser Hinsicht muß betont werden, daß die Einschlüsse bei Meriones nicht verkalken, was oft übersehen worden ist. Der Vergleich erschien SCHAUMANN um so mehr statthaft, als diese Wüstenmaus eine auffallende Resistenz gegen Tuberkulose aufweist; wie bei der „Lymphogranulomatosis benigna" verkäsen die auftretenden riesenzellreichen Granulome nicht. Daher hat SCHAUMANN unter anderem angenommen, die nach ihm genannten Einschlüsse seien irgendwie mit der Zerstörung bzw. Umwandlung von Tuberkelbacillen in Zusammenhang zu bringen. Später erwähnt er, daß sich diese Umwandlungsprodukte in der Umgebung von elastischen oder kollagenen Fasern niederschlagen könnten (1941). Der positive Ausfall der Elasticafärbung ist übrigens wiederholt hervorgehoben worden[2], ohne daß man daraus mehr als den einfachen Schluß gezogen hätte, irgendwie geschädigte elastische Fasern würden in den Riesenzellen phagocytiert worden sein.

DELARUE und GOUYGOU (1953) haben darauf hingewiesen, daß ein Teil der von ihnen als Phyllolithen bezeichneten SCHAUMANNschen Körper vasculären Ursprungs sein könnte, indem sie diese Gebilde mit den geschichteten Konkrementen gewisser Geschwülste vergleichen. Die Tatsache, daß zwischen den LANGHANSschen Riesenzellen und den Blutcapillaren deutliche Beziehungen aufgedeckt worden sind, schien ihnen eine weitere Stütze für diese Hypothese zu sein. Unlängst hat LINZBACH Befunde mitgeteilt (1955), welche diese Ansicht bestätigen: er beschreibt, wie Blutcapillaren, welche teils Erythrocyten, teils hyaline Thromben enthalten, häufig in unmittelbarer Nachbarschaft, oft „in einer buchtartigen Vertiefung" des Riesenzellenkörpers liegen. Nach vollständiger Thrombosierung wird das verödete Gefäß von der Riesenzelle immer mehr eingeschlossen, etwa wie ein Fremdkörper. Vereinzelte Erythrocyten können dabei zwischen den thrombosierten und sogar zwischen den verkalkten Massen lange Zeit erhalten bleiben, ein Befund, welcher den Eisengehalt der Einschlüsse, wie eventuell auch den positiven Ausfall der Elasticafärbung erklären könnte. Ob die von TEILUM besonders hervorgehobene starke Anfärbung der Einschlüsse mit Pyronin auf einen hohen Globulingehalt schließen lassen darf, ist in Anbetracht der häufigen Hyperglobulinämie bei Morbus Besnier-Boeck-Schaumann sehr wahrscheinlich; allerdings wurden diese Riesenzelleneinschlüsse auch in Erkrankungsfällen ohne Veränderung der Plasmaeiweißkörper oft genug gefunden. GIESE hat auf morphologische Ähnlichkeiten dieser Einschlußart mit Staubeinschlüssen hingewiesen (1955).

Eine weitere Einschlußart wird aus *sternförmigen, asteroiden Gebilden* oder *Astern* dargestellt, welche unter Umständen auch schon in den einkernigen Epitheloidzellen gefunden werden, in den Riesenzellen jedoch häufiger und nicht selten in der Mehrzahl nachzuweisen sind. Sie sehen aus wie kleine Seeanemonen (LINZBACH spricht von Chrysanthemen, DE MONTMOLLIN[3] von Igeln), mit einem wechselnden Durchmesser von 10—30 μ. Sie bestehen aus einem oft schlecht ausdifferenzierten runden Zentrum mit einem Strahlenkranz von 30 bis über 150 Fortsätzen (Abb. 17a). Sie sind keineswegs für LANGHANSsche Riesenzellen

[1] DUTRA 1948. [2] RONA 1900, SCHAUMANN 1941, BERG und BERGSTRAND (Lit.) 1937.
[3] DE MONTMOLLIN 1943, LINZBACH 1955.

charakteristisch, da auch Fremdkörperriesenzellen[1] (Abb. 17b), Plasmocytom- oder GAUCHER-Zellen[2] durchaus ähnliche Bilder aufweisen. Man kennt sie ferner auch bei banalen chronischen Entzündungen, vor allem jedoch in der Lunge und in Lymphknoten [vgl. gute Übersicht von CUNNINGHAM (1951)]. Sie lassen sich meist mit Elasticafärbemethoden leicht darstellen, geben hingegen keine der bekannten Fettreaktionen. Eine positive MILLONsche Reaktion, positive Xanthoprotein- und Argininreaktionen lassen eigentlich auf die Eiweißnatur der Aster schließen. Die Tatsache, daß viele dieser Einschlüsse sich mit WEIGERTs Elastica

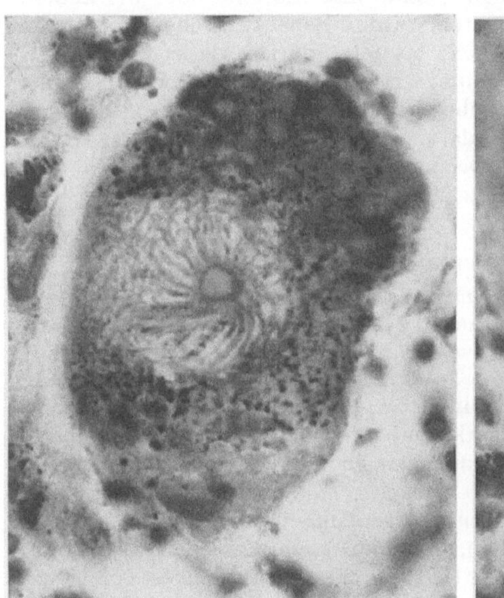

a

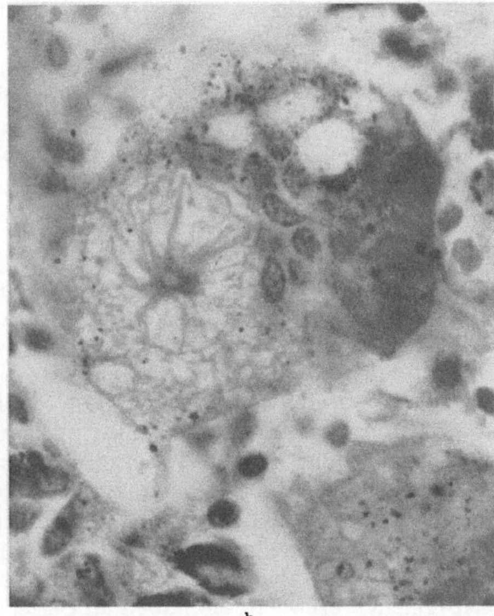

b

Abb. 17a u. b. Tuberkulose. Asteroide Einschlüsse in LANGHANSscher Riesenzelle (a), in Fremdkörperriesenzelle (b), bei Fadengranulom. (Vergr. 1000mal.)

darstellen lassen, spricht meines Erachtens noch lange nicht dafür, daß sie aus elastischen Fasern entstanden sind, da diese Färbung nicht als streng spezifisch gelten kann. LINZBACH, der an die Gefäßelastica als Ausgangssubstrat denkt, hilft sich mit der Hypothese, die eingeschlossenen elastischen Fasern würden „zunächst bis zu submikroskopischen Bruchstücken aufgelöst"; nach erfolgter Auflösung würde das elastische Material wieder ausfallen, wie LINZBACH sagt, „in Form einer strahlenartig angeordneten TRAUBEschen Niederschlagsmembran".

Andererseits ist die Meinung ausgesprochen worden, daß auch Kernmaterial am Aufbau der Aster beitragen könne. Da sie relativ häufig bei örtlichen Störungen im Lipoidstoffwechsel beobachtet werden, hat man auch daran gedacht, daß die Lipoide des Cytoplasmas irgendwie an ihr Auftreten gebunden sein müssen; die intracellulären Fettstoffe könnten eventuell als Schablone oder als Gerüst für den Ausfall anderer Stoffe dienen[3]. DAWE macht auf Beobachtungen von KOPAK aufmerksam, welche zeigten, daß Lipoide die Fähigkeit besitzen, die nach Ruptur der Kernmembran im Cytoplasma auftretenden Nucleoproteide zu denaturieren. Es ist also nicht von der Hand zu weisen, daß sich

[1] GOLDMANN 1890, RIBBERT 1887, DE MONTMOLLIN 1943 (Lit.), DE BUCK und BROECKAERT 1903, VOGEL 1911, LETULLE 1912, DUTRA 1948, LINZBACH 1955.

[2] DAWE 1954. [3] ENGLE 1951, 1953, DAWE 1954.

diese Gebilde innerhalb von Zellen entwickeln, in denen reichliche Lipoproteide sich befinden. Auch in dieser Hinsicht sind die asteroiden Einschlüsse, ebensowenig wie die kalkhaltigen SCHAUMANN-Körper spezifisch.

Ein abschließendes Urteil über die eigentliche Natur wie auch über die Bedeutung dieser verschiedenen Einschlüsse ist zur Zeit nicht möglich. Man kann höchstens sagen, daß weder die eine, noch die andere Art dieser Gebilde in irgendeiner Weise charakteristisch ist; sie lassen sich bei chronischen Entzündungen sehr verschiedener Ätiologie nachweisen (Tuberkulose, Morbus Besnier-Boeck-Schaumann, Fremdkörperreaktionen usw.), ohne daß die eine oder die andere Ursache in signifikanter Weise hervortreten würde. Sehr wahrscheinlich ist ihr Entstehungsmechanismus nicht einheitlich; bis jetzt dürfte die von LINZBACH für die SCHAUMANN-Körper gezeigte Bildungsart viel für sich haben; allerdings wird dadurch die Anwesenheit von doppelbrechenden Stoffen vor der eigentlichen Verkalkung nicht ganz befriedigend geklärt, wenn man nicht annehmen will, daß die Eiweißkörper des gerinnenden Plasmas eine Auskristallisierung erfahren; diese Frage steht der weiteren Forschung noch offen.

3. Tuberkelbildung ohne leukocytäres Vorstadium.

In dieser Beziehung wäre noch auf eine Frage zurückzukommen, die bei der Besprechung der Herkunft von den Epitheloidzellen kurz angedeutet worden ist, nämlich auf die *Granulombildung ohne leukocytäres Vorstadium*. Ohne hier auf den alten Streit eingehen zu wollen, ob ein Tuberkel primär exsudativ oder primär produktiv entsteht, soll auf gewisse Befunde hingewiesen werden, aus welchen die Existenz einer primär produktiven Reaktion hervorgeht. Arbeitet man experimentell mit sehr kleinen Tuberkelbacillenmengen, so wird man sowohl im durch vorangehende Infektion überempfindlich gemachten als auch im normalen Tier die Feststellung machen, daß die übliche frühzeitige leukocytäre Reaktion fehlt; es bilden sich von vornherein Epitheloidzellen, manchmal auch Riesenzellen aus. Derartige Befunde haben JOEST und EMSHOFF (1912) u. a. in Lymphknoten von Meerschweinchen erhoben; sie haben an Serienschnitten bereits 3 Tage nach Infektion mit humanen, 5 Tage nach Infektion mit bovinen Tuberkelbacillen die Umwandlung von Reticulumzellen in Epitheloidzellen mit aller Klarheit demonstriert. Durch mitotische Vermehrung der Reticulumzellen, die sich in Epitheloidzellen umwandeln, wachsen die Zellansammlungen zu Tuberkeln heran. Analoge Befunde sind von RICH und MCCORDOCK[1] erhoben worden, welche unter anderem darauf hinwiesen, daß nach intravenöser Infektion mit minimalen Dosen derartige Bilder besonders in der Leber auftraten. Ist die Infektionsdosis höher gewählt, so entwickelt sich der Tuberkel immer als Folge einer akuten leukocytären Emigration, und zwar sowohl beim normalen als beim überempfindlich gemachten Tier. In den menschlichen Geweben begegnet man nicht selten ähnlichen Befunden, und zwar besonders in Lymphknoten, wo in der Umgebung größerer, zuweilen verkäster Tuberkel kleinere, aus wenigen Epitheloidzellen und Riesenzellen aufgebaute Granulome liegen; sie enthalten keine Bacillen und weisen keine Nekrosen auf. Ähnlich sind die Verhältnisse in der Körpermuskulatur (Abb. 18), in der Umgebung einer tuberkulösen Lymphadenitis zum Beispiel. Diese Befunde entsprechen vollständig denjenigen von JOEST und EMSHOFF im Anfangsstadium der Lymphknotentuberkulose beim Rinde, wo nur außerordentlich spärliche Tuberkelbacillen vorkommen, und sie sind ferner mit denjenigen von WINGE, nach Einspritzung feiner Suspensionen toter Tuberkelbacillen, in Parallele zu setzen (1934).

[1] RICH und MCCORDOCK 1929.

Es spielt hier höchstwahrscheinlich neben der geringen Bacillenzahl auch die Tatsache eine Rolle, daß beim Aufbau solcher Tuberkel die exsudative Reaktion überhaupt nicht in Erscheinung tritt. Daß sie manchmal praktisch gleich Null ist, hat übrigens HUEBSCHMANN selbst betont.

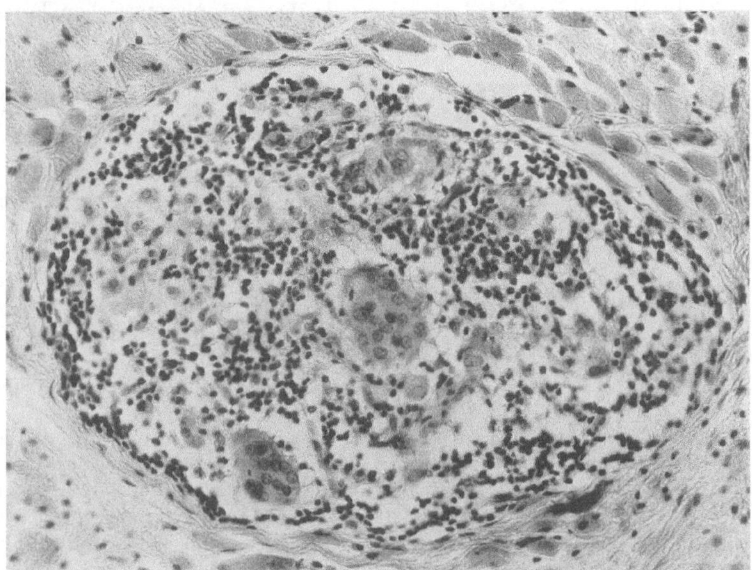

Abb. 18. Tuberkulose. Kleiner, sehr locker gebauter Tuberkel mit mehreren LANGHANSschen Riesenzellen, spärlichen Epitheloidzellen (links im Tuberkel) und reichlichen Lymphocyten. Das Granulom fand sich in der Halsmuskulatur in Umgebung einer tuberkulösen Lymphadenitis ohne chemotherapeutische Beeinflussung. (Vergr. 230mal.)

4. Das Gerüst und die Gefäße des Tuberkels.

In einem vorwiegend zellig aufgebauten Tuberkel, der sich in irgendeinem Gewebe entwickelt hat, läßt sich meist ohne Schwierigkeiten ein reticuläres Netzwerk von argyrophilen Fibrillen darstellen, worauf bereits WAGNER (1861) hingewiesen hat. Es wurde die Frage öfters diskutiert, ob man es hierbei mit einer Struktur zu tun habe, die sich etwa aus verbliebenen, modifizierten Resten des ortsständigen Fasergerüstes (z. B. in lymphatischem Gewebe) herleiten ließe, oder ob dieses auffallende, reticuläre Gerüst eine Neubildung, ein Produkt des Tuberkels darstelle. FRESEN hat sich in letzter Zeit sehr eingehend mit diesen Fragen beschäftigt[1]. Aus diesen Untersuchungen geht nicht nur hervor, wie wir es bereits erwähnt haben (S. 332), daß die Epitheloidzellen aus dem ortsständigen Gewebeverband und aus histiocytären Elementen hervorgehen, sondern daß dementsprechend sich auch das Fasergerüst entwickelt. Die Ausbildung desselben ist „an die Epitheloidzellen gebunden"; diese Zellen sind „daher als Bildungszellen des tuberkeleigenen Gitterfasernetzes anzusehen". Die Aktivierung der perivasculären Histiocyten bei der tuberkulösen Meningitis und die daraus erfolgende Umwandlung zu Epitheloidzellen unter Tuberkelbildung mit eindeutigem Fasergerüst ist von FRESEN als einleuchtendes Beispiel herangezogen worden, also an einem Ort, wo eine mechanische Beeinflussung durch die Dichte

[1] FRESEN 1950 (ausführliche Literatur).

des Gewebsgefüges nicht in Frage kommen kann. Eine Faserentwicklung in solchen Piatuberkeln läßt sich übrigens nach meiner Erfahrung besonders deutlich nach Streptomycinbehandlung feststellen.

Genau wie die Epitheloidzellen ist auch die LANGHANSsche Riesenzelle in das reticuläre Fasernetz des Tuberkels einbezogen: sie ist, wie ich einmal geschrieben habe, „wie die Spinne im Netz“ eingelagert[1]; ihre cytoplasmatischen Fortsätze werden oft von dünnsten Fasern begleitet (Abb. 19), und es ist auch nicht selten die unmittelbare Umgebung der Riesenzelle von ungemein dichten Fasernetzen umschlossen, eine Tatsache, die auch FRESEN mit einer Abbildung belegt. Er zeigt ferner, daß die Fäserchen in den Plasmaleib der Riesenzelle eintreten, vor allem in die äußersten Randzonen.

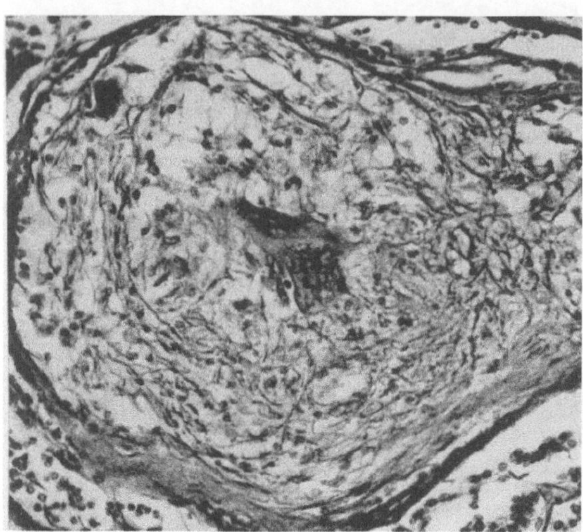

Abb. 19. Tuberkulose. Faserstrukturen im Tuberkel: mit Silber deutlich darstellbare Fasergerüste in einem Tuberkel mit zentraler Riesenzelle. [Aus ROULET: Erg. Path. 23 (1937).]

Dieses Fasergerüst ist als eine konstante Erscheinung im Tuberkel zu betrachten; es tritt allerdings, wie FRESEN richtig hervorhebt, rascher und vollständiger überall dort in Erscheinung, wo sich Tuberkel in primär reticulär gestalteten Geweben entwickeln, z. B. in lymphatischem Gewebe[2] oder im Bereich der perivasculären Indifferenzzonen, „weil hier die Bildung der Epitheloid- und Riesenzellen nicht erst aus undifferenzierten Zellen zu erfolgen braucht“.

Damit hängt wohl auch die Tatsache zusammen, daß vielfach *Gefäße* im Tuberkel nachgewiesen werden können. Die Frage der *Vascularisation des tuberkulösen Granuloms* ist bekanntlich sehr verschieden beantwortet worden. Die ersten Untersucher haben die Gefäßarmut bzw. die Gefäßlosigkeit des Tuberkels als ein bedeutendes differentialdiagnostisches Merkmal gegenüber anderen Granulomen angeführt; andere hingegen, darunter KIENER (1880) waren anderer Meinung, nachdem sie besonders in der Peripherie oder sogar im Zentrum des Tuberkels eine Capillarneubildung nachwiesen. JUSTI schrieb z. B. 1897: „Die von den meisten Autoren auch für den jungen noch völlig lebenskräftigen Tuberkel geforderte Gefäßlosigkeit ist als ein ganz allgemeines Charakteristikum nicht anzusehen.“ Die bekannten experimentellen Untersuchungen von RICKER und GÖRDELER[3], nach welchen Blutcapillaren sowohl im Zentrum als in der Peripherie der Tuberkel, entstehen können, ohne allerdings obligat zu sein, haben eigentlich den Anlaß zur Erweiterung unserer diesbezüglichen Kenntnisse angeregt.

Untersucht man, wie WURM (1926) es getan hat, Injektionspräparate, so wird man sich leicht überzeugen, daß ein anscheinend gefäßloser Tuberkel sehr häufig von zahlreichen Blutcapillaren durchsetzt wird, was übrigens auch unter anderem

[1] ROULET 1937. [2] LORETO 1953. [3] RICKER und GÖRDELER 1916.

von PUTSCHAR (1930) bestätigt worden ist. Diesbezüglich sind die experimentellen Befunde von PFAFF sehr aufschlußreich gewesen, aus welchen man wohl mit Sicherheit entnehmen darf, daß ein Tuberkel nicht nur von einigen Capillaren, sondern in seinen lebenden Gebieten von einem Netz durchströmter Blutcapillaren durchzogen wird. An Injektionspräparaten mit Serienschnittuntersuchungen konnte NUSSBAUMER die Vascularisation des Tuberkels ebenfalls klar veranschaulichen; freilich bestehen oft Unterschiede, je nach dem Zustand des Granuloms. So enthalten Tuberkel, welche fibrös vernarben. oft keine Gefäße; der gleiche Befund

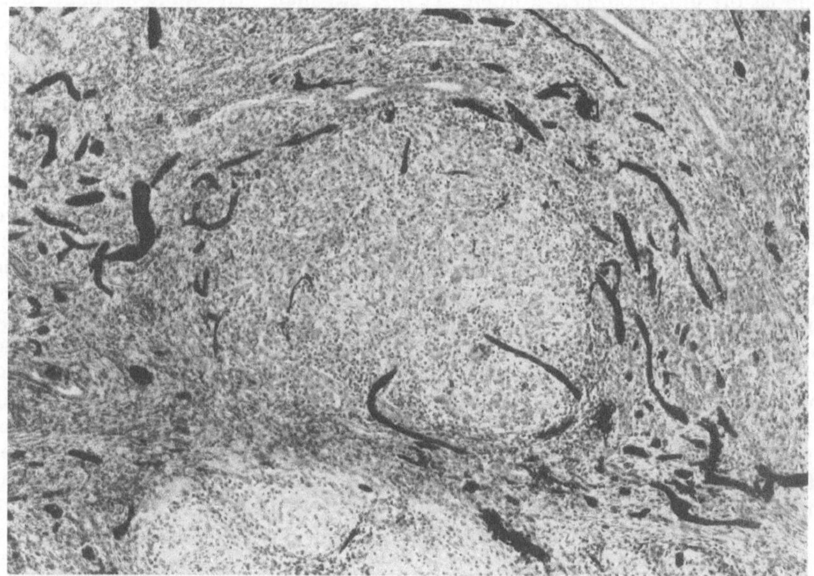

Abb. 20. Tuberkulose. Vascularisation des Tuberkels. Darstellung des Gefäßnetzes nach Tuscheinjektion bei Nierentuberkulose. Die Blutcapillaren erreichen gelegentlich das Zentrum des Granuloms; sie sind peripher immer reichlicher. (Vergr. 80mal.) (NUSSBAUMER 1950.)

kann an nur aus Epitheloidzellen zusammengesetzten kleineren Knötchen erhoben werden, und es sind die etwas dilatierten, symmetrisch verteilten Capillargefäße außerhalb der Epitheloidzellenzone gelegen. Vielfach jedoch sind die Gefäße relativ reichlich, durchziehen in radiärer Anordnung das epitheloidzellige Gewebe und erreichen sogar die zentrale Verkäsung. Mit einer anderen Methode ist ABELLÓ in Fortführung früherer Arbeiten zum gleichen Ergebnis gekommen[1]. Daß diese Befunde für die Histophysiologie des Tuberkels, für seine Beeinflußbarkeit durch Medikamente und dadurch für sein Schicksal von großer Bedeutung sind, liegt auf der Hand. Es ist ohne weiteres denkbar, daß im tuberkulösen Granulationsgewebe, wie in jedem anderen Gewebe, auch ausreichend Austauschprozesse zwischen Blut und Intercellularsubstanz möglich sind. Diese Ansicht beruht auf der längst bekannten Tatsache, daß Vitalfarbstoffe ohne weiteres den Tuberkel färben und sogar bis in die zentrale Verkäsung hineinreichen können[2]; auch wurde gezeigt, daß verschiedene intravenös verabreichte Stoffe, wie Jodsalze[3] oder Arsensalze[4] in tuberkulöse Herde hineindiffundieren. Daß der

[1] NUSSBAUMER 1950, ABELLÓ 1953.
[2] P. A. LEWIS 1912, DE WITT 1913, PFAFF 1941, 1942. [3] WELLS und HEDENBURG 1912.
[4] ARKIN und CORPER 1916.

Dispersionsgrad kolloidaler Lösungen dabei von ausschlaggebender Bedeutung ist, haben namentlich die widerspruchvollen Ergebnisse von Untersuchungen mit Eisensalzen gezeigt[1]. Die seit der Chemotherapie der Tuberkulose gewonnenen Erfahrungen über die Rückbildungsmöglichkeit tuberkulöser Granulome[2] sprechen eindeutig in diesem Sinne (vgl. S. 369).

5. Histochemie des Tuberkels.

Eine histochemische Analyse der im tuberkulösen Granulom nachweisbaren Stoffe ist oft unternommen worden. Früher hat man sich damit begnügt, Fett- oder Glykogenfärbungen anzuwenden; heute kann man einiges mehr sagen, vor allem über die Verteilung verschiedener Enzyme. Trotz der Ergebnisse der modernen Histochemie ist man zur Zeit noch nicht in der Lage, eine erschöpfende oder wenigstens eine befriedigende Darstellung der biochemischen Vorgänge im Tuberkel zu geben; viele Zusammenhänge fehlen, und was man weiß, ist fragmentarisch.

Über die Verteilung von *Fettstoffen* ist man einigermaßen orientiert; während junge, zellig aufgebaute Tuberkel nur sehr spärlich Fett enthalten, lassen Herde mit zentraler Verkäsung Fettsubstanzen mit einiger Gesetzmäßigkeit nachweisen. Im ganzen entsprechen sie den Neutralfetten[3] und lassen oft eine ringförmige zonale Anordnung erkennen: die Fettstoffe liegen vor allem in unmittelbarer Umgebung der zentralen Nekrose. Neben den Neutralfetten wurden Lipoidgemische und Cholesterin nachgewiesen. Im großen und ganzen unterscheiden sich die Verhältnisse in der käsigen Nekrose in nur unbedeutendem Maße von denen einer sonstigen Koagulationsnekrose. Während in neuerer Zeit einige Untersucher[4] der Ansicht sind, die in verkäsenden tuberkulösen Herden vorhandenen Fettstoffe seien lediglich als das obligate Begleitphänomen eines Zellzerfalls aufzufassen, hat Cova im käsigen tuberkulösen Granulationsgewebe des Rindes eine Zunahme des freien und gebundenen Cholesterins und eine Abnahme der phosphorhaltigen Lipoide festgestellt; der Gehalt an Neutralfett und an Fettsäuren war unverändert im Vergleich mit dem Gehalt des gesunden Lungengewebes an diesen Stoffen[5]. Weiss und Schultz (1953) berichten über ähnliche Ergebnisse bei der experimentellen Kaninchentuberkulose. Es ist allerdings dabei sehr schwer, etwaige Unterschiede zwischen nicht verkästen und verkästen Granulomen anzugeben. Neuere Untersuchungen von Basile (1947) haben beim Menschen folgendes ergeben: im zelligen Tuberkel sind so gut wie keine Fettstoffe histologisch darstellbar; in Erscheinung treten sie nur da, wo die käsige Nekrose beginnt oder ausgebreitet ist. Ist die Granulombildung ausgesprochen rasch aufgetreten, so werden Epitheloidzellen und Fibroblasten als erste sudanophil; danach breitet sich die Sudanophilie auf die peripherischen Elemente des Tuberkels aus; das käsige Zentrum kann sich dabei vollständig vom Fett befreien. Diese Tatsache beleuchtet eigentlich die lipopektische Funktion des Epitheloidzellengewebes. Im Falle einer verspäteten oder fehlenden Granulombildung um eine käsige Nekrose herum, oder bei sehr ausgedehnten käsigen Nekrosen, ist der Fettgehalt der inneren Granulomzonen und der Nekrose größer. Alle hier in Frage kommenden Fettstoffe sind, nach Basile, Neutralfette aus dem Zellzerfall.

[1] Menkin und Menkin 1931, Rich 1951, Steinmann 1935.
[2] Domagk 1948, Berblinger 1948, 1949, Zollinger 1949, Könn 1951 (hier ausführliche Literatur), Akazaki, Fujimaki, Uegane und Niwayama 1953.
[3] Orth 1887, Joest 1911, Caldwell 1919, Arndt, Pagel 1925, Pfaff 1942, Basile 1947.
[4] Vgl. Hess 1947.
[5] Cova 1948. Diese Untersuchungen bestätigen mit neuen Methoden die älteren Angaben. Ausführliche Literatur.

Diese treten um so schneller in Erscheinung, als die Nekrose der einzelnen Zellen rasch erfolgt. In der Regel besteht ein zentrifugaler Fettabtransport von der Nekrose in die Peripherie des Tuberkels.

Neben Neutralfett ist mehrfach auf die Anwesenheit von Phosphatid im tuberkulösen Granulom hingewiesen worden[1], woraus unter anderem auf eine Kombination oder Neugruppierung von freigewordenen cytoplasmatischen Fettstoffen mit den Tuberkelbacillenfetten geschlossen worden ist. Diese Frage bedarf allerdings noch weiterer Untersuchung.

Über den *Fermentchemismus* des tuberkulösen Granuloms stehen uns heute nur wenige, vorwiegend an tierischen Geweben gewonnene Erkenntnisse zur Verfügung. Aus einigen Befunden gehen wertvolle Angaben hervor vor allem in bezug auf die wechselnde Empfindlichkeit der Nager gegenüber einer tuberkulösen Infektion; es bildete wohl zum Teil diese Frage den Ausgangspunkt von Versuchen wie denjenigen von GERSTEL und TENNANT (1942), welche die hydrolysierende Wirkung von Extrakten aus Mäuse-, Meerschweinchen- und Kaninchengeweben auf Tuberkelbacillenphosphatid geprüft haben. Sie konnten zeigen, daß normale Maus- und Kaninchengewebe einen wesentlich größeren Teil des Substrates spalten als Meerschweinchengewebe. Sie nahmen an, daß dabei 2 Fermente in Betracht zu ziehen seien: eine Phosphatase und eine Lecithinase. Die modernen Untersuchungen von GROGG und PEARSE (1952), welche bei den gleichen Tieren eine ganze Anzahl von Fermenten histochemisch prüften, lassen erkennen, daß die mononucleären Phagocyten in den tuberkulösen Herden der resistenten Arten (Ratte, Maus) besonders reichliche *saure Phosphatase* enthalten; dieses Ferment fand sich in den gleichen Zellen beim Kaninchen nur in geringer Menge, bei Meerschweinchen hingegen überhaupt nicht. Allerdings enthielten die käsigen Nekrosen bei dieser empfindlichen Tierart und beim Kaninchen reichlich saure Phosphatase, was eventuell auf einen früheren Gehalt der Nekrosen an polymorphkernigen Leukocyten schließen lassen könnte, weil diese Zellen reichliche Mengen desselben Enzyms enthalten (mehr als bei Maus und Ratte).

Tabelle 1. *Organismen mit verschiedener Resistenz gegenüber Tuberkulose.* (Nach GÖSSNER.)

	Saure Phosphatase	Esterase
Mensch	(+)	+++
Kaninchen	(+)	+++
Meerschweinchen	0	0
Maus	+++	0
Ratte	+++	0

+++ stark; (+) schwach oder inkonstant; 0 fehlt.

Diese Ergebnisse weisen eigentlich darauf hin, daß das Phosphatid der Tuberkelbacillen als Substrat für die saure Phosphatase der mononucleären Phagocyten dienen könnte, dies um so mehr, als, wie GROGG und PEARSE erwähnen, ROUS darauf aufmerksam gemacht hat, daß die Zellen bei Maus und Ratte eine saure Reaktion aufweisen. Die Versuche lassen weiterhin annehmen, daß die mononucleären Phagocyten von Tbc-empfindlichen Tieren, wie Meerschweinchen, unfähig sind, Phosphatid abzubauen, was an sich mit den Befunden von GERSTL und TENANT übereinstimmt. Die Annahme, daß die *alkalische Phosphatase*, welche in den nekrotischen Partien der tuberkulösen Herde bei Meerschweinchen und Kaninchen auftritt, wahrscheinlich für eine spätere Verkalkung der Nekrose bedeutsam sei[2], wurde von GROGG und PEARSE bestätigt; sie nehmen allerdings an, die reichliche Ansammlung dieses Enzyms sei auf den starken Leukocytenzerfall in der Herdmitte zurückzuführen. Allerdings haben andere Untersucher

[1] Vgl. GRUNDLAND und Mitarbeiter 1951. [2] GOMORI 1945.

im käsigen Zentrum keine alkalische Phosphatase nachgewiesen[1]. *Lipase* wird, nach GOMORIS (1946) und PRINAS (1951) Angaben sowohl in Epitheloid- wie in Riesenzellen nachgewiesen, vor allem an der Peripherie des Tuberkels. Das Enzym ist beim Kaninchen reichlicher als beim Menschen. Die käsige Nekrose ist lipasefrei; im Zentrum der nicht verkästen Tuberkel ist Lipase hingegen nachgewiesen worden[2]. GROGG und PEARSE berichten über eine schwache Esteraseaktivität im käsigen Zentrum von Tuberkeln bei Meerschweinchen; bei Kaninchen sollen nach diesen Untersuchern die mononucleären Phagocyten reichlich Esterase enthalten.

In Anlehnung an diese experimentellen Ergebnisse stehen die erst kürzlich bekannt gewordenen Befunde von GÖSSNER (1955) an menschlichem Untersuchungsgut: sie sind besonders aufschlußreich und vermögen einige der am Tier gewonnenen Erkenntnisse zu bestätigen. Sie beruhen auf dem histochemischen Nachweis der Esterasen, der sauren und der alkalischen Phosphatase mit Hilfe der von GROGG und PEARSE entwickelten Azofarbstoffmethoden an Gefrierschnitten (Einzelheiten der Technik s. GROGG und PEARSE 1952). Es zeigt sich, daß die Verteilung der untersuchten Fermente im tuberkulösen Granulom des Menschen verhältnismäßig konstant ist (Tabelle 2).

Tabelle 2. *Enzymverteilung bei der menschlichen Tuberkulose.* (Nach GÖSSNER.)

	Esterase	Alkalische Phosphatase	Saure Phosphatase
Epitheloidzellen	+++	0	(+)
Riesenzellen	+++	0	++
Verkäsung	0	0	+
Histiocyten	(+)	0	0
Reticulumzellen	++	0	0
Fibroblasten	(+)	+++	0
Alveolardeckzellen	+++	(+)	(+)
Capillarwände	(+)	+++	0

+++ stark; ++ deutlich; (+) schwach oder inkonstant; 0 fehlt.

Sehr auffällig ist die hohe *Esterase*aktivität in den Epitheloidzellen und in den LANGHANSschen Riesenzellen vor allem in den frischen Granulomen; die Fermentaktivität schwindet parallel zur fibrösen Umwandlung der Herde. Erwähnenswert ist auch, daß die in der Umgebung des Tuberkels gelegenen Histiocyten, die Reticulumzellen und die Deckzellen der Lungenalveolen ebenfalls Esterase enthalten, allerdings in wechselnden Mengen.

Bezüglich der *alkalischen Phosphatase* bestätigen die Untersuchungen GÖSSNERS die Tatsache, daß dieses Enzym weder in Epitheloid- noch in Riesenzellen vorkommt; im käsigen Material konnte es ebenfalls nicht gefunden werden, was im Gegensatz zu den soeben erwähnten Ergebnissen steht (vgl. S. 357). Allerdings weist GÖSSNER auf eine starke Aktivität in der Umgebung des Tuberkels hin, dort, wo Fibroblasten auftreten und sich eine fibröse Umwandlung bemerkbar macht, was, wie er vermutet, mit der Faserneubildung in Beziehung stehen dürfte. Bestätigt wird durch diese neuen Untersuchungen die Aktivität der *sauren Phosphatase* in den verkästen Herden (wie bei Meerschweinchen und Kaninchen); sie wurde in den Riesenzellen wieder gefunden; in den Epitheloidzellen der menschlichen Tuberkel ist sie hingegen nur schwach.

Diese Befunde sind auch bezüglich der von GROGG und PEARSE schon angeschnittenen Frage der natürlichen Resistenz gegenüber der Tuberkulose von Interesse; wie GÖSSNER es richtig sagt, „wird die Enzymausrüstung der Epitheloidzellen besonders aufschlußreich sein, da diesen Zellelementen vor allem die Ver-

[1] TAKEUCHI und TAKAMATSU 1939, PRINA (hier ausführliche Literatur über die Chemie der Verkäsung).
[2] PRINA 1951.

arbeitung der Erreger zugesprochen wird". Die Zusammenstellung in der Tabelle 1 läßt ein beinahe vollständig entgegengesetztes Verhalten der Esterase und der sauren Phosphatase erkennen; natürlich resistente Tierarten wie Ratte und Maus, bei denen unter gewöhnlichen Bedingungen (wenigstens nach meinen eigenen Erfahrungen) keine echten Epitheloidzellen entwickelt werden, sondern nur geblähte Schaumzellen, zeigen in den Herden eine hohe Aktivität der sauren Phosphatase, aber keine Esteraseaktivität. Bei besonders empfindlichen Arten, wie beim Meerschweinchen, fehlt die saure Phosphatase, und auch die Esterase, während letztere beim Menschen und beim Kaninchen eine gleich starke Aktivität aufweist. Diese Befunde sprechen ebenfalls für die Richtigkeit der von GROGG und PEARSE formulierten Deutung, daß die komplexen Phosphatidverbindungen des Tuberkelbacillus als Substrat für die saure Phosphatase in den Epitheloidzellen der resistenten Arten dienen können. Die geringere Aktivität oder das Fehlen des gleichen Enzyms bei den anfälligen Arten würde dazu führen, daß der Bacillus wesentlich langsamer abgebaut wird. In diesem Zusammenhang kann erwähnt werden, daß es gelingt, bei Ratten unter dem Einfluß von Cortison eine charakteristische Tuberkulose zu erzeugen, was eventuell auf eine Änderung des Enzymstoffwechsels zurückgeführt werden könnte (vgl. hierzu S. 370).

Über proteolytische Fermente haben FRAHM und Mitarbeiter sowie WEISS und Mitarbeiter berichtet; allerdings beziehen sie sich besonders auf das käsignekrotische Material. Nach diesen Untersuchungen ist es wahrscheinlich, daß die in der Nekrose nachzuweisenden Fermente wie Benzoyl-l-Arginin-Amidase, Leucin-Aminopeptidase und Desoxyribonuclease aus zugrunde gegangenen Leukocyten oder Histiocyten herrühren, genau wie es von der Lipase und der alkalischen Phosphatase angenommen worden ist[1]. Im Epitheloidzellengewebe haben WEISS und SINGER eine doppelt so hohe Desoxyribonucleaseaktivität wie im normalen Lungengewebe gefunden (Kaninchentuberkulose). Im Zentrum der käsigen Nekrose war das Enzym wechselnd aktiv (meist erhöht); war die Nekrose erweicht, so war die Fermentaktivität erniedrigt.

Die relativ langsam erfolgende Erweichung der käsigen Nekrose beruht nach WEISS auf folgenden Tatsachen: während das Optimum für die Hydrolyse gewöhnlicher cellulärer Proteine im Autolyseprozeß bei p_H 5,0 liegt, ergeben Messungen im Bereich junger Tuberkel (in situ mit Glaselektrode durchgeführt) Werte von p_H 6,4—6,7. Diese Säurewerte gestatten höchstens eine 25%ige Proteolyse innerhalb von 6 Tagen in vitro; ferner wurde die Anwesenheit eines Inhibitors der Peptidaseaktivität demonstriert[2]. Die Hydrolyse der Nucleinsäuren erscheint verspätet in der Nekrose, und es sammeln sich dort sowohl Ribonucleinsäure als Desoxyribonucleinsäure an; woher diese Stoffe stammen, ist nicht mit Sicherheit ermittelt worden. Daß in vivo die Erweichung verkäster Herde oft vom Rande her erfolgt, ist eine bekannte Tatsache; die Histochemie hat bestätigen können, daß sie als Wirkung proteolytischer Enzyme aufzufassen ist.

Alle diese Befunde, so interessant sie auch sein mögen, können nicht ohne weiteres auf den Menschen bezogen werden; bereits unter den verschiedenen Tierarten bestehen erhebliche Unterschiede in der enzymatischen Aktivität der Zellen, was einen Vergleich der Ergebnisse bedeutend erschwert.

Über den *Vitamin C-Gehalt* des tuberkulösen Granuloms liegen vereinzelte Untersuchungen an Kaninchen vor. TONUTTI und WALLRAFF haben gezeigt, daß die Epitheloidzellen ausnahmslos Vitamin C enthalten[3]. Die mit Silber (Methode von GIROUD und LEBLOND) darstellbaren Körnchen sind zuerst an dem GOLGI-Apparat gelagert und werden im Plasma abgestoßen. Diese Abstoßung

[1] GROGG und PEARSE 1952, FRAHM und Mitarb. 1951. [2] WEISS und SINGER 1953.
[3] TONUTTI und WALLRAFF 1939.

im Cytoplasma der Zellen wird beim vollentwickelten Tuberkel gefunden, wo das Vitamin in granulärer Form den Zellkörper diffus durchsetzt. Es wird vermutet, daß es durch die Schaffung besonderer Redoxpotentialverhältnisse im Tuberkelzentrum eingreift, welche für die dort erfolgenden fermentativen Vorgänge von Bedeutung sein könnten. Die beiden Verfasser heben hervor, daß Zellen, welche Tuberkelbacillen enthalten, besonders reich an Vitamin C sind und daß der Lymphocytenwall des Tuberkels stets frei davon ist. Bezüglich der Unterschiede bei verschiedenen Tieren sei unter anderem auf die Nachprüfungen durch FUJIMAKI und NIWAYAMA (1953) verwiesen.

6. Die käsige Nekrose.

Wie einige andere Granulome zeigt der Tuberkel jene eigentümliche Art des Gewebstodes, den man käsige Nekrose oder Verkäsung nennt. „So millionenhaft wie sie beobachtet ist, so ungeklärt ist Art und Entstehungsweise der Verkäsung noch heute", schreibt LETTERER in seiner allgemeinen Pathologie der Tuberkulose[1]. Keine der zahlreichen, bisher durchgeführten chemischen Untersuchungen hat in befriedigender Weise vermocht, einen genauen Einblick in den Verkäsungsmechanismus zu gewähren. Man besitzt eine ganze Anzahl von Angaben über den Wassergehalt, die prozentuale Verteilung der anorganischen und organischen Bestandteile verkäster Herde, aber wie sie genau entstehen, welche Mechanismen hierbei eine Rolle spielen, ist vorläufig nicht sicher ermittelt worden. Ältere Angaben über die chemische Zusammensetzung verkäster Herde finden sich in der Monographie von PAGEL (1925). Seither weiß man nicht viel mehr: es ist vielleicht von einigem Interesse, daß frische tuberkulöse Nekrosen reichlicher unlösliche Calciumsalze enthalten als das normale Gewebe[2], was LETTERER mit der Tatsache in Verbindung bringt, daß bei der Verkäsung wohl wie bei jeder Koagulationsnekrose die Protoplasmagerinnung durch zelleigene Fermente entsteht, „welche aktiviert wurden durch Calciumsalze, die mit einem die Nekrose durchdringenden Flüssigkeitsstrom von den Randgebieten her einfließen". Auf die mögliche Bedeutung der alkalischen Phosphatase in verkästen Herden bei Meerschweinchen und Kaninchen in bezug auf die spätere Kalkablagerung wurde soeben hingewiesen. Daß in verkästen Tuberkeln doch ein enzymatischer Stoffwechsel besteht, haben die schon erwähnten Untersuchungen von WEISS und Mitarbeitern gezeigt. Die vorhandenen Fermente sollen höchstwahrscheinlich von eingewanderten Phagocyten herrühren. Auffallend ist allerdings, daß trotz dem relativ hohen Fermentgehalt (Lipase, alkalische Phosphatase, Desoxyribonuclease) eine Autolyse mit Erweichung dieser besonderen Nekroseart nicht nach den gleichen Mechanismen erfolgt wie bei anderen Nekrosen: tritt eine Erweichung und Verflüssigung des käsigen Materials auf, so sind die erwähnten Fermente nicht mehr nachzuweisen. Unter anaeroben Bedingungen in vitro kann käsiges Material eine genügende, enzymatische Aktivität entfalten und etwa 60% seines eigenen Eiweißes in 6 Tagen und 70% seiner Nucleinsäure in 24 Std hydrolysieren. WEISS weist ferner auf die alkalische Reaktion des erweichten käsigen Materials hin[3] (p_H 7,4 oder mehr), was eventuell auf die Anwesenheit basischer Aminosäuren und Histone, oder auf den Verlust an Phosphaten oder an anderen ausdiffundierten Ionen zurückgeführt werden könnte.

Alle derartigen Untersuchungen beruhen allerdings auf tierexperimentellen Daten, die nicht ohne weiteres auf die Verhältnisse beim Menschen übertragen werden können. Die Verkäsung unterscheidet sich von der gewöhnlichen Infarkt-

[1] LETTERER 1951. [2] KLOSTERMEYER 1937. [3] WEISS, TABACHNICK und COHEN 1954.

nekrose z. B. unter anderem durch ihren relativ hohen Gehalt an Lipiden; man hat über diese Fragen viel diskutiert[1], ohne daß darüber etwas Sicheres anzugeben wäre. Diese Stoffe spielen wahrscheinlich auch nicht die Rolle, welche ihnen früher zugeschrieben worden ist. Im Grunde genommen dürften hierbei degenerative Prozesse beim Cytoplasmazerfall (degenerativ-phanerotische Verfettung) in erster Linie in Frage kommen. Wenn die Verkäsung das epitheloidzellige Gewebe trifft, so werden wohl auch die in diesen Zellen angestauten Lipide mit zu berücksichtigen sein. Es muß aber betont werden, daß eine Fettablagerung bei weitem nicht in jeder Verkäsung nachgewiesen werden kann; Nekrosen in Lymphknoten und solche im Lungengewebe verhalten sich oft sehr verschieden, worauf unter anderen SCHLEUSSING aufmerksam gemacht hat. Die chemische Zusammensetzung käsiger Nekrosen dürfte allem Anschein nach auch je nach dem Tempo ihrer Entstehung verschieden sein. Freilich, und darüber ist man sich wohl heute einig, gilt für die Verkäsungsnekrose im allgemeinen die Anwesenheit einer eiweißhaltigen und gerinnbaren Flüssigkeitsmasse als charakteristisch. Die Faserstrukturen des zugrunde gehenden Bindegewebes z. B. werden in den Zustand des sog. Fibrinoids versetzt[2] und das absterbende von Flüssigkeit durchtränkte Gebiet erfährt eine Art Gerinnung, wobei natürlich nicht ausgeschlossen ist, daß dabei sowohl Eiweiße wie Fette aus dem Blutplasma mitgefällt werden[3]. HESS (1947) hat die Untersuchungen SCHLEUSSINGs über die Bedeutung der Exsudations- und Gerinnungsvorgänge bei der Verkäsung weitergeführt. Er zeigte an verkästen Lungenherden, wie das geronnene Fibrin durch einen fermentartigen, thermolabilen Faktor (wohl ein trypsinähnliches Enzym) so umgewandelt wird, daß es quillt, sich nicht mehr als Fibrin darstellen läßt und in eine fibrinoide Masse übergeführt wird. Die Exsudatzellen, welche im Netzwerk der Fibrinfäden liegen, sterben ab und verfetten. Diese Verfettung ist nach HESS ein „accidentelles" Ereignis, welches vom vorbestehenden Zustand dieser Zellen und von der Geschwindigkeit, mit welcher der Zelltod eintritt, bedingt ist. Der Zelluntergang erfolgt höchstwahrscheinlich nicht momentan wie beim anämischen Infarkt, wogegen nach diesen Untersuchungen die Fibrinumwandlung in wenigen Stunden bis Tagen erfolgt. Durch das Ineinandergreifen der beiden Hauptprozesse (Gerinnung und Fibrinumwandlung + Zellverfettung) könnte die Tatsache erklärt werden, daß die verkästen Massen einen derart wechselnden Fettgehalt aufweisen. Diese Ergebnisse beziehen sich auf Lungenherde; wie es sich in anderen Organen verhält, ist bisher nicht geprüft worden.

Die ursächlichen Faktoren der tuberkulösen Nekrose sind sehr verschieden beurteilt worden. Es sind dabei sowohl immunbiologische Faktoren, als auch Keimzahl, Einflüsse des „Terrains" (Resistenz), wahrscheinlich auch Besonderheiten der Organe zu berücksichtigen. Daß die Keimzahl, um mit einer relativ einfachen der möglichen Ursachen zu beginnen, unter Umständen von Bedeutung sein kann, zeigen die Fälle von Sepsis tuberculosa acutissima, bei denen ungeheure Mengen von Tuberkelbacillen in den nekrotischen Herden gefunden werden. Man könnte sich hier vorstellen, daß eine primäre Giftwirkung (vgl. S. 327) in übertriebenem Maße zum Ausdruck kommt, da experimentell die direkten Beziehungen zwischen Bacillenzahl und Nekrose bekannt sind[4], was übrigens auch für wenig virulente Stämme des Tuberkelbacillus gilt[5]. Ohne auf die Frage der Virulenz hier einzugehen, muß ich allerdings auf die zahlreichen Befunde der experimentellen Pathologie hinweisen, welche dargetan haben, daß etwaige

[1] Siehe besonders PAGEL 1927. [2] WEIGERT 1891.
[3] Vgl. SCHLEUSSING 1926, LETTERER 1951.
[4] GARDNER 1922, SMITHBURN 1937, SABIN 1938.
[5] STEENKEN und Mitarbeiter 1934, Lurie 1924.

Unterschiede der durch „hochvirulente" oder „abgeschwächte" Stämme hervorgerufenen Gewebsveränderungen, insbesondere Nekrosen, ohne weiteres als das Ergebnis der wechselnden Bacillen*zahl* erklärt werden können; diese wiederum hängt von der Vermehrungsfähigkeit der Keime in den Geweben ab. Die Tatsache, daß in gewissen, besonders empfindlichen Tieren und Menschen „schwach virulente" Stämme schwere, verkäsende Veränderungen hervorrufen, beleuchtet ebenfalls die Bedeutung anderer Faktoren als diejenige von „Bacillenfaktoren". Alles, was man über die Entstehungsbedingungen der tuberkulösen Nekrose weiß, deutet eigentlich darauf hin, daß ihr Auftreten an eine besondere Empfindlichkeit des Organismus gebunden ist, sei es eine angeborene (wie beim Goldhamster) oder eine erworbene. Daher wohl auch die Deutung der Verkäsung als die Koagulationsnekrose eines hyperergisch entzündeten und damit stark entzündlich-ödematös durchsetzten Gewebes, wie dies SCHLEUSSING ausdrückt. Wenn man annimmt, daß dieser Mechanismus der Wirklichkeit entspricht, so wird man das Auftreten der miliaren Nekrosen bei der Sepsis tuberculosa acutissima nicht als die Manifestation einer primär alterativen Wirkung des Tuberkelbacillus im Rahmen eines anergischen Reaktionstypus, bei welchem nur noch die Gewebsalteration in Erscheinung tritt (fehlende Allergie)[1], sondern ganz im Gegenteil als die Manifestation einer hyperergischen Reaktion deuten müssen, wie es einige Autoren, z. B. RICH, tatsächlich tun.

Sehr wahrscheinlich ist der Mechanismus der Nekroseentstehung bei der Tuberculosepsis ein anderer als bei der gewöhnlichen Verkäsung, und es bestehen, nach meiner Erfahrung wenigstens, einige Unterschiede im histologischen Bild der nekrotischen Masse: sie ist bei der Tuberkulosepsis viel weniger fibrinoid- und fibrinhaltig, wenigstens im Zentrum, das ein fast homogenes feinkörniges Material mit nur vereinzelten Zellumrissen darstellt. Dieses Material ist das Ergebnis des nekrotischen Zerfalls von monocytoiden und nicht von epitheloiden Zellen, wie RICH und McCORDOCK (1929) gezeigt haben.

Nicht selten wird die Ansicht vertreten, daß die Nekrose der eigentlichen Tuberkelbildung vorangeht; die granulomatöse Wucherung würde für diejenigen, welche das Phänomen der Verkäsung in der Regel an die exsudative Komponente des Tuberkelprozesses für gebunden halten wollen, eine sekundäre Erscheinung darstellen. Das mag freilich für gewisse Phasen wie auch für einzelne Gewebe wie die Lunge gelten. HUEBSCHMANN selbst hat hervorgehoben, daß die Möglichkeit einer „sekundären Verkäsung" von Epitheloidzellentuberkeln durchaus besteht. Die Faktoren, welche beim Menschen ein derartiges Ereignis bedingen, sind wenig bekannt; auf Grund experimenteller Arbeiten hat man gute Gründe anzunehmen, daß der Menge der eingeschwemmten Tuberkelbacillen eine nicht zu unterschätzende Rolle zukommt, ganz gleich, ob im normergischen oder im allergischen Organismus[2].

7. Pathogenese der Tuberkelbildung.

Wie jedes andere Granulom auch, ist der Tuberkel ein Produkt der Anpassung des Organismus an den Erreger. Die einzelnen Elemente, welche in der Aufbauphase der tuberkulösen Entzündung eine Rolle spielen, sind im vorangehenden Teil besprochen worden: der Mechanismus der Reaktion soll nun analysiert werden.

Wenn man von der einfachen Vorstellung ausgeht, daß der Tuberkelbacillus ein relativ langsam wachsendes und an sich nicht sehr „toxisches" Bacterium

[1] Literatur bei v. WYSS 1940/41, SIEGMUND 1939, BOEDTKER 1950, FRANKE 1949, BALL, JOULES und PAGEL 1951.

[2] RICH 1951.

ist, so erscheint die Frage berechtigt, inwiefern diese Eigenschaften im Prozeß der eigentümlichen Reaktionsantwort eine Rolle spielen und eventuell diesen eigenartigen Entzündungstypus von vornherein bestimmen. Wie für alle Granulome wird man daher Fragen wie Verdaulichkeit des Erregers (als feinverteiltes Fremdmaterial betrachtet), chemische Zergliederung des Erregers durch die Körpergewebe, Anpassungsprozesse cellulärer und humoraler Art untersuchen müssen. In dieser Hinsicht haben ebenfalls tierexperimentelle Untersuchungen wertvolles Material geliefert. Schon die Tatsache allein, daß bei relativ resistenten Tieren wie bei Ratten (und bis zu einem gewissen Grad auch bei Mäusen) keine Epitheloidzellen im üblichen Sinne, sondern große, geblähte fetthaltige und mit Bacillen oft vollgepfropfte Zellen (sog. Schaumzellen) auftreten, ist eine bedeutsame Feststellung; bei der Ratte findet man auch keine eigentlichen Tuberkel wie bei Kaninchen oder Meerschweinchen und es ist doch sehr eigenartig, daß dieses Tier überhaupt unfähig zu sein scheint, eine Überempfindlichkeit gegenüber dem Tuberkelbacillus zu entwickeln. Es ist anzunehmen, daß die Ratte (wahrscheinlich auch die Maus) den Tuberkelbacillus nur unvollständig abzubauen vermag, wobei allerdings erwähnt werden muß, daß Riesenzellen nur gelegentlich in Form von Xanthomriesenzellen und nicht als Fremdkörperriesenzellen auftreten. Auch wenn man annimmt, daß die Tuberkelbildung durch die Anwesenheit und das Freiwerden besonderer chemischer Stoffe des Tuberkelbacillus maßgebend beeinflußt werde (was unter anderem die Versuche mit toten Tuberkelbacillen gezeigt haben), so bestehen doch gewisse Bedenken gegen die Spezifität dieser Gewebsantwort. Körperfremdes Material wie körpereigene Produkte können eine Granulombildung hervorrufen, welche schlechthin als „tuberkuloid" bezeichnet wird und sich oft genug von einer tuberkulösen Entzündung kaum unterscheiden läßt (vgl. S. 467). Die Bedeutung des Bacillus als Fremdmaterial ist z. B. ein bisher nur wenig beachteter Faktor; PAGEL[1] hat mit Nachdruck darauf hingewiesen, wenn er die Wirkung des Bacillus als zusammengesetzter Körper („fine particulate body") als erste verantwortliche Bedingung für die Granulombildung nennt. Früher schon[2] hat er darauf hingewiesen, daß Meerschweinchen auf die intracutane Injektion von Bacterium coli, Streptokokken, Pneumokokken und diphtheroiden Bacillen (lebend oder abgetötet) auch mit knötchenförmigen riesenzellhaltigen Ansammlungen von monocytären Zellen wie auf die Einverleibung von Tuberkelbacillen antworten. Er macht dabei auf den interessanten Befund aufmerksam, daß bei fortschreitender Granulombildung die Zahl der Bakterien immer kleiner wird, um schließlich zu verschwinden. In der gleichen Untersuchungsreihe stellt sich PAGEL noch die Frage, ob die Maus überhaupt wie das Meerschweinchen fähig sei, Tuberkel zu entwickeln. Daher hat er verschiedene Öle, feingeriebenes Glaspulver, Calciumcarbonat intracutan bei Meerschweinchen und Mäusen eingespritzt. Es entwickelten sich bei beiden Tierarten epitheloidzellige Granulome mit Riesenzellen; daraus folgert PAGEL, daß die Maus wohl fähig ist, zwischen Mikroorganismen und anderen anorganischen Fremdkörpern zu unterscheiden, während das Meerschweinchen es nicht vermag. Während ein lebloser, nicht verdaubarer Fremdkörper vor allem durch mehrkernige plasmodiale Zellkörper (sog. Fremdkörperriesenzellen) umschlossen wird, ruft ein fremder, aber zum Teil verdaubarer und daher chemisch aktiver Stoff eine komplizierte Reaktion hervor, welche immer einen Granulomcharakter trägt. „Der Tuberkel", schreibt PAGEL, „wie man ihn bei Infektionskrankheiten und unter experimentellen Bedingungen beobachtet, ist daher der Ausdruck für die Fähigkeit des Gewebes, jeden Reiz als ‚Fremd-

[1] PAGEL 1953. [2] PAGEL 1942.

körpermaterial' zu behandeln". Der verzögerten Resorption des „Fremdmaterials" wird eine besondere Rolle zukommen.

Diese Regel der Granulombildung bei verlangsamter Resorption eines Reizes besitzt bekanntlich eine allgemeine Bedeutung; sie erscheint wichtig auch wegen der Tatsache, daß bei der hyperergischen Entzündung die rasche Fixation und Abkapselung des Antigens sehr charakteristisch ist[1]. In diesem Zusammenhang ist die Ansicht vertreten worden, der Tuberkel sei der Ausdruck einer bereits erworbenen allergischen Gewebsreaktion[2], wie die Granulombildung im allgemeinen „eine gemeinsame Eigentümlichkeit allergisierender Infektionen überhaupt" (Rössle 1941) darstelle. Für den Tuberkel hat Rössle allerdings seine Meinung dahin etwas eingeschränkt, daß er sagt: „Die Granulombildung ist zum Teil Fremdkörperwirkung der lebenden und toten Bacillen, zum Teil Folge der Allergisierung; denn sie erfolgt bei letzterer auch durch die gelösten Gifte des Tuberkelbacillus." Über diese Fragen ist man sich heute noch keineswegs einig, weil einerseits Tuberkel auch unter normergischen Bedingungen bereits 3 Tage nach intravenösen Bacilleninjektionen gesehen worden sind[3] und andererseits die gleichen Granulome auch nach Einverleibung der Phosphatidfraktion der Bacillen im normergischen Tier auftreten (vgl. S. 336). Es besteht allerdings kein Zweifel darüber, daß Epitheloidzelltuberkel in der Regel wesentlich schneller im überempfindlichen als im normergischen Organismus entstehen. Pagel nimmt an, der klassische Tuberkel bilde sich nie, bevor eine Allergie entwickelt sei[4]. Die Tatsache einer beschleunigten Tuberkelbildung wurde oft, wie Rich (1951) u. a. ausführen, als ein Argument dafür verwendet, daß die Überempfindlichkeit für die Beschleunigung verantwortlich sei; mit dieser einseitigen Auffassung kann man sich nicht einverstanden erklären, weil keine Korrelationen zwischen dem Überempfindlichkeitsgrad (gemessen mit der Tuberkulinreaktion) und der Beschleunigung der Tuberkelbildung bestehen[5] und man kann Rich folgen, wenn er für das beschleunigte Auftreten der Granulome noch nach anderen Faktoren sucht. Er macht, wie übrigens auch Rössle, darauf aufmerksam, daß der überempfindliche Körper, neben seiner Allergie auch eine gewisse Resistenz erworben hat, welche ihm die Fähigkeiten verleiht, den Tuberkelbacillus abzutöten und zu einem Teil oder ganz aufzuspalten[6]. Da nun unter den Bacillenbestandteilen nur die Phosphatidfraktion im Mechanismus der Tuberkelbildung eine Rolle spielt, so kann man wohl die Beschleunigung der Granulombildung im tuberkulösen Organismus als das Ergebnis einer rascheren Aufspaltung der Erreger im resistent gewordenen Körper betrachten. Mit dieser Erklärung steht übrigens auch das oft zitierte Experiment von Lewandowsky (1916) im Einklang: die intrakardiale Infektion mit Tuberkelbacillen läßt in der Haut des jungfräulichen Organismus multiple, unspezifische leukocytenreiche Infiltrate auftreten, während bei der Reinfektion zahlreiche bacillenarme echte Tuberkel aufschießen. Daraus kann man folgern, daß der sensibilisierte Organismus die Fähigkeit erworben hat, die Bacillen rasch zu zerstören oder wenigstens zu einem Teil unschädlich zu machen. Die in den monocytären Zellen enthaltenen Esterasen (vgl. S. 358 sowie Ehrich, diesen Band S. 134 u. ff.) spielen höchstwahrscheinlich eine maßgebende Rolle bei der Aufspaltung der Tuberkelbacillenlipoide, so daß es beim Tod der Keime zur Epitheloidzellenbildung kommt. Diese Zellen und das Granulom an sich können letzthin das Ergebnis der örtlichen Fixierung und Verdauung der Tuberkelbacillen darstellen (vgl. auch Lurie 1939). Man hätte es hierbei mit einem Phänomen zu tun, das eigentlich nicht anders abläuft wie eine hyper-

[1] Rössle 1923. [2] Dienes und Mallory 1937.
[3] Rich und McCordock 1929, Vorwald 1932. [4] Pagel 1953. [5] Olcott 1939.
[6] Rich 1929, 1930, Rössle 1941, vgl. Bieling und Oehlrichs 1936, 1937.

ergische Entzündung, haben doch RÖSSLE und seine Schule mehrfach darauf hingewiesen, daß es am Ort der Einverleibung des Antigens zur raschen Fixation des fremden Materials kommt, wodurch seine Verdauung und Zerstörung gefördert werden. Da nun der allergische Zustand an sich „schon durch die Hyperergie der Entzündung mit ihrer Konzentration der humoralen und cellulären Abwehr" dem Organismus einen erhöhten Schutz verleiht, ist es einleuchtend, daß dabei ein rascher Zerfall der Bacillen erwartet werden kann und auch nachgewiesen wurde[1].

Wie LETTERER[2] unlängst hervorgehoben hat, liegt unter derartigen Bedingungen der Unterschied für den hyperergisch reagierenden Organismus in der Schnelligkeit der Bacillenzerstörung und -verdauung, „aber nicht in der Art der cellulären. tuberkuloiden oder tuberkelbildenden Reaktion". Das Granulom, welches ja auch im normergischen Organismus entsteht, bleibt sich immer gleich. Letzten Endes bedeutet der Tuberkel, wie ein Granulom überhaupt, nichts anderes als die Reaktion des Gewebes auf das Eindringen eines Fremdmaterials, welches dort festgehalten und verdaut worden ist. Weder die akute, unspezifische leukocytäre Infiltration noch die Tuberkelbildung, welche der Einverleibung von Tuberkelbacillen folgen, sind Reaktionen, die als charakteristisch für eine Überempfindlichkeit betrachtet werden können; doch werden das zeitliche Auftreten, der Grad und das Schicksal dieser Erscheinungen von humoralen Faktoren wesentlich beeinflußt und gesteuert[3] (BIELING sprach dabei von „hyperergischer Immunität", 1941).

8. Histopathologie der Tuberkulinreaktion.

In dieser Beziehung muß noch etwas über die *Histopathologie der Tuberkulinreaktion* gesagt werden, da auch hierüber die Ansichten sehr geteilt sind: wie WURM kürzlich vermerkt hat, treten die gegenseitigen Auffassungen in folgenden Formulierungen am schroffsten gegenüber: BLUMENBERG (1925): „Die Tuberkulinreaktion ist weder anatomisch noch biologisch ein neu gebildeter tuberkulöser Herd." ZIELER (1926): „Somit bleibt die positive Tuberkulinhautreaktion ein neugebildeter tuberkulöser Herd." DIENES und MALLORY (1932) hatten versucht, diese Reaktion auf histopathologischem Wege zu charakterisieren, genau wie es ZINSSER auf klinischem Wege getan hatte (1921), indem er einen anaphylaktischen Typus, mit sofortiger, aber vorübergehender entzündlicher Reaktion, von einem allergischen Typus mit verspäteter und verzögerter Entzündung unterschied. Es muß unter allen Umständen hervorgehoben werden, daß den Untersuchungen von DIENES und MALLORY nur schwache, wenig intensive Tuberkulinreaktionen zugrunde lagen; entgegen der allgemeinen Erfahrung haben sie festgestellt, daß von Anbeginn die mononucleären Zellen die Hauptmasse der entzündlichen Infiltration ausmachen, besonders nach 8 Std und nach der 48. Std. In der Zwischenzeit sollen polymorphkernige Leukocyten auftreten, ohne jedoch das Bild je zu beherrschen. Wenn keine Nekrose in Erscheinung tritt, bleibt nach diesen Autoren das entzündliche Infiltrat rein monocytär. Eine sehr eingehende Analyse der Tuberkulinreaktion hat 1934 LAPORTE an Meerschweinchen mit Alttuberkulin unternommen, seine Befunde sind später durch FOLLIS jr. (1940) mit Tuberkulo-

---

[1] Vgl. LURIE 1929, 1939, TAKEUCHI 1936. [2] LETTERER 1951.

[3] Vgl. in dieser Beziehung die Versuchsergebnisse von BIELING und OEHLRICHS (1936, 1937), aus denen klar hervorgeht, daß bei der Reinfektion von Kaninchen die rasch aufflammende Frühreaktion zu einer Eliminierung der Keime aus der Blutbahn und zu ihrer Abscheidung in die Organe führt. Eine progrediente Vermehrung der Bacillen tritt nicht ein, ihre Zahl nimmt allmählich ab und schließlich verschwinden sie ganz aus den Herden (vgl. auch LURIE 1929).

protein bestätigt worden. Die ersten Stadien sind nach diesen Untersuchungen stets durch eine starke und fast ausschließlich leukocytäre Zellinfiltration gekennzeichnet, mit Capillarausweitung und Diapedese von neutrophilen Leukocyten in großen Mengen. Allerdings werden nach der 3. Std bereits reichliche mononucleäre Zellformen sichtbar, also etwas früher als bei einer banalen Entzündung[1].

Nach LAPORTE steht die Reaktion zwischen der 24. und der 36. Std auf ihrer Höhe: in den starken Reaktionen ist die Epidermis samt einem schmalen Cutissaum nekrotisch zerfallen; darunter sind die Cutisfasern stark geschwollen und zwischen ihnen liegen konfluierende Ströme von Neutrophilen; diese bilden manchmal ein dichtes Infiltrat bis in das subcutane Fettgewebe hinein. In den schwachen Reaktionen, ohne Nekrose der Epidermis, gleicht das Bild den von DIENES und MALLORY beschriebenen Befunden: die monocytären Zellen beherrschen das Feld; sie enthalten oft phagocytierte Leukocytentrümmer; die hypodermale Infiltration durch die gleichen Zellen ist konstant, weniger intensiv und verspätet.

Im vorliegenden Zusammenhang sind vor allem die späten Stadien, wie sie LAPORTE u. a. studiert haben, von Interesse; er beschreibt nämlich, nach der 36. Std, das Auftreten von epitheloiden Zellformen, und zwar besonders in den tieferen Cutisschichten und in der Subcutis; mit den monocytären Zellen (von welchen sie abgeleitet werden) bilden sie eine Granulationszone, welche vom 5. Tag an in der Subcutis deutlich erscheint. Während in der Cutis selbst eine Fibroblastenwucherung besteht, ist darunter ein großzelliges, epitheloides Granulationsgewebe, allerdings ohne knötchenförmige Anordnung bis ins Fettgewebe hinein anzutreffen. Es enthält hie und da mehrkernige Riesenzellen vom Typus Langhans; lymphocytäre Infiltrate durchsetzen es auf unregelmäßige Weise, eine endotheliale Wucherung führt zur Obliteration der Gefäße. Nekrosen werden in diesem Gewebe nie beobachtet.

CATEL und WURM haben kürzlich bei 17 Kindern Tuberkulinpapeln (Alttuberkulin oder gereinigtes Tuberkulin Höchst) nach 3—5 Tagen excidiert und histologisch untersucht[2]. Sie beschreiben, im 3-Tagestadium perivasculäre und perifollikuläre Infiltrate in der Cutis, welche aus reticulär gebauten Fibroblastenwucherungen mit spärlichen Lymphocyten, Leukocyten und großkernigen Makrophagen zusammengesetzt sind (Abb. 21). Das Endothel der kleinen Arterien (in der tiefen Cutisschicht) wird durch ein seröses zelliges Infiltrat abgehoben und im subcutanen Fettgewebe werden vereinzelte epitheloidartige Fibroblastenknötchen reticulären Baues angetroffen. Später (5. Tag) tritt eine deutliche proliferative Periarteriitis hinzu, welche vielfach epitheloidzelligen Charakter aufweisen soll, in „unverkennbarer Ähnlichkeit" mit dem Arterienverhalten bei der Meningitis tuberculosa (Abb. 22). Am 8. Tag nehmen die Veränderungen an Intensität ab, wobei es unter Umständen (bei 3 Fällen beobachtet, von denen einer eine Epidermisnekrose zeigte) zur Ausdehnung der Veränderungen im subcutanen Fettgewebe gekommen ist: kleine knötchenförmige, epitheloidzellige Granulome mit LANGHANSschen Riesenzellen liegen zwischen den Fettzellen (Abb. 23). CATEL und WURM sprechen hierbei von submiliaren Tuberkeln; in ihrer Deutung nehmen sie an, daß die früheren Beobachtungen von ZIELER und seinen Schülern[3] einer „tuberkulösen Gewebsreaktion" auf Alttuberkulin zu Unrecht in Zweifel gezogen worden seien. Nun weiß man zur Genüge, daß durchaus unspezifische Reize unter Umständen die Fähigkeit besitzen, tuberkelartige, also „tuberkuloide" Granulome zu erzeugen. In seinen soeben erwähnten Untersuchungen

[1] Vgl. ebenfalls GELL und HINDE 1951. [2] CATEL und WURM 1953.
[3] ZIELER 1926, ZIELER und HÄMEL 1926, 1928.

über die Tuberkulinreaktion beim Meerschweinchen hat LAPORTE sehr eindrucksvoll demonstriert, wie in allergischen Hautreaktionen nach Reinjektion von

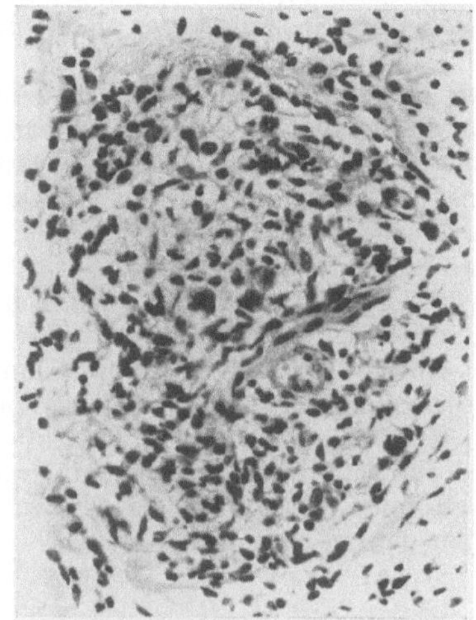

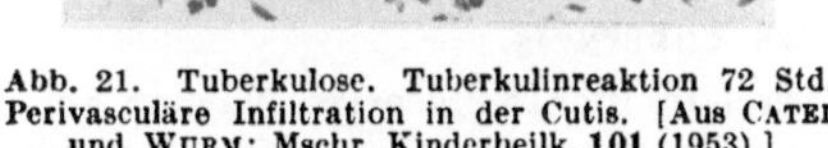
Abb. 21. Tuberkulose. Tuberkulinreaktion 72 Std. Perivasculäre Infiltration in der Cutis. [Aus CATEL und WURM: Mschr. Kinderheilk. **101** (1953).]

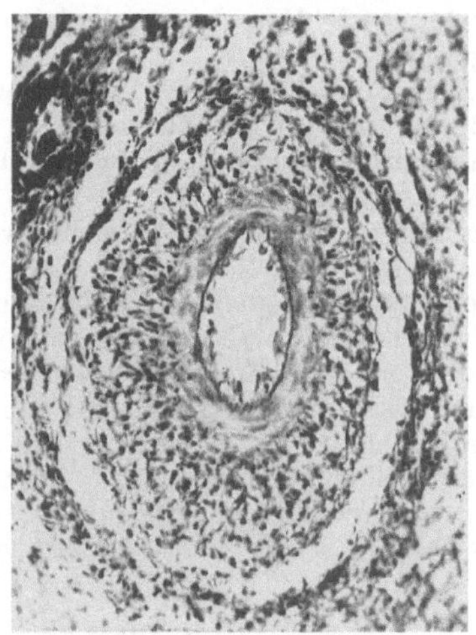

Abb. 22. Tuberkulose. Tuberkulinreaktion 120 Std. Periarteriitis in der tieferen Cutisschicht. [Aus CATEL und WURM: Mschr. Kinderheilk. **101** (1953).]

Hühnereiweiß oder Pferdeserum tuberkuloide Strukturen mit Riesenzellen vom LANGHANSschen Typus beobachtet werden; er zieht daraus den Schluß, daß ein solches tuberkuloides Gewebe niemals ausschließlich durch Tuberkulin erzeugt wird, eine solche Reaktion stelle lediglich eine besondere Reizantwort der Haut auf akute und besonders ausgedehnte Entzündungen dar. Bekannt sind ähnliche Bilder nach Injektion von destilliertem Wasser[1] nach subcutaner Einspritzung von Gas[2] nach Bestrahlung der Haut[3], und es verdient erwähnt zu werden, daß der Zusatz von abgetöteten Tuberkelbacillen zum Alttuberkulin in keiner Weise die tuberkuloide Beschaffenheit der Reaktion verstärkt, ganz im Gegenteil: es entwickeln sich kleine Abscesse[4] und nicht etwa Tuberkel! Hinsichtlich der Deutung dieser Granulome neigen die meisten Untersucher wie SELTER, BLUMENBERG, LAPORTE u. a. zur Annahme einer unspezifischen Reaktion, welche höchstwahrscheinlich auf die Eliminierung bzw. Neutralisierung von Zerfallsprodukten der aufgetretenen kleinen Nekrosen zurückzuführen sei. STEWART und RHOADS, welche einen wertvollen Beitrag zu diesem Problem geliefert haben[5], sind entschieden der Meinung, daß die in Tuberkulin-

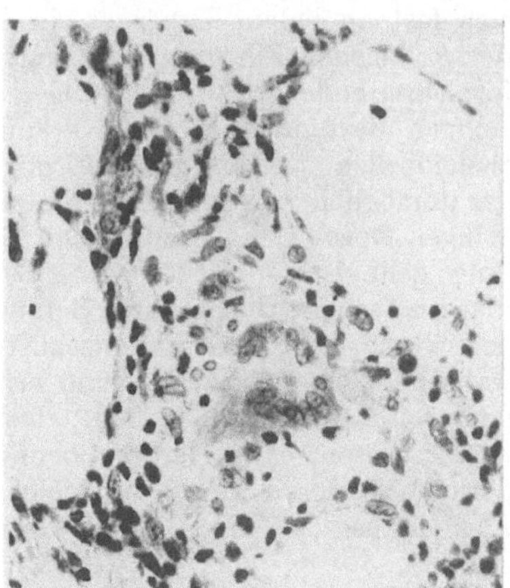

Abb. 23. Tuberkulose. Tuberkulinreaktion 192 Std. Riesenzellhaltiges Granulom in der Subcutis mit einzelnen geschwollenen histiocytären Elementen. [Aus CATEL u. WURM: Mschr. Kinderheilk. **101** (1953).]

[1] BLUMENBERG 1925. [2] WRIGHT 1930. [3] LARSSON 1949. [4] LAPORTE 1934.
[5] STEWART und RHOADS 1926.

reaktionen gelegentlich auftretenden Riesenzellen eher als Hinweis auf eine Fremdkörperreaktion zu deuten sind (vgl. auch Rich). In letzter Zeit hat Schmid (1952) auf Grund histologischer Untersuchungen von Tuberkulinpapeln beim Menschen irgendeine morphologische Spezifität der Reaktion abgelehnt.

Eigentümlich und von allen Untersuchern hervorgehoben ist die Tatsache, daß die tuberkuloide Reaktion in der Tuberkulinpapel stets in den oberen Schichten des subcutanen Fettgewebes besonders deutlich zutage tritt. Gerade diese Lokalisation mahnt meines Erachtens bezüglich der histogenetischen Deutung zur äußersten Vorsicht, weiß man doch, wie oft an ähnlichen Stellen sich tuberkuloide Strukturen bzw. Granulome zu entwickeln vermögen (nach Injektionsstichen, banalen Entzündungen usw.). Dies entspricht der Tatsache, daß die Zufuhr von Stoffen, welche nicht einfach, bzw. in kurzer Zeit resorbiert, sondern nur langsam abgebaut werden, sehr oft zur Bildung eines Granuloms führt: dieses nimmt in der Haut häufig eine tuberkuloide Beschaffenheit an. Es wurde auch auf die Ähnlichkeit der entzündlichen Veränderungen in der Tuberkulinpapel mit denjenigen des Erythema nodosum aufmerksam gemacht[1], was wohl nach Schmid keinen Zufall darstellt, weil beide Reaktionen als Ausdruck einer akuten hyperergischen Gewebsantwort zu deuten sind.

9. Die Vernarbung des Tuberkels.

Seit langer Zeit ist bekannt, daß Tuberkel in dichte, faserige Narben umgewandelt werden können, und man hat sich daran gewöhnt, die Bindegewebsbildung im tuberkulösen Granulom als eine prognostisch günstige Erscheinung zu deuten. Die reticuläre Grundstruktur des Tuberkels birgt schon in sich die prospektiven Potenzen der fibrösen bis hyalinen Umwandlung; tatsächlich läßt sich fast an jedem Tuberkel ein Übergang der Reticulumfasern in das Gerüst der kollagenen Fibrillen der Randzone nachweisen, und es entwickelt sich die fortschreitende Zunahme faseriger Strukturen zentripetal. Dabei werden an den zelligen Bestandteilen Formveränderungen deutlich, so besonders an den Epitheloidzellen, welche spindelförmig erscheinen, und es ist manchmal ganz und gar unmöglich, in dieser Randzone zu bestimmen, was gehört noch zum epitheloidzelligen Gewebe, was zum neuen Bindegewebe der perifokalen Randzone. Allerdings gelingt es mit Hilfe histoenzymatischer Methoden unter Umständen hierbei klarer zu sehen: Die neuesten Befunde[2] weisen eindeutig darauf hin, daß im Verlauf der Vernarbung die Esteraseaktivität der Epitheloidzellenschicht schwindet, während sich gleichzeitig eine erhöhte Aktivität der alkalischen Phosphatase nachweisen läßt (vgl. S. 358); das Enzym ist im Cytoplasma der Fibroblasten nachzuweisen, es ist ferner ebenfalls in den Capillarwänden, in Nachbarschaft der tuberkulösen Herde vermehrt enthalten. Über die Rolle der alkalischen Phosphatase bei der Bindegewebsneubildung weiß man zur Zeit noch nichts sicheres.

Das Fasergerüst nimmt allmählich an Dichte, zu und es wird nicht selten, auch unter natürlichen Bedingungen, eine Hyalinisierung des Tuberkelgrundgerüstes festgestellt, vor allem in Lymphknoten, in der Leber und in der Milz[3]. Eine eigenartige, wenig beachtete Tatsache ist die Aufsprengung des in fibröser Umwandlung befindlichen Tuberkels durch gröbere, dichte Faserzüge, welche die Epitheloidzellen zu kleinen, rundlichen Einzelherden auseinanderdrängen[4]. Dieser Vorgang ist in den miliaren und submiliaren Streuherden der Lunge oft außer-

[1] Vgl. Schmid 1952. [2] Grogg und Pearse 1952, Gössner 1955. [3] Roulet 1937.
[4] Lüdecke 1936.

ordentlich prägnant darzustellen (Abb. 24). Ferner lassen sich ja nicht selten noch weiter fortgeschrittene, total hyalinisierte, aber gleichfalls in Einzelbezirke aufgeteilte Tuberkel in der Milz z. B. nachweisen. Ich erwähne diese Bilder, weil sie lange vor der chemotherapeutischen Ära beobachtet worden sind.

Es ist nicht bekannt, warum ausgerechnet in tuberkulösen Granulomen das reticuläre Grundgerüst relativ rasch eine Umwandlung in Hyalin durchmacht, so daß dieses Tuberkelgerüst unter Umständen plump und recht grob aussehen kann. Auf alle Fälle ist die Tatsache sehr auffallend, daß in tuberkulösen Lymphknoten z. B. das Auftreten einer hyalinen Umwandlung eine banale Erscheinung darstellt, und zwar auch außerhalb von Herden, die man noch als vernarbte (oder in Vernarbung begriffene) Granulome deuten kann. Es ist hierbei vielleicht von Bedeutung, auf die bisher wenig beachteten Untersuchungen von Hass und McDonald (1940) zu verweisen, welche in Gewebskulturen gezeigt haben, daß die Faserneubildung in einer gewissen Beziehung zum Zerfall von Lymphocyten steht. Auf alle Fälle ist die Hyalinbildung eine recht charakteristische Begleiterscheinung der torpid verlaufenden tuberkulösen Entzündung; sie ist als eine morphologische Folge einer lokalen Antigen-Antikörperbildung angesehen worden[1]. Von Giese wird hervorgehoben, daß eine hyaline Umwandlung des Gerüstes dort auftrete, wo Epitheloidzellen vorhanden gewesen seien. „Die spezifische Kapsel des Aschoff-Puhlschen Herdes", schreibt er, „entspricht der zurückgebildeten Epitheloidzellzone, diffuse epitheloidzellige Durchsetzungen der Lymphknoten gehen in hyaline Schwielen über." Inwiefern die Hyalinbildung mit der vermehrten Aktivität der alkalischen Phosphatase im rückgebildeten Tuberkel zusammenhängt, bedarf weiterer Untersuchungen. Über die Bedeutung des Hyalins bei der chemotherapeutischen Beeinflussung der Tuberkulose haben besonders Lüchtrath (1952) und Giese (1955) berichtet (vgl. S. 375). Ferner ist die schon seit langer Zeit bekannte Tatsache[2] in Erinnerung zu rufen, daß die Faserneubildung im Tuberkel um so reichlicher gefunden wird, und um so rascher fortschreitet, je ausgeprägter das Fasergerüst des Gewebes ist, in welchem sich die tuberkulöse Entzündung abspielt.

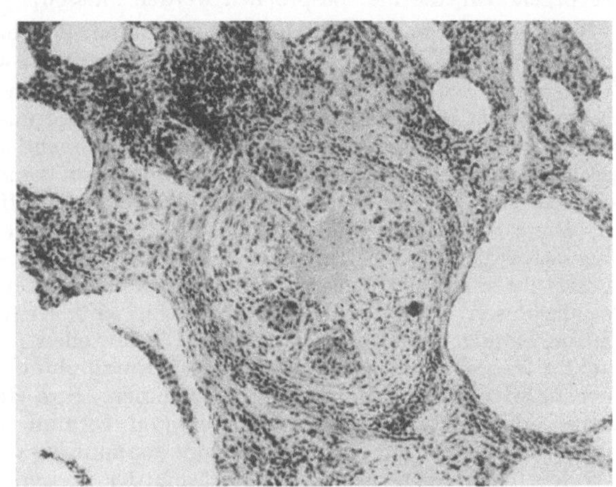

Abb. 24. Tuberkulose. Narbige Abkapselung einer miliaren Tuberkulose in der Lunge (spontane Vernarbung). Einzelne Epitheloidzellherde werden auseinandergesprengt bei fortschreitender Verödung des Zentrums. [Aus Lüdecke: Z. Tbk. 7 (1936).]

Es ist selbstverständlich, daß die Vernarbung des tuberkulösen Granuloms seit der Entdeckung aktiver Tuberkuloseheilmittel eingehender untersucht worden ist. Die Wirkung von Streptomycin, Thiosemicarbazon (TB. I), Paraaminosalicylsäure (PAS) und Nicotinsäurehydrazin (Rimifon) ist durch zahlreiche

[1] Uehlinger und Mitarbeiter 1952, Giese 1955. [2] Vgl. Huebschmann 1928.

Arbeiten belegt worden; es ist in relativ kurzer Zeit gelungen, sich ein anschauliches Bild über die unter dieser Therapie sich am tuberkulösen Granulationsgewebe abspielenden Prozesse zu machen. Geht man dieser Frage nach, so wird man sofort feststellen müssen, daß die unter solchen Bedingungen erhobenen Befunde kein anderes morphologisches Gepräge erkennen lassen, als diejenigen einer spontan oder durch andere therapeutische Eingriffe zur Abheilung gelangten Tuberkulose. Auf diese Tatsache haben die meisten Untersucher hingewiesen (vgl. Domagk 1948, Berblinger 1949, Letterer 1951, Zusammenfassung bei Giese 1955). Einige Besonderheiten werden allerdings immer wieder hervorgehoben, die hier besprochen werden müssen.

Eine der ersten am tuberkulösen Granulom eintretenden Veränderungen ist die wabige Auflockerung des Epitheloidzellengefüges, wie sie Wurm vor längerer Zeit schon bei spontaner Heilungsneigung beschrieben hat; dieses Phänomen ist übrigens auch bei der Meerschweinchentuberkulose unter TB I-Behandlung festgestellt worden[1]. Sodann wird wohl übereinstimmend auf die deutliche Zunahme des circumfokalen Lymphocytenwalls aufmerksam gemacht (besonders bei Miliartuberkulose)[2], welche auch in einigen der ersten veröffentlichten Bilder sichtbar ist. Diese Reaktion wird sogar als die allererste Antwort des Körpers auf die Chemotherapeutica angesprochen (Akazaki). Nach meiner Erfahrung gelingt es immer unter solchen Umständen (übrigens auch unter natürlichen Bedingungen bei chronisch verlaufenden Tuberkulosen mit Heilungsneigung), im circumfokalen Rundzelleninfiltrat zahlreiche Plasmazellen nachzuweisen, wie übrigens auch in frühen Stadien der tuberkulösen Entzündung, wo diese Zellformen stets in mehr oder minder grober Zahl vorkommen. Ihre Rolle als Schutzstoffbildner dürfte wohl heute als bewiesen gelten (vgl. Ehrich, in diesem Band S. 172ff., ferner S. 211). Es ist daher keineswegs erstaunlich, wenn der Organismus unter den durch die bakteriostatische Wirkung der verschiedenen Chemotherapeutica geschaffenen, günstigen Bedingungen auch örtlich mit einer vermehrten Schutzstoffbereitung reagiert; die Zunahme der kleinzelligen Infiltration würde dafür das morphologische Substrat darstellen.

Ein indirekter Beweis für die Richtigkeit dieser Auffassung wird durch Beobachtungen geliefert, in welchen unter überdosierten Mengen von Cystostatica und Nebennierenhormonen, bei unerkannt gebliebener florider Tuberkulose, eine Tuberkulosesepsis auftrat; in derartigen Fällen fehlen die Lymphocyten und die Plasmazellen so gut wie vollständig in der Umgebung der Streuherde[3]. Verschiedene Untersuchungen haben sich mit dem Einfluß des Cortisons auf den Ablauf der experimentellen Tuberkulose beschäftigt; während beim Meerschweinchen die Krankheit gar nicht oder wenig beeinflußt wird[4], verändert sich das Bild bei Mäusen und Ratten erheblich. Wenn man Mäuse mit kleinen Tuberkelbacillenmengen (0,0006 mg) intravenös infiziert[5] und ihnen danach Cortison (0,25—0,5 mg täglich) verabfolgt, so steigt die Mortalitätskurve; die Lungenherde sind größer, zeigen ausgedehnte Nekrosen und enthalten viel reichlicher Tuberkelbacillen als bei den nicht unter Cortisonwirkung stehenden Kontrollen. Versuche an Ratten sind noch aufschlußreicher; wie Michael, Cummings und Bloom (1950) gezeigt haben, gelingt es bei dieser Tierart, die bekanntlich gegen eine tuberkulöse Infektion resistent ist, das Angehen der Tuberkulose zu bewirken, wenn man Cortison anwendet. In diesen Versuchen starb innerhalb von 6 Wochen kein einziges Tier der Kontrollgruppe, während in der gleichen Zeit $^3/_4$ der mit Cortison „behandelten" Ratten zugrunde gingen. Ihre Lungen enthielten große pneumonische, zum Teil verkäste Herde ohne tuberkulöses Granulationsgewebe, ohne lymphoide Zellreaktion. Interessant ist ferner auch das Verhalten der Milz: die bei den Kontrollen stets vorhandene Milzhyperplasie fehlte vollständig, was Michael und Mitarbeiter veranlaßt anzunehmen, daß ein Angehen der Infektion wohl auf die durch Cortison bewirkte Hemmung der Lymphocytenaktivität zurückzuführen ist.

[1] Wurm 1926, Domagk 1948, 1950.
[2] Berblinger 1949, Akazaki und Mitarbeiter 1953. [3] Straub 1955.
[4] Le Maistre und Tompsett 1951, Karlson und Gainer 1951, R. G. Bloch, Vennesland und Gurnay 1951.
[5] Hart und Rees 1950.

Es ist heute wohl nicht mehr statthaft, die Dichte des circumfokalen Lymphocytenwalls als ein Zeichen einer entzündlichen Exacerbation zu deuten[1]. Das Gegenteil dürfte wohl richtig sein. Ein sehr kräftiges Rundzelleninfiltrat wird unter den Bedingungen der heutigen Chemotherapie selten vermißt; besonders lehrreiche Bilder sind diesbezüglich von KÖNN (1951) und von BERBLINGER (1952) veröffentlicht worden.

Ein weiterer Befund ist die Zunahme der Vascularisation der Tuberkel[2]; Blutcapillaren treten nicht nur in den Randgebieten, sondern auch in den zentralen

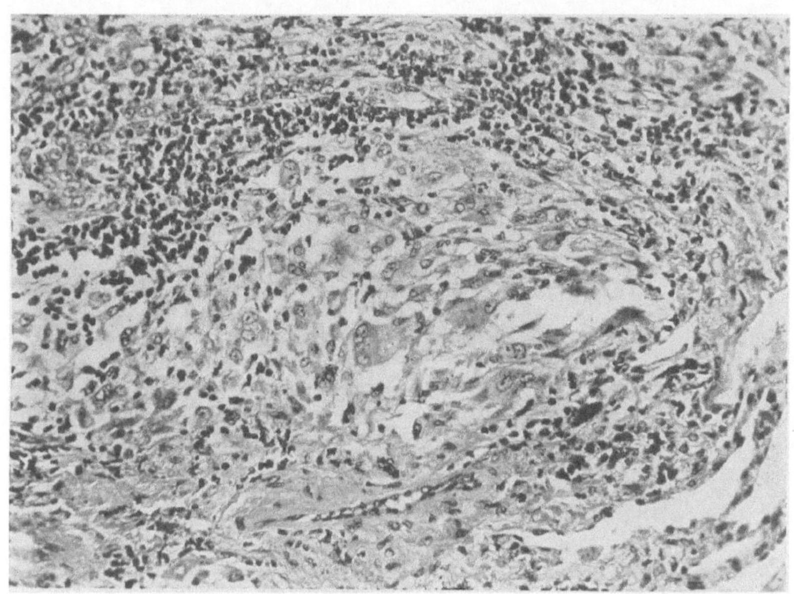

Abb. 25. Tuberkulose. Lungentuberkulose (Chemotherapie): retikulierter, riesenzellreicher Tuberkel mit einzelnen Epitheloidzellen. (Photographie von W. GIESE, Münster, 1955.)

Abschnitten auf, stets von Bindegewebsfibrillen gefolgt. Parallel dazu wird das Tuberkelgefüge immer mehr von Rundzellen durchsetzt, die Epitheloidzellen werden auseinandergedrängt (Abb. 25), verschwinden zum Teil und bleiben nicht selten als kleine Gruppen im allmählich fibrös umgewandelten Knötchen liegen. Der Tuberkel wird schließlich in Einzelabschnitte aufgegliedert, genau wie es auch im natürlichen Heilungsprozeß geschieht (Abb. 26). Diese Septierung oder Aufteilung von Granulomen scheint recht frühzeitig aufzutreten, das Zentrum wird durch faser- und capillarreiches Bindegewebe ersetzt, vorausgesetzt, daß keine zu starke Verkäsung aufgetreten ist (vgl. S. 374). Das Ergebnis bildet schließlich eine fibröse, knötchenförmige, gar nicht selten (besonders in der Lunge bei Miliartuberkulose) sternförmige Narbe, wie sie wohl zuerst BAGGENSTOSS, FELDMANN und HINSHAW (1947) beschrieben haben (und zwar nach einer Behandlung von nur 6 Tagen bis $14^1/_2$ Wochen).

Die späteren Untersuchungen haben diese Befunde bestätigt (vgl. insbesondere BERBLINGER 1948 und 1949, ZOLLINGER 1948, DOMAGK 1948, BÜCHNER 1949, KÖNN 1951, LÜCHTRATH 1952, 1954, GIESE 1955.

Derartige knötchenartige Felder enthalten oft keine Epitheloidzellen mehr (Abb. 27); sie bestehen aus einem mehr oder weniger reticulär aufgebauten,

[1] WURM 1926. [2] BÜCHNER 1949, AKAZAKI und Mitarbeiter 1953, LIEBEGOTT 1954.

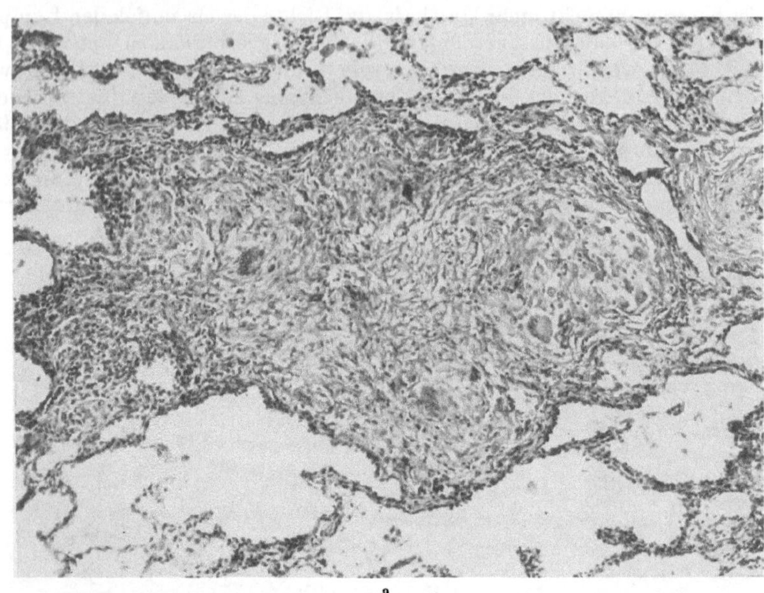

a

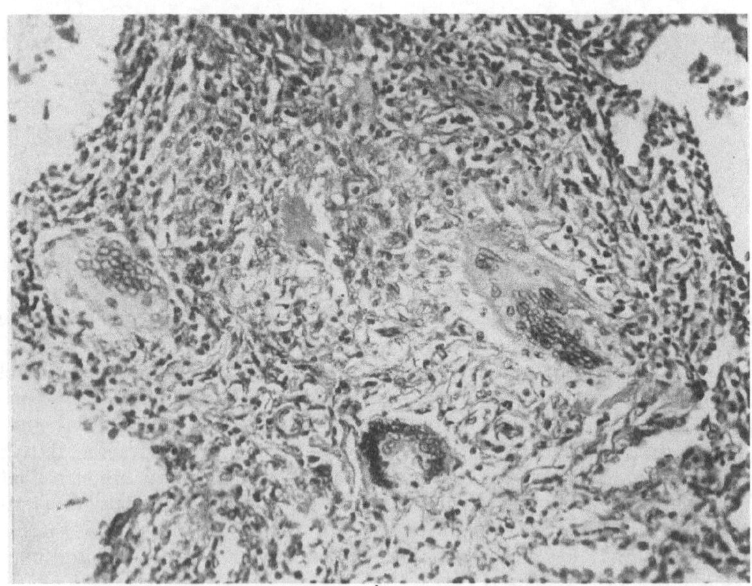

b

Abb. 26a u. b. Tuberkulose. a Lungentuberkulose (Chemotherapie): beginnende Aufteilung eines Tuberkels in verschiedene Abschnitte; Riesenzellen im faserigen Grundgerüst (vgl. Abb. 24). b Lunge, gleicher Fall: einzelne auffallend große Riesenzellen in einer faserigen Granulomnarbe. Zwei der Riesenzellen nehmen den Fremdkörpertypus an. (Beide Photographien von W. GIESE, Münster, 1955.)

zellreichen Bindegewebe, das in den Randabschnitten von dichten lymphocytären und plasmocellulären Infiltraten durchsetzt ist. Zentral oder peripher kommen

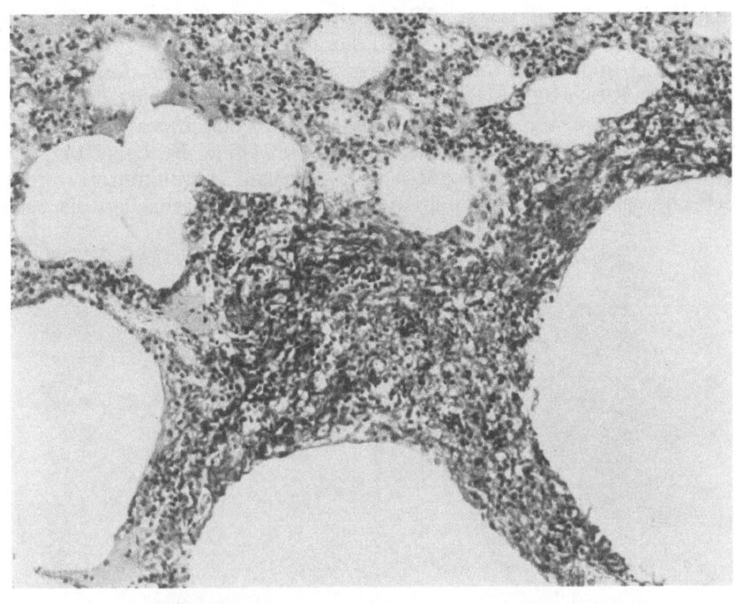

a

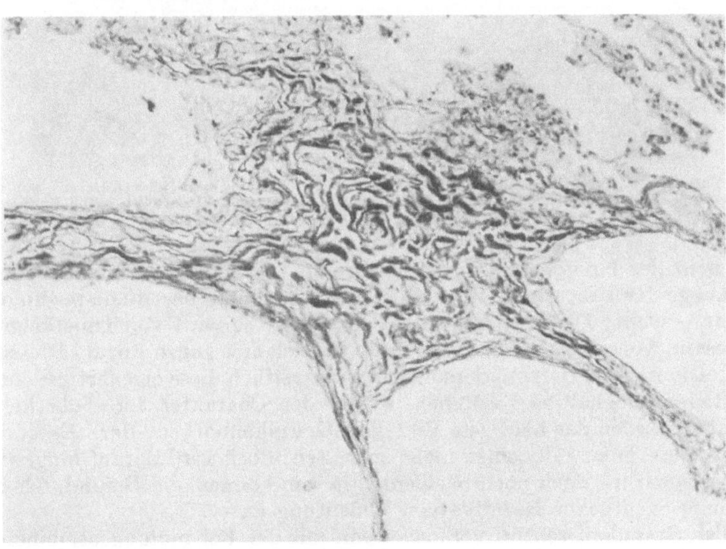

b

Abb. 27a u. b. Tuberkulose. Vernarbte Miliartuberkel in der Lunge nach Chemotherapie: a Epitheloidzellen in der Narbe kaum noch sichtbar, reichliche Bindegewebszunahme (van Gieson-Färbung). [Aus G. KÖNN: Beitr. path. Anat. **111** (1951).] b) Fasergerüst in einem versilberten Präparat. (Photographie von G. KÖNN, Freiburg i. Br.)

auffallend reichliche und große LANGHANSsche Riesenzellen vor. Diese Zellen liegen gelegentlich in Gruppen (Abb. 28), ihre Kernzahl ist oft enorm, und es sind die

Kerne chromatinreicher als sonst. Nicht selten werden Kernzerfall, Cytoplasmabasophilie, Kalkablagerungen und Zerfall der Zellen beobachtet. Diese Knötchen können sich allerdings ganz und gar fibrös umwandeln, ohne daß an den darin noch gelegenen Riesenzellen Rückbildungserscheinungen sichtbar wären. Der morphologische Charakter ändert sich manchmal: der Langhanssche Zelltyp wird durch den Fremdkörperriesenzelltyp ersetzt, eine Beobachtung, die von Kalkoff besonders untersucht worden ist[1]. Auch in Lymphknoten werden derartige Befunde erhoben. Giese hebt hervor, daß die Riesenzellen oft besonders

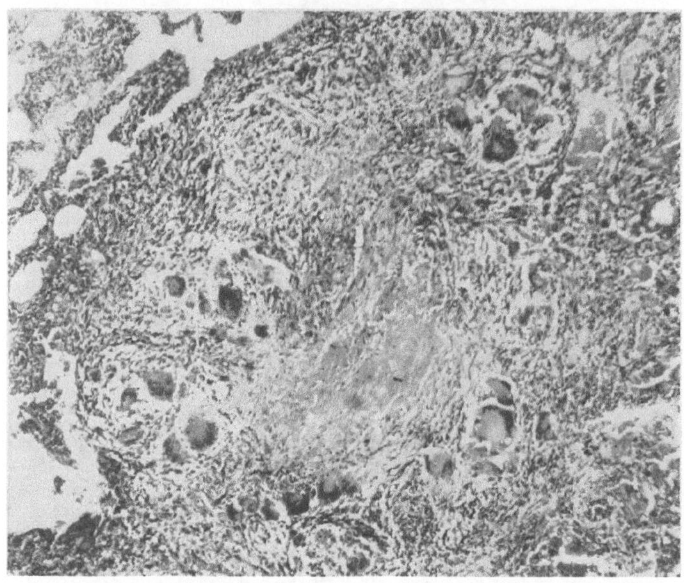

Abb. 28. Tuberkulose. Lungentuberkulose (Chemotherapie). In Abheilung begriffener Käseherd, von einzelnen Granulomgruppen umgeben; sie enthalten sehr reichlich auffallend große Riesenzellen, keine Epitheloidzellen. (Photographie von W. Giese, Münster 1955.)

zahlreich in der Knötchenperipherie auftreten; nach meiner Erfahrung ist dies in der Lunge der Fall, wenn man kleine, in Rückbildung begriffene pneumonische Herde untersucht: Die zentrale, eingedickte Nekrose wird von Tuberkelgruppen umschlossen, von welchen sozusagen jede für sich eine ganze Anzahl Riesenzellen enthält. Die Abb. 28 (Giese) demonstriert vortrefflich diese eigenartige Umwandlung. Riesenzellenhaltige Knötchen, welche den Charakter von Tuberkeln verloren haben, stellen das häufigste Bild der ,,Granulomnarben“ dar. Es sind darin meistens keine Tuberkelbacillen mehr enthalten; doch wird darauf hingewiesen[2], daß sie gelegentlich doch noch bacillenhaltig sein können, ein Befund, der für die Entstehung eventueller Rezidive von Bedeutung ist.

Ist das Granulom zentral verkäst, wenn mit der Behandlung begonnen wird, so laufen die Heilungsprozesse hauptsächlich auf eine frühzeitige Abriegelung und Abkapselung der Nekrose hinaus[3]: die Nekrose wird von einer breiten Bindegewebskapsel aus dichten, gelegentlich hyalinisierten, kollagenen Faserbündeln umschlossen (Abb. 29). Es kann das käsige Zentrum auch, wie Zollinger eindrücklich beschrieben hat, Sprengungslinien aufweisen, die durch

[1] Kalkoff 1950. [2] Domagk 1948, Roulet 1949.
[3] Domagk 1948, Zollinger 1948, Berblinger 1949, 1952, Liebegott 1954.

einen Austrocknungsprozeß wohl entstanden sind. KÖNN erwähnt, daß infolgedessen den Bindegewebszellen dadurch die Möglichkeit gegeben ist, in diese Lücken hineinzusprossen, wodurch die Aufspaltung und eine wenigstens teilweise Resorption der Käsemassen ermöglicht wird. Auf diese Weise kann vom morphologischen Standpunkt aus die eigentümliche felderartige Aufsplitterung solcher Herde eine Erklärung finden. Die Hyalinbildung im Bereich der abheilenden tuberkulösen Herde ist unter den Bedingungen der Chemotherapie ein häufiges, ja fast konstantes Ereignis. Ein Miliartuberkel kann in toto, vollständig hyalinisieren (was besonders deutlich in der Lunge zu sehen ist), ein größerer verkäster

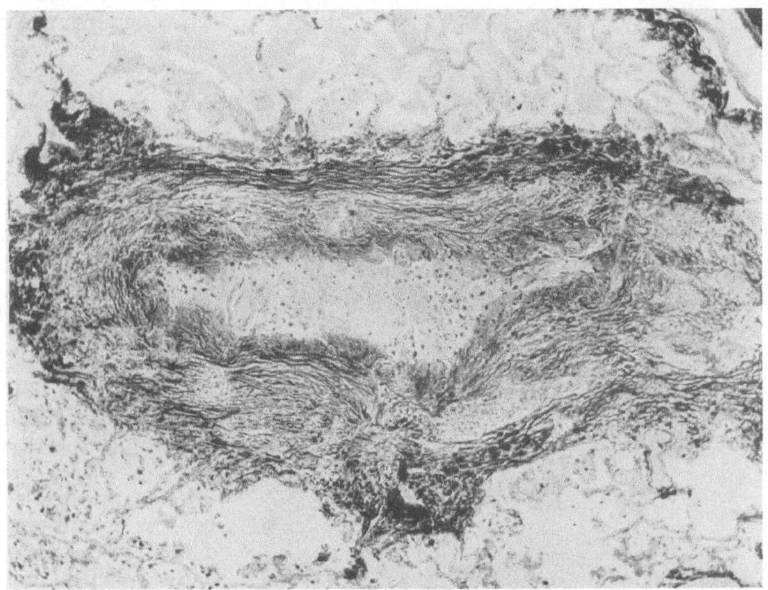

Abb. 29. Tuberkulose. Lungentuberkulose (Chemotherapie). Größerer Lungentuberkel nach Behandlung mit TB I und PAS. Sklerotische Narbe als Kapsel einer trockenen, käsigen Nekrose. [Aus KÖNN: Beitr. path. Anat. **111** (1951).]

Herd wird durch eine annuläre Hyalinbildung abgeriegelt (Abb. 30). Diese annuläre Fibrose (ZOLLINGER) stellt wohl die häufigste Erscheinung dar; man kennt allerdings auch eine Hyalinisierung von innen heraus mit Umwandlung der zentralen Tuberkelabschnitte (LÜCHTRATH[1]), genau wie dies unter günstigen Bedingungen bei der Spontanheilung miliarer Streuungen auch vorkommt. In dieser Beziehung unterscheiden sich die morphologischen Heilungsbilder mit und ohne Chemotherapie nur wenig voneinander.

Über etwaige Verschiedenheiten des Bildes je nach dem angewandten Heilmittel haben AKAZAKI und Mitarbeiter (1953) berichtet. Sie weisen darauf hin, daß der vollständige und frühzeitige Ersatz des tuberkulösen Granulationsgewebes besonders nach Behandlung mit Streptomycin oder Streptomycin und Isonicotinsäurehydrazid vorkommt. BERBLINGER (1952) hat auf das Vorkommen von Blutungen in einzelnen, in Rückbildung begriffenen Tuberkeln nach Rimifonbehandlung (Isonicotinsäurehydrazid) aufmerksam gemacht, was von den japanischen Autoren bestätigt wird.

Wenn man diese therapeutisch bewirkten Heilungsprozesse am Tuberkel überblickt, so läßt sich zunächst feststellen, daß sie sich nicht wesentlich von denjenigen unterscheiden (wenigstens morphologisch nicht), die spontan oder als

[1] LÜCHTRATH 1954.

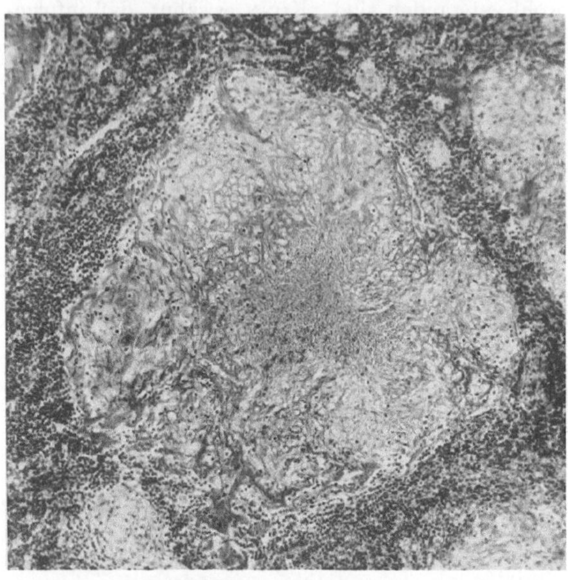

a

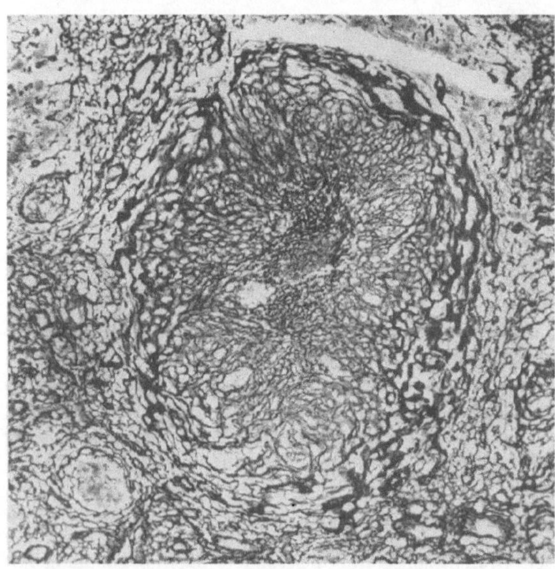

b

Abb. 30a u. b. Tuberkulose. Lymphknotentuberkulose. Rimifonbehandlung. Zunehmende Hyalinisierung des Tuberkels, beginnende Aufteilung des Granuloms in einzelne Felder (besonders deutlich im Gitterfaserpräparat), „Eintrocknung“ der zentralen Nekrose. (Vergr. 100mal.) a Hämalaun-Eosin; b Gomori-Silberimprägnation.

Folge anderer therapeutischer Maßnahmen ebenfalls vorkommen. Allerdings sind 2 Merkmale besonders hervorstechend: das frühzeitige Auftreten eines starken, circumfokalen Rundzellenmantels mit reichlichen Plasmazellen und Lymphocyten einerseits, der vollständige fibröse Ersatz miliarer Knötchen mit einzelnen auffallend großen Riesenzellen andererseits. Erfahrene Untersucher wie Berblinger weisen darauf hin, daß sie eine Form der Tuberkelrückbildung „unter Schwund der Epitheloidzellen und mit fibröser Durchsetzung des Knötchens bei ausschließlichem Erhaltenbleiben der Riesenzellen mit auffallend großen Formen dieser Elemente“ vor der Anwendung der in Frage kommenden Heilmittel nie gesehen haben. Sehr wahrscheinlich sind einzelne dieser Bilder darauf zurückzuführen, daß hämatogene Herde, wie die Miliartuberkel der Lunge, an denen die Rückbildung besonders auffällig ist, unter dem Einfluß der Chemotherapie nie zur vollen Entwicklung kommen; man könnte es auch so ausdrücken: der Tuberkel reift nicht vollständig aus, das perifokale Ödem flaut rasch ab, Epitheloidzellen werden nur in geringer Zahl entwickelt, da die Tuberkelbacillen nicht mehr in genügender Zahl zur Wirkung kommen. Es überwiegen auch relativ frühzeitig sowohl die sonstigen örtlichen Abwehrmechanismen der banalen Granulationsgewebsbildung, als auch die humoralen Abwehrkräfte, welche zusammen die unter den günstigsten Umständen eintretende Sterilisation der Herde herbeiführen. Übrigens ist es sehr auffallend, festzustellen, daß manche Experimentatoren, auch ohne besondere Berücksichtigung der morphologischen Befunde, zu gleichen Schlußfolgerungen gekommen sind (vgl. hierzu Hirsch 1954). Letzten Endes dürfte auch hierbei die Frage der Keimzahl von entscheidender Bedeutung sein, wissen wir doch, wie schon auf S. 352 ausgeführt worden ist, daß reinzellige Tuberkel ohne Verkäsungsneigung bei experimenteller Infektion mit sehr kleinen Tuberkelbacillenmengen regelmäßig auftreten. Die „produktive Reaktion“ ist für eine Infektion mit in ihrer Virulenz abgeschwächten Tuberkelbacillen charakteristisch; sie stellt auch die Reaktion eines resistent gewordenen Gewebes bzw. Organismus dar, in welchem die Bacillen sich nicht ungehemmt vermehren können. Ceteris paribus ist es nach Anwendung der Chemotherapeutica nicht wesentlich verschieden. Die morphologische Ausdrucksform wird unter diesen Bedingungen nicht verändert, hingegen ändert sich das zeitliche Auftreten der entzündlichen Reaktion: die exsudative Phase ist zeitlich in beträchtlicher Weise abgekürzt, da sie gebremst oder gar völlig unterdrückt wird, die produktive, organisatorische und reparative Phase gewinnt frühzeitig die Oberhand.

10. Tuberkuloide Granulome nach „Infektion“ mit säurefesten Saprophyten.

Es ist bekannt, daß säurefeste Saprophyten der Gattung *Mycobacterium* unter Umständen beim Menschen angetroffen werden, allerdings ohne daß sie in der Regel besondere Gewebsveränderungen hervorrufen würden, da sie meist als Bestandteile der Schmarotzerflora an der Oberfläche von Schleimhäuten oder mit pathogenen Keimen zusammen in Abscessen, Kavernen usw. vegetieren. Die Tatsache, daß derartige saprophytäre Keime fähig sind, auch beim Menschen besondere Gewebsveränderungen zu erzeugen, wurde bisher selten beobachtet; Linell und Nordén haben vor kurzem (1954) derartige Vorkommnisse besprochen und über Granulome berichtet, welche die unmittelbare Folge einer Infektion durch *Mycobacterium balnei* darstellen. Der in Schwimmbädern nachgewiesene Schmarotzer kann sich innerhalb oberflächlicher Hautdefekte (besonders Schürfwunden an Ellenbogen, Kniegegend) ansiedeln und ulceropapulöse Veränderungen verursachen, die gelegentlich auch lupusartig aussehen können.

Histologisch sind diffuse und knötchenförmige Epitheloidzellansammlungen in der Cutis mit mehr oder weniger ausgeprägter Beimengung Langhansscher Riesenzellen zu sehen. Die begleitende lymphocytäre Rundzelleninfiltration ist meist spärlich; sie kann in der Umgebung von kleinen Epitheloidzellenknötchen auch vollständig fehlen. Das reticuläre Fasergerüst der einzelnen Granulome ist wie bei einem produktiven Tuberkel entwickelt. Verkäsungen im Zentrum der Granulome werden nur selten beobachtet; hingegen heben Linell und Nordén hervor, daß größere Granulome relativ häufig eine sternförmige, zentrale fibrinoide Nekrose enthalten.

Säurefeste Stäbchen lassen sich in den histologischen Präparaten nur selten darstellen, höchstens hier und da innerhalb kleiner Nekrosen. Man kann sie allerdings durch Kultur leicht gewinnen. Eine histologische Differentialdiagnose gegenüber einer Tuberkulose der Haut oder, besonders bei torpid verlaufenden Fällen (der histologische Befund kann mehrere Monate bis Jahre stationär bleiben!), gegenüber dem Morbus Besnier-Boeck-Schaumann kann sehr große Schwierigkeiten bereiten.

II. Das Granulom des Morbus Besnier-Boeck-Schaumann.

Wenn dieses ätiologisch heute noch sehr umstrittene Granulom unmittelbar im Anschluß an das tuberkulöse Granulom besprochen wird, so geschieht es aus dem einfachen Grund, daß es einerseits mehr noch als andere Granulome beträchtliche morphologische Ähnlichkeiten mit dem Tuberkel aufweist, und weil andererseits die Frage nach der tuberkulösen Ätiologie des Morbus Besnier-Boeck-Schaumann (bzw. nach den Beziehungen zwischen den beiden Krankheiten) immer noch im Vordergrund des Interesses und der Diskussion steht.

Nomenklatur. Wenig bekannt ist die erste Beschreibung der Krankheit durch Jonathan Hutchinson 1875; da der Patient Mortimer hieß, wurde sie „Mortimer's malady" getauft. Besnier gab 1889 die erste klinische Darstellung der Hautveränderungen; 10 Jahre später berichtete Boeck über die histopathologischen Befunde der Hautgranulome und lenkte die Aufmerksamkeit auf gleichzeitig auftretende Lymphknotenveränderungen. Es sei noch erwähnt, daß Bruins Slot (1936) die Verbindung zwischen dem von Heerfordt 1909 beschriebenen Syndrom (fieberhafte Uveoparotitis) und den von Boeck gefundenen Lymphknotenveränderungen erkannte. Endlich hat Schaumann (1914) über die generalisierten Formen, besonders im lymphatischen Apparat, aufmerksam gemacht. Diese wenigen Angaben genügen, um die bunte Terminologie der Krankheit zu verstehen.

In der skandinavischen Literatur herrscht die von Schaumann vorgeschlagene Bezeichnung „Lymphogranulomatosis benigna" vor, wogegen im französischen Sprachgebiet seit der Réunion dermatologique de Strasbourg 1934 von „maladie de Besnier-Boeck", in den angelsächsischen Ländern von „Boeck's sarcoid" oder „Sarcoidosis", in der deutschen Literatur von „Boeckscher Krankheit" oder „Boeckscher Granulomatose" gesprochen wird. Löffler und Jaccard (1948) haben in ihrer lesenswerten Übersicht die Bezeichnung „Morbus Besnier-Boeck-Schaumann" gewählt. Eine historische Darstellung der Entwicklung findet sich bei Pautrier (1940), Leitner (1942), Gravesen (1943), Schröpl (1943), Ricker und Clark (1949), Jaques (1952), für die okularen Manifestationen bei Levitt (1941).

Bearbeitet man das sehr große Schrifttum, so findet man eigentlich nur sehr spärliche Beschreibungen der ersten Stadien des Granuloms. Die meisten Autoren scheinen sich damit zu begnügen, daß die bekannten Epitheloidzellknötchen mit Riesenzellen und wechselnd reichlicher lymphocytärer Durchsetzung von vornherein auftreten, ohne die Frage zu untersuchen, woher diese Zellen stammen und wieso sie eigentlich oft sozusagen in reiner Form aufschießen. Doch liegen in der Literatur verstreut einzelne wertvolle Befunde über offenbar junge Stadien vor, wie beispielsweise die bekannte und oft diskutierte Beobachtung von Kyrle, welcher diejenigen von Schröpl an die Seite zu stellen sind; diese Befunde sind unlängst von Barrie und Bogoch (1953) wenigstens teilweise bestätigt worden. In der Haut[1] zeigen frische Efflorescenzen zunächst ein durchaus banales Entzündungsbild mit perivasculären (besonders periarteriellen) Rundzellenmänteln. Kyrle hebt besonders hervor, daß auffallende „knospenartige" Ansammlungen der Infiltratzellen bestehen, innerhalb welcher zwischen den Lymphocyten bereits einige größere, blasse Zellen (Epitheloidzellen) liegen. Monocytoide Elemente und Lymphocyten bilden die Hauptmasse der streng perivasculär angeordneten Zellinfiltrate; diese Anordnung wird auch in den anderen Geweben beibehalten, obschon hier diffuse, über die perivasculären Zonen hinausgehende Infiltration häufiger vorzukommen scheint, besonders in der Lunge[2]; hier werden neben interstitiellen Ansammlungen von histiomonocytären Zellen und Lymphocyten auch Exsudate in Alveolen beobachtet, die aus den gleichen Zellen zusammengesetzt sind. Die perifokale Rundzelleninfiltration ist bei jüngeren Herden immer stärker ausgeprägt; sie kann bereits zu Parenchymschäden führen (z. B. in Leber, Parotis, Herzmuskel). Diese initialen Veränderungen werden auch bei Rezidiven festgestellt; sie können Narben hinterlassen, in denen z. B. die elastischen Fasern (Haut, Lunge) vollständig fehlen.

[1] Kyrle 1921, Schröpl 1943, Lever und Freiman 1948. [2] Barrie und Bogoch 1953.

Aus dem uncharakteristischen Zellinfiltrat entwickeln sich offenbar allmählich (nach KYRLEs Beobachtung in 21 Tagen), und zwar besonders aus den knospenförmigen Zellanhäufungen, die Epitheloidzellhaufen und -knötchen. Die perivasculäre Lage ist typisch: jeder Zellherd steht mit einer Blutcapillare, mit einer Arteriole oder einer kleinen Vene in räumlicher Verbindung. In einzelnen Beobachtungen wird diese Gefäßabhängigkeit besonders hervorgehoben, wobei unter Umständen wechselvolle Bilder mit Einschlag zur Periarteriitis nodosa[1] auftreten können; derartige Befunde stellen sicher Ausnahmen dar. Sie stehen allerdings in Parallele zu den bekannten Erscheinungen beim Erythema induratum Bazin und zum Sarkoid Darier-Roussy, bei welchen bekanntlich Gefäßschäden (Panarteriitis, Panphlebitis) besonders hervortreten. Allerdings entwickeln sich in

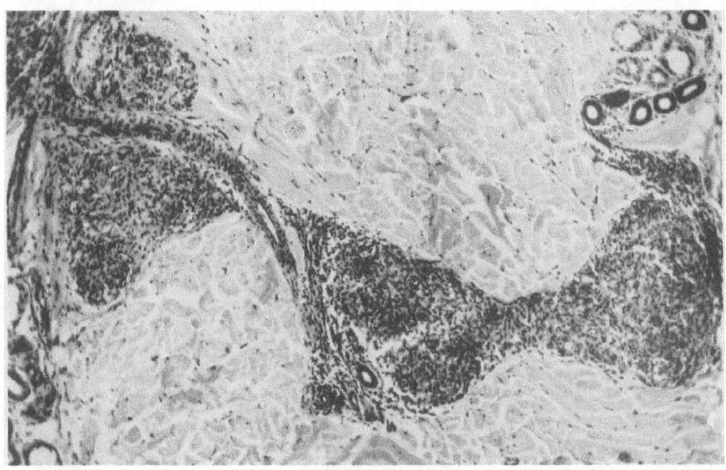

Abb. 31. M. Besnier-Boeck-Schaumann. Haut: perivasculäre Lage der scharf demarkierten Infiltrate bei einer mikronodulären Form (Präparat der Dermatologischen Universitätsklinik Basel). (Vergr. 60mal.)

diesen beiden Granulomformen meistens Nekrosen, die bei Morbus Besnier-Boeck-Schaumann nicht, oder in ganz anderer Form (fibrinoide Nekrose) auftreten.

Die Gefäßgebundenheit der Granulome hat besonders auch KISSMEYER hervorgehoben; er sah in allen seinen Fällen endarteriitische Veränderungen. Es sind in der Tat nicht selten in den Hautknoten kleine zentrale Gefäße zu finden, welche mehr oder minder stark von Rundzellen durchsetzt werden (Abb. 31 und 32). Die Aufsprengung der Cutis durch die Granulome, mit Entwicklung von „infiltrats en logettes" (alveolenartige Infiltrate), wie KISSMEYER sagt, ist allein auf diese Gefäßgebundenheit zurückzuführen[2].

In der Haut sind die Granulome so gut wie ausschließlich in der Cutis lokalisiert; die Subcutis weist höchstens in Spätstadien eine passive Infiltration auf. Sie stellen im „ausgereiften Stadium" Knötchen und Züge verschiedener Größe dar, welche durch unveränderte Bänder von kollagenem Bindegewebe getrennt werden. In den Granulomen finden sich grundsätzlich nur 2 Zellformen: reichliche Epitheloidzellen und spärliche Lymphocyten, letztere als circumfokale oder als mehr oder minder zellreiche, quer oder schräg verlaufende Infiltrate. Die scharfe Begrenzung der Herde ist immer auffallend. Die Epitheloidzellen bilden wie im Tuberkel ein syncytiales Zellnetz mit zarten argyrophilen Fasern: der Kern wird

[1] H. R. STAEHELIN 1942, S. R. ROSENTHAL 1949, JAQUES 1952. [2] KISSMEYER 1934.

als vesiculär beschrieben, er soll chromatinärmer als in den Epitheloidzellen des Tuberkels sein (Jaques). In Haut- und Lymphknotengranulomen können diese

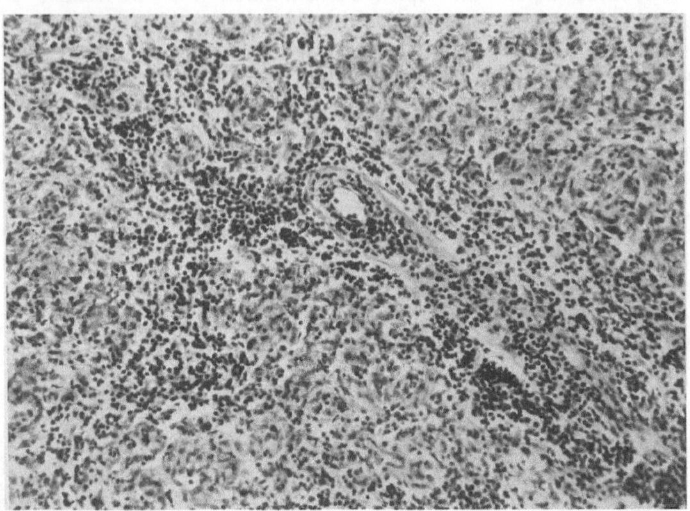

Abb. 32. M. Besnier-Boeck-Schaumann. Hautknoten. Entzündliche Rundzelleninfiltration einer Arteriole im Zentrum des Granuloms bei grobknotiger Form. Lymphocytäre Infiltration durchsetzt das Granulom manchmal in schräger Richtung. (Vergr. 130mal.)

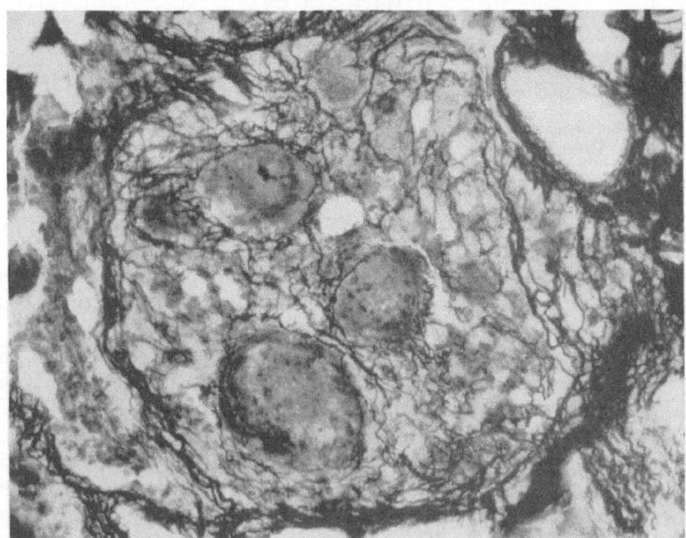

Abb. 33. M. Besnier-Boeck-Schaumann. Lunge: intraalveoläre Granulombildung mit Riesenzellen. [Aus Berg und Bergstrand: Beitr. Klin. Tbk. **90** (1937).]

Zellen 2—3 Kerne enthalten; häufiger werden Riesenzellen beschrieben, welche meistens den Langhansschen Typus aufweisen. Sie sind in der Regel größer als im Tuberkel und enthalten (nach Jaques) reichlichere Kerne, die nicht selten eine gewisse Hyperchromasie erkennen lassen. Auf eine Vergrößerung des Zentralapparates hat HAMPERL aufmerksam gemacht[1]. Einschlüsse (vgl. S. 348) vom Typus des Asters oder des „Phyllolithen" oder SCHAUMANN-Körpers sind oft sehr zahlreich, in vielen Fällen im Gegenteil gar nicht auffällig. Im allgemeinen wird angenommen, daß sie für den Morbus Besnier-Boeck-Schaumann nicht spezifisch sind, aber daß ihre Anwesenheit unter Umständen die Diagnose erleichtern könne. Die Hautgranulome lassen weniger Einschlüsse erkennen als diejenigen der Lymphknoten oder der Lunge z. B.[2].

Bezüglich des Granulomaufbaus sind Einzelheiten in differentialdiagnostischer Hinsicht von Bedeutung: die perivasculäre Entwicklung ist in den parenchymatösen Organen wie in der Haut ausgeprägt; so sind beispielsweise in der Leber eigentlich die periportalen Bindegewebsfelder und viel seltener das eigentliche Parenchym betroffen. Auch im Lungengewebe wird die Gefäßbeziehung hervorgehoben, wobei allerdings neben interstitiell gelegenen Knötchen (gute Bilder bei JAQUES) auch intraalveoläre Granulome aus dem großzelligen Exsudat des Initialstadiums aufzutreten vermögen (Abb. 33). Solche Bilder erinnern manchmal sehr stark an die Umwandlung tuberkulöser Granulome unter chemotherapeutischen Maßnahmen, insbesondere die relativ reichlichen und vor allem recht großen Riesenzellen (Abb. 34) stellen ein gemeinschaftliches Merkmal dar, welches im riesenzellhaltigen Granulom des Morbus Besnier-Boeck-Schaumann auffällt.

Auf die Anwesenheit von eosinophilen Leukocyten in der Umgebung der Granulome hat NICKERSON aufmerksam gemacht; JAQUES hat diesen Befund bestätigt. Es kommen im meist nicht sehr breiten Rundzellensaum auch Plasmazellen vor[3].

In Lymphknoten wird man oft feststellen, daß die ersten Granulome unmittelbar am Rand der Sinus, in den lymphatischen Strängen, als hellzellige, scharf demarkierte Knötchen entstehen. Die Sinus weisen in der Regel das Bild des Sinuskatarrhs auf. Unter Umständen ist in solchen Fällen die Differentialdiagnose schwierig (vgl. ROULET 1954), da auch bei tuberkulöser Lymphadenitis und bei Reticulose ähnliche Bilder auftreten. Von den knötchenförmigen Reticulumzellwucherungen, wie sie besonders PIRINGER-KUCHINKA[4] beschrieben hat, unterscheiden sich die Granulome des Morbus Besnier-Boeck-Schaumann durch ihre stets sehr scharfe, fast lineare Begrenzung, welche in allen Lokalisationen ein ausgesprochenes, fast charakteristisches Merkmal darstellt (Abb. 34).

Ein weiteres, oft angeführtes, wenn auch negatives Element, welches diese Granulome kennzeichnet, ist das Fehlen einer zentralen Nekrose; wohl werden entweder umschriebene, nicht sehr umfangreiche Zelluntergänge beschrieben, wie sie z. B. KYRLE in der Haut nachgewiesen hat[5] mit Degeneration und Auflösung der Epitheloidzellen, oder auch größere Nekrosen, die von den meisten Untersuchern als „fibrinoide Nekrosen" (im Gegensatz zur käsigen Nekrose der Tuberkulose) bezeichnet werden[6] (gegenteilige Meinung bei BARRIE und BOGOCH). In den typischen Hautgranulomen, auch im Bereich der umfangreichsten, sind solche nekrotische Prozesse nie sehr ausgesprochen; sie erreichen beispielsweise nie die Beschaffenheit der Nekrosen, welche beim Erythema induratum Bazin vorkommen (gutes Bild in GANS, „Histologie der Hautkrankheiten"). Andere Stellen, z. B. Leber, Lungen, Milz lassen unter Umständen größere, stark eosinophil anfärbbare, fibrinartige Massen im Zentrum der Granulome nachweisen (in

[1] HAMPERL 1940.

[2] CID (1950) fand, daß die kristallinen, doppelbrechenden Massen der Einschlußkörper aus Guanin bestehen, während der basophile Anteil sich aus trivalentem Eisen mit einer anorganischen Base zusammensetzt.

[3] NICKERSON 1937, JAQUES 1952, TEILUM 1948, BATES und WALSH 1948.

[4] PIRINGER-KUCHINKA 1952. [5] Vgl. BARRIE und BOGOCH 1953, PAUTRIER 1940.

[6] RICKER und CLARK 1949, JAQUES 1952, LONGCOPE und FREIMAN 1952.

35% der Fälle nach Ricker und Clark). Die genaue Natur dieser Massen ist nie systematisch untersucht worden. Im Gegensatz zu tuberkulösen Nekrosen enthalten sie nie Zelldetritus oder pyknotische Kerne; oft erscheinen sie wie aus feinen, fibrinähnlichen Fäden zusammengesetzt[1].

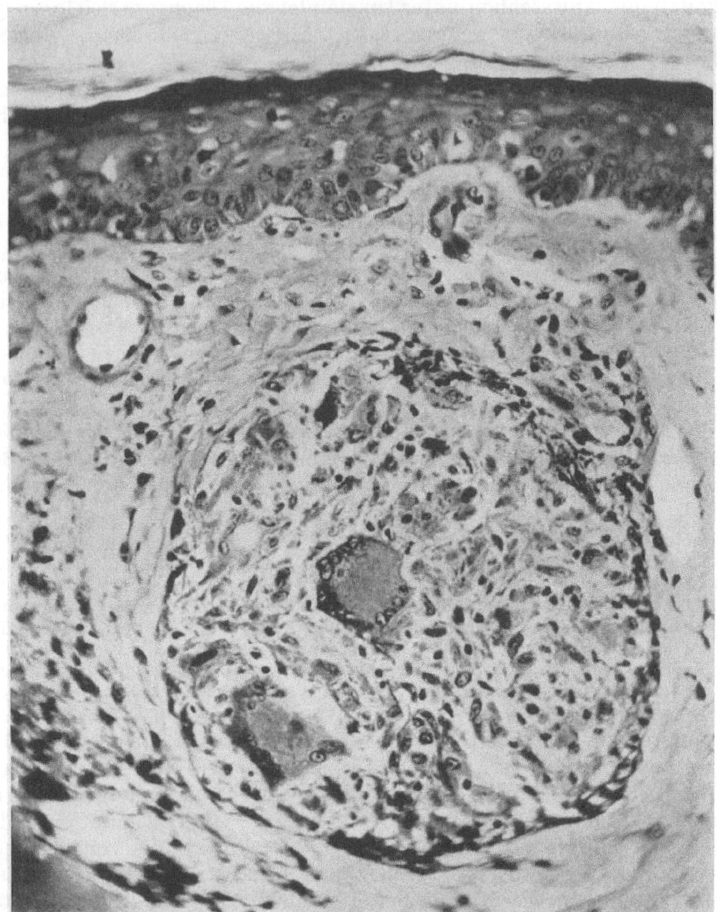

Abb. 34. M. Besnier-Boeck-Schaumann. Haut: mikronoduläres Sarkoidgranulom. Man beachte die absolut scharfe Demarkation mit nur schmalem Lymphocytenkranz. (Aus Pautrier: La maladie de Besnier-Boeck-Schaumann. Paris: Masson & Co. 1940.)

Die Übergänge zur Fibrose und zur vollständigen Vernarbung sind besser untersucht worden[2]. Die großzelligen und im allgemeinen eher kompakt aufgebauten Herde mit hellen ovalen und nicht selten vesiculären Kernen besitzen ein wechselnd dichtes, zentral oft radiär angeordnetes, in der Peripherie konzentrisches Fibrillennetzwerk. Sie sind mit ziemlicher Regelmäßigkeit von einem dünnen Fibroblastensaum umgeben; auch wenn sie dicht nebeneinanderliegen,

[1] Ricker und Clark (gute Bilder) 1949.

[2] Schaumann 1936, Longcope und Pierson 1937, Pinner 1938, Rosenthal und Feigin 1948, Ricker und Clark 1949.

ist eine gewisse Abgrenzung der einzelnen Granulome möglich. Die ersten Zeichen der Bindegewebsentwicklung geschehen von diesem Fibroblastensaum aus, so daß die Einzelgranulome auseinanderweichen können. Die Fortsätze der Epitheloidzellen werden stärker eosinophil und erscheinen homogener, das Fasergerüst nimmt zu und es verklumpen die Fibrillen bündelförmig, bis die ersten hyalinen Bänder erscheinen. Gleichzeitig nehmen die Kerne an Zahl ab, sie werden dunkler und schmal. Ein solches hyalinisiertes Knötchen enthält nur noch wenige Epitheloidzellen, wogegen, genau wie im vernarbten Tuberkel, die Riesenzellen länger erhalten bleiben, oft am Rand einer hyalinen Masse gelegen. Das Hyalin gibt gelegentlich eine Amyloidreaktion[1]. Die hyaline Umwandlung kann in Lymphknoten so vollständig sein, daß man die einzelnen Granulome zwischen den hyalinen knorrigen Bändern, die im Gerüst des lymphatischen Apparates auftreten, kaum noch nachweisen kann[2].

Auf die Bedeutung der Leberbiopsie bei Morbus Besnier-Boeck-Schaumann wurde verschiedentlich hingewiesen, da in einer gewissen Anzahl von Fällen mit unbestimmten Hauterscheinungen ohne Lymphknotenveränderungen typische Granulome besonders in den portalen Feldern entdeckt worden sind[3]; im Leberparenchym selbst scheinen sie weniger charakteristisch aufgebaut zu sein und es ist eine Differentialdiagnose gegenüber Miliartuberkeln (besonders nach Chemotherapie), Brucellosegranulomen und unter Umständen Fremdkörpergranulomen bei Helminthiasis (Ascarislarven)[4], Strongyloides stercoralis[5] nicht möglich.

Wie bekannt sein dürfte, sind bezüglich der *Ätiologie* die Meinungen immer noch sehr geteilt; eine ausführliche Schilderung der verschiedenen Ansichten ist in der Darstellung von LÖFFLER und JACCARD zu lesen. Vom *histologischen* Standpunkt aus ist eine ätiologische Diagnose nicht durchzuführen; auch wenn im allgemeinen eine sehr große Ähnlichkeit mit tuberkulösen Granulomen besteht (und manchmal ganz besonders mit chemotherapeutisch beeinflußten Tuberkeln), so geht es heute wohl nicht mehr an, nur auf Grund morphologischer Ähnlichkeiten Rückschlüsse auf die Ätiologie zu ziehen. Einige Eigentümlichkeiten, die im Granulomaufbau hervorzuheben sind, wie größere, mehr kubisch geformte Epitheloidzellen, größere Riesenzellen, schärfere Abgrenzung, deutlichere Gefäßabhängigkeit als bei der Tuberkulose, fehlende Verkäsungsnekrose, fehlende Neigung zur Konfluenz der Granulome, sind uncharakteristisch, da auch bei anderen Krankheiten ein durchaus ähnliches, wenn auch nicht ganz und gar übereinstimmendes histologisches Bild angetroffen werden kann Tuberkulose, Lepra, Brucellose, Viruskrankheiten, Fremdkörper wie Beryllium, Helminthen u.a.). So ist man eigentlich gezwungen, wie v. ALBERTINI (1943) es einmal in einer Diskussion bemerkte, die ätiologische Bedeutung der mikroskopischen Befunde offen zu lassen.

Wie aus verschiedenen zusammenfassenden Darstellungen hervorgeht, fällt es heute sicher schwerer als früher, eine bestimmte Ätiologie anzuerkennen. So haben LÖFFLER und JACCARD bereits angedeutet, daß es nicht angehe, dem Morbus Besnier-Boeck-Schaumann wegen seiner klinischen und histologischen Einheitlichkeit „eo ipso auch eine eigene besondere ätiologische Einheitlichkeit" zuzusprechen. Sie betonen ganz allgemein, daß verschiedene ätiologische Faktoren unter Umständen zum gleichen Krankheitsbild führen können. SCADDING (1950) verfolgt ähnliche Gedankengänge, wenn er in seiner Kritik der vom US National Research Council im Februar 1948 ausgegebenen Definition der „Sarkoidose" hervorhebt, daß der einzige Ausgangspunkt für eine weitere Diskussion in einer sehr sorgfältigen histologischen Definition bestünde: er könne sich sehr wohl

[1] GORE und MCCARTHY 1944, TEILUM 1948. [2] MYLIUS und SCHÜRMANN 1929.
[3] RAKOV und TAYLER 1942, BAIRD, BOGOCH und FENWICK 1950, KLATSKIN und YESNER 1950.
[4] MERCER, LUND, BLOOMFIELD und CALDWELL 1950. [5] JAQUES 1952.

vorstellen, daß es eine „Tuberkulöse Sarkoidose", eine „Beryllium-Sarkoidose" gäbe und auch eine solche unbekannter Ätiologie.

In Anbetracht der morphologischen Ähnlichkeit zwischen dem Tuberkel und den Granulomen des Morbus Besnier-Boeck-Schaumann sollen hier trotzdem einzelne Punkte der umstrittenen Ätiologie gestreift werden. Bekannt genug ist die Tatsache, daß in den meisten Fällen (besonders in den Sektionsfällen) keine Tuberkelbacillen in den betroffenen Geweben nachgewiesen werden können; dabei sind aber die Granulome meist ausgesprochen deutlich entwickelt, zum Teil sogar in fibrös-hyaliner Regression begriffen. Werden hingegen frische Hauteffloreseenzen bakteriologisch untersucht[1], wie dies KYRLE und SCHRÖPL getan haben, so lassen sich Tuberkelbacillen darstellen; die oft reproduzierte Abbildung von KYRLE ist ein Beweis dafür (den Einwand, es hätte in diesem Fall eine Tuberkulose vorgelegen[2], vermag ich nicht zu verstehen). SCHRÖPL hat diesen Befund später (1943) bestätigt, indem er aus frischen Efflorescenzen Tuberkelbacillen durch Kultur und Tierversuch nachweisen konnte. Der Nachweis gelang ihm ebensowenig wie KYRLE in den älteren Herden (nach 36 Tagen), d. h. in den typischen Granulomen, wie sie für die Krankheit einigermaßen charakteristisch sind. Ähnliche Beobachtungen sind von anderen Untersuchern mittels direkter oder erst nach fortgesetzter Tierimpfung[3] für die tuberkulöse Ätiologie ins Feld geführt worden. KALKOFF und MOHR haben in einigen der ersten Passagen ihrer Tierversuche granulomatöse Veränderungen nachgewiesen, welche eine gewisse Ähnlichkeit mit den Granulomen des Morbus Besnier-Boeck-Schaumann aufweisen. Mit steigender Zahl der Passagen gelang ihnen nicht nur der Tuberkelbacillennachweis, sondern es wandelte sich das „atypische" Krankheitsbild in eine gewöhnliche Impftuberkulose um. Auf Grund solcher Befunde wird angenommen, es bestünde beim Morbus Besnier-Boeck-Schaumann eine „Virulenzdrosselung" des Tuberkelbacillus, die erst nach einigen Tierpassagen oder eventuell durch Nachlassen der für die Drosselung verantwortlichen Kräfte des Makroorganismus aufgehoben werden könne. Auf diese Weise könnten unter anderem auch die vielfach beschriebenen Übergänge zu „banal-tuberkulösen" Bildern, bzw. deren Vergesellschaftung mit Morbus Besnier-Boeck-Schaumann eine Erklärung finden. Ohne auf das große kasuistische Schrifttum solcher Übergänge einzugehen (vgl. bei LEITNER 1942, HANTSCHMANN 1943, LÖFFLER und JACCARD 1948, F. SCHMID 1951), sei doch erwähnt, daß nach mehrjährigem Bestehen eines Morbus Besnier-Boeck-Schaumann eine plötzliche Umstimmung der Tuberkulinempfindlichkeit mit positiver Reaktion auftritt, worauf sich manchmal eine Miliartuberkulose[4] (nach 10jährigem Bestehen eines Morbus Besnier-Boeck-Schaumann im Fall von MÜLLER und PEDRAZZINI) oder sogar eine Tuberkulosesepsis[5] entwickeln kann.

UEHLINGER betrachtet aus diesem Grund die Tuberkulosesepsis und den Morbus Besnier-Boeck-Schaumann als gegensätzliche Varianten der hämatogenen Tuberkulose. Für ihn ist beiden Krankheiten gemeinsam das Fehlen der Antigen-Antikörperreaktion, beim Morbus Besnier-Boeck-Schaumann im Sinne einer positiven Anergie, bei der Tuberkulosesepsis im Sinne einer negativen Anergie infolge des Ausbleibens der Antikörperbildung[6].

---

[1] KYRLE 1921, SCHAUMANN und HALLBERG 1941, SCHRÖPL (Lit.) 1943.

[2] JAQUES 1952, REFVEM 1954.

[3] v. GEBSATTEL 1920, MYLIUS und SCHÜRMANN 1929, RAMEL 1934, BERBLINGER 1939, 1943, 1948, KALKOFF und MOHR 1949 (Lit.).

[4] Vgl. OPSAHL 1943, F. SCHMID 1951, MÜLLER und PEDRAZZINI 1948. [5] UEHLINGER 1945.

[6] Ganz ähnlich hat sich vor kurzem F. SCHMID ausgesprochen (ausführliche Literatur bis 1951).

Der Art des Erregers wurde eine ursächliche Bedeutung beigemessen; nach allen vorliegenden Untersuchungen kann kein bestimmter Typ des Mycobacterium tuberculosis für die Entstehung des Morbus Besnier-Boeck-Schaumann verantwortlich gemacht werden[1]. Einige Autoren sprechen von „abgeschwächter Virulenz" der gezüchteten Stämme (z. B. SCHRÖPL); damit wäre die abgeschwächte oder gar negative Tuberkulinreaktion zu erklären, da, wie BOQUET[2] zeigte, eine Infektion mit abgeschwächten Tuberkelbacillen zu einer deutlichen Abschwächung der allergisierenden Wirkung führt. Eine Hautallergie ist bekanntlich beim Morbus Besnier-Boeck-Schaumann nur in geringem Maße vorhanden oder fehlt praktisch ganz[3]. Dieses Verhalten wird je nach der Einstellung des Autors zur Ätiologie verschieden gedeutet. LEITNER (1946), der sich mit dieser Frage unter anderem eingehend beschäftigt hat, betrachtet die Tuberkulinreaktion als eine Antigen-Antikörperreaktion, bei der das Tuberkulin zwar nur ein Hapten ist, welches im Organismus keine spezifisch sensibilisierende Wirkung hat. Im Körper wird es aber zum Vollantigen komplettiert (Modellversuche von SEIBERT mit Kaolin), so daß es mit den darauf gerichteten Antikörpern in Reaktion tritt. Es ist nun, wie LEITNER meint, vorstellbar, „daß die Antikörper im Orte ihrer Entstehung, im RES, durch die Bestandteile der Tuberkelbacillen, die hier abgebaut wurden, gebunden werden". Da diese Bindung häufig unvollständig ist, kann die Tuberkulinprobe unter Umständen schwach positiv ausfallen. In dieser Beziehung sind einige Beobachtungen von BCG-Impfungen in Fällen von Morbus Besnier-Boeck-Schaumann außerordentlich interessant: In Anlehnung an frühere Versuche von GOUGEROT, BLUM und ELIASCHEFF, welche im Anschluß an Injektionen von Tuberkulosevaccinen (wäßrige Lösungen) subcutane Sarkoide erzielten, hat LEMMING 1940, 1942 nach BCG-Impfung in einem Fall von Morbus Besnier-Boeck-Schaumann an der Impfstelle die typischen Veränderungen des BOECKschen Sarkoids erzeugt, wobei die Tuberkulinproben weiterhin negativ geblieben sind. Andere Untersucher hingegen fanden eine intensivierte[4] Tuberkulinreaktion und weisen deshalb die tuberkulöse Ätiologie zurück. BJERKELUNDS Beobachtung ist ein besonders interessantes Beispiel, welches zeigt, wie kompliziert die Situation sein kann: 48jährige Frau mit schmerzhaften Efflorescenzen, einem Erythema nodosum entsprechend, an Armen und Beinen. Doppelseitige Vergrößerung des Lungenhilus, Ostitis cystoides multiplex, Sarkoidknoten an einem Finger (histologisch verifiziert). MANTOUX-Reaktion mit 1 mg Tuberkulin negativ. Nach doppeltdosierter BCG-Impfung wurde die MANTOUX-Reaktion positiv. Wie LÖFFLER und JACCARD erwähnen, liegt also hier die recht eigentümliche Situation eines Erythema „als hyperergische Reaktion bei negativem Mantoux vor, wobei sich eine Sensibilisierung auf Tuberkulin nachträglich doch als möglich erweist". Diese „merkwürdigen" Zusammenhänge werden von F. SCHMID wie folgt erklärt: Da er die positive Anergie als eine graduelle Steigerung der Hyperergie und diese somit als Vorläuferin der Anergie betrachtet, so nimmt er an, das Erythema nodosum sei die „akute Ausdrucksform" einer günstigen Abwehrlage des Organismus, wie das BOECKsche Sarkoid eine chronische Ausdrucksform der günstigen Immunitätsverhältnisse an der Haut ist. In diesem Zusammenhang werden die Befunde FORSMANNS erwähnt, der 11 tuberkulinnegative Fälle von Erythema nodosum und Erythema exsudativum einer BCG-Vaccination unterzogen hat und dabei in den postvaccinalen Papeln, in 5 Fällen, das histologische Bild eines Sarkoids festgestellt hat. Der negative Ausfall der Tuberkulinprobe würde also eine hohe Resistenz gegenüber dem Tuberkelbacillus anzeigen. Dem Verfasser scheint allerdings der Wert eines sog. positiven histologischen Untersuchungsbefundes von excidierten BCG-Papeln sehr beschränkt zu sein, da auch bei nicht Morbus Besnier-Boeck-Schaumann-Kranken abgetötete Tuberkelbacillen oder BCG, wie übrigens auch Fremdkörper, ähnliche Granulome hervorrufen können[5]. Die Fremdkörpereinsprengung würde in solchen Fällen lediglich als Gelegenheitsursache eine latente Granulombereitschaft manifest werden lassen. Eigenartig sind einige Beobachtungen aus letzter Zeit über die Entstehung eines Morbus Besnier-Boeck-Schaumann ausgerechnet nach BCG-Impfung und zwar bei negativ gebliebener Tuberkulinreaktion[6].

Werden, wie WARFVINGE es in einem Fall von Morbus Besnier-Boeck-Schaumann mit Lungentuberkulose (bei negativer Tuberkulinprobe) getan hat, virulente, aus dem Sputum desselben Kranken gezüchtete Tuberkelbacillen intracutan einverleibt, so entsteht an dieser Stelle das histologische Bild eines Sarkoids[7]. Kontrolluntersuchungen ergeben, daß bei derartigen Versuchen die histologischen Veränderungen vor allem von der individuellen Tuberkulinempfindlichkeit insofern abhängig sind, als die tuberkulinnegativen Kontrollfälle wie die tuberkulinnegativen Morbus Besnier-Boeck-Schaumann-Fälle eine „sarkoidartige"

[1] LEITNER 1946, F. SCHMID 1951. [2] BOQUET 1939.

[3] Vgl. hierzu besonders HANTSCHMANN 1939, LEITNER 1940, GRAVESEN 1943, F. SCHMID 1951.

[4] BJERKELUND 1947, WEISSENBACH 1941.

[5] ISRAEL und Mitarb. 1950, BJÖRNSTAD 1948, ROSTENBERG 1951, SONES und Mitarb. 1954, GAHLEN und KLÜKEN 1952.

[6] PFISTERER, WESPI und HERZOG (Lit.) 1954. [7] WARFVINGE 1943.

Granulombildung erkennen lassen, während bei Morbus Besnier-Boeck-Schaumann-Fällen mit relativ starker Tuberkulinreaktion das Bild einer gewöhnlichen Tuberkulose entsteht[1].

Gegen die tuberkulöse Ätiologie sind ebenso reichliche und gut fundierte Argumente vorgebracht worden wie dafür. Zunächst ist die „geradezu erdrückende Mehrheit" (LÖFFLER) der negativen Kulturen und Tierversuche im Vergleich zur sehr bescheidenen Zahl von positiven Befunden (etwa 30 in der mir zugänglichen Literatur) anzuführen. Freilich sind nicht alle Untersuchungen im gleichen Zeitpunkt des Krankheitsverlaufs, sondern ganz im Gegenteil unter sehr uneinheitlichen Bedingungen und auch mit wechselnder Methode durchgeführt worden; derjenige, der sich lange Zeit mit dem Tuberkelbacillennachweis im Gewebe beschäftigt hat, wird wahrscheinlich BERBLINGER (1948) zustimmen, daß die spärlichen Fälle von Morbus Besnier-Boeck-Schaumann mit positivem Bacillennachweis mehr zu bedeuten haben als die weitaus größere Zahl negativer Ergebnisse, ist ja zur Genüge von der chronisch verlaufenden Tuberkulose in produktiven Stadien bekannt, daß der Bacillennachweis nicht nur im Schnitt schwierig ist, sondern daß auch der Tierversuch versagt. Wenn angenommen wird, wie es einige Anhänger der tuberkulösen Ätiologie tatsächlich tun (z. B. F. SCHMID), daß die Anergie beim Morbus Besnier-Boeck-Schaumann wahrscheinlich durch Überladung der reticuloendothelialen Zellelemente mit Abbauprodukten der Leibessubstanzen vom Tuberkelbacillus bedingt sei, so sollte man doch beim Morbus Besnier-Boeck-Schaumann öfters zugrunde gehende Keime in den Schnitten nachweisen können. Ganz besonders wird dadurch, bei negativem Bacillenbefund, das Wachstum der Sarkoidherde, die Progredienz der Krankheit als solche nicht erklärt, wenn kein aktiver, streufähiger, tuberkulöser Herd im Organismus vorliegt. Woher sollten denn diese Bacillen kommen, wenn, wie oft, nur ein verkalkter tuberkulöser Primärkomplex nachweisbar ist? Die Tatsache, daß einige Fälle von Morbus Besnier-Boeck-Schaumann nach einer einzigen BCG-Vaccination eine Tuberkulinallergie entwickeln, ist mit der Annahme schwer vereinbar, daß der Organismus bereits mit einer großen Anzahl von Tuberkelbacillen in Kontakt gekommen ist und sie offenbar rasch zerstört und verdaut hat (REFVEM 1952).

Die medizinisch-geographisch interessante Tatsache, daß anscheinend die nördlichen Teile Europas vom Morbus Besnier-Boeck-Schaumann besonders bevorzugt werden (PAUTRIER sprach von einer „affection essentiellement nordique"), ist von vielen Autoren als indirektes Argument für die tuberkulöse Ätiologie angeführt worden, besonders weil die Krankheit vorzugsweise in der Landbevölkerung vorkommt, welche weniger als die Stadtbevölkerung von Tuberkulose durchseucht ist. Die in den Vereinigten Staaten hervorgehobene Prädisposition der Neger[2] wurde durch das relative Unvermögen der schwarzen Rasse, eine Tuberkuloseimmunität zu entwickeln, erklärt. Daß wahrscheinlich auch konstitutionelle Faktoren mit im Spiele sind, lassen die Beobachtungen von Morbus Besnier-Boeck-Schaumann bei Zwillingen und Geschwistern vermuten[3].

Die Annahme, daß der Morbus Besnier-Boeck-Schaumann eine besondere, retotheliale Reaktion auf das Eindringen eines unbekannten Virus darstelle, hat schon KREIBICH 1910 angedeutet; sie wurde durch die dänischen Dermatologen (KISSMEYER, J. NIELSEN, LOMHOLT) und besonders durch PAUTRIER hervorgehoben, der in seiner Monographie sagt: „Après avoir été partisan de la théorie tuberculeuse, parceque c'est la seule qui apportait un semblant de preuves, j'avoue que j'envisage aujourd'hui avec sympathie cette théorie d'un virus autonome" (1940). Seitdem sind 15 Jahre verflossen, ohne daß die Virushypothese irgendwelche brauchbaren positiven Ergebnisse gezeitigt haben würde. Als einzige Stütze der Virustheorie wird seit WEISSENBACH[4] immer wieder angeführt, daß, wie beim Morbus Besnier-Boeck-Schaumann, viele Viruskrankheiten

[1] BJÖRNSTAD 1948. [2] REISNER 1944.
[3] LEITNER 1942, 1946, F. SCHMID 1951, SHERER und KELLEY 1949, SCHUSTER 1949.
[4] WEISSENBACH 1941.

die Tuberkulinempfindlichkeit herabsetzen oder gar auslöschen. Es wird auch darauf hingewiesen, daß noch andere Hautreaktionen bei dieser Krankheit ebenfalls negativ ausfallen (z. B. Hauttests nach Immunisierung mit Keuchhusten-, Pilzantigenen, Typhusvaccinen), obschon im Blute Antikörper nachweisbar sind[1].

Ebenso wie die Annahme, daß der Morbus Besnier-Boeck-Schaumann auf eine Kombination eines unbekannten Virus mit einer Tuberkulose zurückzuführen sei[2], konnte bis jetzt die Virushypothese keine Beweise liefern.

Klinisch wie auch anatomisch macht der Morbus Besnier-Boeck-Schaumann den Eindruck einer autonomen Krankheit, eines besonderen, wohl charakterisierten Krankheitsbildes. Trotzdem findet man die Meinung vertreten, es handle sich eigentlich bloß um eine uncharakteristische, in keiner Weise spezifische Gewebsreaktion, welche durch voneinander verschiedene ätiologische Faktoren hervorgerufen werden könne. Diese polyätiologische Theorie, wie sie in letzter Zeit von Scadding sowie in anderem Zusammenhang (Brucellose) von Barret und Rickards angedeutet wird[3], will den Morbus Besnier-Boeck-Schaumann eigentlich nur als ein Symptom, als eine Gewebsmanifestation in einem Organismus betrachten, bei welchem besondere, durchaus unspezifische, immunbiologische Bedingungen zu einer Hyperglobulinämie, unter Umständen zur Paramyloidose führen. Dieser Gedanke beruht auf einer Mißdeutung der in pathogenetischer Hinsicht sehr interessanten Befunde von Teilum, von Tangen u. a.[4], welche auf Grund einzelner Beobachtungen die beim Morbus Besnier-Boeck-Schaumann vorkommende Ablagerung von Amyloid und die charakteristische hyaline Umwandlung der Granulome als den morphologischen Ausdruck einer Präcipitation von Globulinen ansehen, wobei die Bildung der Antikörper in die Elemente der RES und in die Plasmazellen verlegt wird; gleichzeitig macht Teilum auf die Pyronophilie der Epitheloidzellen der Granulome aufmerksam. Tangen, der in einem Sektionsfall von Morbus Besnier-Boeck-Schaumann eine einseitige, verkäsende Nebennierentuberkulose fand, nimmt z. B. an, daß dieser Herd, in welchem sehr reichliche Tuberkelbacillen nachgewiesen werden konnten, einen Hyperimmunisierungsprozeß hervorgerufen habe; der morphologische Ausdruck davon wären die zur Hyalinisierung neigenden Granulome des Morbus Besnier-Boeck-Schaumann; genau wie Teilum läßt er die Frage, ob für eine solche Hyperimmunisierung noch andere ätiologische Faktoren als die Tuberkulose in Frage kommen, unbeantwortet.

Ähnliche Gedankengänge verfolgt Refvem (1954), der zum Teil aus experimentellen Untersuchungen mit Lipovitellin und Phospholipiden gezeigt hat, daß eine epitheloidzellige Reaktion auftreten kann, wenn als Reizstoff ein Antigen in Frage kommt, das die Entwicklung eines phospholipidhaltigen Antikörpers veranlaßt. Er nimmt an, daß beim Morbus Besnier-Boeck-Schaumann, bei der Tuberkulose und bei anderen Infektionskrankheiten derartige Mechanismen in Frage kommen, wobei sicher auch an Phänomene wie die Konkurrenz zweier Antigene zu denken sei, wenn man die möglichen Beziehungen zwischen der Tuberkulose und dem Morbus Besnier-Boeck-Schaumann z. B. untersuchen will. Verschiedene Befunde lassen es als wahrscheinlich betrachten, daß bei der Tuberkulose und beim Morbus Besnier-Boeck-Schaumann der Antikörper ein „Phospholipid-Globulin" sei, und daß dieser Körper bei der Epitheloidzellenbildung eine entscheidende Rolle spiele. Wenn es so wäre, so könnte der Antagonismus zwischen den beiden Krankheiten auf einer Konkurrenz im Aufbau des Antikörpermaterials, nämlich eines Phospholipids, beruhen. Diese Untersuchungen stammen aus neuester Zeit und sind noch nicht bestätigt oder erweitert worden.

---

[1] Sones und Israel 1954. [2] Gravesen 1943. [3] Scadding 1950, Barret und Rickards 1953.
[4] Teilum 1948, 1949, Tangen 1954, Refvem 1954.

Hier sei noch daran erinnert, daß auch bei *Lepra* Gewebsveränderungen beschrieben worden sind[1], die an der Haut wenigstens von denjenigen des Morbus Besnier-Boeck-Schaumann nicht unterschieden werden können.

Die bisher mit dem Nickerson-Kveim-*Test* gewonnenen Ergebnisse[2] sind in diagnostischer Hinsicht besonders von klinischem Interesse; sie sagen in bezug auf die Ätiologie nichts aus. Zwischen den Granulomen, welche in der Papel dieser Reaktion entstehen, und den Sarkoidgranulomen bestehen unverkennbare Ähnlichkeiten (gute Bilder bei Siltzbach und Ehrlich).

In Anbetracht der komplizierten Situation, welche die widerspruchsvollen ätiologischen Studien und die offenbar noch nicht hinreichenden technischen

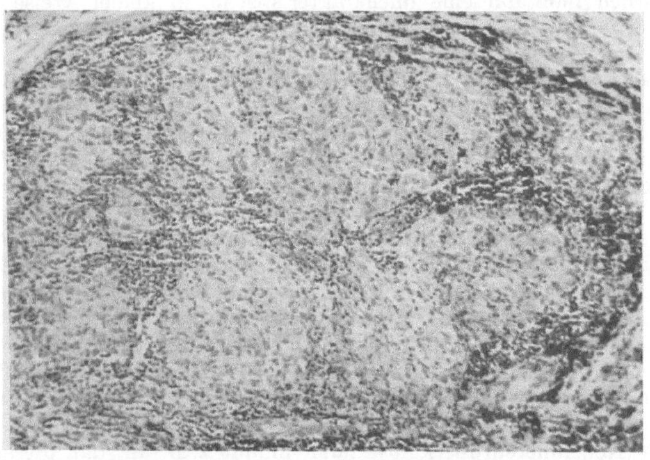

Abb. 35. Berylliose. Epitheloidzellige Granulome in der Haut des Oberlids bei traumatischem Berylliumgranulom. Die Rundzelleninfiltration ist stärker als beim M. Besnier-Boeck-Schaumann. Die Epitheloidzellen zeigen die gleiche Beschaffenheit. (Vergr. 100mal.) (Präparat von Le Grand und Baes, Bruxelles.)

Mittel, über die wir verfügen, hervorgerufen haben, kann abschließend über die Ätiologie des Morbus Besnier-Boeck-Schaumann nichts sicheres gesagt werden.

In letzter Zeit hat man sich gefragt, ob einige der als Morbus Besnier-Boeck-Schaumann diagnostizierten Fälle nicht etwa auf Fremdkörperwirkungen zurückgeführt werden könnten, und man hat dabei auf die sehr eigentümlichen Befunde bei der *Berylliose* hingewiesen. Tatsächlich besteht zwischen einem Berylliumgranulom und einem Besnier-Boeck-Schaumann-Granulom bei oberflächlicher Betrachtung nur ein sehr geringer Unterschied (Abb. 35). Allerdings fehlt hier die Gefäßgebundenheit und es wird eine scharfe Abgrenzung der Herde in einer unverändert erscheinenden Cutis meist vermißt. Ferner liegen in den Riesenzellen, zum Teil auch frei im Granulom doppelbrechende Gebilde, die beim Morbus Besnier-Boeck-Schaumann nicht vorkommen. Endlich gestattet die spektralanalytische Untersuchung in der Regel eine Differentialdiagnose, ganz abgesehen davon, daß das ganze Krankheitsbild einen anderen Verlauf erkennen läßt. Nur wegen der histopathologischen Differentialdiagnose an Probeexcisionen von Lymphknoten, Haut- oder Schleimhautknötchen soll auf die unter Umständen verblüffende Ähnlichkeit hier hingewiesen werden[3].

Ein weiteres, ätiologisch unklares Krankheitsbild wurde mit dem Morbus Besnier-Boeck-Schaumann in Beziehung gebracht, nämlich die *Ileitis terminalis („regional enteritis")*. Zuerst haben Homans und Haas (1937) auf die Ähnlichkeit im histologischen Bild hingewiesen. Danach wurden Beziehungen zwischen den beiden Krankheiten sowohl bejaht[4] als auch abgelehnt[5]. In der ersten Arbeit über den sog. Nickerson-Kveim-Test haben Williams und Nickerson 2 Fälle von Ileitis terminalis mit positiver Reaktion angeführt, allerdings ohne andere Lokalisation der Granulome. Unter den 100 Fällen, die von Rappa-

[1] Pautrier 1934. [2] Putkonen 1943, Siltzbach und Ehrlich (Lit.) 1954.
[3] Vgl. besonders Dutra 1948, 1949. [4] Deelman 1935, Hadfield 1939. [5] Snapper 1938.

PORT, BURGOYNE und SMETANA sehr zuverlässig untersucht worden sind, fanden sich 3mal Einschlüsse in Riesenzellen, welche SCHAUMANN-Körpern nicht unähnlich waren[1]; die Verfasser haben sich nicht entschließen können, diese Fälle als zum Morbus Besnier-Boeck-Schaumann gehörend anzusehen. Zum gleichen Ergebnis sind fast alle diejenigen gekommen, die sich in den letzten Jahren mit dieser Frage beschäftigt haben. Es wird wohl hervorgehoben, daß der Morbus Besnier-Boeck-Schaumann in seltenen Fällen auch den Magen-Darmkanal betreffen und dort ein der Ileitis terminalis ähnliches Bild hervorrufen kann, aber es sind beide Krankheiten doch als zwei in ätiologischer Hinsicht verschiedene Krankheiten aufzufassen[2], obschon zuzugeben ist, daß die histologischen Bilder manchmal sehr ähnlich sein können. Die Differentialdiagnose mit der persistierenden Form eines Erythema nodosum, welche oft angeführt ist, bietet meist keine besonderen Schwierigkeiten (Abb. 36).

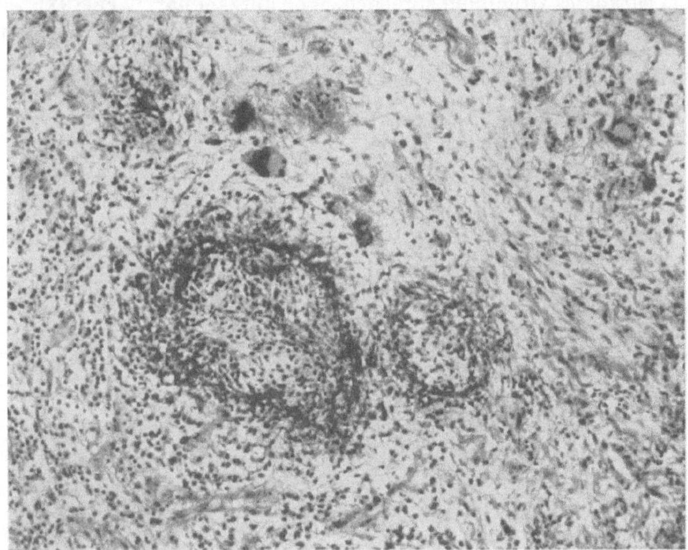

Abb. 36. Erythema nodosum, persistierende Form: neben 2 Granulomen, in denen eine bandförmige Fibrinausschwitzung entstanden ist, finden sich im stark entzündeten Gewebe der tieferen Cutis mehrere Riesenzellen ohne eigentliche Beziehung zu den Granulomen. Mittelstarke eosinophile Rundzelleninfiltration. (Vergr. 150mal.)

Mit dem Morbus Besnier-Boeck-Schaumann in mancher Hinsicht verwandt und daher hier erwähnenswert sind noch 2 Granulomarten anzuführen, die hauptsächlich von dermatologischer Seite untersucht worden sind: die *Granulomatosis disciformis chronica progressiva* (MIESCHER)[3] und die *Cheilitis granulomatosa* (oder *essentielle granulomatöse Makrocheilie*)[4].

Bei der *Granulomatosis disciformis chronica*, welche bisher an den Unterschenkeln, an den Schläfen und am Handrücken beschrieben worden ist, zeigen die münzenförmigen, polycyclisch begrenzten Herde ein granulomatöses Infiltrat in den mittleren und tieferen Cutisschichten. Diese Infiltration folgt dem Gefäßverlauf und besteht aus regellos oder undeutlich kleinknotig angeordneten epitheloiden Zellen, Histiocyten, Lymphocyten und meist zahlreichen Plasmazellen. Dazu gesellen sich wechselnd reichliche Riesenzellen teils vom LANGHANS-Typus, teils vom Fremdkörpertypus (MIESCHER spricht von myeloplaxenartigen Riesenzellen). In diesen Riesenzellen werden unter Umständen asteroide Einschlußkörper gefunden[5]. Die Epitheloidzellen enthalten kein Lipoid (allerdings

[1] Vgl. auch den Fall von McKUSICK, der ähnliche Veränderungen im Magen beschreibt 1953.
[2] CROHN 1949, FREIMAN 1948, RAPPAPORT, BURGOYNE und SMETANA 1951, McKUSICK 1953.
[3] MIESCHER und LEDER 1948. [4] MIESCHER 1945. [5] TAPPEINER 1952.

wurde bisher eine sehr oberflächliche histochemische Untersuchung nur mit den üblichen Fettfärbemethoden durchgeführt). Im Infiltratbereich fehlen die elastischen Fasern vollkommen. Miescher und Leder (1948) heben besonders eine regelmäßig auftretende Beteiligung der Gefäße hervor; sie wurde später durch andere Untersucher[1] bestätigt und erneut betont, daß sich gewisse Ähnlichkeiten mit syphilitischen Prozessen ergeben. Miescher selbst sagt, daß gegenüber den Granulomen des Morbus Besnier-Boeck-Schaumann die hier in Frage stehenden Knötchen bei weitem nicht scharf begrenzt seien und daß die Rundzelleninfiltration besonders reichlich auftritt; auch der Plasmazellenbefund würde nicht für ein sarkoides Granulom sprechen. Vor kurzem hat Tappeiner[2], der sich allerdings vor allem auf die Anwesenheit von asteroiden Einschlußkörpern in den

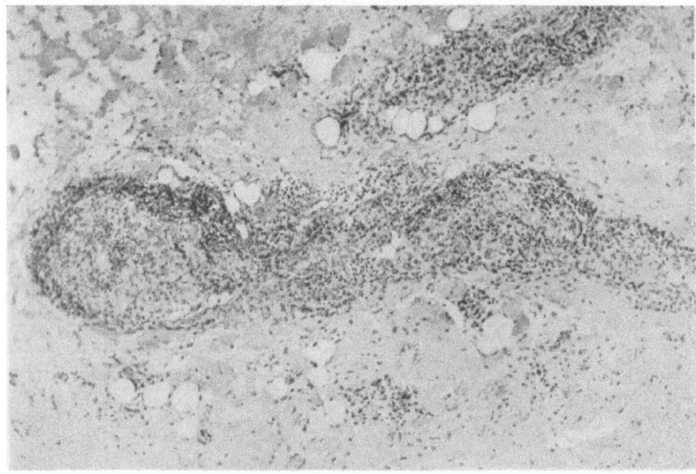

Abb. 37. Cheilitis granulomatosa Miescher. Walzenförmiges perivasculäres Infiltrat aus epitheloiden Zellen mit Lymphocytenwall (nach 4jährigem Bestehen des Leidens!) [Aus G. Miescher: Dermatologica (Basel) 91 (1945).]

Riesenzellen stützt, sich eher im Sinne einer Verwandtschaft mit dem Morbus Besnier-Boeck-Schaumann ausgesprochen. Sicheres weiß man indessen über Ätiologie und Pathogenese dieser seltenen Granulomart der Haut nicht.

Eigentlich ähnlich steht es mit der anderen von Miescher (1945) beschriebenen Granulomart, mit der *Cheilitis granulomatosa*, jener diffusen, indolenten Vergrößerung der Lippen, die, wie Nachuntersuchungen gezeigt haben, auch als „Pareiitis" bzw. „Glossitis granulomatosa"[3] auftreten kann, so daß eine weitgehende histologische Übereinstimmung zwischen der Cheilitis granulomatosa Miescher und dem Melkersson-Rosenthal-Syndrom (rezidivierende Schwellung der Lippen, Lähmung des N. facialis und Lingua plicata) zu bestehen scheint. Die von den verschiedenen Untersuchern erhobenen Befunde bei der einen oder der anderen Lokalisation sind tatsächlich durchaus ähnlicher Art[4].

Die bisher bei dieser Krankheitsgruppe durchgeführten histologischen Untersuchungen (Lippen, Wangen, Zunge, Stirnhaut, Lymphknoten) zeigen in Übereinstimmung mit den MieschERschen Befunden zunächst ein diffuses Ödem mit teils diffuser, teils eher streng perivasculärer Lymphocyteninfiltration mit

[1] Mali 1950. [2] Tappeiner 1952. [3] Schuermann 1952.
[4] Richter und Johne 1950, Gahlen und Brückner 1951, Schuermann 1952, Hering und Scheid (Lit.) 1954, Hornstein (Lit.) 1954.

nur vereinzelten Plasmazellen. Unter den Infiltraten fallen solche auf, die dichter und schärfer umschrieben sind; das Gefäß wird zum Teil mantelförmig umschlossen, oder es liegt das Infiltrat nur einseitig an. Innerhalb dieser Herde werden große, helle Histiocyten angetroffen, die unter Umständen den Charakter von Epitheloidzellen aufweisen. In späteren Stadien entwickeln sich aus derartigen Infiltraten knötchenförmige, fortschreitende Wucherungen von Epitheloidzellen, welche syncytial angeordnet sind und stets peri- oder paravasale Granulome darstellen (Abb. 37); ein deutliches Fibrillennetz, ein circumfokales

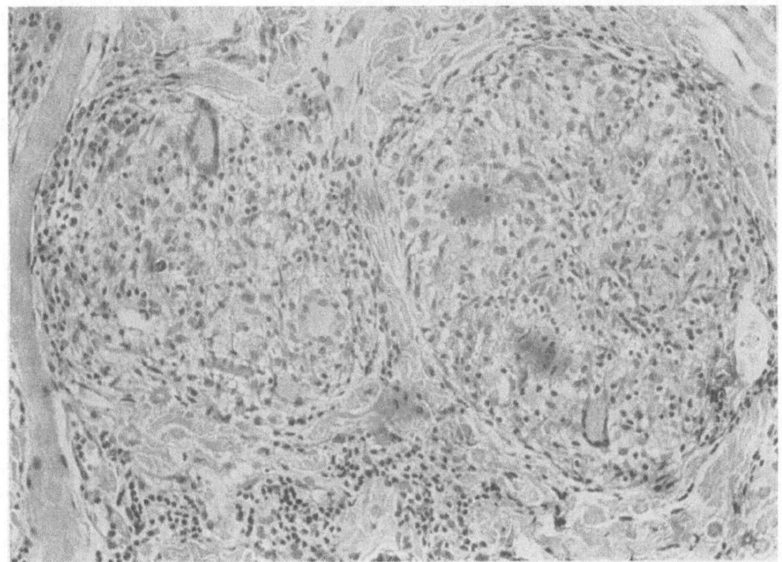

Abb. 38. Cheilitis granulomatosa Miescher. Umschriebenes Epitheloidzellgranulom mit LANGHANSschen Riesenzellen (2jähriges Bestehen des Leidens!)

Lymphocyteninfiltrat vervollständigen das Bild. Die Ähnlichkeit mit Tuberkeln wird dadurch noch größer, als sich sehr oft LANGHANSsche Riesenzellen in den Knötchen nachweisen lassen (Abb. 38); sie liegen teils als Einzelexemplare irgendwo im Granulom, teils sind sie auffallend reichlich. Die scharfe Begrenzung der Herdchen, der in ihrem Bereich vollständige Verlust der elastischen Fasern und nicht zuletzt das Fehlen einer Nekrose sind Eigenschaften, die diese Granulome mit den Sarkoiden teilen. Wie bei diesen, sind bei der Cheilitis granulomatosa die Granulome bald rundlich, bald walzenförmig, ein Gefäß eine längere Strecke weit mantelförmig umschließend. Auf eine räumliche Beziehung zu Lymphgefäßen wird aufmerksam gemacht[1], wobei wie in einem Fall von MIESCHER ein Granulom pfropfartig in ein erweitertes Lymphgefäß hineinragen kann. Eine Beteiligung der Lippen-, Wangen- und Zungenmuskulatur ist mehrfach beschrieben worden, wobei die gleiche granulomatöse, epitheloidzellige Myositis entsteht, wie beim Morbus Besnier-Boeck-Schaumann[2].

[1] HERING und SCHEID 1954.

[2] Man vergleiche z. B. die von MIESCHER oder von RICHTER und JOHNE veröffentlichten Bilder mit denjenigen der aus jüngster Zeit stammenden Arbeit von MAURICE (1955) über die Beteiligung der Körpermuskulatur beim Morbus Besnier-Boeck-Schaumann.

Schuermann, Hering und Scheid sowie Hornstein haben auf die Beteiligung der submaxillaren Lymphknoten bei dieser Krankheitsgruppe aufmerksam gemacht, in welchen durchaus ähnliche Granulome entwickelt werden. Die Knötchen sind sowohl in den Reaktionszentren als im lymphatischen Grundgewebe zu finden (Abb. 39); die Beobachtung zahlreicher, kleinfleckig verstreuter Knötchen aus einzelnen, durch ihre stärkere Eosinanfärbbarkeit sofort auffallenden großen Reticulumzellen („Epitheloidzellen") erinnert sehr an die weiter oben angeführten Befunde von Piringer-Kuchinka (vgl. S. 381), mit dem Unterschied allerdings, daß Hornstein bei der Cheilitis das Auftreten von mehrkernigen Riesenzellen (Langhans-Typus) erwähnt und auch abbildet, was in den Fällen von Piringer-Kuchinka (wie übrigens auch in denjenigen des Verfassers[1]) niemals auftrat. Vorwiegend gestützt auf ihre Lymphknotenbefunde mit verkalkenden Einschlußkörpern in Riesenzellen haben sich Hering und Scheid entschieden dafür ausgesprochen, es sei das „Cheilitis- bzw. Pareiitis-" bzw. Melkersson-Rosenthal-Syndrom als eine Teilerscheinung des Morbus Besnier-Boeck-Schaumann anzusehen. Die anderen Untersucher sind zurückhaltend. Da die Ätiologie völlig unbekannt geblieben ist, wäre es verfrüht, hierüber etwas zu sagen, um so mehr, als bis heute kaum 30 derartige Fälle bekannt sind.

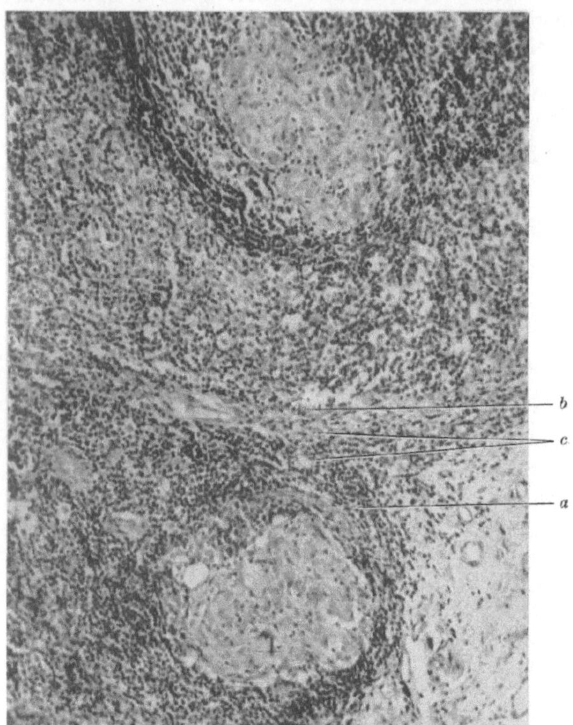

Abb. 39. Cheilitis granulomatosa Miescher. Lymphknoten. Zwei Rindenfollikel mit je einem tuberkuloidem Granulom: einzelne Langhanssche Riesenzelle. *a* Randsinus teils zerdrückt, teils bei *b* als schmaler Spalt noch offen. Kapselnaher Trabekel entzündlich durchsetzt (*c*). [Aus Hornstein: Arch. f. Dermat. **198** (1954).]

III. Die Granulome der Lepra.

Leloir sagte 1885: «Il n'y a qu'une lèpre, à l'évolution variable». Diese Auffassung wurde durch die zahlreichen Arbeiten, die seither über das histopathologische Bild der Lepra erschienen sind, voll und ganz bestätigt. Aufschlußreiche Einzelheiten finden sich in den Monographien von Klingmüller (1931 und 1938), von Lauro de Souza Lima und F. L. Alayon (1941) und besonders in den verschiedenen Mitteilungen W. Büngelers und seiner Schüler (1940

[1] Roulet 1954.

bis 1943). Eine bis 1948 vollständige Bibliographie liegt im Index von L. KEFFER (1948) vor. BÜNGELERs Untersuchungen führten zu der Erkenntnis, daß man bei der Lepra drei verschiedene Formen eines Granuloms unterscheiden kann, nämlich „das uncharakteristische Infiltrat", das Leprom und das tuberkulide Granulom. Der große Vorteil dieses Einteilungsprinzips liegt darin, daß es zusammen mit dem Ergebnis der MITSUDA-Reaktion und der klinischen Untersuchung ein besseres Verständnis vom Wesen der Krankheit, unabhängig von der Lokalisation der Veränderungen, gestattet. Im Folgenden wird diese histopathologische Einteilung übernommen, die für die allgemeine Pathologie und nicht zuletzt auch für das Verständnis der Krankheit von besonderer Bedeutung erscheint.

1. Das uncharakteristische Infiltrat.

Diese Form umfaßt am ehesten die Frühveränderungen in der Haut, wie sie auch von anderen Untersuchern gesehen und beschrieben worden sind[1]: Zunächst findet sich lediglich eine Vermehrung der ortsständigen perivasculären Histiocyten zu Zellmänteln mit Lymphocyten; die Infiltrate lassen sich ebenfalls um die Schweißdrüsenausführungsgänge, um die kleinen Nervenäste herum nachweisen. Auf die frühzeitige Beteiligung der Nerven hat ASKANAZY (1912) aufmerksam gemacht, der das Nervengewebe sogar als „den ruhenden Pol in der Erscheinungen Flucht" bezeichnete. Dieser Gedanke ist unlängst von KHANOLKAR[1] wieder aufgegriffen worden, der in der Umgebung kleiner Blutgefäße regelmäßig Reste degenerierter Nerven fand.

In diesem Stadium sind die Resultate der bakterioskopischen Untersuchung sehr verschieden: in etwa der Hälfte der Fälle sind Leprabacillen vorhanden, in der anderen Hälfte fehlen sie ganz[2], so daß aus diesen Befunden keine Schlüsse über die spätere Entwicklung der Krankheit gezogen werden können.

Dieses durchaus uncharakteristische Bild kann sich nun umwandeln, d. h. eine Abänderung seiner Struktur erfahren; wie BÜNGELER betont und mit eindrucksvollen Beispielen belegt, ist die Änderung der histologischen Struktur „gleichbedeutend mit einer fundamentalen Änderung des immunbiologischen Verhaltens": eine starke positive MITSUDA-Reaktion[3] zeichnet jene Fälle aus, die später einen günstigen Verlauf aufweisen (Umwandlung in eine tuberkulide Lepra oder in eine spontane Ausheilung des uncharakteristischen Infiltrats); eine negative MITSUDA-Reaktion deutet auf einen Fehler der Abwehrvorgänge hin und zeigt in der Regel eine Umwandlung in eine lepromatöse Form an.

Schon das uncharakteristische Infiltrat läßt unter Umständen prätuberkulide oder prälepromatöse Züge feststellen (Abb. 40 und 41). Die prälepromatöse Umwandlung ist charakterisiert durch den positiven Bacillenbefund und das Auftreten großer vacuolisierter Zellformen, wie sie für die Krankheit als charakteristisch gelten (Leprazellen, VIRCHOW-Zellen, vgl. S. 395). Bei der prätuberkuliden Umwandlung entstehen an einzelnen Stellen des entzündlichen Infiltrats hellere Bezirke, die aus geschwollenen histiocytären Zellformen, manchmal in ausgesprochen knötchenartiger Anordnung, bestehen. Bacillen finden sich meistens nicht.

Eine Umwandlung in eine tuberkulide Form kann unter Umständen abrupt vorkommen, z. B. innerhalb einiger Wochen: Es entsteht eine starke Hyperämie

[1] Vgl. z. B. NOËL und SOEUR MARIE SUZANNE 1949, KIRSCH 1950, KHANOLKAR 1951.
[2] BÜNGELER 1943.
[3] Vgl. BÜNGELER und FERNÁNDEZ (1. Mitteilung 1940), wo auch über die technische Durchführung der Reaktion Einzelheiten nachzulesen sind.

mit Ödem; die entzündlichen Rundzelleninfiltrate erscheinen zunächst wie aufgelockert, sie werden zellreicher und enthalten umschriebene epitheloidzellige Herde. (In dieser Beziehung sind die Abb. 32—36 der 2. Mitteilung von BÜNGELER besonders lehrreich.)

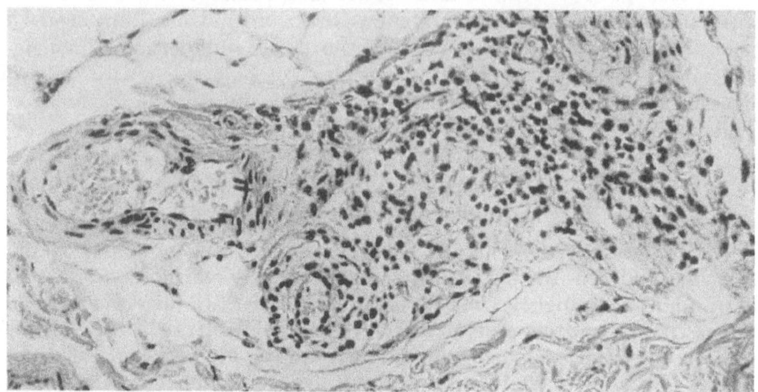

Abb. 40. Lepra. Perivasculäres und perineurales uncharakteristisches Infiltrat mit zentraler „prätuberkulider“ Umwandlung (klinisches Bild der multiplen Achromien mit stark positiver MITSUDA-Reaktion. [Aus BÜNGELER: Virchows Arch. **310** (1943).]

Bezüglich der Lokalisation in der Haut soll noch auf einzelne, bisher wenig beachtete Befunde am peripheren Nervensystem hingewiesen werden. In frisch aufgetretenen Maculae

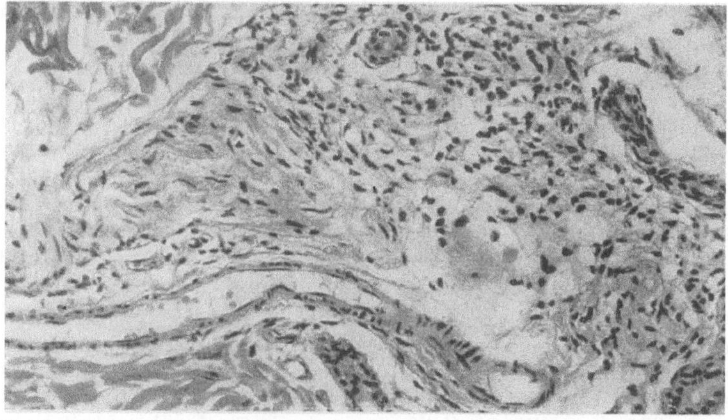

Abb. 41. Lepra. „Präleproматöse“ Umwandlung eines uncharakteristischen Infiltrates. Bacillenreicher Herd mit einzelnen VIRCHOW-Zellen. [Aus BÜNGELER: Virchows Arch. **310** (1943).]

werden Bacillen ausschließlich in den feinsten Hautnerven nachgewiesen; sie liegen neben den Achsenzylindern und folgen genau dem Verlauf des periaxonalen Raumes; selten trifft man sie in den SCHWANNschen Zellen. Gelegentlich wird in der neuralen Scheide eine kleine, bläschenartige, nach außen gerichtete bacillenhaltige Auftreibung beschrieben, aus welcher die Mikroorganismen in die Umgebung gelangen, ohne daß eine besondere Zellinfiltration bestehen würde. Nach KHANOLKAR[1], der sich mit diesen Initialstadien besonders beschäftigt hat, ist die entzündliche perineurale Reaktion stets gering. Er hebt hervor, daß in den ersten Stadien der Umwandlung zur tuberkuliden Lepra die Rundzelleninfiltration zunimmt und zwar stets den Nervenverzweigungen entlang, vom oberflächlichen papillären Nervenplexus, sowohl in den feinen sensiblen Ästen, als innerhalb der myelinlosen Nerven, welche die

[1] KHANOLKAR 1951.

Arrectores pilorum und die Vasa vosorum versorgen usw.; der Prozeß entwickelt sich zentripetal. In Anlehnung an Untersuchungen von WEDDEL und GLEES[1], welche auf die immer wieder vor sich gehende Degeneration und Regeneration der cutanen Nervenplexus aufmerksam gemacht haben, nimmt er an, daß die Leprabacillen von degenerierten und regenerierenden Nerven angezogen werden; sie wandern deswegen innerhalb der Nervenbahn. Diese Befunde würden den Frühstadien der tuberkuliden Lepra entsprechen. Über nicht spezifische Veränderungen der Hautnerven haben JABONERO und HERMANN (1953) vor kurzem berichtet[2].

2. Das Leprom.

Dieses eminent typische, spezifische Granulom ist bekanntlich charakterisiert durch die Anwesenheit eines großzelligen Infiltrates mit sehr reichlichen Bacillen. Die ersten Zellhaufen oder Infiltrate entwickeln sich aus kleinen perivasculär (pericapillär) gelegenen, bacillenphagocytierenden Elementen, die sich von Adventitiazellen (Histiocyten) ableiten. Diese perivasculäre Anordnung mit Histiocytenvermehrung, die Lokalisation der Herde in der Milz, in Lymphknoten und in der Leber sprechen eindeutig für die bereits von ASCHOFF ausgesprochene Ansicht, daß das reticuloendotheliale System den Mutterboden für die charakteristischen Leprazellen (VIRCHOW-Zellen) abgibt. Diese Elemente liegen nicht etwa in zusammenhängenden syncytialen Zellagen, sie bilden keine Verbände wie Epitheloidzellen, sondern sind stets deutlich konturiert. Ihr Kern ist chromatinarm, zentral, seltener exzentrisch gelegen und relativ groß; er wird auch gelegentlich an der Peripherie getroffen, schmal und unregelmäßig eingedellt, nicht selten ist er pyknotisch[3]. Was die VIRCHOW-Zellen ferner auszeichnet, ist das feinwabige bis vacuoläre, relativ umfangreichere Cytoplasma. Die Vacuolen sind hell, wie leer und oft so dicht gelegen, daß die Zellen siebartig aussehen; oder es findet sich nur eine große Vacuole, die den ganzen Zelleib einnimmt und den chromatinreichen Kern platt an die Wand drückt. Fettfärbungen, wie sie besonders von HERXHEIMER angewandt worden sind, lassen erkennen, daß das Cytoplasma Cholesterin-Glycerin-Fettsäuregemische mit Beigabe freier Fettsäuren enthält; die Vacuolen selbst sind bei den Färbungen stets ausgespart. Andere Untersucher nehmen an, daß die VIRCHOW-Zellen in den ersten Stadien ihrer Entwicklung keine Lipoide enthalten: der Lipoidgehalt wäre umgekehrt proportional zum Bacillengehalt[4]. Die Bacillen sind besonders in den stark vacuolisierten Zellen reichlich, zum Teil einzeln, zum Teil in Haufen, welche die bekannte Zigarrenbündelform annehmen. Ein Teil der großen Vacuolen kann mit derartigen Haufen ausgefüllt sein. Es ist anzunehmen, daß sich die Bacillen gerade in den Vacuolen vermehren, daß sie aber auch dort degenerative Veränderungen erleiden, welche zur Verklumpung und zum Verfall führen. Daß dabei wohl eine Änderung ihrer chemischen Beschaffenheit eintritt, kann aus der Tatsache geschlossen werden, daß sie gelegentlich weniger bis gar nicht mehr säurefest sind, oder nur auch zu einer mit der ZIEHL-Methode sich rot färbenden, mehr oder weniger amorphen Masse verklumpen („Globi" NEISSERS). Es ist in dieser Beziehung öfters die Frage diskutiert worden, inwiefern die lipoide Degeneration der Leprazellen mit dem etwaigen Freiwerden der Leibessubstanzen vom HANSENschen Bacillus, ähnlich wie bei der Entwicklung der Epitheloidzellen bei der Tuberkulose, zusammenhängen dürfte.

In dieser Hinsicht sind die Ergebnisse von Untersuchungen SABINS, SMITHBURNS und ihrer Mitarbeiter[5] anzuführen, welche die histologischen Veränderungen nach Einverleibung großer Mengen der aus Leprabacillen gewonnenen chemischen Fraktionen untersucht haben. Es entstehen dabei wohl große, helle

[1] Cit. nach KHANOLKAR 1951. [2] HERMANN 1955. [3] HERXHEIMER 1923.
[4] RATH DE SOUZA und DE SOUZA LIMA 1952.
[5] SABIN und Mitarb. 1935, SMITHBURN und Mitarb. 1932.

Zellformen mit feinschaumigem Cytoplasma, meist mit nur kleinen Vacuolen, etwa wie Xanthomzellen. Aber es muß darauf hingewiesen werden, daß das säurefeste Mycobacterium, welches als Ausgangsmaterial für diese Untersuchungen wie auch für die chemische Aufarbeitung durch Anderson und seine Mitarbeiter[1] diente, kaum ein echtes Mycobacterium leprae gewesen sein dürfte, sondern viel eher ein Saprophyt. Dieser Keim wurde 1909 von einem Leprakranken in Honolulu isoliert und seither gezüchtet, was ja für ein echtes Mycobacterium leprae ganz und gar abnorm erscheint.

In den Randpartien der Leprome, wie auch in den früheren Stadien werden Mitosen beschrieben, worauf Virchow schon aufmerksam gemacht hat[2]. Auch bacillenhaltige Zellen können sich teilen, genau wie man es nach meiner Erfahrung bei der experimentellen Tuberkulose der Maus oder der Ratte sehen kann. Diese lepromatösen Infiltrate bilden sowohl mehr oder weniger gut umschriebene Knoten (eigentliche Leprome) mit kompakten Zellmassen, als auch mehr diffuse, zerstreute, stets sich perivasculär ausbreitende Züge; damit hängen die verschiedenen makroskopisch-klinischen Erscheinungen zusammen (vgl. Büngeler 1943). Von ihrem ersten Erscheinen an sind diese Granulome gewissermaßen gefäßgebunden.

Das Bild des Leproms findet sich neben der Haut auch in verschiedenen Organen (Lymphknoten, Milz, Leber usw.), als das Ergebnis der Ausbreitung der Leprabacillen auf dem Blutweg. Es ist hier nicht der Ort, alle diese Lokalisationen zu studieren; hervorgehoben werden soll lediglich die Tatsache, daß in parenchymatösen Organen sich ähnliche Granulome entwickeln, wie dies am Beispiel der Leber besonders von Büngeler (1943) genau untersucht worden ist; die Granulome kommen sowohl im periportalen Bindegewebe als auch innerhalb der Läppchen vor. In älteren Lepromen des Pfortadergebietes können neben klassischen Virchow-Zellen auch Riesenzellen vom Fremdkörpertyp auftreten, welche eine große oder mehrere kleine lipoidhaltige Vacuolen mit säurefesten Massen („Gloea") enthalten. Nur bei größeren Lepromen tritt eine Nekrose ein. Auf entzündliche, von der lepromatösen Infiltration direkt abhängige Veränderungen der Pfortaderäste hat Büngeler aufmerksam gemacht, wobei unter anderem Bilder entstehen sollen, die an eine Periarteriitis nodosa erinnern können.

Die von Büngeler (1943) als „diffuse, produktive lepromatöse Capillaritis" bezeichnete Erscheinung stellt das Ergebnis einer Umwandlung der Kupfferschen Sternzellen (nach Büngeler auch der Endothelien) in Leprazellen dar. Das Verhalten der Sternzellen ist schon von Herxheimer (1923) eingehend studiert worden, der allerdings immer wieder hervorhebt (und auch abbildet), daß die Vacuolen hier ebenfalls eigentlich keine Lipoide enthalten; das Fett befindet sich im Cytoplasma, zwischen den Vacuolen. Büngeler hingegen sagt, daß die Vacuolisierung einer fettigen Degeneration entspricht; die Fettspeicherung wäre nach ihm ein sekundärer Vorgang, der den Ausdruck einer durch die Bacillenspeicherung bedingten Zelldegeneration darstelle. Wie dem auch sei, handelt es sich hier um Speicherungsvorgänge ohne entzündliche Reaktionen. Wenn entzündliche Phänomene, die bis zur Cirrhose führen können, vorhanden sind, so lassen sie sich, wie Büngeler dargetan hat, auf spontane Leprareaktionen zurückführen, wobei offenbar von einer serösen Hepatitis aus mit perifokaler Entzündung die Bindegewebswucherung einsetzt und zur Cirrhose führt, der sich nicht selten eine Amyloidose hinzugesellt (Abb. 42), allerdings als Teilerscheinung einer allgemeinen Amyloidose.

[1] Anderson 1932, Anderson und Mitarb. 1932, 1936, 1937.
[2] Philippson 1893, Havelberg 1897, Noël und Soeur Marie-Suzanne 1949.

Auch in späteren Stadien sind in Lepromen immer reichliche Blutgefäße enthalten[1]. Sie zeigen im allgemeinen keine schwerwiegenden Veränderungen. Vielfach läßt sich in den mehr oder weniger geschwollenen Endothelien von der Präcapillare bis zur Venüle eine diffuse Infiltration mit Leprabacillen nachweisen; diese Befunde sind besonders in während längerer Zeit aktiv gebliebenen Herden zu beobachten und scheinen einer fortgesetzten Autoinokulation des Endothels mit Bacillen zu entsprechen[2]. Oft hingegen können sehr reichliche Leprabacillen außerhalb der Blutcapillare liegen, ohne Beteiligung des Endothels;

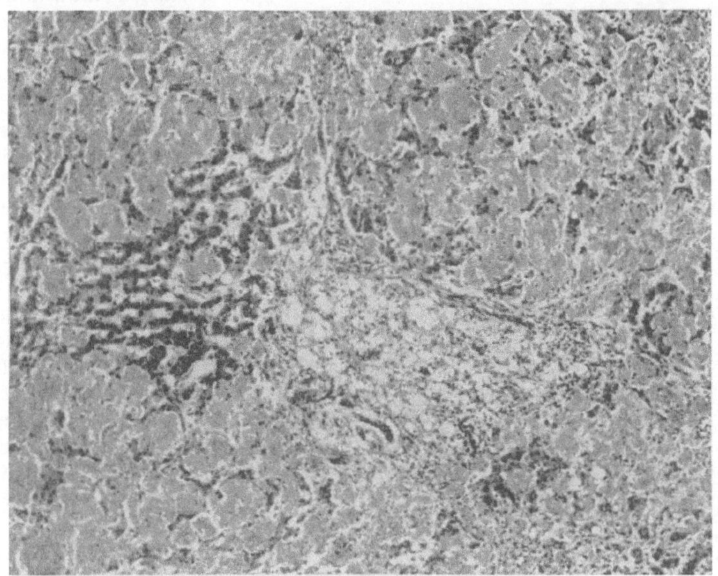

Abb. 42. Lepra. Leber. Periportales Leprom. Amyloidablagerungen. [Aus BÜNGELER: Virchows Arch. **310** (1943).]

sie werden unter Umständen in der Media mittelgroßer Arterien (nicht aber in Venen) angetroffen; FITE macht auf den seltenen Befund eines lepromatösen Infiltrates der Intima einer Arterie aufmerksam.

Mit der Zeit und besonders nach therapeutischen Maßnahmen wandelt sich das Bild des Leproms: beim Untergang der über ihrem Resorptionsvermögen mit Bacillen vollgepfropften histiocytären Zellen, entwickelt sich eine bisher nur wenig studierte Bindegewebsreaktion, mit Vermehrung der kollagenen Fasern. Fibroblastenartige Zellen können dabei die Leprabacillen beherbergen[3]; die Läsion kann unter Umständen wie eine gewöhnliche Bindegewebsnarbe aussehen.

Mit zunehmender fibröser Verdichtung, die manchmal zur Bildung plumper kollagener Faserzüge führt, durch welche die Zellansammlungen in Einzelknoten auseinandergetrieben werden, lassen sich innerhalb der Granulome mehrkernige Riesenzellen beobachten; sie finden sich nie in den ersten Stadien der Lepromentwicklung. Ihre Kerne sind immer regellos verteilt, oft in Haufen ohne jegliche Neigung einen Kranz zu bilden, wie etwa in LANGHANSschen Riesenzellen. Ihr Cytoplasma erscheint diffus rot nach ZIEHL-Färbung. NOËL und SOEUR MARIE-SUZANNE[4] erwähnen die Anwesenheit von kristallinischen

[1] HANSEN und LOOFT 1894. [2] FITE 1941. [3] BÜNGELER und MARTINS DE CASTRO 1940.
[4] NOËL und SOEUR MARIE-SUZANNE 1949.

Formationen neben fadenförmigen Gebilden, welche eventuell dem Chondriom entsprechen könnten; ferner läßt sich darin nach besonderen Färbungen (VOLKONSKY) eine feinkörnige Masse darstellen. Mehrkernige Riesenzellen vom Typus TOUTON hat FURNISS (1953) in Lymphknotenlepromen beschrieben.

In der Regel sind im lepromatösen Granulationsgewebe nur wenige Lymphocyten und Plasmazellen den VIRCHOW-Zellen beigemischt. Die Plasmazellen liegen meist einzeln und sind spärlich. Neutrophile Leukocyten fehlen vollständig. Wenn in einem Leprom polymorphkernige Leukocyten beobachtet werden, so muß man eine an *spontane Leprareaktion* denken, an jene eigentümliche fieberhafte Erscheinung mit Reaktivierung alter Herde, mit Leber- und Milzschwellung, die auf eine plötzliche Überschwemmung des Organismus mit großen Bacillenmengen zurückgeführt wird. Aus verschiedenen histologischen Untersuchungen geht hervor[1], daß die Leprareaktion mit Hyperämie, Ödem (oft fibrinreich) und leukocytärer Infiltration des Leproms und seiner unmittelbaren Umgebung beginnt (Kampfphase); dadurch verwischt sich die meist scharfe Begrenzung der Granulome. Unter Umständen steigert sich die Hyperämie, es entwickeln sich Blutungen (ERMAKOVA), oder es steigert sich die akute leukocytäre Reaktion bis zur Absceßbildung (Abb. 43), wobei bei zunehmender eitriger Infiltration der Bacillengehalt abnimmt (der Absceßeiter ist in der Regel bacillenfrei). In einem späteren Stadium treten eosinophile Leukocyten in Erscheinung (BÜNGELER), zum Teil auch Plasmazellen, welche besonders um die Gefäße herum vermehrt, selten auch außerhalb des Gefäßbereiches in kleinen Gruppen vorkommen. ERMAKOVA, der darauf hinweist, hebt die enormen Bacillenmassen hervor, welche zu Beginn der Reaktion in den Endothelien liegen; auch werden Bacillen innerhalb der Blutbahn in den Schnitten nachgewiesen. Unter diesen Umständen können Nekrosen in Lepromen auftreten, es wird sogar ein vollständiger nekrotischer Untergang des Granuloms beobachtet („Überwindungsphase“ BÜNGELERS). Vom 8.—9. Tag an setzen Rückbildungserscheinungen ein, die sowohl zur Wiederherstellung des „ruhenden“ Leproms als auch zum vollständigen Schwund des Granuloms führen können; dort, wo das Leprom vorhanden war, bleiben nur uncharakteristische kleine Rundzelleninfiltrate ohne Bacillen zurück (Heilphase).

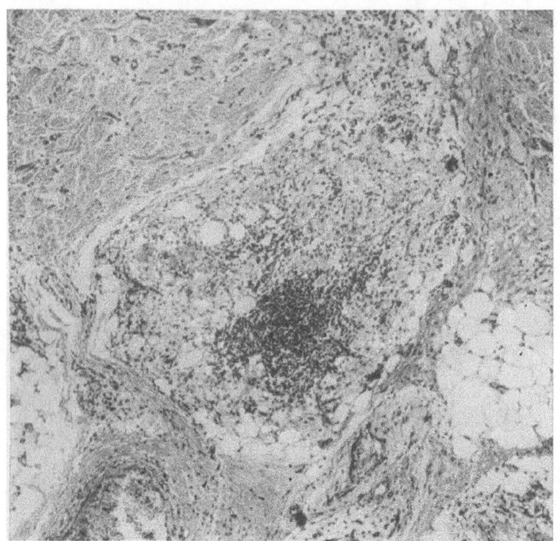

Abb. 43. Lepra. 15 Tage alte spontane Leprareaktion. Größeres, an der Grenze des Coriums zum subcutanen Fettgewebe gelegenes Leprom mit typischen, zum Teil stark vacuolisierten VIRCHOW-Zellen. Geringfügige, diffuse, leukocytäre Infiltration; fast im Zentrum dagegen ein umschriebener Absceß. [Aus BÜNGELER: Virchows Arch. **306** (1940).]

Lepromatöse Herde, die durch therapeutische Maßnahmen (z. B. durch Sulfone) beeinflußt werden, zeigen eine Schwellung der VIRCHOW-Zellen mit fortschreitender Vacuolisierung

[1] WADE 1934, STEIN 1939, BÜNGELER und MARTINS DE CASTRO 1940, ERMAKOVA 1940, RABELLO jr. 1936.

des Cytoplasmas. Die Vacuolen enthalten Fettstoffe und es werden die Bacillen spärlich und oft in körnigem Zustand angetroffen. RATH DE SOUZA und DE SOUZA LIMA, welche diesen besonderen Befund erhoben, nehmen an, daß die Sulfone nicht direkt auf den Leprabacillus wirken, sondern auf die VIRCHOW-Zelle, indem das Chemotherapeuticum den Zellstoffwechsel derart ändert, daß die Bacillen sich darin nicht mehr halten können (vgl. auch AZULAY)[1].

3. Das tuberkulide Granulom

ist die morphologische Erscheinungsform der Leprainfektion bei Individuen, welche eine verhältnismäßig hohe Abwehrbereitschaft (bzw. Immunität) besitzen und bei welchen die MITSUDA-Reaktion in 98% der Fälle positiv ausfällt[2].

Die Erfahrungen der letzten Jahrzehnte haben eindeutig gezeigt, daß das vermehrte Auftreten dieser Form „in direktem Verhältnis zum Grade der leprösen Durchseuchung einer Bevölkerung steht". (BÜNGELER, der darauf hinweist, hebt hervor, daß die als Erwachsene in Brasilien eingewanderten Europäer, welche sich dort infizierten, fast immer an der bösartigen lepromatösen Form erkrankten. Kinder lepromatöser Eltern zeigen dagegen in der Regel eine tuberkulide Form, eine Beobachtung, welche auch in anderen Gegenden gemacht wird)[3]. In gewissem Gegensatz zur lepromatösen Form ist die tuberkulide Lepra ausgesprochen bacillenarm. Wenn Bacillen gefunden werden, so sind sie in den Nerven verzweigungen reichlicher als in den Granulomen[4]. Die knötchenförmigen Granulome können sich vom Papillarkörper durch die ganze Cutis hindurch entwickeln, wobei das für die lepromatöse Form wohl charakteristische infiltratfreie, subepitheliale Band fehlt. Das Einzelelement ist ein Knötchen, das wie ein Tuberkel aufgebaut ist und von einem solchen kaum unterschieden werden kann. Zahlreiche epitheloide Zellen mit Riesenzellen vom LANGHANSschen Typus sind die Hauptelemente des Granuloms, welches übrigens ein reticuläres, relativ faserreiches Gepräge besitzt. Oft liegen die Riesenzellen zentral und werden von den Epitheloidzellen kranzartig umgeben. Die Zahl und die Lage der Riesenzellen schwankt jedoch je nach dem Grad der Erkrankung. Hingegen finden sich nicht selten eosinophile Leukocyten[5]. Leprazellen fehlen ganz, Nekrosen sind nicht vorhanden, hingegen liegt in der Peripherie ein mehr oder weniger deutlicher lymphocytärer Wall, in dessen Bereich die Gitterfasern einen annähernd annulären Verlauf aufweisen. Die Gitterfaserstrukturen wechseln von Fall zu Fall, in der Regel sind die Granulome faserreicher als Tuberkel, sie sind faserärmer als die Granulome des Morbus BESNIER-BOECK-SCHAUMANN[6].

Derartige tuberkuloide Knötchen infiltrieren die Cutis sowohl in kompakter Weise als auch in Form mehr loser, perivasculärer Herde, etwa wie beim Morbus BESNIER-BOECK-SCHAUMANN; mit dieser Krankheit bestehen übrigens sehr nahe morphologische Ähnlichkeiten[7]. Allerdings ist bei der tuberkuliden Lepra die lymphocytäre Rundzelleninfiltration stets ausgesprochener. Auch in Riesenzellen bei Lepra sind Einschlüsse beschrieben worden; in dieser Hinsicht kann man allerdings die interessante Beobachtung machen, daß die wenigen Riesenzellen, welche im Leprom (und zwar besonders im Spätstadium) auftreten, manchmal asteroide Einschlüsse aufweisen. MALLORY (1914) hat in seinem bekannten Werk "Principles of pathologic histology" eine solche Riesenzelle abgebildet, in welcher neben einem asteroiden Körper auch reichliche Bacillenmassen liegen. Seither

---

[1] RATH DE SOUZA und DE SOUZA LIMA 1952, AZULAY 1952. [2] BÜNGELER 1943.
[3] Vgl. z. B. WADE 1936, FLOCH 1951, LAVIRON und LAURET 1954. [4] LOWE 1936.
[5] NOËL und SOEUR MARIE-SUZANNE 1949.
[6] GOMEZ ORBANEJA und GARCIA SANZ 1952.
[7] Vgl. PAUTRIER 1934, RABELLO 1936, REENSTIERNA 1937.

sind mehrfach ähnliche Befunde mitgeteilt worden[1], allerdings nur bei der lepromatösen Form der Krankheit. Schaumann-Körper mit oder ohne kristallinische Komponenten finden sich hingegen sowohl im Leprom als in den tuberkuliden Granulomen. Es liegen allerdings nur wenige Beobachtungen dieser Art vor, so daß man daraus keine Schlüsse ziehen kann.

Es wird von einigen Autoren unterstrichen, daß die histologische Untersuchung es allein unter Umständen kaum gestattet, eine tuberkulide Lepra von einem Lupus zu unterscheiden; andere hingegen wollen deutliche Unterschiede im Aufbau der Herde festgestellt haben[2].

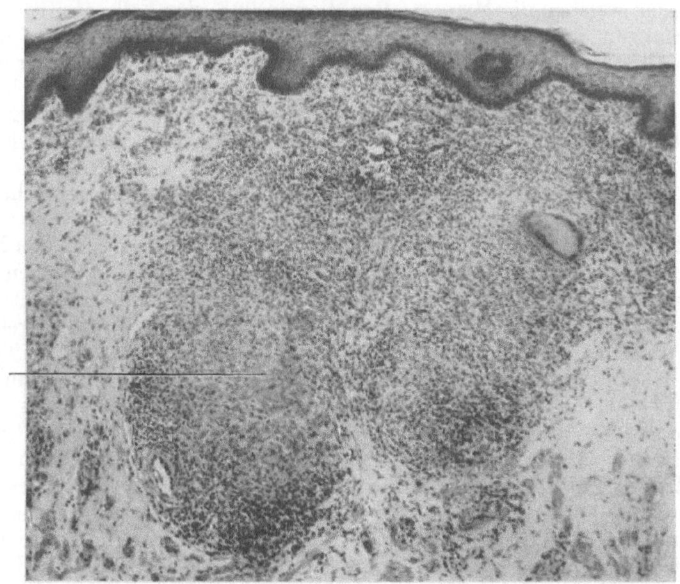

Abb. 44. Lepra. Tuberkulide Lepra. Zwei Granulome in Entwicklung mit reichlicher circumfokaler Rundzelleninfiltration bis in den Papillarkörper hinein. Rechts große Riesenzelle vom Typus Langhans. Bei *1* beginnende Nekrose im Granulomzentrum. (Vergr. 80mal.)

Wie es Wade zuerst beschrieb und seither bestätigt wurde[3], entstehen bei dieser Erkrankungsform wie bei der lepromatösen Form Spontanreaktionen *(tuberkulide Leprareaktion)* mit schleichender Reaktivierung bereits bestehender Herde; sie weisen einen hyperämischen Hof auf, innerhalb dessen Bacillen wieder nachweisbar sind, oder es bilden sich in vorher gesund erscheinender Haut neue erythematöse Herde (gute klinische Beschreibung bei Büngeler und Fernández). Die histologischen Untersuchungen dieser Autoren lassen erkennen, daß neben Hyperämie und Ödem eine diffuse und stellenweise sehr dichte Rundzelleninfiltration mit Lymphocyten und spärlichen Eosinophilen alle Hautschichten durchsetzt. Gleichzeitig finden sich im lockeren und kollagenen Bindegewebe herdförmige Verquellungen der Fasern, welche als „schleimig-fibrinoid“ bezeichnet werden. Innerhalb solcher Herdchen sind vereinzelte, schlecht anfärbbare Bacillen

[1] Lombardo 1914, Soeur Marie-Suzanne und Policard 1946, Croxatto und Chiriboga 1951.
[2] Montel und Bablet 1937.
[3] Wade 1934, Schujman 1935, Fernández (Literatur bei Büngeler 1940), Büngeler und Fernández 1940.

und Körnchen vorhanden. Solche „Knötchen“ (Abb. 45) sind scharf begrenzt, liegen hauptsächlich in der Adventitia mittelgroßer Blutgefäße und weisen oft eine zentrale fibrinoide Nekrose auf. Sie können auch außerhalb des Gefäßbereichs sowohl im Papillarkörper als in der Cutis auftreten. Bacillen sind darin nicht mehr enthalten. In späteren Stadien werden sie durch mobilisierte große Histiocyten umsäumt und schließlich entwickelt sich aus solchen Herden ein

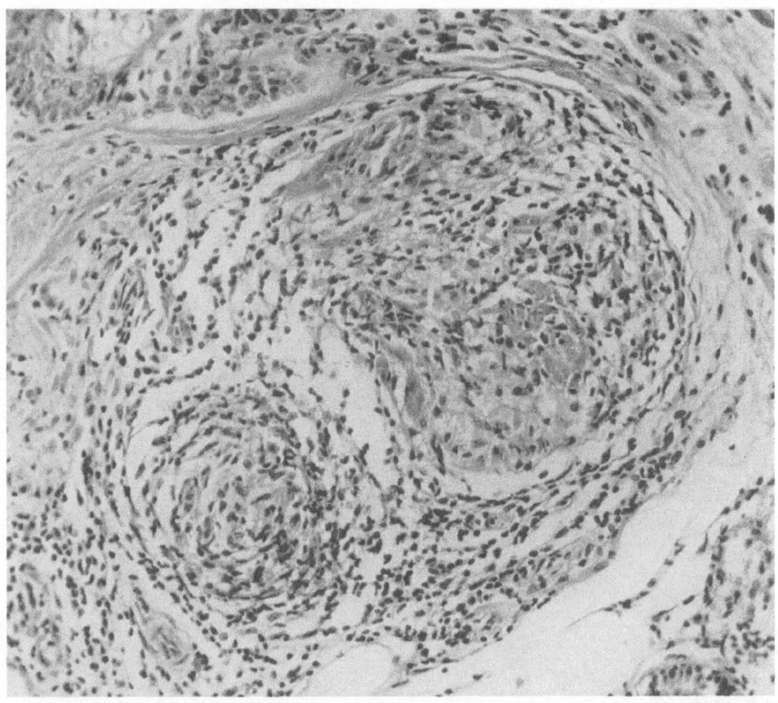

Abb. 45. Lepra. 10 Monate alte tuberkulide Leprareaktion. Schnitt aus Peripherie eines reaktiven Herdes. Die zentralen älteren Teile der Reaktion zeigen bereits das typische Bild der tuberkuliden Lepra; in der Peripherie finden sich die für die Reaktion kennzeichnenden, frischeren Veränderungen. Zu erkennen sind das starke Ödem und die dichten Rundzelleninfiltrate sowie die knötchenartig angeordneten Herde „schleimig-fibrinoider Degeneration“, zum Teil mit zentraler Nekrose. Herd bacillenfrei. [Aus BÜNGELER u. FERNANDÉZ: Virchows Arch. **305** (1940).]

Epitheloidzellenknötchen, wie es für die tuberkulide Lepra charakteristisch ist. Die morphologische Ähnlichkeit dieser Befunde mit einigen bekannten histologischen Bildern bei allergischen Reaktionen ist besonders hervorzuheben, wobei ganz entschieden großer Wert auf das Verschwinden der Bacillen aus den Herden zu legen ist.

Es bestehen ferner zwischen den morphologischen Veränderungen der tuberkuliden Leprareaktion und dem histologischen Befund der MITSUDA-Reaktion auffallende Ähnlichkeiten; die Injektion des bacillenhaltigen Leprolins ruft am Ort der Einspritzung innerhalb der ersten beiden Tage knötchenförmige fibrinoide Nekrosen, vorwiegend in der Nachbarschaft kleiner Blutgefäße hervor, welche von palisadenartig gestellten großen Histiocyten umgeben werden; diese sind epitheloidzellenähnlich und können auch reichliche Vacuolen enthalten, so daß ein Bild entsteht, das einer „prätuberkuliden“ Umwandlung ähnlich sieht

(BÜNGELER und FERNÁNDEZ). Nach 8 Tagen können auch LANGHANSsche Riesenzellen vorkommen, sowie große, uncharakteristische symplasmatische Elemente, welche eine Fettvacuole umschließen.

Im Gegensatz zur lepromatösen Form werden in der Regel bei der tuberkuliden Lepra keine parenchymatösen Lokalisationen festgestellt, außer in den Lymphknoten, wo BÜNGELER wohl als erster multiple, diffus eingestreute tuberkelartige Granulome mit zentraler Riesenzelle beschrieben hat. Zwischen den

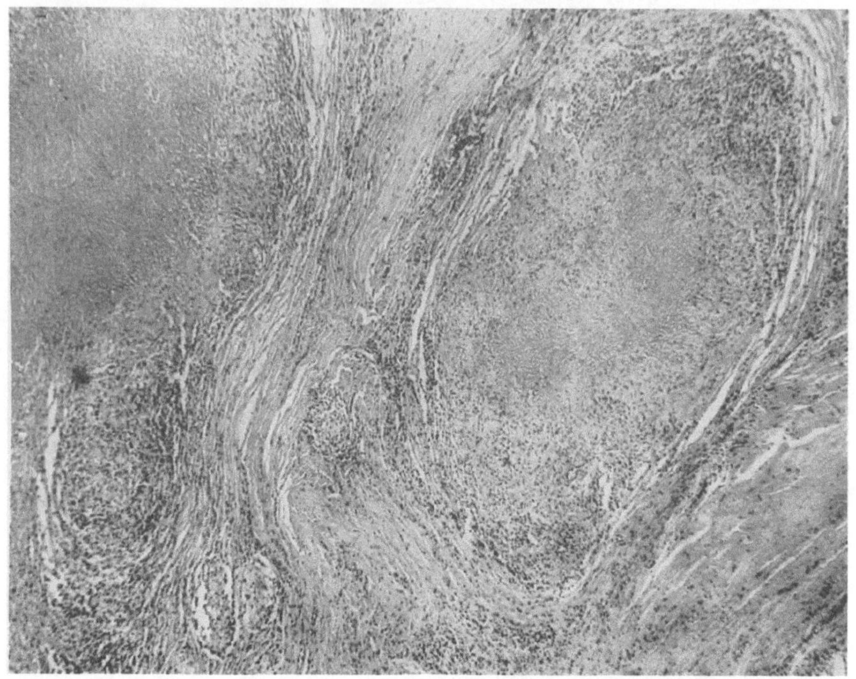

Abb. 46. Lepra. Tuberkulide Nervenlepra. Große epitheloidzellige Granulome mit zentraler Nekrose. [Aus BÜNGELER: Virchows Arch. **310** (1943).]

geblähten epitheloiden Zellen liegen, besonders an den Randbezirken der Granulome, reichlich eosinophile Leukocyten. In 6 Sektionsfällen fand sich keine Beteiligung der inneren Organe. Vor wenigen Jahren haben R. DE C. CAMPOS und MOLINA bei 5 Kranken in Leberbiopsien periportale und subcapsuläre tuberkuloide Granulome gefunden; jedes Knötchen bestand aus 8—10 Epitheloidzellen mit nur vereinzelten Riesenzellen. Diese Beobachtungen sind durch OKADA (1954) bestätigt worden.

Die eigenartige Affinität, welche die Leprabacillen für die peripheren Nerven zu besitzen scheinen, läßt sich bei der tuberkuliden Lepra besonders am Bild des sog. „Nervenabscesses" (ARNING 1899) nachweisen. Es handelt sich dabei im spindelig aufgetriebenen meist größeren Nervenstamm (Nervus ulnaris z. B.) um eine Ansammlung dicht liegender, zum Teil konfluierender Epitheloidzellknötchen, wobei eine Verkäsung sehr häufig auftritt. In derartigen Fällen ist eine histologische Differentialdiagnose des Granulombildes gegenüber einer Tuberkulose kaum durchführbar, dies um so weniger, als nur sehr spärliche Bacillen wenn überhaupt, nachzuweisen sind (Abb. 46).

Ein Übergang der tuberkuliden Lepra in die lepromatöse Form ist oft bestritten worden; allerdings wurden wiederholt solche Beobachtungen auch von Leprologen mitgeteilt, die früher die Umwandlung der einen in die andere Form für unmöglich hielten (SCHUJMANN 1939). WADE und RODRIGUEZ, VELASCO[1] sowie SCHUJMANN (1950) haben in letzter Zeit histologisch gesicherte Übergänge bekannt gegeben (vgl. auch DAVEY).

Das Leprom und das tuberkulide Granulom stellen zweifelsohne jedes für sich den morphologischen Ausdruck eines besonderen Verhaltens der Wirtsorganismen gegenüber dem Parasiten dar: das Leprom entsteht in der Haut und in den inneren Organen als unmittelbare Folge einer Durchseuchung des Organismus mit Leprabacillen. Der einfachste Abwehrmechanismus kommt hierbei zur Anwendung, nämlich die Aufnahme der Bacillen in reticulohistiocytären Elementen durch Phagocytose vor allem in den Geweben, die an sich vorzugsweise eine Speicherfunktion ausüben. Darüber hinaus sind die Bacillen fähig, sich hemmungslos auszubreiten, und es gibt wohl außer dem Zentralnervensystem, dem Muskelgewebe und der Niere kein Gewebe, keine Zelle, in der man die HANSENschen Bacillen nicht gefunden hätte. Diese Keime scheinen bei der lepromatösen Form des Aussatzes wirklich als Saprophyten ohne wesentliche Schädigung der Gewebe zu vegetieren[2]. Wie alle Untersucher immer wieder betonen, geht bei der lepromatösen Form eine fast reaktionslose Speicherung der Leprabacillen im reticulohistiocytären Zellsystem vor sich; dabei werden höchstwahrscheinlich keine Antikörper gebildet, was aus dem negativen Ausfall der MITSUDA-Reaktion geschlossen werden darf. Wie BÜNGELER es treffend ausdrückt, kann man sich vorstellen, daß dabei „die Erreger und die Körperzellen in einem gewissen Gleichgewicht miteinander leben". Kommt durch den Einbruch eines Leproms in die Gefäßbahn eine Überschwemmung des Organismus mit großen Bacillenmengen zustande, so wird dieses Gleichgewicht gestört, es entwickelt sich die oben angeführte lepromatöse Reaktion, welche als Überempfindlichkeitserscheinung betrachtet werden kann. Diese Deutung der Leprareaktion ist um so mehr berechtigt, als dabei unter Umständen Blutungen und Nekrosen auftreten können, die an ein SCHWARTZMANNsches Phänomen erinnern[3].

Die tuberkulide Lepra hingegen, deren Wesen wohl zuerst durch JADASSOHN (1898) und später durch LEWANDOWSKY[4] vermutet worden ist, ist das Ergebnis eines diametral entgegengesetzten Phänomens, nämlich des Untergangs der Bacillen: dort, wo sie zugrunde gehen, entwickeln sich tuberkuloide Granulome, was unter anderem aus dem Befund vom allmählichen körnigen Bacillenschwund bis zur vollständigen Bacillenfreiheit hervorgehen dürfte. Da bei dieser Form die MITSUDA-Reaktion in der großen Mehrzahl der Fälle positiv ausfällt, geht man wohl nicht fehl mit der Annahme, daß die Bacillen unter der Einwirkung von spezifischen Antikörpern zerstört werden, und man kann daher die tuberkulide Lepra als die Ausdrucksform eines Organismus mit hoher Immunität ansprechen, dies vielleicht um so mehr, als das histologische Bild der MITSUDA-Reaktion selbst durchaus ähnlich ist. Die sorgfältigen Untersuchungen BÜNGELERS und seiner Schüler über die Histopathologie dieser Reaktion sprechen ganz und gar in diesem Sinne. Die tuberkulide Reaktion, welche höchstwahrscheinlich wie die lepromatöse Reaktion auf eine hämatogene Streuung von Bacillen zurückzuführen ist [FERNÁNDEZ (1940) konnte in einem Fall während der Reaktion

[1] WADE und RODRIGUEZ 1940, VELASCO 1941, DAVEY 1948. [2] HERXHEIMER 1923.
[3] ERMAKOVA 1940. [4] LEWANDOWSKY, Zusammenfassung 1925.

Leprabacillen im Blute nachweisen], würde als eine Reaktivierungserscheinung aufzufassen sein; es kommt dabei eine sekundäre Lokalisation der Keime in den cutanen Herden zustande, wo sie alsbald unter dem Bild einer allergischen Reaktion zerstört werden; in den inneren Organen haften sie wahrscheinlich nicht oder nur in geringem Maße[1].

Es ist diese Interpretation des morphologischen Geschehens bei der Lepra als eine brauchbare Hypothese aufzufassen, solange keine genauen Kenntnisse über die immunbiologischen Verhältnisse vorliegen. In dieser Beziehung scheinen sich doch einige neue Wege abzuzeichnen; die Untersuchungen von HANKS[2] über das Verhalten der Leprabacillen in Gewebskulturen sind dabei von großem Interesse, weil sich hier eine Parallelität mit dem Verhalten anderer Bakterien unter besonderen Bedingungen aufdecken läßt. Aus älteren Untersuchungen von ROUS und JONES geht hervor, daß Bakterien, welche in Makrophagen phagocytiert worden sind, dem Einfluß von bactericiden Stoffen widerstehen können. Dies ist für Typhusbacillen (Eberthella typhosa) und für Brucella bekannt; für letztere weiß man, daß sie innerhalb des Cytoplasmas von Phagocyten (bei der Maus) nicht nur gegen Streptomycin sondern auch gegen die bactericide Wirkung eines Antiserums geschützt ist[3]. Etwa ähnliche Verhältnisse liegen für Tuberkelbacillen vor[4]; darüber hinaus wird hier die interessante Beobachtung gemacht, daß Makrophagen von immunisierten Tieren die Bacillenvermehrung auch in der Gewebskultur vollständig hemmen. Die Tatsache, daß in einer Kultur menschlicher Fibroblasten aus tuberkulider Lepra hinzugesetzte HANSENsche Bacillen sehr rasch zugrunde gehen, während die Fibroblasten aus Lepromen keine Bacillenzerstörung bewirken, beleuchtet noch einmal die Unterschiede der beiden Formen der Krankheit; sie läßt allerdings auch verstehen, wie kompliziert die Verhältnisse sind.

Eine weitere Reihe von Tatsachen verdient hier erwähnt zu werden: untersucht man histologisch die Papel einer bei Leprakranken durchgeführten Tuberkulinreaktion (mit Alttuberkulin oder PPD), wie es SAGHER und Mitarbeiter (1952) getan haben, so beobachtet man zwischen 2 und 28 Tagen die Entwicklung von Zellnestern und Granulomen, die aus großen vacuolisierten Zellen aufgebaut sind; sie bilden perivasculäre Infiltrate und gleichen der lepromatösen Umwandlung eines uncharakteristischen Infiltrates. Bacillen sind ausgesprochen selten darin zu finden (ein positiver Befund, säurefeste Körnchen in 3 Beobachtungen unter 14 Fällen). Diese Befunde deuten darauf hin, daß bei der Lepra derart tiefgreifende, offenbar spezifische Veränderungen der Haut auch an solchen Stellen entstehen, die von der Krankheit nicht betroffen worden sind, daß ein Allergen wie das Tuberkulin das histopathologische Bild der Lepra entstehen läßt. Daß hier eine bemerkenswerte Eigentümlichkeit der „Lepra-Haut“ tatsächlich in Betracht zu ziehen ist, scheinen die weiteren Untersuchungen von SAGHER und Mitarbeitern (1953/54) zu beweisen, nach welchen ähnliche histologische, lepromatöse Bilder durch die intracutane Injektion von Milch, Pepton, Leishmaniavaccine[5] oder BCG[6] hervorgerufen werden. Diese umgewandelte Reaktionsfähigkeit der Haut bei Lepra stellt ein Phänomen dar, das bis zu einem gewissen Grad mit Beobachtungen beim Morbus BESNIER-BOECK-SCHAUMANN übereinstimmt. SAGHER nennt es „isopathisches Phänomen“. Nach Injektion lebender säurefester Bakterien wie BCG ist es besonders interessant, da unter diesen Umständen keine Epitheloidzellknötchen, wie gewöhnlich, sondern Leprazellen

[1] R. DE C. CAMPOS und MOLINA 1950. BÜNGELER und FERNÁNDEZ 1940. [2] HANKS 1947.
[3] SCHAFFER, KUCERA und SPINK 1953. [4] E. SUTER 1952/53.
[5] LIBAN, ZUCKERMAN und SAGHER 1955. [6] SAGHER LIBAN, und KOCSARD 1954.

gebildet werden. Bemerkenswert ist ferner die Beobachtung, daß nach intensiver (und effektiver) Chemotherapie das „isopathische Phänomen" nicht mehr auftritt (vgl. auch CONVIT und Mitarbeiter 1952).

IV. Das Granulom der Tularämie.

Die Infektion des Menschen mit *Pasteurella tularensis* ruft sowohl im Bereich der ersten Haftstelle (Primärkomplex) als auch der lymphogen oder hämatogen entstandenen Streuherde recht charakteristische Veränderungen, zum Teil mit Granulombildung hervor. Gut untersucht ist der cutane Primärinfekt[1], der als ulcerierte Papel, als banale Schrunde, als chronische ulcerierte Pyodermie, als verruköse Hautveränderung usw. in Erscheinung tritt, wenn er überhaupt beobachtet wird. Bereits an der primären Haftstelle entwickelt sich nach 3 Tagen ein Granulom, das in der Cutis und in den regionären Lymphknoten die gleiche typische Zusammensetzung aufweist; auch die hämatogen entstandenen Knötchen sind durchaus ähnlich aufgebaut. Wie die Untersuchung der inneren Organe nach frischer hämatogener Ausbreitung erkennen läßt, ruft der Infektionserreger zunächst eine rasche Vermehrung und eine herdförmige Ansammlung monocytoider Zellen hervor; in der Leber vermehren sich z. B. die KUPFFERschen Sternzellen und es entstehen dabei Bilder, welche den jungen, sog. Typhusknötchen nicht unähnlich sein können (vgl. S. 418). Schon frühzeitig zerfällt das Zentrum eines Zellknötchens nekrotisch, es wird von polymorphkernigen Leukocyten in wechselnder Menge durchsetzt. Diese unspezifischen initialen Reaktionen werden nach 2—4 Wochen durch eine Granulombildung abgelöst, welche in ihrer Zusammensetzung einige eigentümliche Merkmale erkennen läßt. Die meisten Beschreibungen[2] heben hervor, daß im Granulom drei voneinander meist scharf getrennte Zonen unterschieden werden können: zentrale Nekrose, Epitheloidzellzone, unspezifischer gefäßreicher Granulationsgewebsmantel (Abb. 47). Die tularämische Nekrose wird im Vergleich zur tuberkulösen Nekrose als inhomogen, ungleichförmig bezeichnet; sie kann polymorphkernige Leukocyten (RANDERATH[2] erwähnt den positiven Ausfall der Oxydasereaktion) neben monocytoiden Zellen und Lymphocyten enthalten, deren Kerne teils noch deutlich zu erkennen, teils als Chromatinbröckel zersplittert sind. Wie HELLWIG sowie KIMMELSTIEL und CALDWELL[2] zuerst gezeigt haben, können in der Nekrosezone Schatten von prall mit Blut gefüllten Gefäßen (vor allem Capillaren) nachgewiesen werden; RANDERATH nimmt an, daß sie die Quelle der häufig innerhalb der Nekrosen zu beobachtenden kleinen Blutungen darstellen. Eine weitere, bemerkenswerte Erscheinung ist am Rand der Nekrose festzustellen, nämlich eine wabige, bläschenartige Schicht, wo die nekrotische Masse wie vacuolisiert aussieht. Allem Anschein nach handelt es sich dabei um den morphologischen Ausdruck einer fixationsbedingten Gerinnung der Nekrose, aber es scheint in diesem Kunstprodukt doch ein wichtiges differentialdiagnostisches Merkmal zu liegen; auch ist auf die Anwesenheit einzelner Erythrocyten in dieser Zone aufmerksam gemacht worden[3]. Die Uneinheitlichkeit der Nekrose wird auf den Zerfall eines inhomogenen Materials zurückgeführt. Wieso sie offenbar frühzeitig entsteht, ist unbekannt. FORBUS[4] meint, daß hierbei humorale Phänomene mitspielen dürften; die Tatsache allerdings, daß der histologische

[1] SCHUERMANN und REICH 1950 (Literatur). Weitere ausführliche Literaturangaben finden sich bei LILLIE und FRANCIS 1936, SCHULTEN 1944 und 1952.

[2] FRANCIS und CALLENDER 1927, GOODPASTURE und HOUSE 1928, GUNDRY und WARNER 1934, HELLWIG 1930, CHIARI 1937, KIMMELSTIEL und CALDWELL 1939, RANDERATH 1944, SCHUERMANN und REICH 1950, STARCK 1952.

[3] REICH 1950. [4] FORBUS 1943.

Erregernachweis, wenn er überhaupt gelingt, stets innerhalb kleiner Nekrosen geführt wird, könnte dafür sprechen. daß eine unmittelbare toxische Wirkung von der *Pasteurella tularensis* selbst ausgeübt wird, genau wie es für die *Pasteurella pestis* angenommen werden kann. Es ist darauf hinzuweisen, daß der menschliche Organismus in der Regel der tularämischen Infektion gegenüber weitgehend größere Abwehrkräfte entgegenstellen kann als die Nagetiere. Die Abwehrmechanismen erfolgen auch wesentlich rascher, was aus dem bereits in

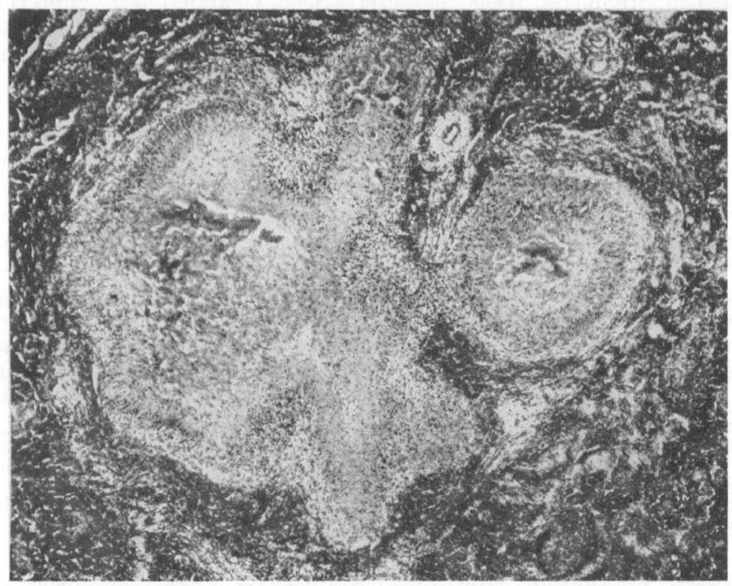

Abb. 47. Tularämie. Lymphknoten. Charakteristische Granulome mit zentraler Nekrose, wabiger perinekrotischer Zone und Epitheloidzellwall. Deutliche Palisadenstellung dieser Zellen. (Bild von W. Doerr, Berlin, überlassen.)

der 2. Woche nach dem Infekt ansteigenden Antikörpertiter hervorgehen dürfte. Wenn beim Menschen schwere sepsisartige Fälle vorkommen, bleibt in der Regel der Titer relativ niedrig[1]. Daher könnte man folgern, daß die Nekrosen im wesentlichen als ein Ergebnis der sich lokal abspielenden Abwehrreaktionen gedeutet werden können, und dadurch würde der nur seltene bakterioskopische Nachweis der Erreger in den Geweben seine Erklärung finden.

In gewissen Geweben tritt die Nekrose viel stärker als in anderen in Erscheinung, wie z. B. in der Lunge[2], wo eine nekrotisierende Pneumonie das Bild beherrschen kann. Das Lungengerüst kann andeutungsweise erhalten sein oder auch vollständig zerstört werden; auch hier können Blutungen auftreten. Im Knochenmark sind derartige fast rein nekrotische Herde mit nur schmalem palisadenartigen Zellwall ebenfalls beschrieben worden (Starck), wobei offenbar ein Darniederliegen der sonst dem Menschen eigenen erheblichen Abwehrkräfte gegenüber dem Infekt angenommen werden muß (Bansi). Die Erkrankung zeigt einen akuten ja foudroyanten septischen Verlauf, wie er in Amerika auffallend häufiger beobachtet worden ist, genau wie er sich in der Natur bei den Epidemien unter den Nagetieren offenbart und im Tierexperiment reproduzierbar ist.

Die „schmierig-eitrige" Nekrose wurde von Nordmann und Doerr[3] mit der bei Rotz oder bei Pseudotuberkulose vorkommenden Nekrose verglichen.

---

[1] Bansi 1947. [2] Nordmann und Doerr 1944, Starck 1952.
[3] Nordmann und Doerr 1944.

Im Bereich der Lymphknotennekrosen, die, wie RANDERATH hervorhebt, runde oder langgestreckte, ja girlandenförmige Herde darstellen können, wird gelegentlich eine homogene Flüssigkeit gefunden, die den Eindruck von gestauter Lymphe macht; diese Deutung erscheint um so mehr berechtigt, als dieser Befund nur in Lymphknoten und nicht in der Haut nachgewiesen wurde. Sonst sind die Hautherde bei cutanem Primäraffekt z. B. durchaus ähnlich zusammengesetzt; der nekrotische Zerfall läßt die makroskopisch-klinischen Erscheinungen,

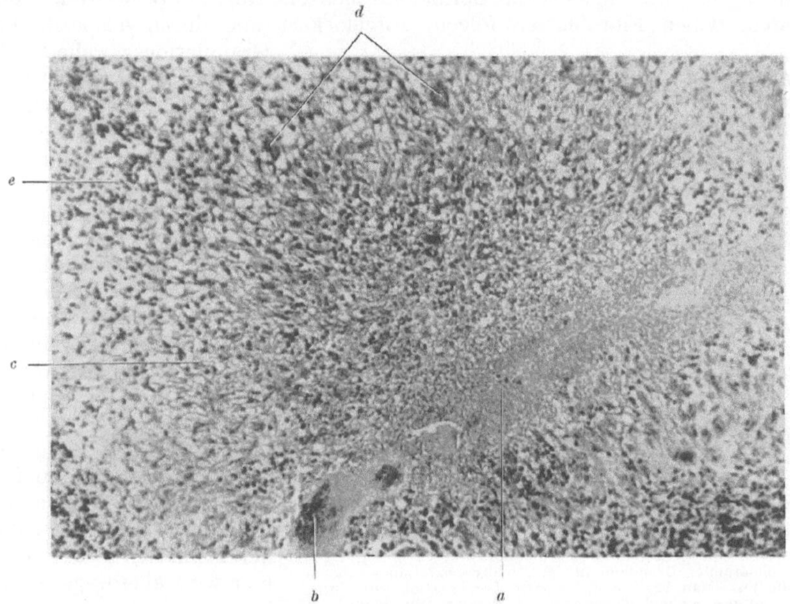

Abb. 48. Tularämie. Lymphknoten. Tularämisches Granulom mit zentraler Nekrose (*a*), Pseudoriesenzelle (*b*), palisadenartig angeordneten epitheloiden Zellen (*c*) mit multiplen LANGHANSschen Riesenzellen (*d*) und lymphocytären Zellinfiltraten in der Epitheloidzellzone (*e*). (Vergr. 150mal) [Aus E. RANDERATH: Virchows Arch **312** (1944).]

wie pustulös-nekrotische Papel, mehr oder minder scharf abgesetztes, u. U. ausgestanztes Ulcus u. dgl.[1] verstehen.

Die zweite Zone im Granulom besteht aus einem Epitheloidzellensaum, der auffallend breit ist und im histologischen Schnitt als hellgefärbt auffällt. An den epitheloiden Zellen ist keine besondere charakteristische Eigenschaft zu verzeichnen, sie verhalten sich wie die ähnlichen Elemente eines Tuberkels (über histochemische Merkmale ist in der zugänglichen Literatur nichts zu finden). Wie die meisten Untersucher, erwähnt RANDERATH eine deutliche palisadenartige Anordnung bei scharfer Abgrenzung zur Nekrose, wobei in vielen Herden diese innere, der Nekrose anliegende Grenze fast parallel zur äußeren Begrenzung verläuft, eine doch sehr typische Charakteristik.

In der Epitheloidzellenzone werden LANGHANSsche Riesenzellen selten vermißt; sie sind teils spärlich, teils auffallend reichlich, dies vor allem in älteren Granulomen, bei denen vom Rande aus eine Vernarbung fortschreitet.

Der äußere Rand des Granuloms (3. Schicht) wird durch ein capillarreiches Granulationsgewebe aufgebaut, welches oft derart hyperämisch sein

[1] SCHUERMANN und REICH 1950.

kann, daß man makroskopisch diese Zone als scharf begrenzten, dunkelroten Saum erkennen kann[1]; dieser Befund dürfte für die makroskopische Diagnostik von Bedeutung sein. Histologisch fällt auf, daß die Blutcapillaren dieser Zone eine ausgesprochene radiär zum Herdzentrum gerichtete Anordnung aufweisen. Zwischen den Gefäßen liegen die üblichen Elemente eines unspezifischen Granulationsgewebes. Von dieser gefäßreichen Randzone aus wird das Granulom im späteren Verlauf umgebaut: nach RANDERATHS Befunden an Lymphknoten wird zunächst die Epitheloidzellenzone durch einwuchernde Blutcapillaren, denen Fibroblasten folgen, aufgelockert und durch unspezifisches Granulationsgewebe allmählich derart durchwachsen, daß die Epitheloidzellen kaum noch hervortreten. Die LANGHANSschen Riesenzellen widerstehen länger (sie sind $2^1/_2$ Monate nach der Infektion immer noch zu sehen), eine interessante parallele Erscheinung zu den Befunden bei vernarbenden Tuberkeln. Die bindegewebige Umwandlung der Epitheloidzellzone kann vollständig sein, so daß der ganze Herd narbig umgewandelt wird. Das ist unter anderem auch im Gebiet cutaner Primärherde der Fall; hier wird allerdings in der Umgebung des durch die soeben geschilderten Merkmale charakterisierten Herdes eine andere Granulomart beschrieben[2], welche nach 8 bzw. 12 Wochen keine regressiven Veränderungen erkennen läßt: es handelt sich um in der Cutis gelegene, äußerst scharf begrenzte epitheloidzellige gefäßhaltige Granulome mit spärlichen Riesenzellen und nur geringfügiger peripherer Rundzelleninfiltration. Die Bilder erinnern an die Granulome des Morbus BESNIER-BOECK-SCHAUMANN (Abb. 49).

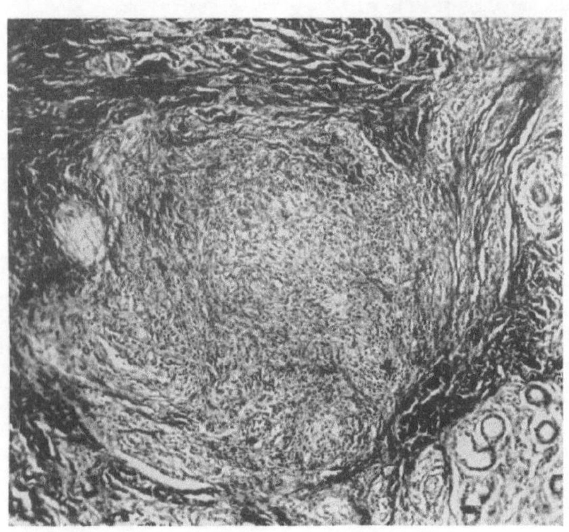

Abb. 49. Tularämie. Granulom in der Nachbarschaft eines cutanen Primäraffektes. Man beachte die scharfe Demarkation zur Cutis. [Aus SCHUERMANN und REICH: Arch. f. Dermat. **190** (1950).]

Neben diesen als charakteristisch, ja spezifisch zu bezeichnenden Befunden kommen entzündliche Veränderungen im umgebenden Gewebe, sowohl in der Haut, im Lymphknoten als auch in den inneren Organen hinzu, die als perifokale Entzündungserscheinungen gewertet werden; ihre Ausdehnung wechselt von Fall zu Fall. Charakteristisch erscheinen dabei die Gefäßveränderungen: neben einer proliferierenden Phlebitis obliterans, die sich offenbar aus zunächst umschriebenen polsterartigen Intimagranulomen heraus entwickelt, bestehen peri- und besonders endarteriitische Prozesse. Letztere sind ebenfalls polsterförmig (auch in der Haut beschrieben[2]) und führen zur Obliteration (Abb. 50). Diese Befunde sind im perinodalen Fettgewebe anzutreffen und werden von allen Untersuchern erwähnt; sie stellen ein wesentliches differentialdiagnostisches Merkmal zwischen Tularämie und Tuberkulose dar[3].

[1] STARCK 1952. [2] SCHUERMANN und REICH 1950.
[3] CHIARI 1937, RANDERATH 1944.

Frühe Entwicklungsstadien des Granuloms sind beim Menschen nicht bekannt. Aus dem Befund eines mehr oder minder deutlichen Makrophagenwalls in der Umgebung kleinster Nekrosen, in der Lymphknotenkapsel z. B., könnte man sich vorstellen, daß die Tularämieerreger genau wie beim Tier zunächst durch sich rasch vermehrende, monocytoide Zellen phagocytiert werden; die daraus entstehenden Zellknötchen würden die Anfangsstadien der Granulome darstellen, wie man es bei den Brucellosen (vgl. S. 410) feststellen kann. Dank der dem menschlichen Organismus eigenen, allerdings relativen natürlichen Resistenz erfolgt die Granulombildung in einem ungewöhnlich raschen Tempo. Diese Tatsache geht parallel mit experimentellen Ergebnissen, welche an einer ebenfalls relativ resistenten Tierart, an der weißen Ratte, gezeigt haben, daß die Erreger

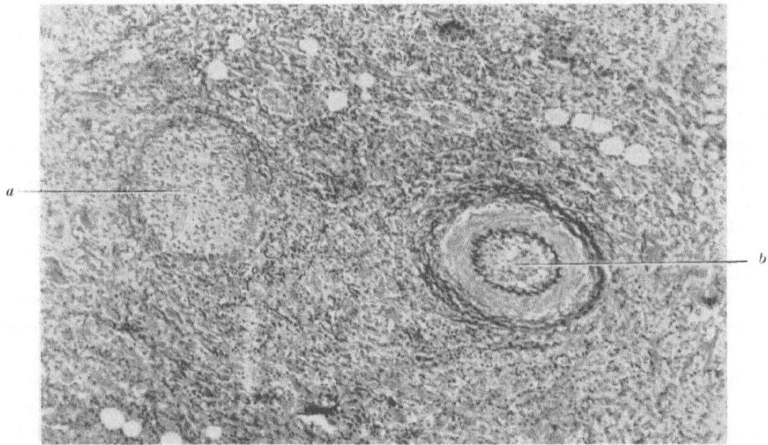

Abb. 50. Tularämie. Periglanduläres Fettgewebe mit diffuser Entzündung, Endophlebitis obliterans (*a*), Endarteriitis und Periarteriitis (*b*). (Vergr. 80mal.) [Aus E. RANDERATH: Virchows Arch. **312** (1944).]

verhältnismäßig rasch aus den Herden verschwinden (Reihenfolge nach cutaner Infektion: Blut, Haut, Leber, Lymphknoten, Milz) und daß Antikörper außerordentlich frühzeitig auftreten: der Agglutinintiter steigt bei der Ratte vom 2.—3. Tag zum 13. Tag stark an[1]. Beim Menschen wird auf den positiven Ausfall des Hauttests bereits am 5. Tag aufmerksam gemacht, und man kann deshalb annehmen, daß die Verhältnisse wohl von denjenigen bei der weißen Ratte nicht stark abweichen dürften.

Eine weitere Frage ist noch, wie die *Pasteurella tularensis* die menschlichen Gewebe schädigt; diese Frage ist kaum untersucht worden. Von der bekannten Tatsache ausgehend, daß bei langdauernden und rezidivierenden fieberhaften Infekten eine Zunahme der Aminoacidämie beobachtet wird, haben WOODWARD, SBARRA und HOLTMAN (1954) die Verhältnisse bei experimenteller Tularämie untersucht. Sie fanden eine deutliche Abnahme von 12 Aminosäuren während der Acme der Infektion. Die Werte kehren bei der Rekonvaleszenz nach Infektion mit virulenten Stämmen innerhalb von 24 Tagen zur Norm zurück. Die Tatsache, daß Cystin, ein unentbehrlicher Stoff zur Züchtung von *Pasteurella tularensis*, während der Infektion aus dem Blute verschwindet, würde dafür sprechen, daß der Erreger die freien Aminosäuren im Blute selbst verwenden kann. Ob allerdings zwischen dem Aminosäureverbrauch und den alterativen Veränderungen in den Geweben ein Verhältnis besteht, ist vorläufig unbekannt.

[1] DOWNS, BUCHELE und PATTY EDGAR 1949, BUCHELE und DOWNS 1949.

V. Das Granulom der Brucellosen.

Die histopathologischen Manifestationen sind bei den Brucellosen ziemlich einheitlich, ohne daß es möglich wäre, Unterschiede zwischen den Gewebsveränderungen durchzuführen, je nachdem, ob sie durch *Brucella capro-ovina* (Br. Melitensis s. Bruce), *Brucella bovina* (Br. abortus s. Bang) oder *Brucella porcina* (Br. suis s. Traum) erzeugt werden. Auch im Tierversuch sind, von Kleinigkeiten je nach der verwendeten Tierart abgesehen, die angetroffenen Veränderungen einheitlich; auf die geringfügigen Unterschiede wird im Laufe der Darstellung kurz einzugehen sein. Da beim Menschen die Todesfälle im akuten Stadium einer Brucellose selten sind, ist man über die allerersten Gewebsveränderungen so gut wie nicht orientiert. Wenn die Krankheit einige Wochen gedauert hat, lassen sich bereits die proliferativ-granulomatösen Herde nachweisen, die als so charakteristisch gelten, daß sie von einigen Autoren sogar als „Brucellome" bezeichnet worden sind[1]. Wie aus allen einschlägigen Beobachtungen von relativ frischen Fällen (3—5 Wochen) hervorgeht, handelt es sich um großzellige Knötchen, die zunächst an Miliartuberkel erinnern können.

Sie finden sich vor allem in Milz, Leber und Knochenmark, also in Organen, die Askanazy als „primäre Blutfilter" bezeichnet hat, wo bei einer Bakteriämie die Erreger am ehesten aufgefangen, phagocytiert und unter Umständen abgebaut werden. Dieser Tatsache entspricht die konstante Milzschwellung bei den Brucellosen. Darüber hinaus muß man annehmen, daß im Abwehrprozeß auch die Lymphknoten eine nicht zu unterschätzende Rolle spielen; sie sind stets vergrößert und enthalten nicht selten die charakteristischen Granulome (vgl. S. 413).

Über die Entwicklung dieser Granulome geben einige Beobachtungen von Brucellose Auskunft, bei welchen nach einer charakteristischen ondulierenden Fieberperiode über mehrere Monate ein septischer Zustand von kurzer Dauer zum Tode führte[2]: es finden sich in der Milz z. B. kleinste unscharf begrenzte Nekrosen, die von wenigen neutrophilen Leukocyten umgeben werden. Im zerfallenen Zentrum liegen Chromatinschollen und reichliche Erythrocyten; Fibrin fehlt. Andere Nekrosen sind vorwiegend von Lymphocyten und Plasmazellen umgeben, neben welchen einige epitheloide Zellformen auftreten: Zellen mit unscharf begrenztem, leicht eosinophilem Cytoplasma, chromatinarmem, leicht elongiertem Kern, die offenbar immer reichlicher um die Nekrose herum vorkommen. Die „klassischen" Brucellaknötchen bestehen nur aus solchen hellen Zellformen; entweder liegt keine besondere Anordnung der Zellen neben Lymphocyten und eosinophilen Leukocyten vor, oder, was häufiger zu sein scheint, es sind die epitheloiden Zellen ausgesprochen radiär, strahlenkranzartig angeordnet. Sie stellen ein „flächenhaft ausgebreitetes Protoplasmasyncytium, in das die einzelnen Kerne eingelagert erscheinen", dar[3]. Diese Knötchen sind zum Teil gefäßhaltig, sie lassen ein deutliches, relativ zartfaseriges, argyrophiles Gerüst nachweisen. In der Knötchenumgebung ist hingegen das Gitterfasergerüst (in der Milz z. B.) deutlich vermehrt, zum Teil kollagenisiert und enthält reichlich Plasmazellen. Derartige Granulome finden sich bekanntlich in Venenwänden, besonders subintimal; sie werden sowohl in den Ästen der Milzvene als in Pfortaderästen beschrieben (gute Abbildungen bei Löffler und v. Albertini). Diese knötchenförmige Endophlebitis gleicht den subintimalen Typhusknötchen derart, daß eine Differentialdiagnose unmöglich erscheint. Neben den rein zelligen Knötchen, wie sie Löffler und v. Albertini als erste beim Menschen beschrieben haben, sind noch andere Granulome bekannt, bei denen eine ausgesprochen starke zentrale Nekrose auftritt; sie stellt manchmal eine fibrinoide Nekrose dar, zum

[1] Löffler und Moroni 1952 (ausführl. Lit.). [2] Nicod 1935.
[3] Löffler und v. Albertini 1930, v. Albertini und Lieberherr 1937

Teil ist sie feinkörnig, ausgesprochen inhomogen, mit relativ reichlichen Chromatinbröckeln und kann unter Umständen nur von wenigen, verquollenen epitheloiden Zellen unscharf begrenzt sein. Es ist dabei nicht zu bestimmen, ob hier ein sekundärer, nekrotischer Prozeß eventuell ein vorbestandenes Zellknötchen getroffen hat, oder ob es sich um eine „primäre Nekrose“ handelt. Wie eine isoliert gebliebene Beobachtung von v. ALBERTINI und LIEBERHERR[1] zeigt, können solche Nekrosen auch sehr umfangreich sein; sie werden als Koagulationsnekrosen mit

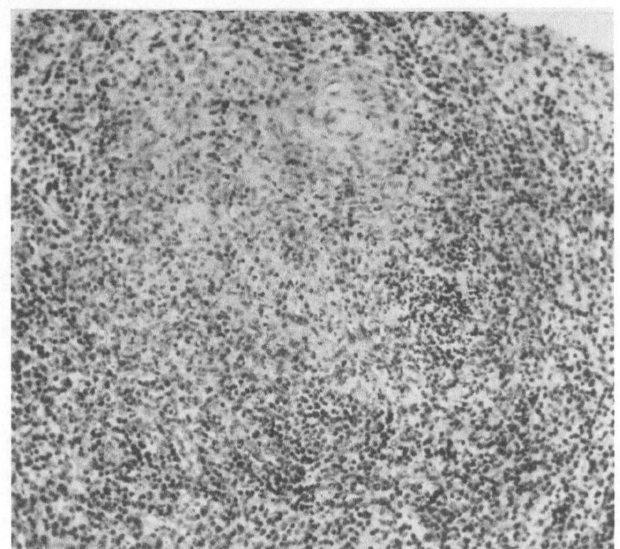

Abb. 51. Brucellose (Milz). „Bang-Granulom“ in Entwicklung in der Milz: rechts vom Zentrum kleiner Herd mit zerfallenden Leukocyten; links davon entwickelt sich ein undeutlich demarkiertes, fast epitheloidzellartiges Infiltrat. (Vergr. 130mal.) (Präparat von A. v. ALBERTINI, Zürich.)

vorangegangenem exsudativem Stadium betrachtet (über eine ähnliche Beobachtung bei Br. Melitensisinfektion hat CORTESE[2] berichtet). Innerhalb der Zellknötchen (in Lymphknoten zum Teil auch außerhalb davon) werden von den meisten Untersuchern Riesenzellen erwähnt. Sie finden sich meist nicht in allen Granulomen (etwa in jedem zehnten in der Beobachtung von WEGENER[3]), und nehmen oft die Form LANGHANSscher Riesenzellen an; allerdings sind oft auch andere Riesenzellentypen gefunden worden: STERNBERG-REED-Typ mit einem einzigen hyperchromatischen, bizarr gewundenen Kern, oder Epulis-Riesenzelltyp. Darauf hat besonders AJELLO hingewiesen[4], der von „cellule giganti brucellari“ spricht; für ihn ist der Polymorphismus dieser Elemente charakteristisch.

Die Tatsache, daß in vielen Fällen chronischer Brucellose mit starker Lymphknotenbeteiligung reichlich Riesenzellen zusammen mit eosinophilen Leukocyten vorkommen, oft ohne daß ausgesprochene knötchenförmige Granulome gebildet werden, hat den Vergleich mit den histologischen Veränderungen des malignen Lymphogranuloms (HODGKIN-PALTAUF-STERNBERG) veranlaßt, dies um so mehr, als bei einer gewissen Anzahl von einwandfreien Lymphogranulomfällen Brucella bovina gezüchtet worden ist[5].

Die Riesenzellen liegen sowohl im Granulom als auch außerhalb davon; so kann man in Lymphknoten, neben einer diffusen und knötchenförmigen Wucherung

[1] LÖFFLER und v. ALBERTINI 1930, v. ALBERTINI und LIEBERHERR 1937.
[2] CORTESE 1935. [3] WEGENER 1935.
[4] AJELLO 1950, 1951; vgl. auch W. MÜLLER 1952. [5] FORBUS 1942, 1943.

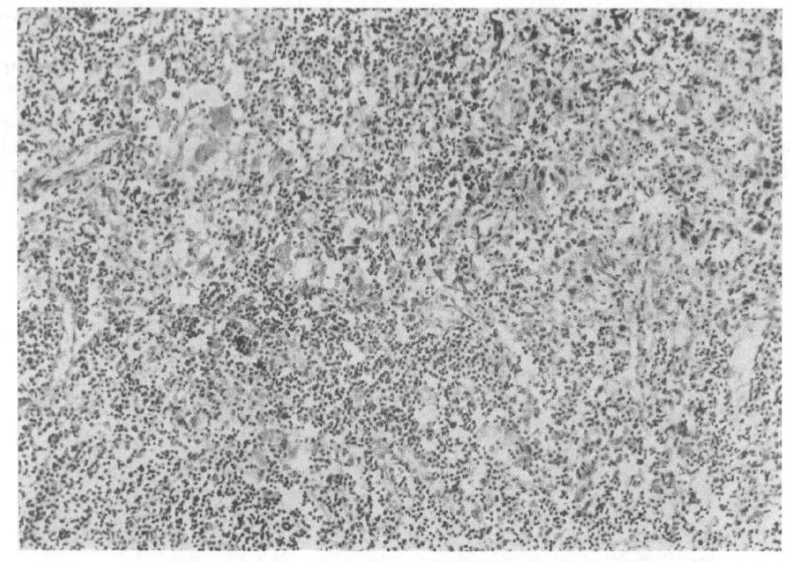

a

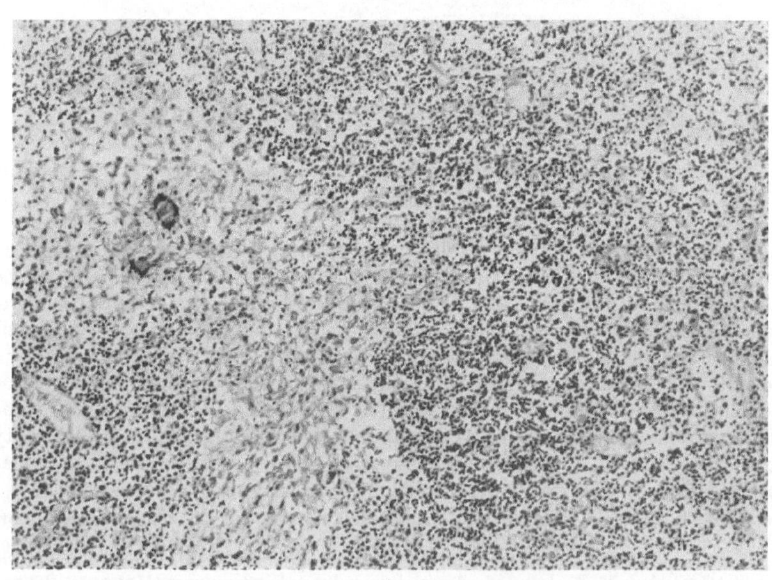

b

Abb. 52a u. b. Brucellose (Lymphknoten). a Diffuse proliferative Reaktion der Reticulumzellen, teilweise mit Andeutung von Zellgruppen und Riesenzellbildung. (Vergr. 130mal.) b Umschriebene Retothelwucherung mit Granulombildung. Zwei Riesenzellen. Man beachte den ausgesprochen lockeren Bau des Granuloms. (Vergr. 100mal.) (Beide Bilder aus U. STEIGER: Inaug.-Diss. Basel, 1955.)

der Reticulumzellen auch isolierte Riesenzellen antreffen, welche keinerlei Beziehungen zu den knötchenartig angeordneten Granulomen erkennen lassen

(Abb. 52)[1]. Sie enthalten nicht selten Kalkschollen, welche den Phyllolithen der tuberkulösen Riesenzellen ähneln; allerdings sind, nach meiner Erfahrung wenigstens, kristalloide Einschlüsse seltener. Auf die Beteiligung eosinophiler Leukocyten, wie sie von WOHLWILL besonders hervorgehoben worden ist, wurde später verschiedentlich aufmerksam gemacht[2], diese Zellen treten allerdings nicht immer auf; sie sind nicht als obligate Bestandteile der Brucellagranulome anzusehen; im Material von Leberpunktaten, das sehr genau und unter optimalen

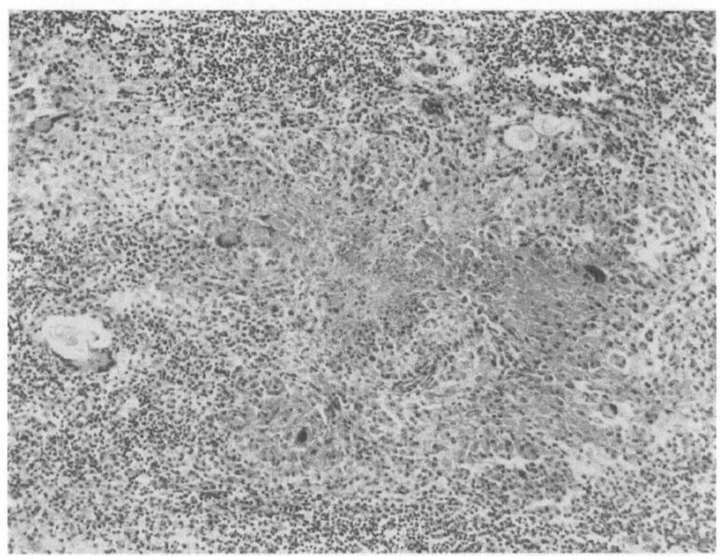

Abb. 53. Brucellose. Chronische Infektion mit Brucella abortus Bang. Aus einzelnen tuberkuloiden Herden zusammengesetztes Granulom, mit zentraler Nekrose in Lymphknoten. Reichliche Riesenzellen (zum Teil LANGHANSscher Typus); in einzelnen derselben geschichtete, verkalkte Einschlüsse (SCHAUMANN-Körper). (Vergr. 110mal.)

Bedingungen untersucht werden konnte, sind eosinophile Leukocyten nicht erwähnt. Hingegen erwähnen SPINK und Mitarbeiter[3] eine, wie mir scheint, wichtige, bisher wenig beachtete Tatsache: die Brucellosegranulome werden nicht allzu selten als größere läppchenförmige Herde angetroffen, die wie aus zusammengeflossenen kleineren Einzelelementen aufgebaut aussehen; wir haben auch in Lymphknoten ähnliche Beobachtungen machen können (Abb. 53). In Lymphknoten und Milz sind auch diffuse Reticulumzellwucherungen gesehen worden, die an das Bild der Retikulose erinnern lassen[4]; dabei kann eine Lösung der Zellen aus dem Verband mit Abrundung stattfinden, wobei große Zellformen vorliegen, die eine auffallende Ähnlichkeit mit Typhuszellen haben können[5]; auch sie phagocytieren lebhaft (NICOD[6] hebt eine starke Erythrocytophagocytose in der Milz hervor). Andererseits aber können offenbar diese diffusen reaktiv hyperplastischen Wucherungen sozusagen den Mutterboden für die Granulome darstellen, indem sich die Reticulumzellen in mehr oder weniger großen Anhäufungen zusammenlagern. Im Lymphknotengewebe ist der netzige, syncytiale Aufbau dieser Herde stets sehr deutlich (Abb. 52b).

[1] STEIGER 1955. [2] WOHLWILL 1932, AJELLO 1939.
[3] SPINK, HOFBAUER, WALKER und GREEN 1949.
[4] v. ALBERTINI und LIEBERHERR 1937, HASLHOFER 1933, RÖSSLE 1933.
[5] Gute Bilder bei v. ALBERTINI und LIEBERHERR (z. B. Fig. 7 und 8). [6] NICOD 1935.

Erreger sind bisher in keiner der besprochenen Granulomformen sichtbar gemacht worden, auch nicht dort, wo das Granulom eine unverkennbar epitheloidzellige Beschaffenheit annimmt, wie es beispielsweise in der Umgebung größerer Nekrosen oder Abscesse vorkommt. In einer Diskussionsbemerkung über „Bang-Strumitis" hat v. Albertini (1938) auf die histologische Ähnlichkeit dieser Befunde mit der Tuberkulose hingewiesen, wobei er allerdings betonte, daß in gewissen Fällen knötchenförmige tuberkuloide Strukturen fehlen. Der Reichtum

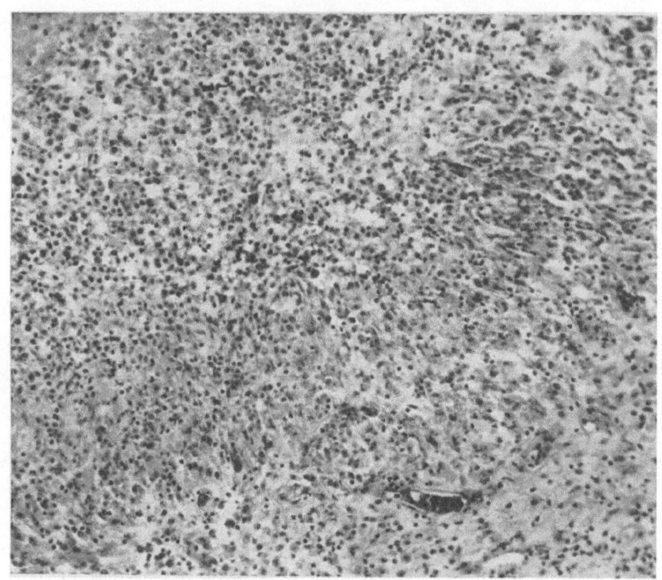

Abb. 54. Brucellose: Bang-Strumitis. Rand einer größeren Nekrose mit palissadenartig gestellten, epitheloiden Zellen. Deutliche Vascularisation der Epitheloidzellenzone. (Vergr. 150mal.) (Präparat von A. v. Albertini, Zürich.)

der Epitheloidzellenzone an Fibroblasten, zum Teil an Gefäßsprossen und an isolierten, phagocytierenden Makrophagen (Abb. 54) ist nach meiner Erfahrung ein weiteres wichtiges Merkmal für die histologische Differentialdiagnose solcher Beobachtungen. Es können auch einige Begleitumstände wie Fehlen einer typischen Schichtung oder einer Verkäsungsnekrose, Anwesenheit eosinophiler Leukocyten oder besonders reichlicher Plasmazellen in der Umgebung der Granulome die Diagnose einer Brucellose sichern.

Die Histogenese der Granulome bei den Brucellosen kann man sich, auf Grund der Tierversuche und der Beobachtungen am Menschen, einigermaßen vorstellen, besonders da sicher bekannt ist, daß diese Krankheiten mit einer schubweise erfolgenden Bakteriämie einhergehen.

Eine sehr gründliche Besprechung aller Ergebnisse der experimentellen Brucellosen findet sich in der Übersicht von Löffler und Moroni (Handbuch der inneren Medizin, Bd. I/2, 1952), auf die verwiesen sei. Eine vollständige Bibliographie gibt G. Cinti bis 1949 (Archivio „De Vecchi" **12**, 715).

Untersucht man in systematischer Weise die inoculierten Tiere in regelmäßigen Intervallen, wie es Braude[1] an Mäusen und Meerschweinchen (für die 3 Brucellaarten) unlängst getan hat, so beobachtet man, daß bei der weißen Maus die große

[1] Braude 1951.

Mehrzahl der intraperitoneal einverleibten Erreger innerhalb von 24 Std durch neutrophile Leukocyten phagocytiert wird; nach 6 Std bereits trifft man in den Sinusoiden der Leber reichlich parasitierte Leukocyten und gewucherte KUPFFERsche Sternzellen, welche ihrerseits die Bakterien aufgefangen haben; durch die Bakterienaufnahme erscheinen die Sternzellen oft derart gebläht, daß sie die Lichtung der Sinusoide verstopfen; sie bilden sodann (nach 72 Std z. B.) kleine Gruppen von Zellen, die sich gegenseitig ein wenig abplatten; nach 120 Std erscheinen die ersten etwas größeren Zellkomplexe, die als Granulome bezeichnet werden können; teils sind sie rein „epitheloidzellig", teils enthalten sie wenige neutrophile Leukocyten, die Erreger sind sehr spärlich geworden. Ähnliche Reaktionen erfolgen in der Milz. Bei Meerschweinchen sind am 5. Tag die gleichen Zellknötchen erkennbar; sie bilden die Einzelemente der nach einem Monat vollentwickelten Granulome, genau wie man es unter Umständen auch beim Menschen nachweisen kann (vgl. Abb. 51, sowie SPINK und Mitarbeiter)[1]. Leben die Meerschweinchen länger als 3 Monate, so bilden diese kleinsten, konfluierenden Granulome immer mehr eine Art von Kranz um ein nekrotisches Zentrum herum, das fibrinoid degenerierte Reticulumfäserchen, einzelne Leukocyten und Kerndetritus enthält. In diesem Stadium können Riesenzellen vorhanden sein. BRAUDE erwähnt nicht, ob er nach Infektionen mit Br. Melitensis (capro-ovina) besonders reichliche Riesenzellen gefunden hat, wie dies AJELLO (Mensch und Meerschweinchen) und in letzter Zeit GODGLÜCK auch für die Infektion mit Br. porcina (Meerschweinchen) hervorgehoben haben. Sie sind beim Kaninchen hingegen seltener (CINTI) (Br. capro-ovina)[2].

Es darf noch erwähnt werden, daß beim Meerschweinchen die Infektion mit Brucella porcina am schwersten verläuft; sie ruft in der Regel die Entwicklung abscedierender Granulome hervor.

Ein Jahr nach der Infektion mit Br. bovina zeigen die Meerschweinchen keine Organveränderungen mehr. Diese neueren experimentellen Befunde bestätigen ältere Angaben[3], die vor Erkennung des pathologisch-anatomischen Bildes beim Menschen erhoben worden waren.

Ob nun, wie einige Forscher annehmen[4], für die Granulombildung ein spezifischer, allergisierender Prozeß verantwortlich zu machen ist, scheint noch nicht abgeklärt zu sein. AJELLO hat immer wieder darauf hingewiesen, daß Meerschweinchen, die mit Br. capro-ovino oder bovina vorinfiziert worden sind, mit wesentlich stärkerer Granulombildung reagieren, wenn man sie später mit einer sehr kleinen Menge derselben Keime reinfiziert. Bei solchen Tieren erreicht nach 2—3 Wochen die granulomatöse Reaktion eine maximale Ausdehnung, und läßt bereits schon die Zeichen fibröser Umwandlung erkennen. BRAUDE hat Meerschweinchen mit 500000 Zellen eines Br. bovina-Stammes, bzw. 5 Billionen Zellen eines andern Stammes infiziert und sie gleichzeitig mittels wöchentlicher subcutaner Injektionen abgetöteter Bakterien der gleichen Stämme in steigenden Dosen bis zur Anergie desensibilisiert (negativer Hauttest). Er fand trotzdem Granulome, auch 3 Monate nach Beginn des Versuches (zum Teil wurden die Erreger aus Blut oder Organen gezüchtet), und zog daraus den Schluß, daß die Überempfindlichkeit keine essentielle Voraussetzung für die Granulombildung darstellt. Wie die meisten Untersucher, betrachtet er die Granulombildung allerdings als das Ergebnis einer erfolgreichen Abwehr des Organismus gegen die Bakterieninvasion; die zelligen

[1] SPINK, HOFBAUER, WALKER und GREEN 1949.
[2] AJELLO 1935, 1939, GODGLÜCK 1952, CINTI 1949.
[3] FLEISCHNER und MEYER 1918, 1921, JAFFÉ 1922, SMITH und FABYAN 1926, HALLMAN und Mitarbeiter 1928 (vgl. ältere Übersicht bei SHARP 1934).
[4] RÖSSLE 1933, AJELLO 1933 und später, SPINK 1948.

Elemente, die als Granulombausteine hauptsächlich in Frage kommen, sind diejenigen, die den Erreger aus der Blutbahn aktiv entfernen und örtlich fixieren. Mit dieser Tatsache hängt aller Wahrscheinlichkeit nach die in einigen Fällen hervorgehobene diffuse bis generalisierte Hyperplasie reticulohistiocytärer Zellen zusammen[1], die in den Organen, wie in der Niere, oft als großzellige Infiltrate aus „typhuszellenähnlichen" Elementen zusammengesetzt sind[2]; diese diffuse Reaktion ohne ausgesprochene Knötchenbildung läßt sich auch bei der experimentellen Infektion demonstrieren[3]. Die Granulome werden bei den Tieren mit sich ausbildender Resistenz immer reichlicher, während eine Abscedierung der Herde auf eine nachlassende, bzw. sich nicht entwickelnde Immunisierung schließen läßt.

Es wäre verfrüht, diese experimentellen Beobachtungen auf die menschliche Pathologie übertragen zu wollen; immerhin soll unterstrichen werden, daß bei den Brucellosen die charakteristischen proliferativen Gewebsveränderungen mit zunehmendem Agglutinationstiter oft ausgesprochener werden; das ist aber keine Regel. Ferner darf nicht vergessen werden, daß die Brucellastämme oft eine verschiedene Pathogenität besitzen, was vor allem aus tierexperimentellen Untersuchungen hervorgeht; auch bei dieser Krankheitsgruppe muß man stets daran denken, daß die Bakteriämie schubweise erfolgt, wobei sich unter Umständen verschiedene Erscheinungsformen der pathologischen Reaktionen ergeben können (Nekrosen, Blutungen, primär proliferative Reaktionen). Die Interpretation dieser Verschiedenheit ist eigentlich fast eine Sache der Auffassung, bzw. der Schule eines jeden Beobachters! Was für die einen als banale Nekrose gilt, werten die andern als Ausdruck einer hyperergischen Reaktion. Eine Stellungnahme ist letzten Endes kaum möglich; ich verweise auf die soeben dargestellten Standpunkte von Ajello und Braude.

Zur histologischen Differentialdiagnose gegenüber der Tuberkulose können am ehesten folgende Leitsätze verwendet werden: Die Granulomzellen („Epitheloidzellen") sind bei Brucellosen lockerer zusammengelagert, der syncytiale Aufbau ist leichter zu sehen; das Gitterfasergerüst erscheint weniger ausgeprägt und sehr dünnfaserig. Die Phagocytosetätigkeit der Epitheloidzellen ist bei Brucellosen in älteren Granulomen ausgesprochener als bei der Tuberkulose; im Cytoplasma dieser Zellen findet man bei Brucellosen häufiger feine Fetttropfen. Riesenzellen sind nicht so regelmäßig wie bei der Tuberkulose und liegen öfters auch außerhalb von Granulomen (vor allem in lymphatischen Organen). Plasmazellen sind viel reichlicher bei Brucellosen, desgleichen eosinophile Leukocyten. Das Auftreten von neutrophilen Leukocyten im Bereich der Epitheloidzellenzone und besonders im Zentrum der Knötchen spricht eindeutig für Brucellose. Die centronoduläre Nekrose stellt keine Verkäsung[4] sondern eine fibrinoide Nekrose aus exsudativem Vorstadium dar; sie neigt nicht zur Kalkablagerung. Ist sie größeren Umfangs, wird sie häufig durch Leukocyten sekundär ersetzt und zerfällt eitrig.

VI. Granulome bei Salmonellosen (sog. Typhus- bzw. Paratyphus-Knötchen).

Beim Typhus abdominalis und beim Paratyphus werden bekanntlich knötchenförmige Bildungen angetroffen, die sich zum Teil wenigstens aus der diesen

[1] Hardy und Mitarbeiter 1931, Haslhofer 1933.

[2] v. Albertini und Lieberherr, Fall 6; Sprunt und McBryde 1936.

[3] Hallman und Mitarbeiter 1928.

[4] Über Verkäsungsnekrosen in Lymphknoten bei Infektion mit Br. bovina haben kürzlich Crow, Tormey, Redner und Sullivan (1953) berichtet. Eine eingehende Analyse der beobachteten Nekrose wird leider nicht angegeben.

Krankheiten eigentümlichen, großzelligen Gewebsinfiltration ableiten und verstehen lassen, zu einem andern Teil aber mit dieser Reaktionsantwort nichts zu tun haben. Untersucht man zahlreiche Fälle und vergleicht man seine eigenen Befunde mit den bekannten Angaben aus der Literatur, so ergeben sich grundsätzlich zwei Formen der Gewebsreaktionen: a) eine umschriebene, mit bloßem Auge oft nicht wahrnehmbare Nekrose, die vor allem in Leber und Milz gut beschrieben worden ist; und b) ein knötchenartiges, großzelliges Gebilde, das unter Umständen die Größe eines Miliartuberkels erreicht. Wenn man von „Typhusknötchen" (oder wie CHRISTELLER[1] vorgeschlagen hatte, von „Typhom") spricht, so denkt man nur an diese Art der Reaktion.

Für die in der Leber vorkommenden Knötchen dieser Art haben ältere Autoren die Bezeichnung „Lymphome" angewandt, wobei sie sich auf VIRCHOWS Definition beriefen. Es ist nicht beabsichtigt, diesen historischen Punkt hier zu diskutieren; kurze, aber wertvolle Hinweise finden sich z. B. bei GRÄFF (1918), JAFFÉ (1920) und FABER (1921).

Diese Knötchen werden aus Zellen zusammengesetzt, die man zu den reticulohistiocytären Elementen rechnet, aus Gewebshistiocyten und aus Wanderhistiocyten (GRÄFF). Am reinsten treten sie wohl in bestimmten Organen auf (Leber, Milz, Knochenmark, weniger in Lymphknoten), während an andern Stellen (wie Darm) die Reaktion sich in diffusen Infiltraten gleicher zelliger Zusammensetzung äußert, meist ohne jeglichen Knötchencharakter.

Die Entwicklung dieser Herde ist, wie M. B. SCHMIDT[2] betonte, von derjenigen miliarer Tuberkel insofern verschieden, als eine „Granulationsgeschwulst" dabei fehlt; gleich zu Beginn hat man eigentlich kleine Zellhaufen vor sich, die aus einheitlichen Elementen aufgebaut werden, und die, im Gegensatz zu allen anderen Granulomen, eine relativ kurzlebige Erscheinung darstellen. Am eingehendsten ist die Histogenese der Typhusknötchen in der Leber untersucht worden, wo sie auch unter Umständen von großer praktischer Bedeutung sein kann (Leberpunktion). Zwei verschiedene Meinungen versuchen die Entwicklung dieser „Granulome" zu erklären, und hier trifft man auf die gleichen grundsätzlichen Schwierigkeiten, wie bei andern Infektionskrankheiten: die frühesten Stadien sind beim Menschen unbekannt, und es können nur aus experimentellen Befunden Rückschlüsse gezogen werden, die wahrscheinlich auch für die menschliche Pathologie Geltung haben. Die eine Meinung geht bekanntlich dahin, daß die Salmonellen zuerst eine Gewebsalteration, eine Nekrose hervorrufen; der Beginn eines sog. Typhusknötchens wäre durch den degenerativ-toxischen Untergang von Parenchymzellen gekennzeichnet, worauf es durch reaktive Wucherungen zu einer Anhäufung, bzw. Durchsetzung mit histiocytären Elementen käme[3].

Eine entgegengesetzte Entwicklung, d. h. Zellulation als erster Vorgang, Nekrose als Endeffekt, wurde mit ebenso großer Bestimmtheit für möglich angenommen und dokumentarisch belegt[2]. Sehr wahrscheinlich sind beide Entwicklungstypen möglich. Vom morphologischen Standpunkt aus können nach den Untersuchungen von STERNBERG und seinem Schüler MESTITZ (1923) *zweierlei Typen von Typhusknötchen* unterschieden werden: a) zellarme Herdchen, die sich im Bereich von kleinen umschriebenen Leberzellnekrosen entwickeln, und in welchen es durch Wucherung der erhalten gebliebenen KUPFFERschen Sternzellen zu verschieden dichten Zellanhäufungen kommt. Wie auch FABER angenommen hatte, werden also die Nekrosen von den sich mitotisch teilenden Sternzellen sozusagen organisiert. Da auch diese Zellen sehr bald zerfallen, wodurch recht eigentümliche, polymorphe Kernbilder entstehen, bekommt das Knötchen sein

[1] CHRISTELLER 1928.
[2] MALLORY 1898, M. B. SCHMIDT 1907, JOEST 1914, JAFFÉ 1920.
[3] FRAENKEL und SIMMONDS 1886, REED, 1895 GRÄFF 1918 FABER 1921, (Lit.).

eigenartiges Aussehen mit krümelig-nekrotischer Grundmasse und mit angehäuften, stäbchenförmigen oder bizarr geformten Kernresten. Werden jedoch die

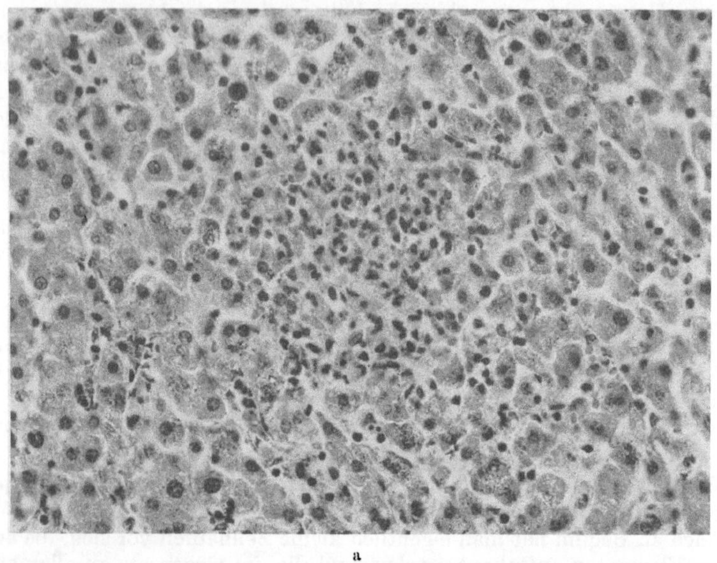

a

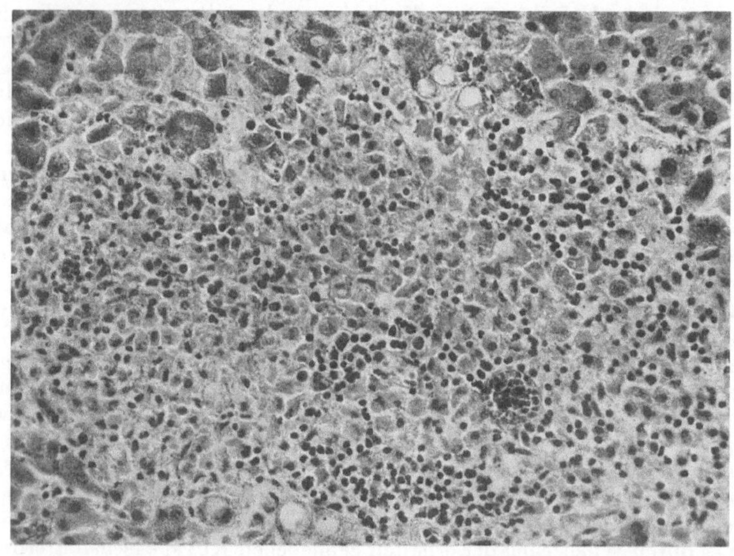

b

Abb. 55a u. b. Abdominaltyphus. Entwicklung eines sog. Typhusknötchens in der Leber. a Umschriebene, leukocytär infiltrierte Nekrose. b Scharf umschriebenes Infiltrat aus großen, monocytoiden Zellen; Lebergewebe an diesen Stellen im Infiltratgebiet zugrunde gegangen. (Beide Bilder Vergr. 240mal.)

Sternzellen gleichzeitig mit den Leberzellen zerstört, so wird die Nekrose frühzeitig durch polymorphkernige Leukocyten durchsetzt (sog. „primäre Leukocytenimmigraton“). In der Regel spielen aber beim Typhus abdominalis die neutrophilen Leukocyten eine untergeordnete Rolle (Abb. 55a).

b) Die zweite Knötchenart entspricht dem „reinen“ Zellknötchen, das eine intralobuläre Wucherung der KUPFFERschen Sternzellen darstellt, wie sie vor allem JAFFÉ[1] sehr ausführlich beschrieben hat: es handelt sich um umschriebene Anhäufungen intracapillär gelegener, protoplasmareicher, mononucleärer Elemente, die sich von den Sternzellen ableiten lassen und Erythrocyten phagocytieren. Durch Teilung vermehren sich diese Zellen, sie flachen sich gegenseitig ab, so daß sie unter Umständen eine polygonale Form annehmen und oft auch epitheloidartig aussehen (vgl. Abb. 55b). Wenn innerhalb benachbarter Sinusoide diese zellige Wucherung zugleich einsetzt, können einzelne Leberzellen aus dem trabeculären Verband ausgeschaltet und zwischen den Elementen des Knötchens verlagert werden, wo sie zugrunde gehen. Sehr selten werden am Rand solcher Zellknötchen mehrkernige Riesenzellen angetroffen[1].

Nekrotische und zellreiche Knötchen kommen gelegentlich in der gleichen Leber, ja im gleichen Gesichtsfeld vor (vgl. Abb. 27 bei GRUBER: Handbuch der speziellen pathologischen Anatomie V/1, S. 542).

Über die Pathogenese dieser Knötchenart ist reichlich diskutiert worden. Die zuerst von MALLORY[2] vorgeschlagene Erklärung von Nekrosen nach Milzzellenembolien hat nur noch historisches Interesse, nachdem experimentell gezeigt wurde, daß die gleichen Bilder auch nach Splenektomie auftreten können. Gerade durch die experimentellen Untersuchungen wurde hervorgehoben, welche Rolle dabei der Zustand der einverleibten Bakterien spielen kann: in seinen Versuchen mit Paratyphus B-Bacillen zeigte GRUBER[2], daß miliare Nekrosen an die Einspritzung lebender Keime geknüpft sind, während abgetötete Bakterien sie nicht verursachen. Auf Grund seiner Beobachtungen kommt er zum Schluß, daß es im wesentlichen von der „Giftigkeit“ der Keimstoffe, bzw. von der Empfindlichkeit der Gewebszellen abhängt, ob primär eine Nekrose auftritt oder ob eine Alteration des Gewebes verborgen bleibt, gewissermaßen verdeckt durch eine zuerst sichtbare Wucherung der histiocytären Zellen. Dieser Schluß erscheint um so berechtigter, als Erreger in den Herden so gut wie nie nachgewiesen worden sind (Angaben hierüber bei ENGELHARDT, FRAENKEL und SIMMONDS[3]). Ferner haben einzelne Ergebnisse über den Zustand des Gewebes nach Typhusschutzimpfung die ganze Frage von neuer Seite beleuchtet, wie besonders ASKANAZYS Befunde an einem Achsellymphknoten und vor allem die Beobachtungen von MEESSEN und MERKEL[4] an der Leber eines Impftodesfalles zeigen.

Im Lymphknoten bewirkt die „Endotoxinwelle“, wie ASKANAZY sich ausdrückt, eine tiefgreifende Alteration der Lymphocyten und eine offenbar reaktive Proliferation der Reticulumzellen, ohne daß es in diesen großen, protoplasmareichen Elementen (die selten in Knötchenform epitheloidzellenartig zusammenliegen) zur Nekrose kommt, wie es bekanntlich bei der örtlichen Ansiedlung von lebenden Salmonellen, und somit bei Endotoxindepots im Laufe der typhösen Erkrankung auftritt. Bemerkenswert ist dabei, wie übrigens auch in den mesenterialen Lymphknoten beim Abdominaltyphus, das Zurücktreten der neutrophilen Leukocyten. Befunde, die MEESSEN und MERKEL an der Leber erhoben haben, bestätigen die Tatsache einer geradezu reinen Wucherung reticulohistiocytärer Elemente, als eine „reticuloendotheliale Fernreaktion“ auf den abgetöteten Erreger. In ihren experimentellen Untersuchungen an weißen Mäusen mit TAB-Impfstoff und mit selbstbereiteten Vaccinen (Breslau-, Typhus-, Paratyphus A-Vaccine) konnten sie in Leber und Milz zellige Knötchen zur Entwicklung bringen,

[1] GRÄFF 1918, JAFFÉ 1920, MESTITZ 1923.
[2] MALLORY 1898, JOEST 1914, GRUBER 1916.
[3] ENGELHARDT 1898, FRAENKEL und SIMMONDS 1886.
[4] ASKANAZY 1916, MEESSEN und MERKEL 1942.

die nicht nur von denjenigen der experimentellen oder spontanen Breslau-Infektion der Maus nicht zu unterscheiden sind, sondern den klassischen Typhusknötchen entsprechen. Danach wird unter anderem auch der so häufig negative bakterioskopische Befund in den Knötchen verständlich. Gerade diese Tatsache wurde von RÖSSLE[1] als Argument für seine Theorie des Typhus abdominalis angeführt. Die Knötchen sind im Verlauf des Typhus relativ spät aufschießende Erscheinungen, welche als histologischer Ausdruck eines Sensibilisierungszustands, wie andere Granulome auch, zu werten seien. Daß in den Knötchen fast nie Typhuserreger zu finden sind, besagte nach RÖSSLE nicht viel gegen ihre Spezifität,

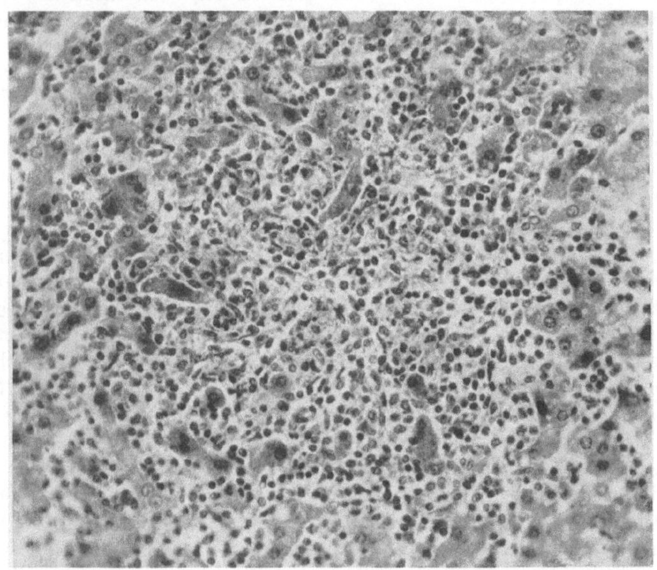

Abb. 56. Abdominaltyphus. Umschriebene Wucherung von KUPFFERschen Sternzellen nach Typhusschutzimpfung. [Aus MESSEN u. MERKEL: Beitr. path. Anat. **106** (1942).]

„da es gerade eine Eigentümlichkeit der sensibilisierten Gewebe ist, auf infinitesimale Mengen von Allergenen spezifisch zu reagieren, und da auch die Möglichkeit besteht, daß gelöste Allergene aus den Bacillen die Herdbildung auslösen". Für RÖSSLE dürften die genetischen Beziehungen der zelligen zu den nekrotischen Herdchen doppelte sein: primär „toxische" bzw. durch Bakterien bedingte Nekrosen könnten zellig organisiert werden, oder es könnten primäre Zellwucherungen der Nekrose anheimfallen, genau wie man es von der Tuberkulose auch kennt.

Eine ähnliche Auffassung wird von FUJIMAKI[2] vertreten, der vor allem darauf hinweist, daß die Knötchen meistens reichlich in der 3. Krankheitswoche zu finden seien, in einer Zeit, in der die diffuse Reaktion der KUPFFERschen Sternzellen und die Erythrophagicerscheinungen ebenfalls ausgesprochen sind. Aus seinen Versuchen geht hervor[3], daß eine Typhusimmunität experimentell nur dann auftritt, wenn histologisch nachweisbare Veränderungen in den Geweben durch eine vorangegangene virulente Infektion gesetzt worden sind.

Dies läßt die Frage nach der *Spezifität* dieser Knötchen aufkommen; in dieser Hinsicht sind die meisten Untersucher der Meinung, daß eine ähnliche Reaktion wie beim Abdominaltyphus bei Erkrankungen der Paratyphusgruppe auftritt: auch die experimentellen Untersuchungen, von denen soeben die Rede war, haben diese gemeinschaftliche Reaktion bei den Salmonellosen bewiesen.

[1] RÖSSLE 1946. [2] FUJIMAKI 1954. [3] FUJIMAKI und HASEGAWA 1952.

Als Einzelheiten werden von GRUBER hervorgehoben, daß die Paratyphus B-Knötchen sowohl im Experiment als auch beim Menschen eher unscharf begrenzt sein können (seine Abb. 31 nach einem Präparat von R. JAFFÉ) und daß bei Kaninchen eine relativ reichliche Leukocytenbeteiligung im Randbereich der Nekrose nach 24—40 Std auftreten kann[1].

Diese an einzelnen Stellen des Körpers auftretenden, in der Leber besonders ausgeprägten, umschriebenen Reaktionen, werden als ein Phänomen betrachtet, in welchem sich jene cellulären Reizantworten widerspiegeln, die in den mesenterialen Lymphknoten oder in den PEYERschen Haufen klassisch sind; die morphologische Verschiedenheit könnte sehr wohl auf der verschiedenen Bauweise des jeweiligen Substrats beruhen. Charakteristisch wäre nur die vorherrschende Wucherung der Histiocyten bei Zurückdrängung (und wahrscheinlicher Phagocytose) der übrigen Zellen[2].

Die Ergebnisse systematischer histologischer Untersuchungen von Leberpunktaten, wie sie an vielen Orten durchgeführt werden, haben die histologische Spezifität der Typhusknötchen wieder in Frage gestellt: bei chronischer Lungentuberkulose werden nicht selten in Leberpunktaten knötchenförmige Zellwucherungen entdeckt, die aus intrasinusoidal gewucherten Sternzellen bestehen, und die von HAMPERL und seinem Schüler RINGLEB[3] als Retothelknötchen bezeichnet worden sind. Morphologisch betrachtet können sie eine verblüffende Ähnlichkeit mit Typhusknötchen aufweisen; in einem sichern Typhusfall war es den Verfassern nicht möglich, die beiden Knötchenarten voneinander zu unterscheiden; nur wenn große protoplasmareiche Typhuszellen vorhanden sind, wäre eine Differentialdiagnose möglich. Die Retothelknötchen werden bekanntlich am häufigsten bei chronisch verlaufender Tuberkulose nachgewiesen, ohne daß es jemals gelingen würde, darin Tuberkelbacillen oder sonstige Erreger nachzuweisen. Gerade diese Erregerfreiheit erinnert stark an die Typhusknötchen; daher wird mit Recht betont, daß auch bei der Tuberkulose unspezifische, allgemeine Reaktionen des reticulohistiocytären Zellensystems eine größere Rolle spielen, als man für gewöhnlich annimmt.

Die Typhusknötchen und die Retothelknötchen der Leber könnten eigentlich um so eher als gleichwertige Reaktionen betrachtet werden, als sie „eine mehr unspezifische Reaktion der Leber auf infektiös-toxische Schädlichkeiten darstellen" (HAMPERL)[3], und man kann beide Knötchentypen als Ausdruck einer herdförmigen allergischen Reaktion des Retothels in einem sensibilisierten Organismus auffassen. Daß vielfach erhebliche Unterschiede des klinischen Verlaufs und des pathologisch-anatomischen Befundes in den einzelnen Epidemien bestehen können, wurde nicht immer genügend berücksichtigt; dies mag als einer der Gründe für die voneinander abweichenden Beobachtungen angeführt werden. Die verschiedenartigen Häufungen von Komplikationen in den einzelnen Epidemien und ihre Interpretation dürften ferner für das Verständnis einzelner histopathologischer Bilder entscheidend sein, wie dies WÄTJEN[4] für die Typhusmyokarditis hervorgehoben hat. Die Neigung der in seinen Fällen regelmäßig vorkommenden großzelligen Infiltrate, sich knötchenartig anzuordnen, bei ausgesprochen perivasculärer Lagerung der Herde, stellt gewiß im Vergleich zum übrigen Bild der Typhusmyokarditis etwas besonderes dar. WÄTJEN stellt allerdings die Frage, ob es berechtigt sei, diese großen basophilen, gelegentlich Phagocytose ausübenden Zellen im Herzmuskelinterstitium als „Typhuszellen" aufzufassen und daher diese Zellherde als „Typhusknötchen" zu betrachten, wie DONAT[5] es eigentlich vermuten läßt, wenn er von abortiver Form typhusspezifischer Granulombildung spricht.

---

[1] GRUBER 1916, 1930. [2] Vgl. PIERAGNOLI und COPPITZ 1951.
[3] HAMPERL 1953, RINGLEB 1953. [4] WÄTJEN 1947. [5] DONAT 1946.

Systematische Untersuchungen an Fällen mit Streptokokkeninfekten z. B. Erysipel, Bronchiektasien usw., lassen allerdings im Herzmuskel durchaus ähnliche Befunde erheben, worauf WÄTJEN ausdrücklich hinweist. Schon dies allein spricht dagegen, in den erwähnten Knötchen etwas Spezifisches für den Typhus abdominalis zu sehen. Darüber hinaus wird hervorgehoben, daß diese Herzmuskelinfiltrate wesentlich häufiger bei mischinfizierten Typhusfällen auftreten: die Mischinfektion scheint in ihrer Pathogenese eine größere Rolle als der Typhus abdominalis selbst zu spielen. Sie sind im übrigen mit jenen merkwürdigen Knötchen wohl vergleichbar, die im Herzmuskel von an chronischer Lungentuberkulose Verstorbenen öfters beschrieben worden sind. Seit den ersten Beschreibungen hat man diese Befunde bekanntlich verschieden interpretiert; einmal wurden die Knötchen in das Spektrum der tuberkulösen Entzündung als „abortive Tuberkel", „tuberkuloide Granulome", „atypische Tuberkel" eingereiht; ein andermal sind sie als rheumatoide oder rheumatische Erscheinungen bewertet worden. Die Erscheinungsform dieser Myokardreaktionen ist allem Anschein nach großen Schwankungen unterworfen, da von umschriebenen, rein zelligen Infiltraten bis zu Nekrosen mit Riesenzellen offenbar eine ganze Skala von Veränderungen bestehen kann. Besondere Erreger sind in diesen Knötchen nie nachgewiesen worden, ebensowenig wie in Typhusknötchen, was sehr dazu beigetragen hat, daß man sie heute am ehesten als Reaktionen allergischer Art betrachtet[1].

Auf besondere, zum Teil atypische Befunde in den mesenterialen Lymphknoten beim Typhus hat vor kurzem DONAT[2] hingewiesen; neben klassischer Typhuszellenbildung aus den Sinusreticulumzellen (bzw. Endothelien) hebt er auch die Beteiligung der Rindenknötchen und der Markstränge hervor. Da in diesem Stadium keine stärkere Invasion von Erregern im Lymphknotengewebe erfolgt, könnten die histologischen Veränderungen im wesentlichen auf einer Toxinwirkung beruhen; der spät einsetzende, nekrotische Zerfall, bzw. multiple kleine Nekroseherde in den Lymphknoten, würden sich durch eine später erfolgende, gröbere Einschwemmung der Erreger erklären lassen. Als seltene atypische Erscheinung wird eine scharf begrenzte, vom Lymphknotenzentrum ausgehende und sich konzentrisch ausbreitende verkäsende Nekrose beschrieben, die sich fibrös abkapselt und nur gelegentlich von palisadenartig angeordneten, epitheloidzellenähnlichen Zellen umgeben wird. Diese Nekrose kann Kalk aufnehmen, so daß unter Umständen die Abgrenzung von einem tuberkulösen Herd Schwierigkeiten bereiten kann.

Aus den bisher zur Verfügung stehenden Untersuchungsergebnissen von „Typhusknötchen" gewinnt man den Eindruck, daß sie nicht die Spezifität besitzen, die man ihnen im allgemeinen zuschreibt. Gerade die Untersuchungen am Material von Leberpunktionen scheinen in diesem Sinn zu sprechen. Einzig spezifisch für die Salmonelleninfektionen sind die meist sehr ausgesprochenen Reizungserscheinungen mit Zellteilung und Mobilisierung der histiocytären Makrophagen, welche zu Typhuszellen werden. Diese Zelle ist, wie CHRISTELLER[3] sagte, „der charakteristische Baustein" in der Histogenese der Typhusknötchen, da es wohl keine andere Gruppe von Infektionskrankheiten als die Salmonellosen gibt, bei der eine nur annähernd ähnliche, großzellige histiocytäre Gewebsreaktion auftritt. Sie könnte als das Ergebnis einer gezielten Giftwirkung der Salmonellen auf das reticulohistiocytäre Zellsystem angesehen werden (RÖSSLE[4]). Nur so betrachtet, könnte man von einer Spezifität sprechen.

Ferner ist darauf hinzuweisen, daß im Gegensatz zu allen andern Granulomen, die Typhusknötchen kurzlebige Erscheinungen darstellen; nach übereinstimmenden Angaben des Schrifttums und eigener Erfahrungen verschwinden diese Zellansammlungen relativ schnell; in der Leber erfolgt wenige Wochen nach Ausheilung der Darmerkrankung eine Restitutio ad integrum[5]; sobald die

---

[1] MASUGI und Mitarbeiter 1937, FRANZ 1938, MASSHOFF 1944, SALFELDER und SANDRITTER 1951.

[2] DONAT 1952/53. [3] CHRISTELLER 1928. [4] RÖSSLE 1946. [5] JAFFÉ 1920.

Zelltrümmer fortgespült bzw. aufgelöst worden sind, setzt eine kräftige Regeneration seitens des Leberepithels ein, wie die nicht selten sichtbaren Mitosen am Rande der Knötchen anzeigen[1]. Es ist daher verständlich, daß die Granulomnatur dieser Knötchen überhaupt angezweifelt wurde[2]; sie besitzen in der Tat keine prospektiven Potenzen, sie vergrößern sich kaum und verschwinden anscheinend spontan, sobald die Immunität einsetzt; das sind Erscheinungen, welche wohl bei keiner andern granulombildenden Infektionskrankheit bisher bekannt sind.

VII. Granulome bei der Listeriose.

Durch die Häufung von Berichten über menschliche Erkrankungsfälle gewinnt die Listeriose immer mehr an Bedeutung.

Ihr Erreger, *Listeria monocytogenes*, ein pleomorphes Corynebacterium, ist als spezifischer Mikroorganismus von den Veterinärmedizinern seit den Untersuchungen von MURRAY und Mitarbeiter (1926) in England, sowie denen von PIRIE (1927) in Südafrika bekannt; letzterer hat 1940 die Bezeichnung *Listeria monocytogenes* vorgeschlagen.

Während sie beim Tier meist epizootisch als septischer Prozeß oder als isolierte Organerkrankung mit besonderer Beteiligung des Zentralnervensystems verläuft[3], äußert sie sich beim Menschen „in einer verwirrenden Vielfalt von klinischen Erscheinungen" (SEELIGER 1955): grippeartiges Bild, Anginen mit Lymphknotenschwellung und gelegentlicher Monocytose, septische Allgemeininfektion mit Leberbeteiligung, isolierte Erkrankung des Zentralnervensystems usw. Besonders hervorgehoben wird die Erkrankung der Neugeborenen und Säuglinge nach transplacentarer Übertragung des Erregers, unter Umständen ohne daß bei der Mutter auffällige Krankheitserscheinungen auftreten. Es wird sogar angenommen, daß die Listeriose häufiger als Ursache von Fruchtschädigungen, Fehl- und Totgeburten anzusehen sei, als wir es heute annehmen.

Die ersten pathologisch-anatomischen Befunde wurden, noch ohne Kenntnis des Erregers, von HENLE (1893), ASCHOFF (1901) und besonders von dessen Schüler WREDE (1902) mitgeteilt; in den beiden von SCHNEIDER (1915) als nicht syphilitische, miliare Lebernekrosen publizierten Fällen wurden wohl zum ersten Male die Erreger als argentophile Bakterien in Geweben des Menschen dargestellt[4]. Besonders charakteristische Befunde liefern die septisch-granulomatösen Formen der Neugeborenen („Granulomatosis infantiseptica"[5]): die in zahlreichen Organen aufteretenden, stecknadelkopf- bis hirsekorngroßen Knötchen lassen histologisch einige Besonderheiten erkennen, welche nur bei der Listeriose vorkommen und daher wohl als einigermaßen spezifische Reaktion auf das Eindringen dieser Bakterien angesehen werden können. Es sei gleich hier gesagt, daß Unterschiede im histopathologischen Geschehen zwischen der menschlichen und der tierischen Listeriose nicht bestehen: der Granulomaufbau ist derselbe, er wechselt höchstens je nach der Lokalisation. Fast immer ist die Leber von den disseminierten Granulomen bevorzugt; mit einiger Regelmäßigkeit durchsetzen sie auch Milz, Nebennieren, Nieren, Lungen (subpleural), die Schleimhaut des Rachens und der Speiseröhre. Die Beteiligung des Darmes wechselt offenbar: einige Beobachter fanden fast regelmäßig mehr oder weniger geschwürig zerfallende Granulome im lymphatischen Apparat des Dünn- und Dickdarms[6]. Die

[1] FABER 1921. [2] M. B. SCHMIDT 1907.

[3] Ausgewachsene Großtiere weisen zentralnervöse Veränderungen häufiger auf als Nagetiere, Geflügel und junge Rinder; bei diesen ist der Krankheitsverlauf meist septisch.

[4] Historische Übersicht: SCHMITZ 1953; SEELIGER 1955.

[5] Diese Bezeichnung stammt von REISS, POTEL und KREBS 1951.

[6] SCHMITZ 1953.

Listeria-Encephalomeningitis ist ebenfalls durch das Auftreten miliarer bis submiliarer Knötchen charakterisiert. Dem Aufbau nach können Initialherde, proliferative und resorptive Granulome unterschieden werden[1], die besonders im Lebergewebe untersucht worden sind. Als allerjüngste Veränderung treten annähernd runde, meist scharf begrenzte Aufhellungsherde hervor, die ein weitgehend kollabiertes Sinusoidnetz und ein seiner Leberzellen fast vollständig beraubtes Gitterfasernetz zeigen. Dieses Gerüst erscheint teils zusammengesintert, teils wird es von wuchernden mesenchymalen Elementen (Capillarwandzellen, Sternzellen) ausgefüllt. Alle diese Elemente enthalten feinsttropfiges Fett und phagocytierte Kerntrümmer. Die Levaditi- oder die Gramfärbung gestattet den Nachweis kokkoider Stäbchen, häufchenartig in Capillaren und in KUPFFERschen Sternzellen, sowie frei im Gewebe.

Nach HAGEMANN und Mitarbeitern[1] kann das Schicksal solcher Initialgranulome sowohl die Entwicklung eines „*primär proliferierenden Granuloms*" oder, was wesentlich häufiger erscheint, einer Nekrose sein (was „*resorptives Granulom*" genannt wird). Durch Wucherung von Elementen des Gefäßbindegewebes (es werden sich dabei vor allem in der Leber die KUPFFERschen Sternzellen und die Endothelien daran beteiligen) entstehen zellreiche und auffallend polymorphzellige Knötchen, deren Elemente feinste Fetttropfen und kleine körnige Einschlüsse enthalten. Die Begrenzung eines solchen Herdes ist stets scharf, es ist ein eigenes, feinfaseriges und engmaschiges Fibrillengerüst entwickelt; Erreger sind spärlich oder fehlen. Ganz wesentlich häufiger wird das Initialgranulom nekrotisch; es sind ja diese disseminierten Nekroseherdchen, die vielen Beobachtern aufgefallen sind (gute Abbildungen davon finden sich in der Veröffentlichung von U. SCHMITZ[2]). Der ganze Zellherd zerfällt, wobei wohl durch Capillarschädigung eine seröse, zuweilen fibrinhaltige Flüssigkeit die zugrunde gehenden Zellmassen unter Umständen durchtränkt. Die Silberfibrillen werden aufgelöst, die Nekrose ist im ganzen inhomogen. Ähnliche Bilder werden im Tierversuch, bei der Maus z. B. 2—3 Tage nach experimenteller Infektion gefunden.

Eine „primäre Nekrose" kommt offenbar beim Menschen nicht vor[3], während sie im Tierversuch neben Initialherden und Granulomen auftritt. FLAMM[4] hat sie in einer jüngst veröffentlichten Arbeit für die Maus in Leber und Milz beschrieben, wobei er betont, daß die Erreger in den Leberepithelien in Nesterform angesammelt liegen, zuweilen zwischen Fetttröpfchen, ohne daß in der Umgebung irgendeine andere Reaktion als nur eine beginnende Schädigung weiterer Leberepithelien zu beobachten wäre.

Beim Menschen (und auch beim Tier) wird die Nekrose vom Rande her organisiert; die hierbei wuchernden Zellen werden als Endothelien, Elemente des Capillarwandgewebes, Histiocyten aufgefaßt. Sie sind durch eine ausgesprochene, von HAGEMANN und Mitarbeitern besonders hervorgehobene Kernpolymorphie gekennzeichnet, die FLAMM bei der Maus ebenfalls nachgewiesen hat. Die Kerne sind chromatinarm, relativ groß, oval oder hantel-, haken-, keulen-, bügelartig geformt. Eine bestimmte Anordnung dieser Zellen scheint nicht vorzuliegen. Die Erreger sind zahlreich, gleichmäßig über den Herd verstreut, nicht nesterförmig. In der Peripherie sind die KUPFFERschen Sternzellen deutlich vermehrt und aktiviert; auch können einzelne neutrophile Leukocyten und Lymphocyten hier vorkommen. Das „proliferierende Granulom" und das „resorptive Granulom" können sekundär der Nekrose anheimfallen; so läßt sich nicht selten darin ein zentraler Zerfall mit eosinroten Schollen, Zell- und Kerntrümmern nachweisen. Die zweite Granulomart läßt ferner durch Zunahme einer serösen Auflockerung des Gewebes auch einen circumnodalen fortschreitenden Parenchymuntergang

[1] HAGEMANN, SIMON und BIENENGRÄBER 1953.
[2] SCHMITZ 1953. [3] HAGEMANN und Mitarb. 1953. [4] FLAMM 1955.

beobachten, was auf die Einwirkung neu angeschwemmter und lokal sich vermehrender Erreger (bzw. deren Toxine) zurückgeführt wird.

Die Histogenese dieser Granulome kann man sich als die Folge einer herdförmigen Mesenchymaktivierung in den noch unvollständig entwickelten Geweben der Neugeborenen (bzw. der Frucht) vorstellen, die, wie für viele Granulome, zunächst mit Phagocytose der Erreger und Untergang der Phagocyten und der benachbarten Parenchymzellen einhergeht (diese Zelluntergänge darf man wohl am ehesten als toxisch bedingt ansehen, obschon es bisher nie gelungen ist, in Listerienkulturen Ekto- oder Endotoxine nachzuweisen). Ob beim nekrotischen Zerfall ganzer Herde auch rein zirkulatorische oder anoxische Prozesse, wie z. B. Verstopfung der Capillaren durch Erregerhaufen und nekrotische Zellmassen, in Frage kommen, ist möglich aber keineswegs gesichert. Als Reaktion auf den Gewebszerfall erfolgt eine „resorptiv wirksame" Wucherung histiocytärer, zum Teil wohl auch eingeschwemmter, hämatogener Elemente, die zur Eliminierung der Nekrose und eines Teils der Erreger beitragen.

Die verschiedenen Granulomformen finden sich nicht selten nebeneinander im gleichen Gewebe, was man auch bei den Salmonellosen und den Brucellosen kennt; dies kann für das Vorliegen zeitlich verschiedener Streuschübe, oder auch für eine unterschiedliche, von der Vermehrung bzw. Eliminierung der Listerien abhängige Giftwirkung sprechen. HAGEMANN und Mitarbeiter, welche diesen Mechanismus glauben zu erkennen, betonen ebenso wie REISS und Mitarbeiter[1], daß sie keine Anhaltspunkte für eine allergische Reaktionslage finden konnten, was ja im Hinblick auf die sehr schnelle Entwicklung der Granulome im Tierversuch (24—30 Std) nicht verwunderlich ist. Allerdings machen sie darauf aufmerksam, daß bei reifen Neugeborenen auch rein zellige, reticulohistiocytäre Granulome nach Art des Typhusknötchens gefunden werden; sie verweisen auch auf die Reticulumzellenhyperplasie in den Lymphfollikeln des Darmes, die sich nach Art der markigen Schwellung entwickelt, so daß diese Frage noch einer näheren Analyse bedarf.

VIII. Syphilitische Granulome (Granulome bei Spirochätosen).

Wenn es gilt, eine moderne Darstellung der Granulome zu entwerfen, die uns bei der Syphilis in ihren verschiedenen Manifestationen entgegentreten, ist man in der heutigen Zeit etwas verlegen, weil wir bekanntlich den Spätstadien der Krankheit mit immer zunehmender Seltenheit begegnen, bzw. weil sich ein nur so beschränkter Formenkreis dieser Erscheinungen nachweisen läßt, daß wir die pathologische Histologie der Syphilis entschieden nicht mehr so beherrschen, wie es noch vor 30 Jahren der Fall war. Daher bin ich in diesem Abschnitt, viel mehr als für die andern Kapitel dieses Beitrags, gezwungen, auf ältere Arbeiten und Beschreibungen zurückzugreifen. Man wird auch hier eine einigermaßen befriedigende Analyse der Histogenese und der histochemischen Beschaffenheit der Granulome, wie sie für das tuberkulöse Granulom z. B. möglich war, vermissen; das dazu benötigte Material stand nicht zur Verfügung. Über die Beziehungen zwischen Spirochaeta pallida und Organismus wird hier nur so viel gesagt werden, als es unbedingt notwendig erscheint, um für einzelne Punkte einen Erklärungsversuch zu geben; auch in dieser Beziehung allerdings weiß man heute nicht viel mehr als früher, und man ist noch weit davon entfernt, sichere Angaben darüber machen zu können, warum z. B. in der Spätperiode (oder im tertiären Stadium) mehr oder weniger plötzlich große Granulome gebildet werden, oder warum in andern Fällen mehr diffuse, mutilierende oder sklerosierende Prozesse

[1] REISS, POTEL und KREBS 1950.

entstehen, oder noch warum überhaupt nach einer oft sehr langen Latenzperiode die Spirochäten erneut Zeichen einer Aktivität manifestieren. Es ist wohl selbstverständlich, daß man hierbei mit Veränderungen in der immunbiologischen Konstellation, in den Wechselwirkungen zwischen Erreger und Wirt rechnet; es ist jedoch auch über diese Frage enttäuschend wenig bekannt. Während bekanntlich die ersten Manifestationen der Syphilis sich in relativ banalen exsudativen Entzündungsreaktionen erschöpfen, denen nur sehr geringe und zum Teil eher fragwürdige proliferative Prozesse angeschlossen sind (wie die sog. Gitterfaservermehrung im Primäraffekt z. B.)[1], können unter Umständen bereits im Sekundärstadium Veränderungen entdeckt werden, die schon eher einen Granulomcharakter tragen. Es ist daran zu erinnern, daß die Spirochäten, genau wie die andern Erreger dieser Art, keine typischen Zellparasiten sind, sondern daß sie eigentlich viel eher im interstitiellen Gewebe, in den Bindegewebsmaschen leben und sich vermehren. Dabei kann die eventuell bedeutsame, und bisher nur wenig beachtete Feststellung gemacht werden, daß sie sich besonders dort vermehren, wo die Bindegewebsgrundsubstanz reich an Mucopolysacchariden ist. Es ist am Beispiel der experimentellen syphilitischen Orchitis des Kaninchens gezeigt worden, daß das Auftreten reichlicher Hyaluronsäure im Infektionsherd zusammen mit fibrinoidentarteten kollagenen Fasern stets mit einer sehr reichlichen Ansammlung von Spirochäten verbunden ist[2].

In dieser Hinsicht ist an die Meinungsverschiedenheiten bezüglich der primären Vermehrung der Spirochäten zu erinnern: intraepidermal oder intracutan. BENDA[3], der darüber das Wesentlichste auseinandergesetzt hat, vertrat die Auffassung, daß die Vermehrung wohl am ehesten im Bindegewebe stattfindet, da die Treponemen ja an sich ausgesprochene Bindegewebsparasiten seien; schon in frühesten Stadien ist eine sekundäre Invasion der Epidermis als wahrscheinlich anzunehmen. Inwiefern diese Erscheinung für andere verwandte Erreger ebenfalls Geltung hat, erscheint fraglich, da z. B. der Erreger der Framboesie, Spir. pertenue, sich in den Efflorescenzen und papillären Wucherungen (und zum Teil sogar in Nesterform) fast ausschließlich in der Epidermis befindet.

Allerdings weiß man schon seit langer Zeit, daß Spir. pallida unter Umständen auch innerhalb von Zellen, sozusagen phagocytiert liegen kann. Diese Tatsache, auf welche wohl LEVADITI[4] zuerst für die kongenitale Syphilis aufmerksam gemacht hat, ist kurz darauf für die erworbene Lues bestätigt worden: fast alle mesenchymalen Zellformen können die Erreger beherbergen. Zwischen dem Verhalten des Primäraffektes und den sekundären Efflorescenzen besteht insofern ein kleiner Unterschied, als in diesen die Spirochäten vorzugsweise im aktivierten perivasculären Zellgewebe (in Pericyten) gefunden werden[5]. Die Verhältnisse sind bei der kongenitalen Syphilis, bei der eine massive Vermehrung der Erreger in einem offenbar widerstandslosen Organismus vorliegt, verständlicherweise verschieden: hier werden Spirochäten in allen möglichen Zellen (Endothelien, Fibroblasten, Epithelien) gefunden. Ferner ist auch auf einwandfreie Phagocytoseerscheinungen seitens der neutrophilen Leukocyten aufmerksam zu machen, wie sie von v. GIERKE (im Gegensatz zu LEVADITI) beschrieben worden sind: die Erreger liegen oft zu einem verfilzten Konglomerat im Cytoplasma zusammengeballt. Bei der erworbenen Lues sind derartige Bilder von EHRMANN[5], von BLASCHKO in Venenthromben, von HOFFMANN[6] in „Thromben“ der Lymphgefäße beschrieben worden (vgl. auch VERSÉ[7]).

Wie allgemein anerkannt wird, sind die Erscheinungen der sekundären Periode als Manifestationen einer hämatogenen Streuung der Erreger anzusehen, wofür vor allem die Tatsache spricht, daß Spirochäten innerhalb der Läsionen meist darzustellen sind. Die dabei auftretenden, nur mit Zellmobilisierung, Rundzelleninfiltration und der bekannten, pathognomonischen und schweren Gefäßentzündung einhergehenden Prozesse lassen, wie spärliche Beobachtungen gezeigt haben[8], neben diesen strenggenommen durchaus unspezifischen Veränderungen, einen herdförmig beginnenden proliferierenden Charakter erkennen. Vorwiegend

[1] ZURHELLE 1922. [2] SCOTT, DAMMIN und DROEGMULLER 1949. [3] BENDA 1929.
[4] LEVADITI 1906, vgl. auch v. GIERKE 1907. [5] EHRMANN 1907.
[6] BLASCHKO 1906, HOFFMANN 1905. [7] VERSÉ 1913.
[8] STOECKENIUS 1921, RICHTER 1928; LOTZE und KIMMELSTIEL 1933.

um kleine Gefäße herum, z. B. um die Zentralarterie eines Milzfollikels, entwickeln sich knötchenartige Ansammlungen der verschiedenen Rundzellen, welche in einem mehr oder weniger lockeren Netz von Reticulumzellen dicht aneinander gepreßt liegen. Mitunter sind darin auch wechselnd reichliche mehrkernige Zellformen zu sehen, teils annähernd vom LANGHANSschen Typus, teils von unregelmäßiger Gestalt und unschwer als reticuläre Riesenzellen zu deuten (solche mehrkernige reticuläre Riesenzellen werden in Lymphknoten dieser Fälle auch isoliert innerhalb der diffusen Wucherungsprozesse des Retothels angetroffen). Es kann sich auch um das Gefäß herum eine mehr oder weniger breite Zone aufgelockerten, ziemlich faserreichen Bindegewebes nachweisen lassen, welches mit lichten Rundzelleninfiltraten durchsetzt ist; diese Zone grenzt einen dichtzelligen peripheren Rand ab, der aus fibroblastenähnlichen Zellen besteht. Eigentümlich sind die chromatinarmen Kerne dieser Zone, wie auch die Richtung der Kerne auf das Knötchenzentrum, wodurch eine Art Palisadenstellung entsteht. LOTZE und KIMMELSTIEL[1], welche diese Bilder beschreiben, sprechen von epitheloidzellenähnlichen Zellformen, die sich häufig „nur ahnen" lassen. Dieses Granulationsgewebe verfolgt gerne die Gefäße, es scheint in die adventitiellen Lymphräume fortzuwuchern, und es lassen sich auch hier reichliche Riesenzellen darstellen. Übereinstimmend werden ferner nekrotische Herde erwähnt, die meist zentral in den Granulomen liegen. STOECKENIUS, der sie besonders in Milzgranulomen gefunden hat, betont, daß dadurch die Differentialdiagnose dieser Granulome gegenüber Tuberkeln sehr schwer sein könne; er hebt hervor, daß die Schädigung offenbar nicht so hochgradig, so schrankenlos sei, wie im Tuberkel, so daß keine richtige Verkäsung auftrete. Bereits in diesen relativ kleinen Knötchen tritt eine Tatsache in Erscheinung, die für die syphilitische Nekrose als charakteristisch angesehen wird (vgl. S. 433): es fallen auch benachbarte Gewebsteile der Nekrose anheim, aber es schimmern die ursprünglichen Strukturen schattenhaft im zerfallenen Material durch. Wie in andern Veränderungen der sekundären Syphilis sind die Plasmazellen in der Umgebung solcher Knötchen stets sehr zahlreich. Von allen Autoren wird noch die ausgesprochene reaktive Wucherung der Adventitialzellen um kleine Arterien und Venen (zum Teil um Capillaren) herum hervorgehoben, was für die Bildung von Plasmazellen aus diesen undifferenzierten Zellagern von entscheidender Bedeutung zu sein scheint (vgl. auch in dieser Beziehung EHRICH, diesen Band, S. 166).

Die angedeuteten granulierenden Prozesse können sich unter besonderen, wenig verstandenen Umständen steigern, wie z. B. bei sog. Frühgeneralisation. GÄDEKE[2] hat in dieser Beziehung außerordentlich wertvolle Beobachtungen mitgeteilt, durch welche verschiedene unklar gebliebene Punkte beleuchtet werden. Bei einer 31jährigen Frau, die 16 Monate nach Auftreten eines Exanthems mit hypertrophischen Papeln am ganzen Körper an Leberinsuffizienz starb, traten in ausgedehnter Weise exsudativ-proliferierende und meist herdförmige Prozesse auf, welche häufig in ausgesprochener Gefäßabhängigkeit die verschiedensten Gewebe befielen. Die Lungenherde z. B., die ich am Originalmaterial genau nachuntersuchen konnte[3], stellen mehr oder minder deutlich umschriebene, in geringen Abständen voneinander eingestreute Granulome von kugeliger Gestalt dar (Abb. 57), welche einige Alveolen einnehmen. Eine fein- bis mittelgrobkörnige Nekrose mit einzelnen zerfallenden Kernen und zerbröckelnden elastischen Fasern bildet in jedem Granulom das Zentrum; sie wird von einer wechselnd breiten Zone eines reticulären Zellgerüstes umschlossen, dessen Elemente etwa die Struktur

[1] LOTZE und KIMMELSTIEL 1933. [2] GÄDEKE 1948, 1950.
[3] Hier sei Herrn Dr. R. GÄDEKE (Freiburg i. Br.) für seine Bemühungen bestens gedankt.

junger Epitheloidzellen annehmen, ohne allerdings überall die besonders charakteristischen ovalen und chromatinarmen Kerne der tuberkulösen Epitheloidzellen

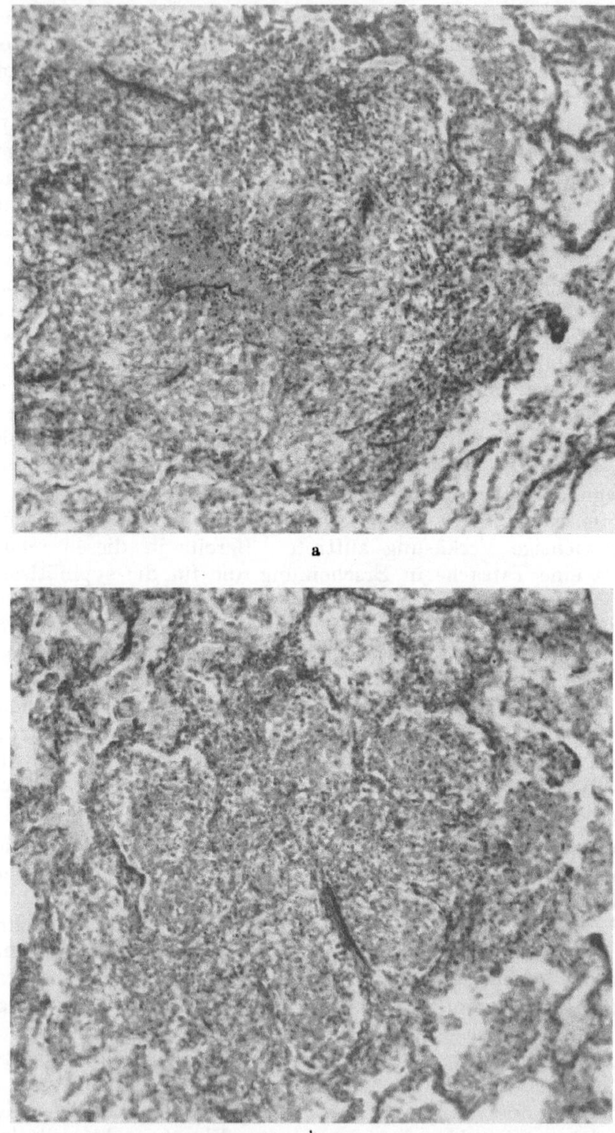

Abb. 57a u. b. Syphilis. Lunge. Granulomentwicklung nach exsudativer Phase. a Umschriebene Alveolitis mit großzelligem, ziemlich fibrinreichem Exsudat. Beginnende Nekrose im Zentrum. (Vergr. 120mal.) (Präparat von R. Gädeke, Freiburg i. Br.) b Miliares Syphilom, relativ deutlich abgegrenzt. Elasticafärbung. (Vergr. 120mal.)

zu besitzen (ich fand auch keine Mikrozentren). Diese Zone enthält nur sehr selten eingestreute Lymphocyten, während außerhalb davon ein äußerst dichtes Rundzelleninfiltrat aus Lymphocyten, reichlichen Plasmazellen und Histiocyten jedes Granulom umschließt. Häufig kann man sehen, wie das System der Alveolenwände am Rand des Knötchens noch einigermaßen verschont geblieben ist, so daß jeder Herd wie eine organisierte Mikropneumonie aussieht. An andern Stellen sind die elastischen Fasern vollständig aufgelöst. Gitterfaserpräparate lassen innerhalb der „Epitheloidzellenzone" zarte Fibrillen demonstrieren. Untersucht man Serienschnitte, so läßt sich zeigen, daß diese Knötchen fast ausnahmslos in Abhängigkeit kleiner Venen liegen; entweder geht eine schwere nekrotisierende Phlebitis unmittelbar in das Knötchen über, so etwa wie es VERSÉ und später BENDA[1] beschrieben und abgebildet haben, oder man trifft zentral, in den größeren Granulomen besonders, Reste der Venenwand, nur noch an den zerfetzten, elastischen Strukturen erkennbar (Abb. 3 von GÄDEKE 1948). Die weiteren Veränderungen bestehen aus Intimawucherungen in kleinsten Venen, offenbar auch in Lymphgefäßen mit mehr oder minder vollständiger Obliteration, aus Alveolarkatarrh und diffuser Rundzelleninfiltration der Alveolarwände. Leukocyten kommen äußerst selten in den mit großen, meist abgerundeten und verfetteten Alveolarphagocyten gefüllten Alveolarlichtungen vor; im Granulom treten sie nirgends auf[2].

Die in den übrigen Organen gelegenen Knötchen zeigen den gleichen Aufbau, wobei besondere Befunde vor allem in der Leber von Bedeutung erscheinen, da hier die charakteristischen proliferierenden Bilder einer syphilitischen Endophlebitis obliterans in gewöhnlich gefärbten Präparaten Granulome vortäuschen („getarnte Phlebitiden" nach GÄDEKE). Dieser Beobachtung ist diejenige von SCRIBA und BÜTTNER an die Seite zu stellen[3], in der dicht aneinandergedrängte miliare Granulome, allerdings ohne Verkäsung, mit mehrkernigen Riesenzellen in grobknotiger Anordnung das Lungengewebe durchsetzen. Eventuell liegt hier die weitere Entwicklung mit Neigung zur fibrösen Umwandlung des Einzelgranuloms vor, neben chronischer interstitieller syphilitischer Entzündung.

Im Mittelpunkt dieser Veränderungen, die mit Exsudation, Nekrose und Granulation einhergehen, stehen die Gefäßprozesse, eine für die Hautveränderungen der Lues II wohl bekannte Tatsache. Hier gehören allerdings die mehr granulomatösen Veränderungen zu den selteneren Erscheinungen, wie beispielsweise die großpapulösen Syhiliden, von denen eine gute Abbildung in der soeben in neuer Auflage erschienenen „Histopathologie der Haut" von O. GANS und G. K. STEIGLEDER (1955) zu finden ist. Die unter Umständen sehr eigenartigen tuberkuloiden Strukturen (ohne Nekrose!) sind in der Regel perivasculär anzutreffen. Auf eine starke Beteiligung der Cutisvenen mit Endophlebitis syphilitica sind die als knotige oder nodöse Syphilide bekannten Prozesse zurückzuführen; hier gehen die Venen in die Granulome über, wie es im soeben erläuterten Fall von Frühgeneralisation auch in den inneren Organen anzutreffen war; die Granulome selbst zeigen die gleiche Zusammensetzung[4]. GANS hebt besonders hervor, daß der Ausgangspunkt der Veränderungen in erster Linie an der Teilungsstelle kleinster cutaner Venen liegt.

In der Regel vermißt man in diesen frühen granulomatösen Prozessen der Syphilis den Erregernachweis; der viel zitierten Beobachtung VERSÉs mit positivem Spirochätennachweis kann man diejenige an die Seite stellen, die BENDA im Handbuch der Haut- und Geschlechtskrankheiten als beginnende gummöse Arteriitis beschreibt. Dieser Fall ist insofern besonders interessant, als er mit aller wünschbaren Deutlichkeit demonstriert, daß auch bei der Syphilis — im Gegensatz zur herkömmlichen Auffassung — eine Leukocytenexsudation dem proliferativen Prozeß, wie er sich im gummösen Granulom manifestiert, vorangehen

[1] VERSÉ 1913, BENDA 1924.
[2] Eine nicht unähnliche Beobachtung wurde von FAVRE und CONTAMIN (1928) mitgeteilt.
[3] SCRIBA und BÜTTNER 1933.
[4] Vgl. EHRMANN 1907, E. HOFFMANN 1905, MARCUSE 1900, VERSÉ 1913, BENDA 1924, 1929.

kann. Die in alten Beschreibungen hin und wieder erwähnten leukocytären Herde werden im allgemeinen nur wenig beachtet; allem Anschein nach stellen sie flüchtige Reaktionen dar.

Die verschiedenen Elemente des Gummas sind hinreichend bekannt und wurden mehrfach beschrieben; im Laufe der Jahre ist auch nichts grundsätzlich Neues dazugekommen, deshalb sollen hier nur wenige Punkte gestreift werden. Meist wird die zentrale Nekrose nur von einem relativ schmalen Saum locker

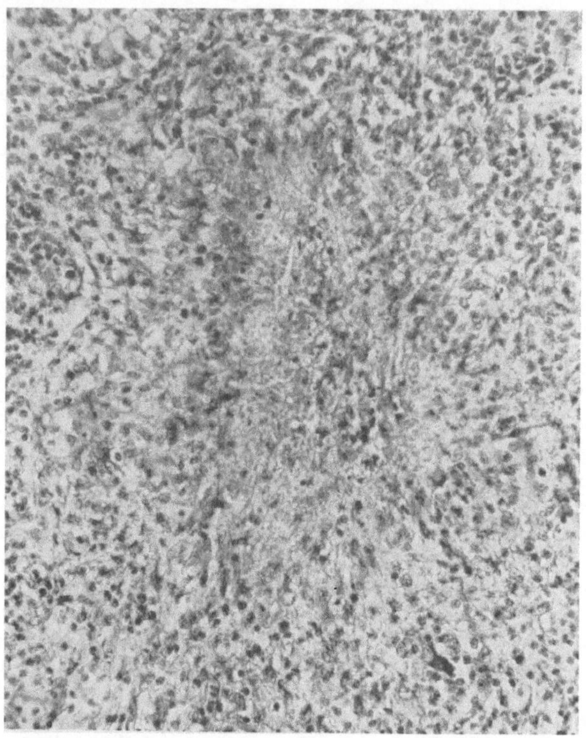

Abb. 58. Syphilis. Pharynx. Kleines umschriebenes Syphilom. Die zentrale Nekrose wird durch eine schmale, palisadenartige Zellschicht abgegrenzt; peripher davon bilden die histiocytären Zellen gewöhnlich mehr oder minder lockere, syncytiale Netze eines jugendlichen Bindegewebes. Kleine Riesenzelle rechts außen. (Vergr. 220mal.)

liegender, epitheloidartiger Zellen umgeben; dies läßt sich an großen wie an kleinen Granulomen meist deutlich zeigen; nur muß man wissen, daß es auch Gummen gibt, in denen, allerdings häufig vor dem Auftreten einer Nekrose, die Epitheloidzellen ebenso reichlich wie in einem Tuberkel zu finden sind (Benda). Heute, da therapeutisch bedingte und oft tiefgreifende Wandlungen das pathologisch-anatomische Bild der Infektionskrankheiten beeinflußt haben, trifft man syphilitische Granulome, die wohl selten mehr als große Gummaknoten bezeichnet werden können, aber viel häufiger kleine, mehr oder weniger dicht gedrängte Knötchen, die eigentlich als miliare Gummen zu bezeichnen sind. Wie Abb. 58 sehr klar in einem derartigen Herd des Pharynx veranschaulicht, bilden die „epitheloiden" Zellen nur eine lockere Schicht von deutlich zusammenhängenden Elementen um eine inhomogene Nekrose herum. Die radiäre Anordnung der Zellen, wie man sie in vielen Granulomen sieht, ist in diesem Fall sehr ausgesprochen. Andererseits treten manchmal Bilder auf, die nur durch zellig zusammengesetzte Granulome, ohne jegliche Nekrose, charakterisiert zu sein scheinen. Die einzelnen Elemente liegen, wie im gewählten Beispiel einer syphilitischen Myositis (Abb. 59), im narbig veränderten Parenchym als wohlumschriebene, epitheloidzellige Granulome, mit breitem, lymphoplasmocytärem Mantel; sie enthalten sehr kleine und nur vereinzelte mehrkernige Zellen und weisen hin und wieder angedeutete Beziehungen zu kleinen Venen auf. Derartige Bilder sind selten; sie entsprechen eigentlich voll und ganz den „syphilitischen Sarkoiden" von PAUTRIER (1914), und

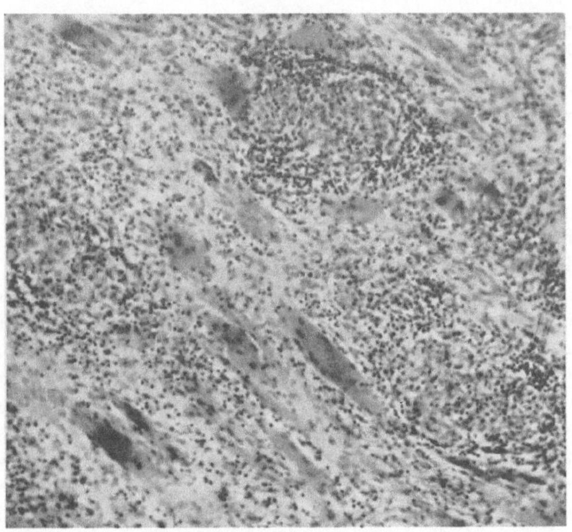

Abb. 59. Syphilis. Kleinherdige, syphilitische Myositis mit scharf umschriebenen Granulomen. Schwere Muskelatrophie. (Differentialdiagnose gegenüber M. Besnier-Boeck-Schaumann unter Umständen schwierig!) (Vergr. 100mal.)

stellen dem Histopathologen fast unlösbare Probleme. Diesen „miliaren syphilitischen Granulomen" nicht unähnlich sind jene interessanten miliaren Gummen, die bei der progressiven Paralyse von JAKOB[1] beschrieben worden sind, und zwar in einem Material von 50 Fällen 22mal (die Untersuchung fand allerdings 1919 statt): eingerahmt von Blutcapillaren, welche von dichten lymphoplasmazelligen Infiltraten wie bedeckt erscheinen, liegt ein Zellherd aus unscharf voneinander begrenzten, hellkernigen Elementen; die Kerne sind nicht selten strahlig im runden Knötchen gestellt. Es wird für diese miliaren Gummen (Syphilome) eine ausgesprochene Gefäßabhängigkeit betont; in der Tat entwickeln sie sich aus der Wand einer stark infiltrierten Blutcapillare heraus. Sie enthalten gelegentlich Riesenzellen, die sowohl zentral als parazentral gelegen sind. Auffallend ist ferner, daß in einer ganzen Reihe dieser Fälle Spirochäten nachgewiesen werden konnten, allerdings ohne daß zwischen den cellulären Infiltrationsvorgängen und der Lagerung von Spirochäten irgendwelche Beziehungen bestehen würden; so scheint z. B. keine Korrelation mit den von HAUPTMANN[2] besonders hervorgehobenen, nicht selten herdweise auftretenden Gefäßwandinfiltraten durch Spirochäten gegeben zu sein. JAKOB hebt hervor, daß er in den miliaren Herden nie Spirochäten gefunden hat. Ich möchte betonen, daß derartige Befunde in den letzten Dezennien immer seltener geworden sind.

[1] JAKOB 1919; besonders lehrreich seine Abb. 18, 19, 24, 26. [2] HAUPTMANN 1920.

Riesenzellen sind in den syphilitischen Granulomen teils seltener, teils reichlicher als bei der Tuberkulose z. B.; ihre Verteilung ist regellos, uneinheitlich und uncharakteristisch: man trifft sie sowohl unmittelbar neben der Nekrose als auch weit außerhalb der Epitheloidzellenschicht im Rundzelleninfiltrat.[1] Form und Größe wechseln bekanntlich sehr; LANGHANSscher Typ, STERNBERGscher Typ, Fremdkörpertyp werden beschrieben, oft nebeneinander. WAKABAYASHI[2] hat darüber die einzigen cytologischen Studien angestellt, auf die man zurückgreifen kann; sie sind um so interessanter, als sich der gleiche Forscher von ähnlichen Gesichtspunkten ausgehend, mit dem tuberkulösen Granulom beschäftigt hat (S. 344).

Neben der Vielgestaltigkeit dieser Zellen wird hervorgehoben, daß sie im Gegensatz zu den LANGHANSschen Riesenzellen der Tuberkulose auffallend spärliche cytoplasmatische Fortsätze besitzen, und infolge dessen meist kleiner und abgerundet erscheinen. Die Kerne sind wandständig, häufig polständig. Vacuolen sind im Exoplasma selten, im Endoplasma hingegen häufig vorhanden, was im Gegensatz zur tuberkulösen Riesenzelle stehen soll. Hinsichtlich Größe und Form ist der Zentralapparat der Riesenzellen beider Granulome gleich; in den Gummariesenzellen wird die Zentralkörpergruppe durch die Endoplasmavacuolen häufig exzentrisch verlagert.

Man begegnet vielfach noch der Meinung, daß ein Gumma stets ein umschriebenes, zentral verkästes Gebilde darstelle, das, im Gegensatz zu einem tuberkulösen Herd, nicht von Tochterherden außerhalb oder innerhalb der Kapsel umgeben sei[3]. Diese Ansicht läßt sich nicht aufrechterhalten, kommt es doch gar nicht so selten vor, daß in der Umgebung eines größeren gummösen Knotens kleinere, ähnlich zusammengesetzte Granulome liegen, die unter Umständen viel eher als das größere Gumma die spezifische Natur der Entzündung erkennen lassen (Abb. 60). GRUBER[4] beschreibt in der Umgebung eines größeren Gummas der Leber ein fast rein epitheloidzelliges „miliares Syphilom", das er wie durch Eruption in der Randzone des entzündlichen Reaktionswalls entstehen läßt. Die Bedeutung dieser „Tochtersyphilome", wie man sie nennen möchte, ist für die gummösen Hautläsionen längst anerkannt (vgl. GANS und STEIGLEDER[5]).

Die Beziehungen zwischen Gummen und Gefäßen sind zuletzt wohl durch BENDA[6] kritisch studiert worden; seinen Ausführungen ist kaum etwas hinzuzufügen. Daß unter Umständen Venen im Zentrum kleiner Syphilome angetroffen werden können, wurde schon erwähnt; dies stellt jedoch keinesfalls die Regel dar und darf höchstens nur als eine Stütze für die Erkenntnis angesehen werden, daß die Venen in jeder der Manifestationen der Syphilis entschieden schwer miterkranken, schwerer und regelmäßiger sogar als die Arterien. BENDA hat hervorgehoben, daß es eigentlich nie gelingt, ein einzelnes Gefäß, sei es Vene oder Arterie, im zentralen Abschnitt eines Gummas darzustellen; die Gefäße, welche in den Bereich des Granuloms geraten, erkranken freilich, und am ehesten sekundär mit den bekannten Bildern. „Der deutlichste Beweis gegen die ‚primäre' Bedeutung der erkrankten Blutgefäße für die Entstehung des Herdes", sagt er, „scheint mir darin zu liegen, daß eben nicht nur die kleinen Gefäße, die allenfalls als Sitz einer Spirochätenembolie gedacht werden könnten, sondern auch die größten Gefäße, die gewissermaßen zufällig in den Bereich eines Gummas geraten, wie z. B. ein Blutleiter der Dura, eine Vena cava, eine Hirnarterie, ganz in der gleichen Weise erkranken, wie jene Gefäße, die in physiologischem Zusammenhang mit dem Sitz des Herdes stehen". Wie MARFAN und TOUPET[7] steht er auf

[1] BERBLINGER 1910, JANSEN 1927, BENDA 1929, WINDHOLZ 1929.
[2] WAKABAYASHI 1911.
[3] Sie geht auf die Ausführungen von v. BAUMGARTEN anläßlich der 3. Tagung der Deutschen Gesellschaft für Pathologie 1900 zurück.
[4] GRUBER 1923. [5] GANS und STEIGLEDER 1955. [6] BENDA 1924.
[7] MARFAN und TOUPET 1890.

dem Standpunkt, daß es die Arterienerkrankung ist, welche dem syphilitischen Granulom, das man Gumma nennt, seinen spezifischen Charakter verleiht.

Die vasculären (und besonders die arteriellen) Prozesse sind vielfach zur Erklärung der im Gumma anzutreffenden Nekrose angeführt worden. Daß die syphilitische Nekrose sich oft von einer tuberkulösen Verkäsung nicht unterscheiden läßt, ist längst bekannt: der früher (z. B. von ORTH) oft vertretenen Auffassung, daß elastische Fasern in der Nekrose des Gummas erhalten bleiben, ist mit Recht entgegengehalten worden, daß man Ähnliches von der tuberkulösen Nekrose auch behaupten dürfe, wie es entsprechende Untersuchungen an frischen

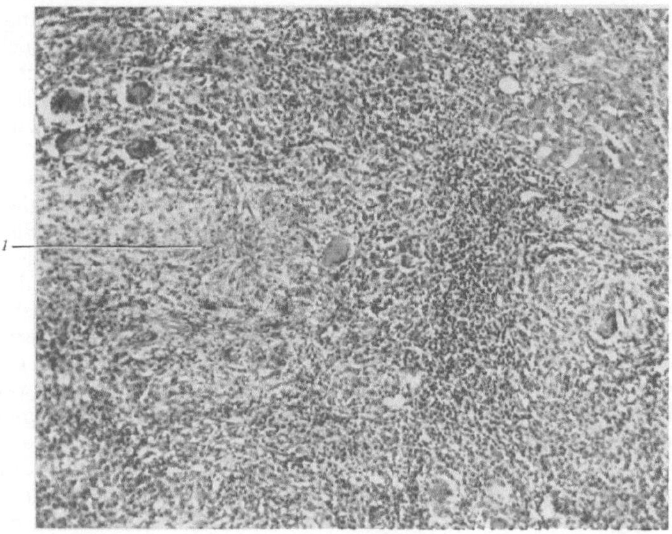

Abb. 60. Syphilis. Leber. Kleine dicht stehende Syphilome mit zentraler Nekrose (1) am Rand eines größeren Gummaknotens. Reichlich Riesenzellen. Die Abgrenzung ist relativ unscharf, das circumfokale Infiltrat ist äußerst dicht. (Vergr. 100mal.)

wie älteren Lungenherden immer wieder mit aller Klarheit veranschaulichen. Es ist allerdings sehr auffallend, daß die syphilitische Nekrose selten präformierte Strukturen so vollständig vernichtet, wie es die Tuberkulose tut; im Gegensatz zur tuberkulösen Verkäsung lassen die nekrotischen Bezirke eines Gummas meist noch „wie durch den Schleier“ schattenhafte Umrisse der vorbestehenden Gewebsstrukturen erkennen und es werden sogar reichliche Gerüste von Gitterfasern darin nachgewiesen[1]. C. CORONINI[2], die sich wohl am eingehendsten mit dieser Frage, vor allem mit Rücksicht auf die Möglichkeiten der Differentialdiagnose zwischen tuberkulöser und syphilitischer Nekrose beschäftigt hat, macht darauf aufmerksam, daß „junge“ Gummen stets von einem dichten Maschenwerk wechselnd starker Bindegewebsfibrillen durchzogen sind: das ehemalige Organgerüst ist schwer oder überhaupt nicht erkennbar, weil die Fasern die nekrotischen Bezirke regellos durchsetzen; dies sei darauf zurückzuführen, daß das Parenchym vor dem Einsetzen der Nekrose durch das feinfaserige, aber faserreiche syphilitische Granulationsgewebe derart überwuchert und umgebaut worden sei, daß dessen Gefüge bei vollentwickelter, frischer Verkäsung bereits zur Unkenntlichkeit verwischt worden sei. Diese Tatsache dürfte in manchen Fällen ein wesentliches

[1] FASAL 1932 vgl. auch ZURHELLE 1922. [2] CORONINI 1930.

Hilfsmoment für die Differentialdiagnose darstellen. Weiterhin ist es eine Eigentümlichkeit der syphilitischen Entzündung in diesem Stadium, daß sich die Nekrose bei weitem nicht auf das Granulom allein beschränkt, sondern daß sie sich sozusagen unvermittelt auf unversehrte benachbarte Gewebsteile erstrecken kann; ja sie kann unter Umständen zu infarktähnlichen Bildern führen, wofür auch die jüngste Beobachtung von GÄDEKE (s. oben) ein gutes Beispiel darstellt. Solche Befunde lassen sich wohl am ehesten als unmittelbare Folgen der Arterienerkrankung erklären. Allerdings werden noch andere Momente zu berücksichtigen sein, da Nekrosen nicht selten auch in relativ frischen Fällen auftreten, ja sogar in Stadien, die, wie im erwähnten BENDAschen Fall einer Periaortitis, rein leukocytäre Reaktionen erkennen lassen, oder bei denen der Gewebsuntergang ein rein epitheloidzelliges Granulom trifft, was man an kleineren Syphilomen nicht selten bemerkt. Derartige Nekrosen könnten sehr wohl eine andere Entstehungsart aufweisen, und man kommt nicht darum herum die doch sehr auffällige Diskrepanz zwischen der Schwere und Ausdehnung eines Granuloms einerseits, und dem Fehlschlag des Erregernachweises andererseits, nachdrücklich hervorzuheben: wenn im Verlauf der Frühgeneralisation oder bei der kongenitalen Syphilis reichliche Spirochäten in die Blutbahn eingeschwemmt werden, sind die histologisch erfaßbaren Gewebsreaktionen durchaus unspezifischer, exsudativer Art. Sie können allerdings schon zu dieser Zeit unter Umständen Eigenschaften aufweisen — vor allem wenn Gefäße stark beteiligt sind — die an Befunde erinnern, welche denjenigen einer allergischen Entzündung sehr nahe kommen; man denke dabei insbesondere an Bilder einer Gefäßerkrankung, die unter den Erscheinungen einer Periarteriitis nodosa einhergehen können. Sie sind so gut wie alle durch das Fehlen der Spirochäten innerhalb der Läsionen gekennzeichnet, wie wenn die Erreger, welche das entzündliche Geschehen ausgelöst haben, kurz danach zugrunde gegangen wären. Wir wissen nicht, welche Anzahl von Spirochäten das Entstehen eines Gummas veranlaßt; wir wissen auch nicht, ob die von JAKOB[1] im Paralytikergehirn nachgewiesenen Spirochätenanhäufungen im Gefäßbereich Vorstadien der miliaren Granulome (vgl. Abb. 62), darstellen, eventuell als „nachhinkend" entfaltete Reaktion, die zu einer gründlichen Spirochätenvernichtung führt. Daher erscheinen mir jene Fälle von Generalisationserscheinungen, wie sie GÄDEKE[2] beschrieben hat, von besonderem Wert, weil sie eventuell zu einer Erklärung führen können. Tatsächlich kann man sich des Eindrucks nicht erwehren, daß die feinkörnige Nekrose des lymphocytär-plasmazelligen Exsudates im perivenösen Raum und in der Alveolenlichtung, wie sie in diesen Beobachtungen zu sehen sind — mit späterer Abriegelung durch ein Granulationsgewebe — auf eine stürmische, lokale Reaktion, auf den Ausdruck einer lokalen Gewebsüberempfindlichkeit gegen den Erreger zurückzuführen ist, der den Vorgang ausgelöst hat. Ob aber die Nekrose in den ebenfalls spirochätenarmen, tuberösen, tertiär-luischen Gummen auf ähnlichen Mechanismen beruht, ob sie mit der Nekrose eines ARTHUS-Phänomens z. B. überhaupt vergleichbar ist, kann man wohl nicht mit Sicherheit entscheiden.

In diesem Zusammenhang soll noch eine Gewebsreaktion angeführt werden, die bei der *kongenitalen Syphilis* auftritt und über welche reichlich diskutiert worden ist, nämlich die Bildung der sog. „miliaren Syphilome", wie man sie besonders in der Leber finden kann. Sie verdienen erwähnt zu werden, nicht nur weil man ihnen heute noch relativ häufig begegnet, sondern weil grundsätzlich wichtige Schlußfolgerungen aus ihrem Studium abgeleitet worden sind. Diese Gebilde, deren „merkwürdiges literarisches Schicksal" BENDA[3] in vortrefflicher Weise geschildert

---

[1] JAKOB 1919. [2] GÄDEKE 1948. [3] BENDA 1929.

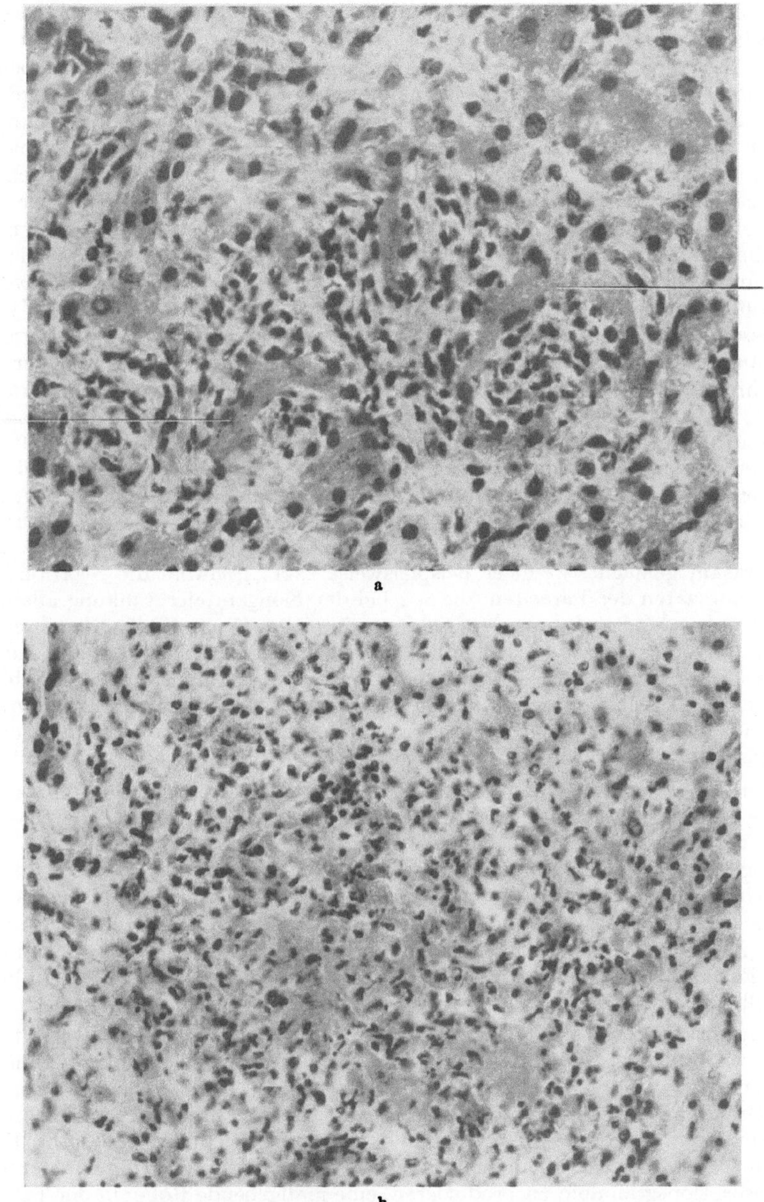

Abb. 61a u. b Syphilis. Leber. a Umschriebene Nekrose von Leberzellbalken (*1*) im Bereich eines Spirochätennestes in den Sinusoiden; beginnende leukocytäre Infiltration (kongenitale Syphilis). (Vergr. 500mal.) b Umfangreichere Nekrose, stärkere leukocytäre Infiltration. (Vergr. 300mal.) In beiden Präparaten liegen sehr reichlich Spirochäten im Herdbereich.

hat, nachdem er als erster 1907 ihr Wesen erkannt hatte, wurden in ihrer Entwicklung eingehend von SCHNEIDER und von HERXHEIMER untersucht[1]. In

[1] SCHNEIDER 1921; HERXHEIMER 1928.

jedem der über die ganze Leber verstreuten Knötchen bildet jedesmal ein massiger Spirochätenhaufen oder -ballen das Zentrum, und wahrscheinlich auch den Ausgang; diese örtliche Anhäufung von Erregern löst zunächst eine leukocytäre Reaktion aus: der Haufen von ineinanderverflochtenen Spirochäten wird von einem Leukocytenwall umgeben. Die Spirochäten sind innerhalb dieser knäuelartigen Geflechte nicht zu erkennen. Im Kern, der in Silberpräparaten nach dem LEVADITI Verfahren z. B., oft tiefbraun erscheint, sind nicht selten Schatten von Leberzellbalken nachzuweisen, welche mit Spirochäten mehr oder minder dicht besiedelt sind (sie können auch erregerfrei sein, und es liegen die Parasiten nur in den Sinusoiden nach der Art von Spirochätenembolien, BENDA). Daß hier, im Zentrum, Zerfallserscheinungen vorkommen, dürfte wohl kaum bezweifelt werden (Abb. 61), und zwar sowohl Gewebsnekrose als auch Parasitenuntergang. BENDA ist diesen Erscheinungen besonders nachgegangen und sieht in der färberischen Umwandlung des zentralen Spirochätenhaufens den Ausdruck eines peripherwärts fortschreitenden Erregerzerfalls; er hat den Gewebszerfall wohl gesehen und erwähnt, hält ihn jedoch nicht für wichtig. Genau die gleichen Herde sind seit den Untersuchungen JAHNELS[1] im Paralytikergehirn bekannt (heutzutage trifft man sie allerdings nur noch ausnahmsweise); ohne hier näher auf diese Befunde einzugehen sei doch hervorgehoben, daß diese eigentümlichen Bilder, wie auch der Spirochätenbefund bei progressiver Paralyse an sich, auf unverkennbare Ähnlichkeiten mit der kongenitalen Syphilis hinweisen. Darauf hat BENDA vor allem aufmerksam gemacht, wenn er beispielsweise sagt: „Sowohl die reaktionslosen Massenaussaaten der Parasiten, die wir bei der Kongenitalerkrankung allerdings in vielen, bei der Paralyse in der Regel nur in einem Organ finden, wie ihre reinkulturartige Wucherung in den miliaren Syphilomen erinnern daran". Auch in diesen Gehirnherden tritt ein einwandfreier Gewebszerfall zutage; die Abb. 62 aus BENDAS Beitrag im Handbuch der Haut- und Geschlechtskrankheiten läßt dies mit aller Deutlichkeit erkennen: die Erreger haben das Nervengewebe „herausgefressen", nur ein zusammengesintertes Gliagerüst ist übrig geblieben.

Wie sich derartige Herde weiterentwickeln, ist für das Hirngewebe unbekannt; für die Leberherde ist auf Grund der eingehenden Untersuchungen BENDAS und SCHNEIDERS anzunehmen, daß mit fortschreitendem zentralen Zerfall eine Durchsetzung mit polymorphkernigen Leukocyten erfolgen kann; diese Zellen bauen den Spirochätenballen und die Gewebsnekrose ab (Abb. 61b). Wichtig erscheint dabei, daß es sich hier nicht etwa um eine sekundäre Nekrose im Zentrum von kleinen „ausgereiften" Granulomen handelt, sondern daß der Gewebszerfall als unmittelbare Folge der Spirochätenvermehrung den Mittelpunkt der „Granulome" darstellt.

Warum aber in einem Fall die leukocytäre Reaktion sich derart steigert, daß geradezu absceßartige Herdchen entstehen (die „absceßartigen Miliarsyphilome" SCHNEIDERS), während in anderen vom Rande her eine Gewebswucherung, ein richtiges Granulom gebildet wird, dessen Zellen oft reichlich mit Fetttröpfchen durchsetzt sind („granulierende Miliarsyphilome"), entzieht sich unserer Kenntnis. Eventuell spielt hier die Zeit, die dem kindlichen Organismus zur Verfügung steht, um ein Resorptionsgranulom zu produzieren, eine maßgebende Rolle: in der Tat sind diese „granulierenden Syphilome", für welche, wie GRUBER[2] annimmt, die Bezeichnung „miliare Gummen" morphologisch wenigstens gerechtfertigt erscheint, nicht nur sehr viel seltener, sondern sie lassen sich ausschließlich bei solchen Kindern nachweisen, die einige Wochen oder Monate überlebt haben. Die herdförmigen Spirochätenballen mit Gewebsnekrosen hingegen sind keine miliaren Gummen,

[1] JAHNEL 1921, vgl. JAKOB 1919, HAUPTMANN 1919, 1920. [2] GRUBER 1923, 1930.

sie sind viel eher als das Gegenteil von Gummen aufzufassen: es bestehen wohl gute Gründe für die Annahme, daß als Ausgangspunkt eine der echten Gummen intensive Gewebsreaktion auf sehr kleine Spirochätenmengen bei immunisatorischer Umstimmung des Organismus vorliegt, während die sog. „miliaren Gummen", bei riesigen Erregermassen eine verhältnismäßig geringfügige entzündliche Reaktion auslösen, welche „der Anergie des fetalen Organismus früher, bzw. mittlerer Schwangerschaftsepochen noch sehr nahesteht" (HERXHEIMER 1928).

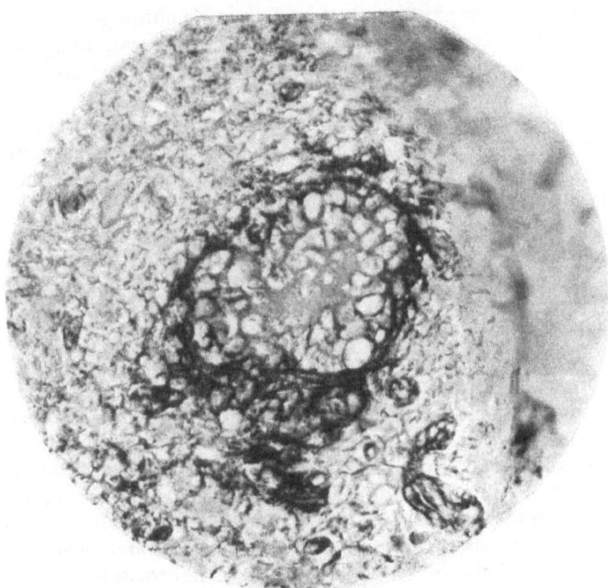

Abb. 62. Syphilis. Spirochätenballen in der Hirnrinde bei progressiver Paralyse. Im Versilberungspräparat: zentral braune, peripher schwarz versilberte Spirochäten. (Nach einem Präparat von JAHNEL). [Aus C. BENDA: Handbuch der Haut- und Geschlechtskrankheiten, Bd. 15. 1929.)

Echte Gummen sind dementsprechend bei der kongenitalen Syphilis als ausgesprochene Seltenheiten zu betrachten; 1928 hat HERXHEIMER nur 39 gesicherte derartige, vor allem in der Leber gelegene Vorkommnisse gezählt. Kennzeichnend scheint zu sein, daß nur äußerst spärliche oder gar keine Spirochäten darin nachweisbar sind. Allerdings ist auch in dieser Beziehung große Vorsicht in der Interpretierung der Bilder geboten, wie aus einer Beobachtung FROBOESES von „großknotigen kongenitalsyphilitischen Syphilomen" hervorgeht; wie BENDA, der an der Existenz wirklicher Gummen bei der angeborenen Lues überhaupt zweifelt, nimmt FROBOESE in Übereinstimmung mit HERXHEIMER[1] für diese Bildungen an, daß sie eine quantitative Abweichung der gewöhnlichen intralobulären interstitiellen Hepatitis syphilitica darstellen. Im erwähnten Fall ließen sich übrigens sehr zahlreiche „miliare Syphilome" mit Nekrosen, Abscesse und Granulome mit reichlichem Spirochätenbefall darstellen.

Da mitunter bei der angeborenen Syphilis auch Gefäßveränderungen (bis zur Obliteration) und Nekrosen auftreten, ist doch daran zu denken, daß ein Gewebsuntergang hiermit, bis zu einem gewissen Grade wenigstens, neben einer direkten Spirochätenwirkung zusammenhängen dürfte. Es ist übrigens bemerkenswert, daß solche umschriebene Veränderungen meist spät im Säuglingsalter gefunden werden.

Über die *Histochemie* des syphilitischen Granuloms ist so gut wie nichts bekannt. Erwähnt wird oft der verhältnismäßig hohe Fettgehalt der Nekrose, zum Teil auch des dünnen Epitheloidzellsaums; genaue Analysen liegen aus neuerer Zeit nicht vor.

[1] HERXHEIMER 1928, FROBOESE 1938.

Auf die Anwesenheit reichlicher Cholesterinkristalle am Nekrosenrand wird hingewiesen[1]; ein Befund, der sicher in keiner Weise charakteristisch ist, da er erfahrungsgemäß auch bei nicht bakteriellen Nekrosen häufig auftritt.

Begreiflicherweise ist man über den Fermentstoffwechsel dieser Granulome in keiner Weise orientiert. Der Aschengehalt von Gummen wurde von HERMANN und ORBÁN[2] in vergleichenden Untersuchungen mit demjenigen des Tuberkels bestimmt; es geht daraus hervor, daß die Spodogramme reichlicher Aschen für den Tuberkel als für das Gumma erkennen lassen; die Struktur ist beim Tuberkel feiner und homogener, kompakter mit sehr feinen Zeichnungen, während für das Gumma ein grobes Netzwerk, wie aus knotigen Fasern zusammengesetzt, charakteristisch zu sein scheint. Calciumhaltige Aschen wurden nur im Tuberkel nachgewiesen.

Es ist eigentümlich und bisher nie begründet worden, weshalb nahe verwandte Vertreter der Gattung *Treponema* Gewebsveränderungen hervorrufen, die bei weitem nicht denjenigen entsprechen, die durch Treponema pallidum erzeugt werden. Wohl kommen Läsionen bei der *Framboesie* z. B. vor, welche eine gewisse Ähnlichkeit mit syphilitischen Gummen aufweisen, sich allerdings von diesen durch das vollständige Fehlen der Gefäßerkrankung leicht unterscheiden lassen. Das Framboesiepapillom stellt eigentlich eine banale, stets gefäßhaltige Bindegewebsneubildung dar, die, neben einer charakteristischen Hyperacanthose und Entpigmentierung, ihr typisches Gepräge einer Ansammlung auffallend reichlicher Plasmazellen meist in diffuser Art verdankt. Ferner spielen in der histologischen Differentialdiagnose die in der acanthotischen Epidermis fast nie fehlenden Mikroabscesse eine große Rolle, in denen *Treponema pertenue* reichlich zu finden ist[3]. Eine eigentliche Granulombildung, wie sie besonders auffallend im Knochengewebe auftritt, gehört zu den Späterscheinungen und wird oft als Gumma bezeichnet: es handelt sich dabei um unscharf begrenzte Bindegewebswucherungen, die von dichtem lymphoplasmocytärem Wall umgeben werden, und innerhalb welcher das Bindegewebe eine mehr oder weniger homogene „gallertige" Beschaffenheit annehmen kann, bzw. nekrotisch zerfällt; in diesem Stadium entwickelt sich dann ein Granulom, mit epitheloidartigen Zellen und Riesenzellen. Die meisten Autoren heben seine Ähnlichkeit mit syphilitischen Gummen hervor[4]. Wie bei der Lues sind in den Framboesiegummen keine Spirochäten nachweisbar. Man muß beklagen, daß die tertiären Läsionen der Framboesie auch heute noch nicht genügend histologisch untersucht worden sind; die Unterschiede gegenüber den tertiär-syphilitischen Prozessen sind geringgradig, obschon das Fehlen einer Miterkrankung der Gefäße als wesentliches Merkmal für die Differentialdiagnose wohl feststeht. Im Bild des Granuloms selbst bestehen hingegen keine charakteristischen Züge.

Ob die Tatsache stimmt, daß die Besonderheiten der Gewebsantwort dadurch zu erklären seien, daß die verschiedenen Treponemen auch eine wechselnde chemische Konstitution besitzen würden, ist immer noch eine offene Frage. Man wird sich wohl daran erinnern, daß BERGEL[5] für die Spirochaeta pallida das Vorhandensein einer lipoidhaltigen Hülle angenommen hatte, wodurch eine chemotaktische Wirkung auf „lipolytische Lymphocyten und Plasmazellen" ausgeübt würde. Diese Anschauungen sind nie bestätigt, ja was die lipolytischen Eigenschaften der Lymphocyten anbelangt, widerlegt worden (vgl. EHRICH, diesen

[1] LINELL 1944. [2] HERMANN und ORBÁN 1935.

[3] Zum Beispiel SCHAMBERG und KLAUDER 1921, BOTTREAU-ROUSSEL, FARGES und GAUTHIER-VILLARS 1937; ASH und SPITZ 1945.

[4] HALLENBERGER 1916, WILLIAMS 1935, FERRIS und TURNER 1937, DUPONT und DUBOIS 1940.

[5] BERGEL 1922.

Band, S. 206). Daß die Syphilisspirochäten tatsächlich eine Hülle besitzen, ist allerdings jüngst mit aller Klarheit demonstriert worden: SWAIN[1] hat vor kurzem treffliche elektronenmikroskopische Bilder veröffentlicht, aus denen hervorgeht, daß, wie vergleichende Untersuchungen mit andern Spirochäten dartun, Treponema pallidum die einzige Art ist, bei welcher die Zellwand gegen tryptische Verdauung sehr resistent ist. Durch Pepsin wird dieser Erreger, wie die übrigen Spirochäten auch, innerhalb von 20 min vollständig aufgelöst. Hingegen widerstehen die spiralig gewundenen, um den Zellkörper innerhalb der Zellmembran angeordneten Fibrillen (3 für Trep. pallidum) der peptischen wie der tryptischen Verdauung. Aus welchen Substraten alle diese Gebilde aufgebaut werden, entzieht

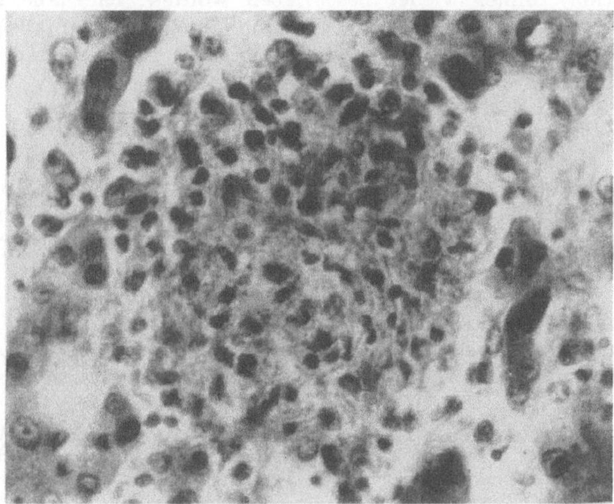

Abb. 63. Rückfallfieber (Borrelia recurrentis-Infektion). Retothelknötchen in der Leber mit beginnender Nekrose. [Aus M. STÄMMLER: Frankf. Z. Path. 60 (1949).]

sich noch unseren Kenntnissen. Es ist zu erwarten, daß derartige Untersuchungen, die den ganzen Fragenkomplex von einer neuen Seite her angehen, weitere wichtige Ergebnisse für das Verständnis der durch Spirochäten und Leptospiren hervorgerufenen Gewebsveränderungen zeitigen werden.

Granulomartige Gewebswucherungen sind unlängst bei *Rückfallfieber (Recurrens)* beschrieben worden. Neben den für das Läuserückfallfieber wohl charakteristischen Mikroabscessen in den Milzfollikeln[2], hat STAEMMLER (1949) auf Granulome aufmerksam gemacht, die neben den Follikeln vorkommen. Sie bestehen aus großen, unscharf begrenzten, syncytial ineinander übergehenden Zellen, die als Abkömmlinge von Reticulumzellen gedeutet werden und an Epitheloidzellen erinnern. Im Zentrum der Granulome liegen nekrobiotische Vorgänge vor, manchmal von leukocytärer Invasion gefolgt, so daß sich eine gewisse Schichtung ergeben kann: hämorrhagische Randzone, radiär gestellte Epitheloidzellschicht, leukocytenreiches Zentrum. Derartige Granulome, in denen weder Riesenzellen noch Verkäsungserscheinungen auftreten, sind allerdings selten. STAEMMLER[3] nimmt an, daß ihre Entwicklung gelegentlich mit den Blutungen

[1] SWAIN 1955, vgl. auch CZEKALOWSKI und EAVES 1955, welche an Leptospiren gezeigt haben, daß Natriumdesoxycholat auf das Cytoplasma auflösend wirkt, während der zentrale Axialfaden widerstandsfähig ist.

[2] Vgl. hierzu besonders KULESCHA und TITOWA 1923, SCHUSTER 1924. [3] STAEMMLER 1949.

und der plasmatischen Durchtränkung des Milzgewebes im Zusammenhang stehen dürften. In den Lebern seiner Fälle hat er ebenfalls knötchenförmige Zellwucherungen gesehen (Abb. 63), die aus einer Wucherung der Kupfferschen Sternzellen hervorgehen; sie unterscheiden sich von den Milzknötchen dadurch, daß in diesen größere, epitheloidartige Elemente die Granulome aufbauen, während in der Leber eine „reine" Wucherung von Kupffer-Zellen und Capillarwandzellen, eine umschriebene Retotheliose entsteht. Aber auch innerhalb dieser reinzelligen Knötchen können Nekrosen auftreten. Daß bei der Recurrensinfektion sich die Kupfferschen Sternzellen vergrößern und vermehren, ist bekannt; dieser Befund ist vor allem für das Läuserückfallfieber (Borrelia recurrentis s. Obermeieri-Infektion) immer wieder beschrieben worden; ich habe ihn in einem Fall von Zeckenrückfallfieber (Borrelia Duttoni-Infektion) ebenfalls gesehen. Daß jedoch diese Wucherungen einen knötchenförmigen Charakter annehmen, stellt ein Novum dar und verdient weiter untersucht zu werden.

IX. Granulome bei Viruskrankheiten.

Bis heute sind nur zwei Viruskrankheiten mit Sicherheit ermittelt worden, in deren Verlauf entzündliche Erscheinungen mit ausgesprochenem Granulomcharakter vorkommen: Chronologisch betrachtet ist das Lymphogranuloma inguinale die älteste, die sog. „Katzen-Kratzkrankheit" die jüngste (1950). Wahrscheinlich gibt es noch andere, wie das Granuloma annulare z. B., welche allerdings in ätiologischer Hinsicht in keiner Weise genügend erforscht worden sind.

1. Lymphogranuloma inguinale (Maladie de Nicolas et Favre, Lymphopathia oder Lymphogranuloma venerum, climatic bubo, Lymphomatosis inguinalis suppurativa subacuta).

Die bunte Nomenklatur dieser Krankheit ist zu bedauern, da sich sehr oft Verwechslungen ergeben, namentlich mit dem Lymphogranulom einerseits und besonders mit dem Granuloma venerum andererseits. Eine Revision zwecks Vereinheitlichung wäre angezeigt.

Die histologischen Veränderungen, welche durch das Virus des Lymphogranuloma inguinale im Primäraffekt, im Bubonulus und in den Lymphknoten verursacht sind, sind grundsätzlich dieselben; besonders gut bekannt sind die Lymphknotenbefunde, während über Primäraffekt und Bubonulus nur weniger gut untersuchte Beobachtungen vorliegen. Aus ihnen geht immerhin übereinstimmend hervor (ausgezeichnetes Bild bei Ash und Spitz, Pathology of tropical diseases 1945, S. 18), daß bereits am Boden des kleinen, von einer Kruste bedeckten Geschwürs, herdförmige Ansammlungen großer, mononucleärer Zellen (Histiocyten) vorliegen, die am Ulcusgrund in ziemlich breiter Schicht eine gewisse palisadenartige Anordnung aufweisen. Diese Schicht bildet sich aus dem Zusammenschluß kleiner Einzelgranulome[1], welche zentral nekrotisch werden, bzw. abscedieren.

Diese Granulome selbst entwickeln sich aus adventitiellen Histiocyten (sog. großen Mononucleären), welche sich nicht nur aus der Adventitia ins Bindegewebe hinaus vermehren, sondern auch die Gefäßwand derart durchsetzen, daß durch die Zellwucherung die Lichtung schlitzförmig verengt werden, ja vollständig verschwinden kann. Einzelne Riesenzellen werden bereits in diesem Stadium beobachtet. Außerhalb des Granulomwalls entsteht eine geringfügige fibröse Reaktion mit Capillarneubildung. Im Bubonulus bilden sich die gleichen, stets gefäßgebundenen Zellherde; die Venen werden vor den Arterien davon betroffen. Auch hier fließen kleine Granulome zusammen, es entwickeln sich größere Herde; nur durch eine Reticulumfaserdarstellung läßt sich ihre Entstehung aus

[1] Sheldon und Heyman 1947, Smith und Custer 1950.

perivasculären Einzelherden feststellen; elastische Fasern werden sehr oft zerstört. Die Obliteration der Gefäßlichtung führt nach SHELDON und HEYMAN[1], welche diese Verhältnisse an mehreren, durch Virusisolierung sicher gestellten Fällen untersucht haben, zur Nekrose im Granulomzentrum; dieses wird alsdann von Leukocyten durchsetzt. Mitunter entstehen in der Umgebung, wo eine uncharakteristische Infiltration mit Lymphocyten und Plasmazellen besteht (unter Umständen auch mit Eosinophilen), epitheloidzellige Tuberkel mit Riesenzellen vom LANGHANSschen Typus, wie sie FROBOESE[2] besonders hervorhebt (Abb. 64). Der gleiche Verfasser macht ferner auf eine durch Endovasculitis

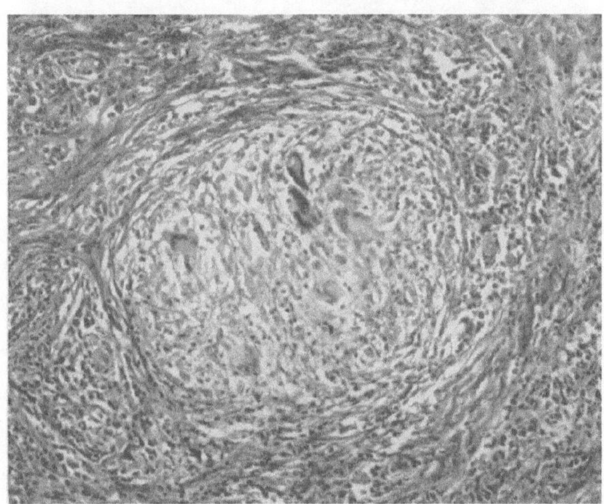

Abb. 64. Lymphogranuloma inguinale. Bubonulus. Umschriebenes epitheloidzelliges Granulom mit Riesenzellen. [Aus C. FROBOESE: Arch. f. Dermat. **168** (1933).]

proliferans hervorgerufene Obliteration kleiner und mittelgroßer Lymphgefäße aufmerksam, wobei das Granulationsgewebe aus Fibroblasten besteht, „die zum überwiegenden Teil Epitheloidzellcharakter tragen".

Daß aber auch Arterien mittleren Kalibers von der Entzündung betroffen werden können, geht aus einer Beobachtung von SHELDON und HEYMAN hervor, in der eine Arterienthrombose beschrieben wird.

Die charakteristischen Lymphknotenveränderungen wurden in ausgedehnter Weise untersucht; ihr Beginn, ihre ersten Stadien sind viel diskutiert worden. Für die Mehrzahl der Autoren stellt eigentlich, wie WOHLWILL[3] es betont hat, eine teils diffuse, teils herdförmige Aktivierung der Reticulumzellen das erste Stadium dar; auch SHELDON und HEYMAN betonen dies, wenn sie von Ansammlungen großer, geblähter, epitheloidartiger Zellen in der Rinde unter dem Randsinus und in den lymphatischen Strängen sprechen. Sinuskatarrh, diffuse Vermehrung und primärknötchenartige Wucherung werden oft nebeneinander angetroffen[4].

[1] SHELDON und HEYMAN 1947. [2] FROBOESE 1933.

[3] WOHLWILL 1943, SHELDON und HEYMAN 1947, vgl. GSELL 1939.

[4] GSELL hat 1939 das Vorkommen der Hyperproteinämie, der Hyperglobulinämie und den positiven Ausfall der Takataprobe bei hoher Beschleunigung der Erythrocytensenkungsreaktion bei Lymphogranuloma inguinale auf die gleichzeitig bestehende und durch Knochenmarkspunktion nachgewiesene Reticulumzellenhyperplasie zurückgeführt. Für ihn besteht die wohl zuerst von RAVAUT ausgesprochene Ansicht zu Recht, daß das Lymphogranuloma inguinale eine allgemeine Krankheit sei, im Sinne einer „entzündlichen Systemerkrankung des Reticuloendothels".

Durch Zellvermehrung fließen die Herde ineinander und füllen das System der Sinus aus, wobei die Follikel verschwinden. Innerhalb dieser größeren Herde sollen sich dann die Nekrosen entwickeln, die nach Sheldon und Heyman auf ähnliche gefäßverschließende Prozesse zurückzuführen wären, wie im Primäraffekt und im Bubonulus.

Im Stadium der Blüte (Abb. 65) bestehen die Herde aus einem wechselnd breiten Wall von epitheloidartigen Zellen (manchmal nur 2—3 Schichten), welche

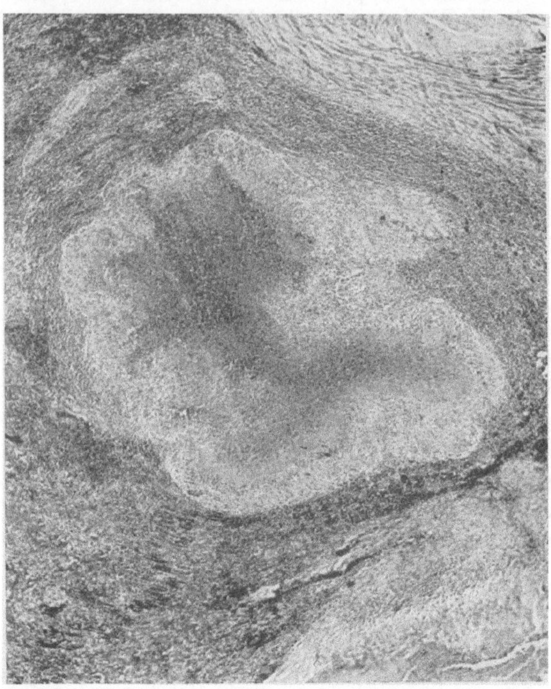

Abb. 65. Lymphogranuloma inguinale. Großes, scharf demarkiertes Granulom in Lymphknoten. Charakteristische, sternförmige Nekrose von relativ regelmäßigem Epitheloidzellensaum umgeben. (Vergr. 30mal.) (Präparat des Armed Forces Institute of Pathology, Washington DC.)

sowohl lockere Verbände darstellen als auch dicht aneinander gepreßt sind und dann palisadenartige Strukturen bilden können, untermischt mit wechselnd reichlichen Riesenzellen. Diese nehmen für gewöhnlich den Langhansschen Typ an. In allen diesen Zellformen kann man phagocytierte Kern- und Zelltrümmer nachweisen.

Die epitheloidartigen Zellen zeichnen sich durch Phagocytose aus, und zwar bedeutend mehr als die Epitheloidzellen der Tuberkulose; sie enthalten nicht selten Kernreste, ganze Kerne und Zelltrümmer, sowie Eisen und Lipoide in geringer Menge. Wohlwill[1] weist darauf hin, daß die Zellen der kleinen, knötchenförmigen Herde ein mehr eosinophiles Cytoplasma und keine Phagocytose zeigen; sie erinnern daher zuweilen an Epitheloidzellen junger Tuberkel (Abb. 66). Das Zentrum wird durch eine inhomogene, bröcklige, krümelige Nekrose gebildet, die unter anderem auch relativ zahlreiche, untergehende, neutrophile Leukocyten enthält.

[1] Wohlwill 1943.

Je nach Größe des Einzelherdes, der sehr wohl lediglich aus Epitheloidzellen aufgebaut sein kann, ist die Nekrose gar nicht auffallend, ja nur spaltförmig. Die oft als charakteristisch angegebene Sternform der „Abscesse" („Stellate abscesses") ist nach BETTINGER[1] bei weitem nicht immer anzutreffen; es sind ja diese „Abscesse" keine echten Abscesse, sondern leukocytenhaltige Nekrosen. Allerdings wird hervorgehoben, daß reine Abscesse auch vorkommen können, ohne daß es möglich ist wahrzunehmen, ob sie etwa ein Frühstadium darstellen, während die Epitheloidzellherde als spätere Reaktionen aufzufassen sind. HELLERSTRÖM[2],

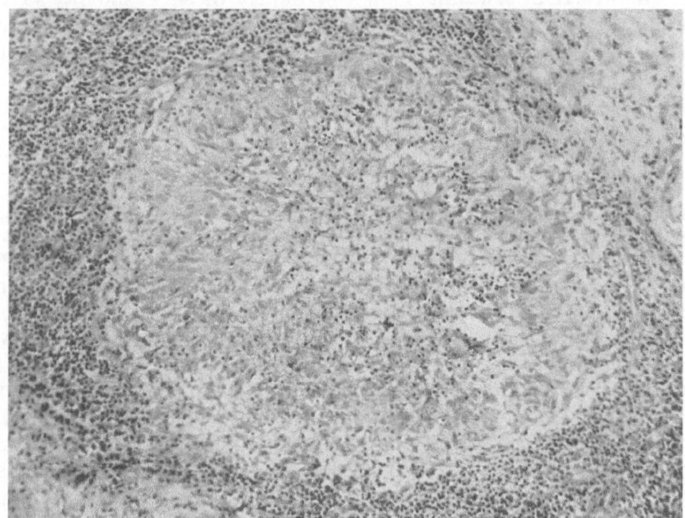

Abb. 66. Lymphogranuloma inguinale. Kleines, tuberkuloides Granulom in der Lymphknotenkapsel. Deutlicher syncytialer Aufbau; beginnender nekrotischer Zerfall im Zentrum. (Vergr. 100mal.)

dem man bekanntlich sehr genaue Untersuchungen über die Histologie nebst der Virologie dieser Krankheit verdankt, hebt vervor, daß bereits in ganz frischen Fällen schon voll entwickelte Epitheloidzellenherde beobachtet werden können, welche kaum Leukocyten enthalten. Und man könnte hierbei annehmen, daß der Organismus auf das Lymphogranuloma inguinale-Virus mitunter mehr mit einer exsudativen, häufiger mehr mit einer produktiven Reaktion antwortet (vgl. auch BETTINGER).

Sehr wahrscheinlich beruhen die reichlichen Unterschiede zwischen den Beschreibungen auf der Tatsache, daß oft nur wenige Fälle vom gleichen Autor beobachtet worden sind, so daß Vergleichsmöglichkeiten fehlten. Allerdings geht aus den ältesten[3] wie aus den neuesten Untersuchungen über die Histopathologie des Lymphogranuloma inguinale von SMITH und CUSTER (1950), welche über 558 Lymphknoten und Biopsien von Primäraffekten nebst 2 Sektionen verfügen, entgegen der bis heute herrschenden Ansicht hervor, daß die allerersten Veränderungen im Lymphknotengewebe aus kleinsten, unscharf begrenzten Leukocytenansammlungen bestehen. Kurz nachher entwickelt sich eine Vermehrung der Lymphocyten und vor allem eine diffuse Durchsetzung des Lymphknotengewebes mit Plasmazellen. Die kleinen Abscesse konfluieren und bilden die bekannten sternförmigen

[1] BETTINGER 1939. [2] HELLERSTRÖM 1929.
[3] DURAND, NICOLAS und FAVRE 1913; PHYLACTOS 1922.

Herde („Stellate abscesses"). Erst nachdem sich diese Mikroabscesse ausgebildet haben, reagiert das zellige Reticulum (bzw. das Makrophagensystem) und wuchert als epitheloidzelliges Granulationsgewebe mit Palisadenstellung seiner Elemente um das leukocytär durchsetzte Zentrum herum.

Von allen Untersuchern wird hervorgehoben, daß in der Umgebung vollentwickelter Herde immer auffallend zahlreiche Plasmazellen und nur wenige eosinophile Leukocyten zu sehen sind. Die Plasmazellen werden sowohl in Häufchen, in dichten Ansammlungen oder diffus im Lymphknotengewebe angetroffen; Wohlwill[1] erwähnt Fälle, in denen diese Elemente so zahlreich sind, daß sie die Lymphocyten sozusagen ersetzen und außerhalb der Kapsel bis ins Fettgewebe straßenartig zu verfolgen sind (weitere Einzelheiten über Milz und Darm vgl. Wohlwill).

Es sei noch hervorgehoben, daß im Verlauf des Lymphogranuloma inguinale (sogar im Spätstadium) Hautausschläge auftreten, welche das Aussehen eines Erythema multiforme oder eines Erythema nodosum annehmen können. Melczer und Sipos[2] haben einen derartigen Fall ausführlich beschrieben und die Literatur bis 1939 gesichtet. Uns interessiert hier bloß die Tatsache, daß in den histologischen Präparaten der Hautläsionen knötchenförmige, lymphfollikelähnliche Ansammlungen von Lymphocyten den Gefäßen folgend in der Cutis und im Papillarkörper gefunden werden: innerhalb dieser Herde liegen epitheloidartige Zellen und Riesenzellen mit angedeuteten Nekrosen; aus diesen Läsionen wurde das Virus gewonnen.

Die in zahlreichen Arbeiten als „Gamna-Körper"[3] beschriebenen, gröberen corpusculären Elemente, die sich mit Kernfarbstoffen stark anfärben, werden heute als Kernreste angesehen. Diese Auffassung hat übrigens schon Favre 1922 vertreten, als er in der Dissertation seines Schülers Phylactos[4] folgenden Satz hat schreiben lassen: «A la limite de la zone épithéloïde, on trouve des leucocytes polynucléaires dont les noyaux présentent des phénomènes de pycnose, et dont les débris forment les corpuscules signalés par nombre d'auteurs, et dont la signification parasitaire a été discutée.» Neben diesen relativ groben Zelleinschlüssen hat Favre schon damals auf andere, wesentlich feinere Gebilde aufmerksam gemacht, nämlich kleinste körnchenartige Gebilde, welche leicht versilbert werden können. Diese Gebilde sind mit den später von Miyagawa und Mitarbeiter[5] beschriebenen „granulocorpusculären Elementen", die mit Giemsafärbung oder mit polychromem Methylenblau darstellbar sind, identisch. Bekanntlich werden sie als kleinste, blaßviolette, punktförmige Gebilde in den geschwollenen Reticulumzellen gefunden; allerdings sind sie im menschlichen Untersuchungsgut (z. B. Lymphknotenausstrich) wesentlich schwieriger zu sehen, und häufig sehr viel spärlicher als in den Ausstrichpräparaten von experimentell infizierten Tieren. Ihre Bedeutung wird am Ende dieses Kapitels erörtert (S. 448).

Über die histologischen Veränderungen, die in den Hautpapeln der Freischen Reaktion vorkommen, hat schon Hellerström[6] berichtet. Seine Befunde sind seither mehrfach bestätigt worden. Bereits in der achttägigen Papel treten neben Lymphocyten Epitheloidzellen und einzelne Riesenzellen hervor; im weiteren Verlauf verstärkt sich die tuberkuloide Struktur, die in späteren Stadien zur nodulären Bildung mit Riesenzellen (Langhans-Typus) wird; die Granulome sind unter Umständen um eine zentrale nekrotische Masse angeordnet, wie in einer charakteristischen Lymphogranuloma inguinale-Läsion.

Die histologische Differentialdiagnose gegenüber einer tuberkulösen Lymphadenitis erscheint in den ersten Stadien und im Stadium der Blüte nicht besonders kompliziert; man wird vor allem auf die leukocytäre Reaktion zu achten haben, mit

[1] Wohlwill 1943, Sheldon und Heyman 1947. [2] Melczer und Sipos 1939.
[3] Gamna 1923, Findlay 1932, D'Aunoy und v. Haam 1939, Sheldon und Heyman 1947.
[4] Phylactos 1922, Favre 1942.
[5] Miyagawa und Mitarb. 1935, Nauck und Malamos 1937, Broom und Findlay 1936, Findlay 1938, Malamos 1938; Melczer 1938, Levaditi 1941, Lépine und Mitarb. 1948.
[6] Hellerström 1929, Franchi 1939, Depaoli 1951.

der Entwicklung von Mikroabscessen. Später, wenn die Nekrose eingesetzt hat und die epitheloidzellige Wucherung stärker geworden ist, besonders aber wenn die Nekrose im Zentrum der Granulome auch die Leukocyten zerstört hat, können sich erhebliche Schwierigkeiten ergeben. Tatsächlich, wie HELLERSTRÖM betont, sind die von den französischen Forschern als „gommes lymphogranulomateuses" bezeichneten größeren, zusammengeflossenen Granulome oft kaum von konfluierenden Tuberkeln zu unterscheiden, und man wird immer gut tun, in plasmazellreichen Lymphknotengeweben nach kleinen leukocytären Haufen zu suchen, welche mit dem hohen Plasmazellengehalt zusammen die charakteristischsten Züge abgeben, während das Bild des Granuloms an sich oft keine sicheren Schlüsse zuläßt. Der Nachweis von granulocorpusculären Elementen ist in den Spätstadien nicht mehr zu erbringen.

Ähnlich ist die Situation bei dem jüngsten dieser Virusgranulome, beim

Granulom der „benignen Viruslymphadenitis" (sog. Katzenkratzkrankheit).

Nach der ersten kurzen Fallbeschreibung von DEBRÉ und Mitarbeitern[1] und besonders den ausgedehnten Studien von MOLLARET und Mitarbeitern im Jahre 1950[2], welche gleichzeitig die in Frage stehende Krankheit entdeckten, hat eine ganze Anzahl von Beobachtungen die Befunde der französischen Forscher in vielen Gegenden der Welt bestätigt. Dank den Untersuchungen von HEDINGER und Mitarbeitern[3], sind wir auch über die Histopathologie des cutanen Primäraffektes orientiert. Zunächst lassen sich unterhalb eines kleinen Epidermisdefektes und um diesen herum in der Cutis bis zur Subcutis uncharakteristische lympho-histiocytäre Zellinfiltrate mit eosinophilen Leukocyten nachweisen. Neutrophile Leukocyten und Plasmazellen sind spärlich. Kleine Venen werden in den Entzündungsprozeß eingeschlossen, die Arterien nicht. Dieser Befund wurde in einem Fall 14 Tage nach der Verletzung erhoben. In späteren Stadien (untersucht wurde eine Probeexcision etwa 4 Wochen nach der Verletzung) sind die Bilder sehr verschieden: die Histiocyten lassen eine herdförmige Wucherung nachweisen; sie bilden da und dort in Gefäßnähe „etwas unordentlich geschichtete" tuberkuloide Granulome, welche oft von einem mehr oder minder breiten Lymphocytenwall umgeben sind und Riesenzellen enthalten können (LANGHANS- und Fremdkörpertypus). Diese Granulome sind vascularisiert, Nekrosen wurden bisher beim Menschen nur selten beobachtet (Abb. 67).

MOLLARET erwähnt Nekrosen in Granulomen eines cutanen Primäraffektes von Affen (Cercop. aethiops sabaeus), 39 Tage nach experimenteller Infektion mit $^1/_{10}$ cm^3 einer Emulsion aus erkrankten Lymphknoten des Menschen; die histologischen Bilder sind sonst mit denjenigen beim Menschen identisch.

Wesentlich häufiger und daher noch besser bekannt sind die Lymphknotenveränderungen: sie sind teils herdförmig, unregelmäßig eingestreut, können jedoch auch diffus auftreten und dabei oft einschmelzen. Charakteristisch sind Granulome, die wohl zuerst im Randsinusgebiet vorkommen, „am ersten Ansiedlungsort des vom Lymphstrom angeschwemmten Erregers" (HEDINGER 1952). Dabei können sich kleinherdige Reticulumzellwucherungen entwickeln, nicht selten auch am Rand von Follikeln, wie sie von PIRINGER-KUCHINKA[4] und von mir in Fällen

[1] DEBRÉ, LAMY, JAMMET, COSTIL und MOZZICONACCI 1950, MOLLARET, REILLY, BASTIN und TOURNIER 1950.

[2] PETZETAKIS hat bereits 1935 auf eine ähnliche Lymphadenitis aufmerksam gemacht, deren Erreger ebenfalls ein Virus sei. Nach allem, was darüber bekannt ist, kann angenommen werden, daß es sich um die gleiche Krankheit handelt (vgl. FLOROS, 1952 Lit.).

[3] HEDINGER 1952 (Lit.), WEGMANN, USTERI und HEDINGER 1951, DREOSTI und MURRAY 1953; BERARDINELLI 1953, GRÄFF 1954, vgl. NORDMANN (1955, Lit.).

[4] PIRINGER-KUCHINKA 1952, ROULET 1954 (vgl. S. 381).

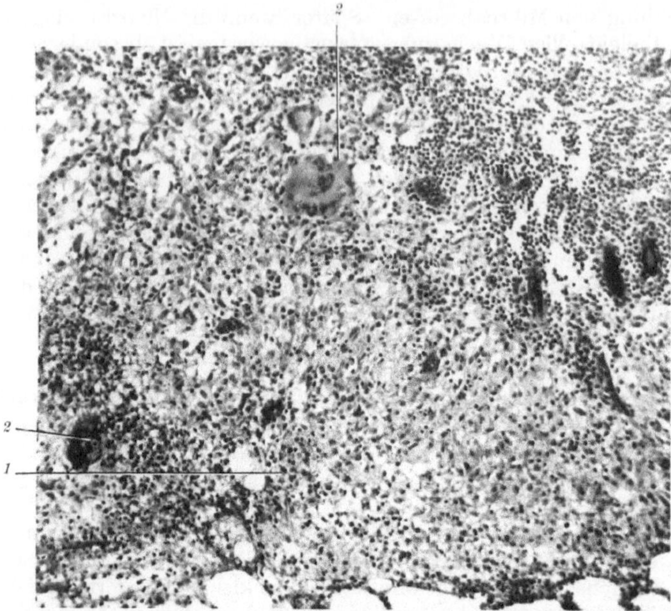

Abb. 67. Sog. benigne Viruslymphadenitis. Cutaner Primärinfekt (Ellenbogengegend), Spätstadium, Granulom in der Cutistiefe mit beginnender Nekrose (bei *1* und rechts davon); diese wird nach oben zu von einem lockeren „epitheloidzelligen“ Band abgegrenzt. *2* Riesenzellen, teils vom Typus LANGHANS, teils vom Fremdkörpertypus (Vergr. 100mal.)

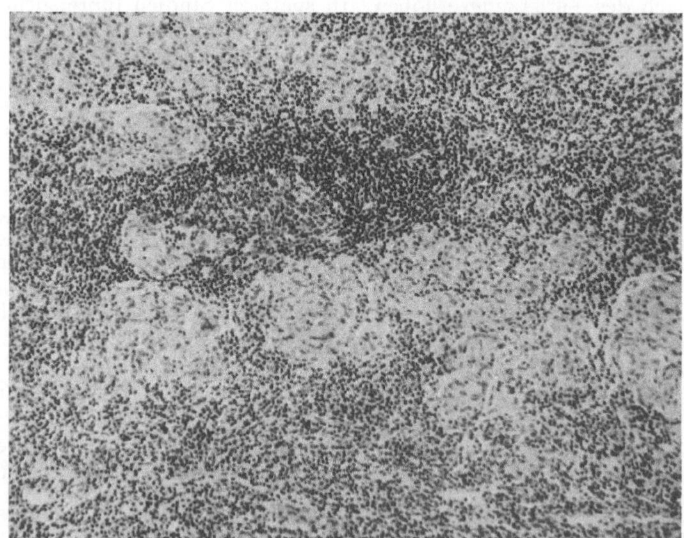

Abb. 68. Sog. benigne Viruslymphadenitis. Lymphknoten. Knötchenförmige Reticulumzellwucherungen, zum Teil mit Riesenzellenbildung im lymphatischen Gewebe außerhalb größerer Granulome. (Vergr. 100mal.)

beschrieben worden sind, welche mit Bestimmtheit nichts mit dieser Krankheit zu tun haben, und wie man sie auch bei Lymphogranuloma inguinale nachweisen kann. Bei Weiterentwicklung vergrößern sich die Knötchen, ihre Zellen sind netzartig verbunden, epitheloidzellartig, ohne radiäre Anordnung; auch in solchen Knötchen, die denjenigen des cutanen Primäraffektes durchaus entsprechen, finden sich manchmal (aber durchaus nicht immer, wie HEDINGER betont, und was ich aus eigener Erfahrung bestätigen möchte) mehrkernige Riesenzellen. Sie entsprechen meist dem LANGHANSschen Typus, zum Teil dem Fremdkörpertypus. Offenbar erreicht das Virus sehr bald das Lymphknoteninnere, denn auch hier sind oft zahlreiche ineinanderfließende Granulome nachzuweisen. Mit der Zeit (zuweilen jedoch, wie MOLLARET[1] erwähnt, frühzeitig)

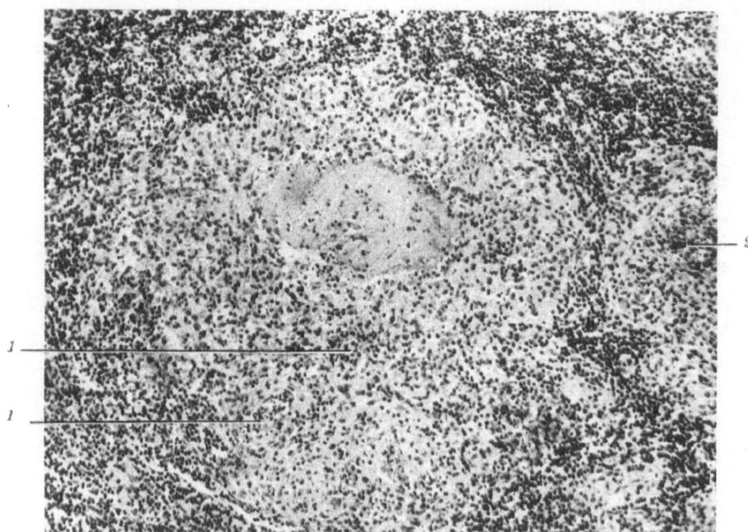

Abb. 69. Sog. benigne Viruslymphadenitis. Großzelliges Granulom mit zentraler Nekrose; in der Epitheloidzellenschicht noch einzelne leukocytäre Herde (*1*); bei (*2*) Mikroabsceß. (Vergr. 100mal.)

entsteht in den Granulomen eine Nekrose. Ohne vorheriges Auftreten von Leukocyten befällt sie das Zentrum der Herde und wird nach HEDINGER „fast regelmäßig" bei dieser Krankheit angetroffen (Abb. 69). Je nach Ausdehnung der Granulome kann sie in der Lymphknotenperipherie z. B. bandartig sein, oder in den inneren Lymphknotenbezirken sternförmig erscheinen: bei schwerem Befall können ganze Lymphknoten einschließlich der Kapsel zugrunde gehen. Während die französischen Autoren von relativ frühzeitig auftretenden Mikroabscessen sprechen (vgl. Abb. 70), hebt HEDINGER hervor, daß eine Leukocytenbeteiligung in sehr verschiedenen Ausmaßen vorliegt; nach ihm soll sie im großen und ganzen bescheiden sein. Im Bereich der von einem breiten Epitheloidzellengürtel umgebenen Nekrose sind Gefäße und Faserstrukturen aufgelöst und zerstört, Fibrin ist praktisch nicht vorhanden; der Nekroserand ist relativ scharf gezeichnet, ohne Vacuolenbildung wie bei Tularämie. Eine Homogenisierung der Nekrose tritt nicht auf, sie bleibt körnig mit lange erkennbaren Zell- und Kernresten.

Nach HEDINGER erfolgen etwa 1 Monat nach Erkrankungsbeginn, offenbar spontan, Zeichen der Rückbildung: wie bei der Tularämie sprossen junge Bindegewebszellen und Blutcapillaren in die nekrotische Masse ein, welche durch-

[1] MOLLARET 1952.

wachsen und resorbiert wird. In der Abheilungsphase entwickeln sich neue, ungeordnete und engmaschige Fasernetze, ohne daß eine wirkliche Fibrose offenbar erfolgen würde.

HEDINGER hat noch auf interessante Veränderungen in den afferenten Lymphgefäßen am Lymphknotenhilus aufmerksam gemacht: sie werden durch Granulome verschlossen, welche die größte Ähnlichkeit mit Tuberkeln besitzen (Epitheloidzellen, Riesenzellen, Lymphocytenwall). Auch auf endophlebitische Prozesse mit Stenosierung der Venenlichtung wird hingewiesen, wogegen die Arterien in der Regel freibleiben.

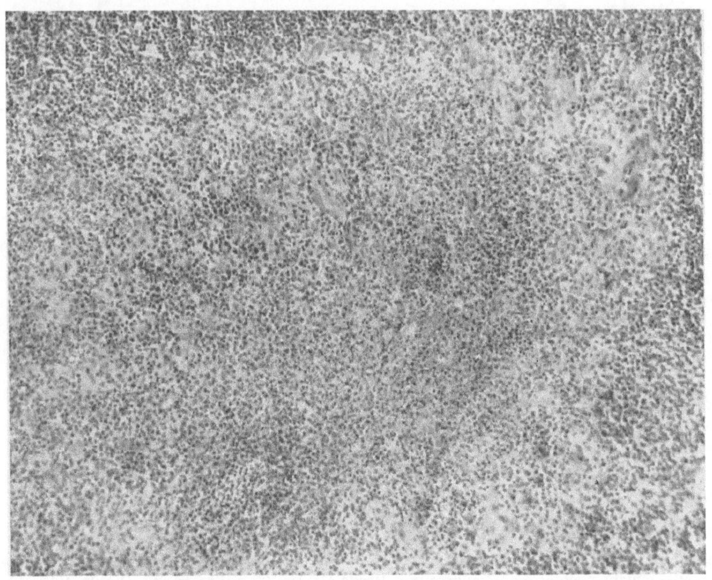

Abb. 70. Sog. benigne Viruslymphadenitis. Lymphknoten. In diesem Fall ist das Granulom noch nicht voll entwickelt; die Veränderungen bestehen aus einer leukocytenreichen zentralen Partie (Mikroabsceß links unten), und aus peripheren, nur schwach entwickelten, unzusammenhängenden Herden mit „epitheloiden" Zellen. (Vergr. 100mal.)

Wie beim Lymphogranuloma inguinale sind bei der benignen Viruslymphadenitis kleinste körnchenartige Gebilde beschrieben worden, welche von MOLLARET[1] und seinen Mitarbeitern als beweisend für die Virusgenese dieser Krankheit betrachtet worden sind.

Sie treten besonders deutlich in den Lymphknoten experimentell infizierter Affen hervor, können aber unter günstigen Bedingungen in den Frühstadien der menschlichen Erkrankung gefunden werden (es sei erwähnt, daß die sonstigen Befunde beim Affen die gleichen sind wie beim Menschen). Am reichlichsten treten die Körperchen auf, bevor die Nekrose einsetzt; sie liegen im Cytoplasma geschwollener Reticulumzellen als sphärische blauviolette bis violette, regelmäßige Gebilde, von etwa 1 μ Durchmesser. Sie sind kleiner als Mastzellengranula, von denen sie allerdings nur schwer unterschieden werden können. In diesem Stadium läßt die Reticulumzelle noch keine Zeichen einer Erkrankung erkennen; beginnt aber die Lysis des Zellkörpers, so vermehren sich die Körperchen beträchtlich, sie füllen den blasig aufgetriebenen Zellkörper oft morulaartig aus, aber gleichzeitig wandeln sie ihre Form: sie werden im allgemeinen wesentlich kleiner, sind untereinander ungleich groß, teils ovoid, teils bacilliform oder vergrößern sich sogar auf das Zwei- bis Dreifache. HEDINGER[2] macht auf die mehr blaue Färbung (nicht violett) nach GIEMSA aufmerksam. Entstehen Mikroabscesse, so findet man sie nur noch mit großer Schwierigkeit oder sie lösen sich auf und verschwinden,

[1] Vgl. besonders MOLLARET und Mitarbeiter 1951, 1952. [2] HEDINGER 1952.

was wahrscheinlich eine Erklärung für die Tatsache darstellt, daß aus älteren Läsionen des Menschen das Virus nicht mehr übertragbar ist.

Im großen und ganzen ergibt sich hierbei eine auffallende Ähnlichkeit mit den „granulocorpusculären" Elementen von MIYAGAWA[1] beim Lymphogranuloma inguinale. Seit 1942 wurde vorgeschlagen, für diese Gebilde die Gattung „Miyagawella" zu schaffen, welche die verschiedenen Erreger einer Virusgruppe mit verwandtschaftlichen immunbiologischen Reaktionen umfassen soll. Nach MOLLARET (1952) würden die „Miyagawellosen" je nach Hauptlokalisation der Krankheit 3 Hauptgruppen umfassen. 1. Miyagawellosen mit vorwiegender Beteiligung des lymphatischen Gewebes: Lymphogranuloma inguinale, benigne Viruslymphadenitis. 2. Miyagawellosen mit vorwiegender Lungenbeteiligung: Psittakose, Ornithose, atypische Pneumonien (S.F.-Illinois-Stämme usw.); einige Lungenentzündungen der Tiere.

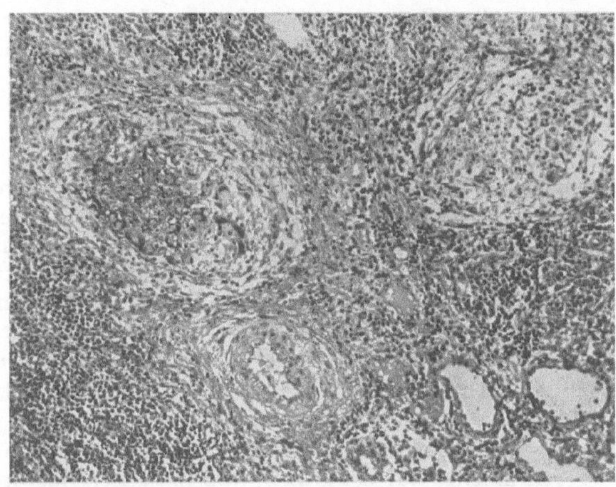

Abb. 71. Tuberkuloide Granulome in den Lymphgefäßen am Hilus eines cubitalen Lymphknotens. Arterie unversehrt. (Vergr. 90mal.) [Aus CHR. HEDINGER: Virchows Arch. 322 (1952).]

3. Miyagawellosen mit Beteiligung der Bindehaut, Urethra und der Gelenke: Trachom, Oculogenitale Chlamidozoose, REITERsches Syndrom (FIESSINGER-LEROY)[2], einige Tierkrankheiten wie enzootischer Abortus beim Schaf, Enteritis der Kälber usw.

In histologischer Hinsicht kann die Differentialdiagnose ebenso schwierig sein, wie diejenige des Lymphogranuloma inguinale; HEDINGER zieht neben diesem besonders in Erwägung: Tularämie und mischinfizierte Tuberkulosen; in zweiter Linie wären zu berücksichtigen: Brucellosen, gewisse Pilzerkrankungen, Syphilis und chemische Noxen, welche zu tuberkuloiden Reaktionen in Lymphknoten führen. RANDERATH[3] hat über Fälle berichtet, die sich histologisch nicht sicher von Lymphogranuloma inguinale, Brucellosen, Pasteurellosen, Tularämie usw. unterscheiden ließen. Er bezweifelt ferner den diagnostischen Wert des Intracutantestes, da nach seiner Beobachtung 3 gesunde Personen, die niemals eine verdächtige Lymphknotenerkrankung aufgewiesen hatten, einen noch nach Monaten positiven Test erkennen ließen.

Die von RANDERATH untersuchten Papeln zeigten histologisch knötchenförmige, epitheloidzellige und riesenzellenhaltige Granulome teils mit, teils ohne Nekrosen.

Abschließend ist darauf hinzuweisen, daß die sog. benigne Viruslymphadenitis (oder „Katzenkratzkrankheit") noch keineswegs von allen Untersuchern als eine spezifische Krankheit, als eine wirklich nosologische Einheit betrachtet wird. Anläßlich der Hamburger Tagung (1954) haben die deutschen Pathologen diese Fragen teilweise wenigstens erörtert. Es sei zum Beispiel darauf hingewiesen, daß

[1] RAKE 1942, COUTTS und Mitarb. 1942, vgl. COUTTS 1950.
[2] Vgl. THYGESON 1951. [3] RANDERRATH 1955.

die von MASSHOFF[1] beschriebene „abscedierende reticulocytäre Lymphadenitis" oft ähnliche histologische Bilder (wenigstens mit Frühstadien der „benignen Viruslympadenitis" vergleichbar) aufweist; der Erreger dieser Lymphknotenerkrankung soll Pasteurella pseudotuberculosis sein, die bekanntlich bei Nagern durchaus ähnliche granulomatöse Veränderungen hervorzurufen vermag. Hinsichtlich der tuberkuloiden Strukturen mit Nekrosen ist zu sagen, daß sie bei der MASSHOFFschen Form der Lymphadenitis nach den bisherigen Beschreibungen zu beurteilen, in keiner Weise denjenigen der „benignen Viruslymphadenitis" gleichkommen. Die nach MOLLARET vorgeschlagene Einteilung der „Miyagawellosen" kann auch lediglich einen provisorischen Charakter haben, solange man über die kulturellen und weiteren experimentellen Besonderheiten der einzelnen Erreger nicht besser orientiert ist; sie will ja auch nur zur weiteren Prüfung der zahlreichen noch offenen Fragen anregen.

X. Granulome bei Mykosen.

Man wird oft der Meinung begegnen, daß bei menschlichen Mykosen die entzündlichen Veränderungen banaler, stereotypischer Art seien. Freilich werden hierbei in den akuten Stadien des Infektes kaum nennenswerte Unterschiede je nach Art oder Gattung der Pilze festgestellt. Bei chronischen Infekten hingegen werden schon eher besondere Eigenschaften der Gewebsantwort manifest, die eine Besprechung im Kapitel der sog. spezifischen Granulome rechtfertigen, freilich als relativ seltene Ausnahmen in der großen Gruppe der parasitären Pilze.

Es ist hier nicht der Ort, die verschiedenen Einteilungsvorschläge für die menschlichen Mykosen zu diskutieren, und zu bestimmen, ob z. B. die klinische Betrachtung oder eine mehr histopathologische Grundlage für die Einteilung wegweisend sein soll[2]. Ich möchte nur erwähnen, daß für unsere histopathologische Betrachtung Pilze in Frage kommen, welche zu folgenden 3 Ordnungen gehören:

Phycomyceten (Algenpilze): Coccidioidomykose, Südamerikanische Blastomykose (Paracoccidioidose).

Ascomyceten (Schlauchpilze): Aspergillose.

Hyphomyceten (Fadenpilze, Fungi imperfecti): Nordamerikanische Blastomykose, Histoplasmose, Sporotrichose, Torulose, Nocardiose.

Aus der nebenstehenden Tabelle von W. MOHR gehen die wichtigsten charakteristischen Eigenschaften dieser Pilze hervor.

Neben Absceßbildung, mehr oder weniger starker Bindegewebswucherung, Nekrosen usw., wie sie beispielsweise für die Aktinomykose und für die Maduromykose seit langem bekannt sind, können Granulome entstehen, an deren Bildung Umwandlungsformen der Histiocyten und in den hämatopoetischen Organen der Reticulumzellen ganz besonders beteiligt sind. Auch hier begegnet man manchmal einer Gewebsalteration zuerst, welcher exsudative und proliferative Reizantworten folgen. Vielfach sind jedoch die mikroskopisch erkennbaren Veränderungen insofern kompliziert und ihr Entwicklungsmodus nicht immer verständlich, weil uns in einem Fall reine Nekrose oder nur Abscesse, in einem andern granulomatöse Wucherungen mit Fibrose oder in einem dritten lediglich Fremdkörperreaktionen entgegentreten. Die histopathologischen Bilder weisen ein ausgesprochen breites Variationsspektrum auf, wie man es bei andern Infekten kaum kennt. Aus dieser Vielfalt seien hier einzelne Beispiele, welche die verwickelten Vorgänge vielleicht am besten veranschaulichen, hervorgehoben.

---

[1] MASSHOFF und DÖLLE 1952, KNAPP und MASSHOFF 1954, GRABER und KNAPP 1955.
[2] Vgl. MOHR 1952.

Tabelle 3. *Systematische Übersicht über die wichtigsten Pilze, die als Parasiten des Menschen in Frage kommen.* Nach MOHR 1952. (In Anlehnung an BRUMPT-NEVEU-LEMAIRE-ERHARDT.)

								Bezeichnung der durch die Pilze hervorgerufenen Krankheiten
Thallus anfänglich ohne Scheidewand. Vermehrung durch *Gameten und Sporangien*	Algenpilze (*Phycomycetes*)	Zygosporen aus zwei gleichwertigen Zellen bestehend. *Jochpilze* (Zygomycetes)				Schimmelpilze (Mucorinees)	Mucor, Lichtheimia, Rhizomucor	Mucormykosen (Lungenmykosen, Otomykosen)
		Oosporen aus zwei ungleichwertigen Zellen gebildet *Eipilze* (Oomycetes)				Ohnfadenpilze (Chydridinees)	Coccidioides, Paracoccidioides, Sphaerita, Rhinosporidium	Coccidioidomykose, Südamerikanische Blastomykose, Rhinosporidiose
Thallus mit Scheidewand. Vermehrung durch *Ascien* und verschiedene Sporen	Schlauchpilze (*Ascomycetes*)	Nackte Ascien; kein Perithecium				Hefepilze (Saccharomycetes)	Saccharomyces, Endomyces	. . . .
		Perithecium mit einer Hülle aus locker verwickelten Mycelfäden				Nacktpilze (Gymnoascees)	Trichophyton, Ctenomyces, Microsporum, Achorion, Epidermophyton	Trichophytie, Mikrosporie, Ringwurm, Favus und Epidermophytie
		Geschlossenes Perithecium; dicke Membran				Schimmelpilze (Perisporiacees)	Aspergillus, Sterigmatocystis, Penicillium	Lungenaspergillose
Thallus mit oder ohne Scheidewand. Vermehrung nur durch Nebenfruchtformen	Fadenpilze[1] (*Hyphomycetes* oder *Fungi imperfecti*)	dicker Thallus	Conidien	Conidiosporeen (Conidiosporees)	Endständige Conidien	Phialideen (Phialidees)	Phialophora verrucosa	Chromoblastomykose
					Seitenständige Conidien	Aleuriosporen	Blastomyces dermatitidis, Histoplasma capsulatum	Nordamerikanische Blastomykose, Histoplasmose
						Sporotricheen (Sporotrichees)	Sporotrichum, Rhinocladium	Sporotrichose
						Hyphomyceten	. . . .	Pityriasis versicolor
			Thallosporeen	Thallosporeen (Tallosporees)	Blastosporen	Blastosporeen (Blastosporees)	Candida, Blastocystis	Soorerkrankung, Moniliasis
						Torulopsidoide	. . . .	Torulopsis neoformans
					Arthrosporen	Arthrosporeen (Arthrosporees)	Geotrichum, Trichosporum	Geotrichose
		dünner Thallus	Mikrosiphoneen (Mikrosiphonees)	. . . .			Actinomyces, Cohnistreptothrix	Maduromykosen, Aktinomykosen, Nocardiose

[1] Zu den Fadenpilzen gehörende Gattungen, deren nähere systematische Stellung noch nicht feststeht: Malassezia, Madurella, Indiella.

Im Grunde genommen stellen die in Frage kommenden Pilze im Vergleich zu Bakterien relativ große Gebilde dar (der kleinste unter ihnen, Histoplasma capsulatum, ist 1—4 μ im Durchmesser) sie können mehr als andere Erreger eine

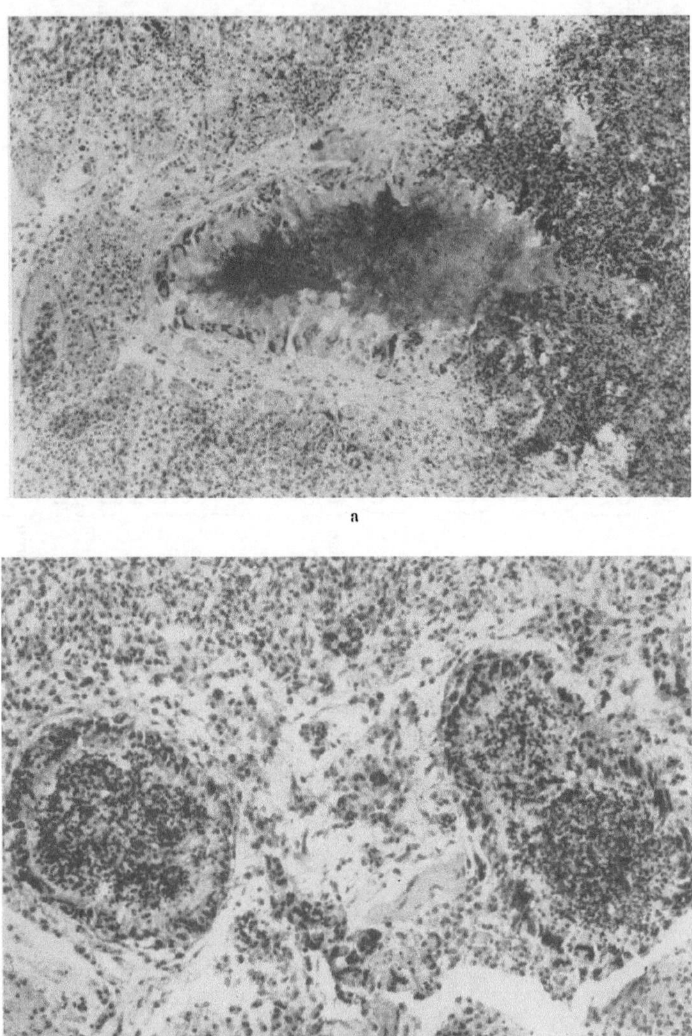

Abb. 72a u. b. Pilzkrankheiten. Aspergillus fumigatus-Infektion. Wechselndes Bild je nach Art des Beherbergers. a Lunge eines Kaiserpinguins. Eine Nekrose, wo sich der Pilz befindet, wird von einem breiten Riesenzellenwall umschlossen. Nach der rechten Bildseite entwickelt sich ein Absceß. (Vergr. 120mal.) b Lunge eines Lämmergeiers. Kleine, zentral nekrotische Granulome mit zerfallenden Leukocyten, umgeben mit relativ schmalem Epitheloidzellensaum. So gut wie keine circumfokale Reaktion. (Vergr. 170mal.)

Fremdkörperwirkung ausüben, die sich unter besonderen Umständen derart entwickelt, daß sie fast die alleinige Reaktion darstellt. Das ist bei gewissen Infektionen mit *Aspergillus niger* der Fall: Die Pilzfäden sind in einer leukocytär durchsetzten Nekrose eingebettet, von einem breiten Saum dicht gepackter Fremdkörperriesenzellen umspannt. Dieses Bild ist für die *Aspergillose* der Vögel typisch, wobei aber zwischen den verschiedenen Arten einige histologische Unterschiede bestehen können (Abb. 72), während beim Menschen eine knötchenförmige granulomatöse Reaktion selten vorkommt. Allerdings, wenn bei Aspergillusinfektionen Granulome gebildet werden, so erscheinen sie als kompakte, riesenzellenhaltige Massen, wie sie z. B. in den Hirnhäuten beschrieben wurden[1]. Der Gehalt dieser uncharakteristisch aufgebauten Granulationsgewebsmassen an Riesenzellen verschiedener Größe (es werden „monströse" Formen erwähnt) ist manchmal derart, daß die Untersuchung von Probeexcisionen zur Fehldiagnose einer Riesenzellengeschwulst führen kann[2]. Es sind ja bei den meisten sog. „tiefen" Mykosen mit Granulombildung die Riesenzellen vom Fremdkörpertypus ein einigermaßen charakteristischer Bestandteil der Gewebsreaktionen; sehr oft enthalten diese Zellformen auch die Erreger.

Die erwähnte Vielfalt geweblicher Veränderungen bei Mykosen geht aus dem Studium der *Coccidioidomykose* (hervorgerufen durch *Coccidioides immitis*) besonders deutlich hervor. Schon die ersten Untersucher[3] haben darauf hingewiesen, daß der komplizierte Lebenscyclus der Hefe wahrscheinlich für die jeweilige entzündliche Reizantwort von Bedeutung sein könnte. Durch die sehr genauen Beobachtungen von Forbus und Bestebreurtje (1946) sind die Verhältnisse einigermaßen geklärt worden, indem sie zeigen konnten, daß jede der 3 Formen, welche dieser Pilz in seinem Entwicklungscyclus durchläuft — Chlamydospore, Spherula und Endospore — ihre eigenen pathogenetischen Eigenschaften besitzt, d. h. jede Form kann eine andere Reaktion auslösen. Verantwortlich für die initiale, rein leukocytäre (bis eitrige) Entzündungsform sind die Chlamydosporen, welche von außen in die Gewebe gelangen. Es werden sodann um die kleinen Abscesse herum mononucleäre Elemente von Histiocytencharakter mobilisiert, welche die Leukocyten allmählich ersetzen, wobei die Spherulen heranreifen; das sind kugelrunde, mit einer lichtbrechenden Kapsel versehene Gebilde, im Mittel etwa 20 μ groß (nach Brumpt 3—80 μ). Die Granulome, wo sie enthalten sind, bieten vom histologischen Standpunkt aus oft so gut wie gar keinen andern Befund, als man ihn für Tuberkel beschreiben könnte[4]: die Spherulen werden von Makrophagen eingenommen, welche eine epitheloidzellige Umwandlung aufweisen; sie bilden kleine knötchenförmige Herde zusammen mit Riesenzellen, in denen der Parasit regelmäßig angetroffen werden kann. Der Langhanssche Typus wird ebenso häufig wie der Fremdkörpertyp angetroffen, manchmal mit 6—7 Erregern; die Riesenzellen sind oft auffallend groß. Es ist eines der hervorstechendsten Merkmale dieser Mykose, daß die Wanderzellen sich auffallend rasch vermehren und sich in Epitheloidzellen und Riesenzellen umwandeln. Sie teilen sich, sobald sie eine Spherule phagocytiert haben.

Eigenartig ist der Umstand, auf welchen Forbus besonders aufmerksam macht, daß in der Lunge z. B. nur die Wanderzellen dies tun, während die Elemente der Alveolenwände unbeteiligt bleiben[5].

Die auf diese Weise gebildeten Knötchen sind rundlich und werden mit der Zeit bindegewebig abgeriegelt. W. Fischer gibt ein gutes solches Bild wieder, in welchem eine zentrale nekrotische Detritusmasse von hyalinem Bindegewebe umgeben ist, das einigermaßen radiär gegen das Zentrum eindringt. In der Peripherie dieser Zone sind einzelne kleine, riesenzellenhaltige Granulome eingeschlossen. Auch das Zentrum kann (besonders in kleinen Granulomen) vollständig

---

[1] Vgl. Nicod 1946, Schnyder 1948 (Literatur).
[2] Jackson, Earle und Kuri 1955.
[3] Ophüls 1900, Rixford und Gilchrist 1896; vgl. Tager und Liebow 1942/43.
[4] W. Fischer 1948. [5] Forbus 1949.

fibrös werden; es enthält immer noch Parasiten, die Zahl der Epitheloidzellen kann beträchtlich abnehmen, und es liegen freie Spherulen im narbig fibrös umgewandelten Gewebe (Abb. 73). Bei der Dissemination kann auch der Herzmuskel betroffen werden: Es liegen darin kleinste Granulome, oft nur mit einer Spherula von einigen Epitheloid- und Riesenzellen umgeben[1].

In den Spherulen reifen die Endosporen aus, und wenn es nach Berstung der Kapsel zum Ausbruch der Endosporen kommt, so schießen förmlich neutrophile

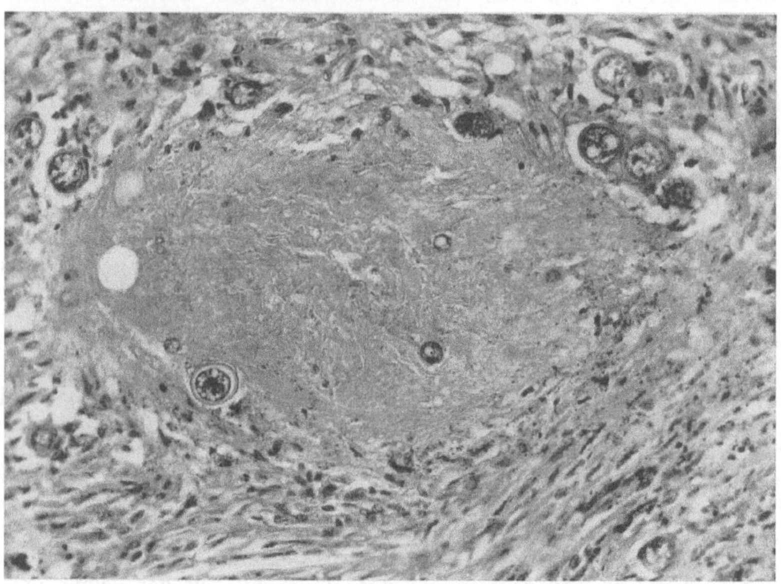

Abb. 73. Pilzkrankheiten. Coccidioidose. Milz. Umschriebene Nekrose mit fibröser Randreaktion. Die größeren Parasiten mit deutlichen Kapseln (C. immitis), sind deutlich zu sehen.

Leukocyten auf sie los, wie wenn sie chemotaktisch angelockt würden. Im Zentrum solcher Mikroabscesse bleibt die mit Leukocyten ausgefüllte Kapsel liegen. Der Cyclus beginnt sodann von neuem, mit jeder frischen Generation erwacht die leukocytäre Reaktion[2]. So kann man verstehen, weshalb bei dieser Mykose oft nebeneinander Eiterherde, Granulome, fibröse Narben, nicht selten ziemlich durcheinander angetroffen werden. Das bunte Bild zusammen mit dem nie fehlenden Pilzbefund ist höchst charakteristisch. Inwiefern diese gewissermaßen abgestuften Reaktionen mit dem während des Lebenscyclus wechselnden Stoffwechselverhalten des Pilzes zusammenhängen, ist nicht genügend ergründet worden. Ansätze hierzu liegen insofern vor, als man weiß, daß die Spherulen von Coccidioides immitis Nucleinsäuren und Mucopolysaccharide enthalten; in der Kapsel der größeren sphärischen Körperchen sind Phospholipide nachgewiesen worden[3].

Die Nekrosen können sehr ausgesprochen sein und in gewissen Organen dominieren, wie beispielsweise in den Nebennieren (in 16 Fällen von Coccidioidomycose auf 50 wurden Herde in den Nebennieren festgestellt)[4]. Genau das gleiche pathologisch-anatomische Bild wie bei

[1] Reingold 1950.

[2] Tarbet, Wright und Newcomer (1952) haben diese Befunde experimentell an Mäusen bestätigt.

[3] Tarbet und Breslau 1953. [4] Forbus und Bestebreurtje 1946.

tuberkulöser Zerstörung mit ADDISON-Syndrom kann bei dieser Mykose auftreten[1]; allerdings ist dies keineswegs eine Besonderheit von Coccidioides, da man ähnliches von Histoplasma capsulatum[2], und wenn auch seltener, von Blastomyces dermatidis oder von Torula histolytica ebenfalls weiß[3].

Das oft wechselvolle Bild der Coccidioidomykose kann den verschiedenen Formen der Tuberkulose oft täuschend ähnlich sein; der relativ einfache Erregernachweis sichert die Diagnose[4].

Nicht unähnlich sind die Veränderungen bei der sog. *Südamerikanischen Blastomykose*, welche durch eine andere Art der Phycomyzeten, *Paracoccidioides brasiliensis* hervorgerufen werden. Der große Unterschied zwischen den beiden Pilzen besteht bekanntlich darin, daß bei diesem Algenpilz keine Endosporulation erfolgt, sondern es entwickeln sich die Tochterzellen außerhalb der doppelten Zellmembran. Sie bilden um die 5—20 μ große Mutterzelle einen Kranz [BÜNGELER hat ein sehr lehrreiches solches Bild in Virchows Arch. **309** 77 (1942) veröffentlicht]. Das Granuloma paracoccidioides (Morbus Lutz-Splendore-De Almeida) ist wie das Granuloma coccidioides teils durch rein exsudativ-eitrige Gewebsveränderungen (besonders in der Haut), teils durch produktive und nekrotisierende Prozesse charakterisiert. Auch bei dieser Infektion werden epitheloidzellige Knötchen, oft mit sehr reichlichen Riesenzellen, gebildet, in denen die sphärischen Pilzzellen liegen.

BÜNGELER hebt hervor, daß das lymphatische Gewebe (Lymphknoten, lymphatische Formationen der Schleimhäute) bei generalisierten Formen ganz besonders bevorzugt werde; allerdings kann eine diffuse Generalisation erfolgen, wobei die Pilzzellen frei im Gewebe liegen können, gewissermaßen als Zeichen einer „Pilzsepsis", wie man sie übrigens auch bei anderen Mykosen kennt, ohne daß besondere Gewebsreaktionen auftreten. Dies würde bedeuten, daß dem Organismus keine Abwehrkräfte mehr zur Verfügung stehen, welche wahrscheinlich die Entwicklung des knötchenförmigen, riesenzellenhaltigen Granulationsgewebes veranlassen.

Für die Lymphknoten wurden von BÜNGELER drei verschiedene Erscheinungsformen der Granulome unterschieden: 1. *Noduläre Form* mit verschieden großen, teils einzeln liegenden, teils konfluierenden Granulomen. Sie bestehen aus gewucherten histiocytären Zellen, welche epitheloidzellartig erscheinen, aus Riesenzellen von verschiedener Größe und stark wechselndem Typus (LANGHANS-, Fremdkörpertyp). „Dieses Bild kann in allen Einzelheiten eine produktive Tuberkulose vortäuschen[5]." 2. *Diffuse Riesenzellenreaktion:* Zahlreiche Riesenzellen von wechselnder Größe (Fremdkörpertypus), oft mit reichlichen Parasiten beladen, durchsetzen das Lymphknotengewebe in diffuser Weise, ohne besondere Gruppierung; gleichzeitig läßt sich eine mehr oder weniger starke Vermehrung des Gerüstes bis zur Fibrose feststellen. (Diese Form tritt auch in der Haut auf[6].) 3. *Gummöse Form:* Im Zentrum zeigen die Granulome eine zentrale Nekrose wie in den Granulomen der Coccidioidomykose; sie wird von einer dichten fibrösen Kapsel umgeben, in der noch kleine parasitenhaltige Knötchen liegen. Auch hier bleiben in den Nekrosen Pilzzellen erhalten.

Im großen und ganzen erzeugen die Hyphomyceten ähnliche Gewebsveränderungen. So sind Infektionen mit *Blastomyces dermatidis* (GILCHRIST und STOCKES 1898), Erreger der *Nordamerikanischen Blastomykose*, sowohl durch Eiterungen als auch durch Granulombildung mit Nekrosen gekennzeichnet, wobei teils tuberkelartige Knötchen mit Lymphocytenwall und Riesenzellen, oder ganz uncharakteristische, gemischte, exsudativ-proliferative Reaktionen auftreten, in denen

[1] MALONEY 1952. [2] O'DONNELL 1950, EMERSON 1951.
[3] RAWSON, COLLINS und GRANT 1948.
[4] Für alle Mykosen haben sich einige Färbemethoden bewährt, so besonders die PAS-Färbung. (Perjodsäure-SCHIFFS-Reagens-Färbung nach HOTCHKISS-MCMANUS), wie auch die von BÜNGELER (1942) angegebene Modifikation der BIELSCHOWSKY-MARESCH-Silbermethode.
[5] BÜNGELER 1942, vgl. auch GÖTZ 1954. [6] KLETTER, WINCKEL und COLLIER 1953.

vielleicht die auffallend große Zahl der Fremdkörperriesenzellen einigermaßen charakteristisch ist (Abb. 74), sie beherrschen das histologische Bild[1]. Diese großen Elemente sind ganz unregelmäßig eingestreut und enthalten meist mehrere Parasiten

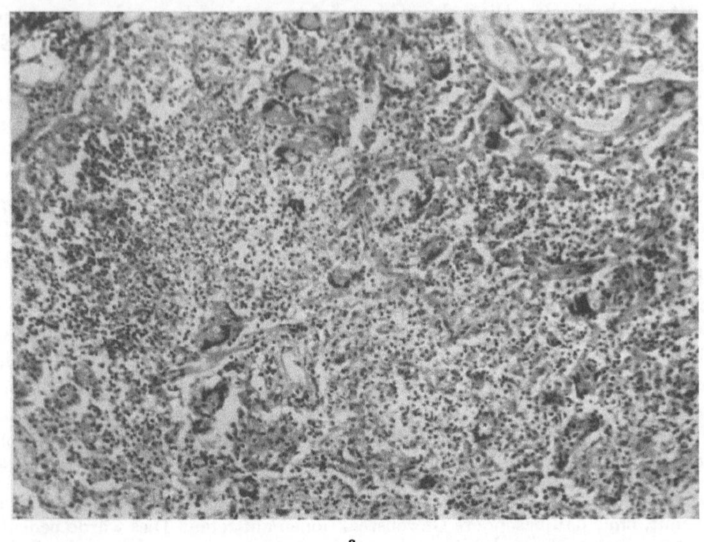

a

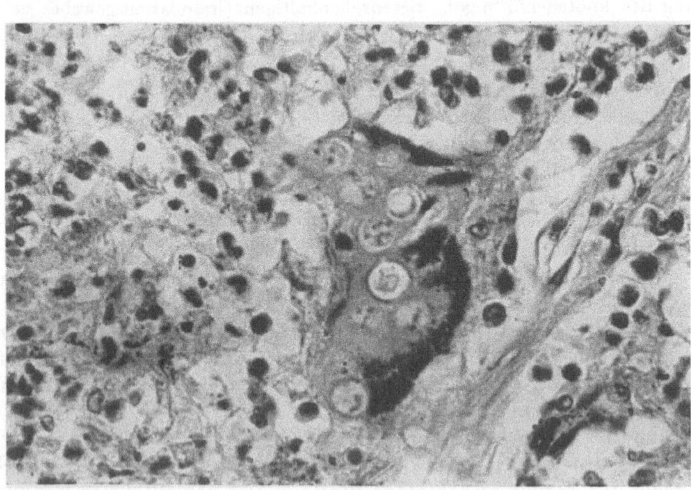

b

Abb. 74 a u. b. Pilzkrankheiten. Granulom bei Infektion mit Blastomyces dermatidis. Auffallend reichliche Riesenzellen in einem nur locker gebauten Granulom. Sehr reichliche Rundzellinfiltration. (Präparat vom Armed Forces Institute, Washington, DC.) (Vergr. 100mal.)

(8—15 μ, nach BRUMPT bis zu 20 μ). Es werden auch Fälle beschrieben, in denen auffallend kleine Pilzzellen vorkommen (2—5 μ groß); diese Elemente sind in dichten Massen innerhalb von Makrophagen gelegen, etwa wie man es bei der

[1] FORBUS und BESTEBREURTJE 1946, LITTMAN, WICKER und WARREN 1948.

Histoplasmose finden kann[1]. Im allgemeinen ruft Blastomyces dermatidis eine auffallend starke Eiterbildung hervor, meist in Form von Abscessen, die bei den generalisierten Formen überall angetroffen werden; zwischen den neutrophilen Leukocyten liegen die Pilzzellen in wechselnder Menge. In der später erfolgenden Granulombildung sind die Eiterzellen oft zentral in den riesenzellenhaltigen Granulomen als Mikroabscesse zu sehen, wobei eine vorangehende Nekrose vermißt wird, oder es besteht ein Untergang der dichten Blastomyceshaufen, der eine Nekrose vortäuscht[2]. BAKER hebt hervor, daß die Fälle mit reiner Hautlokalisation keine echten Gewebsnekrosen aufweisen, wogegen oft umfangreiche „verkäsende" Nekrosen bei Generalisationen angetroffen werden. Er macht ausdrücklich auf die Tatsache aufmerksam, daß in der „Nekrose" dicht gepackte tote Pilzzellen liegen (Myokard, Gehirn, Knochen, Prostata). Eine echte verkäsende Nekrose scheint hingegen in Lungenherden vorzukommen, sie kann unter Umständen sehr ausgebreitet sein ohne jegliche granulomatöse Reizantwort[3]. Andererseits wird in gewissen Fällen eine auffallende Heilungsneigung mit Fibrose hervorgehoben; dies ist auch in Lymphknoten der Fall (vgl. SCHWARZ und BAUM).

Somit unterscheidet sich die Blastomykose durch besondere histologische Eigenschaften von den andern Granulomen und ganz besonders vom tuberkulösen Granulom, was deshalb hervorgehoben werden soll, weil man im Schrifttum immer wieder auf die gegenteilige Ansicht stößt[4]. Im übrigen sind die Pilze auch schon in einem Hämatoxylin-Eosinopräparat zu erkennen.

Von FORBUS[5] ist die Frage gestellt worden, ob zwischen dem Pilzstoffwechsel, den im Pilz selbst enthaltenen chemischen Substraten und den Reaktionsantworten der Gewebe Beziehungen bestehen. Diesen Fragen ist BAKER nachgegangen[6].

Er hat vergleichende Untersuchungen an Mäusen durchgeführt; teils wurden lebende Kulturen von Blastomyces dermatidis, teils abgetötete Hefen sowie eine aus diesem Pilz hergestellte Phosphatidfraktion intraperitoneal eingespritzt; andererseits wurde eine Polysaccharidfraktion an Kaninchen untersucht. Die lebenden Blastomyceten rufen eine starke leukocytäre Reaktion hervor mit zahlreichen Neutrophilen, welche parallel zur Weiterentwicklung des Pilzes an Stärke zunimmt, ohne daß eigentliche granulomatöse Prozesse auftreten. Die festgestellten „Nekrosen" stellen eigentlich mehr Untergangsphänomene in einer Pilzmasse als echte Gewebszerstörungen dar; Riesenzellen sind selten, spärlich ist die histiocytäre Reaktion. Wiederholte intraperitoneale Injektionen abgetöteter Kulturen erweisen sich als toxisch für die Mäuse: Die Exsudatzellen sind Leukocyten, eine wesentliche granulomatöse Reaktion entsteht nicht, allerdings finden sich mehr eosinophile Leukocyten, Makrophagen und Riesenzellen mit phagocytierten Pilzzellen als nach Einverleibung lebender Kulturen. Die untersuchte Phosphatidfraktion (10—30 mg täglich bis zu 24 Tagen) ruft eine reine histio-monocytäre Reaktion hervor, was mit den Ergebnissen ähnlicher Untersuchungen mit Tuberkelbacillen-Phosphatiden übereinstimmt; neutrophile Leukocyten fehlen oder sind spärlich; es läßt sich allerdings nur eine sehr bescheidene produktive Reaktion feststellen, und eigentliche Granulome werden nicht gebildet. Hingegen ist keine Nekrose nachweisbar.

Die Polysaccharidfraktion, von welcher 10 mg in dest. Wasser intraperitoneal verabreicht worden sind, ruft eine sterile Peritonitis ohne Granulome hervor. Nach wenigen Stunden werden allerdings bemerkenswerte Veränderungen im peripheren Blut festgestellt (sofortige Leukopenie, Lymphopenie mit Maximum in 5—6 Std, und Linksverschiebung), etwa nach der gleichen Art wie nach Einspritzung der Kohlenhydratfraktion von Tuberkelbacillen und Pneumokokken[7].

In vielen Lehrbüchern und Einzelpublikationen wird immer noch, wenn von Blastomykosen die Rede ist, von der „*Europäischen Blastomykose*" gesprochen; diese Krankheit wird in einem Atemzug mit der Nordamerikanischen und der

---

[1] WADE 1916, MANWARING 1948; vgl. MOORE 1955, TUTTLE und Mitarb. 1953, SCHWARZ und BAUM 1951, TOMPKINS und SCHLEIFSTEIN 1953.
[2] BAKER 1942, SCHWARZ und BAUM 1951. [3] BAKER und Mitarb. 1952.
[4] MEDLAR 1927, D'AUNOY und BEVEN 1930/31. [5] FORBUS 1943. [6] BAKER 1942.
[7] SABIN, JOYNER und SMITHBURN 1938.

Südamerikanischen Blastomykose genannt, und doch wäre es vernünftig, die richtige Bezeichnung *Torulosis* oder *Torulopsis neoformans-Infektion* zu gebrauchen.

Cryptococcosis ist ein weiteres Synonym, das auf die Bezeichnung Cryptococcus hominis für den Erreger zurückgeht, die 1901 von Vuillemin angewandt wurde. Weiss schlug 1902 den Namen Torula vor, während Stoddard und Cutler (1916) von Torula histolytica sprachen, eine heute noch häufig gebrauchte Benennung[1]. Die erste Beschreibung der Torulopsisinfektion in Europa stammt von Busse und Buschke (1894), das Granulom wurde bis zu einem gewissen Grade von Hansemann (1905) erkannt.

Die 3—10 μ große Hefezelle ist sphärisch oder leicht oval, doppelkonturiert, von einer wechselnd breiten schleimähnlichen Kapsel umgeben; ihre Wucherung im Gewebe erfolgt intra- und extracellulär und ruft eine entzündliche Reaktion hervor, die makroskopisch schon knötchenartig beschaffen ist: graue, elastische, schlecht demarkierte Granulome, ohne sichtbare Nekrosen, von auffallend „schleimigem“ Charakter. Sie erwecken oft den Eindruck kleiner schleimiger Cysten, wie sie vor allem in den Meningen und in den äußeren Hirnrindenschichten oft beschrieben worden sind[2]. Es sind diese Erscheinungen, besonders diese kleinen „Verflüssigungsherde“, welche Stoddard und Cutler veranlaßt haben, den Parasiten als Torula histolytica zu bezeichnen; eine echte Gewebsauflösung besteht allerdings nicht primär. Die entzündliche Reaktion ist in den Hirnhäuten aber ausgesprochen granulomatös, mit einer Ausdehnung und histologischen Bildern, die unter Umständen an eine syphilitische oder an eine tuberkulöse Meningitis denken lassen. Wie auch aus experimentellen Untersuchungen hervorgeht, werden von vorneherein histiocytäre Wanderzellen zur Mobilisierung und Wucherung angeregt, und es werden zunächst hauptsächlich perivasculäre Zellherde gefunden, in denen die Parasiten liegen (bis zu 12 Exemplaren in einer Zelle)[3]. Je nach Fall, und auch je nach Lokalisation, bilden die parasitierten Histiocyten mehr oder weniger lockere Wucherungen, in denen man oft nur den Eindruck von frei im Gewebe gelegenen Pilzhaufen mit eingestreuten Zellkernen haben kann, während andererseits auch richtige Granulome mit epitheloidartiger Umwandlung der Histiocyten und Riesenzellen vorkommen[4]. Diese Elemente zeigen sowohl den Langhans- wie den Fremdkörpertyp; es können sich sogar Granulome entwickeln, welche ein ausgesprochen tuberkuloides Bild haben, wie es Schwarz und Mitarbeiter im Peritoneum z. B. gesehen haben (ihre Abb. 6). In der Regel bringt der relativ einfache Pilznachweis (Hämatoxylin-, PAS-, Gram-Färbung) den gewünschten Aufschluß. Eigenartig für diese Mykose ist das Fehlen einer leukocytären Reaktion. Abscedierungen werden äußerst selten angetroffen[3,5] hingegen treten Nekrosen relativ häufig auf, beispielsweise in der Lunge (mit Kavernenbildung); die nekrotischen Bezirke sind von einem großzelligen, nicht selten epitheloidzelligen Granulationsgewebe mit Riesenzellen umschlossen. Untersucht man Randteile solcher Lungenherde, so findet man die Alveolen oft mit einem nekrotisch zerfallenden, meist großzelligen Exsudat ausgefüllt, ohne Fibrin, außerordentlich selten mit Leukocyten. Die Torulopsiszellen liegen teils isoliert, teils zu mehrerern intracellulär (Abb. 75); wenn sie abgestorben sind (was hier relativ häufig vorzukommen scheint), können sie mit degenerierten Erythrocyten verwechselt werden.

Eine Granulomvereiterung oder eine primäre Absceßbildung stellt, wie gesagt, bei Torulopsisinfektionen eine Seltenheit dar[6]. Symmers, der darauf hinweist, nimmt an, daß es

---

[1] Vgl. Brumpt 1949, Langeron 1952, Mohr 1952.
[2] Mosberg und Arnold 1950 (Literatur).
[3] Fitchett und Weidmann 1934, Debré und Mitarb. 1947, Bruns 1951.
[4] Freeman 1931 (gute Bilder!), Symmers 1953, Schwarz und Mitarb. 1954.
[5] Baker 1947. [6] Cox und Tolhurst 1946, Symmers 1953.

sich meist um junge Herde handeln muß (er fand sie in Lymphknoten, Milz und Leber), und er erwähnt, daß darin auffallend spärliche Pilzzellen eine charakteristische breite Kapsel entwickelt hatten.

Es ist nicht bekannt, ob die aus Torulopsis isolierten Polysaccharide, welche im „Schleim" der Kapselsubstanz offenbar als Stoffwechselprodukt des Pilzes dargestellt wurden, eine Bedeutung für das jeweilige Entzündungsbild besitzen. Sehr wahrscheinlich steht auch dies in weitgehendem Maße mit dem jeweiligen Alter der Herde im Zusammenhang, da erfahrungsgemäß in jungen Herden das

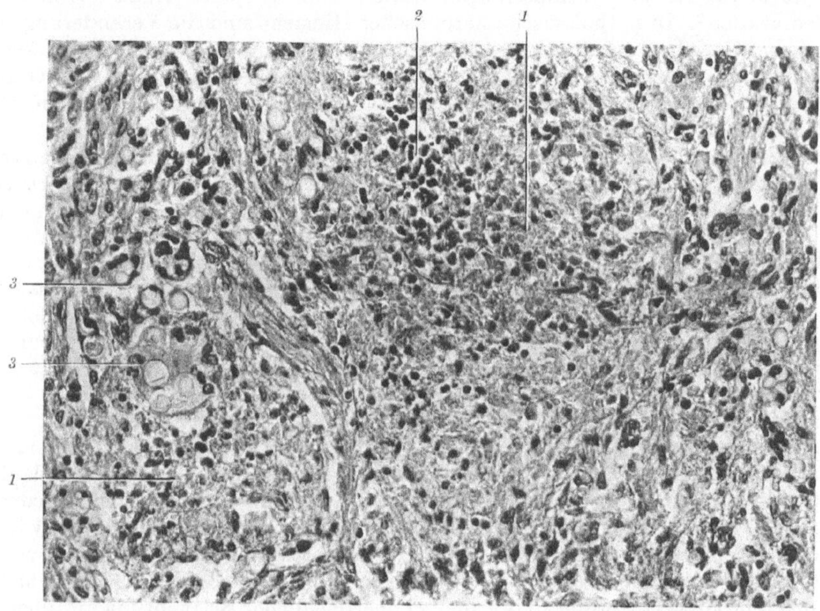

Abb. 75. Pilzkrankheiten. Granulom bei Infektion der Lunge durch Torulopsis neoformans. Bei *1* nekrotischer Zerfall eines früher rundzelligen Exsudates. Einwanderung von Makrophagen (*2*). Phagocytose der Sporen (*3*). (Vergr. 240mal.)

gelatinöse Aussehen überwiegt, während Granulome nur bei älteren Prozessen auftreten. BAKER und HAUGEN vergleichen die Torulopsisinfektion bis zu einem gewissen Grade mit der Histoplasmose, indem sie besonders den nichteitrigen Charakter der entzündlichen Vorgänge hervorheben[1].

Eine weitere Mykose, die allerdings nicht mit der gleichen Regelmäßigkeit zur Granulombildung führt, ist die *Histoplasmose*, hervorgerufen durch *Histoplasma capsulatum* (DARLING 1906), (eine wahrscheinlich häufigere Krankheit als man glaubt, auch in nichttropischen Ländern[2]). Der Erreger, der zur Gruppe der Adelosaccharomycetaceae gehört, ist 1—4 μ groß, von einer durchsichtigen Kapsel umgeben und wird fast regelmäßig intracellulär in Histiocyten, Monocyten und Reticulumzellen gefunden. Er scheint ein ausgesprochener Zellparasit zu sein und wird oft in ungeheuer großen Mengen von ein- und derselben Zelle phagocytiert. Die Tatsache, daß H. capsulatum eine Wucherung der Elemente der reticulohistiocytären Zellen bewirkt, geht aus den bei dieser meist chronisch verlaufenden Krankheit an Lymphknoten, Milz, Knochenmark und Leber erhobenen Befunden hervor. Sehr oft beschränken sich die histologischen Veränderungen auf

[1] BAKER und HAUGEN 1955. [2] Vgl. u. a. SCHWARZ und Mitarb. 1954.

derartige Phagocytosen „en masse", verbunden mit Zellhyperplasie und Zellwucherung, was eigentlich einer Cytomykose[1], einer Speicherungskrankheit eher als einer Entzündung gleichkommt.

Zahlreiche Untersuchungen der letzten Jahre lassen jedoch deutlich erkennen, daß die klinischen Manifestationen der Histoplasmose ebenso wechselvoll sein können wie diejenigen der Tuberkulose z. B., mit der sie oft verglichen worden ist. Neben generalisierten Formen gibt es lokalisierte Erkrankungen; sie können akut, rezidivierend oder chronisch sein, und es kann fast jedes Organ davon betroffen werden[2]. In pathologisch-anatomischer Hinsicht sind die Veränderungen ebenso bunt: Neben der erwähnten Cytomykose, man möchte sagen, der klassischen Makrophagenreaktion, sind unspezifische Eiterungen, Nekrosen und Granulomentwicklung ohne weiteres möglich. Die Buntheit der Erscheinungen ist vielleicht nicht so auffallend wie bei der Coccidioidomykose, aber sie kommt ihr besonders in den Lungenherden sehr nahe. Hier können nebeneinander exsudative und proliferative Reaktionen, manchmal mehr mit Eiterbildung, ein andermal mehr mit Nekrosen angetroffen werden, makroskopisch verschiedenen Formen entsprechend: umschriebene abgekapselte Herde mit oder ohne Satellitenherdchen, große Konglomeratherde mit lymphangitischer Ausbreitung bis zum Hilus, Kavernen usw.[3]. Am Rande der Nekrosen, zum Teil auch in der Faserkapsel, welche die Herde umschließt, finden sich meist locker gebaute, epitheloidzellige Knötchen mit Riesenzellen (LANGHANS- oder Fremdkörpertyp); sie umschließen oft eine zentrale, eosinophile, granuläre Detritusmasse, innerhalb welcher die Pilze dargestellt werden können (auch für Histoplasma erweist sich die PAS-Färbung als sehr nützlich, die Kapsel wird intensiv rot dargestellt). Bereits für die Lungenveränderungen wird hervorgehoben, daß sich die Granulome mit einer gewissen Konstanz in der Gefäßadventitia entwickeln und dem Gefäßverlauf folgen, eine Lokalisation, die in chronisch generalisierten Formen immer wieder festgestellt werden kann und dadurch erhebliche differentialdiagnostische Schwierigkeiten verursacht. Tatsächlich sind Befunde beschrieben worden (z. B. von KIRSCH, dessen Abbildungen im Handbuch der inneren Medizin Bd. I/2, S. 892 und 893 reproduziert worden sind[4]), die bei oberflächlicher Betrachtung an tuberkulöse Veränderungen erinnern, sich von diesen jedoch leicht unterscheiden lassen, da man den Erreger ohne Schwierigkeiten darstellen kann. Viel schwieriger ist die Deutung jener Fälle, bei denen die Granulombildung fast in reiner Form in Erscheinung tritt, mit zahlreichen, dichtgebauten epitheloidzelligen Granulomen wie etwa bei einer BESNIER-BOECK-SCHAUMANNschen Krankheit[5]. Diese Granulome können beispielsweise die Lymphknoten ebenso dicht durchsetzen, wie es bei dieser Krankheit der Fall ist; es werden in den Riesenzellen genau die gleichen Phyllolithen (SCHAUMANN-Körper) beschrieben. In andern Organen liegen die Granulome periarteriell und perivenös (auch im Herzmuskel und in der Körpermuskulatur genau wie beim M. Besnier-Boeck-Schaumann!), ohne daß Pilzzellen darin nachzuweisen wären. Eine systematische Untersuchung vieler Gewebe ist oft notwendig, bis in dem einen oder anderen Granulom ein kleiner zentraler Nekroseherd oder ein Mikroabsceß gefunden wird, in dessen unmittelbarer Umgebung Histoplasmen in den Epitheloidzellen sichtbar sind.

Die histopathologische Ähnlichkeit mit tuberkulösen Veränderungen wird insbesondere für die Lokalisation der Krankheit in den Meningen betont (SHAPIRO

[1] MELENEY 1940. [2] CHRISTIE 1951, SHULL 1953.
[3] Neueste Angaben bei PETERSON und CHRISTIE 1948, PUCKETT 1953, vgl. DUBLIN und Mitarb. 1948, HODGSON und Mitarb. 1950, 1951.
[4] KIRSCH 1949, 1951, SCHULZ 1953, SHAPIRO und Mitarb. 1955.
[5] REIMANN und PRICE 1949, ISRAEL und Mitarb. 1952, PINKERTON und IVERSEN 1952.

und Mitarbeiter[1]). Es können dabei Bilder entstehen, die tatsächlich an eine tuberkulöse Meningitis erinnern (vor allem nach Behandlung mit Antibiotica): Die granulomatösen Prozesse mit vollentwickeltem Epitheloidzellbild greifen auf den VIRCHOW-ROBINschen Raum über (Abb. 76); dabei können die Arterien die charakteristischen subintimalen Zellpolster und fibrinoiden Wandnekrosen der tuberkulösen Meningitis aufweisen mit reichlicher Ansammlung großer einkerniger Exsudatzellen in den Subarachnoidalräumen (Abb. 77). Aber auch in

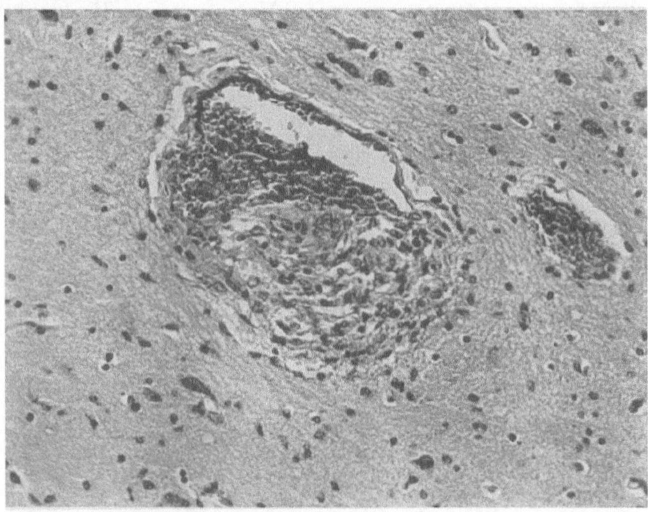

Abb. 76. Histoplasmose. Miliares, perivenöses Granulom in der Hirnrinde; es besteht aus großen, mononucleären Zellen und Lymphocyten. (Vergr. 195mal.) [Aus SHAPIRO, LUX u. SPROFKIN: Amer. J. Path. 31 (1955).]

diesen Fällen wird man die Parasiten hie und da in den Makrophagen finden; sie sind allerdings in den „reinen" perivasculären Granulomen — welche auch im Hirninnern auftreten — hin und wieder darstellbar.

Noch ein weiterer Befund bei Histoplasmose muß erwähnt werden, der unter Umständen zur Verwechslung mit der Tuberkulose veranlassen kann: das Auftreten von Nekrosen. Sie können winzig klein sein, werden aber manchmal auch sehr ausgedehnt und vermögen sogar ein ganzes Organ wie die Nebennieren zu zerstören. Daß tatsächlich mehrere Fälle mit ADDISON-Syndrom beschrieben wurden, welche allein auf eine Histoplasmose zurückzuführen sind, ist bereits erwähnt worden[2]. Diese Nekrose kann verkalken, und die Histoplasmose wie eine Tuberkulose ausheilen, eine weitere, von klinischer Seite vielfach beschriebene Tatsache[3] (vgl. MOHR). Über die Art der Verkalkung wie auch über die Histochemie der Granulome ist nichts bekannt[4].

[1] 1955; vgl. SCHULZ 1953.

[2] O'DONNELL 1950, EMERSON 1951, PINKERTON und IVERSEN 1952.

[3] CHRISTIE und PETERSON 1945/46, ZWERLING und PALMER 1946, HIGH und ZWERLING 1947, SCHULZ 1950.

[4] HUTCHINSON (1952) hat das histochemische Verhalten von Histoplasma capsulatum mit der Periodsäure-SCHIFFS-Reagens-Methode (PAS) studiert. Er gibt an, daß der farblose Hof, der die Zelle mantelartig umgibt, aus einem Mucoprotein bestehen muß. Die Anwesenheit von Polysacchariden wird bestritten, obschon von anderer Seite (CROSS und HOWELL) angenommen wird, daß für eine positive Histoplasminreaktion neben Proteinen „vor allem" Polysaccharide verantwortlich zu machen seien. (Über Histoplasmintest vgl. die Zusammenstellung von MOHR 1952.)

Die experimentelle Krankheit ruft vor allem diffuse Veränderungen im Bereich der reticulohistiocytären Zellen hervor[1], die in systematischer Weise von REDAELLI bereits 1936 in einer leider wenig beachteten Monographie beschrieben wurden; Granulome entstehen ebenfalls, wenn auch spärlicher als beim Menschen. Auf Verschiedenheiten in der Virulenz der Histoplasmastämme haben HOWELL und KIPKIE hingewiesen (1950).

Wie bei der Nordamerikanischen Blastomykose, in welcher auffallend kleine Formen von Blastomyces dermatidis beschrieben worden sind (WADE, MANWARING, vgl. S. 456), können bei Histoplasmose auffallend kleine oder auch auffallend große Pilzzellen auftreten, die unter Umständen zu Fehldeutungen bzw.

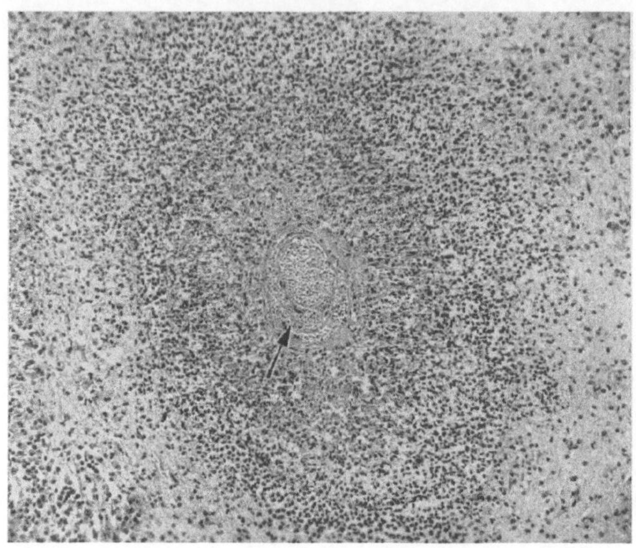

Abb. 77. Histoplasmose. Nekrotisierende Arteriitis im Gehirn mit breitem Leukocytenwall bei chronisch verlaufender Infektion (etwa 9 Monate krank). (Vergr. 100mal.) [Aus SHAPIRO, LUX u. SPROFKIN: Amer. J. Path. 71 (1955).]

zur Beschreibung sog. „neuer" Formen geführt haben[2]. Die Bedeutung solcher Befunde mit „atypischen" Dimensionen von Pilzzellen ist nicht allein von mykologischem Interesse: es dürfte klar sein, daß unter solchen Bedingungen Verwechslungen in der histopathologischen Deutung ohne weiteres möglich sind. Es erscheint daher die Forderung, es seien bei allen Mykosen Kulturen anzulegen, in keiner Weise übertrieben zu sein; nur so wird eine einwandfreie Diagnose möglich. Man muß schon eine große Erfahrung besitzen, um, wie MOORE vor kurzem gesagt hat, auf Grund sehr exakter cytologischer Studien eine Differentialdiagnose nur auf histologischer Basis durchzuführen!

Eine Hyphenbildung im Gewebe stellt bei H. capsulatum eine große Ausnahme dar (erster Befund 1940 durch HUMPHREY in einer Lungenveränderung). MOORE hat 1955 eine ähnliche Beobachtung mitgeteilt mit Pilzfäden und runden Pilzzellen nebeneinander in einer endokarditischen Auflagerung. Verschiedene Untersucher haben auf das gleichzeitige Vorkommen von Histoplasmose und Lymphogranulomatose (HODGKIN) bzw. in Kombination mit maligner Retikulose[3] aufmerksam gemacht. Das gleiche gilt für die Torulopsisinfektion[4]. Während meistens an eine eigenartige Koincidenz, an merkwürdige Zufälle gedacht wird, glauben MÜLLER und HILSCHER z. B., daß es Fälle von Mykosen gibt, bei denen das Bild einer „Pseudo-Lymphogranulomatose" auftreten kann. FORBUS hingegen, der sich mit der Bak-

[1] REDAELLI 1936. [2] VANBREUSEGHEM 1953, Kritik bei MOORE 1955.

[3] MILLER und Mitarb. 1947, MURRAY und BRANDT 1951, RODGER und Mitarb. 1951.

[4] HEINE und Mitarb. 1940, FITCHETT und WEIDMAN 1943, LAAS und GEIGER 1948, MÜLLER und HILSCHER 1954.

teriologie der Lymphogranulomatose sehr eingehend beschäftigt hat, erwähnt, daß es ihm in seinen zahlreichen Beobachtungen nie gelungen ist, auch nur einmal einen Pilz zu züchten (1943).

Als Granulombildner ist ferner *Rhinocladium Schenki* (oder *Sporotrichon de Beurmann*), der Erreger der *Sporotrichose* bekannt. Die Granulome entwickeln sich bekanntlich in der Haut, wo meistens die ersten Krankheitserscheinungen auftreten, teils am Rand von Ulcerationen, teils im Bereich von wahrhaft proteiformen Efflorescenzen der chronisch generalisierten Formen. Die klinischen Erscheinungen erinnern bekanntlich oft an tuberkulöse oder syphilitische Veränderungen; auch histologisch begegnet man manchmal etwelchen Schwierigkeiten, die Bilder richtig zu deuten, besonders auch weil der Erreger nur äußerst selten in den Hautläsionen dargestellt werden kann. Die ersten ausführlichen Beschreibungen der histopathologischen Veränderungen (DE BEURMANN und GOUGEROT 1906) heben einen relativ charakteristischen Aufbau der einzelnen Granulome oder Knoten hervor, mit einer Einteilung in drei Schichten oder Zonen[1]. Zentral besteht eine relativ dichte Ansammlung neutrophiler Leukocyten; sie liegen oft häufchenartig angeordnet zwischen zugrunde gehenden kollagenen Faserbündeln und einzelnen geschwollenen Histiocyten mit pyknotischen Kernen. Eine diffuse, homogene Nekrose kommt eigentlich nicht vor. Unter Umständen können im Granulomzentrum Blutungen auftreten („microhématome centrofolliculaire"). Ringsherum ist eine wechselnd breite Schicht geschwollener histiocytärer Zellen gelegen; diese Schicht wurde als „tuberkuloseähnlich" bezeichnet, und es zeigen ihre Elemente tatsächlich oft den Charakter von Epitheloidzellen tuberkulöser Granulome; allerdings ist darauf hinzuweisen, daß sie stets leicht darstellbare Lipoide enthalten (t. Ciaccio-, t. sudan-positive Stoffe[2]), und ferner, daß sie bei Vitalfärbung immer Farbstoffkörnchen aufnehmen, was für die Epitheloidzellen nicht mit der gleichen Regelmäßigkeit zutreffen dürfte. In dieser mittleren Zone werden mehrkernige Riesenzellen meistens vom LANGHANS-Typ sichtbar; auch sie enthalten Fettstoffe. Peripher folgt eine teils klar gezeichnete, kapselartige, teils mehr diffuse Bindegewebswucherung mit reichlichen Fibroblasten, Lymphocyten und oft zahlreichen Plasmazellen. Auf dichte, mantelförmige perivasculäre Infiltrate und auch auf obliterierende Phlebitiden wurde hingewiesen (vgl. GANS), ein Befund, der nicht selten zur Fehldiagnose einer syphilitischen Veränderung verleiten kann. Es ist eine bisher nicht abgeklärte Tatsache, weshalb in den menschlichen Granulomen, welche oft nebeneinander die verschiedensten Entwicklungsphasen zeigen, Pilze nur äußerst selten dargestellt werden können, während man sie in den (besonders bei Ratten) experimentell erzeugten Granulomen leicht findet[3].

Die experimentelle Sporotrichose unterscheidet sich insofern von der menschlichen dadurch, daß ein leukocytenfreies, erstes Stadium entsteht mit rein epitheloidzelligen Knötchen, in deren Zellen die Conidien enthalten und mühelos nachweisbar sind. Später erfolgt die Mikroabsceßbildung; die Conidien werden spärlicher, je ausgesprochener die Erweichung (LAWLESS). Eine Vernarbung kann aus diesen beiden Granulomformen heraus stattfinden.

In letzter Zeit wurden von zwei verschiedenen Stellen Befunde bekanntgegeben, die einiges Interesse beanspruchen, weil sie eventuell eine Besonderheit für die Sporotrichose darstellen. Es haben nämlich zuerst MOORE und ACKERMAN (1946), ferner SIMSON und Mitarbeiter (1947) und dann PINKUS und GREKIN (1950) in einem relativ großen Untersuchungsmaterial (Südafrika und Nordamerika) „asteroide Körper" beschrieben, welche von den üblichen Riesenzelleneinschlüssen ganz und gar abweichen. Die in Frage stehenden Gebilde finden sich frei im Eiter, zuweilen im Zentrum der Mikroabscesse, niemals intracellulär. Sie bestehen aus einem kreisförmigen zentralen Teil (etwa 2mal die Größe eines Erythrocyten) und aus einem Strahlenkranz. Diese Gebilde messen 6—22 μ Durchmesser; sie können auch als runde, ziemlich dickwandige Körper mit unebener oder glatter Oberfläche in Erscheinung

[1] DE BEURMANN und GOUGEROT 1906, 1912; vgl. GANS 1928. [2] D'AGATO 1921.
[3] Ausführliche Beschreibung experimenteller Befunde bei LAWLESS 1924.

treten. Es wird betont, daß man sie nur in histologischen Schnitten und nie in Ausstrichpräparaten entdecken kann, ferner daß sie auch in den experimentell erzeugten Granulomen bei Ratten gefunden werden, allerdings nicht vor Ablauf von 16 Tagen. Ähnliche asteroide Formationen sind bereits 1908 von SPLENDORE in Brasilien beschrieben worden (vgl. DE BEURMAN und GOUGEROT).

Es handelt sich dabei um eine besondere Erscheinungsform des Rhinocladium Schenki und sicher nicht um ein aus Gewebszellen hervorgegangenes Gebilde. (Über die Bedeutung dieser Befunde für die Mykologie vgl. PINKUS und GREKIN.)

Eine der Histoplasmose bis zu einem gewissen Grade nicht unähnliche Mykose ist die seltene *Nocardiose*, deren Erreger *Nocardia intracellularis* zu den Aktinomycetaceae gehört. Ein aufschlußreicher Fall wurde von CUTTINO und MCCABE (1949) beschrieben. Neben zahlreichen ulcerösen Veränderungen des Dickdarmes bestand eine auffallend starke Vergrößerung der mesenterialen und retroperitonealen Lymphknoten mit einzelnen Nekrosen und eine leichte Splenomegalie. Histologisch fanden sich in Milz und Lymphknoten diffuse Wucherungen der Reticulumzellen, welche ein ausgesprochen schaumiges Cytoplasma (fast wie GAUCHER-Zellen) mit kleinem, hyperchromatischem Kern aufwiesen; hin und wieder lagen wechselnd große Nekrosen vor, ohne Leukocytenbeteiligung. Riesenzellen wurden in Gruppen, diffus in der Milz verteilt angetroffen; ihre Kerne lagen peripher im Cytoplasma, sie waren hyperchromatisch und umgaben manchmal eine hellere zentrale Partie, wo keine Pilze enthalten waren. In Lymphknoten bildeten diese Riesenzellen breite Stränge. In den „Schaumzellen" ließ sich der säurefeste Pilz leicht darstellen (etwa 0,2—0,45 μ lang). Er war ebenfalls in einzelnen tuberkuloiden Granulomen der Leber, Nieren, Nebennieren und Pankreas nachzuweisen. Seine Vermehrungsneigung innerhalb der Makrophagen scheint außerordentlich stark zu sein, etwa wie diejenige des B. Leprae, ohne daß dabei toxische Stoffwechselprodukte entstehen würden. Wie in einzelnen Beobachtungen von Histoplasmosen, könnte man hier von einer fast reinen Cytomykose sprechen.

Diese sehr eigenartigen Befunde sind grundsätzlich zu unterscheiden von denjenigen, die durch einen weiteren Pilz der gleichen Gruppe, *Nocardia asteroides*, hervorgerufen werden. Dieser ist ein Erreger von primär leukocytenreichen bis eitrigen Entzündungserscheinungen, die sich vorwiegend in den Lungen lokalisieren. Bilder von schwerster nekrotisch-verkäsender Pneumonie sind in akuten Fällen beschrieben worden; andererseits kann der Prozeß auch chronisch werden und zu Granulomen führen: Zentrale Nekrose umgeben von Leukocyten, Makrophagen (zum Teil von epitheloidzelligem Typus) und Plasmazellen, Neigung zur Fibrose sind ihre Hauptmerkmale[1].

Unter den *Mucormykosen* wird nicht so selten bei Menschen und Tieren[2] *Absidia corymbifera* (oder Lichtheimia corymbifera oder Mucor corymbifer, vgl. VUILLEMIN) angetroffen; es befällt die Atemwege, Pneumonien auslösend[3], etwas häufiger das Zentralnervensystem[4], und wurde häufig auch bei Laboratoriumstieren gefunden (Kaninchen, Mäuse). Dabei werden oft dichtzellige Granulome nachgewiesen, in denen verzweigte Hyphen, birnenförmige Sporangien und Sporen liegen. Die Hyphen sind nur wenig septiert, ziemlich polymorph und lassen sich im Gegensatz zu anderen Mucorarten relativ leicht mit Hämatoxylin färben. Dort wo Hyphen zugrunde gehen, entwickeln sich Mikroabscesse, während sonst das Granulom ziemlich kompakt aus histiocytären Elementen und Riesenzellen besteht. Letztere werden teils als reichlich, teils als spärlich angegeben. Charakteristisch scheint die Neigung zur Bildung auffallend großer Granulommassen mit fibröser Induration zu sein[5]. Experimentelle Untersuchungen an Mäusen[6] lassen die gleichen Veränderungen besonders auch eine ausgesprochene Fibroblastenwucherung (zum Teil mit sehr großen Kernen) mit Fibrose nachweisen, sobald die Hefen zerstört worden sind.

---

[1] BERNSTEIN und Mitarb. 1952 (Literatur).
[2] LICHTHEIM 1883, GLEISER 1953. [3] WÄTJEN 1929, BAKER und SEVERANCE 1948.
[4] GREGORY und Mitarb. 1943, LE COMPTE und MEISSNER 1947, WOLF und COWEN 1949, KURREIN 1954.
[5] STAMPFL 1950. [6] SYMEONIDIS und EMMONS 1955.

Aus allen diesen Befunden bei verschiedenen Mykosen geht hervor, daß auch bei Infektionen mit relativ großen Erregern histologische Veränderungen nachzuweisen sind, welche nur bis zu einem gewissen Grade für diesen oder jenen Pilz allein charakteristisch sind. Von der Histoplasmose und der seltenen Nocardiose — bis zu einem gewissen Grade auch von Torulopsis — abgesehen, rufen eigentlich alle pathogenen Pilze vorwiegend leukocytenreiche Exsudate bzw. Zellinfiltrate hervor, die durch das eigentliche Granulom umgeben oder sogar abgekapselt werden. Oft entstehen Nekrosen, die bis zum totalen Untergang von Strukturen wie bei einer Verkäsung führen können; andererseits wird bei vielen dieser Granulome die fibröse Heilungsneigung auffallen. Die Differentialdiagnose ist nur auf Grund des Pilznachweises, besonders durch Kultur und Tierimpfung möglich. Einige allgemeine histo-pathologische Gesichtspunkte sind herangezogen worden, um die verschiedenen Mykosen zu charakterisieren. Je nach Anwesenheit charakteristischer Veränderungen, wie 1. Eiterbildung, 2. Makrophagenreaktion („Epitheloidzellbildung"), 3. Riesenzellen, 4. Nekrose und 5. fibröse Reaktion können die Mykosen einigermaßen gruppiert werden[1]. Alle 5 Veränderungen liegen bei Coccidioidomykose, Nord-amerikanischer Blastomykose, Pseudococcidioidomykose und Sporotrichose vor. Alle Veränderungen außer Nekrose finden sich bei Aktinomykose, Nocardiose (Nocardia asteroides-Infektion), Maduramykose und Chromoblastomykose. Alle Veränderungen außer Eiterbildung finden sich bei der Histoplasmose und bei der Nocardia intracellularis-(unter Umständen Torulopsis)-Infektion. Eine derartige histopathologische Gliederung kann höchstens eine grobe Orientierung vermitteln; das letzte Wort bleibt der Kultur bzw. dem diagnostischen Tierversuch!

Aus dem vorliegenden, notgedrungenermaßen nur summarischen Bericht über die Granulome bei Mykosen geht hervor, daß eigentlich keine Gewebsveränderung oder Gewebsreaktion für den einen oder den andern Pilz charakteristisch ist. Grundsätzlich alle dem Organismus zur Verfügung stehenden Entzündungsphänomene und -mechanismen werden mobilisiert; ihre jeweilige Intensität wechselt nicht nur je nach Pilzart, sondern, wie die Befunde bei der Coccidioidomykose erkennen lassen, je nach dem Lebenscyclus des Pilzorganismus. Darüber, wie auch über die Stoffwechselverhältnisse der Pilzzellen im menschlichen und tierischen Körper, ist wenig bekannt, obschon die heutige medizinische Forschung immer mehr auf menschliche Mykosen achtet. Die von W. Mohr erhobene Forderung, „daß die speziellen mykologischen Untersuchungsmethoden, sei es kultureller Art, sei es in Form des Intrakutantestes oder der Komplementbindungsreaktion, mehr als bisher in Deutschland eingesetzt werden", gilt ebenfalls für den Pathologen.

Versuch einer synthetischen Betrachtung.

Nachdem verschiedene Erscheinungsformen und Entstehungsbedingungen von Granulomen bei Infektionskrankheiten im einzelnen besprochen worden sind, soll im folgenden aus der Fülle von Einzelheiten versucht werden, sowohl gemeinsame als auch besondere, charakteristische Züge dieser Gewebsreaktionen herauszugreifen, welche dazu beitragen können, die Frage einer etwaigen Spezifität der Granulome zu diskutieren. Wie in der Einleitung erwähnt worden ist, sind bei einer Granulombildung zwei grundsätzliche Faktoren beteiligt: ein spezifischer Erreger und eine wandelbare Reaktionsfähigkeit der Wirtsgewebe. Bisher sind mit Absicht nur lebende Erreger in den Kreis der Betrachtungen gezogen worden;

[1] Baker 1947.

es ist jedoch notwendig, beim Versuch einer Synthese auch einige Granulomformen zur Sprache zu bringen, die sich als Reaktionen auf tote Stoffe, auf Fremdkörper verschiedener Art entwickeln, da wir unter diesen Bedingungen allzuoft Bildern begegnen, die eine verblüffende Ähnlichkeit mit infektiösen Granulomen aufweisen. Aus einer derartigen, vergleichenden Betrachtung wird gegebenenfalls die Bedeutung der eigenen strukturellen oder chemischen Zusammensetzung der Granulomerreger oder deren Stoffwechselprodukte beleuchtet.

Es dürfte aus der Histogenese fast aller Granulome hervorgehen, daß eine initiale, oft nur wenig in Erscheinung tretende Gewebsalteration von einer leukocytären Emigration gefolgt wird; diese ist meistens von nur sehr kurzer Dauer wie bei der Tuberkulose, wahrscheinlich auch bei der Syphilis, oder überhaupt nicht bekannt wie bei der Lepra, während bei einzelnen Pilzgranulomen eine umschriebene Leukocytenansammlung eine fast obligate Begleiterscheinung des Generationswechsels darstellt. Meistens folgt dem flüchtigen leukocytären Stadium eine histiocytäre Mobilisierung und Wucherung, die in den lymphohämatopoetischen Geweben einer Aktivierung und Wucherung von Reticulumzellen entspricht. Diese Zellen phagocytieren den Erreger bzw. nehmen Leukocyten auf, welche ihrerseits den Erreger bereits phagocytiert haben, und bauen denselben ab; häufig gehen die Zellen dabei zugrunde und werden durch neue abgelöst. In anderen, selteneren Fällen wird der Erreger direkt von den Elementen des reticulohistiocytären Zellapparates aufgenommen und bleibt darin als Schmarotzer am Leben; es entsteht der eigenartige intracelluläre Parasitismus, wie er bei einzelnen durch Protozoen hervorgerufenen Krankheiten charakteristisch ist (Leishmaniosen, Chagaskrankheit), wie er bei der Lepra vorkommt und für die Histoplasmose als Beispiel erwähnt worden ist. Die parasitierten Zellen können offenbar wandern, immer machen sie mehr oder weniger tiefgreifende morphologische Umwandlungen durch: Es entwickeln sich größere Zellformen, welche den an der Tuberkelentwicklung besonders beteiligten Epitheloidzellen gleichgestellt werden; man spricht daher von „epitheloidzellartigen", „epitheloidzellähnlichen" Zellen. Es ist freilich bei weitem nicht immer so, daß alle Epitheloidzellen die Erreger enthalten; auf alle Fälle kann dieser Zustand nur in einzelnen Granulomen in befriedigender Weise demonstriert werden. Man hat einige Gründe zur Annahme, daß die epitheloidzellige Metamorphose das Resultat einer Protoplasmaumwandlung nach Resorption und Einbau besonderer Stoffe (Lipide) darstellt, wie es am tuberkulösen Granulom erläutert worden ist. Die Biologie eines Erregers, worunter besonders auch sein Stoffwechsel, seine Vermehrung, sein Lebenscyclus zu verstehen sind, ist eigentlich lediglich in der Kultur unter experimentellen Bedingungen und auch hier für viele Erreger nur lückenhaft bekannt. Über die Lebensäußerungen im Gewebe unter den natürlichen Bedingungen wissen wir so gut wie nichts. Einige Erscheinungen bei Pilzen, die einen wohldefinierten Lebenscyclus aufweisen, lassen vermuten, daß auf diesem Gebiet noch manches zu lernen ist. In der Tat haben die erwähnten Untersuchungen von FORBUS und Mitarbeitern über die Coccidioidomykose klar demonstriert, daß die drei Erscheinungsformen von Coccidioides immitis im Gewebe jeweils verschiedene entzündliche Veränderungen verursachen: Die Chlamydosporen üben auf die neutrophilen Leukocyten eine exquisite Chemotaxis aus, wodurch das Bild einer Eiterung hervorgerufen wird; die Spherula, d. h. die ausgewachsene Form, besitzt diese Fähigkeit nur in sehr geringem Maße, während ihre Anwesenheit eine hochgradige Mobilisierung von Histiocyten begünstigt. Diese Zellen fressen die Spherula und wandeln sich in Epitheloidzellen um, wobei Granulome entstehen können, die nicht selten von echten Tuberkeln gar nicht zu unterscheiden sind[1]. Bei der Aus-

[1] FORBUS 1949.

reifung der Endosporen und im Augenblick ihrer Ausschüttung in das umliegende Granulom erscheint wiederum eine lebhafte Leukocytendiapedese, oft von Absceßbildung gefolgt. Wie FORBUS sagt, läßt diese seltene Pilzkrankheit die allgemeinen Erscheinungen einer vollständigen Abhängigkeit zelliger Reaktionstypen von hochspezifischen stimulierenden Faktoren auftreten, wie keine andere Erregerart es tut. Eine befriedigende Erklärung für die verschiedenen Phasen dieses wechselvollen Bildes ist bis jetzt wie für die meisten Bakterien noch nicht gegeben worden, hier steht noch ein breites Feld der Forschung offen.

Wenn man die Granulome als Produkte einer örtlichen Gegenäußerung des Bindegewebes gegen Schädlichkeiten definiert, die während einer wechselnd langen Zeit wirksam sind, und die sich sozusagen immer wieder regenerieren können, so schließt das eigentlich den Begriff der Abwehr in sich, der „Reinigung von dem eingedrungenen Schmutz" (HUECK). Sie stellen das Ergebnis eines Neutralisationsversuchs, einer Erregerverdauung dar, genau wie wir es auch für die Fremdkörpergranulome annehmen müssen; deshalb ist es eigentlich beinah zwingend, daß ihre Hauptbestandteile jene Zellformen sind, denen man mit guten Gründen die Hauptrolle bei der intracellulären Verdauung und bei der Antikörperbildung zuschreibt, nämlich die Elemente des reticulohistiocytären Zellapparates. Allerdings erschöpft sich die Rolle dieser Zellart, auch bei den infektiösen Granulomen nicht allein in den Phänomenen der Abwehr, da ausgerechnet diese Zellen von den Erregern mit Vorliebe als Wachstumssubstrat verwendet werden; die Cytomykose bei der Histoplasmose ist ein anschauliches Beispiel einer solchen Möglichkeit. Auch kann man sich vorstellen, daß die Verhältnisse bei der lepromatösen Form der Lepra, bei welcher Bacillen und Makrophagen im Gleichgewicht miteinander leben, nicht unähnlich sind. Es handelt sich hierbei um eine relativ primitive Ausdrucksform der Abwehr, die mit keiner oder lediglich mit einer geringfügigen Verdauung und Aufspaltung der Krankheitserreger verbunden ist. Die Erscheinungen der Histoplasmose, welche durch eine Massenaufnahme von Pilzzellen in reticulohistiocytären Zellen gekennzeichnet wird, stellen eigentlich keine echten Granulome dar, da die Erreger nicht abgebaut werden; eine resorptive Leistung der Zellen scheint jedoch auch bei dieser Krankheit vorzukommen, und im Augenblick, wo die Pilzzellen abgebaut werden, erscheinen auch die ersten epitheloidartigen Elemente, welche umschriebene Knötchen, Granulome aufbauen. Die Tatsache, daß in den meisten Granulomen die Erreger zugrunde zu gehen scheinen, ist außerordentlich wichtig; bei der Tuberkulose und besonders bei der Syphilis sind die Knötchen an Erregern um so ärmer, je typischer und ausgebildeter sich die Granulomstruktur ausprägt. Es ist hier der Ort, darauf hinzuweisen, daß durch die resorptive Leistung der reticulo-histiocytären Zellen bei der Einheilung von Fremdkörpern epitheloidzellige Granulome um so schneller entstehen, je besser der das Granulom auslösende Stoff assimiliert werden kann. Sehr wahrscheinlich spielt in allen derartigen Erscheinungen die chemische Struktur des in Frage kommenden Materials eine ausschlaggebende Rolle. Als Beispiel hierfür mag Abb. 78 dienen. Sie zeigt ein tuberkuloides Granulom, welches als Reaktion auf das Entweichen von Talgmassen aus einer Talgdrüsencyste des Ohrläppchens entstanden ist (3 Wochen nach Quetschung). Das Granulom ist durch epitheloidzellig umgewandelte, knötchenförmig angeordnete Histiocyten mit Riesenzellen vom LANGHANSschen Typus aufgebaut, es wird von einem breiten Lymphocyten- und Plasmazellenhof umgeben. Nur der auffallend reichliche Lipoidgehalt der Zellen unterscheidet die Veränderung von einer tuberkulösen Entzündung. Ähnlich ist es bei den Granulomen des banalen Chalazions (Abb. 79), mit dem Unterschied allerdings, daß hier viel weniger Fettsubstanzen nachzuweisen sind, und stets nebeneinander die Zeichen der subakuten Entzündung (oft mit noch reichlichen neutrophilen Leukocyten in den Knötchen) und der chronischen, granulombildenden Gewebsantwort angetroffen werden. Die oft sehr ausgedehnten Granulombildungen, welche experimentell durch Einverleibung von in Paraffinöl aufgeschwemmten toten Tuberkelbacillen hervorgerufen werden, sind wohl kaum anders als nur besondere Fremdkörperreaktionen zu deuten; sie sind aber wichtig, da sie die Bedeutung der Beschaffenheit des zu resorbierenden und abzubauenden Stoffes anschaulich demonstrieren. Lebloses Material, das die Gewebe zum Teil verdauen, d. h. zerlegen können, ruft immer eine kompliziertere Reaktion hervor, als

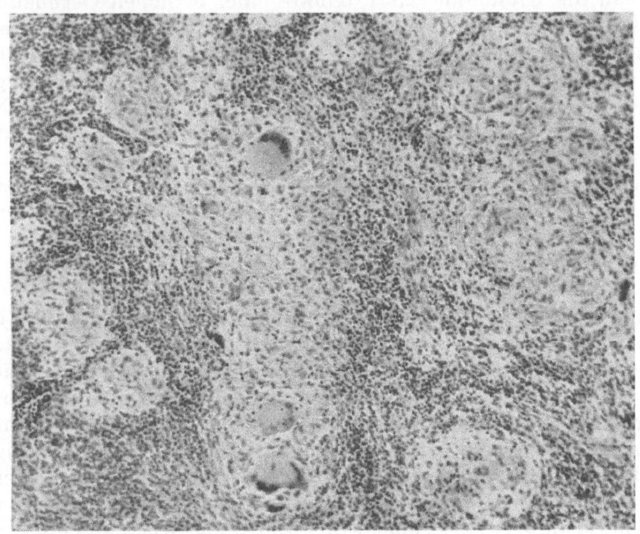

Abb. 78. Unspezifische, granulomatöse Reaktion vom Fremdkörpertypus. Tuberkuloide Granulome mit Riesenzellen vom Langhansschen Typus nach Resorption von Talg. (Im Ohrläppchen, Rand einer Talgdrüsencyste.) (Vergr. 100mal.)

inertes, nicht angreifbares Material: eine Granulombildung ist dabei die Regel. Was wir auf S. 363 für die Tuberkelbildung gesagt haben, gilt für andere Granulome auch: Sie alle stellen nichts anderes als eine Reaktion des Gewebes auf das Eindringen eines besonders beschaffenen Fremdmaterials dar, welches an der betreffenden Stelle festgehalten und verdaut worden ist.

In diesem Zusammenhang muß auf die Bedeutung der Mobilisierung und Wucherung der reticulohistocytären Zellen bei allen infektiösen Krankheiten mit Granulombildung hingewiesen werden; sie ist nicht nur am Orte der umschriebenen Abwehr erheblich, wo diese Zellen die wichtigsten Aufbauelemente der Granulome liefern, sondern sie geht daraus hervor, daß Fernerscheinungen aufzutreten vermögen, die als mehr oder weniger umschriebene Wucherungen, als „Retothelknötchen" bekannt sind. Auch diese Knötchen kann man sich als das Endprodukt einer Resorption vorstellen, wobei zwar wahrscheinlich keine vollentwickelten Erreger, wohl aber einige ihrer Stoffwechselprodukte aus der Blutbahn abgefangen und zerspalten worden sind. Diese Art von Knötchenbildung ist am Beispiel der Salmonellosen erörtert worden (S. 416). Genaue Angaben über ihren eigentlichen Entwicklungsmechanismus sind zur Zeit nicht möglich; eventuell handelt es sich dabei um den Ausdruck der Verarbeitung von aggregiertem oder corpusculärem Antigen (vgl. Ehrich, S. 172 u. ff.).

Am Beispiel des tuberkulösen Granuloms ist ausgeführt worden, daß Granulome sehr wohl entstehen können, auch ohne daß immunbiologische Mechanismen maßgebend, ja entscheidend mitspielen. Und doch werden bei den meisten Infektionskrankheiten, die mit Granulombildungen einhergehen, derartige Reaktionen des Wirtsorganismus mit zu berücksichtigen sein. Auch wenn man heute noch keineswegs sichere Angaben über die etwaigen Beziehungen zwischen Immunitätsgrad oder Allergie einerseits und Granulombildung andererseits zu entwerfen wagt, muß man sich doch daran erinnern, daß, von wenigen Ausnahmen abgesehen, eine granulomatöse Form der Entzündung nur bei solchen Infektionskrankheiten gefunden wird, die eine Immunität (wenn unter Umständen auch nur eine relative) entstehen lassen. Unter diesen Bedingungen entwickeln sich Granulome erst dann, wenn die Keime örtlich fixiert und abgebaut worden sind, was eigentlich nur auf Grund einer Umstimmung in den Reaktionsfähigkeiten des Wirtes möglich erscheint. Das für die Tuberkulose angeführte Experiment von LEWANDOWSKY (S. 364) ist ein klassisches Beispiel hierfür. Aber auch für die Syphilis sind analoge Gedankengänge gestattet: Die gummösen Granulome trifft man nur einige Zeit nach dem Primäraffekt, in einem Zeitpunkt der immunbiologischen Anpassung, wobei in den Herden nur äußerst spärliche oder gar keine Erreger nachweisbar sind. Sogar bei Mykosen sind durchaus ähnliche Erscheinungen beschrieben, z. B. bei der Histoplasmose, die eine Granulombildung erst dann erkennen läßt, wenn der Körper fähig geworden ist, die Pilzzellen aktiv zu zerstören. Ein weiteres, in den vorangegangenen Ausführungen nicht näher erörtertes Beispiel wäre die Orientbeule: Lediglich in späten Stadien, wenn eine Rückbildung beginnt, lassen sich am Rand der ulcerös-proliferierenden Hautveränderungen kleine epitheloidzellige Granulome mit LANGHANSschen Riesenzellen entdecken, in denen keine Leishmanien nachzuweisen sind.

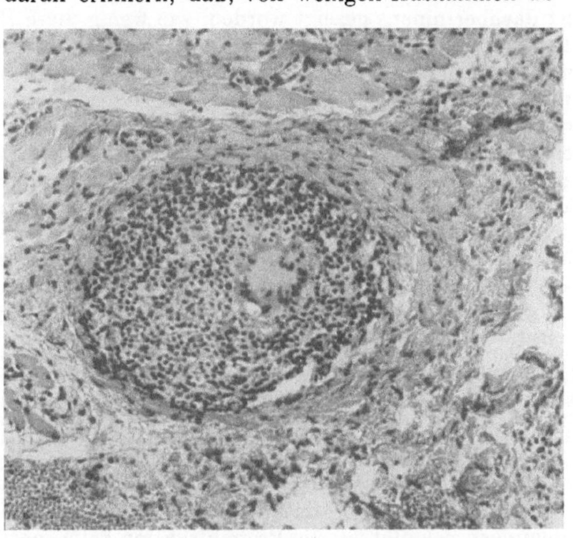

Abb. 79. Granulom bei Chalazion. Große Riesenzelle vom LANGHANS-Typus, in einem Knötchen, das aus wenigen geblähten Histiocyten und reichlichen Lymphocyten besteht.

Überall bleibt sich der Mechanismus gleich: Die Granulombildung ist um so ausgesprochener, je besser die Resorptions- und Aufspaltungsleistungen der Wirtsgewebe sind, je höher der Grad der Abwehr ist. Diese Feststellung gilt in vermehrtem Maße für jene Granulome, die sich nur dann ausbilden, wenn die Erreger durch den Organismus zerstört und abbaufähig gemacht worden sind, wie man es für die Salmonellosen und bis zu einem gewissen Grade auch für die Brucellosen annehmen kann.

In der Verallgemeinerung liegt immer eine große Gefahr, und doch muß gesagt werden, daß es fast bei allen granulombildenden Infektionskrankheiten gemeinsame Züge gibt, die klinisch schon in Erscheinung treten. Darunter ist die Neigung zu allergischen Manifestationen, gemessen an der Intracutanprobe (Tuberkulinreaktion, Frei-Test, Mitsuda-Reaktion usw.) zu nennen, wie sie von häufigen derartigen Krankheiten wie Tuberkulose oder von relativ selteneren wie Lepra, Lymphogranuloma inguinale oder Histoplasmose bekannt sind. Daher wurde in den entsprechenden Kapiteln auf solche Proben verwiesen. Die histopathologische Untersuchung der Reaktionsprodukte läßt allerdings erkennen, wie schwierig die Deutung dieser Bilder ist; bei der Besprechung der Tuberkulinreaktion wurden die verschiedenen Deutungen angeführt. Am Beispiel der Lepra ist darüber hinaus gezeigt worden, wie wenig diese Bilder spezifisch sind, da die Haut eines Leprakranken mit den gleichen histopathologischen Reaktionen antwortet (nämlich mit denjenigen der Lepra), wenn man Tuberkulin, BCG, Milch, Leishmaniavaccine u. dgl. einspritzt. Hierbei wird von einer „Heteroallergie" gesprochen[1]. Man könnte freilich den ganzen Fragenkomplex der Granulomentstehung in den Perspektiven der allergischen Entzündung betrachten, da gewiß einzelne bei Infektionskrankheiten und in Granulomen selbst auftretende Veränderungen als allergische Phänomene gedeutet werden könnten und auch wurden. So hat in letzter Zeit Refvem bei der Bearbeitung der Pathogenese des Morbus Besnier-Boeck-Schaumann äußerst wertvolle Beobachtungen angestellt, aus denen ein Teil der hier sich abspielenden Mechanismen hervorgehen dürfte[2].

Kaninchen und Meerschweinchen erhielten wöchentlich wiederholte intraperitoneale Injektionen von Proteinphosphatiden aus Hühnereigelb (Sensibilisierung); anschließend wurden Intracutanreaktionen durchgeführt und zwar mit dem Proteinphosphatid, dem isolierten Phosphatid, dem isolierten Protein und mit einem gesättigten Antigen-Antikörpergemisch. Die intracutane Injektion des gesamten Antigens (Proteinphosphatid) wie der isolierten Proteinfraktion läßt eine Nekrose mit Degeneration der Bindegewebsfasern auftreten, der eine sekundäre resorptive Granulombildung mit Epitheloidzellschicht und Rundzelleninfiltration folgt. Die intracutane Reaktion mit dem Antigen-Antikörpergemisch läßt hingegen, je nach Absättigungsgrad, charakteristische Sarkoidgranulome entstehen.

Daraus geht hervor, daß, wie aus zahlreichen anderen experimentellen Untersuchungen bekannt ist, die Proteinfraktion beim sensibilisierten Tier für die Entstehung der Nekrose verantwortlich ist; zur Sarkoidbildung kommt es nur bei Neutralisation dieser Fraktion, unter dem Einfluß des Phosphatids, gewissermaßen als charakteristische Reaktion auf diesen Stoff. Man kann sogar sagen, daß die Überempfindlichkeit der Phosphatidanreicherung am Reaktionsort dient, und dies kann dafür sprechen, daß die maßgebende Phosphatidmenge dabei nicht vom Antigen allein stammt; sie wird mit den Antikörpern, eventuell als Globulin-Phosphatidverbindung, dem Reaktionsort zugeführt. Refvem zieht daraus den Schluß, daß das Sarkoidgranulom als histologisches Äquivalent einer Antigen-Antikörperbildung mit Anreicherung von größtenteils körpereigenen und an den Antikörper gebundenen Phosphatiden aufzufassen ist. Das Sarkoidgranulom entsteht sozusagen als ein „indirektes allergisches Phänomen", da die Antwort der Gewebe auf die Einverleibung eines entsprechenden Antigen-Antikörperkomplexes von einer relativ großen Phosphatidmenge im Antikörperkomplex abhängig zu sein scheint.

Diese Befunde beanspruchen ein großes Interesse, sie sollten unbedingt nachgeprüft werden, weil davon unsere grundsätzliche Einstellung zum Entstehungsmodus und zur Bedeutung der Epitheloidzellen überhaupt abhängt. Wenn man auf die im Kapitel über das tuberkulöse Granulom erwähnten histogenetischen Betrachtungen zurückgreift und sich daran erinnert, daß man mit guten Gründen der Phosphatidsäure vom Tuberkelbacillus eine entscheidende Rolle in der Epitheloidzellenbildung zuschreiben kann, so ist doch auf die Diskrepanz aufmerksam zu machen, die zwischen der relativ kleinen Bacillenzahl und

[1] Pagel 1939. [2] Refvem 1954.

einer oft beträchtlichen Menge von Epitheloidzellen, mit anderen Worten von Phosphatidkomplexverbindungen besteht. Es sind auch histochemische Befunde bekanntgegeben worden, aus denen hervorgeht, daß im epitheloidzelligen Granulom viel mehr Phospholipide nachgewiesen werden können, als sie den zu erwartenden Bacillenmengen je entsprechen würden[1]. Dieser Umstand zwingt geradezu zur Annahme, daß ein Teil dieser Stoffe vom Organismus selbst bzw. von seinen Geweben geliefert worden ist. Ob nun, wie REFVEM es anzunehmen scheint, die an Phosphatid gebundenen Antikörper an Ort und Stelle durch die Vorstadien der Epitheloidzellen gebildet werden, und daß dadurch die Umwandlung von mononucleären Phagocyten in Epitheloidzellen zu erklären ist, muß allerdings noch dahingestellt werden. Wie dem auch sei, eine Anregung zur weiteren Untersuchung dieser äußerst wichtigen Frage scheint mir am Platz zu sein. Sie wäre nicht nur auf dem Gebiet der Beziehungen zwischen immunbiologischen Reaktionen und Gewebsveränderungen äußerst erwünscht, sondern auch schon, was die Epitheloidzellenbildung allein betrifft. Eine derartige Anregung ergibt sich z. B. auch aus der Zusammenstellung der verschiedenen Möglichkeiten, bei denen Phosphatide (Phospholipide) eine Epitheloidzellenbildung veranlassen können:

1. Direkte Epitheloidzellenreaktion, wie sie durch phosphatidhaltige Körper (Bakterien, Spaltprodukte, körpereigene Stoffe usw.) unmittelbar erzeugt wird (man könnte hier von „Mast-Epitheloidzellen" sprechen).

2. Indirekte Epitheloidzellenreaktion, wenn das granulomerzeugende Agens (Quarz, Beryllium u. a.) selbst keine Phosphatide enthält, aber von solchen Stoffen umgeben wird, eventuell aus den Körpersäften.

3. Indirekte Epitheloidzellenreaktion von immunbiologischem Typ, wenn das granulomerzeugende Agens ein Antigen ist, welches die Entstehung eines phosphatidhaltigen Antikörpers veranlassen kann. Für diese Art der Epitheloidzellenbildung würden die erwähnten Untersuchungen von REFVEM einen wertvollen ersten Schritt bedeuten.

Die Analyse aller Probleme, die sich bei der Betrachtung der Granulombildung vom Standpunkte der Allergielehre ergeben, hat demnach eine der Hauptfragen zu beantworten, nämlich ob beim Zustandekommen einer Antigen-Antikörperreaktion im Gewebe des sensibilisierten Organismus gewebsreizende Stoffe anderer Art als das Antigen oder in andern Mengen gebildet werden. Ein derartiger Nachweis ist bisher nicht geführt worden. Diesbezüglich ist noch abschließend zu sagen, daß nach dem heutigen Stand unserer Kenntnisse von den infektiösen Granulomen noch nicht mit guten Gründen belegt werden kann, ob ein gegebenes Granulom in die Gruppe der „primär-granulomatösen" Formen der allergischen Entzündung oder nicht eher in die Gruppe der „sekundär-granulomatösen" gehört, wie LETTERER sich ausdrückt. Ich verweise auf die Diskussion der grundsätzlichen Phänomene der allergisch-hyperergischen Entzündung im entsprechenden Kapitel dieses Bandes.

Eine weitere Frage ist hier noch zu behandeln, die der *Spezifität der Granulome*. Die ätiologische Diagnose der infektiösen Granulome begegnet bekanntlich, besonders bei der Untersuchung von Probeexcisionen, den größten Schwierigkeiten. Seit den Anfängen der pathologischen Anatomie hat man sich bemüht, die Ursache einer Krankheit an besonderen, bei dieser Krankheit allein in Erscheinung tretenden morphologischen Veränderungen zu erkennen: die Summe dieser Veränderungen wäre spezifisch. Das ist für einige Krankheiten, als Ganzes betrachtet, mit Bestimmtheit durchführbar. Untersucht man allerdings nur Teilphänomene solcher Krankheiten, jene einzelnen Reaktionsprodukte, die wir Granulome nennen,

[1] CAIN 1947; vgl. REFVEM 1954.

so wird man durch einen Rückblick auf die Bilder, welche diesen Beitrag illustrieren, deutlich belehrt, wie groß die Ähnlichkeit zwischen den einzelnen Granulomen sein kann. In der Tat handelt es sich immer wieder um knötchenförmige Wucherungen, deren Ausgangspunkte in der Hauptsache gleiche reticulohistiocytäre Zellen sind, bzw. um Ansammlungen dieser umgewandelten Zellen, einmal reichlicher, ein andermal spärlicher und lockerer zusammengelagert, mit oder ohne Nekrose usw. Grobe, sofort ins Auge fallende Unterschiede bestehen eigentlich kaum, wenn es nicht gelingt, die Erreger darzustellen, welche allein als eigentlich spezifisch zu gelten haben.

Diese Fragen sind bei der Tuberkulose, beim Prototyp der granulombildenden Krankheiten, wie sie einmal bezeichnet worden ist, besonders untersucht worden. Dies ist allem Anschein nach aus dem Grunde geschehen, daß diese Krankheit die häufigste ist, der wir in unserem täglichen Beobachtungsgut begegnen einerseits, und weil andererseits das Studium der Tuberkulose überhaupt zur Prägung des Terminus „Granulom" geführt hat.

Jedem Leser wird mancher Fall in Erinnerung geblieben sein, bei dem das Vorliegen einer Tuberkulose auf Grund einer bioptischen Untersuchung mit Sicherheit angenommen wurde, und der sich später als Syphilis, Brucellose. benigne Viruslymphadenitis oder gar Fremdkörperreaktion herausstellte. Es gelingt freilich, oft schon auf sehr einfache Weise, ein Fremdkörpergranulom (leider wird häufig noch der Ausdruck „Fremdkörpertuberkel" angewandt), von einem tuberkulösen Granulom zu unterscheiden; schon die Serienschnittuntersuchung, die Untersuchung im polarisierten Licht zum Beispiel werden den gewünschten Aufschluß bringen[1]. Anders ist es manchmal, bei weitem nicht immer, mit der zelligen Zusammensetzung der Knötchen, mit den epitheloiden Zellen und den Riesenzellen. Wenn die Fremdkörper aus inertem, unlösbarem Material bestehen, so werden erfahrungsgemäß weniger geschwollene, vergrößerte Histiocyten als Riesenzellen im Granulom angetroffen, und man vermißt dann reine Epitheloidzellentuberkel. Ist aber das Material angreifbar, kann es in feiner Emulsion vom Cytoplasma der Histiocyten zerlegt werden, wie es von Berylliumsalzen anzunehmen ist, beim Berylliosegranulom z. B., oder wird es von den Zellen sogar partiell gespalten und verdaut (Chalazion, Fettgranulome, Wurmeier u. dgl.), so entwickeln sich ebenso reichliche und ebenso charakteristische epitheloidzellige Granulome wie bei der Tuberkulose. Anläßlich der Besprechung des tuberkulösen Granuloms wurde schon auf Untersuchungen von Pagel hingewiesen, dem es gelang, nach subcutaner Injektion von Colibacillen, Streptokokken, Pneumokokken und diphtheroiden Bacillen bei Meerschweinchen epitheloidzellige und riesenzellenhaltige Granulome zu erzeugen, wobei mit fortschreitender Granulombildung die Erreger aus den Herden verschwanden. Das fremde Material wird bei seiner Resorption wirksam; je nach seiner Beschaffenheit kann es Granulome, die vom Tuberkel kaum zu unterscheiden sind, erzeugen. Letterer hat bei der Besprechung dieser Tatsachen[2] die Meinung geäußert, daß die Anwesenheit von Riesenzellen zusammen mit Epitheloidzellen „das Signum dafür" sei, „daß verdaubares Fremdmaterial vom Gewebe verarbeitet wurde oder eben wird".

In diesem Zusammenhang sei noch auf die knötchenförmigen Gebilde aufmerksam gemacht, die bei der sympathischen Ophthalmie auftreten, und die an Granulome erinnern: auch hierbei bilden sich knötchenartige Zellansammlungen mit Riesenzellbildung oft in sehr ausgedehnter Weise (Abb. 80). Auch hier wird Material resorbiert und abgebaut, welches bekanntlich an Phcsphatiden besonders reich ist. Die verantwortlichen Mechanismen sind lediglich nur andeutungsweise bekannt; wahrscheinlich ist allerdings, daß es sich hierbei im wesentlichen um die Aufstapelung von phosphorhaltigen Fettstoffen (Phospholipide) handelt, wie die oben erwähnten Untersuchungen von Refvem vermuten lassen.

[1] Rühl 1949. [2] Letterer 1951.

Hier sei wenigstens erwähnt, daß die bei der sympathischen Ophthalmie auftretenden Granulome eventuell auch als Reaktionsprodukt zwischen dem Netzhaut- bzw. Uveagewebe und einem Erreger der Rickettsiengruppe aufgefaßt werden könnten. In verschiedenen

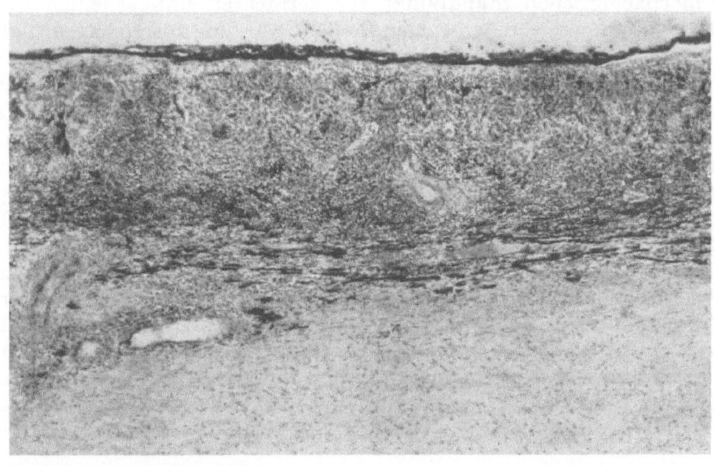

a

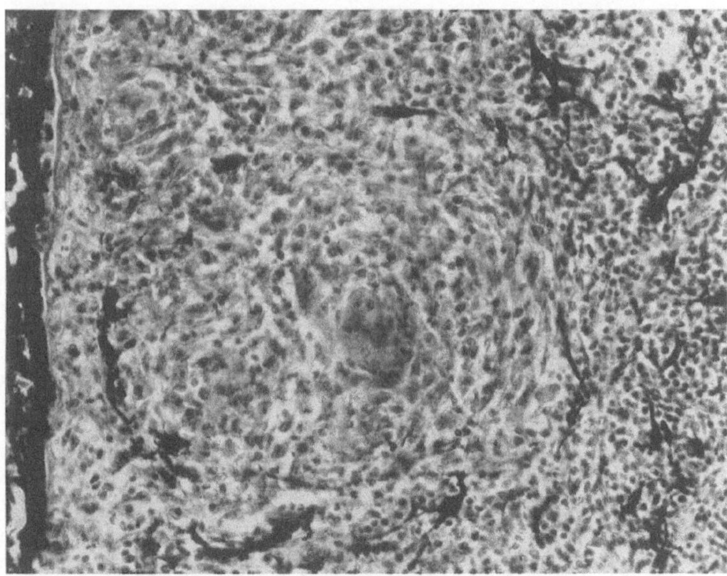

b

Abb. 80a u. b. Sympathische Ophthalmie. a Multiple, riesenzellhaltige Granulome der Chorioidea. (Vergr. 50mal.) b Detailbild eines reticulär und relativ kleinzellig aufgebauten Granuloms. Riesenzellen von uncharakteristischem Typ. (Vergr. 240mal.) (Präparat der Universitäts-Augenklinik, Basel.)

Untersuchungen[1] hat SCHRECK gezeigt, daß man es hierbei mit einem Prozeß zu tun hat, der durch einen ektogen in die Uvea gelangenden, lymphotropen Erreger hervorgerufen wird. Der Erreger, welcher in granulärer Form demonstriert werden kann, wandert lymphogen durch das Chiasma von dem einen erkrankten Bulbus in den anderen hinüber; es konnte

[1] SCHRECK 1948—1950.

nicht nur die Perivasculitis bzw. Perineuritis migrans sympathica lückenlos demonstriert werden, sondern es wurde am Huhn und am Affen das pathologisch-anatomische Bild der Ansiedlung und der Fortentwicklung der Krankheit grundsätzlich reproduziert.

Vom morphologischen Standpunkt aus betrachtet, unterscheiden sich also die meisten Granulome, von denen hier die Rede war, nur durch sehr geringfügige, mehr quantitative als qualitative Merkmale. Die soeben erwähnten Unterschiede in der Ausdehnung der epitheloidzelligen Reaktion, die Beschaffenheit der Nekrose und nicht zuletzt die Zusammensetzung der circumfokalen Rundzelleninfiltration werden bei einer Differentialdiagnose zu berücksichtigen sein, ganz abgesehen davon, daß noch weitere Veränderungen in der Herdumgebung (Blut- und Lymphgefäße) wertvolle Aufschlüsse liefern. Diese allgemeinen histopathologischen Gesichtspunkte sind so bekannt, daß sie nicht erörtert werden sollen. Alle tragen sie allerdings dazu bei, einer an sich banalen, oft wiederkehrenden morphologischen Reaktion ein derart besonderes Gepräge zu verleihen, daß man sie als spezifisch bzw. pathognomonisch bezeichnet. Strenge Regeln können hier nicht aufgestellt werden, da allzuoft die Spezifitätsregel „jede Ursache hat ihre besondere Wirkung" in der Histopathologie versagt. Aus der histologischen Untersuchung eines Granuloms wird man mit gutem Gewissen erst dann von Spezifität sprechen dürfen, wenn man den verantwortlichen Erreger nachgewiesen hat, sonst läuft man Gefahr, aus dem Begriff der Spezifität eine Glaubenssache zu machen.

Literatur.

Einleitung (S. 324—327).

BÜCHNER, F.: Die morphologischen Reaktionen des Organismus auf das Eindringen von Infektionserregern. Med. Klin. **1935**, Nr 50.

FORBUS, WILEY, D.: Reaction to injury. Pathology for students of disease based on the functional and morphological responses of tissues to injurious agents. Baltimore: Williams & Wilkins Co. 1943. ~ Granulomatous inflammation. Oxford: Blackwell Scient. publ. 1949.

LUBARSCH, O.: Referat über die Entzündung. Verh. dtsch. Ges. Path. (19. Tagg) **1923**, 3. ~ Entzündung: In Pathologische Anatomie herausgeg. von L. ASCHOFF. Jena: Gustav Fischer 1923.

MARCHAND, F.: Die örtlichen reaktiven Vorgänge (Lehre von der Entzündung). In Handbuch der allgemeinen Pathologie, Bd. IV/1, S. 78. Leipzig: S. Hirzel 1924.

PIERAGNOLI, E., e A. COPPITZ: Osservazioni sulla istopatologia del tifo addominale e considerazioni sull'interpretazione allergica della malattia tifica. Arch. „De Vecchi" (Firenze) **16**, 1013 (1951).

RÖSSLE, R.: Referat über Entzündung. Verh. dtsch. Ges. Path. (19. Tagg) **1923**, 18. — ROULET, F.: Die modernen Theorien der Entzündung mit besonderer Berücksichtigung der Infektionskrankheiten. Schweiz. med. Wschr. **1938**, 1369.

I. Tuberkulose (S. 327—377).

ABELLÓ, J.: Vascularización de las lesiones tuberculosas de pulmón y quimioterapia en la tuberculosis pulmonar. Rev. San. Hig. publ. **27**, Mai/Juni (1953). — AKAZAKI, K., S. FUJIMAKI, K. UEGANE u. G. NIWAYAMA: Autopsy findings of tuberculosis treated with antibiotics espec. an inquiry concerning the mechanism of their effect. Acta med. et biol. **1**, 73 (1953). — ARKIN, A., and H. J. CORPER: The tuberculocidal action of arsenic compounds and their distribution in the tuberculous organism. J. Inf. Dis. **18**, 335 (1916). — ARZT, L.: Zur Differentialdiagnose granulomatöser Prozesse (Granulomatosis disciformis chronica progressiva, Nekrobiosis lipoidica diabeticorum, atypisches tbc-Granulom). Hautarzt **3**, 488 (1952). — ASSELINEAU, J.: Lipides du bacille tuberculeux. Constitution chimique et activité biologique. Fortschr. Tbk.forsch. **5**, 1 (1952). — AUCLAIR, J.: Les poisons du bacille tuberculeux humain. Arch. méd. expér. **12**, 189 (1900).

BAKÁCS, G.: Beitrag zur Lehre der tuberkulösen Riesenzellen. Virchows Arch. **260**, 271 (1926). — BALL, K., H. JOULES and W. PAGEL: Acute tuberculous septicaemia with leucopenia. Brit. Med. J. **1951**, 869. — BASILE, A.: Ricerche istochimiche del granuloma tubercolare. Ann. di Biol. norm. et pat. **1**, Nr 4 (1947). ~ Il ricambio dei lipidi nella inflammazione tubercolare. Ann. di Biol. norm. et pat. **1**, Nr 4 (1947). — BAUMGARTEN, P.: Experimentelle und pathologisch-anatomische Untersuchungen über Tuberkulose. I. Die

Histogenese des tuberkulösen Prozesses. Z. klin. Med. **9**, 93 (1885). ~ Über die pathologisch-histologische Wirkung und Wirsamkeit des Tuberkelbazillus. Dtsch. Path. Ges. 1902. — Berblinger, W.: Morphologische Untersuchungen zur Streptomycin-Wirkung auf normale und tuberkulöse Gewebe. Schweiz. Z. Tbk. **5**, 349 (1948). ~ Das morphologische Bild der chronischen miliaren Lungentuberkulose und der Tuberkulose der Meningen nach Streptomycintherapie. Beitr. Klin. Tbk. **101**, 611 (1949). ~ Die tuberkulösen Gewebsreaktionen in den Lungen unter Rimifonbehandlung. Acta davosiana **11**, Nr 4 (1952). — Berg, S., u. H. Bergstrand: Beitrag zur Klinik und Pathologie der benignen Lymphogranulomatose. Beitr. Klin. Tbk. **90**, 536 (1937). — Bergstrand, H.: Discussionsvotum zu A. Lindau. Acta path. scand. (Copenh.) **26**, Suppl. 168 (1936). — Bieling, R.: Gestaltungsfaktoren der Tuberkulose. Beitr. Klin. Tbk. **86**, 501 (1935). ~ Experimentelle Untersuchungen über Immunität bei Tuberkulose. Erg. Tbk.forsch. **10**, 239 (1941). —Bieling, R., u. L. Oelrichs: Untersuchungen über das Zustandekommen der Resistenz gegen Zweitinfektionen mit Kochbacillen. Beitr. Klin. Tbk. 88, 365 (1936). ~ Über die Beziehungen von Allergie und Immunität bei Tuberkulose. Beitr. Klin. Tbk. **90**, 491 (1937). —Birch, A. J., and R. Robinson: Long chain containing a quaternary carbon atom, Teil 1. J. Chem. Soc. (Lond.) **1942**, 488. — Bloch, K.: Über phosphorhaltige Lipoide aus humanen Tuberkelbazillen. Biochem. Z. **285**, 372 (1936). ~ Über eine Phosphatidsäure aus humanen Tuberkelbazillen. Hoppe-Seylers Z. **244**, 1 (1936). — Bloch, R. G., K. Vennesland and C. Gurney: Effect of cortisone on tuberculosis in guinea pigs. J. Labor. a. Clin. Med. **38**, 133 (1951). — Blumenberg, W.: Zur Spezifität der Tuberkulinreaktion mit bes. Berücksichtigung ihres histologischen Charakters. Beitr. Klin. Tbk. **61**, 509 (1925). — Boedtker, E.: Über die Besonderheiten des Entzündungsbildes bei banaler Superinfektion und Tuberkulosesepsis Landouzy im Verlauf der Agranulocytose. Inaug.-Diss. Zürich. 1950. — Boissevain, C. H., and C. T. Ryder: Some observations on chemical and biological properties of the phospatide from the tubercle bacillus. Amer. Rev. Tbc. **24**, 751 (1931). — Borrel, A.: Tuberculose pulmonaire expérimentale. Ann. Inst. Pasteur **7**, 593 (1893). — Buck, D. de, et J. Broeckaert: A propos d'un paraffinome. Bull. Acad. roy. Méd. Belg. **17**, 890 (1903).

Caldwell, G. T.: Chemical changes in tuberculous tissues. J. Inf. Dis. **24**, 81 (1919). — Castrén, H.: Studien über die Struktur der Fibroblasten, Epitheloidzellen und Riesenzellen des tuberkulösen Gewebes beim Menschen. Arb. path. Inst. Helsingfors, N. F. **3**, 191 (1923). — Catel, W., u. W. Schmidt: Klinische und experimentelle Untersuchungen über das Wesen der lokalen Tuberkulinempfindlichkeit. Dtsch. med. Wschr. **1950 II**, 1140. — Catel, W., u. H. Wurm: Die histologische Spezifität der Tuberkulinreaktion. Mschr. Kinderheilk. **101**, 403 (1953). — Cid, J. M.: Sobre los corpusculos de Schaumann de la sarcoidosis. La guanina y el hiero en su constitucion. Ann. de Chir. **15**, 155 (1950). — Cohen, M.: Observations of formation of giant cells in turtle blood. Amer. J. Path. **3**, 413 (1927). — Corper, H. J., and M. B. Lurie: The variability of localisation of tuberculosis in the organs of different animals. IV. The cellular factor in the susceptibility of the various organs. Amer. Rev. Tbc. **15**, 237 (1927). — Coulaud, E.: État allergique durable, obtenu chez les animaux de laboratoire, par injection sous-cutanée de bacilles tuberculeux morts, enrobés dans la paraffine solide. Revue de la Tbc. IV. s. **2**, 850 (1934). ~ Essais de vaccination du cobaye et du lapin contre la tuberculose avec des bacilles tuberculeux morts enrobés dans la paraffine solide. Revue de la Tbc. V. s. **1**, 1181 (1935). — Cova, N.: I lipidi della sostanza necrobiotica caseosa bovina. Giorn. ital. Tbc. **2**, 361 (1948). — Cunningham, R. S., F. R. Sabin, S. Sugiyama and J. A. Kindwall: The role of the monocyte in tuberculosis. Bull. Johns Hopkins Hosp. **37**, 231 (1925). — Cunningham, J. A.: Characteristics of stellate inclusions in giant cells and the associated tissue reactions. Amer. J. Path. **28**, 761 (1951).

Dawe, C. J.: Stellate inclusion bodies in plasmacell myeloma and in Gaucher's Disease. Amer. J. Path. **30**, 871 (1954). — Delarue, J.: Les formes anatomo-cliniques des „granulies" pulmonaires. Paris: Masson & Cie. 1930. — Delarue, J., et Ch. Gouygou: Les inclusions cytoplasmiques des cellules de Langhans. Semaine Hôp. **1953**, Nr 2. — Dienes, L., and T. B. Mallory: The influence of allergy on the development of early tuberculous lesions. Amer. J. Path. **13**, 897 (1937). — Doan, C. A., Fl. R. Sabin and C. E. Forkner: The derivation of giant cells with especial reference to those of tuberculosis. J. of Exper. Med. **52**, Suppl. 3, 89 (1930). — Domagk, G.: Chemotherapie der Tuberkulose mit den Thiosemikarbazonen. Stuttgart: Georg Thieme 1950. ~ Beobachtungen über die Beeinflußbarkeit tuberkulöser Infektionen im Experiment und beim Menschen durch neue chemische Verbindungen. Verh. dtsch. Ges. Path. (32.Tagg) **1948**, 213. — Dutra, F. R.: The pneumonitis and granulomatosis peculiar to beryllium workers. Amer. J. Path. **24**, 1137 (1948).

Eichbaum, F.: Die Tuberkelbazillen-ähnlichen, säurefesten Saprophyten. Erg. Hyg. **14**, 82 (1933). — Engle jr., R. L.: The association of iron-containing crystals with Schaumann-bodies, in the giant cells of granulomas of sarcoid type. Amer. J. Path. **27**, 1023 (1951). ~ Sarcoid and sarcoid-like granulomas; a study of twenty-seven post-mortem examinations. Amer. J. Path. **29**, 53 (1953). — Evans, H. M., F. B. Bowman and M. C. Winternitz:

An experimental study of the histogenesis of the miliary tubercle in vitally stained rabbits. J. of Exper. Med. **19**, 283 (1914).

FRAHM, H., A. LEMBKE u. H. SCHMIDT: Die Wirkung des Tuberkuloseerregers auf einige Fermente der Meerschweinchenlunge. Zbl. Bakter. **156**, 400 (1951). — FRANKE, J.: Über sepsis tuberculosa gravissima. Inaug.-Diss. Kiel 1949. — FRESEN, O.: Untersuchungen zur Struktur und Genese des Tuberkels als Beitrag zur tuberkulösen Entzündung. I. Die Epitheloidzelle. Virchows Arch. **317**, 491 (1950). ~ II. Die Riesenzelle. Virchows Arch. **317**, 517 (1950). — FOLLIS jr., R. H.: Studies on the cellular response in the early stages of the tuberculin reaktion. Bull. Johns Hopkins Hosp. **66**, 245 (1940). — FOOT, N. C.: Studies on endothelial reactions. II. The endothelial cell in experimental tuberculosis. J. of Exper. Med. **32**, 513 (1920). — FUJIMAKI, S., and G. NIWAYAMA: On the vitamin C-content in tuberculous tissue of various animals. Acta med. et Biol. **1**, 137 (1953).

GARDNER, L. W.: Healing by resolution in experimental pulmonary tuberculosis. Amer. Rev. Tbc. **6**, 163 (1922). ~ The cellular reactions to primary infection and reinfection with the tubercle bacillus. II. Amer. Rev. Tbc. **22**, 379 (1930). — GEDICK, P.: Zur Histochemie des Zentalapparates der Zelle. Virchows Arch. **325**, 366 (1954). — GELL, P. G. H., and I. T. HINDE: The histology of the tuberculin reaction and its modification by cortisone. Brit. J. Exper. Path. **32**, 516 (1951). — GERSTL, P., and R. TENNANT: Enzymes as factors in resistance to tuberculosis. Amer. Rev. Tbc. **46**, 600 (1942). — GIESE, W.: Wandlungen der Tuberkulose unter dem Einfluß der Chemotherapie. Verh. dtsch. Ges. Path. (39. Tagg) **1956**. — GILCHRIST, T. C., and R. STOKES: The presence of peculiar calcified bodies in lupuslike lesions. J. Cutan. Dis. **1903**, October S. 1. — GÖSSNER, W.: Histoenzymatische Untersuchungen zur Tuberkulose. Verh. dtsch. Ges. Path. (39. Tagg) **1956**. — GOLDMANN, E. E.: Eine ölhaltige Dermoidcyste mit Riesenzellen. Beitr. path. Anat. **7**, 555 (1890). — GOMORI, G.: Distribution of lipase in the tissues under normal and under pathologic conditions. Arch. of Path. **41**, 121 (1946). — GROGG, E., and A. G. E. PEARSE: The enzymic and lipid histochemistry of experimental tuberculosis. Brit. J. Exper. Path. **33**, 567 (1952). — GRUNDLAND, I., H. BULLIARD et M. MAILLET: Etude du mécanisme chimique de la caséification tuberculeuse. Caractérisation des graisses du caséum. Presse méd. **1951**, 406. — GUILLERY, H.: Haematogene Erkrankung der Kaninchenleber durch Tuberkelbazillengift von R. J. ANDERSON. Virchows Arch. **286**, 604 (1932).

HAEGER, E.: Die Entstehung des tuberkulösen Käses. Beitr. Klin. Tbk. **97**, 559 (1942); **98**, 255 (1942). — HAMMERSCHLAG, A.: Bakteriologisch-chemische Untersuchungen über Tuberkelbazillen. Sitzgsber. Ksl. Akad. Wiss., Dez. 1888. Zbl. klin. Med. **12**, 9 (1891). — HAMPERL, H.: Zur Histologie der BOECKschen Krankheit. Med. Welt **1940**, 702. — HART, D'ARCY P., and R. G. W. REES: Enhancing effect of cortisone on tuberculosis in the mouse. Lancet **1950 II**, 391. — HENSCHEN, F.: Intrakapilläre Tuberkelbildung. Verh. dtsch. path. Ges. (24. Tagg) **1939**, 228. — HERXHEIMER, G., u. W. ROTH: Zur feineren Struktur und Genese der Epitheloidzellen und Riesenzellen des Tuberkels. Beitr. path. Anat. **61**, 1 (1916). — HESS, W.: Über die Veränderungen am Fibrin bei tuberkulöser Verkäsung. Schweiz. Z. Path. **10**, 260 (1947). — HIRSCH, E. F.: Radial inclusions in giant cells. Arch. of Path. **20**, 665 (1935). — HIRSCH, J.: Experimentelle und angewandte Chemotherapie der Tuberkulose. Z. Tbk. **105**, 26 (1954). — HOLLE, G.: Pathologische Anatomie der Tuberkulose des Menschen nach chemotherapeutischer und antibiotischer Beeinflussung (unter Zugrundelegung eigener Untersuchungen). Z. Tbk. **105**, 261 (1955). — HUEBSCHMANN, P.: Pathologische Anatomie der Tuberkulose. Berlin: Springer 1928. ~ Die histologischen Unterlagen der Tuberkulosebehandlung mit Streptomycin. Med. Klin. **1949**, 849. — HUEBSCHMANN, P., u. A. ARNOLD: Beiträge zur pathologischen Anatomie der Miliartuberkulose. Virchows Arch. **249**, 165 (1923). — HUG, H.: Über die Einschlüsse in den LANGHANSschen Riesenzellen, ihre Beziehungen zur produktiven Tuberkulose und ihre genetischen Zusammenhänge. Schweiz. Z. Path. **18**, 223 (1955). — HUGUENIN, R., et J. DELARUE: Recherches expérimentales sur les réactions pathologiques initiales de l'alvéole pulmonaire. Ann. d'Anat. path. **6**, 1181 (1929). — HUSSEINI, H., and S. ELBERG: Cellular reactions to phthienoic acid and related branched-chain acids. Amer. Rev. Tbc. **65**, 655 (1952).

JOEST, E.: Untersuchungen über den Fettgehalt tuberkulöser Herde. Virchows Arch. **203**, 451 (1911). — JOEST, E., u. E. EMSHOFF: Studien über die Histogenese des Lymphdrüsentuberkels und die Frühstadien der Lymphdrüsentuberkulose. Virchows Arch. **210**, 188 (1912). — JUSTI, K.: Über die UNNAschen Plasmazellen in den normalen und tuberkulösen Granulationen. Virchows Arch. **150**, 197 (1897).

KAGEYAMA, S.: Über die frühzeitigen Reaktionen des reticulo-endothelialen Systems bei phthisisch-tuberkulöser Infektion. Beitr. path. Anat. **74**, 356 (1925). — KAHN, M.: Bacteriostatic properties of histiocytes toward mycobacterium tuberculosis as determinded by the single cell method. Proc. Soc. Exper. Biol. a. Med. **48**, 630 (1941). — KALKOFF, K. W.: Zur Behandlung der Hauttuberkulose mit TB I/698/E. In DOMAGK, Chemotherapie der Tuberkulose mit den Thiosemikarbazonen. Stuttgart: Georg Thieme 1950. — KALLÓS, P.,

u. L. Kallós-Deffner: Die Bedeutung der chemischen Analyse des Tuberkuloseerregers und des Tuberkulins für die Tuberkuloseforschung. Zbl. Ges. Tbk.forsch. **42**, H. 1/2 (1935). — Karlson, A. G., and J. M. Gainer: Influence of cortisone on experimental tuberculosis of guinea pigs. Dis. Chest. **20**, 469 (1951). — Kiener, P. L.: La tuberculose dans les séreuses chez l'homme et les animaux inoculés. Arch. physiol. norm. et path. **7**, 790 (1880). — Klebs, E.: Kausale Behandlung der Tuberkulose. Leipzig 1894. — Klostermeyer, W.: Untersuchungen über den Mineralstoffgehalt tuberkulöser Herde mit Hilfe der Schnittveraschung. Virchows Arch. **298**, 298 (1937). — Koch, O.: Beiträge zur allgemeinen Pathogenese und Pathohistologie der tuberkulösen Leptomeningitis. Beitr. Klin. Tbk. **94**, 183 (1940). — Könn, G.: Morphologische Befunde bei chemotherapeutisch behandelten tödlichen Tuberkulosen. Beitr. path. Anat. **111**, 337 (1951). — Kopac, M. C.: The surface chemical properties of cytoplasmic proteins. Ann. New York Acad. Sci. **50**, 870 (1948/50). — Kostenitsch, J., et Wolkow: Recherches sur le développement du tubercule expérimental. Arch. méd. expér. **4**, 741 (1892). — Krause, A. K.: The anatomical structure of tubercle from histogenesis to cavity. Amer. Rev. Tbc. **15**, 137 (1927).

Lang, F. J.: Über Gewebskulturen der Lunge. Ein Beitrag zur Histologie des respiratorischen Epithels und zur Histogenese der Alveolarphagocyten. Arch. exper. Zellforsch. **2**, (1926). ~ The reaction of lung tissue to tuberculous infection in vitro. J. Inf. Dis. **37**, 430 (1925). — Langhans, Th.: Über Riesenzellen mit wandständigen Kernen in Tuberkeln und die fibröse Form des Tuberkels. Virchows Arch. **42**, 382 (1868). — Laporte, R.: Histocytologie des réactions locales d'hypersensibilité chez le cobaye (réactions allergiques à la tuberculine et réactions anaphylactiques). Ann. Inst. Pasteur **53**, 598 (1934). — Larsson, L. G.: Tubercle-like structures in late irradiation injuries of the skin. Acta radiol. (Stockh.) **31**, 17 (1949). — Le Maistre, C., and R. Tompsett: Evolution of tuberculous lesions in guinea pig during administration of adenocorticotrophic hormone (ACTH) or cortisone. Amer. Rev. Tbc. **64**, 295 (1951). — Letterer, E.: Allgemeine Pathologie der Tuberkulose. In: Die Tuberkulose, ihre Erkennung und Behandlung, herausgeg. von H. Deist und H. Krauss. Stuttgart: Ferdinand Enke 1951. — Letulle, M.: Les tumeurs bénignes de la mamelle. Rev. gynéc. et chir. abdom. **19**, 401 (1912). — Levaditi, C., et A. Vaisman: Métabolisme intracellulaire des lipides en rapport avec les processus tuberculeux. Les éléments granulo-adipeux. Revue de la Tbc. **13**, 233 (1949). — Lewandowski, F.: Die Tuberkulose der Haut. Berlin: Springer 1916. — Lewis, M. R., and W. H. Lewis: Transformation of mononuclear blood-cells into macrophages, epitheloid cells and giant cells in hanging-drop blood-cultures from lower vertebrates. Publ. Nr 363, Carnegie, Inst. Washington 1926. — Lewis, M. R., H. S. Willis and W. H. Lewis: The epitheloid cells of tuberculous lesions. Bull. Johns Hopkins Hosp. **36**, 175 (1925). — Lewis, P. A.: The selective reaction of certain vital stains to the tubercle. Arch. Int. Med. **10**, 68 (1912). — Lewis, W. H.: Giant centrospheres in degenerating mesenchyme cells of tissue cultures. J. of Exper. Med. **31**, 275 (1920). ~ The transformation of mononuclear blood cells into macrophages, epitheloid cells and giant cells. Harvey Lect. **21**, 77 (1925/26). — Liebegott, G.: Morphologische Befunde bei der Tuberkulose des Menschen nach Neotebenbehandlung. Zbl. Path. **91**, 482 (1954) und Beitr. Klin. Tbk. **111**, 144 (1954) ~ Wandlungen des morphologischen Bildes der menschlichen Tuberkulose unter der Chemotherapie. Libro de actas XIII. Conf. internac. Tbc. Madrid, S. 413. 1954. — Linell, F., and A. Nordén: Mycobacterium balnei. A new acid-fast bacillus occuring in swimming pools and capable of producing skin lesions in humans. Acta tbc. scand. (København.) Suppl. **33** (1954). — Linzbach, A. J.: Über die Enstehung der Riesenzellen und ihrer Einschlüsse in epitheloidzelligen Granulomen. Verh. dtsch. Ges. Path. (38. Tagg) **1955**, 187. — Long, E. R.: The inflammatory reaction in tuberculosis. Amer. J. Med. Sci. **185**, 749 (1933). — Long, E. R., S. W. Holley and A. J. Vorwald: A comparison of the cellular reaction in experimental tuberculosis of the cornea in animals of varying resistance. Amer. J. Path. **9**, 329 (1933). — Long, E. R., and A. J. Vorwald: A comparision of tissue reactions to testicular inoculation of acid-fast bacilli. Amer. Rev Tbc. **25**, 614 (1932). — Long, E. R., A. J. Vorwald and L. Donaldson: The cellular reaction to infection with tubercle bacilli; experiments on the testes of normal and immunized guinea pigs. Arch. of Path. **12**, 135 (1931). ~ Early cellular reaction to tubercle bacilli. Arch. of Path. **12**, 956 (1931). — Loreto, C.: Sul comportamento delle fibro reticolari nella TBC delle linfogliandole. Riv. Pat. e Clin. 8, 275 (1953). — Lübimow, N.: Zur Frage über die Histogenese der Riesenzellen in der Tuberkulose. Virchows Arch. **75**, 71 (1879). — Lüchtrath, H.: Die Vernarbung bei der tuberkulösen Meningitis. Frankf. Z. Path. **63**, 504 (1952). ~ Der Einfluß der antibiotischen und chemotherapeutischen Behandlung auf das morphologische Bild der abheilenden Tuberkulose. Stuttgart: Georg Thieme 1954. — Lüdeke, H.: Zur Frage der Abheilung der haematogenen miliaren Tuberkulosen im Kindesalter. Z. Tbk. **74**, 409 (1936). — Lurie, M. B.: The fate of human and bovine tubercle bacilli in various organs of the rabbit. J. of exper. Med. **48**, 155 (1928). ~ The fate of tubercle bacilli in the organs of reinfected rabbits. J. of Exper. Med. **50**, 747 (1929). ~ The correlation between the histological changes and the fate of living tubercle bacilli in the organs of tuberculous rabbits. J. of Exper. Med. **55**, 31 (1932). ~ A correlation between the histological changes and the fate of living tubercle bacilli in the organs of reinfected rabbits. J. of Exper. Med. **57**, 181 (1933). ~ The fate of BCG and associated changes in the organs of rabbits. J. of Exper. Med. **60**, 163 (1934). ~ Immunology of tuberculosos. Philadelphia: F. A. Davis Co. 1939.

MAFUCCI, A.: Über die Wirkung der reinen, sterilen Kulturen des Tuberkelbacillus. Zbl. Path. **1**, 825 (1890). — MAXIMOW, A. A.: Tuberculosis of mammalian tissue in vitro. J. Inf. Dis. **34**, 549 (1924). ~ Tuberculose des tissus de mammifères en culture. Ann. d'Anat. path. **3**, 1 (1926). ~ Rôle of nongranular blood leucocytes in the formation of the tubercle. J. Inf. Dis. **37**, 418 (1925). ~ Etude comparative des cultures de tissu inoculées soit avec du bacille tuberculeux du type bovin, soit avec le BCG de Calmette et Guérin. Ann. Inst. Pasteur **42**, 225 (1928). — MEDLAR, E. M.: Giant cells and their relation to caseation in tuberculosis. Amer. J. Path. **2**, 291 (1926). — MEINERTZ, J.: Tuberkulose und Blutströmung. Untersuchungen über experimentelle Nierentuberkulose unter geänderten Zirkulationsverhältnissen. Virchows Arch. **192**, 383 (1908). — MENKIN, V., and M. F. MENKIN: The accumulation of iron in tuberculous areas. J. of exper. Med. **53**, 179 (1931). — METCHNIKOFF, E.: Über die phagocytäre Rolle der Tuberkelriesenzellen. Virchows Arch. **113**, 63 (1888). — MICHAEL jr., M., M. M. CUMMINGS and W. L. BLOOM: Course of experimental tuberculosis in the albino rat as influenced by cortisone. Proc. Soc. Exper. Biol. a. Med. **75**, 613 (1950). — MONTMOLLIN, B. DE: Über sternförmige Einschlüsse, welche Elastinreaktion geben. Ihr häufiges Vorkommen bei der BOECKschen Krankheit. Zbl. Path. **81**, 277 (1943).

NICOD, J. L.: Etude anatomique des tuberculoses. In: Le problème des tuberculoses atypiques. Paris: Masson & Cie. u. Lausanne: F. Roth & Co. 1946. — NUSSBAUMER, T.: Les capillaires du follicule tuberculeux et leur rôle dans la genèse des cellules géantes de Langhans. Schweiz. Z. Tbk. **7**, 42 (1950).

OLCOTT, C. T.: The reaction to killed tubercle bacilli in normal and immunized (sensitized) animals. Amer. J. Path. **15**, 287 (1939). — OPPENHEIMER, R.: Experimentelle Beiträge zur Histogenese des miliaren Lebertuberkels. Virchows Arch. **194**, 254 (1908). — ORTH, J.: Ätiologisches und Anatomisches über Lungenschwindsucht. Berlin: August Hirschwald 1887. ~ Über käsige Pneumonie. Festschr. f. R. VIRCHOW, Berlin, 1891.

PAGEL, W.: Die allgemeinen pathomorphologischen Grundlagen der Tuberkulose. Berlin: Springer 1927. ~ Über die Rolle der Allergie beim Abbau in die Bauchhöhle überpflanzter Gewebsteile. Krkh.forsch. **6**, 337 (1928) ~ Experimental tuberculosis. Observations on tissue reaction and natural resistance. Amer. Rev. Tbc. **42**, 58 (1940) ~ Tubercles and foreign-body granulomatoma. Experiments in mice and guinea-pigs. Amer. Rev. Tbc. **46**, 295 (1942).— PAGEL, W. u. M.: Zur Histochemie der Lungentuberkulose mit besonderer Berücksichtigung der Fettsubstanzen und Lipoide. Virchows Arch. **256**, 629 (1925). — PAGEL, W., F. A. H. SIMMONDS and H. MACDONALD: Pulmonary tuberculosis. Pathology, diagnosis, management and prevention. London-New York-Toronto: Oxford Univ. Press. 1953. — PFAFF, W.: Deutsche Wissenschaft im Kampf um die Heilung der Tuberkulose. Leipzig: Georg Thieme 1941. ~ Grundlagen und Ergebnisse meiner bisherigen Therapieforschung der Tuberkulose. Beitr. Klin. Tbk. **97**, 388 (1942). — POZZI, L.: Ricerche istologiche comparative sulle alterazioni indotte da bacilli tubercolari vivi e morti. Boll. Ist. sieroter. milan. **11**, 677 (1932). — PRIGGE, R.: Grundlagen und Möglichkeiten der Tuberkulose-Schutzimpfung des Menschen. Med. Klin. **1948**, 565, 597. ~ Biochemie des Tuberkelbacillus und experimentelle Chemotherapie der Tuberkulose. In Chemotherapie. Fiat-Reviews. — PRINA, C.: Determinazione istochimica delle lipasi, fosfatasi basica e acida nel granuloma tubercolare. Boll. Soc. ital. Biol. sper. **27**, 1071 (1951). — PUTSCHAR, W.: Über Gefäße in Tuberkeln und ihre Beziehung zur Riesenzellbildung. Beitr. path. Anat. **84**, 321 (1930).

RIBBERT, H.: Der Untergang pathogener Schimmelpilze im Körper. Bonn 1887. — RICH, A. R.: The role of allergy in tuberculosis. Arch. Int. Med. **43**, 691 (1929). ~ Observations on the relation of allergy to immunity. Bull. Johns Hopkins Hosp. **47**, 189 (1930). ~ The pathogenesis of tuberculosis, 2. Aufl. Springfield: C. Thomas 1951. — RICH, A. R., and H. A. MCCORDOCK: An enquiry concerning the role of allergy, immunity and other factors of importance in the pathogenesis of human tuberculosis. Bull. Johns Hopkins Hosp. **44**, 273 (1929). — RICKER, G., u. G. GÖRDELER: Gefäßnerven, Tuberkel und Tuberkulinwirkung. Z. exper. Med. **4**, 1 (1916). — RINDFLEISCH: Lehrbuch der pathologischen Gewebslehre. Leipzig 1886. — RIST, N.: Les lésions métastatiques produites par les bacilles tuberculeux morts enrobés dans les paraffines. Ann. Inst. Pasteur **61**, 121 (1938). ~ L'allergie conférée par les bacilles tuberculeux morts enrobés dans les paraffines. Etude expérimentale. Paris: Le François 1938. — ROBINSON, R.: Some aspects of the chemotherapy of tuberculosis. J. Chem. Soc. (Lond.) **1940 I**, 505. — RÖSSLE, R.: Referat über Entzündung. Verh. dtsch. Path. Ges. (19. Tagg) **1923**, 18. ~ Die geweblichen Äußerungen der Allergie. Wien. klin. Wschr. **1932**, Nr 20/21. ~ Tuberkulose. Beitr. Klin. Tbk. **96**, 1 (1941). — RONA, P.: Über das Verhalten der elastischen Fasern in Riesenzellen. Beitr. path. Anat. **27**, 349 (1900). — ROULET, F.: Studien zur Histogenese des tuberkulösen Granuloms. Virchows Arch. **294**, 262

(1934). ~ Weitere Untersuchungen zur Histogenese des tuberkulösen Granuloms. Verh. dtsch. Path. Ges. (29. Tagg) **1937**, 194. ~ Über das Verhalten der Bindegewebsfasern unter normalen und pathologischen Bedingungen. Erg. allg. Path. **32**, 1 (1937). ~ Über Lungenveränderungen nach experimenteller Behandlung von Kaninchen mit abgetöteten Tuberkelbazillen. Freie Ver. Schweiz. Path. 1942. Schweiz. med. Wschr. **1943**, Nr 32. ~ Der Tuberkelbacillus und das tuberkulöse Granulom. Klin. Wschr. **1949**, 41. — ROULET, F., u. K. BLOCH: Beiträge zur Spezifität der Entzündung mit bes. Berücksichtigung des tuberkulösen Granuloms. Virchows Arch. **298**, 311 (1936). — ROULET, F., u. M. BRENNER: Die Chemie des Tuberkelbazillus. Zbl. Ges. Tbk.forsch. **56**, 193 (1944)

SABIN, FL. R.: Cellular studies in tuberculosis. Amer. Rev. Tbc. **25**, 153 (1932). ~ The pathology of tuberculosis. Amer Assoc. Adv. Sci. **1**, 34, (1938). — SABIN, F. R., and C. A. DOAN: The relation of monocytes and plasmocytes to early infection in rabbits with bovine tubercle bacilli. J. of Exper. Med. **46**, 627 (1927). — SABIN, FL. R., C. A. DOAN and C. E. FORKNER: Studies on tuberculosis. J. of Exper. Med. **52**, Suppl. Nr 3 (1930). — SAENZ, A.: Le problème de la virulence du bacille de Koch. Revue de la Tbc. **5**, 1030 (1939/40). — SAENZ, A., et G. CANETTI: Caractères différentiels des lésions pulmonaires produites chez le lapin par injection intratesticulaire de bacilles bovins ou humains morts, enrobés dans l'huile de vaseline. C. r. Soc. Biol. Paris **129**, 922 (1938). ~ Les propriétés pathogènes des bacilles tuberculeux morts enrobés dans l'huile de vaseline et injectés par voie testiculaire. Leur apport aux notions de spécifité et de virulence. Ann. Inst. Pasteur **65**, 13 (1940). — SAENZ, A., et C. A. URQUIJO: Propriétés pathogènes du BCG mort ou vivant enrobé dans l'huile de vaseline. C. r. Soc. Biol. Paris **133**, 641 (1940). — SCHAUMANN, J.: Etudes bactériologiques sur le lupus pernio et les sarcoïdes cutanées. Stockholm: Norstedt & Söhner 1917. ~ On the nature of certain peculiar corpuscles present in the tissue of lymphogranulomatosis benigna. Acta med. scand. (Stockh.) **106**, 239 (1941). — SCHLEUSSING, H.: Beitrag zur Histogenese des Lungentuberkels. Beitr. Klin. Tbk. **63**, 317 (1926). — SCHMAUS, H., u. E. ALBRECHT: Untersuchungen über die käsige Nekrose tuberkulösen Gewebes. Virchows Arch. **144**, Suppl. 72 (1896). — SCHMID, F.: Die generalisierten Tuberkulosen. Tbk-Bücherei. Stuttgart: Georg Thieme 1951. ~ Ist die Tuberkulinreaktion morphologisch spezifisch ? Z. Kinderheilk. **71**, 154 (1952). — SCHÜPPEL, O. v.: Untersuchungen über Lymphdrüsentuberkulose. Lapp. Tübingen 1871. ~ Über die Entstehung der Riesenzellen im Tuberkel. Arch. Heilk. **13**, 72 (1872). — SHERWOOD, M. B.: Some cellular reactions and immunity in tuberculosis. J. of Immun. **17**, 481 (1929). — SIEGMUND, H.: Areaktive generalisierte Tuberkulose (LANDOUZYsche Krankheit, Sepsis tuberculosa gravissima). Beitr. path. Anat. **103**, 431 (1939). — SIMPO, K., and H. TSUKADA: Studies on the cellular reaction of inflammation. I. Cellular fractions in normergic reactions. Acta pathol. Japon. **1**, 247 (1951). — SMITHBURN, K. C.: Histopathology of experimental tuberculosis. The lesions induced by bovine tubercle bacilli of varying degrees of virulence. Amer. Rev. Tbc. **37**, 659 (1937). — SMITHBURN, K. C., and F. R. SABIN: Cellular reactions to lipoid fractions from acid-fast-bacilli. J. of Exper. Med. **56**, 862 (1932). — STEENKEN, W., W. H. OATWAY jr. and S. A. PETROFF: Dissociation and pathogenicity of the R and S variants of the human tubercle bacillus (H. 37). J. of Exper. Med. **60**, 515 (1934). — STEINMANN, B.: Über Eisenspeicherung im tuberkulösen Gewebe. Beitr. Klin. Tbk. **86**, 84 (1935). — STERNBERG, C.: Experimentelle Untersuchungen über die Wirkung toter Tuberkelbazillen. Zbl. Path. **13**, 753 (1902). — STEWART, F. W., and C. P. RHOADS: The significance of giant cells in the intradermal tuberculin reaction. Arch. of Path. **2**, 571 (1926). — STRAUB, D. L.: Sepsis tuberculosa acutissima nach Behandlung mit Cortison und ACTH. Inaug.-Diss. Basel 1955 und Praxis (Bern) **1955**, H. 33.

TAKEUCHI, H.: Der Untergang der Tuberkelbazillen im Gewebe in Beziehung zu den örtlichen Reaktionsformen. Beitr. Klin. Tbk. **88**, 577 (1936). — TAKEUCHI, H., and H. TAKAMATSU: Histologische und biochemische Studien über die Phosphatase in tuberkulösen Herden. Trans. Soc. Path. Jap. **29**, 590 (1933). — TEILUM, G.: The nature of the double-contoured and stratified intracellular bodies in sarcoidosis (Boeck-Schaumann). Amer. J. Path. **25**, 85 (1949). — TENDELOO, N. PH.: Allgemeine Pathologie. Berlin: Springer 1925. — TONUTTI, E., u. J. WALLRAFF: Zur Histophysiologie des Tuberkels. Beitr. path. Anat. **103**, 78 (1939). — TSUKADA, H.: Studies on the cellular structure of productive inflammation especially on the cytological analysis of the tuberculous granuloma. III. On the histogenesis of giant cells and healing types of granuloma. Kekkaku (Tuberculosis) **26**, 47 (1951).

UEHLINGER, E., R. SIEBENMANN u. H. FREI: Erste Erfahrungen mit Rimifon „Roche" bei experimenteller Meerschweinchentuberkulose. Schweiz. med. Wschr. **1952**, 335. — UNGAR, J., C. E. COULTHARD and L. DICKSON: The pathogenic effect of phthioic acid and its synthetic analogues. Brit. J. Exper. Path. **29**, 322 (1948).

VERGE, J. et F. SENTHILLE: Résultats de l'inoculation, chez le chien, de bacilles tuberculeux morts, enrobés dans l'huile de vaseline. C. r. Soc. Biol. Paris **135**, 817 (1941). — VIRCHOW, R.: Phymatie, Tuberkulose und Granulie. Virchows Arch. **34**, 11 (1865). — VOGEL, K.: Über eigenartige Fremdkörperriesenzellen bei Bronchitis obliterans. Virchows

Arch. 206, 157 (1911). — Vorwald, A. J.: The early cellular reactions in the lungs of rabbits injected intravenously with human tubercle bacilli. Amer. Rev. Tbc. 25, 74 (1932).

Wagner, E.: Die Tuberculose der Leber. Arch. Heilk. 2, 33 (1861). ~ Beiträge zur pathologischen Anatomie der Pleura. Arch. Heilk. 11, 43 (1870). ~ Das tuberkelähnliche Lymphadenom. Leipzig 1871. — Wakabayashi, T.: Über feinere Struktur der tuberkulösen Riesenzellen. Virchows Arch. 204, 421 (1911). — Wartman, W. B.: Attraction of human polymorphonuclear leucocytes by tuberculoprotein. Arch. of Path. 26, 694 (1938). — Wartman, W. B., and E. S. Ingraham: Chemotactic properties of tuberculophosphatid and tuberculopolyssaccharide. Arch. of Path. 29, 773 (1940). — Weigert, C.: Zur Lehre von der Tuberkulose und von verwandten Erkrankungen. Virchows Arch. 77, 269 (1879). ~ Über die pathologischen Gerinnungsvorgänge. Virchows Arch. 79, 87 (1880). ~ Coagulationsnekrose oder Nekrose mit Inspissation. Zbl. Path. 2, 785 (1891). — Weiss, Ch., and M. L. Boyar-Manstein: Mechanism of liquefaction of tubercles: Behavior of endocellular proteinases in tubercles developing in lungs of rabbits. Amer. Rev. Tbc. 63, 694 (1951). — Weiss, Ch., and J. Schultz: Report to tuberculosis study section. U. S. Publ. Health Serv. 1949 (nicht publiz.). Zit. nach Weiss und Singer, 1953. — Weiss, Ch., and F. M. Singer: Mechanism of softening of tubercles. II. Behavior of desoxyribonuclease in tubercles developing in the lungs of rabbits. Arch. of Path. 55, 516 (1953). — Weiss, Ch., J. Tabachnick and H. P. Cohen: III. Hydrolysis of protein and nucleic acid during anaerobic autolysis of normal and tuberculous lung tissue in vitro. Arch. of Path. 57, 179 (1954). — Wells, H. G., and O. F. Hedenburg: The permeability of tubercles for iodine compounds and proteins. J. Inf. Dis. 11, 349 (1912). — Wermel E. M.: Reaktion der Zellen auf Tuberkelbazillen in den Gewebskulturen. Virchows Arch. 281, 297 (1931). — Winge, K.: Undersøgelser over vaevsforandringer og immunitetsreaktioner fremkaldt af draebte tuberkelbaciller. Kopenhagen: Levin & Munksgaard 1934. — Witt, M. L. de: Preliminary report of experiments in the vital staining of tuberculosis. J. Inf. Dis. 12, 68 (1913). — Wright, A. W.: The local effect of the injection of gases into the subcutaneus tissues. Amer. J. Path. 6, 87 (1930). — Wurm, H.: Beiträge zur pathologischen Anatomie der Tuberkulose. Beitr. klin. Tbk. 63, 977 (1926). ~ Über Spätveränderungen an alten tuberkulösen Primärkomplexen und Reinfekten. Beitr. path. Anat. 75, 399 (1926). ~ Pathologisch-anatomische Heilungsvorgänge bei der tuberkulösen Lungenkaverne. In Hein-Kremer-Schmidt, Kollapstherapie der Lungentuberkulose. Leipzig: Georg Thieme 1938. — Wyss, H. v.: Die Tuberkulosepsis und die Typhobacillose Landouzy. Helvet. med. Acta 7, 430, 683 (1940/41).

Yersin, A.: Etude sur le développement du tubercule expérimental. Ann. Inst. Pasteur 2, 245 (1888).

Zieler, K.: Zur Spezifität der Tuberkulinreaktion mit besonderer Berücksichtigung ihrer historischen Grundlage. Beitr. Klin. Tbk. 64, 94 (1926). — Zieler, K., u. J. Hämel: Zur Spezifität der Tuberkulinreaktion. Beitr. Klin. Tbk. 63, 991 (1926); 70, 620 (1928). — Zinsser, H.: Studies on the tuberculin reaction and on specific hypersensitiveness in bacterial nfecti on. J. of Exper. Med. 34, 495 (1921). — Zollinger, H. U.: Die Streptomycin-behandelte Meningitis tuberculosa und Miliartuberkulose. Schweiz. Z. Path. 12, 176 (1949).

II. M. Besnier-Boeck-Schaumann (S. 378—392).

Albertini, A. v.: Diskussionsbemerkungen zum Vortrag M. Dressler „Über die Granulomatosis benigna". Schweiz. med. Wschr. 1943, 859.

Baird, M. M., A. Bogoch and J. B. Fenwick: Liver biopsy in sarcoidosis. Canad. Med. Assoc. J. 62, 562 (1950). — Barrett, G. M., and A. G. Rickards: Chronic brucellosis. Quart. J. Med., N. S. 22, 23 (1953). — Barrie, H. J., and A. Bogoch: The natural history of sarcoid granuloma. Amer. J. Path. 29, 451 (1953). — Bates, G. S., and J. M. Walsh: Boeck's sarcoid: observations on seven patients, one autopsy. Ann. Int. Med. 29, 306 (1948). — Berblinger, W.: Zur Kenntnis der atypischen Tuberkulose (M. Boeck?). Acta davosiana 5, Nr 19 (1939). ~ Die Boecksche Krankheit. Praxis (Bern) 32, Nr 20 (1943). ~ Die atypischen Tuberkulosen. Acta davosiana 7, Nr 4 (1948). — Berg, S., und H. Bergstrand: Beitrag zur Klinik und Pathologie der benignen Lymphogranulomatosen. Beitr. Klin. Tbk. 90, 536 (1937). — Besnier, E.: Lupus pernio de la face; synovites fongueuses (scrofulo-tuberculeuses) symétriques des extrémités supérieures. Ann. de Dermat. 10, 333 (1889). — Bjerkelund, C. J.: Boeck's sarcoid with erythema nodosum as an initial symptom. Report of a case. Acta med. scand. (Stockh.) 128, 538 (1947). — Björnstad, R. T.: Intracutaneous tests with killed tubercle bacilli in patients with sarcoid of Boeck. Acta dermato-vener. (Stockh.) 28, 174 (1948). — Boeck, C.: Multiple benign sarcoids of the skin. Amer. J. Cutan. a. Genito-Urin. Dis. 17, 543 (1899). ~ Weitere Beobachtungen über das multiple Sarkoid der Haut. Arch. f. Dermat. 54, 153 (1900). ~ Fortgesetzte Untersuchungen über das multiple benigne Sarkoid. Arch. f. Dermat. 73, 71, 301 (1905). — Boquet, A.: Die Virulenz des Tuberkelbacillus. XI. Konf. Internat. Verein. Bekämpf. Tbc. Berlin 1939. — Bruins Slot, W. J.:

Besnier-Boeck's disease and uveoparotid fever (Heerfordt). Nederl. Tijdschr. Geneesk. **1936**, 2859. ~ Die BESNIER-BOECK-SCHAUMANNsche Krankheit und die Uveo-Parotitis (Heerfordt). Acta med. scand. (Stockh.) **94**, 74 (1938).

CID, J. M.: Sobre los corpusculos de Schaumann de la sarcoidosis. La guanina y el hiero en su constitucion. Ann. de Chir. **15**, 115 (1950). — CROHN, B. B.: Regional ileitis. New York: Grune & Stratton **1949**.

DEELMAN, H. T.: Darmresectie en ileitis terminalis. Nederl. Tijdschr. Geneesk. **1935**, 2042. — DUBLIN, W. B.: Reticulum. Arch. of Path. **41**, 299 (1946). — DUTRA, F. R.: Pulmonary beryliosis. 1948 Year Book of Pathology and Clinical Pathology, S. 120. Chicago 1949. ~ Beryllium granulomas of the skin. Arch. of Dermat. **60**, 1140 (1949).

ENGLE jr., R. L.: The association of iron containing crystals with Schaumann bodies in the giant cells of granulomas of sarcoid type. Amer. J. Path. **27**, 1023 (1951).

FERRIÉ, J.: A propros de la maladie de Besnier-Boeck-Schaumann. Maroc. méd. **30**, 629 (1951). — FREIMAN, D. D.: Sarcoidosis. New Engl. J. Med. **239**, 664, 709, 743 (1948).

GAHLEN, W., u. B. BRÜCKNER: Beitrag zur Pathogenese des Melkersson-Rosenthal-Syndroms. Arch. f. Dermat. **192**, 468 (1951). — GAHLEN, W., u. N. KLÜKEN: Über Fremdkörpergranulome und M. Besnier-Boeck. Arch. f. Dermat. **194**, 121 (1952). — GANS, O.: Über Lupus pernio und seine Beziehung zum Sarkoid Boeck. Dermat. Z. **33**, 64 (1921). — GEBSATTEL, v.: Beitrag zum Verständnis atypischer Tuberkuloseformen. Beitr. klin. Tbk. **43**, 21 (1920). — GILCHRIST, T. C., and R. STOKES: The presence of peculiar calcified bodies in lupus-like lesions. J. Cutan. Dis. **1903**, October, S. 1. — GORE, I., and A. M. MCCARTHY: Boeck's sarcoid. Report of a case, involving the stomach. Surgery (St. Louis) **16**, 865 (1944). — GRAVESEN, P. B.: Lymphogranulomatosis benigna. Zbl. Tbk.forsch. **55**, 489 (1943). — GÜTHERT, H.: Zur Aetiologie der BOECKschen Krankheit. Z. inn. Med. **4**, 282 (1949). — GÜTHERT, H., u. O. HÜBNER: Epitheloidzellige sklerosierende Miliartuberkulose. Virchows Arch. **313**, 182 (1944).

HADFIELD, G.: The primary histological lesion of regional ileitis. Lancet **1939** II, 773. — HAMPERL, H.: Zur Histologie der BOECKschen Krankheit. Med. Welt **1940**, Nr 28, 702. — HANTSCHMANN, L.: Über torpide, sklerosierende Tuberkulosen mit eigenartigem großzelligem histologischem Befund (Typ Besnier-Boeck-Schaumann, Mylius-Schürmann). Erg. Tbk.forsch. **9**, 1 (1939, (Lit.). — HARRELL, G. T.: Generalized sarcoidosis of Boeck; clinical review of 11 cases with studies of blood and etiologic factors. Arch. Int. Med. **65**, 1003 (1940). — HEERFORDT, C. F.: Über eine Febris uveo-parotida subchronica an der Gland. parotis und der Uvea des Auges lokalisiert und häufig mit Paresen cerebrospinaler Nerven kompliziert. Arch. f. Ophthalm. **70**, 254 (1909). — HEILMEYER, L., K. WURM u. H. REINDELL: Klinik des M. Boeck. Beitr. Klin. Tbk. **114**, 46 (1955). — HERING, H., u. P. SCHEID: Kritische Bemerkungen zum Melkersson-Rosenthal-Syndrom als Teilbild des Morbus Besnier-Boeck-Schaumann. Arch. Dermat. **197**, 344 (1954). — HOMANS, J., and G. M. HASS: Regional ileitis: a clinical, not a pathological entity. New England J. Med. **209**, 1315 (1933). — HORNSTEIN, O.: Beteiligung des lymphatischen Systems am Komplex der „Cheilitis" („Pareitis" usw.) granulomatosa. Arch. f. Dermat. **198**, 396 (1954). ~ Klinische und histologische Untersuchungen über „Cheilitis granulomatosa" (MIESCHER) bzw. Melkersson-Rosenthal-Syndrom. Hautarzt **6**, 433 (1955). — HUTCHINSON, J.: Arch. Surg. Lond. **9**, 307 (1898).

ISRAEL, H. L., M. SONES, S. C. STEIN and J. D. ARONSON: BCG-Vaccination in sarcoidosis. Amer Rev. Tbc. **62**, 408 (1950).

JAQUES, W. E.: Relationship of nematode larvae to generalized sarcoidosis. Arch. of Path. **53**, 550 (1952). ~ Sarcoidosis. A review and a proposed etiologic concept. Arch. of Path. **53**, 558 (1952).

KALKOFF, K. W.: Zur Kenntnis der BOECKschen Krankheit. Morbus Besnier-Boeck-Schaumann. Ärztl. Wschr. **1948**, 201. ~ Zur Aetiologie des Morbus Boeck. Beitr. Klin. Tbk. **114**, 3 (1955). — KALKOFF, K. W., u. H. J. MOHR: Zum Erregernachweis der BOECKschen Krankheit (M. Besnier-Boeck-Schaumann). Arch. f. Dermat. **188**, 202 (1949). — KISSMEYER, A.: Contribution à l'étude anatomo-pathologique des sarcoïdes. Bull. Soc. franç. Dermat. **41**, 1278 (1934). ~ La maladie de Boeck. Paris: Masson & Cie. 1937. — KLATSKIN, G., and R. YESNER: Hepatic manifestations of sarcoidosis and other granulomatous diseases: study based on histologic examination of tissue obtained by needle biopsy of liver. Yale J. Biol. a. Med. **23**, 207 (1950). — KREIBICH, K.: Über Lupus pernio „Lymphogranuloma pernio". Arch. f. Dermat. **102**, 249 (1910). — KVEIM, A.: En ny og spesifikk kutan-reaksjon ved Boecks sarkoid. Nord. Med. **1941**, 169. — KYRLE, J.: Die Anfangsstadien des BOECKschen Lupoids; Beitrag zur Frage der tuberkulösen Aetiologie dieser Dermatose. Arch. f. Dermat. **131**, 33 (1921).

LEITNER, ST. J.: Der Morbus Besnier-Boeck-Schaumann. Basel: Benno Schwabe & Co. 1942. ~ Neue Untersuchungen beim Morbus Besnier-Boeck-Schaumann (epitheloidzellige Granulomatose). Schweiz. Z. Tbk. **3**, 108 (1946). — LEMMING, R.: Attempt to analyze tuberculin anergy in Schaumann's disease (Boeck's „sarcoid") and uveoparotid fever by means of BCG-vaccination. Acta med. scand. (Stockh.) 103, 400 (1940). ~ Development of Boeck's sarcoid at the place on the skin where a BCG-vaccination had been made in a case of Schaumann's disease. Acta med. scand. (Stockh.) 11 0,151 (1942). — Lever, W. F., and D. G. Freiman: Sarcoidosis. Report of a atypical case with erythrodermic lesions, subcutaneous nodes and asteroid inclusion bodies in giant cells. Arch. of Dermat. 57, 639 (1948).— Levitt, J. M.: Boeck's sarcoid with ocular localisation. Arch. of Opththalm. 26, 358 (1941). — Löffler, W., u. G. Jaccard: Morbus Besnier-Boeck-Schaumann. Fortschr. Tbk.forsch. 2, 295 (1948) (ausführl. Literatur). — Lomholt, S.: Sarcoïde de Boeck ou lymphogranulomatose bénigne de Schaumann; un court aperçu à la lumière de 60 cas. Acta dermato-vener. (Stockh.) 18, 131 (1937). ~ Beitrag zur Kveim-Reaktion bei Lymphogranulomatosis benigna. Acta dermato-vener. (Stockh.) 24, 447 (1943). — Longcope, W. T.: Sarcoidosis or Besnier-Boeck-Schaumann disease. J. Amer. Med. Assoc. 117, 1321 (1941). ~ Sarcoidosis (Besnier-Boeck-Schaumann's disease). In H. A. Christian, Oxford Medicine, Bd. 4/I S. 44. New York: University Press 1949. — Longcope, W. T., and D. G. Freiman: A study of sarcoidosis based on a combined investigation of 160 cases including 30 autopsies from the John Hopkins Hospital and Massachusetts General Hospital. Medicine (Baltimore) 31, 1 (1952) (Lit.). — Longcope, W. T., and J. W. Pierson: Boeck's sarcoid (sarcoidosis). Bull. Johns Hopkins Hosp. 60, 223 (1937).

Mali, J. W. H.: Granulomatosis disciformis chronica et progressiva (Miescher), a form of tuberculosis? Dermatologica (Basel) 101, 84 (1950). — Martland, A. S., H. A. Brodkin and H. S. Martland jr.: Occupational beryllium poisoning in New-Jersey. J. Med. Soc. New Jersey 45, 5 (1948). — Maurice, P. A.: La participation de la musculature à la maladie de Besnier-Boeck-Schaumann. Helvet. med. Acta 22, 16 (1955). — McKusick, V. A.: Boeck's sarcoid of the stomach with comments on the etiology of regional enteritis. Gastroenterology 23, 103 (1953). — Mercer, R. D., H. Z. Lund, R. A. Bloomfield and F. C. Caldwell: Larval ascariasis as cause of chronic eosinophilia with visceral manifestations. Amer. J. Dis. Childr. 80, 46 (1950). — Miescher, G.: Über essentielle granulomatöse Makrocheilie (Cheilitis granulomatosa). Dermatologica (Basel) 91, 57 (1945). — Miescher, G., u. M. Leder: Granulomatosis disciformis chronica et progressiva (atypische Tuberkulose?). Dermatologica (Basel) 97, 25 (1948). — Montmollin, B. de: Über sternförmige Einschlüsse, welche Elastinreaktion geben. Ihr häufiges Vorkommen bei der Boeckschen Krankheit. Zbl. Path. 81, 277 (1943). — Müller, J., u. A. Pedrazzini: Morbus Besnier-Boeck mit Übergang in Miliartuberkulose. Schweiz. med. Wschr. 1948, 126. — Mylius, K., u. P. Schürmann: Universelle sklerosierende tuberkulöse großzellige Hyperplasie, eine besondere Form atypischer Tuberkulose. Beitr. Klin. Tbk. 73, 166 (1929).

Nickerson, D. A.: Boeck's sarcoid. Report of six cases in which autopsies were made. Arch. of Path. 24, 19 (1937).

Opsahl, R.: Atypical, tuberculosis-Boeck's sarcoid. Acta med. scand. (Stockh.) 113, 267 (1943).

Pautrier, L. M.: Léprome à histologie de sarcoïde dermique. Bull. Soc. franç. Dermat. 41, 1284 (1934). ~ La maladie de Besnier-Boeck-Schaumann. Une nouvelle grande réticulo-endothéliose. Paris: Masson & Cie. 1940. — Pfisterer, R., H. Wespi u. H. Herzog: Beobachtung einiger Fälle von Morbus Boeck nach BCG-Impfung. Helvet. med. Acta 21, 439 (1954). — Pinner, M.: Non caseating tuberculosis; an analysis of the literature. Amer. Rev. Tbc. 37, 690 (1938). ~ Pulmonary tuberculosis in the adult. Springfield, Ill.: Ch. C. Thomas 1945. ~ On the etiology of sarcoidosis. Amer. Rev. Tbc. 54, 582 (1946). — Piringer-Kuchinka, A.: Eigenartiger mikroskopischer Befund an excidierten Lymphknoten. Verh. dtsch. Ges. Path. (36. Tagg) 1952, 352. — Putkonen, T.: Über die Intrakutanreaktion von Kveim bei Lamphogranulomatosis benigna. Acta dermato-vener. (Stockh.) 23, Suppl. X (1943).

Rabello, jr.: Données nouvelles pour l'interprétation de l'affection de Besnier-Boeck; rôle de la lèpre. Ann. de Dermat. 7, 571 (1936). — Rakov, H. L., and J. S. Tayler: Sarcoidosis: Consideration of clinical and histological criteria differentiating sarcoidosis from tuberculosis. J. Labor. a. Clin. Med. 27, 1284 (1942). — Ramel, E.: D'un „lupus pernio" (type Schaumann) probablement déterminé par un bacille tuberculeux de type bovin. Bull. Soc. franç. Dermat. 41, 995 (1934). ~ Syndrome de Besnier-Boeck à nodules miliaires, associé à une anétodermie maculeuse. Inoculation positive des lésions cutanées et du sédiment urinaire au cobaye. Bull. Soc. franç. Dermat. 41, 1122 (1934). — Rappaport, H., F. H. Burgoyne and H. F. Smetana: The pathology of regional enteritis. Mil. Surgeon 109, 463 (1951). — Refvem, O.: Chronic granulomas in the alimentary tract caused by minute mineral particles. Boeck's disease and occurence of minute mineral particles. Acta path. scand. (Copenh.) 25, 107 (1948). ~ Boeck's disease (or sarcoid) and the tubercle bacillus. Acta tbc. scand. (Københ.) 27, 314 (1952). ~ Pathogenesis and etiology of Boeck's disease (sarcoidosis). Tidskr. Norsk. Laeg. 74, 460 (1954). ~ The pathogenesis of Boeck's disease (sarcoidosis). Suppl. 293 to Acta med. Scand. Oslo, 1954. — REISNER, D.: Boeck's sarcoid and systemic sarcoidosis. Amer. Rev. Tbc. **49**, 289, 437 (1944). — RICHTER, R., u. H. O. JOHNE: Über Beziehungen des Melkersson-Rosenthal-Syndroms zur Cheilitis granulomatosa (Miescher). Arch. f. Dermat. **190**, 486 (1950). — RICKER, W., and M. CLARK: Sarcoidosis. A clinicopathological review of 300 cases, including 22 autopsies. Amer. J. Clin. Path. **19**, 725 (1949). — ROSENTHAL, J., and I. FEIGIN: Boeck's disease (Boeck's sarcoid). Arch. of Path. **45**, 681 (1948). — ROSENTHAL, S. R.: Pathological and experimental studies of sarcoid-Boeck. Amer. Rev. Tbc. **60**, 236 (1949). — ROSTENBERG jr., A.: Etiologic and immunologic concepts regarding sarcoidosis. Arch. of Dermat. **64**, 385 (1951). — ROULET, F.: Beiträge zur Differentialdiagnose retikulärer Zellwucherungen in Lymphknoten. In Moderne Probleme der Paediatrie, Bd. I, S. 706. 1954.

SCADDING, J. G.: Sarcoidosis, with special reference to lung changes. Brit. Med. J. **1950**, No 4656, 745. — SCHAUMANN, J.: Sur le lupus pernio. Mémoire présenté à la Soc. franç. de dermatologie. Nov. 1914 (Prix Zambaco). Stockholm: Norstedt & Söner 1914. ~ Etudes bactériologiques sur le lupus pernio et les sarcoïdes cutanées. Stockholm: Norstedt & Söner 1917. ~ Observations cliniques, bactériologiques et sérologiques pour servir à l'étiologie de la lymphogranulomatose benigne. Bull. Soc. franç. Dermat. **41**, 1296 (1934). ~ Lymphogranulomatosis benigna in the light of prolonged clinical observations and autopsy findings. Brit. J. Dermat. **48**, 399 (1936). ~ Über die Lymphogranulomatosis benigna. Nord. med. Tidskr. **1937**, 961. — SCHAUMANN, J., u. V. HALLBERG: Koch's bacilli manifested in the tissue of lymphogranulomatosis benigna (Schaumann) by using Hallberg's staining method. Acta med. scand. (Stockh.) **107**, 499 (1941). — SCHMID, F.: Die generalisierten Tuberkulosen. Tuberkulose-Bücherei. Stuttgart: Georg Thieme 1951. — SCHRÖPL, E.: Zur Aetiologie und Pathogenese der BOECKschen Krankheit. Arch. f. Dermat. **183**, 545 (1943). — SCHUERMANN, H.: Glossitis und Pareitis granulomatosa. Ein Beitrag zur „Cheilitis granulomatosa" Miescher bzw. zum „Melkersson-Rosenthal-Syndrom". Hautarzt **3**, 538 (1952). ~ Spezifische Veränderungen am lymphatischen System bei „Cheilitis" („Pareitis" usw.) granulomatosa. Hautarzt **5**, 174 (1954). — SCHUSTER, H.: Die BOECKsche Krankheit. Med. Mschr. **3**, 335 (1949). — SCOTTI, T. M., and CH. E. MCKEOWN: Sarcoidosis involving the heart. Arch. of Path. **46**, 289 (1948). — SHERER, J. F., and R. T. KELLEY: Sarcoidosis in identical twins. New England J. Med. **240**, 328 (1949). — SILTZBACH, L. E., and J. C. EHRLICH: The Nickerson-Kveim reaction in sarcoidosis. Amer. J. Med. **16**, 790 (1954). — SNAPPER, I.: Pseudotuberculosis in man; De Ernen F. Bohn, N. V. Haarlem, 1938. — SONES, M., and H. L. ISRAËL: Altered immunologic reactions in sarcoidosis. Ann. Int. Med. **40**, 260 (1954). — SORS, CH., et J. ROUJEAU: Etude anatomo-pathologique des formes médiastino-pulmonaires de la maladie de Besnier-Boeck-Schaumann. J. franç. Méd. et Chir. thorac. **9**, 541 (1955). — STAEHELIN, H. R.: Zur Frage der BESNIER-BOECKschen Krankheit und der Periarteriitis nodosa. Virchows Arch. **309**, 235 (1942) (ausf. Literatur). — SYMMERS, D.: Splenomegaly. Arch. of Path. **45**, 385 (1948).

TANGEN, M.: Tissue immunity reactions in Boeck's sarcoid. Acta path. scand. (Copenh.) **34**, 375 (1954). — TAPPEINER, S.: Zur Klinik und Histologie der Granulomatosis disciformis chronica et progressiva (Miescher). Arch. f. Dermat. **194**, 341 (1952). — TEILUM, G.: Allergic hyperglobulinosis and hyalinosis (paramyloidosis) in the reticuloendothelial system in Boeck's sarcoid and other conditions. A morphologic immunity reaction. Amer. J. Path. **24**, 389 (1948). ~ The nature of the double contoured and stratified intracellular bodies in sarcoidosis (Boeck-Schaumann). Amer. J. Path. **25**, 85 (1949).

UEHLINGER, E.: Morbus Boeck mit Übergang in Tuberkulosesepsis. 10. Vers. Freie Ver. Schweiz. Path. Schweiz. med. Wschr. **1945**, 474. ~ Die pathologische Anatomie des M. Boeck. Beitr. Klin. Tbk. **114**, 17 (1955).

WAHLGREN, F.: Bemerkungen über die pathologische Anatomie bei der gutartigen Lymphogranulomatosis (Schaumann). Nord. med. Tidskr. **1937**, 965. — WARFWINGE, E. L.: Boeck's sarcoid experimentally produced by virulent human tubercle bacilli in a case of Schaumann's disease. Acta med. scand. (Stockh.) **114**, 259 (1943). — WEISSENBACH, R. J.: Maladie de Besnier-Boeck-Schaumann. Vaccination par le BCG, étude des réactions à la tuberculine avant et après la vaccination. Bull. Soc. franç. Dermat. **51**, 40 (1941). — WILLIAMS, R. H., and D. A. NICKERSON: Skin reactions in sarcoid. Proc. Soc. Exper. Biol. a. Med. **33**, 403 (1935). — WOLBACH, S. B.: A new type of cell inclusion, not parasitic, associated with dissemitated granulomatous lesions. J. Med. Res. **24**, 243 (1911).

III. Lepra (S. 392—405).

ANDERSON, R. J.: The chemistry of the lipids of tubercle bacilli. Physiologic. Rev. **12**, 166 (1932). — ANDERSON, R. J., and NAO UYEI: The chemistry of the lipids of tubercle bacilli. XXVII. The composition of the phosphatid fraction of the bacillus leprae. J. of Biol. Chem. **97**, 617 (1932). — ANDERSON, R. J., J. A. CROWDER, M. S. NEWMAN and F. H.

STODOLA: The chemistry of the lipids of tubercle bacilli. XLIII: The composition of leprosin. J. of Biol. Chem. 113, 637 (1936). — ANDERSON, R. J., R. E. REEVES and J. A. CROWDER: The chemistry of the lipids of tubercle bacilli. LII: The composition of the acetone-soluble fat of bacillus leprae. J. of Biol. Chem. 121, 669 (1937). — ASKANAZY, M.: Die Rolle der Nerven im Lepraprozeß. Verh. dtsch. Path. Ges. 15, 182 (1912). — AZULAY, R. D.: Histopathological changes due to sulfone therapy. Observations of 449 lepromatous leprosy cases. Internat. J. Leprosy 20, 485 (1952).

BÜNGELER, W.: Die pathologische Anatomie der Lepra. I. Zur Frage der angeborenen Lepra. Virchows Arch. 308, 210 (1941). ~ II. Ein neues Einteilungsprinzip der verschiedenen Lepraformen auf der Grundlage des histologischen Befundes und der Immunitätsreaktion. Virchows Arch. 310, 493 (1943). ~ III. Über pathologisch-anatomische Befunde bei der tuberkuliden Lepra und beim uncharakteristischen Infiltrat. Virchows Arch. 310, 566 (1943). ~ IV. Die lepröse Hepatitis. Virchows Arch. 310, 582 (1943). ~ Allgemeine Pathologie der Lepra. Klin. Wschr. 1943, 658. — BÜNGELER, W., u. J. M. FERNÁNDEZ: Untersuchungen über den klinischen Verlauf und die histologischen Veränderungen allergischer Reaktionen bei der Lepra. I. Klinische und histologische Untersuchungen über die Leprolinreaktion nach MITSUDA. Virchows Arch. 305, 236 (1940). ~ II. Klinische und histologische Untersuchungen über die spontane Reaktion der tuberkuliden Lepra. Virchows Arch. 305, 473 (1940). ~ III. Klinische und histologische Untersuchungen über die künstliche Aktivierung der tuberkuliden Lepra. Virchows Arch. 305, 593 (1940). — BÜNGELER, W., u. A. F. MARTINS DE CASTRÓ: Untersuchungen über den klinischen Verlauf und die histologischen Veränderungen allergischer Reaktionen bei der Lepra. IV. Klinische und histologische Untersuchungen über die spontane Reaktion beim lepromatösen Aussatz. Virchows Arch. 306, 404 (1940).

CAMPOS R. DE C., J. and S. M. MOLINA: Visceral tuberculoid leprosy. Internat. J. Leprosy 18, 351 (1950). — COCHRANE, R. G.: Development of the lesions of leprosy with particular reference to tuberculoid leprosy and the significance of the lepromin test. Internat. J. Leprosy 8, 445 (1940). — CONVIT, J., E. RASSI, F. CANTO RODRIGUEZ and R. CONTRERAS: Changes in the lepromin and tuberculin reactions of lepromine-negative patients after vaccination with BCG. Internat. J. Leprosy 20, 347 (1952). — CROWDER, J. A., F. H. STODOLA and R. J. ANDERSON: The chemistry of the lipids of tubercle bacilli. XLV: Isolation of α- and β-Leprosol. J. of Biol. Chem. 114, 431 (1936). — CROXATTO, O. C., and J. CHIRIBOGA: Wolbach and Schaumann type inclusions in the giant cells in leprosy. Probable value in prognosis. Internat. J. Leprosy 19, 59 (1951).

DAVEY, T. F.: Some observations on the role of allergy in leprosy. Internat. J. Leprosy 16, 40 (1948).

ERMAKOVA, N. I.: The histopathology of the reactive phase of lepromatous leprosy. Internat. J. Leprosy 8, 159 (1940).

FERNÁNDEZ, J. M.: The early reaction induced by lepromin. Internat. J. Leprosy 8, 1 (1940). — FITE, G. L.: The vascular lesions of leprosy. Internat. J. Leprosy 9, 193 (1941). ~ Leprosy from the histologic point of view. Arch. of Path. 35, 611 (1943). — FLOCH, H.: La lèpre au bagne guyanais, son évolution durynt un siècle (1852—1950), ses particularités. Internat. J. Leprosy 19, 283 (1951. — FURNISS, A. L.: The lymph-glands in leprosy. Indian J. Med. Sci. 7, 475 (1953).

GÓMEZ ORBANEJA, J., and J. A. GARCIA SANZ: Reticulina en las distintas modalidades de la lepra tuberculoide. Internat. J. Leprosy 20, 213 (1952).

HANKS, J. H.: The fate of leprosy bacilli in fibroblasts cultivated from macular and tuberculoid lesions. Internat. J. Leprosy 15, 31 (1947). ~ The fate of leprosy bacilli in fibroblasts cultivated from lepromatous lesions. Internat. J. Leprosy 15, 48 (1947). — HANSEN, G. A., u. C. LOOFT: Die Lepra vom klinischen und pathologisch-anatomischen Standpunkte. Kassel: Fischer & Co. 1894. — HAVELBERG, W.: Brasil-Med. 11, 119 (1897). — HERMANN, H.: Observaciones microscopicas en el systema nervioso intradermico del hombre en la lepra. Fol. clin. internac. 5, Nr 5 (1955). — HERXHEIMER, G.: Über die Leprazelle. Virchows Arch. 245, 403 (1923).

JABONERO, V., u. H. HERMANN: Neurohistologische Beobachtungen an der menschlichen Haut bei Lepra. Arch. f. Dermat. 195, 447 (1953). — JADASSOHN, J.: Über tuberculoide Veränderungen in der Haut bei nicht tuberöser Lepra. Verh. VI. Dtsch. Dermat. Kongr. Straßburg, 1898, S. 508.

KEFFER, L.: Indice bibliografico de Lepra. Publikation des „Departemento de Profilaxia de Lepra do Estado de São Paolo-Brazil", 1948. — KHANOLKAR, V. R.: Studies in the histology of early leprosy lesions. Indian Council Med. Res., Spec. Rep. Nr. 19 (1951). — KIRSCH, E.: Beitrag zur Pathologie der Lepra auf der Grundlage der heute für sie geltenden Einteilungsprinzipien. Virchows Arch. 317, 602 (1950). — KLINGMÜLLER, V.: Die Lepra. In Handbuch der Haut- und Geschlechtskrankheiten, Bd. 10/2. Berlin: Springer 1930. ~ Ergebnisse der Leptaforschung seit 1930. Ergänzung zum Beitrag „Lepra" im Handbuch der Haut- und Geschlechtskrankheiten, Bd. 10/2. 1938.

LAVIRON et LAURET: La lèpre chez l'enfant en Afrique occidentale française. Internat. J. Leprosy 21, 295 (1954). — LELOIR, H. C.: Etudes cliniques sur la lèpre en Norvège. Etudes comparées sur la lèpre. C. r. Acad. Sci. Paris 101, 97, 398 (1885). ~ Traité pratique et théorique de la lèpre. Paris: Delahaye & Lecrosnier 1886. — LEWANDOWSKY, F.: Die Lepra. In Handbuch der inneren Medizin, Bd. I, 2. Aufl. Berlin: Springer 1925. — LIBAN, E., A. ZUCKERMAN and F. SAGHER: Specific tissue alteration in leprous skin. VII. Inoculation of leishmania tropica into leprous patients. Arch. of Dermat. 71, 441 (1955). — LOMBARDO, C.: Sui corpi asteroidi di elastina. Sperimentale 68, 329 (1914). — LOWE, J.: A study of macules in nerve leprosy with particular reference to the „tuberculoid" macule. Leprosy in India, Bd. 8, S. 97. 1936 [cf. Internat. J. Leprosy 5, 181 (1937)].

MALLORY, F. B.: The principles of pathologic histology. Philadelphia-London: W. B. Saunders Co. 1914. — MARIE-SUZANNE, SOEUR et R. NOËL: Sur la présence de polynucléaires éosinophiles et de mastocytes dans les lésions cutanées de la lèpre tuberculoïde. Bull. Histol. appl. 25, 5 (1948). — MARIE-SUZANNE, SOEUR et A. POLICARD: Recherches cytologiques sur les inclusions astéroïdes de certaines cellules géantes lépreuses. Bull. histol. appl. 23, 143 (1946). — MOHR, W.: Lepra. In Handbuch der inneren Medizin, Bd. 1/2. Berlin-Göttingen-Heidelberg: Springer 1952 (Literatur). — MONTEL, M. L. R., and J. BABLET: Le lèpre tuberculoïde en Cochinchine. Internat. J. Leprosy 5, 135 (1937).

NEWMAN, M. S., u. R. J. ANDERSON: Über die Polysaccharide der Leprabazillen. Hoppe-Seylers Z. 220, 1 (1933). — NOËL, R., and SOEUR, MARIE-SUZANNE: A propros du diagnostic différentiel de la lèpre lépromateuse et de la lèpre tuberculoïde. Internat. J. Leprosy 17, 389 (1949).

OKADA, S.: Studies on tuberculoid visceral leprosy. Tuberculoid granuloma in the liver, revealed by puncture biopsy. Internat. J. Leprosy 22, 41 (1954).

PAUTRIER, L. M.: Comment doit se poser la question des sarcoïdes ? Bull. Soc. franç. Dermat. 41, 1002 (1934). ~ Léprome à histologie de sarcoïde dermique. Bull. Soc. franç. Dermat. 41, 1284 (1934). — PHILIPPSON, L.: Die Histologie der akut entstehenden, hyperaemischen (erythematösen) Flecke der Lepra tuberosa. Virchows Arch. 132, 229 (1893).

RABELLO, JR.: Donnés nouvelles pour l'interprétation de l'affection de Besnier-Boeck: rôle de la lèpre. Ann. de Dermat. 7, 571 (1936). — RATH DE SOUZA, P., and M. DE SOUZA LIMA: The mechanism of action of the sulfone derivatives in lepromatous leprosy. Internat. J. Leprosy 20, 365 (1952). — REENSTIERNA, J.: The possible role of leprosy in the etiology of the Besnier-Boeck Sarcoid and Schaumann's syndrome. Internat. J. Leprosy 5, 433 (1937).

SABIN, F. R., K. C. SMITHBURN and R. M. THOMAS: Cellular reactions to waxes from mycobacterium leprae. J. of Exper. Med. 62, 771 (1935). — SAGHER, F., E. KOCSARD and E. LIBAN: Specific tissue alteration in leprous skin. II. The histology of the tuberculin reaction in leprosy. J. Invest. Dermat. 19, 499 (1952). — SAGHER, F., E. LIBAN and E. KOCSARD: III. Specific reaction due to various agents. J. Invest. Dermat. 20, 343 (1953). — SAGHER, F., E. LIBAN, A. ZUCKERMAN and E. KOCSARD: V. Preliminary note on specific reactions following the inoculation of living microorganisms („isopathic phenomenon"). Internat. J. Leprosy 21, 459 (1953). — SAGHER, F., E. LIBAN and E. KOCSARD: VI. „Isopathic Phenomenon" following BCG-vaccination in leprous patients. Arch. of Dermat. 70, 631 (1954). — SCHAFFER, J. M., C. J. KUCERA and W. W. SPINK: The protection of intracellular brucella against therapeutic agents and the bactericid action of serum. J. of Exper. Med. 97, 77 (1953). — SCHUJMAN, S.: Tuberculoid lepra reaction. Rev. argent. Dermato-Sifilol. 19, 411 (1935). Repr. in Internat. J. Leprosy 5, 77 (1937). ~ Evolución y prognostico de la lepra tuberculoide. Rev. brasil. Leprol. 7, 1 (1939). ~ Transformation of a case of tuberculoid leprosy to lepromatous form. Internat. J. Leprosy 18, 11 (1950). — SMITHBURN, K. C., and F. R. SABIN: The cellular reactions to lipoid fractions from acid-fast bacilli. J of Exper. Med. 56, 867 (1932). — SOUZA LIMA, L. DE, e F. L. ALAYON: Sobre a significação patologica dos lesões incaracteristicas. São Paolo 1941. — STEIN, A. A.: Zur Morphologie der Leprareaktion. Internat. J. Leprosy 7, 149, 341 (1939). ~ Tuberculoid changes in leprosy. Internat. J. Leprosy 8, 41 (1940). — SUTER, E.: Multiplication of tubercle bacilli within phagocytes cultivated in vitro, and effect of streptomycin and isonicotinic acid hydrazide. Amer. Rev. Tbc. 65, 775 (1952). ~ The multiplication of tubercle bacilli within normal phagocytes in tissue culture. J. of Exper. Med. 96, 137 (1952). ~ Multiplication of tubercle bacilli within mononuclear phagocytes in tissue cultures derived from normal animals and animals vaccinated with BCG. J. of Exper. Med. 97, 235 (1953).

VELASCO, F.: Tuberculoid leprosy: its transformation to the lepromatous type. Internat. J. Leprosy 9, 91 (1941).

WADE, H. W.: The pathology of tuberculoid leprosy in South-Africa. Internat. J. Leprosy 2, 7 (1934). ~ Lepra reaction in tuberculoid leprosy. Internat. J. Leprosy 2, 279 (1934). ~ Regional variations of leprosy with special reference to tuberculoid leprosy in India. Indian

Med. Gaz. 71, 653 (1936). — Wade, H. W., and E. V. Pineda: Observations of tuberculoid skin lesions of leprosy in Philippines. Trans. VII. Congr. F. E. A. T. M. Calcutta, Bd. 2, S. 383. 1927/28. — Wade, H. W., and J. N. Rodriguez: Borderline tuberculoid leprosy. Internat. J. Leprosy 8, 307 (1940).

IV. Tularämie (S. 405—409).

Bansi, H. W.: Zur Klinik der Tularaemie. Dtsch. med. Wschr. **1947**, 339. — Buchele, L., and C. M. Downs: Studies on pathogenesis and immunity in tularemia. II. Immune response of the withe rat to bacterium tularense. J. of Immun. **63**, 135 (1949).

Chiari, H.: Über Tularaemie. Wien. med. Wschr. **1937**, Nr 40.

Downs, C. M., L. Buchele and E. Patty Edgar: Studies on pathogenesis and immunity in tularemia. I. The pathogenesis of tularemia in white rats. J. of Immun. **63**, 117 (1949).

Francis, Ed.: Tularaemie. In Handbuch der pathogenen Microorganismen, Bd. **6**, S. 207. 1929. — Francis, Ed., and G. R. Callender: Tularemia: The microscopic changes of the lesions in man. Arch. of Path. **3**, 577 (1927). — Francis, Ed., and D. Moore: Identity of Ohara's disease and tularemia. J. Amer. Med. Assoc. **86**, 1329 (1926).

Goodpasture, E. W., and S. J. House: The pathologic anatomy of tularemia in man. Amer. J. Path. **4**, 213 (1928). — Gundry, L. P., and C. G. Warner: Fatal tularemia: review of autopsied cases with report of a fatal case. Ann. Int. Med. **7**, 837 (1934).

Hellwig, C. A.: Tularemia. Beitr. path. Anat. **83**, 544 (1930)

Kimmelstiel, P., and H. W. Caldwell: Tularemic septicemia. Amer. J. Path. **15**, 127 (1939). — Köberle, F.: Das histologische Bild einer Probeexcision eines Falles von Tularaemie. Zbl. Path. **69**, 190 (1938).

Lillie and Francis: The pathology of tularaemie. Nat. Inst. Health. Bull. **167** (1936). — Lossau, H.: Über die Tularaemie der Mundschleimhaut. Inaug.-Diss. Würzburg 1952 (ausführl. Literatur).

Meyer, M.: Zur Klinik und Histologie des tonsillo-lymphonodalen Primärkomplexes bei Tularaemie. Z. Laryngol. usw. **32**, 525 (1953).

Nordmann, M., u. W. Doerr: Die pathologische Anatomie der Tularaemie mit besonderer Berücksichtigung primärer Lungenbefunde. Virchows Arch. **313**, 66 (1944).

Permar, H. H., and G. C. Weil: The histopathology of the subcutaneous lesions in tularemia in man. Amer. J. Path. **2**, 263 (1926).

Randerath, E.: Zur pathologischen Anatomie und zur Frage der Einteilung der Erscheinungsformen der Tularaemie des Menschen. Münch. med. Wschr. **1943**, 461. ~ Die mikroskopischen Befunde in den Lymphknoten bei der Tularaemie mit besonderer Berücksichtigung der Differentialdiagnose zwischen Tularaemie und Tuberkulose. Virchows Arch. **312**, 165 (1944). — Reich, H.; Zur Kenntnis der Tularaemie hautnaher Lymphknoten. Arch. f. Dermat. **192**, 175 (1950).

Schuermann, H., u. H. Reich: Zur Klinik und Histologie des cutan lokalisierten tularaemischen Primäraffekts. Arch. f. Dermat. **190**, 579 (1950). — Schulten, H.: Tularaemie. Erg. inn. Med. **64**, 1160 (1944). ~ Tularaemie. In Handbuch der inneren Medizin, Bd. 1, Teil 2, S. 224 1952. — Stark, H. J.: Sektionsbefunde bei Tularaemie nach lympho-haematogener Generalisation. Zbl. Path. **89**, 233 (1952).

Woodward, J. M., A. J. Sbarra and D. F. Holtman: The host-parasite relationship in tularemia I. A study of the influence of bacterium tularense on the amino-acid metabolism of white rats. J. Bacter. **67**, 58 (1954).

V. Brucellosen (S. 410—416).

Ajello, L.: Lesioni anatomo-patologiche da iperrecattività alla Brucella Bang nella cavia. Boll. Ist. sieroter. milan. **11**, Nov (1933). ~ Tessuto granulomatoso similitubercolare nella infezione sperimentale da Brucella melitense. Atti 2. Congr. studi coloniali Napoli 1934, S. 447. ~ Lesioni anatomo-patologiche sperimentali da Brucella melitense nella cavia (Tessuto granulomatoso similitubercolare). Riforma med. **1935**, Nr 33. ~ Studi sulle brucellosi. Lesioni anatomo-patologiche da Brucella melitense nell'uomo. Acc. Soc. med. Palermo **1939**, H. 1 und Settimana med. **1939**, Nr 8. ~ Granulomatosi brucellare. Athena **1950**, Nr 12. ~ La granulomatosi brucellare (Sintesi degli studi sulle brucellosi). Boll. Ist. sieroter. milan. **30**, Jan. (1951). — Albertini, A. v.: Diskussionsbemerkung zu W. Brunner: Bang-Strumitis. Ges. Ärzte Zürich, 25. Nov. 1937. Schweiz. med. Wschr. **1938**, 389. — Albertini, A. v., u. W. Lieberherr: Beiträge zur pathologischen Anatomie der Febris undulans Bang. Frankf. Z. Path. **51**, 69 (1937).

Braude, A. I.: Studies in the pathology and pathogenesis of experimental brucellosis. I. A comparison of the pathogenicity of Br. abortus, Br. melitensis and Br. suis for guineapigs. J. Infect. Dis. **89**, 76 (1951). ~ II. The formation of the hepatic granuloma and its evolution. J. Inf. Dis. **89**, 87 (1951). — BRUNNER, W.: Über abscedierende Brucella abortus Bang-Strumitis. Schweiz. Z. Path. **2**, 100 (1939).

CAZAL, P.: Les lésions de l'hépatite brucellienne. Semaine Hôp. **25**, 1351 (1949). — CINTI, G.: L'infezione sperimentale nell coniglio da Brucella melitensis e i conseguenti reperti anatomo-patologici e sierologici. Arch. „De Vecchi" (Firenze) **12**, 715 (1949). — CORTESE, F.: Sull'anatomia patologica dell'infezione melitense dell'uomo. Clin. med. ital. **66**, 774 (1935). — CROW, J. B., D. M. TORMEY, W. J. REDNER and B. H. SULLIVAN: Caseation necrosis in human brucellosis. Amer. Rev. Tbc. **67**, 859 (1953).

FABYAN, M. A.: A contribution to the pathogenesis of Br. abortus. J. Med. Res. **26**, 441 (1912). — FLEISCHNER, E. C., and K. F. MEYER: The bearing of cutaneous hypersensitiveness on the pathogenicity of the Bacillus abortus bovinus. Amer. J. Dis. Childr. **16**, 268 (1918). — FLEISCHNER, E. C., E. B. SHAW and K. F. MEYER: The pathogenicity of B. abortus and B. melitensis for monkeys. J. Inf. Dis. **29**, 663 (1921). — FORBUS, W. D.: Reaction to injury, Bd. I. Baltimore: Williams & Wilkins Co., 1943. — FORBUS, W. D., and J. V. GUNTER: The pathogenicity of strains of Brucella obtained from cases of Hodgin's disease. South. Med. J. **34**, 376 (1941). — FORBUS, W. D. u. Mitarb.: Studies on Hodgkin's disease and its relation to infection by Brucella. Amer. J. Path. 18, 745 (1942).

GODGLÜCK, G.: Die pathologisch -anatomischen und histologischen Veränderungen be mit Brucellosebakterien (Abortus Bang, Suis, Melitensis) infizierten Meerschweinchen und ihre diagnostische Bedeutung. Zbl. Bakter. I Orig. **159**, 63 (1952).

HALLMAN, E. T., L. B. SHOLL and A. L. DELEZ: Observations on the pathology of Bacterium abortus infections. Michigan state Coll. Agricult. Exper. Stat. Techn. Bull. **93** (1928). — HARDY, A. V., C. F. JORDAN, T. H. BORTS and G. C. HARDY: Undulant fever with special reference to study of Brucella infection in Iowa. Nat. Inst. Health. Bull. **158** (1931). — HASLHOFER, L.: Zur Kenntnis der Gewebsveränderungen bei der BANGschen Erkrankung des Menschen. Virchows Arch. **291**, 912 (1933).

JAFFÉ, R. H.: Über die experimentelle Infektion des Meerschweinchens mit dem Bac. Melitensis (Bruce) und dem Bact. abortus (Bang). Virchows Arch. **238**, 119 (1922).

LÖFFLER, W., u. A. v. ALBERTINI: Pathologisch-anatomische Befunde bei sog. Febris undulans des Menschen. Krkh.forsch. 8, 1 (1930). — LÖFFLER, W., S. MOESCHLIN u. A. WILLA: Klinik und Pathologie des Febris undulans Bang unter besonderer Berücksichtigung der spezifischen Komplikationen (an Hand von 150 eigenen Fällen). Erg. inn. Med. **63**, 714 (1943). — LÖFFLER, W., u. D. L. MORONI: Die Brucellose. In Handbuch der inneren Medizin, Bd. I/2, S. 100. 1952 (ausführl. Literatur).

MATZDORF, F.: Histologische Untersuchungsergebnisse bei einem Fall von Morbus Bang. Virchows Arch. **290**, 47 (1933). — MORALES-OTERO, P.: Brucella abortus in Porto Rico. Porto Rico J. Publ. Health a. Trop. Med. **6**, 1 (1930). — MÜLLER, W.: Zur Pathologie der Brucellosen. Zbl. Path. **89**, 95 (1952).

NICOD, J. L.: Contribution à l'étude anatomo-pathologique de la maladie de Bang. Schweiz. med. Wschr. **1935**, 238.

PARSONS, P. B., and M. A. POSTON: The pathology of human brucellosis. South. Med. J. **32**, 7 (1939).

RABSON, S. M.: Pathologic anatomy of human brucellosis. Amer. J. Clin. Path. **9**, 604 (1939). — RÖSSLE, R.: Beitrag zur Kenntnis der geweblichen Veränderungen bei der BANGschen Krankheit des Menschen. Münch. med. Wschr. **1933 I**, 5.

SHARP, W. B.: Pathology of undulant fever. Arch. of Path. 18, 72 (1934). — SMITH, TH., u. M. FABYAN: Über die pathogene Wirkung des Bacillus abortus (Bang). Zbl. Bakter. I Orig. **61**, 549 (1912). — SPINK, W. W.: Pathogenesis of human brucellosis with respect to prevention and treatment. Ann. Int. Med. **29**, 238 (1948). — SPINK, W. W., F. W. HOFBAUER, W. W. WALKER and R. A. GREEN: Histopathology of the liver in human brucellosis. J. Labor. a. Clin. Med. **34**, 40 (1949). — SPINK, W. W., and D. SUNDBERG: The histopathology of lesions in the bone marrow of patients having active brucellosis. Blood, Suppl. **1**, 7 (1947). — SPRUNT, D. H., and A. MCBRYDE: Morbid anatomic changes in cases of brucella infection in man. Arch. of Path. **21**, 217 (1936). — STEIGER, W.: Beitrag zur pathologischen Histologie der Brucellosen beim Menschen. Schweiz. Z. Path. 18, 303 (1955). — STETTBACHER, H. R., u. T. WEGMANN: Beitrag zur Klinik der Brucellosen. Schweiz. med. Wschr. **1949**, 337.

WAGENER, H. P.: Ocular lesions in brucellosis. Amer. J. Med. Sci. **214**, 215 (1947). — WEGENER, F.: Anatomische Befunde bei BANGscher Krankheit. Zbl. Path. **64**, 33 (1935). — WOHLWILL, F.: Zur pathologischen Anatomie der Bangerkrankung des Menschen. Virchows Arch. **286**, 141 (1932).

VI. Salmonellosen (S. 416—423).

Askanazy, M.: Pathologische Reaktionen nach Typhusschutzimpfung. Zbl. Path. **27**, Beiheft S. 28 (1916).

Brockhausen, K.: Ein besonders gearteter Fall von Herzmuskeltuberkulose. Virchows Arch. **274**, 302 (1930). — Bruns, G.: Ein Beitrag zur Pathologie des Typhus abdominalis. Beitr. path. Anat. **110**, 234 (1949).

Christeller, E.: Der Typhus abdominalis. In Handbuch der speziellen pathologischen Anatomie, Bd. IV/2, S. 500. 1928.

Donat, R.: Untersuchungen über die Typhusmyokarditis. Dtsch. Gesundheitswesen **1**, 186 (1946). ~ Zur Kenntnis typischer und atypischer Lymphknotenveränderungen beim Typhus abdominalis. Zbl. Path. **89**, 347 (1952).

Engelhardt: Über multiple Nekrosen in der Leber bei Typhus abdominalis. Münch. med. Wschr. **1898**, 765.

Faber, H.: Die typhösen Knötchen in Leber, Milz und Knochenmark. Beitr. path. Anat. **68**, 458 (1921). — Forbus, W. D.: Reaction to injury, Bd. I. Baltimore: Williams & Wilkins Co. 1943. — Fraenkel, E., u. M. Simmonds: Die aetiologische Bedeutung des Typhusbazillus. Hamburg u. Leipzig 1886. — Franz, G.: Histologische Untersuchungen an Phthisikerherzen zur Frage des Zusammenhangs zwischen Tuberkulose und Rheumatismus. Verh. dtsch. path. Ges. (31. Tagg) **1938**, 385. — Fujimaki, S.: Tissue reactions of immunity, with special reference to the relationsship between granulomatous inflammation and immunity as well as allergy. Acta med. et biol. **2**, 567 (1954). — Fujimaki, S., and K. Hasegawa: Immunomorphological study of experimental typhoid. Acta path. Japon. **2**, 65 (1952).

Gräff, S.: Pathologisch-anatomische Beiträge zur Pathogenese des Typhus abdominalis (Eberth). Dtsch. Arch. klin. Med. **125**, 351 (1918); **126**, 1 (1918). — Gruber, G. B.: Über die durch Infektion mit Bakterien der Typhusgruppe in der Leber bedingten knötchenförmigen Nekroseherde (sog. „miliaren Lymphome"). Zbl. Bakter I Orig. **77**, 301 (1916). ~ Spezielle Infektionsfolgen der Leber. In Handbuch der speziellen pathologischen Anatomie, Bd. V/1, S. 506. 1930.

Hamperl, H.: Über Retothelknötchen in Leberpunktaten von Tuberkulosekranken. Klin. Wschr. **1953**, 681.

Jaffé, R.: Zur Histogenese der typhösen Leberveränderungen. Virchows Arch. **228**, 366 (1920). — Joest, E.: Vergleichende Untersuchungen über die durch Bakteiren der Gärtner-Gruppe in der Leber des Kalbes und die durch Typhusbazillen in der Leber des Menschen bedingten Pseudotuberkel. Verh. dtsch. path. Ges. (17. Tagg) **1914**, 238.

Kirch, E.: Über experimentelle Pseudotuberkulose durch eine Varietät des Bacillus Paratyphi B. Arch. f. Hyg. **78**, 327 (1913).

Mallory, F. B.: A histological study of typhoid fever. J. of Exper. Med. **3**, 611 (1898). — Marcuse, B.: Über Leberlymphome bei Infektionskrankheiten. Virchows Arch. **160**, 186 (1900). — Masshoff, W.: Die infektallergische Myokarditis. Frankf. Z. Path. **58**, 239 (1944).— Masugi, M., S. Murasawa u. Yä-Shu: Über das Vorkommen von Aschoffschen Knötchen in Phthisikerherzen. Virchows Arch. **299**, 426 (1937). — Meessen, H., u. H. H. Merkel: Über Typhus-Knötchen der Leber nach Typhus-Paratyphusschutzimpfung. Beitr. path. Anat. **106**, 385 (1942). — Mestitz, W.: Zur Frage der Leberveränderungen bei Typhus und Paratyphus. Virchows Arch. **244**, 498 (1923).

Pieragnoli, E., e A. Coppitz: Osservazioni sulla istopatologia del tifo abdominale e considerazioni sull'interpretazione allergica della malattia tifica. Arch. „De Vecchi" (Firenze) **16**, 1013 (1951). — Posselt, A.: Beziehungen zwischen Leber, Gallenwegen und Infektionskrankheiten. Ergebnisse der allgemeinen Pathologie, Lubarsch-Ostertag, Bd. 17/2, S. 719. 1915.

Reed, W.: An investigation into the so-called lymphoid nodules of the liver in typhoid fever. Bull. Johns Hopkins Hosp. Rep. **5**, 379 (1895). — Ringleb, D.: Über Retothelknötchen der Leber bei Tuberkulösen. Virchows Arch. **324**, 357 (1953). — Rössle, R.: Zur Theorie des Typhus abdominalis. Sitzgsber. dtsch. Akad. Wiss., Math.-naturwiss. Kl. **1948**, Nr 1.

Salfelder, K., u. W. Sandritter: Zur Frage rheumatischer Befunde und des morphologischen Substrats von Überempfindlichkeitsreaktionen im Herzmuskel unter besonderer Berücksichtigung der Fälle von Tuberkulose. Frankf. Z. Path. **62**, 88 (1951). — Schmidt, M. B.: Über Typhus abdominalis. Zbl. Path. **18**, 593 (1907).

Wätjen, J.: Über Myocardveränderungen bei Typhus abdominalis. Dtsch. Gesundheitswesen **2**, 155 (1947). — Wagner, E.: Die Körnchenbildung in der Leber. Arch. Heilk. **2**, 103 (1861). — Waldmann, A.: Experimentelle Untersuchungen über die Typhus- und Paratyphus-Infektiin bei Kaninchen. Zbl. Bakter., I Orig. **120**, 52 (1931).

VII. Listeriose (S. 423—425).

ASCHOFF, L.: Ein Fall von Pseudotuberkulose beim Neugeborenen und ihr Erreger. Verh. dtsch. path. Ges. (4. Tagg) **1901**, 178.

ERDMANN, G., u. J. POTEL: Listeriose der Neugeborenen: Granulomatosis infantiseptica (bisher die sog. Pseudotuberkulose bzw. Argyrophilen-Sepsis). Z. Kinderheilk. **73**, 113 (1953).

FLAMM, H.: Die patho-histologische Diagnose der Listeriose im Tierversuch. Schweiz. Z. Path. **18**, 270 (1955).

HAGEMANN, U., H. SIMON u. A. BIENENGRÄBER: Die Listeriose der Frühgeburten (Beitrag zur Histogenese und Pathergie). Zbl. Path. **90**, 17 (1953). — HEIN, H.: Über bakteriologische und tierexperimentelle Untersuchungen mit Listeria monocytogenes Pirie. Zbl. Bakter. I Orig. **159**, 170 (1952/53).

MURRAY, E. G. D., R. A. WEBB and M. B. R. SWANN: A disease of rabbits characterised by a large mononuclear leucocytosis, caused by a hitherto undescribed bacillus „Bacterium monocytogenes". J. of Path. **29**, 407 (1926).

OEBIKE, B.: Die exogenen und endogenen Faktoren bei der Enstehung miliarer Knötchen und Nekrosen besonders in der Leber. Frankf. Z. Path. **60**, 169 (1949).

PIRIE, J. H.: A new disease of Veld rodents. „Tiger river disease". Publ. S. Afric. Inst. Med. Res. 3,163 (1927). ~ Bacterial encephalitis from the genus listerella: a new disease of man and animals. S. Afric. Med. J. **12**, 51 (1938). — POTEL, J.: Die Morphologie, Kultur und Tierpathogenität des Cornyebacterium infantisepticum. Zbl. Bakter. I Orig. **156**, 490 (1950/51). ~ Zur Granulomatosis infantiseptica. Zbl. Bakter. I Orig. **158**, 329 (1952).

REISS, H. J., J. POTEL u. A. KREBS: Granulomatosis infantiseptica (eine Allgemeininfektion bei Neugeborenen und Säuglingen mit miliaren Granulomen). Z. inn. Med. **6**, 451 (1951).

SCHMITZ, U.: Miliare Organnekrosen der Neugeborenen und Säuglinge („miliare Lebernekrosen") als Folge einer analogen Entzündung des Verdauungstractus durch argentophile Stäbchenbakterien (Listeria ?) Virchows Arch. **324**, 438 (1953). — SCHNEIDER, P.: Über disseminierte, miliare, nicht syphilitische Lebernekrosen bei Kindern (mit eigenartigen argentophilen Bakterien). Virchows Arch. **219**, 74 (1915). — SEELIGER, H.: Listeriose. Beiträge zur Hygiene und Epidemiologie, H. 8. Leipzig: Johann Ambrosius Barth 1955 (ausführl. Literatur).

WEBB, R. A., and M. BARBER: Listerella in human meningitis. J. of Path. **45**, 523 (1937). — WREDE, L.: Über Pseudotuberkelbazillen beim Menschen. Beitr. path. Anat. **32**, 526 (1902).

VIII. Syphilis, Spirochätosen (S. 425—440).

ASH, J. E., and S. SPITZ: Pathology of trophical diseases. Philadelphia u. London: W. B. Saunders Co. 1945.

BAUMGARTEN, P. v.: Über die histologische Differentialdiagnose zwischen tuberkulöser und gummöser Orchitis. Verh. dtsch. path. Ges. (3. Tagg) **1900**. — BENDA, C.: Levaditifärbung der Spirochaeta pallida nebst Bemerkungen über die Histologie der Leber bei Lues congenita. Berlin. klin. Wschr. **1907**, Nr 15/16. ~ Venen. In Handbuch der speziellen pathologischen Anatomie, Bd. 2, S. 787. 1924. ~ Miliare und konglomerierte Syphilome der kongenitalen Syphilis. Verh. dtsch. path. Ges. (23. Tagg) **1928**, 256. ~ Allgemeine pathologische Anatomie der Syphilis. In Handbuch der Haut- und Geschlechtskrankheiten, Bd. 15/2, S. 225. 1929. — BERBLINGER, W.: Diffuse gummöse Myocarditis. Zbl. Path. **21**, 1045 (1910). — BERGEL, S.: Die Lymphocytose, ihre experimentelle Begründung und biologisch-klinische Bedeutung. Berlin: Springer 1921. ~ Die biologisch-klinische Bedeutung der Lymphocyten für die Syphilis. Dermat. Z. **35**, 279 (1922). — BLASCHKO, A.: Spirochaetenbefunde im syphilitisch erkrankten Gewebe. Med. Klin. **1906**, Nr 13. ~ Thrombophlebitis syphilitica. Verh. Dtsch. Dermat. Ges., 7. Kongr. 1901. — BOTTREAU-ROUSSEL, FARGES et P. GAUTHIER-VILLARS: Documents anatomo-pathologiques sur le pian. Ann. d'Anat. path. **14**, 699 (1937).

CZEKALOWSKI, J. W., and G. EAVES: The structure of leptospirae as revealed by electron microscopy. J. of Path. **69**, 129 (1955).

DUPONT, A., et A. DUBOIS: Contribution à l'histopathologie du pian. Ann. Soc. Belge Méd. trop. **20**, 461 (1940).

EHRMANN, S.: Die Beziehungen der Spirochaeta pallida zu den Lymph- und Blutbahnen sowie über Phagocytose im primären und sekundären Stadium. Zbl. Bakter. I Orig. **44**, 223 (1907).

FASAL, P.: Gumma der Thyreoidea. Beitrag zur Differentialdiagnose zwischen Gumma und Tuberkel. Dermat. Z. **64**, 43 (1932). — FAVRE, M., et N. CONTAMIN: La syphilis pulmonaire granulique. Formes anatomiques et cliniques. Syphilis et tuberculose pulmonaires aiguës. Lyon méd. **142**, 121 (1928). — FERRIS, H. W., and T. B. TURNER: Comparative histology of yaws and syphilis in Jamaica. Arch. of Path. **24**, 703 (1937). — FROBOESE, C.: Seltene Formen der angeborenen frühsyphilitischen Leberentzündung (einschließlich einer kurzen Bemerkung zur Frage der syphilitischen Nierenentzündung). Frankf. Z. Path. **52**, 603 (1938).

GÄDEKE, R.: Beitrag zur Pathologie und Pathomorphie der Syphilis (dargestellt an einem Krankheitsfall mit abweichendem Verlauf). Arch. f. Dermat. **186**, 612 (1948). ~ Anatomische Lungenveränderungen bei frühgeneralisierter Syphilis. Ein Beitrag zur Frage der „miliaren Lungensyphilis". Klin. Wschr. **1950**, 741. — GANS, O., u. G. K. STEIGLEDER: Histologie der Hautkrankheiten, Bd. I. Berlin-Göttingen-Heidelberg: Springer 1955. — GIERKE, E. v: Die intracelluläre Lagerung der Syphilisspirochaeten. Zbl. Bakter. I Orig. **44**, 348 (1907). — GOODMAN, H.: Frambesia tropica (Yaws). Arch. of Dermat. **2**, 7 (1920). — GRUBER, G. B.: Die pathologische Anatomie der Lebersyphilis. Arch. f. Dermat. **143**, 79 (1923). ~ Spezielle Infektionsfolgen der Leber. In Handbuch der speziellen pathologischen Anatomie, Bd. V/1, S. 506. 1930.

HALLENBERGER: Die Framboesia tropica in Kamerun. Arch. Schiffs- u. Tropenhyg. **20**, Beih. 3 (1916). — HAUPTMANN, A.: Über herdartige Spirochaetenverteilung in der Hirnrinde bei Paralyse. Monschr. f. Psychiatr. **45**, 59, 165 (1919). ~ Spirochaeten und Hirnrindengefäße bei Paralyse. Z. Neur. **57**, 122 (1920). — HERMANN, V., u. I. ORBÁN: Vergleichende Untersuchungen von Spodogrammen von Tuberkeln und Gummen. Frankf. Z. Path. **48**, 291 (1935). — HERXHEIMER, G.: Zur pathologischen Anatomie der kongenitalen Syphilis. Erg. Path. **12**, 499 (1908). ~ Die pathologische Anatomie der angeborenen Syphilis. Allgemeine Gesichtspunkte. Verh. dtsch. path. Ges. (23. Tagg) **1928**, 144. — HOFFMANN, E.: Venenerkrankungen im Verlauf der Sekundärperiode der Syphilis. Arch. f. Dermat. **78**, 39, 245 (1905). ~ Tuberkuloseähnliche Gewebsveränderungen bei Syphilis, Lepra und Sporotrichose. Dtsch. med. Wschr. **1917 I**, 806.

JAHNEL, F.: Die Spirochaeten im Zentralnervensystem bei der Paralyse. Z. Neur. **73**, 310 (1921). — JAKOB, A.: Über Entzündungsherde und miliare Gummen im Großhirn bei Paralyse (mit besonderer Berücksichtigung der Entzündungserscheinungen bei den Anfallsparalysen). Z. Neur. **52**, 7 (1919). — JANSEN, H.: Über Herzgummen unter besonderer Berücksichtigung der Frage der syphilitischen Riesenzellen. Virchows Arch. **264**, 730 (1937).

KULESCHA, G. S., u. N. A. TITOWA: Die pathologische Anatomie und Aetiologie des Rückfallfiebers. Virchows Arch. **241**, 319 (1923).

LESSER, F.: Zur Biologie der Syphilis. Zur Herkunft der Gummata. Med. Klin. **1926 I**, 695. — LEVADITI, C.: L'histologie pathologique de la syphilis héréditaire dans ses rapports avec le „spirochaete pallida". Ann. Inst. Pasteur **20**, 41 (1906). — LINELL, F.: Ein Fall von viszeraler Syphilis mit gummösen Veränderungen der Milz. Acta path. scand. (Copenh). Suppl. **54**, 512 (1944). — LOTZE, H., u. P. KIMMELSTIEL: Ein Fall von akut verlaufender Lues. Arch. f. Dermat. **168**, 383 (1933). — LUBARSCH, O.: Entzündung. In Pathologische Anatomie herausgeg. von L. ASCHOFF, 6. Aufl. Bd. 1. 1923.

MARCUSE, M.: Über nodöse Syphilide und syphilitische Phlebitis. Arch. f. Dermat. **63**, 17 (1902). — MARFAN et TOUPET: Contribution à l'étude histologique des gommes syphilitiques et des lésions tertiaires en général. Ann. de Dermat., III. s. **1**, 637 (1890). — MAYER, M., u. E. G. NAUCK: Framboesia tropica (Framboesie). In Handbuch der Haut- und Geschlechtskrankheiten, Bd. 12/1, S. 1. 1932.

PAUTRIER, L. M.: Sarcoïdes et syphilis. Nécessités d'une revision du groupe des sarcoïdes. Ann. de Dermat. V. s. **5**, 344 (1914).

SCHAMBERG, J. F., and J. V. KLAUDER: A study of a case of yaws (frambesia tropica) contracted by an american soldier in France. Arch. of Dermat. **3**, 49 (1921). — SCHNEIDER, P.: Anatomie, Röntgenologie und Bakteriologie der angeborenen Frühsyphilis des Knochensystems. Erg. Path. **20**, (II), 185 (1922). ~ Zur pathogenetischen Einheitlichkeit der Miliarsyphilome. Verh. dtsch. path. Ges. **18**, 135 (1921). ~ Über die Organveränderungen bei der angeborenen Frühsyphilis. Verh. dtsch. path. Ges. (23. Tagg) **1928**, 177. — SCHUSTER, H.: Anatomische Untersuchungen bei Recurrens im Kindesalter. Beitr. path. Anat. **72**, 669 (1924). — SCOTT, V., G. J. DAMMIN and CL. DROEGMULLER: Hyaluronidase and experimental syphilis. Metachromasia in syphilitic orchitis and its relationship to hyaluronic acid. Amer. J. Syph. **34**, 501 (1950). — SCRIBA, K., u. H. E. BÜTTNER: Ein bemerkenswerter Fall von Lungensyphilis. Virchows Arch. **291**, 571 (1933). — STAEMMLER, M.: Anatomische Befunde beim Rückfallfieber. Frankf. Z. Path. **60**, 560 (1949). — SWAIN, R. H. A.: Electron microscopic studies of the morphology of pathogenic spirochaetes. J. of Path. **69**, 117 (1955).

VERSÉ, M.: Phlebitis syphilitica cerebrospinalis. Beitr. path. Anat. **56**, 580 (1913).

WAKABAYASHI, T.: Einige Beobachtungen über die feinere Struktur der Riesenzellen in Gummi und Sarkom. Virchows Arch. **205**, 54 (1911). — WILENTSCHUK, A.: Untersuchungen über die Klinik und Histopathologie der experimentellen Kaninchen-Syphilis. Arch. f. Dermat. **165**, 37 (1932). — WILLIAMS, H. U.: Pathology of yaws, especially the relation of yaws to syphilis. Arch. of Path. **20**, 596 (1935). — WINDHOLZ, F.: Über erworbene knotige Syphilis der Lunge. Virchows Arch. **272**, 76 (1929).

ZURHELLE, E.: Histologische Studien an syphilitischen Lymphdrüsen des primären und sekundären Stadiums. Dermat. Z. **34**, 1 (1921). ~ Zur Histopathologie der syphilitischen Lymphdrüsenerkrankungen. Arch. f. Dermat. **138**, 366 (1922). ~ Über den Anteil feinster

Bindegewebsfibrillen, den sog. Gitterfasern, am Aufbau syphilitischer und anderer Hauteffloreszenzen, gleichzeitig ein Beitrag zu ihrer Konsistenz insbesondere zur Härte des Primäraffektes. Dermat. Z. **35**, 251 (1922).

IX. Virus (S. 440—450).

Ash, J. E., and S. Spitz: Pathology of tropical diseases. Philadelpia u. London: W. B. Saunders Co. 1945.

Berardinelli, W.: Lymphoréticulose bénigne d'inoculation ou maladie des griffes de chat. Presse méd. **1953**, 1104. — Bettinger, H.: Über Lymphogranuloma inguinale. Virchows Arch, **303**, 346 (1939). — Bory, L.: Le chancre lympho-granulomateux. Bull. Soc. franç. Dermat. **21**, 451 (1921). — Brandt, R.: „Bubonulus" in Lymphogranuloma venerum. Arch. of Dermat. **42**, 811 (1940). — Broom, J. C., and G. M. Findlay: Experiments on the filtration of climatic bubo (lymphogranuloma inguinale) virus through „gradocol" membranes. Brit. J. Exper. Path. **17**, 135 (1936).

Ceelen, W.: Zur Pathologie des Lymphogranuloma inguinale. Med. Klin. **1937**, 1295. — Coutts, W. E.: Lymphogranuloma venerum. A general review. Bull. World Health Organ. **2**, 545 (1950). — Coutts, W. E., J. Martini, I. Brieva, J. Lerner and A. Said: Visible forms and possible life cycle of lymphogranuloma venerum virus. J. Trop. Med. a. Hyg. **45**, 137 (1942).

Daniels, W. B., and F. G. MacMurray: Cat-scratch disease: new bacterial regional lymphadenitis. Arch. Int. Med. **88**, 736 (1951). — D'Aunoy, R., and E. v. Haam: Veneral lymphogranuloma. Arch. of Path. **27**, 1032 (1939). — Debré, R., M. Lamy, M. L. Jammet, L. Costil et P. Mozziconacchi: La maladie des griffes de chat. Bull. Soc. Méd. Hôp. Paris **66**, 76 (1950) und Semaine Hôp. **26**, 1893 (1950). — Depaoli, M.: Sull'istopatologia dell' intradermoreazione di Frei. Dermatologica (Basel) **103**, 158 (1951). — Dewald, W.: Lymphogranuloma inguinale. Hautarzt **3**, 337 (1952) (Literatur). — Dreosti, A. E., and J. F. Murray: Cat-scratch disease. Non-bacterial régional lymphadenitis or benign lymphoreticulosis of inoculation. S. Afric. Med. J. **1953**, 81. — Durand, M., J. Nicolas et M. Favre: Lymphogranulomatose inguinale subaiguë d'origine génitale probable, peut-être vénérienne. Bull. Soc. méd. Hôp. Paris **35**, 274 (1913).

Favre, M.: Note sur des recherches bactériologiques à propos d'une variété d'adénites inflammatoires de la région inguinale (lymphogranulomatose inguinale). Bull. et Mém. Soc. Méd. Hôp. Paris, Séance du 18. Mars 1921. ~ Le virus poradémique, figure argyrophile et inclusions cellulaires dans la lymphogranulomatose inguinale. Ann. de Dermat. VIII. s. **2**, 89 (1942). — Findlay, G. M.: Climatic bubo or lymphogranuloma inguinale. Trans. Roy. Soc. Trop. Med. (Lond.) **31**, 587 (1938). — Findlay, G. M., R. D. Mackenzie and F. O. Mac Callum: A morphological study of the virus of lymphogranuloma inguinale (climatic bubo). Trans. Roy. Soc. Trop. Med. (Lond.) **32**, 183 (1938). — Floros, A.: Die benigne, durch Inoculation übertragbare Lymporetikulose (Morbus Petzetakis oder Katzenkratzkrankheit). Wien. klin. Wschr. **1952**, 963 (Literatur). — Franchi, F.: Ricerche sperimentali sulla istologia della reazione di Frei. Giorn. ital. Dermat. **17**, Nr 2 (1939). — Froboese, C.: Histologie eines Bubonulus bei Lymphogranuloma inguinale. Arch. f. Dermat. **168**, 173 (1933).

Gamna, .: Sulla linfogranulomatosi inguinale. Ricerche cliniche e etiologiche. Arch. Sci. Med. **45**, 31 (1922). — Gaté, J.: Lymphogranulomatose inguinale subaiguë à foyers purulents intraganglionnaires d'origine génitale probable, peut-être vénérienne. Thèse de Lyon Nr 93, 1913. — Germer, W. D., Viruserkrankungen des Menschen. Stuttgart: Georg Thieme 1954. — Graber, H., u. W. Knapp: Die abscedierende retikulocytäre Lymphadenitis mesenterialis (Masshoff) als Bestandteil eines enteralen Primärkomplexes und Folge einer Infektion mit Pasteurella pseudotuberculosis. Frankf. Z. Path. **66**, 399 (1955) (Literatur). Gsell, O.: Die Bedeutung der Serumeiweiß- und Knochenmarksveränderungen bei Lymphogranuloma inguinale. Klin. Wschr. **18**, 778 (1939). ~ Virus Kratz-Lympadenitis (Maladie des griffes de chat, Lymphoreticulosis benigna). Schweiz. med. Wschr. **1951**, **699**.

Hansmann, G. H.: Non tuberculous granulomatous lymphadenitis. Surg. etc. **39**, 72 (1924). — Hedinger, Chr.: Zur Histopathologie der sog. Katzenkratzkrankheit, einer benignen Viruslymphadenitis (Maladie des griffes de chat, Lymphotériculose bénigne d'inoculation). Schweiz. Z. Path. **15**, 622 (1952). ~ Die histologischen Veränderungen bei der sog. Katzenkratzkrankheit, einer benignen Viruslympadenitis. Virchows Arch. **322**, 159 (1952). — Hedinger, Chr., C. Usteri, T. Wegmann u. F. Wortmann: Der kutane Primäraffekt der sog. Katzenkratzkrankheit, einer benignen Viruslymphadenitis. Dermatologica (Basel) **104**, 101 (1952). — Heinlein, H.: Die allgemeine Pathologie der Viruserkrankungen beim Menschen. Verh. dtsch. Ges. Path. (38. Tagg) **1955**, 38. — Hellerström, S.: A contribution to the knowledge of lymphogranuloma inguinale. Acta dermat. scand. Suppl. 1 (1929).

Knapp, W.: Die Bedeutung mikrobiologischer Untersuchungen zur aetiologischen Abgrenzung der mesenterialen Lympadenitis. Chirurg 26, 440 (1955). — Knapp, W., u. W. Masshoff: Zur Aetiologie der abscedierenden retikulocytären Lymphadenitis usw. Dtsch. med. Wschr. 1954, 1266 (vgl. hier Literatur der Pseudotuberkulose-Fälle bei Menschen).

Lépine, P., O. Croissant et L. Reinié: Structure du virus de la lymphogranulomatose inguinale examiné au microscope électronique. Ann. Inst. Pasteur 74, 421 (1948). — Levaditi, C.: Etude expérimentale, pathogénique, microbiologique et chimiothérapique de la maladie de Nicolas et Favre. Ann. de Dermat. VIII. s. 1, 417 (1941). — Levaditi, C., et P. Lépine: Les ultravirus des maladies humaines. Paris: Maloine 1948. — Levaditi, C., P. Ravaut, P. Lépine et R. Schoen: Etude étiologique et pathogénique de la maladie de Nicolas et Favre (lymphogranulomatose inguinale subaiguë, ulcère vénérien, adénogène, poradénolymphite). Ann Inst. Pasteur 48, 27 (1932). — Löhe, H., u. H. Schlossberger: Der heutige Stand unserer Kenntnisse vom Lymphogranuloma inguinale. Med. Klin. 1937, 1427, 1471.

Malamos, B.: Züchtung des Lymphogranuloma inguinale-Virus auf Kaninchen-Kornea-Epithelkulturen. Zbl. Bakter. I Orig. 143, 1 (1938). — Masshoff, W., u. W. Dölle: Über eine besondere Form der sog. mesenterialen Lymphadenopathie: „Die abscedierende retikulocytäre Lymphadenitis.“ Virchows Arch. 323, 664 (1953) (vgl. Knapp). — Melczer, N.: Über den Erreger des Lymphogranuloma inguinale. Dermat. Wschr. 106, 128 (1938) (Literatur). — Melczer, N., u. K. Sipos: Spezifischer Hautausschlag im Spätstadium des Lymphogranuloma inguinale. Arch. f. Dermat. 178, 106 (1939). — Miyagawa, Y., T. Mitamura, H. Yaoi, N. Ishii, H. Nakajima, J. Okanishi, S. Watanabe and S. Kato: Studies on the virus of lymphogranuloma inguinale Nicolas, Favre and Durand (first report). Jap. J. Exper. Med. 13, 1 (1935). — Miyagawa, Y., T. Mitamura, H. Yaoi, N. Ishii and J. Okanishi: Studies on the virus of lymphogranuloma inguinale Nicolas, Favre and Durand. Jap. J. Exper. Med. 13, 331 (1935). ~ 3rd report: Studies on filtration, especially ultrafiltration of the virus. Jap. J. Exper. Med. 13, 723, (1935). ~ 4th report: Cultivation of the virus on the chorio-allantoic membrane of the chicken embryo. Jap. J. Exper. Med. 13, 733 (1935). ~ 5th report: Resistance of the virus to heat, cold and dessication, virus-dilution experiment. Jap. J. Exper. Med. 13, 739 (1935). — Mollaret, P.: La lymphoréticulose bénigne d'inoculation. Helvet. med. Acta 19, 316 (1952) (Literatur). — Mollaret, P., J. Reilly, R. Bastin et P. Tournier: Sur une adénopathie régionale subaiguë et spontanément curable, avec intradermoréaction et lésions ganglionnaires particulières. Bull. Soc. Méd. Hôp. Paris 66, 424 (1950). ~ Une maladie ganglionnaire nouvelle: Adénopathie inguinale subaiguë spontanément curable avec intradermo-réaction et lésions histologiques particulières. Presse méd. 1950, 282. ~ Documentation nouvelle sur l'adénopathie régionale subaiguë et spontanément curable décrite en 1950. La lymphoréticulose bénigne d'inoculation. Presse méd. 1950, 1353. ~ La découverte du virus de la lymphoréticulose bénigne d'inoculation. Presse méd. 1951, 681, 701.

Nauck, E. G., u. B. Malamos: Über Erregerbefunde bei Lymphogranuloma inguinale. Arch. Schiffs- u. Tropenhyg. 41, 537 (1937). — Nordmann, M.: Über Katzenkratzkrankheit. Verh. dtsch. Ges. Path. 38. Tagg 1955, 112.

Phylactos, A.: Lymphogranulomatose des ganglions inguinaux; ulcère vénérien adénogène. Ses rapports avec le bubon climatérique. Thèse Lyon 1922.

Rake, G., and H. P. Jones: Studies on lymphogranuloma venerum. I. Development of the agent in the yolk sac of the chicken embryo. J. of Exper. Med. 75, 323 (1942). — Randerath, E.: Beiträge zur Morphologie der sog. Viruslymphadenitis und zu deren Differentialdiagnose. Verh. dtsch. Ges. Path. 38. Tagg 1955, 116. — Reichele, H. S., and W. H. Connor: Lymphogranuloma inguinale. Report of a case with involvement of retroperitoneal lymph-nodes and probable involvement of the hip joint, adrenals and kidneys, with autopsy. Arch. of Dermat. 32, 196 (1935). — Rivers, T. M.: Viral and rickettsial infections of man, 2. Aufl. Philadelphia: J. B. Lippincott Co. 1952.

Sheldon, W. H., and A. Heyman: Lymphogranuloma venerum. A histological study of the primary lesion, bubonulus and lymph-nodes in cases proved by isolation of the virus. Amer. J. Path. 23, 653 (1947). — Smith, E. W., and R. P. Custer: Histopathology of lymphogranuloma venerum. J. of Urol. 63, 546 (1950). — Stannus, H. S.: A sixth veneral disease. London: Baillière, Tindall a. Cox 1933.

Tamura, J. T.: The virus of lymphogranuloma inguinalis. Its cultivation, its antigenic value as a vaccine and also in the production of an antiserum. J. Labor. a. Clin. Med. 20, 393 (1935). — Thygeson, P.: Trachoma-psitaccosis-lymphogranuloma venerum group of viruses: Chlamydozoaceae. Amer. J. Ophthalm. 34, II, 7 (1951).

Usteri, C., u. Chr. Hedinger: Über die „Maladie des griffes du chat“. Schweiz. med. Wschr. 1951, 221.

Wegmann, T., C. Usteri u. Chr. Hedinger: Die sog. Katzenkratzkrankheit, eine benigne Viruslymphadenitis (Maladie des griffes de chat, lymphoréticulose d'inoculation). Schweiz.

med. Wschr. **1951**, 853. — WOHLWILL, F.: Zur pathologischen Anatomie der Allgemeinerscheinungen bei der NICOLAS-FAVREschen Krankheit. Schweiz. Z. Path. **6**, 125 (1943).

X. Mykosen (S. 450—465).

ASCHNER, M., J. MAGER and J. LEIBOWICZ: Production of extracellular starch in cultures of capsulated yeasts. Nature (Lond.) **156**, 295 (1945).

BAKER, R. D.: Experimental blastomycosis in mice. Amer. J. Path. **18**, 463 (1942). ~ Tissue reactions in human blastomycosis and analysis of tissue from 23 cases. Amer. J. Path. **18**, 479 (1942). — BAKER, R. D., and R. K. HAUGEN: Tissue changes and tissue diagnosis in cryptococcosis. A study of 26 cases. Amer. J. Clin. Path. **25**, 14 (1955). — BAKER, R. D., and A. O. SEVERANCE: Mucormycosis with report of acute myotic pneumonia. Amer. J. Path. **24**, 716 (1948). — BAKER, R. D., G. W. WARRIK and R. O. NOOJIN: Acute blastomycotic pneumonia. Arch. Int. Med. **90**, 718 (1952). — BERNSTEIN, I. L., J. E. COOK, H. PLOTNICK and F. J. TENCZAR: Nocardiosis: three cases report. Ann. Int. Med. **36**, 852 (1952) (Literatur). — BEURMANN DE, et H. GOUGEROT: Les sporotrichoses hypodermiques. Ann. de Dermat., IV. s. **7**, 837, 914, 993 (1906). ~ Les sporotrichoses. Paris: Felix Alcan 1912. — BRUMPT, E.: Précis de parasitologie. Paris: Masson & Cie. 1949. — BRUNS, G.: Generalisierte Torulose (mit Befall der Dura mater). Zbl. Path. **87**, 360 (1951). — BÜNGELER, W.: Über die brasilianische Blastomykose und den histologischen Nachweis der Paracoccidioides brasiliensis. Virchows Arch. **309**, 76 (1942). — BUSCHKE, A., u. A. JOSEPH: Die Sproßpilze. In Handbuch der pathogenen Mikroorganismen, Bd. V/1, S. 321. 1928. — BUSCHKE, A., u. E. LANGER: Die Sporotrichose. In Handbuch der pathogenen Mikroorganismen, Bd. V/1, 401 (1928). — BUSSE, O.: Über Saccharomyces hominis. Virchows Arch. **140**, 23 (1895). Vgl. Zbl. Bakter. I Orig. **16**, 175 (1894).

CHRISTIE, A.: The disease spectrum of human histoplasmosis. Trans. Assoc. Amer. Physicans **64**, 147 (1951). — CHRISTIE, A., and J. C. PETERSON: Pulmonary calcification in negative reactors to tuberculin. Amer. J. Publ. Health **35**, 1131 (1945). ~ Benign histoplasmosis and pulmonary calcification. Amer. J. Dis. Childr. **72**, 460 (1946). — COHEN, J. R., and W. KAUFMANN: Systemic cryptococcosis. A report of a case with review of the literature. Amer. J. clin. Path. **22**, 1069 (1952) (Literatur). — COLLIER, W. A., u. W. E. F. WINCKEL: Histoplasmose bei Säugetieren in Surinam. Anthonie van Leeuwenhoek **18**, 349 (1952). — COLLINS, W. T.: Disseminated ulcerating sporotrichosis with widespread visceral involvement. Arch. of Dermat. **56**, 523 (1947). — CONANT, N. F., D. T. SMITH, R. D. BAKER, J. L. CALLAWAY and D. S. MARTIN: Manual of clinical mycology, 2. Aufl. Philadelphia u. London: W. B. Saunders Co. 1954. — COX, L. B., and J. C. TOLHURST: Human torulosis; a clinical, pathological and microbiological study, with a report of 13 cases. Melbourne: Univ. Press 1946. — CROSS, F. W., and A. HOWELL jr.: Preliminary report on the isolation of an immunologically active polysaccharide from histoplasmin. Publ. Health, Rep. **63**, 179 (1948). — CUTTINO, J. T., and A. M. MCCABE: Pure granulomatous nocardiosis: a new fungus disease distinguished by intracellular parasitism. Amer. J. Path. **25**, 1 (1949).

D'AGATO, G.: Sporotrichotisches Granulom und vitale Färbung. Virchows Arch. **230**, 667 (1921). — DARLING, S. T.: A protozoan general infection producing pseudotubercles in the lung and focal necrosis in the liver, spleen and lymph nodes. J. Amer. Med. Assoc. **46**, 1283 (1906). ~ The morphology of the parasite (histoplasma capsulatum) and the lesions of histoplasmosis, a fatal disease of tropical America. J. of Exper. Med. **11**, 515 (1909). — D'AUNOY, R., and J. L. BEVEN: Systemic blastomycosis. J. Labor. a. Clin. Med. **16**, 124 (1930/31). — DAVIS, C. N.: Fatal cerebral coccidioidomycosis. Report of a case. Amer. J. Clin. Path. **17**, 325 (1947). — DEBRÉ, R., M. LAMY, CH. LEBLOIS, J. NICK, Mlle. GRUMBACH et E. NORMAND: Sur la torulose, étude clinique et expérimentale. Ann. paediatr. (Basel) **168**, 1 (1947). — DUBLIN, W. B., C. G. CULBERSTON and H. P. FRIEDMAN: Histoplasmosis. Amer. Rev. Tbc. **58**, 562 (1948). — DUBOIS, A., et R. VANBREUSEGHEM: L'histoplasmose africaine. Bull. Acad. roy. Méd. Belg., VI. s. **17**, 551 (1952).

EMERSON, K. jr.: Adrenal disorders: diagnosis, pathology and treatment. Med. Clin. N. Amer. **35**, 1283 (1951). — ERNST, H. C.: A case of mucor infection. J. Med. Res. **39**, 143 (1918).

FARNESS, O. J.: Coccidioidomycosis. J. Amer. Med. Assoc. **116**, 1749 (1941). — FISCHER, W.: Über Infektion mit Coccidioides immitis. Zbl. Path. **84**, 273 (1948). — FISHER, A. M.: The clinical picture associated with infections due to cryptococcus neoformans (torula histolytica). Bull. Johns Hopkins Hosp. **86**, 383 (1950). — FITCHETT, M. S., and F. D. WEIDMAN: Generalized torulosis associated with Hodgkin's disease. Arch. of Path. **18**, 225 (1934). — FORBUS, W. D.: Reaction to injury, Bd. I. Baltimore: Williams & Wilkins Co. 1943. ~ Granulomatous inflammation. Springfield, Ill.: Ch. C. Thomas 1949. — FORBUS, W. D., and A. M. BESTEBREURTJE: Coccidioidomycosis. Mil. Surgeon **99**, 653 (1946). — FREEMAN, W.: Torula infection of the central nervous system. J. Psychol. u. Neur. **43**, 236 (1931) (ausführl. Bilder).

GANS, O.: Histologie der Hautkrankheiten, Bd. 2. Berlin: Springer 1928. — GLEISER, C. A.: Mucormycosis in animals. Report of 3 cases. J. Amer. Vet. Med. Assoc. **123**, 441 (1953). — GÖTZ, H.: Klinische und experimentelle Studien über das Granuloma paracoccidioides (Morbus Lutz-Splendore-De Almeida). Arch. f. Dermat. **198**, 507 (1954). — GREGORY, J. E., A. GOLDEN and W. HAYMAKER: Mucormycosis of the central nervous system. Report of 3 cases. Bull. Johns Hopkins Hosp. **73**, 405 (1943).

HANSEMANN, D. v.: Über eine bisher nicht beobachtete Gehirnerkrankung durch Hefen. Verh. dtsch. Ges. Path. (9. Tagg) **1906**, 21. — HANSMANN, G. H., and J. R. SCHENKEN: A unique infection in man caused by a new yeast-like organism, a pathogenic member of the genus Sepedonium. Amer. J. Path. **10**, 731 (1934). — HEINE, J., A. LAUER u. C. MUMME: Generalisierte Blastomykose und Lymphogranulomatose. Beitr. path. Anat. **104**, 57 (1940). — HENDERSON, R. G., H. PINKERTON and L. T. MOORE: Histoplasma capsulatum as a cause of chronic ulcerative enteritis. J. Amer. Med. Assoc. **118**, 885 (1942). — HIGH, R. H., H. B. ZWERLING and M. L. FURCOLOW: Disseminated pulmonary calcification. A report of 113 cases. Publ. Health. Rep. **62**, 20 (1947). — HODGSON, C. H., L. A. WEED and O. T. CLAGETT: Pulmonary histoplasmosis: review of published cases and report of an unusual case. J. Thorac. Surg. **20**, 97 (1950). ~ Pulmonary histoplasmosis: summary of data on reported cases and a report on 2 patients treated by lobectomy. J. Amer. Med. Assoc. **145**, 807 (1951). — HOWELL jr., A., and G. F. KIPKIE: Studies on experimental histoplasmosis IV: Comparison of virulence of 5 strains of histoplasma capsulatum by intracerebral inoculation in male DBA line 1 mice. J. Labor. a. Clin. Med. **36**, 547 (1950). — HUMPHREY, A. A.: Reticuloendothelial cytomycosis (histoplasmosis of Darling) . Arch. Int. Med. **65**, 902 (1940). — HUTCHINSON, H. E.: Laryngeal histoplasmosis simulating carcinoma. J. of Path. **64**, 309 (1952).

ISRAEL, H. L., ED. DE LAMATER, M. SONES, W. D. WILLIS and A. MIRMELSTEIN: Chronic disseminated histoplasmosis. An investigation of its relationship to sarcoidosis. Amer. J. Med. **12**, 252 (1952).

JUNGHANS, H.: Eine seltene Hefepilzerkrankung der Haut mit Epithelwucherung (Blastomycose, GILCHRISTsche Krankheit). Virchows Arch. **299**, 767 (1937).

KIRSCH, E.: Die Histoplasmose, eine Übersicht. Z. Tropenmed. u. Parasitol. **1**, 287 (1949). ~ Beobachtung einer Histoplasmose mit Sektionsbefund. Z. Tropenmed. u. Parasitol. **3**, 86 (1951). — KLETTER, G., W. E. F. WINCKEL and W. A. COLLIER: Contributions to the geographical pathology of Surinam. 11. A case of South-American blastomycosis in Surinam. Doc. med. geogr. et trop. **5**, 25 (1953). — KÖHLMEIER, W., u. H. KREITNER: Blastomykose der Mamma. Wien. klin. Wschr. **1953**, 13. — KURREIN, F.: Cerebral mucormycosis. J. Clin. Path. **7**, 141 (1954).

LAAS, E., u. W. GEIGER: Blastomykose bei Lymphogranulom. Dtsch. Z. Nervenheilk. **159**, 314 (1948). — LANGERON, M.: Précis de mycologie. Paris: Masson & Cie. 1952. — LAWLESS, T. K.: Ein experimenteller Beitrag zur Pathologie der Sporotrichose. Dermat. Z. **40**, 257 (1924). — LE COMPTE, P. M., and W. A. MEISSNER: Mucormycosis of the central nervous system, associated with hemochromatosis. Amer. J. Path. **23**, 673 (1947). — LICHTHEIM, L.: Über pathogene Mucorineen und die durch sie erzeugten Mykosen des Kaninchens. Z. klin. Med. **7**, 140 (1883). — LITTMAN, M., E. WICKER and A. WARREN: Systemic North American blastomycosis. Amer. J. Path. **24**, 339 (1948). — LLOYD, J. B., L. J. SEXTON and A. T. HERTIG: Pulmonary mucormycosis complicating pregnancy. Amer. J. Obstetr. **58**, 548 (1949).

MALONEY, P. J.: Addison's disease due to chronic disseminated coccidioidomycosis. Arch. Int. Med. **90**, 869 (1952). — MANWARING, J. H.: Unusual forms of blastomyces dermatidis in human tissues. Arch. of Path. **48**, 421 (1949). — MEDLAR, E. M.: Pulmonary blastomycosis, its similarity to tuberculosis, report of 2 cases. Amer. J. Path. **3**, 305 (1927). — MELENEY, H. E.: Histoplasmosis (reticulo-endothelial cytomycosis). A review. Amer. J. Trop. Med. **20**, 603 (1940). — MILLER, H. E., F. M. KEDDIE, H. G. JOHNSTONE and W. L. BOSTICK: Histoplasmosis. Cutaneous and mucomembraneous lesions and pathologic observations. Arch. of Dermat. **56**, 715 (1947). — MOHR, W.: Die Mykosen. In Handbuch der inneren Medizin, Bd. 1/I, S. 827. 1952 (Literatur). — MOORE, M.: Morphologic variation in tissue of the organisms of the blastomycoses and of histoplasmosis. Amer. J. Path. **31**, 1049 (1955). — MOORE, M., and L. V. ACKERMAN: Sporotrichosis with radiate formation in tissue. Report of a case. Arch. of Dermat. **53**, 253 (1946). — MOORE, M., W. A. D. ANDERSON and H. H. EVERETT: Mucormycosis of the large bowel. Amer. J. Path. **25**, 559 (1949). — MOSBERG, W. H., and J. G. ARNOLD: Torulosis of the central nervous system, review of the literature and report of 5 cases. Ann. Int. Med. **32**, 1153 (1950) (Literatur). — MÜLLER, E., u. W. M. HILSCHER: Zur Frage der generalisierten Blastomykose und ihrer Beziehungen zur Lymphogranulomatose. Zbl. Path. **92**, 331 (1954). — MURRAY, J. F., and F. A. BRANDT: Histoplasmosis and malignant lymphoma. Amer. J. Path. **27**, 783 (1951).

NICOD, J. L.: Un cas autochtone de blastomycose des méninges. Schweiz. med. Wschr. **1938**, 234. ~ Hyphomycose (aspergillose) méningée. Schweiz. Z. Path. **11**, 673 (1946).

O'DONNEL, W. M.: Changing pathogenesis of Addison's disease with special reference to amyloidosis. Arch. Int. Med. **86**, 266 (1950). — OPHÜLS, W., and H. C. MOFFIT: A new pathogenic mould (formerly described as a protozoan, coccidioides immitis pyogenes). Philad. Med. J. **5**, 1471 (1900).

PETERSON, J. C., and A. C. CHRISTIE: Histoplasmosis and pulmonary calcifications. Amer. Rev. Tbc. **57**, 361 (1948). — PINKERTON, H., and L. IVERSEN: Histoplasmosis. Three fatal cases with disseminated sarcoid lesions. Arch. Int. Med. **90**, 456 (1952). — PINKUS, H., and J. N. GREKIN: Sporotrichosis with asteroid tissue forms. Arch. of Dermat. **61**, 813 (1950). — PUCKETT, T. F.: Pulmonary histoplasmosis. A study of 22 cases with identification of histoplasma capsulatum in resected lesions. Amer. Rev. Tbc. **67**, 453 (1953).

RAWSON, A. J., L. H. COLLINS and J. L. GRANT: Histoplasmosis and torulosis as causes of adrenal insufficiency. Amer. J. Med. Sci. **215**, 263 (1948). — REIMANN, H. A., and A. H. PRICE: Histoplasmosis in Pennsylvania: Confusion with sarcoidosis and experimental therapy with bacillomycin. Pennsylvania Med. J. **52**, 367 (1949). — REINGOLD, I. M.: Myocardial lesions in disseminated coccidioidomycosis. Amer. J. Clin. Path. **20**, 1044 (1950). — RIXFORD, E., and T. C. GILCHRIST: Two cases of protozoan (coccidioidal) infection of the skin and other organs. Johns Hopkins Hosp. Rep. **1**, 209 (1896). — RODGER, R. C., L. L. TERRY and C. H. BINFORD: Histoplasmosis, cryptococcosis and tuberculosis complicating Hodgkin's disease. Report of a case. Amer. J. Clin. Path. **21**, 153 (1951).

SABIN, F. R., A. L. JOYNER and K. C. SMITHBURN: Cellular reactions to polysaccharides from tubercle bacilli and from pneumococci. J. of Exper. Med. **68**, 563 (1938). — SAGLAM, T.: Histoplasmosis. Schweiz. med. Wschr. **1946**, 1152. — SCHNYDER, H. K.: Aspergillose der Schädelbasis. Pract. otol. etc. (Basel) **10**, 402 (1948). — SCHULZ, D. M.: Partially healed primary lesion in case of generalized histoplasmosis. Arch. of Path. **50**, 457 (1950). ~ Histoplasmosis of central nervous system. J. Amer. Med. Assoc. **151**, 549 (1953). — SCHWARZ, J., and G. L. BAUM: Blastomycosis. Amer. J. Clin. Path. **21**, 999 (1951) (Literatur). — SCHWARZ, J., H. E. SCHORNAGEL and M. STRAUB: A case of torulosis. Fungus diesases and tuberculosis, similarity and differences. Doc. med. geogr. et trop. **6**, 69 (1954). — SHULL, H. J.: Human histoplasmosis: A disease with protean manifestations often with digestive system involvement. Gastroenterologia (Basel) **25**, 582 (1953). — SIMONS, R. D. G.: Handbook of tropical dermatology and medical mycology. Amsterdam-Houston-New York-London: Elsevier publ. Co. 1952. — SIMSON, F. W., M. A. F. HELM, J. W. BOWEN and F. A. BRANDT: The pathology of sporotrichosis in man and experimental animals. Proc. Transvaal mine Med. Officers, p. 34, 1947. (Publ. by Transvaal Chamber of mines, Johannesburg.) — STAMPFL, B.: Über einen eigenartigen Fall von Blastomykose. Verh. dtsch. Ges. Path. (33. Tagg) **1950**, 187. Vgl. SCHMIDT, SIEGFRIED u. STAMPFL, Dtsch. med. Wschr. **1950**, **1433**. — SYMEONIDIS, A., and C. W. EMMONS: Granulomatous growth induced in mice by Absidia corymbifera. Arch. of Path. **60**, 251 (1955). — SYMMERS, W. STR. C.: Torulosis. Lancet **1953 II**, 1068.

TAGER, M., and A. A. LIEBOW: Intranasal and intraperitoneal infection of the mouse with coccidioides immitis. Yale J. Biol. a. Med. **15**, **41** (1942/43). — TARBET, J. E., and A. M. BRESLAU: Histochemial investigation on the spherule of coccidioides immitis in relation to host reaction. J. Inf. Dis. **92**, 183 (1953). — TARBET, J. E., E. T. WRIGHT and V. D. NEWCOMER: Experimental coccidioidal granuloma. Amer. J. Path. **28**, 901 (1952).

VANBREUSEGHEM, R.: Histoplasma duboisii and African histoplasmosis. Mycologia (N. Y.) **45**, 803 (1953). — VUILLEMIN, P.: La série des absidiées. C. r. Acad. Sci. Paris **136**, 514 (1903).

WADE, H. W.: A variation of gemmation of blastomyces dermatidis in the tissue lesions. J. Inf. Dis 18, 618 (1916). — WÄTJEN, J.: Pathologisch-anatomische Demonstrationen: 1. Mucormykose der Lunge. Klin. Wschr. **1929**, 280. — WEED, L. A.: North American blastomycosis. Amer. J. Clin. Path. **25**, 37 (1955). — WINER, L. H.: Histopathology of the nodose lesion of acute coccidioidomycosis. Arch. of Dermat. **61**, 1010 (1950). — WOLF, A., and D. COWEN: Mucormycosis of the central nervous system. J. of Neuropath. **8**, 107 (1949).

ZWERLING, H. B., and C. E. PALMER: Pulmonary calcifications: roentgenographic observations in relation to histoplasmin and tuberculin reactions. Radiology **47**, 59 (1946).

Schlußkapitel (S. 465—474).

CAIN, A. J.: An examination of Baker's acid haematein test for phospholipids. Quart. J. Microsc. Sci. 88, 467 (1947).

FORBUS, W. D.: Granulomatous inflammation. Oxford: Blackwell Scient. publ. 1949.

HUECK, W.: Morphologische Pathologie. Leipzig: Georg Thieme 1937.

Larsson, L. G.: Tubercle-like structures in late irradiation injuries of the skin. Acta radiol. (Stockh.) **31**, 17 (1949). — Letterer, E.: Allgemeine Pathologie der Tuberkulose. In: Die Tuberkulose. Ihre Erkennung und Behandlung herausgeg. von H. Deist und H. Krauss. Stuttgart: Ferdinand Enke 1951.

McDonald, J. R., and L. A. Weed: Limitations of histopathologic technics in the diagnosis of granulomas. Surg. Clin. N. Amer. **1952**, 1235.

Pagel, W.: Pathologie und Histologie der allergischen Erscheinungen. In P. Kallós, Progress in Allergy, Bd. 1, S. 74. Basel u. New York: S. Karger 1939. ~ Tubercles and foreign-body granulomata. Amer. Rev. Tbc. **46**, 295 (1942).

Refvem, O.: The pathogenesis of Boeck's disease (sarcoidosis). Acta med. scand. (Stockh). Suppl. **293** (1954) (Literatur). — Rühl, R.: Über Fehldiagnosen bei der Annahme einer Tuberkulose im histologischen Bild. Langenbecks Arch. u. Dtsch. Z. Chir. **263**, 71 (1949).

Schreck, E.: Weitere Beiträge zur Frage der Klinik, Mikrobiologie und pathologischen Anatomie der sympathischen Ophthalmie. Graefes Arch. **149**, 656 (1949). ~ Über den Erreger der sympathischen Ophthalmie. Graefes Arch. **151**, 46 (1950). ~ Versuche zur Übertragung der sympathischen Ophthalmie auf Affen. Graefes Arch. **154**, 348 (1953).

Die allergisch-hyperergische Entzündung.

Von

Erich Letterer, Tübingen.

Mit 43 Abbildungen.

I. Der Begriff der allergisch-hyperergischen Entzündung.

Dem Kapitel über die unspezifische und die spezifische Entzündung ein noch weiteres über die allergische zuzufügen, wenngleich die morphologischen Grundlagen der Allergie gesondert und im ganzen abgehandelt werden, bedarf einer Rechtfertigung. Man kann ohne besondere Einwendungen den Standpunkt vertreten, daß eine Darstellung der morphologischen Grundlagen der Allergie mit Selbstverständlichkeit auch die hyperergische Entzündung zum Gegenstand habe, ja, daß dieselbe geradezu das Kernstück der morphischen Manifestationen der Allergie in einem Kapitel dieser Art bedeutet. So gesehen, ist also das Unternehmen, die hyperergische Entzündung abzuhandeln, Wiederholung oder Vorgriff, und dies um so mehr, wenn man etwa der nicht selten geäußerten Meinung zuneigt, daß die Morphe der allergischen Phänomene eine entzündliche überhaupt sei[1]. Daß dem nicht so ist, wird aus den allgemeinen Ausführungen über die Morphe der Allergie genügend klar hervorgehen und wurde zudem in früheren Veröffentlichungen zu diesem Thema schon dargelegt[2].

Im vorliegenden Kapitel ist zunächst zu besprechen, was wir unter dem Sammelnamen der hyperergischen Entzündung überhaupt verstehen wollen, zum zweiten, welche Stellung diese Entzündung zur unspezifischen und zur spezifischen einnimmt und schließlich, wie sich ihr gestaltliches Bild im allgemeinen und unter den wechselhaften Bedingungen ihrer kausalen Entstehung und ihrer verschiedenartigen Lokalisationen darstellt.

Was ist die hyperergische Entzündung überhaupt? Mit dieser Frage können wir schwerlich umhin, auch hier in großen Zügen zu umreißen, was wir unter Allergie verstehen. Zum Verständnis eines Begriffes, seiner Entwicklung und seiner später einsetzenden Wandlungen ist der historische Weg oft erfolgreich, wenn auch die primär gegebene Begriffsfassung nicht die für alle Zukunft bleibende ist. Der Begriff der Allergie zeigt, wie wandelbar[3] ein Begriff im täglichen Gebrauch, in der Sicht des Einzelnen und durch immer wieder neu hinzugekommene Erkenntnisse sein kann und wie schwer es ist, ihm eine festgefügte Limitierung zu geben. Biologisches läßt sich nicht in Schranken, in unverrückbare Grenzen oder in völlig voneinander getrennte Bezirke einfügen. Zu stark eingeengt oder zu unscharf gefaßt, verliert der Allergiebegriff den ihm innewohnenden Gehalt: Das Wesen des Phänomens der Allergie ist nur aus der Potenz der lebenden Substanz zu reagieren und der Wandelbarkeit dieser Potenz im positiven und negativen Sinne zu verstehen. Die *ἄλλος ἐργεῖα* ist aber *nicht* die *Reaktion selbst*, sondern *nur* die *Fähigkeit zur Reaktion*, und die Manifestation der Ergeia bleibt an bestimmte Bedingungen geknüpft. Diese sind die Erstreaktion und die durch die Erstreaktion entstehende Umstimmung des Substrates und die

[1] Bohrod 1954. [2] Letterer 1953. [3] v. Pirquet 1906, 1908, 1910, 1930.

durch zufällige oder gesetzmäßig ablaufende Umstände bzw. Reize ausgelöste Zweitreaktion. Die Zweitreaktion aber verläuft anders als die erste, ihr funktionelles und morphisches Gesicht ist gewandelt. Es ist nicht gesagt, daß die Zweitreaktion immer stärker als die erste sein muß oder etwa gleichzusetzen ist einer automatisch entstehenden Überempfindlichkeit des Substrates gegenüber dem ersten und gleichen Reiz. Der Sprachgebrauch hat nur dazu geführt, dem Begriff der Allergie diesen Inhalt der Überempfindlichkeit häufig und allein zuzuschreiben.

Die vergleichende Schau in die Biologie lebender Einheiten, der Zellen, Gewebe und Organismen mag RÖSSLE[1] bewogen haben, die Reaktionsfähigkeit derselben überhaupt in eine solche der *Normergie** und der *Pathergie* einzuteilen. Der Schöpfer des Allergiebegriffes, v. PIRQUET[2], hatte einen viel kleineren Bereich von Erscheinungen im Auge, als er Allergie „die veränderte Reaktionsfähigkeit" nannte, „welche der menschliche oder tierische Organismus durch Überstehen einer Krankheit erwirbt". Mit v. PIRQUETs Begriff der Allergie sind von vornherein zwei Dinge verbunden, die nicht übersehen werden sollten und die im Keime schon die Ursachen enthalten, welche späterhin zu den Schwierigkeiten in der Terminologie und der Fassung des Begriffes geführt haben, nämlich Allergie nicht nur als eine *andere*, sondern zugleich als eine *verstärkte* Reaktion und als eine Form der erworbenen Überempfindlichkeit gegenüber ein und demselben Reiz am gleichen Individuum zu betrachten. v. PIRQUET hat seinen Begriff der Allergie geprägt an der klinischen Beobachtung von Infektionskrankheiten und an den Folgen der wiederholten Einverleibung von nicht körpereigenen, vorwiegend eiweißartigen Substanzen in den Organismus und den daraus entstehenden Folgeerscheinungen, die sich im wesentlichen mit denen der Anaphylaxie decken. RÖSSLE dagegen geht aus von der allgemeinen Biologie der Reaktionen und spricht im Vergleich zur Normergie als derjenigen Reaktionsweise, welche dem Durchschnitt der allgemeinen Erfahrung entspricht, von einer unspezifischen und spezifischen Pathergie als einer Krankheitsbereitschaft, erworben durch das Überstehen erstmaliger Reaktionen. BERGER[3] hat eindrucksvoll dargelegt, daß der Begriff der unspezifischen Pathergie in eine nicht mehr unterscheidbare Nähe zu dem Begriff der Disposition kommt und damit nicht eine Begriffsbegrenzung, sondern eine Grenzverwischung eintritt. Die RÖSSLEsche Pathergie, d. h. die Krankheitsbereitschaft, kann von der Reaktion her gesehen mit einer unterwertigen Reagibilität, d. h. mit Anergie und Hypergie oder einer überwertigen, d. h. mit Hyperergie einhergehen. Die v. PIRQUETsche Allergie als veränderte Reaktionsfähigkeit schließt aber in allererster Linie die Hyperergie ein[4], also die verstärkte Reaktion, und die Praxis hat wie gesagt gezeigt, daß der zunächst als klinischer Begriff gebrauchte Terminus der Allergie in den allermeisten Fällen mit der Hyperergie synonym angewandt wird.

Führt die Betrachtung der Potentialität der lebenden Substanz zu reagieren, vom ortho- und pathobiologischen Gesichtspunkt aus zu den Begriffen der Normergie und der Pathergie und damit in gewisser Weise zur Grenzenlosigkeit, so haben DOERR und sein Schüler BERGER in Erkenntnis dieser Gefahren mit aller logischen Entschiedenheit versucht, dem entgegenzuwirken und als Allergie eine *Bereitschaft* bezeichnet, auf das Zusammenwirken zwischen Antigen und

* Der originale Ausdruck RÖSSLEs heißt „normergisch" (s. D.P.G., S. 282, 1914). Die Bezeichnung normergisch von nomos = Gesetz ist historisch unrichtig, wenngleich dieselbe unter dem Gesichtspunkt diskutierbar wäre, daß lateinische und griechische Ableitungen im gleichen Worte unerwünscht sind. Wir verbleiben aus historischen Gründen bei dem Ausdruck normergisch.

[1] RÖSSLE 1933. [2] v. PIRQUET 1906, 1908, [3] BERGER 1930, 1931, 1937.

[4] v. PIRQUET 1906, 1908.

Antikörpern in einer besonderen, wenn auch vielfältigen Weise zu reagieren. So nennen DOERR[1] und auch BERGER[2] die Allergie eine Antikörperdiathese, welche sich darbiete in allergischer Immunität, allergischer Krankheit und allergischer Serumreaktion. In der Tat kommt diese Betrachtungsweise der v. PIRQUETschen Konzeption, verbunden mit unseren heutigen Kenntnissen über die Vorgänge selbst, am nächsten. Aber es kann nicht verschwiegen werden, daß v. PIRQUET späterhin seinen Begriff der Allergie wesentlich ausgedehnt und damit veränderliche Grenzen gesetzt hat, als er von Allergie gegen Kälte und von Allergie der Lebensalter usw. sprach[3]. So wird es mehr oder weniger immer eine Konvention bleiben, was wir unter Allergie verstehen wollen.

Hier beschäftigen wir uns mit der hyperergischen Entzündung. Nach den bisher gegebenen Ausführungen ist es nicht schwer einzusehen, daß die Termini allergische und hyperergische Entzündung sehr oft synonym gebraucht werden. Wir verstehen darunter eine Reaktionsweise, die, an sich dem Bereich der entzündlichen Reaktionen zugehörig, nach einem ersten Reiz und einer an sich an diesen anschließenden Sensibilisierung (= Umstimmung) des Substrates bei dem zweiten Reiz mit einer Entzündung überhaupt erstmals oder, wenn schon dem ersten Reiz eine Entzündung gefolgt war, nun in der Form einer verstärkten Entzündung antwortet. Wir können vorwegnehmend bemerken, daß im Gesamtbereiche der Allergie, mit welchem Inhalt wir diesen Begriff auch ausfüllen, entzündliche allergisch-hyperergische Reaktionen nur in einem bestimmten und scharf umschriebenen Bezirk und zwar auf dem Gebiete der Antigen-Antikörperreaktionen vorkommen. Es handelt sich vom Ursächlichen her gesehen immer um Antigen-Antikörperreaktionen und deren Folgen. Wir erinnern uns an die oben von DOERR[1] gegebene Definition der Allergie, welche als Antigen-Antikörperdiathese dargestellt ist und welche für die hyperergische Entzündung durchaus zutrifft.

Bei dieser Betrachtung bleibt zunächst unberücksichtigt, daß es nach Ansicht der Serologen einen anaphylaktischen und einen allergischen Antikörper gibt. Diese Meinung ist durch experimentelle und klinische Untersuchungen gut begründet[4]. Im Sinne der Morphologie und Funktion der Entzündung sind beide Formen, sowohl die anaphylaktische wie die sog. allergische Reaktion als entzündliche Reaktionen, wenn auch mit verschiedenen Start- und Ablaufformen, anzusehen; die anaphylaktisch-hyperergischen gehen auf einen präcipitierenden Antikörper zurück, bei den allergisch-hyperergischen ist ein präcipitierender Antikörper nicht nachgewiesen, jedoch kann es keinem Zweifel unterliegen, daß auch hier eine Antigen-Antikörperreaktion mit ihren entzündlichen Folgen vorliegt. In einem Kapitel über allergisch-hyperergische Entzündung als eine der unspezifischen und der spezifischen Entzündung anzureihende Form entzündlicher Reaktion haben wir uns daher vorerst mit dem Phänomen der allergischen Hyperergie einerseits und der Entzündung andererseits auseinanderzusetzen. Wir stehen vor der Frage, was die Entzündung im Rahmen allergischer Phänomene überhaupt bedeutet. Es wurde oben auseinandergesetzt, daß es falsch ist, die Entzündung als die einzige Form morphischer Manifestation der Allergie anzusehen. Es gibt allergisch-hyperergische Reaktionen der Zellen, der Grundsubstanzen und Fasern, der Gefäße und der Nerven, der Gesamtgewebe und des Organismus. In vielen, ja wohl den meisten Fällen sind sie mit Antigen-Antikörperreaktionen verbunden, aber es ist wie gesagt biologisch zu einseitig, hinter der Antigen-Antikörperdiathese einen endgültigen Schlußstrich für alles, was Allergie bedeutet, zu ziehen. Allergie an sich findet ihren Ausdruck in

[1] DOERR 1929a und 1929b. [2] BERGER 1930, 1931, 1937.
[3] v. PIRQUET 1930. [4] SCHMIDT 1937 und 1943.

morphischen, in funktionellen und in humoralen Reaktionen (DOERR)[1]. Für die beiden ersten mögen der DALEsche Versuch, der anaphylaktische Schock und die verschiedenen serologischen Reaktionen als Beispiele gelten. Morphische Manifestationen sind an Zellen, an ihren Differenzierungsprodukten und an Geweben möglich.

RÖSSLE[2] hat durch Behandlung von Kaninchen und Meerschweinchen mit filtrierten und zentrifugierten Zuchten von Paramäcien stark wirksame, hochgradig spezifische Antisera hergestellt. Die Paramäcien dieser Stämme sind für hohe Verdünnungen dieses Antiserums in ihrer Vitalität stark empfindlich. Sie verlangsamen ihre Bewegung und gehen unter Umständen zugrunde. Trotzdem bleiben sie aber noch teilbar. SIESS[3] hat Meerschweinchen gegen Pferdeserum sensibilisiert und die Leukocyten im Phagocytoseversuch mit Serumverdünnungen zusammengebracht, wobei eine reversible Hemmung der Phagocytose festzustellen war. Serum von Tieren, welche gegen Streptokokken und Pneumokokken sensibilisiert sind, inhibiert die Phagocytose von Leukocyten[4]. Im Gewebe kann man an Tieren, d. h. Meerschweinchen und Kaninchen, die im anaphylaktischen Schock zugrunde gegangen sind, feststellen, daß die Leukocyten ausgedehnte Zerfallserscheinungen bis zu völligem Untergang zeigen. LANGNER[5] hat ähnliche Beobachtungen an Leukocytenkulturen tuberkulös erkrankter Menschen bei Zufügung von Antigen gemacht. Das Ausschwärmen der Leukocyten wird dabei total gehemmt. Gewebe von Meerschweinchen, die zuvor gegen Streptokokkenextrakte sensibilisiert waren, zeigten im Explantat Zelldegeneration und Wachstumshemmung[6], wenn sie mit dem Antigen in Kontakt gebracht wurden, mit dem das Spendertier des Explantatgewebes vorbehandelt war. Unter diesem Gesichtspunkt sind auch die sog. Kollagenkrankheiten von KLEMPERER[7] zu erwähnen, bei denen festzustellen ist, daß mit einem Umstimmungsprozeß der Gewebe späterhin an den Fasern auch Reaktionen bzw. Strukturwandlungen ausgelöst werden können, welche unter dem Begriff der Allergie einzureihen wären. Aber schon KLEMPERER weist ausdrücklich darauf hin, daß die Veränderungen, die er als Kollagenkrankheiten bezeichnet hat, keinerlei gemeinsame Ätiologie besitzen. Als ein Beispiel für allergische Reaktionen an Nervenfasern können die ersten Versuche von FRÖHLICH[8] unter RÖSSLE geltend gemacht werden, bei denen am Froschmesenterium eine Aufquellung und Veränderung der Nervenfasern beobachtet wurde, wenn er das Antigen der Vorbehandlung auftrug. Nach RICH[9] reagieren kollagene Fasern ebenfalls anaphylaktisch. Daß Gefäße für sich allein zu einer allergischen Reaktion befähigt sind, dafür sprechen Blutungen im Sinne einer Purpura rheumatica und Veränderungen in der Kreislaufdynamik der Endstrombahnen unter den genannten Umständen. Wie weit ungeformte Grundsubstanzen zu einer allergischen Reaktion fähig sind, soll später diskutiert werden[10].

Wir stellen mit dieser kurzen Betrachtung fest, daß Allergie sich an Zellen und den einzelnen Differenzierungsprodukten der Gewebe jeweils einzeln durch morphisch feststellbare Umwandlungen manifestieren kann. Darüber hinaus wissen wir durch eine unendliche Zahl von Einzelerfahrungen, daß auch die Gesamtheit dieser Grundelemente, also der Symplex aus Zellen, Zellverbänden, Grundsubstanzen, Fasern, Gefäßen und Nerven zusammengenommen, d. h. das *Gewebe*, zu sehr eindrucksvollen Reaktionen allergisch-hyperergischer Natur befähigt ist. Diese Reaktion allein nennen wir die *allergisch-hyperergische Entzündung*. Wir haben an anderer Stelle[11] auseinandergesetzt, daß man berechtigterweise erst dann von Gewebe sprechen kann, wenn ein Symplex aus den obengenannten Komponenten mit Gefäßen bzw. Endstrombahnen vorliegt. Die Ausnahme, daß es Gewebe ohne Gefäße gibt, die durch Diffusion ernährt werden wie der Knorpel, spricht nicht gegen die Berechtigung dieser Forderung. Allergie kann sich also sowohl an einzelnen Komponenten eines Gewebes manifestieren als auch am Gesamtgewebe überhaupt. Daß das letztere wahrscheinlich das häufigere ist, spricht nicht gegen die ebengenannten Tatsachen.

Die allergisch-hyperergische Entzündung ist im Blickpunkt einer solchen Betrachtung also nicht *die* morphische Ausdrucksform der Hyperergie überhaupt,

[1] DOERR 1929. [2] RÖSSLE 1909. [3] SIESS 1953.
[4] MERCHAND und CHAMBERLAIN 1947. [5] LANGNER 1950. [6] SWIFT u. a. 1928, 1929.
[7] KLEMPERER 1942, 1950, 1951. [8] FRÖHLICH 1914. [9] RICH 1940, 1943, 1944.
[10] LETTERER, dieses Handbuch Bd. VII, Teil 2. [11] LETTERER 1953.

sondern eine besonders hohe und komplexe Art derselben, sie ist ihre morphologisch höchst organisierte Form, wenn wir die allergische Reaktion von Einzelzellen als die primitiver organismischer Einheiten an den Anfang stellen und die Allergie der Gewebe an das Ende.

Wenn wir also in diesem Rahmen die allergisch-hyperergische Entzündung besprechen, so geschieht dies unter folgenden Prämissen: *Wir verstehen unter allergisch-hyperergischer Entzündung einen Reaktionsvorgang des Gewebes*, welcher ausgelöst wird durch eine Antigen-Antikörperreaktion. Wir sind der Ansicht, daß Allergie in diesem Sinne sich auch an Einzelkomponenten des Gewebes manifestieren kann. Der Begriff der Entzündung bekommt erst seine wirkliche Geltung durch den Begriff Gewebe und ist nur an diesem zu definieren. Wenn wir nun vom Gewebe und vom „Histion" als von einer synergistischen Einheit sprechen[1], so hat dieses wie alle lebende Materie die Fähigkeit, auf Reize zu reagieren. Zu der Art und Weise dieser Reaktion gehört einerseits die Normergie, andererseits die Fähigkeit zur Umstimmung und damit der Allergisierung, als deren Resultat die Hyperergie folgen kann. *In diesem Sinne ist also die allergisch-hyperergische Entzündung die höchstorganisierte Form einer allergisch-hyperergischen Reaktion überhaupt.*

Wenn dem Kapitel über die allgemeine Pathologie der Entzündung und über die spezifischen Entzündungen ein solches über die allergisch-hyperergische Entzündung folgt, so könnte von vornherein die Meinung entstehen, daß sich dieselbe in etwa der gleichen Weise von den übrigen unterscheidet wie die spezifische Entzündung von der unspezifischen. Es braucht jedoch kaum betont zu werden, daß der Unterscheidung zwischen spezifischer und unspezifischer Entzündung konkrete morphische Merkmale zugrunde liegen, während dies bei der allergisch-hyperergischen Entzündung nicht der Fall ist. Vielmehr bezeichnen wir als eine hyperergische Entzündung eben eine solche, bei der die entzündliche Reaktion des Gewebes nach der ein- oder mehrmaligen Anwendung eines immer gleichen Reizes entsteht, welcher die Qualität hatte, das gereizte Substrat zu sensibilisieren. Sensibilisierung verstehen wir hier im Sinne von Umstimmung. Diese sehr allgemein gehaltene Formulierung besagt nichts anderes, als daß der Terminus hyperergische Entzündung im Gegensatz zu der unspezifischen und spezifischen Entzündung *nicht* nach einem *morphischen*, sondern nach einem *kausalen Bezeichnungsprinzip* gewählt ist, indem wir die allergisch-hyperergische Entzündung der normergischen gegenüberstellen, d. h. derjenigen Reaktionsweise, die wir als die zu erwartende und unserer Erfahrung entsprechende und mithin als die übliche und normale ansprechen. Manche kausale Bezeichnung, wie beispielsweise tuberkulöse Entzündung, schließt mit der Kausa auch gleichzeitig eine bestimmte gestaltliche Charakteristik ein. Andere, wie diphtherische, ulceröse oder nekrotisierende Entzündungen, beschränken sich auf die reine Beschreibung morphischer Symptome. Für die spezifische Entzündung gilt jedoch, daß eine bestimmte Ursache mit einem bestimmten gestaltlichen Bilde verbunden ist. Hier entsprechen sich also Ursache und Wirkung derart, daß aus der Ursache auf ein bestimmtes Formenbild und aus diesem auf eine bestimmte Ursache unmittelbar geschlossen werden kann. Dies aber ist nur bei mikrobisch erzeugten Entzündungen und selbst da nur mit Einschränkungen möglich.

Die überwiegende Mehrzahl der Entzündungen bezeichnet unsere Terminologie nach dem Formbild, das sie bieten. Demgegenüber ist die Bezeichnung hyperergisch eine kausale und eine relativistische zugleich, welche die erstmals wirksame Ursache zur zweiten in Beziehung setzt und die bei dem zweiten Reizungsereignis eintretende Reaktion eben als von der Norm im überschießenden Sinne abweichend

[1] LETTERER 1953.

erkennt. Dabei ist es, wie dies bei Reizbildung mit unbelebten Agentien nicht selten der Fall ist, gar nicht unerläßlich, daß der erste Reiz schon eine Entzündung kat exochen setzt; dies ist bei lebenden Mikroben die Regel. Unbelebte Stoffe, denen die Sensibilisierung des sie aufnehmenden Substrates gegebene Eigenschaft ist, bewirken meist nur sehr blande, unter Umständen auch keine Resorptionserscheinungen am Ort der Applikation.

Aus dieser Ableitung geht also mit Notwendigkeit hervor, daß die hyperergische Entzündung keine spezifische im festgelegten Sinne dieses Wortes sein kann, sondern in Relation zur Qualität und Individualität des vorangegangenen Reizes steht. Insofern ist also die eintretende allergisch-hyperergische Reaktion nicht formspezifisch, sondern reizspezifisch, d. h. spezifisch im Sinne der Vorgeschichte des Substrates. In ihren gestaltlichen Ausprägungen gleicht sie den vielfältigen und verschiedenartigen Bildern der unspezifischen Entzündung; in ihrer Auslösung ist sie spezifisch an die primäre Erstursache gebunden, entsteht nur bei Wiederholung derselben und zeigt ein je nach den Umständen wechselndes und sehr verschiedenartiges Bild.

Wir wollen diese *beiden Arten* der Entzündung, die als ein besonderes biologisches Phänomen auftreten, die *determinierten Entzündungen* nennen (determinare ist begrenzen, festsetzen, bestimmen), determiniert deshalb, weil die ursächliche Auslösung dieser Entzündung durch den ersten Reiz in ganz bestimmter Weise schon begrenzt und festgelegt wird. In einer früheren Darstellung wurde zudem schon ausgeführt[1], daß wir vom Gesichtspunkt einer allgemeinen Theorie der Entzündung aus von einer orthischen, einer pathischen und einer parapathischen, eben einer hypergischen Entzündung sprechen können.

Im Sinne der allgemeinen Pathologie hätten wir also von einer unspezifischen und den determinierten Entzündungen zu sprechen, wozu die spezifische und die allergisch-hyperergische gehören. Für die letztere muß noch hinzugefügt werden, daß es nicht die absolute Qualität des Reizes allein ist, welche determinierend wirkt, sondern daß auch die zeitlichen Verhältnisse und Abstände zwischen erstem und zweitem Reiz, ferner der Zustand des gereizten Substrates selbst im lokalen Sinne und im Sinne des Gesamtorganismus, seiner Konstitution und Struktur, schließlich die gesamten durch augenblickliche Konstellationen und Funktionen bestimmten Umstände maßgebend werden für den Erwerb einer Allergie im Sinne der Hyperergie. Für diese Feststellung gibt die experimentelle und die humane Pathologie genügend Beispiele[2]. Die Umstände also, welche zur Manifestation einer Hyperergie führen und in diesem Sinne zu einer determinierten, d. h. hier allergisch-hyperergischen Entzündung, sind also wohl vorwiegend an die Qualität des Reizes, aber auch an den Zustand des gereizten Substrates selbst gebunden, so daß die Determination nach beiden Seiten hin, nach der des Reizes und nach der des gereizten Organismus und Substrates ihre Verankerung hat.

Im Sinne von Doerr[3] wäre für die allergisch-hyperergische Entzündung festzustellen, daß diese auf Grund einer, wie er sagt, pathogen wirkenden Antigen-Antikörperreaktion eintritt, die Reaktion selbst aber „normergisch" ist. Der von Rössle und aus der Morphologie übernommene Ausdruck Normergie bekommt im Doerrschen Gebrauche somit eine völlig andere Sinndeutung. Die Pathologie hingegen ist mit Rössle[4] und seinen Schülern der Ansicht, daß die allergisch-hyperergische Reaktion im Sinne einer Entzündung eine Reaktion sei, die in einem sensibilisierten, d. h. umgestimmten Gewebe und Organismus auf Grund einer Antigen-Antikörperverbindung sich bildend, in ihrer Stärke eben intensiver ist als die übliche Reaktion, die auf einen Erstreiz hin einsetzt.

[1] Letterer 1953. [2] Hoff 1952, Hansen 1943. [3] Doerr 1929. [4] Rössle 1914, 1923.

II. Die Morphologie der hyperergischen Entzündung.

Hinsichtlich des morphischen Bildes der allergisch-hyperergischen Entzündung sind wir zu der Feststellung gekommen, daß dieselbe das Bild einer spezifischen Entzündung *nicht* trägt. Wenn wir nun den gesamten Formenreichtum der unspezifischen Entzündung von der serös-exsudativen bis zur proliferativen und granulierenden, von der fibrinösen, leukocytären, der hämorrhagischen bis zur nekrotisierenden betrachten und dabei fragen, ob die allergisch-hyperergische Entzündung durch eine dieser Entzündungsformen in merkmalhafter Weise vertreten sei, so ist wiederum zu sagen, daß die allergisch-hyperergische Entzündung sämtliche Formenbilder der Entzündung anzunehmen in der Lage ist, die wir überhaupt kennen. Mit anderen Worten, daß der Begriff der allergisch-hyperergischen Entzündung als Hyperergeia nicht etwa dahin zu verstehen ist, daß die Reaktion eine besonders starke in jedem Falle und damit etwa eine hochakute sei, so daß also besonders stark exsudative oder leukocytär-infiltrative Formen entstehen, sondern die Akuität und Vehemenz der hyperergischen Entzündung richtet sich jeweils nach den bestehenden Umständen, d. h. nach dem Grad der Sensibilisierung der Gewebe, der Menge der in der Sensibilisierungszeit gebildeten freien und zellständigen anaphylaktischen oder allergisierenden Antikörper, sowie dem Mengenverhältnis zwischen den vorhandenen Antikörpern und dem wiederauftretenden Antigen. Auch der Ort, an dem die Reaktion sich abspielt, seine Struktur, sein Gefäßreichtum, das Verhältnis seiner parenchymalen zu den mesenchymalen Gewebebestandteilen und bei Organen ihre Funktion überhaupt oder deren beiläufige Störung sind mitbestimmend für das Gesicht der Reaktion. Da wir vom serologischen Gesichtspunkt aus eine anaphylaktische und eine allergische Hyperergie zu unterscheiden haben, so wäre a priori die Frage berechtigt, ob diese beiden serologisch unterscheidbaren Hyperergien auch ein morphologisch unterschiedliches Bild zeigen. Der anaphylaktische Antikörper hat sich als Präcipitin erwiesen, während der allergische Antikörper, der auch als Reagin bezeichnet wird, keine Präcipitineigenschaften besitzt, aber passiv übertragbar ist und erst wiederum wirksam werden kann, wenn er an die Zellen seines neuen Standortes gebunden, dort mit dem entsprechenden Antigen zusammentrifft. Man fragt ferner ob die Hyperergie bei der Serumkrankheit und die Hautreaktionen bei der echten Serumanaphylaxie, ob andererseits eine Urticaria, die aus der Überempfindlichkeit gegen bestimmte Nahrungsmittel sich herleitet, oder ein Ekzem, welches als Kontaktekzem auf Grund der Überempfindlichkeit bestimmten Stoffen gegenüber entsteht, in ihrem entzündlichen Bilde sich grundsätzlich unterscheiden. Experimentelle Untersuchungen am Tier und Beobachtungen am Menschen haben gezeigt, daß dies nicht der Fall ist[1].

Alle diese Reaktionen sind Entzündungen schlechthin, anamnestisch erweisen sie sich als allergisch-hyperergische; allerdings gibt die zeitliche Art ihrer Entwicklung und Ausbildung ihnen einen sehr bestimmten Charakter, welcher Unterscheidungen insofern zuläßt, als die rasch und in Stunden entstehenden sog. *Sofortreaktionen* mehr dem Bilde der betont exsudativen Entzündung, die langsam im Laufe von Tagen einsetzenden sog. *Spätreaktionen*[2] demjenigen der proliferativ-chronischen Entzündung entsprechen. Die Gründe hierfür können verschiedener Natur sein. Sie können in der Ausbildung verschieden hoher Immunität oder in der Art des Antigens und des gebildeten Antikörpers liegen. Wir werden hierauf noch zurückzukommen haben.

---

[1] Miescher 1951, Bohrod 1951, 1954.

[2] Zinsser 1925, 1931, Raffel 1954, Letterer 1953, a 1953 b.

Die Beobachtung, daß allergisch-hyperergische Entzündungsreaktionen als Sofortreaktion und als Spätreaktion sich unterscheiden lassen, ist nicht neu und 1921 hat Zinsser[1] auf Grund der damals schon gut ausgearbeiteten Kenntnisse auf diesen Dimorphismus der Erscheinungen der hyperergischen Entzündung hingewiesen und die unterschiedlichen Bilder nach den am meisten bekannten Prototypen derselben bezeichnet, d. h. den anaphylaktischen oder Arthus-Typ und den allergischen oder Tuberkulin-Typ. Ohne von der Beschreibung der Morphe schon zuviel vorwegzunehmen, können wir feststellen, daß im ersten Fall die vasculär-exsudativen und im zweiten Falle die proliferativen Reaktionen überwiegen. Die angelsächsische Literatur hebt in ihrer Terminologie das zeitliche Moment stärker hervor und unterscheidet heute zwischen einem immediate-type und einem delayed-type der Hyperergie oder, wie man diese dort allgemein benennt, der hypersensitivity oder allergy[2].

Die Unterschiede in der Natur dieser beiden Reaktionen sind auffällig und überzeugend. Aber wir fragen, ob es sich dabei um wirkliche *Wesensunterschiede* oder nur um *Erscheinungsvariationen* handelt. Der Typ der Sofortreaktion ist vorwiegend gebunden an die Gegenwart von humoralen Antikörpern und die Erscheinungen der Hyperergie, welche mit ihm einhergehen, spielen sich in erster Linie an der glatten Muskulatur, an den Gefäßen bzw. am Endothel derselben und an den kollagenen Fasern ab. Die Spätreaktion der delayed hypersensitivity unterscheidet sich von der ersteren dadurch, daß noch nicht endgültig erwiesen ist, ob humorale Antikörper für ihre Entstehung unabdingbar notwendig sind und ob man für dieses Reaktionsbild die Zellständigkeit der Antikörper als Vorbedingung ansehen muß. Sie geht zumeist, wenn auch nicht immer, mit einer Proliferation mesenchymaler Zellen einher, wenngleich die Umstände, welche die Überempfindlichkeitsreaktion im Sinne der Hyperergie auslösen, nicht an eine bestimmte Zellart gebunden sind und sich sowohl auf parenchymale wie mesenchymale Bestandteile des Gewebes erstrecken können. Einen instruktiven Einblick in die Unterschiedlichkeit der beiden Typen gibt das folgende Experiment: Bekanntlich kann man den Typ des Pneumococcus, welcher bei einem Kranken eine Pneumonie hervorgerufen hat, an seinen spezifischen Polysacchariden erkennen[3]. Der Pneumoniekranke gibt eine Hautsofortreaktion in Form einer Quaddel mit den spezifischen Polysacchariden, die dem jeweiligen Pneumococcus seiner Pneumonieerkrankung entspricht. Wenn man hingegen die spezifischen Proteine, welche diesen Pneumokokken eigen sind, als Extrakt in die Haut injiziert, so erhält man nicht eine Sofort-, sondern eine Spätreaktion. Andere Experimente offenbaren einen Unterschied zwischen Bakterienantigenen und reinen Serumantigenen. Rich und Follis[4] sowie später Uehlinger[5] haben gezeigt, daß man mit geringsten Mengen von Tuberkulin, welches man in die Cornea von Tieren einspritzt, die durch einen Tuberkuloseinfekt sensibilisiert sind, eine Nekrose der Corneaepithelien hervorrufen kann, während die Cornea von gesunden Tieren durch Tuberkulin nicht geschädigt wird. Tiere, die man mit Pferdeserum sensibilisiert hat und denen man als Erfolgsinjektion das Pferdeserum in die Cornea injiziert, zeigen hingegen keine Schädigung der Corneazellen. Dieselbe tritt erst dann auf, wenn zuvor die Cornea durch irgendwelche schädigenden Eingriffe vascularisiert worden ist. Es kommt nun bei Anwendung des Antigens der Vorbehandlung zu einem deutlichen Arthusschen Phänomen. Man kann diese Erscheinungen von der Seite der Antikörperbildung und von der Seite der Bauelemente des Gewebes her betrachten. Letzteres besagt, daß es

---

[1] Zinsser 1925, 1931. [2] Bohrod 1951, 1954, Raffael 1954.
[3] Florey 1954, S. 459. [4] Rich und Follis 1940. [5] Uehlinger 1952.

offenbar hyperergische Reaktionen gibt, bei welchen Gefäße in besonderer Weise beteiligt sind und dabei ziemlich rasch eine Sofortreaktion vom Arthus-Typ auftritt. Demgegenüber gibt es Hyperergieformen, die langsam als Spätreaktion eintreten, bei denen offenbar die Gefäße keine ausschlaggebende Rolle spielen, sondern die Zellen des Gewebes. Dieser Typ entspricht dem Tuberkulintyp von ZINSSER[1]. Neue histologische Untersuchungen von GELL und HINDE[2] sprechen in dem gleichen Sinne, daß die beiden Typen grundsätzlich gar nicht unterschieden sind, ineinander übergehen können und beide Komponenten sogar zeitlich einander nachgeordnet in jedem Falle vorhanden sind.

A. Der Arthus-Typ.

Wenn wir uns nach dieser allgemeinen Orientierung über die morphischen Grundlagen der hyperergischen Entzündung mit dieser im besonderen befassen, so ist zunächst der erste der beiden Typen zu betrachten. Arthus-Phänomen, Sofortreaktion, immediate type und der Arthus-Typ sind sämtlich Bezeichnungen für die gleiche Erscheinung. Von ihr kann gelten, daß sie bei Gelegenheit krankhafter Reaktionen des Menschen und der Tiere viel seltener zur Erscheinung kommt als im Experiment. Man hat am Menschen in seltenen Fällen meistens durch Übersehen oder Verwechseln vorausgegangener Umstände Arthus-Phänomene zu beobachten Gelegenheit gehabt. SIEGMUND[3] hat bei einem Soldaten, dem in kurzen Abständen hintereinander zweimal das gleiche Tetanusserum gespritzt wurde, ein typisches ARTHUSsches Phänomen mit einer tiefgreifenden Nekrose beschrieben. Außerdem sind einige weitere Fälle bekannt geworden. Der Hauptbereich des ARTHUSschen Phänomens bleibt die experimentelle Pathologie. ARTHUS[4] und ARTHUS und BRETON[5] haben die nach ARTHUS benannte Erscheinung als erste aus experimentellen Erfahrungen heraus geschildert. Er hat seine Beobachtungen bei der Entstehung des Phänomens 1903 in den ersten Veröffentlichungen im wesentlichen folgendermaßen beschrieben: Ein Hase erhält alle 6 Tage 5 cm^3 Pferdeserum subcutan. Nach der dritten Injektion verzögert sich die Resorption, nach der vierten entwickelt sich eine weiche Schwellung, dieselbe wird härter und ödematös nach der fünften und bleibt für 5—6 Tage bestehen, nach der sechsten wandelt sich diese Infiltration in eine schwere Veränderung des subcutanen Zellgewebes, eine dichte, kompakte, feste weiße Masse, welche für Wochen bleibt. Nach einer siebten Injektion entwickelt sich das gleiche noch schneller, die Haut wird rot, trocknet aus, und es bildet sich eine sich abstoßende Gangrän mit einem tiefen Krater, der narbig heilt. Die Gangrän entsteht nur an Bauch und Rücken, am Ohr entwickelt sich nur ein lang anhaltendes Ödem. Auch der Mensch zeigt nach mehreren Injektionen von Pferdeserum im Abstand von 8—15 Tagen ödematöse Infiltrationen in der Haut der Injektionsstelle. Die mit BRETON ausgeführte mikroskopische Untersuchung ergab nach 24 Std starkes Ödem, einige Leukocyten, die *Bindegewebsfasern* erscheinen in ihrem *Volumen verdoppelt*, die elastischen Fasern durch das Exsudat auseinandergedrängt. Die Epithelien des Stratum Malpighi sind geschwollen. Nach 48 Std hat die Veränderung die Epidermis erreicht, unter ihr hat sich ein leukocytenreiches Exsudat gebildet, die Basalepithelien sind geschwollen und vacuolisiert. Das Exsudat *komprimiert die Gefäße* in dem Herd. Diese sind völlig frei von geformten Elementen. Man erkennt nun keine Faser mehr, sondern nur homogene Massen. Das erkrankte Gewebe ist scharf gegen das gesunde getrennt, und dieses beginnt da, wo die

[1] ZINSSER 1925, 1931. [2] GELL und HINDE 1951, 1954. [3] SIEGMUND 1943.
[4] ARTHUS 1903 und 1921. [5] ARTHUS und BRETON 1903.

Exsudation ihr Ende hat. Die käsige Nekrose im Zentrum und der Tiefe des Herdes ist völlig frei von Mikroben.

Diese kurze aber präzise Beschreibung enthält im wesentlichen schon alles das, was spätere Untersucher ebenfalls festgestellt haben[1].

Es hat sich gezeigt, daß grundsätzlich alle Tierarten sowie der Mensch fähig sind, ein Arthus-Phänomen zu entwickeln, wenngleich das Kaninchen das am besten geeignete Experimentaltier ist. Die Entstehung eines typischen ARTHUSschen Phänomens hängt von der Tierart und von der Art der Sensibilisierung hinsichtlich Dauer und Quantität sowie Einhaltung bestimmter Intervalle, schließlich auch von der Qualität des Serums selbst ab. Dabei ist die Artfremdheit nur für die Stärke der Reaktion selbst maßgebend, nicht aber für das Prinzip derselben; denn es gelingt grundsätzlich die gleiche Reaktion nur in einer stark abgeschwächten Weise durch die Anwendung arteigenen und sogar individualeigenen Blutes oder Serums hervorzurufen[2]. Hierauf wird später noch einzugehen sein. Das Grundsätzliche, worauf es zunächst ankommt, ist, daß nach geeigneter Sensibilisierung und entsprechender Technik der Erfolgsinjektion in wenigen Stunden eine schwere Entzündung zur Entwicklung kommt, deren Hauptcharakteristikum ihre vasculäre Komponente ist; d. h. es entsteht im Gebiete der Arteriolen und der daran angeschlossenen Capillaren der Endstrombahnen, späterhin auch der Venolen und Venen, eine schwere Irritation des Kreislaufes, die zum Spasmus der kleinen Arterien, zur Prästase und Stase im Capillarengebiet und zur Stromverlangsamung in den Venolen führt. Im mikroskopischen Bild sind die Arterien und Arteriolen verengt, die Venen weit, mit Erythro- und Leukostasen, die Capillaren leer oder gefüllt und weit. Die erste Folge der *Kreislaufstörung* ist ein mehr oder weniger hochgradiges Ödem im Gebiete des eingebrachten fremden Proteins. Im Sinne von RICKER[3] wäre diese Strombahnstörung als Liquordiapedese zu bezeichnen. Dabei wird es nun ganz von der Stärke der Störung selbst abhängen, wieweit der Flüssigkeitsaustritt noch als Transsudat oder schon als Exsudat zu bezeichnen ist. Das

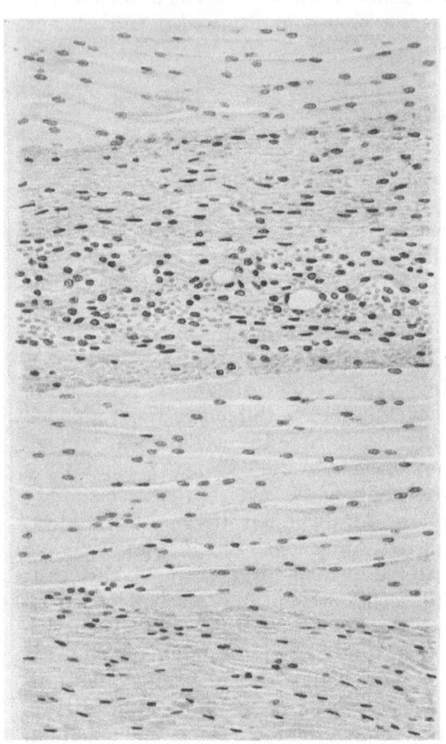

Abb. 1. Meerschweinchen. Subcutane Injektion von 1 cm³ arteigenem aber individualfremdem Blut. Excision nach 24 Std. Geringe histiolymphocytäre Reaktion als Resorptionserscheinung. Die roten Blutkörperchen als kleine graue Scheiben gut sichtbar. (Aus GEISSENDÖRFER: Virchows Arch. 285, 390. Zeichnung von WILHELM FREYTAG, ehemals Universitätszeichner in Würzburg.)

[1] GERLACH 1923, KLINGE 1927, OPIE 1924, LAPORTE 1934, PAGEL 1939, BOHROD 1951, RAFFEL 1954.

[2] LETTERER 1931, GEISSENDÖRFER 1932 (LETTERER), EICKHOFF 1938, TEZNER u. REITER 1930.

[3] RICKER 1923, BERGSTRAND 1951.

letztere wird in den meisten Fällen überwiegen. Denn es kommt gleichzeitig zum Austritt grobmolekularer Eiweißkörper, insbesondere von Fibrinogen. Mit dem Ausströmen der ödematösen und exsudativen Flüssigkeiten aus den Capillargebieten geht die Blutung einher, welche in Form kleiner fleckförmiger oder auch größerer flächenhafter Hämorrhagien auftreten kann. Manchmal fehlt die Blutung auch. Es hängt dies vom Grade der Sensibilisierung und vom Ort der Reinjektion ab. Im Zentrum des Herdes ist sie häufig am stärksten und bei entsprechend starker Reaktion kommt es dort auch nach etwa 24 Std zu einer mehr oder weniger ausgedehnten und tiefgreifenden Nekrose des Gewebes. Makroskopisch zeigt der Herd häufig über dem Zentrum eine wechselnd starke Einsenkung der Oberfläche und der Gesamtherd ein kokardenförmiges Aussehen. Nach einigen Tagen wird die Nekrose abgestoßen, es entsteht ein relativ tiefes Geschwür, welches im Laufe von Wochen durch Granulation ausheilt und schließlich eine uncharakteristische Narbe hinterläßt.

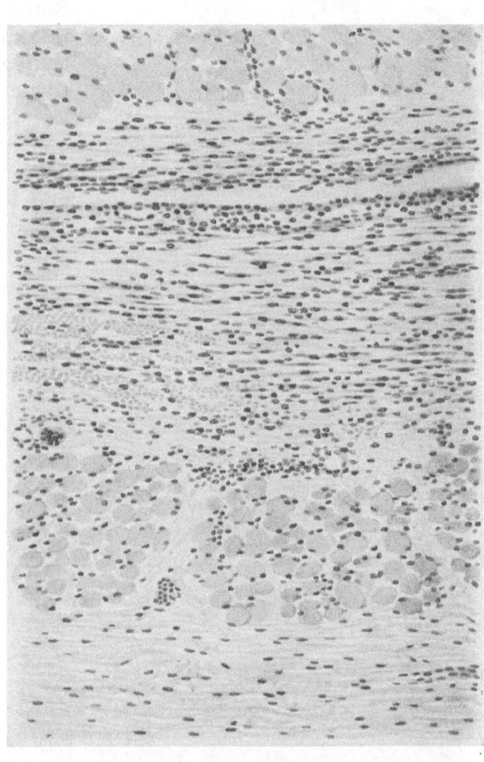

Abb. 2. Der gleiche Versuch, jedoch nach wiederholter Injektion mit 21 Tagen Abstand, Excision 24 Std nach der Erfolgsinjektion. Wesentlich stärkere, jetzt auch leukocytäre Reaktion. Es überwiegen die histio-lymphocytären Zellen. Am Grunde der 3. Gewebsetage von unten, rechts neben einem kleinen Gefäß eine Riesenzelle. (Aus GEISSENDÖRFER: Virchows Arch. 285, 391. Zeichnung WILHELM FREYTAG.)

Mikroskopisch müssen die Folgen dieser schweren Kreislaufstörung nach zwei Seiten hin betrachtet werden. Zum ersten nach der Seite der flüssigen und geformten Blutbestandteile, welche die Gefäßbahn verlassen, zum zweiten nach den Folgeerscheinungen, welche deren Austritt aus der Blutbahn für das präexistente Gewebe selbst hat.

Neben der schon makroskopisch festzustellenden Blutung kommt es zur reichlichen *leukocytär-exsudativen Emigration.* In den Randgebieten des Injektionsherdes sammeln sich zahlreiche Leukocyten an, unter ihnen können die Eosinophilen einen bedeutenden Prozentsatz einnehmen. Manche Capillaren und Venolen lassen wie gesagt eine deutliche Leukostase erkennen. *Es ist als ein besonderes Merkmal der Arthus-Entzündung festzustellen, daß von allem Anfang an ein bedeutsames Überwiegen einer serös-exsudativen Komponente im Gesamtbild der Entzündung vorliegt.* Darüber hinaus gibt es hämorrhagische, serofibrinöse und nekrotisierende Erscheinungen. Letztlich hängt die Beteiligung der einzelnen Komponenten davon ab, welche Tierart verwendet, welcher Ort für die Erfolgsinjektion gewählt wurde, ob man subcutan oder intradermal injizierte. Bei der ersten Art verbreitet sich die Injektionsmenge viel rascher, sinkt der Schwere nach ab und der Kontakt mit dem Gewebe ist ein geringerer. Das Resultat hängt ferner davon ab, wie hoch der Sensibilisierungsgrad des Tieres einerseits und wie groß die Menge der Erfolgsinjektion andererseits war. *Unterschiedlich* im Vergleich zur unspezifischen Entzündung ist *nur* die *Dynamik* der Arthus-Entzündung und das *Arrangement* ihrer *morphischen Symptomenbilder*, sonst ist dieselbe in keiner Weise von dem einer gewöhnlichen unspezifischen Entzündung unterschieden, wenngleich die starke Betonung der vasculären Irritation und ihrer Folgeerscheinungen im Sinne einer serofibrinösen Exsudation und die Durchtränkung des Bindegewebes als regelmäßig auftretendes Symptom besonders zu vermerken sind. Dies rechtfertigt dann auch von einem Arthus-Typ der anaphylaktisch-hyperergischen Entzündung zu sprechen; denn das *wesenhafte* und führende Symptom ist die *vasculäre* und *serös-exsudative* Komponente des Gesamtentzündungsvorganges und ferner

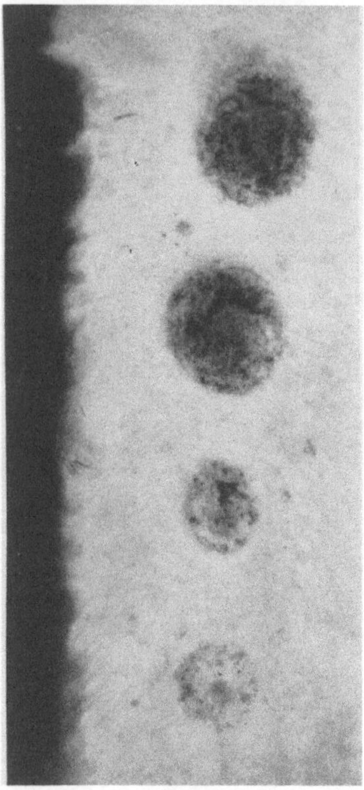

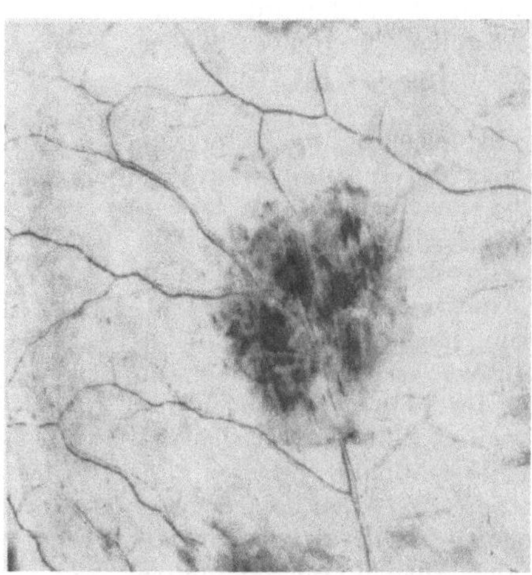

Abb. 3. Abb. 4.

Abb. 3. Arthus-Phänomen an der rasierten Kaninchenrückenhaut. Vorbehandlung mit Pferdeserum (3, 2, 1 cm³ intravenös am 1., 2. und 3. Tag), Erfolgsinjektion 28 Tage nach der letzten Sensibilisierungsinjektion, jeweils 0,3 cm³ intracutan. Von oben nach unten: Nativserum, 1:1, 1:10, 1:100. Man erkennt mit fortschreitender Verdünnung die abnehmende Blutungsneigung. Zu Nekrosen ist es noch nicht gekommen. Excision 24 Std nach Erfolgsinjektion.

Abb. 4. Frisches Arthus-Phänomen (Kaninchen), betrachtet von der Unterseite der abgetragenen Rückenhaut. Pferdeserum, Titer 1:10000, 0,3 cm³ Serum intracutan. Tötung nach 24 Std. Gut verfolgbarer Verlauf der Arterien und Venen durch den Reaktionsherd. Unregelmäßige Füllung der Venen. Arterien innerhalb des Herdes geringer als in der Herdperipherie gefüllt.

die Tatsache, daß es *nie* zu einer *Eiterung* und Einschmelzung des Herdes, sondern — wenn überhaupt — immer *nur* zur *Nekrose* und Demarkation desselben kommt.

Rössle hat die Kreislaufsymptomatik der Hyperergie in einem Äquivalentversuch zum Arthus-Phänomen am Mesenterium des mit Schweineserum sensibilisierten Frosches durch seinen Schüler Fröhlich[1] erstmals untersuchen lassen.

Wenn man auf das Mesenterium eines sensibilisierten Frosches, welches sich in einer ungestörten Kreislauffunktion befindet, geringe Mengen eines pulverisierten Serums der

[1] Fröhlich 1914a, 1914b.

Vorbehandlung aufträgt, so entsteht an der Stelle der Deponierung des Serums außerordentlich rasch ein mehr oder weniger großer Bezirk von Stase und um diesen herum eine Zone, in der nur plasmagefüllte Capillaren zu erkennen sind. In diesen Gebieten kommt es im Laufe der Zeit auch zu einem ringförmigen Leukocytenwall. Gleichzeitig kann man an den Nerven des Mesenteriums eine deutliche Verquellung feststellen.

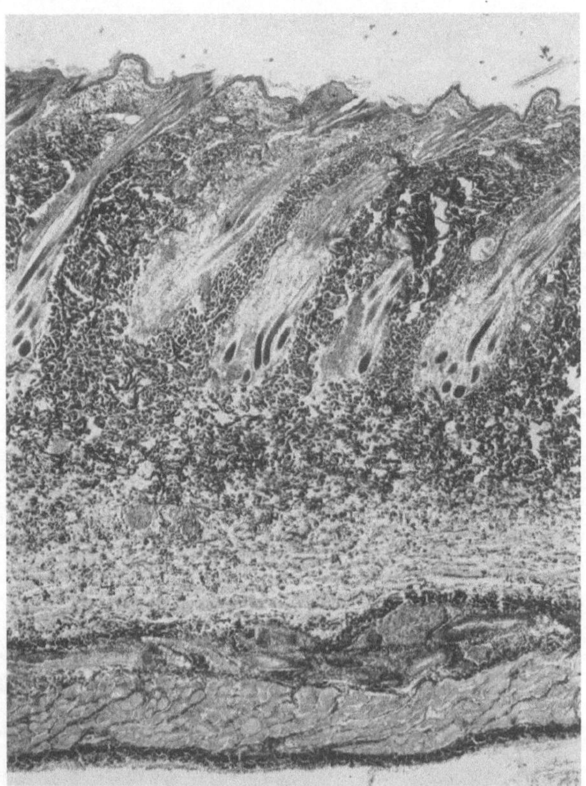

Abb. 5. Kaninchen; frisches Arthus-Phänomen. Pferdeserum, Titer 1:20000, 0,2 cm³ Serum intracutan, getötet nach 19 Std. Starke entzündliche Infiltration in den bindegewebigen Zwischenräumen der Hautmuskulatur. Ödematöse Durchtränkung des lockeren Unterhautbindegewebes. Starkes Ödem im Gebiet der Haarbälge und fortschreitende Nekrose derselben. Beginnende Verdünnung und Abflachung des Plattenepithels der Epidermis mit Kernverlust in den Epithelzellen. Vergr. 30fach. HELLY, VAN GIESON.

Ich kann aus der Schilderung der FRÖHLICHschen Versuche und aus vielen eigenen[1] Nachprüfungen dieses Experimentes nicht den Eindruck gewinnen, daß die Veränderungen, die an den Nervenfasern des Mesenteriums zu erkennen sind, in direkter und ursächlicher Beziehung zu der Strombahnstörung stehen. Wenngleich das Nervensystem der Strombahn sicher beteiligt ist, so handelt es sich bei deren Reaktion doch um ein autonomes Geschehen und die Verquellung der Nervenfasern ist lediglich ein Symptom dafür, daß die Nervenfaser als solche zu einer allergischen Reaktion fähig ist oder durch Ödem an Volumen zunimmt. Derartiges gibt es am Arthus-Phänomen des Kaninchens auch, es tritt nicht nur Markscheidenödem, sondern auch Blutung in den Nervenstrang ein (Abb. 10 und 11). Später kann es zu monocytären Infiltraten im Nervenstrang kommen, die vom Mesenchym des Nerven ausgehen, seine neurale Substanz aber verdrängen können. Am einzelnen Glomerulum der Froschniere des lebenden

[1] LETTERER 1933.

Tieres lassen sich in Analogie zu den Versuchen am Mesenterium gleichartige Reaktionen an den Capillarschlingen auslösen[1].

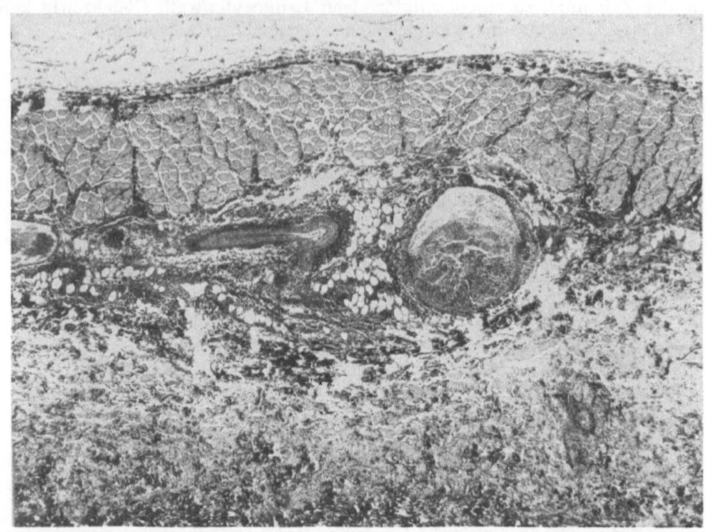

Abb. 6. Arthus-Phänomen der Kaninchenrückenhaut. Titer 1:2000 Pferdeserum, 0,3 cm³ Serum intracutan. Getötet nach 17 Std. Starke entzündliche Infiltration in den Bindegewebssepten der Muskulatur. Starke Kontraktion der Arterien. Erhebliche Erweiterung der Venen mit Thrombose. Ödem im lockeren Bindegewebe. Vergr. 30fach. HELLY, VAN GIESON.

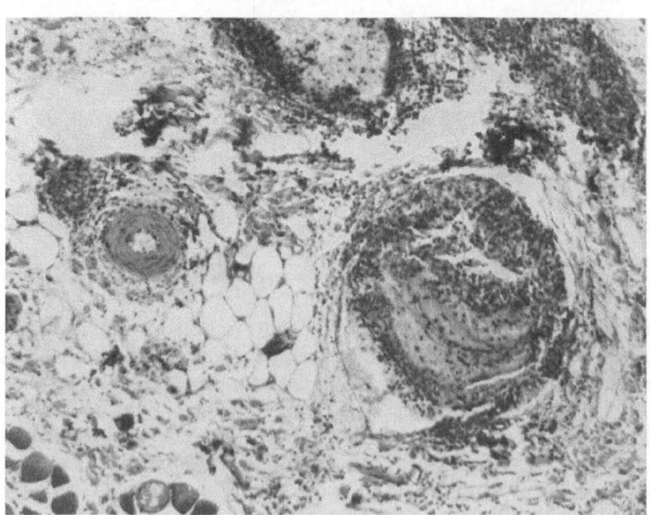

Abb. 7. Frisches Arthus-Phänomen der Kaninchenhaut, erzeugt mit Pferdeserum. Starke Kontraktion der Arterie, erhebliche Dilatation der Vene mit frischer Thrombose. Entzündliche Infiltrate im Binde- und Fettgewebe. Vergr. 85fach. HELLY, Hämatoxylin-Eosinfärbung.

Die zweite unserer oben gestellten Fragen beschäftigt sich mit den Folgeerscheinungen der serös-exsudativen Überschwemmung an den präexistenten

[1] LETTERER 1933.

Zellen und den Formelementen des Gewebes. An der Grenze zwischen Herdzentrum und Peripherie, die naturgemäß von wechselnder Prägnanz ist, gehen

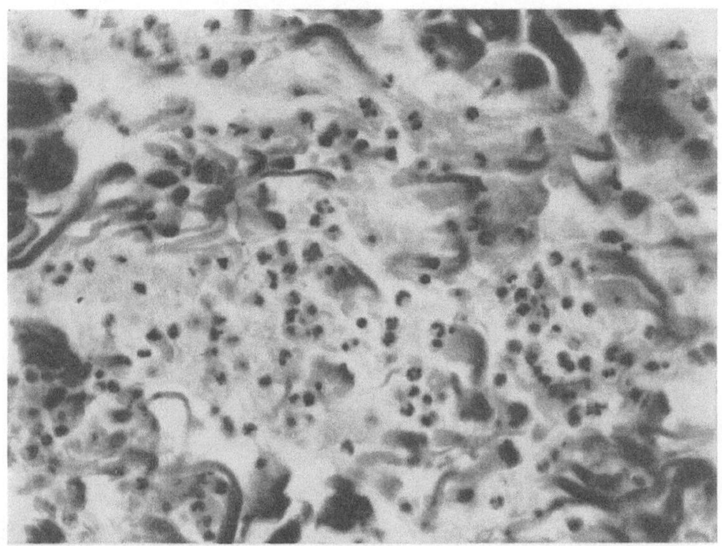

Abb. 8. Etwa 24 Std altes Arthus-Phänomen der Kaninchenhaut im lockeren Bindegewebe. Starke ödematöse Durchtränkung. Auseinanderweichen der Bindegewebsbündel und -fasern. Viele Leukocyten in der Exsudatflüssigkeit. Vergr. 420fach. HELLY, VAN GIESON.

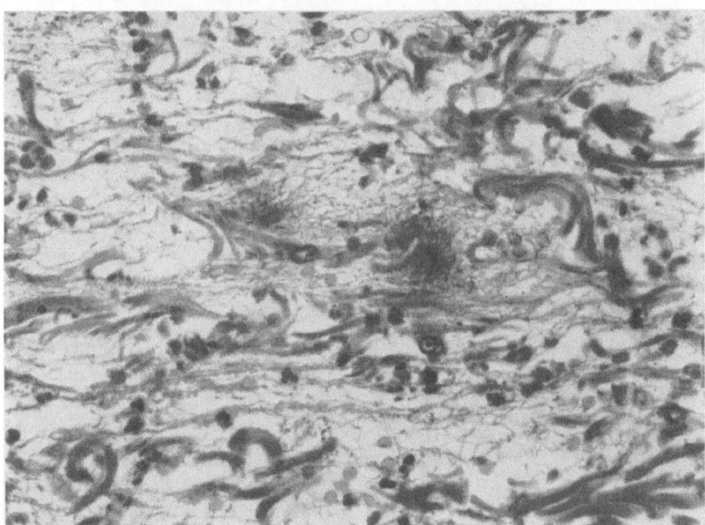

Abb. 9. 3 Tage altes Arthus-Phänomen der Kaninchenhaut. Starke Exsudatbildung zwischen den kollagenen Faserbündeln mit Abscheidung von Fibrinfäden und -netzen. Pferdeserum, Titer 1:12000. Vergr. 500fach. HELLY, Hämatoxylin-Eosinfärbung.

die aus der Peripherie zugewanderten Leukocyten in großen Mengen zugrunde. Zu einer eitrigen Gewebseinschmelzung kommt es, wie schon gesagt, praktisch nicht bzw. nur an den Stellen, an denen die eingetretene zentrale Nekrose vom lebend erhaltenen Gewebe demarkiert wird. Häufig sind Gefäße, insbesondere und vorzugsweise die Venen, von dichten Leukocytenmänteln umgeben oder es

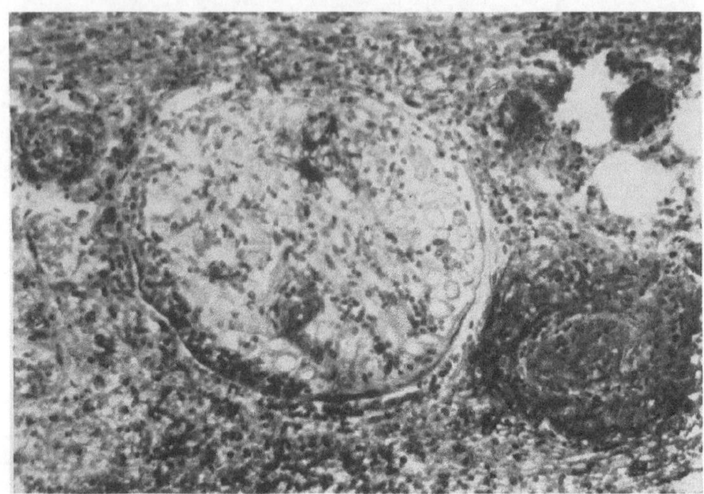

Abb. 10. Quergeschnittener Nerv im Herdgebiet eines Arthus-Phänomens. Gleiches Präparat wie Abb. 9. In der rechten Hälfte des Nerven starkes Ödem der Markscheiden und Verlust der Achsenzylinder. In der linken seitlichen Hälfte des Nerven frische Blutung im Perineurium. Vergr. 200fach. HELLY. Hämatoxylin-Eosinfärbung.

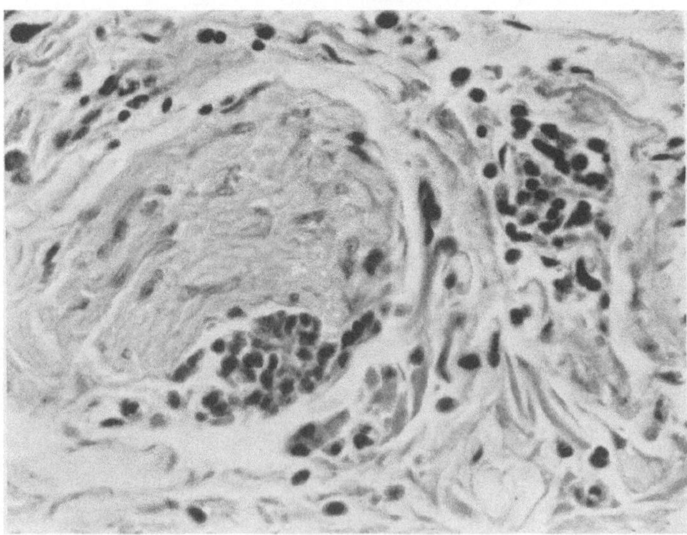

Abb. 11. Quergeschnittener Nerv im Herdgebiet eines Arthus-Phänomens. Titer 0. Sensibilisierung vor einem Jahre (damals Titer 1:10000), jetzt 0,1 cm³ Serum der Vorbehandlung (Pferd) intracutan; getötet nach 24 Std. Entwicklung eines histiolymphocytären Knötchens innerhalb des Nervengebietes. Histiolymphocytärer Herd neben dem Nerven. Vergr. 500fach. Hämatoxylin-Eosinfärbung.

findet sich Leukostase und Zellnekrose auch innerhalb der Capillaren und Venen. Die Arterienlichtungen sind vorwiegend eng und arm an Zellen (Abb. 6 und 7).

In den Venen können oft Thrombosen auftreten (Abb. 6 und 7), die hämorrhagische Durchsetzung des Gewebes ist von wechselnder Stärke, häufig ist sie im Herdzentrum besonders kräftig, die Gefäße im Zentrum selbst erscheinen eng, blutleer und komprimiert (Abb. 3 und 4). Die engen (komprimierten oder kontrahierten) Gefäße im Herdzentrum sind am besten erkennbar, wenn man den Arthus-Herd von der Unterfläche her makroskopisch betrachtet (Abb. 3). Im Zentrum werden die auf dasselbe zulaufenden Gefäße deutlich verengt und blutleer. Nach wenigen Tagen sind nach meinen Beobachtungen die Leukocyten weitgehend zugrunde gegangen, und es setzt eine histiolymphocytäre Zellproliferation ein, die sich nicht nur in den unmittelbaren Randgebieten, sondern

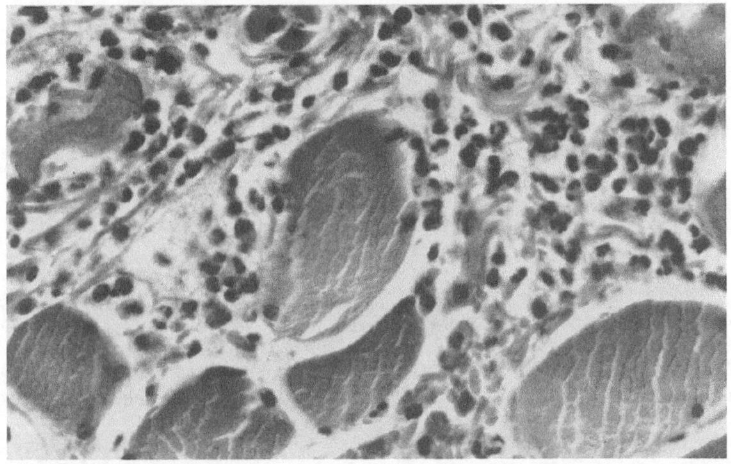

Abb. 12. Arthus-Phänomen, Kaninchenhaut. Teilausschnitt aus der Hautmuskulatur. 0,2 cm³ Serum intracutan, Titer 1:20000. 19 Std nach der Erfolgsinjektion. Zahlreiche Leukocyten im Bindegewebe zwischen den Muskelbündeln. Vereinzelte großzellige Elemente. Vergr. 485fach. HELLY. Hämatoxylin-Eosinfärbung.

auch in den Interstitien der Hautmuskulatur, die zunächst von Leukocyten infiltriert waren, findet (Abb. 12—14).

Es sind vor allem zwei Erscheinungen, die von RÖSSLE[1], GERLACH[2], KLINGE[3] u. a. als besondere Kennzeichen der anaphylaktisch-hyperergischen Entzündung geschildert werden: die *Verquellung* der kollagenen *Bindegewebsfasern* und, als deren Folge- oder Begleiterscheinung, die *fibrinoide Degeneration* derselben. Diese beiden Veränderungen haben im Blickfeld der einzelnen Untersucher eine sehr wechselnde Beurteilung gefunden.

Es ist das bleibende Verdienst RÖSSLEs[4], die Morphe und die Dynamik der durch das Antigen der Vorbehandlung am sensibilisierten Tier erzeugten Hautentzündung im Anschluß an die Beobachtungen von ARTHUS und BRETON[5] einer weiteren konsequenten Untersuchung zugeführt zu haben. Die Wahl von Hühnerblutkörperchen zur Erzeugung eines ARTHUSschen Phänomens am Meerschweinchen war seinerzeit wegen der Kernhaltigkeit der roten Blutkörperchen erfolgt, denn man konnte damit am besten die Resorptionserscheinungen beobachten. So stellte RÖSSLE[5] auch fest, daß es zu einer fortlaufenden Verzögerung der Resorptionsgeschwindigkeit des eingebrachten artfremden Proteins in Form der Hühnerblutkörperchen komme und die hyperergische Entzündung, wie er sie

[1] RÖSSLE 1932 und 1936. [2] GERLACH 1923. [3] KLINGE 1933. [4] RÖSSLE 1914.
[5] ARTHUS und BRETON 1903.

damals als erster nannte, in der *Resorptionsverlangsamung* und der *Abriegelung* des injizierten Materials gegenüber dem gesunden Gewebe ihr besonderes Merkmal

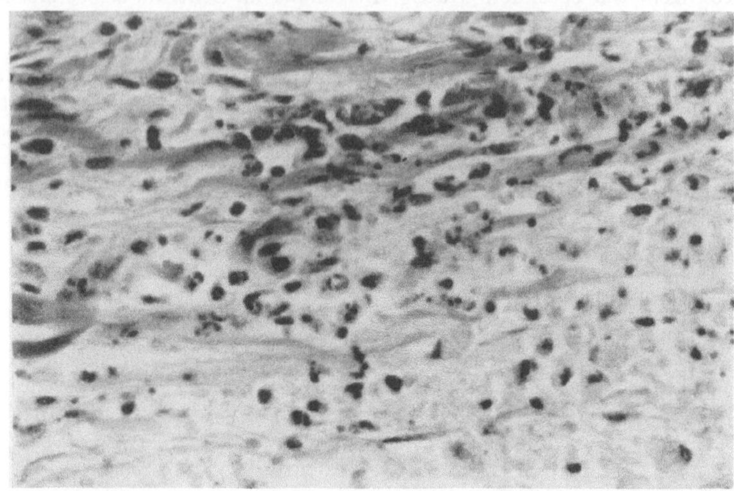

Abb. 13. Ausschnitt aus dem Bindegewebe im Herdgebiet eines Arthus-Phänomens. Titer 1:20000. 0,2 cm³ Serum intracutan; 90 Std nach Erfolgsinjektion. Exsudatherd im Bindegewebe. Beginnender Untergang der Leukocyten durch Karyorrhexis und Karyolyse. Vergr. 500fach. Helly. Hämatoxylin-Eosinfärbung.

habe. Mit anderen Worten heißt das, *es ist* zunächst *kein morphisches, sondern* ein *funktionelles Symptom* als *Wesensmerkmal* der hyperergischen Entzündung

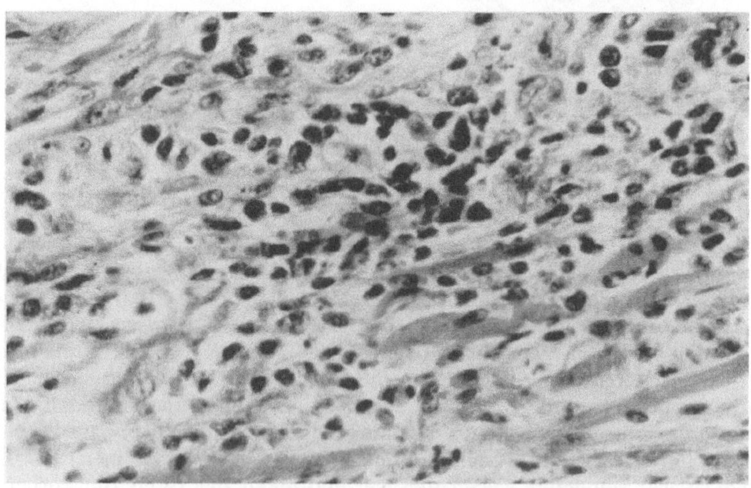

Abb. 14. Dasselbe Tier wie in Abb. 13. Reichliche Proliferation von monohistiocytären Zellen zwischen den Muskel- und Bindegewebsfasern, nachdem die Leukocyten geschwunden sind. Vergr. 500fach. Helly. Hämatoxylin-Eosinfärbung.

genannt worden. Das gleiche gilt für die von Rössle veranlaßten Untersuchungen am Mesenterium des sensibilisierten Frosches durch Fröhlich[1]. Gerlach[2] macht

[1] Fröhlich 1914a, 1914b. [2] Gerlach 1923.

dann in seinen durch RÖSSLE angeregten systematischen Untersuchungen über das Arthus-Phänomen erneut auf die sog. Bindegewebsverquellung im Arthus-Herd aufmerksam, welche ARTHUS und BRETON schon treffend geschildert hatten. Neben der Erscheinung des Ödems kommt es zu der von ihm „Verquellung“ genannten Veränderung der kollagenen Fasern. Die einzelne kollagene Faser nimmt anscheinend durch Flüssigkeitsaufnahme an Volumen nicht unerheblich zu, ihre Konturen werden hinsichtlich der Abgrenzung von der Nachbarfaser des betreffenden Bündels unscharf. Während nun GERLACH[1] offenbar die Fasern selbst bis zur Unkenntlichkeit des einzelnen Faserindividuums quellen läßt, spricht KLINGE[2] von einer Wasseraufnahme und Quellung der „Grundsubstanz“ des Bindegewebes und einer damit verbundenen chemisch-physikalischen Zustandsänderung derselben.

Vom Gesichtspunkt der Pathomorphologie des Bindegewebes fragt man sich, worum es sich hier eigentlich handelt, ob eine Grundsubstanzveränderung oder eine Kollagenfaserveränderung oder beides vorliegt. Dies wird besonders dann wichtig, wenn wie bei KLINGE von einer „fibrinoiden Verquellung“ in Anlehnung an den Begriff der fibrinoiden Degeneration oder der fibrinoiden Nekrose gesprochen wird. Über die beiden letzteren haben wir hier, soweit ihre formale Entstehung in Frage kommt, nicht zu sprechen. Die bislang zu diesem Kapitel besonders in den letzten Jahren angelaufene Literatur hat BÖHMIG[3] in kurzer aber übersichtlicher Form in seiner Monographie über die Endokarditis berücksichtigt. Im übrigen wird im Kapitel über das Mesenchym in diesem Handbuch die fibrinoide Degeneration und Nekrose von allgemeinen Gesichtspunkten aus in extenso behandelt. Hier kann nur die kausale Genese und mit dieser die präzise Frage interessieren, ob die fibrinoide Nekrose oder wie sie von KLINGE genannt wird, die „fibrinoide Verquellung“ eine spezifische, d. h. das Wesen der allergisch-hyperergischen entzündlichen Gewebsreaktion charakterisierende Erscheinung ist. Nach den Arbeiten von KRAUSPE[4] und seinen Schülern (GRAFF, BRUNO)[5] kann dies mit einem einfachen Nein beantwortet werden. KRAUSPE hat eindeutig nachgewiesen, daß fibrinoide Degeneration auch nach einmaliger Eiweißresorption auftreten kann, und ich kann dies aus unseren Untersuchungen über das Arthus-Phänomen an der Harnblase des Meerschweinchens bestätigen[6]. In die Blase instilliertes Serum wird vom Wandgewebe resorbiert. Unverdünntes oder gering verdünntes Serum und entsprechende Kontaktzeit vorausgesetzt führen schon nach der ersten Injektion zu akuten Entzündungserscheinungen in der Schleimhaut der Harnblasenwand, wobei Ödem und fibrinoide Degeneration kollagener Fasern gleichzeitig auftreten. KRAUSPEs gut begründeten Befunde können auch die Einwände von RÖSSLE[7] nicht widerlegen. Man hat die „Verquellung“, in der deutschen Literatur wenigstens, als Folge einer hyperergischen Reaktion des Bindegewebes lange Zeit als eine feststehende Tatsache hingenommen. Auch hierzu hat KRAUSPE und seine Schule sich schon 1937 und 1938 geäußert und auch der Verquellung als Charakteristikum für eine allergisch-hyperergische Gewebsreaktion die Berechtigung abgesprochen. Sie kommt nach seiner Meinung im Verlaufe der hyperergischen Entzündung ebenso wie bei anderen Eiweißresorptionsprozessen ohne Sensibilisierung vor. Nach seiner Ansicht sind Verquellung und fibrinoide Degeneration wie Nekrose in solchen Fällen nur einzelne Stufen in einem kausal grundsätzlich gleichartigen Schädigungsgeschehen. Das zeigen auch die Versuche von WERNER[8], der in seinen vergleichenden Untersuchungen über das Arthus-Phänomen am Meerschweinchen mit verschieden hoher Sensibilisierung und

[1] GERLACH 1923. [2] KLINGE 1927, 1933, 1943. [3] BÖHMIG 1953. [4] KRAUSPE 1939. [5] GRAFF 1937, BRUNO 1938. [6] SIESS 1950. [7] RÖSSLE 1937. [8] WERNER 1951, 1953.

verschiedenen Antigenmengen gefunden hat, daß es zu einer Verquellung der kollagenen Fasern des Bindegewebes kommt. Er stellt gleichfalls wie GERLACH fest, daß die Verquellung ihre Hauptlokalisation im Zentrum des Herdes hat. In früheren Untersuchungen über das Arthus-Phänomen, über die Verquellung und das Verhalten der kollagenen Fasern war WERNER[1] auch zu der Ansicht gekommen, daß die Verquellung des Bindegewebes kein spezifisches Merkmal

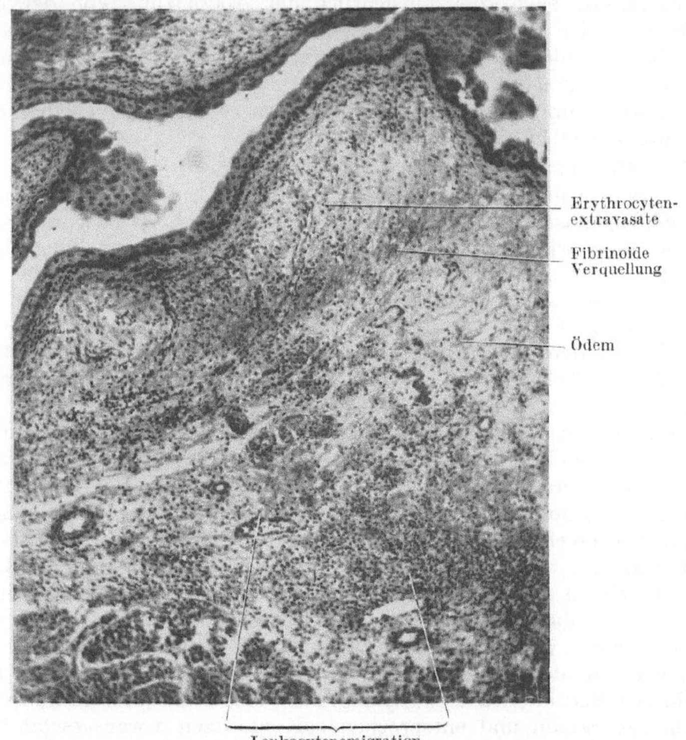

Abb. 15. Ausschnitt aus Harnblasenwand. Intraperitoneal sensibilisiertes Meerschweinchen. Titer 1:2000. 6 Std nach intravesicaler Erfolgsinstillation von 1:4 verdünntem Serum bei 15 min Kontaktzeit. Stärkste exsudativ-leukocytär-hämorrhagische Entzündung der Blasenschleimhaut. Fibrinoide Verquellung des lockeren Bindegewebes (in der Abbildung als graue Herde sichtbar). Epithel noch völlig intakt. [Aus SIESS: Virchows Arch. **318**, 495 (1950).]

der hyperergischen Entzündung, sondern eine Folge des Kontaktes von Fremdserum mit kollagenen Fasern des Bindegewebes sei. Dabei steht nach genauen Messungen die Stärke der Verquellung in direkter Abhängigkeit zur Dauer dieses Kontaktes. Durch diese Untersuchungen scheint mir nicht nur einiges über die Entstehung der Verquellung aufgeklärt, sondern auch ihre unwesentliche Bedeutung für die hyperergische Entzündung schon lange erhärtet zu sein. Nach GERLACH[2] kommen Ödem und Verquellung nebeneinander vor, und nach seiner Ansicht ist die Verquellung die Vorstufe der Nekrose des gesamten Entzündungsherdes. Man kann dies als wahrscheinlich, wenn auch noch nicht als endgültig gesichert betrachten. Ich habe in eigenen Untersuchungen diese Verquellung der Bindegewebsfasern in der beschriebenen Form nicht gesehen[3], kann überhaupt bei

[1] WERNER 1938. [2] GERLACH 1923. [3] LETTERER, nicht veröffentlicht.

Vergleichen zwischen Kaninchennormalhaut und solcher aus einem Hyperergieherd einen Unterschied in der Dicke der Kollagenfasern auch in Ödembezirken nicht finden. Auch v. ALBERTINI[1] hat in seiner Nachprüfung der GERLACH-KLINGEschen Arbeiten die Verquellung der Bindegewebsfasern nicht beobachten können, wohl aber läßt sich ein in hohen Graden auftretendes Ödem erkennen, welches mehr oder weniger stark von Leukocyten durchsetzt oder unter Umständen auch zu fibrinösen Netzbildungen geneigt ist (siehe Abb 9). Präzis betrachtet, hat GERLACH selbst von einer „fibrinoiden Nekrose" in seinen Experimenten nie berichtet. Auch die anderen Nachuntersucher[2] erwähnen sie nicht unter ihren

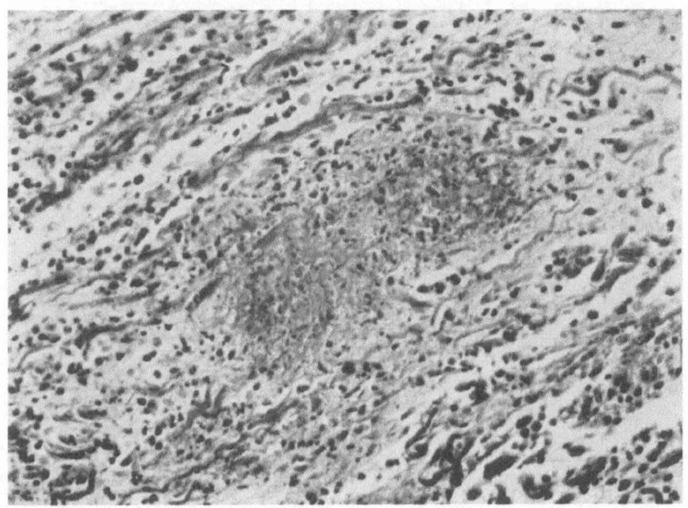

Abb. 16. Arthus-Phänomen, Rückenhaut, Kaninchen, Titer 1:20000. 0,2 cm³ Pferdeserum intracutan. Entnommen nach 90 Std. Zwei kleine frische Herde fibrinoider Degeneration im kollagenen Bindegewebe. Verlust der Faserstruktur, Untergang der Zellen durch Karyorrhexis im Degenerationsgebiet. Vergr. 275fach. HELLY, Hämatoxylin-Eosinfärbung.

Befunden oder bemerken ausdrücklich, sie nicht gesehen zu haben. Diese Erscheinung kommt also nur in den KLINGEschen Untersuchungen zur Darstellung und zwar zuerst in der Schilderung des rheumatischen Granuloms[3] und erst späterhin für die anaphylaktisch-hyperergische Entzündung schlechthin, für welche KLINGE die *Faserverquellung* und die daran sich anschließende *fibrinoide Nekrose* als morphisches Äquivalent der hyperergischen Entzündung nun überhaupt und generalisiert gelten lassen will. Ich selbst habe fibrinoide Nekrosen im Arthus-Phänomen gesehen und zwar dann, wenn das Phänomen nach 4—5 Tagen untersucht wurde (Abb. 15 und 16). Sie kamen als kleine Fleckherde in den kollagenen Bündeln und besonders in der Umgebung von Gefäßen vor, wobei dann auch die Blutgefäßwände (Arteriolen und Venolen) ergriffen waren. Die betroffenen Stellen sind insofern auffällig, als sie keineswegs transparent oder aufgequollen, sondern opak und vielleicht etwas plump sind und Unterstrukturen nicht mehr oder kaum noch erkennen lassen. Sie geben keine Fibrinreaktion, bleiben mit van Gieson gelb, färben sich mit PAS-Reaktion karmoisinrot, mit Azan leuchtend rot, lassen Silberfasern und elastische Fasern noch zur Darstellung

[1] v. ALBERTINI 1953.
[2] OPIE 1923, 1924, LAPORTE 1934, PAGEL 1939, WERNER 1951, v. ALBERTINI 1953.
[3] KLINGE 1930, 1931, 1933.

bringen. Metachromasie und Allochromfärbung sind negativ (Abb. 17—19). Meist sind die Herde nur sehr klein und können für die Aufquellung des Gesamtherdes nichts bedeuten.

Historisch betrachtet, hat sie wie gesagt KLINGE erstmals im rheumatischen Granulom gesehen und ihre Existenz dann als signifikant für die allergische Gewebsreaktion auf das Arthus-Phänomen überhaupt übertragen. Ihr Vorkommen im Rheumagranulom, aber gleichzeitig auch bei vielen noch anderen, völlig

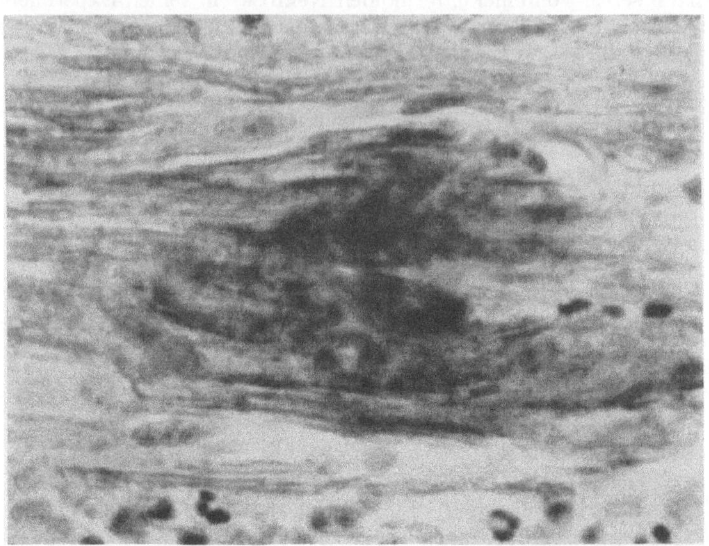

Abb. 17. Gleiche Art der Vorbehandlung wie Abb. 16. Starke Vergrößerung eines kleinen, frischen Herdes fibrinoider Degeneration des Bindegewebes. Aufquellung im Herdgebiet und Verlust der Faserstrukturen. Starke Homogenisierung der Faserbündel. Vergr. 1050fach. HELLY, Hämatoxylin-Eosinfärbung.

verschiedenen und von Allergie auch unberührten Gelegenheiten (Magenulcus, Tuberkulose, Endokarditis) hat v. ALBERTINI[1] bestätigt (s. überdies zahlreiche Literatur über verschiedenste Gründe der fibrinoiden Degeneration bei FISCHEL, S. 781)[2]. So ist also ihre *Bedeutung für den Arthus-Typ der allergisch-hyperergischen Entzündung eine völlig untergeordnete.* Wenn sie auftritt, dann wäre ihre Entstehung am ersten so zu denken, daß fibrinhaltiges Exsudat, das aus gereizten und geschädigten Gefäßbahnen austritt, die Bindegewebsbündel durchdringt und eine Art fibrinöser Insudation der Grundsubstanzen und der Faserbündel selbst zustande bringt. Diesem mehr oder weniger der Nekrobiose zuzurechnenden Zustande folgt dann die völlige Nekrose. So könnte sie auch den Folgen schwerer Kreislaufstörung ursächlich zugerechnet und die Gesamtphänomenologie für das Verständnis in vielem vereinfacht werden. Ob aber und inwieweit die sog. Bindegewebsverquellung im Arthus-Phänomen, die Mesenchymverquellung und die fibrinoide Degeneration bei fieberhaftem Rheumatismus im Wesen etwas miteinander zu tun haben, scheint mir nach unserem heutigen Kenntnisstand keineswegs gesichert. Hier sind noch subtile und vollkommen standardisierte Nachuntersuchungen nötig, denn mit den gemeinsam benützten Bezeichnungen Verquellung, fibrinoide Degeneration und fibrinoide Verquellung meint offenbar jeder Untersucher etwas anderes. SCHADE war, nach einer brieflichen Mitteilung seines Schülers WERNER

[1] v. ALBERTINI 1953. [2] FISCHEL 1949.

an mich, der Ansicht, daß die von GERLACH geschilderten „Verquellungen“ im Arthus-Phänomen vielleicht mit den von ihm am Lig. nuchae und an der Nabelschnur nach Alkalisierung gefundenen Quellungen der Kollagenfaserbündel etwas

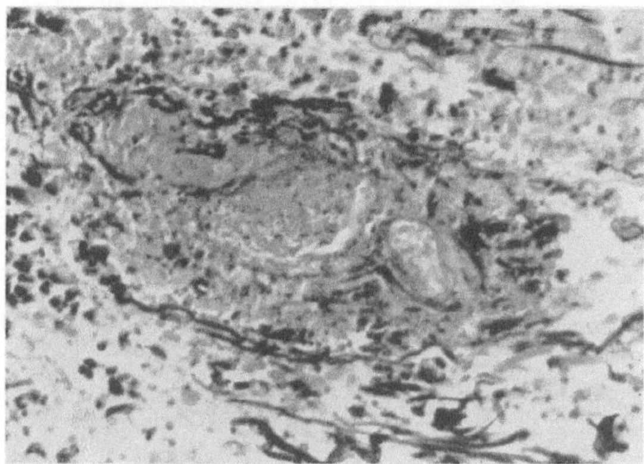

Abb. 18. Arthus-Phänomen, Kaninchen, Titer 1:20000. 0,2 cm^3 Serum intracutan, getötet nach 90 Std. Fibrinoide Degeneration im Bindegewebe im Gebiet einer Arterie und Vene. Die elastischen Fasern sind noch darstellbar. Die Kollagenfasern sind verquollen und zeigen Strukturverlust. Vergr. 190fach. HELLY. Elastica-van Gieson.

zu tun haben könnten. Dabei werden die Bündel aber voluminöser und transparent. Darauf ausgerichtete Untersuchungen von WERNER ergeben keine

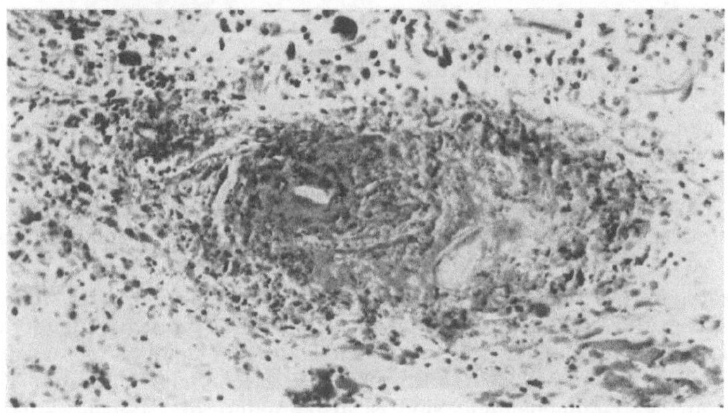

Abb. 19. Die gleiche Stelle wie Abb. 18, dargestellt mit PAS-Färbung.

Alkalitätszunahme im Arthus-Herd und eine meßbare Verdickung der Fasern. Feinere Strukturuntersuchungen wurden im Rahmen der auf kolloidchemische Probleme ausgerichteten Experimente nicht vorgenommen. Offenbar waren die Bündel aber „ver-“quollen, d. h. nicht transparent und dicker als gewöhnlich. WERNER selbst hatte die Vorstellung mit SCHADE, daß diese Art Verquellung durch Adsorption von Fremdeiweiß an die Kollagenbündel entsteht, später haben EPPINGER und HAITINGER diese Adsorption auch nachgewiesen. Diese Adsorptionsverquellung, wie ich sie einmal nennen will, kann aber aus 2 Richtungen kommen: aus dem Blutplasma, d. h. dem serofibrinösen Exsudat, oder aus dem künstlich eingebrachten oder resorbierten Fremdserum. Dann findet man plumpe, opake Kollagenbündel, vergleichsweise zum Normalen nur wenig dicker aber *ohne* Struktur auch phasenoptisch, mit Azan dagegen leuchtend rot und mit fließenden Übergängen zu den normalen blaugefärbten Faserbündeln. Ich halte es für durchaus wahrscheinlich, daß alle diese Stadien bis zur fibrinoiden Degeneration (Verquellung) und fibrinoiden Nekrose ineinander fließend übergehen können, ohne auf die zweifellos noch mitspielende Bedeutung der Grundsubstanz mit ihren Polysacchariden als zweiten Bestandteil dieses Reaktionsbildes „kollagenes Bindegewebe" hier einzugehen.

Folgendes scheint mir gesichert: Einfaches Ödem, wie es überschießend im Arthus-Phänomen auftritt, führt zur *Aufsplitterung* der Kollagenfaserbündel,

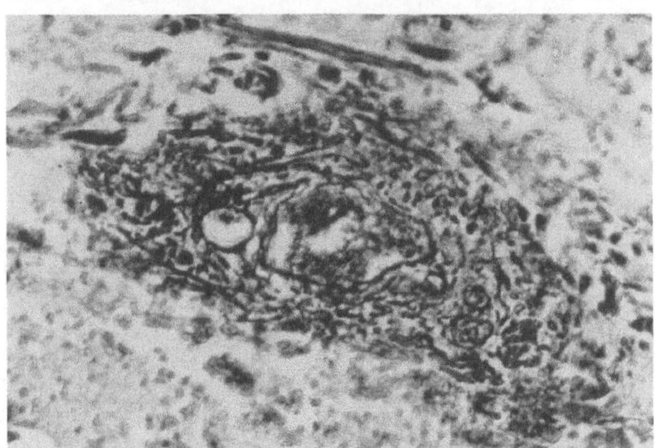

Abb. 20. Die gleiche Stelle wie Abb. 18, dargestellt mit Silberimprägnation. Die Kollagenfasern lassen sich mit Silber imprägnieren bis fast ins Zentrum des Herdgebietes.

zur Volumenzunahme des Herdes, aber nie zur „*Ver-*"*quellung*. Diese hat als wesenhaften Bestandteil den Strukturverlust der Faserbündel, nebenbei eine gewisse Volumenzunahme. Voraussetzung ist die Adsorption von Eiweiß aus Exsudat oder Fremdserum. Wahrscheinlich ist, daß daraus die fibrinoide Degeneration (oder fibrinoide Verquellung genannt) entsteht, vermutlich mit Beteiligung oder Wandlung der Grundsubstanzen.

Austretende rote Blutkörperchen lassen eine Nekrose mehr oder weniger zur hämorrhagischen werden. Jedoch ist es nicht allein die Ischämie, die hier schädigend wirkt, sondern das in reichlichster Menge aus den Gefäßbahnen ausflutende seröse und sero-fibrinöse Exsudat führt zur weiteren Schädigung der Gewebselemente; an der Kaninchenhaut sind es insbesondere die Hautmuskulatur, die Epithelschicht und auch die Blutgefäße und Nerven selbst. Die basalen Epithelien der Epidermis der Meerschweinchen zeigen im Verlaufe der Entwicklung eines Arthus-Phänomens nach den Untersuchungen von Werner[1] eine deutliche vacuoläre Degeneration, wobei dahingestellt bleiben soll, ob diese Veränderung einen Zellstoffwechselschaden an sich oder eine Art Flüssigkeitsaufnahme in der Form eines „Zellödems" darstellt. Wir[2] haben am Arthus-Phänomen der Harnblase bzw. ihren Epithelien das gleiche gesehen (Abb. 21). Kommt es im Herdzentrum zur Vollnekrose, dann geht natürlich auch die Epidermis zugrunde. Im übrigen hat sie häufig schon durch zirkulatorische und exsudative Schäden im Papillarkörper vorher mehr oder weniger gelitten (s. Abb. 5). Die Muskulatur

[1] Werner 1951. [2] Siess 1950.

zeigt makroskopisch ein trübrotes Aussehen auf dem Anschnitt, mikroskopisch eigentümlich blaßrötliche Färbung mit Eosin und als weitere Folge dieses Zustandes mehr oder weniger ausgedehnte Koagulationsnekrosen in der Form der wachsartigen Degeneration, des scholligen Zerfalls und der ausgesprochenen Myolyse. Dabei kann es sein, daß der Sarkolemmschlauch völlig erhalten bleibt, der Inhalt der Muskelfasern aber zerstört ist (Abb. 22). Da wir wissen, daß mit der serösen und serös-exsudativen Entzündung proteolytische Fermente aus dem Blute austreten oder jenseits der Blutbahn aktiviert werden, wie die Untersuchungen von Rössle[1] einerseits, Masshoff und Graner[2] andererseits gezeigt haben, so ist diese heterolytische Wirkung auf die Muskulatur von seiten des Exsudates im Arthus-Phänomen gut verständlich. An der Muskulatur der Gefäße, der Arterien wie der Venen, sind gleichartige Veränderungen festzustellen. An den Arterien kann es manchmal zu einer eigentümlichen hyalinen Verquellung der Muskelschicht der Arterien und Arteriolen, welche nicht immer völlig zirkulär auftritt, sondern nur einzelne Segmente des Gefäßumfanges erfaßt, kommen (Abb. 22). Die Endothelien sind vergrößert und aufgerichtet, in der Adventitia und dem unmittelbar periarteriell gelegenen Gewebe liegen dichte Leukocyteninfiltrate. Öfter habe ich eine dissezierende Phlebitis gesehen; die Intima ist auf eine weite Strecke abgehoben, zwischen ihr und der Muscularis liegt ein Exsudat, teils hämorrhagisch, teils leukocytär (Abb. 22). Die Beteiligung der Venen ist häufiger zu beobachten. Die Endothelien erscheinen vergrößert, die Intima aufgesplittert; nicht selten sind in den Venen parietale oder obturierende Thrombosen und um das Gefäß herum monohistiocytäre mantelförmige Zellinfiltrate zu finden. Je weiter im Zentrum des Herdes die Gefäße gelegen sind, desto stärker können die Veränderungen sein. Auch diese Umwandlungen müssen wohl auf eine heterolytische Schädigung der Gefäßwand durch Exsudatflüssigkeiten zurückgeführt werden (Abb. 23—26).

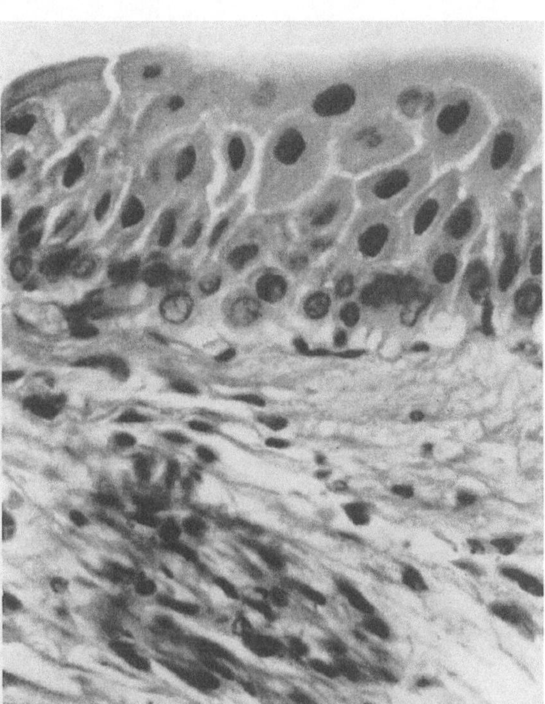

Abb. 21. Ausschnitt aus der Blasenwand eines mit Pferdeserum sensibilisierten Meerschweinchens. Intraperitoneale Sensibilisierung. Nach 28 Tagen intravesicale Erfolgsinjektion mit 0,8 cm^3 Serum. Nach 3 Tagen im protrahierten Schock gestorben. Man erkennt den jetzt eintretenden Epithelschaden an der Blasenschleimhaut. Intracelluläres Ödem, deutliche Spongiose. Im Bindegewebe ein Herd mit fibrinoider Degeneration. Vergr. 510fach. Hämatoxylin-Eosinfärbung. (Präparat Dr. Siess.)

[1] Rössle 1923. [2] Masshoff und Graner 1949a, 1949b.

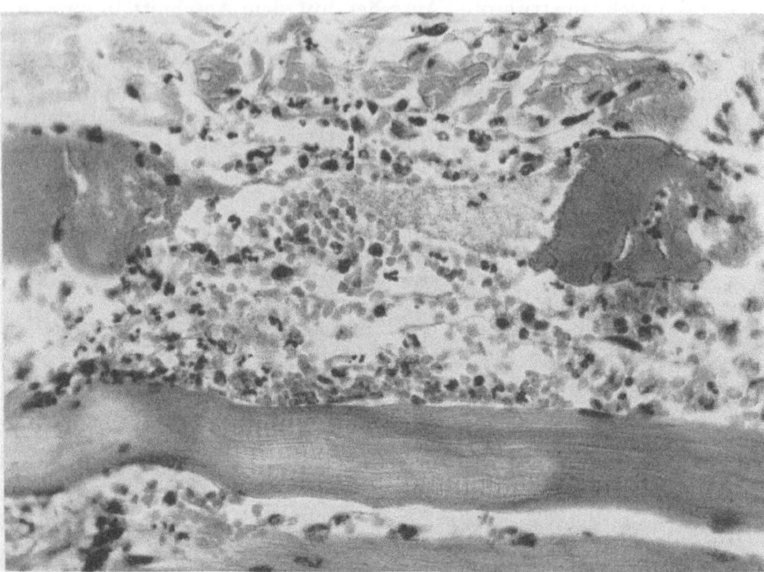

Abb. 22. Kaninchenhaut, Arthus-Phänomen, Pferdeserum, Titer 1:12000. Myolyse in den Fasern der Hautmuskulatur. Am obersten der 3 Muskelbündel ist der erhaltene Sarkolemmschlauch gut zu erkennen, ferner die wachsartige Degeneration der Muskulatur und der körnige Zerfall derselben. Erythrocyten und einige Leukocyten im Muskelschlauch, viel Exsudat, Leukocyten und Erythrocyten im Bindegewebe zwischen den Muskelbündeln. Vergr. 330fach. Helly, Hämatoxylin-Eosinfärbung.

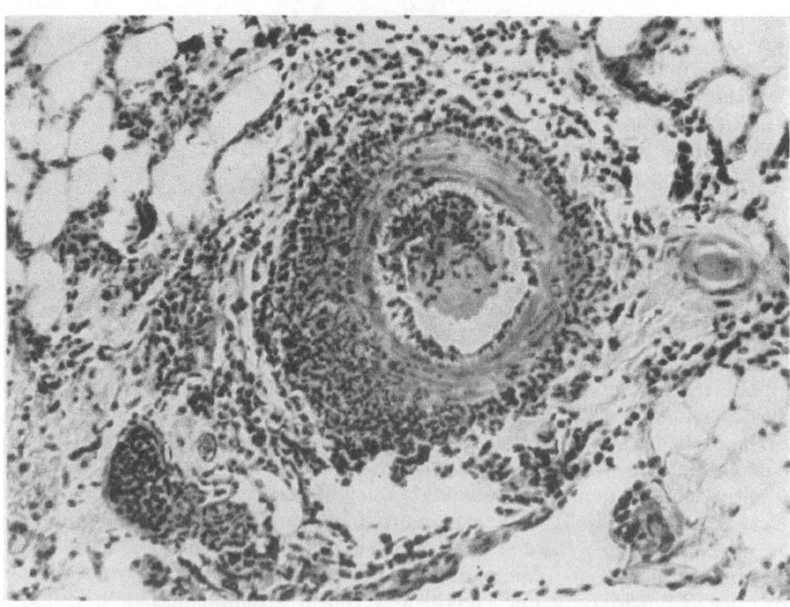

Abb. 23. Arterie aus dem Herdgebiet eines Arthus-Phänomens an der Kaninchenrückenhaut. Titer 1:12000. Getötet nach 3 Tagen. Hochgradige leukocytäre Infiltration im Adventitiagebiet der Arterie. Starke Schlängelung der Elastica interna infolge Kontraktion der Arterie. Aufrichtung der Endothelien in der Intima. Zahlreiche Leukocyten im Lumen. Im oberen Segment der Arterienwand beginnender Strukturverlust. Vergr. 210fach. Helly, Hämatoxylin-Eosinfärbung.

Der Frage, ob der allergisch-hyperergischen Entzündung ein *besonderes Zellbild* eigen sei, ist für alle Phasen derselben viel Aufmerksamkeit zugewandt worden.

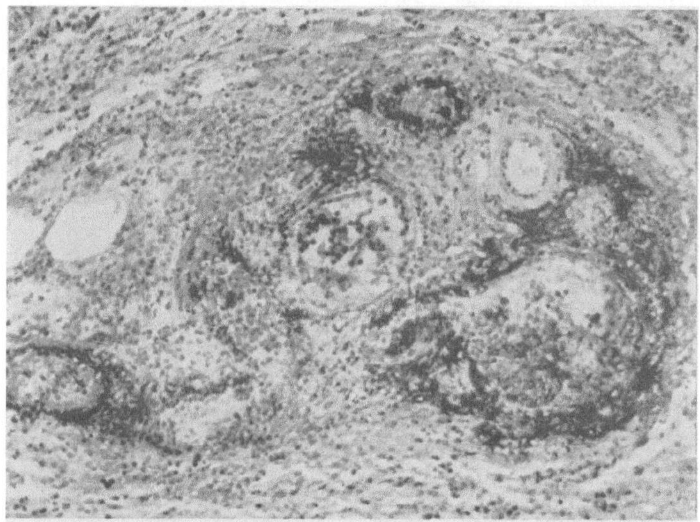

Abb. 24. Gleiches Tier und Präparat wie Abb. 23. Venen und Arterie sowie Nerv im Herdgebiet eines Arthus-Phänomens. Kontraktion der Arterie, Schwellung der Endothelien der Arterienintima. Frische Blutung im Nerven. Reichlicher Austritt von fibrinhaltigem Exsudat aus den Venen, zugleich mit Hämorrhagie. Fibrinfärbung. Die schwarz gefärbten Bezirke sind identisch mit spezifisch gefärbtem Fibrin (WEIGERT). Vergr. 190fach.

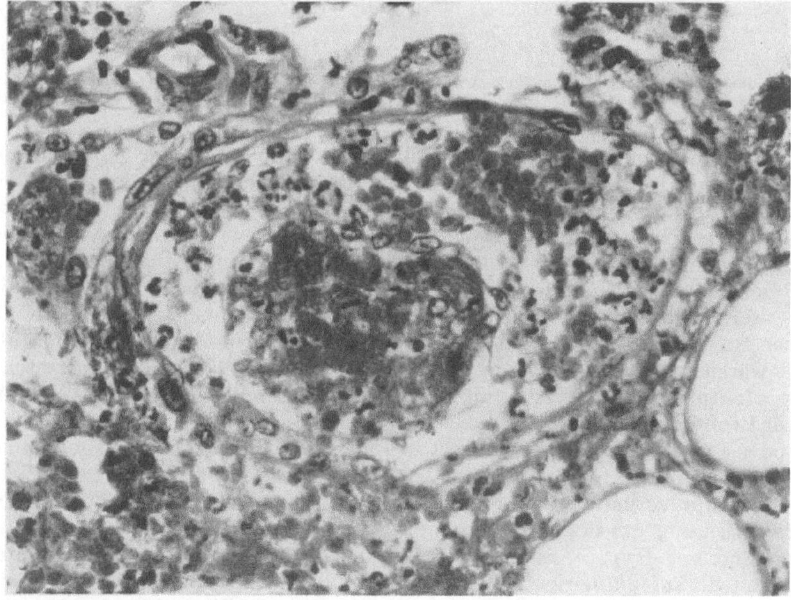

Abb. 25. Gleiches Tier wie Abb. 23. Vene aus dem Herdgebiet eines Arthus-Phänomens. Die Intima ist von der Muscularis völlig abgelöst infolge starker Hämorrhagie und seroleukocytärer Exsudation zwischen Intima und Media (dissezierende Phlebitis). Der Endothelschlauch, welcher eine frische Thrombose umschließt, ist im Zentrum des Bildes gut zu erkennen. Vergr. 475fach. Hämatoxylin-Eosinfärbung.

Es lag nahe, danach zu fragen, ob die Zusammensetzung der Entzündungszellen, welche als Reaktion hier auftreten, besondere Merkmale zeigt. Der Schluß aus allen Untersuchungen, die aus früherer und aus jüngerer Zeit vorliegen, kann dahin gezogen werden, daß verständlicherweise vieles im Zellbild von der Akuität der Entzündung überhaupt abhängt. Werner[1] hat für das Meerschweinchen an sehr exakt durchgeführten Zellstudien nachgewiesen, daß schon zwischen Corium und Cutis Unterschiede in der Zellreaktion bestehen. Das deutet meines Erachtens darauf hin, daß das Terrain, in dem die Entzündung sich abspielt,

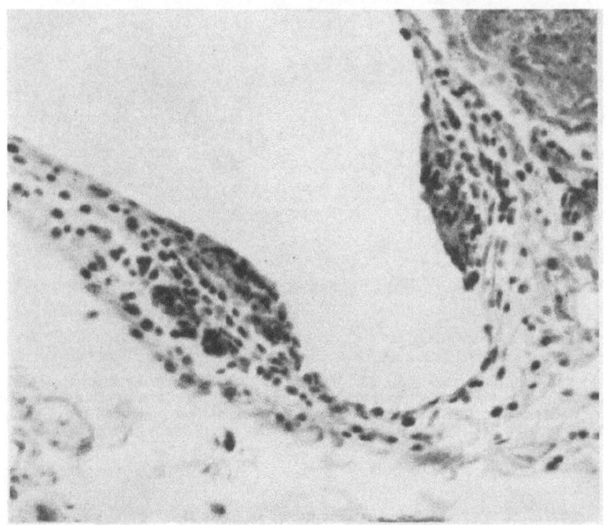

Abb. 26. Subendothelial gelegene monohistiocytäre Zellknötchen in einem Lymphgefäß im Herdgebiet eines Arthus-Phänomens. Gleiches Tier wie Abb. 11. Vor einem Jahr sensibilisiert, jetzt 0,1 cm³ Serum intracutan, getötet nach 24 Std. Vergr. 300fach. Hämatoxylin-Eosinfärbung.

wesentlich mitbeteiligt am reaktiven Zellbild ist. Gerlach[2] hat gefunden, daß zwischen dem Herdzentrum und dem Randgebiet deutliche Unterschiede im Gehalt an Leukocyten bestehen. Während in der Peripherie die Leukocyten überwiegen, also dort, wo das eigentliche Ödem vorliegt, sollen sich im Herdzentrum viel mehr lymphohistiocytäre Zellen finden; ich habe diese Beobachtung vorwiegend in der Peripherie der Herde machen können[3], insbesondere in einige Tage alten Arthus-Herden; meist auch so, daß die Monohistiocyten an den gleichen Stellen auftraten, an denen zuvor die Leukocyten lagen, welche autolysiert waren (Abb. 12—14). Aus den Capillaren und den Venolen austretende Leukocyten gehen im Herdzentrum rasch zugrunde, desgleichen nach meinen und anderer Beobachtungen in Gefäßlichtungen[3, 4], in denen die Blutsäule durch eine mehr oder weniger ausgeprägte Stase zu Verlangsamung und Stillstand gekommen war. Je stürmischer der Ablauf im allgemeinen ist, desto mehr Leukocyten sind überhaupt vorhanden. Andererseits aber interessiert das Zellbild in seiner Zusammensetzung hinsichtlich seiner Beziehungen zum Zustande der Immunisierung und der Hyperergie. Rössle[5] macht schon bei seinen ersten Untersuchungen darauf aufmerksam, daß je höher die „Allergie“ sei (damit meint er die durch Sensibilisierung fortschreitende Empfindlichkeit), die lympho-

[1] Werner 1951. [2] Gerlach 1923. [3] Letterer, nicht veröffentlicht.
[4] Siess 1950. [5] Rössle 1914.

histiocytären und die eosinophilen Zellen desto mehr überwiegen. WERNER findet am Meerschweinchen gerade das Gegenteil und stellt fest, daß die gering sensibilisierten Tiere einen höheren Prozentsatz an lympho-histiocytären Zellen haben. Dagegen nehmen die eosinophilen Zellen auch nach seiner Ansicht mit fortschreitender Sensibilisierung zu. GERLACH hat nur mit Kaninchen gearbeitet und erwähnt die Eosinophilen nicht. Nach meinen Beobachtungen[1] sind die Eosinophilen beim Arthus-Phänomen des Kaninchens nicht selten und nehmen um so mehr zu, je weniger akut die Reaktion ist. KLINGE[2] betont, daß die lymphocytäre Reaktionsform bei ganz protrahierter Sensibilisierung (also zunehmender Immunität) oder gleich am Anfang des Hyperergieversuches sehr deutlich und stark sein kann.

In letzter Zeit haben GELL und HINDE[3] darauf hingewiesen, daß dem echten Arthus-Phänomen eine ganz kurze Phase lympho-histiocytärer bzw. monocytärer Reaktion vorangehe. Man gewinnt den Eindruck, daß die lympho-histiocytäre Reaktion mindestens auch ein Spiegelbild der Akuität des Entzündungsprozesses wie einer bestimmten oder spezifischen Reaktion sei; und das niedrig sensibilisierte Tier wie das sehr hoch immunisierte Tier entsprechen sich hierin.

Schon OPIE[5] hat es erwähnt und KLINGE[4] hat dies bestätigt, ich selbst kann aus eigenen Erfahrungen[1] das gleiche berichten, daß der Ausfall des Arthus-Phänomens hinsichtlich Akuität, d. h. hinsichtlich Beteiligung der vasculären, exsudativen und leukocytären Komponenten der Entzündung, in bestimmter Weise vom Immunitätsgrad des Tieres abhängt. Je höher das Tier immunisiert ist, d. h. je höher sein Präcipitintiter getrieben wurde, desto stärker wird das Arthus-Phänomen ausfallen, hängt aber natürlich auch gleichzeitig von der injizierten Menge ab. Es erscheint mir bedeutsam für die Beurteilung des Ausfalles des Arthus-Phänomens, daß der erste Beschreiber desselben, ARTHUS[6], 5 cm^3 Serum für die Erfolgsinjektion benutzte. Damit gibt es natürlich eine gewaltige Reaktion. Benutzt man aber weniger und ist der Immunitätszustand der Tiere weitergetrieben, dann wird auch die celluläre Reaktion eine andere. Wenn man mit sehr kleinen Serummengen arbeitet — und auch dies hat ARTHUS[6] schon gesagt — und durch sehr lange Zeit dieses Serum verabreicht, so entwickelt sich im Laufe der Zeit nur noch eine sehr schwache Reaktion im Sinne einer infiltrativen Schwellung in der Haut. Mikroskopisch kommt es dann nicht zum Auftreten stärkerer vasculärer Erscheinungen, sondern nur zur Zellproliferation, d. h. zu einem lympho-histiocytären und plasmacellulären Zellbild. Man wird sich nun in Zukunft entscheiden müssen, ob man eine derartige Erscheinung auch noch als Arthus-Phänomen bezeichnen will oder, was eigentlich richtiger wäre, als Spätreaktion vom Tuberkulintyp. Ferner wird man sich entscheiden müssen, ob man die Experimentaltechnik als Kriterium ansehen will oder das entstehende Bild. Im Zusammenhang mit der Frage nach dem Zellbild der Arthus-Entzündung muß diese Frage mit dem Hinweis erwähnt werden, daß bei sehr lang dauernder und sehr geringer Präparierung des Tieres der Erfolg einer Injektion später immer geringer wird und die Reaktion viel mehr den resorptiven Typ der Entzündung als den der exsudativ-leukocytären annimmt[2]. MILLBERGER und GÖTZKE[7] haben in letzter Zeit bei vergleichenden Untersuchungen von Tieren, die mit kleinen Dosen Pferdeserum sehr lang und ohne Intervall im Gegensatz zu solchen, die nur einmal gespritzt waren, gleiche Beobachtungen gemacht. OPIE[8] berichtet sogar von Riesenzellbildung. Ob es sich um Fremdkörperriesenzellen auf Grund von Gewebsnekrosen oder um Resorptionsriesenzellen aus

[1] LETTERER, nicht veröffentlicht. [2] KLINGE 1943. [3] GELL und HINDE 1954.
[4] KLINGE 1933 und 1943. [5] OPIE 1923. [6] ARTHUS 1903.
[7] MILLBERGER und GÖTZKE 1953. [8] OPIE 1924.

anderen Gründen handelt, ist auf Grund seiner Mitteilung nicht zu entscheiden. Die Versuche, typische granulierende und resorbierende Entzündungen mit der Experimentaltechnik eines mitigierten Arthus-Experimentes vorzunehmen, sind nicht sehr ausgedehnt und überall nur angedeutet beschrieben. Daß aber der Organismus während der Reaktionszeit mit einem artfremden Serum seine Zellreaktion auch ganz allgemein auf einen unspezifisch-entzündlichen Reiz als Folge umstellt, zeigen die Versuche von Balling[1]. Er hat auf meine Veranlassung Kaninchen mit Perdeserum sensibilisiert und zu verschiedenen Phasen der Sensibilisierung und Präparierung des Tieres eine Cantharidenblase am Ohr gesetzt. Der Zellinhalt der Cantharidenblase, im Ausstrich untersucht, wurde in Beziehung gesetzt zu dem Präcipitationstiter, den das Tier jeweils zur Zeit der Cantharidenblasenerzeugung zeigte.

Dabei ergab sich, daß die Leukocyten, welche auf die Reizung mit Cantharidin in das Exsudat der entstehenden Blase übergehen, sich zahlenmäßig auffallend wenig verändern. Sie

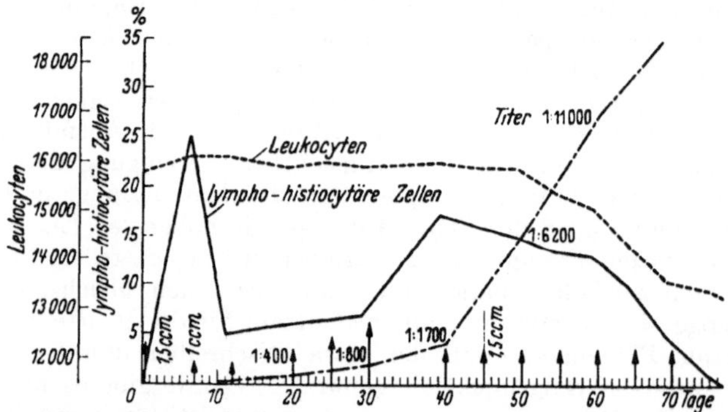

Abb. 27. Beziehungen zwischen Präcipitintiter eines Kaninchens und Zellbild in einer am Ohr angelegten Cantharidenblase im Verlauf einer fortschreitenden Immunisierung über 70 Tage (s. Text). [Aus Luitpold Balling: Virchows Arch. **301**, 88 (1938).]

erreichen anfänglich einen Stand von etwa 15000—16000 Zellen im Kubikmillimeter und bleiben auf dieser Höhe durch lange Zeit des Versuches, etwa bis zum 50. Tage, um dann abzusinken auf etwa 12000—13000. Dagegen zeigen die lympho-histiocytären Zellen ein auffälliges Verhalten. Zunächst fehlen sie im normalen Blaseninhalt fast ganz. Das sensibilisierte Tier dagegen enthält in der Cantharidenblase lympho-histiocytäre Zellen in beachtlicher Zahl. Dabei fällt auf, daß zweimal ein Gipfel vorhanden ist. Die Tiere wurden 70 bis 80 Tage beobachtet. Während dieser Zeit erhielten sie alle 5, später alle 10 Tage 1,5 cm^3 und weniger Pferdeserum intravenös. In der Zeit, in der sie noch mit einem anaphylaktischen Schock antworten, d. h. also etwa zwischen dem 7.—10. Tage, enthält die Cantharidenblase einen beachtlichen Prozentsatz an lympho-histiocytären Zellen, der bis zu etwa 25% ansteigt, später aber, nach dem 10. Tage, wieder abfällt. Zu dieser Zeit ist der Präcipitintiter der Tiere noch relativ niedrig. Etwa vom 20.—40. Tage an beginnt der Präcipitintiter laufend zu steigen, um sich von da an auf erhebliche Höhen zu begeben. Die Phase des Anstieges des Präcipitintiters ist aber auch gleichzeitig diejenige des zweiten Anstieges der lympho-histiocytären Zellen in der Cantharidenblase. Nun aber beginnt ein deutliches divergierendes Verhalten. Die lympho-histiocytären Zellen sinken laufend bis zu fast völligem Verschwinden ab, der Präcipitintiter jedoch steigt noch dauernd an. Die Möglichkeit, einen anaphylaktischen Schock mit erneuten gleichgroßen Serummengen auszulösen, ist nun außerordentlich gering geworden bis zum völligen Schwunde derselben, d. h. es ist Immunität eingetreten. Das mit Pferdeserum präparierte Tier, welches im Verlaufe von etwa 70 Tagen bei gleichmäßiger Fortsetzung der Seruminjektionen langsam in den Zustand einer Antianaphylaxie, d. h. einer Immunität gerät, gelangt dabei zu einem dauernd sich erhöhenden Präcipitintiter. Seine Gewebe aber reagieren auch auf *unspezifische* Reize hin in einer besonderen und abgewandelten Weise. Die Leukocyten bleiben in einem

[1] Balling 1938.

künstlich erzeugten Exsudat nahezu konstant, wenngleich sie in späteren Tagen zwischen dem 50. und 70. Tage auch noch absinken. Die lympho-histiocytären Zellen dagegen vermehren sich gipfelartig in der Zeit der Gefahr des anaphylaktischen Schocks und zum zweiten Male in der Zeit des stärkeren Anstieges des Präcipitintiters (Abb. 27).

Im ganzen bedeutet dies, daß das Gewebe bzw. das Mesenchym des Tieres im Laufe einer Sensibilisierung bzw. Immunisierung auch auf unspezifische Reize hin ein anderes Zellbild entwickelt als das nicht sensibilisierte sog. normale und daß dasselbe dann, wenn der Organismus der vollen Immunität sich nähert, wieder mehr und mehr zur Norm zurückkehrt. Auf ähnliche Erscheinungen der Parallergie hat PAGEL[1] in früheren Untersuchungen schon hingewiesen.

Besonderes Interesse haben immer wieder die eosinophilen Zellen hervorgerufen. Ihr Verhalten hängt offenbar vom Objekt ab. Angefangen mit RÖSSLE[2] haben alle Untersucher geäußert, daß eine ausgeprägte Eosinophilie des Gewebes in hohem Maße verdächtig sei für eine allergisch-hyperergische Reaktion. Aber weder das Fehlen einer Eosinophilie, noch ihr Vorhandensein sprechen mit Bestimmtheit für oder gegen eine allergische Hyperergie. Andererseits ist ihr Vorhandensein ein starker Grund für den Verdacht auf dieselbe. Für die rein stofflich erzeugte eosinophile Reaktion ist zu bedenken, daß dann, wenn bei fortschreitender Sensibilisierung die gesetzte Reaktion an eosinophilen Leukocyten reichhaltiger wird, dies ohne weiteres damit zusammenhängen kann, daß der die Eosinophilie bedingende Stoff bei höher sensibilisierten Tieren längere Zeit am gleichen Ort gehalten wird. Denn das Antigen verbleibt bei einem hochsensibilisierten Tier infolge der absperrenden Reaktionen des umliegenden Bindegewebes und der Gefäße viel länger im Herdzentrum als bei gering sensibilisierten.

Die Untersuchungen im Versuch am Menschen von BERGER und LANG[3] haben gezeigt, daß nicht nur die Allergie gegen Mehlstaub und Pollen passiv übertragbar ist, sondern daß *auch die Eosinophilie*, die im Gewebe entsteht, mit übertragen wird; *sie hängt also von dem übertragenen Stoff ab.*

Nach allem bis jetzt Bekannten kann kein Zweifel daran sein, daß viele allergisch-hyperergische Reaktionen mit einer Eosinophilie des Gewebes und zuweilen auch der Capillarinhalte einhergehen. Es scheint also bei Antigen-Antikörperreaktion im Gewebe ein Stoff frei zu werden, welcher die Entstehung und Zuwanderung von eosinophilen Leukocyten begünstigt, und dies um so mehr, je länger dieser mit dem Gewebe in Berührung bleibt. Die Untersuchungen von BERGER und LANG[3] über die Histopathologie der durch Histamin erzeugten Entzündung sprechen dafür, daß offenbar zu den Eosinophilie erzeugenden Substanzen auch das Histamin gehört. Daß davon abgesehen auch noch andere Stoffe eine Eosinophilie des Gewebes hervorrufen können, dafür sprechen unter anderem die Untersuchungen von ESSELLIER[4], welcher mit Lipoiden Eosinophilie des Gewebes erzeugte.

B. Der Tuberkulintyp (die Spätreaktion).

Der zweite Typ der hyperergischen Entzündung wird in der Literatur der Tuberkulintyp genannt. Für ihn gilt außerdem die Bezeichnung *Spätreaktion*[5] oder delayed-type. Im Vergleich zum Arthus-Phänomen, welches man als anaphylaktisch-hyperergische Entzündung bezeichnen kann, sollte man hier von allergisch-hyperergischer Entzündung sprechen. Gründe für eine solche terminologische Unterscheidung darf man in der sicheren Verschiedenheit der gegen die einzelnen Antigene gebildeten Antikörper sehen. Wir folgen dem Gebrauche

---

[1] PAGEL 1939. [2] RÖSSLE 1914. [3] BERGER und LANG 1930, 1931.
[4] ESSELLIER 1951. [5] ZINSSER 1925, 1931, RAFFEL 1954.

von H. SCHMIDT[1], der von einem anaphylaktischen und einem allergischen Antikörper spricht. Dabei sind wir uns bewußt, den Ausdruck allergisch in eingeschränktem Sinn zu benutzen, insofern, als er hier *einseitig* für das Gebiet der Hyperergie angewandt wird, während Allergie eigentlich Hypergie und Hyperergie zugleich zu umfassen hat. In Anbetracht der Tatsache, daß der Kliniker in einer wohl nicht mehr korrigierbaren Weise von Allergie als von

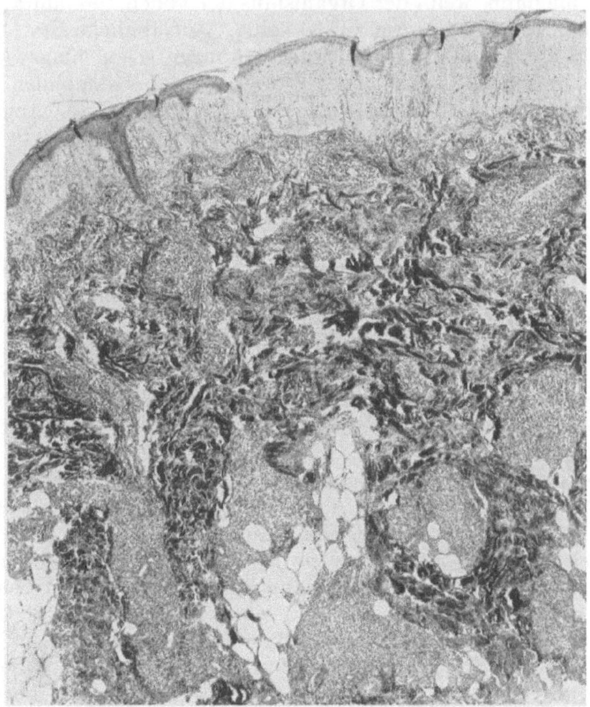

Abb. 28. Präparat 2879 der Dermatologischen Klinik der Universität Tübingen (Prof. Dr. GOTTRON). Tuberkulinreaktion der Haut. Van Gieson-Färbung, Reaktion nach MENDEL-MANTOUX. Alttuberkulin. Verdünnung 10^{-4}. Excision 9 Tage post injectionem. Monocytäre großzellige, in Knötchenform angeordnete Infiltration im Fett- und kollagenen Bindegewebe des Corium. Deutliche Exsudation zwischen Hautbindegewebe und Epidermis. 46jährige Frau. Vergr. 30fach.

Hyperergie spricht, halten wir diese Terminologie für berechtigt. Die Unterscheidung, die hier zunächst getroffen wurde, ist nicht primär eine morphologische, sondern eine kausale und zeitlich dynamische. Kausal insofern, als die Reaktion in der benannten Form an einem tuberkulösen Organismus dann auftritt, wenn die Haut desselben mit Tuberkulin geimpft wird. Dynamisch deshalb, weil die Reaktion wesentlich später eintritt als beim Arthus-Phänomen. Wenn dieses sich schon in Stunden bei entsprechend hoch sensibilisierten Tieren ausbildet, so benötigt die Reaktion im anderen Falle Tage bis zum Vollbild ihrer Erscheinung. Fragen wir von der Morphologie her, welche Kriterien diese beiden hyperergischen Phänomene unterscheiden, so sind es im Vergleich zum Arthus-Phänomen *dort* die *vasculären Symptome*, *hier* das *Zellbild*, welche das Kriterium abgeben. Stehen also beim Arthus-Phänomen die Gefäße im Vorder-

[1] SCHMIDT 1943 in BERGER-HANSEN, 2. Aufl.

grunde, weshalb man es auch den vasculären Typ der hyperergischen Entzündung nennen kann, so kommt es bei der Spätreaktion zu keiner oder nur geringen Gefäßreaktion im Sinne von Ödembildung und Exsudation, viel mehr aber zur Neubildung von Zellen histiolymphocytärer Natur. Aus allen Lagern des Mesenchyms entstehen neue Zellen. Die Histiocyten vergrößern und vermehren sich, es erscheinen Lymphocyten und Plasmazellen in mehr oder weniger reichlicher Menge. Der Leukocyt tritt völlig zurück, auch der Eosinophile ist nicht allzu häufig. Nimmt die Reaktion, was gelegentlich vorkommt, eine etwas höhere Akuität an, sei es, daß das Verhältnis zwischen Antigen und Antikörper verschoben

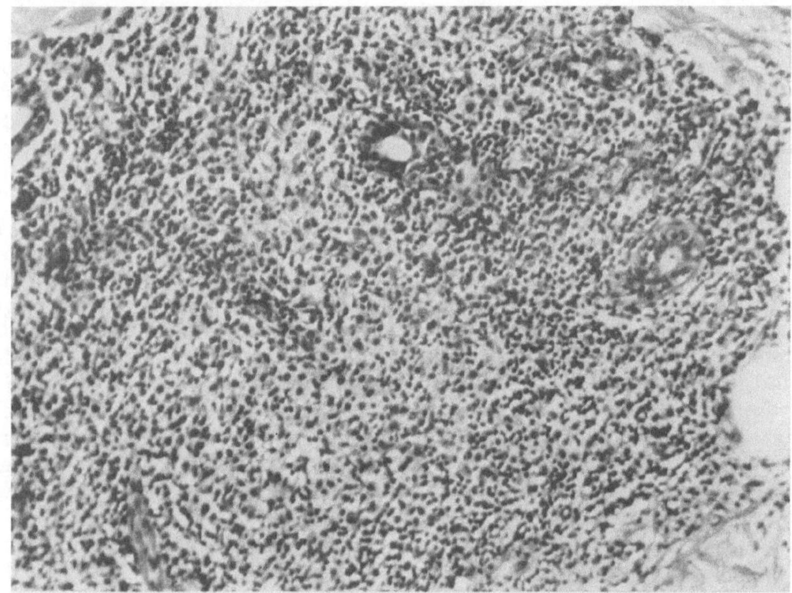

Abb. 29. Starke Vergrößerung aus einem Abschnitt der Abb. 28. Vergr. 190fach. Monohistiolymphocytäre Zellproliferation.

ist, sei es, daß andere nicht erfaßbare Gründe vorliegen, so kann es zu einer gewissen Beteiligung der Endstrombahnen kommen, und es bildet sich wie bei einem Arthus-Phänomen auch Ödem und Exsudat. Dann treten vermehrt Leukocyten in das Gewebe aus, und unter Umständen entstehen zentrale Nekrosen. So wird also deutlich, daß die *Spätreaktion* sich von der *Sofortreaktion* des Arthus-Phänomens ungefähr so unterscheidet wie die *chronisch-proliferierende* von der *akuten Entzündung* (Abb. 28 und 29).

Es bestehen für die allergisch-hyperergische Entzündung keine Besonderheiten, welche ihr Zellbild gegenüber anderen unspezifischen Entzündungen abgrenzen würden und die Genese dieser Proliferationszellen ist die gleiche wie bei der unspezifischen proliferierenden Entzündung. Das heißt, daß ein Teil von ihnen aus der Blutbahn selbst stammt, der größere Teil jedoch histiogener Natur ist. Adventitiazellen, Histiocyten und Fibrocyten sind in erster Linie die Elemente dieser zelligen Proliferation im Bindegewebe, zu denen sich Lymphocyten und Plasmazellen in wechselnder Menge gesellen. Im Hinblick auf die Entstehung derselben kann auf die Ausführungen im Abschnitt über die unspezifische Entzündung verwiesen werden[1]. Einzelne monocytäre Elemente nehmen oft sehr große Formen an und nähern sich damit außerordentlich dem Typ der sog. epitheloiden Zellen. Im Verlauf dieses Vorganges bilden sich nicht selten auch Riesenzellen, wobei die einzelne Riesenzelle dem uncharakteristischen Typ des Polykaryocyten entspricht.

Die Gefäße sind, abgesehen von einer prästatischen Hyperämie, wenig verändert. Dieselbe wird schon makroskopisch deutlich in der mehr oder weniger starken Rötung der befallenen Stelle. Versucht man die Spätreaktion in Beziehung zu setzen zu den sie erzeugenden Gründen, so wird nirgends deutlicher als hier, daß im Hinblick auf die Entstehungsgründe die einfache morphologische Erscheinung außerordentlich vielgestaltig sein kann. Daher bestehen auch in der Darstellung des Gesamtgebietes und in der Einteilung des sehr komplexen Stoffes gewisse Schwierigkeiten: Der klinisch und serologisch Orientierte wird in erster Linie auf das makroskopische und das zeitliche Bild hinsichtlich der Einteilung seiner Beobachtungen achten wollen. Der Morphologe versucht den gestaltlich erkannten Tatsachen eine gewisse Ordnung zu unterlegen und von hier aus auf die Gründe zu schließen. Das letztere wird sich wohl als unmöglich erweisen. Eine Konkordanz zwischen Ursache und morphologischem Bild ist nur außerordentlich schwer, wahrscheinlich überhaupt nicht herzustellen. Es besteht zwar kein Zweifel, daß wir vom serologischen Gesichtspunkt aus zwischen der anaphylaktischen und der allergischen Hyperergie sicher unterscheiden können; jedoch ist wohl ebenso sicher, daß auch die anaphylaktische Hyperergie, d. h. also diejenige, die mit einem präcipitierenden Antikörper einhergeht, unter bestimmten Umständen, nämlich dann, wenn die Immunisierung schon ziemlich weit fortgeschritten ist, den Charakter einer Spätreaktion und unter Umständen denjenigen einer granulomatösen Reaktion annehmen kann[2]. Andererseits stellt die Spätreaktion im Sinne des Tuberkulintyps eine Besonderheit dar, insofern, als es sich hier um nur inkomplette Antikörper handelt, welche, wirksam geworden, das Bild der Spätreaktion hervorrufen. So herrscht also eine Diskrepanz zwischen klinisch-serologischer und rein morphologischer Einteilung.

KLINGE[3] hat sich in seinen Forschungen über Allergie und Hyperergie mit der Tatsache der Frühreaktion und der Spätreaktion sowie mit den Unterschieden zwischen Arthus-Phänomen und Tuberkulinreaktion niemals eingehend auseinandergesetzt. Er umgeht diese Schwierigkeiten unter der Annahme einer weitgehend generalisierenden Gleichheit des ganzen Prinzips für alle Erscheinungen. In der Zwischenzeit hat sich aber doch mehr oder minder deutlich gezeigt, daß dies nicht möglich ist und daß eben zwischen klinisch-serologischer und rein morphologischer Betrachtung eine augenblicklich noch nicht überbrückbare Diskrepanz besteht. Die einzige Brücke, welche diese Diskrepanzen verbindet, ist die Tatsache, daß ein anaphylaktisierender Antikörper im Stadium einer relativ hohen Immunität des Organismus, also in Abhängigkeit von der Reaktionslage, ein mehr chronisch-resorptives Entzündungsbild hervorruft, das bis zur Bildung von Granulomen gehen kann. Daneben aber bestehen die gleichen Bilder auch ohne besondere Immunisierungsvorgänge aber mit einer anderen Art von Antikörpern und Antigenen bei den Formen, welche Kliniker und Serologen heute Spätreaktion oder delayed hypersensitivity nennen. Offensichtlich in der Erkenntnis dieser Schwierigkeiten hat BOHROD[4], der sich in der letzten Zeit mehrmals über die Morphologie allergisch-hyperergischer Erscheinungen geäußert hat, das kausale Prinzip völlig verlassen und teilt nur nach einfachen

[1] EHRICH (dieses Handbuch, Bd. VII/1 S. 151ff.
[2] KLINGE 1927, 1933, 1943; RICH 1952; BOHROD 1951, 1954; PAGEL 1939; RÖSSLE 1932.
[3] KLINGE 1943. [4] BOHROD 1954.

und leicht voneinander trennbaren morphischen Erscheinungen der Allergie ein. Er spricht von allergisch-hyperergischen Reaktionen mit sehr rascher Entwicklung und maximaler Schädigung, die bis zur Nekrose führt, ferner von geringeren Reaktionen mit exsudativer Entzündung (anaphylaktische Allergie), und schließlich von langsamer Entwicklung mit proliferativer Reaktion (granulomatöse Allergie). Zum Schluß wird die amyloide Hyalinosis als die geringste und langsamste allergische Reaktion bezeichnet. Er sagt, keine Klassifikation ist richtig oder falsch, korrekt oder inkorrekt, sie ist nur brauchbar oder nicht brauchbar. Diese Meinung von BOHROD[1] mag ein Standpunkt sein, den man vielleicht auch vertreten kann. Aber mit solcher Einteilung wird nur eine einfache morphische Klassifizierung möglicher allergischer Veränderungen an verschiedenen Geweben getroffen, ohne daß irgendein biologischer Zusammenhang noch erkennbar wäre. MIESCHER[2] unterscheidet 3 Reaktionen: Die *Frühreaktion* in Form des *Arthus-Phänomens*, die *Spätreaktion* in Form des *Tuberkulintyps* und die *Ekzemreaktion* mit Einbeziehung der Epidermis in Form eines herdförmigen interstitiellen Ödems (Spongiose). Dabei wird ein zeitliches Kriterium mit einem topischen zusammen benutzt, was an sich logisch nicht haltbar ist. RAFFEL[3] rechnet in seiner neuesten Abhandlung über die delayed hypersensitivity die Ekzemreaktion zur Spätreaktion, klassifiziert somit auch nach zeitlichen Kriterien. Von morphischen Gesichtspunkten aus aber könnte man bei der Ekzemreaktion von einer vasculären Reaktion sprechen, da die Cutisgefäße mit Exsudatbildung stark beteiligt sind.

So gesehen wäre es unseres Erachtens wohl richtig, von einem *vasculären* oder *Frühreaktionstyp* und von einem *proliferativen* oder *Spätreaktionstyp* zu sprechen. Im ersten Falle überwiegt das exsudative Moment der Entzündung, im zweiten das proliferative. Die Problematik der Klassifizierung aber wird noch deutlicher am Beispiel der Ekzemreaktion bzw. der sog. Kontaktallergie, bei der die vasculäre Symptomatik neben einer parenchymatösen Schädigung des Epithels ganz im Vordergrunde steht, die Gesamtreaktion biologisch jedoch zu den Spätreaktionen gehört.

C. Die granulomatös-hyperergische Entzündung.

Die granulomatös-hyperergische Entzündung stellt die dritte Gruppe der allergisch-hyperergischen Entzündungen dar. Sie kann zeitlich betrachtet den Spät- oder den Frühreaktionen, letzterer unter besonderen Bedingungen als Sekundärerscheinung, angehören. Die granulomatös-hyperergische Entzündung ist nicht einfach zu analysieren, da sich unter ihrem Erscheinungsbilde drei verschiedenartige Zustände vereinen oder jeweils einzeln verbergen können; aber ihre gestaltlichen Bilder bleiben sich trotzdem sehr ähnlich und die in Frage kommenden Zustände, die zur granulomatösen Entzündung führen, sind im Einzelfalle nicht immer so scharf voneinander getrennt, daß nur die eine oder andere Kategorie gültig wäre, vielmehr können ihre Randgebiete sich stark überdecken und Wesensmerkmale der einen wie der anderen im gleichen Bilde vorhanden sein. Mit anderen Worten: es können unspezifische, nicht mehr zur determinierten Entzündung gehörende granulierende Prozesse im Auslaufgebiet einer hyperergischen Entzündung als die unspezifischen Folgeerscheinungen einer spezifischen Gewebsschädigung auftreten; es kann andererseits die granulierende Entzündung auf dem Wege einer hoch entwickelten und fast vollendeten Immunität zustande kommen (infinitesimale Immunität), und es kann schließlich die anaphylaktisch-hyperergische Reaktion den Anfang bilden und die resorptiv-granulierende Entzündung sich als spezifische Folgeerscheinung anschließen. Dies sind die drei

[1] BOHROD 1954. [2] MIESCHER 1951. [3] RAFFEL 1954.

Typenmöglichkeiten, welche auch untereinander noch verquickt oder auch teilweise überlagert sein können. Dabei kann aber strenggenommen nur die vasculäre Reaktion oder eine celluläre, durch Immunitätsvorgänge bedingte Proliferation, vielleicht auch noch die Schädigung von Grundsubstanz und Fasern und die Nekrose als einfache, käsige oder fibrinoide Nekrose als Ausdruck der Hyperergie gelten. Ist die Hyperergiereaktion an sich aber abgeschlossen, so ist theoretisch gesehen das hyperergische Geschehen beendet, was dann eintritt, d. h. Resorption, Granulation und Organisation kann durchaus den Charakter des völlig Unspezifischen besitzen, also den der nicht determinierten Entzündung. Das schließt

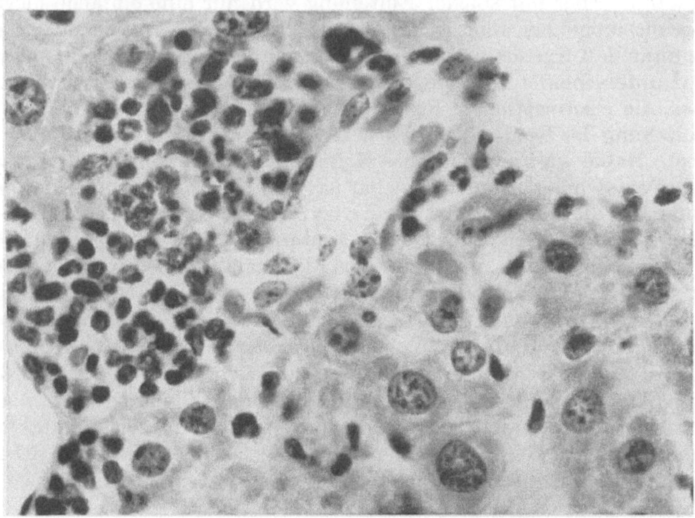

Abb. 30. Monohistiocytäre und plasmacelluläre Proliferation in Knötchenform im Leberbindegewebe einer Maus nach mehrfacher Caseininjektion (0,3—0,5 cm täglich) im Verlaufe von 3 Wochen. Aufzufassen als Immunitätsreaktion des Mesenchyms. Vergr. 475fach. Hämatoxylin-Eosinfärbung.

natürlich nicht aus, daß gewisse Anteile hyperergischer oder immunisatorischer Reaktionen dennoch vorhanden bleiben und sich also mit nicht determinierten ganz unspezifischen Entzündungsreaktionen mischen.

Aus dieser zunächst rein gedanklichen Analyse geht mit Deutlichkeit hervor, daß nicht jede granulierende Entzündung im Bereiche hyperergischer Reaktionen eine besondere Form der Hyperergie zu sein braucht. Die granulomatöse Entzündung kann sich also ebenso von einer Immunitätsreaktion als determinierte Entzündung wie von einer anaphylaktisch-hyperergischen Reaktion als deren unspezifische (nicht determinierte) Folgeerscheinung herleiten.

Wenn wir die Immunitätsreaktion als die einfachere zuerst betrachten, so unterscheidet sich die granulomatöse allergisch-hyperergische Reaktion von der einfachen zellig proliferierenden Spätreaktion dadurch, daß bei der letzteren infolge einer sehr hohen Proliferationsrate von Zellen und den reichlichen resorptiven Aufgaben derselben die einfache Versorgung der neuen Zellen auch die Neubildung von Capillaren erheischt. Auf diese Weise können durch histiomonocytäre Zellproliferation und entsprechende Capillarneubildung viele kleine Granulome entstehen. Ihre celluläre Zusammensetzung ist wechselvoll, große Histiocyten, Monocyten überwiegen, Lymphocyten und Plasmazellen sind in verschieden starken Beimengungen zu finden, die Gefäßneubildung als Zeichen des Granuloms ist ebenfalls von wechselnder Stärke. Nicht selten enthalten sie als Zeichen besonderer resorptiver Zelleistungsarbeit Riesenzellen in Form von Polykaryocyten, so daß sie ganz allgemein als histiocytäre Riesenzellgranulome bezeichnet werden können. Diese histiocytären Riesenzellen sind besonders dann häufig, wenn resorptive Zelleistungen stark im Vordergrund stehen. In den mit Gesamtblut in der Pleurahöhle an sensibilisierten Meerschweinchen erzeugten hyperergisch-entzündlichen Reaktionen konnte ROULET[1] nicht allein chronische granulierende knötchenförmige Reaktionen, sondern in diesen neben vielen Histiocyten auch Riesenzellen finden. Die Antigenresorption war am sensibilisierten Tier nicht allein verzögert, sondern infolge der eine erhöhte resorptive Zellarbeit erfordernden Gewebsfunktion im Gewebsbild im Sinne der proliferierend-granulierenden Entzündung auch gewandelt. Es kann aber keine Rede davon sein, daß alle histiocytären Riesenzellgranulome damit allergisch-hyperergischer Natur seien. RÖSSLE[2] hat die riesenzellhaltigen Granulome alle für allergieverdächtig angesprochen, ich möchte glauben, daß dies eine hinsichtlich ihrer Verursachung zu starke Einengung einer auch aus anderen Gründen noch möglichen Gewebsreaktion ist. PAGEL[3], RICH[4] u. a. sprechen auch den Tuberkel als eine hyperergische Reaktion in der Form eines Granuloms an. Dieser Interpretierung würde ich nicht uneingeschränkt zustimmen. In früheren Darlegungen habe ich schon auseinandergesetzt, wie die Beteiligung allergischer Reaktionen bei der Tuberkulose etwa vorstellbar ist[5].

v. ALBERTINI[6] hat für die Endokarditis deutlich gemacht, daß bei ihr, wie er es nennt, immunisatorische und allergische Phänomene zugleich eine Rolle spielen. Was er immunisatorisch nennt, würde nach meiner Ansicht mit der allergisch-hyperergischen Spätreaktion zusammenfallen. Was er allergisch nennt, würde ich als anaphylaktisch-hyperergisch im Sinne der vasculär betonten Reaktion bezeichnen. Im Grunde sind beide Gruppen auf der gleichen biologischen Grundlage zu verstehen, insofern als sie eben Ausdruck einer mangelhaften oder noch nicht entsprechend weit genug oder andererseits einer schon sehr hochentwickelten Immunität sind[7]. BÖHMIG[8] findet bei der gewöhnlichen Endokarditis vorwiegend eine seröse Entzündung, während die rheumatische Entzündung nach seiner Meinung dadurch charakterisiert ist, daß sie mit einer monohistiocytären Zellreaktion und unter Umständen auch mit Granulombildung einhergeht. v. ALBERTINI[6] aber deutet die monohistiocytäre Reaktion im Sinne der allgemeinen Pathologie allein als Resorption und Reparation. Mit ihr geht in den Fällen hyperergischer Reaktionen die erhöhte Phagocytose und erhöhte Verarbeitung von Fremdstoffen oder Erregern einher. Die erstere läßt sich gelegentlich auch histologisch erweisen. Die vermehrte monohistiocytäre Zellproliferation und Riesenzellbildung sowie die daraus mögliche Granulombildung sind in diesen Fällen Zeichen einer bestimmten Immunitätslage, eben der angenähert vollkommenen, d. h. infinitesimalen[5] Immunität[6]. Ein besonders gutes Beispiel für diese Art granulomatös-hyperergischer Prozesse sind die zelligen und granulomatös-proliferierenden Reaktionen, wie sie nach experimentell erzeugten chronischen Infekten und bei Fällen von chronisch-septischen Krankheitsfällen des Menschen beobachtet wurden. Sie stehen in einer gewissen, zum Teil sehr engen Beziehung zur Endokarditis. Es bilden sich in den postcapillären Venen der Leber, der Milz und an anderen Orten intimal gelegene Endothelknötchen als morphisches Äquivalent der Antigen- bzw. in diesem Falle der Erregerverarbeitung. Bakterioskopisch werden solche Herde zumeist frei von Erregern als Zeichen der erfolgreichen Fixierung und Verdauung derselben gefunden. Derartige Knötchen

[1] ROULET 1931. [2] RÖSSLE 1923, 1932. [3] PAGEL 1939. [4] RICH 1932, 1951. [5] LETTERER 1951. [6] v. ALBERTINI 1950. [7] LETTERER 1953. [8] BÖHMIG 1953, 1954.

können teils rein zellig, teils mit kleinsten Fibrinthromben gemischt und granulomatös, also gefäßhaltig sein, jedoch sind dies nur quantitative, aber keine qualitativen Unterschiede. Zahlreiche Untersuchungen aus früheren Jahren bieten ein reiches Beobachtungsgut dieser Art[1] (Abb. 26).

Wenn sich also die eine Form der granulomatös-hyperergischen Entzündung aus der zellig-proliferativen als deren natürliche Fortsetzung entwickelt, so hat, wie schon eingangs erwähnt, dieselbe eine weitere Möglichkeit der Entstehung, nämlich dann, wenn zuvor eine anaphylaktisch bedingte Art von Gewebsschädigung im Gewebe vorhanden war, als deren Folge durch Organisation ein Granulom

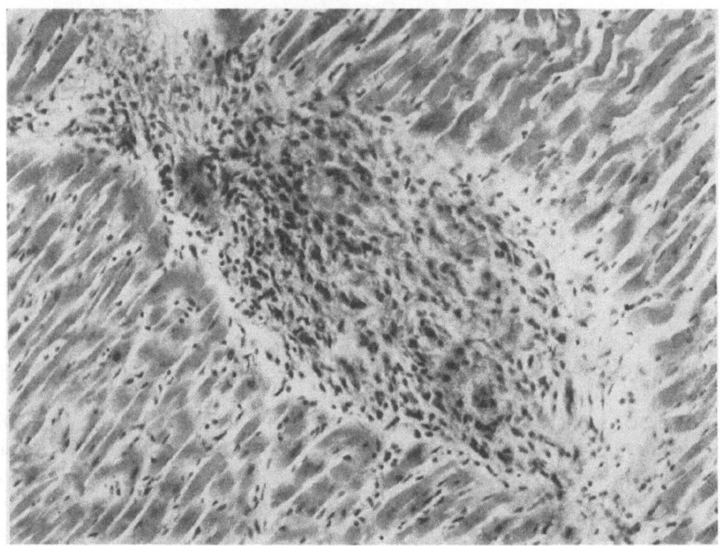

Abb. 31. Rheumagranulom im Herzmuskel. Mensch. Fieberhafter Rheumatismus. Vorwiegend monohistiocytäre Zellen, einige Riesenzellen. Das Bindegewebe zeigt Strukturverlust mit Verdickung und Aufquellung der Faserbündel. Vergr. 150fach. Hämatoxylin-Eosinfärbung.

entsteht. Für den Rheumatismus z. B. sind Rössle[2], Klinge[3], Bohrod[4] u. a. dieser Ansicht, und Klinge spricht das rheumatische Granulom ganz dezidiert als so entstanden an, desgleichen auch Rössle, der zudem, wie schon Pagel[5], Rich[6], Bohrod[4] u.a. auch den Tuberkel für eine hyperergisch-granulomatöse Neubildung hält. Der Klingeschen Ansicht stimmen, wenn auch mit verschiedenen Abwandlungen, aber sinngemäß dennoch v. Albertini[7] und Böhmig[8] zu.

Wenn wir von diesen Gesichtspunkten ausgehen, so gehören also das Rheumaknötchen in der Geipel-Aschoffschen Form (Abb. 31 und 32) und in der Form des rheumatischen Sehnenknotens zu einer anderen Erscheinungsart hyperergischer Entzündung als die soeben beschriebene zellig proliferierende granulomatöse Form. Man könnte die erstere die *primär granulomatöse*, die zweite die *sekundär granulomatöse* nennen; denn dieser letzteren Granulombildung geht eben eine Gewebsschädigung, eventuell Nekrose voraus, die nun wieder entweder unmittel-

[1] Kuczinsky 1920, 1921, Oeller 1923, 1925, Domagk 1924, Siegmund 1923, 1925; Pagel 1939; Chiari 1938; Böhmig 1953, 1954.
[2] Rössle 1932. [3] Klinge 1933. [4] Bohrod 1954. [5] Pagel 1939.
[6] Rich 1951. [7] v. Albertini 1953. [8] Böhmig 1953.

bar entstehen oder die Folge einer Exsudation aus den Gefäßen sein kann. DOUGHERTY[1] will neuerdings die Herzmuskelnekrosen auf hormonale hypophysär-adrenocorticale Insuffizienz durch Antigenwirkung zurückführen und sieht den Parenchymschaden an den Herzmuskel*fasern* als den ersten Schritt zum rheumatischen Granulom an. Das Wesentliche bleibt dabei ebenfalls, daß sich ein *sekundär granulomatöser* Vorgang auf einem primär exsudativen oder nekrotisierenden oder auch nur degenerativen entwickelt. Unter solchen Aspekten wäre die Entstehung eines kleinen GEIPEL-ASCHOFFschen Knötchens im Herzmuskel oder im Sehnenbindegewebe gleichzusetzen mit einem miliaren ARTHUSschen

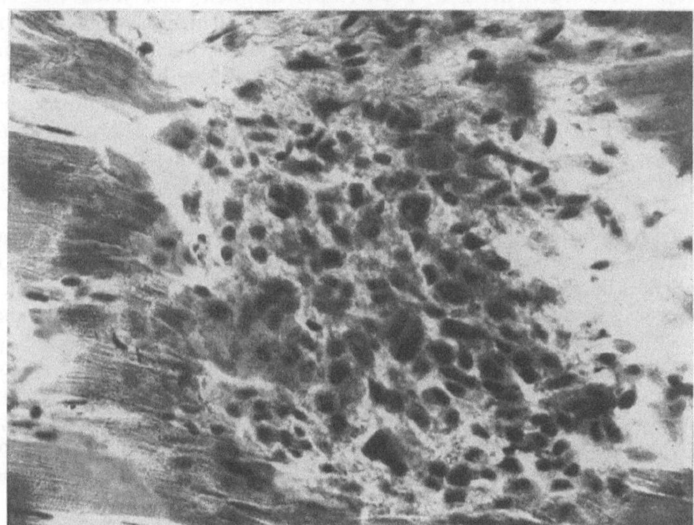

Abb. 32. Fieberhafter Rheumatismus. Mensch. Herzmuskelknötchen mit Zerstörung von Herzmuskelbündeln. Stark großzellige Proliferation und einzelne Riesenzellen. Vergr. 460fach.

Phänomen und einer dann erst folgenden granulomatösen Abheilung. Für KLINGE[2] hat das Arthus-Phänomen — wie schon einmal gesagt — ganz offenbar als der Prototyp der hyperergischen Gewebsreaktion überhaupt gegolten, auf dem er seine Lehre vom rheumatischen Granulom des fieberhaften Rheumatismus konstruktiv aufbaut und mit dem er in Anlehnung an TALALAJEW[3] sein Schema vom rheumatischen Granulom entwickelt. v. ALBERTINI[4] hat in einer historischen Studie zugleich mit pathologisch-histologischen und experimentellen eigenen Untersuchungen zu diesen Fragen nochmals eingehend Stellung genommen. Alle einschlägige Literatur findet sich in seiner Arbeit, desgleichen sei auch nochmals auf die Studien BÖHMIGS[5] zur Endokarditis verwiesen. Für unsere Betrachtung über die Ausbildung der granulomatös-hyperergischen Entzündung spielt es im vorliegenden Falle eine mehr oder weniger untergeordnete Rolle, ob diese Sekundärgranulombildung dem Untergang von Muskelfasern, einer serösen Insudation mit Desmolyse oder einer fibrinoiden Degeneration des Bindegewebes ihre Entstehung verdankt, wichtig bleibt, daß sie sich an die eben genannten Vorgänge anschließt und das Ganze somit als eine *Frühreaktion* mit *Sekundärerscheinungen* zu deuten wäre.

[1] DOUGHERTY 1953. [2] KLINGE 1933. [3] TALALAJEW, 1929. [4] v. ALBERTINI 1953.
[5] BÖHMIG und KLEIN 1953, 1953a.

Wenn wir den Vorgang der Bildung eines rheumatischen Granuloms zergliedernd betrachten, so ist festzustellen, daß es primär der sog. Frühreaktion angehört und somit dem vasculären oder anaphylaktischen Typ. Damit aber wäre zu fragen, ob und inwieweit die großzellig-monohistiocytäre und polykaryocytäre Proliferation durch eine unspezifische, einfach resorbierende und granulierende Entzündung im Anschluß an einen Gewebsschaden entsteht oder aber durch immunisatorisch bedingte Einflüsse im Sinne einer monohistiocytären Zell- und Gefäßproliferation. Beides ist theoretisch möglich, doch ist eine Entscheidung darüber heute noch nicht zu treffen. Immerhin kann man nicht achtlos an dieser Problematik vorübergehen. Es ist durchaus möglich, daß nach der vasculär-exsudativ-nekrotisierenden Phase immunisatorische Einflüsse noch zusätzlich an der Ausprägung der rheumatischen Knötchen mitwirken; aber es kann nicht übersehen werden, daß histologisch genau gleiche Bilder bei unspezifischer Entzündung entstehen, wie z. B. die Beobachtungen an der Berylliumlunge zeigen. BOHROD ist zwar in seiner generalisierenden Tendenz der Allergie der Ansicht, daß auch die Sarcoidosis der Berylliumlunge zur allergischen Phänomenologie gehöre, andere hingegen nennen sie völlig unspezifisch[1, 2]. Ähnliche Erwägungen spielen noch für andere „rheumatismusähnliche" Gewebsläsionen eine gleiche Rolle. Hierzu würden gehören die Dermatomyositis[3], die Acronecrosis[4] die Polyarteriitis nodosa[5] bzw. die Periarteriitis[6] und wohl auch manche Formen der Serumkrankheit[7].

In anderen Ausmaßen treffen wir dieses Problem bei den Ausheilungsstadien des Arthus-Phänomens wieder. RÖSSLE[7], KLINGE[8], PAGEL[9] und OPIE[10] sprechen von granulomatösen Veränderungen mit Riesenzellbildung und histiocytärer Proliferation bei der Ausheilung eines Arthus-Phänomens. Wenn man bedenkt, daß es sich hier um die Entstehung ausgedehnter Nekrosen gehandelt hat, welche organisiert werden müssen, so kann eine solche granulomatös-resorptiv-reparative Entzündung völlig unspezifischer Natur sein. Aber sie könnte auch den Charakter der determinierten Entzündung tragen, wenn man in Betracht zieht, worauf RÖSSLE[11] schon hinweist, daß das injizierte Antigen an Ort und Stelle längere Zeit fixiert bleibt und so einen auf einen kleinen Ort in besonders konzentriertem Zustand verabreichten Fremdstoff darstellt. Wenn die Immunitätslage im Ablauf von mehreren Wochen nach der Erzeugung eines Arthus-Phänomens sich im Sinne der zunehmenden Immunität natürlicherweise ändern muß, so kann das Granulom, das sich dann entwickelt, auch determinierter Natur sein, d. h. auf spezifischer Immunität gegenüber dem eingebrachten Antigen beruhen. Im übrigen hat schon PAGEL[12] erwähnt, daß auch Heteroallergien bestehen können, insofern als ein ganz unspezifischer Reiz, der im umgestimmten Organismus zur Auslösung einer entzündlichen Reaktion führt, dieser ein völlig anderes Bild als im inerten Körper gibt. Wir sehen, die Problematik ist verwickelt und kann bislang im Einzelfalle kaum entwirrt werden.

Wenn wir also von granulomatöser hyperergischer Entzündung sprechen, so sind dreierlei Möglichkeiten gegeben:

1. Das Antigen der Vorbehandlung kann in einem entsprechend umgestimmten und der Immunität schon angenäherten Organismus eine Reaktion hervorrufen, die, zweifellos zum Spätreaktionstyp gehörig, Ausdruck einer bestimmten Immunität ist. Diese *primär granulomatöse* Phase ist dann lediglich Ausdruck dafür, daß die zelligen Proliferationen sehr erheblich und die resorptiven und digestiven

[1] WORTH-SCHILLER 1954 (Literatur). [2] ROULET (dieses Handbuch 1954).
[3] PAGEL, WULF, ASHER 1949, 1955. [4] PAGEL 1949. [5] PAGEL 1938 und 1951.
[6] RICH 1951. [7] RÖSSLE 1932. [8] KLINGE 1943. [9] PAGEL 1939.
[10] OPIE 1924, S. 262. [11] RÖSSLE 1914. [12] PAGEL 1939.

Leistungen der Zelle entsprechend angestrengt sind, und daher muß mit der fortlaufenden Zellproliferation auch eine Capillarproliferation einsetzen.

2. Es gibt *sekundäre granulomatös-hyperergische* Entzündungen, denen eine Gewebsschädigung im Sinne der exsudativen vasculären Reaktion mit seröser Entzündung, Desmolyse, fibrinoider oder Fibrindegeneration des Gewebes vorausgeht, wobei die Granulation, die dann eintritt, allein den Wert einer resorptiven und organisierenden Entzündung besitzt. Sie ist unter Umständen völlig unspezifisch, aber sie wird infolge eines bestimmten Umstimmungs- und Immunitätszustandes des Organismus sehr wohl auch Züge der erstgenannten Reaktion tragen können und somit zu einem Teil auch als determiniert anzusehen sein.

3. Schließlich können im Verlaufe einer vorangegangenen hyperergischen Reaktion durch entsprechende Gewebsschädigungen granulomatöse und resorptive organisierende Entzündungserscheinungen hervorgerufen werden, welche mit einer Hyperergie *nichts* mehr zu tun haben und infolgedessen nicht als granulomatös-hyperergisch angesprochen werden sollten; jedoch ist die sichere Abtrennung der einzelnen Bilder, wie die Schilderung gezeigt hat, oft ein schwieriges, wenn nicht unmögliches Beginnen.

D. Die Ekzemreaktion der Haut (Kontaktekzem).

Streng genommen könnte man die Ekzemreaktion der Haut nicht zu den allergisch-hyperergischen Entzündungen rechnen, wenn man nicht die Ekzemreaktion und damit auch die hyperergischen Entzündungen als eine Primärreaktion des gesamten Histion[1] ansieht; denn die ekzematöse Reaktion ist primär eine allergische Reaktion des Parenchyms und in diesem Falle der Epithelzellen. Erst die Folgen, die sich an der epidermal-korialen Einheit des Hautorgans als Entzündung entwickeln, führen diese in den Bereich der auf allergisch-hyperergischer Grundlage beruhenden Entzündungen. Ihre Eigenart besteht darin, daß sie mit klinischen und morphisch charakteristischen Erscheinungen an der Epidermis verläuft, welche sie als eine besondere und primär dem Epithel eigentümliche Reaktionsform kennzeichnet. Die Entzündung ist hier also nur Folge der Hyperergie. Aber auch hier ist sogleich zu bemerken, daß die Ekzemreaktion an sich keineswegs als *nur* allergisch im Sinne eines Antigen-Antikörperprozesses gelten kann und auch nicht ausschließlich als eine Art der dysregulativen Allergie[1], sondern als eine Reaktionsform auf Reize am Hautorgan überhaupt[2], zu denen auch die Antigen-Antikörperallergie als einer der auslösenden Faktoren zu zählen ist.

Vom zeitlich dynamischen Gesichtspunkt aus haben wir die allergisch-hyperergische Ekzemreaktion zu den Spätreaktionen zu rechnen. Mit einigem systematisierendem Zwang könnte man dies auch für das histologische Bild gelten lassen, wenigstens was die beteiligten Zellen betrifft, aber es existieren auch sehr deutliche vasculäre exsudative Merkmale mit Ödembildungen besonderer Art. Der maßgebliche Unterschied zum Arthus-Typ beruht auf der Tatsache, daß die Gefäßreaktion nicht sofort und auch nicht als erstes, sondern als Sekundärsymptom auftritt. *Indessen unterscheidet sich das allergisch-hyperergische Ekzem morphisch nicht von den Ekzemen anderer Genese.* Daher ist es als ein allgemeiner Reaktionsmechanismus des Hautorganes an sich anzusehen, bei welchem die besondere Empfindlichkeit und Reaktionsbereitschaft des Epithels an der Spitze steht, die alle anderen Reaktionen nach sich zieht. Das *allergische Ekzem*

---

[1] LETTERER 1953. [2] GOTTRON 1954.

ist also *keine* allergisch-hyperergische *Entzündung an sich*, sondern eine *allergisch-hyperergische Reaktion* der Epithelzellen, *mit Entzündungsfolgen* am Gesamthautorgan. In neuerer Zeit ist auch angenommen worden, daß das Ekzem aus zwei Spielarten sich zusammensetzt, deren eine auf einer Reaktivität der Epithelzellen allein beruht. Diese, das typische Kontaktekzem, entstehe nur bei unmittelbarem Kontakt mit dem Allergen, die andere soll die Hypersensibilität in den Elementen der Cutis in sich bergen, wobei die Reaktion eintritt, wenn das Allergen intradermal zur Wiedereinwirkung kommt[1].

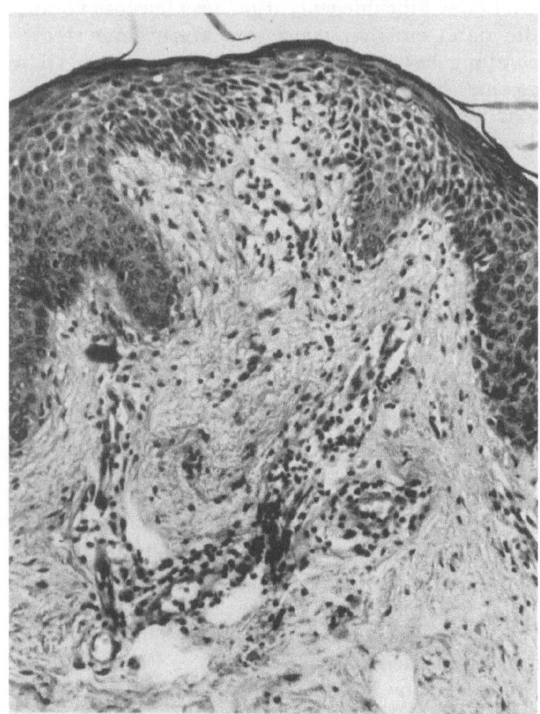

Abb. 33. Seborrhoisch-mikrobisches Ekzem. Pityriasis marginata. 53jähriger Mann. Präparat 2076 der Dermatologischen Klinik Tübingen (Prof. Dr. Gottron). Deutlicher Status spongiosus der Epidermiszellen, Ödem im subepidermalen Bindegewebe, entzündliche Infiltratbildungen um die Gefäße. Vergr. 190fach. Hämatoxylin-Eosinfärbung. (Als Beispiel der Epithelveränderungen im Status spongiosus.)

Diese eben genannte besondere Reagibilität der Epithelzellen ist allerdings für den Morphologen unsichtbar, und nur ihre Folgen werden im Gewebe als entzündliche Veränderungen gesehen. Daher sind auch die Ansichten über die primäre Entstehung und Entwicklung des Ekzems unterschiedlich[2]. Das besondere Bild und seine Entwicklung aber berechtigt, das Ekzem von den banalen Entzündungen der Haut abzugrenzen und der Reagibilität der Epithelien unter Umständen auch der intraepithelialen Nervenenden[3] eine bestimmende Stellung in der kausalen und der morphischen Genese desselben einzuräumen. Was man sieht, ist eine einige Zeit nach (daher „Spät"-Reaktion nach Raffel) der angewandten Reizung bzw. Wiederreizung sich entwickelnde Gefäßreaktion, mit Exsudation von Flüssigkeit aus den Gefäßen des Papillarkörpers und zelligen, ganz vorwiegend lymphocytären Infiltratbildungen[4]. Das Exsudat verbleibt dann nicht allein im Papillarkörper, sondern dringt in die Stachelzellenschicht der Epidermis zwischen die Epithelzellen vor, diese zu dem sog. Status spongiosus auseinanderdrängend. Dadurch werden die Intercellularbrücken sehr deutlich sichtbar, und mit zunehmendem Ödem und Untergang einzelner Epithelzellen entstehen kleine Bläschen im Niveau des Epithels. Um die Gefäße des Corium finden sich lymphocytäre Zellmäntel. Im Gegensatz zu den anderen Formen allergisch-hyperergischer Entzündungen werden eosinophile und neutrophile

---

[1] Epstein und Pincus 1946, Pincus 1954, Epstein 1946, 1951, Raffel 1954.
[2] Kyrle 1925. [3] Kreibich 1927. [4] Miescher 1935, 1951.

Leukocyten so gut wie völlig vermißt. In die Epidermis dringen mit dem Ödem auch mehr oder weniger Lymphocyten vor. Die einzelnen Formen können als Stufenreihe einander folgen oder a priori und als bleibendes Bild auftreten; sie werden als Eczema papulatum, vesiculosum und pustulosum unterschieden. Wenngleich die primäre Läsion der Epithelzellen morphisch nicht sichtbar wird, so gibt dennoch der eigentümliche Verlauf der Erkrankung und die ebenso eigentümliche, sonst nicht zu beobachtende intraepitheliale Ausbreitung des Ödems genügend Veranlassung, dieselbe als existent anzunehmen. Histologisch ist es gelungen, in der ekzematösen Haut Antikörper nachzuweisen[1].

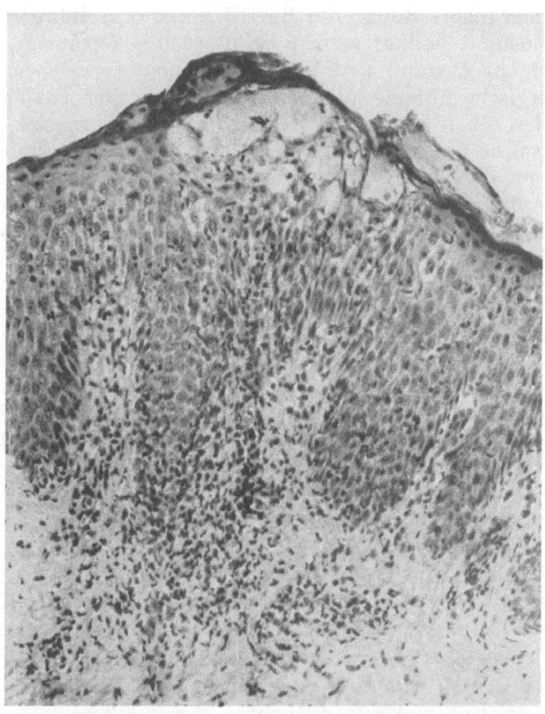

Abb. 34. Präparat 2254 der Dermatologischen Klinik Tübingen (Prof. Dr. GOTTRON), Hämatoxylin-Eosinfärbung. 9jähriger Knabe. Seborrhoisch-mikrobisches Ekzem. Deutlicher Status spongiosus der Epidermis, Ausbildung von Blasen im Epidermisgebiet mit Untergang der Zellen. Starke entzündliche Infiltration im subepidermalen Bindegewebe. Vergr. 165fach. (Hat nur als Beispiel für die Morphologie des Ekzems zu gelten, nicht aber für ein allergisches Ekzem.)

III. Die Dynamik der hyperergischen Entzündung.

Wenn wir uns über die Morphe der verschiedenen Erscheinungsbilder der hyperergischen Entzündung informiert haben, so soll jetzt versucht werden, den Mechanismus ihrer Entstehung, soweit dies bis heute möglich ist, zu besprechen und damit dem Ganzen eine Deutung zu unterlegen. Daher wäre zu fragen, wie die entzündlichen Vorgänge im Gewebe im Verlaufe einer hyperergischen Entzündung zustande kommen und wieweit die morphologische Untersuchung zu bestimmten Schlußfolgerungen hierüber überhaupt ausreichend ist. Schon bei der Besprechung der morphischen Typen der hyperergischen Entzündung war es nicht zu umgehen, neben der rein statisch deskriptiven Behandlung auch hier und da auf ihre Dynamik einzugehen.

A. Immunität und allergische Hyperergie.

Wir müssen hier einiges zu den immer wieder auftretenden Diskussionen vorbringen, ob die hyperergische Entzündung ein Symptom der Allergie an sich oder ob sie mit den zur Immunität gehörigen und zur Immunität führenden

[1] NAEGELI, DE QUERVAIN und STALDER 1930, FELLNER 1933, 1935.

Vorgängen wesensmäßig verbunden ist[1-5]. Wenn wir von den Erscheinungen der dysregulativen Allergie absehen, die im Kapitel der morphischen Erscheinungsbilder der Allergie[4c] geschildert werden, um uns nur mit der hyperergischen Entzündung zu befassen, so bleibt es letzten Endes eigentlich nur eine Definitionsfrage, die allergische Hyperergie zu den Immunitätserscheinungen zu rechnen oder nicht. Sofern der Begriff Immunität dahin definiert wird, mit ihm nur den Zustand vollkommenen Schutzes des Organismus zu identifizieren, also von einem Zustand und nicht von einem Geschehen zu sprechen, hat die hyperergische Allergie mit der Immunität in der Tat nichts zu tun. Wenn man aber den schon allerersten Beginn einer Antikörperbildung zu den Vorgängen zählt, welche der Immunität, d. h. dem Wege zu ihr, angehören, ihre Entwicklung also von den ersten Augenblicken der Kontaktnahme des Organismus mit einem Antigen an rechnet, dann bleibt eben die hyperergische Allergie mit den Vorgängen der Immunität unlösbar verbunden. Es muß ja der Zustand vollkommenen Schutzes *erworben* werden, d. h. er ist *dynamischen* Gesetzen unterworfen und nur in besonderen Ausnahmefällen a priori als natürliche Immunität gegeben. Vor den Bereichen der vollen und erworbenen liegen aber alle diejenigen einer nur relativen Immunität und mit ihnen diejenigen der mehr oder weniger deutlich werdenden Hyperergie. Es unterliegt heute keinem Zweifel, daß die geschilderten Typen der hyperergischen Entzündung ursächlich gebunden sind an bestimmte Relationen und Reaktionen von Antigenen gegenüber Antikörpern. Diese Anschauung ist nicht neu und schon 1932 hat z. B. METALNIKOW[6] ausgesprochen, daß nach seiner Meinung die allergische Hyperergie mit der Immunität zusammenhängt. RIEHM[7] hat sich 1934 ebenso zu dieser Anschauung bekannt und sie in späteren Ausführungen weiter erläutert. Wenn wir also hier von *Immunität* sprechen, meinen wir *nicht* den *erworbenen* und kürzer oder dauernd bleibenden Zustand eines *vollkommenen Schutzes*, sondern das *dynamische Geschehen* der *Entwicklung einer Immunität* vom ersten Augenblick der Resorption des Antigens an. In diese Bereiche gehört die allergische Hyperergie.

Die Erläuterung des Geschehens einer allergisch-hyperergischen Entzündung kann man auf dem Weg einer weitgehenden Einzelanalyse ihrer Phänomene betreiben und alle zeitlichen, morphischen, serologischen und klinischen Tatsachen gesondert betrachten, um daraus zu einer Synthese zu kommen, oder man erläutert die Erscheinungen der Immunität und des Schutzes unter einer synthetisch-teleologischen Sicht und von diesem Standpunkt aus auch die allergische Hyperergie. Das erstere haben vorwiegend die angelsächsischen Forscher, vor allem OPIE[8], und auch einige Deutsche, unter ihnen DOERR[9] und HANS SCHMIDT[10] getan. Das letztere, d. h. die Immunität vom teleologischen Gesichtspunkt des „Schutzes" oder des „Geschütztwerdenmüssens" zu betrachten und die allergische Hyperergie in die individuell erworbenen, abnorm veränderten Reaktionen (Pathergien) einzureihen, hat RÖSSLE[11] unternommen und hat dadurch mit einer geistvollen und die Dinge von einer höheren biologischen Sicht der organismischen Ganzheit betrachtenden Konzeption in einer sehr fruchtbaren und impulsierenden Weise auf die Erforschung der morphischen Erscheinungen der hyperergischen Allergie überhaupt eingewirkt. Im Grunde aber handelt es sich darum, daß der Blick des einen, d. h. des Serologen in erster Linie auf den Antikörper und das Antigen gerichtet ist, während der des Morphobiologen sich nach der Zelle und den Geweben, dem Gesamtorganismus und seinen Reaktionen zu orientieren sucht.

---

[1] v. ALBERTINI 1954. [2] PAGEL 1939. [3] RICH 1951.
[4] LETTERER a 1948, b 1953, c siehe dieses Handbuch Bd. VII/2. [5] BÖHMIG 1933a—c.
[6] METALNIKOW 1932. [7] RIEHM 1934. [8] OPIE 1924, 1929.
[9] DOERR 1929a und b, 1947. [10] H. SCHMIDT 1937, 1943. [11] RÖSSLE 1932, 1933.

Das kommt mit nichts deutlicher zum Ausdruck als mit dem Ausspruch von DOERR, der RÖSSLEs Darstellung der hyperergischen Entzündung eine „phantasievolle Interpretation histologischer Befunde von Extremfällen lokaler anaphylaktischer Reaktionen" nennt. E. L. OPIE hat sich 1924 schon dafür ausgesprochen, daß die entzündliche Reaktion in erster Linie eine Folge der Antigen-Antikörperreaktion sei, die im Gewebe stattfindet. Seine Untersuchungen gründen sich auf genaue Titerbestimmungen einerseits und auf Experimente mit passiv übertragbarer Anaphylaxie, womit er zu der Feststellung kommt, daß entzündliche Reaktionen nur dann eintreten, wenn Antigen und Antikörper innerhalb des Gewebes zusammen reagieren. Es wird als unnötig angesprochen, daß die Zellen selbst an der Reaktion sich beteiligen, sondern das aus dem Zusammentreten von Antigen und Präcipitin entstehende Reaktionsprodukt wirke entzündungserregend auf das Gewebe. Genau besehen bestehen zwischen diesen beiden Ansichten eigentlich gar keine unmittelbaren Gegensätze, denn ganz offensichtlich reagieren Zellen *und* Gewebe in deutlich nachweisbarer Weise von sich aus auf die Antigen-Antikörperreaktion. Der eine Untersucher beginnt seine Studien sozusagen schon im biochemischen und serologischen Gebiete, der andere ist beeindruckt von den morphologischen Veränderungen und Reaktionen der Zellen und Gewebe und sucht aus ihnen die Deutung des Gesamtvorganges. Das kommt zum Ausdruck wiederum in einer Arbeit von E. L. OPIE[1] über Entzündung und Immunität, in welcher der Autor gänzlich einer teleologischen Deutung der anaphylaktischen reaktiven Entzündung sich zuneigt, insofern als er die Entzündung als ein Mittel und einen Schutz gegen das Eindringen von Erregern und Antigenen in den Organismus bezeichnet, letzten Endes also genau die gleiche Deutung, welche RÖSSLE diesen Vorgängen gibt. In seiner Problematik steht an erster Stelle nur die Frage, auf welche Weise die Entzündung erzeugt wird, und es wird die Antwort gegeben: auf Grund der Antigen-Antikörperreaktion. Damit wird aber wieder die Frage nach dem Ort der Antigen-Antikörperreaktion aufgeworfen, d. h. ob das Antigen unmittelbar mit dem an oder in der Zelle befindlichen Antikörper reagiert oder ob die Antigen-Antikörperreaktion humoral, d. h. ohne Mitwirkung der Zellen sich abspielt und nur die Reaktionsprodukte der Antigen-Antikörperbindung die Zellen reizen und schädigen und damit entzündliche Reaktionen veranlassen. OPIE ist, wie schon oben gesagt, der Ansicht, daß die Antigen-Antikörperreaktion humoral abläuft, wenigstens soweit es sich um das Arthus-Phänomen handelt, d. h. also, daß die Zelle nicht unmittelbar mit dem Antigen reagiere, sondern erst auf das Produkt, das sich aus der Reaktion von Antigen mit Antikörper im Gewebssaft bildet. Diesem Fall entspricht, wie schon früher auseinandergesetzt, die sog. immediate hypersensitivity, bei der ein anaphylaktischer Antikörper, d. h. ein Präcipitin vorliegt. Bei dessen Reaktion entsteht im Gewebe humoral mit dem erneut eingebrachten Antigen ein die Gefäße reizendes Agens und auf diese Weise der vasculäre Typ der hyperergischen Entzündung.

Es ist das Verdienst angelsächsischer Forscher, insbesondere von CHASE[2], nachgewiesen zu haben, daß es neben dem anaphylaktischen Reaktionstyp noch einen zweiten gibt, den der sog. delayed hypersensitivity, eine andere Form der Reaktion, die von zellständigen Antikörpern ausgeht. In diesen letzteren Fällen also sind die Zellen ganz offenbar die primären Reaktionsträger. Zudem gibt es eine ganze Reihe von Antigenen, welche die Bildung im Blute zirkulierender Antikörper überhaupt nicht veranlassen, sondern nur die cellulär gebundener. Das trifft z. B. für die Tuberkulose und ihre Antigene zu. In der Zwischenzeit

[1] OPIE 1929. [2] CHASE 1945, 1948, 1955.

hat sich nun gezeigt, daß eine so scharfe Trennung von humoraler und cellulärer Reaktion auch innerhalb des sog. immediate type nicht möglich ist und daß auch beim typischen Arthus-Phänomen beide Reaktionstypen in bestimmten Phasen der Gesamtreaktion vorhanden sind. Diese Erkenntnis geht in erster Linie auf die Arbeiten von Mote und Jones[1], sowie auf Dienes und Simon[2], schließlich auf Gell und Hinde[3] zurück. Nach den Arbeiten dieser Autoren kann es keinem Zweifel unterliegen, daß auch bei der sog. Sofortreaktion zellständige Reaktionen vorkommen und mindestens transitorisch eine Rolle spielen. Zudem werden wir sogleich bei der Besprechung des Arthus-Phänomens und seiner Dynamik feststellen, daß die rein humorale Reaktion, welche Opie noch auf Grund seiner Untersuchungen des Arthus-Phänomens forderte, auch bei diesem zumindest unsicher ist.

B. Der innere Mechanismus der hyperergischen Reaktion.

Unsere Frage nach der Dynamik der hyperergischen Reaktionen bewegt sich also um verschiedene Zentren. Wenn wir wiederholend und zugleich zusammenfassend die verschiedenen Möglichkeiten abgesehen von ihrer letzthin eintretenden Realisation betrachten, so fragen wir nach folgenden Punkten: 1. Wo liegt der Anfangs- und Ausgangspunkt der Reaktion selbst, d. h. ist er cellulär oder humoral oder beides? 2. Wie verläuft nach dem Start der Reaktion dieselbe weiter, d. h. wodurch und wie ausgelöst und in welcher Reihenfolge verlaufen die einzelnen Komponenten der hyperergischen Entzündungssymptomatik, also die Gefäßreaktion im Sinne der Änderung der intravasculären Blutbewegung, des Auftretens flüssiger und zelliger Blutbestandteile außerhalb des Gefäßes (Ödem, Blutung, Exsudatbildung, Leukocytenaustritt), ferner die Bindegewebsbildung, die Nekrose und die Demarkation von Gewebsteilen? Im Augenblick kann keineswegs mit Bestimmtheit gesagt werden, wieweit es sich um Simultan- und wieweit um Succedanschäden handelt, bei welch letzteren sich also ein Symptom aus dem anderen in zeitlicher und kausaler Abhängigkeit entwickelt. Wie oben schon gesagt, sind celluläre und humorale Reaktionen mit großer Wahrscheinlichkeit gleichzeitig vorhanden.

Theoretisch könnte man die ganze Symptomatik der anaphylaktisch-hyperergischen Entzündung von einer primär eingetretenen Blutgefäßdurchströmungsreaktion und ihren weiteren Folgen herleiten[4]. Diese Probleme der allgemeinen Pathologie des Kreislaufes stehen hier noch nicht zur Erörterung, und es ist dies wie gesagt reine Theorie, die, wie aus mancherlei Teilergebnissen zu schließen ist, nicht einmal sehr wahrscheinlich ist, und die Konzeption, daß simultan und sich überdeckend eine Reihe von Reaktionen nebeneinander ablaufen, hat mindestens die gleichen Möglichkeiten für sich.

Die anaphylaktisch und allergisch-hyperergische Entzündung wird, wie schon früher dargelegt, durch den Immunitätsgrad einerseits und durch die Qualität des zur Sensibilisierung benutzten Antigens bestimmt. Fischl und Kabat[5] u. a.[6] haben durch vergleichende Untersuchungen am Arthus-Phänomen festgestellt, daß die Größe des Herdes in unmittelbarer Abhängigkeit zum Titer der zirkulierenden Antikörper und zu der verabreichten Dosis von Antigen steht. Meine eigenen Beobachtungen können dies bestätigen. Es bestehen überdies Unterschiede hinsichtlich der Art des als Antigen angewandten Serums, Schweineserum wirkt stärker als Pferdeserum und dieses wiederum stärker als Rinder-

[1] Mote und Jones 1936. [2] Dienes und Simon 1935. [3] Gell und Hinde 1954.
[4] Ratner 1955, Ricker 1923. [5] Fischl und Kabat 1947.
[6] Cannon und Marshall, 1939, Rich 1939.

serum hinsichtlich der Erzeugung eines Arthus-Phänomens bei Kaninchen. Davon abgesehen haben eigene Untersuchungen[1] und diejenigen meines Schülers GEISSENDÖRFER[2] sowie Untersuchungen von EICKHOFF[3] gezeigt, daß auch mit arteigenem Serum eine anaphylaktische Reaktion im Sinne eines Arthus-Phänomens erzeugt werden kann. Wenn man am Meerschweinchen arteigenes oder individualeigenes Blut intraperitoneal oder subcutan injiziert und nach einem Intervall von etwa 3 Wochen eine Reinjektion von geringerer Quantität ausführt, findet sich neben einer verzögerten Resorptionszeit ein serös-blutiges Exsudat in der Bauchhöhle, das die eingespritzte Blutmenge weit übersteigt. Bei subcutaner Injektion aber in der Unterhaut eine deutliche Ödemisierung und Zellproliferation, welch letztere sich an das Ödem anschließt, die bei der ersten Injektion völlig fehlt. Geringe Ödemisierung ist schon bei der ersten Injektion in der Unterhaut nach Eigenblutinjektion vorhanden, aber wesentlich geringer als diejenige nach der zweiten oder dritten (Abb. 1 und 2, S. 506 und 507). EICKHOFF hat unsere Befunde späterhin durch ähnliche Methoden bestätigt. Aus diesen Versuchen geht unter anderem hervor, daß auch deutliche Unterschiede zwischen individualeigenem und arteigenem Blut bei mehrmaliger Injektion hinsichtlich der Reaktion des Gewebes und des Organismus bestehen, eine Beobachtung, die mein Mitarbeiter MASSHOFF[4] später auf andere Weise ebenfalls bestätigen konnte. Die Qualität des Antigens spielt also für den Ausfall der Reaktion auch allein für das Arthus-Phänomen eine maßgebende Rolle[5]. Bakterienproteine bewirken eine andere Art der Hyperergie nach dem Typ der Spätreaktion. Schließlich ist für den Ausfall der Reaktion nicht nur die Art des Antigens, d. h. seine Qualität, seine Menge und der Immunisierungsgrad der Tiere maßgebend, sondern auch der Zuführungsweg und schließlich der Ort der Reaktionsauslösung. So bestehen, um ein Beispiel zu nennen, deutliche Unterschiede zwischen dem Ausfall des Arthus-Phänomens am Kaninchen, je nachdem man das Antigen der Vorbehandlung in die Rückenhaut, die Bauchhaut oder die Ohrhaut injiziert. Am Ohr soll es nach GERLACHS[6] Angaben nie zu Nekrosen und Blutungen kommen, KLINGE[7] bestätigt dies. Nach NORDMANN und SPECKMANNS[8] vergleichenden Untersuchungen am gleichen Tier kommt es in der Haut wie üblich zu einer verzögerten Antigenresorption, während aus der Bauchhöhle das wiederholt eingegebene Antigen beschleunigt resorbiert wird. Diese Befunde stehen allerdings im Gegensatz zu vielen anderen Beobachtungen, unter anderem auch zu den meinen[9] und zu denen von OPIE[10] und von ROULET[11]. Nach KLINGE[7] u. a.[12] sind die anaphylaktisch-hyperergischen Reaktionen in den Geweben und Organen des gesamten Organismus grundsätzlich jeweils die gleichen, wenn sie auch hinsichtlich des Ortes der Antigenanwendung Verschiedenheiten aufweisen.

Wenn wir nach diesen mehr am Rande des Problems stehenden Vorbemerkungen zurückkehren zu der eigentlichen Frage, so war es die nach dem *Startpunkt* der anaphylaktisch-hyperergischen Entzündung und nach dem Mechanismus, durch welchen dieser Start ausgelöst wird. Wir haben oben schon bemerkt, daß es unwahrscheinlich ist, daß nur ein einziger Startmechanismus vorliegt, sondern daß es sich um ein mehr oder weniger komplexes Geschehen handelt. Darauf werden wir im einzelnen nochmals zurückkommen müssen, vorerst ist das augenfälligste Symptom die Gefäßreaktion und ihre Folgeerscheinungen. Dabei stellen wir fest, daß es zu einem Arterien- und Arteriolenspasmus und zu dessen Folgen in den Endstrombahnen kommt. Diese Beobachtung ist nicht

[1] LETTERER 1931. [2] GEISSENDÖRFER 1932. [3] EICKHOFF 1938.
[4] MASSHOFF 1944. [5] KLINGE 1943. [6] GERLACH 1923.
[7] KLINGE 1927, 1943. [8] NORDMANN und SPECKMANN 1932. [9] GEISSENDÖRFER 1932.
[10] OPIE 1929. [11] ROULET 1931. [12] SEEGAL 1949, SEEGAL, SEEGAL, JOST 1932.

nur makroskopisch am ausgeschnittenen Hautstück und auch im histologischen Präparat zu machen, sondern in besonders eindringlicher Weise am sensibilisierten lebenden Tier, dem man auf bestimmte Körper- und Gewebsregionen das Antigen der Vorbehandlung aufgebracht hat[1]. Am ausgeschnittenen Hautflächenstück

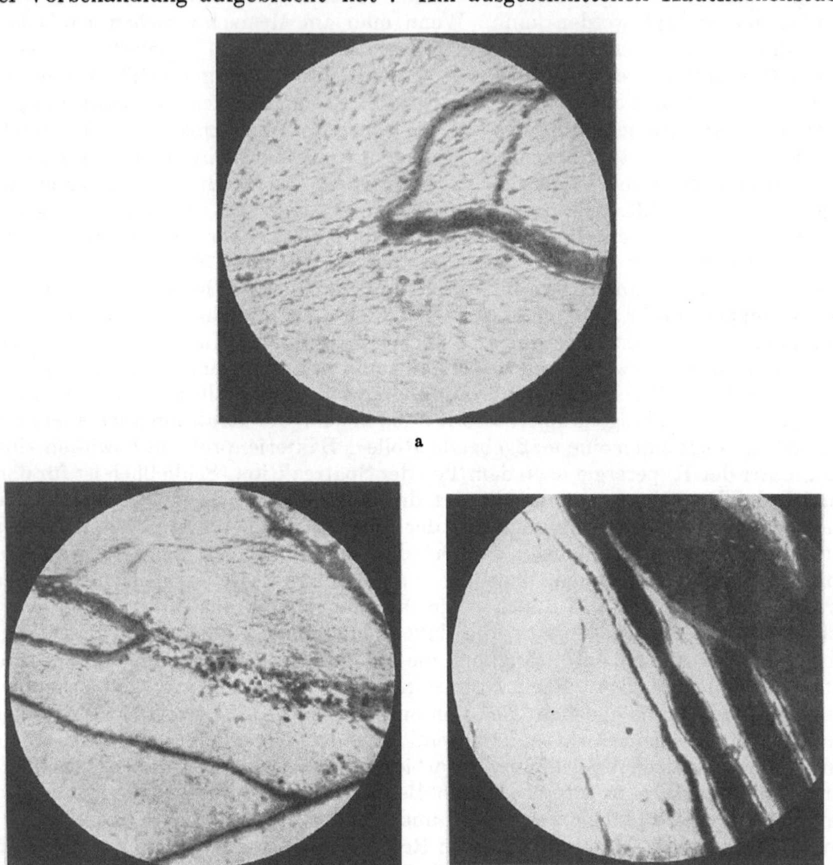

Abb. 35a—c. Verschiedene Momentaufnahmen des Mesenteriums eines sensibilisierten Frosches nach Aufbringen des Serums der Vorbehandlung. Nach FRÖHLICH. Vergr. 50:1. a Plasmalückenbildung, Umkehr des Blutstromes; b Plasmalückenbildung und Einströmen von Leukocyten in die nur plasmatisch durchströmte Stelle; c Schnürringbildung an den Arterien des Serumherdes. (Aus KLINGE: In HANSEN, Allergie, 2. Aufl. Leipzig: Georg Thieme.)

kann man die arterielle Kontraktion an der Grenze des Gewebes in der Peripherie um das Antigendepot herum erkennen (Abb. 4, S. 508). Der Kontraktion der Arterien läuft parallel die Kompression der Venen im Herdgebiet, die auf das rascher oder langsamer sich entwickelnde Ödem zurückzuführen ist. Auf diese Weise entsteht ein erheblicher Gewebsdruck, der die Venen völlig abklemmen kann. Im mikroskopischen Schnitt erkennt man häufig sehr enge Arterien abgesehen von manchen Wandschäden in der Circumferenz der Arterie, die im vorliegenden Zusammenhang nicht interessieren (Abb. 7, S. 510). Wesentlich deutlicher werden die Phänomene am lebenden Tier, das örtlich an bestimmten

[1] LETTERER 1933, ABELL und SCHENCK 1938.

Geweben mit dem Antigen der Vorbehandlung in Kontakt kommt. Der erste klassische Befund dieser Art stammt von RÖSSLEs Schüler FRÖHLICH mit der Untersuchung des Mesenteriums am sensibilisierten lebenden Frosch. Diese Versuche sind von FRÖHLICH[1] selbst und später von RÖSSLE[2] in seinen Publikationen eingehend geschildert worden. Das Wesentliche für unsere Fragestellung liegt in der Kontraktion der Arterien und Arteriolen des erzeugten Herdbezirkes und den darauf sofort folgenden Störungen des Kreislaufes im Capillargebiet[2] (Abb. 35).

Ich selbst[3] habe am sensibilisierten Frosch das Antigen der Vorbehandlung (Pferdeserum) im getrockneten Zustande, flüssig oder eingedickt unmittelbar auf das einzelne Glomerulum der lebenden Froschniere aufgebracht. Dabei kommt es zu einer Kontraktion des Vas afferens des Glomerulum, zur Stase der Erythrocyten in den Capillarschlingen oder zum Leerlaufen des gesamten Glomerulum mit einfacher Plasmadurchströmung, schließlich auch zu alleinigem Eintritt von Leukocyten aus dem Vas afferens in das Glomerulumschlingengebiet. Ich habe später mit SEYBOLD[4] mit einer gleichartigen Versuchsanordnung bei Untersuchungen über die Masugi-Nephritis des Frosches gleiche Beobachtungen gemacht. Die von HOMUTH[5] im RICKERschen Institut ausgeführten Arbeiten an der von diesen Forschern regelmäßig bevorzugten Regio pancreatica des Kaninchens zeigen am sensibilisierten Tier die erhöhte Erregbarkeit der Constrictoren der Blutgefäße und damit einen verlängerten Verschluß der arteriellen und in ihrem Gefolge der capillären Strombahnen. NORDMANN[6] hat grundsätzlich gleichartige Ergebnisse am Mesenterium des Kaninchens bekommen. ABELL und SCHENCK[7] haben in der transparenten Gewebskammer am Ohr des sensibilisierten Kaninchens die Gefäßreaktionen nach wiederholter Verabreichung des Antigens der Vorbehandlung studiert (Abb. 36 und 37). Diese Versuche waren besonders eindrucksvoll und ergebnisreich. Die Autoren konnten mit der CLARKschen Kammer am Kaninchenohr feststellen, daß ein sensibilisiertes Tier bei entsprechendem Sensibilisierungsgrad und erneuter Applikation des Antigens der Vorbehandlung (Pferdeserum) an den Arteriolen deutliche Kontraktionen erkennen läßt. Dabei ist es gleichgültig, ob das Antigen der Vorbehandlung bei der Erfolgsinjektion intravenös eingebracht wird oder ob man unmittelbar das Antigen in die Ohrkammer einfließen läßt. In jedem Falle kommt es zu einer deutlichen und rasch einsetzenden Kontraktion der Arteriolen, welche von Kreislaufstörungen in den Capillaren und Stromverlangsamung in den Venen gefolgt ist. Es kommt zum Stop der Zirkulation, zu pendelnder Blutströmung, zu Plasmalücken und all den an anderen Stellen schon beobachteten Zeichen der Zirkulationsstörung. Nach einiger Zeit beginnen die Leukocyten aus Capillaren und Venen auszuwandern, außerdem findet man Klumpen zusammengeballter Leukocyten in Gefäßlichtungen, insbesondere den Venen. Die Endothelien lassen eine Quellung und Auflockerung ihres Verbandes erkennen, wodurch es zum Ankleben von Leukocyten an der Gefäßwand, zu vermehrtem Durchtritt derselben und auch zum Austritt von Erythrocyten kommt. Wenn wir weiterhin feststellen, daß FRIEDBERGER und SEIDENBERG[8] am abgeschnittenen Ohr des sensibilisierten Kaninchens und GROVE[9] am Spiralstreifen der Carotisarterie eines sensibilisierten Kaninchens bei Applikation des Antigens der Vorbehandlung ebenfalls Kontraktionen feststellen konnten, so liegen diese Beobachtungen alle in derselben Richtung. Die Untersuchung des makroskopischen Präparates sowie des histologischen Schnittes

[1] FRÖHLICH 1914. [2] RÖSSLE 1932. [3] LETTERER 1933.
[4] LETTERER und SEYBOLD 1950. [5] HOMUTH 1930.
[6] NORDMANN 1931, 1932, 1933. [7] ABELL und SCHENCK 1938.
[8] FRIEDBERGER und SEIDENBERG 1927. [9] GROVE 1932.

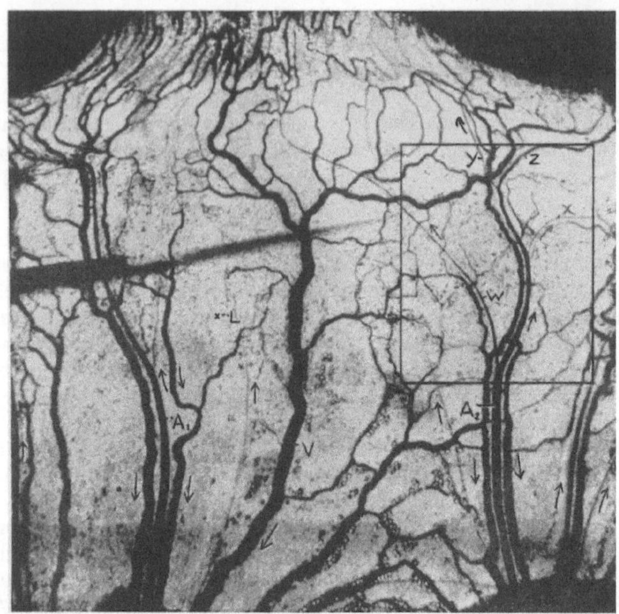

Abb. 36. Blutgefäße in der Ohrkammer des Kaninchens. Sensibilisiertes Tier *vor* erneuter Applikation des Serums der Vorbehandlung. A_1 und A_2 Arteriolen, *W*, *X*, *Y*, *Z* Äste dieser Arterien, *V* Vene. [Aus ABELL und SCHENCK: J. of Immun. **34**, 203 (1938).]

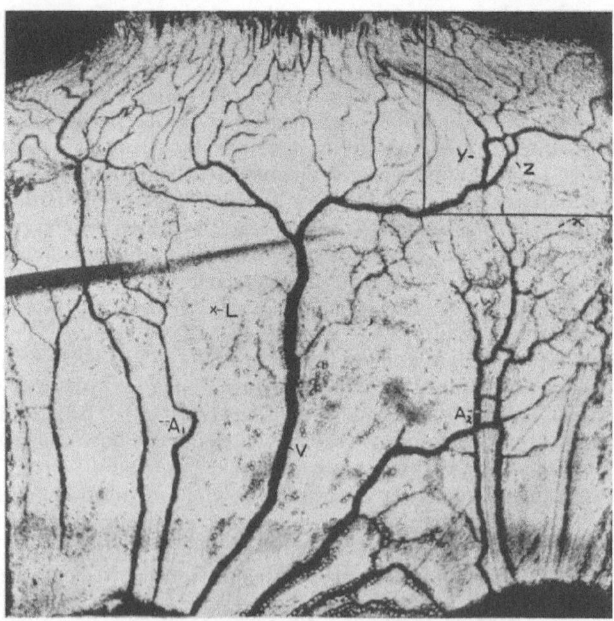

Abb. 37. 2 min 40 sec nach intravenöser Injektion von 5 cm³ Pferdeserum bei einem sensibilisierten Kaninchen. Man erkennt die sofortige Kontraktion der Arterien und Verminderung der arteriellen und capillären Durchströmung. [Aus ABELL und SCHENCK: J. of Immun. **34**, 203 (1938).]

und schließlich die Beobachtung des lebenden Gewebes unter verschiedensten Bedingungen führen sämtlich zu derselben Feststellung, daß Arterien und Arteriolen sich bei Berührung mit dem Antigen einer sensibilisierenden Vorbehandlung stark kontrahieren und daß daraufhin Kreislaufstörungen auftreten. Was RÖSSLE[1] den Sperrmechanismus genannt hat, findet im histologischen Schnitt wie im Experiment seine volle Bestätigung, nur ist bei der Anwendung und Ausdeutung des Begriffes eine gewisse Vorsicht geboten, um nicht in unklare Teleologismen abzugleiten.

Im Hinblick auf unsere Frage, auf welche Weise dieser Sperrmechanismus ausgelöst wird, sind die Ansichten früherer Autoren wichtig, die auf Untersuchungen in erster Linie von OPIE zurückgehen. Es wird angenommen, daß die Gefäßreaktion im Sinne der Kontraktion der Arteriolen und im Sinne des Sperrmechanismus eine Folge der Reaktion humoraler Antikörper mit dem Antigen sei. OPIE[2] konnte nichts von Präcipitaten im Gewebe feststellen und auch ABELL und SCHENCK[3] bestätigen, daß Präcipitate in der Ohrkammer nicht gesehen wurden. GELL und HINDE[4] sind ebenfalls der allgemeinen Ansicht, daß die ersten Veränderungen an den Gefäßen durch eine intravasculär ablaufende Immunreaktion in Gang gesetzt wird. Wenn wir von den Beobachtungen am Gewebe, in dem ein Arthus-Phänomen sich zu entwickeln beginnt, ausgehen und die Ansicht berücksichtigen, daß dabei humorale Reaktionen zwischen Antigen und Antikörper die ausschlaggebende Rolle für die Entwicklung des Sperrmechanismus an den Arteriolen spielen (auf die Bedeutung des Nervensystems wollen wir noch zurückkommen), so liegt das Modellexperiment aus der Anaphylaxielehre, der DALEsche[5] Versuch, außerordentlich nahe. Das strukturelle Element für die Kontraktion der Arteriole stellt die glatte Muskelfaser dar. Der SCHULTZ-DALEsche Versuch zeigt uns, daß die glatte Muskulatur des Uterus eines sensibilisierten Tieres (Meerschweinchens oder Kaninchens) oder nur Streifen aus dem Uterus, die im Warmbad in physiologischer Kochsalzlösung gehalten werden, bei Zusatz des Antigens der Vorbehandlung eine deutliche Kontraktion ergibt. Die Weiterentwicklung dieses Versuches zeigte, daß auch der Uterus von normalen, nichtsensibilisierten Tieren auf passive Weise sensibilisiert werden konnte, wenn die Gefäße des Uterus mit Serum durchspült wurden oder der Uterus im ganzen getränkt wurde mit einem Serum, welches Antikörper enthielt. Der Antikörper wurde an die Gewebezellen des Uterus adsorbiert und reagierte dann mit dem Antigen. Während nun RICH[6] noch die Ansicht diskutiert, daß der Antikörper sich in der Gewebsflüssigkeit zwischen den Muskelzellen frei bzw. gelöst finden könnte und dort zur Reaktion kommt, lassen Experimente von NOLF und ADANT[7] erkennen, daß die Antikörper-Antigenreaktion, die zur Kontraktion der Muskulatur führt, nicht an der Oberfläche der Muskelfaser stattfindet, sondern wahrscheinlich innerhalb der Endothelzellen des Gefäßsystems des betreffenden Organes, dessen Muskeln dann in einem Sekundäreffekt zur Kontraktion kommen. Das würde heißen, daß letzten Endes der Startpunkt der Reaktion und der primäre Standort derselben an den Endothelzellen gelegen und somit cellulärer Natur ist. In der Tat scheinen die Endothelien der Capillaren eine ganz besondere Rolle für die Auslösung des Kontraktionsschocks an den glatten Muskelzellen zu spielen. Schon CLARK und CLARK[8] beschrieben bestimmte Veränderungen an den Endothelien der Capillaren, während der anaphylaktischen Reaktion, wobei ihre Klebrigkeit zunahm, so daß die Leukocyten an ihnen hängen blieben. Diese Klebrigkeit nimmt in bestimmten Phasen zu und ist das

[1] RÖSSLE 1932, OPIE 1924, S. 659. [2] OPIE 1923, 1924, S. 259.
[3] ABELL und SCHENCK 1938. [4] GELL und HINDE 1954. [5] DALE 1913.
[6] RICH 1951, S. 611. [7] NOLF und ADANT 1946. [8] CLARK und LINTEN-CLARK 1935.

Vorstadium für den Austritt der Leukocyten aus den Gefäßen einerseits und der endgültigen Störung der Permeabilität der Gefäßwand andererseits. Nach den Untersuchungen von RICH[1] und seinen Mitarbeitern sowie anderen, darf es heute als gesichert gelten, daß die Zellen eines mit Serum sensibilisierten Tieres, welches die Fähigkeit zur Arthus-Reaktion erworben hat, durch das Antigen selbst nicht geschädigt werden[2]. Wenn diese Zellen mit verdünntem oder unverdünntem Antigen der Vorbehandlung in vitro zusammengebracht werden, seien es Leukocyten, Lymphocyten, Phagocyten, Knochenmarkszellen, Bindegewebszellen oder Leberepithelien, so werden sie durch den Kontakt mit dem Antigen nicht beeinträchtigt, ja in der Zellkultur können sie sich ungehindert weiterentwickeln. Wenn dagegen nur ein Tropfen des Antigens der Vorbehandlung auf das Gewebe des sensibilisierten Tieres unmittelbar aufgebracht wird, so entstehen sofort schwere entzündliche Reaktionen, unter Umständen Nekrosen. Diese Diskrepanz kann nur so erklärt werden, daß in der Tat die capillären Blutgefäße und mit ihnen die Endothelien die ausschlaggebenden Faktoren für die Reaktion im Arthus-Sinne darstellen. Um dies weiterhin zu klären, haben RICH und FOLLIS[3] ein ingeniöses Experiment unternommen. Wenn man Tieren, die gegen artfremdes Eiweiß sensibilisiert waren, das Antigen der Vorbehandlung unmittelbar in die Cornea einspritzte, so wurden die cornealen Zellen durch das eingebrachte artfremde Protein der Vorbehandlung nicht geschädigt. Wurde aber die Cornea eines ebenso behandelten Tieres vorher durch bestimmte Maßnahmen vascularisiert und dann das Antigen der Vorbehandlung in die vascularisierte Cornea eingespritzt, so entstand sofort zugleich mit Hämorrhagien und Nekrosen eine schwere Entzündung. Die in der Nachbarschaft von Capillaren gelegenen cornealen Zellen verfielen der Nekrose. Wir bemerken hier vorwegnehmend, daß dieses Experiment bei der Anwendung von Tuberkelbakterienproteinen oder anderen Bakterienproteinen völlig anders verläuft[4]. Aus all diesen hier angeführten Beobachtungen geht also mit hoher Wahrscheinlichkeit hervor, daß es die Capillarendothelien sind, an und in denen die Antigen-Antikörperreaktion stattfindet und nun Gefäßwandveränderungen im Sinne der Durchlässigkeitsvermehrung für Flüssigkeit und für Zellen und andererseits Kontraktionen an den glatten Muskelfasern hervorruft. Das würde letzten Endes heißen, daß das Arthus-Phänomen seinen Startpunkt an den Capillaren bzw. an deren Endothelien hat und daß nicht, wie OPIE[5] anfänglich meinte, der Ausgangspunkt der ganzen Arthus-Reaktion ein humorales Geschehen zwischen zirkulierendem Antikörper und Antigen sei. Zwischen dem humoralen Antikörper und dem eingebrachten Antigen findet zunächst eine absättigende Reaktion statt, welche aber innerhalb des Gewebes nicht zur Präcipitation führt. Der Rest des Antigens wird an die Zellen gebunden und führt dort erst mit der Antigen-Antikörperreaktion der Zelle zur Schockreaktion[6]. Das geht auch aus den Untersuchungen von KABAT und LANDOW[7] hervor, welche zeigten, daß eine schockauslösende Dosis etwa 50mal größer sein muß als diejenige, welche in vitro zwischen Antigen und Antikörper eine Präcipitation auslöst. Letzten Endes liegt also auch hier ein celluläres und zellständiges Geschehen vor. Versuche von WEIL[8] (1914) zeigten schon, daß der anaphylaktische Zustand in dem Maße sich entwickelt, in dem der Antikörper aus dem Blute verschwindet und derselbe seinen Höhepunkt erreicht, wenn der Antikörper ganz aus dem Kreislauf verschwunden ist.

---

[1] RICH 1951, S. 415. [2] ARONSON 1933, RICH und FOLLIS 1940. RICH und LEWIS 1932.
[3] RICH und FOLLIS 1940. [4] RICH 1951, S. 415. UEHLINGER und SIEBENMANN 1952.
[5] OPIE 1923. [6] GLADSTONE 1954 (Lit.). [7] KABAT und LANDOW 1942.
[8] WEIL 1914.

Für den Histologen sind noch 2 Veränderungen von Bedeutung, welche auch für die Diskussion der sog. Spezifität der anaphylaktisch-hyperergischen Entzündung eine Rolle spielen: die Verquellung der Bindegewebsfasern und die fibrinoide Degeneration der kollagenen Bündel. EPPINGER[1] hat mit den fluorescenzmikroskopischen Methoden von HAITINGER nachweisen können, daß aus der Gefäßbahn ausgetretenes Blutplasmaeiweiß nicht vollständig resorbiert, sondern zu einem größeren Teil an die kollagenen Bindegewebsbündel adsorptiv gebunden wird, woselbst es durch Fluorescenz wieder nachgewiesen werden kann. MAX WERNER[2], dem wir für die Biologie und Histologie der anaphylaktischen und allergischen Phänomene wertvolle Untersuchungen verdanken, hat im Laboratorium von R. SCHADE-Kiel 1938 schon gezeigt, daß die sog. Verquellung der Bindegewebsfasern, d. h. also die Zunahme der Breite und Dicke der kollagenen Bündel verbunden mit einer gewissen Auffaserung ihrer Unterstrukturen eine einfache Folge des Kontaktes der kollagenen Fasern mit dem kolloiden Eiweiß ist. Die Eiweißquellung der Kollagenfasern ist in normaler, hyperergischer und bakteriell entzündeter Haut jeweils die gleiche. Ihr Grad hängt nur von zeitlichen Verhältnissen ab. Wenn nun das normergische Gewebe deshalb weniger Quellung seiner Bindegewebsfasern zeigt, weil es eine raschere und bessere Resorption des eingebrachten flüssigen Antigens bewerkstelligen kann, so bleibt aus den oben geschilderten dynamischen Gründen das Antigendepot im hyperergischen Herd viel länger liegen und hat auf diese Weise Gelegenheit, die Fasern zu einer viel stärkeren Quellung zu bringen. Es kann also keine Rede davon sein, daß die anaphylaktische Entzündung etwa mit einer besonderen Faserverquellung spezifischer Weise einhergehe. Die Messung der p_H-Konzentrationen im anaphylaktischen Herd hat auch ergeben, daß dort keine Acidose vorliegt, also eine acidotische Quellung nicht in Frage kommt. REINHOLD KNEPPER[3], welcher das experimentell erzeugte Arthus-Phänomen in verschiedenen Phasen seiner Entwicklung mit der Chinhydronelektrode gemessen hat, konnte wie WERNER keine Acidose feststellen. Vielmehr herrscht in diesen Herden eine alkalische Reaktion, die am stärksten wird, wenn die Nekrose im Herd vollendet ist. Die Durchtränkung mit alkalischen Valenzen erfolgt teils aus dem Antigendepot, teils durch ausströmendes Blutplasma. Eine Säurequellung findet also nicht statt.

Einer kurzen Erwähnung bedarf noch die sog. fibrinoide Degeneration. Die Tatsache, daß sie bei einer großen Menge von geweblichen Veränderungen vorkommt, die EHRICH[4] im vorangehenden Kapitel der Entzündung geschildert hat, enthebt uns der Notwendigkeit, die fibrinoide Degeneration als ein besonderes Merkmal der anaphylaktischen Entzündung hier zu besprechen. Nach meinen Beobachtungen ist sie bei der anaphylaktischen Reaktion ein nicht allzu häufiges Ereignis, wenngleich GERLACH[5] und später KLINGE[6] sie häufig gesehen haben wollen. Die fibrinoide Degeneration ist weder spezifisch für die anaphylaktische Entzündung, noch ist sie eine deren Dynamik im Besonderen beeinflussende Erscheinung.

C. Die Biochemie der allergisch-hyperergischen Reaktion.

Bei dem Reaktionsgeschehen zwischen Antigen und Antikörper entstehen innerhalb der Zelle oder an ihrer Oberfläche Stoffe, welche die Fähigkeit haben, Endothelien zur Nekrose zu bringen, die Capillarpermeabilität für geformte und ungeformte Bestandteile zu erhöhen und schließlich auch Muskelzellen in eine

[1] EPPINGER 1949. [2] WERNER 1951, 1953. [3] KNEPPER 1937.
[4] EHRICH, dieses Handbuch Bd. VII/1, S. 107. [5] GERLACH 1923. [6] KLINGE 1927, 1943.

mehr oder minder schnell vorübergehende Kontraktion zu versetzen. Daher fragen wir, ob diese vielseitigen Erscheinungen Zeichen für die Wirksamkeit nur eines einzigen wohldefinierten Stoffes sind oder ob es sich um eine Stoffgruppe handelt oder schließlich für jede einzelne dieser Schädigungen ein besonderer Stoff verantwortlich ist. Diese Frage ist unzählige Male erhoben und von den verschiedensten Seiten untersucht worden. Die Mehrzahl aller Forscher stimmt heute dahin überein, daß dieser Stoff das Histamin bzw. ein histaminähnlicher Körper ist[1].

DOERR hat die Reaktion zwischen Antigen und Antikörper in die Zellmembran verlegt. Nach seiner Ansicht kommt es dabei zu einer starken Reizung der betreffenden Zelle und in den entsprechenden Zellsystemen zum anaphylaktischen Schock. Diese in der Zellmembran sich abspielende Reaktion sei ein reversibler Prozeß, der von einer vollkommenen restitutio ad integrum gefolgt sein könne. Die DOERRsche Membranhypothese[2] mit ihrem Bezug auf die Antigen-Antikörperreaktion und auf den anaphylaktischen Schock kann man wohl heute als aufgegeben ansehen. Demgegenüber haben DALE und später auch LEWIS sich dahin ausgesprochen, daß mit hoher Wahrscheinlichkeit das Histamin bzw. histaminähnliche oder sog. H-Substanzen ausschlaggebend seien für die Entstehung des anaphylaktischen Schocks[2, 3]. ACKERMANN hat das Histamin entdeckt und sich 1939 für seine Identifikation mit dem Schockgift ausgesprochen[4]. Die für die Histamin- und H-Substanzenhypothese angeführten Gründe sind vorwiegend funktioneller und chemisch-biologischer Natur[5]. Man hat in den Organen, die sich im anaphylaktischen Schock durch besondere Veränderungen auffällig machen, so bei Kaninchen und Meerschweinchen die Lunge, beim Hunde die Leber, Histamin chemisch nachgewiesen[6]. BARTOS und FELDBERG[7] haben bei sensibilisierten Meerschweinchen, deren Organe mit Flüssigkeiten durchströmt wurden, die das Antigen der Vorbehandlung enthielten, in der abströmenden Flüssigkeit reichlich Histamin nachweisen können. Durch Histamin sind von vielen Forschern anaphylaktische Schockzustände am Tier erzeugt worden, welche in ihrer Art und Weise genau denen gleichen, die man vom anaphylaktischen Symptomenkomplex bei Eiweißanaphylaxie her kennt[8]. Ferner hat DALE im SCHULTZ-DALEschen Versuch gezeigt, daß der isolierte glatte Muskel des anaphylaktischen Meerschweinchens auf Histaminzusatz ebenso reagiert wie auf das Antigen der Vorbehandlung. DALE und LAIDLAW[9] fanden späterhin, daß die gleichen Reaktionen des glatten Meerschweinchenmuskels auch durch Histamin hervorgerufen werden. Die heute zahlreich zur Verfügung stehenden Erfahrungen der Therapeuten mit den sog. Antihistaminika, d. h. den histaminzerstörenden und antagonistisch zu ihm wirkenden Stoffen, sprechen in der gleichen Richtung für eine Bedeutung des Histamins. Daß das Histamin auch für Schockzustände anderer Art wie den Witte-Peptonschock, ferner den Verbrennungsschock, die Schädigung nach Röntgenbestrahlungen, nach Traumen mit starker Gewebszerstörung usw. eine Rolle spielt, wissen wir aus vielfachen klinischen Erfahrungen. Der anaphylaktische Zustand steht also in dieser Hinsicht mit seinen Beziehungen zum Histamin keineswegs allein. Nach den Untersuchungen von DALE u. a. gilt es heute als feststehend, daß Histamin in den Zellen vieler Organe als ein normaler Bestandteil existiert, zumindest als ein Stoff, der sich in der Zelle außerordentlich rasch aus seinen Vorstufen entwickeln kann. Warum Histamin

---

[1] KÄMMERER 1954, Lit. [2] DOERR 1929a, 1929b, vgl. dagegen KALLÓS 1938.
[3] DALE 1920, 1929, LEWIS 1924, 1926, 1928, GADDUM und DALE 1936, FELDBERG und SCHILF 1930.
[4] ACKERMANN 1939. [5] RICH 1921, KUSCHINSKY 1929. [6] ROSE 1947.
[7] BARTOSCH und FELDBERG 1932. [8] RATNER 1955. [9] DALE und LAIDLAW 1919.

im Verlaufe einer Antigen-Antikörperreaktion an der Zelle, sei es an der Zelloberfläche oder in der Zelle selbst sich so rasch bildet, bzw. von der Zelle abgegeben wird, ist eine sehr bedeutsame, noch keineswegs gelöste Frage, die uns hier aber als Morphobiologen nicht vordringlich interessiert. Man hat angenommen, daß Histamin erst im Verlaufe der Reaktion und zwar infolge einer peptischen Aufspaltung von Eiweiß entstehe. Dem soll entgegenstehen, daß die Histaminbildung so rasch und reichlich erfolgt und daß derart ausgedehnte peptische Aufspaltungsvorgänge kaum in so kurzer Zeit ablaufen können. Im Augenblick ist die Frage noch unentschieden, ob Histamin auf dem Wege über Proteolyse und weiterer Dekarboxylierung der Aminosäure Histidin gebildet wird oder ob Histamin in inaktiver Vorstufe schon in der Zelle vorliegt und im Augenblick der Antigen-Antikörperreaktion freigesetzt wird.

Für die erste Anschauung können Untersuchungen von ABEL und KUBOTA[1] sprechen, die eine intracelluläre Verdauung von Eiweiß infolge einer Fermentaktivierung annehmen. In der gleichen Linie liegen Untersuchungen von ROCHA E SILVA[2]; er fand, daß eine histaminähnliche Substanz freigesetzt wird, wenn man normale Meerschweinchenlungen mit kristallisiertem Trypsin durchspült. Kristallisiertes Trypsin ist bekannt für die Erzeugung von Schocksymptomen, die dem anaphylaktischen Schock durchaus gleichen. FELDBERG und KELLAWAY[3] haben gezeigt, daß Lysolecithin aus Zelltrümmern oder aus durchspülten Organen Histamin freisetzt. Schlangengifte spalten Lecithin unter Bildung von Lysolecithin und Ölsäure auf. Auch Schlangengift erzeugt schockähnliche Symptome. D. UNGAR[4] hat eine interessante Theorie entwickelt, in der ebenfalls die Proteolyse eine ausschlaggebende Rolle spielt. Durch die Antigen-Antikörperreaktion soll ein Ferment, die Serokinase, aktiviert werden. Diese führt das Profibrinolysin in Fibrinolysin über, dadurch wird eine Proteolyse bewirkt, bei welcher Histamin einerseits und Polypeptide andererseits entstehen. Zu den Autoren, welche die proteolytische Entstehung von Histamin aus rein quantitativen Überlegungen heraus nicht für möglich halten, gehört WELLS[5].

Die Proteolyse ist ein Vorgang, mit dem noch eine ganze Reihe von anderen Entzündungserscheinungen im Gebiete einer Arthus-Reaktion erklärt werden könnten. Im Hinblick auf die quantitativen Beziehungen zwischen Antigen und Antikörper einerseits und die Stärke der einsetzenden Proteolyse andererseits meine ich, daß eine direkte Entsprechung zwischen Proteolyse und Antigen-Antikörperreaktionsstärke nicht unbedingt gegeben sein muß, wenn man bedenkt, daß manche biologischen Prozesse in der Art einer Kettenreaktion ausgelöst werden können oder eine Art Verstärkermechanismus einsetzt. Auf solche Art könnten relativ reichliche Mengen von Histamin auf dem Wege der Proteolyse freigesetzt werden. GIERTZ und HAHN[6] haben gefunden, daß der anaphylaktische Schock zu einer Zunahme von Histamin im Plasma, aber nicht im Vollblut führt und nehmen an, daß dasselbe aus den zerfallenden Leukocyten frei wird, die ja im oder vor dem Schock in großer Menge zugrunde gehen. Der Abfall ist zahlenmäßig feststellbar und ist im histologischen Schnitt ebenfalls zu sehen. Das Problem hat noch eine andere und neue Seite gewonnen durch die Untersuchungen von HAHN[7] und späterhin von ROCHA E SILVA[8]. HAHN hat diese alte Lehre von FRIEDBERGER[9] über das Anaphylaxin wieder aufgegriffen, und es ist ihm der Nachweis gelungen, daß im Plasma ein anaphylatoxischer Körper an eine Globulinunterfraktion gebunden vorkommt, wenn man das Plasma nach der

[1] ABELL und KUBOTA 1919. [2] ROCHA E SILVA 1939.
[3] FELDBERG und KELLAWAY 1938. [4] UNGAR 1953a, 1953b. [5] WELLS 1908.
[6] GIERTZ und HAHN 1955. [7] HAHN 1954, 1956.
[8] ROCHA E SILVA, siehe HAHN 1954, 1956. [9] FRIEDBERGER 1909.

Cohnschen Methode[1] fraktioniert. Dieses Anaphylatoxin aber hat außerordentlich nah verwandte Eigenschaften zum Histamin. Damit scheint es sicher, daß Histamin entweder nicht allein cellulär entsteht oder wenigstens auch durch einen humoral vorhandenen bzw. gebildeten Stoff (eben das Anaphylatoxin) aus den Zellen erst freigesetzt wird. Wieweit das Anaphylatoxin nicht nur schockerzeugend, sondern auch entzündungserregend wirkt, müssen spätere Untersuchungen erst erweisen.

Bei der Proteolyse aber würde auch noch eine Reihe anderer Stoffe freiwerden müssen. Unter solchen Gesichtspunkten könnten dann die sog. Menkin-Stoffe eine erhöhte Bedeutung gewinnen, das Leukotaxin, der LP-Faktor, das Nekrosin und das Pyrexin, welche, wie wir jetzt wissen, für die Intensität und Gesamtdynamik der Entzündung eine ausschlaggebende Rolle spielen[2]. Eine eingehende Würdigung dieser Stoffe und ihrer Bedeutung hat Ehrich[3] in seinem Beitrag über die Entzündung gegeben. Er kommt in seiner Betrachtung zu dem Schluß, daß Histamin bei entzündlichen Vorgängen häufig eine Rolle spiele, aber keineswegs die allein führende und daß zahlreiche andere aus den Zellen und Geweben freiwerdende proteolytische Produkte ebenso von Bedeutung seien. Dabei sei es nicht zu leugnen, daß in der anaphylaktischen Reaktion und der anaphylaktischen Entzündung dem Histamin eine besondere und auffallende Rolle zufalle. Menkin[2] selbst ist aber offenbar nicht geneigt, dem Histamin irgendeine Bedeutung für die entzündlichen Vorgänge überhaupt zuzugestehen[2]. Er erläutert des öfteren, daß Histamin und Leukotaxin, die beide an sich verstärkend auf die capillare Permeabilität wirken, in keiner Weise chemisch und genetisch gleichförmig seien. Im Gegensatz zu seinen Untersuchungen ist zu betonen, daß nicht nur die intracelluläre Proteolyse, sondern auch die humorale ihre wesentliche Bedeutung für Start und Ablauf entzündlicher Vorgänge hat. Rössle[4] nennt sie die Saftverdauung und bezeichnet sie zugleich als die phylogenetisch ältere Form der zur Entzündung gehörigen Reaktionen. Welche Stoffe nun aus der intracellulären Proteolyse frei werden, ist im einzelnen noch unbekannt, aber ihre Wirkung ist gleich wichtig für die anaphylaktisch-hyperergische, wie für den Ablauf der unspezifischen Entzündungen. Neben der Qualität spielt auch ihre Quantität für das Bild der Entzündung eine bestimmende Rolle, denn je rascher die Proteolyse abläuft, je schneller die proteolytischen Produkte aufgeteilt werden, desto schneller wird die Entzündung ihrem Ende zugehen. Je mehr von ihnen an einem Ort entstehen und, wie dies bei der anaphylaktischen Entzündung der Fall ist, dort auch festgehalten werden, desto schwerer und stärker kann die Entzündung mit ihren Folgen werden.

Entgegen der Mehrzahl anderer Autoren ist Danielopolu[5] der Ansicht, daß für das Zustandekommen des anaphylaktischen Schocks das Acetylcholin primär maßgebend und die Freisetzung von Histamin erst als eine Folge der Acetylcholinwirkung anzusehen sei. Er schließt dies daraus, daß es ihm gelungen ist, den anaphylaktischen Schock mit Atropin zu verhindern; seine Versuche und Ergebnisse beziehen sich immerhin nur auf die generalisierte Anaphylaxie, nicht auf die gewebliche. Für diese hat Fassbender[6] kürzlich nachgewiesen, daß die Verhinderung des Arthus-Phänomens mit Atropin nicht gelingt, während es aber für die Abschwächung hyperergischer Reaktionen im Mesenchym des Herzmuskels einen merkbaren Erfolg zeigte. Es ist meines Erachtens nicht ausgeschlossen, daß der schon oben besprochene „Sperrmechanismus“ den Substanzaustausch im Arthus-Herd und damit auch die parenterale Wirkung bestimmter Pharmaka

[1] Cohn, siehe Hahn 1956. [2] Menkin 1940, 1948, 1954.
[3] Ehrich, siehe dieses Handbuch Bd. VII/1, S. 88ff. [4] Rössle 1923.
[5] Danielopolu 1943a—d, 1946, 1948. [6] Fassbender 1955.

nicht zum Austrag kommen läßt. Auch NAKAMURA[1] ist neuerdings der Meinung, daß der anaphylaktische Schock ein Acetylcholinschock sei.

Bevor wir die Gesamtdynamik der anaphylaktisch-hyperergischen Entzündung auf Grund der bisher entwickelten Gedankengänge uns noch einmal konstruktiv vergegenwärtigen, sollten noch Untersuchungen Berücksichtigung finden, die sich mit der für den Morphobiologen grundsätzlich wichtigen Frage beschäftigen, ob das histologische Bild der durch reines Histamin erzeugten Entzündung in seiner Erscheinung derjenigen der anaphylaktisch-hyperergischen gleichgesetzt werden kann. Im Vergleich zu den unzähligen Untersuchungen über das Histamin und seine Bedeutung für die hyperergisch-anaphylaktische Entzündung von seiten der experimentellen Pharmakologie sind Untersuchungen der genannten Art ziemlich spärlich. Hier sind vor allem die Arbeiten von CLINE, COHEN und RUDOLPH, von BERGER und LANG, ferner von HEINLEIN und von MÜNCH zu nennen[2]. Die sehr exakten Untersuchungen von BERGER und LANG liefern eigentlich erstmals einen brauchbaren Vergleich zwischen dem histologischen Bild eines Kranken mit Allergie auf Fischeiweiß und den Folgen einer einfachen Injektion von Histamin in die Haut. Beide Untersuchungen wurden am gleichen und gesunden Menschen ausgeführt, d. h. die Fischeiweißreaktion durch umgekehrte Allergie im PRAUSNITZ-KÜSTNERschen Versuch. Die Histaminreaktion (Verdünnung 1:100000, 0,15 cm^3) ergab nach 30 min das Bild einer Entzündung mit reichlichem, aber zellarmem flüssigem Exsudat, starkem Lederhautödem und rein intravasaler Leukocytose mit örtlicher intravasaler Eosinophilie von hohen Graden, dazu die Zeichen der Hämolyse. Die Autoren weisen darauf hin, daß die idiosynkrasische und die durch Histamin erzeugte entzündliche Reaktion der Haut zwei auffallende Sondereigenschaften der Entzündung gemeinsam habe, nämlich die besondere Stärke der flüssigen Exsudation und das Auftreten von eosinotaktischen Kräften, die im ersten Falle zu einer intravasalen und bis zu 50%igen absoluten Eosinophilie führen, während die idiosynkrasische Reaktion auch zur extravasalen Leukocytose mit Eosinophilie führt. Die Histaminreaktion bewirkt aber eine geringere Hyperämie, ein Zurückbleiben der Neutrophilen und der eosinophilen Chemotaxis auf der Stufe der intravasalen Leukocytose, während die Permeabilitätsschädigung der Gefäßwand die gleiche zu sein scheint. Unterschiedlich ist die Hämolyse bei der Histaminreaktion, der Untergang von Leukocyten, Gefäßendothelien und das Auftreten von Rundzellen bei der idiosynkrasischen Reaktion. Es kam zu Endothelablösungen an der Innenwand der Blutgefäße, abgesehen von starker capillärer Erweiterung in allen Organen, ferner zu großzelligen Infiltraten im Herzmuskel, unter Umständen mit folgender Nekrose, zu Endothelschädigungen an den Lungenarterien, manchmal auch zu kleinen Nekrosen mit leukocytären Infiltraten in der Leber[3]. In der GLISSONschen Kapsel der Leber entstehen zellige Infiltrate aus Lympho- und Histiocyten, in den Herzarterien unter Umständen Wandverquellungen, wie man sie auch nach einem anaphylaktischen Schock zu sehen bekommt.

CLINE, COHEN und RUDOLPH[4] sind geneigt, die histologischen Veränderungen, die man in einer Histaminquaddel findet, denjenigen der allergischen Reaktion der Haut auf Grund ihrer Untersuchungen gleichzusetzen; sie haben ihre Studien noch durch die interessante Beobachtung komplettiert, daß dann, wenn man einem Allergiker Histamin injiziert, die sich anschließende entzündliche Haut-

[1] NAKAMURA 1955.
[2] CLINE, COHEN, RUDOLPH 1932, BERGER und LANG 1930, 1931a, 1931b, HEINLEIN 1935, 1936, 1937, 1939, MÜNCH 1950, FASSBENDER 1955, BUSINCO 1951.
[3] BERGER und LANG 1939, 1931a, 1931b. [4] CLINE, COHEN und RUDOLPH 1932.

reaktion von einer durch „sein" Allergen verursachten nicht zu unterscheiden ist, während das gesunde, nicht allergische Individuum auf Histamin nur eine ganz geringe Reaktion zeigt. Die Deutung dieser Beobachtung könnte in mehrfacher Richtung gegeben werden; aber es scheint doch, daß Histamin nicht die alleinige Ursache für die allergisch-anaphylaktische Reaktion ist. In dem gleichen Sinne sprechen die Untersuchungen von Otto Münch[1], der ein sensibilisiertes Tier einerseits mit einer Histaminhautquaddel versah, andererseits mit einer Serumquaddel des Antigens der Vorbehandlung. Die entstehende entzündliche Reaktion ist in grundsätzlichen Zügen die gleiche, jedoch ist sie bei der Serumallergie wesentlich stärker als bei der einfachen Histamininjektion in die Haut des sensibilisierten Tieres. Auch dies spricht wiederum dafür, daß dem Histamin die alleinige Wirkung nicht zukommt[2]. Fassbender versucht die Histaminwirkung für das Arthus-Phänomen so gut wie ganz zu negieren, meines Erachtens können seine Beweisführungen die Ergebnisse der zuvor genannten Autoren nicht entkräften.

Heinlein[3] hat nur chronische Histaminvergiftungen an Tieren durch intravasale Injektion von Histamin erzeugt. Dabei zeigten sich in der Leber zellige Infiltrationen in der Glissonschen Kapsel, Plasmaaustritte in das Glissonsche Gewebe, Veränderungen im Sinne einer zunehmenden Verdickung der Gefäßwand an den Lungenarterien und an den Herzarterien. Seine Untersuchungen decken sich in etwa mit denen von Eppinger[4], welcher die chronische Histaminvergiftung und die Gewebsveränderungen im anaphylaktischen Schock gleichsetzt. In beiden Fällen kommt es nach seiner Ansicht zu einer „Albuminurie in das Gewebe" infolge einer Schädigung der Permeabilität der Gefäßwand und zu den daraufhin einsetzenden Veränderungen an den kollagenen Fasern und den Parenchymzellen. Eppinger ist geneigt, die Veränderungen bei chronischer Histaminvergiftung und diejenigen bei anaphylaktischem Schock genetisch gleichzusetzen und die letzteren auf das Histamin zurückzuführen. Aber es scheint mir zu bedenken notwendig, daß Isomorphie nicht immer gleich Isogenie ist. Indes ist festgestellt, daß die Mineralstoffwechselstörungen im anaphylaktischen Schock die gleichen sind wie bei der Histaminvergiftung[4]. In diesem Zusammenhang ist noch zu erwähnen, daß die Präcipitate aus Antigen und präcipitierendem Antiserum einen die Leukocytenwanderung stark stimulierenden Stoff enthalten[5].

Wenn wir nun versuchen, mit den bisher erarbeiteten biochemischen Grundlagen ein Bild vom dynamischen Ablauf der anaphylaktisch-hyperergischen Entzündung zu entwerfen, so könnte dasselbe etwa folgendermaßen aussehen: Wir beziehen uns nur auf die Haut als Modellexperiment, welches bei verschiedensten Tieren beliebig oft zu wiederholen ist und für welches wir auch am Menschen in der allergischen Reaktion der Haut entsprechende Parallelen besitzen. Wir können vorausschicken, daß die Reaktionen an den übrigen Geweben und Organen des Organismus in einer grundsätzlich gleichen Weise verlaufen.

Wenn ein einfaches Eiweißantigen in die Unterhaut injiziert wurde, so wird es nach der ersten, zweiten und vielleicht auch dritten Injektion noch relativ rasch resorbiert und verschwindet durch Lymphbahnen und Gewebsspalten im Verlaufe von wenigen Stunden. Wesentliche Veränderungen sind an der Haut nicht zu erkennen, wenn nicht solche der gereizten und aktivierten mesenchymalen Zellen, wie sie Möllendorff[6] sehr treffend als „sensibilisierte Form" beschrieben hat und wie sie uns als Merkmale für celluläre Resorptionsleistungen geläufig sind. Der zum Teil humoral, zum Teil cellulär ablaufende Verarbeitungsvorgang des Eiweißfremdstoffes verläuft noch relativ unauffällig, da die Resorp-

[1] Münch 1950. [2] Fassbender 1955. [3] Heinlein l. c.
[4] Eppinger 1949. [5] Meier und Schär 1955. [6] Möllendorff 1927.

tionsvorgänge in den Geweben gut vonstatten gehen. Die proteolytischen Prozesse in den Zellen gehen langsam vor sich, und so kommt es nicht zur Anstauung von Eiweißabbauprodukten in Mengen, die offenbar das Gewebe zu schädigen in der Lage sein können. Haben die Zellen aber Antikörper gebildet und besitzen sie somit die entsprechenden haptophoren Gruppen, die herangeführten Eiweißmoleküle nicht nur schneller zu binden, sondern auch rascher abzubauen, so entstehen in dieser präanaphylaktischen Phase völlig andere Verhältnisse: Die wiederholte Injektion des Antigens der Vorbehandlung führt zu einer rascheren Verhaftung und schnelleren Verdauung der Moleküle des Fremdeiweißes. Auf diese Weise kommt es zu höheren Konzentrationen der Abbauprodukte. Dabei muß es vorläufig als unentschieden angesehen werden, ob das für die ersten Reaktionen verantwortlich zu machende Histamin nun in der Zelle schon vorhanden ist und infolge der erhöhten Zellaktivität von dieser abgegeben wird, oder ob es selbst als ein proteolytisches Produkt zu betrachten ist. GADDUM[1] unterscheidet bei der Histaminwirkung ein extrinsic und ein intrinsic Histamin. Die schon erwähnten Untersuchungen von RICH und FOLLIS[2] haben gezeigt, daß in allererster Linie die Capillaren mit ihren Zellen die ersten Orte der maßgebenden Reaktionen sind (RICH nimmt die Endothelien als Reaktionsorte an); ich möchte glauben, daß auch die Adventitiazellen beteiligt sind. Damit entsteht aber ein Bündel von Reaktionen: Es kommt nicht nur zur Freisetzung von Histamin aus den capillären Zellen, sondern als deren Folgen auch zur sehr deutlichen Erweiterung und Permeabilitätsänderung der Capillaren. Auf diese Weise läßt die Strömungsgeschwindigkeit des Blutes nach, es kommt zur Peristase und Stase im Gefäßraum und zum Austritt von Blutplasma in die intervasalen Räume des Gewebes.

Die zweite Wirkung des Histamins geht auf die glatte Muskulatur der Arteriolen. Diese kontrahiert sich und so wird die Lichtung einer starken Verengerung unterworfen, die unter Umständen bis zum vollen Verschluß des Gefäßes führen kann. Permeabilitätsänderung der Capillare und Kontraktion der Arteriole haben an der Endstrombahn die gleiche Wirkung, sie summieren sich also. Peristase, Stase, Plasmalücken in den Capillaren und Strömungsverlangsamung, unter Umständen bis zum vorübergehenden oder dauernden Stillstand der Strömung, entstehen in wechselvoller Kombination. In den Venen führen derartige Kreislaufschäden möglicherweise zur baldigen Thrombose. Folgt man der RICKERschen Kreislauftheorie, so könnte man alle nun einsetzenden weiteren Folgen auf diese contractile Änderung der Arterienlichtung zurückführen. Peristase, Stase, Thrombose, Leukocytenstase, Leukocytendiapedese, Austritt von ödematöser und später als Exsudat zu bezeichnender Flüssigkeit durch die Capillarwand, Hämorrhagien, Thrombose und unter Umständen Nekrose können die Folgen sein. RICKER würde nicht zögern, alle diese Veränderungen auf eine nervale Reizung der Strombahn zurückzuführen. Wir stellen diese Frage zurück, bis wir Gelegenheit nehmen, den nervalen Einfluß auf die anaphylaktische Entzündung zu besprechen.

Verfolgt man die Vorgänge mehr von der Seite der biochemischen Reaktion der Zelle, so ist schon deutlich geworden, daß mit der nun einsetzenden verstärkten und intensivierten Proteolyse nicht nur Histamin, sondern auch weitere Abbaustoffe aus der in Gang gekommenen Proteolyse auftreten. Wir müssen es offen lassen, wieviel von dieser Proteolyse rein cellulär oder wieviel auch humoral ist. Auf alle Fälle entstehen neben den Histamindeliberationen auch Stoffe im Sinne von MENKIN, welche erweiternd auf die Gefäßwand wirken,

---

[1] GADDUM 1936. [2] RICH und FOLLIS 1940.

deren Permeabilität vermehren, Leukocyten anlocken und zur Auswanderung bringen. So kommt es nicht nur zur flüssigen, sondern auch zur cellulären Überschwemmung des Gewebes. Da das Exsudat aktivierte proteolytische Fermente enthält und die Leukocyten ebenfalls proteolytisch wirksam sind, wird wiederum die Proteolyse verstärkt und beschleunigt. Es kommt nicht nur zur vermehrten, sondern vor allem auch zur höher konzentrierten Ansammlung von Eiweißabbauprodukten. Diese aber wirken wiederum entzündungserregend, und so kann das Ganze zu einem Circulus vitiosus führen. Dazu sind die Kreislaufverhältnisse in dem nun der vollen Entwicklung entgegengehenden Reaktionsherd an sich äußerst schlecht geworden. Die Blutzufuhr ist herabgesetzt, die Blutabfuhr durch Kompression der Venen behindert. Das austretende Ödem und Exsudat hat eine Schwellung des ganzen Herdgebietes hervorgerufen und so Bindegewebsspalten einerseits und Lymphbahnen andererseits komprimierend blockiert. Dadurch tritt, was beim nicht sensibilisierten Tier die natürliche Folge ist, d. h. die rasche Resorption des Antigens, nicht mehr ein; vielmehr wird es durch schlechte Kreislaufverhältnisse einerseits, durch einen Wall von Ödem andererseits am Ort seiner Deponierung verhaftet. So kommt, was Rössle[1] den „Sperrmechanismus" genannt hat, zustande, der im Sinne des Gesamtorganismus zweifellos als eine zweckmäßige Reaktion betrachtet werden kann, insofern als er das Abströmen des Antigens der Vorbehandlung in den Gesamtorganismus und damit unter Umständen die Auslösung eines allgemeinen anaphylaktischen Schocks verhindert. Für den Reaktionsort aber bedeutet eben dieser Vorgang nicht selten die Aufgabe des Gewebslebens und den Eintritt einer einfachen, unter Umständen auch hämorrhagischen Nekrose mit darauffolgender Demarkation des ganzen Herdgebietes, wie wir es vom typischen Arthus-Phänomen her kennen. Mit der geschilderten Veränderung der Kreislaufverhältnisse wird es auch zusammenhängen, wenn Büngeler feststellt, daß die Gewebsatmung bei der Anaphylaxie stärkerer Reaktionsgrade gehemmt wird, geringe Grade sie dagegen steigern[2].

Aus der gegebenen Schilderung mag man erkennen, daß es nicht *eine* Ursache ist, welche die anaphylaktisch-hyperergische Entzündung entstehen läßt, sondern ihre Dynamik einer *Vielzahl* von gleichgerichteten Faktoren ihr eigentliches Gepräge verdankt.

D. Die Bedeutung der Nerven für die hyperergische Entzündung.

Spricht man von Entzündung, so ist es gut, sich immer wieder zu erinnern, daß das Terrain, auf dem sie sich abspielt, das Gewebe ist. Gewebe kann aber nicht nach nur einem seiner Hauptbestandteile, den Zellen, definiert werden, sondern stellt einen Komplex aus vielen verschiedenartigen Komponenten dar. Es wird maßgebend durch das Auftreten von Blut- und Lymphgefäßen charakterisiert, und der Begriff Entzündung wird erst seine Geltung mit dem Begriff Gewebe erhalten, er kann nur aus ihm heraus definiert werden. Wir nennen die Primitiveinheit des Gewebes das *Histion*[3]. Dieses ist, wie die Zelle für sich allein, eine synergistische Einheit. Nach der Zelle ist das Histion die nächste synergistische Einheit. Wie alle lebende Materie hat auch das Histion die Fähigkeit, auf Reize zu reagieren, und dem Wesen des Synergismus entspricht es, daß die Reizerfolge aufeinander abgestimmt werden. Eine synergistische Einheit hat also die Fähigkeit zur Regulation. Ohne diese primitiven Gegebenheiten als Grundlagen anzuerkennen, kann ein Vorgang wie die Entzündung heute in seinem wirklichen Wesen nicht mehr verstanden werden. Man kann ihn zwar in Einzelbestandteile und Einzelsymptome zerlegen, aber damit sind weder endgültiges Verständnis, noch Deutung möglich. Es erscheint dies besonders wichtig, wenn man von der Dynamik der Entzündung überhaupt und von der Dynamik der anaphylaktischen Entzündung im besonderen spricht[3].

---

[1] Rössle 1932. [2] Büngeler 1931. [3] Letterer 1953.

Unumgänglich wird eine solche Anschauungsweise dann, wenn man die Frage bespricht, welche Rolle das Nervensystem für Entstehung und Ablauf der anaphylaktisch-hyperergischen Entzündung hat. Darüber ist viel geschrieben, diskutiert[1] und experimentiert worden[2] und es hat an Versuchen nicht gefehlt, dem Nervensystem eine alleinbestimmende Rolle für den Ablauf der Entzündung überhaupt und für die anaphylaktische Entzündung im besonderen zuzuschreiben. Daß dies für den, der die natürlichen Verhältnisse richtig sieht, a priori als unrichtig erscheint, liegt klar. Man kann den Einfluß der Nerven für die Biologie der gesunden, für die entzündeten und auch für die anaphylaktisch entzündeten Gewebe nicht gesondert, sondern nur im Rahmen des Synergismus des Histion betrachten[3]. Aus der Tatsache, daß es Gewebe ohne Nerven gibt wie die Allantois oder solche, deren Biotik nach Durchschneidung oder Lähmung der Nerven anscheinend nicht gestört ist und daß entzündliche Veränderungen in den Geweben ohne Nerveneinflüsse möglich sind, kann man nicht den Schluß ziehen, daß die Nerven für das Gewebe unnötige Strukturen seien. Man kann aber auf der anderen Seite ebensowenig behaupten, daß alle entzündlichen Vorgänge und auch die anaphylaktisch-hyperergischen auf eine Änderung der Nerven der Endstrombahnen zurückzuführen seien, wie dies von RICKER und seiner Schule, insbesondere von NORDMANN[4] und von KALBFLEISCH[5] getan wurde. Was von der Lehre dieser Forscher zu halten ist, sobald sie sich generalisierend auf die Gesamtheit entzündlicher und nichtentzündlicher Vorgänge ausbreitet und den neuralen Einfluß als den allein maßgebenden in formaler und kausaler Hinsicht zu postulieren versucht, wird für denjenigen deutlich, der sich bemüht, die oben erläuterten Gedankengänge von der Zelle als synergistischer Einheit vom Gewebe und vom Histion sich zu eigen zu machen.

Aus diesen Darlegungen ist eigentlich schon zu ersehen, was man auf die Frage antworten muß, welchen Einfluß das periphere und das zentrale Nervensystem auf den Verlauf der Entzündung, insbesondere der anaphylaktischen Entzündung haben[3]. Aus den bisher erläuterten Tatsachen über die Dynamik einer anaphylaktisch-hyperergischen Entzündung geht hervor, daß sie auch dann noch weiterläuft, wenn das Gewebe völlig entnervt ist. Dennoch ist es lehrreich, einmal danach zu forschen, was geschieht, wenn ein Gewebe künstlich entnervt und dann in ihm eine anaphylaktische Entzündung gesetzt wird. Dabei ist zwar KALBFLEISCH vollkommen recht zu geben, wenn er darauf hinweist, daß es praktisch unmöglich sei, ein Gewebe zu entnerven, d. h. die sichtbaren Nerven mit Durchschneiden oder Lähmung in ihrer Funktion aufzuheben, denn die unzähligen feinen Fasern des autonomen Nervensystems an den Gefäßen, zwischen den Zellen und in den Zellen mit ihren Endapparaten sind auf diese Weise nicht anzugreifen. Es kann immer nur ein Partialerfolg erreicht werden. Derselbe genügt aber schon, um deutlich werden zu lassen, daß die anaphylaktisch-hyperergische Entzündung bei Lähmung oder Durchschneidung der Nerven *verstärkt* auftritt. Hierüber hat schon KLINGE[6] mit Versuchen am Kaninchenohr berichtet und später sein Schüler HELMUT KAISERLING[7], welcher sowohl Versuche mit Durchschneidung des peripheren wie Lähmung des autonomen Nervensystems vorgenommen hat. Die Durchschneidung peripherer Nerven hat nach den Untersuchungen von KAISERLING[7] keinerlei Einfluß auf die anaphylaktische Entzündung. Die Gründe für einen intensiveren Ablauf der anaphylaktischen Entzündung nach Aufhebung des Einflusses des autonomen Nervensystems sind

[1] KALBFLEISCH 1937, 1948. KÄMMERER 1948 und 1954, S. 601—603.
[2] EHRICH, dieses Handbuch VII/1, S. 26. GROLL 1921. [3] KÄMMERER 1954.
[4] NORDMANN 1931, 1932, 1933. [5] KALBFLEISCH 1937, 1948. [6] KLINGE 1927.
[7] KAISERLING 1935, 1937, 1938.

darin zu sehen, daß die Gefäßnervenentfernung sofort zu einer gewissen Peristase führt, womit gleichzeitig die Verlangsamung der Blutströmung einhergeht. Auf diese Weise ist die Kontaktzeit des Antigens mit den in den Zellen vorhandenen Antikörpern verlängert und die Reaktion hat Gelegenheit, intensivere Ausmaße anzunehmen. Daß durch die Peristase gleichzeitig auch die Permeabilität der Gefäßwände im Sinne erhöhter Durchlässigkeit verändert wird und damit wiederum die entzündlichen Schäden verstärkt werden können, ist ohne weiteres verständlich.

Demgegenüber ist nun KALBFLEISCH[1] auf Grund der Arbeiten der schon genannten Autoren RICKER, NORDMANN[2], HOMUTH[3] u. a. einer völlig anderen Ansicht. Er faßt die Allergie als eine veränderte Reizbarkeit des vegetativen Nervensystems schlechthin auf, wobei Antikörper und H-Substanzen für eine Erklärung des Geschehens grundsätzlich gleichgültig sind[4]. Vielmehr bringt das Antigen, welches verabreicht wird, die initiale nervale Reizung zustande, längst bevor die beschuldigten Stoffe in Aktion treten. In der Zwischenzeit, nach der ersten und vor der zweiten und wiederholten Antigenverabreichung herrscht nun keine Ruhe, sondern ein veränderter Tonus des vegetativen Nervensystems, der erst später sichtbar wird. Nach seiner Meinung wird durch das Antigen das vegetative Nervensystem der Endstrombahnen in einen anderen, neuen Zustand versetzt und durch Summationsreize entstehen nach wiederholten Antigengaben die entsprechenden Reaktionen. Auf Einzelheiten kann hier nicht eingegangen werden. Jedoch verweisen wir auf die Bemerkungen zu KALBFLEISCHS[5] relationspathologischen Darstellungen von HUGO KÄMMERER[6], welcher in ausführlicher Weise den gegenseitigen Standpunkt erläutert. Er kommt zu dem Schluß, daß Allergie nur dann veränderte Reizbarkeit des vegetativen Nervensystems bedeute, wenn man von den tiefgreifenden Veränderungen anderer nicht neuraler Zellen bei allergischen Vorgängen nicht Kenntnis nähme und man die Schockfolgen mit der cellulären Antigen-Antikörperreaktion selbst verwechsle.

Den von KALBFLEISCH postulierten funktionellen Veränderungen des autonomen Systems, ohne daß er morphische Äquivalente hierfür aufzeigen kann, stehen an den Nerven Veränderungen gegenüber, die sich im Verlaufe, d. h. nach dem Einsetzen einer hyperergischen Entzündung in morphischer Weise kenntlich machen. Schon FRÖHLICH[7] hat bei seinen ersten Experimenten am Froschmesenterium gefunden, daß eine gewisse Zeit nach der Aufbringung des Antigens der Vorbehandlung die im Reaktionsfeld vorhandenen Nerven anfangen zu quellen. LASOWSKY und KOGAN[8] haben am Kaninchenmesenterium und mit Pferdeserumsensibilisierung diese Befunde bestätigt. Im Bereich der Erfolgsinjektion kommt es zu einer Nervenfaserverdickung durch Schwellung der Markscheiden und der Achsenzylinder. Nach 48 Std sind kaum noch intakte Fasern vorhanden. Diese Veränderungen können an sich nur als parenchymale oder mesenchymale Reaktionen am Nervengewebe gedeutet werden. Daß sie genau wie Veränderungen an anderen Gewebselementen und -strukturen unter Umständen zu Funktionsstörungen und Ausschaltung der Funktion führen können, ist verständlich. Wenn damit der Ablauf der anaphylaktischen Entzündung überhaupt verändert wird, so bedeutet dies gar nichts für eine prädominierende Wirkung der Nervenelemente im Gewebe selbst. Daß den neuralen Elementen aber im Verlaufe einer anaphylaktischen Entzündung eine gewisse und mitbestimmende Bedeutung einzuräumen ist, kann aus allem was eingangs gesagt wurde, nicht geleugnet werden. Es bleibt aber immerhin sehr schwierig, diese Bedeutung genau zu präzisieren, und die Gefahr der Unterschätzung oder Über-

[1] KALBFLEISCH 1937. [2] NORDMANN 1931, 1932, 1933. [3] HOMUTH 1930.
[4] KÄMMERER 1954, S. 602. [5] KALBFLEISCH 1948. [6] KÄMMERER 1948.
[7] FRÖHLICH 1914. [8] LASOWSKY und KOGAN 1934, 1935.

schätzung ist durchaus und immer gegeben. Das geht schon aus einer Arbeit von S. METALNIKOW[1] hervor, welcher die Rolle des Nervensystems und der psychischen Faktoren bei der Immunität in eindrucksvollen Experimenten schon einmal untersucht hat. Seine Versuche an der Raupe Galleria mellonella haben gezeigt, daß die Zerstörung des dritten Thorakalganglions einen inhibierenden Erfolg auf die Immunisierung mit bestimmten Mikroben hat. Die Zerstörung oder Erhaltung der übrigen Ganglien hat keinen Erfolg auf diese Immunitätsvorgänge. METALNIKOW konnte ferner zeigen, daß Kaninchen, die auf die Injektion von abgetöteten Choleravibrionen mit einer Leukocytose reagieren dann, wenn man gleichzeitig mit der Injektion den Tieren einen äußeren Begleitreiz, etwa einen Trompetenschall oder ein Kratzen am Ohr verabfolgte, nach einiger Zeit der Begleitreiz allein zu der gleichen leukocytären Reaktion im Blute führt. Diese Versuche sind von russischen Autoren in mehrfacher Weise bestätigt worden. KOSLOWSKI[2] hat sie im Institut KALBFLEISCH nochmals wiederholt und ebenfalls bestätigt. Gleiche Beobachtungen hat NOELPP[3] bei experimentellem Asthma an Meerschweinchen gemacht. Ein bedingter Reflex kann bei sensibilisierten Tieren auch z. B. durch akustische Signale ausgelöst werden und so einen Asthmaanfall hervorrufen. FRIEBEL[4] berichtet ebenfalls über nervös ausgelöstes Asthma. Das Phänomen der Immunität, d. h. die Bildung von Antikörpern, ist nach METALNIKOW keine unabhängige in das Gebiet der Pathologie gehörende Erscheinung, sondern gehört zu der Gruppe anderer durch das Nervensystem regulierter physiologischer Vorgänge, wie etwa die Verdauung und Respiration. Sie ist ein Zustand der Hyperreaktivität bzw. der Hypersensibilität der Zellen gegenüber zellfremden Faktoren. Diese sehr interessanten Untersuchungen von METALNIKOW und seinen Nachfolgern[2] zeigen, daß die Bahn, welche nach der Ausführung eines Erstreizes der wiederholte Reiz nehmen kann, nicht in jedem Falle dieselbe sein muß und daß auch auf dem Wege des Nervensystems die gleichen reflektorischen Vorgänge, in diesem Falle also Anaphylaxieerscheinungen, ausgelöst werden können, wenn nur die entsprechende vorhergegangene Umstimmung erfolgt ist. Mit anderen Worten, daß die Auslösung eines solchen Reizes zwar auch auf dem Wege des Nervensystems erfolgen kann, das Nervensystem aber keineswegs allein verantwortlich ist für die Auslösung und für den weiteren Verlauf der Reaktion. Das bedeutet wiederum, daß das Nervensystem auch daran beteiligt ist, die einmal in Gang gebrachte lokale Reaktion in einer bestimmten Weise zu korrelieren, also in Beziehung zu setzen zu den übrigen Geweben und zum Gesamtorganismus und als Korrelationssystem des Gesamtorganismus, das es nun einmal ist, auch die Entzündung als einen Herd abgewandelter Lebensvorgänge in bestimmter Richtung zu leiten. Solche Beziehungen gehen ja schon daraus hervor, daß ohne autonomes Nervensystem die reaktiven Vorgänge in vieler Hinsicht stärkere und überschießende sind.

Schließlich kommt dem Nervensystem noch eine ganz andere Bedeutung für Entstehung und Verlauf anaphylaktisch-hyperergischer Reaktionen zu, insofern als sein Tonus die Durchströmung der Endstrombahnen bestimmt und ein herabgesetzter Tonus, also eine Vasodilatation, die Ausprägung der anaphylaktischen Phänomene wesentlich verstärken kann[5]. Natürlich werden Veränderungen in der Durchblutung der Endstrombahnen auch durch andere Einflüsse als durch nur nervale hervorgerufen. Aber die letzteren spielen sicherlich eine nicht zu unterschätzende Rolle für die Lokalisation allergisch-hyperergischer bzw. anaphylaktisch-hyperergischer Krankheitsvorgänge, insofern als erweiterte und

[1] METALNIKOW 1932. [2] KOSLOWSKI 1951. [3] NOELPP 1951.
[4] FRIEBEL 1953. [5] KNEPPER 1935, LÁNG 1942.

langsam durchströmte Gefäße die Kontaktzeit der Antigene mit den zellständigen Antikörpern in den Geweben verlängern und auf diese Weise eine bestimmte Lenkung der Reaktionen an bestimmte Stellen bewirkt wird.

Solche Verhältnisse werden wichtig für die *Lokalisation* von hyperergischen Reaktionen. Im Experiment hat Klinge[1] dies die gelenkte Allergie genannt. Ein einprägsames Beispiel dafür ist der sog. Auersche Versuch[2]. Am sensibilisierten Kaninchen führt die Reizung des Ohres mit Xylol auch ohne lokale Injektion des Serums der Vorbehandlung zur anaphylaktischen Entzündung. Für den Menschen spielen diese Verhältnisse wohl vorwiegend eine Rolle bei den Infektallergien, die wir zu den allergisch-hyperergischen Reaktionen rechnen. Klinges Schüler Vaubel[3] und Knepper[4] haben in verschiedenartigsten Experimenten diesen Gesichtspunkten Rechnung getragen und den anaphylaktisch-hyperergischen Gewebsschaden an ganz bestimmte Organe lenken können[5]. Grundlage hierfür ist jeweils die Verlangsamung der Blutströmung, sei sie nun durch chemische Reize, durch Kältereize, durch besondere Belastung der Funktion, durch Hormone oder anderes bedingt. Daß dabei der Innervierung der Endstrombahn eine bedeutende Rolle zukommt, scheint außer Zweifel zu sein, wenn man auch im einzelnen Falle den Mechanismus nicht bis in seine letzten Konsequenzen wird aufklären können. Im Bereiche solcher Experimente ist es Klinge und seinen Schülern gelungen, mit Belastungen am sensibilisierten Tier durch mechanische, chemische und hormonale gleichzeitige Eingriffe anaphylaktisch-entzündliche Reaktionen an bestimmten Organen und in bestimmten Geweben zu lokalisieren[6]. Über den Einfluß *neuraler Wirkungen* auf den Ablauf einer *Spätreaktion* ist, soweit ich es übersehe, nichts wesentliches in der Literatur niedergelegt. Parabiose[7] Versuche haben gezeigt, daß das Arthus-Phänomen von einem auf das andere Parabiosetier übertragen wird auch ohne eine nervöse Verbindung der beiden Partner. Es kann sogar an nervenlosen Hautlappen stärker[8] ausfallen, was wiederum für den Mangel einer neuralen Regulation sprechen könnte.

Unter dem Gesichtspunkt neuraler Beeinflussung anaphylaktischer lokaler Reaktionen und vor dem Übergang zu den Beeinflussungen auf dem Wege endokriner Impulse entspricht es gerade dem rechten Augenblick, in unseren Darstellungen der Dynamik der hyperergischen Entzündung, wenn wir auch die bisherigen, allerdings wenigen Erfahrungen mit der *Hibernisation* bzw. der *kontrollierten Hypothermie*[9] erwähnen. Das Arthussche Phänomen wird mit einer kontrollierten Hypothermie durch pharmakodynamische Beeinflussung nicht gehemmt. Ein Unterschied zwischen hypothermem Tier und Normaltier ist nicht vorhanden. Hingegen wird der anaphylaktische Schock beim Meerschweinchen durch die Hypothermie unterbunden. In eigentümlichem Gegensatz zum Arthus-Phänomen steht der Prausnitz-Küstnersche Versuch, den wir später noch zu besprechen haben, und der durch die kontrollierte Hypothermie ebenfalls negativ verläuft, desgleichen das Schwartzman-Sanarelli-Phänomen. Während also alle anderen allergisch-hyperergischen Reaktionen durch die kontrollierte Hypothermie unterbrochen bzw. unterbunden werden können, ist dies beim Arthus-Phänomen nicht der Fall. Worauf diese Unterschiede beruhen, kann im Augenblick noch nicht befriedigend diskutiert werden.

Jentzer[10] unterscheidet auf Grund dieser diskrepanten Ergebnisse zwischen Arthus-Phänomen und den übrigen allergischen Reaktionen unter dem Einfluß

[1] Klinge 1943. [2] Auer 1920. [3] Vaubel 1932. [4] Knepper 1935.
[5] Kaiserling 1935, Klinge 1943. [6] Klinge 1927, 1929, 1934, 1937, 1939.
[7] Perelmann und Ikonen 1936. [8] Medwedew 1939.
[9] Jentzer 1952, 1953, 1954. [10] Jentzer 1953, S. 39.

der kontrollierten Hypothermie eine neurovegetative anaphylaktische Allergie und eine Antigen-Antikörperallergie. Trotz des Vorhandenseins von Antikörpern, welche auch unter dem Einfluß der Hibernisation gebildet werden, kommt es unter derselben, abgesehen vom Arthus-Phänomen, nicht zur Auslösung allergischer Reaktionen.

In diesem Zusammenhang sind auch noch die Einflüsse zu erwähnen, welche die Narkose an sich auf anaphylaktische und hyperergische Phänomene ausübt. Daß der anaphylaktische Schock durch Narkose verhindert werden kann, ist seit BESREDKA[1] eine auch dem Kliniker schon lange bekannte Tatsache. EICKHOFF[2] hat die Zusammenhänge nochmals für das Arthus-Phänomen und den anaphylaktischen Schock geprüft. Die Entzündungserscheinungen des Arthus-Phänomens werden durch Urethannarkose und durch Avertin und Pernocton deutlich gehemmt, der Schock nur durch Urethan, während die beiden anderen den Schock steigern. Die entzündungshemmende Wirkung von Urethan ist inzwischen auch für die unspezifische Entzündung durch die Untersuchungen von MASSHOFF, HEINZEL, v. ROM und SIESS[3] bekannt geworden. Die Ergebnisse von EICKHOFF sind zugleich noch in weiterer Hinsicht aufschlußreich geworden, insofern sie infolge der Möglichkeit, viel höhere Dosen des Antigens der Vorbehandlung unter Narkose zu injizieren und zugleich deren Wirkung zu protrahieren, zu serumhyperergischen und eben deshalb granulomatösen Gewebsreaktionen führten und eine bestimmte Ablenkung der Gewebshyperergie von der Lunge nach dem Herzen, der Leber und den Nieren ergaben.

E. Hyperergische Entzündung und inkretorische Drüsen.

Nach den Erwägungen über das Nervensystem und seine Bedeutung für die hyperergische Entzündung führt die Besprechung der Dynamik der anaphylaktischen Reaktion im Gewebe zu einem noch weiteren Korrelationssystem des Gesamtorganismus: dem der inkretorischen Drüsen. Schon die Tatsache der Allgemeinsymptome, die bei einer gewöhnlichen Entzündung auftreten, kann zeigen, daß die kleineren und größeren Komplexe der Histien mit ihren Synergismen in einen viel weiter gespannten großen Synergismus, den des Gesamtorganismus eingeschaltet sind. Zu den Mechanismen, diesen Gesamtenergismus für den Organismus zu garantieren, gehören das neurale System, das humorale bzw. vasculäre und das inkretorische System. Daraus geht hervor, daß ein Entzündungsherd nicht allein Rückwirkungen auf den Gesamtorganismus besitzt, sondern dieser auch Einwirkungen auf den Herd geltend machen kann. Es kann also bei der Dynamik der anaphylaktischen Entzündung die Frage, inwieweit auch das inkretorische System in der Lage ist, auf den Verlauf einer anaphylaktischen Reaktion einzuwirken, nicht übergangen werden. Damit betreten wir allerdings ein Gebiet, das heute mit all seinen verschiedensten Richtungen und Studien sich noch völlig in Bewegung befindet und für welches gesicherte Kenntnisse bei der Komplexität des Ganzen nur in sehr beschränktem Maße vorhanden sind[4]. Es hat daher keinen Sinn, in einem Handbuch dieser Art Dinge niederzulegen, die in wenigen Monaten oder Jahren schon völlig überholt sein können. Einige Hinweise auf das Bekannte und auf die bestehende Literatur müssen genügen.

Am besten studiert ist der Einfluß des Nebennierenrindenhypophysensystems auf allergisch-hyperergische und anaphylaktische Zustände. Dabei sollten wir uns wieder erinnern, daß die anaphylaktische Reaktion des Gewebes eine entzündliche

[1] BESREDKA 1927. [2] EICKHOFF 1937, 1938. [3] MASSHOFF 1948.
[4] LETTERER 1953.

darstellt. Alle Einflüsse, welche die Nebennierenrindenhormone auf sie ausüben, müssen unter dem Gesichtspunkt betrachtet werden, daß nicht nur ein anaphylaktischer, sondern seinem Wesen nach auch ein entzündlicher Vorgang beeinflußt wird. Die anaphylaktogene Ursache ist nur ein Sonderbeispiel der Entzündung und ihrer Beeinflussung durch Nebennierenrindenhormone überhaupt. Insofern bestehen also zwischen der sog. unspezifischen Entzündung und zwischen den anaphylaktischen und allergisch-hyperergischen Entzündungen und ihrer Beeinflussung durch Nebennierenrindenhormone keinerlei grundsätzliche Unterschiede.

Wir betrachten unserer früheren Einteilung entsprechend vorerst die *Sofortreaktion* in der Form des Arthus-Phänomens. Aber auch hier sind die Angaben der Literatur, die sich vorwiegend auf experimentelle Erfahrungen stützen, außerordentlich widersprechend[1]. Es kommt dies wohl sicher daher, daß die Anwendung der Nebennierenrindenhormone in der Form des Cortisons und des Desoxycorticosterons oder des ACTH zu verschiedenen Zeiten der Sensibilisierung geschah, entweder gleichlaufend mit dieser oder erst im Augenblick der Auslösung des Arthus-Phänomens[2], ferner daher, daß für die Versuche außerordentlich verschiedenartige Tiere verwandt wurden, die wiederum eine verschiedene Reaktionsweise zeigen. Bekanntlich haben die Nebennierenrindenhormone einen Einfluß auf die Eiweißbildung einerseits und auf den Mineralstoffwechsel andererseits. Wenn nun, wie vielfach angegeben wird, die Nebennierenrindenhormone eine Unterdrückung des Arthus-Phänomens gestatten, so treten wesentliche Unterschiede in den Resultaten dadurch auf, daß die Hormone sofort mit der beginnenden Immunisierung gegeben wurden oder erst später vor der Auslösung der Phänomene. Ist das erstere der Fall, so wird auch die Antikörperbildung, die ja eine Bildung bestimmter Eiweißarten ist, unterdrückt. Fehlen die Antikörper aber, so können die Phänomene nicht ausgelöst werden. Dies geht deutlich aus Experimenten hervor, in denen sogleich mit der Sensibilisierung die Hormone verabreicht werden, und desgleichen aus Beobachtungen an der passiven Anaphylaxie. Gewisse Verwirrungen entstehen auch dadurch in der Beurteilung der Resultate, daß Experimente verglichen werden, bei denen die Nebennieren entfernt wurden und die anaphylaktischen Reaktionen am nebennierenlosen Tier ausgeführt wurden, die Nebenniere in ihrer Funktion aber dadurch ersetzt wird, daß ihre Hormone auf künstlichem Wege zugeführt wurden[3]. Solche Experimente werden nun unmittelbar verglichen mit solchen an Tieren, die ihre Nebennieren intakt besitzen und bei denen zusätzlich die Hormone angewandt wurden, sei es mit Beginn der Sensibilisierung, sei es erst mit Auslösung der Phänomene. Es mag einleuchten, daß Vergleiche dieser Art unstatthaft sind und die verschiedenen Experimente also von ganz verschiedenen biologischen Vorbedingungen ausgehen. Im ersten Fall handelt es sich vorwiegend um Substitution, im zweiten Fall aber um zusätzliche und überschüssige Verabfolgung von Hormon. Ohne Aufzählung der unzähligen Einzelarbeiten, welche zu diesen Problemen vorliegen, verweisen wir auf die letzte kritische Zusammenstellung von DOUGHERTY[1], mit welcher er den Mechanismus der Wirkung der Nebennierenrindenhormone in der Allergie überhaupt darzustellen unternommen hat, ferner auf eine Darstellung von KASS und FINLAND[4]. Dort ist die Literatur bis 1952 berücksichtigt, in der Arbeit DOUGHERTY bis 1953. DOUGHERTY macht wesentliche und grundsätzliche Unterscheidungen, welche die verstrickte Problematik langsam zu lösen versprechen. Er geht aus von der

[1] DOUGHERTY 1954, GERMUTH u. a. 1951.
[2] Symposion Freiburg 1952, Symposion Zürich 1951.
[3] LETTERER 1953, SELYE 1952. [4] KASS und FINLAND 1953.

allgemein anerkannten Feststellung, daß die Nebennierenrindenhormone einen entzündungshemmenden Effekt überhaupt besitzen. Auf Grund der bisher bekannten Tatsache und seiner eigenen Arbeiten erläutert er diesen Effekt als Folge der Lymphocytolyse und der Gluconeogenie dieser Hormone. Die entzündlichen Reaktionen, die bei nebennierenlosen Tieren ohne Rücksicht auf ihre Gründe entstehen, sind größer als bei solchen mit intakten Nebennieren. Ohne Berücksichtigung der Gründe also, die zur Entzündung führen, können Nebennierenrindenhormone eine entstandene Entzündung herabsetzen, wenn sie in entsprechender Menge verabreicht werden. Daraus wird mit vielen anderen Autoren zusammen der Schluß gezogen, daß sie generell einen entzündungshemmenden Effekt besitzen. Aber die nächste Frage ist, ob die Rindenhormone ihren antianaphylaktischen Effekt dadurch ausüben, daß sie die Hypersensitivität des Organismus herabsetzen oder dadurch, daß sie die Auswirkung der allergisch-hyperergischen und anaphylaktischen Antworten des Gewebes moderieren. Grundsätzlich wäre zu fragen, ob die Hormone imstande sind, die Reaktion zwischen Antigen und Antikörper an sich zu unterbinden oder die entstehenden Reaktionsprodukte nach ihrer Menge oder ihrer Wirkung herabzusetzen. Geht man von diesen Grundfragen aus, so ergibt sich eben, daß die Nebennierenrindenhormone bei entsprechender Gegenwart .von Antikörpern und Antigenen nicht in deren Reaktion und Reaktionsfolgen eingreifen, sondern daß sie nur die durch die Reaktionen entstandenen entzündlichen Veränderungen am Gewebe herabzusetzen imstande sind. Es ist seit langem bekannt, daß die Capillarerweiterung und die ihr folgende Permeabilitätsänderung der Capillarwand durch Cortison und Nebennierenextrakte vermindert werden kann[1]. So wird also die Permeabilität mit ihren schädlichen Folgeerscheinungen herabgesetzt, die Endothelschwellung wird gemindert, die Phagocytose der Leukocyten soll nach KASS und FINLAND[2] geschwächt sein, die der Monocyten aber gesteigert. Da weder die allgemeinen noch die lokalen hyperergischen Manifestationen Phänomene sind, die einem Alles-oder-Nichts-Gesetz unterliegen, so folgt daraus, daß der Grad der Überempfindlichkeit die Menge an Hormonen bestimmt, die verfügbar sein muß, um an den Stellen der Antigen-Antikörperverbindung die Folgen ihrer Reaktionen zu verhindern. Da also der Erfolg der Hormoneinwirkung von ganz bestimmten Relationen abhängt, die sich einerseits auf die Menge der Antigene und Antikörper und deren Reaktionsgrößen gründet und andererseits auf die Menge der verfügbaren Hormone, so ist verständlich, warum die einzelnen Resultate der experimentellen Pathologie und der therapeutischen Beeinflussungsversuche so außerordentlich verschiedene sind. DOUGHERTY[3] drückt dies in der Formel aus, daß der Grad der Entzündung gleich sei dem Verhältnis zwischen der entzündungserregenden Ursache und der Menge der antiphlogistischen Nebennierenrindenhormone.

Die Ausprägung der Entzündungssymptome bei der anaphylaktischen Entzündung hängt also nur von der Antigen-Antikörperreaktion in entsprechend empfindlichen Tieren und gleichzeitig von der Menge Nebennierenhormons ab, welches vorhanden ist, um die Stärke der auf Grund dieser Reaktion entwickelten Gewebsschädigung in entsprechendem Maße zu mildern oder ganz zu verhindern. Aus solchen Mißverhältnissen sollen nach DOUGHERTY[4] auch die parenchymalen Schäden der Gewebe, also die Muskelfasernekrose im Herzen, die arteriellen Wandschäden, die fibrinoiden Nekrosen sich entwickeln, welche nach seiner Ansicht somit also Primärläsionen durch die Antigene und nicht Sekundärschäden infolge der hyperergischen Entzündung sein würden. Diese Ansicht ist

[1] HEILMEYER 1953, S. 168. [2] KASS und FINLAND 1953. [3] DOUGHERTY 1954.
[4] DOUGHERTY 1952, 1953.

vor allem für die Vorstellung über das Rheumagranulom wichtig. Die Verhältnisse werden dadurch noch komplexer, daß die Nebennierenhormone infolge ihrer Einwirkungsmöglichkeiten auf die Eiweißbildung unter Umständen die Bildung von Antikörpern herabsetzen. Haben sie dazu durch frühzeitige Anwendung im Experiment und möglicherweise durch weitgehende Überdosierung Gelegenheit gehabt, so wird natürlich zu wenig Antikörper überhaupt zur Verfügung stehen, um mit dem Antigen zu reagieren und das Phänomen nicht in Erscheinung treten. Desgleichen können Überdosierungen die Proliferation von Leukocyten, auch von Monocyten mindernd beeinträchtigen[1]. Nach THOMAS[2] wird sowohl die leukocytäre Phagocytose wie die Zahl der Makrophagen im lokalen Entzündungsherd durch Nebennierenrindenhormone vermindert. Hingegen kann die phagocytäre Tätigkeit der Reticuloendothelien und Histiocyten durch Nebennierenrindenhormon vermehrt sein. Die Grundsubstanzbildung soll infolge der gleichen Hormoneinflüsse ebenfalls gehemmt werden. Dies spielt vor allem für die späteren Stadien der Entzündung eine Rolle. Die Bildung von Histamin wird durch Rindenhormone nicht aufgehoben. Hingegen aber kann die Wirkung von Histamin auf die Gefäße stark inhibiert sein[3]. Das gleiche gilt für die sog. Menkin-Stoffe, von denen MENKIN[4] beispielsweise nachgewiesen hat, daß die Bildung von Leukotaxin, d. h. dessen Abgabe aus den Zellen während des entzündlichen Vorganges durch Rindenhormone nicht gehemmt wird, daß aber Cortison die entzündliche Reaktion auf die Abgabe von Leukotaxinstoffen aufheben kann. Die Verhältnisse werden noch dadurch kompliziert, daß die Hormone der Nebennierenrinde auch antagonistische Wirkungen zeigen, insofern als Cortison auf die Entzündung in depressorischem, Desoxycorticosteron dagegen in steigerndem Sinne einwirkt. Da sie aber auch auf das normergische Gewebe ihre Wirkung entfalten, so ist diese primär wohl kaum als „entzündungshemmend" zu verstehen, sondern als eine Regulatoreneinrichtung für die Permeation aus den Gefäßen, für den Eiweißstoffwechsel usw., also als Gewebshormon schlechthin. Aber auch unter diesem Gesichtspunkt bleibt die von DOUGHERTY[5] aufgestellte Relation für ihre Wirkung bestehen und die Leitlinie zu deren Verständnis.

Über die Wirkungen der *Nebennierenrindenhormone* auf die *Spätreaktion* bestehen viele Untersuchungen. Während die Manifestationen des Arthus-Phänomens durch Corticoide nur schwer oder gar nicht unterdrückt werden können, finden wir im Gegensatz dazu eine starke Wirkung von Cortison auf alle Reaktionen des Tuberkulintyps. GELL und HINDE haben hierzu ausgedehnte Untersuchungen veröffentlicht[6]. Als Summenquerschnitt über die zahllosen Experimente, die zu diesem Kapitel schon ausgeführt sind, kann gelten, daß die Spätreaktion durch Corticoide wesentlich besser und schneller beeinflußbar und unter Umständen unterdrückbar ist als die anaphylaktischen Reaktionen. Allerdings kommt es auch hier wieder viel auf den Zeitpunkt und auf die Quantität der Verabreichung dieser Stoffe an. Alle Einzelheiten und eine ausführliche Literatur finden sich in der Arbeit von DOUGHERTY[5].

Nächst den heute im Vordergrunde stehenden Beobachtungen über die Mitwirkung der Hypophyse und Nebenniere auf hypergische Phänomene haben frühere Experimente von EICKHOFF gezeigt[7], daß auch die *Schilddrüse* und mit ihr das vegetative Nervensystem in diesen Funktionskreis eingeschaltet sind. Serumsensibilisierung führt bei Kaninchen und Meerschweinchen zur Aktivierung der Schilddrüse; diese bleibt aus, wenn der Grenzstrang einseitig durchtrennt ist. Ohne Schilddrüsenwirkung bzw. ohne Hormon aber fällt auch das Arthus-

[1] GELL und HINDE 1951. [2] THOMAS 1952. [3] ROSE 1952.
[4] MENKIN 1940, 1948, 1950. [5] DOUGHERTY 1954. [6] GELL und HINDE 1951, 1952, LONG 1952, UEHLINGER und SIEBENMANN 1952. [7] EICKHOFF 1939.

Phänomen und die Antikörperbildung gemessen an der Präcipitinbildung schwächer aus. Der Autor verlegt die primäre Wirkung des Antigens, was im Hinblick auf die schon besprochenen Einflüsse des Nervensystems wichtig ist, auf das vegetative Nervensystem, von dem aus die Schilddrüse aktiviert und Sensibilisierung und Antikörperbildung seiner Meinung nach gesteuert werden.

F. Die funktionellen Unterschiede zwischen Sofort- und Spätreaktion und der Versuch einer Erklärung derselben auf gemeinsamer Grundlage.

Die verschiedenartige Dynamik der hyperergischen Entzündung kommt mit nichts deutlicher zum Ausdruck als den beiden klar unterscheidbaren Formen der Sofort- und der Spätreaktion. Mit dieser Bezeichnung wird zunächst der zeitliche Verlauf zum Kriterium der Unterscheidung. Darüber hinaus hat die morphische Betrachtung dieser Phänomene gelehrt, daß sie auch in gestaltlicher Form sich deutlich trennen, insofern als die anaphylaktische als vasculäre Form einen raschen Beginn und Ablauf zeigt, die zweite aber langsam beginnend, überwiegend als proliferative Entzündung imponiert. Die exsudative Komponente steht hier ganz oder ziemlich stark zurück, ohne zwar völlig vermißt zu werden. Dieser letzteren Form wird der granulomatöse Typ angeschlossen, bei dem neben oder nach der Zellproliferation in mehr oder weniger hohem Maße auch Gefäßneubildungen stattfinden und unter Umständen die Gesamtproliferation in eine vernarbende Bindegewebsbildung ausklingt. Als eine Sonderform der Spätreaktion auf bestimmtem Terrain kann das Kontaktekzem gelten[1].

Wenn wir schon bei der Besprechung des morphischen Bildes der hyperergischen Entzündungsform festgestellt haben, daß eine Eiweißhyperergie von der Art der Serumhyperergie oder dem Serumeiweiß ähnlicher Eiweißkörper bei entsprechend vorsichtiger und abgeschwächter sensibilisierender Vorbehandlung und ebenso vorsichtig angesetzter Reaktionsauslösung in ihrem Bilde sich von dem vasculären Typ der Anaphylaxiereaktion des Gewebes weitgehend entfernen und einen proliferativen, unter Umständen sogar granulomatösen Typ annehmen kann, so ist damit gesagt, daß auch die Eiweißhyperergie bei entsprechender Vorbehandlung als zelligproliferativer und unter Umständen granulomatöser Typ, somit als Spätreaktion auftritt.

Von den Immunitätsverhältnissen her betrachtet und unter dem Gesichtspunkt der Antikörperbildung gesehen, haben wir ein Recht zu der Annahme, daß die anaphylaktische Serumeiweißhyperergie dann unter dem Bilde einer Spätreaktion mit proliferativem Typ verläuft, wenn die Antikörperbildung genügend weit fortgeschritten ist; dann wird die Hauptmenge des eingebrachten Antigens in den Säften durch die freien Antikörper abgesättigt und es gelangen nur noch geringe Mengen von Antigen an das Gewebe und seine Zellen selbst heran. So wird auch die Reizantwort und ihre Folge gering, d. h. sie verläuft nicht mehr oder nur noch ganz wenig nach dem exsudativen Typ, sondern vorwiegend nach dem zellig proliferativen oder granulomatösen. Dies bedeutet, wie schon ausgeführt, den Zustand einer ziemlich hohen Immunität, welche vom effektiven Vollschutz nicht mehr allzuweit entfernt ist (infinitesimale Immunität). Es können also, vom Gesichtspunkt des Serologen gesprochen, auch Antigene, welche die Bildung präcipitierender Eiweißkörper hervorzurufen vermögen, eine Reaktion bedingen, die dem proliferativen oder Spätreaktionstyp durchaus gleicht. Damit nimmt der anaphylaktische Typ der Hyperergie ein Bild an, welches sonst nur auf Bakterieneiweiß und auf andere ihm verwandte Stoffe sich entwickelt[2].

[1] Raffel 1954. [2] Klinge 1933, 1943, Rich 1952.

Als der Prototyp solcher allergischer Hyperergien wird im allgemeinen die Tuberkulinreaktion betrachtet. Wir fragen daher, ob die an sich ganz gleichartige Morphe, welche die anaphylaktische Hyperergie nur unter ganz bestimmten Bedingungen, die allergische Hyperergie aber immer und regelmäßig zeigt, wesensmäßige Unterschiede in sich birgt, so daß also das gleiche gestaltliche Bild ungleiche biologische und immunchemische Vorgänge beinhaltet, oder ob im letzten das Wesen der Vorgänge das gleiche ist und die beiden resultierenden Bilder somit ebenfalls gleichartig sind (Isomorphie oder Isogenie?). Es ist nicht ganz

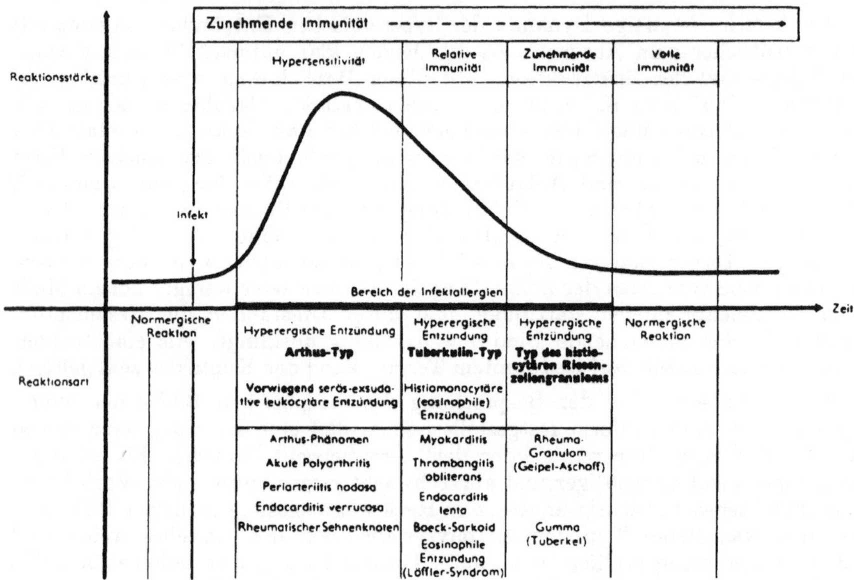

Abb. 38. Darstellung der Beziehungen zwischen Reaktionsart und Reaktionsstärke im Verlaufe einer Sensibilisierung und Immunisierung, gültig in gleicher Weise für Infektallergien wie für Eiweißsensibilisierung und -immunität. [Aus Letterer: Acta allergologica, Suppl. 3, 83 (1953).]

einfach und heute vielleicht nicht einmal endgültig möglich, auf diese Frage eine klärende Antwort zu geben. Was für den Betrachter morphischer Dinge wichtig bleibt, ist die Tatsache, daß jedem Gewebe nur eine ganz geringe Zahl von Reaktionsmöglichkeiten überhaupt zur Verfügung steht, welche es auf die verschiedensten Schäden hin zur Anwendung bringen muß. Zellen und Gewebe antworten nicht auf chemisch spezifizierte *Reizqualitäten*, sondern auf *Reizstärken*, und wenn die gleiche Morphe als Resultat erscheint, dann ist daraus zu schließen, daß die gleiche Reizstärke vorgelegen hat, um diese Morphe zu erzeugen. Es handelt sich dabei also vorwiegend um quantitative und nicht qualitative Unterschiede.

Diese *Reizstärke* ist in unserem hier vorliegenden Falle eine Resultante aus verschiedenen Komponenten, die sich zusammensetzt aus der chemischen Natur des eingebrachten Antigens, aus der Art und Menge der durch die Antigenresorption erzeugten Antikörperbildung, aus der Verteilung der Antikörper, ob zellständig oder humoral oder beides. Von ihnen allen hängt die Intensität der Reizstärke ab, welche schließlich das entsprechende morphische Äquivalent im Gewebe ausprägt. Da wir heute mit Recht annehmen (ich verweise auf die gegenteiligen Anschauungen von OPIE)[1], daß die humoralen Absättigungen zwischen Antigen und freien Antikörpern in den Körpersäften der Gewebe und des Blutes sozusagen stumm und ohne Reaktion verlaufen und daß die eigentliche anaphylaktische oder allergische Hyperergie immer ein zellständiger Prozeß ist, so müßte man daraus schließen, daß die zur Bildung von präcipitierenden Antikörpern führenden Antigene bei dem Bindungsprozeß an der Zelloberfläche oder im Zellinnern eine viel größere Reizung und viel stärkere Violation hervorrufen als dies die Bakterienantigene und die ihnen verwandten Stoffe vermögen. Vielleicht sind die zu Präcipitinreaktionen führenden Antigene ganz besondere Reizstoffe für die Capillarendothelien und Adventitiazellen, aus deren Irritation das vasculär-anaphylaktische Reaktionsbild hervorgeht. Die Antigene der bakteriellen Hyperergie haben offenbar von vornherein die größere Affinität zu Mesenchymzellen als zu Capillarwandzellen. Das geht auch aus Experimenten von RICH[2] an der Kaninchencornea hervor, die wir schon bei der anaphylaktischen Hyperergie erwähnt haben. Nur die vascularisierte Cornea reagiert in anaphylaktisch-hyperergischer Weise auf die Behandlung mit Serumeiweiß. Aber auf Tuberkulin reagiert die gleiche Cornea schon ohne Vascularisation mit einer Nekrose der cornealen Zellen, wenn das Tier durch geeignete Vorbehandlung tuberkulinüberempfindlich gemacht wurde. Es gilt also, daß anaphylaktisierende Antikörper durch hochgetriebene Immunisation in ihrer Wirkung soweit mitigiert werden, daß morphische Bilder von der Art der Spätreaktion vom monohistiocytären Typ eintreten; andererseits aber allergisierende Antigene beim Zusammentreten mit den erzeugten Antikörpern eine so hohe Konzentration von sekundären Reizstoffen bewirken können, daß auch die allergische Hyperergie eine Reizstärke erreicht, welche zu exsudativen Formen der Entzündung und damit zum anaphylaktisch-hyperergischen Bilde führt. Daß dabei Vollantigene und Halbantigene, unvollständige und vollständige Antikörper und all die Dinge, die die bakteriologische und serologische Immunologie uns lehrt, für das Reaktionsbild von ausschlaggebender Bedeutung werden, ist ganz selbstverständlich. Vom Gesichtspunkt des Morphologen aus muß aber klargestellt bleiben, daß das Gewebsbild einer lokalen Hyperergie in allererster Linie abhängig ist von der *Intensität der Reizstärke*, welche durch Antigen-Antikörperreaktion hervorgerufen wird und daß alle chemischen und serologischen Antigen- und Antikörperspezifitäten erst in zweiter Linie für das gestaltliche Bild der Reaktion ausschlaggebend werden.

In ihren, in Stufen durchgeführten histologischen Untersuchungen über die Entwicklungsstadien des Arthus-Phänomens einerseits und der Tuberkulinreaktion andererseits kommen GELL und HINDE[3] zu Beobachtungen, welche unsere Ansicht, daß die histiomonocytären Reaktionen sich auf eine geringere Reizstärke hin entwickeln, durchaus stützen.

Die getroffene Feststellung, daß die Reizstärke für das entstehende Bild der hyperergischen Entzündung die ausschlaggebende Rolle spielt, löst aber allein noch nicht die Frage, warum die einzelnen Antigene, die doch an sich zu allermeist Proteine sind, so verschiedenartige hyperergische Reaktionen hervorrufen oder, anders ausgedrückt, verschiedenartige Reizqualitäten besitzen. Die Verschiedenheit der Antigene muß also doch auch eine Rolle spielen. Vom allgemeinen Gesichtspunkt der Entzündungsvorgänge her gesehen wird durch die wiederholte Einverleibung des Antigens ein humoraler und cellulärer Verdauungsprozeß hervorgerufen, welcher in dem einen Falle zunächst mit betont vasculär exsudativen Erscheinungen abläuft, um erst später in die mehr resorptiven überzugehen,

[1] OPIE 1924. [2] RICH 1940. [3] GELL und HINDE 1954.

im anderen Falle von vornherein mit einem bedeutsamen Überwiegen der resorptiven Vorgänge beginnt. Wir gehen nicht fehl mit der Feststellung, daß die exsudativ-vasculären Manifestationen der hyperergischen Entzündung auch der höheren Reizstärke des hier ablaufenden Antigen-Antikörperreaktionsprozesses entsprechen.

Warum aber gibt es nun Antigene mit so grundsätzlich verschiedenen Folgen der Antigen-Antikörperreaktionen? Der Unterschied kann nicht in der Art einer verschieden verlaufenden Immunisierung liegen, denn es gelingt nicht mit den typischen Antigenen der Spätreaktion durch irgendeine Änderung des Immunisierungsvorganges etwa eine typische Sofortreaktion zu erzeugen. Vielmehr liegt der Unterschied in der natürlichen Stoffbeschaffenheit der Antigene selbst. Der Aufklärung dieser Frage ist eine hohe Zahl experimenteller und anderer Arbeiten jeglicher Richtung gewidmet worden, ohne bis heute zu einem endgültigen Resultat zu führen[1]. Die in vielen Einzelbeispielen vorliegenden Kenntnisse belehren uns darüber, daß die reinen und gut löslichen Proteine in der Regel eine anaphylaktische Reaktion hervorrufen, daß aber die Beimischung anderer Stoffe, sei dies nun in organismischer Weise, d. h. der Bacillenleiber selbst oder in einer komplexen Mischung aus Proteinen und Lipoiden künstlicher Natur, die Spätreaktion hervorruft. Infektallergien, also solche, die auf die Leibessubstanzen der Erreger zurückgehen, zeigen diesen Zustand sehr deutlich[2]. Am meisten studiert ist derselbe mit dem Tuberkelbacillus und dem Tuberkulin[3]. Von diesen beiden ist bekannt, daß die gereinigten Proteine des Tuberkelbacillus eine anaphylaktische Reaktion am sensibilisierten Tier hervorrufen, daß aber der ganze Bacillenkörper, ob er tot oder lebendig dem sensibilisierten Tier einverleibt wird, eine Spätreaktion bewirkt. Dieses Beispiel ist beliebig zu vermehren durch Studien mit Pneumokokken, Streptokokken und anderen Erregern, wobei die reinen Proteine der Erreger die anaphylaktische Reaktion bewirken, während die Gesamterregersubstanzen die allergische Reaktion bedingen[4]. Die Gesamterreger entweder als lebende oder abgetötete Erreger oder in einer künstlich zusammengesetzten Mischung der Erregersubstanzen führen also offensichtlich zu einer Mitigierung der hyperergischen Symptome. Aus den Paraffinölextrakten von Tuberkelbacillen läßt sich eine Substanz gewinnen, welche als PMKO-Substanz bezeichnet wurde[5]. Diese hat zunächst toxischen Charakter, ohne gleichzeitig sensibilisierende Eigenschaften zu besitzen. Wenn man das Toxin in entsprechend vorsichtiger Dosierung verabreicht, kann eine Immunisierung der Tiere gegen die Giftwirkung erreicht werden; wenn man gleichzeitig das PMKO mit Eiweiß mischt, wirkt es sensibilisierend im Sinne der Tuberkulinreaktion. Man hat das PMKO schließlich als ein Lipopolysaccharid chemisch charakterisieren können. Dieses sozusagen aus den natürlichen Stoffen abgeleitete Stufenexperiment wurde nun noch auf seine absoluten Komponenten reduziert, als Raffel[6] es unternahm, einmal Eiereiweiß, das, allein angewandt, anaphylaktisch wirkt, und in einem anderen Versuch Picrylchlorid, welches Hautentzündungen setzt, zu verwenden und zu diesen beiden Substanzen jeweils Tuberkelbacillenwachs hinzuzugeben. Dann gewinnen sie eine allergisierende Fähigkeit und es entsteht eine Gewebsreaktion von der Art der Spätreaktion vom Tuberkulintyp, sofern Eieralbumin[7] angewandt wird, im anderen Falle vom

[1] Schmidt 1943, Florey 1954. [2] Schmidt 1943.
[3] Kalbfleisch 1926, 1927, 1928, Kallós und Nathan 1934.
[4] Florey 1954, Raffel 1954 (Literatur), Seibert 1926, Pappenheimer 1948. Raffel u. a. 1954, Tillet 1929, Lalle 1930, Stanley 1950, Raffel und Kurz 1954.
[5] Choucroun 1943, 1947, Asselineau u. a. 1950, Rist 1951, Myrvik und Weiser 1952.
[6] Raffel 1954 (Literatur), Raffel u. a. 1948, 1949.
[7] Dienes 1928, 1931, Dienes und Schönheit 1927.

Typ der Kontaktallergie. LANDSTEINER und CHASE[1] haben abgetötete Gesamtbacillen verwendet und sie mit den genannten chemischen Substanzen gemischt und das gleiche Resultat erhalten.

Bevor wir versuchen, eine allerdings nur theoretische Vorstellung zum Verständnis dieser Umstände zu entwickeln, ist es notwendig, noch einen wesentlichen Punkt der Spätreaktion zu betrachten. Durch eine große Anzahl verschiedenster und überzeugender Experimente ist es erwiesen, daß die Spätreaktion der Haut mit der Gegenwart von freien Antikörpern nichts zu tun hat und nur die zellständigen für den Ausfall und das Erscheinen der Reaktion überhaupt eine Rolle spielen[2, 3]. Die freien Antikörper selbst haben, wenn sie einmal auftreten, für Entstehung und Ablauf der Spätreaktion nichts zu bedeuten; ob sie für die Sofortreaktion etwas bedeuten, wird verschieden beurteilt[2]. Die Gegenwart freier Antikörper bei der anaphylaktischen Reaktion ist also allein noch kein Beweis, daß sie für die Reaktion an sich eine ausschlaggebende Rolle spielen.

Dagegen wird die Zellständigkeit von Antikörpern und ihre Bedeutung für die Spätreaktion durch vielerlei Experimente bewiesen, am besten wohl durch die Untersuchungen von CHASE[4], dem es gelang, die allergische Hyperergie passiv durch Zellen zu übertragen[1]. Die weißen Blutzellen und Monocyten des sensibilisierten Organismus sind in der Lage, die allergische Hyperergie vom sensibilisierten Tier auf ein Normaltier zu übertragen. Die Antikörper sitzen also in den Zellen, werden dort gebildet und verlassen die Zellen offenbar überhaupt nicht. Werden sie aber zu humoralen Antikörpern, so gewinnen sie nicht die Eigenschaften des Präcipitins. Da Antigen-Antikörperreaktionen von der Art präcipitierender Antikörper in erster Linie an die Capillaren bzw. deren Endothelien gebunden sind, könnte man hypothetisierend daraus schließen, daß präcipitinartige Antikörper nur von endothelialen Elementen gebildet werden. Capillaren spielen also, wie wir auch aus den Untersuchungen von RICH[5] an der Cornea wissen, für die Reaktion vom Spättyp keine Rolle.

Die Diskussion zur Erläuterung der Dynamik der allergischen hyperergischen Entzündung kann sich nun auf 2 Linien fortsetzen: einmal kann versucht werden, die Frage auf chemischem Wege zu lösen, d. h. nach dem Körper zu suchen, welcher in Verbindung mit den proteinen Substanzen eines Antigens dasselbe so umwandelt und die Reaktion des Organismus so umgestaltet, daß eine verminderte Reizstärke und damit eine verzögerte Reaktion entsteht. Derartigen Untersuchungen könnte beispielsweise der Weg gewiesen sein durch die schon genannten Arbeiten von RAFFEL[6], die besagen, daß Eieralbumin allein eine anaphylaktische Reaktion hervorruft, während die Mischung von Eieralbumin mit Tuberkelbacillenwachsen eine Spätreaktion vom Tuberkulintyp entstehen läßt. In der gleichen Richtung sind die Arbeiten von DIENES[7] und seiner Schule zu verstehen, welcher fand, daß Eieralbumin, das man in einen tuberkulösen Herd eines erkrankten Meerschweinchens injizierte, ebenfalls eine Reaktion vom Spät- bzw. Tuberkulintyp hervorruft. In der Lipoidkomponente des Tuberkelbacillus und offenbar aber auch in den Lipoiden und polysaccharidartigen Substanzen anderer Erreger scheinen die Stoffe vorhanden zu sein, welche den delayed type der Hypersensitivität bewirken.

Die Tatsache aber, daß die Spätreaktion exquisit eine Funktion der monohistiocytären Zellen des Gewebes ist, läßt zu einer weiteren Vorstellung kommen, insofern als die Funktionen der Gewebe bei Resorption bakterieller Antigene und

---

[1] LANDSTEINER und CHASE 1940. [2] SCHMIDT 1943 (Literatur). [3] FLOREY 1954.
[4] CHASE 1945, 1946, 1947, 1955. [5] RICH und FOLLIS 1940. [6] RAFFEL 1954.
[7] DIENES 1927, 1928, 1931.

flüssiger Proteine durchaus verschieden sind. Der Erreger wird nach dem Eindringen ins Gewebe zunächst phagocytiert. Phagocytose ist in erster Linie unter diesen Umständen eine Funktion der monohistiocytären Zellen. Kommen den Erregern gleichzeitig noch Eigenschaften zu, welche die in ihrer Umgebung befindlichen Zellen unmittelbar zu schädigen vermögen, dann werden auch vasculäre Reaktionen im Sinne von Hyperämie und Exsudation hervorgerufen (Leukotaxin MENKIN). Im anderen Falle aber bleibt es bei der Phagocytose und der Verarbeitung der Erreger. Mit der peptisierenden Wirkung der Zellen histiomonocytärer Art auf die Erreger wird gleichzeitig während des intracellulären Verdauungsvorganges die Bildung von Antikörpern angeregt[1]. Daher kommt es sehr darauf an, in wie starker Weise das monohistiocytäre Zellnetz des Infektgebietes bei den Resorptions-, Verdauungs- und Antikörperbildungsvorgängen der Gewebe beteiligt ist. Das ist sicher bei den corpusculären Erregern in viel stärkerer Weise der Fall als bei einem flüssigen Antigen wie etwa Pferdeserum. Solche Stoffe werden rasch mit den Gewebssäften aufgenommen, verdünnt, von den Lymphbahnen, Gewebsspalten und Capillaren resorbiert und den Gesamtkörpersäften zugeführt. Mesenchymale Zellresorptionsleistungen spielen in diesem Falle gegenüber den humoralen Resorptionsleistungen durch die vasculären Strukturen eine untergeordnete Rolle gegenüber den cellulären Leistungen der Bakterienverarbeitung[2]. Damit ist aber zugleich gesagt, daß die Antikörperbildung in diesem Falle eine Domäne der monohistiocytären Zellnetze bleibt und die Bildung von Antikörpern infolge der chemischen Komplexität des Antigens auch zu anderen Produkten führen muß, welche eben nicht den Charakter des Präcipitins haben.

Wenn wir von diesen fast primitiven Betrachtungen der orthischen Biodynamik der Gewebe und ihrer Funktionen hinsichtlich cellulärer Resorption und cellulärer Verdauung ausgehend, nun die Spätreaktion als Manifestationstyp einer geweblichen bzw. cellulären Hyperergie betrachten, so können wir zu dem Schluß kommen, daß nicht nur die morphischen, sondern auch die zeitlichen dynamischen Verhältnisse durch die hier vorliegenden Besonderheiten maßgeblich bestimmt werden. Denn auch das wiederholt gegebene Antigen wird auf Grund seiner corpusculären und chemischen Komplexität einer längeren resorptiven und cellulärpeptischen Aufspaltung bedürfen, wie ein gelöstes homogenes und in sich viel einheitlicher gestaltetes Protein. Schon aus diesem Grunde wird die Reaktions*zeit länger*. Aus diesem Grunde werden nicht so große Mengen von Reaktionsprodukten in kurzer Zeit frei, und beide Momente bedingen, daß die Reaktions*stärke*, welche auf die Zellen mit den Reaktionsprodukten nun einzuwirken beginnt, eine an sich langsamere und weniger intensiv wirkende wird. Wir wissen, daß auch beim Spätreaktionstyp Histamin frei wird und Antihistaminsubstanzen pharmakologisch bzw. therapeutisch wirksam sein können. Aber die Freisetzung scheint doch langsamer und in geringeren Graden vor sich zu gehen und die verminderte Reaktionsstärke des ganzen Vorganges setzt offenbar auch die übrigen aus der Zellproteolyse kommenden Stoffe — wir wollen sie der Einfachheit halber einmal Menkin-Stoffe heißen — in wesentlich geringerem Grade, vielleicht überhaupt nicht, frei. Damit unterbleibt die vasculäre Reaktion; aber wir kennen genügend Spätreaktionen, in denen unter bestimmten Umständen auch eine vasculäre Reaktion in Erscheinung tritt. Die beiden Typen sind also grundsätzlich nicht scharf getrennt. Mit der verlangsamten und weniger zur Reizbildung führenden Antigenresorption und -verdauung wird aber die resorptive Komponente des entzündlichen Vorganges von allem Anfang an in den Vorder-

[1] LETTERER 1951, S. 5. [2] FISCHEL 1952.

grund geschoben. Zu erkennen an der Hyperplasie der einzelnen Zelle und an der Proliferation der histiomonocytären Zellen überhaupt, stehen sie somit im Vordergrund der Erscheinungen.

Wenn es bei diesen Zellproliferationen und -infiltrationen nicht selten auch zu einer erheblichen Ansammlung von eosinophilen Leukocyten kommt, so erinnern wir uns an die Arbeiten von ESSELLIER[1], welcher bei den Resorptionsvorgängen von lipiden und lipoiden Substanzen auf das Auftreten von eosinophilen Leukocyten hingewiesen hat.

Daß die eben genannten Unterschiede zwischen anaphylaktischer und allergischer Reaktion nur relativ sind, zeigt noch eine Reihe von anderen Untersuchungen. Die Experimente von DIENES[2] haben ergeben, daß bei Injektion von Eiklar oder Serumalbumin bei Meerschweinchen schon nach 3—4 Tagen Reaktionen am histiolymphocytären Apparat der Haut festzustellen sind, welche durchaus der Spätreaktion zugehören. GELL und HINDE[3] verdanken wir zu diesem Kapitel ebenfalls die schon einmal genannten wertvollen Experimente. Sie konnten feststellen, daß auch im Arthus-Phänomen ein dualistisches Prinzip herrscht. Bei entsprechender zeitlicher Aufteilung der histologischen Untersuchungen am Arthus-Phänomen läßt sich finden, daß dieselben aus zwei distinkt zu trennenden Komponenten bestehen. Die erste erreicht ihr Maximum etwa 8—12 Std nach der Erfolgsinjektion und geht mit den makroskopischen Erscheinungen des Arthus-Phänomens weitgehend parallel. Die zweite gehört im Sinne des dort zu beobachtenden Zellbildes der Spätreaktion an. Sie beginnt ungefähr zur gleichen Zeit, aber erreicht ihren Höhepunkt erst am 5. oder 6. Tage. Die Autoren bringen diese Reaktion mit der Bildung von neuen Antikörpern in Zusammenhang. Diese Forscher haben ferner gezeigt, daß die Übertragung von Blutplasma eines eiweißsensibilisierten Tieres auf ein Normaltier im Sinne der passiven Anaphylaxie bei der Verabreichung des Antigens der Vorbehandlung nur zu Arthus-Symptomen führt, daß aber die Übertragung von weißen Blutzellen des gleichen Tieres, welches das Plasma gespendet hat, bei der Übertragung auf das Normaltier zu einer Reaktion führt, welche außerordentlich reich an mononucleären Zellen und an eosinophilen Leukocyten ist. Die intradermale Reaktion, die mit der Methode der Übertragung rein gewaschener weißer Blutzellen und nachfolgender Antigengabe ausgelöst wurde, trägt nach 6 Tagen durchaus das Bild einer Spätreaktion vom Tuberkulintyp. GELL und HINDE[4] nehmen daher an, daß die cellulären Proliferationen nach Art des Tuberkulintyps Zeugnis für eine Antikörper*bildung* von seiten des monohistiocytären Systems sind und viel weniger die Zeichen für eine Antigen-Antikörper*reaktion*. In diesem Sinne wollen sie auch die Tuberkulinreaktion der Haut auffassen. RICH[5] ist wie die genannten Autoren ebenfalls der Meinung, daß eine *grundsätzliche Trennung zwischen Arthus-Typ* und *allergischem Typ nicht* getroffen werden kann. Er weist ferner darauf hin, daß die Bezeichnung Spätreaktion eine relative ist, denn sie beziehe sich auf den makroskopischen und klinischen Eindruck der Reaktion. Benutzt man das Mikroskop, so sieht man, daß nach Einbringung des Antigens in sehr kurzer Zeit schon eine Reaktion mit Gefäßerweiterung und Zellproliferation einsetzt, daß aber die Gesamtreaktion einer gewissen Zeit bedarf, um auch makroskopisch als Spätreaktion sichtbar zu werden.

G. Die proliferative, die granulomatöse und die ekzematöse Spätreaktion.

Wenn wir mit Bedacht die Dynamik der hyperergischen Entzündung als Ganzes und nicht in einer kapitelmäßigen Unterteilung in Früh- und Spätreaktion

[1] ESSELLIER 1951. [2] DIENES 1930, 1935. [3] GELL und HINDE 1954.
[4] GELL und HINDE 1954. [5] RICH 1951.

beschrieben haben, weil ihre biologischen Grundlagen letzthin doch die gleichen sind, so verlangt die Vollständigkeit einen kurzen Rückblick, Zusammenfassung und Ergänzung des inneren Mechanismus der 3 Gruppen der Spätreaktionen.

Was die anaphylaktische Gewebshyperergie in ihrer Kausalität und ihrem Mechanismus von der allergischen unterscheidet, ist an vielen Stellen der gegebenen Darstellung präzisiert worden; desgleichen die Unterschiede zwischen proliferierender und granulomatöser Hyperergie. Es steht außer Zweifel, daß beide sowohl Ausdruck einer mitigierten anaphylaktischen wie einer selbständigen Gruppe, d. h. der allergischen Hyperergie sein können. Im ersten Falle ist die Immunitätslage des Organismus, im zweiten das sensibilisierende Allergen der kausal bestimmende Faktor (s. Kapitel A und F). Es wird auch, wie schon eingehend beschrieben, bislang nicht mit der wünschenswerten Klarheit zu entscheiden sein, ob und inwieweit die Zellproliferation und Granulation nur Ausdruck der Resorption und Reparation im Gewebe oder — was besonders die Proliferation betrifft — Ausdruck einer neuen Antikörperbildung ist[1]. Beides ist möglich bei praktisch gleicher Morphe, beides ist unter Umständen in ein und demselben Geschehen nebeneinander existent. Für die granulomatöse Hyperergie, wie sie in der Form des fieberhaften Rheumatismus und verwandter Bilder erscheint, läßt sich nach den heutigen Kenntnissen, die wir im Vorstehenden an verschiedensten Stellen, insbesondere im Kapitel der Morphologie eingehend erläutert haben, sagen, daß ganz abgesehen von den kausal als Antigen wirksamen A-Streptokokken noch nicht geklärt erscheint, wie der „rheumatische Gewebsschaden“ sich entwickelt; d. h. ob primär ein degenerativer Prozeß[2] an sensibilisierten oder inerten Parenchymzellen und paraplastischen Mesenchymbestandteilen vorangeht, der als eine toxische, infolge inkretorischer Dysregulationen[3] nicht verhütbare Strukturschädigung durch das Antigen zu betrachten wäre und als dessen Folge eine reparativ-resorptiv-granulierende Reaktion des Gewebes einsetzt, oder ob das von KLINGE[4] entwickelte Schema des rheumatischen Frühinfiltrates mehr Gültigkeit hat, nachdem das Ganze, als anaphylaktisch-hyperergische Reaktion beginnend, zu einer Exsudation führt, als deren Folge die Nekrose von Gewebeteilen, Bindegewebsverquellung und fibrinoide Degeneration eintritt und die zellige Proliferation schließlich wieder nur den Wert der Resorption und Regeneration besäße. Daß die gesamte von KLINGE angeführte Symptomatik keinen signifikanten Wert für den Zustand der Hyperergie oder für den Rheumatismus hat, wurde schon erläutert (s. hingegen FASSBENDER)[5]. Schließlich geht es auch darum, ob man das rheumatische Knötchen als Frühreaktion mit entsprechenden Folgen oder als Spätreaktion im Sinne der Allergielehre betrachten will. Die kausale Bedeutung der A-Streptokokken für den rheumatischen Infekt ließe das letztere nicht als unmöglich erscheinen[6].

Die Ekzemreaktion in Form des Kontaktekzems haben wir in ihrem morphischen Erscheinungsbilde schon geschildert. Der Mechanismus ihrer Entstehung ist noch voll vieler Rätsel. Wesentlich bleibt, daß die Epidermiszellen als Grundelement der Sensibilisierung zum Startpunkt der Reaktion werden[7]. Der Sensibilisierungsvorgang kann durch unmittelbaren Kontakt der Allergene mit der Haut oder auch auf anderen Wegen erfolgen. Die Natur der Allergene ist sehr verschiedenartig, organische und anorganische Stoffe, chemische Verbindungen verschiedenster Art usw. spielen eine Rolle. Die Möglichkeit, daß Stoffe,

[1] GELL und HINDE 1954. [2] DOUGHERTY 1953. [3] SELYE 1952.
[4] KLINGE 1930, 1933. [5] FASSBENDER 1955.
[6] BÖHMIG 1953, 1955, v. ALBERTINI 1953, CAVELTI 1947, GERSH 1949, 1951, COONS 1952, FISCHEL 1949.
[7] LANDSTEINER und CHASE 1940, RAFFEL und FORNEY 1948, STRAUSS und SPAIN 1946.

welchen primär der Antigencharakter abgeht, zu solchen werden, ist für das Kontaktekzem noch häufiger als sonst und wird von RAFFEL[1] dahin aufgefaßt, daß die Lipoide der Haut in Kombination mit dem Allergen die Sensibilisierung der Zellen vermitteln. Die Empfindlichkeit gegen ein bestimmtes Allergen wird bei gleicher Exposition immer nur von einem Teil der Betroffenen entwickelt. Das spricht für bestimmte konstitutionelle Vorbedingungen. Die Auslösung der Reaktion mit der Epithelzelle als Startpunkt geschieht bei den Kontaktekzemen nur durch unmittelbaren Kontakt der Epidermis mit dem Allergen und kann auch künstlich durch die sog. Läppchenprobe ausgelöst werden. Wenngleich die Reaktion allein auf die Epidermis beschränkt bleibt, ist sie dennoch eine Sache des Gesamtorganismus, denn es ist gelungen, die Empfindlichkeit der Haut passiv auf gesunde Tiere durch intraperitoneale Injektion von Lymphocyten oder gewaschenen Milzzellen der empfindlichen Tiere zu übertragen[2]. Obwohl gelegentlich zirkulierende Antikörper im Blute von Kontaktekzematikern nachweisbar waren[3], ist die Reaktion und der Sitz der Antikörper ein zellständiger, wie auch die Versuche mit der passiven Übertragung durch Zellen annehmen lassen; trotzdem bleibt der Ort der Reaktion auf die Epidermiszellen beschränkt; eine Tatsache, welche dem Kontaktekzem seine besondere Stellung unter den allergischen Spätreaktionen zuweist.

IV. Besondere Lokalisationen und abgewandelte Entstehungsweisen der hyperergischen Entzündung.

A. Die hyperergische Entzündung an verschiedenen Geweben und Organen.

Mit der Kenntnis der Morphe der hyperergischen Entzündung, der Vorbedingungen und Faktoren, die ihren Ablauf bestimmen, fragen wir, ob hyperergische Entzündungen an einen bestimmten Sitz im Organismus gebunden sind, an bestimmte Organe oder Gewebe und ob ein wechselvoller Sitz das Bild der Entzündung selbst beeinflussen kann. Da die hyperergische Entzündung alle Kriterien einer Entzündung an sich erfüllt, so ist zu erwarten, daß sie auch überall da, wo Entzündungsvorgänge auftreten, ihre Manifestationsmöglichkeiten besitzt. Diese werden im einzelnen Falle durch die angiomesenchymale und die verschiedenartige Cytoarchitektur der Gewebe variiert werden. Das endgültige Gesicht der einzelnen hyperergischen Entzündungsvorgänge wird daher durch den Bau der Reaktionsorte und durch die Qualität und Intensität des Antigen-Antikörper-Reaktionsvorganges bestimmt werden.

Damit ist zugleich eine grundsätzliche Frage zu diskutieren, ob nämlich gleichgeartete Gewebe in Form einer Systemerkrankung von der hyperergischen Entzündung erfaßt werden können. Schon FRANÇOIS XAVIER BICHAT[4] hat die Idee gehabt, zu der ihn seine Gewebelehre führte, daß gleichgeartete Gewebe im Gesamtorganismus in gleicher Weise erkranken können und hat in dieser Art zum ersten Male den Gedanken einer Systemerkrankung vorgetragen. Seine Konzeption gewinnt an Bedeutung, wenn wir von den heute oft genannten *Collagenosen* sprechen. Wenn es sich dabei auch nicht um einen primär entzündlichen Vorgang, sondern um Degenerationen der kollagenen Fasern handelt, so ist doch zu fragen, ob der Organismus, entsprechende Sensibilisierungsverhältnisse

[1] RAFFEL 1954.
[2] SEEBERG 1951, HAGERMANN 1954, BAER 1952, HAXTHAUSEN 1951, 1953.
[3] WENDLBERGER 1943, OLIN 1944, HAMPTON und COOKE 1942.
[4] BICHAT 1818.

vorausgesetzt, mit den kollagenen Fasern an vielen Stellen zugleich erkranken und somit eine systematische, über den gesamten Organismus verbreitete Erkrankung bestimmter Strukturelemente auf der Grundlage der Sensibilisierung und der Hyperergie möglich sein kann. Es ist hier nicht der Ort, die Collagenosen als Konzeption einer Krankheit eigener und systematisierter Art in ihrem Für und Wider zu besprechen[1]. Aber selbst wenn man annimmt, daß die generalisierte Beteiligung der Kollagenfasern auf Grund einer Sensibilisierung bzw. einer an ihnen ablaufenden Antigen-Antikörperreaktion möglich sei, wofür nach den Beobachtungen von RICH u. a. manches spricht, so bleibt doch die hyperergische Reaktion immer dort, wo sie auftritt, mindestens auch ein lokal begrenzter Vorgang. Der von vielen heute gern gebrauchte Ausdruck der Collagenose ist in der Sinndeutung einer Systemerkrankung irreführend, und sein Autor KLEMPERER wollte auch nur zum Ausdruck bringen, daß bei vielen und ganz verschiedenartigen Krankheitsbildern des Gewebes die kollagene Faser durch charakteristische Veränderungen nicht selten dem Gesamterscheinungsbild eine besondere Prägung gibt. Dieser eingeschränkten Interpretation kann man durchaus zustimmen, insofern als die kollagenen Fasern bei bestimmten hyperergischen Reaktionen in besonderer Weise durch Aufquellung, Hyalinisierung, fibrinoide Degeneration oder völligen Untergang maßgebend und formbestimmend beteiligt sind.

Der schon von KLINGE ausgesprochene Satz, daß hyperergische Entzündungen grundsätzlich an allen Geweben und Organen des Organismus möglich seien, hat aus einer allgemeinbiologischen Selbstverständlichkeit heraus seine volle Berechtigung. Aber die Potenz zur hyperergischen Entzündung, welche allen Geweben eigen ist, erfährt nicht überall mit der gleichen Häufigkeit und Leichtigkeit ihre Manifestation, vielmehr bleibt diese eben vom strukturellen und funktionellen Bau des jeweiligen Organes und Gewebes, von funktionellen Eigentümlichkeiten der Endstrombahnen und des ganzen örtlichen regulierenden Synergismus des Histions abhängig. KLINGE[2] spricht von „gelenkter" Hyperergie. und die Arbeiten seiner Schüler zu dieser Frage haben vom Grundsätzlichen her den Beweis für die Lenkungsmöglichkeit einer hyperergischen Reaktion erbracht, wenngleich die verschiedenen künstlich erzeugten Umstände der Allergielenkung oft reichlich unnatürliche sind und keine unmittelbare Übertragung auf die „natürlichen" Verhältnisse zulassen. Indes wird die Grundsätzlichkeit der Tatsache, die mit diesen Experimenten bewiesen werden soll, dadurch nicht beeinträchtigt.

Die experimentelle Pathologie hat, um zu beweisen, daß die Bereitschaft aller Gewebe und Organe des tierischen und menschlichen Organismus zur hyperergischen Entzündung auch tatsächlich besteht, ein unverhältnismäßig hohes Maß an Arbeit aufgewandt und so manches Tier zur Lösung dieses scheinbar höchst wichtigen Problemes geopfert. Ob damit wirklich ein Fortschritt in der Erkenntnis der beim Menschen vorhandenen allergischen oder anaphylaktisch-hyperergischen Erkrankungen erreicht wurde, bleibt meines Erachtens weiterhin fraglich. Diese Experimente ergeben, daß nicht nur die Haut im Modellversuch in anaphylaktisch- und allergisch-hyperergischer Weise zu reagieren vermag, sondern daß unter gegebenen Voraussetzungen die allergische Entzündung in allen Organen und Geweben erzeugt werden kann[3]. Allerdings sind einige Faktoren von mitbestimmender Bedeutung. Hierzu gehört das Verhältnis von mesenchymalen zu parenchymalen Komponenten der Gewebe, weil das Mesenchym

[1] KLEMPERER 1942, 1950, 1951, RICH 1943, 1944, 1947, PAGEL 1955, CRIEP 1952.
[2] KLINGE 1939, 1943, KLINGE und RODRIGUEZ 1939, KNEPPER 1935.
[3] KNEPPER und WAALER 1935, KNEPPER 1935.

in erster Linie Träger der Reaktion ist, wenngleich auch Parenchymzellen[1], wie die Versuche mit fluorescierenden Antigenen und Antikörpern und die Epithelzellen der allergischen Ekzeme[2] zeigen, sowohl verabreichte Antigene wie auch Antikörper enthalten.

Ein weiterer Faktor ist die Zeit im Sinne der *Kontaktzeit* zwischen Antigen und Antikörper. Wenn die Capillarisation eines Gewebes noch so reichlich und seine gute Sensibilisierung vorauszusetzen ist, so ist bei raschem Durchfluß des Blutes durch ein gut arterialisiertes Gewebe oder Organ die Kontaktzeit mit dem Antigen auch bei unmittelbarer Einführung desselben in das zuführende Gefäß meist so gering, daß eine Reaktion zwischen Antigen und Antikörper nicht eintritt. Das zeigt deutlich ein Versuch an der Niere. Die Injektion des Antigens der Vorbehandlung unmittelbar in die Nierenarterie führt nicht zum Erfolg, weil dasselbe die zu rasch durchströmte Niere zu schnell wieder verläßt. KNEPPER hat den Kunstgriff angewandt, die Nieren periarteriell zu entnerven und damit erreicht, daß infolge einer langsameren Durchströmung des Organes an den Glomerula schwere hyperergische Symptome auftreten[3]. Der paravasale Weg der Einspritzung des Antigens unmittelbar in das Parenchym eines Organes wie Niere oder Leber führt, offenbar infolge der Mesenchymarmut dieser Gewebe, zu keinem besonderen Erfolg, obwohl der Kontakt hier ein viel länger dauernder ist[4]. Dagegen kann man in der Lunge bei einem sensibilisierten Tier durch Beimischung eines feinen Sprays von Serum oder Antigeneiweiß zur Atemluft eine anaphylaktische Pneumonie erzeugen. Dabei erreicht das Antigen in feinster Verteilung mit der Atemluft die Alveolarräume, die Kontakt- und Resorptionszeit ist entsprechend lang und unmittelbar, um die alveoläre hyperergische Entzündung entstehen zu lassen[5]. Dieses Experiment ist in mehr als einer Hinsicht von Bedeutung. Zunächst beweist es die grundsätzliche Eignung der Lunge, anaphylaktische Reaktionen bei entsprechender Sensibilisierung entstehen zu lassen. Zum zweiten wird die eben besprochene Wichtigkeit der Kontaktzeit zwischen Allergen und Antikörper durch dieses Experiment im Vergleich zu dem oben geschilderten an der Niere erwiesen, und es ist insofern auch für andere Körperhöhlen, geschlossene und offene, von Wichtigkeit. Die anaphylaktische Perikarditis[6], Pleuritis[7], Peritonitis[8] Cystitis[9] kann auf die gleiche Weise erzeugt werden[10].

Schließlich sehen wir die Bedeutung dieses Experimentes noch in seiner Beziehung zu allergischen Erkrankungen der Lunge des Menschen überhaupt und zu der Beteiligung der Lunge in Form krankhafter Reaktionen auf Grund eines allgemeinen Allergiezustandes des Menschen. Wir nehmen vorweg, daß wir am Menschen wie im Experiment zwischen echten allergischen Lokalreaktionen, in der menschlichen Pathologie die eigentlichen allergischen Krankheiten genannt, und zwischen lokalisierten oder generalisierten anaphylaktisch- und allergisch-hyperergischen Gewebsreaktionen als Manifestation eines allgemeinen Allergisierungs- und Hypersensitivitätszustandes des Organismus zu unterscheiden haben. Wir kommen im besonderen hierauf nochmals zurück.

[1] COONS u. a. 1950, 1951. [2] NAEGELI u. a. 1930.
[3] KAISERLING und MATHIES 1935.
[4] HARTLEY and LUSHBAUGH 1942, MAIER-KRAMER 1950.
[5] FRIEDBERGER 1910, 1911, STRÖBEL 1912, ISHIOKA 1912, FRIED 1933, BISCEGLIE 1934. OPIE 1924, KAMPMANN 1934, RATNER 1951 (Lit.), WAALER 1936.
[6] SEEGAL u. a. 1931, GIRGENSOHN 1934, FISCHER und KAISERLING 1938, 1939.
[7] ROULET 1931.
[8] SCHLECHT und SCHWENKER 1912, LONGCOPE 1913, RÖSSLE 1914, RONDONI 1915/16.
[9] SIESS 1950.
[10] JAFFÉ 1946, 1948, 1949, GAPEL 1905, OKABAYASHI und FUJIMOTO 1952.

Auch für die Lunge gibt es zwei verschiedene Zustände dieser Art, und zwar das Asthma bronchiale des Menschen als echte allergische Krankheit[1, 2] und die Beteiligung der Lunge in Form anaphylaktisch-hyperergisch-pneumonischer Zustände im Verlaufe einer durch Infekt oder Arzneimittelallergie erworbenen Hypersensitivität. Damit zeigt sich, daß die Lokalisation der Reaktion innerhalb der Lunge selbst offenbar verschieden sein kann, insofern als sich das Asthma bronchiale in erster Linie auf die Reaktion der Muskulatur der Bronchien und deren Schleimhäute erstreckt[3], während die auf Grund einer generalisierten Hypersensitivität entstehenden Lungenmanifestationen alveoläre Pneumonien sind.

Dabei bleibt es nun wiederum merkwürdig, daß die experimentell erzeugte hyperergische Pneumonie biotechnisch den gleichen Entstehungsvorgang hat wie das Asthma bronchiale; denn es kommt mit der gleichen Einatmung und Verstäubung des Antigens der Vorbehandlung bzw. Sensibilisierung einmal zum Asthma bronchiale, also zur Reaktion der Bronchien allein, und das andere Mal zur entzündlichen Reaktion der Alveolarsysteme. Vielleicht kann der Unterschied darin liegen, daß im Falle des Asthma bronchiale das Antigen der Vorbehandlung gar nicht bis in die Alveolarräume gelangt, so daß sofort die Bronchien reagieren, während nur unter ganz besonders gewählten Bedingungen das fein verstäubte Allergen bis in die Alveolen gebracht wird. Von der Lunge als Organ aus betrachtet gibt es also zwei Reaktionsräume, den Alveolarraum und das Bronchialsystem. Das letztere reagiert beim Asthma bronchiale mit Kontraktion der Muskulatur einerseits und mit den morphischen Symptomen, einer mukösexsudativen Bronchitis und mit starker Eosinophilie, also einer vasculären Komponente der Schleimhaut und einer den besonderen lokalen Verhältnissen entsprechenden Sekretionssteigerung der Schleimdrüsen. Ausgelöst wird der Vorgang dann, wenn das Allergen der vorausgegangenen Sensibilisierung erneut in unmittelbaren Kontakt mit den Schleimhäuten kommt.

Grundsätzlich gleiches finden wir bei der Pollenallergie der Nasen- und Rachenschleimhaut, d. h. dem Heuschnupfen. Experimentell hat sich zeigen lassen, daß wenige Minuten nach Exposition die Pollen von der Schleimhaut aufgenommen werden. Es entsteht wiederum eine mukös-exsudative Entzündung, aber mit stark flüssigem Exsudat und vermehrter Schleimsekretion durch die Becherzellen. Gleichzeitig treten in der Schleimhaut viele eosinophile Leukocyten auf, die in späteren Tagen durch lymphoide Zellen und Plasmazellen abgelöst werden[4].

Von dieser unmittelbaren Zuführung des Antigens der Vorbehandlung auf die Oberflächen des Respirationstractus abgesehen, kann die Lunge auch im Verlaufe eines erworbenen Hypersensitivitätszustandes auf humoralem Wege erkranken[5, 6]. Der Entstehungsmechanismus der Zuführung des Antigens bzw. einer hier deutlich werdenden bevorzugten Reaktionsbereitschaft eines Organes allein ist noch völlig dunkel. Er gehört in die Geheimnisse der Lokalisation bzw. Manifestation generalisierter Krankheitszustände, über welche wir wohl Vermutungen anstellen können, aber im Grunde noch keinerlei Kenntnis besitzen. Es ist außer Frage, daß die Struktur des Organes, seine jeweilige Funktion, die Funktion des Gefäßnervensystems und des Gefäßsystems bzw. der Endstrombahnen überhaupt eine maßgebliche Rolle spielen, wie aber die Dinge im einzelnen sich verhalten, ist nicht zu übersehen. Hier ist die eosinophile Pneumonie als das sog. Löffler-Syndrom[7] und einige nach Ansicht von Rich[6] als anaphylaktisch anzusehende pneumonische Zustände im Verlaufe von Arzneimittel-

[1] Kallós und Pagel 1937, Pagel 1939. [2] Friebel 1954. [3] Friebel 1953.
[4] Dohlmann 1955. [5] Rondoni 1915/16. [6] Rich 1952.
[7] v. Meyenburg 1942, Löffler 1936, 1953, Bergstrand 1946.

hyperergien und von parasitären Erkrankungen zu erwähnen. Nach Ansicht von RICH[1] sollen anaphylaktische Pneumonien auch ohne Eosinophilie bei Serumkrankheit und Sulfonamidüberempfindlichkeit sowohl wie bei Periarteriitis nodosa und rheumatischem Fieber entstehen können[1].

Zu der Frage, inwieweit bei vorangegangener Sensibilisierung und unmittelbarer Kontaktnahme die *Leber* eine entzündliche anaphylaktisch-hyperergische Reaktion zeigen kann, kann die experimentelle[2] und auch die menschliche Pathologie nichts Exaktes beitragen[3]. Es besteht zwar eine große Zahl von Arbeiten, auf Grund derer die Vermutung ausgesprochen wird, daß die sog. seröse Hepatitis eine anaphylaktisch-hyperergische Erscheinung sein kann. Ich möchte meinen, daß dies sogar sehr wahrscheinlich ist; exakte Beweise haben sich aber bis jetzt weder in der experimentellen, noch in der klinischen Pathologie auffinden lassen. KÄMMERER[4] hat die Verhältnisse in seiner Darstellung der allergischen Krankheiten kritisch besprochen, und es finden sich dort alle nötigen Hinweise.

Zu den allergischen Organerkrankungen, welche ebenso experimentell erzeugt wie auch in der menschlichen Pathologie beobachtet werden können, gehören auch die Allergien im Magen-Darmkanal[5]. Hier spielen Struktur des Organes einerseits und Kontaktzeit andererseits wieder die bestimmende Rolle. Nach HETTWER und KRIZ[6] reagiert das sensibilisierte Tier bei Einbringung des Serums der Vorbehandlung in den Darm mit einer allergisch-hyperergischen Enteritis. FISCHER und KAISERLING konnten dies allerdings nicht bestätigen[7]. KOSLOWSKI hat durch Fütterung von Fleisch an Meerschweinchen allergische Enteritis erzeugt[8]. Zu diesen Ergebnissen sind die Nahrungsmittelallergien des Menschen mit lokalisierten Symptomen am Darm, die Colitis mucosa mit ihrer starken Eosinophilie des Darmschleimes, die Colitis ulcerosa mit zuweilen ähnlichen Symptomen die entsprechenden Gegenbeispiele. Auch von einer hyperergischen Appendicitis[9] mit vermehrter Schleimsekretion und Eosinophilen im Schleim wird gesprochen. Im übrigen ist es nichts Verwunderliches, wenn man an einem vorbehandelten Tier durch Injektion des Antigens der Vorbehandlung zwischen Schleimhaut und Muskulatur eines Abschnittes des Intestinaltraktes eine anaphylaktisch-hyperergische Entzündung unter Umständen mit schweren Symptomen erzeugt[10]. Derartiges ist zu erwarten und bedeutet nichts für die Aufklärung von in ihren Ursachen unbekannten menschlichen Krankheitsbildern. Mehr noch läßt sich aus den Experimenten von FISCHER und KAISERLING[11] schließen, welche das Antigen der Vorbehandlung in die Lymphbahnen des Bauchraumes injizierten und auf diese Weise schwere Appendicitiden, Pankreatitis und Cholecystitis erzeugten. Hier wird auch wiederum das Antigen in unmittelbarer Weise in Kontakt mit dem sensibilisierten Gewebe gebracht, aber doch schon auf dem Wege natürlicher Resorptionsbahnen. Das Blut- und Lymphgefäßgewebe selbst kann anaphylaktisch reagieren[12] insbesondere dann, wenn das Antigen der Vorbehandlung in abgebundene Gefäßstrecken eingebracht wird. Dann entstehen schwere Wandentzündungen der Gefäße und Thrombosen. Für die menschliche Pathologie erscheinen die schon genannten Untersuchungen von FISCHER und KAISERLING über die Rolle der Lymphbahnen bei der anaphylaktisch-hyperergischen Entzündung nicht ohne Bedeutung.

[1] RICH 1952. [2] ALESSIO 1928, CHOI 1930. [3] PAGEL und KALLÓS 1931, S. 221.
[4] KÄMMERER 1954. [5] SPILLER 1937, S. 13/14. [6] HETTWER und KRIZ 1925, 1926.
[7] FISCHER und KAISERLING 1936. [8] KOSLOWSKI 1951. [9] JAFFÉ 1953.
[10] KAIJSER 1937, KAISERLING und OCHSE 1936, DIETHELM 1952, MARSIAJ u. a. 1952.
[11] FISCHER und KAISERLING 1939.
[12] FASSBENDER 1955, GRÉGOIRE 1931, RINTELEN 1937, KNEPPER und WAALER 1935, VAUBEL 1932.

Die bis zum Jahre 1937 an vielen Stellen verstreuten experimentellen Ergebnisse sind in einer zusammenfassenden Darstellung von Spiller[1] vereinigt. Für die angelsächsische Literatur gibt Ratner[2] eine Reihe von wertvollen Literaturhinweisen über experimentell erzeugte anaphylaktische Entzündungsphänomene an einzelnen Organen.

B. Hyperergische Entzündung als passive Anaphylaxie.

Wenn die Anschauung von der Bildung cellulärer und freier Antikörper als Folge eines parenteral einverleibten Fremdstoffes im Organismus richtig war, so mußten die im Serum vorhandenen neugebildeten Antikörper nicht nur in vitro mit dem Antigen der Vorbehandlung reagieren, sondern die gleiche Reaktion nach theoretischen Erwägungen auch in einem von dem entprechenden Antigen bislang unberührten Organismus stattfinden können. Auf diesen Prämissen von der passiv übertragbaren Anaphylaxie beruhen die ersten Experimente, welche für die Vorstellung von der Wirkung der Antigene, der Antikörperbildung und der Antigen-Antikörperreaktion von ausschlaggebender Bedeutung geworden sind. Hierauf einzugehen, ist in einem der Morphologie gewidmeten Kapitel nicht nötig, und wir verweisen auf die entsprechenden Handbücher der Serologie und Immunologie. Was den Morphologen aber vorwiegend interessiert, ist die Tatsache, daß nicht nur der humoral ausgelöste anaphylaktische Schock passiv auf ein unberührtes Tier zu übertragen ist, sondern daß auch die hyperergische Entzündung passiv übertragen werden kann. Bekanntlich wird bei der passiven Anaphylaxie eine Antigen-Antikörperreaktion in einem von Immunkörperbildung bisher unberührten Tier dadurch hervorgerufen, daß antikörperhaltiges Serum und nach einiger Zeit das Antigen diesem Tier verabfolgt werden und durch den Kontakt der beiden Stoffe in dessen Körper die Reaktion eintritt. Wichtig bleibt, daß zwischen der vorangehenden Antikörpergabe und der nachfolgenden Antigenverabreichung eine gewisse Zeit verstrichen ist, welche als Latenzzeit bezeichnet wird. Man nimmt an, daß während derselben die injizierten Antikörper an die Zellen des Wirtsorganismus gebunden werden und an diesen dann die Reaktion stattfindet, wenn das Antigen folgt. Das Tier wird damit zu einer Art lebendem Reagensglas, und es läßt sich dieser Vorgang in verschiedensten Weisen variieren. Man kann ihn umkehren und erst das Antigen und dann den Antikörper geben. In diesem Falle spricht man von umgekehrter oder von inverser Anaphylaxie. Das letztere ist schon von Opie und Furth 1926[3] gezeigt worden, welche einem Kaninchen Pferdeserum subcutan und im Anschluß daran demselben Tier Kaninchen-Pferdeantiserum verabreichten. Damit entstand an der Haut ein Arthus-Phänomen. Derartiges nennen wir inverse passive Anaphylaxie. Gleiches ist zu erwarten, wenn Antiserum intracutan und Antigen daraufhin intravenös gegeben wird. Hierzu bestehen von Voss[4] wichtige Beobachtungen am Menschen. Für die passive Anaphylaxie gilt im allgemeinen die Reihenfolge: erst Antikörper, dann Antigen. In bezug auf die wirklichen biologischen Verhältnisse ist die passive Anaphylaxie also von vornherein eine umgekehrte Anaphylaxie. Aber erst dann, wenn bei der passiven Anaphylaxie die Reihenfolge umgekehrt, also erst das Antigen und dann der Antikörper gegeben wird, spricht man von umgekehrter Anaphylaxie. Diese Bezeichnung kann also leicht mißverstanden werden. Der Versuch von Opie und Furth wird inverse passive Anaphylaxie genannt.

---

[1] Spiller 1937. [2] Ratner 1955. [3] Opie und Furth 1926.
[4] Voss 1934, 1938, Jordan und Maier 1931.

Wie gesagt kann man die Reaktion aus dem humoralen in das gewebliche Milieu dadurch verlegen, daß man zunächst den Antikörper und dann das Antigen nach Verlauf von 24 Std intracutan injiziert. Es entsteht dann an der Injektionsstelle ein Arthus-Phänomen mit allen dazugehörigen Qualitäten. Wird die Verabreichung der Reaktionskörper auf gleichem Wege vorgenommen, so spricht man von idiotop, wird sie auf verschiedenen Wegen erzeugt, also subcutan und dann intravenös, so spricht man von heterotop. Schließlich können die gleiche oder zwei verschiedene Tierarten Verwendung finden; dann handelt es sich um homologe und um heterologe Anaphylaxie. Auf diese Weise ist die anaphylaktisch-hyperergische Entzündung passiv übertragbar und ihr histologisches Bild erweist sich der im Organismus der Antikörperbildung entstehenden als vollkommen gleichartig. Es entsteht eine rasch sich entwickelnde Quaddel als Sofortreaktion, deren Schwellung auf das gebildete Ödem und deren Rötung auf die Hyperämie zurückzuführen sind. Die auf solche Weise eintretende Entzündung ist, wenn es sich um einen präcipitierenden Antikörper handelt, als anaphylaktisch-hyperergisch zu betrachten. Auch die allergisch-hyperergischen Entzündungen sind passiv übertragbar. PRAUSNITZ und KÜSTNER[1] haben 1921 erstmals den nach ihnen genannten Versuch unternommen, welcher 1923 durch ARENT DE BESCHE[2] unabhängig von den beiden erstgenannten Autoren bestätigt wurde. Sie konnten zeigen, daß bei intracutaner Injektion des Serums eines Allergikers in die Haut eines normalen Menschen und der 24 Std danach ausgeführten intracutanen Injektion des betreffenden Allergens in die gleiche Hautstelle eine für dieses Allergen spezifische lokale Reaktion eintritt und daß in Fällen, in denen es sich um einfache Antigene handelt, auch der Reaktionstyp der anaphylaktischen Entzündung erzeugt wird. Wir verweisen hier auf die histologischen Untersuchungen von BERGER und LANG[3] über Mehlstaub- und Fischeiweißallergien. Handelt es sich aber um komplexe Antigene wie Bakterienleibessubstanzen, welche bei der Infektionsallergie die führende Rolle spielen, dann entsteht eine Reaktion, die sich mehr und mehr dem Spätreaktionstyp nähert. Die schon genannten Untersuchungen von CHASE[4] und seinen Mitarbeitern haben nun erstmals erwiesen — und diese Untersuchungen sind vielfach bestätigt worden —, daß die allergische Hyperergie nicht allein durch Serum, sondern auch durch Zellen übertragen werden kann. Mit Monocyten und Lymphocyten kann eine allergische Hyperergie von einem Tier auf ein anderes passiv übertragen werden. Mit diesem Modus entstehen Reaktionen, die dem Tuberkulintyp gleichen und keine oder nur eine angedeutete vasculäre Reaktion in sich schließen. Hier ist nochmals auf die schon erwähnten Untersuchungen von GELL und HINDE[5] sowie MOTE und JONES[6] hinzuweisen. Den ersteren gelang es, bei durch Pferdeserum anaphylaktisch gemachten Kaninchen passiv eine Hautreaktion zu übertragen, welche, wenn man nur Plasma übertrug, den Typ der anaphylaktischen Entzündung zeigte; wenn man aber weiße Blutzellen übertrug, den Spätreaktionstyp mit vorwiegend monocytärer Proliferation annahm. Dies zeigt, daß die beiden Reaktionstypen bei der gleichen Antigen-Antikörperbildung nebeneinander gehen können und nach MOTE und JONES ist der Tuberkulintyp die erste Erscheinung einer Spätreaktion nach 24 Std, während bei Tieren, die höher sensibilisiert sind, die Spätreaktion durch eine gewöhnliche Quaddelreaktion vom vasculär-anaphylaktischen Typ überdeckt werden kann. Schließlich ist noch der passiven Übertragbarkeit bestimmter allergisch-ekzematischer Hautreaktionen zu gedenken, wobei es gelingt, durch vorangehende Seruminjektion eines Allergikers

[1] PRAUSNITZ und KÜSTNER 1921. [2] ARENT DE BESCHE 1923.
[3] BERGER und LANG 1930, 1931. [4] CHASE 1945, 1955. [5] GELL und HINDE 1954.
[6] MOTE und JONES 1936.

in die Haut eines gesunden Menschen und die nachfolgende Läppchenprobe mit dem Allergen an den Injektionsstellen eine ekzematische Reaktion hervorzurufen[1]. In letzter Zeit ist ferner nach dem Vorgang von CHASE gezeigt worden, daß auch die ekzematöse Reaktion durch weiße Blutzellen des in dieser Weise allergischen Menschen passiv übertragen werden kann. Diese Beobachtungen sind auch im Tierexperiment damit bestätigt, daß zunächst ein allergisches Ekzem am Tier erzeugt wurde, weches sich als durch Zellen passiv übertragbar erwies[2].

C. Die cytotoxische anaphylaktische Hyperergie.

Bei der cytotoxischen anaphylaktischen Hyperergie handelt es sich um eine besondere Art der passiven Anaphylaxie, die DOERR als *cytotoxische Immunität* bezeichnet hat[3]. Wenn wir bisher nur die passive Anaphylaxie an der Haut als grundsätzliches Paradigma besprochen haben, so ist die sog. cytotoxische Immunität eine passive Anaphylaxie an inneren Organen. In der Experimentalpathologie wird sie einfach als „umgekehrte Anaphylaxie" bezeichnet, was ihrem Wesen nicht voll gerecht wird. Denn es handelt sich, wenn wir der oben gegebenen Terminologie folgen, um eine inverse heterologe passive Anaphylaxie. Ihr Wesen ist darin zu sehen, daß mit dem Organeiweiß eines Tieres (A_1) ein zweites Tier einer anderen Art (B) sensibilisiert wird und das aus diesem Tier (B) gewonnene Serum einem Individuum der ersten Tierart (A_2) in bestimmten (und nicht geringen) Mengen und in kurzen Zeitabständen intravenös injiziert wird. Dann soll bald darauf örtlich in dem gleichen Organ des Tieres A_2, für welches das Tier A_1 Eiweiß zur Sensibilisierung geliefert hat, eine anaphylaktisch-hyperergische Entzündung entstehen. Man benutzt also ein Organ-Antiserum des artverschiedenen Tieres B gegen ein bestimmtes Organ des Tieres A_1, um in einem artgleichen Tier A_2 passiv die anaphylaktische Reaktion zu erzeugen. Dabei übernimmt aber das entsprechende Organ des Tieres A_2, in dem die Reaktion nun stattfindet, zugleich die Rolle des Antigens, insofern als das Antigen als natürliches Organ in diesem Tier schon vorhanden ist und so als Antigen nicht mehr appliziert werden muß. Der Erfolg dieses von MASUGI[4] an der Niere angewandten Experimentes war positiv; daher faßte er die Nephritis als eine anaphylaktisch-hyperergische Reaktion auf. Die experimentell so erzeugte Nephritis heißt heute Masugi-Nephritis; in der Tat haben andere Autoren das gleiche oder ähnliche Experiment schon vor ihm ausgeführt[5], andere haben es in unzähligen Variationen wiederholt, um ihm schließlich auch eine andere Deutung zu geben[6]. In dieser Form läßt sich theoretisch die Grundlage einer inversen heterolog-passiven Anaphylaxie erläutern und von diesen Gedankengängen aus hat MASUGI das nach ihm benannte, aber nicht von ihm als erstem ausgeführte Experiment zur Erzeugung einer Glomerulonephritis angestellt. Für den erzielten Effekt scheint die Niere eine Sonderstellung einzunehmen[7], denn bei grundsätzlich gleicher Technik gelingt es nicht, das Experiment mit anderen Organen wie Lunge, Leber, Gehirn, Herz usw. mit befriedigendem Erfolg zu wiederholen[8]. Zwar sind von den Autoren einzelne der gefundenen Organveränderungen für die cytotoxische Allergie jeweils in Anspruch genommen worden, aber ein so klarer Erfolg wie im Nierenexperiment, welches der menschlichen Nephritis völlig gleicht, wurde doch nie erreicht. Schon in den ursprünglichen Experimenten von MASUGI waren auch in der Leber und im Herzen entzündliche Veränderungen aufgetreten, und da es auch gelingt, eine

[1] SCHREINER 1943. [2] Siehe Abschnitt 3 G, S. 115ff. [3] DOERR 1929, 1947.
[4] MASUGI 1933, 1934. [5] CAVELTI 1952 (dort Lit. hierzu).
[6] CAVELTI 1945, 1947a, b, c, 1951, PFEIFFER 1953. [7] LETTERER 1953.
[8] LETTERER 1953 (Literatur: BENZ u. a., J. D. RUHRMANN 1952, Tübingen), JAFFÉ 1946, 1948, MAIER-KRAMER 1950, SCHWENTKA und RIVERS 1934.

Nephritis der Masugi-Art zu erzeugen, wenn man Antigene von Aorteneiweiß oder Herzmuskeleiweiß zur Präparierung des Tieres benutzt, so sind die

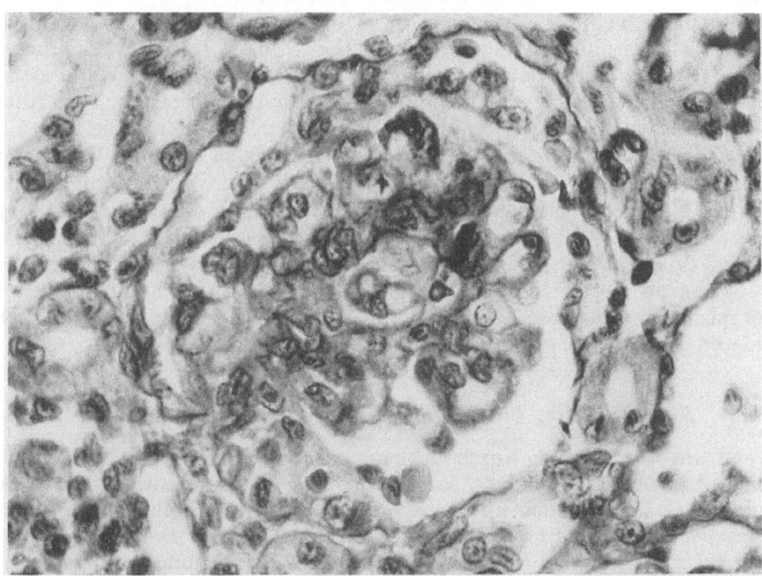

Abb. 39. Am Frosch erzeugte Masugi-Nephritis. 4mal 0,5 cm³ nephrotoxisches Froschnieren-Kaninchenserum im Abstand von je 24 Std mit dem Titer 1:400. Halbmondbildung (am unteren linken Pol der Bowmankapsel) Zellschwellung und Riesenzellbildung im Gebiet der Capillarendothelien. Aufquellungen im Mesoangium. Vergr. 700fach. Kimmelstiel-Färbung. HELLY. [Aus LETTERER und SEYBOLD: Virchows Arch. **318**, 468 (1950).].

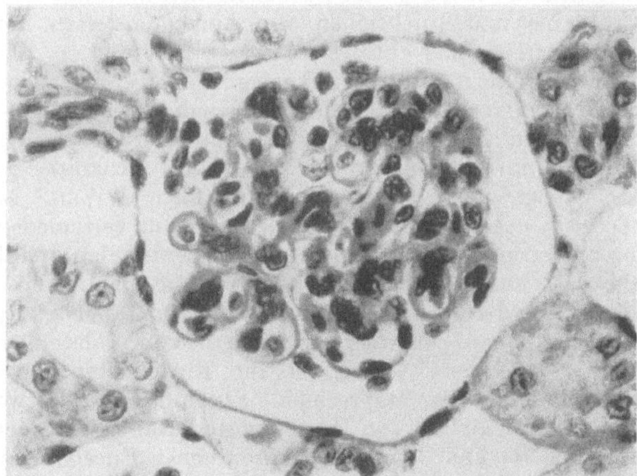

Abb. 40. Masugi-Nephritis am Frosch. 4mal 0,4 cm³ nephrotoxisches Serum. Tötung nach 11 Tagen. Vermehrung der Endothelien und Mesoangiumzellen (Riesenzellen), Capillarerweiterung und Verquellung der Grundmembranen. Vergr. 550fach. Hämatoxylin-Eosinfärbung. [Aus BENZ und SEYBOLD: Ärztl. Forsch. **5** (1951), Abb. 3.]

Zweifel an der „Spezifität" der „umgekehrt anaphylaktischen" Nephritis berechtigt. Die Tatsache, daß auch andere Organextrakt-Antikörper nephritiserzeugend wirken, wird damit erklärt, daß die eigentliche antigene Substanz in den Epithelien oder Basalmembranen[1] der Gefäße verankert sind, die natürlich nicht nur in Nierengewebe zu finden sind. Pressmann[2] hat mit Hilfe radioaktiven Jods, welches an die Globuline des Nephrotoxins gebunden war, gezeigt, daß der größere Teil der Antikörper in den endothelialen bzw. mesenchymalen Zellen des Glomerulum gebunden wird. Hawn und Janeway[3] konnten mit Rinder γ-Globulin allein bei Kaninchen Glomerulitis erzeugen. Wenn sich aber früher schon ergeben hatte, daß auch bei unmittelbarer Einspritzung des Antigens der Vorbehandlung in die Nierenblutbahn eines hochsensibilisierten Tieres keine anaphylaktische Nephritis erzeugt wird[4], so hat sich in späteren Versuchen wie gesagt ergeben, daß dieselbe auf verschiedene Art und Weise (Serumkrankheit, Isoallergie, Masugi-Experiment) als anaphylaktische Entzündung dieses Organs, lokalisiert am Glomerulum, entstehen, daß aber die besondere Funktion der Niere als Ausscheidungsorgan bei der Entstehung einer hyperergischen Entzündung nicht übersehen werden kann. Dies gilt für die besonderen Funktionen ihres Organkreislaufes, wie noch mehr für die damit gekoppelten für dieses Organ besonderen Funktionen der Ausscheidung.

D. Autoantigene, Isoantigene und gewebliche Anaphylaxie.

Wenn im Organismus durch Abbau körpereigener Organeiweiße antigen wirkende Substanzen entstehen, so sprechen wir von Autoantigenen und Autoallergie; unter Isoantigenen und Isoallergie wird die Sensibilisierung gegen arteigenes aber individualfremdes Organeiweiß verstanden. Beide stehen in Beziehung zur cytotoxischen Hyperergie. Durch die Entstehung von *Autoantigenen* werden im gleichen Organismus Antikörper gegen diese hervorgerufen, und die Reaktion zwischen den beiden Gruppen führt entweder an der Quelle der Autoantigene oder auch andernorts zu hyperergisch-entzündlichen Reaktionen[5]. Zu den Gründen, welche die Bildung von Autoantigenen bewirken können, gehören Staphylokokkentoxine und Injektionen von homogenisierten homologen Geweben, die entweder frisch oder autolysiert verabreicht werden[6]. Merkwürdigerweise wirken diese Homogenisate von körpereigenem Gewebe offenbar nicht unmittelbar antikörpererzeugend, sondern auf indirektem Wege. Schwentka und Comploier[7] haben durch kombinierte Immunisierung von Kaninchen mit Staphylokokkentoxin und homologer Nierensubstanz Antikörper gegen gesunde Kaninchenniere nachgewiesen. Hecht, Sulzberger und Weil[8] sensibilisierten mit gleicher Technik gegen Kaninchenhaut. Diese auf verschiedene Weise entstehenden Autoantikörper gegen homologes Körpergewebe sind in der Lage, hyperergische Reaktionen hervorzurufen, die grundsätzlich in ihrer Gestalt den unter den Bedingungen der aktiven Sensibilisierung entstandenen hyperergischen Reaktionen gleichen können. Auf diese Art kann also ebenfalls eine hyperergische Glomerulonephritis entstehen, wobei wir für Einzelheiten im Entstehungsmechanismus derselben auf die entsprechende Spezialliteratur verweisen müssen, die in der schon zitierten Arbeit von Pfeiffer und Bruch eingehend gewürdigt ist. Schwentka und Rivers[9] konnten bei Kaninchen Encephalomyelitis durch Sensibilisierung mit homologem Hirngewebe[10] unter Hinzufügen von Tuberkel-

[1] Smadel und Farr 1940, Strehler 1951. [2] Pressman 1949, 1950.
[3] Hawn und Janeway 1947.
[4] Letterer 1933, Goebel-Schmitt 1950, Letterer-Seybold 1950.
[5] Cavelti (Lit.) 1947a, b, c, 1951, Pfeiffer und Bruch 1953.
[6] Freund u. a. 1955, Scheiffarth und Berg 1953.
[7] Schwentka und Comploier 1934, 1939. [8] Hecht, Sulzberger und Weil 1943.
[9] Schwentka und Rivers 1934. [10] Davidoff 1931, Kopeloff u. a. 1936.

bacillenwachs, Lanolin oder anderen lipoiden Substanzen erzeugen. Diese auf Grund der Mitwirkung lipoider Substanzen als Hilfsantigene entstehende isoallergische Encephalomyelitis wird von RAFFEL[1] als Spätreaktion angesehen.

V. Allergische Krankheiten und Krankheiten mit allergisch-hyperergischen Komponenten.

Wenn die experimentelle Pathologie für die allgemeine und spezielle Ätiologie und damit für die Erkennung von Ursache und Verlauf menschlicher Erkrankungen führende Bedeutung haben soll, so muß es möglich sein, aus ihren Ergebnissen brauchbare Rückschlüsse auf Ursache, Verlauf, unter Umständen auch auf die Behandlung menschlicher Krankheiten zu ziehen. Es ist nicht Sinn des vorliegenden Abschnittes, in welchem wir die hyperergische Entzündung nur den spezifischen und unspezifischen Entzündungsformen gegenüberzustellen haben, auf die weitgreifende Bedeutung der allgemeinen wie der lokalen Anaphylaxie und Allergie für das Krankheitsgeschehen überhaupt und für Infektionskrankheiten im besonderen einzugehen. Aber wir können den Gesamtabschnitt nicht endgültig schließen, ohne den Blick auch auf den Organismus des Menschen gelenkt und gefragt zu haben, in welchen Organen und bei welchen Krankheitsbildern gesichert oder mutmaßlich hyperergische entzündliche Phänomene vorhanden sind. Dabei ist nochmals zu bemerken, daß die Hoffnung, die hyperergische Entzündung sei einmal an ihren rein morphischen Symptomen als solche zu erkennen, für endgültig aufgegeben anzusehen ist. Zu einem Teil war es wohl diese Hoffnung, welche die Experimentatoren für fast drei Jahrzehnte so stark in ihren Bann zog und eine übergroße Zahl von Arbeiten verschiedenster Art veranlaßte. Der Wunsch, eine Krankheit an spezifischen, d. h. ganz bestimmten und nur ihr zugehörigen morphischen Symptomen gesichert zu erkennen, ist ja so alt wie die Kenntnis einer pathischen Morphologie selbst. Aber der Verlauf der Forschung hat gezeigt, daß *Spezifität* in diesem Sinne überhaupt *keine Realität*, sondern ein *Glaube* ist.

Trotzdem haben wir im Laufe der letzten Jahrzehnte gelernt zu erkennen, eine wie große Zahl von Krankheitszuständen auf dem Boden einer Allergie sich entwickeln oder durch dieselbe ihr besonderes Gepräge erhalten kann. Der Fortgang dieser Erkenntnisse ist noch nicht abgeschlossen. Unsere Anschauungen über die Bedeutung der Hyperergie sind allerdings bei ein- und demselben Krankheitsvorgang einem noch immerwährenden Wechsel unterworfen, welcher von der Ansicht einer jeweils völligen Bedeutungslosigkeit der allergischen Hyperergie bis zu deren wesenhafter oder führender Rolle schwanken kann[2].

Vom nosologischen Gesichtspunkt aus unterscheiden wir zwischen *allergischen Krankheiten* schlechthin und *solchen Erkrankungen*, die in ihrem *Verlaufsbild* eine *allergische Komponente* besitzen. Die erste Gruppe also wird repräsentiert durch die wesensmäßig allergischen Erkrankungen, die andere durch die sog. Infektallergien. Die ersteren haben ihre Ursache in der erworbenen Überempfindlichkeit gegenüber bestimmten Stoffen, welche a priori weder für Gewebe noch für den Organismus schadenerzeugende Eigenschaften besitzen. Die Empfindlichkeit gegenüber diesen Stoffen wird erst erworben. Zu ihnen gehören die Pollenantigene und viele und verschiedenste Staubarten, auch Parasitenstaub und Parasitenprodukte (Läusekot), manche Nahrungsmittel und viele chemische Stoffe und Stoffverbindungen aus der technischen und pharmazeutischen Chemie[3].

[1] RAFFEL 1954. [2] LETTERER 1948. [3] KÄMMERER 1954.

Demgegenüber sind die Infektallergien *konkomitante Allergien*, insofern als sie Begleiterscheinung von Infektionskrankheiten der verschiedensten Art sind. Dabei stellt also die anaphylaktische oder allergische Hyperergie nicht die Krankheit selbst dar, sondern nur ein wesentliches Merkmal derselben, welches bestimmte Wesenszüge der Krankheit prägt. Man kann sagen, daß jede Infektionskrankheit in mehr oder weniger hohem Grade ihre allergisch-hyperergische Komponente besitzt, die für die Ausprägung der jeweils charakteristischen Symptome verantwortlich ist. Es ist eine wesentliche Erkenntnis der letzten 50 Jahre, daß für den Erwerb einer Überempfindlichkeit nicht nur artfremde Eiweiße geeignet sind, sondern auch eine große Zahl anderer Stoffe organischer und anorganischer Natur dieselbe Wirkung haben, wenn sie in den Körper aufgenommen, sich mit Körpereiweiß zu einer Komplexverbindung vereinen und so zum „Fremdeiweiß" geworden, aktiv sensibilisierungsfähig sind. Wir verdanken der Arbeit von LANDSTEINER[1] und seinen Schülern die grundlegenden Erkenntnisse hierzu. Die morphischen Erscheinungsbilder beider Krankheitsgruppen sind im Grundsätzlichen die gleichen. Immerhin kann man sagen, daß die wesensmäßig allergischen Erkrankungen in erster Linie dem anaphylaktischen Typ der Hyperergie angehören und die Infektallergien den proliferativen und granulomatösen Typ der hyperergischen Entzündung bevorzugen oder anders ausgedrückt, daß die Frühreaktion das Bild der eigentlich allergischen Krankheiten beherrscht, während die Spätreaktion den Infektallergien eigen ist. Aber eine solche Aufteilung ist etwas durchaus Relatives.

RICH[2] nennt die wesensmäßig allergischen Krankheiten in seiner 1951 gegebenen Darstellung die primären allergischen Erkrankungen und unterscheidet sie von Krankheiten, die von Hypersensitivitätserscheinungen begleitet sind. Zu den Krankheitsbildern der ersten Gruppe gehören die Pollenallergie[3], das Asthma bronchiale, die Urticaria und das Ekzem, gewisse Formen von Gastritis und Enteritis, welche als Nahrungsmittelallergien sich manifestieren[4]. Der Entstehungsmechanismus ist einfach. In allen diesen Fällen tritt das Allergen, das bei früherer Gelegenheit schon resorbiert wurde und eine spezifische Empfindlichkeit veranlaßte, auf exogenem Wege erneut mit Teilen des Organismus in Kontakt und erzeugt an der Stelle des Kontaktes eine entzündliche Hyperergie.

Von den Entzündungen abgesehen, gibt es noch andere allergisch-hyperergische Reaktionen, die sich im Sinne von Degenerationen oder von funktionellen Veränderungen auswirken. Dafür sind insbesondere das hämatopoetische System, das Gefäßsystem, das Nervensystem und die parenchymatösen Organe Manifestationsorte. Da wir es nicht mit dem gesamten Wesen der allergischen Hyperergie, sondern nur mit der hyperergischen Entzündung hier zu tun haben, muß diese Darstellung sowieso lückenhaft bleiben. Hier spielt die ätiologische Forschung und die klinische Beobachtung die ausschlaggebende Rolle, und wir verweisen auf die letzte Zusammenstellung im Handbuch der Inneren Medizin von HUGO KÄMMERER[4] über die allergischen Erkrankungen, in der sich ein großes Material nach allen Richtungen hin bearbeitet findet. Vom Asthma bronchiale abgesehen, bei dem noch funktionelle Reaktionen der Muskulatur der Bronchien und Schleimdrüsen eine Rolle spielen, sind die meisten wesensmäßig allergischen Krankheiten dem anaphylaktisch-allergischen Reaktionstyp unterzuordnen. Die einzelnen Manifestationen im besonderen an ihren Standorten zu beschreiben, ist Aufgabe der speziellen Pathologie der allergischen Krankheiten (s. Organhyperergie, Lunge, S. 575). Im wesentlichen handelt es

[1] LANDSTEINER 1933, 1936. [2] RICH 1952. [3] HANSEN 1943, S. 118 ff.
[4] KÄMMERER 1954.

sich um seröse und vorwiegend katarrhalische Entzündungen, hervorgerufen durch die Antigen-Antikörperreaktion am Ort, wobei die Disposition bestimmter Organe, als Reaktionsort zu fungieren, immer wieder auffällt; wir sprechen vom Schockorgan oder Schockgewebe in diesen Fällen. Hier sind große individuelle und lokalisatorisch noch nicht verständliche Unterschiede gegeben, z. B. erkranken viele Pollenallergiker nur mit der Nasenschleimhaut, während andere einen deutlichen Asthmaanfall bekommen können. Asthmaanfälle sind zudem beobachtet bei Nahrungsmittelallergien, in diesem Falle muß das Allergen also auf dem Blutwege an das Schockorgan herangetragen werden, womit wieder die schwierige Frage der Lokalisation allergisch-hyperergischer Entzündungen auftritt.

Eine Zwischenstellung zwischen den eigentlichen Allergiekrankheiten und den Infektallergien nimmt eine Gruppe von Krankheiten ein, die als Arzneimittelallergien einerseits und als Serumallergie bzw. Serumkrankheit andererseits bezeichnet wird. Während die oben genannten eigentlichen Allergiekrankheiten mit ihren vorwiegend serös-exsudativen, anaphylaktisch-hyperergischen Entzündungen an Haut und Schleimhäuten vom Standpunkt der deskriptiven und dynamischen Morphologie keine besonderen Probleme mehr in sich bergen, beginnt die Problematik der hyperergischen Entzündungen, ihrer Genese, Lokalisation und Morphologie bei dieser Gruppe, um sich von da bis zu den Infektallergien fortzusetzen. Während in der ersten Gruppe das Allergen, in den meisten Fällen auf irgendwelche Oberflächen des Organismus einwirkend, die hyperergische Reaktion auslöst, handelt es sich bei der Serumallergie und bei der Arzneimittelallergie darum, daß dasselbe im Organismus resorbiert wird und in dessen Säften kreist, Antigen und Antikörper benutzen also beide den humoralen Weg. Das Arzneimittel verbindet sich, wie schon geschildert, mit bestimmten Eiweißkörpern des Plasmas, und die Konjugation von chemischer Verbindung mit Eiweiß macht den neuentstandenen Körper zum Antigen. Experimentell haben Raffel[1], Landsteiner und Chase u. a.[2] gezeigt, daß chemische Verbindungen, wie z. B. Picrylchloride, unter Beimischung von Tuberkelbacillenwachs oder von Eiereiweiß zu einem allergisierenden Antigen werden können. Der Entstehungsmechanismus der Arzneimittelallergien kann demjenigen der Serumkrankheit ungefähr mit dem Unterschied gleichgesetzt werden, daß das Fremdserum unmittelbar, die meisten Arzneimittel erst über den Darmkanal in die Säfte gelangen. Die Grundbedingungen für die Entwicklung einer Sensibilisierung sind aber die gleichen, und so wenden wir uns zunächst der Serumkrankheit[3] zu.

Wir führen bekanntlich ihre Symptome darauf zurück, daß gegen ein in die Blutbahn injiziertes Antigen im Organismus relativ bald Antikörper gebildet werden. War die injizierte Antigenmenge ursprünglich ziemlich groß, so wird sie nicht sofort und vollkommen eliminiert, während andererseits die Antikörperbildung von seiten der Zellen beginnt. In der Zeit zwischen dem 8. und 12. Tag nach der Antigeninjektion, in welcher die Antikörperbildung eine bestimmte Höhe erreicht hat, kommt es dann zu Reaktionen zwischen den frisch gebildeten Antikörpern und den noch vorhandenen Resten von Antigen im Blut oder zwischen neuinjizierten Mengen von Antigen und den gebildeten Antikörpern.

Die am Menschen vorhandenen Symptome des starken Juckreizes der Haut, der heftigen Nesselsucht, der scarlatiniformen Exantheme mit Fieber, Ödemen, Drüsenschwellungen und rheumatischen Schmerzen deuten auf anaphylaktische

[1] Raffel 1948, 1949. [2] Landsteiner und Chase 1940.
[3] Pirquet und Schick 1905.

und vasculäre Symptome hin. Die hier ubiquitär im ganzen Organismus ablaufenden Antigen-Antikörperreaktionen führen nun an Stellen einer offenbar vorhandenen Disposition zu morphischen Manifestationen im Sinne von hyperergischen Entzündungen. Sie gehören, wie die histologische Analyse zeigt, vorwiegend zum anaphylaktischen Typ der Hyperergie, können aber auch in den proliferativen und granulomatösen Typ übergehen. Es hängt dies anscheinend vom Grade der Immunisierung bzw. der Antikörperbildung einerseits und den vorhandenen Mengen an Antigen andererseits ab. Die Reaktionsorte sind in erster Linie das Mesenchym ganz allgemein, im besonderen aber im kardiovasculären System und schließlich in der Niere zu finden. Experimentell angestellte Vergleiche zeigen, daß die Aufnahme- und Ausscheidungswege für gelöste Antigene vorwiegend auch die Orte der stärksten hyperergischen Veränderungen sind, also Lunge, Blutgefäße, Herz, Herzklappen, Nieren[1]. Versuche mit markierten Antigenen haben ergeben, daß ein Teil derselben an diesen Anfahrtswegen haftet, ein anderer von dort in die Lymphbahnen resorbiert wird, ein dritter zur Ausscheidung durch die Nieren kommt[2]. Da die Endothelien an der Bildung der anaphylaktogenen Antikörper stark beteiligt sind, ist es nicht verwunderlich, daß das gesamte vasculäre System eine Prädilektionsstelle für diese auch morphisch erfaßbaren Reaktionen darstellt. Es entstehen so Meso- und Peri- sowie Panarteritiden, Phlebitiden und auch die Capillaren nehmen an den Reaktionen in wechselnden Formen teil. Herzklappen reagieren häufig mit endokarditischen Proliferationen. Außerdem sind die mesenchymalen syncytialen Zell- und Fasernetze beteiligt und schließlich die Milz und das gesamte lymphatische System, letzteres als besonderer Ort der Antikörperbildung. Proliferationen lymphohistiocytärer Zellen als Ausdruck der Antikörperbildung interferieren[3] häufig mit monohistiocytären Zellvergrößerungen und Zellvermehrungen auf Grund einfacher Resorptions- und Reparationsleistungen[4], ihnen sind vasculär-anaphylaktische Symptome mit vermehrter Exsudation aus den Capillaren und eine als deren Folge sich entwickelnde mehr oder weniger starke Schädigung mesenchymaler oder parenchymaler Strukturen vorausgegangen. Die drei Reaktionsweisen gehen häufig ineinander über und sind nicht immer leicht und manchmal überhaupt nicht analysierend zu trennen. Für sich betrachtet, ist die hier vorliegende Hyperergie dem anaphylaktisch-hyperergisch-entzündlichen Typ zugehörig, wobei sie, in ihren Ausmaßen mikroskopische Dimensionen kaum überschreitend, an Akuität kaum je die Stärke eines vollen Arthus-Phänomen erreicht und sich auf diese Weise aus einer relativ blanden vasculären Symptomatik mit vielen Übergängen zur proliferativen und granulomatösen hyperergischen Entzündung entwickelt. Die letzteren können durchaus den früher schon beschriebenen Typ des histiocytären Riesenzellengranuloms annehmen. Auf diese Weise können im Herzen, abgesehen von den schon genannten Veränderungen an den Klappen, im Herzmuskelbindegewebe herdförmige, mit typischen ASCHOFF-GEIPELschen Knötchen einhergehende granulomatöse oder ganz diffuse Myokarditiden sich finden[5]. Größere Gefäße erkranken in Form der Panvasculitis oder in der lokalisierten Weise der Periarteriitis nodosa, die Niere mit einer akuten Glomerulitis. In der Pathomorphologie menschlicher tödlicher Serumkrankheit konnte von CLARK und KAPLAN[6] und von RICH[7] eine Vielzahl der eben beschrie-

[1] PFEIFFER und BRUCH 1953, S. 687, (Lit.).
[2] EHRICH u. a. 1949, WEINTRAUD 1913, KLINGE 1929, 1933, VAUBEL 1932, JUNGHANS 1933/34, APITZ 1933, 1934, MASUGI 1933, HAWN und JANEWEY 1947, LONGCOPE 1932.
[3] SIEGMUND 1923, 1925. [4] LETTERER 1950. [5] HAYASHI 1955.
[6] CLARK und KAPLAN 1937, 1938.
[7] RICH 1942, 1952.

benen Befunde festgelegt werden, und die in großer Zahl vorliegenden experimentellen Befunde, unter denen nur diejenigen von APITZ, KLINGE, VAUBEL[1] und MIURA[2] genannt seien, bestätigen die zahlreichen kardiovasculären entzündlichen und degenerativen bzw. nekrotisierenden Schäden auf der Grundlage einer anaphylaktisch-hyperergischen Entzündung nach intravenöser Injektion von Fremdeiweiß bei Tieren. So kann die menschliche Serumkrankheit am Tier nicht nur formgerecht nachgebildet, sondern auch erheblich verstärkt werden.

Die Manifestationen der Arzneimittelallergien, welche ganz in der Form der Serumkrankheit auftreten können, sind insbesondere seit der exzessiven Verwendung von Sulfonamiden bekannt geworden. Ihr Entstehungsmechanismus ist der gleiche wie bei der Serumkrankheit. Das mit Eiweiß konjugierte Arzneimittel wird in die Säfte aufgenommen und dort zum sensibilisierenden Fremdstoff. Die gebildeten Antikörper treten mit neu aufgenommenen Arzneimitteleiweißkonjugaten wieder in Reaktion und auf diese Weise entsteht an den Reaktionsstellen die hyperergische Entzündung. Auch ihr Formen- und Lokalisationsbild erstreckt sich wieder auf mehr oder weniger ausgedehnte kardiovasculäre Erscheinungen einschließlich des Herzens. Wenn es sich um entsprechend protrahierte Sensibilisierungen handelt, kann der Reaktionscharakter auch dem großzellig granulierenden Typ sich sehr deutlich zuwenden, während andererseits akute entzündliche Infiltrationen und Schäden an den kollagenen und Muskelfasern besonders im Herzmuskel beobachtet werden. Schon LANDSTEINER[3] hat Anaphylaxie beim Meerschweinchen gegenüber Salvarsan beobachtet. ŠIKL[4] hat neben einer exfoliativen Dermatitis nach Neosalvarsan auch eine an eosinophilen Zellen sehr reiche diffuse Myokarditis gefunden. RICH[5] hat ähnliche Beobachtungen bei Jodhypersensitivität und bei Mißbrauch von Sulfonamiden und daran sich anschließender Überempfindlichkeit mitgeteilt. Er[6] berichtet, daß seit der Einführung der Sulfonamide im Autopsiematerial eine eigentümliche Häufung von Periarteriitis nodosa und gleichzeitiger Sulfonamidüberempfindlichkeit zu beobachten war. In Untersuchungen zusammen mit GREGORY[7] war es ihm möglich, die gleichen Veränderungen im Experiment zu erhalten durch die Erzeugung einer länger ausgedehnten Sulfonamidüberempfindlichkeit. In gleicher Weise können Jod- und Aspirinüberempfindlichkeit zu Periarteriitis nodosa führen.

Wir sehen, wie hier ein breites Spektrum verschiedenster Ursachen vorliegt, welches über den gleichen Mechanismus der Antikörperbildung und einer eventuell durch Konjugierung mit Eiweiß sich erst ausprägenden antigenen Fremdstoffbildung mit einem morphisch durchaus gleichartigen Symptomenbild entsteht. Wenn wir von der Morphologie her die Verhältnisse heute auch relativ klar übersehen können, so liegt doch noch eine große Zahl ungelöster Probleme vor. Wir fragen, warum immer nur einzelne Individuen in dieser hyperergischen Weise erkranken, die anderen unter gleichartigen Verhältnissen aber gesund bleiben. Wir fragen ferner, auf den Organismus bezogen, warum die Lokalisationen so verschiedenartig auftreten, wobei einmal das Gefäßsystem, ein anderes Mal die Herzklappen oder der Herzmuskel und schließlich wieder die Niere im Vordergrund der Krankheitserscheinungen stehen. Das *Gesamtproblem der Lokalisation* läßt sich zwar mit den experimentell gewonnenen Erkenntnissen über die Lenkungsfähigkeit hyperergischer Symptome im Gewebe auf Grund besonderer funktioneller Zustände und auf Grund der vorgenannten Fixierung der reagierenden Stoffe an den Zufahrtsstraßen und Ausscheidungswegen zu einem Teil

[1] APITZ 1933, 1934. KLINGE 1929, 1933. VAUBEL 1932. [2] MIURA 1940.
[3] LANDSTEINER 1936. [4] ŠIKL 1936. [5] RICH 1945. [6] RICH 1942, 1945, 1946.
[7] RICH und GREGORY 1943.

verstehen, aber als gelöst kann das Lokalisationsproblem damit noch nicht betrachtet werden. Wie man die Serumkrankheit als Überempfindlichkeitskrankheit gegenüber flüssigen Antigenen betrachten kann und dabei unschwer Parallelen zu den Infektionskrankheiten insofern findet, als dort zwischen Infekt und lokaler Infektion, Generalisation und Organmanifestation unterschieden wird, so kann man bei der Serumhyperergie am entsprechend sensibilisierten Tier bei Erzeugung eines Arthus-Phänomens in der Haut von lokaler Hyperergie sprechen; bei Verabreichung des flüssigen Eiweißantigens in die Blutbahn erzeugt man die generalisierte hyperergische Reaktion, die bei entsprechender Protrahenz und

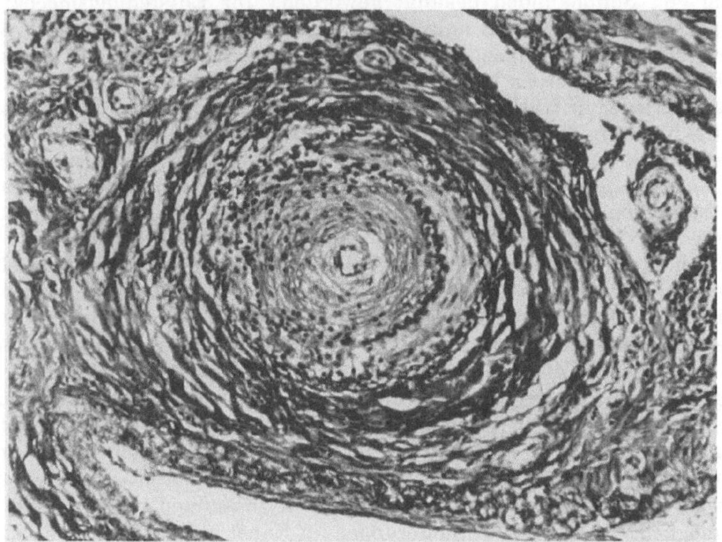

Abb. 41. Periarteriitis nodosa. Zerstörung der Elastica in einem Teil einer Arterienwand bei leukocytärer Infiltration. Gleicher Fall wie Abb. 42. 24jähriger Mann. Vergr. 190fach. Elastin-VAN GIESON.

Wiederholung der Antigenausschüttung zu bestimmten Organmanifestationen übergeht (Herz, Niere). MILLBERGER[1] hat die Serumkrankheit nicht mit Unrecht verglichen mit dem cyclischen Ablauf der Infektionskrankheiten, und er sowie BIELING[2] haben daraus den Schluß gezogen, daß das cyclische Geschehen nicht allein aus den Mikroorganismen und im Falle der Serumkrankheit aus dem injizierten Antigen, sondern aus dem Verhalten des reagierenden Organismus, aus Umstimmung und Abwandlung seiner Reaktionsweise durch die Infektion während der Infektion zu erklären ist.

Hiermit soll darauf hingewiesen sein, daß wir zwischen *Infektallergien*, die jetzt noch zu besprechen sind, gegenüber der *Serumkrankheit* keinen grundsätzlichen Unterschied machen können. Demgegenüber können die eigentlichen allergischen Krankheiten verglichen werden mit den lokal bleibenden Infektionskrankheiten, wie sie beispielsweise durch die Ruhr und die Diphtherie dargestellt sind. So gesehen würden zwischen belebten und unbelebten Antigenen im Hinblick auf die Erzeugung hyperergisch-entzündlicher Reaktionen grundsätzliche Unterschiede nicht bestehen. Aber an sich unterscheiden sich die Infektallergien dennoch von der Serumkrankheit und den wesensmäßig allergischen Erkrankungen

[1] MILLBERGER 1950 a u. b. [2] BIELING 1952.

dadurch, daß, wie früher schon geschildert, der *Reaktionstyp der Entzündung nicht* der einer *anaphylaktisch*-hyperergischen, *sondern* der einer *allergisch-hyperergischen* ist. Er gehört der Spätreaktion an, welche, wie wir sahen, zum proliferativ-granulomatösen Typ der hyperergischen Reaktion morphologisch gehörend, gegenüber dem Arthus-Typ als Tuberkulintyp bezeichnet wird. Daß diese rein morphische Unterscheidung nicht absolut zu nehmen ist, sondern ihre Relativität besitzt, haben wir aus Schilderungen der vorangehenden Kapitel gesehen, wobei auch deutlich wurde, daß lösliche Antigene ebenso fähig sind, nicht nur dem vasculär-exsudativ-entzündlichen Reaktionstyp, sondern bei entsprechender Reaktionslage auch ganz ausgesprochen dem Tuberkulintyp mit großzelligen Proliferationen, Riesenzellen usw. zu folgen. Auch RICH[1] bestätigt dies ausdrücklich in seinem Übersichtsvortrag.

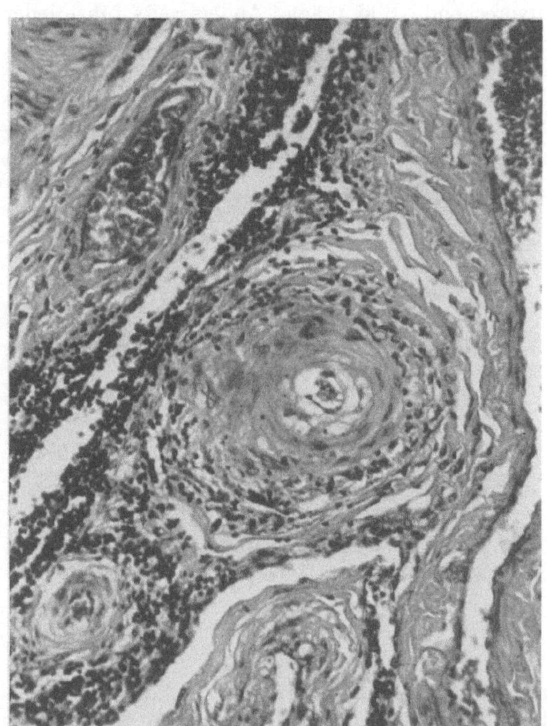

Abb. 42. Periarteriitis nodosa. Segmentförmige Schädigung einer Arterienwand durch hyalinisierende Verquellung (Insudation), Schnitt aus der Thymusdrüse. 24jähriger Mann. Vergr. 200fach. Hämatoxylin-Eosinfärbung.

Wenn wir vorhin schon betont haben, daß mit dem Eintritt von Krankheitserregern in den Organismus nicht nur deren Vernichtung, sondern auch eine Umstimmung des Organismus und eine Antikörperbildung gegen die Erreger und Erregerprodukte sehr bald einsetzt und daß trotzdem in dem so umgestimmten und Antikörper bildenden Organismus die Erreger sich weiterhin zu vermehren vermögen, so sind die Folgen, die sich aus dieser Situation ergeben, klar. Es muß im Verlaufe einer Infektionskrankheit früher oder später zur Auseinandersetzung der in den Zellen gebildeten Antikörper mit den immer noch vorhandenen Erregern kommen. Diese Situation läßt nicht allein eine gewisse Regelmäßigkeit im Bilde einer Infektionskrankheit verstehen, wobei das Bild wesentlich durch inflammatorisch-hyperergische Phänomene geprägt wird, sondern läßt auch begreifen, daß häufige Variationen während eines solchen Verlaufes auftreten können. So finden wir die ganze Skala der schon als anaphylaktisch und allergisch-hyperergisch beschriebenen Phänomene auch im Verlaufe von Infektionskrankheiten wieder, deren Bild sich je nach der Organlokalisation und den Eigenschaften der befallenen Gewebe veränderlich verhält. In der nur den allgemeinen hyperergischen Entzündungsreaktionen gewidmeten Darstellung

[1] RICH 1952.

kann auf Einzelheiten der Infektallergien nicht eingegangen werden. Wir würden den vorgeschriebenen Rahmen weit überschreiten müssen. Das Gesamtgebiet ist seiner gestaltlichen Vielfalt wegen nur schwierig einer gemeinsamen Ordnung zu unterwerfen, da die einzelnen Symptome geweblicher Hyperergien, bezogen auf die sie verursachenden Erreger, sehr verschiedenartig sein können, so daß sie, miteinander verglichen, a priori gar nicht der gleichen Ursächlichkeit zugeschrieben werden würden. Ausschlaggebend bleibt jeweils die Reaktionslage, die auch das entsprechende Bild prägt. Andererseits führt jeder Erreger zu einem gewissen

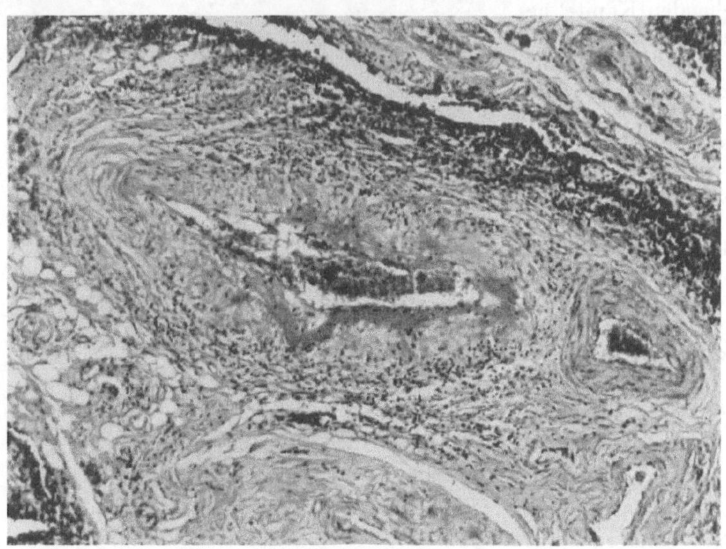

Abb. 43. Allergische Phlebitis. Gleicher Fall wie Abb. 42. Insudative Hyalinbildung in der Venenwand. Abhebung breiter Schichten des Endothels. Siehe ähnliche Befunde früher bei Arthus-Phänomen (Abb. 19, 24, S. 519, 523). 24jähriger Mann.

programmatischen Verlauf der von ihm erzeugten Krankheit, wie beispielsweise die A-Streptokokken zum fieberhaften Rheumatismus[1]. So sehen wir die Periarteriitis nodosa anscheinend als Krankheitsbild sui generis auftreten, aber auch als Folge einer Arzneimittelallergie. Wir finden die subakute und chronische Sepsis in der Form der Panphlebitis mit der Bildung von Fibrinknötchen und kleinen Granulomen auf den Veneninnenhäuten, wie sie Siegmund[2] am Menschen beschrieben und auch experimentell erzeugt hat. Wir finden septische Verlaufsbilder in der Form von Panarteriitiden, von Endarteriitis obliterans oder auch Periarteriitis nodosa; die gleichen kardiovasculären und glomerulären hyperergischen Reaktionen, die wir als mögliche Folgen der Serumkrankheit kennengelernt haben, können als Folgen einer Infektallergie auftreten. Demgegenüber steht der mit einer gewissen Regelmäßigkeit in der Lokalisation der Veränderungen und ihrem histologischen Bilde mehr festgelegte Verlauf beim fieberhaften Rheumatismus, der akuten Glomerulitis und dem akuten disseminierten Lupus erythematosus[3]. Ehrich hat kürzlich in experimentellen Untersuchungen gezeigt, daß das Glomerulum auf ganz verschiedenartige Weise in hyperergischer Form erkranken kann und eine intra- sowie eine intercapilläre Form der hyperergischen Reaktion je nach dem Antigen, welches zur Anwendung kam, möglich

[1] Cavelti 1947a—c. [2] Siegmund 1923, 1925. [3] Klinge 1943, Bohrod 1954.

ist. Die mit Fremdserum erzeugte akute diffuse hämorrhagische Glomerulitis spielt sich vorwiegend im intercapillären Raume ab, während die mit Antinierenserum erzeugte die intracapilläre Lokalisation aufweist; sie ist auch diejenige, die mit der menschlichen Glomerulonephritis übereinstimmt[1]. Es gelang EHRICH bei jungen Ratten durch entsprechende Dosierung mit Antinierenserum auch eine Lipoidnephrose zu erzeugen. Wenn man unter diesen Gesichtspunkten bedenkt, daß das rheumatische Fieber typischer Art nur durch die A-Streptokokken erzeugt wird, so besteht vielleicht doch die Aussicht, daß es einer späteren ätiologischen und morphologischen Analyse gelingen kann, für die einzelnen als hyperergisch bedingt angesehenen Krankheitsbilder auch ganz bestimmte Konstellationen aus der Reaktionslage des Organismus und den übrigen Verursachungen herauszuschälen.

Literatur.

ABEL, J. J., and S. KUBOTA: On the presence of histamine (β-iminazolylethylamine) in tissues. J. of Pharmacol. **13**, 243 (1919). — ABELL, R. G., and H. C. SCHENK: Behaviour of bloodvessels in anaphylaxis. J. of Immun. **34**, 195 (1938). — AKERMANN u. A. BESREDKA: Der anaphylaktische Schock und das Prinzip der Desensibilisierung. Paris: Masson & Cie. 1927. — AHLSTRÖM, C. G.: Zur Pathogenese der akuten diffusen Glomerulonephritis. Experimentelle Untersuchungen über die allergische Gewebsreaktion der Niere. Acta path. scand. (Københ.) **14** (1936). — ALBERTINI, A. v.: Die Bedeutung der histiocytären Reaktion bei Endocarditis. Internat. Arch. Allergy **1**, 12 (1950). ~ Zur Pathogenese des rheumatischen Granuloms. Schweiz. med. Wschr. **1953**, 772. ~ Bedeutung der Allergielehre für die Pathologie. Schweiz. Z. Path. u. Bakter. **17**, 1 (1954). — ALBERTINI, A. v., u. M. METAXAS: Studie zur Histologie allergischer Entzündungen. Bull. schweiz. Akad. Med. Wiss. **9**, 157 (1953). — ALESSIO, F.: Contibuto sperimentale alla teoria anafilattica dell'ulcera gastrica. Pathologica (Genova) **20**, 362 (1928). — APITZ, K.: Über anaphylaktische Organveränderungen bei Kaninchen. Virchows Arch. **289**, 46 (1933). ~ Der Verlauf der Allgemeininfektion nach allgemeiner Endothelumstimmung beim Kaninchen. Z. exper. Med. **94**, 222 (1934). — ARONSON, J. D.: Tissue culture studies on the relation of the tuberculin reaction to anaphylaxis and the Arthus Phenomen. J. of Immun. **25**, 1 (1933). — ARTHUS, M.: Injections répétées de sérum de cheval chez le lapin. C. r. Soc. Biol. Paris **55**, 817 (1903). ~ De l'anaphylaxie à l'immunité. Paris: Masson & Cie. 1921. — ARTHUS, M. et BRETON: Lésions cutanées produites par les injections de sérum de cheval chez le lapin anaphylactisé par et pour sérum. C. r. Soc. Biol. Paris **55**, 1479 (1903). — ASCHOFF, L.: Das Allergieproblem vom Standpunkt des pathologischen Anatomen. Med. Welt **1937**. — ASSELINEAU, J., N. CHOUCROUN and E. LEDERER: Sur la constitution chimique d'un lipopolysaccharide antigénique extrait de Mycobacterium tuberculosis var. hominis. Biochim. et Biophysica Acta **5**, 197 (1950). — AUER, J.: Local autoinoculation of the sensitized organism with foreign protein as a cause of abnormal reactions. J. of Exper. Med. **32**, 427 (1920).

BAER, R., F. SERRÉ and D. KIRMAN: Attempts at passive transfer of allergic exzematous sensitivity in man by means of white cells suspensions. J. Invest. Dermat. **19**, 217 (1952). — BALLING, L.: Experimentelle Untersuchungen über das akut-entzündliche örtliche Zellbild beim allergischen Tier mit Hilfe der KAUFFMANNschen Kantharidenblase. Virchows Arch. **301**, 72 (1938). — BARTOSCH, R., W. FELDBERG u. E. NAGEL: Das Freiwerden eines histaminähnlichen Stoffes bei der Anaphylaxie des Meerschweinchens. Pflügers Arch. **230**, 129 (1932). BERGER, W.: Zur Histopathologie der passiven allergischen Reaktion. Kongreßzbl. inn. Med. **42**, 367 (1930). ~ Allergie als Krankheitsursache. Wien. med. Wschr. **1930**, 979, 1017, 1048. ~ Die Beteiligung der Haut an der Allergie innerer Organe. Wien. klin. Wschr. **1930**, 513, 548. ~ Die Bedeutung der Allergielehre für die innere Medizin. Wien. klin. Wschr. **1931**, 789. ~ Referat über die geweblichen Äußerungen der Allergie. Verh. dtsch. path. Ges. **30**, 5 (1937). — BERGER, W., u. F. J. LANG: Zur Histopathologie der passiven allergischen Reaktion. Verh. dtsch. Kongr. inn. Med. **42**, 367 (1930). ~ Ein histopathologischer Beitrag zur Histaminhypothese der allergischen Reaktion. Z. Hyg. **113**, 206 (1931). ~ Zur Histopathologie der idiosynkrasischen Entzündung in der menschlichen Haut. Beitr. path. Anat. **87**, 71 (1931). — BERGSTRAND, H.: Vascular changes in allergic diseases. Acta path. scand. (København.) **91**, 11 (1951). ~ Morphological equivalents in polyarthritis rheumatica, periarteriitis nodosa, transient eosinophilic infiltration of the lung and other allergic syndromes. J. of Path. **58**, 399 (1946). — BESCHE, A. DE: Studien über Reaktionen bei Asthmatikern und über die passive Übertragung der Überempfindlichkeit. Amer. J. Med. Sci. **166**, 265

[1] EHRICH 1954.

(1923). — Bichat, F. X.: Anatomie générale appliquée à la physiologie et a la medicine. Paris 1801. — Bieling, R.: Allergische Krankheiten und sensibilisierende Krankheitsprozesse. 1. Internat. Allergiekongr., Zürich 1951, S. 12. Basel u. New York: S. Karger 1952. — Bisceglie, V.: Studi sull'infiammazione allergica. La flogosi allergica del polmone. Rev. Pat. infecc. (Buenos Aires) **12**, 203 (1934). — Böhmig, R.: Über Beziehungen von Überempfindlichkeit und Immunität bei experimentellen Streptokokken-Infektionen. Klin. Wschr. **1933**, 258. ~ Über homologe und heterologe Testinfektionen mit Streptokokken in verschiedenen Stadien der Immunität. Z. Hyg. **115**, 406 (1933). ~ Experimentelle Untersuchungen zur bakteriellen Überempfindlichkeit durch Fremdeiweiß. Verh. dtsch. path. Ges. **1937**, 288. ~ Pathologie der Endocarditis. Verh. dtsch. Ges. Kreislaufforsch. **20**, 159 (1954). ~ Der kindliche Rheumatismus. I. Pathogenese und Pathologie des Rheumatismus. Mschr. Kinderheilk. **103**, 97 (1955). — Böhmig, R., u. P. Klein: Die Ätiologie und Pathogenese des akuten Rheumatismus nach dem heutigen Stand des Wissens. Medizinische **1953**, 1. ~ Pathologie und Bakteriologie der Endocarditis. Berlin: Springer 1953. — Böhmig, R., and H. Swift: Comparative histologic reactions in cutaneous lesions induced by streptococci in rabbits previously inoculated intracutaneously or intravenously. Arch. of Path. **15**, 611 (1933). — Bohrod, M. G.: The histology of the allergic lesions. 1. Internat. Allergiekongr., Zürich 1951, S. 127. Basel u. New York: S. Karger 1952. ~ Histology of Allergic and related lesions. In P. Kallós, Progress in Allergy, Bd. IV, S. 31. Basel u. New York: S. Karger 1954. — Bruno, F.: Die geweblichen Veränderungen in der Haut von domestizierten und wilden Mäusen nach einmaliger und wiederholter Einspritzung von Pferdeserum. Beitr. path. Anat. **102**, 375 (1938). — Büngeler, W.: Die Gewebsatmung bei Anaphylaxie. Z. exper. Med. **75**, 223, 263, 287 (1931). — Businco, L.: Inflammation allergique et inflammation histaminique. 1. Internat. Allergiekongr., Zürich 1951, S. 210. Basel u. New York: S. Karger 1952.

Cannon, P. R., C. E. Marshall: The relationship of circulating praecipitins to the Arthus phenomenon. Amer. Assoc. Immun. **1939**. ~ Studies on mechanism of Arthus phenomenon. J. of Immun. **40**, 127 (1941). — Cavelti, Ph. A.: Studies on the pathogenesis of rheumatic fever. Arch. of Path. **44**, 13 (1947). ~ Pathogenesis of glomerulonephritis and rheumatic fever. Arch. of Path. **44**, 119 (1947). ~ Über die Bedeutung von Gewebsantikörpern bei der Glomerulonephritis. I. Internat. Allergiekongr., Zürich 1951, S. 1095. Basel u. New York: S. Karger 1952. — Cavelti, Ph. A., and E. S. Cavelti: Studies on the pathogenesis of glomerulonephritis. Arch. of Path. **40**, 158 (1945). — Cesaris-Dehmel, A.: La teoria anafilattica dell'ulcera rotunda. Pathologica (Genova) **15**, 128 (1923). — Chase, M. W.: Cellular transfer of cutaneous hypersensitivity to tuberculin. Proc. Soc. Exper. Biol. a. Med. **59**, 134 (1945). ~ Inhibition of experimental drug allergy by prior feeding of sensitizing agent. Proc. Soc. Exper. Biol. a. Med. **61**, 257 (1946). ~ Studies on the sensitization of animals with simple chemical compounds. J. of exper. Med. **86**, 489 (1947). ~ Bacterial and mycotic inflammation of men. Dubos. Philadelphia: J. B. Lippincott Company 1948. — Chase, M. W., W. Dameshek, S. Haberman, M. Samter and Th. L. Squier: The role of the formed elements of the blood in allergy and hypersensitivity. A symposium. J. Allergy **26**, 209 (1955). — Chiari, H.: Die pathologische Anatomie des akuten Rheumatismus. Dresden u. Leipzig: Theodor Steinkopff 1938. — Choi, C.: The local anaphylactic reaction of liver tissues. Trans. Jap. Path. Soc. **20**, 587 (1930). — Choucroun, N.: Biological effects of a toxic and a sensitizing substance isolated from paraffin oil extract of dead tubercle bacilli. Science (Lancaster, Pa.) **98**, 327 (1943). ~ Tubercle bacillus antigens. Biological proteins of two substances isolated from paraffin oil extract of dead tubercle bacilli. Amer. Rev. Tbc. **56**, 203 (1947). — Churg, J., and L. Strauss: Allergic granulomatosis, allergic angiitis and periarteriitis nodosa. Amer. J. Path. **27**, 277 (1951). — Clark, E. R.: Serum carditis: the morphologic cardiac alterations in man associated with serum disease. J. Amer. Med. Assoc. **110**, 1098 (1938). — Clark, E. R., and B. J. Kaplan: Endocardial, arterial and other mesenchymal alterations associated with serum disease in man. Arch. of Path. **24**, 458 (1937). — Clark, E. R., and E. Linten-Clark: Observation on changes in blood vascular endothelium in the living animal. Amer. J. Anat. **57**, 385 (1935). — Cline, Cohen u. Rudolph: J. Allergy **3**, 6 (1932). — Cohn, E. J.: Siehe Hahn u. Lange 1956. — Coons, A. H.: Symposium Rheumatic Fever, 1952, S. 217. — Coons, A. H., and M. H. Kaplan: Localization of antigen in tissue cells. J. of Exper. Med. **91**, 1, 15, 31 (1950); **93**, 173 (1951). — Criep, L. H.: The relation of collagen disease to hypersensitiveness. I. Internat. Allergiekongr., Zürich 1951, S. 202. Basel u. New York: S. Karger 1952.

Dale, H. H.: Die anaphylaktische Reaktion der glatten Muskulatur des Meerschweinchens. J. of Pharmacol. **4**, 167 (1913). ~ Anaphylaxis. Bull. Johns Hopkins Hosp. **31**, 310 (1920). ~ I. Introduction. — Vasomotor hormones. II. Local vasodilator reactions. — Histamin. III. Local vasodilator reactions. — Histamin. — Acethyl-cholin. — Conclusion. Lancet **1929**, 1179, 1233, 1259. ~ Das Freiwerden wirksamer Stoffe (Histamin) aus den Geweben beim anaphylaktischen Symptomenkomplex. In I. H. Gaddum, Gefäßerweiternde Stoffe der Gewebe, S. 161. Leipzig: Georg Thieme 1936. — Dale, H. H., and Kellaway: Anaphylaxie und Immunität in vitro. J. of Physiol. 54, 143 (1921). — DALE, H. H., and P. P. LAIDLAW: Histamine shock. J. of Physiol. 52, 355 (1919). — DANIELOPOLU, D.: Anaphylaktischer Schock durch diphtherisches Toxin-antitoxin hervorgerufen beim eserinierten Meerschweinchen. Klin. Wschr. 1943, 740. ~ Identität der anaphylaktischen Phänomene mit Acetylcholinwirkung. Paraphylaktischer Schock. Dtsch. med. Wschr. 1943, 529. ~ Paraphylaxie et choc paraphylactique. Paris: Masson & Cie 1943. ~ Choc anaphylactique provoqué chez le cobaye ésérinisé par le mélange neutre de toxine-antitoxine diphtérique. C. r. Soc. Biol. Paris 137, 299 (1943). ~ Phylaxie-paraphylaxie et maladie spécifique. Paris: Masson & Cie. 1946. ~ Role respectif de l'acétylcholine et de l'histamine dans le choc paraphylactique (anaphylactique). Schweiz. med. Wschr. 1948, 567. — DAVIDOFF, L. M., B. C. SEEGALL and D. SEEGALL: The Arthus phenomenon. Local anaphylactic inflammation in the rabbit brain. J. of Exper. Med. 55, 163 (1931). — DIENES, L.: Further observations concerning the sensitization of tuberculous Guinea pigs. J. of Immun. 15, 153 (1928). ~ The specificity of the tuberculin type of sensitiveness produced with the different protein substances of the egg white. J. of Immun. 18, 279 (1930). ~ Comparative study of the anaphylactic and tuberculin types of hypersensitiveness. I. General reactions similar to the tuberculin shock in tuberculous Guinea pigs sensitized with various antigens. II. The influence exerted by the nature of the antigen and the development of the different types of hypersensitiveness. J. of Immun. 20, 221, 333 (1931). — DIENES, L., and T. B. MALLORY: Histological studies of hypersensitive reactions. Amer. J. Path. 8, 689 (1932). — DIENES, L., u. E. W. SCHÖNHEIT: Local hypersensitiveness. I. Sensitization of tuberculous Guinea pigs with egg-white and Timothy pollen. J. of Immun. 14, 9 (1927). — DIENES, L., and F. A. SIMON: The flaring up of injection sites in allergic Guinea pigs. J. of Immun. 28, 321 (1935). — DIETHELM, HEUCK u. KLOOS: Zur kausalen Genese allergischer Darmerkrankungen. Zbl. Chir. 1952, 899. — DIETRICH, A.: Allergische Reaktionen an Gefäßen. Verh. dtsch. path. Ges. 30, 142 (1937). — DIETRICH, A., u. M. NORDMANN: Infektion und Kreislauf nach mikroskopischen Beobachtungen am lebenden Säugetier. I. und II. Mitteilung. Krkh.forsch. 6, 217 (1928); 7, 321 (1929). — DOERR, R.: Allergie und Anaphylaxie. In Handbuch der pathogenen Mikroorganismen, 3. Aufl., S. 759. 1929. ~ Allergische Phänomene. In Handbuch normaler und pathologischer Physiologie, Bd. 13/6, S. 650 (1929). ~ Die Immunitätsforschung. Ergebnisse und Probleme in Einzeldarstellungen. Wien: Springer 1947. — DOHLMANN, G.: Der Heuschnupfen. Dtsch. med. J. 6, 668 (1955). — DOMAGK, G.: Untersuchungen über die Bedeutung des retikulo-endothelialen Systems für die Vernichtung von Infektionserregern und für die Entstehung des Amyloids. Virchows Arch. 253, 594 (1924). — DOUGHERTY, TH. F.: Mechanism of action of cortisone in resistance to sequels of anaphylaxis. Bull. schweiz. Akad. Med. Wiss. 8, 143 (1952). ~ The effect of cessation of treatment with large doses of antiphlogistic adrenocortical hormones on circulating antibody and parenchymatous allergic lesions. Internat. Sympos. on the mechanism of inflammation 1953. Acta inc. Med. publ. Montreal, Canada. ~ The mechanism of action of adrenocortical hormones in allergy. In P. KALLÓS, Progress in Allergy, Bd. IV, S. 319. Basel u. New York: S. Karger 1954.

EHRICH, W. E.: The significance of the tissue reactions caused by antigens. J. Amer. Med. Assoc. 135, 94 (1947). — EHRICH, W. E., J. SCIFTER and C. FORMAN: Experimental serum disease. A pathogenethic study. J. of Exper. Med. 89, 23 (1949). — EICKHOFF, W.: Narkose und allergisch-hyperergische Entzündung. Virchows Arch. 209, 300 (1937). ~ Allergisch-hyperergische Entzündung durch parenterale Einführung von Eisenserum. Virchows Arch. 301, 702 (1938). ~ Schilddrüse und Allergie. Virchows Arch. 303, 481 (1939). ~ Experimentelle Untersuchungen über die Wechselbeziehungen zwischen Stoffwechsel, allergischen Reaktionen und histomorphologischem Schilddrüsenbefund. Virchows Arch. 306, 25 (1940). — EICKHOFF, W., u. H. REPLOH: Experimentelle Untersuchungen über die Entstehung von Pneumonien nach verschiedenartiger Vorbehandlung. Arch. f. Hyg. 122, 212 (1939). — EICKHOFF, W., P. SUNDER-PLASSMANN u. W. STECHER: Zur Frage der Organveränderungen durch thyreotropes Hormon im Serum-Hyperergieversuch. Frankf. Z. Path. 52, 303 (1938). — EPPINGER, H.: Permeabilitätspathologie. Wien: Springer 1949. — EPSTEIN, S.: Role of dermal nonatopic sensitivity (tuberculintype sensitivity) in contact dermatitis; priliminary report. Ann. Allergy. 4, 438 (1946). ~ Studies in infantile exzema; clinical and statistical observations on allergic background of 247 consecutive cases of infantile atopic dermatitis. Ann. Allergy 9, 421 (1951). — EPSTEIN, S., and H. PINKUS: Penicillin dermatitis based on tuberculin-type sensitivity; report of case with remarks on experimental sensitization to penicillin. Ann. Allergy 4, 186 (1946). — ESSELLIER, A. F., H. R. MARTI u. H. ROSENMUND: Eosinophilie und allergische Erscheinungen nach parenteraler Applikation von fetten Ölen. I. Internat. Allergiekongr., Zürich 1951, S. 390. Basel u. New York: S. Karger 1952.

FASSBENDER, H. G.: Experimentelle Studien zur allergisch-hyperergischen Entzündung. Acta allergol. (Kobenh.) 9, 3 (1955). — FELDBERG, W., and C. H. KELLAWAY: Liberation of histamine and formation of lysocithin-like substance by cobra venom. J. of Physiol. 94, 187 (1938). — FELDBERG, W., u. E. SCHILF: Histamin. Seine Pharmakologie und Bedeutung für die Humoralphysiologie. Berlin: Springer 1930. — FISCHEL, E. E.: The role of allergy in the pathogenesis of rheumatic fever. Amer. J. Med. 7, 772 (1949). — FISCHEL, E. E., and E. A. KABAT: A quantitative study of the Arthus phenomenon induced passively in the rabbit. J. of Immun. 55, 337 (1947). — FISCHEL, E. E., E. A. KABAT, H. C. STOERK and A. E. BEZER: The role of tubercle bacilli in adjuvant emulsions on antibody production to egg albumin. J. of Immun. 69, 611 (1952). — FISCHER, E., u. H. KAISERLING: Die experimentelle lymphogene allergisch-hyperergische Appendicitis. Virchows Arch. 297, 146 (1936). ~ Die experimentelle lymphogene allergische Perikarditis (Lymphangitis des Herzens). Verh. dtsch. path. Ges. 31, 437 (1938). — FLOREY, H.: Lectures on General Pathology, S. 459. London: Lloyd-Luke 1954. — FREUND, J.: Influence of age upon antibody formation. J. of Immun. 18, 315 (1930). — FREUND, J., G. E. THOMPSON and M. M. LIPTON: Aspermatogenesis, anaphylaxis, and cutaneous sensitization induced in the Guinea pig by homologous testicular extract. J. of Exper. Med. 101, 591 (1955). — FRIEBEL, H.: Histamin und anaphylaktischer Schock. 1. Beiheft Aerosolforschung und Therapie. Stuttgart: Schattauer 1953. ~ Arch. exper. Path. u. Pharmakol. 217, 13, 21 (1953). ~ Über das experimentelle allergische Asthma der Meerschweinchen und seine Beziehungen zum Asthma des Menschen. Internat. Arch. Allergy 5, 377 (1954). ~ Histamin und anaphylaktischer Schock. Z. Aerosol-Forsch., 1. Beih. 1953. — FRIED, M.: Allergic lobar pneumoniea. J. of Exper. Med. 57, 111 (1933). — FRIEDBERGER, E.: Z. Immun.-forsch. 2, 208 (1909). ~ Die Anaphylaxie mit besonderer Berücksichtigung ihrer Bedeutung für Infektion und Immunität. Dtsch. med. Wschr. 1941, 481. ~ Weitere Mitteilungen über die Beziehungen zwischen Überempfindlichkeit und Infektion. Berl. klin. Wschr. 1910, 1922. — FRIEDBERGER, E., u. S. SEIDENBERG: Versuche mit Serum an isolierten Gefäßpräparaten normaler anaphylaktischer und tuberkulöser Tiere. Z. Immun.forsch. 51, 276 (1927). — FRÖHLICH, A.: Über lokale gewebliche Anaphylaxie. Z. Immun.forsch. 20, 476 (1914).

GADDUM, J. H., u. H. H. DALE: Gefäßerweiternde Stoffe der Gewebe. Leipzig: Georg Thieme 1936. — GAPEL, P.: Untersuchungen über rheumatische Myocarditis. Dtsch. Arch. klin. Med. 85, 75 (1905). — GEISSENDÖRFER, H.: Über die Erzeugung geweblicher Überempfindlichkeit nach wiederholter Einspritzung arteigenen Blutes bei Meerschweinchen. Virchows Arch. 285, 385 (1932). — GELL, P. G. H., and I. T. HINDE: The histology of the tuberculin reaction and its modification by cortisone. Brit. J. Exper. Path. 32, 516 (1951). ~ The effect of cortisone on the histology of the tuberculin reaction. Bull. schweiz. Akad. Med. Wiss. 8, 200 (1952). ~ Observations on the histology of the Arthus reaction and its relation to other known types of skin hypersensitivity. Internat. Arch. Allergy 5, 23 (1954). — GERLACH, W.: Studien über hyperergische Entzündung. Virchows Arch. 247, 294 (1923). — GERSH, J.: Some functional considerations of ground substance of connective tissues. Trans. Josiah Macy, Jr., Found., Second Conference on Connective tissues, p. 10, New York 1951. ~ Ground substance and plasticity of connective tissues. Harvey Lect. 45, 211 (1952). — GERMUTH jr., F. G., J. OYAMA and B. OTTINGER: Mechanism of action of 17-hydroxy-11-dehydro-corticosteron (compound E) and of adrenocorticotropic hormone in experimental hypersensitivity in rabbits. J. of Exper. Med. 94, 139 (1951). — GIERTZ, H., and F. HAHN: Die inverse Anaphylaxie vom Standpunkt der Histamintheorie der Anaphylaxie. Internat. Arch. Allergy 6, 23 (1955). — GIRGENSOHN, H.: Das Gewebsbild des fieberhaften Rheumatismus. Virchows Arch. 293, 73 (1934). — GLADSTONE, G. P.: Anaphylaxis. In H. FLOREY, Lectures on General Pathology, S. 458. London: Lloyd-Luke 1954. — GÖBEL-SCHMITT, L.: Über die Nephrotoxinwirkung bei der Maus. Virchows Arch. 318, 503 (1950). — GOTTRON: Vorwort zu G. W. KORTING: Zur Pathogenese des endogenen Ekzems. Stuttgart: Georg Thieme 1954. Dort Literatur. — GRAFF, U.: Über fibrinoide Degeneration des Bindegewebes nach einmaliger Eiweißinjektion. Virchows Arch. 299, 339 (1937). — GRÉGOIRE, CH.: Beitrag zur Frage der allergischen Veränderungen des lymphatischen bzw. lymphoiden Gewebes besonders in den Lymphknoten. Krankheits-Forsch. 9, 97 (1931). — GROLL, H.: Experimentelle Studien über die Beziehungen der Entzündung zum nervösen Apparat. Münch. med. Wschr. 1921, 869. — GROVE, E. F.: Studies in Anaphylaxis in the Rabbit. I—V. J. of Immun. 23, 101, 125, 139, 147 (1932).

HAGERMANN, G.: How is epidermal hypersensitivity transmitted through lymphocytes. Acta dermato-vener. (Stockh). 34, 51 (1954). — HAHN, F.: Zur Anaphylatoxinfrage. Naturwiss. 41, 425 (1954). — HAHN, F., u. A. LANGE: Untersuchungen über das Anaphylatoxin. 1. Mitteilung: Versuche zur Isolierung von Rattenserumanaphylatoxin. Im Druck bei Arch. exper. Path. u. Pharmakol. 1956. — HAMPTON u. COOKE: J. Allergy 13, 63 (1942). — HANSEN, K.: Die exogenen Allergene. In BERGER-HANSEN, Allergie, ein Lehrbuch in Vorlesungen, 2. Aufl., S. 118ff Leipzig: Georg Thieme 1943. — HARTLEY jr., G., and C. C. LUSHBAUGH: Experimental allergic focal necrosis of liver. Amer. J. Path. 18, 323 (1942). — HAWN, C. V. Z., and C. A. JANEWAY: Histological and serological sequences in experimental hypersensitivity. J. of Exper. Med. 85, 571 (1947). — HAXTHAUSEN, H.: Passive transmission of dinitrochlorobenzene allergy with blood cells from sensitized Guinea-pigs. Acta dermato-vener. (Stockh.) 34, 659 (1951). ~ Attempts on passive local sensitization by intracutaneous injection of cell from freshly excised lymphnodes of eczema allergic. J. Invest. Dermat. 21, 237 (1953). — HAYASHI, H.

u. a.: Experimental studies on rheumatic inflammation. Mie Med. J. Jap. **4**, 1—167 (1955). HECHT, R., M. B. SULZBERGER and H. WEIL: Studies in sensitization to skin; production of antibodies to skin by means of synergistic action of homologous skin antigen and staphylococcus toxin. J. of Exper. Med. **78**, 59 (1943). — HEILMEYER, L.: Allgemeine klinische Bedeutung des Hypophysen-Nebennierenrinden-Systems. 1. Freiburger Symposium 1952, S. 163. Berlin: Springer 1953. — HEINLEIN, H.: Chronische Histaminvergiftung und Entzündung. Virchows Arch. **296**, 448 (1935). ~ Organveränderungen durch körpereigene kreislaufwirksame Substanzen. Verh. dtsch. path. Ges. **29**, 93 (1936). ~ Organveränderungen durch körpereigene kreislaufwirksame Substanzen. I. Mitt. Histamin. Z. exper. Med. **100**, 661 (1937). II. Mitt. Acetylcholin. Z. exper. Med. **105**, 406 (1939). — HETTWER, KRIZ: J. of Physiol. **73**, 539 (1925), **78**, 136 (1926). — HOFF, FRD.: Klinische Physiologie und Pathologie. Stuttgart: Georg Thieme 1952. — HOMUTH, O.: Zur Kenntnis der Serumwirkung auf die innervierte Blutstrombahn nach Versuchen an lebenden Kaninchen. Z. exper. Med. **73**, 251 (1930).

ISHIOKA, S.: Zur Histologie der anaphylaktischen Pneumonie. Dtsch. Arch. klin. Med. **107**, 500 (1912).

JAFFÉ, R.: Las lesions miocárdicas y hepáticas en animales alérgicos. Rev. sudamer. Morf. **4**, 107 (1946). — JAFFÉ, R., u. B. v. GEVALLÉR: Experimentelle allergische Appendicitis. Frankf. Z. Path. **64**, 509 (1953). — JAFFÉ, R., u. E. HOLZ: Experimental allergic myocarditis. J. of Exper. Med. **6**, 189 (1948). ~ Experimentelle allergische Myocarditis erzeugt durch Injektion homologen Herzextrakts und homologen Leberextrakts. Frankf. Z. Path. **60**, 309 (1949). — JENTZER, A.: Tierversuche und klinische Erfahrungen bei der Unterkühlungsanaesthesie oder Hibernation. Anaesthesist **3**, 36 (1954). ~ Problèmes d'allergie vus par le chirurgien sous l'angle de l'hibernation pharmacodynamique. Internat. Arch. Allergy **4**, 33 (1953). ~ Hibernation, anesthésie potentialisée, choc post-opératoire à l'exclusion de l'hypotension contrôlée. Schweiz. med. Wschr. **1952**, 1215. ~ J^{131} avec autographie, hyperglycémie, cholinestérase, métabolisme, thiomidil. Choc anaphylactique, immunisation dans l'hibernation. Ann. d'Endocrin. **13**, 705 (1952). — JUNGHANS, E.: Weitere Untersuchungen über die hyperergische Carditis und Arteriitis, insbesondere die Aortitis. Beitr. path. Anat. **92**, 467 (1933/34).

KABAT, E. A., and H. LANDOW: Quantitative study of passive anaphylaxis in Guinea pig. J. of Immun. **44**, 69 (1942). — KÄMMERER, H.: Allergische Diathese und allergische Erkrankungen. München: J. F. Bergmann 1934. ~ Zur Frage der allergischen Nephritis und ihres neuralen Faktors. Ärztl. Forsch. **2**, 10 (1948). ~ Zur Frage Allergie und Nervensystem (Bemerkungen zu KALBFLEISCH). Ärztl. Forsch. **2**, 101 (1948). ~ Allergische Krankheiten. In Handbuch der inneren Medizin, 4. Aufl., Bd. VI, S. 338. 1954. — KAIJSER, R.: Zur Kenntnis der allergischen Affektionen des Verdauungskanals vom Standpunkt des Chirurgen aus. Arch. klin. Chir. **188**, 36 (1937). — KAISERLING, H.: Fortschritte der experimentellen Allergieforschung. Allergische Entzündung und autonomes Nervensystem. Dtsch. med. Wschr. **1937**, 469. ~ Untersuchungen zur Frage der Beziehungen des Nervensystems zur allergisch-hyperergischen Entzündung. Virchows Arch. **299**, 253 (1937); **301**, 111 (1938). — KAISERLING, H., u. W. MATHIES: Die allergisch-hyperergische Gewebsreaktion der entnervten Niere. Virchows Arch. **295**, 458 (1935). — KAISERLING, H., u. W. OCHSE: Vergleichende Untersuchungen über die allergische Reaktion des Magen-Darmtraktes. Virchows Arch. **298**, 177 (1936). — KALBFLEISCH, H. H.: Beitrag zur Kritik der Lehre von der Tuberkuloseimmunität (nach Experimenten in Anlehnung an den KOCHschen Grundversuch). Verh. dtsch. path. Ges. **1926**, 353. ~ Tuberkulosestudien; die experimentelle Tuberkulose des Mesenteriums, der Conjunctiva und der Cutis des gesunden Kaninchens. Beitr. path. Anat. **78**, 187 (1927). ~ Tuberkulosestudien; die Allergie des tuberkulösen Kaninchens nach Superinfektion des Mesenteriums, der Conjunctiva und der Cutis. Experimentelle Untersuchungen im Anschluß an den KOCHschen Grundversuch. Beitr. Klin. Tbk. **70**, 465 (1928). ~ Referat über die geweblichen Äußerungen der Allergie. III. Morphologie. Verh. dtsch. path. Ges. **30**, 73 (1937). ~ Allergie und Nervensystem. Ärztl. Forsch. **2**, Abt. II. Ref., 104 (1948). ~ Allergie als relations-pathologisches Problem. Ärztl. Forsch. **11/12**, 169 (1948). — KALBFLEISCH, H. H., u. P. SCHEID: Das Verhalten des Kreislaufes bei der passiven Anaphylaxie des Kaninchens. Verh. dtsch. path. Ges. **30**, 126 (1937). — KALLOS, P.: Experimentelle Beiträge zur „Membranhypothese" der allergischen Reaktion. Schweiz. Z. Path. u. Bakter. **1**, 192 (1938). — KALLÓS, P., u. L. KALLÓS-DEFFNER: Die experimentellen Grundlagen der Erkenung und Behandlung der allergischen Krankheiten. Erg. Hyg. **19**, 178 (1937). — KALLÓS, P., u. E. NATHAN: Über die biologischen Eigenschaften des wirksamen Prinzips des Tuberkulins. (β-Tuberkulin) III. Mitt. Über Allergie und Immunitätsverhältnisse bei Tuberkulose. Acta med. scand. (Stockh.) **83**, 169 (1934). — KALLÓS, P., u. W. PAGEL: Experimentelle Beiträge zur Pathologie des Asthma bronchiale. Acta med. scand. (Stockh.) **91**, 292 (1937). — KAMPMANN, W.: Über allergische Pneumonie. Beitr. path. Anat. **93**, 11 (1934). — KASS, H., and M. FINLAND: Adrenocortical hormons in infection and immunity. Annual Rev. Microbiol. **7**, 361 (1953). — KLEMPERER, P.: The concept of collagen diseases. Amer. J. Path. **26**, 505 (1950). ~ Collagen disease. Amer. J. Med. Sci. **10**, 405 (1951). — KLEMPERER, P., A. D. POLLACK and G. BAEHR: Diffuse collagen disease. J. Amer. Med. Assoc.

119, 331 (1942). — Klinge, F.: Versuche über die Auslösbarkeit hyperergischer Entzündungserscheinungen an überlebenden Organen sensibilisierter Kaninchen. Krankheits-Forsch. **3** (1926). ~ Untersuchungen über die Beeinflußbarkeit der lokalen Serumüberempfindlichkeit durch Eingriffe am aktiven Mesenchym (Milzexstirpation und Speicherung). Krankheits-Forsch. **5**, 308, 458 (1927). ~ Experimentelle Verhinderung der Gewebsanaphylaxie. Verh. dtsch. path. Ges. **22**, 133 (1927). ~ Die Merkmale der „hyperergischen Entzündung". Klin. Wschr. **1927**, 2265. ~ Die Eiweißüberempfindlichkeit (Gewebsanaphylaxie) der Gelenke. Experimentelle pathologisch-anatomische Studie zur Pathogenese des Gelenkrheumatismus. Beitr. path. Anat. **83**, 185 (1929). ~ Das Gewebsbild des fieberhaften Rheumatismus. I.—III. Mitt. Virchows Arch. **278**, 438 (1930); **279**, 1, 16 (1930). ~ Der Rheumatismus. Pathologisch-anatomische und experimentell-pathologische Tatsachen und ihre Auswertung für das ärztliche Rheumaproblem. Erg. Path. **27**, 1 (1933). ~ Über Gelenksteife im Hyperergieversuch. Verh. dtsch. path. Ges. **1934**, **164**. ~ Hypergie. Dtsch. med. Wschr. **1936**, **209**. ~ Allergie und Ätiologie. Dtsch. med. Wschr. **1936**, 1529. ~ Allergie und Entzündung. In Normale und krankhafte Steuerung im menschlichen Organismus. Jena: Gustav Fischer 1937. ~ Durch Urate lokalisierte allergische Arthritis. Verh. dtsch. path. Ges. **31**, 435 (1939). ~ Pathologische Anatomie der allergischen Reaktion. In Berger-Hansen, Allergie, ein Lehrbuch in Vorlesungen, S. 78 u. 169. Leipzig: Georg Thieme 1943. — Klinge, F., u. H. Rodriguez: Experimentelle Untersuchungen zur Frage Gicht und Allergie. Beitr. path. Anat. **103**, 350 (1939). — Klinge, F., u. E. Vaubel: Das Gewebsbild des fieberhaften Rheumatismus. IV. Mitt. Virchows Arch. **281**, 701 (1931). — Knepper, R.: Über die Lokalisierung der experimentellen allergischen Hyperergie. Virchows Arch. **296**, 364 (1935). ~ Die Ionenkonzentration der allergisch-hyperergischen Entzündung. Klin. Wschr. **1937**, 188. — Knepper, R., u. G. Waaler: Lungenbefunde beim akuten anaphylaktischen Schock des Kaninchens. Virchows Arch. **296**, 465 (1935). ~ Allergische Arteriitis (Herz, Lunge) nach funktioneller Belastung. Virchows Arch. **294**, 587 (1935). — Kopeloff, N., L. M. Davidoff and L. M. Kopeloff: General and cerebral anaphylaxis in the monkey (Macacus rhesus). J. of Immun. **30**, 478 (1936). — Koslowski: Literarische und experimentelle Studien über allergische Phänomene am Magen-Darmkanal. Zugleich ein Beitrag zur Ätiologie des Darmbrandes. Frankf. Z. Path. **62**, 184 (1951). — Koslowski, M.: Die Bedeutung der bedingten Reflexe für die Immunitätslehre. Frankf. Z. Path. **54**, 104 (1940). — Krauspe, C.: Über Gewebsveränderungen nach parenteraler Eiweißzufuhr mit besonderer Berücksichtigung der fibrinoiden Degeneration. Schr. Königsberg. gelehrte Ges., Naturwiss. Kl. **15**, 111 (1939). — Krauspe, C., u. J. Thiess: Über experimentelle Lungenentzündung. Beitr. path. Anat. **91**, 276 (1933). — Kreibich, C.: Ekzem und Dermatiden. In Handbuch der Haut- und Geschlechtskrankheiten, Bd. VI/1. Berlin: Springer 1927. — Kuczynski u. Wolff: Beitrag zur Pathologie der experimentellen Streptokokkeninfektion der Maus (Milz, Leber, Herz). Verh. dtsch. path. Ges. **18**, **47** (1921). — Kuczynski, M. H.: Vergleichende Untersuchungen zur Pathologie der Abwehrleistungen. Virchows Arch. **234**, 300 (1921). ~ Edwin Goldmanns Untersuchungen über zelluläre Vorgänge im Gefolge des Verdauungsprozesses auf Grund nachgelassener Präparate dargestellt und durch neue Versuche ergänzt. Virchows Arch. **239**, 185 (1922). — Kuschinsky, G.: Über das Verhalten von Kalium und Kalzium im Blut des Hundes beim Histaminschock. Z. exper. Med. **64**, 563 (1929). — Kyrle, J.: Vorlesungen über Histo-Biologie der menschlichen Haut und ihrer Erkrankungen, Bd. 2, S. 83ff. Berlin: Springer 1925.

Landsteiner, K.: Die Spezifität der serologischen Reaktionen. Springfield: Ch. C. Thomas 1936. — Berlin: Springer 1933. — Landsteiner u. Chase: J. of Exper. Med. **71**, 237 (1940). — Landsteiner, K., and J. Jacobs: Studies on the sensitization of animals with simple chemicals compounds. J. of Exper. Med. **64**, 717 (1936). — Láng, M.: Die Rolle des Nervensystems bei den allergischen Entzündungen. Orv. Közl. (Budapest) **20**, **642** (1942). — Langner, K.: Spezifische Antigenreaktionen an Leukozyten bei Tuberkulösen. Klin. Wschr. **1950**, 177. Laporte, R.: Histocytologie des réactions locales d'hypersensibilité chez le cobaye. Ann. Inst. Pasteur **53**, 598 (1934). — Lasowsky, J. M., u. M. M. Kogan: Die Beteiligung des Nervensystems an allergischen Prozessen. Morphologische Veränderungen der Nervenfasern bei norm- und hyperergischer Entzündung der Skelettmuskulatur. Virchows Arch. **292**, 428 (1934). — Lasowsky, J. M., D. N. Wyropajew u. M. N. Jurmann: Der Verlauf der hyperergischen Entzündung in den Geweben bei kurzfristiger Reizung des Nerven. Virchows Arch. **295**, 334 (1935). — Letterer, E.: Versuche über die Umstimmung der Gewebsreaktion nach wiederholter Injektion von arteigenem Eiweiß. Verh. dtsch. path. Ges. **1931**, **199**. ~ Experimentelle Beobachtungen über allergische Reaktionen am lebenden Glomerulus des Frosches. Zbl. norm. Anat., Sonderbd. zu **59** (1933). ~ Allergie, morphologisch gesehen. Ärztl. Wschr. **1948**, 196. ~ Die Amyloidose im Lichte neuer Forschungsmethoden. Dtsch. med. Wschr. **1950**, 15. ~ In H. Deist u. H. Kraus, Die Tuberkulose, ihre Erkennung und Behandlung, S. 2ff. Stuttgart: Ferdinand Enke 1951. ~ Zur Deutung der Masugi-Nephritis als allergisch-hyperergisches Phänomen. Dtsch. med. Wschr. **1953**, 512. ~ Über normergische und hyperergische Entzündung. Dtsch. med. Wschr. **1953**, 759. ~ Morphische Manifestationen allergisch-hyperergischer Vorgänge im Verlauf von Infektionskrankheiten. Acta allergol. (Københ.) 3, 79 (1953). ~ Morphische Grundlagen der Allergie. In Handbuch der allgemeinen Pathologie, Bd. VII/2. — LETTERER, E., u. G. SEYBOLD: Bioptische und histologische Studien zur Masugi-Nephritis am Frosch. Virchows Arch. **318**, 451 (1950). — LEWIS, P. A., and D. LOOMIS: Allergic irritability. III. The influence of chronic infections of trypan blue and the formation of specific antibodies. J. of Exper. Med. **43**, 263 (1926). ~ Allergic irritability. The formation of anti-sheep hemolytic amboceptor in the normal and tuberculosis Guinea pig. J. of Exper. Med. **40**, 503 (1924). ~ Allergic irritability. Capacity of guinea pigs to produce antibodies as affected by inheritance and as related to familial resistance to tuberculosis. J. of Exper. Med. **47**, 437 (1928). — LÖFFIER, W.: Die flüchtigen Lungeninfiltrate mit Eosinophilie. Schweiz. med. Wschr. **1936**, 1069. ~ LÖFFLERS Syndrome. 2. Europ. Congr. of Allergy. Copenhagen 1953. — LONG, D. A.: The influence of the adrenal-cortex in bacterial allergy. Bull. schweiz. Akad. Med. Wiss. 8, 194 (1952). — LONGCOPE, W. T.: The production of experimental nephritis by repeated proteid intoxication. J. of Exper. Med. **18**, 678 (1913). ~ Serum Disease. Nelson Loose Leaf Medicine, Bd. 2, Kap. 4. New York: Th. Nelson & Sons 1932.

MAIER-KRAMER, M. E. J.: Zytotoxische Leberallergie. Z. exper. Med. **116**, 319 (1950). — MARSIAJ, N., N. PÊGAS, H. JOBIM u. H. OLIVEIRA: Chronic allergic enteropathies. 1. Internat. Allergiekongr., S. 931, Zürich 1951. Basel u. New York: S. Karger 1952. — MASSHOFF, W.: Über den Abbau artfremden, artgleichen und körpereigenen Blutes. Beitr. path. Anat. **109**, 179 (1944). — MASSHOFF, W., u. W. GRANER: Zur biologischen Bewertung von Ergüssen. Klin. Wschr. **1949**, 43. — MASSHOFF, W., W. HEINZEL, G. D. v. ROM u. M. SIESS: Experimentelle Untersuchungen über die Wirkung von Urethan auf Phagozytose, Speicherung und Entzündung. Klin. Wschr. **1948**, 397. — MASSHOFF, W., W. GRANER u. HELLMANN: Experimentelle Untersuchungen über Transsudat und Exsudat. Virchows Arch. **317**, 114 (1949). — MASUGI, M.: Über das Wesen der spezifischen Veränderung der Niere und der Leber durch das Nephrotoxin bzw. Hepatotoxin. Beitr. path. Anat. **91**, 82 (1933). ~ Über die experimentelle Glomerulonephritis durch das spezifische Antiserum. Beitr. path. Anat. **92**, 429 (1934). — MASUGI, M., u. T. JSIBASI: Über allergische Vorgänge bei Allgemeininfektion vom Standpunkt der experimentellen Forschung. Zugleich ein Beitrag zur Pathogenese der diffusen Glomerulonephritis und der Periarteriitis nodosa. Beitr. path. Anat. **96**, 391 (1935/36). — MEDWEDEW, N. M.: Die Rolle des Nervensystems beim ARTHUS-Phänomen. Arch. pat. Anat. (Moskau) 5 (1939). — MEIER, B., u. B. SCHÄR: Leukozytenemigrationsförderung durch Antigen-Antikörperreaktion in vitro. Experientia (Basel) **11**, 395 (1955). — MENKIN, V.: Modern view on Inflammation. Internat. Arch. Allergy **4**, 131. ~ Newer concepts of Inflammation. Springfield: Ch. C. Thomas 1948. ~ Dynamics of inflammation. New York: MacMillan & Co. 1940. — MERCHAND u. CHAMBERLAIN: Proc. Soc. Exper. Biol. a. Med. **66**, 166 (1947). — METALNIKOW, S.: L'anaphylaxei et l'immunité. Ann. Inst. Pasteur **36**, 632 (1922). ~ Die Rolle des Nervensystems und der psychischen Faktoren bei der Immunität. Z. exper. Med. **84**, 89 (1932). — METALNIKOW, S., et H. GASCHEN: Sur la rapidité d'immunisation chez la chenille de galleria. C. r. Soc. Biol. Paris **85**, 224 (1921). — MEYENBURG, H. v.: Das eosinophile Lungeninfiltrat; Pathologie und Pathogenese. Schweiz. med. Wschr. **1942**, 809. — MIESCHER, G.: Histologie der allergischen Reaktionen. 1. Internat. Allergiekongr., Zürich 1951, S. 137. Basel u. New York: S. Karger 1952. ~ Beiträge zur Ekzemfrage. I. Zur Frage der Spezifität der ekzematösen Hautreaktion. Arch. f. Dermat. **173**, 117 (1935). — MILLBERGER, H.: Welche Bedeutung hat die Ermittlung der allgemeinen Grundgesetze des Infektionsgeschehens für die Praxis? Dermat. Wschr. **121**, 510 (1950). — MILLBERGER, H., u. A. GOETZKE: Die cyklische Serumkrankheit beim Kaninchen unter besonderer Berücksichtigung des Antigen- und Antikörperspiegels im Blute. Zbl. Bakter. I Orig. **159**, 286 (1953). — MILLBERGER, H., u. L. TAUSCHER: Eine experimentelle Studie über die allgemeinen Grundgesetze der Entstehung und des Ablaufes von Infektionskrankheiten. Zbl. Bakter. I Orig. **156**, 3 (1950). — MIURA, T.: Untersuchungen über die experimentelle Serumkrankheit. Trans. Jap. Path. Soc. **30**, 378 (1940). — MOTE, J. R., and T. D. JONES: The development of foreign protein sensitization in human beings. J. of Immun. **30**, 149 (1936). — MÜNCH, D.: Über die Rolle des Histamins bei der allergischen Entzündung. Virchows Arch. **319**, 81 (1950). — MYRVIK, Q., and R. S. WEISER: The tuberculin reaction. V. The antigenicity of chloroform soluble tuberculoprotein wax. J. of Immun. **68**, 413 (1952).

NAEGELI, O., F. DE QUERVAIN u. W. STALDER: Nachweis des zellulären Sitzes der Allergie beim fixen Antipyrinexanthem (Autotransplantation, Versuche in vitro). Klin. Wschr. **1930**, 924. — NAKAMURA, K.: Significance of acetylcholine on anaphylaxis. Dept. Bact., Nippon Med. School, Tokyo 1955. — NOELPP, B., u. I. NOELPP-ESCHENHAGEN: Bedingte Reflexe beim Asthma bronchiale. 1. Internat. Allergiekongreß, Zürich 1951. Basel u. New York: S. Karger 1952. S. 783. ~ Zur Atemphysiologie des experimentellen Meerschweinchen-Asthmas. 1. Internat. Allergiekongreß, Zürich 1951. Basel u. New York: S. Karger 1952. S. 780. — NOLF, P., et M. ADANT: Le rôle de l'endothélium vasculaire dans l'anaphylaxie aux érythrocytes des organes isolés de cobaye. Arch. internat. Pharmacodynamie **72**, 93 (1946). — Nordmann, M.: Local reactions in sensitized animals; Arthus phenomenon, „hyperergic inflammation". Physiologic Rev. **11**, 41 (1931). ~ Kreislaufstörungen und pathologische Histologie. Erg. Kreislaufforsch. **4** (1933). — Nordmann, M., u. F. Speckmann: Blutdruck und peripherer Kreislauf bei mit Serum vorbehandelten Kaninchen. Z. exper. Med. **84**, 74 (1932).

Oeller, H.: Über die Bedeutung der Zellfunktion bei Immunitätsvorgängen. Dtsch. med. Wschr. **1923**, 1287. ~ Experimentelle Studien zur pathologischen Physiologie des Mesenchyms und seiner Stoffwechselleistungen bei Infektionen. Krankheits-Forsch. **1**, 28 (1925). — Okabayashi, A., and T. Fujimoto: The induction of carditis with granuloma of Aschoff body type in sensitized rabbits following injection of anti-rabbit-heart duck serum. Acta Path. Jap. **2**, 87 (1952). — Olin, T. E.: Beiträge zur experimentellen Sensibilisierung der Haut mit 2-4-Dinitrochlorbenzol. Acta dermato-vener. (Stockh.) **25**, 135 (1944). — Opie, E. L.: Cells with eosinophilie granulations. Amer. J. Med. Sci. **127**, 217, 477, 988 (1904). ~ The relation of antigen to antibody (precipitin) in vitro. J. of Immun. **8**, 19 (1923). ~ The relation of antigen to antibody (precipitin) in the circulating blood. J. of Immun. **8**, 55 (1923). Inflammatory reaction of the immune animal to antigen (Arthus phenomenon) and its relation to antibodies. J. of Immun. **9**, 231 (1924). ~ Desensitization to local action of antigen (Arthus phenomenon). J. of Immun. **9**, 247 (1924). ~ Acute inflammation caused by antibody in an animal previously treated with antigen. The relation of antigen to antibody in the Arthus phenomenon. J. of Immun. **9**, 255 (1924). ~ Pathogenesis of the specific inflammatory reaction of immunized animals (Arthus phenomenon). The relation of local "sensitization" to immunity. J. of Immun. **9**, 259 (1924). ~ The fate of antigen (Protein) in an animal immunized against it. J. of Exper. Med. **39**, 659 (1924). ~ Inflammation and immunity. J. of Immun. **17**, 329 (1929). — Opie, E. L., and J. Furth: Anaphylactic shok caused by antibody in animals sensitized by antigen; reversed passive anaphylaxis. J. of Exper. Med. **43**, 469 (1926).

Pagel, W.: Über die Rolle der Allergie beim Abbau in die Bauchhöhle gespritzter Gewebsteile. Krankheits-Forsch. **6**, 237 (1928). ~ Zur Morphologie der Überempfindlichkeitserscheinungen. Z. exper. Med. **77**, 396 (1931). ~ Rheumatism, Allergy, Tuberculosis. Papworth Res. Bull. **2**, 95 (1938). ~ Pathologie und Histologie der allergischen Erscheinungen. In P. Kallós, Progress in Allergy, Bd. I, S. 74. Basel u. New York: S. Karger 1939. ~ Acronecrosis due to fibrin thrombi and endothelial cell thrombi. Amer. J. Med. Sci. **218**, 425 (1949). ~ Polyarteritis nodosa and the "rheumatic" diseases. J. Clin. Path. **4**, 137 (1951). ~ Collagen disease, transitional features between various types. ("Viscero-cutaneous collagenosis.") Internat. Arch. Allergy **6**, 279 (1955). — Pagel, W., and C. S. Treip: Viscerocutaneous collagenosis. J. Clin. Path. **8**, 1 (1955). — Pagel, W., A. L. Woolf and R. Asher: Histological observations on dermatomyositis. J. of Path. **61**, 403 (1949). — Pappenheimer, A. M., and H. S. Lawrence: Immunization of adults with diphtheria toxoid; analysis of pseudoreaction to Schick test. Amer. J. Hyg. **47**, 233 (1948). — Perelman, L., M. W. Ikonen: Zum Mechanismus des Arthusphänomens. Versuche an Parabiose-Kaninchen. Arch. path. Anat. (Moskau) **2**, 5, 57 (1936). — Pfeiffer, E. F., u. H. E. Bruch: Die Autoallergie in der Pathogenese der diffusen Glomerulonephritis. Erg. inn. Med. **4**, 670 (1953). — Pinkus, H.: Histopathology of allergic dermatoses. Ann. Allergy **12**, 671 (1954). — Pirquet, C. v.: Allergie. Münch. med. Wschr. **1906**, 1457. ~ Allergie. Erg. inn. Med. **1**, 420 (1908). ~ Allergie. Berlin: August Hirschwald 1910. ~ Allergie des Lebensalters. In Die bösartigen Geschwülste. Leipzig: Georg Thieme 1930. — Pirquet, C. v., u. B. Schick: Die Serumkrankheit. Wien: Franz Deuticke 1905. — Prausnitz, C., u. Küstner: Studien über die Überempfindlichkeit. Zbl. Bakter. I Orig. **86**, 160 (1921). — Pressman, D.: Zone of localization of antibodies; use of radioactive sulfur 35 as label for anti-kidney serum. J. of Immun. **65**, 559 (1950). ~ Zone of localization of antibodies; in vivo disposition of anti-mouse-kidney serum and anti-mouse-plasma serum as determined by radioactive tracers. J. of Immun. **63**, 375 (1949). — Pressman, D., and H. N. Eisen: The zone of localization of antibodies. (An attempt to saturate antibody-binding sites in mouse kidney.) J. of Immun. **64**, 273 (1950). — Pressman, D., and G. Keighley: Zone of activity of antibodies as determined by use of radioactive tracers; zone of activity of nephrotoxic antikidney serum. J. of Immun. **59**, 141 (1948).

Raffel, S.: Delayed hypersensitivities. In P. Kallós, Progress in Allergy, Bd. IV, S. 173. Basel u. New York: S. Karger 1954. — Raffel, S., L. E. Arnaud, C. D. Dukes and J. S. Huang: Role of "wax" of tubercle bacillus in establishing delayed hypersensitivity; hypersensitivity to protein antigen, eggalbumin. J. of Exper. Med. **90**, 53 (1949). — Raffel, S., Dukes and Santuchi: Unpublished observations. — Raffel, S., and J. E. Forney: Role of "wax" in tubercle bacillus in establishing delayed hypersensitivity; hypersensitivity to simple chemical substances, picryl chloride. J. of Exper. Med. **88**, 485 (1948). — Raffel, S., and Kurz: Unpublished observations. — Ratner, B.: Allergy, Anaphylaxis and Immunotherapy. Baltimore: Williams & Wilkins Company 1943. ~ Experimental Asthma. Critical analysis of the literatur. Ann. Allergy **9**, 677 (1951). ~ The physiologic pathology of allergic disease. Internat. Arch. Allergy 6, 1 (1955). — RICH, A. R.: Condition of the capillaries in histamine shock. J. of Exper. Med. 33, 287 (1921). ~ Proc. 3d. Internat. Congr. Microbiology 1939. ~ Role of hypersensitivity in periarteritis nodosa as indicated by 7 cases developing during serum sickness and sulfonamide therapy. Bull. Johns Hopkins Hosp. 71, 123, 375 (1942). ~ Hypersensitivity to iodine as a cause of periarteritis nodosa. Bull. Johns Hopkins Hosp. 77, 43 (1945). ~ Harvey Lect. 42, 106 (1946). ~ The Pathogenesis of Tuberculosis, 2. Aufl. Springfield, Ill.: Ch. C. Thomas 1951. ~ Allergic diseases and diseases accompanied by sensitization. 1. Internat. Allergiekongr., Zürich 1951, S. 1. Basel u. New York: S. Karger 1952. — RICH, A. R., and R. H. FOLLIS: Studies on the site of sensitivity in the Arthus phenomenon. Bull. Johns Hopkins Hosp. 66, 106 (1940). — RICH, A. R., and J. E. GREGORY: The experimental demonstration that periarteritis nodosa is a manifestation of hypersensitivity. Bull. Johns Hopkins Hosp. 72, 65 (1943). ~ Experimental evidence that lesion with basic characteristics of rheumatic carditis can result from anaphylactic hypersensitivity. Bull. Johns Hopkins Hosp. 73, 239 (1943). ~ Further experimental carditis lesions of rheumatic type produced by anaphylactic hypersensitivity. Bull. Johns Hopkins Hosp. 75, 115 (1944). — RICH, A. R., and M. R. LEWIS: The nature of allergy in tuberculosis as revealed by tissue culture studies. Bull. Johns Hopkins Hosp. 50, 115 (1932). — RICKER, G.: Pathologie als Naturwissenschaft. Berlin: Springer 1923. — RIEHM, W.: Beitrag zur Begriffsbestimmung in der Allergielehre. Die Beziehungen zwischen Anaphylaxie und Immunität. Klin. Mbl. Augenheilk. 92, 721 (1934). — RINTELEN, W.: Über die experimentelle allergisch-hyperergische Arteriitis. Virchows Arch. 299, 629 (1937). — RIST, N.: N.: Progr. explor. de Tbc. 4, 91 (1951). — ROCHA E SILVA, M. Action de la trypsine sur la musculature lisse de l'intestin isolé de cobaye. C. r. Soc. Biol. Paris 130, 181 (1939). ~ Siehe HAHN 1954, und HAHN u. LANGE 1956. — RÖSSLE, R.: Zur Immunität einzelliger Organismen. Verh. dtsch. path. Ges. 13, 158 (1909). ~ Über die Merkmale der Entzündung im allergischen Organismus. Verh. dtsch. path. Ges. 17, 281 (1914). ~ Referat über Entzündung. Verh. dtsch. Path. Ges. 19, 18 (1923). ~ Die konstitutionelle Seite des Entzündungsproblems. Schweiz. med. Wschr. 1923, 1053. ~ Die geweblichen Äußerungen der Allergie. Wien. klin. Wschr. 1932, 609, 648. ~ Allergie und Pathergie. Klin. Wschr. 1933, 574. ~ Zum Formenkreis der rheumatischen Gewebsveränderung, mit besonderer Berücksichtigung der rheumatischen Gefäßentzündungen. Virchows Arch. 288, 780 (1933). ~ Die morphologischen Äquivalente der Allergie. Acta rheumat. 8 (1936). ~ Zur Kritik der allergischen Entzündung. Bemerkungen zur vorstehenden Arbeit von GRAFF. Virchows Arch. 299, 359 (1937). — RONDONI, P.: La reazione flogistica nell'organismo in stato allergico, studiata specialemente colla colorazione vitale mediante il trypanblau. Laborat. sper. sez. clin. pat. spec. med. Univ. Pisa 69, 907 (1915/16). — ROSE, B.: Recent advances in hormon research, Bd. 7, S. 375. New York: Academic Press 1952. ~ Role of histamine in anaphylaxis and allergy. Amer. J. Med. 3, 545 (1947). — ROULET, FR.: Über die granulomartige allergische Entzündung. Verh. dtsch. path. Ges. 26, 189 (1931).

SCHEIFFARTH, F., u. G. BERG: Zum Nachweis von Auto-Antikörpern bei Leberparenchymerkrankungen. Klin. Wschr. 1953, 441. — SCHLECHT, H., u. G. SCHWENKER: Über die Beziehungen der Eosinophilie zur Anaphylaxie. Dtsch. Arch. klin. Med. 108, 405 (1912). — SCHMIDT, H.: Referat über die geweblichen Äußerungen der Allergie von serologischen Gesichtspunkten aus.. Verh. dtsch. path. Ges. 30, 36 (1937). ~ In BERGER-HANSEN, Allergie, ein Lehrbuch in Vorlesungen, 2. Aufl., S. 24, 154, 316. Leipzig: Georg Thieme 1943. — SCHREINER, K.: Ekzem und ekzematische Reaktion. In BERGER-HANSEN, Allergie, ein Lehrbuch in Vorlesungen, 2. Aufl., S. 632. Leipzig: Georg Thieme 1943. — SCHWENTKA, F. F., and F. C. COMPLOIER: Production of kidney antibodies by injectiones of homologues kidney and bacterial toxins. J. of Exper. Med. 70, 223 (1939). — SCHWENTKA, F. F., and M. T. RIVERS: Antibody response of rabbit to injections of emulsion and extracts of homologues brain. J. of Exper. Med. 60, 559 (1934). — SEEBERG, G.: Eczematogenous sensitization via the lymphatic glands as compared with other routes. Acta dermato-vener. (Stockh.) 31, 592 (1951). — SEEGAL, B. C.: Experimental anaphylaxis in lower animals. Ann. New York Acad. Sci. 50, 681 (1949). — SEEGAL, D., B. C. SEEGAL and E. L. JOST: The Arthus phenomenon. Local anaphylactic inflammation in the pericardium, heart, and aorta. J. of Exper. Med. 55, 155 (1932). — SEELICH, F., u. K. NIESSING: Zur Frage der anaphylaktischen Zellveränderungen. (Versuche am überlebenden Netz von Meerschweinchen.) Z. Immun.-forsch. 98, 1 (1940). — SEIBERT, F. B.: The isolation of a crystalline protein with tuberculin activity. Science (Lancaster, Pa.) 63, 619 (1926). — SELYE, H.: Allergy and the general adaption syndrome. Internat. Arch. Allergy 3, 267 (1952). — SHAPIRO, P. F., and A. C. IVY: Gastric ulcer. IV. Experimental production of gastric ulcer by local anaphylaxis. Arch. Int. Med. 38, 237 (1926). — SHOJI, G.: Experimentelle Studien über Präcipitin und die spezifische Hautreaktion. IV. Die Beziehungen zwischen Präcipitin und Hautreaktion. Acta dermat. (Kioto) 8, 1 (1926). ~ VI. Das im Gewebe eine spezifische Kutanreaktion (Arthus-Phänomen) zeitigende Präcipitin. Acta dermat. (Kioto) 8, 483 (1926). — SIEGMUND, H.:

Untersuchungen über Immunität und Entzündung. Verh. dtsch. path. Ges. **19**, 114 (1923). ~ Über einige Reaktionen der Gefäßwände und des Endokards bei experimentellen und menschlichen Allgemeininfektionen. Verh. dtsch. path. Ges. **20**, 260 (1925). ~ Zur anatomischen Pathologie des Serumschocktodes. Zbl. norm. Anat. **80**, 289 (1943). — SIESS, M.: Experimentelle Untersuchungen über die Resorption von artfremdem Eiweiß in Harnblase und Nierenbecken und über die allergisch-hyperergische Cystitis und Cystopyelitis. Virchows Arch. **318**, 476 (1950). ~ Biologische und pharmakologische Beeinflussung der Leukozyten. Z. exper. Med. **120**, 139 (1953). — ŠIKL, H.: Eosinophile Myokarditis als idiosynkrasisch-allergische Erkrankung. Frankf. Z. Path. **49**, 283 (1936). — SMADEL u. FARR: J. of Biol. Chem. **134**, 71 (1940). — SPILLER, P.: Zusammenfassende Darstellung der experimentellen Erforschung der allergisch-hyperergischen Entzündung. Inaug.-Diss. Münster 1937. — STANLEY, N. F.: Biological properties of polysaccharide and lipoid fractions from pathogenic strain of aspergillus fumigatus. Austral. J. Exper. Biol. a. Med. Sci. **28**, 99 (1950). — STRAUSS, M. B., and W. C. SPAIN: Studies on poison ivy and other dermatitis-producing plant parts wherein active, resinous principles are suspended in aqueous solution. J. Allergy **17**, 1 (1946). — STREHLER, E.: Aortenantigen und Nephritis. Schweiz. med. Wschr. **1951**, 104. ~ Glomerulitis und Endokarditis bei Kaninchen nach Injektion von Immunserum gegen Aorta. Verh. dtsch. Ges. inn. Med. **1951**, 188. — STRÖBEL, H.: Über die anaphylaktische Reaktion der Lunge. Münch. med. Wschr. **1912**, 1538. — SWIFT, H. F.: Rheumatic fever. J. Amer. Med. Assoc. **92**, 2071 (1929). — SWIFT, H. F., C. L. DERICK and C. A. HITCHCOCK: Bacterial allergy (hyperergy) to nonhemolitics treptococci in its relation to rheumatic fever. J. Amer. Med. Assoc. **90**, 906 (1928). — 1. Freiburger Symposium 1952. — Probleme des Hypophysen-Nebennierenrindensystems. Berlin: Springer 1953. — Symposium über die Beeinflussung des reaktiven Geschehens durch Hypophyse und Nebennierenrinde. Zürich 1951. Bull. schweiz. Akad. Med. Wiss. **8** (1952).

TALALAJEW, W. T.: Der akute Rheumatismus. Klin. Wschr. **1929**, 124. — TEZNER, O., u. F. REITER: Überempfindlichkeitserscheinungen nach Injektion arteigenen Serums. Z. exper. Med. **72**, 666 (1930). — THOMAS, L.: Annual Rev. Med. **3**, 1 (1952). — TILLET, W. S., and T. FRANCIS: Cutaneous reactions to polysaccharides and protein of pneumococcus in lobar pneumonia. J. of Exper. Med. **50**, 687 (1929).

UEHLINGER, E., u. R. SIEBENMANN: Der Einfluß von Cortison auf die Tuberkulinreaktion und auf das ARTHUS-Phänomen. Bull. schweiz. Akad. Med. Wiss. **8**, 203 (1952). — UNGAR, G., E. DAMGAARD and F. P. HUMMEL: Activation of profibrinolysin by antigen-antibody reaction and by anaphylactoid agents; its relation to complement. J. of Exper. Med. **98**, 291 (1953). — UNGAR, G., and S. K. MIST: Observations on the release of serum fibrinolysin by specific antigen, pepton and certain polysaccharids. J. of Exper. Med. **90**, 39 (1949).

VAUBEL, E.: Allergische Entzündung in Herz und Gelenken nach intravenöser Antigenzufuhr. Beitr. path. Anat. **89**, 374 (1932). ~ Die Eiweißüberempfindlichkeit (Gewebshyperergie) des Bindegewebes; experimentelle Untersuchungen zur Erzeugung des rheumatischen Gewebsschadens im Herzen und in den Gelenken. Beitr. path. Anat. **89**, 374 (1932). — VOSS, E. A.: Inverse Anaphylaxie beim Menschen, zugleich ein Beitrag zur Problematik der Überempfindlichkeitserscheinungen beim Menschen. Z. Kinderheilk. **59**, 612 (1938).

WAALER, G.: Lungenbefunde bei anaphylaktischem Schock. Acta path. scand (København.) **26**, 229 (1936). ~ Die Lokalisierung der allergischen Entzündung. Acta path. scand. (København.) **26**, 227 (1936). — WEIL: J. Med. Res. **30**, 229 (1914). — WEINTRAUD, W.: Über die Pathogenese des akuten Gelenkrheumatismus. Berl. klin. Wschr. **1931**, 1381. — WELLS, H. G.: J. Inf. Dis. **5**, 449 (1908). — WENDELBERGER, J.: Zur Diagnostik der Nickelkrätze. Dermat. Wschr. **117**, 661 (1943). — WERNER, M.: Die allergischen Testreaktionen. Internat. Arch. Allergy **4**, 14, 307 (1953). ~ Die Histologie der allergischen Testreaktion. 1. Internat. Allergiekongr., Zürich 1951, S. 170. Basel u. New York: S. Karger 1952. ~ Über die Ursachen der Verquellung der kollagenen Fasern bei der hyperergischen Entzündung (ARTHUSsches Phänomen). Zugleich ein Beitrag zur Funktion des Bindegewebes. Virchows Arch. **301**, 552 (1938). — WORTH-SCHILLER: Die Pneumokoniosen. Stauffen-Verlag 1954.

ZINSSER, H.: Bacterial allergy and tissue reactions. Proc. Soc. Biol. Exper. Med. **22**, 35 (1925). ~ Resistance to infectious disease, 4. Aufl. New York: MacMillan Company 1931.

Resistenz und Immunität.

Von

RICHARD BIELING, Wien.

Einleitung.

Indem die Herausgeber in dem mir zugeteilten Thema die beiden Bezeichnungen „Resistenz" und „Immunität" gleichgeschaltet und ungestaffelt nebeneinander stellten, brachten sie schon zum Ausdruck, daß sie das Wort Resistenz nicht in seiner weitesten Bedeutungsmöglichkeit innerhalb der Biologie verstanden wissen wollten. Es sollte also nicht etwa Widerstandsfähigkeit eines Organismus gegen eine Noxe ganz allgemein bedeuten; denn dann wäre ja Immunität nur ein eng umschriebener Unterabschnitt eines so weit gefaßten Resistenzbegriffes.

Es wird nun gezeigt werden, daß man unter den Bezeichnungen Resistenz und Immunität zwei der Art nach völlig differente Mechanismen der Widerstandsfähigkeit und Widerstandskraft eines menschlichen oder tierischen Organismus gegen lebende Mikroorganismen voneinander trennen kann.

Bei einem Überblick über die Gesamtheit aller in diesem Sinn zur Erhaltung des Lebens der höheren Organismen eingesetzten, auch als Abwehrmaßnahmen zu bezeichnenden Lebensvorgänge — und einen solchen zu geben, scheint mir der eigentliche Sinn der mir gestellten Aufgabe — wird sich aber zeigen, daß mit diesen zwei schon bekannten Begriffen nicht das Gesamtgebiet abgedeckt ist.

Es soll daher in folgendem dem Begriffspaar Resistenz und Immunität, von denen der erste die ererbten, der zweite die erworbenen Eigenschaften umfassen soll, welche die Entstehung und den Ablauf einer Infektion hemmen können und den Einsatz der Widerstandskräfte gegen organisierte, *lebende* Noxen regeln, ein weiteres Paar angeschlossen werden, nämlich die Festigkeit und der Mithridatismus. Von diesen beiden wird wiederum der erste Begriff die ererbten und der zweite die persönlich erworbenen Widerstandskräfte umfassen. Hier richtet sich jedoch die Abwehr nicht gegen vermehrungsfähige Infektionserreger, sondern gegen Gifte organischer Natur bzw. biologischer Herkunft.

Schließlich aber scheint mir mindestens ein Kreis von Erscheinungen im lebenden Organismus, der ebenfalls in exquisiter Weise zur Abwehr von infektiösen Noxen führen kann, als in sich geschlossen abgrenzbar zu sein, schon weil er weder der Resistenzgruppe noch der Immunitätsgruppe zugewiesen werden kann. Das sind die Erscheinungen, welche man früher als Depressionsimmunität bezeichnete und welche jetzt unter dem Namen Interferenz vielfach untersucht wurden, so daß schon ein erhebliches Beobachtungs- und Tatsachenmaterial vorliegt.

Obwohl man nun damit rechnen muß, daß das in seinem Umfang weiteste Gebiet, das der Resistenz, im Sinne der folgenden Ausführungen später einmal doch noch in eine Reihe von Unterkapiteln aufgespalten werden muß, so scheint es mir zweckmäßig, das, was wir jetzt über die der Resistenz zuzuschreibenden Abwehrvorgänge wissen, die mehr oder minder identisch sind mit dem, was ich an anderer Stelle[1] unter Prämunität gegen Infektionen zusammengefaßt habe, innerhalb der Darstellung der Resistenzphänomene zu behandeln. Es mag einer späteren Zeit vorbehalten werden, die einzelnen Unterkapitel der Resistenz getrennt darzustellen, wenn, und das ist ja der Zweck einer solchen systematischen Darstellung, die damit gegebenen Anregungen zu weiteren zahlreicheren Einzelergebnissen geführt haben.

I. Der Resistenzbegriff.

Die Begriffe Resistenz und Immunität sollen also im folgenden, unbekümmert um ihren weiteren Wortsinn, als Resistenz bzw. als Immunität gegen Infektionserreger und damit auch gegen Infektionskrankheiten zusammengefaßt werden.

Resistenz ist konstitutionell bedingte Widerstandskraft und Abwehr (Überwindungskraft) gegen die Einwirkung eines lebendigen Agens, welches dazu befähigt ist, eine Infektion hervorzurufen, also pathogen ist. Dann aber, wenn Mikroorganismen, die überhaupt nicht, weder für den Menschen, noch für irgendein Tier pathogen sind, beim Kontakt mit dem Menschen nicht zu Krankheitserregern führen, kann man nicht von Resistenz beim Menschen sprechen, und das Entsprechende gilt für das Tier.

Resistenz ist auch die Fähigkeit, auf den Reiz der pathogenen Keime aktiv mit Vorgängen (lokaler oder allgemeiner Art) zu reagieren, welche den pathogenetischen Effekt der eingedrungenen pathogenen Keime hemmen.

Resistenz ist schon vorhandene potentielle Energie des empfänglichen oder empfindlichen Körpers, welche durch den Erreger selbst ausgelöst wird. Man könnte freilich auch dann von Resistenz sprechen, wenn wir wissen, daß bestimmte Arten von Mikroorganismen zwar mehr oder minder häufig Gelegenheit haben, mit den Makroorganismen bzw. ihren Zellen und Geweben in Kontakt zu treten, ohne daß jedoch diese als apathogene Mikroorganismen oder als Saprophyten bezeichneten Keime jemals zu einem infektionsartigen Geschehen führen. Man könnte dabei von der Vorstellung ausgehen, daß auch diese Keime irgendeine, vielleicht noch unbekannte potentielle Pathogenität besitzen, daß aber, wenigstens soweit uns bekannt, alle Tierarten und alle Individuen gegen sie resistent seien. Mit einer solchen Überspannung des Resistenzbegriffes wäre jedoch für die folgende Darstellung wenig gewonnen.

Die Resistenz eines Wirtes gegen den Gast kann eine rein passive (inerte) sein und zwar kann dem Gast der Eintritt in das Gewebe des Wirtes unmöglich sein, z. B. allein schon durch die Struktur des Deckepithels. Ist aber diese Schranke überwunden, so kann weiterhin das Gewebe, in das der Keim gelangt ist, so zusammengesetzt sein, daß ihm für Wachstum und Vermehrung die notwendigen Stoffe fehlen (Verwendungsstoffwechsel) oder daß, was besonders bei den enzymarmen Virusarten von Bedeutung ist, Fermente, ohne die diese nicht leben können, nicht bereitgestellt werden.

Aber nicht nur das ist Resistenz (inerte Resistenz), daß ein Mikroorganismus in dem Makroorganismus, in den er eingedrungen ist oder eingeschleppt wurde, nicht die Vorbedingung für die Entfaltung seiner infizierenden Potenz findet, wie vielleicht im Körper einer anderen Tierspecies, sondern auch dies, daß dem Befallenen die Fähigkeit zukommt (aktive Resistenz), auf das Eindringen des Keimes mit bestimmten, dessen erste pathogenetische Einwirkungen hemmenden Reaktionen zu antworten und dadurch den Infektionsvorgang im Beginn zum

[1] Bieling 1948.

Stehen zu bringen, noch ehe aus der Infektion eine Infektionskrankheit wurde. Solche rasch einsetzenden Reaktionen sind aber keineswegs speziell gegen den Eindringling abgestimmt.

Diese aktive Resistenz kann so weit reduziert sein, daß Keime, welche im allgemeinen apathogen sind, unter ganz bestimmten Bedingungen, z. B. bei Frühgeburten oder bei Personen, die durch Krankheit oder Hungerkachexie geschwächt sind, Infektionen hervorrufen können (vgl. Soormykosen, interstitielle plasmacelluläre Frühgeburtenpneumonie). Man wird also das Zustandekommen der Infektion und die weitere Einwirkung der sie begünstigenden Momente unter dem Begriff einer verminderten Resistenz zusammenfassen dürfen. Beobachtungen dieser Art können Hinweise geben, wie die Resistenz bei den übrigen Personen mit nicht geschädigter Widerstandskraft zustande kommt. Die Resistenz (= mangelnde Empfindlichkeit) steht in einem reziproken Verhältnis zu der Susceptibilität (Empfänglichkeit oder mangelnde Resistenz).

Die Betrachtung der Gast-Wirt-Beziehungen zwischen Organismus und Mikroorganismus kann unter zwei verschiedenen Gesichtspunkten erfolgen; sie kann ausgehen von dem normalen Zustand der Resistenz und hat dann die Frage zu beantworten, welche Einwirkungen diesen Zustand durchbrechen, so daß es doch zur Infektion kommt, wie diese geschieht und welche Umstände das Zustandekommen der Infektion begünstigen. Sie kann aber auch umgekehrt nach der Ursache der Resistenz forschen, also die Frage nach den Mechanismen der Infektionsabwehr allein stellen.

Die größere oder kleinere Widerstandsfähigkeit eines Individuums gegen unbelebte und sich daher im Körper nicht vermehrende Agentien fällt nicht unter den Begriff der Resistenz, wie er hier gefaßt wird und auch nicht unter den der Immunität. Beide setzen das Vorhandensein eines belebten Krankheitserregers voraus, eines Mikroorganismus, der sich im Innern der Organe und Gewebe oder der Organzellen eines Makroorganismus vermehren und dadurch bzw. durch seine dabei entstehenden Stoffwechselprodukte und Zerfallsprodukte pathogen wirken kann.

Wenn im folgenden von Unempfindlichkeit — Resistenz — gegenüber Krankheiten und ihren Erregern gesprochen wird, so soll damit gesagt werden, daß einzelne Lebewesen oder auch umschriebene Gruppen, Arten, Familien beim Auftreffen bestimmter Einwirkungen nicht oder nicht so stark in ihrer Lebenstätigkeit und in ihren Funktionen geschädigt werden, wie ihre übrigen Artgenossen oder wie andere Lebewesen. Immer aber muß es sich um Einwirkungen handeln, welche sich in anderen Fällen und anderen Lebewesen gegenüber schädigend erwiesen haben.

Für den Mediziner ist es nun von wesentlicher Bedeutung, die Ursache dieses besonderen Verhaltens, dieser Unempfindlichkeit, festzustellen. Praktische Gründe solcher Art sind es daher wohl auch in vielen solcher Fälle, welche dazu geführt haben, die Zustände der Unempfindlichkeit je nach der zugrundeliegenden Ursache gegeneinander abzugrenzen und einzuteilen. Wenn es uns gelingt, die Ursachen einer Resistenz z. B. bei einer Tierart gegen eine Infektion, bzw. den Infektionserreger, gegen welchen andere Arten oder der Mensch empfindlicher sind, aufzudecken und den Mechanismus ihrer Wirkung im einzelnen zu erkennen, so würde damit auch die Frage, wie man bei den Infektionsempfänglichen eine solche Resistenz hervorrufen kann, leichter zu bearbeiten sein und vielleicht in den Bereich der Lösbarkeit treten.

Man wird also a) eine angeborene Unempfindlichkeit einer Tierart gegen ein bestimmtes lebendes Agens als Resistenz bezeichnen, wenn das gleiche Agens für andere Arten pathogen ist, und ebenso auch b) die Unempfindlichkeit einer

Rasse oder eines Individuums einer Art gegen einen Mikroorganismus, der für andere Rassen derselben Art bzw. für andere oder vielleicht gar die meisten Individuen derselben Art pathogen ist; und schließlich c) auch die Widerstandsfähigkeit eines Organs, eines Histions, eines Gewebes, einer Organzelle gegen die pathogenetische Wirkung eines lebenden Agens, für das andere empfänglich sind.

Die gleichen Unterschiede in der Empfänglichkeit für Krankheitserreger treten auch bei der Übertragung von Virusarten auf die Gewebekultur der sich im Reagenzglas vermehrenden Zellen epithelialer oder bindegeweblicher Art hervor. Eine an die Beimpfung der Zellen mittels weniger Virusteilchen anschließende Vermehrung der Gäste, also eine Infektion in der lebenden wachsenden Zellkultur, führt nicht in allen Fällen zur Infektionskrankheit, die in dem cytopathogenen Effekt des Virus auf die Kulturzellen zum Ausdruck kommt. Die uns noch wenig bekannten, für das Eintreten der Krankheit der Zellkultur oder ihr Ausbleiben maßgebenden ursächlichen Momente können wir ebenfalls in den Begriffen Resistenz und Empfänglichkeit zusammenfassen.

Wie eine solche Resistenz der einzelnen Gewebszelle gegenüber einem Infektionserreger zustande kommt, wäre genauer zu bestimmen. Untersuchungen an Bakterien, also an pflanzlichen Einzelzellen, geben hier vielleicht Hinweise. Das Haften von Phagen, also einem Bakterienvirus, an der Oberfläche der empfindlichen Bakterienzelle, ist abhängig von der chemischen Struktur derselben. Diese Substanz in der Bakterienhülle ist also der Träger der Receptoreigenschaft der Bakterienzelle für den Phagen. Fehlt sie, so ist der betreffende Keim gegen die Infektion durch den betreffenden Phagen resistent (s. S. 610).

Von Resistenz gegen eine Infektion kann man also nur sprechen, wenn bekannt ist, daß andere Zellen, Organe, Rassen, Arten gegen dieselbe Infektion empfänglich sind. Diese angeborenen Eigenschaften werden nach den Regeln der Vererbungsgesetze auf die Nachkommen übertragen. Wenn es gelingt, einzelne Individuen einer Art mit einer solchen Eigenschaft zu finden, können diese der Ausgangspunkt dafür sein, um von ihnen ausgehend Rassen von Pflanzen oder Tieren zu züchten, welche sich durch Widerstandsfähigkeit gegen Infektionen mit bestimmten Virus- oder Bakterienarten oder auch mit Parasiten auszeichnen. Im Lauf des Lebens können solche angeborenen Widerstandsfähigkeiten hervortreten und umgekehrt kann eine im Jugendalter schon ausgesprochene Widerstandsfähigkeit mit fortschreitendem Alter mehr oder minder verloren gehen. Auch das Geschlecht und die Umstellung in der Pubertät können bei einem solchen zeitlichen Wechsel der angeborenen Resistenz eine Rolle spielen. Ob sich die Eigenschaften nur bei einzelnen Artgenossen finden oder bei ganzen Gruppen ist nicht von so wesentlicher Bedeutung, da ja die einzelnen Individuen bei geeigneter Zucht die Stammeltern ausgedehnter, widerstandsfähiger Rassen werden können.

Gewöhnlich wird der Zustand der Widerstandsfähigkeit zur Voraussetzung haben, daß der Organismus sich im normalen Zustand befindet. Mangelhafte Ernährung und Hunger sowie andere Schädlichkeiten (muskuläre Überanstrengung, starke Sonnenbestrahlung usw.) können eine vorhandene Widerstandsfähigkeit durchbrechen und dadurch zu dispositionellen Momenten für eine Schädlichkeit werden.

Eine Infektionskrankheit einer Art kann die Resistenz gegen eine andere Infektion ausschalten. Es entwickelt sich dann bei dem geschädigten Individuum durch die erste Infektion eine Krankheitsbereitschaft, die sich darin zeigt, daß es infiziert und krank werden kann beim Auftreffen eines Infektionserregers, gegen den es, bevor die Schädlichkeit einwirkte, resistent war. Die angeborene, konstitutionell bedingte Resistenz wird hier durchbrochen und macht einer

Empfänglichkeit Platz gegen Infektionserreger, die mit der die Resistenz brechenden Einwirkung in keinem inneren Zusammenhang zu stehen brauchen. Über alles dieses wird später im einzelnen zu berichten sein.

II. Die Lehre von der Resistenz.

Die Resistenz eines Individuums oder auch einer Tierart, Rasse, Familie usw. erschließen wir daraus, daß bei ihnen ein pathogener, d. h. ein bei anderen Individuen oder anderen Arten krankheitserregender Mikroorganismus keine Infektion und keine Infektionskrankheit hervorruft, und zwar auch dann nicht, wenn er unter denselben Bedingungen und in derselben Menge auftritt, welche bei den Nichtresistenten zur Infektion führt. Daraus ergibt sich für die Lehre von der Resistenz die Aufgabe, festzustellen, welche besonderen Eigenschaften es sind, welche es dem an sich pathogenen Keim unmöglich machen, seine krankmachenden Eigenschaften in diesem Fall geltend zu machen.

Das Nichtangehen einer Infektion trotz Auftretens einer genügenden Anzahl von pathogenen bekannten Keimen kann freilich auch darauf beruhen, daß der betreffende Stamm in diesem Fall seine Pathogenität eingebüßt hat oder in seiner Virulenz geschädigt wurde. Der mangelnde pathogene Infekt ist zwar dann kein Phänomen der Resistenz des betreffenden Makroorganismus mehr, seine Analyse gehört also streng genommen nicht mehr in unser Aufgabengebiet. Wenn es jedoch gelingt, festzustellen, welche Veränderungen bei dem Mikroorganismus dazu geführt haben, daß er die Fähigkeit verloren hat, eine pathogene Wirkung im an sich empfänglichen Körper zu entfalten, so kann das möglicherweise Hinweise geben, die für die Aufklärung des Resistenzphänomens von Bedeutung sein können. Je nach der Größe der Resistenz kann dies dazu führen, daß bei gleich starker Noxe

a) die Infektion überhaupt nicht zustande kommt,

b) daß sie wohl zustande kommt, aber sich nicht zur Infektionskrankheit weiter entwickeln kann, sondern sich als stumme oder latent bleibende Infektion hält,

c) daß eine gemilderte Infektionskrankheit, nicht aber ein voll entwickeltes Krankheitsbild sich anschließt.

1. Die Orte und die Arten der Resistenz.

Die Phänomene der Resistenz, die das Zustandekommen einer Infektion für den betroffenen pathogenen Mikroorganismus unmöglich machen oder hemmen und die daher dem Betrachter wie ein Widerstand, ja wie eine gezielte Abwehr vorkommen und welche dann, wenn man sich des Bildhaften dieser Vorstellung, ihres „Als ob“ bewußt bleibt, auch als solche in der Betrachtung der Vorgänge bezeichnet werden dürfen, können sich an drei verschiedenen Orten abspielen. Dabei werden sich stets die Resistenz als mangelhafte Empfänglichkeit (Susceptibilität) und die Empfänglichkeit als mangelhafte Resistenz reziprok gegenüberstehen bzw. nur als Folge der Betrachtungsweise des Geschehens von zwei verschiedenen Gesichtspunkten her anzusehen sein.

Es ist, wie wir schon ausführten, seit langem bekannt, daß gewisse tierische Species eine angeborene komplette Resistenz gewissen Virusinfektionen gegenüber zeigen und ebenso, daß gewisse Individuen innerhalb einer empfänglichen Species eine natürliche Resistenz einer bestimmten Infektion gegenüber zeigen. So sind die meisten Stämme der Poliomyelitis für Primaten und für den Menschen infektiös, nicht aber für die üblichen Laboratoriumstiere. Auch bei den übrigen

Virusarten, soweit sie überhaupt auf Tiere übertragbar sind, ist der mehr oder minder große Kreis der empfänglichen Tierarten einerseits und der der resistenten und empfänglichen für die Art des betreffenden Virus andererseits so charakteristisch, daß man ihn für die Bestimmung der Art eines Virus benutzen kann. Man wird jedoch stets die Elastizität der Virusstämme, ihre Fähigkeit, sich rasch an einen neuen Wirt anzupassen, beachten müssen.

Die Resistenz kann dabei rein passiv sein (inerte Resistenz); das soll heißen, daß dann keinerlei reaktive Vorgänge ad hoc und über das bereits Vorhandene hinaus im Befallenen eingeleitet zu werden brauchen, um dem aufgetroffenen Mikroorganismus den Eintritt in das Gefüge der Gewebe zu versperren.

Die intakte Haut ist, so wie sie dem Menschen gewachsen ist, für die große Mehrzahl der bakteriellen Krankheitserreger, von den Protozoen ganz abgesehen, undurchdringlich. Dabei mögen laufend produzierte Hautsekrete sowie der Säuregehalt der Hautoberfläche die Lebenstätigkeit der aufgetroffenen Keime noch zu schädigen imstande sein; absolut ist aber diese passive (inerte) Resistenz keineswegs. Sie kann zumindest von bestimmten Keimen (BANG-Bacillen an der Hand des veterinären Geburtshelfers, das Virus der Paravaccine, das den Melkerknoten hervorruft, dasjenige der Maul- und Klauenseuche oder des Herpes) überwunden werden, wobei es freilich nicht sicher ist, ob nicht kleinste Schrunden, die selbst ohne Durchtrennung der Hautschichten den Säuremantel der Haut an umschriebenen Stellen durchbrechen können, Eintrittspforten darstellen. Die große Mehrzahl der Mikroorganismen, einschließlich der Virusarten, wird freilich den Resistenzwall der äußeren Haut nur dann überwinden können, wenn er durch traumatische Einwirkung, wenn auch nur kleinsten Ausmaßes, geschädigt ist. Naheliegende Beispiele geben die Impfungsmethoden, welche die schützenden Hüllen der Epidermis durch oberflächliche, nichtblutende Kratzer eröffnen, sog. percutane Impfmethoden, oder durch oberflächliche Kratzer eindringende Mikroben (Katzenkratzkrankheit, Erysipeloid).

Geringer ist unzweifelhaft die Resistenz der intakten Schleimhäute. Sie können von mancherlei Keimen durchwandert werden und spielen daher als übliche Eintrittspforte für manche Krankheitserreger eine besondere Rolle. Selbst so große Gebilde, wie die vegetativen Formen der Ruhramöben können sich in die Schleimhaut des unteren Dickdarms hineinarbeiten, nachdem ihnen die vorgeschalteten, von ihnen vom Magen her durchwanderten Darmabschnitte diese Möglichkeit nicht boten (wenigstens nicht bei der Katze, wohl aber beim Hund)[1]. Die Pneumokokken hat man auf dem Weg zwischen den Epithelzellen der oberen Luftwege verfolgt[2], und daß Salmonellen, ehe sie der schädigenden Wirkung des Magensaftes ausgesetzt sind, in die Rachen- und Wangenschleimhaut einwandern können, hat man im Tierversuch bereits mit Sicherheit nachgewiesen[3]. Die Sektion der Opfer des Lübecker Unglücks hat den Weg der peroral zugeführten virulenten Tuberkelbacillen zu den Halslymphdrüsen gezeigt[4].

Diese innigeren Kontakte des Agens zu den Schleimhäuten können aber zu lokalen Reaktionen führen, die ihrerseits den weiteren Eintritt hemmen können und also im Sinn einer Resistenz wirken. Reaktiv ausgelöste Absonderungen von Schleim durch die eingestreuten Becherzellen und die Tätigkeit des Flimmerepithels können auf rein mechanischem Weg zu einer Abschwemmung der Fremdkörper, meist auf voraus bestimmten Flimmerbahnen durch die oberen Respirationswege führen, so daß man hier schon von einer aktiven Resistenz sprechen

[1] BIELING 1935. [2] KRISHNAMURTHY 1935.
[3] ØRSKOV, JENSEN und KOBAYASHI 1928, ØRSKOV und LASSEN 1930, ØRSKOV und MOLTKE 1928, ØRSKOV und SCHMIDT 1928.
[4] SCHÜRMANN 1931.

kann. Auswanderung von Phagocyten kann bei diesem Abtransport der Infektionserreger mithelfen, kann aber auch gelegentlich das Gegenteil bewirken, wenn z. B. der Phagocyt späterhin wieder zurück kriecht in das subepitheliale Gewebe mit den aufgenommenen, für ihn unzerlegbaren Mykobakterien und sie auf diese Weise geradezu an den Startplatz einer Infektion bringt.

Eine Reihe von pathogenen Krankheitserregern besitzt die Fähigkeit, bei einer kurzen saprophytären Vermehrungsphase auf der Oberfläche der noch ungeschädigten Schleimhaut Gifte zu produzieren, meist solche mit Toxincharakter. Diese können dann durch Einwirkung auf die Gefäße der darunter liegenden Schleimhaut anschließend Schädigungen der Epitheldecken hervorrufen und dadurch den Giftproduzenten den Eintrittsweg durch die geschädigten Träger der epithelialen Resistenz eröffnen[1].

Die Fähigkeit, diese Schädigungen durch ihre Toxine hervorzurufen, ist dann die Ursache der Invasionsfähigkeit der Keime.

Dagegen können wir hier alle jene Vorgänge übergehen, bei denen die Resistenzeinrichtungen der Haut und Schleimhaut durch traumatische Einwirkungen zerrissen werden, wobei vielfach gleichzeitig auch an sich nicht invasionsfähige Keime mit in die Tiefe geschleppt werden.

2. Resistenz im Infektionsablauf, Prämunität.

Innerhalb des Kreises der der Resistenz gegen Infektionen dienenden Einrichtungen des Körpers können jene noch besonders in einer Gruppe zusammengefaßt werden, welche auf den Reiz der bereits zustande gekommenen Infektionen, also der Infektionserreger und ihrer Stoffwechselprodukte, in Gang gesetzt werden. Man bezeichnet diese Abwehrreaktion, welche auf Grund der ererbten und konstitutionell bedingten Fähigkeiten des Infizierten schon im Beginn der Infektion bzw. in deren ersten Phasen ausgelöst wird, als Prämunität.

Nicht alle Episoden in dem Wechselspiel zwischen dem angreifenden Bacillus und dem abwehrenden Organismus sind so zweckvoll auf Infektionsabwehr eingestellt, wie es eine unkritische Banalisierung dieser didaktisch wertvollen Vorstellung darstellen möchte. Man kann diese Vorgänge auch ohne eine solche Bewertung als Prämunität zusammenfassen. Das sind also jene infektionsbedingten, die Ausbreitung der Infektion hemmenden Vorgänge, welche in der Ausbildung und der Wirkung dem Immunitätsvorgang vorangehen. Sie tragen als rasch einsetzende Reaktion den Charakter der Notfallreaktion[2] und sind als solche noch nicht spezifisch abgestimmt auf den speziellen Reiz und die Partialantigene des zum erstenmal ein Versuchstier oder einen Menschen befallenden Infektionserregers. Aber sie sind es auch, welche die Entwicklung spezifischer Immunitätsreaktionen in Gang setzen und zur Bildung der spezifischen Antikörper führen sowie schließlich zu der nach der Überwindung der Infektion bleibenden Immunität. Das wird auch durch den Namen Prämunität ausgedrückt. Sie heben sich aus der Fülle der vorhandenen Resistenzvorgänge heraus, weil sie erst unter der Einwirkung der Infektion in Erscheinung treten. Sie lassen uns außerdem schon das Wechselspiel erkennen, das dann einsetzt, wenn die Erreger in das Gewebe eindringen und sich nun hier zuerst einmal vermehren, womit der Tatbestand der Infektion gegeben ist. Die Vorgänge der Prämunität umfassen auch jene für die Infektionsabwehr wesentliche vegetative Gesamtumschaltung, wie sie HOFF schon 1930 als unspezifischen Abwehrvorgang beschrieben hat.

---

[1] LETTERER 1944. [2] CANNON, LEWIS und BRITTON 1926.

Ist der Krankheitskeim lebend in das Gewebe des Wirts eingedrungen oder mechanisch in dasselbe verschleppt worden, so kann trotzdem die Weiterentwicklung zur Infektion unterbleiben, weil die für das Zustandekommen der Infektionskrankheit notwendige Vermehrung des Erregers im Gewebe gehemmt ist infolge Fehlens bestimmter, für seinen Stoffwechsel notwendiger Bausteine, die sich der Keim nicht selbst aufbauen kann oder — besonders bei den Virusarten — von Fermenten, die diesen Aufbau regeln. Man kann dieses Nahrungsbedürfnis der einzelnen Bakterienarten in systematischen Untersuchungen ihres Verwendungsstoffwechsels auf synthetischen Nährböden bestimmen, indem man jeweils einzelne Komponenten desselben fortläßt[1].

Es kann weiterhin die Verbreitung der Keime von dem primären Infektionsort in die Umgebung und in das Gefäßsystem gehemmt sein. Aus einem plasmatischen Ödem, das sich im primären Infektionsort ausbildet, ausfallendes Fibrin erschwert die mechanische Weiterbeförderung der Mikroorganismen[2]. Die Wirksamkeit der Zellen, welche die Keime am Ort ihres Eindringens bereits phagocytieren oder welche die in den Kreislauf eingedrungenen Erreger in sich aufnehmen, wäre zu berücksichtigen, und die Verhältnisse, welche zur Ansiedlung in den Organen und zur Metastasenbildung führen. Hier können überall jene Gifte und Toxine eine Rolle spielen, welche die Krankheitserreger entweder absondern oder bei ihrem fortgesetzten Zerfall ausscheiden. Auch diese Phänomene, die eine unspezifische, rasche Abwehr einer Infektion zur Folge haben können, werden als Prämunitätserscheinung zusammengefaßt und behandelt werden müssen. Ihre Leistung besteht darin, daß in dem Körper eingedrungene oder eindringende Keime am Ort des Eindringens verhaftet werden, indem ihr weiteres Vordringen verhütet wird. Das kann dadurch geschehen, daß die als Aggressine wirkenden Produkte der Krankheitserreger neutralisiert werden und daß gleichzeitig die mit der zelligen Exsudation am Ort der beginnenden Infektion sich sammelnden Phagocyten die Eindringlinge in sich aufnehmen, während die an die seröse Exsudation anschließende Ausfällung von Fibrinfäden die Abschwemmung und das weitere Vordringen der Keime in den Gewebsspalten hemmt, Hand in Hand mit dem Leukocytenwall. Alle diese Vorgänge dienen der Lokalisierung der Infektion und damit der Verhütung von Infektionskrankheiten, hervorgerufen durch die verschiedensten Erreger. Diese bereits im Körper vorhandenen Fähigkeiten, ehe noch der erste Infekt auf ihn eingewirkt hat, können der Prämunität zugerechnet werden. Ihre Steigerung in zeitlicher und quantitativer Hinsicht, die also nur dazu führt, daß die genannten Vorgänge viel rascher einsetzen, d. h. also dann schon, wenn der Eindringling noch wenig Zeit hatte, sich intensiv zu vermehren, und die gleichzeitig auch infolge einer spezifisch abgestimmten Empfindlichkeit des Gewebes quantitativ viel ausgeprägter sind, gehören schon zur Immunität.

Unter dem Einfluß der Wirkung der Immunisierung und der dadurch hervorgerufenen Immunkörper wird der Abwehrkampf des Organismus gegen den Eindringling hier vorwiegend in die Umgebung der Einbruchsstelle verlegt. Die Keime werden hier lokalisiert und immobilisiert; bei Pneumokokken spielt dabei die Kapselquellung und Agglutination als Frühphänomen eine besondere Rolle und die ebenfalls auf die Einwirkung der Immunstoffe und die Kapselquellung zurückzuführende Kettenbildung als Spätphänomen. Der beschleunigte und vermehrte Zustrom mobiler Phagocyten und deren verstärkte Aktivität führt zur raschen Aufnahme und Verdauung der Keime[3]. Diese gesteigerte Wirkung ist

[1] BRAUN 1948, BRAUN und CAHN-BRONNER 1921, 1922.
[2] MENKIN 1948. [3] SEISER, DOMBROWSKY und BIELING 1938.

jedoch eng begrenzt auf jene Erreger, deren Antigene in einem früheren Zusammentreffen mit dem Antikörper diese erhöhte Empfindlichkeit und abgestimmte Reaktionsbereitschaft des Wirtsgewebes ausgelöst haben. Sie sind im Gegensatz zu den angeborenen und ererbten Fähigkeiten, welche in dem Prämunitätsvorgang in Erscheinung treten, erst im Individualleben erworben und dementsprechend spezifisch abgestimmt auf den Reiz — den Immunisierungsreiz — den ein vorangehendes Zusammentreffen des speziellen Wirts mit dem speziellen Gast ausgelöst hat.

In diesem Wechselspiel zwischen Eindringling und infiziertem Organismus entwickelt sich der gesamte Cyclus der Infektion und der etwa dann anschließenden Infektionskrankheit. Dabei muß auch der Cyclus der Zellinfektion durch das Virus berücksichtigt werden, wie wir ihn an dem Beispiel des Pflanzenvirus, der Phagen, aber auch schon von einzelnen menschen- und tierpathogenen Virusarten wenigstens einigermaßen kennen[1].

Bei der weiteren Aufklärung dieser Phänomene wäre dann zu untersuchen, ob die Bindung des eingedrungenen Krankheitskeimes, insbesondere der kleinen Virusarten, an die Zellen zustande kommt wie die der Bakterientoxine. Der Bindungsvorgang wird vielfach dargestellt unter Benutzung des EHRLICHschen Receptorbegriffes, und man stellt sich vor, daß die Bindung als erste Phase der Zellinfektion durch eine Reaktion zwischen dem infizierenden und den von Zelle zu Zelle verschiedenen Komponenten der Zellmembran zustandekommt. Man hat diesen Vorgang der Zellinfektion an dem Beispiel der Wirkung zwischen dem Grippevirus und den Zellen, welche die Allantoishöhle des Hühnchens auskleiden, in vier Stufen verfolgt[2].

Die erste Stufe, die *Bindung des Virus an die Oberfläche der Zellen*, läßt sich zeitlich und mengenmäßig verfolgen dadurch, daß man die Abnahme des Virusgehalts in der auf die Membran im Ei aufgetragenen Virussuspension fortlaufend bestimmt. Man kann dabei schon feststellen, daß verschiedene Zellen verschieden starke Bindung gegenüber einem Virus haben, rote Blutkörperchen z. B. mehr als die Zellen des Allantoissacks. Daran schließt sich dann als zweite Stufe das Eindringen des Virus in die Zellen an, was Vorbedingung für intracelluläre Vermehrung der infektionstüchtigen Elementarkörperchen ist. Die Resistenz einer Zelle gegenüber einem Virus könnte also dadurch zustande kommen, daß der passende Receptor auf der Oberfläche der Zellmembran fehlt, was darin zum Ausdruck kommen müßte, daß diese resistenteren Zellen das Virus nicht aus der zugesetzten Suspension binden können. Es wäre aber auch weiterhin möglich, daß das Virus zwar gebunden wird und auch in die Zelle eindringt, daß ihm aber dort nicht die für seinen Aufbaustoffwechsel notwendigen Fermente, über die ja das Virus häufig nicht selbst verfügt, bereitgestellt werden können. Sind aber die Bindungen für die Vermehrungsvorgänge des Virus in der Zelle vorhanden, so ist damit zu rechnen, daß als vierte Stufe des Cyclus der Zellinfektion neugebildete Virusmengen aus der Zelle austreten und frei werden.

Ein Beispiel für die Beziehungen zwischen den Antigenen von Bakterien als Wirt gegenüber einem Bakterienvirus (Phage) als Infektionserreger geben Untersuchungen mit wohl differenzierbaren chemischen Stoffen, welche aus den Bakterienzellen gewonnen wurden[3]. Es war schon festgestellt worden, daß Salmonellabakterien, welche das gleiche hitzeresistente Agglutinogen besitzen, auch ähnlich gegenüber verschiedenen Phagen wirken[4].

Untersuchungen mit T-Phagen an Colibacillen haben dann ergeben, daß für die Empfänglichkeit dieser Bakterien ihren Phagen gegenüber eine besondere

[1] WEISS 1949, GÖNNERT 1954. [2] HENLE 1949. [3] MILLER und GOEBEL 1949.
[4] HADLEY 1926, BURNET 1929.

Receptorsubstanz maßgebend ist, die durch eine Heptose charakterisiert ist. Man kann diese Receptorsubstanz, die also der Träger der Empfänglichkeit ist, aus den Bakterien isolieren und sieht dann, wenn man diese reine Substanz mit dem Phagen zusammenbringt, wie sich das Schwanzende mit den kugeligen Einzelteilchen der Receptorsubstanz verbindet und dadurch abgesättigt wird[1].

Nur dann, wenn dieser Receptor auf der Bakterienoberfläche noch vorhanden ist, kann die Bindung der lebenden Phagen mit dem lebenden Bacterium zustande kommen und dann erst kann der Phage aus seinem Kopf wie aus einem Ballon den nucleinsäurehaltigen Inhalt ausstoßen, der innerhalb des Bacteriums dessen Stoffwechsel so umstellt, daß die Bildung von neuen T-Phagenteilchen in Gang gesetzt wird, die dann die Haut des von ihnen ausgefressenen Bacillus verlassen, nachdem sie seine Hülle zersprengt haben[2].

Diese Ergebnisse weisen auch schon darauf hin, daß man vielleicht die Resistenz von Zellen gegen virusartige Erreger durch die Abwesenheit der für das bestimmte Virus zum Haften notwendigen Receptorsubstanzen an der Oberfläche erklären könnte. In solche Vorstellungen paßt es auch hinein, daß man die Affinität bestimmter Zellen zu bestimmten Virusarten dadurch vernichten kann, daß man die Zellen der Wirkung von Fermenten, wie sie beispielsweise von Choleravibrionen oder von Clostridium Welchii gebildet werden, aussetzt, um dann zu konstatieren, daß die Bindungsfähigkeit gegenüber dem Virus vernichtet wurde[3].

Die Bedeutung dieses Vorganges für das Zustandekommen der Infektion ergibt sich daraus, daß Hühnerembryonen, denen $1/2$ Std vor der Infektion mit einer sicher infizierenden Dosis von Grippevirus das receptorzerstörende Ferment der Choleravibrionen injiziert wurde, vor der Infektion geschützt waren, ohne daß das Vibrionenferment das Virus selbst abtötet. Seine Schutzwirkung wird also darauf zurückgeführt, daß es die spezifische Receptorensubstanz der infektionsempfänglichen Zellen zerstört, so daß das Virus nun nicht mehr an die Zelle gebunden werden und infolgedessen nicht mehr eindringen kann[4].

Es eröffnet sich also hier ein weites Gebiet, das der Aufklärung bedarf und dessen Bearbeitung vielleicht noch für die Kenntnis des Infektionsvorganges bzw. der Resistenz demselben gegenüber wesentliche Hinweise geben wird (vgl. auch Inhibine).

Ein Beispiel einer Analyse der Resistenzphänomene bei der Maus gegenüber der Infektion geben auch die Untersuchungen über die Infektion der Maus mit dem Virus der lymphocytären Choriomeningitis; dieses Virus, welches beim Menschen die lymphocytäre Choriomeningitis hervorruft, kommt in der Natur als ein Parasit der gewöhnlichen Maus vor. Wenn sich die Mäuse im natürlichen Zusammenleben durch Kontakt infizieren, so entwickelt sich zwischen Virus und Maus eine ausgeglichene Beziehung, welche es dem Virus gestattet, weiter in dem Wirt zu leben unter Bedingungen, welche auch mit dessen Leben vereinbar sind. Wenn aber eine noch frische Maus, insbesondere eine aus einer anderen Zucht, in der die Mütter ihren Jungen nicht schon das Virus weitergeben, künstlich mit dem gleichen Virus infiziert wird, so entwickelt sich bei ihr eine Infektionskrankheit, welche meist zum Tod führt; überlebt das Tier aber, so wird das Virus völlig unterdrückt bzw. ausgeschieden, so daß es jedenfalls mit den üblichen Methoden nicht mehr festgestellt werden kann[5].

Aber in den latent verseuchten Mäusezuchten unterdrückt weder der Parasit den Wirt, noch umgekehrt der Wirt den Parasit, obwohl beide dazu eine ererbte Fähigkeit besitzen. Unter den andersartigen Bedingungen der künstlichen

[1] FRIEDRICH-FREKSA 1955, HEINMETZ 1948. [2] PENSO 1953. [3] WEIDEL 1955.
[4] STONE 1948. [5] ARMSTRONG 1934, TRAUB 1936, 1939.

Infektion aber werden beide potentiellen Energien effektiv. Besonders bei jenen Mäusen, welche bereits im Mutterleib infiziert wurden, entwickelt sich der ausgeglichene Infektionstyp mit gegenseitiger Toleranz.

Ein anderer Faktor von Bedeutung ist *der Ort der Infektion*[1]. Gewöhnlich rufen subcutane Infektionen eine mildere Infektion oder eine solche hervor, die beim Tier nicht in Erscheinung tritt. Intraperitoneale und intravenöse Injektionen rufen schwere Erkrankungen mit vielen Todesfällen und chronische Infektionen hervor. Die Mäuse vertragen viel größere Mengen von Virus subcutan und auch intraperitoneal und intravenös als intracerebral. Hilfsfaktoren, welche die Wirt-Parasit-Beziehungen beeinflussen, sind die Passagengeschichte des Virus, direktes Trauma des Gehirns der Maus und manchmal auch die Menge des injizierten Virus. Die Gegenwart von Virus in lebenswichtigen Organen der Maus, auch in relativ großen Mengen, bedeutet an sich noch nicht Krankheit. Die Inkubationsperiode ist relativ konstant für einen gegebenen Infektionsweg und eine bestimmte Virusmenge. Diese Zeit kann verändert werden, wenn der subcutanen Injektion eine intracerebrale Infektion als Superinfektion 3 Tage später folgt.

Eine Maus, die durch eine normalerweise tödliche intracerebrale Infektion spezifisch vorinfiziert ist, bietet 2 Möglichkeiten. Entweder sie stirbt schneller, als Folge der Infektion, oder sie bekommt überhaupt keine sichtbare Krankheit (Interferenz, s. S. 644).

In Parallele dazu stehen Beobachtungen über die perorale Poliomyelitisinfektion bei Affen. Diese gelingen beim Rhesusaffen im allgemeinen nicht. Dagegen können die von den Philippinen kommenden Cynomolgusaffen, wenn auch nicht mit Regelmäßigkeit, durch die gleichen Poliomyelitisstämme infiziert werden, wenn sie dem Futter beigemengt wurden. Welche Faktoren jedoch dafür verantwortlich zu machen sind, was die Ursache dafür ist, daß bei der einen Tierart die perorale Infektion angeht, bei der anderen aber nicht, das ist noch nicht im einzelnen aufgeklärt[2].

Alle die erwähnten Vorgänge der Prämunität sind dadurch charakterisiert, daß sie der Verhaftung der in das Gewebe eingedrungenen und sich am Ort der primären Infektion befindenden Keime und ihrer Lokalisation dienen, daß sie das Vordringen im Gewebe hemmen und daß sie schließlich die dennoch in den Kreislauf eingedrungenen Keime wieder eliminieren. Alle diese Mechanismen sind somit letzten Endes auch eingeschaltet in den Vorgang der Antikörperbildung, der sich in der Folge als letztes Glied eines Geschehnisablaufs anschließt.

III. Resistenz und Lebensalter.

Die ärztliche Beobachtung hat uns gelehrt, daß „Symptomatologie und Prognose von der Gestaltung der bisher durchlaufenen Lebensbahn des Erkrankten weitgehend abhängen“[3].

Man hat daher von einer Chronopathologie gesprochen, nachdem schon vorher in einem Buch, das sich mit diesen Fragen richtungweisend befaßt hat, die Bezeichnung biorheutische Nosologie geprägt worden war[4].

Für unsere Betrachtung, die sich auf die Resistenz beschränken soll, wird es jedoch zweckmäßig sein, die Ergebnisse dieser aus dem besonderen Bedürfnis nach der Darstellung einer Pathologie des alternden Menschen erwachsenden Forschungs- und Betrachtungsweise nur insoweit zu berücksichtigen, als die im Verlauf des Alterungsprozesses abgeänderte Reaktion des Menschen gegenüber

[1] Traub 1936, 1939.
[2] Faber, Silverberg und Dong 1948, Melnick, Magnus 1948, de Rudder 1934.
[3] Grote 1951. [4] Bürger 1947.

lebenden Noxen zum Ausdruck kommt, und weiterhin auch dort nur insoweit, als es sich nicht etwa um Umstimmung, Allergisierung oder Immunisierung infolge der früher durchgemachten Infektionen usw. handelt. Von einer Altersresistenz wird man nur dann sprechen dürfen, wenn man feststellen kann, daß ein lebender Erreger, welcher bei dem jugendlichen Menschen (oder auch nur dem ungeborenen Menschen) eine ausgesprochene und vielfach tödlich verlaufende Erkrankung hervorruft, bei den älteren Personen keine derartigen pathogenetischen Wirkungen mehr hat. Zugleich aber müssen wir unter dem Begriff Altersresistenz alle die Resistenzstufen zusammenfassen, die der Mensch in den verschiedenen Altersstufen vom Embryonalleben bis zum Greisenalter durchläuft.

Die Erkrankungen infolge Infektionen mit Listeria monocytogenes geben dafür ein Beispiel[1]. Die geringe Resistenz der Organe des menschlichen Neugeborenen führt bei der frühzeitigen (pränatalen oder postnatalen) Listerieninfektion zu einer allgemeinen Erkrankung, gekennzeichnet durch die Ausbildung einer Granulomatose in den Organen. Beim heranwachsenden Kind entwickelt sich dann eine Resistenz der Organe, die aber nicht auf die Gehirnhäute ausgedehnt ist, so daß für das spätere Alter die Listerienmeningitis charakteristisch wird. Auch beim Erwachsenen ist dann diese allgemeine Resistenz ausgeprägt. In der Schwangerschaft findet man die für diese Zeit charakteristische listerienbedingte Cystitis als Ausdruck einer durch die Gravidität bedingten Resistenzverminderung[2]. Im höheren Alter nimmt dann die Organresistenz allmählich wieder ab, so daß wieder die Erscheinungsform der Erkrankung beim Neugeborenen beobachtet worden ist. Hier kann man also im Ablauf der Biorheuse den Einfluß des Alters auf die Resistenz gegenüber einem bestimmten Infektionserreger verfolgen.

Als ein Beispiel einer durch das Alter bedingten individuellen Disposition, d. h. also einer verminderten Resistenz, gilt auch das Erysipel[3].

In anderen Fällen ist die Resistenz gegen eine Infektionsart bzw. den Infektionserreger während des überwiegenden Teiles des Lebens ausgeprägt und fehlt nur in der allerersten Lebenszeit. Die plasmacelluläre interstitielle Pneumonie der Frühgeburten befällt, wie der Name sagt, überwiegend frühgeborene Kinder und diese wiederum nur in den seltensten Fällen nach dem ersten Trimenon. Danach sind die Kinder gegen diese Lungeninfektion, die durch das Auftreten der als Pneumocystis carinii bezeichneten Lebewesen charakterisiert ist, resistent[4].

Das weist darauf hin, daß die mangelnde Reife des Neugeborenen die Ursache dieser mangelnden Resistenz ist, ohne daß man freilich die Frage beantworten könnte, welche Besonderheiten im Organismus des Neugeborenen dafür verantwortlich zu machen seien. Man hat vermutet, daß der Mangel der als Träger der Antikörperwirkung bekannten γ-Globuline dabei eine Rolle spiele. Aber bereits nach dem 2. Tag können solche Umstellungen sich ausgebildet haben, so daß Mäuse, die älter als 4—6 Tage sind, nach einer vor wenigen Tagen noch tödlichen intraperitonealen Infektion mit charakteristischen Erscheinungen von seiten des Zentralnervensystems (Coxsackievirus) nun nicht mehr erkranken. Das aber kann seinen Grund nicht darin haben, daß eine mit der Reifung der Gewebe, mit dem Wachstum und der Weiterentwicklung der jungen Tiere einhergehende Erschwerung des Übergangs des Virus aus der Peripherie in das Zentralorgan die Infektion dort verhütet; denn die 8 Tage alten Mäuse blieben auch bei intracerebraler Infektion gesund[5].

---

[1] SEELIGER, JUNG, LINZENMEIER und ODENTHAL 1952, KREPLER und FLAMM 1955.
[2] POTEL 1952/53, HAHNEFELD 1954, GRAY, SINGH and THORP 1955, SCHOOP 1946, 1955.
[3] WEICHARDT 1950. [4] REISETBAUER und BRAUN 1955, ZANDANELL 1954.
[5] DALLDORF 1939.

Der Einfluß des Alters auf die Intensität einer Infektion mit Plasmodium Berghei zeigte, daß die Empfänglichkeit der Ratten gegen diese Erreger eindeutig vom Alter abhängt. Mit zunehmendem Alter war eine Zunahme der Sterblichkeit und der Heftigkeit der Erkrankung feststellbar. Es wird vermutet, daß der Tropismus der Parasiten zu den Reticulocyten des infizierten Tieres bei diesen Vorgängen eine wichtige Rolle spielt[1].

Schon aus diesen Beispielen, welche sich vermehren ließen, ergibt sich wohl zur Genüge, daß die generell als Altersresistenz bezeichnete Widerstandsfähigkeit alter Individuen gegen verschiedene, für jüngere Artgenossen pathogene Erreger keineswegs auf die gleiche Weise entstehen muß und daß daher der Mechanismus, der diesen Effekt hervorruft, für jeden einzelnen Infektionserreger gesondert festzustellen ist.

Derartige Fragen sind von besonderer praktischer Bedeutung für die Aufzuchtkrankheiten unserer Haustiere, wie vor allem der Kälberpneumonie, der Ferkelgrippe, Canicolainfektion, Kückenruhr und Coccidiose. Hier wird die Entscheidung der Frage, wieweit die sich im Verlauf des Wachstums und der Reifung der Tiere ausbildenden Hemmungsmechanismen im Sinn einer Altersresistenz neben einer durch Erreger selbst hervorgerufenen Durchseuchung eine Rolle spielen, von Bedeutung sein (vgl. S. 649, Immunität).

Dasselbe gilt auch für jene Erkrankungen des Menschen, die besonders die kleinen Kinder befallen, wie die Enteritiden der Säuglinge, die Säuglingsruhr durch bestimmte Colistämme und die durch Protozoen bedingte Toxoplasmose.

Rascher wird eine solche Altersresistenz gegen das Coxsackievirus bei den schnellwüchsigen Mäusen erreicht, die mit dem Virus nur in den allerersten Lebenstagen künstlich so infiziert werden können, daß sich bei ihnen eine tödlich verlaufende Infektion anschließt[2].

Es liegt dann noch eine Reihe von Beobachtungen vor, welche Beispiele dafür geben, daß es gelingt, das neugeborene Tier mit einer Virusart zu infizieren, gegen die das ältere oder erwachsene Tier resistent ist und zwar auch dann, wenn es in seinem Leben mit dem in Frage stehenden Virus nicht in Berührung gekommen ist. So konnte festgestellt werden, daß weiße Mäuse als Säuglinge für das Virus der Maul- und Klauenseuche (Typ 0 und C) hochempfänglich sind und nach einem charakteristischen Krankheitsverlauf sämtlich der Infektion erliegen[3]. Ebenso sind Ratten für dieses Virus empfänglich, aber nur, wenn sie innerhalb des ersten Lebenstages infiziert werden, und auch in neugeborenen Kaninchen und Katzen vermehrt sich das Virus und kann von Kaninchen zu Kaninchen übertragen werden[4]. Die Zeit der mangelnden Resistenz ist also hier auf die ersten postnatalen Lebenstage beschränkt.

Auf die Säuglingsmaus konnte weiterhin das Virus der amerikanischen Encephalitis der Pferde übertragen werden[5]. Mäuse bis zum Alter von 2 Wochen konnten durch intramuskuläre Infektion regelmäßig tödlich infiziert werden, während über 6 Wochen alte und ältere Mäuse mit Regelmäßigkeit überlebten. Während bis 4 Tage alte Mäuse bei intracerebraler, subcutaner, intraperitonealer und intranasaler Infektion mit dem Encephalomyelitisvirus zu 100% erkrankten und bei Einführung in den Magen zu 93%, sind ältere Mäuse nur noch intracerebral stets infizierbar gewesen, während sie bei allen anderen Infektionsarten nur noch zu 6—37% erlagen[6]. In anderen Fällen ergibt sich der Unterschied in der Empfänglichkeit neugeborener Mäuse und der älteren Tiere dadurch, daß die Neugeborenen schon in den ersten Tagen durch Kontakt mit den latent infizierten Mäusen durchseucht werden und dadurch individuell eine Widerstandsfähigkeit gegen diese Erreger erwerben, die nicht als Resistenz zu bezeichnen ist. Sehr klar sind diese Verhältnisse ausgearbeitet in den Mitteilungen über die Encephalomyelitis der Maus[7].

Meerschweinchenfeten, welche kurze Zeit vor der Geburt in utero durch Infektion von Grippevirus infiziert wurden, erwiesen sich als empfänglich für eine allgemeine Infektion[8],

---

[1] Singer, Hadfield und Lakonen 1955.
[2] Dalldorf, Sickles, Plager und Gifford 1949, Melnick, Ledinko, Kaplan und Kraft 1950.
[3] Nagel 1952, Skinner 1951. [4] Nagel 1952.
[5] Wright, Lennette und Koprowski 1942, Sabin und Olitsky 1938.
[6] Dean 1951. [7] Traub 1936. [8] Woolpert, Gallagher und Rubinstein 1938.

während die Tiere, welche nach der Geburt infiziert wurden, relativ resistent waren[1]. Im Verlauf ihrer intrauterinen Entwicklung wurden die Feten immer weniger empfänglich, aber nach der Geburt nahm diese Resistenz dann nicht mehr erheblich zu[2].

Eine ganze Reihe von Beobachtungen zeigt uns also die mangelnde Resistenz des neugeborenen Säugetieres und des Menschen gegen verschiedene Infektionen, gegen die beide sich schon nach kurzer Entwicklungszeit resistent zeigen. Am eindrucksvollsten aber vollzieht sich diese Umstellung des unreifen in den schon weiter gereiften Organismus beim Hühnchen im Ei, das man mit den meisten Virusarten, wenn auch vielfach erst nach einer gewissen Adaptation, infizieren kann; aber mit dem Augenblick des Ausschlüpfens ist diese breite Empfänglichkeit erloschen. Man könnte in beiden Fällen bei Säugetier und Vögeln annehmen, daß das unreife Gewebe dem Vordringen der zum Teil ja mit einem die Verbreitung fördernden Ferment ausgestatteten Infektionserreger einen besonders geringen Widerstand entgegensetzt. Man kann auch an die leichte Durchlässigkeit der Gefäße während des frühen Entwicklungsstadiums denken. Es wäre aber auch die Frage zu entscheiden, ob die weitgehende Empfänglichkeit beim Hühnchen auf die Eihäute, Chorioallantois, Dottersack und Amnionhülle beschränkt ist, während das sich entwickelnde Hühnchen schon lange vor dem Ausschlüpfen selbst nicht mehr empfänglich war. Es wäre auch zu erwägen, inwieweit die Reifungsvorgänge, wie sie sich beim Menschen in den ersten Lebensmonaten, insbesondere in dem ersten Halbjahr des Säuglingsalters, abspielen, bei den Tieren jedoch meist erheblich rascher ablaufen, dabei von Bedeutung sind.

Von Bedeutung ist hier sicherlich auch die Tatsache, daß die ererbte Fähigkeit zur Antikörperbildung auf die Reizwirkung von Antigenen erst im Lauf des Embryonallebens zur vollen Entwicklung kommt. Wir bestimmen den Zeitpunkt, in dem diese Fähigkeit dann vorhanden ist, meist ausgehend von dem Tag der Geburt. Dabei wird nicht beachtet, daß dieser normale Termin bei verschiedenen Tierarten bei verschiedenen Entwicklungsstadien liegt, was Unterschiede wie die bei Maus und Meerschweinchen erklären könnte. Da wir beim Menschen auch viele Wochen zu früh Geborene am Leben halten können und diese Kinder den Reifezustand, den andere noch im Mutterleib erwerben, erst postnatal erreichen, wird man bei ihnen auch mit einer länger dauernden Resistenzschwäche nach erfolgter Geburt rechnen müssen (vgl. auch bei Immunität, S. 649).

Im Plasma des Menschen gehen die Veränderungen in der Zusammensetzung des Serumeiweißes im ersten Lebenshalbjahr vor sich, die dann neu auftretenden Isoagglutinine, also jene Blutgruppenantikörper, die gegen die fremden Blutgruppensubstanzen wirken, steigen dann aber noch weiter innerhalb der ersten 10 Lebensjahre an[3]. Aber eine exakte Erklärung der hier maßgebenden Vorgänge und Mechanismen liegt noch nicht vor. Jedenfalls handelt es sich bei der Entstehung dieser antikörperartigen Stoffe um die Auswirkung und Entwicklung einer genetisch bedingten Anlage, also eines resistenzartigen Vorganges und nicht um einen Immunisierungsvorgang; daher spricht man hier wohl auch mit Berechtigung von einer serologischen Reifung[4]. Auch die Resistenz kann also im Verlauf des Lebens zwar nicht entstehen wie etwa die Immunität, aber auf Grund der erwähnten Fähigkeiten in Erscheinung treten und sich weiter entwickeln.

In vielen anderen Fällen, in denen über eine besondere Resistenz des Erwachsenen oder auch des älteren Menschen berichtet wurde, wird die Frage zur Entscheidung gestellt werden müssen, ob es sich hier tatsächlich um eine auf ererbten Eigenschaften beruhende, also echte Resistenz handelt oder vielleicht

[1] STUART-HARRIS 1937. [2] DETTWILER, HUDSON und WOOLPERT 1940.
[3] THOMSEN 1929. [4] HIRSZFELD 1926.

um die Folgen durchgemachter Infektionen, die zu einer erworbenen, auf Immunitätsphänomenen beruhenden, erhöhten Widerstandsfähigkeit gegen den auslösenden Erreger geführt haben. Das trifft z. B. auch auf die auf Grund sorgfältiger Untersuchungen festgestellte Verschiedenheit der Scharlachmorbidität in den verschiedenen Altersstufen zu, während das bei diesen Studien beschriebene Sexoplus der Mädchen als geschlechtsgebundene Übermorbidität gedeutet wird[1]. Es wird auch zu prüfen sein, inwieweit periodische Schwankungen in unserer Umgebung, wie der Tag- und Nachtwechsel, der Wechsel der Jahreszeiten oder auch kosmische Rhythmen, eine Rolle spielen können[2].

IV. Latente Infektion.

In vielen Fällen aber wird man annehmen müssen, daß die nach dem Erreichen des Resistenzalters in den Körper eingedrungenen oder wie in anderen Beispielen experimentell übertragenen Krankheitskeime zu einer latenten Infektion führen. Infektionserreger, welche infolge der inaktiven Resistenz sich nicht entwickeln können oder infolge der aktiven Resistenz weitgehend gehemmt sind, so daß sie ihre Virulenz nicht geltend machen können, sind trotzdem in der Lage, sich in einem latenten Zustand über lange Zeit hin in dem befallenen Körper zu halten und vielleicht auch sich innerhalb gewisser Grenzen am befallenen Ort zu vermehren (Beispiel Fleckfieber und andere Rickettsiosen). Bakterien können dann bestimmte Körperorgane oder Gewebe besiedeln, ohne daß in diesen pathologische Veränderungen entstehen; insbesondere können Krankheitskeime in Lymphdrüsen, in die sie aus der zugehörigen Region eingeschleppt wurden, aber auch in der Milchdrüse oder im Tumorgewebe überdauern. Dieser latente Zustand kann dann wie bei der Toxoplasmoseinfektion durch äußere oder innere Umstände aktiviert bzw. reaktiviert werden[3]. An eine solche Aktivierung wird man auch bei der Entstehung der oben erwähnten listerienbedingten Cystitis bei Schwangeren denken müssen[4].

Die Untersuchungen über die Pathogenese der Poliomyelitis geben eindringliche Beispiele von der Bedeutung provozierender Reize für die Entwicklung des Vollbildes der Infektionskrankheit aus einer latenten Infektion. Man kennt die Bedeutung sportlicher und turnerischer Anstrengung, von Schutzimpfungen, aber auch die einer Tonsillektomie. Infektionsfördernden Einfluß hat auch das Fehlen der Tonsillen, die früher schon herausgenommen wurden, auf die Entwicklung des schweren paralytischen Krankheitsbildes[5].

Man könnte geneigt sein, dieses Trägertum nach abgelaufener Infektion einfach als Ausdruck einer Immunität aufzufassen. Tatsächlich werden diese Zustände jedenfalls dann, wenn sie sich an eine eben überstandene Infektion anschließen, mit dem Bestehen einer mehr oder minder ausgeprägten Immunität zusammenfallen. So wird also die Mitwirkung der Immunität bei vielen Trägerzuständen durch latente Infektionen anzunehmen sein. Der Auffassung jedoch, daß diese Immunität die einzige oder wesentliche Ursache ist, widerspricht es, daß dieser Gleichgewichtszustand durch äußere Einwirkungen (Provokation), deren Zusammenhang mit dem Eiweiß- und Nucleinsäurestoffwechsel der Zelle besonders diskutiert wurde, unterbrochen werden kann[6]. Besonders eindrucksvoll sind hier die Beobachtungen bei der nach einmaliger Infektion viele Jahre lang latent bleibenden Infektion mit dem Virus des Herpes simplex, der Fleckfieberrickettsie oder der Fünftagefieberrickettsie.

---

[1] Schäfer 1952. [2] Jores 1935, de Rudder 1937. [3] Jirovec und Jira 1954.
[4] Potel 1952, 1953, 1954. [5] Bieling und Poetschke 1955. [6] Poetschke 1956.

Ein Beispiel dafür ist auch das lange Verweilen von Tuberkelbacillen im Körper nach Verschwinden der pathologischen Befunde, so daß bei Ratten, welche eine künstliche Infektion mit Tuberkulose überstanden haben, oft noch lange Zeit lebende Keime in den inneren Organen gefunden werden[1].

Das Wesen der latenten Infektion ist darin zu sehen, daß hier Erreger, welche die Fähigkeit behalten haben, ihre volle krankmachende Virulenz auf anderen empfänglichen Individuen zu entfalten, dies in dem latent infizierten Individuum nicht tun, solange der Träger der Infektion nicht einer provokatorischen Einwirkung unterworfen wird.

Diese Feststellungen sind in epidemiologischer Hinsicht von wesentlicher Bedeutung; denn wenn latent infizierte Personen oder Tiere mit anderen zusammentreffen, die überhaupt nicht infiziert sind, so wird bei diesen eine schwere Seuche ausbrechen.

Ein besonders eindringliches Beispiel ist die Psittakose, welche von den Wellensittichen, die sich an anscheinend gesunden, latent infizierten Vögeln angesteckt haben, auf ein anderes Tier übertragen werden kann. Die Tatsache einer solchen latenten Infektion kann dann dadurch festgestellt werden, daß man zu der resistenten Tierart einzelne Exemplare einer empfänglichen Tierart setzt. So kann man beispielsweise den Papageivögeln zur Feststellung einer latenten Infektion mit Psittakosevirus den javanischen Sperling (passer montanus malaccensis Dubois) zusetzen, der sehr empfänglich ist und tödlich erkrankt. Von Bedeutung ist diese latente Infektion z. B. bei der Theiler-Infektion der Mäuse, der Aujeszky-Infektion bei Schweinen, der schon erwähnten Psittakose und der Ornithose beim Geflügel sowie der lymphocytären Choriomeningitis[2].

Einzelne Infektionskrankheiten kommen nur dann zum Ausbruch, wenn die bestehende Resistenz durch andere Erkrankungen durchbrochen wird, wobei diese zweite Infektion vielfach auch als unspezifische Vorkrankheit bezeichnet wird und in ähnlicher Weise provozierend wirkt wie die schon erwähnten Vorgänge (s. S. 615).

Nimmt ein Mensch Bakterien der Paratyphus-C-Gruppe von gesunden infizierten oder an Viruspest erkrankten Schweinen in seinem Darm auf, so können sie sich dort wohl einige Zeit halten, aber es kommt nicht zur Entwicklung der Infektionskrankheit wie nach der Infektion mit der Salmonella Paratyphi A oder B Schottmüller. Eine Infektionskrankheit anderer Art, z. B. eine Malaria tertiana kann aber diese Resistenz durchbrechen und es schließt sich dann an die typische Fieberkurve der Tertianaanfälle die Continua der Paratyphuskrankheit an[3].

Wie dies im einzelnen zustandekommt, ist wohl nicht klar zu ersehen; Veränderungen an den Gefäßen sowie in der Verteilung des Blutes in der Krankheitsgegend können hier von wesentlicher Bedeutung sein.

So weiß man z. B., daß bakterielle Toxine, wie beispielsweise das Diphtherietoxin, das bei der Maus nur schwer und nur bei massiver Vergiftung in das Gehirn gelangt, bei solchen Mäusen, welche eine Recurrensinfektion durchmachen, erheblich leichter in das Zentralnervensystem übergehen. Ähnliches gilt auch von Virusinfektionen[4].

Daß für den Menschen harmlose Virusarten, wie das der Vaccine oder des Herpes simplex auf ekzematösen Hautpartien, zu schwersten lebensbedrohenden Infektionen führen können, zeigt die KAPOSIsche Erkrankung[5]. Dem Status seborrhoicus wird eine wesentlich fördernde Bedeutung für die Ansiedlung von Pyokokken zugesprochen.

Bei der Bearbeitung von Fragen der Pathogenese der Hautinfektionen unter individual-pathologischen Gesichtspunkten[6] wurde weiterhin auch darauf hingewiesen, daß die Bedingungen, unter welchen saprophytär im Mund lebende Actinomyceten pathogen werden, in Faktoren zu suchen sind, die beim Wirt liegen[7]. Aus gleichen Gesichtspunkten heraus befassen sich weitere Untersuchungen mit der Entstehung der Soormycosen[8].

[1] BUCHELE und DOWNS 1949. [2] HAAS 1954. [3] BIELING 1944, BADER 1945.
[4] BIELING und OELRICHS 1937, BIELING 1937, BIELING und OELRICHS 1939.
[5] MORITSCH 1954. [6] GOTTRON 1939, WEICHARDT 1950. [7] MEHL 1949. [8] SERSANSIE 1940.

Wer sich mit der Pathogenese der durch Pilzarten bedingten Hauterkrankungen des Menschen beschäftigt, wird immer wieder darauf hingewiesen werden, welche Bedeutung resistenzvermindernde Momente für die Entwicklung dieser Infektionen haben.

Besonders auch bei dem Zustandekommen der durch Pilzarten bedingten Infektionen der Lunge (Torula, Candida albicans) spielen solche Momente eine Rolle. Hier tritt auch die resistenzvermindernde Wirkung der Behandlung des Patienten mit antibiotischen Präparaten hervor. Nach massiver und langdauernder Therapie mit antibiotischen Mitteln kann das normale Gleichgewicht zwischen den resistenten Pilzen und Hefen und den empfindlichen Bakterien, die sich auf den Schleimhäuten des Körpers halten, gestört werden. Die Schädigung der bakteriellen Darmflora kann zu einer Störung des Vitaminhaushaltes bei Mensch und Tier führen und infolge einer dadurch etwa entstandenen Resistenzverminderung können dann Mikroorganismen, die normalerweise apathogen sind, wie Hefen und Pilze, zu Infektion und Infektionskrankheit führen. Als ein Beispiel dafür wird die Soormykose der Lunge angeführt[1].

Als einer der Träger der Resistenz der Haut, die in den oben angeführten Beispielen vermindert erscheint, gilt der Säuremantel der Haut, der durch die Verdunstung des abgesonderten Schweißes entsteht[2]. Dabei wird auch auf andere Faktoren, wie beispielsweise die Desquamation, die Austrocknung, die Fettsäuren usw. hingewiesen[3].

Auf Hemmungssubstanzen, wie sie z. B. in dem Spülwasser der Nase und dem Sputum des Menschen vorkommen, und die auch bestimmte Grippe-Virusstämme im Tierversuch neutralisieren, andere aber nicht[4], und auf die verschiedenen Arbeiten über die Inhibine bzw. dem von den Mundbakterien gebildeten Wasserstoffperoxyd[5] wird hinzuweisen sein[6].

Von der latenten Infektion ist es dann nur ein weiterer Schritt zur symbiotischen Dauerbesiedelung eines Organismus mit bakteriellen Keimen. Diese können ihrerseits, wie die Darmbakterien, sich an der Ausbildung von Vitaminen beteiligen, die zu einer Steigerung der Resistenz führen können (vgl. den Abschnitt Ernährung und Resistenz).

V. Ernährung und Resistenz.

Die praktische Erfahrung lehrt uns, daß dann, wenn Unterernährung und Mangelernährung schwere Katastrophen, die den einzelnen Menschen oder ganze Bevölkerungsgruppen treffen, begleiten, sie mit maßgebend sind für die geringere Resistenz der betroffenen Bevölkerung. Unter derartigen Umständen sehen wir, wie Infektionen von sonst geringerer Virulenz schließlich zur letzten Todesursache werden können.

Darüber hinaus wurde vielfach die Meinung vertreten, daß jeder qualitative oder quantitative Defekt der täglichen Nahrung zu einer herabgesetzten Resistenz gegen Infektionen führt[7].

Auch bei einer experimentell hervorgerufenen Avitaminose unserer Versuchstiere sehen wir Ähnliches. Dabei zeigt sich wiederum, daß nicht das Fehlen dieses oder jenes Stoffes in der Nahrung die letzte Ursache der Resistenzstörung ist und daß dementsprechend auch die einfache Zugabe des fehlenden Stoffes

---

[1] Mlczoch 1955, Straube, Hahn und Seeliger 1955, Huppert und Cazin jr. 1955, Huppert, Cazin jr. und Smith jr. 1955.
[2] Marchionini 1938. [3] Burtenshaw 1945. [4] Andrewes, Isaacs, Marmion 1954.
[5] Tschesche, Korte und Bethge 1951. [6] Dold 1950.
[7] Hess 1920, Stepp und György 1927.

oder Vitamins den Schaden nicht sofort behebt, sondern daß die durch den Vitaminmangel hervorgerufenen allgemeinen Störungen das wesentliche Moment sind. Erst dann also, wenn auch die Folgeerscheinungen des Vitaminmangels behoben werden, wird die alte Resistenz wieder erreicht[1]. Daher wird die verminderte Widerstandskraft des Unterernährten bzw. unzweckmäßig Ernährten dem Krankheitskeim gegenüber darauf zurückgeführt, daß dieser sich einer Infektion schlechter erwehren kann, er ihr gegenüber also weniger resistent ist. Es wird aber auch darauf hingewiesen, daß möglicherweise die geringere Immunisierbarkeit eines Mangelernährten zu einer geringeren Widerstandsfähigkeit einer Zweitinfektion gegenüber führen kann.

Verschiedene experimentelle Untersuchungen hatten dann aber gezeigt, daß verminderte und normale Resistenz ungefähr gleich oft festzustellen waren nach einem Mangel an Vitamin A, B und C wie nach einer quantitativen Unterernährung[2].

Eine ganze Reihe von Untersuchungen wurde dann angestellt, um die Bedeutung einzelner Vitamine und ihres Mangels in der Nahrung für den Ablauf verschiedener Erkrankungen festzustellen.

Chronisch tuberkulöse Meerschweinchen erwiesen sich der Schädigung gegenüber, welche der dauernde Fortfall des Vitamins C in der Nahrung darstellt, durchschnittlich weit empfindlicher als normale Tiere; sie starben früher als nichtinfizierte Skorbuttiere, freilich ohne daß eine deutliche Aktivierung der Tuberkulose festzustellen war[3].

Über die Wirkung des Mangels an Vitamin A, B und C wurden dann eingehende experimentelle Untersuchungen durchgeführt[4].

Ratten mit Vitamin A-Mangel zeigten bei der experimentellen Prüfung eine außerordentlich herabgesetzte Resistenz gegenüber einer oralen, subcutanen oder intravenösen Typhusinfektion; bei Ratten mit den Symptomen von Vitamin-B-Mangel und mit schwerer experimenteller Rachitis war jedoch eine solche verminderte Resistenz gegenüber der peroralen Typhusinfektion kaum oder nicht festzustellen[4].

Bei unterernährten Affen fand sich eine verminderte Resistenz gegen hämolytische Streptokokken. Sie neigten zur Entwicklung von Erysipel im Gesicht und starben an Streptokokken-Septicämie, während normale Kontrolltiere stets eine negative Blutkultur zeigten und überlebten[5].

Andererseits konnte festgestellt werden, daß die Altersresistenz von Mäusen gegen das Virus der vesiculären Stomatitis der Pferde durchbrochen werden konnte, wenn für 4 Wochen eine Kost gereicht wurde, der bestimmte Vitamine des B-Komplexes fehlten und zwar in erster Linie Thiamin (B_1) oder Riboflavin (B_2)[6].

Besonders hinzuweisen ist aber außerdem auf Untersuchungen, in welchen eine resistenzsteigernde Wirkung von bestimmten, der Kost der Vergleichstiere zugegebenen Nahrungsstoffen festgestellt wurde, indem sie die Bedeutung verschiedener Aminosäuren in der Kost der Versuchstiere für die Resistenz gegen Infektionen prüften. Es wurde mitgeteilt, daß der Mangel an Lysin in der Nahrung die Inkubationszeit verlängert[7].

Mäuse wurden nach einer Zeit von 7—10 Tagen, während welcher sie mit einer Kost ernährt wurden, der bestimmte Aminosäuren fehlten, mit einem an Mäuse angepaßten LANSING-Stamm infiziert und dann 28 Tage beobachtet. Der Lysinmangel verlängerte die Inkubationszeit, der Mangel der übrigen verlängerte die Zeit bis zum Ausbruch der charakteristischen Symptome, verminderte die Zahl der Tiere, welche bis zum 28. Tag Lähmungen bekamen und vermehrte die Anzahl der Tiere, welche starben, ohne daß sich die charakteristischen Krankheitssymptome entwickelt hätten. Am wirksamsten war der Mangel an Tryptophan und Isoleucin, weniger wirksam war der Mangel an Histidin, Threonin, Methionin und Leucin sowie Valin und Phenylalanin. Bei analogen Untersuchungen mit dem THEILERschen GD VII-Virus der Encephalitis war es wieder der Mangel an Tryptophan, Isoleucin, Methionin und Valin, welcher am stärksten das Auftreten der Lähmungen hemmte und die Inkubationszeit verlängerte, oder das Virus entwickelte sich auch im Gehirn langsamer als in den normal erkrankten Mäusen, ohne daß jedoch der Tod der infizierten Mäuse verhütet wurde.

---

[1] BIELING 1927. [2] LASSEN 1931. [3] BIELING 1924. [4] LASSEN 1931, 1932.
[5] SASLAW, WILSON, DOAN, WOOLPERT, SCHWAB 1946.
[6] SABIN, 1941, SABIN und DUFFY 1940.
[7] DAVIES, POND, SMITH, RASMUSSEN, ELVEHJEM, CLARK 1952, POND, DAVIES, SMITH, ELVEHJEM, RASMUSSEN, CLARK 1952.

Rhesusaffen sind im Gegensatz zu den Cynomolgusaffen der Philippinen gegen eine perorale Infektion mit Poliomyelitis-Virusstamm Brunhilde resistent. Wenn man aber ihrer Nahrung Desoxypyrimidin, den Antagonisten des Pyrodoxins (= Vitamin B_6), zusetzt, so kommt es zur Entwicklung der Lähmungen; Zugabe von B_6 zur Nahrung kann diese Wirkung aber wieder ausgleichen [1].

Die Wirkung des Mangels an Phosphor, Calcium und Vitamin D auf die LANSING-Infektion der weißen Maus wurde geprüft [2] sowie von Oxythiamin [3], welche den Todestermin hinausschoben, während Mangel an Vitamin des B_2-Komplexes an B_6-Eiweiß und Tryptophan ohne sichtbaren Einfluß waren [4].

In Versuchen mit dem THEILER- oder mit dem LANSING-Virus bei Mäusen, welche mit verschiedenen Eiweißmengen unterernährt worden waren, wurden dann reine Aminosäuren zum Ausgleich zugelegt. Dabei traten bei Mäusen mit einem Mangel an Tryptophan, Isoleucin oder Valin in der Nahrung die klinischen Erscheinungen nicht so ausgeprägt auf; nur wenige Tiere zeigten Lähmungen [5]. Es hatte den Anschein, als ob sich das Virus bei den Mangeltieren zwar im Gehirn, jedoch nicht im Rückenmark vermehrt wie bei allen erkrankten Kontrolltieren.

Es liegen weiterhin Untersuchungen vor über die Wirkung des Vitamin B_5-Mangels bzw. von Zugabe von Desoxypyrimidin bei Mäusen, welche mit dem Virus der Mäusepneumonie infiziert worden waren. Bei den Mäusen, bei denen nach der Infektion die B_6-freie Nahrung gegeben wurde, konnte eine verminderte Empfänglichkeit, also eine erhöhte Resistenz gegenüber der Infektion festgestellt werden. Wurden aber die Mäuse bereits vor der Infektion ohne B_6 ernährt, so war ihre Empfänglichkeit gesteigert, ihre Resistenz also vermindert und zwar um so mehr, je längere Zeit vor der Infektion die B_6-freie Kost verabreicht worden war [6]. Das weist also darauf hin, daß das Vitamin B_6 für die Vermehrung nach der Infektion von Bedeutung ist. Auch über die Wirkung von Ethionin auf die Infektion der Maus mit dem Semliki-forest-Virus wurde berichtet [7].

Ins einzelne gehende Untersuchungen liegen vor über die Wirkung von Mangelkost auf die Fleckfieberinfektion von Ratten [8].

Man möchte annehmen, daß die Biosynthese von lebenswichtigen Fermenten bei den Mangeldiäten gehemmt ist. Auf Beziehungen zwischen dem Vitamin B_2 und der Wachstumsgeschwindigkeit des Bakteriophagen T 4 R in der Bakterienzelle weisen Arbeiten hin, die in diesem Zusammenhang vielleicht auch von Bedeutung sein können [9]. Über Zusammenhänge zwischen unbekannten Ernährungsfaktoren aus Weizen und aus Milch und über experimentelle Versuche mit Tuberkulose liegen Arbeiten vor [10].

Eingehende Untersuchungen über die Wirkung von Stoffwechselfaktoren auf die Empfänglichkeit der weißen Maus gegenüber experimenteller Tuberkulose [11] zeigten, daß es möglich ist, die Resistenz der Versuchstiere gegenüber der Tuberkuloseinfektion nach Belieben herabzusetzen, indem man die Diät entsprechend einstellt. Die erreichte Wirkung scheint jedoch nicht das direkte Ergebnis der mangelhaften Ernährung an sich zu sein, sondern der indirekte Ausdruck der Stoffwechselstörungen, die durch die verschiedenen experimentellen Vorgänge ausgelöst wurden. Es zeigte sich, daß allerdings Eiweißmangel allein den Verlauf der Tuberkuloseinfektion nicht beschleunigen konnte; andererseits aber können Mäuse, deren Futter nur geringe Mengen abgerahmter Milch enthielt, empfänglicher gegen die Infektion werden, wenn außerdem noch erhebliche Beigaben von Cerelose (= Glucose), Kakaobutter oder citronensaurem Salz zugegeben werden. Aus der Gesamtheit seiner vielfältigen Untersuchungen baut der Autor die Hypothese auf, daß eine Abnahme der Resistenz gegen die Tuberkuloseinfektion durch solche Stoffwechselstörungen bewirkt wird, die entweder zu einem

[1] BODIAN 1948. [2] FOSTER, JONES, HENLE, BRENNER 1949.
[3] JONES, FOSTER, HENLE 1948. [4] JONES, FOSTER, HENLE 1947.
[5] LONGSWORTH und MACINNES 1940, STERN und REINER 1946.
[6] LEFTWICH und MIRICK 1949. [7] THOMPSON und LAVENDER 1953.
[8] PATRICK 1948. [9] ROBERTS und SANDS 1949.
[10] CLARK 1950, WEBSTER 1933, 1937, WEBSTER und SCHNEIDER 1945, DUBOS und PIERCE 1948, SENGUPTA und HOWIE 1949, WERTMAN, SMITH, O'LEARY 1954, SPRUNT 1948.
[11] SPRUNT 1948.

Verbrauch der Glykogenreserven des Körpers führen oder eine Abnahme der glykolytischen Fähigkeiten der entzündeten Zellen hervorrufen oder auch eine erhöhte Konzentration gewisser Polycarboxylsäuren und Ketone in den Geweben verursachen[1].

Auch über die Bedeutung von vitaminmangelbedingten Stoffwechselstörungen für die Entwicklung von Protozoenerkrankungen liegen Beobachtungen vor. So wurde gezeigt, daß der Vitamin A-Mangel die Resistenz gegen die Coccidioseinfektion herabsetzt, indem er die Letalität erhöht, einen schwereren klinischen Verlauf der Krankheit bedingt und eine verlängerte Rekonvaleszenz verursacht[2].

Doch sind alle diese Ergebnisse im allgemeinen noch nicht übersichtlich genug und vielleicht auch zum Teil noch nicht genügend gesichert, um endgültige Schlüsse ziehen zu können, wie sich aus kritischen Sammelreferaten ergibt[3]. Diese Arbeiten bieten jedoch eine Unterlage für weitere Untersuchungen, ebenso wie die Hinweise auf die Bedeutung der Nucleinsäuren und der hohen Caseinmengen bei der Verhütung einer folgenden Infektion mit dem Stamm MM bei der weißen Maus, was neuerdings von den Autoren als ein chemotherapeutischer Effekt aufgefaßt wird[4]. Wie vorsichtig man aber mit allgemeinen Schlüssen bezüglich der Minderung der Resistenz gegen Infektionskrankheiten z. B. auch gegen die Diphtherie durch schädigende Umwelteinflüsse sein muß, das zeigen Studien darüber, ob die Diphtherieinfektion bei Flüchtlingskindern zu einem schnelleren Krankheitsverlauf führt als bei solchen Kindern, die in der gleichen Zeitspanne erkrankten und die keine Flucht hinter sich hatten. Der Kliniker findet hier keine Unterschiede[5].

Andererseits wäre zu bedenken, daß der Zustand der Infektion bzw. der Infektionskrankheit zu einem erhöhten Bedarf an Eiweiß und an Aminosäuren infolge des erhöhten Grundumsatzes führt, außerdem aber auch zu einem Mehrbedarf an Vitaminen, beispielsweise an B_2. Man könnte annehmen, daß dieses als Bestandteil der gelben Fermente wirksam wird, indem es bei den Oxydoreduktionsvorgängen des durch das Fieber gesteigerten Stoffwechsels regulierend eingreift. Daraus ergibt sich, daß die genaue Aufklärung und Analyse des intermediären Stoffwechsels während des Infektionsablaufes auch Einblicke in die mit der Resistenz zusammenhängenden Vorgänge geben kann, und was die Vitamine im besonderen betrifft, so ist jedenfalls aber das Interesse für solche Stoffe geweckt, die im normalen Organismus von Mensch und Tier als Träger einer Resistenz in Frage kommen und deren Mangel oder Nichtvorhandensein an sich nicht krank macht, sich aber bei einer Infektion, die Resistenz vermindernd, geltend macht.

Anhangsweise sei auch noch auf das Phänomen von sog. Hemmstoffen im Serum normaler Tiere hingewiesen (vgl. auch Inhibine), die als Inhibitor α[6] und β[7] bezeichnet werden. Virusstämme, wie die Grippestämme vom Typ A oder A_1, können sich jedoch an den β-Inhibitor anpassen, d. h. also resistent gegen ihn werden. Die Bedeutung dieser und ähnlicher Hemmstoffe für die Resistenz bei der Infektion mit solchen pathogenen Viruserregern wäre noch zu diskutieren[8].

VI. Resistenz und Hormone.

Es ist nicht allein der Erreger, welcher für die Auslösung der Infektionskrankheiten von Bedeutung ist. Er ist ein wesentliches Glied in der Kausalkette,

[1] DUBOS 1955. [2] SCHOOP, WAGNER, MINNERS 1954.
[3] CLARK, McCLUNG, PINKERTON, PRICE, SCHNEIDER, TRAGER 1949.
[4] O'DELL, WRIGHT, BIETER 1953. [5] ROGGE 1948.
[6] BRANS, HERTZBERGER, BINKHORST 1953. [7] McCREA 1946.
[8] CHU 1951, BRIODY, CASSEL, MEDILL 1955.

ohne ihn kann es nicht zur Infektion kommen, aber sein Vorhandensein ist auch keineswegs die einzige Vorbedingung. Außer den schon erwähnten Momenten besitzt auch die hormonale Steuerung einen wesentlichen Einfluß.

Vielfach sind Zusammenhänge zwischen dem Wirken der Drüsen mit innerer Sekretion bzw. ihrer Hormone mit dem Ablauf von Infektionskrankheiten beschrieben. Das Wachstumshormon der Hypophyse und das Testosteron haben die Vermehrung des Grippevirus in der infizierten Maus verstärkt, was vielleicht mit der größeren Geschwindigkeit bestimmter enzymatischer Vorgänge bei der Eiweißsynthese zusammenhängt[1]. Eine längere Narkose durch Diäthyläther vermehrte die Widerstandskraft von Mäusen gegen Infektion mit neurotropen Virusarten, was auf eine Verminderung der Stoffwechselvorgänge zurückgeführt wird[2]. Diese Befunde lenkten das Interesse besonders auch auf die Schilddrüse und führten zu Untersuchungen über die Wirkung von Thyroxin auf die Infektion von Mäusen mit neurotropen Virusarten[3]. Weiterhin wurde die Wirkung von Thyroxininjektionen auf anschließend mit dem Virus der Mäusepneumonitis infizierte Mäuse untersucht. Die verminderte Resistenz der mit dem Schilddrüsenhormon behandelten Mäuse, welche der Infektion früher erlagen als die unbehandelten Kontrolltiere wird auf die von dem Thyroxin beeinflußte Umsatzsteigerung in der Zelle zurückgeführt; dagegen hatten die ebenso infizierten Mäuse, welche 3 Monate vorher mit radioaktivem Jod behandelt worden waren und bei denen eine Schädigung der Schilddrüse histologisch festgestellt wurde, eine längere Lebenszeit nach der Infektion als die Kontrollen[4].

Eine Geschlechtsgebundenheit der Resistenz, die sicherlich sehr wesentlich von hormonalen Einwirkungen bestimmt ist, ergibt sich aus der Statistik der Infektionskrankheiten. Wenn man z. B. berechnet, wie viele Todesfälle an Diphtherie — bei dieser Infektionskrankheit ist die Erscheinung besonders deutlich ausgeprägt — bei Knaben auf 100 Todesfälle für Mädchen kommen, so kann man eine ausgesprochene Androtropie bis zum 5. Lebensjahr etwa feststellen. Von der Pubertätszeit an überwiegen umgekehrt die Todesfälle beim weiblichen Geschlecht. Die Diphtheriemortalität zeigt also dann eine ausgesprochene Gynaikotropie.

Die besondere Empfänglichkeit der Knaben gegenüber verschiedenen Infektionen scheint aber bereits bei der Geburt, ja schon vor derselben, deutlich; denn die Übersterblichkeit der Neugeborenen an Tetanus wird mit 30—40% angegeben und im Mutterleib werden schon mehr Knaben mit Lues infiziert als Mädchen. Um die pathogenen Zusammenhänge in allen Fällen zu klären, wäre freilich eine genaue Analyse der speziellen besonderen Empfänglichkeit und der zu besonders schweren Verlaufsformen führenden, individuell verlaufenden Erscheinungsformen eines Geschlechts notwendig.

Warum auf Grund der Statistik mehr Knaben als Mädchen an Mumps, Diphtherie und Scharlach erkranken, und warum umgekehrt mehr Mädchen als Knaben an Keuchhusten erkranken, das erscheint uns vorläufig noch als biologisches Rätsel. Aus der relativen Resistenzschwäche beim Durchschnitt des männlichen Geschlechtes, die besonders in der Morbidität und Mortalität bei Infektionskrankheiten im frühen Kindesalter möglich ist, hat v. Pfaundler (1942) den Schluß gezogen, „daß im Vergleich zum Verhalten des weiblichen Geschlechts beim männlichen durchschnittlich etwas häufiger und eher gewisse primäre und in der Onto- wie in der Phylogenese weit zurückreichende und

[1] Kalter, Stuart und Tepperman 1950, Kalter, Smolin, McElhaney und Tepperman 1951, Kalter und Tepperman 1952.
[2] Sulkin, Goth und Zarafonetis 1948, Sulkin, Zarafonetis und Goth 1946, 1947.
[3] Holtman 1946, Gollan 1948. [4] Weiss, Moulder und Itatani 1952.

weit verzweigte Abwehr- und Schutzeinrichtungen versagen, die ihre Wurzel in der männlichen Erbkonstitution haben"[1].

Bei analogen Untersuchungen über die Geschlechtsdisposition bei Scharlach konnte eine Übermorbidität der Knaben in den ersten Lebensjahren nicht nachgewiesen werden, und unter den Erwachsenen machte die höhere Erkrankungsanfälligkeit des weiblichen Geschlechtes das 2—3fache aus. Für die Zahl der Erkrankungsfälle, die der geschlechtsbedingten Übermorbidität zuzuschreiben sind, wird als Maß der Begriff Sexoplus vorgeschlagen. Dieses ist je nach dem Lebensalter verschieden; weiterhin wurden für den Anteil der durch geschlechtsbedingte Übermorbidität aufgetretenen Erkrankungen in sämtlichen Erkrankungsfällen als Maß der Begriff Sexoquote vorgeschlagen und seine Berechnung angegeben[2].

Danach wird man also mit einer je nach dem Lebensalter verschiedenen geschlechtsgebundenen Resistenz bzw. geschlechtsgebundenen besonderen Empfänglichkeit zu rechnen haben.

Eine deutliche Verminderung der Resistenz wurde vielfach auch durch die Injektion von Cortison erzielt, indem im Laboratorium dann, wenn es sich darum handelt, eine der weniger virulenten Virusarten auf Versuchstiere zu übertragen, die Wirkung dieses Hormons erprobt wird. Im allgemeinen verstärkt das Cortison die infizierende Wirkung verschiedener Virusarten, schwächt jedoch einzelne klinische Symptome der experimentellen Infektionskrankheit. Es wird angenommen, daß sowohl durch die Behandlung mit Cortison wie mit ACTH die Infektionskraft der Viren erhöht wird, was zu einer stärkeren Vermehrung und Ausstreuung derselben im Körper führt, gleichzeitig aber auch zu einer geringeren Entwicklung des lokalen Entzündungsprozesses, dessen die Infektion lokalisierende Wirkung bereits beobachtet wurde. Eine ganze Serie von Arbeiten berichtet über 10 verschiedene Virusarten, deren Ablauf durch Cortison oder ACTH verstärkt wird. Die Literatur darüber ist schon außerordentlich umfangreich und es sei daher auf die zusammenfassenden Darstellungen hingewiesen[3]. Es wird vermutet, daß die Wirkung des Cortisons und des ACTH darauf beruht, daß es die Funktion des reticuloendothelialen Systems ändert und damit die Eliminierung der Keime und ihrer Toxine durch das reticuloendotheliale System hemmt, ebenso wie es die Phagocytose herabsetzt[4].

Was insbesondere die Wirkung des Cortisons und des ACTH auf die experimentelle Tuberkulose des Versuchstieres betrifft, so zeigte sich, daß diese Wirkung beim tuberkulös infizierten Kaninchen besonders ausgeprägt ist, wenn das Tier bereits vorinfiziert und dadurch sensibilisiert wurde. Streptomycin kann die resistenzvermindernde Wirkung kleiner Cortisondosen ausgleichen, nicht aber die größerer, und in ähnlicher Weise wirkt auch ACTH, freilich nur dann, wenn im Tierversuch Mengen davon angewendet werden, die die beim Menschen üblichen Dosen erheblich übertreffen[5]. Der hemmende Effekt auf die Infektion von Hühnerembryonen mit Grippevirus, Typ B, wird zurückgeführt auf die Fähigkeit des Cortisons, die für den Frühtod der infizierten Hühnchen im Ei sehr wesentliche Entzündung zu unterdrücken[6]. Die Literatur über die Wirkung des Hormons aus der Nebennierenrinde und des corticotropen Hormons ist schon außerordentlich umfangreich[7].

---

[1] v. PFAUNDLER 1942. [2] SCHÄFER 1952. [3] LAUDA 1953, LUKENS 1954.
[4] STUDER 1953. [5] MORGAN, WANZER und SMITH 1954.
[6] KILBOURNE 1955. [7] LAUDA 1953, LUKENS 1954, STUDER 1953.

VII. Resistenzschädigende äußere Einwirkungen.

In jenen Fällen, in denen man den Wirt einer Schädlichkeit aussetzt, ehe oder während er mit einer lebenden Noxe zusammengebracht, d. h. infiziert wird, und wenn man daraufhin etwa eine verminderte Resistenz feststellt, so wird man sie auf diese Schädlichkeit selbst zurückführen können.

Das trifft in erster Linie auf chemische oder auf physikalische Schädigungen zu. Wenn man Kaninchen, welche Benzin subcutan erhalten haben, anschließend mit Streptokokken infiziert, die bei nicht vorbehandelten Tieren eine lokale Entzündung und davon ausgehend eine Infektionskrankheit hervorrufen, so kommt es nicht mehr zur Ausbildung des lokalen Krankheitsherdes. Bei den Tieren entwickelt sich vielmehr eine schwere generalisierte Allgemeininfektion bei gleichzeitiger Leukopenie. Man hat daher an diesem Modell die Bedeutung der Entzündung am Infektionsort für die natürliche Resistenz untersucht; dabei zeigte sich, daß von 40 normalen Kaninchen, welche mit 0,2 cm^3 der unverdünnten Serumbouillonkultur eines Streptokokkenstammes (Gruppe A, Typ 3) subcutan injiziert worden waren, kein einziges einging. Alle Tiere hatten eine ausgesprochene lokale Reaktion. Von 29 benzinvergifteten Tieren mit Leukocytenzahlen zwischen 200 und 3000 überlebte kein einziges die gleiche Infektion, und die lokale Reaktion war entweder überhaupt nicht vorhanden oder schwach. Von 14 weiteren vergifteten Tieren mit Leukocytenwerten zwischen 3000 und 6000—10000 überlebte nur 1 Tier, und auch diese Tiere hatten zumeist keine ausgeprägte Lokalreaktion am Infektionsort. Im Krankheitsherd der vergifteten Tiere waren reichlich freiliegende Streptokokken zu sehen und nur eine geringe Phagocytose, während in den Infektionsherden der normalen Tiere fast alle Streptokokken intracellulär lagen.

Zustände, welche die entzündliche Reaktion und die Phagocytose hemmen, führen also damit zu einer Verminderung wirksamer Abwehrreaktionen und damit der Resistenz. Wenn man aber die Kaninchen vor der Vergiftung mit Benzin mit 3 Injektionen von Streptokokken-Vaccine aktiv immunisiert oder wenn den vergifteten Tieren passiv ein wirksames Streptokokken-Antiserum zugeführt wurde, so konnte man den Schaden der Vergiftung damit aufheben. Zwar käme es auch dann noch zur Leukopenie. Trotzdem gelang es, im Körper die lokale Fixation der Streptokokken an der Injektionsstelle zustandezubringen, was also im wesentlichen auf die Wirkung der Antikörper zurückgeführt werden muß[1]. Denn bei den lokalen Abwehrvorgängen in einem immunisierten Körper spielen die Leukocyten und die Antikörper eine wesentliche Rolle[2] und für die lokale Verhaftung der Bakterien am Infektionsort ist die Agglutination durch die Antikörper des Immunisierten von wesentlicher Bedeutung[3].

Auch die Urethanbehandlung des Menschen führt zu einer Schwächung der leukocytären Abwehr, und da unter der Wirkung des Medikaments zu wenig und übrigens zu hinfällige Granulocyten gebildet werden, können bakterielle Keime, gegen deren pathogene Wirkung der normale Körper resistent ist, überwuchern und agranulocytär verlaufende Pneumonie und Bronchopneumonien hervorrufen[4].

Diese Ergebnisse können auch im Zusammenhang mit Feststellungen betrachtet werden, welche bei der intranasalen Infektion von Makakken (Macaca mulatta) mit einem hämolytischen Streptokokken der Gruppe C während einer

---

[1] Schnitzer und Goddard 1943. [2] Menkin 1940.
[3] Rich und McKee 1934, Seiser, Dombrowsky, Bieling 1938, Bieling 1937.
[4] Letterer 1948.

Vitaminmangeldiät mit Granulocytenmangel und Leukopenie gemacht wurden. Zugabe von synthetischer Folinsäure zur Kost führte zu einem Anstieg der Granulocyten und gleichzeitig auch zu einem Anstieg der Resistenz gegen die experimentelle Streptokokkeninfektion. Das weist also darauf hin, daß nicht etwa Veränderungen in den Infektionskeimen, sondern in den Organen und Zellen des Infizierten die Ursache der Resistenzminderung sind[1].

An Mäusen konnten ähnliche Beobachtungen durchgeführt werden nach Verwendung von Röntgenstrahlen, unter deren Einwirkung sich ein Zustand der Schutzlosigkeit entwickelte, in welchem normale Darmbewohner in das Blut eindrangen und auch peroral zugeführte Pyocyaneusbakterien (Pseudomonas aeruginosa) eine tödliche Sepsis hervorriefen[2]. Analoge Befunde wurden bei Mäusen erzielt, die nach Bestrahlung mit 350 R durch Inhalation mit aerolisierten Streptokokken infiziert wurden[3].

Die Ergebnisse, daß sowohl die Darmbakterien eindringen können infolge der Bestrahlung, wie auch peroral zugeführte Bakterien, ließen zuerst daran denken, daß Zerstörungen in der Darmschleimhaut hier eine Rolle spielen, da infolge solcher Bestrahlungen sogar Schleimulcerationen bei den Ratten entstehen können. Da aber bei den Mäusen diese Störungen schon innerhalb der ersten Stunden nach der Bestrahlung eintreten, die verminderte Resistenz gegen die Bakterien sich aber erst nach Tagen entwickelt, so muß angenommen werden, daß es sich um eine Schädigung anderer natürlicher Abwehrmechanismen handelt.

Die alte Frage nach der Beziehung der Körpertemperatur des Infizierten zu seiner ererbten natürlichen Resistenz gegenüber der Infektion wurde erneut experimentell geprüft und zwar an Kückenstämmen mit verschiedener Resistenz gegen Salmonella gallinarum, dem Erreger des Hühnertyphus[4].

Dabei zeigte sich, daß die Kücken mit hoher Resistenz auch eine höhere normale Körpertemperatur hatten und diese während der Inkubationszeit beibehielten. Wenn man die Körpertemperatur der Versuchskücken herabsetzte, so wurde die Resistenz bei allen geprüften Hühnerstämmen herabgesetzt und die resistenten Hühner waren in der Lage, ihre normale Temperatur besser aufrechtzuhalten und zu regulieren. Bezüglich der schon vielfach diskutierten natürlichen Resistenz des Frosches gegen die Milzbrandinfektion zeigte sich in neuerlichen Versuchen, daß dann, wenn man den Frosch auf 30—37° erwärmt, die bei niedriger Temperatur bestehende Resistenz herabgesenkt wird, während gleichzeitig die Sauerstoffatmung im Gewebe des Frosches steigt[5]. Affen, bei denen die Körpertemperatur experimentell herabgesetzt worden war, erliegen der intranasalen Infektion mit Grippevirus zumeist, während 10 Kontrolltiere die gleiche Virusinfektion überlebten[6].

VIII. Die Bedeutung der Resistenz für die Entstehung neuer Seuchen und Seuchenerreger.

In der Berührung mit der Umwelt ist der Mensch der Einwirkung der von außen kommenden Noxen ausgesetzt, seien es nun solche belebter Natur (Protozoen, Bakterien, Virusarten) oder unbelebter Natur (Gifte organischer, anorganischer Natur). Das Vorhandensein oder Nichtvorhandensein einer Resistenz entscheidet dann darüber, ob diese Noxe auch für den betreffenden Menschen pathogen wirkt oder nicht.

---

[1] SASLAW, WILSON, DOAN, WOOLPERT, SCHWAB 1946.
[2] HAMMOND, TOMPKINS, MILLER 1954.
[3] SHECHMEISTER, PAULISSEN, FISHMAN 1953. [4] BELL 1949. [5] EAGLE 1954.
[6] WILSON, SASLAW, DOAN, WOOLPERT, SCHWAB 1946, 1947.

Die Art und Intensität dieser übertragenen Kontakte mit den potentiellen Schädigungen der Umgebung hat in den Zeiten der Geschichte des Menschengeschlechts auf der Erde wohl erheblich gewechselt.

Je nach dem Maß, in dem der Mensch im Lauf seiner technischen und kulturellen Entwicklung die Natur für seine Zwecke auszubeuten lernte, wird sich seine Beziehung zur Umwelt immer mannigfaltiger gestaltet haben, ohne daß sie sich freilich dadurch grundsätzlich ändern mußte. Schon in den frühen Perioden der älteren Steinzeit ist der Urmensch vom Neandertaltyp, und dann in den jüngeren Perioden des Paläolithicums sind die verschiedenen Rassen des frühen Menschen als Wildbeuter mit jenen virtuellen Krankheitskeimen in Berührung gekommen, mit denen ihre Beute behaftet war. Damit wird man besonders rechnen müssen, wenn man sich diese ursprünglichsten Menschen in unserem Heimatland ähnlich manchen der heute noch in Tasmanien oder Australien, auf Ceylon oder in Afrika lebenden sog. Restvölker nicht schon als eigentliche Jäger vorstellt[1], so wie sie auf den Felszeichnungen besonders des späteren Paläolithicums auf ihren bewaffneten Jagdzügen abgebildet sind[2]. Man wird vielmehr berücksichtigen müssen, daß der Urmensch ohne alle dort schon abgebildeten Jagdgeräte und auch selbst nicht kräftig und schnell genug, um gesundem Großwild nachzustellen, sich vielfach mit gefallenen Tieren begnügen mußte, die er zerlegte und sich aneignete, ehe sie dem Raubzeug zufielen. Wenn uns darüber vielleicht nicht sehr viel Befunde zur Verfügung stehen, muß man dennoch annehmen, daß kleine Tiere, die leichter und vor allem ohne Gefahr zu erlegen waren, dem Menschen dieser Vorzeit als Nahrung dienten, also auch z. B. Vögel und Nagetiere, welche vielerlei Krankheitserreger in sich beherbergen können. Bei Engen im Hegau hat man in einer Fundschicht, die sowohl dem Magdalenien, als auch dem Jungpaläolithicum angehört, geschätzt, daß der Schneehase 51% der erlegten Säugetiere ausmachte[1].

Ähnliches können wir auch noch heute bei uns erleben, wenn die Bauern in Unterfranken oder in Brandenburg in den Hungerjahren nach 1945, als ihnen Jagdgewehre nicht zur Verfügung standen, kranke Hasen auf dem Feld einholten und erschlugen und sich mit der Tularämie infizierten. Oder wenn die Frauen auf den Faröer Inseln sich mit der Sturmvögelkrankheit infizierten, dadurch, daß sie die junge Brut, die aus den Nestern entnommen wurde, für ihre Familie küchenmäßig zubereiteten. In beiden Fällen kamen sie also mit Krankheitserregern der Tiere in Verbindung, mit denen sie ohne den von ihnen selbst gesuchten Kontakt beim Wildbeuten nie in Berührung gekommen wären, und gegen die sie nicht resistent waren.

Für den seßhaft gewordenen Bauern und Tierzüchter der prähistorischen Zeit kommt dann der Kontakt mit den Tieren seiner Herden hinzu. Es sind also offensichtlich in erster Linie die Erreger von Zoonosen, die von den auf der Jagd erlegten Tieren und den gezüchteten Herdentieren den Menschen befallen können. Sie führen jedoch nur dann bei ihm zur Infektion und zur Infektionskrankheit, wenn er nicht eine artgebundene Resistenz gegen diese Keime besitzt, die schon zu Zeiten, ehe der Mensch vorhanden war, bei den Tieren der Erde eine pathogenetische Wirkung entfaltet haben und Seuchen erregten. Die Frage, ob diese Tierseuchenerreger bereits vor dem Erscheinen des Menschen eine potentielle Menschenpathogenität besaßen, oder ob sie erst später in der Übertragung auf den Menschen erworben wurden, kann wohl nicht geklärt werden.

Dagegen tritt der Mensch selbst als Verbreiter menschlicher Infektionen in diesen frühen Zeiten noch zurück; denn die Zoonosen, die sich von Tier

[1] Wahle 1952. [2] Kühn 1952.

zu Tier innerhalb der empfänglichen Tierart verbreiten, sind ja dadurch gekennzeichnet, daß sie auf einzelnen Menschen nach dem Kontakt mit dem Trägertier zwar haften können, aber selbst, wenn sie zu einer Infektion bei dem Betroffenen führen, dennoch nicht weiter auf andere Menschen verbreitet werden (z. B. Tollwut). Zudem ist die Bevölkerungsdichte der Menschen in diesen frühen Perioden der Besiedelung unserer Erde noch außerordentlich gering. Die kleinen Menschentruppen jener frühen Zeiten bieten daher auch einem Erreger, der sich prinzipiell schon von Mensch zu Mensch weiterverbreiten kann, keine wesentlichen Chancen und sicherlich nicht die Möglichkeit, sich in fortgesetzten, raschen Passagen in seiner Virulenz und Menschenpathogenität zu steigern, so wie die Tierseuchenerreger in den Herden. Man rechnet noch für die Jungsteinzeit selbst auf einer Ackerbaufläche nur mit einer Besiedelungsdichte von 1 bis 2 Menschen je Quadratkilometer[1].

Natürlich wäre es möglich, daß auch in noch früheren Zeiten mit noch spärlicherer Bevölkerung[2] sich die Horden und Sippen, die sich infolge ihrer geringen Kopfzahl in der weiten Landschaft verloren haben und in ihr verschwanden, dennoch infolge der allgemeinen menschlichen Tendenz zur Gemeinschaft, zumindest zu bestimmten Zeiten und bestimmten Gelegenheiten getroffen und versammelt haben. Die Bedeutung dieser Zusammenkünfte für die Verbreitung und den Austausch von Erfahrungen ist einleuchtend und bei der Schilderung der frühesten Kulturgeschichte des Menschen gewürdigt worden. Sie kann aber auch zu einer Übertragung von Infektionskrankheiten führen und zwar um so mehr, je länger diese Expositionen in den Gemeinschaftslagern dauerten, je größer die Zahl der Lagergenossen war und je größer also die Wahrscheinlichkeit, daß sich unter ihnen ein Infektionsträger und Streuer befand (z. B. Tuberkulose, Diphtherie, Fleckfieber, Würmer). Auch hier kann eine Resistenz für einzelne Mitglieder der Horden von wesentlicher Bedeutung gewesen sein für die Auslese dieser Widerstandsfähigsten.

Es müssen aber im großen Zeitgeschehen der Vorgeschichte Unterschiede der Resistenz zwischen den einzelnen Rassen des Homo sapiens diluvialis in Betracht gezogen werden. Wenn man die Reihe der menschenähnlichen und menschlichen Arten auf der Erde verfolgt, von den tertiären anthropoiden Affen mit hominiden Merkmalen zu den fossilen Hominiden des Quartärs, bei denen pithekoide Züge noch hervorstechen, weiterhin dann die Formen, die in den Zwischeneiszeiten auftraten, und schließlich die der letzten Eiszeit, den Neandertaler[3] sowie den Homo sapiens, so sieht man, daß immer wieder neue Formenkreise sich hineingeschoben haben in das bisherige ökologische Gleichgewicht der schon vorhandenen Lebewesen auf der Erdoberfläche. Immer wieder mußten also die neuen Besiedler auch in Kontakt geraten mit jenen kleinen Lebewesen, die sie als Krankheitserreger der bereits früher schon vorhandenen Tierarten vorfanden. Ihre größere oder geringere konstitutionelle und angeborene Resistenz gegenüber diesen tierpathogenen Keimen und die Häufigkeit dieser Resistenz unter den Individuen der neuen menschenähnlichen oder menschlichen Populationen müßte also dafür mitbestimmend gewesen sein, ob diese sich weiterhin halten und verbreiten konnten.

Wenn man die Frage besprechen will, wie sich in den verflossenen Jahrtausenden bzw. Jahrzehntausenden die Krankheitserreger der Tiere zu Krankheitserregern des Menschen entwickelt haben, so muß man von der These ausgehen, daß sie bereits vor dem Erscheinen der Säugetiere auf der Erde, jedenfalls vor dem der Menschen, vorhanden gewesen sind. Ihre Fähigkeit, bei dem später

[1] RATZEL 1899, KRAFT 1948. [2] WAHLE 1952. [3] BANDI und MARINGER 1952.

erst erscheinenden Urmenschen und dann dem Frühmenschen, Krankheiten hervorzurufen, d. h. also, ihre Fähigkeit, in sein inneres Lebensgefüge einzudringen und sich dort ausgiebig zu vermehren, muß entweder latent in ihnen vorhanden gewesen sein oder aber sich mutativ entwickelt haben, wobei die menschenpathogenen Mutanten erst nach dem Erscheinen der Menschen und dann vor allem nach der Entwicklung einer gewissen Bevölkerungsdichte die Gelegenheit zur weiteren Vermehrung und Verbreitung fanden.

Zwei Möglichkeiten sind hier erwogen worden. Durch Selektion von einzelnen Individuen aus den Populationen der Erreger können in den Passagen Keime mit höherer Virulenz sich reichlicher und rascher entwickeln und damit das Wesen der neuen Erregerpopulation bestimmen. Zum anderen aber, und das gilt besonders für die Virusarten, muß man damit rechnen, daß durch Mutationen im Körper des Befallenen bzw. in seinen Zellen Erregergenerationen mit neuen Eigenschaften entstehen. Man stellt sich das so vor, daß die aus den Elementarkörperchen der Viren entstehenden Teile, die nach dem Eindringen der infizierenden Elementarkörperchen in die Zelle dort durch Zerfall entstehen, sich dann mit anderen Zerfallsteilchen aus anderen Typen des Stammes vereinigen und dadurch neue Kombinationen bilden. Die neuartigen „Kreuzungen", welche bei Doppelinfektionen mit mehreren Typen eines Grippevirus künstlich hervorgerufen werden, werden durch einen ebensolchen Austausch der Virusbausteine erklärt und geben Hinweise dafür, wie man die Bildung neuer Mutanten erklären kann. Es gelingt durch Zusammenzüchten von zwei aus menschlichen Erkrankungsfällen gewonnenen Grippestämmen, von denen der eine die Fähigkeit hat, auch bei der Maus mit Regelmäßigkeit Lungenveränderungen hervorzurufen, an andere diese Eigenschaft zu übertragen so daß sie also die vorher bestehende Resistenz der Mäuse gegen ihre Infektionswirkung überwinden können[1].

Die Elementarkörperchen bestimmter Virusarten, darunter auch gerade des Grippevirus, zerfallen nach dem Eindringen in das Innere der Zellen dort zuerst und dann bauen sich aus diesen wieder die vermehrungsfähigen und infizierenden Elementarkörperchen auf. Dadurch ist die Möglichkeit gegeben, daß neuartige Genkombinationen — Mutanten entstehen.

Mit der Möglichkeit, daß tierpathogene Krankheitserreger im Verlauf der langen Periode der menschlichen Geschichte neue Eigenschaften annehmen und eine früher nicht vorhandene Pathogenität für den Menschen erwerben, muß jedenfalls gerechnet werden, nachdem man weiß, daß derartige Umwandlungen prinzipiell möglich sind und experimentell von uns heute erzielt werden können[1]. Als Beispiel für eine solche Anpassung von Erregern einer Seuche bei Tieren an den Menschen wird das Fleckfieber angeführt; denn hier sehen wir, daß die Rickettsie des murinen Fleckfiebers beim Auftreffen auf den Menschen zur Ausbildung von Varietäten führen kann, welche sich dann biologisch dem Typus der Rickettsia prowazeki nähern und auch von Mensch zu Mensch durch die Laus weiter verbreitet werden können ohne Vermittlung von Nagetieren; wohl schlagen diese Abwandlungen, wenn sie auf den Nager zurückgebracht werden, dann wieder in den murinen Typ zurück; aber man könnte sich vorstellen, daß der murine Typ das ursprüngliche Fleckfiebervirus des Menschen ist, welches nach einer genügenden Anzahl von Mensch-Laus-Mensch-Passagen schließlich sich so sehr an diesen Übertragungsmodus anpaßt, daß doch eine permanente und fixierte Variante sich stabilisiert[2].

Wie es im Verlauf der Zeit dazu gekommen sein kann, daß der Erreger einer Tierseuche, einer Epizootie, die primäre Resistenz des Menschen überwindend,

[1] BURNET 1954. [2] ZINSSER 1947.

sich an ihn adaptiert hat, daß er dann bei Menschen zuerst einmal zu Infektionen führte (im Sinn einer Zoonose), an die sich keine Infektketten anschlossen, und daß er endlich, sich an die Bedingungen im Menschen weiter anpassend, zum Erreger von Seuchen unter den Menschen (Epidemien) wurde, dafür drei weitere Beispiele:

Das Virus des tropischen Gelbfiebers war offenbar zuerst nur der Erreger jener Affenerkrankung im Urwald, der Zoonose, die wir heute noch als Dschungelfieber kennen. Es befällt wohl gelegentlich auch den Menschen, der in das Reich der Affen eindringt, aber die gefürchtete Seuche, die sich von Mensch zu Mensch verbreitet, konnte erst entstehen, als der menschliche, vielleicht auch frühmenschliche Bewohner dieser Zonen, aus dem primitiven Leben als Jäger und Sammler herauswachsend, sich in städtischen Gemeinschaften ansiedelte (urbanes Gelbfieber). Eine zweite Voraussetzung mußte außerdem erfüllt sein, nämlich, daß in diesen Dauersiedlungen ein übertragendes Insekt seine Lebens- und Fortpflanzungsbedingungen fand, das wie Aedes aegypti das Virus vom kranken Menschen in sich aufnehmen kann, in seinen, des Vektors, Körperzellen zumindest in mäßigen Grenzen zur Vermehrung bringt und dann sein Leben lang Menschen, von denen es seine Nahrung saugt, infizieren kann[1].

Das Q-Fieber Australiens war zuerst lange eine Seuche der Pestratte — Bandicoot (Nesocia bengalensis), auf der es durch Zecken verbreitet wurde, ehe es sich mit dem Staub auf die Haustiere des Menschen und dann mit deren Milch auch auf den Menschen verbreiten konnte[2].

Die pockenartigen, durch die Pflastersteinform ihrer Elementarkörperchen charakterisierten Virusarten liegen heute in einer Form vor, in der sie, zum Teil auch von verschiedenen Insekten übertragen, sich auf verschiedene Säugetierarten adaptiert und wohl auch differenziert haben[3]. Aber immer wieder ist auch die Frage aufgetaucht, ob diese Differenzen seit längeren Zeiten bestanden haben oder ob sie sich auseinander in jüngeren Zeiten entwickelt haben[1].

Der Zeitraum, in dem sich die Geschichte des Menschengeschlechts bis auf den heutigen Tag für uns abgespielt hat, entspricht dem Ablauf einer außerordentlich großen Zahl von Generationen der kleinen uns umgebenden Lebewesen mit ihrer im Vergleich zum Menschen so außerordentlich kurzen Generationsdauer. Wir müssen also damit rechnen, daß innerhalb einer oder weniger menschlicher Generationen, in denen sehr viele Generationen der Mikroben ablaufen, mancherlei Umwandlungen zustandekommen und von uns beobachtet werden. Der oberflächliche Überschlag, daß ein Virus mit einer Generationsdauer von 20 min innerhalb von einem Tag 72 Generationen erreichen kann, was etwa 2000 Jahren in der menschlichen Geschichte entspricht, wird freilich nicht ohne manche Korrektur angenommen werden können. Immerhin gibt er doch einen Hinweis darauf, worauf es hier ankommt, nämlich die hohe Mutabilität von Arten mit kurzer Generationsdauer auf die im Vergleich dazu sehr große Konstanz anderer Arten, wie beispielsweise des Menschen mit seiner relativ langen Generationszeit.

Die besonders bei den Virusarten ausgeprägte Plastizität könnte aber auch weiterhin in immer wiederholten Passagen von Mensch zu Mensch zu einer Auslese der menschenpathogenen Einzelindividuen in den Populationen der Erregerarten führen, die sich in weiteren, ihre Vermehrung begünstigenden, rasch hintereinander folgenden Übertragungen noch steigert. Die dazu notwendige Passagemöglichkeit von Mensch zu Mensch ist freilich bei einer dünnen Besiedelungsschicht erheblich geringer als in einer größeren Wohngemeinschaft, also beispielsweise in einer Stadtsiedlung, wie wir sie aber erst ab 3000 a. Chr. im

[1] ANDREWES 1952. [2] DERRICK 1944. HUEBNER 1950. [3] ZWICK 1927.

Industal kennen. Selektive und mutative Vorgänge auf beiden Seiten, den Infizierenden und den Infizierten, mögen also in einem Wechselspiel zur Züchtung oder auch Entstehung der menschenpathogenen Erreger geführt haben, wobei Mutationen auf beiden Seiten und anschließende Selektionsvorgänge eine Rolle gespielt haben müssen. Es ist auch nicht ausgeschlossen, daß auch heutzutage auf dieselbe Weise noch wirklich neue Infektionskrankheiten entstehen.

Erst in den letzten 2 Jahrhunderten hat die Menschheit zuerst langsam und dann in immer rascherer Folge Verfahren erfunden und entwickelt, mit denen es gelang, auch die weniger Resistenten gegen die belebten Krankheitserreger zu schützen durch eine vom Einzelnen während seines Lebens erworbene, künstlich angeregte aktive Immunität nach der Schutzimpfung. Sie wird, einmal eingeführt und entwickelt, zum Schutz der Überlebenden mit geringer Resistenz (s. später Immunität).

Burnet[1] hat wohl zuerst die These aufgestellt, daß die Entwicklung von seuchenhaften Viruskrankheiten daran gebunden sei, daß der Wirt in Herden lebt, da nur dann die Möglichkeit einer dauernden Passage gegeben ist, welche zur Steigerung der Virulenz und Überwindung der Resistenz führt. Er hat auch schon hingewiesen, daß die weitere Anpassung an den Menschen der Mensch-zu-Mensch-Passage bedarf, und er spricht davon, daß Einzelgänger auch von den umgebenden Tierherden infiziert werden können. Er stellt sich weiterhin vor, daß die Erreger von in den letzten Jahren neu entdeckten virusbedingten Krankheiten des Menschen (Psittakose, St. Louis Encephalitis, West- und Ost-Encephalitis, Q-Fieber) früher nur auf Säugetieren oder Vögeln gelebt hätten. Mir mag es freilich scheinen, daß die Mehrzahl dieser in den letzten Jahren bekannt gewordenen und ätiologisch aufgeklärten Krankheiten nur mit unseren inzwischen verfeinerten technischen Mitteln neu entdeckt, aber nicht neu entstanden sei.

Wie dann in der Jungsteinzeit auf weiten Handelswegen die im vorderen Orient bereits vor 7000 Jahren domestizierten Haustiere — Rind, Schaf, Ziege und das Schwein — auch nach Mitteleuropa kamen, so mag auch das 2000 Jahre später domestizierte Pferd aus den Weidegebieten Asiens seine eigenen Krankheitserreger, die auch den Menschen bedrohten, dorthin mitgebracht haben[2]. Aber das wäre dann schon ein epidemiologischer Vorgang gewesen, durch den lediglich ein Krankheitserreger in die bisher von ihm noch nicht befallenen menschlichen Siedlungsgebiete eingeschleppt wurde, aber nicht ein Vorgang der Neuentstehung einer menschlichen Seuche.

Freilich könnte auch hier eine bestehende oder nicht bestehende Resistenz, z. B. eine Rassenresistenz der Bevölkerung, welche die Tierimporte bezog, ausschlaggebend für das Angehen oder Nichtangehen eines etwa mitgebrachten, bisher noch nicht vorhandenen pathogenen Agens geworden sein. Die Funde in Gräberstätten konnten uns über diese Vorgänge aus prähistorischer Zeit nur dann eine Auskunft geben, wenn die betreffenden Erkrankungen zu charakteristischen Skeletveränderungen geführt hatten. Erst aus späterer Zeit liegen dann bildliche Darstellungen vor, so beispielsweise die eines Prinzen aus der 18. ägyptischen Dynastie, die sich im Carlsberg-Museum in Kopenhagen befindet. Die abgebildete Lähmung, die Atrophie des rechten Beines des erwachsenen jungen Mannes gleicht unzweifelhaft den uns heute noch bekannten Folgen einer Poliomyelitis im Kindesalter. Das sagt freilich nicht, daß das von dem Künstler sehr treffend wiedergegebene Syndromenbild gerade durch dieses Virus hervorgerufen sein muß. Immerhin weist es darauf hin, daß derartige Erkrankungen schon 1555—1350 a. Chr. im Niltal vorkamen.

[1] Burnet 1946.
[2] Schmidt 1954, Schmidt und Jettmar 1954, Tackenberg 1953, Narr 1953.

Daß derartige Zeugnisse selten sind, erklärt sich daraus, daß der Kreis der Personen, deren Bild in Erz und Stein erhalten blieb, sich erst in den nach der Jungsteinzeit sich entwickelnden Hochkulturen aus der übrigen Bevölkerung herausgehoben hat, und daß er auch dann ein sehr kleiner war. Es war wohl auch nur in Familien mit einer besonders gehobenen Lebenshaltung möglich, daß ein so versehrtes Kind überlebte und heranwuchs. Immerhin könnten systematische Untersuchungen von Skeletfunden auch hier noch Hinweise bringen darüber, wie im Lauf der Menschheitsgeschichte sich Erregerarten und -typen entwickelten, die eine von vornherein bestehende Resistenz des Menschen durchbrechen konnten.

Die genaue Beobachtung von Seucheneinbrüchen in unserer Zeit in die Bevölkerung oder in den Tierbestand von Ländern, in denen diese Krankheiten vorher nicht herrschten, wird uns sicherlich auch weitere Aufschlüsse über die Bedeutung der primären Resistenz der Betroffenen für Angehen und Verbreitung dieser Seuchen geben.

In diesem Zusammenhang muß wieder auf die Ausführungen von BURNET hingewiesen werden. Er hat auf das Beispiel der Myxomatose aufmerksam gemacht, die sich im Jahr 1950 in Australien unter den Kaninchen verbreitete und es hat den Anschein, als ob bei einem solchen Zusammentreffen von neu eingeführtem Virus mit den einheimischen Tierbeständen auf beiden Seiten, dem Erreger und der befallenen Tierart, Änderungen ausgelöst werden können. Der Autor ist überzeugt, daß die Anwendung genetischer Methoden für das Verständnis des Geschehensablaufes der Myxomatose in der Außenwelt für die Epidemiologie von größtem Interesse sein wird[1]. Es zeigte sich, daß nur 2—6‰ des Kaninchenbestandes eine heftige Epizootie überlebten, eine zweite Seuchenwelle in der gleichen Gegend konnte dann auch die Nachkommen der wenigen Überlebenden vollständig ausrotten. Aber eine nachfolgende Welle kann auch milder verlaufen, eine größere Anzahl von Tieren übersteht infolge ihrer Resistenz die Krankheit und erwirbt dabei außerdem eine Immunität[2]. Man sah dann in der zweiten Epidemie eine Todesrate von nur etwa 90%, und es wurden viel mehr kranke Tiere beobachtet als früher; doch scheinen auch hier Momente mitzuspielen, welche nicht in den befallenen Kaninchen liegen, sondern vielmehr in dem Virus, welches eine bestimmte Abschwächung im Vergleich zu früher zeigte[3]. Die verschiedenen Erklärungsmöglichkeiten für die beobachteten Erscheinungen wurden eingehend erörtert[4]; doch scheint die Rolle, welche Resistenz, Immunität und Abschwächung des Erregervirus sowohl einzeln wie auch in Kombination bei den beobachteten Vorgängen spielen, noch nicht restlos geklärt.

Dabei wird auch zu beachten sein, daß die Resistenz verschiedener Zuchtstämme, von Tieren derselben Art, also lokaler Rassen, für Angehen und Verbreitung einer neu eingeschleppten Seuche von Bedeutung sein kann. Die Unterschiede, welche z. B. verschiedene Mäusestämme gegenüber demselben Tollwutvirus besitzen, sind den Laboratorien bekannt und auf die Bedeutung der Erbfaktoren für diese verschiedenartige Resistenz bzw. Empfänglichkeit wurde ebenfalls hingewiesen[5].

Es gibt freilich auch Virusarten, welche bei Haustieren epidemische Erkrankungen hervorrufen und welche auch heute noch nicht sich an den Menschen angepaßt haben, dessen Resistenz durchbrochen haben und bei ihm Infektionen hervorrufen. Ein Beispiel dafür ist das Virus der Rinderpest. Aber auch das weit verbreitete, für Hühner hochinfektiöse und kontagiöse Virus der Pseudo-

---

[1] BURNET 1952, 1954. [2] FENNER, MARSHALL und WOODROOFE 1953.
[3] MYERS, MARSHALL und FENNER 1954. [4] FENNER 1953.
[5] GRÜNEBERG 1952, SCHÖNE 1955.

geflügelpest (Newcastledisease) ruft beim Menschen nur bei direkter Übertragung auf die Bindehaut des Auges eine örtliche Conjunctivitis hervor, freilich mit Ausbildung von Antikörpern, was auf eine Durchseuchung des ganzen Körpers hinweist[1].

Und auch eine bestimmte Anämie des Menschen soll auf eine Wirkung dieses Virus zurückzuführen sein (vgl. S. 659). Hier könnte man sich vorstellen, daß der Prozeß des Virulentwerdens für den Menschen in Gang ist.

Die Methoden der Prähistorie versprechen uns hier kaum eine Aufklärung. Die Relikte, welche die vergangenen Menschengeschlechter zurückgelassen haben und welche die Prähistorie aus dem Boden herausholt, liefern uns keine Dokumente, aus denen wir über das Kommen und Gehen der Seuchen heute noch etwas Näheres ablesen könnten, wenn freilich auch die aufgedeckten, sehr ergiebigen Fundplätze auf ein plötzliches Massensterben hinweisen können.

Wir wissen wohl, daß in den Därmen der Tiere des Geiseltales bakterielle Keime vorhanden waren[2], aber auch sie sind im Laboratorium nicht mehr züchtbar. Wir werden vielleicht durch intensivere Verwendung der modernen lichtoptischen und elektronenoptischen Methoden noch einige weitere Aufschlüsse bei entsprechenden Untersuchungen von Funden menschlichen oder tierischen Materials erhalten können; Knochen und Zähne sind bisher die wesentlichen Objekte der Paleopathologie[3], außerdem vereinzelt auch Organe von Mumien[4]. Aber alles dies kann uns noch wenig über Leben und pathogenetisches Wirken der Mikroorganismen sagen.

Die schriftlichen Urkunden, welche uns aus historischer Zeit über Seuchen vorliegen, sind vielfach derart, daß es nicht möglich ist, Art und Ätiologie in jedem Fall mit Sicherheit festzustellen. Das gilt nicht nur für die mehrfach untersuchte, von THUKYDIDES geschilderte Seuche[5], sondern auch für viele andere, wie beispielsweise die eindrucksvolle Schilderung, die PAULUS DIAKONUS[6] in seiner Geschichte der Langobarden von einer Seuche gibt, die im Jahre 565 eine Stadt aller ihrer Einwohner beraubte. Die Schwierigkeit in der medizinisch wissenschaftlichen Bewertung dieser Berichte liegt in den meisten Fällen darin, daß die Schilderungen uns kein klares Bild von dem Krankheitsgeschehen geben. Das hat seinen Grund nicht nur in dem Stand der damaligen medizinischen Kenntnis überhaupt, in der man z. B. mit dem Namen Pest nicht nur die durch den Pestbacillus hervorgerufenen Infektionen verstand, sondern mehr eine Pest schlechthin. Es liegt vielmehr auch daran, daß der Historiker, der uns den Bericht gibt, vielfach ja kein Zeitgenosse ist, der selbst die Geschehnisse miterlebt und beobachtet hat, sondern daß er sich auf die Berichte von Mittelsmännern berufen muß und zwar von solchen, die selbst auch keine Ärzte waren.

Auch dort, wo uns erfahrene Ärzte aus dem Altertum über Epidemien berichten, ist es gewöhnlich nicht möglich, die Art der geschilderten Infektionskrankheiten genau zu erkennen. Wenn z. B. im Corpus hippocraticum die Epidemie von Perinth geschildert und dabei das gesamte Seuchengeschehen eines Jahres unter einem einheitlichen Gesichtspunkt und als etwas Zusammengehöriges dargestellt wird, wobei dann die Abweichungen nach der einen oder anderen Seite von Einflüssen des Wetters abgeleitet werden, so läßt sich doch wohl gelegentlich vermuten, welche Infektionskrankheiten da und dort in dem geschilderten Gesamtkomplex stecken mögen, die von uns heute als ätiologische und epidemiologische Einheiten abgetrennt werden. Aber eine genaue Sichtung des Geschehens, das damals, etwa im Jahre 399 a. Chr. ablief, ist doch nicht möglich[7].

[1] BIELING und SIEGMANN 1953. [2] MRUGOWSKI 1944. [3] SIGERIST 1951.
[4] RUFFER 1910, 1911. [5] HABS 1944, 1949, WINSLAW 1944, ZINSSER 1947, PAGE 1953.
[6] DIAKONUS 1939. [7] DEICHGRÄBER 1933.

Wie schwierig es sein kann, derartige Fragen retrospektiv jetzt noch klären zu wollen, auf Grund des geringen und nicht immer exakt deutbaren Unterlagenmaterials, ergibt sich daraus, daß z. B. ein so guter Kenner der Virusfragen wie BURNET der Ansicht ist, es sei historisch bewiesen, daß das Fleckfieber erst im 15. Jahrhundert in Europa aufgetreten sei, während andererseits doch vieles dafür spricht, daß die von TUKYDIDES beschriebene Pest der Athener im peleponnesischen Krieg Fleckfieber gewesen sei[1]. Und diese Schwierigkeiten bleiben bestehen. Obwohl der griechische Autor durch die Art, wie er die Symptome schildert, zeigt, daß er die zeitgenössische medizinische Literatur gut kennt, äußert er sich nicht über die Ätiologie.

Wenn wir uns also jetzt ein Bild davon machen wollen, wie in vergangenen Zeiten die Seuchen des Menschen entstanden und abgelaufen sind, so werden wir die Beobachtungen zugrundelegen können, die wir bei solchen Völkern unserer heutigen Erde machen können, die noch in ihrem kulturellen und zivilisatorischen Zustand einigermaßen solchen der betreffenden vergangenen Zeit entsprechen, und so richtet sich also der Blick auf jene Restvölker, die heute noch oder doch vor kurzem noch auf der frühen menschlichen Entwicklungsstufe der Wildbeuter beobachtet wurden. Dabei kann für uns die Fragestellung belanglos sein, ob diese „Spätlinge der Prähistorie" sich lediglich wegen ihrer mangelnden Entwicklungsfähigkeit bis in unsere Zeit auf dem primitiven Stadium gehalten haben, das andere Stämme rascher überwunden haben; denn uns interessiert ja die Beziehung von Menschen dieser Entwicklungsstufe an sich zu den sie umgebenden Krankheitskeimen. Darüber sagen uns aber auch die Berichte der Völkerkunde im einzelnen wenig aus, im allgemeinen aber ist sich die Prähistorie auf Grund der Auswertung ihrer Bodenbefunde darüber klar, daß die Krankheiten in diesen heute fälschlich gelobten Zeiten einer sog. natürlichen Lebensweise eine große Rolle spielen, „was schließlich den Gesamtzustand, das Lebensgefühl des Altpaläolithikers angeht, so hatte er sicher kein paradiesisches Dasein. Krankheiten mannigfacher Art sind nachgewiesen"[2].

Diese Befunde zeigen aber auch, wie schwierig es vielfach sein wird, von den scheuen Wildbeuterstämmen das Material zu sammeln oder gar die Blutproben zu entnehmen, die für weitere Untersuchungen notwendig sind. Hemmend ist vor allem hier die weitverbreitete Ansicht der Primitiven, daß derjenige, der von einem anderen Menschenkörper Material — und seien es nur Haare oder Ausscheidungen — und nun gar Blut entnimmt, eine Macht über ihn und sein Leben bekommt. Zudem besteht ja hier immerhin die Möglichkeit, daß die Infektionen der primitiven Stämme, die sich bis in unsere Zeit in der Abgeschiedenheit gehalten haben, direkt oder indirekt aus den höher entwickelten Gebieten der umgebenden Völker stammen. Immer aber wird die Resistenz des Einzelnen eine ganz besonders große Bedeutung dafür haben, daß er bis zur Geschlechtsreife überlebt und seine erhöhte Resistenz weiter vererbt, während die wenig resistenten Stammesgenossen früher von der Seuche ausgemerzt werden.

Einige Hinweise geben die folgenden Beobachtungen. Bei Eskimos der Polarregion, welche bei der Grönlandexpedition im Sommer 1926 zusammen mit KNUD RASMUSSEN besucht wurden, und solchen an der Südwestküste der Baffininsel, bei denen die Hautempfindlichkeit gegen Diphtherietoxin sowie gegen Gifte der Streptokokken und Staphylokokken untersucht wurde, zeigte sich zuerst einmal, daß alle diese einsam lebenden Eskimos sehr empfindlich und empfänglich gegen solche akute Infektionen der Luftwege (Grippe) waren, wie sie die Gäste aus der Expedition mitbrachten. Spätere Beobachtungen wiesen dann darauf hin, daß diese von der übrigen Menschheit abgesondert lebenden Völker, indem sie in immer engeren Kontakt mit der Zivilisation geraten, gegenüber der dabei eingeschleppten

---

[1] HABS 1944. [2] KRAFT 1948.

Tuberkuloseinfektion besonders empfänglich sind und man hat sich infolgedessen auch dazu entschlossen, schon 1948 bei den Eskimos in Alaska Schutzimpfungen mit BCG einzuführen.

Die Untersuchungen bei den Grönlandeskimos zeigten weiterhin, daß sie offenbar recht widerstandsfähig gegen Wundinfektionen sind. Man könnte annehmen, daß diese dort nicht häufig vorkommen. Aber dafür, daß es sich um eine Resistenz handelt, spricht doch auch die von den Autoren beschriebene Feststellung, daß die Eskimos sehr wenig auf die giftigen Kulturfiltrate von hämolytischen Streptokokken und auch von Staphylokokken reagieren.

Bei den Diphtherieprüfungen ergab sich, daß man negative SCHICK-Reaktionen zwar nicht bei jüngeren Kindern, wohl aber bei älteren und bei erwachsenen Personen fand, und daß auch Diphtherieantitoxin im Blut solcher SCHICK-Negativer feststellbar war. Man wird dies als den Ausdruck einer Resistenz gegen das Diphtherietoxin und damit gegen die Diphtheriekrankheit ansehen müssen. Es ist gleich ob man nun annimmt, daß die bei den älteren Kindern und Erwachsenen gefundenen Antitoxine der Ausdruck einer serologischen Reifung seien, also der mit fortlaufendem Alter sich mehr und mehr ausbildenden, im Erbgang übernommenen Anlage oder ob man zu der Annahme neigt, die die Autoren selbst oft diskutieren, daß nämlich die Antitoxine durch Infektionen erworben sind, die jedoch infolge der vorhandenen primären Resistenz, ohne daß klinische Erscheinungen der Diphtheriekrankheit auftreten, wieder verschwinden, wohl aber die Bildung der Antitoxine auslösen[1].

Im jetzigen Zeitalter des Luftverkehrs kann man die Erfahrung machen, daß bestimmte, von der übrigen Menschheit abgesondert lebende Völker bisher von Krankheiten verschont geblieben waren, obwohl sie dadurch besonders empfänglich für jene Infektionen sind, die nun mit zunehmender Geschwindigkeit eingeschleppt werden dadurch, daß der Kontakt mit der Zivilisation enger und enger wird. Im übrigen dienen derartige serologische Untersuchungen dazu, sich über das Vorkommen und bis zu einem gewissen Grad auch über die Verbreitung bestimmter Infektionskrankheiten in einer bisher vom Verkehr unberührt gebliebenen Bevölkerung zu orientieren (Gelbfieber, Poliomyelitis, Coxsackieinfektionen)[2]. So weiß man z. B., daß die Bewohner bestimmter eng umgrenzter Gebiete von Alaska im Gegensatz zu denen des größten Teiles der Erdoberfläche keine Antikörper gegen einen der 3 Typen des Poliomyelitisvirus besitzen[3].

Die Bedeutung, welche Resistenzvorgängen gerade auch bei den sog. Erkältungskrankheiten zukommt, die bei den vorerwähnten Beobachtungen besonders hervorgehoben waren, ergibt sich auch aus den experimentellen Übertragungsversuchen mit dem Erreger des Schnupfens. Bei dem den Menschen häufiger befallenden Schnupfen (common cold), dessen Erreger auf Kulturen von menschlichem embryonalen Lungengewebe zur Vermehrung gebracht werden kann[4], spielt die Immunität zumindestens keine größere Rolle; denn die Erfahrung lehrt, daß man sich die gleiche Infektion innerhalb eines Jahres mehrfach zuziehen kann[5]. Dagegen sind hier die Resistenzphänomene anscheinend von wesentlicherer Bedeutung; dafür sprechen wohl die Übertragungsversuche auf Studenten auf der Insel Eilean nan Ron an der Nordküste Schottlands[5]; aber der Faktor, welcher diese Resistenz bedingt, unterliegt offenbar bestimmten Variationen, so daß auch Personen, welche auf die Übertraguug eines virulenten Infektionsmaterials nicht mit der Erkältungskrankheit reagieren, zu anderer Zeit ohne weiteres infizierbar sind[6]. Offenbar sind es gerade die grippalen Infektionen, bei welchen diese

---

[1] HEINBECKER und IRVINE-JONES 1928, PAUL und FREESE 1933.

[2] PAUL, RIORDAN und KRAFT 1951. [3] GAYDUSEK (persönliche Mitteilung).

[4] ANDREWES, CHAPRONIÈRE, GOMPELS, PEREIRA und RODEN 1953.

[5] ANDREWES, LOVELOCK und SOMMERVILLE 1951. [6] ANDREWES 1953.

Resistenzfaktoren besonders hervortreten. Auch bei der Virusgrippe (Typ A) kann die Bedeutung der erblich bedingten prämorbiden Konstitution des einzelnen Erkrankten auf die Verlaufsform der durch den gleichen Infektionserreger innerhalb einer Epidemiewelle hervorgerufenen Erkrankung festgestellt werden[1].

Ein solcher Resistenzmangel trat auch an anderen Orten hervor, wo eine Infektionskrankheit in einen ihr bisher verschlossenen Raum eingeschleppt wurde.

Auf das weit entfernt von anderen Inseln im Stillen Ozean liegende, von nur etwa 1250 Eingeborenen bewohnte kleine Eiland Nauru kam 1910 mit 80 Europäern und rund 1000 fremden Arbeitern eine seuchenhafte Erkrankung des Nervensystems. Es wurden innerhalb von rund 2 Wochen etwa 470 der Eingeborenen befallen und 37 davon starben. Unter den von den Karolinen stammenden Arbeitern erkrankten 220 und nur einer starb. Die chinesischen Arbeiter blieben fast ganz verschont und von den 80 Weißen erkrankten nur 2 leicht und einer schwer[2].

Eine ererbte familiäre Disposition, die in einer „nervösen Veranlagung" ihren Ausdruck findet, wird dafür verantwortlich gemacht, daß bei bestimmten Personen bzw. Familien, eine größere Geneigtheit besteht, auf eine Infektion mit Poliomyelitis oder einer anderen Virusart (z. B. Varicellen) mit der Entwicklung eines encephalitischen Krankheitsbildes zu reagieren (vgl. auch die sog. postinfektiöse Encephalitis), während es bei der Mehrzahl der Infizierten unter anscheinend gleichen äußeren Bedingungen infolge einer größeren Resistenz nur zu einer allgemeinen Infektion ohne Beteiligung des Zentralnervensystems kommt[3]. Andererseits können auch verschiedene expositionelle Bedingungen für einen derartigen Effekt einer Infektion maßgebend werden, das zeigt sich z. B. darin, daß bei Affen, welche intravenös mit dem gleichen Virus der Poliomyelitis infiziert wurden, die Menge des eingebrachten Ansteckungsstoffes für den Ausbruch einer zentral-nervösen Poliomyelitis verantwortlich ist[4].

Experimentelle Untersuchungen an kurzlebigen Tieren, insbesondere unseren Versuchstieren und Haustieren, haben die Möglichkeit gezeigt, durch eine Auslese der resistenten Individuen Zuchtstämme mit einer relativ erheblichen Resistenz gegen einzelne Infektionserreger herauszuzüchten (s. Kapitel IX).

Wesentlich aber dafür, ob Mikroorganismen und zwar auch solche mit pathogener Wirkung für die Tierarten, welche schon vor dem Erscheinen der Menschen auf der Erde pathogen waren, auch auf die neu auftretenden Rassen des Menschen als Krankheits- und Seuchenerreger wirken, ist sicherlich zuerst einmal deren Resistenz anzusehen. Völlige Resistenz der neu sich auf der Erde entwickelnden und ausbreitenden vorgeschichtlichen Menschen mußte ihnen einen völligen Schutz geben gegen die Infektion mit tierpathogenen Keimen. Mittlere Resistenz konnte dazu führen, daß auch für die vorhandenen Tiere hochpathogene Keime beim Menschen nur eine mittlere Infektion hervorriefen, die aber nur von geringer Letalität begleitet war und infolgedessen zu einer Durchseuchung führte mit anschließendem Immunitätsschutz. Unterschiede in der Stärke der Resistenz zwischen den verschieden auftretenden Menschenrassen (s. S. 636) oder auch zwischen den Individuen innerhalb derselben Rasse mußten zu einer Auslese der resistenteren Individuen führen, die dann überwiegend zur Fortpflanzung kamen.

Der Übergang von Mikroorganismen, welche sich insoweit den vorhandenen Tierarten angepaßt hatten, daß sie deren Schleimhäute und deren Verdauungstractus mit einer gewissen Regelmäßigkeit besiedelten, können freilich auch dann, wenn sie nunmehr auch auf die neu auftretenden Menschenrassen übergingen,

[1] BOHM und TRÄNKLE 1955. [2] MÜLLER 1910. [3] CAMERER 1939, SUMMER 1955.
[4] BODIAN 1954.

bei ihnen zu einer Verstärkung der Widerstandsfähigkeit gegen pathogene Eindringlinge führen. Da erfahrungsgemäß diese Keime dann von den Erwachsenen auf die Neugeborenen und Säuglinge übertragen werden, nicht viel anders im Prinzipiellen wie etwa ein Insekt die bakteriellen Symbionten in seinem Magen auf seine Nachkommen weitergibt, so könnte man auch eine so erworbene Widerstandsfähigkeit, obwohl sie erworben ist, dennoch mit einem gewissen Recht als fast konstitutionell bedingt ansehen und also als Resistenz bezeichnen.

Die viel erörterte Hypothese, daß der primitive Mensch eine viel höhere Resistenz besitze als der zivilisierte, ist eigentlich kaum sicher belegt worden. Man könnte sich aber vorstellen, daß es sich bei dem ersteren um eine Auslese der nicht oder weniger Anfälligen handelt, welche infolge ihrer großen Widerstandsfähigkeit selbst unter primitiven Lebensverhältnissen auch massiven oder wiederholten Infektionen widerstehen, während die von der Zivilisation ausgearbeiteten prophylaktischen und therapeutischen Methoden unter hygienischen Umweltbedingungen viele Wenigresistente überleben lassen, welche unter den Verhältnissen eines primitiven Lebens zugrunde gingen.

So hätte also eine starke Resistenz von Angehörigen solcher Völkerschaften, die unter primitiven Verhältnissen leben, dieselbe Ursache, wie man sie bei der Entstehung der Resistenz innerhalb von Populationen von Krankheitserregern annimmt, die einer Noxe, beispielsweise einem Antibioticum, ausgesetzt werden. Auch da nimmt man an, daß nur die Widerstandsfähigsten überleben und zur Fortpflanzung kommen.

Nicht eine Degeneration infolge der Zivilisation führt also zu einer Resistenzverminderung primitiver resistenter Völker, sondern die unter günstigeren Lebensbedingungen verminderte Exposition führt zum Überleben der auch weniger Resistenten und läßt sie zur Fortpflanzung kommen. Das drückt sich aus in einer Zunahme der Bevölkerungszahl und einer vermehrten durchschnittlichen Lebensdauer trotz der etwa verminderten Seuchenresistenz. Es wird dann freilich notwendig sein, den zahlreicher gewordenen, weniger Resistenten durch aktive Immunisierung einen künstlich gesteigerten Schutz zu geben.

Die Frage, warum ganze Völker nach einer Zeit, in der sie führend waren, degenerierend von der Bühne der Geschichte abtreten mußten, ist von historischer Seite vor kurzem erneut diskutiert worden[1] und es hat sich gezeigt, daß hier ganz andere Ursachen eine Rolle spielen. Als Antwort auf die Frage nach der Ursache eines Stillstandes der Zivilisation wird die These abgelehnt, daß Seuchen, die man bei sinkendem Zivilisationsstand beobachtet, als dessen Ursache anzusehen seien. Sie werden vielmehr als die Folge vorangegangener wirtschaftlicher und politischer Katastrophen gedeutet. Diese können dazu führen, daß Techniken der Bodenbearbeitung und der Entwässerung, die in wirtschaftlich besseren Zeiten durchführbar waren, aufgegeben wurden, weil beispielsweise kriegerische Eindringlinge die vorhandenen Bewässerungs- oder Entwässerungsanlagen zerstörten und das durch den Krieg zermürbte Volk die Ausbesserungsarbeiten nicht mehr durchführen konnte und dadurch wieder der Malaria verfiel (Ceylon).

Ein Beispiel für das tragische Schicksal eines Volkes unter den seine Resistenz (gegen Infektionskrankheiten ?) schädigenden Einflüssen, wohl klimatologisch bedingte Störungen seiner Ernährungsbasis, geben die Ausgrabungen aus den Wikingersiedlungen von Westgrönland[2]. Skeletveränderungen, wahrscheinlich infolge von Rachitis und Tuberkulose, und ein auffallender Zwergwuchs, wie sie die dänischen Archäologen bei ihren Ausgrabungen auf den alten Friedhöfen fanden — wohl die Folgen der Mangel- und Unterernährung —, drückten die natürliche Resistenz der Bevölkerung herab, so daß die Kindersterblichkeit sehr groß war (Infektionskrankheiten) und nur noch die Hälfte aller 18jährigen das 30. Lebensjahr erreichte[2]. Um 1540 ist dann der letzte Normanne auf Grönland gestorben, in dem durch eine Klimaverschiebung kälter gewordenen Land ohne Eisen und ohne Holz mit seinem 7 Monate dauernden Winter, etwa 555 Jahre nach der Landnahme durch Erich den Roten, nachdem schon lange die Verbindung mit früheren Nachschubgebieten abgerissen war. Vielleicht haben auch Viehseuchen die Haupternährungsquelle der Bevölkerung, die Milch, versiegen lassen.

[1] Preuss 1939, Toynbee 1949. [2] Nörlund 1937.

Man ist also der Ansicht, daß das Absinken oder der Zusammenbruch einer bestehenden Zivilisation nicht darauf zurückzuführen ist, daß die „Lebenskraft“ der Menschen infolge der Zivilisation absinkt, indem in der fortgesetzten Geschlechterfolge die Spannkräfte der Völker aufgebraucht werden, sondern daß vielmehr umgekehrt die absinkende Spannkraft als die Folge des Zerfalls anzusehen sei. Nicht der Verlust der Kenntnisse der Bodenbearbeitungsmethoden, welche die Malaria verhüten, sei also der Grund für ihr Wiedererscheinen, sondern die Unmöglichkeit, innerhalb der gesunkenen Zivilisationslage die technischen Arbeiten durchzuführen[1].

Die bis jetzt vorliegenden Tatsachen genügen bei weitem noch nicht, um uns ein klares Bild zu geben. Aber wir haben, glaube ich, die Verpflichtung, wenigstens den Versuch zu machen, uns über die Historie des Zusammenlebens von Mensch, Tier und Pflanze, also unserer gegenwärtigen Ökologie der heutigen Lebewesen, klar zu werden. Auch hier ist ein anscheinend so friedliches und ausgeglichenes Beieinanderwirken und das allmählich ausgependelte Gleichgewicht zwischen gegeneinander wirkenden Lebewesen, so wie es uns aus der Kenntnis des kurzen Ausschnittes der Menschheitsgeschichte erscheint, den wir in dieser Beziehung übersehen können — er ist im übrigen viel kleiner als derjenige, den der Historiker kennt —, durch allerhand vorangegangene Kämpfe entstanden. Es ist auch kaum wahrscheinlich, daß der gegenwärtige Status ein Endstadium ist; warum sollten wir nicht versuchen, von diesem Punkt, der aber trotzdem in Relation zu unserem Einzelleben einigermaßen stillesteht, nach rückwärts und nach vorwärts zu sehen.

Der vorangegangene Versuch hat sich freilich nur mit einem kleineren Ausschnitt aus dem weiten Gebiet der gesamten Ökologie, nämlich dem des Zusammenlebens von Mensch und Säugetier einerseits und Mikroorganismen andererseits, beschäftigt, weil hier die Kräfte der Resistenz und der Immunität ihre Bedeutung haben.

IX. Entstehung und Züchtung resistenter Tierrassen.

Experimentelle Untersuchungen an kurzlebigen Tieren, insbesondere unseren Versuchs- und Haustieren, haben gezeigt, daß es möglich ist, durch eine Auslese der resistenteren Individuen Zuchtstämme mit einer relativ erheblichen Resistenz gegen einzelne Infektionserreger zu erhalten. Ganz gleichartige Infektionen mit einem Tuberkelbacillenstamm hatten z. B. ergeben, daß der eine Tierstamm einen besonders starken Milzbefund hatte; da durch die strengstens durchgeführte Inzucht eine sehr große genotypische Ähnlichkeit der einzelnen Versuchstiere innerhalb eines Stammes gewährleistet war, so werden derartige Unterschiede sowie die gesetzmäßigen Differenzen in der Überlebenszeit im Verlauf einer gleichartigen Infektion als zweifellos genotypisch bedingte Verschiedenheiten aufgefaßt[2]. Über erbliche Grundlagen der Tuberkulosedisposition beim Menschen wurde dann anschließend berichtet[3].

Sehr eingehende Studien an Kaninchen zeigten nun, daß die individuellen Unterschiede in der Krankheitsentfaltung gegenüber einer gleichartigen Infektion mit bovinen Tuberkelbacillen auf erblichen Gegebenheiten beruhen. Nach der Reinzucht zweier Sippen konzentrierte sich die Tuberkulose bei der einen Sippe in der Lunge, bei der anderen dagegen blieb die Lunge völlig oder doch weitgehend verschont und die Infektion spielte sich in anderen Organen ab. Die in die Blutbahn eingebrachten Bakterien siedelten also bei den beiden Sippen in verschiedenen Organen verschieden stark ab[4]. Die Differenz in der Empfänglichkeit

[1] TOYNBEE 1949. [2] KÜSTER und KRÖNING 1938. [3] BERGHAUS 1936, WEBER 1941.
[4] DIEHL und FISCHER 1940, DIEHL 1941, 1942, 1947.

bzw. Resistenz der Organe gegenüber einer gleichartigen Infektion wurde in 8 Generationen geprüft und festgestellt.

Die Eigenschaft, auf eine intravenöse Infektion mit nur geringfügigem Befall der Lunge zu reagieren, vererbte sich in den Kreuzungsversuchen einfach dominant. In davon unabhängig unternommenen Versuchen anderer Autoren trat dann bei verschiedenen Zuchtstämmen von Kaninchen eine verschiedene Resistenz gegen eine auf verschiedenem Weg gesetzte primäre Infektion mit bovinen Tuberkelbacillen hervor[1].

Man wird weiterhin die Frage zu stellen haben, ob nicht Fermente bzw. Hormone in den betreffenden Abwehrmechanismen eine Rolle spielen, Stoffe jedenfalls, deren Bildung wiederum durch bestimmte Gene bedingt ist, so daß sie als Genwirkstoff bezeichnet werden können[2]. In diesem Fall wird die Bildung in Homozygoten, welche dieselben Gene zweimal besitzen, erheblich stärker sein als in Heterozygoten, die es nur einmal besitzen, da die Fermentkonzentration von der Anzahl der Gene abhängt. Diese Genwirkstoffe sind die Folge der Aktivität ganz bestimmter mit anderen Chromomeren in Beziehung stehender Gene. Sie bedürfen aber, um wirksam zu werden, gewisser vorbereitender Reaktionen und damit auch der Mitwirkung anderer Faktoren, gegebenenfalls auch solcher aus der Umwelt. Sie sind als Cytohormone bezeichnet worden, weil sie auf die einzelnen Zellen wirken und zwar mit einer ausgesprochenen Substrat- und Wirkungsspezifität[3], vielfach von bekannter chemischer Konstitution, so daß sie bei Fehlen des Gens im Organismus zum Ersatz gegeben werden, worauf dieser bei richtiger Dosierung, die zur rechten Zeit kommt, trotz des Genmangels normal funktionieren kann. Da es sich hier etwa bei einer Infektion in einem resistenzschwachen Organismus um einen vorübergehenden Bedarf handelt, ist eine dauernde Zufuhr wie beim Ausgleich eines Mangels der in den Drüsen gebildeten Hormone nicht erforderlich.

Bei vergleichenden intravenösen Infektionen von Mäusen mit einer DUBOS-Kultur des Tuberkelbacillenstammes H 37, Rv, konnten wesentliche Unterschiede in der Resistenz bzw. Empfänglichkeit bei verschiedenen Zuchtstämmen festgestellt werden[4].

Bei Schweinen wurde dann die Beobachtung gemacht, daß auch dort die individuell verschiedene Resistenz gegenüber einer Infektion mit Rotlaufbacillen auf erblichen Eigenschaften beruht und daß es Schweinefamilien gibt, die überhaupt resistent gegen die generalisierte Rotlaufinfektion sind[5].

Es wird weiterhin darüber berichtet, daß es in Nordamerika gelang, Hühnerstämme zu züchten, die eine natürliche Resistenz gegen die Pulloruminfektion und die Hühnerleukose besitzen[5].

Sehr erhebliche Unterschiede in der erblichen Empfänglichkeit und damit in der erblichen Resistenz gegen Salmonella Enteritidis-Gärtner wurden bei verschiedenen Mäusen festgestellt. Aus einer Mäusezucht wurden 2 Stämme herausgezüchtet. Die Mäuse des einen Stammes überlebten zumeist eine Infektion mit Salmonella Enteritidis-Gärtner, während die der anderen meistens derselben Infektion erlagen. Ebenso wurden 2 Mäuserassen gefunden mit verschiedener Resistenz gegenüber einer Infektion mit dem Virus der St. Louis-Encephalitis. Die Resistenz gegen den einen Krankheitserreger kann auch mit der Resistenz gegen den anderen verknüpft sein, doch kann auch hohe Resistenz gegen den einen Erreger mit hoher Empfindlichkeit gegen den anderen verbunden sein. Die Mäusestämme behielten bei reiner Weiterzucht ihre verschiedene Resistenz[6]. Durch Inzestzucht bei Mäusen konnte in der 14. Generation die Letalität nach Salmonellainfektion von 98% auf 4—7% herabgedrückt werden. (Bezüglich verschiedener Resistenz einzelner Mäuserassen gegen die Tollwutinfektion vgl. S. 630.)

---

[1] LURIE 1941, WELLS und LURIE 1941, HEPPLESTON 1949. [2] KÜHN 1941.
[3] GOTTSCHEWSKI und FISCHER 1939, 1948.
[4] GRUMBACH 1949. [5] FORTNER 1949.
[6] WEBSTER 1933, 1937, SCHNEIDER und WEBSTER 1945, SCHNEIDER 1946, 1949.

Die Resistenz verschiedener Arten und Rassen in der Biozönose zusammenlebender Tiere, kann von ganz wesentlicher Bedeutung für die Erhaltung der Seuchenerreger in seuchenfreien Zeiten werden, indem gerade die resistenteren als Virusreservoire wirken. Für die Aufklärung der Epidemiologie von menschlichen Erkrankungen, die als Zoonosen vom Tier her auf ihn übertragen werden, ist also die Kenntnis der Resistenzunterschiede wichtig[1]. Vom grauen Ziesel (Citellus pygmaeus) ist bekannt, daß er das ständige Reservoir der russischen Steppenpest und infolge seiner geringen Empfänglichkeit für den Pesterreger der Zwischenträger der Erkrankung ist, der die Infektion an die übrigen Nagetiere der Steppe weitergibt. In ihm überwintert der Erreger in der Zeit zwischen den großen Nagerepizootien[2].

Analoge Untersuchungen liegen auch über die Nagerpest vor, die den Menschen als Tularämie befällt[3]. Da die Nagerarten ohne oder mit nur geringer Resistenz gegen die Nagerpest bei dem Auftreten der Seuchenwelle restlos dieser erliegen, müßte die Seuche mit einer solchen Katastrophe erlöschen. Dadurch jedoch, daß sie auch solche Tierarten befällt, welche infolge ihrer hohen Resistenz nur eine geringe Letalität zeigen, bleiben genügend Tiere am Leben, welche dann als Dauerausscheider die Infektionserreger für längere Zeit beherbergen und ausscheiden und damit die Möglichkeit geben, daß sich neu hinzuwandernde Scharen von Nagern im nächsten Jahr erneut infizieren können.

X. Spezielle Erscheinungsformen der Resistenz.

Die Ursache für die Resistenz, welche eine Art, eine Rasse bestimmter Individuen und innerhalb derselben bestimmte Organe und Zellen gegenüber der Infektion durch einen pathogenen Keim zeigen, kann ganz verschiedener Art sein.

Der Mechanismus, der zu dem stets als Resistenz bezeichneten Effekt führt, kann also auch ganz verschieden ablaufen. In allen den Fällen, in denen es durch das Zusammentreffen einer Kultur eines Mikroorganismus bzw. eines Materials, das diesen Keim in erheblichen Mengen enthält, mit einem tierischen oder menschlichen Organismus zu einer abgeänderten Reaktionsweise kommt, die als eine verstärkte oder als eine verminderte Resistenz in Erscheinung tritt, ist die Frage zu beantworten, ob die beobachtete Besonderheit der Reaktionsweise auf eine Änderung in dem Mikroorganismus, dem Gast, zurückzuführen ist, oder auf eine solche in dem Makroorganismus, dem Wirt.

In den folgenden Darstellungen werden für die einzelnen mit der Resistenz in ursächlichem Zusammenhang gebrachten Momente Beispiele aus der neueren Literatur angeführt, wobei die verschiedenen theoretischen Vorgänge auf dem behandelten Gesamtgebiet beleuchtet werden sollen; es wird jedoch gewöhnlich nicht die Gesamtheit aller Arbeiten angeführt.

1. Resistenz von Transplantaten.

Es sei zuerst auf eine Beobachtung hingewiesen, welche uns zeigt, daß ein transplantiertes Gewebe seine artbedingte mangelnde Resistenz, d. h. Empfänglichkeit auf dem das transplantierte Gewebe aufnehmenden Wirtsgewebe behält, das selbst resistent ist.

Es gibt einzelne Virusarten, welche nur auf menschlichem Gewebe zur Vermehrung gebracht werden können, während die Eihäute des Hühnchens diese Bedingung nicht bieten. Man hat nun solche Virusarten auf menschliches Gewebe übertragen, das auf Hühnergewebe aufgepfropft worden war.

[1] BALTAZARD, SEYDIAN, MOFIDI, BAHMANYAR und POURNAKI 1953.
[2] GRELL 1948. [3] CARLÉ 1945.

Bei der Beschneidung von Knaben gewonnene Hautstückchen wurden sorgfältig vom Bindegewebe befreit und auf 10 Tage lang bebrütete Hühnereier überpflanzt. Die Blutversorgung der Transplantate erfolgte durch die Gefäße des Hühnchens, welche in die menschliche Lederhaut einwuchsen, während die menschlichen Epidermiszellen sich vermehrten. Wurde das Hautstückchen nun vor dem Ausschlüpfen des Hühnchens entnommen und nach neuerlicher Entfernung des Bindegewebes auf ein 10 Tage bebrütetes Hühnerei weiter transplantiert, so konnte man es wiederum zum Anwachsen bringen und so gelang die Übertragung in Serien. Obwohl nun das Gewebe durch das Blut des Hühnchens ernährt wurde, behielt es dennoch die Empfänglichkeit der menschlichen Haut für das Virus des Herpes, der Pocken und der Impfvaccine; ja selbst der Herpes zoster konnte darauf übertragen werden. Dabei bildeten sich in den Epidermiszellen die charakteristischen Einschlußkörperchen. Die Hautstückchen behielten also die ursprüngliche Empfänglichkeit für die verschiedenen Virusarten, die sich von denjenigen der Gewebe des Hühnereies unterscheiden, obwohl sie wie das Hühnergewebe selbst ernährt wurden[1]. Im Gegensatz dazu blieb aber eine vom Spender des Transplantats erworbene Immunität auf dem neuen Träger nicht erhalten; denn wenn die Haut eines gegen Geflügelpocken immunisierten Huhns auf die Eihaut übertragen wurde, so war es dort für die gleiche Infektion wieder empfänglich[2].

2. Aktive Resistenz.

Es gibt eine Reihe von Infektionen, welche von Tieren, bei denen sie typische Infektionskrankheiten hervorrufen, auf den Menschen übergehen können, dann aber von Mensch zu Mensch nicht weiter verbreitet werden können (Zoonosen). So sieht man beispielsweise, daß die Rickettsia burneti dann, wenn sie in einem Infektionsmaterial tierischer Herkunft auf empfängliche Menschen trifft, das ausgesprochene Erscheinungsbild des menschlichen Q-Fiebers hervorruft[3]. Wenn aber Krankheitsmaterial von der zuerst erkrankten Person auf die Umgebung übertragen wird, so geht anscheinend die Krankheit dort nicht mehr recht an oder doch nur in abgeschwächter Form. Die Seuche erlischt also auf dem Menschen nach längstens 1—2 Passagen, so wie dies auch die Psittakose tut[4].

Man hat das so erklärt, daß der vom Tier kommende Erreger bei der Passage über einen von ihm zuerst befallenen Menschen seine noch vorhandene Virulenz für den Menschen so stark einbüßt, daß er andere Menschen dann nicht mehr infizieren kann, sich also von dem Erstinfizierten keine kontinuierlichen Infektionsketten bilden können. Unter der Einwirkung des von ihm infizierten menschlichen Körpers, der gleichzeitig selbst eine Immunität gegen ihn erwirbt, habe der Erreger diese frühere Fähigkeit mehr oder minder verloren.

Durch vergleichende experimentelle Prüfungen des Ausgangsstammes und des Passagestammes kann man diese Behauptung, soweit es sich um Vorgänge am Menschen handelt, nicht beweisen. Der geschilderte Vorgang wäre aber auch dann verständlich, wenn z. B. die Ausscheidung des Erregers bei erkrankten Menschen anders läge als beim gleichartig infizierten Tier. Dann wäre die Umgebung des erkrankten Menschen nicht oder weniger exponiert als die Artgenossen eines erkrankten Tieres.

Auch in den Fällen, in denen der Krankheitsstoff vom Tier auf den Menschen durch ein Insekt des Waldes übertragen wird, ist es verständlich, daß der erkrankte Mensch in einer von den Waldinsekten freien Umgebung für seine Umgebung keine Infektionsquelle sein kann. Es bleibt also die Frage, ob es sich hier um ein Phänomen einer aktiven Resistenz handelt, bei welcher der Infektionserreger im Menschen in seiner Virulenz für den Menschen abgeschwächt wird, noch unbeantwortet.

Die gleichen Einwände können jedoch nicht erhoben werden, wenn wir beobachten, wie ein Infektionsmaterial unbekannter Art, das wir auf eine Anzahl

[1] Blank, Coriell und Scott 1948. [2] Goodpasture und Anderson 1940.
[3] Siegert, Simrock und Ströder 1950. [4] Mohr 1950.

von Exemplaren einer unserer Versuchstierarten übertragen, dort Krankheit und Tod hervorruft, daß dann aber die Übertragung der befallenen Organe auf frische Versuchstiere der gleichen Art und des gleichen Zuchtstammes zwar zuerst vielleicht auch noch dieselbe Krankheit, aber schwächer oder seltener, hervorruft, bis schließlich bei weiteren Passagen die Fähigkeit des Stammes, bei der betroffenen Tierart Infektionskrankheiten hervorzurufen, ganz erlischt.

Der von einer Tierart auf eine andere oder vom Tier auf den Menschen oder auch umgekehrt übertragene Krankheitserreger, der auf dem neuen Wirt zuerst noch eine Krankheit hervorruft, kann dabei seine Virulenz für die Artgenossen des neuen Wirts so weit einbüßen, daß er die bestehende Resistenz der Versuchstiere nicht mehr überrennen kann wie bei der ersten Übertragung des Ausgangsmaterials oder des Infektionsmaterials der zweiten oder dritten Passage, wenn auch seine Stärke sinkt[1].

In solchen Fällen wird man also doch die offensichtliche Veränderung, welche man bei dem ursprünglich aus dem erkrankten Menschen gewonnenen Infektionsmaterial im Lauf der sich folgenden Übertragungen auf Versuchstiere beobachtet, auf eine Wirkung des letzteren, also auf eine aktive Resistenz zurückführen können.

Aber auch dann wird man die Frage zu erörtern haben, inwieweit Vorgänge auf der Seite des infizierenden Virusstammes dabei eine Rolle spielen. Es ist bekannt, daß Virusstämme, insbesondere dann, wenn zur Infektion von Versuchstieren bei den Passagen relativ hoch konzentrierte oder doch unverdünnte Virusaufschwemmungen benutzt werden, zur Bildung von inkompletten Elementarkörperchen neigen, was in einer Titersenkung ihren Ausdruck findet[2]. Diese Möglichkeit muß also bei der Aufklärung von Beobachtungen, welche in dieses Gebiet fallen, berücksichtigt werden. Aber die ursächlichen Zusammenhänge, welche dazu führen, daß sich ein Stamm in dieser Weise bei der Passage über Tiere gleicher Art erschöpft, sind nicht genau bekannt[3]. Elektronenoptische Untersuchungen an Grippevirus scheinen darauf hinzuweisen, daß den Titerveränderungen Abweichungen in den Größenmaßen der Elementarkörperchen entsprechen[4].

3. Durch Resistenz und Immunität abgewandelter Infektionsablauf.

Wir haben vorne schon z. B. bei der Besprechung der Phänomene der latenten Infektion auf die Möglichkeit einer Verflechtung von Resistenz und Immunität hingewiesen. Daraus ergibt sich die Notwendigkeit, beide Komponenten einer im Einzelfall beobachteten und festgestellten Widerstandsfähigkeit gegen eine Infektion durch differenzierende Untersuchungen zu unterscheiden und dabei möglicherweise zu bestimmen, wieweit die eine oder die andere für den festgestellten Endeffekt verantwortlich ist. Praktisch wird das wohl im allgemeinen in der Weise geschehen, daß man die meist leicht bestimmbare Immunitätslage mit den verschiedenen Testmethoden festlegt, um dann bei negativem Ergebnis zu prüfen, ob die vorhandene Widerstandsfähigkeit als Resistenz zu deuten ist bzw. als solche festgelegt werden kann. Das ist auch dann notwendig, wenn untersucht werden soll, inwieweit Kräfte der Resistenz und solche der Immunität für den veränderten von der Norm abweichenden Ablauf eines Infektionsgeschehens verantwortlich zu machen sind. Dabei wird man sich dessen bewußt

[1] Flamm 1953, 1954. [2] Magnus 1951, 1952.

[3] Cairns und Edney 1952, Cairns 1952, Fazekas und Edney 1952, Fazekas und Cairns 1952.

[4] Voss und Wengel 1955.

bleiben müssen, daß nicht alle Episoden in dem Wechselspiel zwischen dem angreifenden Bacillus und dem abwehrenden Organismus sehr zweckvoll auf Krankheitsabwehr eingestellt sind, auch nicht diejenigen der Immunitätsvorgänge, wie es eine unkritische Darstellung dieser didaktisch wertvollen Vorstellung auszulegen versucht.

Nicht an jene Infektionsabläufe ist in den folgenden Beobachtungen gedacht, in denen die von einer Infektion ausgelösten Abwehrvorgänge und die anschließende Immunität ungenügend sind und daher nicht stark genug wirken können, so daß der endgültige Erfolg nicht in jedem Fall erzielt wird. Wir kennen ja auch keine einzige aktive Immunisierungsmethode, die dem Impfling einen unbedingt sicheren Impfschutz gewährt, sei es, weil der Geimpfte auf die allgemein bewährte Impfdosis und -methode mit der Ausbildung einer zu geringen Immunität reagiert, sei es, daß eine hohe Immunität durch solche Schädigungen herabgesetzt wird, die jenen ähnlich sind, welche auch die Resistenz vermindern oder aber daß die Infektionsdosis abnorm groß ist und wiederholt einwirkt. Vor den Ausführungen über Resistenzkrankheiten soll jetzt zuerst einmal auf besondere Krankheitsformen und Ablaufarten hingewiesen werden, die durch den Immunisierungsvorgang hervorgerufen wurden; denn es sind vielfach typische Immunisierungsvorgänge, welche den Körper zwar so umstellen, daß die wiederholte Infektion oder auch eine massive Reinfektion wohl nicht mehr eine fortschreitende, symptomatisch typische Infektionskrankheit mit der Ausbildung von Infektionsmetastasen herbeiführt, sondern daß die Krankheitskeime rasch eliminiert werden. Im Gefolge dieser beschleunigten Reaktion treten jedoch reaktive Gewebereaktionen auf, die besonders an und in den Gelenken, im Myokard und den serösen Häuten erhebliche Krankheitsveränderungen und schwere Funktionsstörungen verursachen können.

Wenn man Pferde zum Zweck der Herstellung antibakterieller Immunsera mit Lebendkulturen von Bakterien injizierte und wenn man dann, nachdem eine gewisse Grundimmunität erreicht wurde, um diese weiter zu steigern, zu intravenösen Injektionen überging, so sah man mit einer gewissen Häufigkeit eine ausgeprägte Schockreaktion sich entwickeln. Die in die Blutbahn eingespritzten Krankheitserreger treffen dort auf die infolge der vorausgegangenen Immunisierung bereits gebildeten Antikörper, und das führt einerseits dazu, daß sie rascher aus dem Blut ausgeschieden werden, zum anderen aber zu dem durch die intravitale spezifische Antigen-Antikörperreaktion ausgelösten Schock. Im Verlauf der Weiterimmunisierung, insbesondere wenn solche Immunisierungsschocks häufiger ausgelöst werden, entwickelt sich dann im Körper des Vorimmunisierten infolge der vorhandenen Immunität ein gewöhnlich als rheumatisch bezeichnetes Krankheitsbild, nämlich thrombophlebitische Veränderungen an den Herzklappen und periartikuläre Schwellungen, die, wenn sie längere Zeit bestehen, zu schweren Zerstörungen des Gelenkknorpels führen. Wesentlich für die Entstehung dieses aktiv ausgelösten chronischen Krankheitsgeschehens ist also nicht die besondere Art der verwendeten Krankheitskeime, sondern nur das Zusammentreffen der bakteriellen Antigene mit den auf sie spezifisch abgestimmten Antikörpern aus der Vorbehandlung[1]. Ein solches bei einer erneuten Infektion durch die vorhandene Immunität abgewandeltes Krankheitsbild entspricht auch dem, was als „Resistenzkrankheit“ beschrieben wurde.

Der englische Astronom Halley hat auf Grund der Breslauer Sterbefälle aus den Jahren 1687—1691, welche der dortige Theologe Caspar Neumann zusammengestellt hatte, eine Absterbetafel ausgearbeitet, die dann von dem

[1] Bieling 1930, 1931.

deutschen Pädiater v. PFAUNDLER bearbeitet und neu bekannt gemacht wurde. Aus ihr hat er durch Umkehr eine theoretische Kurve der „Resistenz" (das Wort hier aber in dem allgemeinen Sinn von Widerstandsfähigkeit gebraucht) abgeleitet. Die Kurve zeigt eine auffallende Übereinstimmung mit dem Altersprofil der rheumatischen Infektionskrankheiten. Daraus wird es als wahrscheinlich abgeleitet, daß die Form und der Verlauf der Erkrankung weiterhin entscheidend von der als Resistenz bezeichneten Widerstandsfähigkeit abhängt[1].

Als ein weiteres Beispiel einer solchen, sich an vorangegangene Infektionen anschließenden Infektionskrankheit mit besonders abgeändertem Verlauf wird auch das rheumatische Fieber, die Polyarthritis acuta rheumatica, angeführt. Eine Reihe von Streptokokkeninfektionen, meist sind es Anginen, gehen erfahrungsgemäß dem Ausbruch der wohl charakterisierten und sich von den vorangegangenen streptokokkenbedingten Krankheitserscheinungen unterscheidenden Krankheit voraus. Sie führen zur Entwicklung von Antikörpern sowohl gegen die gruppenspezifische C-Substanz von Streptokokken der Gruppe A, wie auch gegen die für die einzelnen Typen spezifischen M-Proteine. Nach dem Abklingen einer Reihe von solchen präparativen Infektionen mit normalem Ablauf entwickelt sich dann bei einer der nächsten Infektionen mit jenen Streptokokken, welche die früheren Erkrankungen ausgelöst haben, das Bild einer Erkrankung von ganz anderem Typ, die man als Sensibilisierungskrankheit bezeichnet hat[2], wobei man also der immunisierenden und für den veränderten Ablauf sensibilisierenden Wirkung der vorangehenden Erkrankung einen maßgebenden Einfluß für die Entstehung der neu abgewandelten Erkrankungsart zuspricht. Freilich sind auch hier konstitutionelle, ererbte Faktoren mit im Spiel, insofern, als man feststellen kann, daß bei verschiedenen Kindern eine verschiedene Bereitschaft, nach mehr oder weniger Vorinfektionen, mit dem rheumatischen Krankheitsbild zu reagieren, besteht, die wir als eine größere oder geringere Widerstandsfähigkeit auffassen können. Man wird also auch hier wiederum damit rechnen müssen, daß Immunitätsphänomene und Resistenzphänomene miteinander oder nebeneinander für die besondere und abgewandelte Reaktion auf den Infektionsreiz in Frage kommen. Bei dem Kind, das dann einmal auf die Streptokokken mit rheumatischem Fieber reagiert hat, werden solche weiteren Infektionen erfahrungsgemäß dieselbe Reaktion auslösen.

Die Immunitätslage spielt offenbar eine wesentliche Rolle bei der Formgestaltung der Lungenentzündungen bei Kindern in der ersten Lebenszeit. Man hat hier für die Pneumonie, deren Prognose um so schlechter ist, je mehr sich ihre Form der septischen Pneumonie nähert, ein Schema aufgestellt, das die Verteilung der einzelnen Formen zeigt und aus dem sich ergibt, daß die Neigung zur Bildung der Lappenpneumonie erst nach dem 3. Lebensjahr stärker hervortritt[3]. Da nun im Tierversuch eine ähnliche Skala der Pneumonien aufgestellt werden kann, je nach dem willkürlich hervorgerufenen Immunitätszustand der Tiere, so wird angenommen, daß die Immunität des Organismus bzw. beim Säugling die sich allmählich immer stärker ausprägende Immunität gegen die Erreger der Lungenentzündung das gestaltende Prinzip ist[4]. Dadurch, daß beim Neugeborenen noch die Fähigkeit, mit einer lokalen Entzündung zu reagieren, gering ist, wird es erklärt, daß relativ harmlos erscheinende lokale Infektionen zu Allgemeininfektionen und zum Tod führen können. Im gleichen Sinn würde eine geringgradige Fähigkeit des Säuglings, auf eine aktive Immunisierung zu reagieren, wirken, wobei freilich zu beachten sein wird, daß diese Schwäche

[1] LEIBER 1952. [2] STOEBER 1954, LEIBER 1952. [3] KRAMAR 1931. [4] WOLFF 1941.

nicht in jedem Fall und nicht gegenüber jedem Immunisierungsvorgang ausgesprochen ist, wie ja die Erfahrungen mit der sehr frühzeitigen Schutzimpfung gegen die Tuberkulose zeigen[1].

Zu ähnlichen Ergebnissen und Anschauungen hatten schon die früheren experimentellen Untersuchungen am Meerschweinchen geführt[2], so daß also eine vorhandene Immunität, die nicht imstande ist, die Infektion völlig zu unterdrücken, infolge der spezifischen erworbenen Allergie zu einem reaktiven Krankheitsablauf führt, in diesem Fall unter dem Bild der lobären Pneumonie. Untersuchungen an der experimentellen Pneumokokkenpneumonie der Hunde haben das Phänomen noch weiter geklärt[3]. Diese Feststellung wird dadurch nicht erschüttert, daß man mit bestimmten, an das Meerschweinchen adaptierten Pneumokokkenstämmen allein schon lobäre Pneumonien hervorrufen kann und daß dasselbe auch bei intratrachealer Infektion beim Hund gelingt[4].

Ein Beispiel dafür, daß eine allergische Umstellung, die ein Mensch im Lauf seines Lebens erworben hat, auch bestimmend sein kann für die Entwicklung von offensichtlich virusbedingten Erkrankungen, geben die Untersuchungen über die Bedeutung der Allergie bei der Epidemiologie des Schnupfens (common cold). Diese Erkältungskrankheit wird angesehen als eine Überempfindlichkeitsreaktion empfänglicher Personen gegenüber der Einwirkung eines spezifischen Proteins, in diesem Fall des Schnupfenvirus oder seiner Abbauprodukte[5].

Von der Norm abweichende Krankheitsbilder können aber auch, ohne daß Immunität dabei im Spiel ist, nach einer Infektion entstehen, wenn die ererbte Resistenz des Infizierten nicht genügt, um das Angehen einer Infektion vollständig zu unterdrücken oder doch den Ausbruch einer Infektionskrankheit völlig zu unterbinden. Der Mensch erkrankt innerhalb einer Epidemie von Maul- und Klauenseuche, die sich unter den Rinderbeständen rapid ausbreitet und bei allen zum erstenmal ergriffenen Rindern schwere fieberhafte Erkrankungen mit zahlreichen Ausfällen hervorruft, im allgemeinen überhaupt nicht. Wenn aber ein Melker sich Massen von virushaltiger Aphthenflüssigkeit z. B. aus den Blasen an den Euterzitzen einer kranken Kuh auf die Hände aufträgt und beim Melken in die Schrunden der Haut einmassiert, so können sich auch dort lokal typische primäre Aphthen entwickeln, aus deren Inhalt man das Virus auf empfängliche Tiere weiter übertragen kann. Aber eine manifeste Allgemeinkrankheit entsteht nicht, und es ist auch bisher nicht beobachtet worden, daß sich sekundäre Aphthen entwickeln können wie beim Rind. Die massive Infektion vermag vielmehr in dem an sich schon resistenten Menschen nur ein allgemein mitigiertes und in seinen Manifestationen örtlich begrenztes Krankheitsgeschehen hervorzurufen — eine „forme fruste" — im Vergleich zu dem, was bei dem nichtresistenten Rind schon nach viel geringerer Infektion sich abspielt. Hier könnte man also beim infizierten Melker von einer Resistenzkrankheit — das Wort Resistenz im hier gebrauchten Sinn angewandt — sprechen, als von einer Krankheit, die in dem resistenten Körper nicht zur vollen Entfaltung kommen kann[6].

Ein weiteres Beispiel für eine durch angeborene Resistenz hervorgerufene Abwandlung des Infektionsvorganges ist jene abgeschwächte Verlaufsform der Poliomyelitis, welche sich bei der Mehrzahl der Erstinfizierten entwickelt, bei denen die Infektion das Parenchym des Zentralnervensystems nicht erreicht, sondern höchstens zu einer relativ harmlosen Entzündung der Hirnhaut führt,

[1] Schwartzer 1941. [2] Lindau 1933.
[3] Robertson, Hamburger und Gregg 1953.
[4] Robertson, Coggenshall und Terrell 1933.
[5] Fox und Livingston 1949, Fix, Harned und Peluse 1940, Andrewes 1953.
[6] Pavlitzek 1951.

wenn sie sich nicht überhaupt in den peripheren Organen abspielt. Nur dann, wenn diese bei der Mehrzahl der erstinfizierten Menschen vorhandene Resistenz von vornherein fehlt oder wenn sie durch eine Schädigung (Provokation) gemindert wird, kommt es zum Übertritt des Virus in das Gehirn und Rückenmark und zur Entwicklung des charakteristischen Krankheitsbildes. Dabei mag für die hier allein zur Diskussion stehende Frage einmal unberücksichtigt bleiben, daß die Größe der Infektionsdosis ebenfalls eine wesentliche Rolle für das Angehen und Nichtangehen auch bei gleicher Resistenz spielen kann[1]. Der unter dem dämpfenden Einfluß der Resistenz ablaufende Infektionsvorgang führt, auch wenn es nicht zu der voll entwickelten Infektionskrankheit kommt, zu einer Immunität mit Antikörperbildung, welche sich dann als erworbene Eigenschaft der angeborenen Resistenz aufpfropft.

Einen Hinweis darauf, daß genetisch bestimmte Eigenschaften des menschlichen Organismus mit einer Resistenz gegen eine Infektion verkuppelt sein können, geben die Beobachtungen, daß bei der ostafrikanischen Bevölkerung die Anlage zu Sichelzellenerkrankungen einen beträchtlichen Grad von Schutz gegen die subtertiane Malaria bietet.

Die Häufigkeit von Parasitenbefunden im Blut war bei 43 untersuchten eingeborenen Kindern signifikant niedriger als bei 247 Kindern ohne diese erbliche Blutveränderung. Bei 14 von 18 Eingeborenen ohne Sichelzellen wurde Plasmodium falciparum gefunden, bei 14 Sichelzellenträgern nur 2mal. Die heterozygoten Träger des Sichelzellengens, um die es sich hier allein handelt, zeigen danach eine ausgesprochene Resistenz gegen die in den dortigen Gegenden weitverbreitete Malaria[2]. Nicht alle Nachuntersuchungen, die zum Teil auch in anderen Gegenden durchgeführt wurden, hatten die gleichen Befunde[3].

Am Schluß soll noch einmal betont werden, daß man Resistenz und Immunität zwar begrifflich trennen kann, daß aber beide häufig miteinander und nebeneinander in einem Krankheitsgeschehen beteiligt sind. Zur genauen Erfassung und zur Zerlegung des dadurch entstehenden Geschehenskomplexes in die verschiedenen ursächlichen Komponenten wird es zweckmäßig sein, diese auf Grund der begrifflichen Differenzierung voneinander zu trennen. Daß dies aber nicht immer schon soweit gelingt, wie im letzten Beispiel, das geht aus den vorangehenden Darlegungen hervor.

XI. Interferenz und Synergie.

1. Unter der Bezeichnung Interferenz sollen im folgenden jene Phänomene einer gehemmten Infektion bzw. Infektionskrankheit dargestellt werden, welche sich dann entwickeln, wenn zwei Infektionserreger in einem bestimmten kurzen Intervall dasselbe Individuum befallen. Nicht von einer bereits abgelaufenen Infektion ausgelöste Vorgänge sind es also hier, die wie bei der Immunität die später folgende Infektion gleicher Art drosseln, sondern in jedem Fall ist es eine noch bestehende Infektion, also auch das Vorhandensein von lebenden Krankheitskeimen im Befallenen, welche die zweite Infektion hemmen.

Es kommen hinzu jene Fälle, in denen nicht nur die erste Infektion die zweite, sondern auch die zweite die erste, quasi rückwirkend hemmend, beeinflußt, was zur Voraussetzung hat, daß die beiden Infektionen, die erste und die zweite, durch virulente Keime hervorgerufen waren. Schließlich gibt es noch jene Grenzfälle, die wir als Selbstinterferenz bezeichnen wollen, in denen eine bestehende Infektion die weiteren Phasen des Ablaufs im Infektionsgeschehen beeinflußt. Daraus ergibt sich die Unterteilung der folgenden Darstellung in verschiedene Unterabschnitte; und am Schluß wird dann noch zu erörtern sein,

[1] BODIAN 1954. [2] ALLISON 1954. [3] MOORE, BRASS und FOY 1954.

warum alle diese Erscheinungen in den Begriff der Resistenz, wie er hier gefaßt wurde, einzubeziehen sind.

Die Phänomene, welche als Interferenz zusammengefaßt wurden, sind vielfach unter verschiedenen Bezeichnungen beschrieben worden. Es fiel zuerst auf, daß Mäuse, welche mit einem für sie wenig virulenten Streptokokkenstamm infiziert worden waren, eine kurz danach gesetzte zweite tödliche Infektion mit einem virulenten Stamm der gleichen Art überlebten. Dieser Vorgang wurde als Depressionsimmunität bezeichnet[1]. Auch verschiedene Bakterienarten können sich gegenseitig in ihrer krankmachenden Fähigkeit hemmend beeinflussen.

Später wurde dann die Beobachtung gemacht, daß die Injektion einer avirulenten Kultur von Salmonella typhi murium eine 24 Std später folgende Infektion mit einem virulenten Stamm von gleichem kulturellem und serologischem Verhalten hemmt. Die Anzahl der überlebenden doppelt infizierten Mäuse hing von der Dauer des Intervalls ab. Das Phänomen wurde dann benutzt, um den Einfluß der Kost auf den Ablauf dieser Doppelinfektion zu bestimmen und die Versuchsanordnungen wurden daher als „Double strain inoculation test" (DSIT) bezeichnet[2]. Die ererbten natürlichen Resistenzunterschiede, welche verschiedene Zuchtstämme von Mäusen unter sonst gleichen Bedingungen zeigen, kommen sowohl mit der Doppelinfektion, wie mit der einfachen Infektion durch die übliche Kultur der virulenten Keime zum Ausdruck.

Von besonderer Bedeutung sind aber Vorgänge dieser Art bei den virusbedingten Infektionen. Darauf wurde die Aufmerksamkeit besonders durch die Arbeiten über das MAGRASSI-*Phänomen* gelenkt[3]. Ihm liegt folgende Beobachtung zugrunde:

Wenn Kaninchen mit einer sicher tödlichen Dosis eines encephalitogenen Stammes von Herpesvirus subcutan infiziert werden und wenn man noch während der Inkubationszeit, etwa am 7.—8. Tag, eine zweite, sicher tödliche Infektionsdosis desselben Stammes intracerebral injiziert, so überlebt das Tier. Die tödliche Vorinfektion hemmt die spätere tödliche Nachinfektion und umgekehrt.

In weiteren Untersuchungen[4], die die Erscheinung als Schienenimmunität kennzeichnen sollten, wurde aber schon festgestellt, daß eigentliche Immunitätsphänomene mit Antikörperbildung für die Erklärung nicht in Frage kommen. Mit der Entwicklung der Virusforschung mehrten sich dann analoge Beobachtungen, wobei auch die Abgrenzung vom Immunisierungsvorgang schon durch die Namensgebung betont wurde. Die Feststellung, daß mit Staupe infizierte Rhesusaffen für eine kurze Zeit für eine Poliomyelitisinfektion mehr oder minder geschützt seien, wurde zuerst als sparing effect bezeichnet[5] und dann als Interferenz[6]. Die Schutzwirkung von neurotropem gegen das viscerotrope Gelbfiebervirus[7] wurde ebenso wie analoge Ergebnisse bei intraperitonealer Infektion von Mäusen mit Grippevirus als Frühimmunität bezeichnet[8]. Schon lange vorher hatten die Entdecker des Virus der Maul- und Klauenseuche in ihrer ersten Publikation (1898) auf die bemerkenswerte Tatsache hingewiesen, daß bei Rindern, denen eine Mischung aus einer sicher wirksamen Vaccine zusammen mit dem Virus der Maul- und Klauenseuche injiziert wurde, die Krankheitserscheinungen der letzteren nicht zur Entwicklung kamen, wohl aber eine Infektion, welche eine Immunität hervorrief. Die Vaccine hatte zwar nicht die infizierende und immunisierende, wohl aber die krankmachende Wirkung der Maul- und Klauenseuche gehemmt[9].

In der Folgezeit mehrten sich dann die Befunde, welche solche Hemmungswirkungen von Virusinfektionen untereinander zeigen, und heute liegt darüber ein

---

[1] MORGENROTH und ABRAHAM 1921. [2] SCHNEIDER 1949. [3] MAGRASSI 1936.
[4] DOERR und KON 1937, DOERR und SEIDENBERG 1937.
[5] DALLDORF 1939, DALLDORF, COHEN und COFFEY 1947, DALLDORF und DOUGLASS 1938, DALLDORF und ROBINSON 1938.
[6] DALLDORF und WHITNEY 1943. [7] HOSKINS 1935. [8] RICKARD und FRANCIS 1938.
[9] LÖFFLER und FROSCH 1898.

großes Beobachtungsmaterial[1] vor sowohl für die menschen- und die tierpathogenen, wie für die pflanzenpathogenen Virusarten[2].

Immer klarer hat sich dann der Unterschied zwischen diesem als Interferenz bezeichneten infektionshemmenden Vorgang[3] von dem der Immunität herausgehoben. Auch bei der Interferenz handelt es sich darum, daß eine konstitutionell vorhandene Fähigkeit, eine potentielle Energie, durch die in bestimmten Intervallen auftretenden Infektionen ausgelöst und freigemacht wird. Diese Fähigkeit, so zu reagieren, ist ererbt und wird weiter vererbt. Es genügt nicht, daß die beiden interferierenden Erregerarten innerhalb eines beliebigen Organismus aufeinandertreffen, um miteinander interferieren zu können. Der Boden, auf dem sie sich treffen, die Tierart, in der die interferierenden Keime einander begegnen, ist ebenfalls von Bedeutung. Die Interferenz kann also, in dieser Beziehung jedenfalls, als ein Resistenzphänomen aufgefaßt werden.

Als ein solches ist die Interferenz prinzipiell nicht spezifisch abgestimmt, wenn freilich auch viele Beobachter mehr oder minder befangen in den Vorstellungen der Immunitätslehre (s. auch die Namensgebungen) zuerst einmal nur die Wirkung gegen den einleitenden Infektionserreger geprüft haben. Von der Immunität unterscheidet sie sich schon dadurch prinzipiell, daß dort die erste Infektion bzw. die erste Einwirkung der fremden Antigene den Betreffenden veranlaßt, neue Fähigkeiten zu entwickeln, mit dem spezifischen Antigen und nur mit diesem zu reagieren. Die unter dem Antigenreiz neu erworbenen Eigenschaften können als solche nicht vererbt werden, da sie nicht genetisch verankert sind. Durch ein Infektionsgeschehen, das unter den Bedingungen der Interferenz abläuft, kann freilich nachträglich die Bildung echter Immunitätskräfte in Gang gesetzt werden, welche sich jedoch auf beide mitbeteiligten Erreger oder auch nur auf einen der beiden spezifisch beschränken. Es ist auch damit zu rechnen, daß solche Immunkräfte bei einer neuerlichen Infektion mit einem der beiden Interferenten in Aktion treten können, ja, daß sie vielleicht, und zwar besonders dann, wenn der Ablauf der Interferenzvorgänge längere Zeit sich hinzieht, noch krankheitshemmend oder die Ausscheidung der Keime fördernd eingreifen können. Jedenfalls braucht die Entwicklung der Immunitätskräfte erheblich längere Zeit als sie notwendig ist, um die Interferenzvorgänge in Gang zu setzen, ja, es ist geradezu ein Charakteristikum der interferierenden Kräfte, daß sie bereits vorhanden sind, ehe die Bildung der Immunitätskräfte eingesetzt hat und schon wieder verschwinden zu einer Zeit, in der die Immunität in voller Wirkung ist.

Man wird jedenfalls damit zu rechnen haben, daß Vorgänge verschiedener Art wie Interferenz und Immunität, die wir auf Grund ihrer Erscheinungs- und Reaktionsweise begrifflich scharf getrennt haben, innerhalb des tatsächlichen Infektionsgeschehens in einem einzelnen Individuum miteinander und nacheinander in Aktion treten können. Es ist daher in vielen Fällen notwendig, den Versuch einer Analyse durchzuführen, um, wenn möglich zu entscheiden, inwieweit mehrere Prinzipien zusammenwirken.

Den Vorgang der Interferenz hat man sich so vorgestellt, daß durch das eine Virus die Zelle gegenüber dem Angriff des zweiten blockiert wird, oder auch, daß ein Baustoff oder ein Wirkstoff, welcher für den Vermehrungsstoffwechsel des nachfolgenden Virus notwendig ist, von dem ersten Virus bereits aufgebraucht wurde.

Auch in der Gewebekultur können solche Interferenzerscheinungen zwischen zwei verschiedenen Virusstämmen z. B. zwischen zwei serologisch verschiedenen

[1] VIVELL 1951, HENLE 1950, BIELING und POETSCHKE 1955.
[2] BENNETT 1953. [3] FINDLAY und MACCALLUM 1937.

Typen von Poliomyelitis beobachtet werden[1], sowie zwischen dem Virus der Grippe und dem Virus der Pseudogeflügelpest[2].

Die Interferenz zwischen 2 Typen von Poliomyelitisvirus 1, 2 und 3 auf der Kultur von Affenhodenzellen war nicht immer völlig, sondern auch nur teilweise, ja überhaupt nicht ausgeprägt. Wurde der eine der beiden Stämme mit Formalin oder durch Strahleneinwirkung ganz oder fast ganz inaktiviert, so kam keine Interferenzwirkung gegenüber dem anderen lebenden Stamm zustande. Es wird aber auch eine Hemmungswirkung von Vaccinevirus, das mit ultravioletten Strahlen inaktiviert worden war, auf die 24 Std vorangegangene Hautinfektion des Kaninchens mit dem gleichen Virus beschrieben, dann, wenn eine bestimmte Relation zwischen aktivem und inaktivem Virus eingehalten wird[3].

Das gilt auch für bestimmte Erscheinungen, die man bei dem Ablauf einer einzigen Infektion beobachten kann. Bei Untersuchungen, welche den quantitativen Ablauf von Infektionen mit Grippevirus verfolgten, wurde zuerst die auffällige Feststellung gemacht, daß im Verlauf einer Lungeninfektion der Maus mit diesem Virus sich enorme Mengen von virulentem Infektionsmaterial in der Lunge ansammeln können, Mengen, welche genügen würden, um viele Tausende von frischen Tieren tödlich zu infizieren. Aber das Tier, das mit der untertödlichen Dosis infiziert war und welches jetzt diese riesigen Mengen von Infektionsstoffen in seiner Lunge enthält, kann überleben[4]. Man hat diesen Vorgang als *Selbstinterferenz* bezeichnet und damit von dem bisher zumeist besprochenen Vorgang abgetrennt, in dem eine Erregerart gegen eine andere auf dem Boden und unter Mitwirkung eines dafür resistenten Organismus interferierte[5]. Bei der Selbstinterferenz entwickelt sich im Verlauf der Infektion und offenbar auch als Folge derselben die Fähigkeit des infizierten Körpers, eine Menge von Infektionsstoffen zu vertragen, von welchen ein winziger Bruchteil genügt, um bei anderen gleichartigen Versuchstieren eine tödliche Erkrankung hervorzurufen. Die sich entwickelnde Infektion hemmt die pathogenetische Wirkung der sich im weiteren Verlauf bildenden, bei anderen Tieren tödlich wirkenden Infektionsmengen. Obwohl diese Erscheinungen der Selbstinterferenz rasch innerhalb von wenigen Tagen ablaufen, zeigen sie dennoch eine gewisse Parallele zu jenen, sich lange hinziehenden Folgen der Infektionsimmunität, bei der allerdings echte Immunitätsvorgänge eine erhebliche Rolle spielen.

Als eine Autointerferenz sind auch jene interferierenden Einflüsse auf die Vermehrung von Virus im infizierten Körper aufgefaßt worden, welche als v. MAGNUS-*Phänomen* bezeichnet werden[6].

Wenn große Dosen von Grippevirus in die Allantoishöhle von befruchteten Hühnereiern injiziert wurden, so war die Ausbeute an Grippevirus, welche innerhalb 24—48 Std nach diesen Masseninfektionen erhalten wurde, geringer als nach der Infektion mit kleineren Virusdosen. Auch durch Bestrahlung mit ultraviolettem Licht oder durch Erhitzen auf 56° inaktiviertes Grippevirus hat diesen hemmenden Einfluß auf eine 1—24 Std danach gesetzte Infektion mit dem gleichen Virus[7].

Weitere Untersuchungen befassen sich dann mit der Analyse des Trägers dieser hemmenden Wirkung der selbst nicht mehr infizierenden Hämagglutinine des Grippevirus[8].

In diesem Zusammenhang müssen auch Beobachtungen erwähnt werden, welche zeigen, daß eine einzige intraperitoneale Injektion von Keuchhustenimpfstoff bei Mäusen innerhalb weniger Stunden eine Steigerung der Widerstandsfähigkeit hervorruft, die unabhängig ist von Antikörpern im Kreislauf[9].

---

[1] LEDINKO und MELNICK 1954. [2] TYRELL 1955.
[3] NAGANO, SAWA, FURUNO und FUNABASHI 1949, FUNABASHI 1953.
[4] RICKARD und FRANCIS 1938, TAYLOR 1941. [5] VIVELL 1951. [6] v. MAGNUS 1951.
[7] FAZEKAS DE ST. GROTH und EDNEY 1952. [8] FINTER, LIU und HENLE 1955.
[9] EVANS und PERKINS 1954.

Bei der Besprechung der Interferenz ist darauf hinzuweisen, daß für pyrogene Wirkungen von Elementarkörperchen aus der Gruppe der Geflügelpest und des Grippevirus ein als *Toleranzeffekt* beschriebenes Phänomen auftreten kann, das dadurch charakterisiert ist, daß bereits innerhalb eines Tages nach der Injektion dieser Virusarten ein im Serum des Vorbehandelten auftretender Toleranzfaktor nachweisbar wird, der sich durch antipyrogene Wirkung äußert. Es handelt sich hier also um ein Phänomen, das mit denen der Interferenz die Eigenschaft gemeinsam hat, daß es frühzeitig sich ausbildet, andererseits doch offensichtlich die Folge der vorangegangenen Injektion ist, also eine erworbene Eigenschaft des vorbehandelten Organismus ist[1].

2. Aber auch das Umgekehrte kann vorkommen, nämlich, daß eine Infektion, welche für sich allein sich nicht durchsetzen kann, und eine zweite, andersartige, welche ebenfalls allein nicht zu einer Infektionskrankheit, zumindest nicht zu einer solchen mit tödlichem Ausgang führt, in gemeinsamer Wirkung eine schwere Infektionskrankheit hervorrufen; das kann dazu führen, daß dann, wenn die beiden Krankheitserreger, nachdem sie sich getroffen und vereinigt haben, gemeinsam übertragen werden und dann zu einer seuchenhaft sich ausbreitenden Epidemie führen können. Die beiden Erreger, von welchen jeder allein für sich nicht in der Lage ist, die Resistenz des befallenen Individuums zu durchbrechen, kombinieren sich zu einem Erregerkomplex. Man hat den bestimmten Eindruck, daß der Effekt der synergisch gesteigerten Dynamik der kombinierten Aktion, soweit man das im biologischen Geschehen überhaupt ermessen kann, erheblich über die Summation der beiden Wirkungskomponenten hinaus gesteigert ist. Auf die Vorgänge, welche zu dieser synergistischen Wirkung der beiden Komponenten, wie z. B. bei der Grippe, führen, weisen Untersuchungen an der weißen Maus nach Infektion mit Grippevirus und mit Pneumokokken hin[2].

Dabei wurde gefunden, daß die normale Mäuselunge die Fähigkeit besitzt, die Zahl der ihr mit der Atemluft zugeführten Pneumokokken innerhalb von 3 Std stark zu vermindern. In einer Lunge dagegen, in der sich schon eine Infektion mit Grippevirus vollständig entwickelt hat, tritt diese Reduktion der anschließend zugeführten Pneumokokken nicht mehr ein, im Gegenteil, ihre Vermehrung ist begünstigt.

Ebenso setzt die Infektion mit dem Virus der Staupe die Resistenz des virusinfizierten Tieres gegen bakterielle Infektionserreger herab, so daß latente Infektionen dieser Art aktiviert werden[3]. Ähnliches wird über die Kombinationswirkung mit Salmonella Newport bei der Erkrankung von Pferden beschrieben[4]; die bei diesen Tieren beobachteten Entzündungen des Magen-Darmtraktes, welche die Todesursache waren, wurden auf die Einwirkung der Enteritisbakterien zurückgeführt, die durch die Resistenzverminderung des Körpers infolge der primären Erkrankung zu erhöhter Virulenz gelangten.

Ein weiteres Beispiel dafür gibt uns die Epidemiologie der Schweineinfluenza; das krankheitserregende Virus dieser Seuche haftet bei den unter den Schweinen weitverbreiteten Lungenwürmern und deren Eiern an und wird mit dem Bronchialsekret, wie besonders auch mit dem Kot der erkrankten Schweine ausgeschieden. Dieses Lungenwurmmaterial (Metastrongylus elongatus und Choerostrongylus pudendotectus) kann dann auf verschiedene Regenwürmer übertragen werden, in denen es sich lange Zeit halten kann. Werden nun diese Regenwürmer von noch undurchseuchten Schweinen gefressen, so kann das Virus dort sich weiter halten und vermehren; aber zum Ausbruch der Krankheit kann es erst dann kommen, wenn außerdem noch Haemophilus suis-Bakterien vorhanden sind. In den Entwicklungsstadien, die der Lungenwurm im Regenwurm durchmacht, hält sich das Grippevirus offenbar in einer nichtinfektiösen Form.

Ein Analogon dazu bilden die Sporen von Bacillus oedematiens, die, ohne eine Krankheit hervorzurufen, lange in der Leber des Schafes abgelagert bleiben können. Infiziert sich dann

---

[1] SIEGERT und BRAUNE 1955. [2] HARFORD, LEIDLER und HARA 1949.
[3] CARRÉ 1939. [4] SCHÜTZLER 1943.

ein solches Schaf mit dem Leberegel (fasciola hepatica), so wird dadurch die latente Sporeninfektion der Leber aktiviert und das Toxin des Ödematiens-Bacillus ruft dann die Hämoglobinurie des Schafes hervor[1].

Der Synergismus von Grippevirus und Schweineinfluenzabacillen konnte nicht festgestellt werden, wenn Frettchen und Mäuse mit beiden infiziert wurden. Hier ist das Virus allein schon in der Lage, die ausgeprägten Grippeveränderungen hervorzurufen[2]. Wohl aber zeigte sich die gegenseitig fördernde Wirkung dann, wenn Hühnerembryonen kombiniert infiziert wurden. Es kam dann zu einer selektiven Zerstörung der Lungen in den Embryonen, während jede Komponente für sich allein erheblich schwächer wirkte[3]. Im Mäuseversuch aber gelang es dann, auch durch Kombination von menschlichem Grippevirus und verschiedenen pathogenen Bakterien nach intranasaler Infektion wesentlich ausgeprägtere Krankheitsbilder hervorzurufen als mit dem Virus allein. Es kam dann zu schweren Schädigungen der Trachea oder der Bronchien bis zur nekrotisierenden Tracheobronchitis, zu Bronchopneumonien mit der Neigung zur Konfluenz, zu abscedierenden und nekrotischen Bronchopneumonien[4].

Man möchte annehmen, daß die beiden Gruppen von Infektionserregern, die Bakterien und das Virus, sich irgendwie gegenseitig fördern. Man hat Beispiele davon, daß zwei Bakterienarten in einem synthetischen Nährmedium, dem bestimmte, ihnen notwendige Aminosäuren oder Vitamine fehlen, gesondert eingesät nicht wachsen, wohl aber zusammen, indem eine der anderen den Wachstumsfaktor bildet, den sie braucht. Man kann vermuten, daß die Vermehrung und das pathogene Wirken von Virusarten, die auch in ihrem Fermentstoffwechsel weitgehend von dem Wirt, d. h. den Zellen, in denen und mit denen sie leben, abhängig sind, auf solche Hilfen besonders angewiesen sind[5]. Das Zusammenwirken mehrerer Erreger kann also zu einem Gesamteffekt führen, der kleiner ist als die Summe, ja kleiner als einer der Summanden allein = Interferenz, in anderen Fällen aber einer Wirkung, die offenbar größer ist als die Summe der Komponenten = Synergie.

In diesem Zusammenhang sei auch auf die Bedeutung des BITTNER-*Faktors* für die Entstehung des Mäusecarcinoms hingewiesen. Dieses wird als ein virusbedingter Tumor angesehen, und es wurde festgestellt, daß die für die Tumorinfektion empfänglichen Mäusezuchten ein vermehrungsfähiges Agens, BITTNER-Faktor genannt, beherbergen, welches mit der Milch auf die Jungen übertragen wird, sich in deren Gewebe hält und sich bei den erwachsenen weiblichen Tieren besonders in der Brustdrüse vermehrt, wobei es durch sein Wirken die neoplastische Entartung der Drüsenzellen auslöst[6]. Der Zustand wäre also erst im Lauf des Lebens erworben und führt zu einer Widerstandslosigkeit gegen eine Zellentartung, die ohne die vorangegangene Wirkung des Agens nicht vorhanden ist.

XII. Immunität.

Man wird damit rechnen müssen, daß ich das wissenschaftliche Material, welches über die Resistenz erarbeitet und bereits in der Literatur niedergelegt ist, nicht völlig übersehe. Es ist schwer, hier eine Vollständigkeit zu erreichen, da manche Ergebnisse in Arbeiten enthalten sind, die von anderen Gesichtspunkten aus unternommen wurden und weil andererseits vieles, was seinem Titel nach mit der Resistenz in Verbindung zu bringen wäre, von Dingen berichtet, welche mit der Resistenz, wie sie hier zu besprechen ist, nichts zu tun haben.

Die Anzahl der Momente, welche bei dem Wirksamwerden einer Resistenz mitwirkend sind, ist jedenfalls sehr groß. Das lehren uns auch die zusammenfassenden Arbeiten, welche sich mit der Frage im allgemeinen befassen. In einem zusammenfassenden Überblick über die Literatur im Jahre 1948, der sich mit der Resistenz gegenüber Virusinfektionen befaßt und sie als eine durch genetische Faktoren bestimmte konstitutionelle auffaßt, wird auf die Bedeutung von Alter,

[1] SHOPE 1939. [2] SHOPE 1934. [3] BANG 1943. [4] BIELING und HEINLEIN 1949.
[5] NURMIKKO 1954, DOCTOR und COUCH 1954. [6] GÖNNERT 1954.

Ernährung, Hormonen und Körpertemperatur für das Zustandekommen des Resistenzphänomens hingewiesen und ebenso auch auf die Interferenz mit anderen Virusarten, die Spezifität der Zellreceptoren, und schließlich das Vorhandensein von viruliziden Stoffen im Serum[1]. Gleichzeitig macht der Autor aber auf Schwierigkeiten aufmerksam, welche bei experimentellen Arbeiten, insbesondere mit anderen Species als den natürlichen Wirten, auftreten können. Es bleibt also die Aufgabe, durch spezielle Untersuchungen die einzelnen verschiedenartigen Abläufe, welche zu dem Resistenzphänomen führen, in ihrer speziellen Art zu klären. Man hat vermutet, daß ein Euglobulin des Serums, dessen Molekulargewicht achtmal größer ist als das des γ-Globulins, das Properdin[2], ein Träger von Resistenzkräften sei[3]. Welches Rolle es dabei aber spielt, wäre wohl noch zu klären. Die Vielheit der Resistenzvorgänge fordert jedenfalls auch eine Vielheit von mitwirkenden Kräften.

Der orientierte Leser wird manche Tatsache noch beibringen können, die mit in das durch den hier aufgestellten Resistenzbegriff umschriebene Gebiet gehört. Und der Leser, der sich orientieren will, wird vielleicht angeregt werden, bei seinen Arbeiten aus dem weiten Gebiet der menschlichen Biologie zu prüfen, inwieweit seine Ergebnisse als Resistenzphänomene aufgefaßt werden können. Das ist freilich eine Wertung der sachlichen Feststellungen nach einem menschlichen Maßstab. Man muß es jedoch dem Menschen zubilligen, daß er die bei voraussetzungsloser Forschung erhobenen Befunde, die ihm einen Einblick in Teilvorgänge seines Lebens geben, je nach ihrer Fähigkeit, dieses sein Menschenleben zu fördern und zu erhalten, indem sie es abschützen, resistent machen gegen Schädlichkeiten, als nützlich bezeichnet und im gegenteiligen Fall als schädlich, und sie damit nach ihrer Fähigkeit charakterisiert, den Widerstand unseres Körpers gegen lebende, vermehrungsfähige Noxen zu fördern und ihre Empfindlichkeit gegen sie zu hemmen. Indem man feststellt, daß dieser oder jener Vorgang der Resistenz unseres Körpers dient — ich sage damit noch nicht, daß er den Zweck hat, ihr zu dienen — wird gleichzeitig unsere voraussetzungslose naturwissenschaftliche Untersuchung der Abläufe der menschlichen Lebensvorgänge medizinischer Betrachtungsweise unterworfen und den einzelnen Aufgaben der Prophylaxe und Therapie dienlich gemacht.

Die Besprechung der Resistenzphänomene hat bereits dazu geführt, die Vorgänge der Immunität immer wieder von denen der Resistenz und den als Resistenzvorgängen aufzufassenden Wirkungen der Interferenz und der Prämunität abzutrennen.

Dabei ergab sich, daß wir eine große Reihe von Resistenzphänomenen kennen, die alle bei dem Zustandekommen der Resistenz als solcher mitwirken können. Sie alle sind definitionsgemäß dadurch gekennzeichnet, daß sie Zellen, Gewebe oder einen ganzen Organismus widerstandsfähig gegen eine Noxe machen. Diese Resistenz kann also auf verschiedene Weise zustande kommen, verschiedenste Ursachen haben, und es ist noch immer ein besonderes Anliegen der Forschung, im Einzelnen die Genese einer konstatierten Resistenz aufzuklären, besonders dort, wo es sich um eine Resistenz gegen Noxen infektiöser Art handelt.

Demgegenüber ist die Immunität als die erworbene Eigenschaft einer verstärkten Widerstandsleistung gegen eine infektiöse Noxe im Grund einheitlicher Genese und dementsprechend auch ein einheitliches Phänomen; denn immer ist sie entstanden durch die Einwirkung von Infektionserregern oder ihrer Derivate auf den lebenden Organismus in irgendeiner Phase seines Lebens und zwar

[1] FINDLAY 1948. [2] SCHULTZE 1955.
[3] PILLEMER 1954, PILLEMER, SCHOENBERG, BLUM und WURZ 1955, FRANK, FINE, PILLEMER 1955.

entweder natürlicherweise im Ablauf einer Infektion bzw. einer Infektionskrankheit oder künstlich durch eine gezielte Schutzimpfung mit einem präparierten Antigen- oder Infektionsmaterial. Es ist auch eine Besonderheit dieser durch den Immunitätsvorgang erworbenen Widerstandsfähigkeit, daß sie mit den die Antikörper tragenden Eiweißstoffen des Plasmas, den Globulinen, von dem die Antikörper produzierenden Individuum auf den Empfänger übergehen bzw. übertragen werden kann. Eine solche passive Immunität ist praktisch entweder metrogener oder iatrogener Natur. Bei der ersten gehen die von der Mutter gebildeten Antikörper mit den zugehörigen Eiweißstoffen von der Mutter auf das Kind schon im intrauterinen Entwicklungsprozeß der Frucht über oder auch nachträglich nach der Geburt während der Lactationsperiode mit der Muttermilch. Es ist theoretisch denkbar, daß durch künstliche Ernährung des Neugeborenen und des jungen Säuglings Antikörper eines immunisierten Tieres mit dem nicht denaturierten Milcheiweiß zugeführt werden können. Das wurde auch mehrfach erstrebt (Immunmilch von BEHRING oder von MARIGLIANO), aber praktisch wohl nie erreicht. Erfolgreich verwendet wurde dagegen die passive Immunisierung, indem Antikörper tragende Eiweißstoffe eines aktiv immunisierten Individuums eines menschlichen oder tierischen Rekonvaleszenten oder eines hyperimmunisierten Antikörperspenders vom Arzt zur Überpflanzung der Immunität benutzt werden, ausgehend von dem von BEHRING entwickelten Prinzip.

Dieser Definition zufolge ist die Immunität eine besondere Erscheinungsform der Allergie, also ein Abschnitt eines weit umfassenden Gebietes, das als solches einer besonderen Darstellung bedarf, die außerhalb unseres Themas liegt.

Die folgende Schilderung hat auch nicht den Zweck, den Gesamtbestand unserer Kenntnisse der Immunität zusammenzutragen; das ist zum Teil auch schon an anderer Stelle geschehen (vgl. EHRICH, S. 172ff. dieses Bandes). Sie soll vielmehr nur den Beziehungen der Immunität zur Resistenz bzw. der Abtrennung von den ererbten Resistenzphänomen dienen, bei denen die Immunitätsreaktionen keine Rolle spielen, mit denen sie sich aber, die Widerstandskraft des gesamten Organismus erhöhend, im Einzelfall kombinieren können. Alle diese Immunitätsreaktionen sind spezifisch auf die Antigene eines Krankheitserregers eingestellt, jenes nämlich, der infizierend in das Gewebe eines Menschen oder Tieres eingedrungen war.

Dementsprechend sind auch die Träger dieser Immunität, die Antikörper, spezifisch, d. h. sie können nur mit jenen Krankheitserregern und Antigenen in Verbindung treten und reagieren, welche ihre Bildung veranlaßt haben. Ihr Nachweis läßt daher den Rückschluß zu, daß die den Antikörpern entsprechenden Infektionserreger bzw. Antigene in einer vorangegangenen Zeit in dem Körper und seinen Säften vorhanden gewesen sein müssen. Die Untersuchungen stützen sich besonders auf den Nachweis der typischen Immunitätsphänomene, der Agglutination, Präcipitation und Komplementbindung sowie der Hemmung. Diese kann sich einmal darin zeigen, daß das Serum des immun Gewordenen die Fähigkeit gewonnen hat, irgend welche Wirkungen des Krankheitserregers auf die Zellen empfindlicher Versuchstiere aufzuheben, also beispielsweise eine hämolytische Wirkung, oder eine die Zellen agglutinierende Fähigkeit zu neutralisieren oder auch den cytopathogenen Effekt auf die Zellen der Gewebskultur aufzuheben. Sie kann sich weiterhin darin zeigen, daß die Mischung aus dem vollvirulenten Krankheitserreger und dem zu prüfenden Serum die Fähigkeit, empfindliche Versuchstiere krank zu machen und zu töten, verloren hat. Der Nachweis solcher Antikörper gibt dem Untersucher also einen Hinweis darauf, daß in dem untersuchten Individuum ein Immunisierungsvorgang abgelaufen ist, und zeigt damit das Vorhandensein einer nachweisbaren und in ihrer Wirkungsstärke meßbaren Widerstandskraft gegen einen bestimmten Krankheitserreger, die als eine erworbene Immunität aufzufassen ist; er orientiert den Serodiagnostiker darüber, welche Infektionsprozesse früher in dem Spender des Serums abgelaufen sind und außerdem, gegen welche Infektionserreger er sich eine Immunität erworben haben kann.

Die uns bekannten Krankheitserreger enthalten aber eine Serie von verschiedenen Stoffen, von denen jeder Antigencharakter besitzen kann, und gegen alle diese Teilantigene können sich daher auch die durch den Antigenkomplex des Krankheitserregers ausgelösten Immunitätsreaktionen richten. Da aber in einem Krankheitserreger einzelne oder mehrere Teilantigene enthalten sein können, welche auch in mehr oder minder verwandten oder nahestehenden Mikroorganismen, aber auch in ganz fernstehenden Arten vorkommen können, so können infolge der strengen Antigenspezifität Überschneidungen in der Immunität und in der Immunitätsreaktion entstehen. Durch die immunisierende Wirkung eines Krankheitserregers mit seinen zahlreichen Teilantigenen können Antikörper entstehen, die auch mit Teilantigenen anderer einzelliger Lebewesen reagieren.

Wenn wir also von einer strengen Spezifität der Antikörper sprechen, so meinen wir damit die Abstimmung gegen die einzelnen Teilantigene des Krankheitserregers; dagegen kann man von einer strengen Spezifität gegen den Krankheitserreger, der seiner Art nach einen Komplex verschiedener Antigene darstellt, nur dann sprechen, wenn diese Mikroorganismen mit anderen Krankheitserregern keine oder doch keine wesentlichen Antigengemeinschaften haben. Über die Antigengemeinschaften verschiedener Bakterienarten sind sehr ausgedehnte Untersuchungen vorgenommen worden und auf Grund der dabei gewonnenen Antigenanalysen konnten Tabellen aufgestellt werden, die zeigten, welche einzelnen Antigene in einer Species enthalten sind, und welche dieser Teilantigene auch in anderen mehr oder minder verwandten Species ebenfalls vorkommen. Das wurde zuerst in weitem Umfang für die Bakterienarten der Salmonellagruppe durchgeführt[1]. Weiterhin sind durch eine Reihe von Untersuchungen Antigenverwandtschaften der Enterobacteriaceen untereinander und mit Salmonellen und Dysenteriebakterien bekannt geworden[2].

Alle diese durch die aktive Immunisierung des Infizierten oder des mit dem Antigen Behandelten hervorgerufenen Immunkräfte fassen wir zusammen unter der Bezeichnung *aktive Immunität*. Die passive Immunität beruht darauf, daß nach demselben Mechanismus gebildete Antikörper dem immunisierten Organismus, der sie gebildet hatte, gewöhnlich seinem Blut entnommen werden und mit dem daraus gewonnenen Serum auf andere, nicht immune Organismen übertragen und dahin transportiert werden, wo sie dann eine gewisse Zeit verbleiben, bis sie von dem Empfänger wieder ausgeschieden werden. Als Immunität wird man also eine Widerstands- oder Abwehrfähigkeit gegen Infektionen nur dann bezeichnen können, wenn der Träger dieser Fähigkeit nach einer Infektion oder einem infektionsartigen Vorgang, der in ihm abgelaufen ist, oder auch infolge der Einwirkung eines künstlichen Immunisierungsreizes (z. B. Schutzimpfung) selbst Abwehrstoffe (Immunkörper) gebildet hat, oder wenn sie auf ihn mit dem Serum solcher aktiv immunisierter Personen übertragen wurden. Der vorausgegangene Kontakt der Organzellen des Infizierten mit Krankheitserregern oder des Geimpften mit daraus hergestellten sog. Impfstoffen ist also die Voraussetzung für das, was wir aktive Immunität nennen, letztlich aber auch für die

[1] KAUFFMANN 1941. [2] KAUFFMANN 1951, SEELIGER 1955.

passive Immunität, die durch Übertragung der von anderen Personen oder auch von Tieren aktiv gebildeten Immunstoffe zustande kommt.

Die Immunität reguliert in gezielter und spezifisch abgestimmter Weise den Einfluß der zweiten oder der wiederholten Infektion mit dem gleichen Infektionsstoff, soweit sie nicht dessen Angehen überhaupt verhindert. Aber das Haften der ersten Infektion durch einen Mikroorganismus mit pathogenen Eigenschaften und deren Weiterentwicklung im Körper des Befallenen hängen von der angeborenen konstitutionellen Resistenz des Betroffenen ab. Gewiß ist auch die Entstehung einer Immunität an konstitutionelle Grundlagen und Bedingungen gebunden. Die Fähigkeit, auf den Antigenreiz eines Infektionserregers mit der Ausbildung der auf ihn abgestimmten Immunkörper zu reagieren, muß ererbt sein, und die dazu notwendigen Einrichtungen des Körpers müssen zu bestimmter Zeit der Entwicklung des Einzelindividuums während der Embryonalzeit oder erst postnatal, so wie es die ererbten Regeln der Arten, Rassen, Familien, vorschreiben, zustande gekommen sein. Fehlen diese Grundlagen oder sind sie mangelhaft ausgebildet, so kommt entweder die Immunisierung überhaupt nicht oder noch nicht zustande, oder nur im geringen Grad.

Die Voraussetzung für die Entstehung einer aktiven Immunität, die über den Bereich der von dem Krankheitserreger oder dem Impfstoff betroffenen Körperteile hinausgeht, ist jedenfalls an das Vorhandensein der Träger der Abwehr, der Antikörper und an ein durch den Körper verbreitetes Gefäßsystem gebunden, wie es die Wirbeltiere besitzen und wie es z. B. die Mehrzahl der Pflanzen nicht besitzt[1].

Man muß mit der Möglichkeit rechnen, daß bereits pränatal eine Immunisierung des Embryo bzw. der heranreifenden Frucht zustande kommen kann, ausgelöst entweder durch Infektion, die von der Mutter her kommt, oder von antigenwirkenden Teilsubstanzen solcher Infektionserreger, welche beim Befall der Mutter den Schutzwall und Resistenzträger der Frucht, die LANGHANSsche Syncytialschicht seiner Placenta, durchdringen und so auf den Embryo übergehen wie auf ein Organ der Mutter selbst. Daß der Embryo von Mensch und Säugetieren auch schon in früheren intrauterinen Entwicklungsperioden Infektionen ausgesetzt sein kann, wissen wir[2]. Diese müssen keineswegs immer tödlich enden, sondern können mit oder ohne Defekt abheilen. Ob das, soweit es den Infizierten betrifft, allein auf dessen Resistenz zurückzuführen ist oder daneben vielleicht auch auf Immunitätsvorgänge, wäre wohl noch zu entscheiden.

Bei jungen Mäusen, welche bei ihrer Geburt die eindeutigen Zeichen einer abgelaufenen Infektion mit Coxsackievirus trugen, die von einer experimentell vor der Befruchtung infizierten trächtigen Mäusemutter auf die Jungen übergegangen ist, sind auch Immunkörper gegen dieses Virus nachweisbar. Aber es ist schwierig, endgültig zu entscheiden, wieweit sie von der Mutter oder von dem Kind gebildet wurden.

Beim Menschenkind ist jedenfalls zur Zeit seiner Geburt die Fähigkeit, eine Immunität herauszubilden, vorhanden, und man macht davon auch praktisch Gebrauch durch die frühzeitige Impfung der Neugeborenen. Noch ungenau und unscharf sind aber die Anhaltspunkte, welche es uns erlauben würden, die Periode des Embryonallebens abzugrenzen, in der die Fähigkeit zur Bildung dieser oder jener Immunkräfte bereits entwickelt ist. Obwohl die menschliche Frucht ihre charakteristischen Blutgruppen- und Faktorenmerkmale schon in der Zeit vor der Geburtsreife besitzt, werden die Antikörper erst im Verlauf des extraembryonalen Lebens gebildet, während die von der Mutter passiv übernommenen

---

[1] GRÄUMANN 1944. [2] GREGG 1941, FLAMM 1953, 1954, 1955.

Antikörper schon in den ersten Lebensmonaten im Titer abfallen und verschwinden. Das wird sowohl von den Isoagglutininen berichtet[1], wie von Antikörpern des Virus der Grippe[2].

Der Zeitpunkt, von dem an ein Neugeborenes in der Lage ist, von sich aus Immunkörper auf einen Antigen- oder einen Infektionsreiz hin zu bilden, hängt offensichtlich vom Reifezustand ab, in dem es geboren wurde. Je weniger die Ausbildung der Jungen einer Tierart im Mutterleib bis zu dem normalen Geburtstermin fortgeschritten ist, um so länger und ausgeprägter wird die anschließende Lebensperiode sein, in der das Neugeborene noch nicht gegen dieses oder jenes Antigen immunisierbar ist[3]. Bei neugeborenen Mäusen wurde die von Tag zu Tag steigende Fähigkeit festgestellt, auf die Injektion von Mumpsvirus mit der Bildung von Antikörpern zu reagieren[4]. Beim Menschen scheint die Fähigkeit der Antikörperbildung, zumindest gegen einzelne Antigene, schon vor der Geburt vorhanden zu sein[5], so daß wohl keine scharfe Grenze in dem Moment der Geburt gegeben ist und es sich wohl um eine kontinuierliche Entwicklung dieser konstitutionellen Eigenschaft handelt. Dabei bestehen wohl auch Zusammenhänge mit der bei verschiedenen Tierarten und beim Menschen beschriebenen postnatal fortgesetzten Bildung der endgültigen Plasmazusammensetzung. Darüber hinaus aber gibt die Mutter ihrem Kind für die Fahrt ins Leben je nach ihrem Vermögen noch ein Reisegeld aus eigenen Immunkörpern mit (diaplacentar und mit Colostrum oder vielleicht auch mit der Muttermilch), das es in seinen ersten Lebensmonaten wieder ausgibt. Ein Teil der beim Neugeborenen vorhandenen Immunkräfte ist also passiv erworben; ein anderer Teil von Antikörpern, die man schon bei jungen Menschen und Tieren findet, ist schon selbst erworben auf Grund der ersten Berührung mit den mehr oder minder pathogenen Mikroorganismen der Außenwelt (sog. normale Antikörper wie „normales" Tetanusantitoxin der Pferde[6]).

Die Bedeutung der Immunität für den infizierten Organismus besteht darin, daß alle jene Vorgänge der Verhaftung und der Elimination der eingedrungenen Infektionskeime, welche auch durch die unspezifischen Prämunitätsreaktionen in Gang gesetzt werden, sehr viel schneller einsetzen und außerdem sehr viel intensiver wirken. Dazu kommt, daß dort, wo durch die Immunisierung antitoxische Fähigkeiten gegen die antigenen Gifte der Erreger gebildet wurden, deren Neutralisierung bei einer erneuten Injektion raschestens durchgeführt wird. So können toxinbildende Krankheitserreger zu Saprophyten werden, wenn im Körper des Immunisierten die für die Pathogenität maßgebenden Toxine durch die Antitoxine neutralisiert werden. Andererseits aber werden die krankheitserregenden Mikroorganismen selbst, soweit sie in den Körper eingedrungen sind, beschleunigt ausgeschieden und gewöhnlich auch so vollständig, daß Rückfälle vermieden werden. Dort, wo die Frühbehandlung mit antibiotischen Stoffen die Entwicklung der Immunkörper im Verlauf der Infektion unterdrückt oder hemmt, ist also mit einer Rezidivbereitschaft zu rechnen. Die lokale zellige Exsudation am Ort des ersten Eindringens von krankheitserregenden Bakterien kommt unter der Einwirkung von Immunitätskräften sehr viel rascher zustande als der gleichartige, später einsetzende Vorgang infolge der Prämunität, und die Phagocytose beginnt beim Immunisierten, noch ehe sich die Keime erheblich vermehrt haben. Dasselbe gilt für die von der Immunität gesteigerten und beschleunigten weiteren Verhaftungsphänomene am Infektionsort, wie die Häufchenbildung im Gewebe entsprechend der Agglutination im Reagenzglas,

---

[1] THOMSEN und KETTEL 1929. [2] RAETTIG 1947. [3] MEDEWAR und BILLINGHAM 1953. [4] OVERMAN 1954. [5] KLOSE 1949. [6] RAMON und LEMÉTAYER 1933, 1934.

die mit der Einwirkung der Antikörper einhergehende Präparation für die Phagocytose sowie die Kettenbildung z. B. bei Pneumokokken[1], die alle die Verbreitung im Gewebe verlangsamen.

Der immunisierte Körper wird sich also einem neuen, bei ihm zuerst einmal eingebrochenen Krankheitserreger nur mit den Mitteln seiner angeborenen Resistenz sowie der Prämunität erwehren können. Mit der Wirkung der Immunität wird man erst dann rechnen können, wenn die Infektion bzw. Infektionskrankheit schon längere Zeit, beispielsweise 8 Tage, bestanden hat, oder aber wenn derselbe Krankheitskeim bei einem Individuum nach dem Überstehen der Erstinfektion zum zweiten oder wiederholten Mal eintritt.

Das Vorhandensein von Antikörpern spricht demnach dafür, daß ein Untersuchter zumindest zum Teil über Immunitätskräfte verfügt, und nicht oder doch nicht ausschließlich auf die Wirkung einer ererbten Resistenz angewiesen ist.

Ausschlaggebend für das Wirken einer Immunität ist aber keineswegs allein die Menge der zur Zeit einer erneuten Infektion beim Immunisierten fertig vorhandenen und im Plasma kreisenden Antikörper. Von ganz wesentlicher Bedeutung ist auch die mit der aktiven Immunisierung erworbene Fähigkeit, mit besonders rascher und starker Antikörperproduktion zu antworten (sog. BUSTER-*Effekt*), dann, wenn diese von denselben Mikroorganismen bzw. Antigenen ausgeht, die zur Immunisierung geführt hatten.

Außerdem verfügt ein immunisierter Körper aber vielfach auch über die Fähigkeit, auf einen anderen Antigenreiz schnell und stark mit Antikörpermobilisierung zu antworten. Besonders klar tritt dies bei der Agglutininbildung hervor. Man kann dann sehen, daß ein z. B. mit Dysenteriebakterien immunisiertes Kaninchen nach dem Anstieg und dem folgenden Absinken seines Agglutinintiters im Blut auf die Injektion von Typhusbacillenantigen schon innerhalb von wenigen Stunden mit einem den früheren Immunisierungstiter nicht übersteigenden Antikörperanstieg reagiert und daß diese in unspezifischer Weise neu ausgelöste Ausschüttung von Antikörpern gegen den bei der früheren Immunisierung benutzten Krankheitskeim rasch wieder absinkt, noch ehe die Antikörperbildung gegen den dieses Mal injizierten Impfstoff beginnt. Beim Auftreffen des neuen Antigens „erinnert" sich also der vorbehandelte Körper zuerst der früher erworbenen Fähigkeit, ehe er sich an die Arbeit macht, den erneuten Antigenreiz in spezifischer Weise zu beantworten[2].

Alle die schon besprochenen Vorgänge der Prämunität sind dadurch charakterisiert, daß sie auch ohne spezifische Ausrichtung auf den besonderen Erreger der Verhaftung der in das Gewebe eingedrungenen und sich am Ort der primären Infektion vermehrenden Keime dienen, daß sie das Vordringen im Gewebe hemmen und daß sie schließlich die dennoch in den Kreislauf eingedrungenen Keime wieder eliminieren. Alle diese Mechanismen sind somit letzten Endes auch eingeschaltet in den Vorgang der Antikörperbildung, der sich in der Folge als letztes Glied eines Geschehnisablaufes anschließen kann.

Das gilt in erster Linie von der Phagocytose, durch welche die krankheitshemmenden einzelligen Mikroorganismen und Elementarteilchen der virusartigen Erreger aus dem Blutstrom herausgefangen werden und für die endothelialen bzw. reticuloendothelialen Zellen. Ihre Leistung wird gehemmt, indem man Teile derselben im gesamten Körper ausschaltet z. B. durch Milzexstirpation bei einem großmilzigen Tier, wie der Maus, und den Rest durch Injektion von schädigenden corpusculären Elementen für die Neuaufnahme der Antigene sperrt. So kann dann auch der letzte Vorgang der Geschehnisreihe, die Antikörper-

[1] SEISER, DOMBROWSKY und BIELING 1938. [2] BIELING 1919.

bildung, nicht in normaler Weise an- und ablaufen. Die die Immunität auslösenden Vorgänge sind Stoffwechselvorgänge. Sowohl die Aufnahme des Antigens in die Zelle sowie weiterhin seine Zerlegung in der Zelle, und schließlich die Beeinflussung der Globulinbildung durch diese verschiedenen Phasen des Infektionsablaufes stellen Stoffwechselvorgänge der Zelle dar. Man könnte annehmen, daß diejenigen Zellen, welche die Krankheitserreger mit ihren Antigenen in sich aufnehmen, und von welchen man außerdem weiß, daß sie an der Produktion der Serumglobuline mitwirken, auch die Produzenten der antikörpertragenden Globuline seien.

Die Fähigkeit, mit Antigenen in Verbindung zu treten und mit ihnen zu reagieren, kommt solchen γ-Globulinen zu, welche nach der Einwirkung des Antigens gebildet wurden, und sie ist beschränkt auf jene Antigene bzw. Partialantigene, welche den Prozeß der Entwicklung dieser Fähigkeit in Gang gesetzt haben. Die Einzelheiten dieses Vorgangs sind nicht so weit bekannt, daß man ihn vollkommen übersehen könnte. Die beiden Anschauungen, welche auf Grund der quantitativen Untersuchungen über die Antikörper in den letzten Jahren und über die Antitoxinträger im Serum des immunisierten Pferdes durchgeführt werden, betrachten die Antikörper als γ-Globuline, welche unter der Einwirkung des Antigens gebildet wurden[1]. Sie sehen in ihnen in ihrer Struktur abgewandelte γ-Globuline. Die erste Theorie, die Faltungstheorie, die sich besonders auf die Arbeiten von PAULING[2] sowie von HAUROWITZ[3] stützt, sieht in dem Antikörper ein durch den Kontakt mit dem Antigen entstandenes und abgewandeltes Globulin. Die andere Theorie der adaptiven Enzymwirkung, die von M. BURNET und F. FENNER[4] entwickelt wurde, geht davon aus, daß „ausdehnbare" Körperzellen molekulare Konfigurationen haben, die als „Selbstmarkierer" fungieren. Primordiale Erkennungseinheiten werden in Erkennungseinheiten durch Kontakt mit Selbstmarkieren während des embryonalen Lebens umgewandelt.

Im postnatalen Leben werden dann keine Antikörper produziert, wenn eine Erkennungseinheit einem Selbstmarkierer oder Pseudoselbstmarkierer, dem sie sich während des embryonalen Lebens angepaßt hat, begegnet. Wenn jedoch ein fremder Körper (Antigen) eines neuen Musters angetroffen wird, dann verändern sich die beiden in der Weise, daß sie zusammenpassen, verursachen so neue Erkennungseinheiten und setzen die Produktion von Antikörpern in Gang.

Die Tatsache, daß die Antikörperwirkung an die γ-Globuline gebunden ist, weist in jedem Fall darauf hin, daß jene Zellapparate, welche die Eiweißbestandteile des Serums bilden, auch mit der Bildung der nach der Einwirkung des Antigens modifizierten Träger der Antikörperwirkung in Beziehung zu setzen sind. Dafür sind in Betracht gezogen worden die Reticuloendothelzellen, die Lymphocyten und die Plasmazellen[5]. Die aufnehmende Zelle braucht aber keineswegs immer selbst diejenige zu sein, in der die fertigen Antikörperglobuline entstehen. Sie spielen aber auch dann sicherlich eine Rolle, schon indem sie die noch unveränderten Krankheitserreger in sich aufnehmen und zerlegen und damit an der Entfernung derselben aus der Blutbahn sich aktiv beteiligen. Das von ihnen dabei gebildete Zerlegungsmaterial kann aber auch in anderen Zellen, welche den Globulinaufbau des Plasmas regulieren, jene Umstellung hervorrufen, welche dazu führt, daß das Globulin von nun an in der Form eines Antikörperglobulins weiter produziert wird. EHRICH hat auf S. 175 ff. dieses Bandes alle die Argumente sorgfältig zusammengetragen, welche gegen diese These zu sprechen scheinen und welche die Annahme stützen, daß die eliminierenden Zellen nicht

[1] HEIDELBERGER 1955, SCHULTZE 1955.
[2] PAULING 1940, PAULING, CAMPBELL und PRESSMAN 1943.
[3] HAUROWITZ 1950. [4] BURNET und FENNER 1949. [5] EHRICH 1955.

selbst die Antikörper produzieren, sondern daß lediglich die Plasmazellen diese Funktion haben. So müßte man annehmen, daß die bakteriellen oder sonst corpusculären Antigene zuerst einmal in den endothelialen Zellen, von denen sie direkt aus dem Blutkreislauf phagocytiert werden, zerlegt werden. Die dabei entstehenden gelösten Spaltprodukte könnten dann zu den Plasmazellen gelangen, was den unveränderten Antigenen selbst nicht möglich ist, und dort die Antikörperbildung hervorrufen. So könnten sich also auch die plasmacellulären Elemente abschließend an der Antikörperbildung beteiligen. Diese These, welche die Einheit des Ortes von der Elimination der Antigene und der Bildung der Antikörper ablehnt, wäre aber noch zu stützen durch Untersuchungen, in denen ein unzerlegtes und ein zerlegtes Bakterien- oder Zellenantigen 2 Serien von Versuchsmäusen injiziert, die beide wiederum zum Teil aus normalen Tieren, zum Teil aus solchen bestehen, denen die Milz entfernt wurde und bei denen das übrige aktive Endothel durch ein Blockademittel gehemmt ist. Wenn dabei die Antikörperbildung nach Injektionen der unzerlegten bakteriellen oder zelligen Antigene gehemmt wird, diejenige der zerlegten aber nicht, so spricht das dafür, daß die Wirkung der mit dem Antigen im Blutstrom direkt in Kontakt kommenden endothelialen Momente im wesentlichen in ihrer, die unzerlegten Antigenkomplexe ausscheidenden Wirkung und in ihrer anschließenden, sie zerlegenden Wirkung besteht, während die Produktion der Antikörperglobuline im wesentlichen den lymphocytären und plasmacellulären Elementen bzw. den letzteren allein zufiele. Seitdem in den Zellen des Reticulums der Milz und der Lymphknoten sowie auch in den KUPFFERschen Sternzellen intraplasmatisch verlaufende vegetative Nervenfasern beschrieben wurden, kann man sich vorstellen, daß diese Zellen dem nervalen Einfluß vegetativer Regulationen unterworfen sind[1].

Andererseits hat man darauf hingewiesen, daß Antikörperbildung vollkommen an die reaktiven Vorgänge im lymphatischen Zellsystem gebunden ist, daß die lymphatische Reaktion die Begleiterin einer experimentell ausgelösten Produktion von Antikörpern ist und daß Cortison beides gemeinsam unterdrückt. Die Autoren rechnen dabei die lymphatischen Plasmazellen in die Klasse der lymphatischen Reaktionsformen, denen sie die aktive Beteiligung bei dem Prozeß der Antikörperbildung zuschreiben, und trennen sie von den Plasmazellen des Knochenmarks, die sie nicht als Antikörperbildner ansehen[2].

Je mehr sich aber unsere Kenntnisse über die Organisation und Bedeutung des Bindegewebes im Körper[3] und über die funktionellen Leistungen ihrer Zellen erweitern, um so mehr verschieben sich auch die begrifflichen Formulierungen für die einzelnen Zellformen dieses Gewebes; bisher angenommene scharfe Trennlinien können sich verwischen und Kontroversen, die von den bisherigen Definitionen der verschiedenen Zellformen ausgingen, verlieren unter der neuen Betrachtungsweise an Bedeutung. Die Ergebnisse von Untersuchungen, in denen mit einer ingeniösen Technik mit Gefrierschnitten der Organe die Antikörper in der sie bildenden Zelle durch Verwendung fluorescierender Farbstoffe sichtbar gemacht und photographiert werden konnten, sprechen in der gleichen Richtung[4].

Die im Verlauf der Infektion einsetzenden Immunisierungsvorgänge und die dadurch bedingte Durchseuchung spielen im menschlichen Kindesalter eine erhebliche Rolle. Wir wissen, daß bei einzelnen Infektionserregern jede Infektion eines Kindes, das vorher noch nicht mit der Krankheit in Berührung gekommen war, auch zum Ausbruch der Infektionskrankheit führt (Masern) und daß bei anderen Seuchen (Poliomyelitis, Hepatitis epidemica) nur ein kleiner Teil der

[1] RIEGELE 1929, 1932, PISCHINGER 1955. [2] KLIMA und BEYREDER 1955.
[3] PISCHINGER 1955.
[4] COONS, LEDUC und CONNOLLY 1955, LEDUC, COONS und CONNOLLY 1955.

Infizierten anschließend auch erkrankt. Wir geben diese Verhältnisse zahlenmäßig durch den Kontagionsindex an; einerlei, ob dieser groß oder klein ist, kommt es zur Ausbildung einer Immunität. Diese entwickelt sich also auch dann, wenn ein erheblicher Teil der Infektionen nicht manifest verläuft und nicht zu dem vollentwickelten Bild der typischen Infektionskrankheit führt. Diese spezifisch beschränkte Durchseuchungsimmunität führt zu einem weitverbreiteten natürlichen Immunitätsschutz gegen die spezielle Erkrankung, und je früher die nachwachsende kindliche Bevölkerung von den endemisch verbreiteten Infektionserregern erfaßt wird, um so früher entwickelt sich dieser aktiv erworbene Immunitätsschutz und um so mehr wird die betreffende Krankheit eine Kinderkrankheit. Darüber aber, welche Person an der Infektion manifest erkrankt und welche nicht, entscheiden außer den expositionellen Momenten (Infektionsstärke) solche Resistenzphänomene, deren Mechanismus und Genese wir nicht immer im einzelnen kennen. Läßt man die Ereignisse in dieser Weise natürlich ablaufen, so überläßt man die Entscheidung darüber, welche und wie viele Kinder krank werden und wie viele bei jenen Infektionen, bei denen wir noch nicht über sichere Heilmittel verfügen, dauernde Schädigungen davontragen oder der Krankheit erliegen, wenn auch nicht dem Zufall, so doch Momenten, über die wir nicht genau Bescheid wissen und die wir daher auch nicht steuern können.

Hier greift also die Möglichkeit umfangreicher aktiver Schutzimpfungen ein, die mit einer erprobten Impfdosis unter einem in jedem Fall viel geringeren Risiko dieselbe Durchseuchungsimmunität hervorrufen. Es ist verständlich, daß ein Mensch, je länger er lebt, um so mehr Gelegenheit hat, mit diesem oder jenem Infektionsstoff in Verbindung zu kommen und sich eine immer breiter werdende Immunität zu erwerben, bis dann vielleicht eine mit höherem Alter sinkende Resistenz, besonders beim allmählichen Abklingen der Immunität, wieder häufiger zum Haften der Infektion und zur Entwicklung der Infektionskrankheit führt (vgl. S. 611 ff.).

Wenn eine auf dem Prinzip der aktiven Immunisierung beruhende Methode der Schutzimpfung in einem Land eingeführt und bei einem Großteil der Bevölkerung angewandt wird, dann wird die Bevölkerung, je länger geimpft wurde, um so mehr von dieser Impfung abhängig werden; denn die Krankheitserreger wurden ja trotz der herabgesetzten Morbidität und Mortalität nicht ausgerottet. Wenn man also plötzlich die Impfungen aufgeben wollte, so fänden sie einen inzwischen viel zahlreicher gewordenen Personenkreis mit geringer angeborener Resistenz vor; denn während vor Einführung der Schutzimpfung die Individuen mit geringer Resistenz der Seuche zum Opfer fielen, dann aber infolge der Immunität überlebten und ihre geringere konstitutionelle Widerstandsfähigkeit auf ihre Nachkommen vererbten, muß sich ein immer größerer Kreis von höhergradig Empfänglichen bilden, die ohne Impfschutz dem Seuchenerreger preisgegeben sind.

Wenn man es der Seuche überläßt, die weniger resistenten Individuen einer Bevölkerung auszumerzen, so macht man dieses Vorgehen nicht weniger brutal dadurch, daß man es als natürlich bezeichnet, und man wird, wo man es kann, trachten müssen, es durch die künstliche, wohl durchdachte und geleitete Durchseuchung mit einer Schutzimpfung zu ersetzen.

Aber die Krankheitserreger hat man damit nicht ausgeschaltet, sondern nur zurückgedrängt. Die weiter bestehende Bedrohung fordert also auch eine fortgesetzte Impfaktion unter den Nachwachsenden. Da aber der immune ebenso wie der resistente Mensch dann, wenn die Infektion bei ihm überhaupt nicht mehr haftet, auch nicht zum Vermehrungsort und zum Streuer und Verbreiter des Krankheitserregers wird, und da er dann, wenn er nur mild erkrankt, vielfach wenigstens, nur kürzer streut, so ist allein schon damit eine Möglichkeit gegeben, besonders aber in der kombinierten Anwendung der ätiologischen Heilmittel die den Menschen bedrohenden Organismen in den ökologischen Lebensgemeinschaften noch weiter zurückzudrängen.

Schließlich ist noch diskutiert worden, ob Zellen und Zellbestandteile von Mensch und Tier, die innerhalb des Organismus, den sie selbst mitaufbauen, ihre Fähigkeit zur Antigenwirkung nicht zur Auswirkung bringen können, wie alle arteigenen Antigene, dadurch diese Möglichkeit bekommen, daß sie durch eingedrungene Infektionserreger verändert und quasi artfremd werden und dann die Bildung von Autoantikörpern veranlassen können. Diese Möglichkeit ist erörtert worden zur Erklärung der Pathogenese der Scharlachsymptome bei Streptokokkeninfektion[1].

Weiterhin wurde die Entstehung von hämolytischen Anämien, bei welchen Autohämagglutinine im Körper vorhanden sind, darauf zurückgeführt, daß die Blutkörperchen des virusinfizierten Menschen durch die Einwirkung von Virus, z. B. dem der Pseudogeflügelpest, in ihrer Antigenstruktur so verändert werden, daß sie Autoantikörper hervorrufen. Diese können sich an den Blutkörperchen des Patienten oberflächlich niederschlagen, so daß sie mit einem antihumanen Globulin aus dem Serum der mit humanem Globulin behandelten Kaninchen im Coombs-Test nachgewiesen werden können[2]. Auch für die Entstehung von Kälteagglutininen, wie sie besonders bei bestimmten Pneumonien sowie bei Lebererkrankungen beobachtet werden, wurde dieser Mechanismus nach Einwirkung des Virus der Pseudogeflügelpest angenommen[3]. Dann ist hierbei auf die Immunthrombocytopenien hinzuweisen, besonders die chronisch idiopathischen (WERLHOF), bei denen auch die Bildung von Autoantikörpern pathogenetisch von Bedeutung ist[4]. Es ist verständlich, daß Autoantikörper vorwiegend an das durch die primäre infektiöse Noxe veränderte Gewebe im Körper des Erkrankten gebunden werden, bei chronischen Nierenerkrankungen beispielsweise an die Nierenzellen. Ein folgender unspezifischer Infekt oder ein unspezifischer Reiz anderer Art kann dann dazu führen, daß erneut Autoantikörper ausgeschwemmt werden, die wieder besonders an den Zellen des erkrankten Organs, auf das sie abgestimmt sind, anhaften[5]. Man wird jedoch beachten müssen, daß die Auffassungen über die Bedeutung der Autoantikörper für die Entstehung von ganz bestimmten Krankheitsvorgängen, beispielsweise in der Nierenpathologie, noch keineswegs übereinstimmend sind[6].

Eine besondere Form der Immunität, d. h. der von dem einzelnen Individuum erworbenen und zwar durch die Einwirkung von Infektionserregern selbst erworbenen Widerstandsfähigkeit gegen eine erneute Infektion der gleichen Art, ist die Infektionsimmunität. Wir sprechen von einer solchen dann, wenn ein Organismus (Mensch oder Säugetier), welcher von einer Infektion befallen ist, gegen eine neue Infektion mit Krankheitserregern der gleichen Art sich als unempfänglich erweist, so daß bei ihm eine erneute gleichartige Infektion überhaupt nicht mehr haftet oder nur zu einer abgeschwächten Krankheit führt. Am längsten ist derartiges dem Kliniker bekannt bei den chronischen Infektionskrankheiten, die in bestimmten Phasen ablaufen. So erkrankt ein Luetiker auf eine neue Infektion nicht mit einem Primäreffekt und eine Reinfektion bei einem Tuberkulösen löst nicht mehr einen Primärkomplex aus.

[1] CAVELTI 1948. [2] MOOLTEN und CLARK 1952.
[3] WOERNLE und SIEGMANN 1954, BETKE, SCHUBOTHE und VIVELL 1953, KRAUTER 1954.
[4] BRAUNSTEINER und PAKESCH 1954, MANNHEIMER, REIMER und WINDHAGER 1954, WEINREICH 1955.
[5] VORLAENDER 1954. [6] SARRE und ROTHER 1954, HARDERS 1954.

Bei Kaninchen, welche mit einem für diese Tiere pathogenen Pallidastamm infiziert waren und bei denen durch eine Behandlung, beispielsweise mit Salvarsan, der Schanker am Hoden zur Abheilung gebracht wurde, führt eine erneute Hodeninfektion vielfach nicht mehr zur Entwicklung der für die erste Infektion typischen Veränderungen. Es besteht eine Schankerimmunität so lange, als noch Infektionskeime von der ersten Infektion in den Körperorganen des Kaninchens vorhanden sind. Erst wenn es gelungen ist, diese restlos zu entfernen, kann eine erneute Infektion vom Typ der Erstinfektion erzielt werden[1].

Analoges sieht man bei der experimentellen Lungentuberkulose des Kaninchens. Eine virulente Lungeninfektion verläuft bei Kaninchen, die einige Wochen vorher mit für sie wenig pathogenen Bacillen vorinfiziert worden waren, wesentlich anders als bei frisch infizierten Tieren[2].

Beim Menschen aber führt eine Reinfektion nicht mehr zur Entwicklung des typischen Primärkomplexes mit der regionären Lymphdrüsenerkrankung. Erst dann, wenn die erste Infektion völlig abgeheilt ist, kann eine Neuinfektion wieder mit der Entwicklung eines, dem Primärkomplex gleichen Startkomplexes beginnen[3]. Es ist nach dem eben Gesagten verständlich, daß auch eine latente Infektion, welche klinisch nicht manifest ist, in gleicher Weise das Angehen einer gleichartigen Neuinfektion hemmen kann.

Wenn man beachtet, ein wie einheitliches Phänomen die Immunität ist, und welche Fülle verschiedener Mechanismen die Resistenz bedingen, so wird man auch zu der Überzeugung neigen, daß auf dem Immunitätsgebiet keine wesentlichen neuen Funde mehr zu machen sind. Seitdem EHRLICH in seiner symbolisierenden Darstellungsweise die Lehre von der Immunität einheitlich und zusammenfassend in dem Bild der Seitenkettentheorie dargestellt hat[4], sind wohl eine Reihe von Einzelheiten bekanntgeworden, die das Bild klar und scharf herausgearbeitet haben. Aber auch nach der Entmytologisierung, die die Seitenkettentheorie in den folgenden Jahren erfahren hat und erfahren konnte, da wir an Stelle des „als ob" Begriffes EHRLICHs eine einfache Darstellung des Gegenständlichen setzen konnten, blieben sie dennoch in ihrem wesentlichen Inhalt bestehen, auch nachdem wir die Geschehnisse jetzt realer betrachten. Dort aber, wo man auf Grund der vertieften Ansichten über diese hinaus zu einer umfassenden Theorie zu gelangen suchte (s. S. 656), ist man trotzdem nicht über eine bildhafte Darstellungsweise hinausgekommen. Denn wir übersehen die verschiedenen Geschehnisabläufe und -kräfte, welche als Fähigkeiten den Arten der lebenden Organismen erbmäßig zugekommen sind, keineswegs im einzelnen und darum auch nicht im prinzipiellen. Es bleibt also die Möglichkeit, daß wir noch Einsichten gewinnen können, die uns wesentlich Neues sehen lassen, wesentlich auch in der Hinsicht, daß wir aus diesen Erkenntnissen neue Methoden ableiten können, um das Geschehen, das von den Infektionen verschiedener Erregerarten in den Organismen verschiedener Arten ausgelöst wird, in einer Richtung abwandeln oder leiten können, welche zu einem für den Infizierten günstigen Ausgang führt. Bei manchen Krankheitserregern z. B. bei dem Virus der Poliomyelitis, konstatieren wir, daß die Mehrzahl der von ihm hervorgerufenen Infektionen nicht zur Infektionskrankheit wird. Wir sind jetzt dabei, die auf der Immunitätslehre aufgebauten Methoden der Schutzimpfung allmählich bis zur letzten praktischen Möglichkeit auszubauen. Die potentiellen Energien aber, welche im Resistenzgebiet vielleicht noch lagern, sind noch kaum systematisch ausgenützt.

XIII. Festigkeit und Mithridatismus.

In den vorausgegangenen Kapiteln wurde über die Widerstandsfähigkeit und ihr Gegenteil, die Empfänglichkeit von Organismen gegenüber einer lebenden Noxe gesprochen. Unter Benutzung des gleichen Einteilungsprinzips kann aber

[1] KOLLE und PRIGGE 1932. [2] BIELING 1935. [3] SCHWARTZ 1936. [4] ASCHOFF 1902

auch über die Unempfindlichkeit von Lebewesen gegenüber nicht vermehrungsfähigen Noxen (Giften oder Toxinen), d. h. solchen Stoffen, die ihre Giftigkeit gegenüber anderen, für sie empfindlichen Organismen zeigen, zusammenfassend berichtet werden.

Soweit diese Widerstandsfähigkeit von vielzelligen Organismen gegen leblose Noxen auf ererbten konstitutionellen bzw. auch ebensolchen individuellen konstitutionellen Momenten beruht, bezeichnen wir sie als Festigkeit. Der so gefaßte Begriff der Festigkeit entspricht also dem der Resistenz, der ererbten Widerstandsfähigkeit gegenüber der krankmachenden Wirkung eines pathogenen lebenden und vermehrungsfähigen Agens.

Neben diesem Phänomen, wie wir es bei vielzelligen Organismen, insbesondere auch bei Säugetier und Mensch, feststellen, werden wir aber auch die Widerstandsfähigkeit von einzelligen Lebewesen gegen Gifte einbeziehen müssen, welche in Erscheinung tritt, aber nicht entsteht, durch den Kontakt mit einem sonst wirksamen Gift.

Es ist nicht die Aufgabe unserer Darstellung, jene traditionell von dem Pharmakologen bearbeiteten Bestimmungen der Widerstandsfähigkeit bestimmter Tierarten und Rassen gegenüber anorganischen und auch organischen Giften zu schildern, wenngleich die dabei festgelegten Tatsachen sich in den hier umschriebenen Begriff einpassen. Kurz soll nur hingewiesen werden auf Wirkungsunterschiede jener Stoffe, die wir als chemotherapeutische oder antibiotische Stoffe gegenüber bestimmten Krankheitserregern einerseits und gegenüber Organen und Zellen des erkrankten infizierten Organismus andererseits bezeichnen. Aber auch das ist ein im wesentlichen von der Pharmakologie bearbeitetes Gebiet.

Dagegen sei hier, und zwar wiederum aus Gründen der Konvention, auf jene auffallenden Differenzen in der Wirkung von durch Bakterien oder Virusarten gebildeten Toxinen auf verschiedene Tierarten hingewiesen. Das klarste Beispiel ist das Verhalten des Diphtherietoxins, von dem winzige Mengen einer toxinhaltigen Kulturflüssigkeit genügen, um ein Meerschweinchen nach subcutaner Injektion innerhalb weniger Tage mit einem typischen Erscheinungsbild zu töten, während Mengen, die 1000mal größer sind, einer weißen Maus oder einer zahmen Ratte unter die Haut gespritzt, dort keine Krankheitserscheinungen hervorrufen. Das erklärt sich daraus, daß die peripheren Gewebe und Organe von Mäusen und Ratten tatsächlich von Diphtherietoxin sehr wenig alteriert werden. Dagegen ist das Gewebe des Zentralnervensystems dieser Tiere auch gegen kleinste Mengen sehr empfindlich, wenn man sie direkt in das Gehirn einbringt. Von der Peripherie her dringt aber nur ein winziger Bruchteil des injizierten Toxins in das unverletzte Gehirn[1].

Die Unempfindlichkeit einer bestimmten Versuchstierart gegenüber einem Kulturfiltrat oder gegenüber löslichen Antigenen von Bakterien oder Virusarten beweist also noch nicht, daß darin keinerlei toxische Substanzen enthalten sind, und das zwingt den Untersucher, wenn er die Frage nach dem Vorhandensein solcher Stoffe endgültig entscheiden will, seine Untersuchungen mit den verschiedensten Versuchstieren und den verschiedensten Applikationsweisen durchzuführen.

Die einfacher und leichter zu übersehenden Vorgänge, welche sich bei einzelligen Lebewesen, insbesondere bei Bakterien unter der Einwirkung von chemischen Noxen abspielen, geben vielleicht Hinweise dafür, in welcher Richtung eine Aufklärung der komplizierteren Verhältnisse bei den Metazoen gesucht werden könnte.

[1] Bieling und Oelrichs 1937.

Aus Zweckmäßigkeitsgründen werden wir also auch jene Giftfestigkeit einbeziehen müssen, welche in den Populationen einzelliger Lebewesen an einzelnen Mitgliedern derselben hervortritt, die sie dann bei der Vermehrung auf ihre Nachkommen weitergeben. Hier ist es freilich nicht ganz leicht zu entscheiden, ob die Festigkeit, welche der Untersucher ja erst dann erkennen kann, wenn er die einzelligen, sehr kurzlebigen Zellen der Wirkung des Giftes aussetzt, bereits vorher vorhanden war oder ob sie sich erst unter der Einwirkung, oder zumindest unter der Mitwirkung des Giftes rasch entwickelt hat. Obwohl inzwischen Techniken gefunden wurden, mit welchen diese Unterscheidung durchführbar erscheint, so sollen dennoch alle diese Phänomene vorläufig noch unter der Bezeichnung Festigkeit zusammengefaßt werden, weil in jedem Fall die von vornherein vorhandene, oder die auf diese oder jene Weise ausgearbeitete Festigkeit auf die nächsten Generationen übertragen wird.

Wenn die unter der Einwirkung von Penicillin auf Staphylokokken gewonnenen resistenten Stämme während einer langen Zeit immer wieder auf ihre Resistenz gegenüber dem Antibioticum geprüft wurden, so zeigte sich, daß die erworbene Widerstandsfähigkeit einmal vorhanden, auch ohne weitere Einwirkung des Penicillins bei Weiterzüchtung in normaler Nährlösung beibehalten wurde. Es handelt sich also hier um eine vererbbare Eigenschaft. Für diese Auffassung spricht es auch, daß die Penicillinbehandlung der Staphylokokken nur dann zur Ausbildung einzelner resistenter Kolonien führt, wenn es den sich vermehrenden Bakterien auf zusagenden Nährböden beigegeben wurde, dagegen nicht, wenn man es auf ruhende Bakterien einwirken ließ. Das Antibioticum scheint also nur auf die sich vermehrende Bakterienzelle zu wirken[1].

Damit ist aber noch nicht endgültig entschieden, ob die Resistenz einzelner Individuen bereits in der Population besteht, ehe sie mit dem Agens in Berührung kommen, oder ob sie während der Einwirkungszeit spontan entsteht und dann durch das gleichzeitig anwesende Agens ausgelöst wird[2].

Die Möglichkeit, Zellen durch äußere Einwirkung zur Bildung von Mutanten zu veranlassen, die eine erhöhte Resistenz gegen Virusinfektionen zeigen, ergibt sich auch aus Versuchen mit Colibacillen. Hier konnten durch Bestrahlung mit ultraviolettem Licht Stämme erzielt werden, welche gegen den Bakteriophagen T 1 resistent waren. Bemerkenswert ist, daß hier, ähnlich wie wir es aus Festigungsversuchen wissen, die einwirkende Schädlichkeit eine Resistenzsteigerung gegen eine ganz andere Einwirkung hervorrufen kann.

Diese Vorgänge stehen den durch Mutation bedingten recht nahe. Der Begriff „Mutation" wurde früher ausschließlich für solche konstant bleibenden Umwandlungen von Organismen gebraucht, welche sprungweise entstanden und sich bei geschlechtlicher Fortpflanzung hielten. Bei Organismen mit asexueller Fortpflanzung konnte man daher nicht eigentlich von Mutanten sprechen, sondern nur von Modifikationen, bzw. wenn deren Dauerhaftigkeit betont werden sollte, von Dauermodifikationen. Neuerdings benutzt man dafür aber auch die Bezeichnung „Mutation", wobei freilich der Beweis für die Dauerhaftigkeit der Umwandlung nicht durch die Prüfung, ob sie die sexuelle Fortpflanzung überdauert, erbracht werden kann, sondern nur durch die langdauernde Beobachtung; eine Sicherheit dafür, daß der Stamm, obwohl er die neue Eigenschaft über viele Generationen festgehalten hat, nicht doch plötzlich wieder zurückschlägt, ist aber damit noch nicht gegeben (vgl. zu Impfzwecken modifizierte Passagestämme von Bakterien und Virusarten).

---

[1] Lüers 1947. [2] Demerec 1948.

Da aber Abweichungen nach der Einwirkung von verschiedenen Schädlichkeiten, wie Röntgenstrahlen, UV-Licht, häufiger auftreten, wird daraus geschlossen, daß die nur im streng morphologischen Sinn kernlosen Mikroorganismen dennoch Gene besitzen oder doch etwas diesen Ähnliches. Die Einblicke, welche wir in den letzten Jahren in die Vorgänge einer anscheinend mitotischen Kernteilung der Bakterien gewonnen haben und in das Verhalten, welches die begleitenden Erscheinungen an den Kernäquivalenten zeigen, stützen diese Anschauungen.

In ähnlicher Weise war auch schon früher die Entstehung phagenfester Colistämme durch spontane ungerichtete Mutationen in Anwesenheit, aber ohne Einwirkung des Phagen, erklärt worden, wobei den letzteren nur die Aufgabe der nachträglichen Auslese der resistent gewordenen Keime zugesprochen wurde[1].

Aber diese letzte Vorstellung fand auch aus allgemeinen Überlegungen heraus eine Ablehnung, wobei dann betont wurde, daß diese Festigkeiten durch Abänderungen der Eigenschaften der einzelnen Bakterien, durch Anpassung und Gewöhnung entstanden seien, wie man sich das auch für die unter der Einwirkung des Giftes gewonnene Giftfestigkeit eines Gesamtorganismus vorstellt.

Diese alte Auffassung läßt also die Frage nach dem Entstehungsmechanismus unbeantwortet.

Neuere Untersuchungen mit dem sog. Newcombe- bzw. mit dem Filtertest zeigen[2], daß man resistente Colibakterien bereits vor der Zeit finden kann, ehe noch das dem Nährboden zugesetzte Antibioticum gewirkt haben kann. Mit dem sog. Replica-Verfahren wurde dann[3] eine Reinkultur einer gegen Streptomycin resistenten Variante ohne Einwirkung des Antibioticums auf die Bakterienpopulation nachgewiesen. Danach müßte man wohl annehmen, daß auch ganz spontan resistente Mutationen gegen diese oder jene Noxe auftreten können, und durch Untersuchungen an diploiden Kulturen von Colibacillen (Stamm K 12) wurde festgestellt, daß Streptomycinresistenz auf einer recessiven Mutation beruht[4]. Andererseits liegen auch Hinweise darauf vor, daß unter der Einwirkung von Schädlichkeiten die Neigung von Bakterienzellen, Mutanten zu bilden, erhöht sein kann. In jedem Fall aber handelt es sich hier um Eigenschaften, die auf die Tochterzellen bei den Teilungen weiter vererbt werden, also um Resistenzphänomene; dagegen wird die von Säugetierorganismen erworbene Widerstandsfähigkeit gegen ein Gift wohl nicht auf seine Nachkommen übertragen werden, es sei denn, daß auch die Ei- oder Samenzelle zu resistenten Zellen mutieren; aber ob die resistent gewordene Somazelle diese Eigenschaft auf ihre Nachkommen übertragen kann, ist wohl noch nicht untersucht. Antibiotische Stoffe wirken nur, wenn sie zuerst an der Oberfläche der Zelle gebunden werden. Anschließend daran können sie dann ins Innere der Zelle eindringen und eine lähmende Wirkung ausüben. Verfügt aber die Zelle über Fermente, welche das Antibioticum zerlegen (z. B. Penicillinase), so wird damit auch sein die Mitose hemmender Effekt aufgehoben.

Die Resistenz der Bakterien kann aber nicht darauf zurückgeführt werden, daß die widerstandsfähigen Bakterien weniger von dem Penicillin binden; denn Widerstandsfähigkeit und Bindungsfähigkeit der Bakterienzelle können unabhängig voneinander bei Passagen zunehmen und abnehmen[5].

Eine andere Theorie geht von der Auffassung aus, daß in einer Kultur, beispielsweise von Staphylokokken, innerhalb der Population von vornherein Zellen mit verschiedener Resistenz, z. B. gegenüber Streptomycin, in einem ausgeglichenen

[1] Luria und Delbrück 1943. [2] Auhagen, Dittrich und Höhne 1955.
[3] Lederberg und Lederberg 1952. [4] Lederberg 1951. [5] Eagle 1954.

Gleichgewicht enthalten sind. Durch Einwirken einer genügend hohen Konzentration des Antibioticums lassen sich dann Kolonien züchten, die auch bei mehrfacher Abimpfung auf die üblichen Nährböden, welche frei sind von dem Hemmstoff, diese Resistenz behalten.

Unter Ablehnung der Beweiskraft des Fluktuationstests, zum mindesten für die Staphylokokken, werden die dauernd resistenten Kolonien noch nicht als Mutanten angesehen; denn wenn man aus einer normalen Kultur durch Einwirkung des hemmenden Stoffes — sei es nun ein Chemotherapeuticum oder ein Antibioticum — gewonnene völlig resistente Keime in Überzahl der Ausgangskultur zusetzte und weiterzüchtete, so stellt sich das ursprüngliche Gleichgewicht allmählich wieder her[1].

Zusammenfassende Berichte über den Stand unserer Kenntnisse auf diesem Gebiet wiesen immer wieder darauf hin, daß die große Mehrzahl der stabilen und vererblichen Variationen, welche bei den Untersuchungen an Escherichia coli durchgeführt wurden, auf Genmutationen zurückzuführen sind, also auf Vorgänge, die einen nucleären oder chromosomalen Charakter besitzen[2]. Andererseits aber wird auch der Standpunkt vertreten, daß die Arzneimittelresistenz als die Folge eines sehr komplexen Prozesses anzusehen sei, bei dem die Selektion eine bedeutende Rolle spielt, der dann entweder Mutationen oder phänotypische Adaptationen folgen. Wenn freilich sämtliche Zellen einer Population sich einem Arzneimittel gegenüber gleichartig verhalten, dann ist eine Selektion von vornherein unmöglich; aber sie hätte auch dann noch ihre Bedeutung, anschließend an eine Mutation oder eine phänotypische Adaptation[3].

Da wir wissen, daß auch die antibiotischen Stoffe, um zur Wirkung zu kommen, vorher an die Bakterienoberfläche gebunden werden müssen, so könnten vielleicht ähnliche Vorgänge, wie sie bei der Einwirkung von Phagen auf die Bakterienzelle festgestellt wurden, auch hier von Bedeutung sein. Von dem T-Phagen des Colibacillus wissen wir, daß er sich mit dem Ende seines Schwanzteiles auf bestimmten chemisch charakterisierten Punkten der Bakterienwand anheftet und daß dann, wenn man die chemische Substanz, die dafür verantwortlich ist, aus den Bakterien isoliert, der Phage auch mit den freien Teilchen des Stoffes in Bindung geht[4]. Wenn also die Substanz, welche für das Anhaften des Wirkstoffes, sei es nun wie hier ein Phage oder aber auch ein Antibioticum, notwendig ist, in der Hülle einer Bakterienart oder Generation fehlt, so könnte die Bindung mit dem hemmenden Stoff nicht mehr eintreten und das Bacterium wäre gegen ihn resistent. Auch hier würde es sich aber um eine konstitutionelle und von Zelle zu Zelle vererbbare Eigenschaft handeln, also um einen Vorgang, der in Parallele zu denen der Resistenz bei Menschen und Tieren steht.

Vielleicht können uns die Erfahrungen, welche wir über das Festwerden von Bakterien, also von Einzelzellen, gegen ein Medikament bzw. Antibioticum noch machen werden, auch einen Einblick in die Entstehung der Giftfestigkeit der Zellen im Organverband geben, soweit sie die Ursache für die Festigkeit derselben sind.

Anderer Art sind jedoch jene Vorgänge, welche dazu führen, daß ein bestimmtes Individuum, ein Mensch oder ein Tier, durch mehrfach wiederholte und vielleicht auch steigende Zufuhr von Giften allmählich eine Widerstandsfähigkeit gegen dieses Gift gewinnt, wobei sich die neu erworbene Eigenschaft nur auf die Somazellen beschränkt, während die Geschlechtszellen unbeeinflußt bleiben, so daß die erworbenen Eigenschaften auch nicht auf die Nachkommen übertragen werden. Hier handelt es sich also um Vorgänge, die in Parallele zu

---

[1] WELSCH 1953. [2] NEWCOMBE 1955. [3] SZYBALSKI und BRYSON 1955.
[4] WEIDEL 1955.

setzen sind zu den Phänomenen der Immunität, ohne daß es freilich so wie nach der Immunisierung mit lebenden oder toten Antigenen zur Bildung von Antikörpern kommt. Eine solche erworbene Widerstandsfähigkeit bezeichnen wir als Mithridatismus und trennen sie damit auch von den vorausgegangenen Phänomenen der Festigung.

Diese Bezeichnung ging in die Literatur über auf Grund der alten Berichte über Mithridates VI. von Pontus (mit dessen Hauptstadt Panticapaeum, dem heutigen Kertsch). Von ihm wird berichtet, daß er, der viele seiner nächsten Verwandten, in denen er Kronprätendenten vermutete, habe ermorden lassen, später, während seiner Angriffskriege gegen die Römer, aus Angst, er könne in die Hand des Feindes fallen, selbst Gift zu sich nahm, das aber nicht wirkte; denn, so behauptet man, die Gifte hätten dadurch ihre Wirksamkeit bei ihm verloren, daß er in vielen Jahren langsam steigende Dosen desselben zu sich genommen habe[1]. Ein Beispiel für derartige Vorgänge, welche auch gleichzeitig die Abgrenzung von den Phänomenen der Immunität klar hervortreten lassen, geben die Beobachtungen und Untersuchungen über die Gewöhnung an bestimmte Gifte von stechenden Insekten.

Es wird immer wieder die Beobachtung gemacht, daß die Haut von Menschen, die mehrfach von Bienen gestochen wurden, nur noch schwächer auf das Stachelgift reagiert, daß aber diese Unempfindlichkeit bei den Imkern im Frühjahr oft wieder abgeschwächt ist, um dann im Lauf des Jahres wieder anzusteigen[2]. Es ist weiterhin eine allgemeine Erfahrung, daß die Landbevölkerung in den an Stechmücken reichen Gegenden den reaktiven Folgen selbst massenhafter Stiche von Culex pipiens gegenüber recht unempfindlich geworden ist; ihre Kleinstkinder jedoch und ebenso die Ortsfremden sind durch die geschwollenen, geröteten und stark juckenden Reaktionen an den Stichstellen recht geplagt.

Daß diese erworbene Resistenz gegen die giftige Noxe sich nicht nach dem Schema der Immunisierung ausbildet, und daß auch nach mehrfacher Injektion keine Antikörper im Serum auftreten, ist für das Bienengift in eingehenden Untersuchungen festgestellt worden[3], während andererseits darüber, wie diese allmähliche Abstumpfung gegen den Reiz entsteht, und über ihre Reichweite bzw. spezifische Beschränkung wenig bekannt ist. Man wird diese Beobachtungen in Parallele setzen mögen mit der sich allmählich mehr und mehr verstärkenden Unempfindlichkeit des Morphinisten gegen das Alkaloid; doch ist auch dieser Zustand in seinem Entstehungsmechanismus nicht restlos geklärt. Man hat dann erwogen, daß in einem Körper, dem immer wieder solche pflanzlichen Gifte, die keinen Antigencharakter haben, oder die genannten Insektengifte, die keine immunisierenden Toxine sind, zugeführt werden, Fermente gebildet werden könnten, welche die Noxe rasch abbauen. Doch ist über diese Fermente und die vielfach postulierten Abwehrfermente wenig bekannt.

Das gegenteilige Verhalten eines Organismus, nämlich eine besondere Empfindlichkeit gegen das Gift, könnte dann vielleicht auf einem besonderen Mangel an solchen zerstörenden Stoffen und Fähigkeiten des Körpers beruhen, ein Zustand, der dann aber wohl als ein konstitutionell angeborener aufzufassen wäre. Die eingehende Behandlung dieser Vorgänge gehört gewohnheitsgemäß mehr in den Bereich der Pharmakologie.

Literatur.

Allison, A. C.: Protection afforded by sickle-cell trait against subtertian malarial infection. Brit. Med. J. **1954**, 290. — Andrewes, C. H.: Leeuwenhoek lecture; place of viruses in nature. Proc. Roy. Soc. Lond., Ser. B **139**, 313 (1952). ∼ The common cold. Brit. Med.

[1] Burckhardt 1955. [2] Martini 1946. [3] Anton 1944.

Bull. **9**, 206 (1953). — ANDREWES, C. H., D. CHAPRONIÈRE, A. GOMPELS, H. PEREIRA and A. RODEN: Propagation of Common-cold virus in tissue cultures. Lancet **1953**, 546. — ANDREWES, C. H., A. ISAACS and B. P. MARMION: Neutralising action of human nasal secretions on neurotropic influenza virus. Brit. J. Exper. Path. **35**, 264 (1954). — ANDREWES, C. H., J. E. LOVELOCK and T. SOMMERVILLE: An experiment on the transmission of colds. Lancet **1951**, 25. — ANTON, H.: Bienengift und Immunität. Z. Immun.forsch. **105**, 241 (1944). — ARMSTRONG, CH.: Experimental lymphocytic choriomeningitis of monkeys and mice produced by a virus encountered in studies of the 1933 St. Louis Encephalitis epidemic. Publ. Health Rep. **49**, 1019 (1934). — ASCHOFF, L.: EHRLICHS Seitenkettentheorie und ihre Anwendung auf die künstlichen Immunisierungsprozesse. Jena: Gustav Fischer 1902. — AUHAGEN, H., W. DITTRICH u. G. HÖHNE: Untersuchungen über die Entstehung chemoresistenter Varianten bei Escherichia coli. Z. Hyg. **140**, 511 (1955).

BADER, R.-E.: Die Epidemiologie des Paratyphus C. Verh. naturhist.-med. Ver. Heidelberg **19**, H. 3, 29 (1945). — BALTAZARD, M., B. SEYDIAN, CA. MOFIDI, M. BAHMANYAR et R. POURNAKI: Sur la résistance à la peste de certaines espèces de rongeurs sauvages. Ann. Inst. Pasteur **85**, 411 (1953). — BANDI, H.-G., u. J. MARINGER: Kunst der Eiszeit. Basel: Holbein-Verlag 1952. — BANG, F.: Synergistic action of hemophilus influencae suis and the swine influenza virus on the chick embryo. J. of Exper. Med. **77**, 7 (1943). — BELL, A.: Physiological factors associated with genetic resistance to fowl typhoid. J. Inf. Dis. **85**, 154 (1949). — BENNETT, C. W.: Advances in virus research. Interactions between virus and virus strains. Bd. 1, S. 39. 1953. — BERGHAUS, W.: Gibt es eine erbliche Tuberkulosedisposition? Z. Hyg. **117**, 757 (1936). — BETKE, K., A. SCHUBOTHE u. O. VIVELL: Beobachtungen zu Krankheitsbild, Pathogenese und Ätiologie der akuten erworbenen hämolytischen Anämie (LEDERER-BRILL). Klin. Wschr. **1953**, 373. — BIELING, R.: Untersuchungen über die veränderte Agglutininbildung mit Ruhrbazillen vorbehandelter Kaninchen. Z. Immun.forsch. **27**, 246 (1919). ~ Tuberkulose und Ernährung. I. Z. Hyg. **101**, 442 (1924). ~ Tuberkulose und Ernährung. II. Z. Hyg. **102**, 568 (1924). ~ Unterernährung und Infektion. Dtsch. med. Wschr. **1927**, 182, 228. ~ Herdinfektion und Immunität. Verh. dtsch. Ges. inn. Med. **1930**, 438, 451. ~ Experimentell erzeugte chronische Infekt-Arthritiden. Rheumaprobleme, Bd. 2. 1931. ~ Gestaltungsfaktoren der Tuberkulose. Beitr. Klin. Tbk. **86**, 501 (1935). ~ Experimentelle Untersuchungen über Amöbenruhr. Arch. Schiffs- u. Tropenhyg. Beih. 2, **39**, 7 (1935). ~ Entstehung und biologische Bekämpfung typischer Infektionskrankheiten, S. 53. Leipzig: Johann Ambrosius Barth 1937. ~ Untersuchungen über ein neurotropes Virus. Zbl. Bakter. I Orig. **140**, 154 (1937). ~ Erkrankungen durch Paratyphus C-Bazillen. Erfahrungen aus der Ukraine, aus Serbien und Kroatien. Dtsch. Mil.arzt **9**, H. 8 (1944). ~ Die biologische Infektionsabwehr des menschlichen Körpers. Wien: Franz Deuticke 1948. — BIELING, R., u. H. HEINLEIN: Die Grippe, S. 106. Leipzig: Johann Ambrosius Barth 1949. — BIELING, R., u. L. OELRICHS: Übergang bakterieller Toxine in das Gehirn. Z. Hyg. **120**, 103 (1937). ~ Untersuchungen über die künstliche Streuung von Virusinfektionen. Zbl. Bakter. I Orig. **143**, 173 (1939). — BIELING, R., u. G. POETSCHKE: Die Hodogenese virusbedingter Infektionen des Zentralnervensystems. In HENKE-LUBARSCH' Handbuch der speziellen pathologischen Anatomie, Bd. XIII/2. München: J. F. Bergmann 1955. — BIELING, R., u. O. SIEGMANN: Pseudogeflügelpest als Ursache menschlicher Konjunktivitis. Dtsch. med. Wschr. **1953**, 1037. — BLANK, H., L. L. CORRELL and T. F. SCOTT: Human skin grafted upon the chorioallantois of the chick embryo for virus cultivation. Proc. Soc. Exper. Biol. a. Med. **69**, 341 (1948). — BODIAN, D.: Poliomyelitis in an uninoculated rhesus monkey and in orally inoculated monkeys, receiving desoxypyridoxine. Amer. J. Hyg. **48**, 87 (1948). ~ Viremia in experimental poliomyelitis. Amer. J. Hyg. **60**, 339 (1954). — BOHM, K., u. W. TRÄNKLE: Grippe und Konstitution. Ärztl. Wschr. **1955**, 265. — BRANZ, L. M., E. HERTZBERGER and J. L. BINKHORST: Studies on the elimination of nonspezific inhibitors in sera against influenza viruses with the aid of filtrates of Vibrio cholerae. Antonie van Leeuwenhoek **19**, 309 (1953). — BRAUN, H.: Der Verwendungsstoffwechsel der Salmonellen als mikrobiologisches Problem. Progressus medicinae (Istanbul) **1**, 81 (1948). — BRAUN, H., u. C. S. CAHN-BRONNER: Über die synthetischen Fähigkeiten pathogener Bakterien und ihr biologisches Verhalten unter einfachen Ernährungsbedingungen. Zbl. Bakter. I Orig. **86**, 1 (1921). ~ Der Verwendungsstoffwechsel pathogener Bakterien. 1. u. 2. Mitt. Biochem. Z. **131**, 226 (1922). — BRAUNSTEINER, H., u. F. PAKESCH: Elektronenmikroskopische Untersuchung der Wirkung eines starken Plättchenagglutinins bei essentieller Thrombopenie auf normale Plättchen. Klin. Wschr. **1954**, 79. — BRIODY, B. A., W. A. CASSEL and M. A. MEDILL: Adaptation of influenza virus to mice. J. of Immun. **74**, 41 (1955). — BUCHELE, L., and C. DOWNS: Studies on pathogenesis and immunity in tularemia. II. Immune response of the white rat to Bact. Tularense. J. of Immun. **63**, 135 (1949). — BÜRGER: Altern und Krankheit. Leipzig 1947. — BURCKHARDT, J.: Konstantin, S. 71. Darmstadt 1955. — BURNET, F.: "smooth-rough" variation in bacteria in its relation to bacteriophage. J. of Path. **32**, 15 (1929). ~ Further observations on the nature of bacterial resistance to bacteriophage. J. of Path. **32**, 349 (1929). ~ Virus as organism. Cambridge. Mass.: Harvard Univ. Press 1946. ~

Virulence in animal viruse. Lancet **1954 II**, 559. — Burnet, F., and M. Fenner: The production of antibodies. London 1949. — Burnet, F. McFarlane: Myxomatosis as a method of biological control against the Australian rabbit. Amer. J. Publ. Health **42**, 1522 (1952). — Burtenshaw, J.: Self-Disinfection of the skin. Brit. med. Bull. **3**, 161 (1945).

Cairns, H. J. F.: Quantitative aspects of influenza virus multiplication. III. Average in liberation time. J. of Immun. **69**, 168 (1952). — Cairns, H. J. F., and M. Edney: Quantitative aspects of influenza virus multiplication. I. Production of "incomplete" virus. J. of Immun. **69**, 155 (1952). — Camerer, J. W.: Die endogenen Grundlagen der Kinderlähmung mit besonderer Berücksichtigung der Konstitution. In H. Kleinschmidt, Die übertragbare Kinderlähmung in Köln, 1938. Leipzig: S. Hirzel 1939. — Cannon, W., J. Lewis and S. Britton: Studies on the condititon of activity in endocrine glands. A lasting preparation of the denervated heart for detecting intend secretion, with evidence for accessory accelerative fibers from the thoracic sympathetic chain. Amer. J. Physiol. **77**, 326 (1926). — Carlé, R.: Die Tularämie und ihre Überträger in Südrußland. Zool. Jb., Abt. System., Ökol. u. Geogr. **1945**. — Carré: Zit. nach W. Geiger, Hundestaupe. In Gildemeister, Haagen u. Waldmann, Handbuch der Viruskrankheiten, Bd. II, S. 365. 1939. — Cavelti, Ph. A.: Experimentelle Studien über die Pathogenese des fieberhaften Rheumatismus. Schweiz. med. Wschr. **1948**, 83. — Chu, C. M.: The action of normal mouse serum on influenza virus. J. Gen. Microbiol. **5**, 739 (1951). — Clark, P.: Influence of nutrition in experimental infection. Ann. Rev. Microbiol. **4**, 343 (1950). — Clark, P., L. S. McClung, H. Pinkerton, W. H. Price, A. Schneider and W. Trager: Influence of nutrition in experimental infection. Bacter. Rev. **13**, 99 (1949). — Coons, A. H., E. H. Leduc and J. M. Connolly: Studies on antibody production. I. A method for the histochemical demonstration of specific antibody and its application to a study of the hyperimmune rabbit. J. of Exper. Med. **102**, 49 (1955).

Dalldorf, G.: Studies on the sparing effect of lymphocytic choriomeningitis on experimental poliomyelitis. I. Effect on the infectivity of monkeys tissues. J. of Immun. **37**, 245 (1939). — Dalldorf, G., S. M. Cohen and J. M. Coffey: Resistance induced by vaccinia virus to pertussis infection in mice. Federat. Proc. **6**, 425 (1947). — Dalldorf, G., and M. Douglass: Simultaneous distemper and lymphocytic choriomeningitis in dog spleen and the sparing effect on poliomyelitis. Proc. Soc. Exper. Biol. a. Med. **39**, 294 (1938). — Dalldorf, G., and H. E. Robinson: The sparing effect of canine distemper on poliomyelitis in macaca mulatta. J. of Exper. Med. **67**, 333 (1938). — Dalldorf, G., G. Sickles, H. Plager and R. Gifford: A virus recovered from the feces of "Poliomyelitis" patients pathogenic for suckling mice. J. of Exper. Med. **89**, 567 (1949). — Dalldorf, G., and E. Whitney: A further interference in experimental poliomyelitis. Science (Lancaster, Pa.) **98**, 477 (1943). Davies, W. L., W. L. Pond, S. C. Smith, A. F. Rasmussen jr., C. A. Elvehjem and P. F. Clark: The effect of certain amino acid deficiences on Lansing poliomyelitis in mice. J. Bacter. **64**, 571 (1952). — Dean, D.: Mouse encephalomyelitis immunologic studies of a non infected colony. J. of Immun. **66**, 347 (1951). — Deichgräber, K.: Die Epidemien und das Corpus hippocraticus. Abh. preuß. Akad. Wiss., Epidd. II, IV u. VI **1933**, Nr 3. — Demerec, M.: Origin of bacterial resistance to antibiotics. J. Amer. Med. Assoc. **138**, 993 (1948). — Derrick, F. H.: Epidemiology of Q-fever. J. of Hyg. **43**, 357 (1944). — Dettwiler, H., N. Hudson and O. Woolpert: The comparative susceptibility of fetal and postnatal guinea pigs, to the virus of epidemic influenza. J. of Exper. Med. **72**, 623 (1940). — Diakonus, P.: Die Geschichtsschreiber der deutschen Vorzeit, 3. Aufl., Bd. 15, S. 33, 34, 128 u. 129. Leipzig 1939. — Diehl, K.: Das Erbe als Formgestalter der Tuberkulose. Leipzig: Johann Ambrosius Barth 1941. ~ Tierexperimentelle Erbforschung bei der Tuberkulose. Beitr. Klin. Tbk. **97**, 333 (1942). ~ Die Anlage zur Lungentuberkulose. Biol. Zbl. **66**, 345 (1947). — Diehl, K. u. Fischer: Experimente über die Tuberkulose bei Kaninchen. Erbarzt 8, H. 5 (1940). — Doctor, V. M., and J. R. Couch: An unusual example of symbiosis in bacteria. Arch. of Biochem. a. Biophysics **51**, 530 (1954). — Doerr, R., u. M. Kon: Schieneninfektion, Schienenimmunisierung und Konkurrenz der Infektionen im ZNS beim Kaninchen. Z. Hyg. **119**, 679 (1937). — Doerr, R., u. S. Seidenberg: Die Konkurrenz von Virusinfektionen im Zentralnervensystem. Z. Hyg. **119**, 135 (1937). — Dold, H.: Vitalinhibition und Inhibitionsimmunität. Z. Immun.forsch. **107**, 196 (1950). — Dubos, R.: Effect of metabolic factors on the susceptibility of albino mice to experimental tuberculosis. J. of Exper. Med. **101**, 59 (1955). — Dubos, R., and C. Pierce: The effect of diet on experimental tuberculosis of mice. Amer. Rev. Tbc. **57**, 287 (1948).

Eagle, H.: The binding of penicillin in relation to its cytotoxic action. J. of Exper. Med. **100**, 103 (1954). ~ Penicillin binding by resistant variants. J. of Exper. Med. **100**, 103 (1954). — Ehrich, W. E.: Die zellulären Bildungsstätten der Antikörper. Klin. Wschr. **1955**, 315. — Evans, D. G., and F. T. Perkins: The ability of pertussis vaccine to produce in mice specific immunity of a type not associated with antibody production. Brit. J. Exper. Path. **35**, 322 (1954).

Faber, H. K., R. J. Silverberg and L. Dong: Poliomyelitis in Philippine cynomolgus monkey after simple feeding. Amer. J. Hyg. **48**, 94 (1948). — Fazekas de St. Groth, and

H. J. F. CAIRNS: Quantitative aspects of influenza virus multiplication. IV. Definition of constants and general discussion. J. of Immun. **69**, 173 (1952). — FAZEKAS DE ST. GROTH, and M. EDNEY: Heterologous interference. J. of Immun. **69**, 160 (1952). ~ Quantitative aspects of influenza virus multiplication. I. Production of "incomplete" virus. J. of Immun. **69**, 155 (1952). ~ II. Heterologous interference. J. of Immun. **69**, 160 (1952). — FENNER, F.: Classification of myxoma and fibroma virus. Nature (Lond.) **171**, 4352 (1953). — FENNER, F., I. D. MARSHALL and G. M. WOODROOFE: Studies in the epidemiology of infectious Myxomatosis of rabbits. J. of Hyg. **51**, 225 (1953). — FINDLAY, G. M.: Non-specific resistance against virus infections. J. Roy. Microsc. Soc. **68**, 20 (1948). — FINDLAY, G. M., and F. D. MACCALLUM: An interference phenomenon in relation to yellow fever and other viruses. J. of Path. **44**, 405 (1937). — FINTER, N. B., O. C. LIU and W. HENLE: Studies on host-virus interactions in the chick embryo-influenza virus system. J. of Exper. Med. **101**, 461 (1955).— FIX, N., J. W. HARNED and S. PELUSE: Borderline allergy: its relation to hyperplastic disease of the respiratory tract. Arch. of Otolaryng. **313**, 502 (1940). — FLAMM, H.: Übertragungsversuche bei abakteriellen fetalen Lungenveränderungen. Mikroskopie (Wien) **8**, 386 (1953). ~ Abakterieller proliferativer Desquamativkatarrh der Lunge bei menschlichen Feten. Klin. Wschr. **1954**, **364**. ~ Untersuchungen über diaplazentare Übertragung des Coxsackie-Virus. Schweiz. Z. Path. u. Bakter. **18**, 16 (1955). — FORTNER, J.: Über konstitutionell und erblich bedingte Resistenz gegen Schweinerotlauf. Berl. u. Münch. tierärztl. Wschr. **1949**, 37. — FOSTER, CL., J. H. JONES, W. HENLE and S. A. BRENNER: Nutrition and Poliomyelitis. J. Inf. Dis. **85**, 173 (1949). — FOX, N., and G. LIVINGSTON: Role of allergy in the epidemiology of the common cold. Arch. of Otolaryng. **49**, 496, 575 (1949). — FRANK, E., J. FINE and L. PILLEMER: Serum Properdin levels in hemorrhagic shock. Proc. Soc. Exper. Biol. a. Med. **89**, 223 (1955). — FRIEDRICH-FREKSA, H.: Neuere Ergebnisse der Virusforschung. 61. Kongr. der Dtsch. Ges. für inn. Med., Wiesbaden 1955. — FUNABASHI, T.: Inhibition of the experimental vaccinial infection of rabbits' skin by homologous inactivated virus. Jap. J. of Exper. Med. **23**, 231 (1953).

GAYDUSEK, D. C., M. ROBBINS and P. ROBBINS: Diagnosis of Herpes simplex infections by the complement fixation test. J. Amer. Med. Assoc. **149**, 235 (1952). — GÖNNERT, R.: Virusmorphologie und Virusvermehrung. Zbl. Bakter. I Orig. **160**, 124 (1954). — GOLLAN, F.: Effect of thyronin on mouse susceptibility to poliomyelitis. Proc. Soc. Exper. Biol. a. Med. **67**, 362 (1948). — GOODPASTURE, E. W., and K. ANDERSON: Immunity to fowlpox studied by means of skin grafts on chorioallantois of chick embryo. Arch. of Path. **30**, 212 (1940). — GOTTRON, H.: Der personelle Faktor bei Hautkrankheiten. In Indiv. Pathologie. Herausgeg. von C. ADAMS u. F. CURTIUS. Jena: Gustav Fischer 1939.— GOTTSCHEWSKI, G. H. M. u. FISCHER: Naturwiss. **1939**. ~ Erbliche Forsch. **2**, 370 (1948). — GRÄUMANN, E.: Immunreaktion und Immunität bei Pflanzen. Schweiz. Z. Path. u. Bakter. **7**, 407 (1944). — GRAY, M. L., CH. SINGH and F. THORP: Abortion stillbirth, early death of young in rabbits by Listeria monocytogenes, II. Oral exposure. Proc. Soc. Exper. Biol. a. Med. **89**, 169 (1955). — GREGG, MCA. N.: Congenital cataract following german measles. Trans. Ophthalm. Soc. Australia **3**, 35 (1941). — GRELL: Die russische Steppenpest. In Erdkunde, Bd. II, S. 230. 1948. — GROTE, L.: Die Diätetik des alternden und belasteten Menschen. Nauheimer Fortbild.lehrg. **17**, 70 (1951). — GRÜNEBERG: The genetics of the mouse. Den Haag: Mart. Nijhoff 1952. — GRUMBACH, A.: Der erbliche Einfluß auf Überlebensdauer, Organlokalisation und Manifestation im Tuberkuloseversuch. Schweiz. Z. Path. u. Bakter. **12**, 614 (1949).

HAAS, V. H.: Some relationships between lymphocytic choriomeningitis (LCM) virus and mice. J. Inf. Dis. **94**, 187 (1954). — HABS, H.: Um den geschichtlichen Sinn der Pest des Thukydides. Münch. med. Wschr. **1944**, 288. ~ Über die Begriffe Nosos (Krankheit) und Loimos (Seuche) bei Thukydides. Z. Hyg. **129**, 270 (1949). — HADLEY, PH.: Parallelism between serologic and bacteriophagic response in B. typhosus and certain avian paratyphoids. Proc. Soc. Exper. Biol. a. Med. **23**, 443 (1926). — HAHNEFELD, H.: Ergebnisse von Fütterungsversuchen von Tieren mit Listeria monocytogenes. Prophylaxe **1**, 164 (1954).— HAMMOND, C. W., M. TOMPKINS and C. PH. MILLER: Studies on susceptibility to infection following ionizing radiation. J. of Exper. Med. **99**, 405 (1954). — HARDERS, H.: Zur Frage der Autoantikörper. Klin. Wschr. **1954**, 770. — HARFORD, C. G., V. LEIDLER and M. HARA: Effect of the influenza viral lesion on resistance of mice to inhaled pneumococci. J. of Exper. Med. **89**, 53 (1949). — HAUROWITZ, F.: Chemistry and biology of proteins. New York: Academic Press 1950. — HEIDELBERGER, M.: Bildung, Messung und Dauer der Antikörper nach Immunisierung von Menschen. Angew. Chem. **66**, 403 (1955). — HEINBECKER, P., and E. I. M. IRVINE-JONES: Susceptibility of Eskimos to the common cold and a study of their natural immunity to diphtheria, scarlet fever and bacterial filtratss. J. of Immun. **15**, 395 (1928). — HEINMETZ, F.: Studies with the electron microscope on the interaction of red cells and influenza virus. J. Bacter. **55**, 823 (1948). — HENLE, W.: Studies of host-virus interactions in the chick embryo-influenza virus system. I. Adsorption and recovery of seed virus. J. of Exper. Med. **90**, 1 (1949). ~ Interference phenomena between animal viruses: A review.

J. of Immun. 64, 203 (1950). — HEPPLESTON, A. G.: Quantitative air-borne tuberculosis in the rabbit. J. of Exper. Med. 89, 597 (1949). — HESS: Scurvy past and present. Philadelphia 1920. — HIRSZFELD, L.: Über die Konstitutionsserologie im Zusammenhang mit der Blutgruppenforschung. Erg. Hyg. 8, 367 (1926). — HOLTMAN, F.: The effect of thiouracil and thyroactive substances on mouse susceptibility to poliomyelitis virus. Science (Lancaster, Pa.) 104, 50 (1946). — HOSKINS, M.: A protective action of neurotropic against viscerotropic yellow fever in macacus rhesus. Amer. J. Trop. Med. 15, 675 (1935). — HUEBNER, R. J.: Symposion on viral and rickettsial diseases; rickettsial pox and Q-fever. Bacter. Rev. 14, 245 (1950). — HUPPERT, M., and J. CAZIN jr.: Pathogenesis of Candida albicans infection following Antibiotica Therapy. II. Further Studies of the effect of antibiotics in the in vitro growth of Candida albicans. J. Bacter. 70, 435 (1955). — HUPPERT, M., J. CAZIN jr. and H. SMITH jr.: Pathogenesis of Candida albicans infection following antibiotic therapy. III. The effect of antibiotics on the incidence of Candida albicans in the intestinal tract of mice. J. Bacter. 70, 440 (1955).

JIROVEC, O., u. J. JIRA: Versuch einer einheitlichen Auffassung der Epidemiologie und Pathogenese der Toxoplasmose. Zbl. Bakter. I Orig. 161, 521 (1954). — JONES, J. H., CL. FOSTER and W. HENLE: Reaktion von Mäusen auf den Poliomyelitis-Titer bei Ernährungsmangel. Med. Mschr. 9, 422 (1947). ~ Effect of oxythiamine on infection of mice with the Lansing strain of Poliomyelitis virus. Proc. Soc. Exper. Biol. a. Med. 69, 454 (1948). — JORES, A.: Physiologie und Pathologie der 24-Stunden-Rhythmik des Menschen. Erg. inn. Med. 48, 574 (1935).

KALTER, S. S., H. J. SMOLIN, J. M. MCELHANEY and J. TEPPERMAN: Endocrines and their relation to influenza virus infection. J. of Exper. Med. 93, 529 (1951). — KALTER, S. S., D. C. STUART jr. and J. TEPPERMAN: Alterations in rate of influenza virus proliferation produced by growth hormone and testosterone. Proc. Soc. Exper. Biol. a. Med. 74, 605 (1950). — KALTER, S. S., and J. TEPPERMAN: Influenza virus proliferation in hypoxic mice. Science (Lancaster, Pa.) 115, 621 (1952). — KAUFFMANN, F.: Die Bakteriologie der Salmonellagruppe. Kopenhagen: E. Munksgaard 1941. ~ Enterobacteriaceae. Kopenhagen: E. Munksgaard 1951.— KILBOURNE, E. D.: Prolongation of survival time and suppression of inflammation in chick embryos infected with influenza B virus. J. of Immun. 74, 57 (1955). — KLIMA, R., u. J. BEYREDER: Zum Problem der Antikörperbildung im lymphatischen Apparat. Wien. klin. Wschr. 1955, 714. — KLOSE, A.: Über die Entwicklung der Heteroagglutinine und des Grippehemmstoffes des menschlichen Serums. Inaug.-Diss. Marburg 1949. — KOLLE, W., u. R. PRIGGE: Untersuchungen über die immunbiologischen Verhältnisse im Spätstadium der experimentellen Kaninchensyphilis, Arbeiten aus dem Staatsinstitut für experimentelle Therapie und dem Georg Speyer-Hause zu Frankfurt a. M., H. 26, S. 11, 1932. — KRAFT, G.: Der Urmensch als Schöpfer, 2. Aufl. Tübingen 1948. — KRAMAR, E.: Untersuchungen über die Immunbiologie der Lungenentzündungen. Ein Versuch zur einheitlichen Betrachtung der Säuglings- und Kinderpneumonie. Arch. Kinderheilk. 94, 81 (1931). — KRAUTER, ST.: Zur Pathogenese der erworbenen hämolytischen Anämie. Acta neurovegetativa (Wien) 11 (1955). — KREPLER, P., u. H. FLAMM: Die Listeriose. Erg. inn. Med. Kinderheilk. (im Druck). KRISHNAMURTHY, V. N.: Das Schicksal der Bakterien auf den oberen Luftwegen immunisierter Tiere. Arch. f. Hyg. 114, 121 (1935). — KÜHN: Über eine Genwirkstoffkette der Pigmentbildung bei Insekten. Nachrichten Akad. Wiss. Göttingen 1941. ~ Die Felsbilder Europas. Stuttgart: Kohlhammer 1952. — KÜSTER u. KRÖNING: Arb. Inst. exper. Ther. 33, 38 (1938).

LASSEN, H. C. A.: Experimental studies on the course of paratyphoid infections in avitaminotic rats with special reference to vitamin A deficiency. Kopenhagen: Levin u. Munksgaard 1931. ~ Die Bedeutung der Vitamine für den Verlauf von Infektionen. Z. Immun.forsch. 73, 221 (1932). — LAUDA, E.: Cortison und ACTH. Klin. Med. (Wien) 8, 193, 241 (1953). — LEDERBERG, J.: Streptomycin resistance: A genetically recessive mutation. J. Bacter. 61, 549 (1951). — LEDERBERG, J., u. E. M. LEDERBERG: Replica plating and indirect selection of bacterial mutants. J. Bacter. 63, 399 (1952). — LEDINKO, N., and J. L. MELNICK: Interference between poliomyelitis viruses in tissue culture. J. of Exper. Med. 100, 247 (1954). — LEDUC, E. H., A. H. COONS and J. M. CONNOLLY: Studies on antibody production. II. The primary and secondary responses in the popliteal lymph node of the rabbit. J. of Exper. Med. 102, 61 (1955). — LEFTWICH, W., and C. MIRICK: Influence of pyridoxine in the period after the inoculation of virus. J. of Exper. Med. 89, 155 (1949). ~ Influence of pyridoxine administered in the period before as well as after the inoculation of virus. J. of Exper. Med. 89, 175 (1949). — LEIBER: Altersbiologie des akuten Rheumatismus, S. 73. Stuttgart: Theodor Steinkopff 1952. — LETTERER, E.: Beiträge zur Pathogenese der Bacillenruhr. Virchows Arch. 312, 673 (1944). ~ Pathologisch-anatomische Beobachtungen bei urethanbehandelten Erkrankungen. Klin. Wschr. 1948, 385. — LINDAU, A.: Studies on various responses to pneumococcal infections especially lobar pneumonia. Acta path. scand. (Københ.) 10, 1 (1933). — LÖFFLER u. FROSCH: Berichte der Kommission zur Erforschung der Maul- und Klauenseuche bei dem Institut für Infektionskrankheiten in Berlin. Dtsch. med. Wschr. 1898, 80. — LONGSWORTH, L., and D. MACINNES: An electrophoretic study of nephrotic sera and urine. J. of Exper. Med. **71**, 77 (1940). — LÜERS, T.: Zur Genetik der Resistenz bei Krankheitserregern. Die Ursachen der Sulfonamid- und Penicillinresistenz. Ärztl. Forsch. **1947**, 261. — LUKENS: Medical uses of cortisone, S. 401. New York u. Toronto: Blakiston & Comp. 1954. — LURIA, S. E., and M. DELBRÜCK: Interference between inactivated bacterial virus and active virus of same strain and of different strain. Arch. of Biochem. **1**, 207 (1942). — LURIE, M. H.: Heredity constitution and tuberculosis; experimental study. Am. Rev. Tbc. Suppl. **44**, No 3 (1941).

MAGNUS, P. v.: Propagation of PR 8 strain of influenza A virus in chick embryos. Influence of various experimental conditions on virus multiplication. Acta path. scand. (Københ.) **28**, 250 (1951). ~ Propagation of PR 8 strain of influenza A virus in chick embryos. Formation of incomplete virus following inoculation of large doses of seed virus. Acta path. scand. (Københ.) **28**, 278 (1951). ~ Propagation of PR 8 strain of influenza A virus in chick embryos. Properties of incomplete virus produced in serial passages of undiluted virus. Acta path. scand. (Kobenh.) **29**, 157 (1951). ~ Propagation of PR 8 strain of influenza A virus in chick embryos. Studies of the factors involved in the formation of "incomplete" virus upon serial passage of undiluted virus. Acta path. scand. (Københ.) **30**, 311 (1952). — MAGRASSI, F.: Studii sull'infezione e sull'immunità da virus erpetico. Z. Hyg. **117**, 501, 573 (1936). — MANNHEIMER, E., E. E. REIMER u. E. WINDHAGER: Immunothrombopenie mit akutem Verlauf. Wien. Z. inn. Med. **1954**, 493. — MARCHIONINI, A.: Säuremantel der Haut und Bakterienabwehr. Klin. Wschr. **1938**, 1831. — MARTINI, E.: Lehrbuch der medizinischen Entomologie, 3. Aufl., S. 312, 327 u. 338. Jena: Gustav Fischer 1946. — MCCREA, J. F.: Non specific serum inhibition of influenza haemagglutination. Austral. J. Exper. Biol. a. Med. Sci. **24**, 283 (1946). MEDEWAR, P. B., and R. BILLINGHAM: Actively acquired tolerance of foreign cells. Nature (Lond.) **172**, 4376 (1953). — MEHL, W.: Actinomycose der Haut in individuell pathologischer Betrachtung. Dtsch. med. Wschr. **1949**, 706. — MELNICK, J. L., and H. MAGNUS: Comparative susceptibility of cynomolgus and other monkey species to poliomyelitis virus by the intracerebral and oral routes. Amer. J. Hyg. **48**, 107 (1948). — MELNICK, L., N. LEDINKO, S. KAPLAN and L. KRAFT: Ohio strains of a virus pathogenic for infant mice (Coxsackie group). Simultaneous occurrence with poliomyelitis virus in patients with "summer grippe". J. of Exper. Med. **91**, 185 (1950). — MENKIN, V.: Newer concepts of inflammation. Illinois: Ch. C. Thomas 1948. — MILLER, E. M., and W. F. GOEBEL: Studies on bacteriophage. I. The relationship between the somatic antigens of shigella sonnei and their susceptibility to bacterial viruses. J. of Exper. Med. **90**, 225 (1949). — MLCZOCH, F.: Pilzerkrankungen in der inneren Medizin. Wien. klin. Wschr. **1955**, 537. — MOHR, W.: Handbuch der inneren Medizin, 4. Aufl., Bd. I/1, S. 795. Berlin: Springer 1950. — MOOLTEN, S. E., and E. CLARK: Viremia in acute hemolytic anemia and in autohemagglutination. Arch. Int. Med. **89**, 270 (1952). — MOORE, R., W. BRASS and H. FOY: Sickling and malaria. Brit. Med. J. **1954**, 630. — MORGAN, TH. E., S. H. WANZER and D. T. SMITH: The effect of cortisone and streptomycin on experimentally induced pulmonary tuberculosis in rabbits. J. Bacter. **67**, 257 (1954). ~ The effect of corticotropin (ACTH) and streptomycin on experimentally induced pulmonary tuberculosis in rabbits. J. Bacter. **67**, 264 (1954). — MORGENROTH, J., u. L. ABRAHAM: Depressionsimmunität bei intravenöser Superinfektion mit Streptokokken. Z. Hyg. **94**, 163 (1921). — MORITSCH, H.: Experimentelle Diagnostik bei KAPOSIscher Eruption. Hautarzt **5**, 220 (1954). — MRUGOWSKY, J.: Über fossile Bakterien aus dem Mitteleozaen des Geiseltales. Novo Acta Leopoldina. N. F. **3**, 597 (1936). — MÜLLER, A.: Eine epidemisch auftretende Erkrankung des Nervensystems auf Nauru. Arch. Schiffs- u. Tropenhyg. **14**, 535 (1910). — MYERS, K., I. D. MARSHALL and F. FENNER: Studies in the epidemiology of infectious myxomatosis of rabbits. J. of Hyg. **52**, 337 (1954).

NAGANO, Y., I. SAWA, S. FURUNO and T. FUNABASHI: Influence du virus inactivé sur l'infection par le même virus. Jap. J. of Exper. Med. **20**, 401 (1949). — NAGEL, H. C.: Das Verhalten des Maul- und Klauenseuchevirus in neugeborenen Laboratoriumstieren. Zbl. Bakter. I Orig. **159**, 40 (1952). ~ El comportamiento del virus aftose en animales lactantes de diferentes especies. Gaceta Veterinaria Nr 76 (**1952**). — NARR, K. J.: Historia mundi, Bd. II, S. 66ff. München: L. Lehnen 1953. — NEWCOMBE, H. B.: Spontaneous and induced mutations to drug resistance in Escherichia coli. Origins of resistance to toxic agents, S. 4. New York: Academic Press 1955. — NÖRLUND, P.: Wikingersiedlungen in Grönland, ihre Entstehung und ihr Schicksal. Leipzig 1937. — NURMIKKO, V.: Symbiosis experiments concerning the production and biossynthesis of certain amino acids and vitamins in association of lactic acid bacteria. Ann. Acad. Sci. fenn., Ser. A **54**, 7 (1954).

O'DELL, TH. B., H. M. WRIGHT and R. N. BIETER: Chemotherapeutic activity of nucleic acids and high protein diets against the infection caused by the MM virus in mice. J. of Pharmacol. **107**, 232 (1953). — ØRSKOV, J., K. A. JENSEN u. K. KOBAYASHI: Studien über Breslauinfektion der Mäuse speziell mit Rücksicht auf die Bedeutung des Reticuloendothelialgewebes. Z. Immun.forsch. **55**, 34 (1928). — ØRSKOV, J., u. H. C. A. LASSEN: Die Bedeutung der Größe der primären Infektionsdosis bei einigen natürlichen Infektionen. Z. Immun.forsch.

67, 137 (1930). — ØRSKOV, J., u. O. MOLTKE: Studien über den Infektionsmechanismus bei verschiedenen Paratyphusinfektionen von weißen Mäusen. Z. Immun.forsch. 59, 357 (1928). — ØRSKOV, J., u. A. SCHMIDT: Verlauf der experimentellen Ratinininfektion bei Mäusen mit Versuchen einer Metallsalztherapie ad modum Walbum. Z. Immun.forsch. 55, 69 (1928). — OVERMAN, J. R.: Antibody response of suckling mice to mumps virus. J. of Immun. 73, 244 (1954).

PAGE, L.: Thukidides description of the Great Plague at Athene. Classical Quart. 3 (1953). PATRICK, F.: Susceptibility to typhus of rats on deficient diets. Amer. J. Publ. Health 38, 676 (1948). — PAUL, J., and H. D. FREESE: An epidemiological and bacterial study of the "Common Cold" in an isolated arctic community Spitzbergen. Amer. J. Hyg. 17, 517 (1933). — PAUL, J., J. RIORDAN and L. KRAFT: Antibody patterns in North Alaskan Eskimos. J. of Immun. 60, 695 (1951). — PAULING, L.: Theory of structure and process of formation of antibodies. J. Amer. Chem. Soc. 62, 2643 (1940). — PAULING, L., D. H. CAMPBELL and D. PRESSMANN: The nature of the forces between antigen and antibody and of the precipitation reaction. Physiologic. Rev. 23, 203 (1943). — PAVLITZEK, R.: Zwei Fälle von Maul- und Klauenseuche beim Menschen durch Tierversuch nachgewiesen. Münch. med. Wschr. 1951, 1269. — PENSO, G.: Le cycle de développement d'un mycobactériophage dans sa cellule hôte. VI. Internationaler Kongreß für Mikrobiologie. Rom 1953. — PFAUNDLER, M. v.: Über das Geschlechtsverhältnis beim frühen Erkranken und Sterben. Münch. med. Wschr. 1942, 115. — PILLEMER, L.: The properdin system and immunity. Science (Lancaster, Pa.) 120, 279 (1954). — PILLEMER, L., M. D. SCHOENBERG, L. BLUM and L. WURZ: Properdin system and immunity. II. Interaction of the properdin system with polysaccharides. Science (Lancaster, Pa.) 122, 545 (1955). ~ Dtsch. med. Wschr. 1954, 1771; 1955, 1748, 1751. — PISCHINGER, A.: Organisation und Bedeutung des Bindegewebes im Körper. Wien. klin. Wschr. 1955, 554. — POETSCHKE, G.: Zur Theorie provozierender und disponierender Faktoren bei der Poliomyelitis. Klin. Wschr. 1956. — POND, W. L., W. L. DAVIES, S. C. SMITH, C. A. ELVEHJEM, A. F. RASMUSSEN jr. and P. F. CLARK: The influence of amino acid deficiences an Theiler's GD VII. Encephalomyelitis of mice. J. Bacter. 64, 583 (1952). — POTEL, J.: Über die diaplazentare Übertragung von Listeria infantiseptica. Wiss. Z. M. Luther-Univ. Halle-Wittenberg. 2, H. 1 (1952/53). ~ Ätiologie der Granulomatosis infantiseptica. Wiss. Z. M. Luther-Univ. Halle-Wittenberg. 3, H. 2 (1953/54). — PREUSS, K. TH.: Lehrbuch der Völkerkunde, 2. Aufl. Stuttgart: Thurnwald 1939.

RAETTIG, H.: Untersuchungen zur Immunität und Serologie der Influenza. Zbl. Bakter. I Orig. 152, 159 (1947). — RAMON, G., et E. LEMÉTAYER: Immunité antitétanique naturellement acquise chez les animaux des espèces bovine, ovine et caprine. Presse méd. 1933, 522. ~ Sur l'immunité antitétanique naturellement acquise chez quelques espèces de ruminants. Presse méd. 1934, 901. — RATZEL, FR.: Anthropogeographie. 2. Aufl. (1899). — REISETBAUER, E., u. O. BRAUN: Beitrag zur interstitiellen plasmacellulären Pneumonie. Österr. Z. Kinderheilk. 11, 286 (1955). — RICH, A., and C. MCKEE: A study of the character and degree of protection afforded by the immune state independently of the leucocytes. Bull. Johns Hopkins Hosp. 54, 277 (1934). — RICKARD and FRANCIS: The demonstration of lesions and virus in the lungs of mice receiving large intraperitoneal inoculations of epidemic influenza virus. J. of Exper. Med. 67, 953 (1938). — RIEGELE, L.: Über die mikroskopische Innervation der Milz. Z. Zellforsch. 9, 511 (1929). ~ Beitrag zur Kenntnis des Scheidenplasmodiums im autonomen Nervensystem. Z. Zellforsch. 15, 374 (1932), siehe Abb. 16 der Arbeit. — ROBERTS, R. B., and M. SANDS: The influence of vitamin B 12 on the growth of bacteriophage T 4 r. J. Bacter. 58, 711 (1949). — ROBERTSON, O. H., COGGENSHALL and TERRELL: Experimental pneumococcus lobar pneumonia in the dog. J. Clin. Invest. 12, 433, 467 (1933). — ROBERTSON, O. H., M. HAMBURGER and L. A. GREGG: On the nature of bacteremia in experimental pneumococci pneumonia in the dog. J. of Exper. Med. 97, 283 (1953). — ROGGE, K.: Über die Bedeutung schädigender Umwelteinflüsse für den Krankheitsverlauf der Diphtherie im Kindesalter. Z. Kinderheilk. 66, 6 (1948). — RUDDER, B. DE: Die akuten Zivilisationsseuchen. Leipzig: Georg Thieme 1934. ~ Über sogenannte kosmische Rhythmen beim Menschen. Leipzig 1937. — RUFFER, M. A.: Remarks on the histology and pathological anatomy of Egyptian mummies. Cairo Sci. J. 4, 3 (1910). ~ On arterial lesions found in Egyptian mummies. J. of Path. 15, 453 (1911).

SABIN, A. B., and P. K. OLITSKY: Age of host and capacity of equine encephalomyelitic viruses to invade the CNS. Proc. Soc. Exper. Biol. a. Med. 38, 597 (1938). — SABIN, A.: Constitutional barriers to involvement of nervous system by certain viruses with special reference to role of nutrition. J. of Pediatr. 19, 596 (1941). — SABIN, A., and C. DUFFY: Nutrition as factor in development of constitutional barriers to involvement of nervous system by certain viruses. Science (Lancaster, Pa.) 91, 552 (1940). — SARRE, H., u. K. ROTHER: Autoantikörper in der Nierenpathologie. Klin. Wschr. 1954, 410. — SASLAW, S., H. WILSON, CH. DOAN, O. WOOLPERT and J. SCHWAB: Reactions of monkeys to experimentally induced streptococcus hemolyticus. J. of Exper. Med. 84, 263 (1946). — SCHÄFER, W.: Scharlachdisposition und Lebensalter. Zbl. Bakter. I Orig. 159, 48 (1952). ~ Geschlechtsdisposition bei Scharlach. Zbl. Bakter. I Orig. **159**, 56 (1952). — SCHMIDT, W.: In A. RANDAS Handbuch der Weltgeschichte, Bd. I, S. 63—90. Olten u. Freiburg i. Br.: O. Walter 1954. — SCHMIDT, W., u. K. JETTMAR: In A. RANDAS Handbuch der Weltgeschichte, Bd. I, S. 342 bis 347. Olten u. Freiburg i. Br.: O. Walter 1954. — SCHNEIDER, H.: Nutrition of the host. II. The dietary effect as conditioned by the heterogenity of the test pathogen population J. of Exper. Med. **84**, 305 (1946). ~ Nutrition of the host and natural resistance to infection (the capability of the double strain inoculation test to reveal genetically determined difference in natural resistance to infections. J. of Exper. Med. **89**, 529 (1949). — SCHNITZER, R., and J. GODDARD: Benzinvergiftung und natürliche Resistenz gegen intracutane Streptokokkeninfektion. J. of Immun. **46**, 133, 143 (1943). — SCHÖNE, G.: Über die genetischen Grundlagen der Laboratoriumsarbeit mit Inzuchtstämmen. Transplantationen auf genetischer Basis. Zbl. Bakter. I Orig. **162**, 487 (1955). — SCHOOP, G.: Zit. nach HARTWIGK Dtsch. tierärztl. Wschr. **1946**, 42. — Briefliche Mitteilung vom 11. Juli 1955. SCHOOP, G., K. H. WAGNER u. P. MINNERS: Der Vitamin A-Mangel als prädisponierender Faktor für die Kükencokzidiose. Mh. Tierheilk. **6**, 154 (1954). — SCHÜRMANN: Die anatomischen Befunde bei den in Lübeck verstorbenen Säuglingen. Zbl. Gynäk. **1931**, 2190. — SCHÜTZLER, G.: Die Enteritisbakterieninfektion als Komplikation bei inneren Krankheiten des Pferdes. Dtsch. tierärztl. Wschr. u. Tierärztl. Rdsch. **81** (1943). — SCHULTZE, H. E.: Über die BEHRINGschen Diphtherie- und Tetanus-Antitoxine. Angew. Chem. **66**, 396 (1955). — SCHWARTZ, PH.: Der Einfluß der Allergie auf die Tuberkulose. Schweiz. med. Wschr. **1936**, 874. — SCHWARTZER, K.: Biologische Infektionsabwehr im Kindesalter. Med. Klin. **1941**, 322. — SEELIGER, H.: Antigenverwandtschaft zwischen Shigella flexneri Typ 5 und einer neuen Escherichia coli-0-Gruppe. Zbl. Bakter. I Orig. **163**, 7 (1955). — SEELIGER, H., F. JUNG, G. LINZENMEIER u. H. ODENTHAL: Die Listeriose beim Menschen. Dtsch. med. Wschr. **1952**, 583. — SEISER, A., K. H. DOMBROWSKY u. R. BIELING: Untersuchungen über lokale Infektionsabwehr. Arch. f. Hyg. **120**, 166 (1938). SENGUPTA, S. R., and J. W. HOWIE: Diet and resistance to experimental tuberculosis in mice. Brit. J. Nutrit. **2** (1948/49). — SERSANSIE, H.: Zur Klinik der Soormykosen. Diss. Breslau 1940. — SHECHMEISTER, I., L. PAULISSEN and M. FISHMAN: Sublethal total body radiation and susceptibility of mice to Salmonella enteritidis and Escherichia coli. Proc. Soc. Exper. Biol. a. Med. **83**, 205 (1953). — SHOPE, R.: The infection of the ferrets with swine influenza virus. J. of Exper. Med. **60**, 49 (1934). — SHOPE, R.: An intermediate host for the swine influenza virus. Science (Lancaster, Pa.) **89**, 441 (1939). — SIEGERT, R., u. P. BRAUNE: Studien zur biologischen Charakterisierung des Viruspyrogens. 25. Tagg der Dtsch. Ges. für Hygiene und Mikrobiologie. Kissingen, 26.—30. April 1955 [erscheint Z. Virology (am.)]. — SIEGERT, R., W. SIMROCK u. U. STRÖDER: Über einen epidemischen Ausbruch von Q-Fieber in einem Krankenhaus. Z. Tropenmed. u. Parasitol. **2**, H. 1 (1950). — SIGERIST, H.: A History of medicine, Bd. I, Palaeopathology, S. 38ff. New York: Oxford Univ. Press 1951. — SINGER, I., R. HADFIELD and M. LAKONEN: The influence of age on the intensity of infection with plasmodium Berghei in the rat. J. Inf. Dis. **97**, 15 (1955). — SKINNER, H. H.: Propagation of strains of foot and mouth diseases in unweaned white mice. Proc. Roy. Soc. Med. **44**, 1041 (1951). — SPRUNT, D. H.: Increased susceptibility of mice to swine influenza as a result of methionine injections. Proc. Soc. Exper. Biol. a. Med. **67**, 319 (1948). — STEPP u. GYÖRGY: Avitaminosen und verwandte Krankheitszustände. Berlin 1927. — STERN, K., and M. REINER: Electrophoresis in medicine. Yale J. Biol. a. Med. **19**, 67 (1946). — STOEBER, E.: Rheumatische Erkrankungen. Mschr. Kinderheilk. **102**, 24 (1954). — STONE, J. D.: Prevention of virus infection with enzyme of V. Cholerae I: Studies with viruses of mumps-influenza group in chick embryos. Austral. J. Exper. Biol. a. Med. Sci. **26**, 49 (1948). — STRAUBE, W., W. HAHN u. H. SEELIGER: Zur Klinik und Therapie von Soormycosen der Lunge. Dtsch. med. Wschr. **1955**, 753. — STUART-HARRIS: Influenza virus infection in rats and guinea-pigs. Brit. J. Exper. Path. **18**, 485 (1937). — STUDER, A.: Zur Frage der Angriffsorte von Compound E (Cortison). Z. exper. Med. **121**, 287 (1953). — SULKIN, E., A. GOTH and CH. ZARAFONETIS: Influence of Anesthesia on experimental western equine encephalomyelitis. Science (Lancaster, Pa.) **104**, 53 (1948). — SULKIN, S., CH. ZARAFONETIS and A. GOTH: Influence of anasthesia on experimental neurotropic virus infections. In vivo studies with the viruses of western and eastern equine encephalomyelitis, St. Louis encephalitis, poliomyelitis (Lansing) and rabies. J. of Exper. Med. **84**, 277 (1946). ~ Influence of anasthesia on experimental neurotropic virus infections. In vitro studies with the viruses of western and eastern equine encephalomyelitis, St. Louis encephalitis, poliomyelitis (Lansing) and rabies. J. of Exper. Med. **85**, 559 (1947). — SUMMER, K.: Varizellenencephalitis bei einem Erwachsenen. Vortr. am 13. Juni 1955 im Verein für Psychiatrie und Neurologie in Wien. — SZYBALSKI, W., and V. BRYSON: Origin of drug resistance in microorganisms. Origins of resistance to toxic agents, S. 20. New York: Academic Press 1955.

TACKENBERG, K.: Historia mundi, Bd. II, S. 11ff. München: L. Lehnen 1953. — TAYLOR, R. M.: Experimental infection with influenza A virus in mice. The increase in intrapulmonary virus after inoculation and the influence of various factors thereon. J. of

Exper. Med. 73, 43 (1941). — THOMPSON, R. L., and A. R. LAVENDER: Effect of ethionine and other materials on Semliki forest virus infection in the mouse. Proc. Soc. Exper. Biol. a. Med. 84, 483 (1953). — THOMSEN, O.: Hämagglutination mit Einschluß der Lehre von den Blutgruppen. In KOLLE-KRAUS-UHLENHUTHS Handbuch der pathogenen Mikroorganismen, Bd. II/2, S. 1265. 1929. — THOMSEN, O., u. K. KETTEL: Die Stärke der menschlichen Isoagglutinine und entsprechende Blutkörperchenrezeptoren in verschiedenen Lebensaltern. Z. Immun.forsch. 63, 67 (1929). — TOYNBEE: Studie zur Weltgeschichte, S. 261 u. 266. Hamburg 1949. — TRAUB, E.: The epidemiology of lymphocytic choriomeningitis in white mice. J. of Exper. Med. 64, 183 (1936). ~ Epidemic of lymphocytic choriomeningitis in a mouse stock observed for four years. J. of Exper. Med. 69, 801 (1939). — TSCHESCHE, R., F. KORTE u. J. BETHGE: Über die Rolle des Wasserstoffperoxyds bei der Inhibition nach DOD. Z. Naturforsch. 6b, 22 (1951). — TYRELL, D.: New tissue culture systems for viruses. J. of Immun. 74, 293 (1955).

VIVELL, O.: Experimentelle Untersuchungen zur Selbstinterferenz des MM-Virus. Z. Kinderheilk. 70, 113 (1951). ~ Über Interferenzerscheinungen bei Infektionskrankheiten. Erg. inn. Med., N. F., 2, 711 (1951). — VORLAENDER, K. O.: Neuere Ergebnisse zum Autoimmunisierungsproblem. 60. Tagg der Dtsch. Ges. für Inn. Medizin, 25.—29. April 1954 (Wiesbaden). — VOSS, H., u. E. WENGEL: Formen des Grippevirus. Zbl. Bakter. I Orig. 162, 225 (1955).

WAHLE, E.: Deutsche Vorzeit, 2. Aufl., S. 30. Tübingen 1952. — WEBER, G.: Über erbliche Grundlagen der Tuberkulosedisposition. Mschr. Kinderheilk. 87, 305 (1941). — WEBSTER, L.: Inherited and acquired factors in resistance to infection. I. Development of resistant and susceptible lines of mice through selective breeding. J. of Exper. Med. 57, 793 (1933). ~ Inheritance of resistance of mice to enteric bacterial and neurotropic virus infections. J. of Exper. Med. 65, 261 (1937). — WEBSTER, L., and H. SCHNEIDER: Nutrition of the host and natural resistance to infection. I. The effect of diet on the response of several genotypes of musculus to salmonella enteritidis infection. J. of Exper. Med. 81, 359 (1945). — WEICHARDT, W.: Ätiologie und Pathogenese des Erysipels in individuell pathologischen Betrachtungen. Pro Medico 19, 12 (1950). — WEIDEL, W.: Zusammenhang struktureller und funktioneller Probleme bei Bakteriophagen. Zbl. Bakter. I Orig. 164, 136 (1955). — WEINREICH, J.: Die Immunthrombocytopenien. Ein neues Gebiet der Immunhämatologie. Klin. Wschr. 1955, 505. — WEISS, E.: The extracellular development of agents of the psittacosis-lymphogranuloma group (chlamydozoaceae). J. Inf. Dis. 84, 125 (1949). — WEISS, E., J. W. MOULDER and M. K. ITATANI: The effect of thyroxin and radioactive iodine on resistance of mice to infection with murine pneumonitis virus. J. Inf. Dis. 90, 21 (1952). — WELLS, W., and H. LURIE: Experimental airborne disease. Quantitative natural respiratory contagion of tuberculosis. Amer. J. Hyg. 34, 21 (1941). — WELSH, M.: Some aspects of microbial resistance to streptomycin. Rc. Ist. super. Sanità 16, 216 (1953). — WERTMAN, K., L. W. SMITH and W. M. O'LEARY: The effects of vitamin deficiencies on some physiological factors of importance in resistance to infection. J. of Immun. 72, 196 (1954). — WILSON, H., S. SASLAW, CH. DOAN, O. WOOLPERT and J. SCHWAB: Reactions of monkeys to experimentally induced influenza virus A infection, analysis of relative roles of humoral and cellular immunity under conditions of optimal or deficient nutrition. J. of Exper. Med. 84, 113 (1946). ~ Reactions of monkeys to experimental mixed influenza and Streptococcus infections. An analysis of the relative roles of humoral and cellular immunity, with the description of an intercurrent nephrotic syndrom. J. of Exper. Med. 85, 199 (1947). — WINSLAW, CH. B.: The conquest of epidemic disease. Princeton u. New-Jersey: Princeton Univ.Press 1944. — WOERNLE, H., u. O. SIEGMANN: Untersuchungen über das Wesen des Agglutinationsphänomens im Blut geflügelpestinfizierter Hühner. Z. Hyg. 138, 368 (1954). — WOLFF, J.: Der Ablauf von Infektionen beim Kinde. Med. Klin. 1941, Nr 37. — WOOLPERT, O., F. GALLAGHER and L. RUBINSTEIN: Propagation of the virus of human influenza in the guinea pig fetus. Dep. Bact. Ohio State Univ. Columb. J. of Exper. Med. 68, 313 (1938). — WRIGHT, F. H., E. H. LENNETTE and H. KOPROWSKI: Antibodies in human serum which neutralize the viruses of equine encephalomyelitis. Amer. J. Hyg. 36, 57 (1942).

ZANDANELL, E.: Pneumocystisbefund außerhalb der Lunge bei interstitieller plasmacellulärer Pneumonie der Säuglinge und Frühgeburten. Zbl. Path. 92, 74 (1954). — ZINSSER, H.: Rats, lice and history. Boston: Monthly Press 1947. — ZWICK, W.: In LENTZ-GINS, Handbuch der Pockenforschung. Berlin 1927.

Namenverzeichnis.

Die *kursiv* gedruckten Seitenzahlen beziehen sich auf die Literatur.

Sachverzeichnis.

SONDERABDRUCK AUS
HANDBUCH DER ALLGEMEINEN PATHOLOGIE
HERAUSGEGEBEN VON
F. BÜCHNER · E. LETTERER · F. ROULET
SIEBENTER BAND / ERSTER TEIL
SPRINGER-VERLAG / BERLIN · GÖTTINGEN · HEIDELBERG 1956
(PRINTED IN GERMANY)

WILLIAM E. EHRICH

DIE ENTZÜNDUNG

MIT 41 ABBILDUNGEN

NICHT IM HANDEL

SONDERABDRUCK AUS
HANDBUCH DER ALLGEMEINEN PATHOLOGIE
HERAUSGEGEBEN VON
F. BÜCHNER · E. LETTERER · F. ROULET
SIEBENTER BAND / ERSTER TEIL
SPRINGER-VERLAG / BERLIN · GÖTTINGEN · HEIDELBERG 1956
(PRINTED IN GERMANY)

FRÉDÉRIC C. ROULET

DIE INFEKTIÖSEN „SPEZIFISCHEN" GRANULOME

MIT 80 ABBILDUNGEN

SONDERABDRUCK AUS
HANDBUCH DER ALLGEMEINEN PATHOLOGIE
HERAUSGEGEBEN VON
F. BÜCHNER · E. LETTERER · F. ROULET
SIEBENTER BAND / ERSTER TEIL
SPRINGER-VERLAG / BERLIN · GÖTTINGEN · HEIDELBERG 1956
(PRINTED IN GERMANY)

ERICH LETTERER

DIE ALLERGISCH-HYPERERGISCHE ENTZÜNDUNG

MIT 43 ABBILDUNGEN

SONDERABDRUCK AUS
HANDBUCH DER ALLGEMEINEN PATHOLOGIE
HERAUSGEGEBEN VON
F. BÜCHNER · E. LETTERER · F. ROULET
SIEBENTER BAND / ERSTER TEIL
SPRINGER-VERLAG / BERLIN · GÖTTINGEN · HEIDELBERG 1956
(PRINTED IN GERMANY)

RICHARD BIELING

RESISTENZ UND IMMUNITÄT